T0218725

KURZES HANDBUCH DER OPHTHALMOLOGIE

BEARBEITET VON

C. BAKKER-Batavia · M. BARTELS-Dortmund · C. BEHR-Hamburg · F. BEST-Dresden · R. BING-Basel · A. BIRCH-HIRSCHFELD-Königsberg I. PR. · A. BRÜCKNER-Basel · W. COMBERG-Berlin · R. CORDS†-Köln · E. CRAMER†-Cottbus · R. DITTLER-Marburg · H. DOLD-Kiel · P. EISLER-Halle · H. ERGGELET-Jena · A. FRANCESCHETTI-Basel · E. FREY-Göttingen · W. GILBERT-Hamburg · R. HELMBOLD-Danzig · K. VOM HOFE-Köln · J. IGERSHEIMER-Frankfurt A.M. · A. JESS-Giessen · A. KOHLRAUSCH-Tübingen · H. KÖLLNER†-Würzburg · R. KÜMMELL-Hamburg · W. KYRIELEIS-Würzburg · G. LENZ-Breslau · L. LICHTWITZ-Altona · A. LINCK-Greifswald · W. LÖHLEIN-Jena · W. LUTZ-Basel · W. MEISNER-Greifswald · R. A. PFEIFER-Leipzig · F. QUENSEL-Leipzig · W. REIS-Bonn · H. RÖNNE-Kopenhagen · W. RUNGE-Chemnitz · C. H. SATTLER-Königsberg I. PR. · F. SCHIECK-Würzburg · R. SEEFELDER-Innsbruck · H. STEIDLE-Würzburg · R. THIEL-Berlin · L. W. WEBER†-Chemnitz · O. WEISS-Königsberg I. PR. · FR. WOHLWILL-Hamburg · M. ZADE-Heidelberg · H. ZONDEK-Berlin · M. ZUR NEDDEN-Düsseldorf

HERAUSGEGEBEN VON

F. SCHIECK UND A. BRÜCKNER

WÜRZBURG BASEL

VIERTER BAND

CONJUNCTIVA · CORNEA · SCLERA VERLETZUNGEN · BERUFSKRANKHEITEN SYMPATHISCHE ERKRANKUNG AUGENDRUCK · GLAUKOM

SPRINGER-VERLAG BERLIN HEIDELBERG GMBH
1931

CONJUNCTIVA · CORNEA SCLERA · VERLETZUNGEN BERUFSKRANKHEITEN SYMPATHISCHE ERKRANKUNG AUGENDRUCK · GLAUKOM

BEARBEITET VON

E. CRAMER† · H. KÖLLNER† · W. REIS
F. SCHIECK · R. THIEL

MIT 463 ZUM GROSSEN TEIL FARBIGEN ABBILDUNGEN

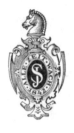

SPRINGER-VERLAG BERLIN HEIDELBERG GMBH
1931

ISBN 978-3-540-01149-1   ISBN 978-3-642-92499-6 (eBook)
DOI 10.1007/978-3-642-92499-6

Inhaltsverzeichnis.

Die Erkrankungen der Cornea.

Inhaltsverzeichnis.

Die Erkrankungen der Conjunctiva, Cornea und Sclera.

Von

F. SCHIECK-Würzburg.

Mit 302 Abbildungen.

Einleitung.

Conjunctiva, Cornea und Sclera als Teile der äußeren Augenhülle.

Die *Cornea* (Hornhaut) und die *Sclera* (Lederhaut) bilden zusammen die feste Kapsel der Augapfels. Ihnen liegt an der Vorderfläche die *Conjunctiva* (Bindehaut) an, welche mit der Hornhaut fest verwachsen ist und die Verbindung der Oberfläche des Auges mit der Haut des Gesichtes vermittelt. Alle drei Häute dienen dem Schutze der zarten Bestandteile des Augeninnern, freilich nicht in gleichem Ausmaße; denn der Hornhaut fällt außerdem noch die Aufgabe zu, die Lichtstrahlen in das Auge eintreten zu lassen und an dem Zustandekommen des Bildes der Außenwelt auf der Netzhaut hervorragend mitzuwirken, während die Bindehaut nur im Gebiete der Hornhautoberfläche und des angrenzenden Limbus an dem Aufbau der Kapsel direkt beteiligt ist. Ihr weitaus größerer Abschnitt ist zu Schleimhaut umgebildetes Integument, welches zur Ermöglichung der freien Beweglichkeit des Augapfels und der Lider in Form des „Bindehautsacks" zum Teil tiefgreifende Falten auskleidet.

Wenn die einzelnen Bestandteile dieser „äußeren Augenhülle" somit besondere Funktionen haben, so gehören sie doch vom klinischen Standpunkte aus betrachtet zusammen, wie die Retina mit dem Uvealtractus ein einheitliches Ganzes bildet. Diese engen Beziehungen spiegeln sich in den krankhaften Zuständen insofern wider, als eine gegenseitige Abhängigkeit der pathologischen Prozesse und ihrer Folgen sich überall bemerkbar macht. Wollte man lediglich die Bindehautleiden schildern, ohne darauf Rücksicht zu nehmen, daß das Hornhautepithel und die vordere Grenzmembran mit den anliegenden Lamellen entwicklungsgeschichtlich und nosologisch zur Conjunctiva gehören, so dürfte die Darstellung ebenso unvollständig bleiben, wie wenn man die Entzündungen der Sclera nicht in ihren Fortsetzungen auf die Cornea verfolgen würde.

Außerdem hat die Bindehaut-Hornhaut-Lederhaut in den meisten Fällen die von außen an das Sehorgan herantretenden Schädigungen zuerst und vielfach auch allein zu tragen und abzuwehren, sei es, daß es sich um mechanische Insulte oder Infektionen handelt. Der Hinweis auf die Rosacea-Conjunctivitis, -Keratitis und -Scleritis diene des weiteren als Beispiel für die klinische Einheitlichkeit der entstehenden Krankheitsbilder, soweit das Übergreifen von Hautleiden auf die Bedeckungen des Auges in Frage kommt. Von der Skrofulose gilt mutatis mutandis dasselbe.

Ferner sind histologische Momente zu bedenken. Das Baumaterial der drei Häute ist im wesentlichen Bindegewebe, das aus dem Mesoderm abstammt, welches ehedem den ektodermalen Augenbecher umhüllte (s. Band 1 des Handbuchs S. 501). So bleibt im postfetalen Leben eine unverkennbare Übereinstimmung in der Struktur erhalten, obgleich nicht übersehen werden darf, daß die Bindehaut im allgemeinen mehr der äußeren Haut zugehört, deren Epithel sie auf der Hornhautoberfläche festheftet. An einer Stelle sind die drei Membranen freilich zu einem auch anatomisch deutlichen und untrennbaren Ganzen verschmolzen. Es ist der ringförmige Abschnitt, der die Hornhautperipherie umkreist; denn hier geht die Sclera ohne scharfe Grenze unmittelbar in die Cornea über und gleichzeitig verwächst mit der Bulbuskapsel die Conjunctiva (s. Abb. 1). Sie gibt am Limbus ihren Schleimhautcharakter auf und wird zum Hornhautüberzuge, indem sie zunächst durch Vermittlung des episcleralen

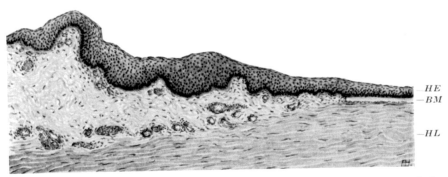

Abb. 1. Der Übergang der Conjunctiva in die Cornea und die Verbindung der Cornea mit der Sclera und der Sclera mit der Conjunctiva am Limbus. Deutliche Papillenbildung der Tunica propria conjunctivae. Das normale Bindehautepithel gleicht durch seine verschieden entwickelte Dicke die Oberflächendifferenzen größtenteils aus. Man beachte die klare Trennung des episcleralen Gefäßsystems (aus den Artt. ciliares ant.) vom conjunctivalen Gefäßsystem (aus den Artt. conj. post.). HE Hornhautepithel; BM BOWMANsche Membran; HL Hornhautlamellen. (Aus LÖHLEIN: Pathologische Anatomie der Conjunctiva, im Handbuch der speziellen pathologischen Anatomie und Histologie, Bd. 11/1.)

Gewebes und dann direkt mit der Sclera Verbindungen aufnimmt. Ihr Gefäßsystem ist außerdem mit dem der Sclera an dem Aufbau des Randschlingennetzes der Hornhaut (s. S. 202) gemeinsam beteiligt, und es ist deswegen leicht verständlich, daß hier genügend Gelegenheit dazu gegeben ist, daß sich eine zunächst in einer der drei Häute lokalisierte Erkrankung den anderen mitteilt.

Allerdings läßt sich nicht in Abrede stellen, daß es eine ganze Anzahl von pathologischen Zuständen gibt, welche streng an den Bereich der Bindehaut oder der Hornhaut oder der Lederhaut gebunden sind. Wir kennen nur ein Ulcus serpens der Cornea, weil die besseren Ernährungsbedingungen der Sclera und der Conjunctiva dem weiteren Vordringen der Infektionserreger eine Schranke setzen. Andererseits kommt wohl eine Diphtherie und ein Trachom der Bindehaut und der Hornhaut vor, aber ein Miterkranken der Sclera nicht. Auch kennen wir keine primären Geschwülste der Sclera, wohl aber solche, und zwar meist gemeinsame der Bindehaut und Hornhaut. Dabei ist die Sclera der Limbusgegend, wie die Erfahrung immer deutlicher lehrt, diejenige Zone, in welcher sich endogene metastatische Prozesse mit Vorliebe zunächst festsetzen und lange Zeit schwelen können, bis die Bindehaut oder die Hornhaut oder unter Umständen auch der vordere Uvealtractus die Folgen der Ansiedlung zu spüren bekommen. Somit herrscht hier eine gewisse Abgeschlossenheit der

Erkrankungen vor, die sich aus der festen Struktur der Lederhaut ableiten läßt, welche die Möglichkeit gewährt, einen in Entwicklung begriffenen Herd längere Zeit abzukapseln.

Einteilung der Darstellung. Angesichts dieser vielfachen Verflechtungen und doch auch wieder ausgesprochenen Selbständigkeit der Bindehaut-, Hornhaut- und Lederhauterkrankungen ist eine folgerichtig durchgeführte Gliederung des Stoffes recht schwierig. Einerseits gilt es, Zusammengehöriges nicht willkürlich zu trennen, und andererseits muß doch die Eigenart der drei Abschnitte, wie sie im klinischen Bilde oft genug zutage tritt, gebührend berücksichtigt werden. Meines Ermessens ist diese Aufgabe nur dadurch zu lösen, daß zwar die Einteilung in Erkrankungen der Bindehaut, der Hornhaut und der Lederhaut in der üblichen Form beibehalten wird, aber die verschiedenen Typen der Veränderungen nicht aus ihrem ätiologischen Zusammenhang gerissen, sondern bei demjenigen Abschnitte der äußeren Augenhäute erschöpfend dargestellt werden, der den Hauptsitz darbietet. So findet der Leser im Kapitel über das Trachom der Conjunctiva auch die zugehörigen Hornhautveränderungen, in dem von den Phlyktänen der Bindehaut auch die skrofulösen Infiltrate und Geschwüre der Hornhaut usw.

Die Erkrankungen der Conjunctiva.
Anatomisch-physiologische Vorbemerkungen.

Die Schleimhaut und ihre Sekretion. Die Bindehaut ist entwicklungsgeschichtlich ein Abkömmling des äußeren Integumentes, das eine Einstülpung erfahren und Schleimhautcharakter angenommen hat. Für ihre Feuchthaltung sorgt im wesentlichen das System der verschiedenen Tränendrüsen (s. dieses Handbuch Bd. 1, S. 287), doch kommt ihr selbst die Fähigkeit zu, eine Flüssigkeit abzusondern; denn die Gesamtheit ihrer Epithelien (mit Ausnahme des Überzugs der Hornhaut) besitzt ein solches Sekretionsvermögen. Man muß die Conjunctiva deswegen in gewisser Hinsicht als eine „*Flächendrüse*" ansehen (Bd. 1, S. 273). Übrigens kann man diese Tätigkeit mit Hilfe der stärkeren Vergrößerungen der Spaltlampe beobachten; denn innerhalb der Hornhautperipherie tritt bei längerem Offenbleiben der Lidspalte eine physiologische „Epithelbetauung" auf, die nach A. VOGT auf der Sekretion kleinster Flüssigkeitsperlen beruht. Ebenso gelingt es, nach vitaler Färbung der Bindehaut mit Methylenblau die austretenden Schleimtröpfchen auf der Oberfläche der Conjunctiva sichtbar zu machen [KNÜSEL (a)]. Auch der Nachweis des Vorhandenseins vieler Schleimzellen, die bei Konjunktivalerkrankungen, aber auch im Alter an Zahl zunehmen, zeigt, daß die Bindehaut den Tränen eigenes Material zumischt. Unter abnormen Bedingungen nimmt das Sekret eine schleimige, eiterige, fibrinöse oder hämorrhagische Beschaffenheit an und drückt damit häufig genug dem klinischen Bilde der jeweils vorhandenen Erkrankung den Stempel auf.

Im Epithel der erkrankten Bindehaut treten mit konzentrierter wässeriger Methylenblaulösung *stark färbbare Körper* auf, die als eine in den Zellinterstitien liegende, geronnene Masse aufzufassen sind. A. PETERS hat darauf hingewiesen, daß die gleichen Gebilde auch bei Pharyngitis granulosa anzutreffen sind, und hält sie für identisch mit den von KNÜSEL für Schleimtropfen erklärten Fäden und Kolben. Indessen lehnt er die von diesem Autor gegebene Deutung ab, daß ein direktes Produkt der Schleimzellen vorliege, sondern er nimmt an, daß es sich um ein *Epithelfasersystem* handelt, wie es WALTER FRIEBOES für die Hornhaut annimmt.

Die einzelnen Abschnitte. Während der Anatom (Bd. 1, S. 271) die Regionen des Bindehautsacks zunächst in die mit der Unterlage fest zusammenhängende

Conjunctiva tarsalis und die nur lose dem Gewebe aufliegende Conjunctiva mobilis sowie diese wieder in die Conjunctiva palpebralis, fornicalis, bulbaris (übergehend in die C. cornealis) gliedert, hat es der Sprachgebrauch des Klinikers mit sich gebracht, daß man einfach nur von der Bindehaut der Lider, der Übergangsfalten und des Augapfels spricht. Dem gegenüber rechnet man gemeinhin den entwicklungsgeschichtlich der Bindehaut zugehörigen Hornhautüberzug (Pars conjunctivalis corneae) kurzerhand zur Cornea.

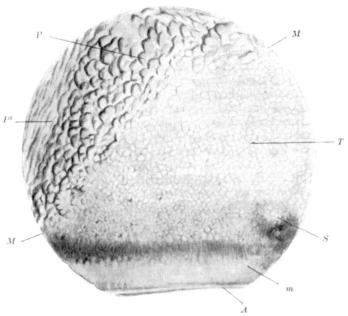

Abb. 2. Stück des oberen Lides eines Mannes in den 20er Jahren (Hinger.), von der Rückseite bei schief auffallendem Lichte photographiert, ungefärbt. Das Lid war gleich nach dem Tode ausgeschnitten, flach gelegt und auf einer Korkplatte aufgespannt und wurde so durch starken Alkohol fixiert, wobei eine sehr erhebliche Abnahme der Dicke eintrat. *A* Innere Lidkante als scharfer Strich erkennbar; *M M* Grenze der Conjunctiva tarsalis gegen die Conjunctiva supratarsalis; *m* schmale Zone über der Lidkante, in welcher die Papillen der Tunica propria undeutlich sind und eine gewisse Andeutung von senkrechten Leisten bemerkbar ist; *P* Region der Plateaus und Rinnen. Die Plateaus sind wahrscheinlich durch die zusammenziehende Wirkung des Alkohols verkleinert und dadurch die Rinnen erweitert. Der Grund der letzteren ist eben. *P¹* ein Teil dieser Region mit starker Verziehung durch das Aufspannen; *S* Blutfleck; *T* Conjunctiva tarsalis mit Papillen der Tunica propria. Das dickere Epithel zwischen den Papillen erscheint als ein Netz dunklerer Linien. In diesen Linien erblickt man hier und da mit bloßem Auge oder besser mit der Lupe Grübchen unter dem Bilde feiner runder oder länglicher dunkler Punkte. (Nach H. Virchow, im Handbuch der gesamten Augenheilkunde von Graefe-Saemisch, 2. Aufl. Bd. 1/1.)

Die Bindehaut der in der Lidspalte liegenden Bulbusteile sieht man ohne weiteres, die des unteren Lids und der unteren Übergangsfalte leicht nach Herabziehen des Unterlids, die der oberen Tarsalregion und oberen Übergangsfalte aber erst nach erfolgtem Ektropionieren, ja doppeltem Umschlagen des Oberlids, indem der Patient gleichzeitig möglichst nach abwärts blickt. Am besten gelingt dieses — bei empfindlichen und unvernünftigen Personen oft sehr schwere — Verfahren, wenn man den Rand eines Desmarreschen Lidhalters gegen das obere Ende des Lidknorpels andrückt und über seinen Rand das Lid umstülpt (s. Bd. 2, Untersuchungsmethoden).

Die Oberfläche. Wenn man auf diese Weise sich die einzelnen Teile des Bindehautsacks zu Gesicht bringt, überzeugt man sich leicht davon, daß sie ein verschiedenes Aussehen und Oberflächenrelief darbieten. Ohne scharfe Grenze geht an der hinteren Lidkante die Haut des intermarginalen Teils in die Bindehaut über und wird in der ganzen Ausdehnung zum unverschieblichen, glatten Überzug des Lidknorpels. Normalerweise ist dieser Teil der Membran durchscheinend, so daß man die im Tarsus von oben nach unten verlaufenden MEIBOMschen Drüsen mit ihrer feingelappten Kontur (Bd. 1, S. 265, Abb. 93) als zarte graugelbliche Striche durchschimmern sieht, die in das gelbliche Gewebe der Lidplatte eingebettet sind. Das Erhaltenbleiben oder der Verlust dieser Transparenz bietet z. B. bei der Differentialdiagnose zwischen Conjunctivitis follicularis und trachomatosa ein wertvolles Unterscheidungsmerkmal; denn, sobald eine diffuse zellige Infiltration unter dem Bindehautepithel zur Entwicklung gelangt, entzieht sich das System der MEIBOMschen Drüsengänge der sonst möglichen Wahrnehmung (s. S. 101).

Wenn man die *Innenfläche der Lider* eingehender betrachtet, bemerkt man ein feines Oberflächenrelief, das dem Glanze der Epitheldecke ein sammetartiges Aussehen verleiht. Diese leicht unebene Beschaffenheit rührt davon her, daß nahe dem freien Lidrande schmale Einsenkungen eine unscharfe, im wesentlichen senkrecht gestellte Streifung entstehen lassen, während weiter nach der Übergangsfalte zu die Conjunctiva tarsi ein Feld kleiner Papillen trägt (siehe Abb. 2). Dieses wiederum geht an der Grenze zur Conjunctiva mobilis in die Zone des STIEDASchen Rinnensystems über, das aus etwas tiefer greifenden, sich vielfach überkreuzenden Furchen gebildet wird, welche größere, ebenfalls Papillen tragende Felder einschließen. Innerhalb der kleinen papillären Erhabenheiten verästeln sich feine Gefäße in ana-

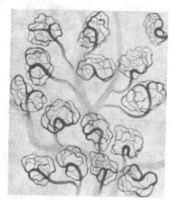

Abb. 3. Gefäßknäuel in der normalen Conjunctiva tarsi nahe dem freien Tarsusrand. Oberflächenbild. 80fache Vergrößerung mit Zeiß, binok. Mikroskop. (Nach WALTHER LÖHLEIN.)

stomosierende Schlingen, die aus der Tiefe nach der Oberfläche zu aufsteigen und Ähnlichkeit mit einem Glomerulus der Niere haben (Abb. 3). Im Bereiche der lockeren *Conjunctiva palpebralis und fornicalis* ändert sich das Aussehen der Bindehautoberfläche wesentlich; denn hier ist die Membran, wenn sie nicht durch exzessive Blickrichtung nach oben und unten entfaltet ist, in unzählige kleine Buchten und Leisten zusammengeschoben, die den Bindehautüberschuß darstellen, welchen die unbehinderte Beweglichkeit des Bulbus und der Lider erfordert. Namentlich die Öffnung und Schließung der Lidspalte bringt diese Faltenbildungen mit sich. Die Exkursionsfähigkeit des Bulbus nach rechts und links erheischt ebenfalls besondere Vorkehrungen, die dadurch gegeben sind, daß die Bindehaut seitlich des Bulbus glattwandige Taschen bildet. Lateral ist nur eine Einsenkung des Konjunctivalsacks vorhanden, medial wird die der Carunkel vorgelagerte halbmondförmige Falte (Plica semilunaris) bei Abduction des Bulbus seichter, bei Adduction tiefer. Sie verstreicht aber selbst bei maximaler Blickwendung nach außen nie völlig, da sie ein drittes rudimentäres Augenlid darstellt, in dem hin und wieder Knorpelreste gefunden werden.

Die **Caruncula lacrimalis** (Bd. 1, S. 277) liegt im inneren Lidwinkel als eine rötliche, warzenförmige Erhabenheit und gehört zum Bindehautsack, hat dickeres Epithel mit eingelagerten Schleimzellen, Haarbälgen samt Drüsen und bildet somit ein Mittelding zwischen Cutis und Schleimhaut.

Die **Conjunctiva bulbi** bietet wenig bemerkenswerte Eigentümlichkeiten dar. Sie ist wie die des Tarsus durchscheinend, so daß die Einzelheiten an der Außenfläche der Sclera und Episclera fast unverschleiert sichtbar sind, und man hin und wieder nicht ohne weiteres sofort entscheiden kann, ob ein Gefäß der Conjunctiva oder der Scleraoberfläche angehört. Erst die Prüfung seiner Verschieblichkeit behebt jeden Zweifel; denn bis zum Limbus bewahrt die Augapfelbindehaut das Kennzeichen der Conjunctiva mobilis. Die auf dem Bulbus liegende Schleimhaut ist stets feucht und verleiht dadurch zusammen mit dem Glanze der Hornhautdecke dem Auge den lebhaften Ausdruck. Gewisse Veränderungen im Epithel (z. B. bei Xerosis conjunctivae; s. S. 14) heben diese Fähigkeit, Feuchtigkeit anzunehmen, auf. Dann wird die Conjunctiva bulbi stellenweise trocken und gewährt den Anblick, als wenn eine dünne Fettschicht vorhanden wäre, auf der die Tränenflüssigkeit nicht haften kann (s. auch S. 327).

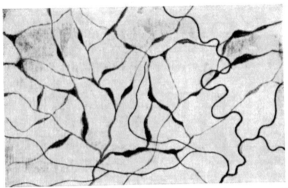

Abb. 4. Typisches Bild der Conjunctivalgefäße bei Angioneurotikern.
(Nach einer Abbildung von ERNST KRAUPA.)

Die Limbusregion. Kurz vor dem Übergange in den Hornhautüberzug gewinnt die Conjunctiva festeren Anschluß an ihre Unterlage, indem das subkonjunktivale Bindegewebe mit den Faserzügen der Episclera Verbindungen eingeht und schließlich mit der eigentlichen Bulbuskapsel verschmilzt (s. Abb. 1, S. 2). Unmittelbar in der Hornhautperipherie schließen sich die Bindehautgefäße mit den oberflächlichen Scleragefäßen zu dem zierlichen Arkadennetz zusammen, welches das Randschlingengefäßnetz der Hornhaut bildet (s. Bd. 1, S. 282, Abb. 96). Während die Bindehaut an allen übrigen Stellen ihr eigenes Blutgefäßsystem hat, kommt es hier zu einem Austausch mit den Ciliargefäßen, die ihrerseits wieder mit denen der Sclera und Uvea im Zusammenhang stehen. Die besondere Bauart dieser *Randschlingenbögen* ist dadurch gekennzeichnet, daß jeweils eine radiär gestellte sehr dünne Arterie in eine ebenso beschaffene und verlaufende Vene übergeht. So sind engmaschige Schlingen vorhanden, die wohl sicher eine örtliche Stromverlangsamung des Blutkreislaufes bedingen, zumal von diesen kurzen Schleifenstücken aus Ernährungsmaterial für die Hornhaut in das Gewebe diffundieren muß. Mit dieser Verengerung der Blutwege und Hemmung der Strömungsgeschwindigkeit des Blutes ist aber die Gefahr verbunden, daß im Blute kreisende Schädlichkeiten in gelöster oder mikroskopisch sichtbarer Form sich leicht fangen und Krankheitserscheinungen hervorrufen können. Es ist deswegen *die unmittelbar an den Limbus angrenzende, ringförmige Bindehautpartie verhältnismäßig häufig der Sitz einer pathologischen Veränderung.* Wir haben auch schon in der Einleitung (S. 2) darauf hingewiesen, daß hier der Ort ist, an welchem die Bindehaut, Hornhaut und Lederhaut organisch ineinander übergehen. Dabei erfordern die krankhaften Zustände der Conjunctiva des Limbus schon deshalb eine besondere Beachtung, weil ihr Übergreifen auf die Cornea das Sehvermögen bedrohen kann.

Die **Blutgefäße** der Conjunctiva bulbi sind für gewöhnlich mit unbewaffnetem Auge nicht erkennbar. Höchstens hebt sich hier und da ein größerer Ast von

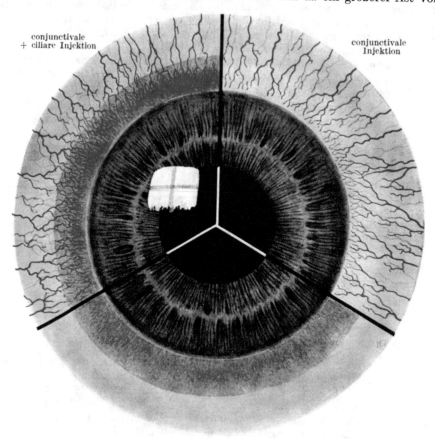

conjunctivale
+ ciliare Injektion

conjunctivale
Injektion

ciliare Injektion

Abb. 5. Conjunctivale, ciliare und conjunctivale + ciliare (gemischte) Injektion.

der weißen Unterlage der Sclera, vor allem in der Peripherie ab. Sehen wir *unter* der Conjunctiva bulbi erweiterte und geschlängelte, leicht gestaute Gefäße, so ist dies oft ein Kennzeichen von Glaukom. Bei *Angioneurotikern* kommen eigentümliche Kaliberschwankungen der Capillargefäße der Bindehaut vor, wie sie auch am Nagelfalz beobachtet werden (KRAUPA) (Abb. 4).

Conjunctivale und ciliare Hyperämie. Eine jede *Reizung bringt eine vermehrte Füllung des Bindehautgefäßsystems hervor.* Diese auf einer Erweiterung der präformierten Blutbahnen beruhende *„conjunctivale Injektion"* ist das erste und hauptsächlichste Kennzeichen eines Bindehautkatarrhs. Indessen muß man achtgeben, daß man eine *conjunctivale Injektion nicht mit der auf der Füllung der tiefen Gefäße beruhenden „ciliaren Injektion" verwechselt* (Abb. 5). Da beide Arten der Rötung wegen der ihnen innewohnenden Bedeutung für die Diagnose oberflächlicher oder tiefer Bulbuserkrankungen auseinandergehalten werden müssen, seien hier die unterscheidenden Merkmale zusammengestellt.

	Conjunctivale Injektion	Ciliare Injektion
Farbe	Hellgelblichrot, ziegelrot.	Bläulichrot, rosa.
Verschieblichkeit	Mit der Bindehaut verschieblich.	Die Bindehaut verschiebt sich über der geröteten Partie, die selbst ihren Ort nicht verändert.
Zeichnung	Jedes Ästchen deutlich erkennbar.	Diffuse, in einzelne Gefäße nicht auflösbare Verfärbung.
Ort	Über die ganze Conjunctiva bulbi verteilt oder regellos herdförmig.	Am intensivsten am Limbus entwickelt, von da langsam abklingend. Ausnahme: periphere Scleritis.
Beziehung zu einer eventuellen Gefäßneubildung in der Cornea	Ununterbrochener Übergang in die oberflächlichen pannösen Gefäße.	Schneidet am Limbus ab und hat keine sichtbare Verbindung mit der Hornhautvascularisation.

Nicht eine jede Hyperämie der Bindehaut ist indessen lokal bedingt. Vielmehr können sich allgemeine Stauungserscheinungen infolge von Herzfehlern auch im Gebiete des Konjunktivalkreislaufs geltend machen. Die Gefäße sehen dann eigentümlich bläulich aus. Auch kleine variköse Auftreibungen der Bindehautgefäße werden hier und da beobachtet (Abb. 6).

Das **Lymphgefäßsystem** der Bindehaut ist mit bloßem Auge nicht sichtbar und auch bei stärkerer Vergrößerung schwer aufzufinden. Indessen treten die Lymphgefäße oft mit großer Klarheit in die Erscheinung, wenn das subkonjunktivale Gewebe von einem Bluterguß (Hyposphagma) durchsetzt wird (Abb. 7). Ab und zu kommt es zur Bildung kleiner und multipler Lymphcystchen, die dann als gelblichweiße flache Blasen zutage treten.

In recht seltenen Fällen kann es auf traumatischer Grundlage zu einer Kommunikation zwischen dem Blut- und Lymphgefäßsystem kommen, so daß sich die Lymphbahnen als rote Stränge abheben. Diese „*Lymphangiectasia haemorrhagica conjunctivae*" [Th. Leber, Ferdinand Zimmermann, Otto Knüsel (b)] ist durch das Auftreten von Bluträumen gekennzeichnet, die quere Einschnürungen aufweisen und damit ein perlschnurartiges Aussehen haben. Dabei kann es sich um einen dauernden oder nur vorübergehenden Zustand handeln.

Wenn ein *Ödem* der Conjunctiva bulbi (Chemosis) vorliegt, gelingt es im verschmälerten Büschel der Spaltlampe das Röhrensystem der erweiterten Lymphgefäße nachzuweisen (Otto Knüsel).

Die perivasculären Lymphscheiden sind durch Fluorescein-Natrium (2—3 g per os) kenntlich zu machen. Bei Anwendung von ultraviolettem Lichte erscheinen sie, mit der Spaltlampe betrachtet, als grüngelblicher Saum um die schwarz aufleuchtenden Gefäßrohre (R. Thiel).

Was die **Innervation** der Bindehaut anlangt, so verteilen sich in ihr Ästchen des Trigeminus, und zwar versorgt die obere Hälfte des Bindehautsacks samt der Hornhaut der Ramus I, die untere Hälfte in wechselnder Ausdehnung der Ramus II. Nach M. VON FREY besitzt die Conjunctiva analog der Cornea nur Kälte- und Schmerzempfindung.

Der **mikroskopische Bau** der Bindehaut ist im Bd. 1, S. 271 f. ausführlich geschildert. Wir unterscheiden das Epithel, welches im Bereiche des Tarsus, an das vielschichtige Plattenepithel der Lidkante sich anschließend basal kubische, oberflächlich zylindrische Zellen enthält, dann im Abschnitt der Conjunctiva mobilis rasch an Dicke zunimmt und nahe dem Limbus wieder dünner

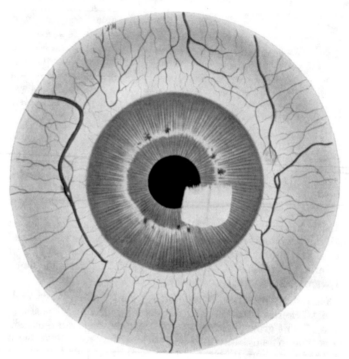

Abb. 6. Varikös-aneurysmatische Erweiterungen von Gefäßen der Bindehaut bei allgemeiner venöser Hyperämie infolge von Herzfehler.

wird, um in die Hornhautdecke einzumünden, die aus geschichtetem Plattenepithel besteht. An das Epithel schließt sich die Tunica propria und die Subconjunctiva an, die je nach der festeren oder lockereren Verbindung der Membran mit ihrer Unterlage aus einem straffen oder zartfaserigen Bindegewebe gebildet wird. In ihm verlaufen die Blut- und die Lymphgefäße.

Die unter der Epithelschicht anzutreffenden **zelligen Elemente** haben an den verschiedenen Orten des Bindehautsacks nicht das gleiche Gepräge. So beobachten wir in der Conjunctiva tarsi vor allem Plasmazellen, zwischen denen auch hier und da Lymphzellen auftauchen. Nach dem Fornix zu nimmt der Gehalt der Bindehaut an Zellen immer mehr ab; die Conjunctiva bulbi ist völlig frei von solchen. Umgekehrt wächst der Reichtum der Bindehaut an *elastischen Fasern* mit der Annäherung an den Limbus corneae, wodurch auch bei Bewegungen des Bulbus die Membran glatt gehalten wird (s. Bd. 1, S. 276).

Follikel. Wichtig ist der Befund, daß in der Jugend eine Zusammenscharung der in der Conjunctiva tarsi vorhandenen lymphoiden Zellen zu follikelartigen

Gebilden in der Regel fehlt, aber beim Erwachsenen auch unter normalen Verhältnissen sog. Noduli lymphatici conjunctivales vorkommen (Bd. 1, S. 273). Der „Follikel" ist also durchaus nicht immer ein pathologisches Produkt (s. Trachom und Conjunctivitis follicularis S. 99); nur das gehäufte Auftreten ist krankhaft. Auch die Lokalisation der Lymphknötchen ist zu beachten. Die klinischen Befunde sprechen dafür, daß vor allem in den abhängigen Teilen des Bindehautsacks diese follikulären Zellansammlungen als präexistente Anlagen vorhanden sind,

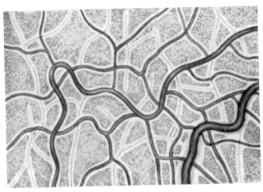

die unter dem Einflusse örtlicher oder allgemeiner Schädigungen (z. B. bei lymphatischer Diathese) anschwellen und dann makroskopisch sichtbar werden. Es gewinnt den Anschein, als ob dort, wo bei aufrechter Körperhaltung oder während des Schlafes bei Seitenlage das Bindehautsekret sich anstaut, diese Gebilde die Funktion eines drüsigen Filters ausüben, so daß die aus der Luft in den Konjunktivalsack hineingelangenden Keime hier zunächst abgefangen werden können. Also finden wir die Follikel im Bereiche des unteren Lides und der unteren Übergangsfalte, oben aber nur am lateralen und nasalen Ende des Tarsus, während die Mitte der Conjunctiva tarsalis und die ganze Bindehaut der oberen Übergangsfalte unter normalen Verhältnissen makroskopisch keine Lymphknötchen aufweisen.

Abb. 7. Blut- und Lymphgefäße der Conjunctiva bulbi bei Hyposphagma. Die grauen Inseln sind als ergossenes Blut aufzufassen. (Nach Leonhard Koeppe.)

Literatur.

Anatomie, Physiologie der Bindehaut.

Frey, M. von u. W. Webels: Über die der Hornhaut und Bindehaut des Auges eigentümlichen Empfindungsqualitäten. Z. Biol. **74**, 173 (1922). Ref. Zbl. Ophthalm. **7**, 279. — Frieboes, Walter: Bau des Corneaepithels. Z. Anat. **68**, 386 (1923). Ref. Zbl. Ophthalm. **11**, 505.

Knüsel, Otto: (a) Morphologie der Schleimsekretion der Conjunctiva. Z. Augenheilk. **51**, 257 (1923). (b) Lymphgefäßstudien an der Bindehaut. Z. Augenheilk. **53**, 191 (1924).

Leber, Th.: Klinisch-ophthalmologische Miszellen. Graefes Arch. **26 III**, 197 (1880).

Peters, A.: Zur pathologischen Histologie der Conjunctiva. Klin. Mbl. Augenheilk. **73**, 752 (1924).

Thiel, R.: Ein Beitrag zur Spaltlampenmikroskopie im ultravioletten Lichte. Z. Augenheilk. **58**, 86 (1926).

Zimmermann, Ferdinand: Ein Fall von Lymphectasia haemorrhagica conjunctivae. Beitr. Augenheilk. **1899**, H. 37.

Allgemeine Pathologie.

Ätiologie der Bindehautleiden. Eine Erkrankung der Bindehaut kann an Ort und Stelle entstehen oder fortgeleitet oder metastatischen Ursprungs sein.

Die *ektogenen* Schädlichkeiten treffen die Membran unmittelbar, die, an der Körperoberfläche gelegen, nur bei geschlossenen Lidern einigermaßen geschützt ist, indem die Noxe von der Außenwelt aus in den Konjunktivalsack eindringt.

In erster Linie kommen hier die Einwirkungen von kleinen Fremdkörpern, Staub, Rauch, chemischen Stoffen, oder von strahlender Energie und vor allem von pathogenen Mikroorganismen in Betracht. Selbstverständlich spielen Verletzungen ebenfalls eine Rolle.

Den ektogenen Bindehauterkrankungen pflegt man gemeinhin die *endogenen* gegenüberzustellen, unter denen alle diejenigen Veränderungen verstanden werden, die seitens der Blut- und Lymphbahn oder der Nerven an die Conjunctiva herangetragen werden. Auch die durch eine immunbiologische Umstimmung des Gewebes veranlaßten pathologischen Zustände sind zweifellos endogener Art, weil sie meist einer vorangegangenen allgemeinen Infektion ihre Entstehung verdanken. Der Organismus erstrebt in solchen Fällen die Wirkung der Infektion durch Schaffung von Abwehrkräften zu vereiteln, und deswegen wird die Grundlage der Krankheitsbereitschaft eine endogene. Die große Gruppe der skrofulösen Bindehauterkrankungen gehört hierher. Ferner kommen auch Folgezustände von Stoffwechselanomalien in Frage (wie z. B. die gichtische Conjunctivitis).

Als Beispiel *fortgeleiteter* Prozesse kann der Lupus conjunctivae gelten, wenn er von der Lidhaut übergreift. In ähnlicher Weise ist die Beteiligung der Bindehaut an anderen Erkrankungen der Gesichtshaut, so die Rosacea-Conjunctivitis zu beurteilen. Manche recht hartnäckigen Katarrhe hängen mit primären Erkrankungen der Nasenschleimhaut und der Tränenabfuhrwege zusammen. Auch von der Orbita aus können entzündliche Prozesse, Tumoren und andere Erkrankungen kontinuierlich auf den Bindehautsack übergehen.

Endlich sind die *metastatischen* Erkrankungen zu nennen, die in der Conjunctivitis gonorrhoica metastatica (s. S. 55) und der sekundären Bindehauttuberkulose (S. 96) den deutlichsten Ausdruck finden. Dann handelt es sich um die Einschleppung eines Leidens, das seinen primären Sitz in einem anderen Körperorgan hat und auf der Blutbahn weitergetragen wird.

Symptome entzündlicher Bindehauterkrankungen. Bei weitem die Mehrzahl der Bindehautaffektionen tritt in Form einer Conjunctivitis, d. h. einer Bindehautentzündung auf. Ihre Intensität schwankt vom leichten harmlosen Katarrh bis zu schweren Prozessen, die mit Schrumpfung, Nekrose, Verwachsung des bulbären mit dem tarsalen Bindehautabschnitt und weiteren Folgezuständen enden können.

Schon der einfachste Fall, wie er durch das Hineinfliegen eines kleinen Fremdkörpers in den Bindehautsack gegeben ist, zeigt uns die einzelnen Symptome der Bindehautentzündung, indem durch das Scheuern an der gegenüberliegenden Schleimhaut oder an der Cornea die äußerst empfindlichen Nervenendigungen gereizt werden und reflektorisch *Lidkrampf, Tränenträufeln* und *Erweiterung der Bindehautgefäße* auslösen. So entsteht das klinische Bild der *Conjunctivitis simplex* (S. 17), und zwar im genannten Falle der akuten Form. Die gleichen Erscheinungen können durch die Anwesenheit von Bakterien und ihrer Stoffwechselprodukte hervorgerufen werden; so pflegen z. B. die Pneumokokken dieselben Symptome zu erzeugen, freilich kompliziert durch eine sehr auffallende Erweiterung der Gefäße und das Hinzutreten von kleinen, in die Conjunctiva eingebetteten Blutpünktchen. Die Kennzeichen der einzelnen Bindehautinfektionen werden weiter unten noch geschildert werden.

Vielfach ändert sich dabei die *Beschaffenheit des Bindehautsekrets,* das schleimig und fadenziehend, trübflockig, mitunter leicht hämorrhagisch, eitrig oder fibrinös wird, je nach den Beimengungen, die die entzündete Schleimhaut zur Tränenabsonderung liefert. Wird Eiter in größeren Mengen sezerniert, so liegt das Krankheitsbild der Blennorrhöe vor, das durchaus nicht ausschließlich durch den

Gonococcus (S. 40)) verursacht wird, sondern z. B. auch bei der Badconjunctivitis (S. 58) anzutreffen ist, wenn die Dauer und die Heftigkeit des Eiterflusses auch nicht das Ausmaß der Gonoblennorrhöe erreichen. Trübflockig wird das Sekret, wenn abgestoßene Epithelien oder durchwandernde Leukocyten oder Fibringerinnselchen den Tränen beigemischt sind. Bei stärkerer Absonderung von Fibrin kommt es zur Bildung von Häutchen (*Conjunctivitis pseudomembranacea*), die entweder der Bindehautoberfläche nur aufliegen und mit der Pinzette abgezogen werden können (klinisch: *Conjunctivitis crouposa*) oder in die Tunica propria als ein Netzwerk von geronnenem Faserstoff zur Einlagerung gelangen. Dann ist eine Entfernung der Pseudomembran ohne Abreißen von Gewebsfetzen unmöglich (klinisch: *Conjunctivitis diphtherica*). Außer dem Diphtheriebacillus sind die Pneumokokken, Staphylokokken und Streptokokken zur Erzeugung solcher Häutchen fähig, die lediglich durch die Einwirkung der produzierten Bakterientoxine entstehen. Auch sterilisierte Diphtheriebacillenbouillon, Säuren und Laugen in verschiedener Verdünnung können alle Stadien der Conjunctivitis pseudomembranacea auslösen.

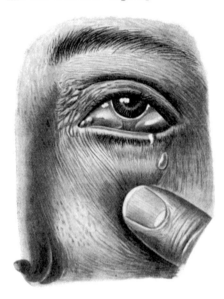

Abb. 8. Glasiges Ödem (Chemosis) der Bindehaut mit Überperlen von Tränen über den Lidrand.

Eine Reihe von Bindehautentzündungen erzeugt ein *Ödem* der Membran, das sich naturgemäß nur auf der Strecke der Conjunctiva mobilis voll entwickeln kann. Hier kommen alle Übergänge von einer leichten Auflockerung der Subconjunctiva und Tunica propria bis zu glasigen Wülsten vor, die aus der Lidspalte hervorquellen und den Lidschluß unter Umständen unmöglich machen (Abb. 8). Manchmal erreicht diese „Chemosis conjunctivae" ein solches Ausmaß, daß die Hornhaut hinter der überhängenden, durch Ödem prall gefüllten Conjunctiva bulbi ganz verschwindet. Die Flüssigkeitsdurchtränkung ist farblos oder durch Beimengung ergossenen Blutes gelbrötlich bis blutigrot.

Die Schwellung der Conjunctiva kann aber auch durch das Zustandekommen einer *zelligen Infiltration* bedingt sein. Im Bereiche der Conjunctiva tarsalis führt diese Veränderung zu dem bereits erwähnten Verlust der Durchsichtigkeit (S. 5) und einem stärkeren Hervortreten der sammetartigen Oberflächenzeichnung. Bei intensiverer Durchsetzung mit Zellen prägt sich eine *Hypertrophie des Papillarkörpers* aus; d. h. die schon normalerweise vorhandenen kleinen Papillen vergrößern sich und verleihen der Conjunctiva eine mehr oder weniger ausgesprochene körnige Beschaffenheit. Innerhalb der einzelnen angeschwollenen Papillen sieht man mit der Spaltlampenvergrößerung die ektatischen Gefäßkonvolute. Auch im Bereiche der Conjunctiva palpebralis und fornicis bedingt die zellige Infiltration eine Vermehrung der Faltenbildungen, die sich bei Anspannung der Membran nicht glätten lassen; ja, die Prominenzen erreichen nicht selten eine derartige Entwicklung, daß man von *blumenkohl-* oder *hahnenkammförmigen Wucherungen* spricht.

In anderen Fällen, wie z. B. beim Frühjahrskatarrh (S. 103), ist es das bindegewebige Gerüst der Tunica propria und Subconjunctiva, welches in engem Zusammenhang mit dem darunter liegenden Gewebe (Tarsus, Episclera) Prominenzen erzeugt. Sie fühlen sich dann entsprechend hart an, während die zellige Infiltration ihnen eine mehr succulente Beschaffenheit verleiht. Im allgemeinen macht man dabei die Beobachtung, daß an der Oberfläche der Papillen oder der derben Wucherungen das Epithel verdünnt ist, während es in der Tiefe der Buchten mehrschichtige Zellsprossen vorwärts treibt. Es gibt auch Bindehautgeschwülste, die lediglich aus einer beetartig angeordneten Masse kleiner Wärzchen bestehen (Papillome), und bei denen die Epithelproliferation leicht den Charakter eines Carcinoms annimmt (s. S. 181). Die zu diffusen Verdickungen führenden Ansammlungen von Plasmazellen (Plasmome, S. 188) können auch Geschwulstcharakter darbieten, sind aber stets gutartig.

Eine besondere Rolle spielen unter Umständen tiefgreifende und das Gewebe prall auftreibende zellige Infiltrationen am Limbus corneae, insofern durch den ausgeübten Druck die feinen Randschlingengefäße in der Hornhautperipherie an ihrer Aufgabe, die Cornea zu ernähren, behindert werden und die Cornea von einer schnell um sich greifenden Nekrose (s. S. 385) bedroht wird. Namentlich bei der Blennorrhöe ist diese wallartige Anschwellung der limbalen Conjunctiva-Episclera sehr gefürchtet (s. S. 48).

Die **degenerativen Prozesse** im Bereiche der Bindehaut können primär und sekundär einsetzen. Oft führt eine Gewebsnekrose unter dem Einflusse von bakteriotoxischen Schädlichkeiten oder von Ernährungsstö

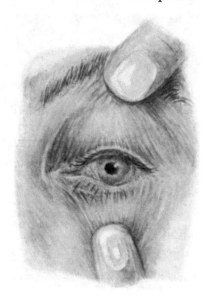

Abb. 9. Totales Symblepharon (Ankyloblepharon) bei Pemphigus conjunctivae.

rungen, durch die Einwirkung ätzender Mittel und anderer Schädlichkeiten zur Abstoßung größerer Konjunktivalpartien. Dann erscheint am Boden des Defekts bald rötliches Granulationsgewebe, dem eine Vernarbung folgt, welche fast ausnahmslos eine strahlige Einziehung und Verkleinerung der Bindehautoberfläche mit sich bringt. Die so entstehende Schwiele entbehrt des Schleimhautcharakters und hebt leicht den normalen Zustand auf, daß die Lidinnenflächen das genaue Negativ der Hornhautwölbung darstellen. In schwereren Fällen kann die schrumpfende Conjunctiva auch die Form des Lidknorpels ändern und ein Entropium des Lidrandes mit Schleifen der Cilien auf der Hornhaut oder ein fehlerhaftes, nach einwärts gekehrtes Wachstum der Cilien *(Trichiasis)* herbeiführen. Manche Bindehautleiden (z. B. Trachom und Pemphigus) bringen die Übergangsfalten zum Schwinden und behindern so die Exkursionsfähigkeit des Bulbus und die Beweglichkeit der Lider. Dieser Prozeß kann solche Grade erreichen, daß die Lidbindehaut unmittelbar auf die Bulbusoberfläche übergeht und die Lider sowie der Bulbus nicht bewegt werden können (Ankyloblepharon, Abb. 9). In anderen Fällen wieder bilden sich durch die Schrumpfung brückenartige Stränge, die als Falten vom Bulbus zum Tarsus hinüberziehen (Symblepharon), ein Ereignis, das auch dann eintreten kann, wenn nach Abstoßung der Epitheldecke zwei gegenüberliegende

Bindehautpartien miteinander verwachsen (Abb. 10). Hin und wieder verbindet eine solche Brückenbildung den Lidrand mit der Hornhaut (Abb. 11). Nach diphtherischen Prozessen oder Verbrennungen, aber auch beim Pemphigus, kommen solche Zustände zur Beobachtung. Die ,,*Schapringersche Bindehautschürze*" ist eine angeborene Duplikatur der Tarsalbindehaut.

Blasenbildungen unter dem Bindehautepithel und cystische Entartungen können unter denselben Bedingungen zur Entwicklung gelangen.

Die **Xerose** stellt eine besondere Art der Degeneration der Bindehaut dar. Wir verstehen darunter die Einbuße der Schleimhauteigenschaft und damit die Vertrocknung der Bindehautoberfläche. Ursächlich kann eine Avitaminose (s. S. 327)

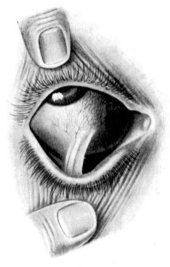 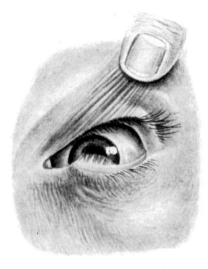

Abb. 10. Brückenförmiges Symblepharon, das den unteren Abschnitt der Conjunctiva bulbi mit der Innenfläche des unteren Lides verbindet. Der Narbenzug war im Anschluß an eine Verbrennung entstanden.

Abb. 11. Breitbasig der unteren Hornhauthälfte aufsitzendes Symblepharon (nach einer Verätzung).

und sonstige Unterernährung, aber auch eine ausgedehnte Umwandlung der Conjunctiva in Narbengewebe in Frage kommen, wie sie den traurigen Endausgang schwerer Trachomfälle bildet. Die ersten Anfänge der Veränderung zeigen sich zumeist in dem Auftreten sogenannter *Bitot*scher *Flecke*, die in der Lidspaltenzone der Conjunctiva bulbi sichtbar werden. Sie stellen sich als Inseln von atlasglänzender Farbe dar, auf denen die Tränenflüssigkeit nicht haftet, und die sich in kleinste, spröde Fältchen zusammenschieben lassen. Doch kann sich die Austrocknung der Bindehaut- (und Hornhaut-)Oberfläche auch in der ganzen Ausdehnung des Bindehautsacks einstellen, wenn die Tränenzufuhr versiegt oder ausgedehnte Narbenbildungen den Schleimhautcharakter in den der äußeren Haut umwandeln. Mit der Xerose ist in schweren Fällen eine Keratomalacie (s. S. 327) verbunden. Die ,,Präxerose" (s. S. 329) geht ihr manchmal voraus.

Die Ursache für die spröde, eigentümlich fettig glänzende Beschaffenheit der BITOTschen Flecke ist in dem Umstande zu suchen, daß eine Art Verhornung des Epithels Platz greift, womit eine Zerklüftung und Rauhigkeit der Bindehautoberfläche verbunden ist. Außerdem setzt eine Hypersekretion der MEIBOMschen Drüsen ein, deren Produkt sich dem schaumig werdenden Bindehautsekret beimischt. Die Fettsubstanzen dringen dann in den verhornten und rissigen Zellbelag ein, so daß die Bindehaut innerhalb der BITOTschen Flecke fettig wird und die Benetzung mit der Tränenflüssigkeit nicht mehr annimmt. Massenhaft finden sich Xerosebacillen mit den Fettkügelchen eingelagert; um eine primäre Verfettung des Epithels handelt es sich jedoch keineswegs (J. AMENOMIYA).

Die **hyaline und amyloide Entartung** der Bindehaut ist auf S. 173 ausführlich geschildert.

Im Gefolge chronischer Entzündungen kommt es ferner manchmal zur Einlagerung von *Konkrementen* in die Bindehaut, die aus Detritus oder homogenem Material bestehen, zum Teil auch einen geschichteten Aufbau zeigen. Sie sind als stecknadelkopfgroße Pünktchen in der Schleimhaut sichtbar und liegen in Epithelschläuchen. Wahrscheinlich handelt es sich um Zerfallsprodukte der die Einstülpungen auskleidenden Zellen.

In seltenen Fällen wird eine *Verhornung des Bindehautepithels* beobachtet, die sich in mäßigem Umfang und Grad bei der Austrocknung (Xerose) der Bindehaut einstellen kann, bei der „Bindehautschwiele" (Tyloma conjunctivae) aber größere Ausmaße bis zu geschwulstähnlichen Wucherungen annimmt (s. S. 169). Klinisch gibt sich die Verhornung durch eine gelbliche Färbung, Verhärtung und Verdickung der Membran kund, anatomisch durch eine Umwandlung und Abschilferung der oberflächlichsten Lagen des Epithels (s. auch S. 169).

Literatur.

Allgemeine Pathologie der Bindehaut.

AMENOMIYA, J.: Die bakteriologisch-pathologischen Beiträge zur menschlichen Bindehautxerose und experimentellen A-Avitaminose bei Ratten; besonders zur Frage über die Pathogenese des BITOTschen Fleckes und die Xerosebacillen. Acta Soc. Ophth. Japonicae **34**, 139 (1930).

SCHAPRINGER, A.: Die angeborene Schürze der Bindehaut. Z. Augenheilk. **2**, 41 (1899).

Spezielle Pathologie.

A. Die Bindehautentzündung (Conjunctivitis).

Die einzelnen Symptome, welche eine Bindehautentzündung kennzeichnen, sind schon in dem Abschnitte über die allgemeine Pathologie (S. 11) geschildert, so daß hier nur die verschiedenen Formen der Conjunctivitis zur Abhandlung gelangen.

Da die Conjunctivitis ein ungemein verbreitetes Leiden darstellt und neben den Refraktionsanomalien das Hauptkontingent der Sprechstundenpatienten des Augenarztes bildet, ist man nur zu leicht versucht, in der Beurteilung und der Behandlung dieser Erkrankung einem gewissen Schematismus anheimzufallen. Nichts ist jedoch verkehrter als eine solche (namentlich durch das Krankenkassenwesen geförderte) Einstellung; denn zumeist ist — abgesehen von den typischen infektiösen Formen — die Bindehautentzündung keine Affektion sui generis, sondern nur der Folgezustand irgendwelcher Ursachen, deren Erkennung und Beseitigung dringend notwendig ist, wenn die ärztliche Beratung Erfolg haben soll.

Ätiologie. An die Spitze der Schilderung der Bindehautentzündungen und der klinischen Untersuchungsergebnisse ist daher die Beantwortung der Frage zu setzen, welche Umstände eine Conjunctivitis nach sich ziehen können. Am einfachsten liegen die Verhältnisse, wenn aus dem Bindehautabstrich sich die Anwesenheit bestimmter pathogener Keime ergibt, obgleich dieser Nachweis nicht immer gleichbedeutend mit ihrer ätiologischen Rolle ist, weil sie auch als Saprophyten vorkommen können. Andrerseits muß auch die Disposition der Bindehaut zur Entstehung einer Infektion berücksichtigt werden; denn der Zustand der jeweiligen lokalen Immunität spielt eine gewichtige Rolle. Ebenso wie eine croupöse Pneumonie durch eine Erkältung begünstigt wird, kann auch die Einwirkung von scharfer Zugluft (Autofahren!) den Boden für eine Pneumokokkenconjunctivitis bereiten. Nicht minder ist der unmittelbare Anschluß der Entstehung einer Conjunctivitis an das Hineinfliegen eines Fremdkörpers in den Bindehautsack oder an die Einwirkung von Staub, Rauch, chemischen Agenzien oder der strahlenden Energie (Ophthalmia electrica) ein Zeichen für den Zusammenhang des Ereignisses mit der Entzündung, obschon auch hier die Beurteilung des Falles Vorsicht erfordert angesichts der Neigung der Patienten, ihre Leiden mit irgendwelchen äußeren Einflüssen in Verbindung zu bringen. Dies gilt namentlich im Hinblick auf die Unfallversicherung.

Wie schon erwähnt wurde, gesellen sich zu diesen Ursachen im Organismus selbst schlummernde oder zur Entwicklung gelangende krankmachende Bedingungen, ferner pathologische Zustände in der Nachbarschaft des Auges. Hinzu tritt sehr oft noch eine nervös-psychische Komponente, die vor allem bei der chronischen Conjunctivitis simplex (S. 16) nicht übersehen werden darf. In derselben Richtung liegen die Beschwerden, die an das Tragen falscher Brillengläser oder den Mangel der Korrektion einer Fehlsichtigkeit gebunden sind, wenn das Sehorgan gezwungen wird, dessen ungeachtet intensive Arbeit zu leisten.

Hin und wieder laufen auch Fälle unter, die infolge einer immunbiologischen Umstimmung des Organismus eine besondere Empfindlichkeit der Bindehaut zeigen. Hierzu gehört die auf S. 143 näher beschriebene Conjunctivitis neuroallergica (Schnaudigel), sowie die Heufieberconjunctivitis. Hin und wieder ist die konjunktivale Reizung das am meisten auffallende Symptom einer oberflächlichen Keratitis punctata, die man erst mit der Spaltlampe aufzufinden vermag. Dies gilt vorzüglich für die Ophthalmia electrica (C. Brons).

Angesichts dieser ihrem Wesen nach außerordentlich verschiedenen Ursachen, die eine Bindehautentzündung auslösen können, empfiehlt es sich also neben der bakterioskopischen Diagnose und der genauen Inspektion der gesamten Bindehautsackoberfläche darauf zu achten, daß nicht etwa eine Tränensackeiterung, eine chronische Rhinitis, eine Septumdeviation mit Neigung zur Polypenbildung der Nasenschleimhaut vorliegt, oder daß eine Rosacea der Gesichtshaut, eine herpetische Affektion der Lippe, ein chronisches Lidekzem, eine zugrunde liegende Gicht, eine fehlerhafte Stellung des Unterlides übersehen wird. Die Kontrolle der Refraktion ist ebenso unerläßlich, wenn man wirklich kunstgerecht vorgehen will, wie bei hartnäckig rezidivierender Entzündung an eine Allergie zu denken ist.

Nicht zuletzt muß man ab und zu die Möglichkeit in Betracht ziehen, daß aus irgendwelchen Gründen eine Conjunctivitis absichtlich herbeigeführt und wachgehalten wird. Namentlich diejenigen Fälle, welche eine immer wieder aufflammende stärkere Reizung der Lidspaltenzone und der unteren Übergangsfalte zeigen, legen den Argwohn nahe, daß eine *artefizielle Conjunctivitis* im Spiele ist. Die Entscheidung bringt dann das Verhalten der Bindehaut unter einem festsitzenden Verbande, der nicht vom Patienten gelüftet werden kann. Daß aber trotz aller getroffenen Vorsichtsmaßregeln die Kranken den Arzt lange Zeit täuschen können, beweist die Erfahrung mit der Conjunctivitis petrificans (S. 117).

Einteilung. Man unterscheidet gemeinhin eine akute, subakute und chronische Form der Conjunctivitis, ohne daß eine scharfe Grenze zwischen den einzelnen Verlaufsarten zu ziehen wäre. Auch sonst sind gerade bei dieser Erkrankung Übergänge einzelner klinischer Bilder ineinander ausnehmend häufig, so daß jede Einteilung etwas Gekünsteltes an sich trägt. Deshalb verzichte ich auf eine ins einzelne gehende Gruppierung und ziehe es vor, lediglich die typischen Veränderungen zu schildern, welche sich durch eine besondere diagnostische Bezeichnung schon von selbst aus der Vielheit der Bindehautentzündungen abheben.

1. Die Conjunctivitis chronica simplex.

Gelinde Katarrhe der Bindehaut, die im Abstriche keine pathogenen Keime zeigen und auch kaum vermehrte Absonderung herbeiführen, nennt man Conjunctivitis simplex. In dieser Bezeichnung kommt die Erfahrung zum Ausdruck, daß dergleichen Affektionen weder Hornhautinfiltrationen, noch Narbenbildungen heraufbeschwören, also durch ernstere Zustände nicht kompliziert werden. Freilich können sich an eine vernachlässigte Conjunctivitis simplex unangenehme Folgezustände, wie durch die immerwährende Anstauung der Tränen ein Ectropium des Unterlides und durch die dauernde Reizung unter Umständen ein Flügelfell (s. S. 359) anschließen. Die Bindehaut bietet auch im Zustand einer chronischen einfachen Conjunctivitis sicher ein geeigneteres Ansiedlungsgebiet für zufällige Infektionen dar als eine nicht entzündete Schleimhaut.

Subjektive Symptome. Zweifellos ist die chronische Conjunctivitis simplex ein außerordentlich verbreitetes Leiden; ja man könnte sich auf den Standpunkt stellen, daß ein gewisses Maß entzündlicher Reizung als notwendiges Übel hingenommen werden muß, das die dauernde Berührung mit Staub, Rauch usw. nun einmal mit sich bringt. Es ist aber gerade bei dieser Bindehautentzündung die Tatsache hervorzuheben, daß oft genug die Geringfügigkeit der objektiv nachweisbaren Veränderungen in keinem Verhältnis zu dem Grade der Belästigung und der subjektiven Klagen steht. Trotzdem man zumeist nur eine leicht vermehrte Füllung der Bindehautgefäße und eine kaum erwähnenswerte Schwellung und Auflockerung des Gewebes antrifft, wollen die Beschwerden über Hitze und Brennen in den Augen, über ein Gefühl der Müdigkeit und der Schwere in den Lidern, über Trockenheit und Reiben beim Lidschlage, über das Auftreten von leichten Verwaschenheiten im Gesichtsfelde, die dauernd ihren Ort wechseln, und über Blendungserscheinungen kein Ende nehmen. Vielfach hört man auch die Klage, daß die Augen früh nur schwer geöffnet werden können und sich während des Schlafes eingedicktes Sekret an den Lidwinkeln ansetzt. Wohl ein jeder hat Zeiten solcher Beschwerden selbst erlebt.

Indessen kann man die Patienten doch in einzelne Kategorien teilen. Zunächst haben auffällig viel Kinder eine Conjunctivitis simplex, und zwar sind es vor allem blasse, schlecht genährte Individuen oder solche mit skrofulösem Habitus. Andere wieder sind nach Aussage der Eltern schnell emporgeschossen, recht anfällig und den Anstrengungen der Schule nicht gewachsen. In wieder anderen Fällen wird darüber geklagt, daß die Kinder nervös seien. Unter den Erwachsenen überwiegen die Patienten weiblichen Geschlechtes, und soweit Männer in Betracht kommen, solche, die viel an das Zimmer gefesselt sind, wie Büroarbeiter, Lehrer usw. Demgegenüber treten gerade diejenigen Berufsarten, die den Unbilden einer staubigen Luft und der Witterung am meisten ausgesetzt sind, wie Müller, Feuerarbeiter, Landwirte recht an Zahl zurück. Schließlich sind es auch alte Leute, deren Unterlid die Elastizität verloren hat, welche mit ihren Klagen in die Sprechstunde kommen.

Übersieht man diese Gruppen von Menschen, so wird man sich wohl darüber klar, daß nicht so sehr die organische Veränderung der Bindehaut als die nervöse Labilität den eigentlichen Grund für die Beschwerden als solche abgibt; d. h. empfindsame Individuen bekommen schon durch geringfügige

Reizerscheinungen das Gefühl des Krankseins, und andererseits achten solche Personen mehr auf das Befinden ihrer Augen, weil sie auf deren Leistungsfähigkeit angewiesen sind. So entsteht ein Symptomenkomplex, der in relativ harmlosen organischen Veränderungen der Conjunctiva wurzelt und durch eine besondere psychisch-nervöse Einstellung vertieft wird.

Die **objektiv feststellbaren Kennzeichen** sind verschiedenartig. Eine stark hervortretende Erweiterung der Gefäße der Conjunctiva bulbi und der unteren Übergangsfalte bei fehlender Auflockerung der Schleimhaut selbst, die also lediglich die Folgezustände einer Stauung im Kreislauf darbietet, ist stets verdächtig auf eine *Hyperämie im Gebiete der Nase und ihrer Nebenhöhlen.* Vielfach ist die Bindehautentzündung dann lediglich die Teilerscheinung einer Empfindlichkeit der Schleimhäute, vor allem der des Respirationstractus. Bei lebhaft hellroter Färbung der conjunctivalen Injektion liegt oft eine *gichtische* Veranlagung zugrunde. Auf der anderen Seite bedeutet eine auffallende Schwellung des Papillarkörpers und das Hervortreten des präexistenten lymphatischen Apparates in Form vereinzelter Follikel (s. S. 9) entweder einen leichten Grad von Follikularkatarrh (s. S. 99), oder es handelt sich um eine mangelhafte Wegspülung kleinster, in die Lidspalte mit der Luft eindringender Partikelchen bzw. um eine nicht richtig arbeitende Zufuhr und Abfuhr der Tränenflüssigkeit. Das recht häufig nachweisbare Vorhandensein eingedickten Sekrets an den Lidwinkeln beim Erwachen hat seinen Grund darin, daß während der Nacht die Tränenabsonderung ganz aufhört und die Abspülung wegfällt. Ist das abgesetzte Material weißlich-schaumig, so handelt es sich häufig um eine Diplobacilleninfektion (s. S. 30).

Auf eine besondere Art der Conjunctivitis simplex hat Elschnig aufmerksam gemacht, die er „*Conjunctivitis Meibomiana*" genannt hat, weil eine übermäßige Absonderung der Tarsaldrüsen die führende Rolle spielt. Ein leichter Druck auf die Lidplatten zwischen den Fingernägeln entleert oft eine überraschend große Menge von eiterähnlichem Sekret aus den im intermarginalen Teil mündenden Ausführungsgängen. Die Masse ist bald zähe, bald dünnflüssig und enthält dann kleine Talgpfröpfchen. Manchmal kann man ganze Talgfäden herauspressen. Entsprechend der Lokalisation der wirksamen Ursache sind die Übergangsfalten und die Augapfelbindehaut kaum beteiligt, dafür ist aber das ganze obere und untere Lid verdickt, der freie Lidrand leicht gerötet, und die Conjunctiva tarsi zeigt eine Schwellung, Auflockerung und papilläre Hypertrophie, die von dem Lidrande aus nach der Conjunctiva mobilis allmählich abklingt. In manchen Fällen sieht man unter der Lidbindehaut die erweiterten, mit gelbem Sekret strotzend gefüllten Meibomschen Drüsen. Die Seborrhoe kann auch eine chronische Eiterung der Drüsen nach sich ziehen, die eine Conjunctivitis mit schleimig-eitrigem Sekret wachhält. Vielfach steht die Erkrankung dann mit einer Ozaena im Zusammenhang (Max Wirth).

Am häufigsten trifft man diese Form der chronischen Conjunctivitis bei älteren Leuten jenseits des 40. Lebensjahres an; doch kommt sie auch bei jüngeren Personen vor, besonders bei solchen, die eine vermehrte Talgsekretion oder Acnebildungen der Gesichtshaut oder eine auffallend starke Seborrhöe der behaarten Kopfhaut aufweisen. An diese Übersekretion können sich die bekannten Kalkkonkrementbildungen (Infarkte) der Drüsen anschließen, die als harte gelbe Ausgüsse der Drüsenschläuche eine Rauhigkeit der Lidinnenfläche hervorrufen und vor allem dann, wenn sie mit einem scharfen Ende durch das Epithel hindurchspießen, einen sehr heftigen Reizzustand durch Kratzen auf der Hornhaut erzeugen.

Bei der Untersuchung muß man ferner darauf achten, ob nicht eine *absolute oder relative Insuffizienz der Lider* gegeben ist (Elschnig). Es kommt vor, daß bei sonst normaler Beschaffenheit der Lider die Lidspalte bei leichtem Schlusse ein wenig offen bleibt und daß im Schlafe ein Streifen der Bulbusbindehaut frei liegt. Dadurch wird ein Zustand hervorgerufen, der recht charakteristisch ist. Die Bulbusbindehaut sieht nahe dem unteren Hornhautrande trockener, verdickt, lederartig, oft wie xerotisch aus und schiebt sich in ungewöhnlicher Weise zusammen, indem beim Blick nach abwärts vom unteren Lidrande eine Falte der Conjunctiva bulbi auf den Cornealrand hinaufgleitet. Mit dieser Anomalie ist oft die frühzeitige Entwicklung einer Pinguecula (s. S. 167) verbunden. Auch schließt sich ab und zu durch narbige Verdickung eine Bindehautschwiele (Tyloma conjunctivae, s. S. 169) an. Die Keratitis e lagophthalmo (s. S. 350) ist der an der Hornhaut sich abspielende Prozeß, wenn es zu einem stärkeren Klaffen der Lidspalte kommt.

Ferner ist eine Conjunctivitis simplex nicht selten der Folgezustand eines *Vorstehens des Hornhautscheitels* bei Exophthalmus und höherer Myopie. Auch

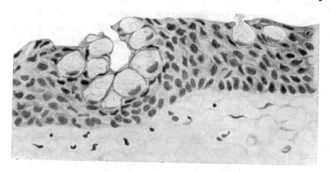

Abb. 12. Schleimzellen in den oberen Schichten des Conjunctivalepithels. Zwei einzelne Schleimzellen rechts, aus deren einer Inhalt an die Oberfläche austritt. Links eine Gruppe von Schleimzellen in einer kryptenartigen Einsenkung, die mit der Oberfläche in offener Verbindung steht. (Aus W. LÖHLEIN: Pathologische Anatomie der Bindehaut.)

beobachtet man hin und wieder, daß die Lidspalte bei normaler Größe und Lage des Aufapfels relativ zu groß ist. Man sieht dann bei geöffnetem Lide nahe dem äußeren Lidwinkel in eine schmale offenstehende Bucht zwischen äußerer Bindehautsackwand und temporalem Bulbusumfang hinein. Daß sich in einer solchen Tasche sehr leicht kleine Fremdkörper fangen, ist verständlich.

Eine besondere Form ist ferner die *Conjunctivitis sicca*, die durch eine auffallend trockene Beschaffenheit der Schleimhaut charakterisiert ist. ALBERT PETERS erblickt als Grundlage dieser Bindehauterkrankung nicht eigentlich den Mangel an Sekret; denn an den Lidwinkeln häufen sich oft genug Schleimklumpen an. Dafür ist eine Vermehrung des adenoiden Gewebes anzuschuldigen, welche bestimmenden Einfluß hat und Rauhigkeiten der Bindehautoberfläche erzeugt.

Pathologische Anatomie. Nach den übereinstimmenden Untersuchungsergebnissen von PETERS und SATTLER ist eines der am häufigsten vorkommenden Kennzeichen die Vermehrung der Becherzellen, denen man die Eigenschaft der Schleimbereitung beilegt. Sie sitzen im Epithel (Abb. 12) und lassen eine koagulable Substanz aus ihrem Innern in den Bindehautsack austreten. Wahrscheinlich verdanken sie einer Umwandlung der Epithelzellen selbst ihr Dasein. Weiterhin findet sich eine lymphoide Infiltration in den oberflächlichsten Gewebslagen und die schon erwähnte mehr oder weniger stark ausgesprochene Vermehrung des adenoiden Gewebes mit stärkerer Erhebung der Papillen. Zu diesen wenig belangreichen Veränderungen tritt noch hier und da eine

2*

Follikelbildung hinzu, wie sie beim Follikularkatarrh (S. 99) am deutlichsten entwickelt ist.

Abgesehen von einem etwa vorhandenen Gehalt an Keimen zeigt der *Sekret-abstrich* abgestorbene Epithelzellen als schlecht färbbare, verwaschen konturierte Gebilde, fettähnliche Tropfen und hin und wieder hyaline Schollen. Im Gegensatz zu den infektiösen Katarrhen fehlen Wanderzellen und lebendfrisch abgestoßene Epithelien.

Therapie. Aus der Schilderung der einzelnen Ursachen der chronischen Bindehautentzündung ergibt sich als maßgebende Regel, daß eine individuelle, dem jeweiligen Befunde angepaßte Behandlungsweise unbedingt erforderlich ist. Den scheinbar nebensächlichen Begleitumständen ist größte Aufmerksamkeit zu widmen; denn diese zeigen vielfach den Weg, der folgerichtig eingeschlagen werden muß. Nie schadet die Verordnung von Spülungen, die bessere Resultate geben als die gebräuchlichen Umschläge, die nur die Lidhaut benetzen und auf die tiefen Taschen des Bindehautsacks niemals einwirken. Man braucht nach dem Vorgehen Fritz Salzers gar nicht Medikamente der Flüssigkeit zuzusetzen, sondern es genügt schon eine physiologische Kochsalzlösung, die nicht im mindesten reizt. Die Hauptsache ist, daß man einen der im Handel befindlichen Duscheapparate anwendet, der die reichliche Ausspülung des Bindehautsacks bis in die Übergangsfalten bei geöffneter Lidspalte gewährleistet

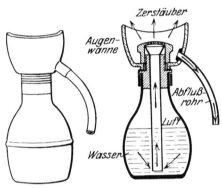

Abb. 13. Spülapparat für den Bindehautsack
nach Fritz Salzer.

(Abb. 13). Eine solche mechanische Reinigung der Schleimhaut ist bei allen Formen der Conjunctivitis simplex sehr empfehlenswert. Erst in zweiter Linie kommen die speziellen Maßnahmen. Man muß die Nasenschleimhaut behandeln, wenn die Bindehautentzündung lediglich der Ausdruck einer Stauungshyperämie ist, selbstverständlich für die eventuelle Beseitigung eines Tränensackleidens, einer Blepharitis, einer Seborrhöe sorgen, die Refraktion genau kontrollieren und auf alle die ursächlichen Momente eingehen, die oben geschildert sind. Wenn eine starke Erweiterung der Bindehautgefäße und eine Rötung der Membran vorliegt, sind Adstringenzien am Platze. Als mildestes Mittel sind Waschungen mit Kamillentee empfehlenswert. Beliebt sind Einträufelungen mit Zinksulfat, dem Resorcin zugesetzt wird (Zinc. sulf. 0,03—0,015; Resorcin 0,2; Aq. dest. 10,0). Man verordnet die Einträufelungen 1—2mal täglich und läßt die Lidränder für die Nacht mit 5%iger Noviformsalbe einreiben[1]. Vor allem bei Conjunctivitis sicca ist diese Salbe einzustreichen. Wenn das lästige Gefühl des Reibens überhandnimmt, kann man auch $^{1}/_{4}$%iges Cocain zusetzen. Doch ist Vorsicht wegen der Wirkung auf die Pupillenweite

---

[1] Man macht sich gemeinhin von der Wirkung der Einträufelungen insofern eine falsche Vorstellung, als man glaubt, daß sich die eingebrachte Flüssigkeit gleichmäßig überall im Bindehautsack verteilt. Das ist nach den Erfahrungen bei Argyrosis conjunctivae (s. S. 165) durchaus nicht der Fall; vielmehr kommt ein in den unteren Bindehautsack gelangter Tropfen nur in einem Drittel des Sacks zur vollen direkten Einwirkung (Hoppe). A. Zaniboni rühmt deswegen ein dem Elschnigschen Verfahren ähnliches Vorgehen. Er umwickelt Holzstäbchen mit Watte, taucht diese in Sublimatlösung 0,5—2⁰/₀₀ und massiert mit dem Stäbchen leicht die Übergangsfalten bis in ihre tiefsten Buchten.

und die reaktive Hyperämie geboten, zumal bei fortgesetztem Gebrauch bei älteren Leuten (Glaukomneigung!). Will man speziell die Gefäße drosseln, so sind der Zincum sulfuricum-Lösung 5 Tropfen einer Suprareninlösung 1 : 1000 beizugeben. In den Fällen, in denen die hellrote Färbung der injizierten Blutgefäße den Verdacht nahelegt, daß eine gichtische Disposition die Ursache der Conjunctivitis ist, unterstützt man die lokale Behandlung durch die Verordnung von Trinkkuren (Lauchstädter Brunnen, Salzschlirfer Wasser usw.). Sehr wohltuend empfinden die Patienten mit chronischem Bindehautkatarrh das Tuschieren der Schleimhaut des Tarsus und der unteren Übergangsfalte mit dem Alaunstift. Namentlich bei papillärer Hypertrophie und Auftauchen von Follikeln leistet diese Therapie recht gute Dienste. PETERS hat zur Beseitigung der letzten Reste der Schwellung und Rötung der Conjunctiva die täglich auszuführende Massage mit Zink-Ichthyolsalbe (Ammon. sulfoichtbyol. 0,15; Zinc. oxyd. 5,0; Vaselin. alb. 15,0) empfohlen, die allerdings sehr fein verrieben sein muß.

Dagegen ist vor der Anwendung des Argentum nitricum bei chronischem Bindehautkatarrh unbedingt zu warnen, da der fortgesetzte Gebrauch der Tropfen zur Argyrose (s. S. 165) (Niederschlag dunkelgefärbter Silberderivate) führt und nicht wieder gut zu machende Entstellungen verursacht.

Bei der Conjunctivitis Meibomiana empfiehlt ELSCHNIG die gründliche und einige Zeit hindurch anfangs täglich, später mehrmals wöchentlich wiederholte Entleerung der Drüsengänge durch Auspressen. Sehr zweckmäßig ist auch die von ihm angegebene Massage der Lidbindehaut mit Glasstäbchen, die in eine schwach adstringierende Flüssigkeit getaucht und in die Übergangsfalten eingeführt werden. Wenn alle Mühe vergebens ist, käme die von W. P. FILATOW angegebene Spaltung des Lidknorpels in 2 Blätter und Ausschabung der Drüsen mit dem scharfen Löffel in Frage. Wenn die oben beschriebene „Insuffizienz der Lider" vorliegt, streicht man vor dem Schlafengehen Borvaseline ein und bedeckt die Augen während der Nacht mit einem darüber gelegten Leinenstreifen.

In den Fällen des übermäßigen Klaffens der Lidspalte ist eine vorsichtig auszuführende Tarsorrhaphie zu erwägen.

2. Die akute Conjunctivitis (Schwellungskatarrh).

Von der chronisch verlaufenden unterscheidet sich die akute Conjunctivitis (simplex) dadurch, daß der Reizzustand viel stärker ist, die Hyperämie, also die Rötung der ganzen Membran (Abb. 14), im Vordergrunde des klinischen Bildes steht und eine Sekretion seitens der Schleimhaut bei gleichzeitig gesteigertem Tränenfluß hinzutritt. Wenn sich dabei eine starke Auflockerung und ödematöse Durchtränkung der Subconjunctiva und des unter der Conjunctiva mobilis der Übergangsfalten liegenden Gewebs ausbildet, entsteht die Form der akuten Conjunctivitis, die man „Schwellungskatarrh"[1] nennt.

---

[1] Unter dem Namen „Schwellungskatarrh" werden verschiedene Zustände verstanden. TH. SAEMISCH (Handbuch v. GRAEFE-SAEMISCH, 2. Aufl., 5. Bd., 1. Teil, S. 64) sagt: „Wenn die bei der akuten Conjunctivitis catarrhalis auftretenden entzündlichen Veränderungen der Bindehaut dahin eine Steigerung erfahren haben, daß nicht nur der *Lidrand mit der angrenzenden Lidhaut etwas voluminöser und geröteter erscheint*, sondern daß vor allem die *Übergangsfalten*, und zwar besonders die *obere* infolge einer starken Hyperämie und dadurch hervorgerufenen vermehrten Transsudation und Infiltration beträchtlich an Volumen zugenommen haben, so bezeichnet man diese Form der Bindehautentzündung als Schwellungskatarrh." AXENFELD stellt in seinem Lehrbuche den akuten Schwellungskatarrh als Synonym für die einfache akute Conjunctivitis hin und betont, daß schnell um sich greifende Epidemien dieser Art hauptsächlich durch KOCH-WEEKSsche Bacillen und Pneumokokken bedingt sind, während der bei Skrofulösen nicht selten vorkommende akute Schwellungskatarrh häufig keinen wesentlichen bakteriellen Sekretbefund darbietet. Somit ist der Name „Schwellungskatarrh" lediglich auf das klinische Bild zu beziehen, ohne daß damit irgendwelche Ätiologie festgelegt ist.

Ätiologie. Wohl die meisten Fälle von akuter Bindehautentzündung sind infektiöser Natur. Bei der Besprechung der Conjunctivitis durch Koch-Weeks-Bacillen und durch andere Keime werden wir diesem Moment begegnen. Wir kennen auch eine Form des Schwellungskatarrhs, die vielleicht von einem besonderen Erreger entfacht wird (Conjunctivitis catarrhalis epidemica contagiosa; s. S. 29). Es kann aber nicht geleugnet werden, daß es auch genug Fälle gibt, in denen die Untersuchung auf Bakterien einen negativen Erfolg hat und die ihrem ganzen Wesen nach auch nicht infektiös sein können. Als Beispiel sei der akute Schwellungskatarrh angeführt, der bei Patienten mit Heuschnupfen zur Beobachtung gelangt und lediglich eine Überempfindlichkeitsreaktion gegen die Pollen der Gräser darstellt. Auch chemische Agenzien, sowie die

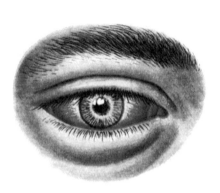

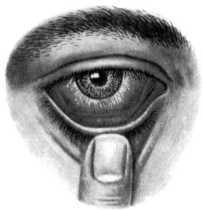

Abb. 14. Akute Conjunctivitis. Lider leicht gedunsen, deshalb Lidspalte verkleinert. Starke Rötung der Conjunctiva bulbi.

Abb. 15. Schwellungskatarrh der Bindehaut.

Einwirkung von übermäßig starker strahlender Energie (Wärme, Sonnenlicht, ultraviolettes Licht) können den Symptomenkomplex der akuten Conjunctivitis, bzw. des Schwellungskatarrhs hervorrufen. So gibt es eine Ophthalmia electrica und eine Conjunctivitis der Kinoschauspieler, die sich durch eine Rötung der Augapfelbindehaut, teilweise auch durch Lidödem und unerträgliche Schmerzen bei einer auffallenden krampfhaften Miosis pupillae äußert (Chappé). Die *Conjunctivitis neuro-allergica* (Schnaudigel) dürfte eine Erscheinungsart der Skrofulose sein und ist S. 143 beschrieben.

Symptome. Während des Höhestadiums der Erkrankung herrscht eine solche Lichtscheu, daß die Augen kaum geöffnet werden können. In schweren Fällen teilt sich die Schwellung der Bindehaut auch der Lidhaut mit, so daß eine mechanische Erschwerung der Lidhebung hinzutritt. Aus der Lidspalte perlen Tränen, denen Schleimflöckchen beigemischt sind. Auch Übergänge zur Absonderung einer wässerig-eitrigen Flüssigkeit kommen vor. Ektropioniert man die Lider, so erblickt man eine hochgradig hyperämische feuchte Schleimhaut, die aufgelockert ist und deren Papillarkörper in Gestalt kleiner Körnelungen sichtbar wird. Nach den Übergangsfalten zu gewinnt die Schwellung der Bindehaut an Ausdehnung. Die Schleimhaut quillt in bläulichroten, zum Teil etwas glasigen Wülsten vor (Abb. 15) und neigt zu Blutungen aus den prall gefüllten, als Stränge durchschimmernden Gefäßen. Auch die Conjunctiva bulbi ist stärker gerötet, obgleich sie gemeinhin an der Schwellung keinen so starken Anteil nimmt.

Die Therapie der infektiösen Conjunctivitis wird bei der Schilderung der verschiedenen Formen zur Darstellung kommen. Hier sollen nur die allgemeinen

Gesichtspunkte erörtert werden. Man kann Kälte in Gestalt von kühlen Umschlägen mit Borwasser oder verdünnter Sublimatlösung (1:10000) und dergleichen anwenden, doch sieht man auch von warmen Umschlägen gute Erfolge. Ferner sind Spülungen empfehlenswert, die zweckmäßig mit einer Lösung von Kali hypermanganicum 1:10000 vorgenommen werden. Sie können mehrmals täglich mit einer Undine zur Ausführung gelangen. Außerdem kommt das Tuschieren der ektropionierten Schleimhaut der Lider mit $2^0/_0$iger Argentum nitricum-Lösung in Betracht, indem man zum Schutze der Hornhaut den Überschuß sofort mit nachgeträufelter Kochsalzlösung neutralisiert. Die Ersatzpräparate wie Protargol, Targesin usw. sind ebenfalls beliebt. Bei Heuschnupfenconjunctivitis bewährt sich öfters die Einträufelung von Adrenalin. Gemeinhin geht unter dieser Behandlung der einfache akute Bindehautkatarrh in wenigen Tagen vorüber. Es sei jedoch darauf hingewiesen, daß an das Abklingen einer akuten Conjunctivitis sich eine chronische infektiöse Bindehautentzündung, wie z. B. ein Trachom (S. 62) anschließen kann, das oft mit einer heftigen Entzündung beginnt. Auch vermögen katarrhalische Hornhautgeschwüre (S. 343) das klinische Bild zu komplizieren.

Literatur.

Conjunctivitis simplex chronica, acuta.

BRONS, C.: Über Ophthalmia electrica. Klin. Mbl. Augenheilk. **78**, Beilageheft 140 (1927).

CHAPPÉ: Conjonctivite chez les artistes du cinéma. Ann. d'Ocul. **157**, 425 (1920).

ELSCHNIG: Beitrag zur Ätiologie und Therapie der chronischen Conjunctivitis. Dtsch. med. Wschr. **1908**, 1133.

FILATOW, W. P.: Die operative Behandlung der Conjunctivitis und Blepharitis Meibomiana. Klin. Mbl. Augenheilk. **69**, 657 (1922).

HOPPE: Argyrosis. Graefes Arch. **48**, 660 (1899).

PETERS, ALBERT: Die Pathologie und Therapie der einfachen chronischen Conjunctivitisformen. Z. Augenheilk. **18**, 415 (1907).

SALZER, FRITZ: Demonstration eines praktischen Augenspülapparates. Klin. Mbl. Augenheilk. **78**, 85 (1927). — SATTLER, H.: Über die Pathologie und Therapie der einfachen chronischen Bindehautentzündung. Klin. Mbl. Augenheilk. **45**, 481 (1907).

WIRTH, MAX: Über die chronische Eiterung der MEIBOMschen Drüsen. Arch. Augenheilk. **94**, 73 (1924).

ZANIBONI, A.: Neue Behandlungsmethode des chronischen Bindehautkatarrhs. Klin. Mbl. Augenheilk. **75**, 438 (1925).

3. Die Conjunctivitis der Hornhautoberfläche (punktförmige Keratitis).

Keratitis punctata superficialis (E. FUCHS). Keratitis subepithelialis (HANS ADLER). Keratitis epithelialis punctata (L. KOEPPE).

Die punktförmige Keratitis ist eine Veränderung, die sicher nicht durchweg auf ein und dieselbe Ursache zurückgeführt werden kann. Sie ist ein klinisches Symptom, aber kein in sich geschlossenes Krankheitsbild; denn die kennzeichnenden, punktförmigen, in und unmittelbar unter dem Epithel auftauchenden grauweißen Trübungen sind lediglich ein Ausdruck dafür, daß irgend eine Schädlichkeit die Hornhautoberfläche in Mitleidenschaft gezogen hat. Hier zeigt sich die besondere Rolle, welche die Pars conjunctivalis corneae als Fortsetzung der Bulbusbindehaut spielt. Ja, man darf wohl sagen, daß in mancher Hinsicht die Erkrankung die „*Conjunctivitis corneae*" darstellt. Deswegen geschieht ihre Schilderung am zweckmäßigsten im Zusammenhang mit den verschiedenen Formen der Conjunctivitis. Soweit der Erkrankung eine andere Bedeutung innewohnt, findet der Leser darüber Aufschluß im Kapitel von den Epithelerkrankungen der Cornea (dieser Band S. 388).

Wahrscheinlich wurden schon vor der Veröffentlichung von ERNST FUCHS nud HANS ADLER (1889) bei gewissen Formen von Bindehautentzündungen feinste Pünktchen auf der Hornhautoberfläche beobachtet, doch ist der Befund zuerst von diesen beiden Autoren, und zwar unabhängig voneinander, als ein besonderer Krankheitstypus beschrieben worden. Die Pathologie der Veränderung konnte indessen erst mit Hilfe der Spaltlampendiagnostik hinreichend aufgeklärt werden.

Durchmustert man mit den stärkeren Vergrößerungen dieser Apparatur eine große Anzahl von Bindehautleiden der verschiedensten Arten, so trifft man nach meinen Erfahrungen recht oft feinste, mit Fluorescin zum Teil gelbgrün färbbare Pünktchen im Hornhautepithel an. Es ist Ansichtssache, ob man in Fällen, in denen man die Veränderungen vereinzelt beobachtet, bereits von einer Keratitis superficialis punctata reden will. Jedenfalls ist sicher, daß Ansätze dazu sich recht oft feststellen lassen, ohne daß man dem Befund eine größere Bedeutung beizulegen braucht.

Die Ätiologie ist, wie schon erwähnt, durchaus nicht einheitlich. FUCHS hebt hervor, daß die Keratitis dem *Herpes febrilis corneae* nahesteht, und W. GRÜTER reklamiert einen Teil der Fälle ebenfalls für diese Infektion. Damit stimmt die Beobachtung überein, daß manchmal katarrhalische Erkrankungen der Luftwege dem Auftauchen der Pünktchen kurze Zeit vorausgehen. Diese Keratitis superficialis punctata herpetica ist im Kapitel über die herpetischen Hornhauterkrankungen eingehend geschildert (s. S. 285). L. ROSENZWEIG schuldigt einen Einfluß durch *Influenza* an, während TOSHIMA KUBAWARA die Veränderung bei *leichtem Trachom* sah. Nach TOPOLANSKI sollen trophische Störungen und Infektionen die Ursache sein, HANS ADLER beobachtete die Merkmale im Anschluß an einen im Ablauf begriffenen Schwellungskatarrh der Bindehaut. Außerdem scheint es eine *tropische Form* der Erkrankung zu geben. Sie ist in Indien beobachtet worden, tritt einseitig auf und unterscheidet sich von der europäischen durch den kurzen, nur 3 Wochen in Anspruch nehmenden Verlauf (HERBERT). AXENFELD konnte Präparate demonstrieren, die bei Gramüberfärbung plumpe Bacillen zeigten, wie sie HERBERT gefunden hatte. WEHRLI vermochte dergleichen in seinem Untersuchungsmaterial nicht zu entdecken. Bei der *Ophthalmia electrica* entsteht ebenfalls eine Hornhautschädigung, die nichts anderes als eine Keratitis punctata superficialis ist. Als solche ist sie nur mit der Spaltlampe festzustellen, obgleich sie die wesentliche Krankheitserscheinung bei der Ophthalmie darstellt (C. BRONS).

Symptome. Die Patienten kommen zum Arzte, weil sie durch Lichtscheu, Tränen und verschleiertes Sehen beunruhigt werden.

Untersucht man in einem solchen Stadium, so erblickt man bei Zuhilfenahme der Lupenvergrößerung in den oberflächlichsten Hornhautschichten kleine graue Pünktchen, über denen das Epithel hier und da leicht uneben und gequollen ist. Der Lage nach sind diese teils im Epithel teils in der BowMANschen Membran zu suchen. LEONHARD KOEPPE erklärt, daß im Spaltlampenlicht die Herdchen in die alleroberflächlichsten Hornhautschichten zu verlegen sind, und daß über ihnen das Epithel grau und leicht vorgebuckelt erscheint. Die Anwendung stärkster Vergrößerung löst einen jeden Punkt wiederum in einen Schwarm eng zusammenstehender grauer Pünktchen auf. Dabei ist das Gewebe, welches scheinbar intakt zwischen den Herdchen liegt, ebenfalls von diesen allerfeinsten Trübungen, wenn auch in verminderter Anzahl, durchsetzt (Abb. 16). Somit handelt es sich um eine große Strecken der Hornhautoberfläche einnehmende Veränderung, die nur herdweise solche Ausdehnung gewinnt, daß die Lupe einzelne Punkte aufdeckt. In der Regel sind beide

Augen befallen und zwar so, daß die zentralen Hornhautgebiete mehr in Mitleidenschaft gezogen sind. Ausnahmsweise kommen aber auch Fälle vor, in denen die Randpartien Sitz der punktförmigen Trübungen sind, während die Hornhautmitte verschont bleibt. Auffallend ist stets die im Verhältnis zur Kleinheit der Herdchen erhebliche Lichtscheu und die gleichzeitig vorhandene conjunctivale Injektion. Mit Fluorescein färben sich stets nur einige der Punkte, wohl die direkt im Epithel gelegenen. Einen etwas anderen Eindruck machen die Bilder, die LEONHARD KOEPPE bei einem Fall von einseitiger Keratitis punctata beschreibt, da hier die Herdchen zu landkartenähnlichen Linien zusammengeflossen waren.

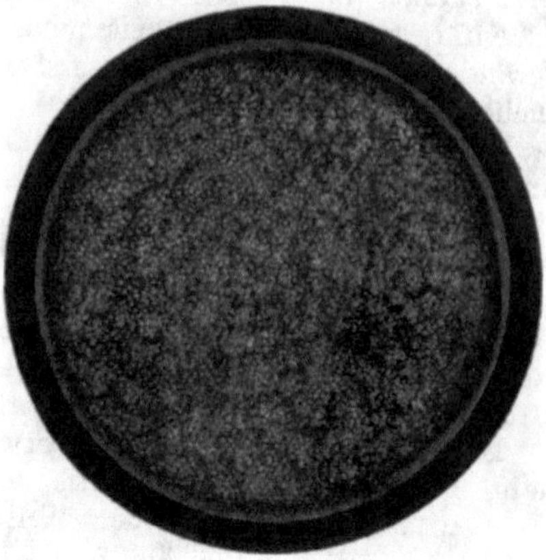

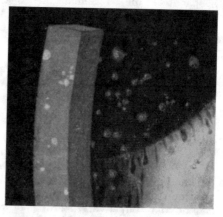

Die außerordentliche Vielgestaltigkeit des mit der Spaltlampe festzustellenden Bildes geht ebenfalls aus der Schilderung hervor, die VOGT in seinem Atlas gibt. Vielen Fällen ist

Abb. 16. Keratitis punctata superficialis, mit Fluorescein gefärbt (am Hornhautmikroskop gezeichnet).

die Zusammensetzung der Herde aus „Einzeltröpfchen" gemeinsam, die in dem von der Iris zurückgeworfenen, regredienten Licht als kleine Prominenzen oder bläschenähnliche Gebilde innerhalb des vorderen Spiegelbezirks auftauchen. Als Varianten werden genannt die chronische Form, welche mit Vorliebe Jugendliche ergreift und durch die Erzeugung von Punkt-, Komma- und Strichelherden der Hornhaut ein fein marmoriertes Aussehen verleiht. Ein ähnlicher, sehr konstanter Typus ist durch wesentlich kleinere multiple Stippchen und Pünktchen ausgezeichnet. Ihre Herdchen sind manchmal eckig. Wieder eine andere Abart (Abb. 17) setzt relativ spärliche Punkte. Sie sind gröber, schießen gelegentlich einzeln oder gruppenweise, manchmal unter neuralgischen Schmerzen oder unter Fremdkörpergefühl auf, rufen leicht ciliare Reizung hervor, halten Wochen und Monate an und neigen zu Rückfällen (Keratitis epithelialis vesiculosa disseminata). Hin und wieder erfolgt die Anordnung der Herde in Ringform.

Abb. 17. Rezidivierende Keratitis epithelialis vesiculosa disseminata bei einer 18jährigen Patientin. Wochenlang bestanden unter Brennen und Fremdkörpergefühl und leichter Reizung Epithelefflorescenzen. Im regredienten Licht (rechts unten) setzen sie sich aus Häufchen feinster Tröpfchen zusammen. (Aus ALFRED VOGT: Spaltlampenmikroskopie, 2. Aufl.)

Obwohl der Prozeß als ein durchaus gutartiger anzusehen ist, kann sich sein Verlauf doch recht schleppend gestalten. Meines Ermessens hängt die Verschiedenheit der Heilungstendenz eben damit zusammen, daß die Erkrankung ein Symptom ist, das der ätiologischen Einheit entbehrt.

Pathologische Anatomie. Auch die bislang gewonnenen Präparate legen hierfür Zeugnis ab. E. FUCHS glaubte, daß die graue Punktierung der Hornhaut den kleinen Lücken entspräche, in denen die fixen Hornhautzellen liegen. Diese wie die Nervenkanälchen seien mit einer getrübten Flüssigkeit erfüllt. Demgegenüber fand J. P. Nuel in den ersten Tagen des Leidens ein mit Alauncarmin färbbares Netzwerk unter der Bowmanschen Membran, das aus Fäden, ähnlich einem Pilzmycel, zusammengesetzt war und mit den fixen Hornhautkörperchen in Verbindung stand. Das stimmt mit dem von ihm erhobenen klinischen Befunde überein, daß feine, strichförmige, oberflächliche Trübungen vorhanden waren, die er als „Sprünge im Eis" beschreibt. Er faßt das Leiden als den Folgezustand einer lymphatischen Stase in den entwicklungsgeschichtlich zur Bindehaut gehörenden Hornhautschichten auf. Eugen Wehrli wiederum sah lymphocytenähnliche kleinzellige einkernige Elemente mit schmalem Protoplasmaleib zwischen den Epithelien. Teilweise waren diese Gebilde auch zu kleinen rundlichen Herdchen in den tiefsten Hornhautschichten zusammengelagert. Daneben fand sich eine Quellung, Nekrose und Karyolyse der Deckzellen bei Unversehrtheit der Bowmanschen Membran. Er möchte deshalb den Prozeß Keratitis punctata interepithelialis nennen.

Therapie. Im allgemeinen kommt man mit den Mitteln aus, die gegen eine Conjunctivitis simplex gerichtet sind. Besteht der Verdacht auf eine herpetische Grundlage, so ist die Abschabung des Epithels mit nachfolgender Jodierung empfehlenswert. In langwierigen Fällen hat mir die Anwendung von gefiltertem Bogenlicht mittels der Koeppeschen Lampe gute Dienste geleistet.

Literatur.

Keratitis punctata. Conjunctivitis corneae.

Adler, Hans: Keratitis subepithelialis. Zbl. prakt. Augenheilk. **1889**, 289, 321.
Brons, C., Über Ophthalmia electrica. Klin. Mbl. Augenheilk. **78**, Beilageheft 140 (1927).
Fuchs, Ernst: Lehrbuch 1889.
Koeppe, Leonhard: Keratitis epithelialis punctata. Graefes Arch. **95**, 250 (1917).
Kubawara, Toshima: Über eine eigentümliche Art von Keratitis punctata superficialis. Zbl. prakt. Augenheilk. September **1902**.
Nuel, J. P.: De la Kératite ponctuée superficielle. Arch. d'Opht. **14**, 145 (1894).
Rosenzweig, L.: Zwei Fälle von Keratitis superficialis punctata nach Influenza. Zbl. prakt. Augenheilk. Mai **1890**.
Wehrli, Eugen: Zur Histologie der Keratitis punctata superficialis (Fuchs), Keratitis subepithelialis (Adler). Klin. Mbl. Augenheilk. **44 II**, 224 (1906).

4. Die infektiösen Bindehautentzündungen.

a) Die Conjunctivitis Koch-Weeks.

Die durch die Koch-Weeks-Bacillen[1] herbeigeführte Conjunctivitis tritt selten sporadisch, meist epidemisch auf und erzeugt alle Übergangsformen von der einfachen katarrhalischen Entzündung mit schleimig-eitriger Sekretion bis zu starker Schwellung der Bindehaut. Diese Erreger kommen daher als Ursache des „akuten Schwellungskatarrhs" (S. 21) in erster Linie in Betracht.

Pathogenese. Die Koch-Weeks-Bacillen stehen nach den an Epithelabstrichen gewonnenen Erfahrungen K. Lindners[2] den Gonokokken am nächsten.

---

[1] Die Beschreibung der Koch-Weeks-Bacillen findet sich im Kapitel Bakteriologie Bd. 2 des Handb.
[2] Die Epithelabstriche hat Lindner wie folgt hergestellt: Die Bindehaut wird durch mehrmaliges Einträufeln von 5—10%igem Cocain-Adrenalin unempfindlich gemacht und mit feuchter Watte von Sekret gereinigt. Darauf kratzt man von den verschiedenen Stellen der Conjunctiva das Epithel mit dem Platinspatel durch einmaliges energisches Schaben ab. Mehrfaches Abkratzen an demselben Orte muß vermieden werden, weil das Gewebe sonst blutet. Die Färbung der Abstriche auf dem Deckglas geschieht nach hinreichender Fixierung in Sublimatalkohol.

Sie siedeln sich wie diese auf der geschlossenen, unversehrten Epitheldecke an unter Wahrung eines gewissen Herdcharakters der Erkrankung (Abb. 18 und 19).

„Das Gift der Keime kann zu Anfang fast ebenso heftig auf die Bindehaut einwirken wie das Gonotoxin, doch halten sich die Keime nur ganz kurze Zeit an der Bindehaut und dringen nur wenig in die Epithelschicht ein, weshalb sich der weitere klinische Verlauf alsbald von dem der Gonoblennorrhöe wesentlich unterscheidet." Bemerkenswert ist die durch das Gift bedingte besondere Schädigung der Gefäßwände, so daß kleinere oder größere Blutungen in die Bindehaut erfolgen. Gleichzeitig kann es zu einem stärkeren Ödem der Conjunctiva kommen, indem eine Exsudation in das Gewebe hinein Platz greift, wodurch die aus den Gefäßen frei gewordenen Erythrocyten unter Umständen in die Epitheldecke eingeschwemmt werden. Dadurch entsteht das eigentümliche Bild des Ausgusses der Zwischenräume der Epithelien mit roten

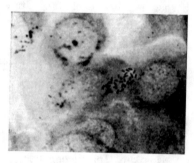

Abb. 18. Epithelabstrich der Augapfelbindehaut bei Conjunctivitis KOCH-WEEKS am ersten Erkrankungstage. (Nach K. LINDNER.)

Blutkörperchen. Wie bei der Gonokokkeninfektion reiht sich an dieses Stadium das der Abschilferung der Epithelzellen, und zwar setzt die Abstoßung der obersten Lamellen gewöhnlich schon am zweiten Tage ein. Dabei bleiben die Keime indessen auch im weiteren Verlaufe der Erkrankung fast ausschließlich an die

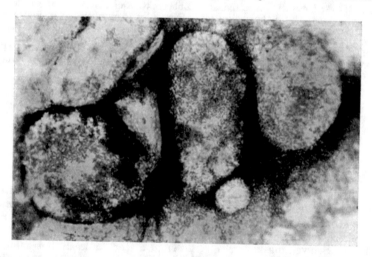

Abb. 19. Conjunctivitis KOCH-WEEKS. Epithelabstrich von der Augapfelbindehaut. Zweiter Erkrankungstag. (Nach K. LINDNER.)

obersten zwei Epithellagen gebunden. K. LINDNER sieht in diesem Verhalten den Ausdruck dafür, daß der Organismus gegen den KOCH-WEEKS-Bacillus von vornherein viel widerstandsfähiger ist. In die Tiefe wuchernde Keime werden alsbald durch die lebensfähig gebliebenen Epithelien phagocytiert. Die hauptsächlichste Ansiedlungsstelle ist die der Hornhaut benachbarte Bindehautpartie. Auch das anstoßende Hornhautepithel zeigt eine starke Keimbewachsung. Die anderen Teile des Conjunctivalsacks erfahren ebenfalls eine Besiedelung der Epithelien, doch scheinen die Plattenepithelien der Augapfelbindehaut ein geringeres Abwehrvermögen zu besitzen, so daß sie eine besonders schöne und regelmäßige Bewachsung aufweisen. Indessen dauert das reichliche Wuchern der Koch-Weeks-Bacillen nur einige Tage an, und gewöhnlich erweisen sich die Epithelpräparate bereits zu Beginn der zweiten Woche keimfrei Hin und wieder kommt es freilich entsprechend den klinischen Rückfällen am 5. bis 7. Tage plötzlich zu einer neuerlichen ziemlich dichten Keimwucherung.

Symptome. Wohl ausnahmslos erkranken beide Augen, wenn auch nicht gleichzeitig, sondern mit einem Zwischenraum etlicher Tage. Dabei ist die Lokalisation recht typisch, insofern die Conjunctiva bulbi eine sehr intensive Erweiterung der Gefäße, unter Umständen mit Auftreten von Blutungen erkennen läßt. Diese können kleinfleckig sein, aber auch zu größeren Extravasaten zusammenfließen. Wie Elschnig hervorhebt, ist auffallenderweise die Bulbusbindehaut in ihrem oberen Abschnitte viel stärker in Mitleidenschaft gezogen als im unteren. In schwereren Fällen gesellt sich eine hochgradige Erweiterung auch der episcleralen Gefäße und eine pericorneale Injektion hinzu, so daß das Bild dem einer intensiven Scleritis sehr ähnlich wird. Die übrigen Teile der Bindehaut erkranken mit, wenn auch weniger heftig, und doch sind die Veränderungen hier ebenfalls recht charakteristisch. Man sieht in wenige Tage alten Fällen schon eine reichlichste Erweiterung der Gefäße der Conjunctiva tarsi und an dieser eine typische Gefäßneubildung. Bei Lupenvergrößerung erscheint die Bindehaut wie gefeldert, indem regelmäßige, rote, senkrecht zu ihrer Oberfläche aufstrebende Gefäßbüschel in schweren Fällen vollständig die tief liegenden Gefäße verdecken. Dabei hat die Bindehaut nur am konvexen Tarsusrande eine feine, sammetartige Beschaffenheit, ist im übrigen aber fast völlig glatt. Unter 78 Fällen einer Epidemie traf Elschnig unmittelbar am Hornhautrande oder häufig peripher davon Phyktänen an, am auffallendsten im Bereiche der Lidspalte (Morax hält diese Gebilde freilich für echte, mit Flüssigkeit gefüllte Bläschen und nicht für eigentliche Lymphocytenknötchen). In zweien dieser Fälle bildeten sich Randinfiltrate und Geschwüre in der Cornea. Obgleich Elschnig sonst nie eine *Keratitis punctata superficialis* (s. S. 23) beobachten konnte, boten drei Patienten das typische Bild dieser Erkrankung der Hornhautdecke dar. In keinem Falle kam es jedoch zu einer Schwellung der regionären Lymphdrüsen, wohl aber kann die Lidhaut von einem nässenden Ekzem befallen werden.

Von dieser Schilderung Elschnigs weichen die anderer Beobachter in einigen Punkten ab. So sah Morax im Beginne der Erkrankung eine schmerzhafte Schwellung der Präauriculardrüse. Nicht selten finden sich auf der Conjunctiva palpebralis leichte Pseudomembranen (Axenfeld, L. Müller). In einigen Epidemien verursacht der Koch-Weeks-Bacillus einen ,,einfachen Schwellungskatarrh'' (L. Müller). Emile Junès beobachtete in einem tunesischen Ort eine durch schwere Hornhautaffektionen ausgezeichnete Epidemie. Auffallend war die Häufigkeit des Hornhautdurchbruchs in den zentralen Partien.

Beziehungen zur Influenza. Die Frage, ob der Bacillus Koch-Weeks identisch mit dem Pfeifferschen Bacillus ist, welcher als Erreger einer Form der Influenza gilt, ist noch unentschieden. R. Wissmann hat auf Grund der Erfahrungen während der Epidemieepoche von 1921 darauf aufmerksam gemacht, daß doch ein gewisser Prozentsatz der an Conjunctivitis Koch-Weeks Erkrankten ausgesprochene Allgemeinsymptome, wie Fieber, Kopf- und Gliederschmerzen, allgemeine Abgeschlagenheit, Orbitalneuralgie zeigten, und diese Beobachtungen stimmen mit denjenigen von R. Schneider überein. Ferner kann sich die im Beginne einer Influenza-Grippe-Epidemie zu den Initialsymptomen gehörende Bindehautreizung bis zur ausgesprochenen Conjunctivitis steigern. WISSMANN hat dann auch an der Hand der epidemiologischen Statistiken den Nachweis erbracht, daß der großen Grippe-Epidemie von 1889/90 eine Epidemie von KOCH-WEEKS-Bacillen-Conjunctivitis vorausging, sie begleitete und ihr nachfolgte. 1916 waren die ersten Anfänge einer neuen Epidemie von KOCH-WEEKS-Conjunctivitis festzustellen, die dann die verheerende Grippewelle 1918 bis 1923 einleitete. Somit glaubt WISSMANN angesichts der großen Schwierigkeiten, die der bakteriologischen und immunobiologischen Trennung der beiden Keimarten entgegenstehen, daß der Bacillus KOCH-WEEKS mit dem PFEIFFERschen Influenza-bacillus identisch ist. Für den Kliniker ist diese Frage gewiß von großer Wichtigkeit.

Verlauf. Die Inkubationszeit bis zum Ausbruch der ersten Symptome währt 24—48 Stunden. Innerhalb weniger Tage erreicht die Entzündung dann ihren Höhepunkt und dauert 2—4 Wochen; nur selten bleibt das Bild einer heftigen Conjunctivitis monatelang bestehen.

Differentialdiagnose. Die Feststellung der KOCH-WEEKS-Conjunctivitis geschieht selbstverständlich durch den Nachweis der Bacillen. Sie finden sich in den Schleimflocken des Sekrets, anfänglich extra-, später intracellulär. Das klinische Bild ist ebenfalls kaum zu verkennen, noch dazu in Anbetracht des Umstandes, daß immer Epidemien vorkommen. Indessen lehrt die Erfahrung, daß die Bacillen auffallend oft einen akuten Schub von entzündlichen Symptomen erzeugen, wenn die Bindehaut schon vorher an Follikularkatarrh oder Trachom erkrankt war. Die für die KOCH-WEEKS-Conjunctivitis typische glatte Oberfläche ist dann schon vorher verloren gegangen. Man kann direkt von einer Symbiose von Trachom und KOCH-WEEKS-Bacillen reden, und LEOPOLD MÜLLER nennt auf Grund seiner Studien an Ort und Stelle den Bacillus den Erreger des „ägyptischen Katarrhs". In den durch die Trachomfollikel geschaffenen unregelmäßigen Vertiefungen der Schleimhaut scheinen die KOCH-WEEKS-Bacillen sich lange halten zu können, so daß der ganze Ablauf der Erkrankung sich entsprechend ändert. Andererseits ist die Möglichkeit vorhanden, daß die akuten, stark infektiösen KOCH-WEEKS-Katarrhe die Weiterverbreitung des Trachoms begünstigen (A. FEIGENBAUM).

Die **Therapie** geschieht nach den Beobachtungen TH. AXENFELDS am zweckmäßigsten durch Anwendung des Argentum nitricum in 1—2%iger Lösung, während das Zincum sulfuricum versagt. Die experimentellen Untersuchungen von KARL L. PESCH ergaben, daß KOCH-WEEKS-Kulturen bei Einwirkung einer Sublimatlösung 1:5000 innerhalb 1 Minute abgetötet werden. Man sollte daher dieses Mittel mehr berücksichtigen.

Anhang.

Die Conjunctivitis catarrhalis epidemica. (Epidemischer Schwellungskatarrh.)

Im vorhergehenden Abschnitt wurde darauf hingewiesen, daß der Bacillus KOCH-WEEKS vielfach der Erreger eines epidemisch auftretenden Schwellungskatarrhs ist. Gelegentlich einer Epidemie in einem Dorfe in der Nähe von Karlsruhe, die in der Zeit von vier Wochen unter 1818 Einwohnern nicht weniger als 300—400 Personen (20%) befiel, hat indessen TH. GELPKE aus dem Sekret noch einen anderen Keim, den „Bacillus septatus" gezüchtet. Auch bei diesem Leiden waren Individuen sichtlich bevorzugt, die schon früher Augenaffektionen durchgemacht hatten, vor allem aber Tuberkulöse und Skrofulöse. Die Ansteckungsfähigkeit war so groß, daß binnen wenigen Stunden sämtliche Mitglieder einer Familie die Conjunctivitis bekamen. Es fragt sich jedoch, ob die Epidemie wirklich durch die erwähnte Bacillenart hervorgerufen war; denn W. AXENFELD reiht sie in die Gruppe der Xerosebacillen ein.

Literatur.

Conjunctivitis Koch-Weeks. Epidemischer Schwellungskatarrh.

Axenfeld, Theodor: Die Bakteriologie in der Augenheilkunde. S. 122. Jena 1907.
Elschnig, A.: Koch-Weeks-Conjunctivitis. Med. Klin. 1917, Nr 27.
Feigenbaum, A.: Über die epidemiologische Eigenart der Koch-Weeksschen Infektion und ihre Rolle in einem Trachomland. Dtsch. ophth. Ges. Heidelberg 1927, 295.
Gelpke, Th.: Der akute epidemische Schwellungskatarrh und sein Erreger (Bacillus septatus). Graefes Arch. 42, IV, 97 (1896).
Junès, Emile: Complications cornéennes graves au cours de la conjonctivite à bacilles de Weeks. Arch. d'Ophtalm. 41, 284 (1924).
Lindner, K.: Über die Topographie der parasitären Bindehautkeime. Graefes Arch. 105, 726 (1921).
Morax: Maladies de la conjunctive. Encyclopédie franç. d'opht. 1905. — Müller, Leopold: Über die ägyptischen Augenentzündungen. Arch. Augenheilk. 40, 13 (1900).
Pesch, Karl L.: Bakteriologische Versuche zur keimtötenden Behandlung der Koch-Weeks-Conjunctivitis. Arch. Augenheilk. 91, 52 (1922).
Schneider, R.: Über die Koch-Weeksschen Bacillen und durch sie verursachte Augenerkrankungen. Dtsch. ophth. Ges. Heidelberg 1922, 234.
Wissmann: Was hat man von dem Koch-Weeks-Problem zu halten? Dtsch. ophth. Ges. Heidelberg 1925, 160.

b) Die Diplobacillen-Conjunctivitis (Morax-Axenfeld).
(Blepharoconjunctivitis angularis.)

Im Jahre 1896 hat V. Morax eine Bindehautentzündung beschrieben, als deren Erreger er einen Diplobacillus[1] in Reinkultur züchten konnte. Die Überimpfung erzeugte beim Menschen wieder die typische Form der Conjunctivitis, während sich die Bindehaut von Tieren als nicht empfänglich für die Keime erwies. Unabhängig von Morax hat Th. Axenfeld ungefähr zu derselben Zeit ebenfalls den Diplobacillus gefunden und auf Blutserum und menschlichen Nährböden gezüchtet. Er gab daraufhin der Erkrankung den Namen „Diplobacillen-Conjunctivitis".

Die durch Diplobacillen verursachte Lid-Bindehautentzündung ist ungemein häufig und in allen Erdteilen verbreitet. In der Rostocker Augenklinik betrug ihre Frequenz 3,0% aller Augenerkrankungen. Die überwiegende Mehrzahl der Patienten sind Erwachsene, mit Bevorzugung der in der Landwirtschaft Beschäftigten; nur ganz selten werden Kinder befallen. Eine Zunahme bzw. Exacerbation der Fälle in der heißen Jahreszeit ist feststellbar (Paul Erdmann).

Symptome. Im allgemeinen setzt das fast ausnahmslos doppelseitige Leiden allmählich ein, indem sich zunächst leichte katarrhalische Beschwerden geltend machen. Bald zeigt sich an den Lidwinkeln, vor allem innen die Ablagerung des charakteristischen schaumigen, graugelben, zähen Sekrets, das sich namentlich während der Nacht reichlich ansammelt. Gleichzeitig greift eine umschriebene livide Rötung der Lidhaut an diesen Stellen Platz, während die Conjunctiva bulbi und tarsi auffallend gering beteiligt ist. Auch an diesen Gebieten des Bindehautsacks beschränkt sich die Entzündung, welche sich in einer vermehrten Gefäßfüllung und Auflockerung des Gewebes äußert, auf die den Lidwinkeln benachbarten Bezirke (Abb. 20). Betrachtet man die Lidhaut und den intermarginalen Teil des Lides in der Umgebung der Carunkel und des äußeren Lidwinkels mit den stärkeren Vergrößerungen der Spaltlampe, so erscheint die Haut und Bindehaut hier eigentümlich maceriert. Wie wir noch sehen werden, wird das Gewebe tatsächlich durch eine von den Diplobacillen gelieferte Protease verdaut. Unbehandelt nimmt das recht lästige Leiden einen chronischen

---

[1] Wegen der bakteriologischen Befunde sei auf Bd. 2 verwiesen, Beitrag Zur Nedden.

Verlauf an, indem immer neue Entzündungsschübe auftreten. Vielleicht ist, wenigstens in manchen Fällen, die Nasenschleimhaut die eigentliche Quelle der Infektion; denn TREACHER-COLLINS fand bei einer Schulepidemie von Diplobacillen-Conjunctivitis die Erreger im Nasensekret. In dieser Hinsicht sind die Beobachtungen von BIARD, PAUL ERDMANN sowie anderer wichtig, daß sich auch bei Nichtvorhandensein einer Conjuncti-

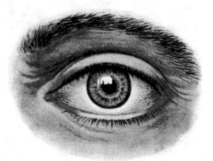

vitis die Erreger von der Nasenschleimhaut abimpfen lassen, obgleich diese selbst
keine krankhaften Veränderungen zu zeigen braucht. Nur selten liegt eine chronische Rhinitis vor. Die Frage ist zur Zeit
noch offen, ob die Diplobacillen durch die
Tränenwege aufsteigend in den Bindehautsack gelangen können (BIARD). Ebensogut ist eine Übertragung durch die Finger
oder das Taschentuch möglich.

Wenn auch in der Regel die vielver-
breitete chronische Infektion mehr lästig
durch die Beschwerden des Brennens und
Juckens, sowie der Absonderung ist, als

Abb. 20. Blepharitis angularis.
(Diplobacillenconjunctivitis.)

daß sie eine Gefahr für das Auge bildet, so kommt es doch manchmal zu ernsteren Komplikationen seitens der Hornhaut, indem Randgeschwüre oder Prozesse nach Art des Ulcus serpens sich entwickeln können (s. S. 343 u. S. 254).

Pathologische Anatomie. Die Infektion wirkt sich durch eine diffuse Rund-zelleninfiltration in der Mucosa aus, die zum Teil knötchenförmigen Charakter

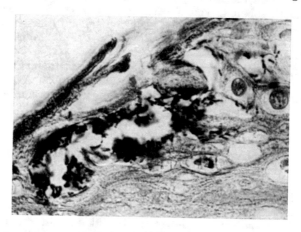

Abb. 21. Schnitt durch die Schleimhautepidermisgrenze am inneren Lidwinkel bei Diplobacillen-
conjunctivitis. Diplobacillen sind in die Epidermis eingewuchert und haben zu einer multiplen
Höhlenbildung Anlaß gegeben. (Nach K. LINDNER.)

annimmt. Unter dem Epithel ist diese Infiltration nur sehr gering; die tieferen Lagen der Submucosa sind frei. Dazu gesellt sich eine cystische Erweiterung, zum Teil auch Verödung der MEIBOMschen Drüsen und das Auftreten von Becherzellen im Epithel. Das wohl hauptsächlichste Merkmal ist jedoch die Maceration der oberflächlichen Epithelschichten, vor allem in der Nähe der inneren Lidkante (Abb. 21). Man wird nicht fehlgehen, wenn man in dieser die vornehmlichste, durch die Diplobacillen bedingte Veränderung sieht, während die Infiltration in der Mucosa nur das Gepräge einer allgemeinen entzündlichen Reaktion an sich trägt.

Therapie. Das souveräne Mittel zur Bekämpfung der Diplobacillen-Conjunctivitis ist das *Zincum sulfuricum*, welches in $^1/_2$—$^1/_3$ $^0/_0$ iger Lösung mehrmals täglich eingeträufelt wird. Jedoch muß diese Behandlung mindestens 6 Wochen lang regelmäßig fortgesetzt werden, wenn eine endgültige Beseitigung des Leidens erzielt werden soll. Die Unterstützung der Therapie durch gleichzeitige Verordnung einer Zinksalbe (Zinc. oxyd. 0,1—1,0; Vaselin. 10,0) ist empfehlenswert (AXENFELD). Durch die Untersuchungen von TETSUO ABE wissen wir, daß die Diplobacillen ein eiweißlösendes Ferment produzieren und daß diese Protease durch die antitryptische Wirkung der Tränen in ihrer verdauenden Tätigkeit behindert wird. Soweit die Tränen den Bindehautsack bespülen, können daher die Diplobacillen der Schleimhaut wenig schaden, und deshalb beschränkt sich die Entzündung auf die Lidrandpartien, vor allem auf die Lidwinkel. Hier ergänzt die ebenfalls antitryptische Eigenschaft des Zinksulfats die Wirkung der Tränen, woraus sich die langsam einsetzende Heilung der Conjunctivitis und Blepharitis erklärt.

Literatur.

Diplobacillen-Conjunctivitis.

ABE, TETSUO: Über die Diplobacillen-Protease nebst Bemerkungen über die Wirkung von Zinksulfat auf die Blepharoconjunctivitis angularis. Graefes Arch. **115**, 638 (1925).

AXENFELD, TH.: (a) Beiträge zur Ätiologie der Bindehautentzündungen. Ber. 25. Vers. ophth. Ges. Heidelberg **1896**, 140. (b) Die Bakteriologie in der Augenheilkunde. S. 144. Jena: Gustav Fischer 1907.

BIARD: Étude sur la conjonctivite subaiguë. Thèse de Paris **1897**.

ERDMANN, P.: Ein Beitrag zur Kenntnis der Diplobacillengeschwüre der Cornea, nebst Untersuchungen über die Widerstandsfähigkeit der Diplobacillen gegen Austrocknung in Sekreten. Klin. Mbl. Augenheilk. **43** I, 561 (1905).

MORAX, V.: La conjonctivite subaiguë; étude clinique et bactériologique. Annal. d'Ocul. **117**, 5 (1897).

STOCK, W.: Histologische Untersuchung einer Blepharoconjunctivitis simplex, hervorgerufen durch Diplobacillen. Klin. Mbl. Augenheilk. **42**, Beilageheft 45 (1903).

c) Die Pneumokokken-Conjunctivitis.

Der Nachweis von Pneumokokken[1] im Bindehautsack ist nicht gleichbedeutend mit dem Vorhandensein einer Pneumokokken-Conjunctivitis. Das geht schon aus der Erfahrungstatsache hervor, daß Patienten, welche anläßlich einer Dakryocystoblennorrhöe Pneumokokken im Conjunctivalsack haben, wohl ab und zu eine chronische Conjunctivitis simplex, aber selten das Bild einer Pneumokokken-Conjunctivitis zeigen. Vielmehr liegt in solchen Fällen die Gefahr darin, daß die geringste Verletzung des Hornhautepithels zu einem Ulcus serpens (S. 254) führen kann. Ebenso ist eine Pneumonie kaum mit einer Pneumokokken-Conjunctivitis vergesellschaftet. AXENFELD hat die wenigen bekannt gewordenen Beobachtungen zusammengestellt. Damit steht im Einklang, daß ganz allgemein die individuelle und lokale Empfänglichkeit für die Infektion mit Pneumokokken eine große Rolle spielt.

Pathogenese. Auch der Pneumokokkus ist ein typischer Schmarotzer des normalen Bindehautepithels, und seine Ansiedlung erscheint zunächst als ein kleiner, regelmäßiger Rasen auf der geschlossenen Epitheldecke (Abb. 22). Erst die produzierten Gifte geben ihm die Möglichkeit, durch Schädigung des festen Zellgefüges Eingang in die Deckschicht zu gewinnen, doch beschränkt

---

[1] Die Morphologie und Biologie der Pneumokokken ist im Beitrag ZUR NEDDEN, Bakteriologie, in Bd. 2 des Handbuchs geschildert.

sich das Eindringen auf die oberflächlichsten Zellagen. Bevorzugt ist ähnlich wie beim Bacillus KOCH-WEEKS die Conjunctiva bulbi; ja es gewinnt den Anschein, als ob die Pneumokokken die Plattenepithelien vor allem als Nährboden benutzen (A. PILLAT). Reichliche Wucherungsmöglichkeiten gewähren den Pneumokokken die schon in den ersten Krankheitstagen sich bildenden Schleimfäden. Doch dauert es nicht lange, bis der Organismus sich der Eindringlinge erwehren kann; denn am 5.—7. Tage verschwinden sie aus den Epithelabstrichen plötzlich und endgültig (K. LINDNER).

Symptome. In der Regel entwickelt sich die Pneumokokken-Conjunctivitis ungemein rasch. Sie befällt häufig nur ein Auge, geht aber leicht auch auf das andere über und ruft das klinische Bild eines akuten Katarrhs hervor, der eine solche Heftigkeit erreichen kann, daß man anfänglich eine beginnende Blennorrhöe vor sich zu haben glaubt. AXENFELD stellt folgende Kennzeichen der Erkrankung in den Vordergrund:

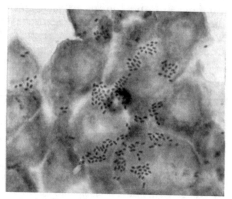

Bei Fällen mittlerer Intensität zeigt sich im Anfang ein rosafarbenes leichtes Ödem der Lidränder, besonders des oberen, und eine schnelle Ausbreitung der Rötung der Bindehaut bei mäßiger Schwellung und gelegentlicher oberflächlicher Pseudomembranbildung. Innerhalb kurzer Zeit ist der Höhepunkt der Erkrankung erreicht unter reichlicher, ziemlich dünnflüssiger oder wässeriger Sekretion mit einzelnen weichen, eitrigen Flocken und starker Rötung, auch der Conjunctiva bulbi. Nicht selten schießen kleine phlyktäneartige Bil-

Abb. 22. Epithelabstrich von der Bindehaut des Unterlides am 2. Erkrankungstag bei Pneumokokkenconjunctivitis. (Nach K. LINDNER.)

dungen am Limbus corneae auf. Hinzutreten oft punktförmige, verwaschene *Blutungen,* besonders im oberen Teil der Augapfelbindehaut in der Ausdehnung, in welcher das Oberlid die Bulbusoberfläche berührt. Bald bekommen die Hämorrhagien eine auffallend gelbrötliche Farbe und resorbieren sich während des Abklingens der Entzündung schnell. Kurze Zeit nach Erreichung des Höhepunktes tritt ein *kritischer Abfall der Erscheinungen* ein, indem die bis dahin im Sekret massenhaft nachweisbaren Pneumokokken verschwinden und nur noch Xerosebacillen und Staphylokokken zu finden sind. Auf das analoge Verhalten bei der Pneumonie, deren kritischer Verlauf typisch ist, macht AXENFELD besonders aufmerksam. Außerdem ist die Pneumokokken-Conjunctivitis recht häufig mit einem ausgesprochenen Schnupfen kompliziert.

Wenn auch die Heilung in kritischer Form vorzüglich bei den epidemisch auftretenden Fällen zu beobachten ist und die sporadischen Erkrankungen nicht so typisch verlaufen, so ist doch eine chronische Pneumokokken-Conjunctivitis nach AXENFELDs Erfahrungen eine große Seltenheit. Kinder werden von der Erkrankung viel häufiger als Erwachsene befallen.

Eine besondere Würdigung erfordert noch die Tatsache, daß auch bei *Bindehautkatarrhen der Neugeborenen* öfters reichlich Pneumokokken vorkommen und daß diese Formen der Conjunctivitis viel gutartiger als die echten Gonoblennorrhöen sind (s. S. 40).

Hornhautaffektionen im Sinne eines Ulcus serpens erzeugt die Pneumokokkeninfektion der Bindehaut nicht, obgleich die Fluoresceineinträufelung recht häufig minimale Defekte im Epithel aufdeckt und kleine Randgeschwüre, wenn auch seltener, vorkommen.

Therapie. Angesichts der Neigung der Mehrzahl der Fälle zu spontaner Heilung kommt man mit der symptomatischen Anwendung von Adstringentien aus. Auch steht uns im Optochin (Aethylhydrocuprëinum hydrochloricum) in $1/2$%iger Lösung ein spezifisch gegen die Pneumokokken eingestelltes Präparat zur Verfügung.

Für die Pathologie der Bindehaut spielt auch der **Streptococcus mucosus** eine freilich seltene Rolle; er soll nach der Meinung von Axenfeld und Rupprecht eine Varietät des Pneumococcus darstellen. Er erzeugt eine katarrhalische Bindehautentzündung, die eine schmutziggraue fadenziehende Absonde- rung von solcher Menge liefern kann, daß sie wie eine Teigmasse die ganze Cornea bedeckt und in Klumpen die Übergangsfalten ausfüllt (R. Wirtz). In dem Falle von Eugen Fischer bestand eine 12 Jahre anhaltende, dem Trachom ähnliche Bindehauterkrankung mit spaltförmigen Geschwüren in der Conjunctiva tarsi, Schwund der Übergangsfalten und Pannus der Hornhaut. 10 Röntgenbestrahlungen brachten Heilung. Sonst ist auch Optochin emp- fohlen worden.

Literatur.

Pneumokokken-Conjunctivitis. Infektion mit Streptococcus mucosus.

Axenfeld, Th.: Infektionen der Conjunctiva. Handbuch der pathogenen Mikro- organismen von W. Kolle, R. Kraus, P. Uhlenhuth, Bd. 6, S. 314. 1928.
Fischer, Eugen: Streptococcus mucosus als Erreger einer chronischen ulcerösen Con- junctivitis. Klin. Mbl. Augenheilk. **68**, 553 (1922).
Lindner, K.: Über die Topographie der parasitären Bindehautkeime. Graefes Arch. **105**, 726 (1921).
Pillat, A.: Zur Topographie der saprophytären Bindehautkeime des menschlichen Auges. Graefes Arch. **105**, 778 (1921).
Rupprecht: Befund des Streptococcus mucosus am Auge usw. Verh. Ges. dtsch. Natur- forsch. **79**. Vers. zu Dresden.
Wirtz, R.: Über eine Conjunctivitis mit eigentümlicher Sekretion und dem Strepto- coccus mucosus als Erreger. Klin. Mbl. **44 II**, 383 (1906).

d) Die Conjunctivitis diphtherica.

Es wurde bereits in dem Kapitel über die allgemeine Pathologie der Binde- haut auseinandergesetzt (S. 12), daß eine Anzahl von entzündlichen Verände- rungen der Schleimhaut mit der Bildung von Häutchen einhergeht (Conjuncti- vitis pseudomembranacea), die entweder nur der Oberfläche aufgelagert und deshalb abziehbar sind (Bindehautcroup) oder einer Ausschwitzung von Fibrin in das Gewebe hinein ihr Dasein verdanken (Bindehautdiphtherie). Wenn dieses eintritt, ist die Pseudomembran also unzertrennlich mit der Conjunc- tiva verbunden; denn sie liegt unter ihrem Epithel. Indessen sagt eine solche Bezeichnung noch nichts Genaueres über die wirksame Ursache aus, insofern sie lediglich dem klinischen Sprachgebrauch entlehnt ist aus einer Zeit, in der man von pathogenen Keimen noch nichts wußte. Als die bakteriologischen Untersuchungsmethoden eingeführt wurden, erkannte man, daß die verschie- denartigsten Bakterien die Bildung von Pseudomembranen veranlassen können. Wir wissen, daß die Bacillen Koch-Weeks, die Pneumokokken, die Staphylo- kokken und Streptokokken, hin und wieder auch die Gonokokken diese Reak- tionen der Conjunctiva herbeiführen können, und daß es schließlich nur darauf ankommt, in welcher Konzentration und Dauer die Bakterientoxine auf die Schleimhaut einwirken. Die Parallele zur gleichen Membranbildung mittels steriler Diphtheriebacillenbouillon (Morax und Elmassian) und durch ätzende

Flüssigkeiten ist für die Art der Entstehung der Häutchen beweisend. Es sei auch darauf hingewiesen, daß bei Erythema multiforme exsudativum eine Membranbildung analog der bei Bindehautdiphtherie vorkommt (s. S. 154).

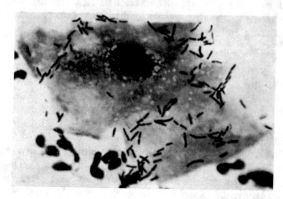

Abb. 23.

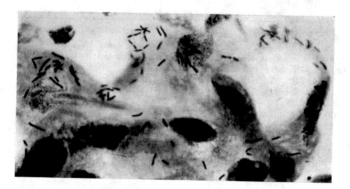

Abb. 24.

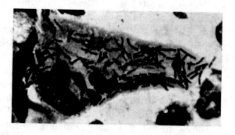

Abb. 25.

Abb. 23, 24 u. 25. Epithelabstriche von Conjunctivitis diphtherica, gewonnen von der Bindehaut der oberen Übergangsfalte und des oberen Tarsus. 4. Erkrankungstag. 17 Monate altes Kind. In Abb. 25 sieht man auf der Epithelzelle knapp neben dem Kern zwei polynucleäre Leukocyten aufliegen. (Nach K. LINDNER.)

In den folgenden Zeilen soll nur die Rede von den Veränderungen sein, die der LÖFFLERsche *Diphtheriebacillus* an der Bindehaut setzt. Wegen der Schilderung seiner morphologischen und kulturellen Eigenschaften, sowie der Unterscheidung vom Xerosebacillus sei auf Bd. 2 des Handbuchs verwiesen.

Vorkommen. Es kann kein Zweifel darüber herrschen, daß die echte Diphtherie der Conjunctiva heutzutage ein sehr seltenes Leiden ist. Hierin decken sich wohl die Erfahrungen aller größeren Augenkliniken. Das ist aber nicht immer so gewesen; denn zur Zeit Albrecht v. Graefes war sie eine der gefürchtetsten Augenkrankheiten, obgleich damals die Diagnose in bakteriologischem Sinne nicht gestellt werden konnte. Auch heute kommen hin und wieder solche Fälle zur Beobachtung, kaum wohl noch in Epidemien wie früher, aber als eine äußerst ernste Komplikation, z. B. als Mischinfektion gleichzeitig mit oder kurz nach einer Masern- oder Scharlacherkrankung. Wie die Ansteckung mit Diphtheriebacillen unter diesen Umständen für den Allgemeinorganismus besonders gefahrdrohend ist, so gilt das gleiche beim Ausbrechen einer Conjunctivitis diphtherica. Man bekommt dabei den Eindruck, als wenn die

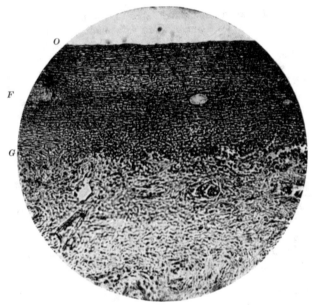

Abb. 26. Diphtheria conjunctivae. Ein Netz ergossenen und geronnenen Fibrins *(F)* ist in die Conjunctiva eingelagert. Es setzt sich von den tieferen Lagen des Bindehautgewebes ziemlich scharf ab (bei *G* Grenze). Somit ist an der Oberfläche der Bindehaut *(O)* eine „Pseudomembran" entstanden, die fest im Gewebe verankert ist.

komplizierende fieberhafte Infektionskrankheit den Körper aller Abwehrstoffe beraubt hätte, so daß die Diphtheriebacillen hemmungslos ihre toxische Wirkung auf die Conjunctiva ausüben können.

Die **Pathogenese** der Erkrankung hat Lindner ebenfalls an Abstrichpräparaten studieren können (Abb. 23, 24, 25). Der Bacillus wuchert herdweise als Parasit auf den Epithelzellen und wächst als solcher in die Epitheldecke hinein, indem sich sehr bald der schädigende Einfluß seines Giftes dadurch äußert, daß eine deutliche Nekrose Platz greift. Die Kerne verlieren ihre scharfe Grenze, das Chromatinwerk der Zellen wird ganz verwaschen und ihr Protoplasma erscheint schaumig entartet. „Stellenweise findet man bei dieser Bindehauterkrankung völlig abgestorbenes Epithel mit Bacillenbelag, wie dies sonst bei keinem der gewöhnlichen bakteriellen Conjunctiviserreger beobachtet wird." Wenn auch nur spärliche histologische Untersuchungen von Conjunctivitis diphtherica vorliegen (Abb. 26), so erlauben doch Analogieschlüsse aus den

Beobachtungen von Pharynxdiphtherie, daß das Toxin eine exsudative Entzündung der Schleimhaut nach sich zieht, die im wesentlichen aus Fibrin besteht, das sich auf oder in derselben ablagert und zu einem Häutchen, bzw. zu einem verfilzten Netzwerk gerinnt. Die Abschnürung der befallenen Gewebsteile von ihrer Ernährungsquelle vollendet dann die Nekrobiose. Es stoßen sich die abgestorbenen Gewebslagen ab, und unter Produktion eines an Wanderzellen reichen, eitrigen Sekrets quillt neugebildetes Granulationsgewebe nach, aus dem sich schließlich nach erfolgter Reinigung der Oberfläche von den nekrotischen Partien eine bindegewebige Narbe entwickelt. Damit erreicht die Erkrankung ihren Abschluß.

Symptome. Je nach der Virulenz der Diphtheriebacillen und der Abwehrkraft des Organismus schwankt das klinische Bild zwischen einer subakuten, mit leichter Membranauflagerung komplizierten Conjunctivitis bis zu den schwersten Zuständen, die eine Nekrose der Conjunctiva und gangränöse Prozesse am Lide herbeiführen können. In typischen Fällen prägt sich bereits am Lide die durch die Toxinwirkung und Fibringerinnung innerhalb des Gewebes bedingte venöse Stase dadurch aus, daß die Lidhaut gedunsen, bläulichrot und prall gespannt ist. Dabei fühlt sie sich heiß an. Dieses intensive Ödem verhindert jegliche aktive Beweglichkeit des Lides und erschwert die Untersuchung der Bindehaut ungemein. Das kann so weit gehen, daß man eben nur die Lidspalte und Teile der Conjunctiva tarsi des unteren Lides zu Gesicht bekommt. An ein Ektropionieren ist nicht zu denken. Wenn die starke Schwellung etwas geringer und die Untersuchung der Lidinnenfläche möglich geworden sind, bietet sich ein charakteristischer Anblick dar: die Conjunctiva tarsalis ist völlig anämisch und dabei gedunsen. Hier und da machen sich bereits nekrotisierende Prozesse geltend, und an solchen Stellen beginnt das neugebildete Granulationsgewebe rötlich durchzuschimmern. Auch die Conjunctiva der Übergangsfalte kann von der Erkrankung befallen werden, die selbst auf der Augapfelbindehaut membranöse Einlagerungen hervorzubringen vermag.

Die *Absonderung* ist zunächst trüb wässerig, wird mit der fortschreitenden Sequestrierung des nekrotischen Gewebes reicher an flockigen Beimengungen und geht schließlich in eine dünnflüssige Eiterung über, entsprechend der Durchwanderung von Leukocyten, die den jungen Granulationsgewebe entstammen, welches die absterbenden Gewebsteile abgrenzt. So vollzieht sich allmählich eine Säuberung der Bindehaut von dem nekrotischen Material, und mit diesem Zeitpunkte läßt die Eiterung nach. Die Absonderung kehrt langsam zum normalen Verhalten zurück. Indessen vollzieht sich die Deckung des Substanzverlustes nicht ohne die Bildung einer strahligen Narbe. Reicht die Nekrose in die Übergangsfalte hinein, so kann diese vollständig schrumpfen. Man beobachtet auch, wenn zwei granulierende Flächen der Conjunctiva bulbi und palpebralis einander gegenüberliegen, oft die Bildung eines Symblepharon (S. 14).

In leichteren Fällen beschränkt sich die Nekrotisierung auf die oberflächlichen Epithellagen, so daß die tiefen Epithelien die Regeneration des Defektes übernehmen können; dann bleibt eine bindegewebige Vernarbung aus. In solchen Fällen handelt es sich aber gewöhnlich um die „croupöse" Form der diphtherischen Infektion, bei der nur eine Fibrinauflagerung, keine -einlagerung zustande kommt. Zieht man das Häutchen ab, so entstehen an den Stellen, wo das Fibrin an den absterbenden Zellinseln haftete, blutende Erosionen.

Verlauf. Die Inkubation dürfte nach den Resultaten der Experimente 1—2 Tage dauern. Ungefähr am 4. Tage setzt die Abstoßung des nekrotischen

Materials und damit der Übergang der wässerigen Sekretion in das eitrige Stadium ein, doch kommen hier große Verschiedenheiten vor, die zum Teil auch davon abhängen, in welchem Zeitpunkt die Behandlung Platz greift. Davon ist die Dauer der ganzen Erkrankung beeinflußt. Nach Coppez soll es auch eine chronische Bindehautdiphtherie geben, welche bis zu einem Jahre positiven Bacillennachweis liefert; doch ist es fraglich, ob nicht andere Umstände dann maßgebend sind.

Komplikationen. Wenn auch die Infektion zunächst nur durch die Diphtheriebacillen zustande kommt, so siedeln sich in den Membranen und in den nekrotischen Massen doch bald andere Keime an, so daß in der Regel Mischinfektionen vorliegen. Diese erklären die ab und zu beobachteten Versager der Serumtherapie. Das Hinzutreten einer Diphtherie der Nasen- und Rachenschleimhaut ist ebenso möglich, wie die Entstehung einer Bindehautdiphtherie nach vorausgegangener gleicher Erkrankung dieser Organe. Deswegen besteht nicht nur Gefahr für das Auge, sondern unter Umständen auch für das Leben.

Wie schon oben erwähnt wurde, sind diejenigen Fälle von Bindehautdiphtherie am schwersten, die bei Kindern mit Masern oder Scharlach zustande kommen. Namentlich ist bei solchen Patienten die *Hornhaut sehr stark gefährdet.* Aus den Versuchen von Coppez wissen wir, daß dem Diphtherietoxin die Fähigkeit innewohnt, das Cornealepithel zu lockern und in das Parenchym einzudringen. Zum mindesten ist dadurch die Möglichkeit gegeben, daß Eitererreger in die Hornhaut gelangen und hier eine Ulceration hervorrufen. Es kann dann vorkommen, daß innerhalb einer sehr kurzen Zeit die Cornea perforiert und wegschmilzt.

Eine weitere, wenn auch selten vorkommende Komplikation sind die postdiphtherischen Lähmungen, die genau so wie nach einer Larynxdiphtherie ungefähr 6 Wochen nach der Infektion sich einstellen. Den Ophthalmologen interessiert hier vor allem die doppelseitige Akkommodationsparese oder die Lähmung von Augenmuskeln.

Therapie. Sobald sich die klinischen Anzeichen einer Conjunctivaldiphtherie darbieten, soll man — unbeschadet des manchmal nicht sofort erhältlichen bakteriologischen Befundes — sofort Diphtherieheilserum injizieren, und zwar am besten nur einmal, aber in massiver Dosis 4—6—10 000 Immunitätseinheiten. Kommt doch alles darauf an, daß das Toxin möglichst schnell und vollständig an das Antitoxin gebunden wird, bevor es sich an das Gewebe verankert. Je früher die spezifische Therapie einsetzt, desto nachhaltiger ist der Erfolg. Freilich wird man in denjenigen Fällen, die eine Mischinfektion darstellen und vor allem die schon Hornhautkomplikationen davongetragen haben, eine entsprechend geringere Aussicht auf die Heilung durch das Mittel voraussetzen müssen.

Lokal wendet man kühle Umschläge an. Die starke Schwellung des Gewebes kann man durch vorsichtiges Scarifizieren der Schleimhaut entlasten. Außerdem empfiehlt sich zum Schutze der Hornhaut das Einstreichen von Borvaselin, Noviformsalbe und ähnlichen Mitteln.

Literatur.

Conjunctivitis diphtherica.

Coppez, H.: Des conjonctivites pseudomembraneuses. Brüssel 1897.

Morax und Elmassian: Du rôle des toxines dans la production des inflammations de la conjonctive. Annales d'Ocul. **72**, 81 (1899).

e) Die Blennorrhoea conjunctivae.

Ätiologie. Blennorrhöe heißt eitriger Ausfluß; der Name sagt also nichts über die Ursache der Erscheinung aus. Allerdings hat man früher unter der Bezeichnung „Bindehautblennorrhöe" ohne weiteres eine Infektion mit Gonokokken verstanden, und die vielfach angestellten bakteriologischen Untersuchungen ergeben auch tatsächlich in der Mehrzahl der Fälle, daß der Gonococcus Neisser der Urheber der Eiterabsonderung ist. Hinter dem klinischen Bilde der Conjunctivalblennorrhöe können sich aber trotzdem eine Reihe anderer Infektionen (mit Koch-Weeks-Bacillen, Pneumokokken usw.) verbergen, so daß die Diagnose auf Ansteckung mit Gonokokken erst durch den bakteriologischen Nachweis gesichert ist. In den letzten Jahren ist noch eine weitere Komplikation der ganzen Frage hinzugetreten. Man erkannte im Verlaufe der Beschäftigung mit den „Einschlußkörperchen", die bei Trachom anzutreffen sind, daß die gleichen Gebilde auch bei Kindern vorkommen, welche die Kennzeichen einer Blennorrhoea neonatorum darbieten. Andererseits tauchten bisher unbekannte akute infektiöse Bindehautprozesse auf, die auf die gemeinsame Benutzung von Badewasser zurückgeführt werden konnten, und es zeigte sich, daß unter Umständen diese „Badconjunctivitis" Beziehungen zum Trachom oder zur Gonorrhöe haben könnte. Im Kapitel über die Einschlußkörperchen (S. 81) sind unsere Kenntnisse über diese Erfahrungen ausführlicher dargelegt, und es sei hier nur folgendes kurz herausgehoben.

Mehr und mehr gewinnt die Annahme an Wahrscheinlichkeit, daß es eine Erkrankung der Genitalschleimhaut gibt, welche einen positiven Einschlußkörperchenbefund liefert und auf die Bindehaut übertragen werden kann. Doch fragt es sich, ob nähere Beziehungen dieses Leidens zur Gonorrhöe einerseits und zum Trachom andererseits bestehen. H. Herzog hat die Behauptung aufgestellt, daß die Einschlußkörperchen „Involutionsformen" des Gonokokkus seien, und daraus die Theorie abgeleitet, daß die Conjunctivitis trachomatosa und gonorrhoica ursächlich gewissermaßen zusammen gehören. Indessen hat Th. Axenfeld mit Recht die Beweiskraft dieser Befunde bestritten und es „überhaupt biologisch für sehr unwahrscheinlich, ja ausgeschlossen erklärt, daß degenerierende Gonokokkenkulturen, um die es sich bei denjenigen mit der Herzogschen Körnchenbildung doch handelt, sich in so schwer und hartnäckig pathogene, aber nicht mehr züchtbare Erreger umwandeln sollten, wie es nun einmal die Trachomerreger sein müssen". Aber auch K. Lindner sieht in dem Trachom die chronische Form der Einschlußkörperchen-Conjunctivitis, der gegenüber die Blennorrhöe das akute Stadium bildet. Wenn diese Erklärung zutrifft, so gibt es also zwei Genitalaffektionen, die auf die Bindehaut übertragbar sind, von denen die eine die schon lange bekannte Gonokokkeninfektion darstellt, die andere aber durch den Nachweis von Einschlußkörperchen gekennzeichnet ist. Was diese Elemente bedeuten, ist noch durchaus strittig, und es steht noch nicht fest, ob wir die Träger einer Infektion oder nur die Folgezustände der durch die Infektion bewirkten Zellveränderungen vor uns haben. Das Für und Wider aller dieser Fragen hat Axenfeld in seiner Monographie über die Ätiologie des Trachoms erschöpfend behandelt. O. Aust hat jüngst nochmals die Ansichten der Schule Lindners ausführlich dargelegt (s. S. 59), die in dem Kapitel über die Einschlußkörperchen mitverwertet sind (S. 81).

Einteilung. Angesichts dieser Ergebnisse ist es schwierig, die Bindehautblennorrhöe nach ätiologischen Gesichtspunkten einzuteilen. Man könnte dem natürlichen Geschehen am besten gerecht werden, wenn man lediglich das klinische Bild zum Ausgangspunkt der Betrachtungen nehmen würde; aber

ein solches Vorgehen stößt deswegen auf Schwierigkeiten, weil auch das Lebensalter der Patienten berücksichtigt werden muß, insofern die „Blennorrhöe der
Neugeborenen" ganz anders als die „Blennorrhöe der Erwachsenen" verläuft.
Während man die Augen der kleinen Kinder bei rechtzeitigem Behandlungs-
beginn vor schwerem Schaden schützen kann, vermag manchmal selbst die
sofort einsetzende Fürsorge für das infizierte Auge einer erwachsenen Person
das Unheil nicht abzuwenden. Somit überkreuzen sich die Versuche einer
Einteilung, seien sie nun nach bakteriologischen oder klinischen Gesichtspunkten orientiert. Aus diesem Grunde dürfte es zweckmäßig sein, zunächst
das Urbild der Blennorrhöe in Gestalt der Gonokokkeninfektion der Bindehaut zu schildern. Hieran soll sich die Besprechung der Blennorrhoea neonatorum und adultorum unter Voranstellung der klinischen Gesichtspunkte,
aber unter Würdigung der speziellen Ätiologie anschließen.

Die Infektion der Conjunctiva mit Gonokokken.

Pathogenese. Unter Hinweis auf die in Bd. 2 gegebene Schilderung der Bakteriologie sei hier nur die Wirkung der Keime auf die Bindehaut gewürdigt. Es

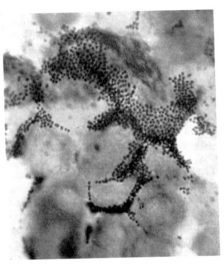 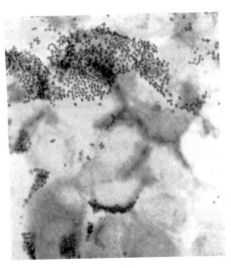

Abb. 27.   Abb. 28.

Abb. 27 u. 28. Conjunctivitis gonorrhoica adultorum. Dritter Erkrankungstag. Epithelabstrich bei
hoher und bei tiefer Einstellung des Mikroskopes. (Nach K. Lindner.)

ergibt sich aus den Studien an Epithelabstrichen, die K. Lindner vorgenommen
hat, daß der Neissersche Gonococcus in besonders ausgeprägter Weise ein Epithel-
besiedler ist. In frischen Fällen zeigen der Epithelabstrich und das Schnittpräparat die Kokken rasenartig und schön regelmäßig geordnet auf der Oberfläche der Epithelien, einschichtig, Keim an Keim (Abb. 27 und 28). Ist die
Kolonie auf den Epithelzellen gebildet, so beginnen ihre Toxine eine Flüssigkeits-
exsudation aus dem Gewebe hervorzurufen, womit eine Lockerung des Epithel-
gefüges einhergeht. Gleichzeitig reizen die Giftstoffe das Bindehautepithel zu
einer Vermehrung, wodurch zunächst die nun folgende Abstoßung der Deckzellen wieder wettgemacht wird. Darauf kommt es zu einem Weiterdringen der
Keimansiedlung in die Tiefe, indem der Typus des flächenhaften Belags der
ergriffenen Epithelzellen auch in den tieferen Zellschichten gewahrt wird. Noch

herrscht in diesem Stadium die seröse Durchtränkung des Gewebes vor. Erst nach 2—3 Tagen setzt eine stärkere Auswanderung von Eiterzellen aus den strotzend gefüllten Blutgefäßen ein, und, während zunächst die noch festgefügte Epitheldecke nur seröse Flüssigkeit durchläßt, bricht nun die unter der Epitheldecke anfänglich angestaute Masse von Eiterzellen durch das aufgelockerte Epithel durch. Dieses selbst wird in der Masse der durchtretenden polynucleären Leukocyten fast unsichtbar. Damit ist das Stadium erreicht, in dem die Sekretuntersuchung das charakteristische Bild liefert: neben freien Gonokokken findet man polynucleäre Leukocyten, die die Keime durch Phagocytose aufgenommen haben. Übrigens beteiligen sich an dem Vorgange der Einschließung der Kokken in den Zelleib auch die Epithelien, ja mit der Dauer der Erkrankung nimmt diese Erscheinung zu, die als eine Abwehr des Organismus gegen die Infektionsträger aufzufassen ist. Mittlerweile bereitet sich eine weitere Maßnahme zur Heilung insofern vor, als sich aus den stehengebliebenen und von der Abstoßung verschonten basalen Epithelien eine neue Epithelschicht bildet, die sichtlich die Fähigkeit besitzt, teils chemisch, teils durch unmittelbare Phagocytose sich der Gonokokken zu erwehren, wodurch die am Anfang der Erkrankung schrankenlos in die Tiefe wuchernden Keime immer weiter gegen die Oberfläche abgedrängt werden, wo sie sich nur mehr in kleinen Gruppen erhalten, um endlich völlig von der Bindehaut zu verschwinden.

Symptome. Wenn ich diese an Serien von Epithelabstrichen gewonnenen Beobachtungen LINDNERs der Schilderung der gonorrhoischen Conjunctivitis voranstelle, geschieht es deswegen, weil wir aus den verschiedenen Etappen des pathologisch-anatomischen Geschehens ein volles Verständnis für die einzelnen Stadien des klinischen Bildes ableiten können. Schon die Tatsache, daß wir durch einen Epithelabstrich der Conjunctiva bulbi — sie ist in den ersten 3 Tagen vor allem die Trägerin des Gonokokkenrasens — bereits die sichere Diagnose der eingetretenen Infektion zu gewinnen vermögen, ist hervorzuheben. LINDNER führt einen Fall an, in dem die Bindehaut weiter nichts als eine geringe Rötung ohne Absonderung aufwies und der Epithelabstrich aus dem unteren Bereich der Augapfelbindehaut ergab, daß die Befürchtung einer ungefähr 18 Stunden zurückliegenden Infektion zu Recht bestand.

Wir haben also, wie bei jeder Infektionskrankheit, eine Latenzperiode, die hier kürzer als 24 Stunden ist. In dieser Zeit meldet sich zunächst eine stärkere Füllung der Gefäße der Conjunctiva bulbi, die oft von einer glasigen Schwellung des nämlichen Bindehautgebietes gefolgt wird. Auch die Gefäße der Lidbindehaut beginnen anzuschwellen, und bald schließt sich an dieses Stadium der Hyperämie eine stärkere Sekretion an, ganz im Beginn von einer klaren Beschaffenheit, allmählich trübe Flocken enthaltend. Infolge der leichten Gerinnbarkeit der Absonderung in diesem Stadium wird ab und zu die Auflagerung von feinen Häutchen auf der hochgradig geröteten, aber noch mit glatter Oberfläche versehenen Lidbindehaut erzeugt, so daß eine gewisse Ähnlichkeit mit einer leichten Diphtherie besteht. Die im pathologisch-anatomischen Bild vorherrschende seröse Durchtränkung des Gewebes prägt sich durch eine immer mehr zunehmende Schwellung der Bindehaut aus, die prall gespannt erscheint und unter Umständen ein mehr oder weniger ausgesprochenes Lidödem nach sich zieht. Man nennt diese ungefähr 5 Tage umfassende Krankheitsperiode das *Stadium der Infiltration.* Unter Nachlassen der ödematösen Schwellung beginnt nunmehr die dunkelrot injizierte Conjunctiva eine unebene Oberfläche zu zeigen, die zum Teil durch die Abstoßung von Epithelien, zum Teil durch die Wucherung des Papillarkörpers der Bindehaut bedingt wird. Aus der leicht blutenden rauhen Conjunctiva quillt jetzt ein rahmig-eitriges Sekret hervor, und damit ist das *Stadium der Pyorrhöe oder Blennorrhöe* eingeleitet (Abb. 29). Je nach der Schwere der Erkrankung hält dieses einige Wochen an. Wir beobachten jedoch ein allmähliches Nachlassen der entzündlichen Symptome und eine Abnahme der abgesonderten Eitermenge. Auch die Beschaffenheit des Sekretes ändert sich nach und nach, indem es mehr den Charakter eines schleimig-eitrigen, dann wieder eines rein katarrhalischen Schleimhautproduktes annimmt. So geht mit der Zeit das *chronische Stadium in das der Heilung* über.

Verläuft auf diese Art die *akute primäre Infektion,* so kennen wir auch eine *sekundäre Form,* die dann zustande kommt, wenn zu irgendeiner schon bestehenden Conjunctivitis (Trachom, Diphtherie usw.) eine Ansteckung mit Gonokokken hinzutritt. Dann wird das Stadium der einleitenden Infiltration übersprungen und gleich dasjenige des Eiterflusses, also gewissermaßen das *chronische Stadium* hervorgerufen. Neben dem Nachweis der Erreger erkennt man die hinzugekommene Infektion mit Gonokokken an der profusen Eiterung und der Wucherung des Papillarkörpers, die beide auf der Höhe der Entwicklung des Leidens die typischen Veränderungen bilden.

In der Regel hinterläßt die Blennorrhöe keine sichtbaren Spuren an der Bindehaut, insonderheit keine Narben. Wir verstehen dies, wenn wir bedenken, daß aus den erhaltengebliebenen Basalzellen des Epithels im Stadium der Heilung eine neue Deckschicht entsteht, die die abschwellende Bindehaut wieder überzieht und die ursprünglich glatte

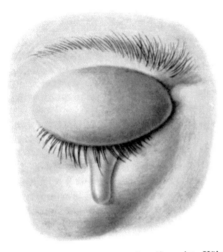

Abb. 29. Blennorrhoea conjunctivae im Höhestadium. Lider geschwollen. Zwischen den Lidrändern quillt Eiter heraus. (Nach einer Abbildung von K. WESSELY.)

Beschaffenheit der Oberfläche nach erfolgter Heilung sicherstellt. Nur nach sehr schweren Fällen bilden sich narbige Veränderungen aus.

Demgemäß ist die Conjunctivitis gonorrhoica für die Bindehaut selbst ein wenig gefährlicher Prozeß; sie wird aber dem Auge nur zu oft dadurch verhängnisvoll, daß die *Gonokokken nicht allein das Epithel der Conjunctiva, sondern auch der Cornea angreifen und hierdurch den Anlaß zu einer eitrigen Einschmelzung von Hornhautgewebe geben.* Auch Mischinfektionen können diese schwere Komplikation heraufbeschwören. Zuerst entstehen matte Stellen auf der Oberfläche, dann graugelbliche Infiltrate und zuletzt Geschwüre, die rasch zur Perforation, ja zur Abstoßung der ganzen Hornhaut führen können. Dadurch, daß diese Gefahr bei der Blennorrhöe der Erwachsenen erheblich größer ist als bei der der Neugeborenen, ist es üblich, beide Formen getrennt zu schildern. In manchen Fällen wird die Cornea außerdem dadurch bedroht, daß eine ringförmige pralle Infiltration der Conjunctiva des Limbus Platz greift und das Randschlingengefäßnetz absperrt, wodurch eine Nekrose der Hornhaut eingeleitet wird.

Andererseits braucht die Infektion mit Gonokokken durchaus nicht immer eine wirkliche Eiterung hervorzurufen; wir begegnen vielmehr hier individuellen Schwankungen in der Widerstandskraft der Gewebe. So hat z. B. GROENOUW unter 41 Fällen von Conjunctivitis mit positivem Gonokokkenbefund 24mal eine schwere Blennorrhöe, 4mal eine solche milder Verlaufsform, 11mal eine leichte Erkrankung und 2mal nur einen einfachen Bindehautkatarrh klinisch feststellen können.

Im späteren Verlaufe kann die Gonoblennorhöe der Bindehaut ebenso wie die Urethritis gonorrhoica zu Metastasen in Gelenken führen (VITO DI BELLA, O. PRIZI, KURT WAHLBERG).

Nachdem wir die Verlaufsform der typischen Gonoblennorrhöe kennengelernt haben, wenden wir uns den verschiedenen Erscheinungsformen des Leidens zu.

Die Blennorrhoea neonatorum.
(Augeneiterung der Neugeborenen.)

Im vorhergehenden Abschnitte haben wir lediglich die von Gonokokken hervorgerufene Bindehautentzündung (Gonoblennorrhöe) besprochen und kehren nunmehr zum Ausgangspunkt unserer Betrachtungen zurück, indem wir das klinische Bild der „Blennorrhöe" in seinen verschiedenen Erscheinungsformen zum Gegenstande des Studiums machen, wie es nicht nur durch die Gonokokken, sondern auch durch andere Erreger verursacht wird, und zwar beginnen wir mit der Blennorrhöe der Neugeborenen.

Schon seit langem war bekannt, daß Kinder kurz nach der Geburt eine Bindehauteiterung bekommen können, ja unter Umständen eine solche mit auf die Welt bringen.

Ätiologie. GROENOUW hat 100 Fälle von Conjunctivitis der Neugeborenen bakteriologisch untersucht und die klinischen Erscheinungen in 6 Gruppen eingeteilt. Er stellt in der untenstehenden Tabelle zunächst zwei Formen von Bindehautentzündung ohne eitrige Absonderung auf und nennt die leichtere Form Katarrh I, die schwerere Katarrh II. Einige Fälle dieser Kategorie waren durch Pseudomembranen ausgezeichnet. Auch die mit Eiterung einhergehenden Entzündungen ordnet er in zwei Abteilungen, in eine leichtere Blennorrhöe I und eine schwerere Blennorrhöe II, evtl. noch in eine Mittelstufe Blennorrhöe I—II, je nachdem eine Schwellung und Rötung der Lider vorhanden war oder fehlte, und je nach dem Grade der Erkrankung der Bindehaut. Das Ergebnis der bakteriologischen Untersuchung war folgendes:

Tabelle von GROENOUW über die Ätiologie der Neugeborenenblennorrhöe.

Formen	Gono-kokken	Pneumo-kokken	Strepto-kokken	Gelbe Staphylo-kokken	Bacte-rium coli	Andere pathogene Keime	Nega-tiver Befund	Summa
Katarrh I . .	1	—	1	2	2	—	10	16
Katarrh II . .	1	5	—	2	2	—	16	26
Blenn. I . . .	9	—	1	—	2	—	10	22
Blenn. I—II .	5	—	—	—	1	—	3	9
Blenn. II . . .	25	—	—	—	—	1	—	26
Andere Formen	—	—	—	—	—	—	1	1
								100

Die Frage nach der Ätiologie der Blennorrhoea neonatorum hat indessen eine neue Wendung genommen, als K. STARGARDT 1909 die Entdeckung machte, daß auch bei dieser Erkrankung die *Einschlußkörperchen* von v. PROWAZEK-HALBERSTAEDTER anzutreffen sind. BRUNO HEYMANN hat dann durch systematische Untersuchungen unter 64 zum Teil sehr leicht verlaufenden Neugeborenen-Conjunctivitiden festgestellt, daß 16mal nur Gonokokken, 10mal nur

Einschlußkörperchen und 14mal gleichzeitig Gonokokken und Einschlüsse nachweisbar waren. Auch Flemming sah unter 33 Fällen 6mal die Körperchen zusammen mit Gonokokken, 3mal zusammen mit Pneumokokken und 3mal ohne anderweitige Mikroorganismen mit Ausnahme der üblichen Schmarotzer, wie Xerosebacillen, Staphylokokken usw. In einem in regelmäßigen zeitlichen Abständen untersuchten Falle waren ganz im Beginne des Leidens nur Einschlüsse, dann auch Gonokokken zu finden, die während der vier Wochen dauernden Periode des Eiterflusses allein das Feld beherrschten. Darauf wurde der Einschlußkörperchenbefund wieder positiv und überdauerte noch eine kurze Zeit die Anwesenheit der Gonokokken. Überhaupt machte Flemming die Beobachtung, daß die Prowazek-Halberstaedterschen Körperchen vor allem dann nachweisbar waren, wenn die Blennorrhöe mehr unter dem Bilde eines Bindehautkatarrhs verlief und die eitrige Absonderung nicht sonderlich stark war. Er meint, hieran sei wohl der Umstand Schuld, daß während der Eiterproduktion nur selten ein brauchbares Material von Epithelien, den Trägern der Einschlüsse, gewonnen werden kann. Der negative Ausfall der Färbung auf Einschlußkörperchen ist jedoch nicht gleichbedeutend mit dem Fehlen dieser Gebilde; denn in einem Falle von anscheinend rein gonorrhoischer Neugeborenenblennorrhöe, deren Abstrich bei mehrfacher mikroskopischer Untersuchung hinsichtlich der Körperchen negativ war, erwies sich das Sekret bei der Übertragung auf die Affenconjunctiva in dieser Beziehung positiv (Heymann). Andererseits waren unter den gonokokkenfreien, aber Einschlußkörperchenhaltigen Fällen solche, in denen die Anamnese nicht die geringsten Anhaltspunkte dafür erbrachte, daß eine Gonorrhöe der Eltern vorgelegen hat. Ebenso wichtig ist die Feststellung von Heymann, daß unter Umständen bei den Eltern der an Blennorrhöe mit Gonokokken und Einschlußkörperchen erkrankten Neugeborenen die Genitalschleimhaut ebenfalls Gonokokken *und* Einschlußkörperchen beherbergen kann.

Symptome. Es ist unmöglich, lediglich auf Grund des klinischen Verhaltens die Diagnose zu stellen, welche Ursache der Blennorrhöe vorliegt, und gerade die Tatsache, daß die verschiedensten Keime dasselbe Krankheitsbild erzeugen können, ist bemerkenswert. Auch im weiteren Verlaufe zeigt sich kaum eine Abweichung.

In der Regel kommen die Kinder mit gesunden Conjunctiven zur Welt, da die Infektion unmittelbar bei der Geburt erfolgt. Es gibt aber auch Ausnahmen, die dann unterlaufen, wenn die Austreibungsperiode der Frucht sich verzögert und die kindlichen Augen längere Zeit vor der Geburt in Berührung mit dem Vaginalsekret treten. Dann können bereits blennorrhöekranke Kinder zur Welt gebracht werden, und es ist auch möglich, daß die Corneae schon eine Ulceration aufweisen.

Als Beispiel sei die Beobachtung von Otto Süchting wiedergegeben.

Bei einer Kreißenden war 13 Stunden vor Beginn der ersten Wehe das Fruchtwasser abgeflossen. Die im übrigen normal verlaufene Geburt dauerte 8 Stunden. Schon 4 Stunden später wurde eine doppelseitige Blennorrhöe festgestellt. 19 Stunden nach der Geburt ergab sich folgender Befund: Gelblich-wässeriges Sekret quillt beiderseits aus der Lidspalte; in ihm Gonokokken nachweisbar. Starke Schwellung der Conjunctiva bulbi bis hart an den Limbus, der etwas von ihr überdeckt wird. Corneae in den peripheren Gebieten zart grau getrübt. Trotz sofortiger parenteraler Milchtherapie, Spülungen und Protargol kam es in den nächsten Tagen zur Perforation der Hornhäute, indem die Membran an beiden Augen Schicht für Schicht in ganzer Fläche abblätterte bis auf einen schmalen, scharf abgesetzten ringförmigen Saum am Limbus, der sich allmählich mit einem Pannus bedeckte. Heilung mit Hinterlassung von Leukomen.

Süchting knüpft daran die Bemerkung, daß offenbar die Gonokokkentoxine die gesamte Hornhautfläche in utero besonders intensiv und gleichmäßig angegriffen hatten. Außerdem wurde der nekrotisierende Prozeß durch die hochgradige, schon intrauterin zur Entwicklung gelangte Stauung im Randschlingennetz begünstigt.

Inkubationszeit. Nach der geltenden Vorschrift soll ausnahmslos je ein Tropfen 1—2⁰/₀iges Argentum nitricum (s. unten S. 49) den Neugeborenen in die Lidspalte eingeträufelt werden. Wird diese Anweisung vernachlässigt oder gelangt das prophylaktisch gegebene Mittel nicht richtig in den Bindehautsack, dann machen sich die ersten Zeichen der stattgehabten Ansteckung nach 2—3 Tagen geltend. Es stellt sich zunächst eine Reizung der Bindehaut mit Absonderung von trübflockiger Flüssigkeit ein. In der Zusammenstellung von GROENOUW wird für die Gonoblennorrhöe eine Frist vom 2. bis 15. Lebenstage angegeben, soweit das Auftreten der ersten klinischen Symptome in Betracht kommt. Teilt man die Erkrankungen nach dem Gesichtspunkte der Früh- oder Spätinfektion ein und nimmt man als Grenze zwischen beiden den 5. Lebenstag, so umfaßt in der erwähnten Statistik die erste Kategorie 34 Fälle, die zweite nur 7, wobei GROENOUW seine Ansicht dahin äußert, daß die bis zum 5. Tage auftretenden Erkrankungen wahrscheinlich auf einer Infektion während oder unmittelbar nach der Geburt beruhen, während alle übrigen Spätinfektionen Folgen von Unsauberkeit sind. Es zeigt auch der Vergleich beider Gruppen in betreff des weiteren Verlaufs, daß es gleichgültig ist, ob die Blennorrhöe früher oder später ausbricht. In dem Kapitel über die Gonokokken-Conjunctivitis wurde indessen bereits erwähnt, daß man durch Untersuchung des Epithelabstrichs der Conjunctiva bulbi nach LINDNER die Diagnose erheblich früher stellen kann (S. 26). Die in diesem Abschnitt gemachten Angaben beziehen sich nur auf die ersten klinischen Kennzeichen des Leidens.

Die Einschlußblennorrhöe entwickelt sich im allgemeinen langsamer, insofern eine Latenzzeit von 7—9 Tagen angenommen werden kann, während die Pneumokokkenblennorrhöe anscheinend ein längeres Inkubationsstadium nicht verursacht und ungefähr am 5. Tage (am 2. Auge bis zum 9. Tage) manifest wird. Die Streptokokkeninfektion scheint eine längere Latenzperiode zu haben. In den 3 Fällen GROENOUWs traten die ersten Kennzeichen zwischen dem 8. und 14. Tage auf. Es muß aber betont werden, daß diese Beobachtungen aus dem Jahre 1901 stammen und somit nicht daraufhin ausgedehnt werden konnten, ob Einschlußkörperchen gleichzeitig vorhanden waren oder nicht.

Der weitere Verlauf gestaltet sich ganz verschieden, ohne daß der Art der Erreger ein bestimmender Einfluß zuerkannt werden kann, obgleich die Gonokokken mit und ohne Einschlußkörperchen zweifellos die intensivsten Erkrankungen hervorrufen. Unter den 41 gonokokkenpositiven Fällen erschien die Affektion 24mal als schwere Blennorrhöe, 4mal als eine solche mittleren Grades und 11mal in leichterer Art. Ebenso gut konnte aber GROENOUW Gonokokken abimpfen, wenn die Form eines einfachen Conjunctivalkatarrhs kaum überschritten wurde. Es ist also durchaus nicht eine zwingende Notwendigkeit, daß der Gonokokkeninfektion der Neugeborenenbindehaut eine profuse eitrige Sekretion folgt. Mit dieser Einschränkung sei im folgenden das typische Krankheitsbild der Blennorrhoea neonatorum geschildert.

Meist ist die Intensität des Leidens auf beiden Augen gleich; recht selten beschränkt sich das Leiden nur auf die eine Seite.

Nachdem die einsetzende conjunctivale Reizung und die vermehrte Tränenabsonderung sowie die Beimengung trüber Flocken zum Bindehautsekret den Eintritt der Infektionsfolgen offenbar gemacht haben, entwickelt sich verhältnismäßig schnell, meist schon am 2.—3. Erkrankungstage die Umwandlung des Tränenflusses in Eiterabsonderung. Gleichzeitig schwillt die Bindehaut des Tarsus und der Übergangsfalte erheblich an, und ihre Gefäße werden hochgradig ektatisch, so daß die Schleimhaut dunkelblaurot verfärbt und stark aufgelockert erscheint. Das Ödem greift auch auf die Lidhaut über, wodurch das Umstülpen des oberen Lides erschwert, manchmal unmöglich gemacht wird. Ja, es kann durch Drosselung der Blutzufuhr das glasig aufgeschwemmte Gewebe nekrotisch werden.

Die Oberfläche der Bindehaut wird durch Hyperplasie des Papillarkörpers sammetartig uneben, und nicht selten schießen hahnenkammartige Wucherungen auf. Außerdem blutet die Conjunctiva schon bei leichter Berührung. Ab und zu beobachtet man pseudomembranöse Auflagerungen, die in Gestalt von blutigen Fetzen abgewischt werden können. Durch alle diese Veränderungen beansprucht die Bindehaut manchmal so viel Raum, daß die Hornhaut von der wulstartig geschwollenen Schleimhaut überdeckt wird und erst nach Zurückdrängen der überhängenden Falten untersucht werden kann.

Das Sekret ist zunächst dünnflüssig eitrig. Man muß sich jedoch in der Zeitperiode, in welcher der Icterus neonatorum abläuft, hüten, das gelbe Bindehautsekret mit dünnflüssigem Eiter zu verwechseln. Später gewinnt die Absonderung eine mehr dicke, klebrige Beschaffenheit. Immer besteht die Neigung, daß der Eiter an den freien Lidrändern durch Verdunsten zäher wird, und dadurch verklebt die Lidspalte leicht. Dann sammelt sich der Eiter hinter den vorgetriebenen Lidern an und spritzt beim gewaltsamen Öffnen der Spalte unter starkem Druck heraus. Schon mancher Arzt hat sich durch ein unvorsichtiges Auseinanderziehen der Lider eine Ansteckung des eigenen Auges durch den herausgepreßten Eiter zugezogen. Es ist daher geboten, entweder eine große muschelförmige Schutzbrille vorher aufzusetzen oder einen Wattebausch vor das kindliche Auge zu halten, in den sich die angesammelte Eitermenge ergießt.

Die Dauer des eigentlich blennorrhoischen Stadiums ist recht verschieden und hängt natürlich auch davon ab, welche Behandlungsmethode angewandt wird. Im Durchschnitt halten die stürmischen Erscheinungen 2 Wochen an, um allmählich abzuklingen. GROENOUW berechnet die Zeit vom Beginn bis zum Verschwinden aller Symptome auf 5—11, durchschnittlich 7 Wochen. Dabei ist bemerkenswert, daß die Gonokokken im Ausstrichpräparat ebensowohl vor dem Aufhören des Eiterflusses verschwinden, als auch noch auf der abgeheilten Conjunctiva eine Zeitlang nachweisbar bleiben können. Der späteste Termin des positiven Befundes, den GROENOUW sah, betrug 25 Tage nach Aufhören der eitrigen Sekretion. Es sei aber daran erinnert, daß mit dem Abnehmen der blennorrhoischen Erscheinungen und der Gonokokken oₜ die Einschlußkörperchen im Epithelabstrich auftauchen (s. S. 44).

Mit dem Rückgange der eitrigen Absonderung schwillt die Schleimhaut ab, und die starke Gefäßfüllung bildet sich zurück. Auch dieser Übergang in die Heilung vollzieht sich in der Regel allmählich. Dabei ist es die Regel, daß nach Abklingen der entzündlichen Veränderungen die Conjunctiva wieder ihr normales Aussehen völlig zurückgewinnt. Eine Narbenbildung ist dem Wesen der Blennorrhoea neonatorum fremd, sofern nicht die selten vorkommenden nekrotisierenden Prozesse sie veranlassen oder etwa eine Mitwirkung von Diphtheriebacillen vorgelegen hat.

Hornhautgeschwüre. Die Gonokokkeninfektion bedroht das Auge vor allem durch das Hinzutreten von Hornhautulcerationen. In der GROENOUW-schen Statistik kamen unter 41 Fällen von Gonoblennorrhöe 10mal Hornhautaffektionen vor, hingegen wurde diese Komplikation bei gonokokkenfreien Blennorrhöen nicht gesehen. Gleicherweise führt die Untersuchungsreihe von

KRONER unter 63 Fällen mit positivem Gonokokkenbefund 16mal ein Hornhautgeschwür an, unter 29 gonokokkenfreien Fällen indessen niemals. Was die „Mischfälle" anlangt, d. h. diejenigen Erkrankungen, in denen Gonokokken *und* Epitheleinschlüsse nachweisbar sind, so dürfte in bezug auf die Hornhautkomplikation die Sachlage gleich derjenigen bei reinen Gonoblennorrhöen zu beurteilen sein. Die unkomplizierten Einschlußblennorrhöen zeichnen sich eben durch einen bedeutend milderen Verlauf aus, und demzufolge kommt es auch nur äußerst selten zu Hornhautgeschwüren (K. LINDNER).

Wenn die Cornea angegriffen wird, meldet sich zunächst eine Mattigkeit des Epithels und eine feine oberflächlich gelegene Trübung. Gemeinhin tritt dieses Kennzeichen zuerst in den mittleren Hornhautbezirken auf, während die Randpartien, auch bei schon weiter vorgeschrittener Geschwürsbildung, verschont zu bleiben pflegen. Rasch entwickelt sich aus der leichten Infiltration und Lockerung der Epithelien ein flacher Substanzverlust, dessen Boden und Ränder graugelb belegt sind. Von der so entstandenen Lücke aus gelangen die Gonokokken immer weiter vordringend in die Hornhaut hinein, die Einschmelzung nach der Fläche und der Tiefe vorwärts tragend. Auf diese Art wird die Hornhaut sehr schnell zerstört, so daß schon innerhalb weniger Tage eine Perforation, ja völlige Vereiterung der Membran Platz greifen kann. Die toxischen Stoffwechselprodukte der Gonokokken sind viel aggressiver als die der Pneumokokken, welche das Ulcus corneae serpens hervorrufen, und infolgedessen erliegt die Hornhaut unter Umständen in kurzer Zeit der einschmelzenden Wirkung. Oft genug wird durch das in der Cornea entstandene Loch die Linse ausgestoßen und, wenn nicht eine Panophthalmitis den Abschluß bildet, sind Leukome oder Staphylome die für das ganze Leben bleibenden Folgezustände.

Freilich gelingt es in einer Reihe von Fällen durch Behandlung der Blennorrhöe gleichzeitig das Weitergreifen einer Hornhautulceration einzudämmen oder eine im Werden befindliche Infiltration zur Rückbildung zu bringen; aber die Statistiken der Blindenanstalten weisen auch heute noch einen hohen Prozentsatz an Insassen auf, die durch Blennorrhoea neonatorum das Augenlicht eingebüßt haben (s. Hygiene und Blindenwesen Bd. 2).

Die Blennorrhoea adultorum.

Der Name ist nur mit der Einschränkung richtig, daß der Gegensatz zu der Augeneiterung der Neugeborenen hervorgehoben werden soll; denn auch ein Kind von 10 Jahren z. B. kann durch irgendwelche Zusammenhänge an Blennorrhöe erkranken, und diese Affektion gehört dann in die Gruppe der Augeneiterung der „Erwachsenen".

Die Ansteckung erfolgt durch direkte Übertragung des Sekrets einer Gonorrhöe oder Einschlußerkrankung der Conjunctiva oder der Genitalschleimhaut. Es sind also vornehmlich die Patienten gefährdet, welche selbst an einer Gonorrhöe oder einer Einschlußkörperchen-Infektion der Urethra (Vagina) erkrankt sind oder mit einer an Blennorrhoea conjunctivae behafteten Person zu tun haben. In Frage kommen hier vor allem die Ärzte und das Krankenpflegepersonal.

Ätiologie. Im Gegensatze zu der Blennorrhöe der Neugeborenen ist der Gonococcus fast ausschließlich der Erreger der Erkrankung, und nur in recht seltenen Fällen werden keine Gonokokken, sondern Einschlußkörperchen gefunden (FLEMMING, GALLENGA). Der Fall von LINDNER ist nicht beweiskräftig, da die Patientin schon vor der Ansteckung mit Gonorrhöe an einer

Augenentzündung gelitten hatte und nach Abklingen der stürmischen Erscheinungen die Bindehaut trachomverdächtige Follikel zeigte. In diesem Falle waren neben den Einschlüssen auch Gonokokken nachweisbar gewesen. Es wird deshalb immer beim Erwachsenen die Frage besonders erörtert werden müssen, ob nicht eine gleichzeitige oder vorangegangene Trachominfektion mit im Spiele ist. So ist z. B. in Ägypten das Trachom sehr oft mit einer chronischen Blennorrhöe kompliziert.

Symptome. Inkubationszeit und Verlauf der Erkrankung unterscheiden sich kaum von derjenigen der Neugeborenen; aber die Gefahr, daß die Hornhaut mit ergriffen wird und geschwürig zerfällt, ist eine viel größere. Selbst die sofort nach erfolgter Infektion (z. B. nach Hineinspritzen von Eiter in das Auge eines Arztes) angewandte energische Fürsorge vermag manchmal weder den Ausbruch der Blennorrhöe noch die Ulceration der Cornea zu verhindern.

Dem Infektionsmodus entsprechend ist in der Mehrzahl der Fälle nur *ein* Auge befallen. Selbstverständlich kann aber ausgehend von dem ersten auch leicht die Ansteckung des zweiten Auges eintreten, wenn nicht besondere Vorsichtsmaßregeln getroffen werden.

Wohl ausnahmslos kommt eine Erkrankung schwerer Art, d. h. mit starker Infiltration, Blutüberfüllung und Schwellung der Bindehaut zustande, die mit reichlichem Eiterfluß einhergeht. Manchmal bildet sich eine pralle Ummauerung der Hornhautperipherie von solcher Intensität, daß sich eine wallartige Erhebung der Limbusconjunctiva einstellt, die sich bei Betastung hart anfühlt. Dadurch wird eine Abdrosselung der Ästchen des Randschlingengefäßnetzes herbeigeführt, und infolgedessen setzt eine Nekrose der Cornea ein, die also in solchen Fällen nicht durch die Toxine der Gonokokken, sondern durch die Abschnürung des Corneaparenchyms von seiner Ernährungsbasis bedingt ist. Man erkennt einen derartigen Zusammenhang daran, daß die Cornea zuerst am Rande trüb wird und schnell in ihrer ganzen Ausdehnung der Nekrose anheimfällt. Dabei wird die Ulceration noch durch die macerierende Wirkung des Eiters begünstigt. Es ist dies die schlimmste Komplikation, die sich im Laufe einer Blennorrhöe der Erwachsenen einstellen kann, weil man gegen die einmal zustande gekommene Absperrung der Randgefäße machtlos ist.

Diagnose. Es ist selbstverständlich von größter Wichtigkeit, die Tatsache einer stattgehabten Infektion mit Gonokokken möglichst frühzeitig, solange es noch nicht zu einer Infiltration der Conjunctiva und zu Eiterabsonderung gekommen ist, mit Sicherheit festlegen zu können. Hierzu dient der Epithelabstrich der Conjunctiva bulbi, wie er S. 26 (Anm.) nach dem Verfahren K. Lindners geschildert ist. Später wird die Diagnose durch die Färbung des Sekretausstrichs nach Gram gesichert, wenn sich die typischen gram-negativen, semmelförmig aneinander geschmiegten Kokken als Zelleinschlüsse nachweisen lassen. Daneben ist auf das Vorhandensein von Einschlußkörperchen nach der Methode von Giemsa (S. 81) zu fahnden.

Pathologische Anatomie. S. S. 40.

Prognose. Das Schicksal eines jeden von Gonokokken befallenen Auges der „Erwachsenen" ist ungewiß, obgleich viel gewonnen ist, wenn die Behandlung frühzeitig einsetzen kann. Sind schon Hornhautgeschwüre oder die wallartige Ummauerung des Limbus corneae vorhanden, dann wird die Prognose direkt schlecht. Aber auch für das weitere Schicksal eines Auges mit Gonoblennorrhöe im Stadium der Beschränkung der Erkrankung auf die Bindehaut bleibt im Hinblick auf die jederzeit mögliche Geschwürsbildung der Hornhaut die Prognose ernst.

Die Therapie der Ophthalmoblennorrhöe.

Die weitgehende Übereinstimmung in den Behandlungsmethoden der Blennorrhöe der Neugeborenen und der Erwachsenen läßt es geboten erscheinen. sie gemeinsam zu besprechen.

Prophylaxe. Bekanntlich hat die Blennorrhöe der Neugeborenen seit der Einführung der Methode von C. F. Crédé im Jahre 1881 außerordentlich abgenommen, und in der Tat beugt die exakte Einträufelung *eines* Tropfens von $2^0/_0$igem Argentum nitricum der infektiösen Conjunctivitis sicher vor. Nur in den Fällen, in welchen die Ausführung dieser Vorschrift nicht oder doch nur ungenügend geschieht, kommt es zur Erkrankung. Es ist aber selbstverständlich, daß eine im Momente der Geburt schon vorhandene Blennorrhöe damit nicht kupiert werden kann. Auch die durch mangelhafte Sauberkeit einige Tage nach der Geburt zustande kommenden Ansteckungen werden natürlich durch die einmalige prophylaktische Anwendung der Credéschen Tropfen nicht verhütet.

Die $2^0/_0$ige Argentum nitricum-Lösung verursacht manchmal Reizzustände der Bindehaut, die zwar harmlos sind, aber doch besser vermieden werden möchten. Man hat sich deswegen auch mit einer $1^0/_0$igen Lösung begnügt, ohne sonderliche Mißerfolge zu erleben. Ferner sind eine Reihe von Ersatzmitteln, wie Protargol, Syrgol, Choleval, Sophol usw. in den Handel gebracht worden und werden je nach den Erfahrungen der Frauenkliniken angewandt.

Um einer Blennorrhoea adultorum vorzubeugen, bedarf es der Belehrung der Tripperkranken und des Pflegepersonals, sowie der Umgebung.

Therapie. Man kann eine ausgebrochene Blennorrhöe entweder durch Einwirkung auf den Gesamtorganismus oder durch lokale Behandlung oder durch Kombination beider Methoden beeinflussen. Wichtig ist, zuvor durch den Abstrich die Diagnose hinsichtlich der Ätiologie zu sichern; denn eine Gonokokkeninfektion bedingt vor allen anderen die größte Aufmerksamkeit und Fürsorge.

Allgemeinbehandlung. Es ist das Verdienst von Leopold Müller, daß er die auf anderen Gebieten schon erprobte *parenterale Milchtherapie* auf die Gonoblennorrhöe angewandt hat, und seine ersten Erfolge waren geradezu verblüffend. Das erklärt sich daraus, daß die Milchinjektion in frischen Fällen von Gonoblennorrhoea adultorum erfolgte, und daß diese Kategorie von Erkrankungen unbestreitbar ein sehr günstiges Betätigungsfeld für die sogenannte Reiztherapie darstellt. Ohne hier auf die Gründe einzugehen, sei vorausgenommen, daß bereits ältere Fälle von Blennorrhoea adultorum weniger zufriedenstellend reagieren, und daß die Einschlußblennorrhöe nicht so sicher erfaßt wird. Für die Blennorrhoea neonatorum ist nach den übereinstimmenden Resultaten (z. B. Pillat, Erben) die Wirkung nicht mit Deutlichkeit zu erkennen; es sei denn, daß es gilt, Hornhautkomplikationen zum Heilen zu bringen. Mit diesem Urteil stehen jedoch die Erfahrungen an der Baseler Klinik im Widerspruch. Nach dem Bericht von Hanni Müller verschwanden auch bei den Neugeborenen die Gonokokken und entzündlichen Erscheinungen schnell.

Auch heute noch wird die Anwendung der natürlichen Kuhmilch bevorzugt, wenn sie auch nicht in ihrer Zusammensetzung konstant ist. Man hat früher die Milch wohl zu lange gekocht, um sie zu sterilisieren. Jetzt begnügt man sich mit 1—2 Minuten und erreicht damit eine genügende Keimfreiheit. Als Dosis gilt allgemein für Säuglinge und Kinder bis zum 2. Lebensjahre eine intraglutäale Injektion von 2 ccm, für Kinder bis zu 15 Jahren von 3—8 ccm und für Erwachsene von 10 ccm. Arnold Pillat hat diese Werte in einer großen

Anzahl von Fällen erprobt. Dabei legt er den Hauptwert auf eine rasche Aufeinanderfolge der ersten Einspritzungen, die nur durch 24 Stunden getrennt
sein sollen, und sieht in der „Verzettelung" die Hauptursache so mancher Mißerfolge. Dieselben Vorschriften gibt L. v. Liebermann. Gerade den entgegengesetzten Standpunkt vertritt W. Wick, der ein Intervall von mindestens
3 Tagen, am besten von 4—5 Tagen fordert. Allerdings bauen sich seine Schlüsse
nicht nur auf den Erfahrungen bei Gonoblennorrhöe, sondern auch auf die bei
anderen infektiösen Augenleiden auf. Die Differenz in den Anschauungen geht
aus den Theorien über das Zustandekommen der Reizwirkung hervor, die
weiter unten noch erörtert werden.

Wie schon bemerkt wurde, sind die Erfolge bei der Ophthalmoblennorrhöe
der Erwachsenen am auffallendsten. Hierfür können die Beobachtungen von
Karl Jickeli als Beispiel dienen. Er behandelte 25 an Gonoblennorrhöe erkrankte Soldaten, die alle verhältnismäßig früh seine Hilfe in Anspruch nahmen,
und gibt von den Resultaten folgende Schilderung. „Meist schon nach
24 Stunden, sicher aber nach der zweiten, am darauffolgenden Tage ausgeführten
Injektion erfolgte die schnelle Abschwellung der Lider und der chemotischen
Bindehaut, die rahmig-eitrige Sekretion erlosch, und es blieb nur eine stark
dunkelrote Injektion der ganzen Conjunctiva zurück, die allerdings sehr hartnäckig war und sich nur langsam völlig zurückbildete. Die Gonokokken
verschwanden zugleich mit dem Bindehautsekret. Bestehende Epitheldefekte
der Hornhaut gingen prompt zurück, Ulcera reinigten sich in 2—3 Tagen. Perforierte Geschwüre wurden nicht beeinflußt, doch schritt die Einschmelzung
nicht weiter fort. Unkomplizierte Fälle, die mit klarer Hornhaut in die Behandlung eintraten, waren in einer Woche, mit Ulcera komplizierte in entsprechend längerer Zeit geheilt. Es gelang jedenfalls stets, das Auge in dem
Stadium des Prozesses, indem es sich bei der Einlieferung befand, zu erhalten
und von da zur Rückbildung des Leidens zu bringen."

In der Literatur sind zahlreiche Belege für diese günstige Wirkung der
Milchtherapie bei der Erwachsenenblennorrhöe veröffentlicht worden; aber es
ist wohl anzunehmen, daß das dadurch entstehende Bild nicht ganz den Tatsachen entspricht, weil eben die Mißerfolge nicht in dem Maße zur Bearbeitung
des Themas anregen. Als Gegenstück der Jickelischen Erfahrungen seien
diejenigen von L. v. Kacsó herausgegriffen, die an einem großen Material in
Budapest gesammelt worden sind, wobei die Resultate mit und ohne Milchtherapie verglichen werden konnten. Es ergab sich, daß die lokale Behandlung
doch recht oft dasselbe leistet, wie die Allgemeinbehandlung; denn unter der
Anzahl von Augen, die ohne Reiztherapie blieben, gingen $6^0/_0$ (182 : 11) verloren, unter denen mit dieser fast ebensoviel, nämlich $5,5^0/_0$ (180 : 10). Nur
wenn es galt, bereits ausgebrochene Hornhautkomplikationen der Heilung
zuzuführen, war die Milchtherapie um $19^0/_0$ überlegen. Deshalb kommt v. Kacsó
zu dem Schlusse, daß es im allgemeinen kein Kunstfehler ist, wenn man nur
die lokale Behandlung ausübt.

Bedeutend ungünstiger liegen die Aussichten für die *Blennorrhoea neonatorum*, obgleich auch hier Beobachtungen zu verzeichnen sind, in denen die Sekretion und die Gonokokken schon nach der ersten Einspritzung schlagartig verschwanden. Es ist aber bemerkenswert, daß nach der Zusammenstellung Wilhelm Erbens aus der Elschnigschen Klinik die Ergebnisse der Milchbehand-
lung, was die Dauer der Erkrankung anlangt, schlechter einzuschätzen sind als
diejenigen mit nur lokaler Therapie. Der Statistik liegen 45 Fälle zugrunde,
von denen 25 mit Milchinjektionen, 20 ohne Milchinjektionen behandelt wurden.
Selbst bei den früh in die Klinik aufgenommenen Kindern (Erkrankung bis
zu 7 Tage alt) verschwanden die Gonokokken aus dem Sekret nach Anwendung

der Injektionen durchschnittlich nach 9 Tagen, nach nur lokaler Therapie nach 8 Tagen. Die Hornhautkomplikationen nahmen in beiden Gruppen einen günstigen Ausgang. Setzte die Behandlung erst nach dem 7. Erkrankungstage ein, so wurde der Sekretausstrich gonokokkenfrei bei den lokal behandelten Fällen nach 15 Tagen, bei den mit Injektionen behandelten erst nach 17 Tagen. In dieser Reihe von Fällen zeigte sich jedoch wiederum die Überlegenheit der Injektionstherapie, sobald Hornhautkomplikationen vorlagen; denn in der nur lokal behandelten Gruppe nahmen diese in 71%, in der anderen Gruppe nur in 50% einen ungünstigen Ausgang.

Überschaut man die Statistiken, so lassen sich somit ungefähr folgende Richtlinien ableiten: *In allen Fällen von Blennorrhoea adultorum, vor allem den mit Hornhautkomplikationen behafteten, ist die Milchtherapie zu empfehlen, und zwar sind die Resultate um so besser, je früher die Behandlung einsetzt. Hingegen kann man die Neugeborenen-Blennorrhöe ebensogut nur lokal behandeln, sofern die Hornhaut bei Beginn der Fürsorge frei ist. Bei ausgebrochenen Hornhautkomplikationen ist die Milchtherapie indessen ebenfalls anzuraten.*

Da die Dosierung des wirksamen Prinzips der Milch nicht genau sein kann, ab und zu Abszeßbildungen in der Glutäalmuskulatur vorgekommen sind, und hin und wieder anaphylaktische Zustände ausgelöst wurden, haben die chemischen Fabriken bekanntlich eine Reihe von *Ersatzpräparaten zur Proteinkörpertherapie* geschaffen. PILLAT hat die Wirkung dieser mit derjenigen der Milch verglichen und kommt zu dem Schlusse, daß die Milch allen anderen Mitteln in bezug auf die Erfolge bei der Ophthalmoblennorrhöe weit voransteht, wenn auch bei Erkrankungen anderer Organe die Ersatzpräparate ihre Bedeutung haben mögen. Der Reihenfolge nach gruppiert PILLAT die Mittel in bezug auf die Sicherheit des Erfolges in nachstehender Abstufung: Milch, Typhusvaccine, Caseosan, Arthigon, Aolan und zuletzt Eigenblut. Die Terpentinpräparate (Olobintin) scheinen nur dann zu wirken, wenn sie hohes Fieber auslösen. Übrigens hat PILLAT bei der Anwendung von Milch nie unangenehme Komplikationen beobachtet. Somit kommt es wohl nicht so sehr auf die schwankende Zusammensetzung der Milch, als auf die genaue Einhaltung der Technik an. Namentlich soll man durch vorheriges Absetzen der Spritze von der Kanüle sich davon überzeugen, daß nicht etwa die Injektion in eine Vene erfolgt.

Über die Erfahrungen mit den Ersatzmitteln seien noch einige aus der Zahl der Veröffentlichungen angeführt. HEINZ HEIM verwendet Phlogetan und schildert zwei Fälle, in denen dieses Präparat nach zwei vergeblichen Milchinjektionen prompte Heilung brachte. WICK hat in einer allerdings kleinen Anzahl von Fällen 2 ccm Perprotasin und 1 ccm Omnadin mit dem gleich guten Erfolg verabreicht, wie er sie mit Kuhmilch erzielen konnte. Nach den Erfahrungen der Leipziger Klinik erwies sich Caseosan nicht so wirksam wie Milch (BIEDERMANN). Auch Injektionen von Autovaccine führten nicht zur Besserung; freilich kam das Mittel spät zur Anwendung.

P. JEANDELIZE und P. BRETAGNE empfehlen eine von ROHMER 1911 eingeführte Methode, die darin besteht, daß man 1 ccm des Inhalts einer mittels Vesicantien gesetzten Hautblase des Armes unter die Bindehaut einspritzt (Autoserotherapie). Dabei wird jedoch die lokale Therapie nicht vernachlässigt. Die Frage, ob bei den günstigen Ergebnissen, die GABRIEL RENARD von der subcutanen Einspritzung von $\frac{1}{4}$—$\frac{1}{2}$ ccm polyvalentem Vaccin (bestehend aus Streptokokken, Staphylokokken, Gonokokken und Pneumokokken) meldet, das heterogene Eiweiß überhaupt oder das spezifische Antigen in Frage kommt, dürfte wohl im Sinne der ersten Möglichkeit zu entscheiden sein. Hingegen ist es denkbar, daß bei chronischen gonorrhoischen Conjunctivitiden, wie sie

z. B. in Ägypten vorkommen, durch Gonokokken-Vaccin-Injektionen allmählich eine aktive Immunisierung Platz greift und Heilung erfolgt, wie es
M. Salvati beobachten konnte.

Bevor wir zu den Methoden der lokalen Behandlung übergehen, sei noch
eine kurze Übersicht über die *Theorien* gegeben, *welche die prompte oder auch
nicht befriedigende Wirkung der Proteinkörpertherapie erklären sollen.* Ihr Wesen
wird von den einzelnen Autoren in verschiedenen Folgezuständen erblickt.

Cords sagt, daß der Erfolg um so besser ist, je höher die Temperatur ansteigt. Pillat (a)
analysiert die Beeinflussung des Leidens wie folgt: „Die Milch entfaltet neben einer Allgemeinreaktion (Fieber) eine Herdreaktion am Auge und eine Wirkung auf die Bakterien.
Dabei läuft die klinische wie die bakteriologische Wirkung in zwei Phasen ab: einer ansteigenden und einer absteigenden. In der ersten Phase laufen alle Veränderungen im Sinne einer
Zunahme der entzündlichen Erscheinungen und einer Erhöhung der biologischen Funktionen der Gewebe und Keime ab. Die Gefäße weiten sich, die Schwellung nimmt zu, die Gonokokken vermehren sich in einer Anzahl von Fällen sichtlich. Dieser positiven Phase folgt
eine negative, in der durch Andauern des durch die Milchinjektionen ausgeübten Reizes
nun die Schädigung der Keime, das schlagartige Versiegen der Sekretion eintritt, was wir
klinisch Rückgang, Heilung des entzündlichen Prozesses nennen. Biologisch ist dies nichts
weiter als das Fortwirken derselben Ursache, die zuerst Anreiz, später durch Überreizung
Lähmung auslöst.“

Man versteht daher, daß Pillat durch die schnelle Aufeinanderfolge der Injektionen den
Reiz als solchen durch Kumulierung der Wirkung möglichst zu steigern sucht.

Wick steht auf einem anderen Standpunkt, zu dem er auf dem Wege des Studiums des
Blutbildes gelangt ist. Er sieht die wesentlichste Folge der Reiztherapie in der Zunahme,
dem „Heilungsaufstieg“ der Lymphocyten und beobachtete, daß dieser Vorgang durch zu
rasche Wiederholung des Reizes nicht nur aufgehalten, sondern herabgedrückt wird. Deshalb zieht er den Schluß, daß ein Intervall von 4—5 Tagen dazwischen liegen soll. Die
Lymphocytenzunahme geht nicht mit der Temperatursteigerung parallel; sie ist nicht an
die Fieberreaktion gebunden. Es kommen jedoch Fälle vor, in denen der entscheidende
Umschwung in dem Verlaufe der Blennorrhöe erst herbeigeführt werden konnte, nachdem
ein höheres Fieber eingetreten war. Man muß demzufolge dem Temperaturanstieg ebenfalls
einen Einfluß zuerkennen, und die Vergleiche der Ersatzpräparate haben ergeben, daß
die Milch in bezug auf die Fiebererregung weitaus die größte Wirkung entfaltet.

Die *Mißerfolge* verdienen eine besondere Beachtung, da sich aus ihnen in einem gewissen
Umfange die Indikationsstellung ableiten läßt. Pillat hat die Erfahrung gemacht, daß die
Beschaffenheit der Oberfläche der Bindehaut eine große Rolle spielt. Je glatter sie ist, desto
leichter gelingt es mit der Reizkörpertherapie die Gonokokken zum Verschwinden zu bringen.
Deshalb kann der Schluß abgeleitet werden, daß die Aussicht auf einen Erfolg um so größer
ist, je frischer die Erkrankung zur Behandlung kommt, und um so geringer, je später die
Injektionen vorgenommen werden können und je mehr die Bindehaut in papilläre Hypertrophie und Zerklüftung ihrer Oberfläche geraten ist. Hiermit stimmen die Erfahrungen
der Leipziger Klinik überein, daß die unter 29 Fällen vorgekommenen 13 Versager durchweg
durch eine starke Wucherung des Papillarkörpers ausgezeichnet waren (Biedermann).
Die Entfaltung des erhofften Einflusses der Milchinjektion wird ferner gehemmt, wenn
gleichzeitig eine andere Bindehauterkrankung vorhanden ist. Vielleicht erhöht die Symbiose
mit Koch-Weeks-Bacillen, Trachomeinschlüssen usw. die Resistenz der Gonokokken,
oder es kommt auch hier die rein mechanische Veränderung der Bindehautoberfläche zur
Geltung. Hierfür scheint die Tatsache zu sprechen, daß auch die skrofulöse Conjunctivitis verzögernd wirkt. Ein sehr wichtiger Umstand ist nach Pillat ferner die Voraussetzung,
daß der Bindehautsack weit offen ist und durch Spülungen die Keime leicht aus ihm entfernt werden können. „Nicht womit man spült, ist ausschlaggebend, sondern daß man
spült.“ Wahrscheinlich liegt hierin die Tatsache begründet, daß die parenterale Milchtherapie bei der Blennorrhoea neonatorum durchaus nicht die zufriedenstellenden Resultate
liefert, wie bei der Erkrankung der Erwachsenen. Die Lidspalte des Neugeborenen, der
die größte Zeit des Tages schläft, neigt mehr zur Verklebung als die des Erwachsenen.
Außerdem ist es ein viel schwierigeres Beginnen, den Bindehautsack des sich sträubenden
Kleinkindes auszuspülen, zumal die Größenverhältnisse die denkbar ungünstigsten sind.

Die **lokale Therapie** hat zunächst die Aufgabe, wenn nur ein Auge erkrankt
ist, das andere vor der Ansteckung zu schützen. Bei den äußerst seltenen Fällen
von einseitiger Gonoblennorrhöe des Säuglings dürfte die regelmäßige Fortsetzung der Argentum nitricum-Einträufelung nach Credé genügenden Schutz
für das Übergreifen auf den gesunden Bindehautsack bieten. Jedenfalls ist es

bei der Unruhe der Kinder schwierig, durch Verbände usw. das intakte Auge von dem erkrankten sicher abzuschließen. Anders liegen die Bedingungen beim Erwachsenen, der häufig genug nur eine einseitige Conjunctivitis blennorrhoica aufweist. Hier ist der sogenannte *Uhrglasverband* empfehlenswert. Man legt dem Augenhöhlenrand der gesunden Seite ein Uhrglas mit der Wölbung nach außen auf und klebt dieses allseitig mit Heftpflaster auf der Haut fest. Der Sicherheit halber kann man noch mittels Kollodium diesen abschließenden Verband abdichten. Auf diese Art wird zwar das Überwischen von Eiter in das gesunde Auge verhütet, der Patient aber in dem Gebrauche desselben ebensowenig gestört, wie die dauernde Kontrolle des Verhaltens der Bindehaut behindert.

Im übrigen hat die lokale Therapie die Aufgabe, das fortwährend sich neu bildende Sekret wegzuspülen, damit sich in den Übergangsfalten und unter den Lidern keine Eiteransammlung bilden kann, die auf die Gewebe macerierend einwirkt und die Hornhaut durch die Entstehung von Ulcerationen gefährdet. Ferner ist die weitere Vermehrung der Gonokokken zu verhindern und ihre Vernichtung anzustreben. Dabei muß aber auch das Hauptaugenmerk darauf gerichtet bleiben, daß die Schwellung der Bindehaut in Schranken gehalten und insonderheit die Ummauerung des Limbus corneae durch eine wallartig pralle Infiltration der Conjunctiva verhindert wird, welche die Hornhaut durch Strangulation der Randschlingengefäße mit Nekrose bedroht.

Schon bei der Erörterung der Erfolge und Mißerfolge der Milchtherapie ist die große Bedeutung der regelmäßigen und ausgiebigen Spülungen des Bindehautsacks hervorgehoben worden. Nach meinen Erfahrungen erzielt man dabei mit einer verdünnten, angewärmten Lösung von Kalium hypermanganicum die besten Resultate. Die Methode ist von KALT eingeführt worden, der zuerst eine Konzentration von 1 : 3000,0, dann 1 : 5000,0 empfahl. Man kann aber mit demselben Erfolge auf 1 : 15 000 zurückgehen. Die großen Spülungen („grandes lavages") werden nach der Originalvorschrift folgendermaßen ausgeführt. Ein Irrigator mit einem Inhalt von 2 Liter wird in der Höhe von 30 cm über den Kopf des Patienten gehalten, der am besten Rückenlage einnimmt. Dann läßt man mittels eines stumpfspitzigen Ansatzstücks die lauwarme Flüssigkeit durch den Irrigatorschlauch auf die ektropionierten Lidinnenflächen in so langsamem Strahle ausfließen, daß die Entleerung des Gefäßes 7—8 Minuten in Anspruch nimmt. Durch Wechsel der Stromrichtung mit Hilfe der Glaskanüle sucht man die Flüssigkeit nach und nach in alle Buchten des Bindehautsackes hineinzuleiten. Bei der Blennorrhöe der Erwachsenen bildet diese Berieselung eine vortreffliche Unterstützung der in diesen Fällen unbedingt nötigen parenteralen Milchtherapie. Infolge der starken Schwellung der Conjunctiva und der kleinen Lidspalte ist bei der Blennorrhoea neonatorum die große Waschung nicht so empfehlenswert, und es ist nach meinen Beobachtungen besser, mittels Glasundinen recht oft den Bindehautsack bei ektropionierten Lidern auszuspülen, damit ein Verkleben der Lidspalte hintangehalten wird. Zur Bekämpfung der Blennorrhoea adultorum soll man in der ersten Zeit dreimal, dann zweimal täglich spülen. PILLAT läßt bei einer frischen Gonoblennorrhöe je nach der Stärke der Sekretion alle 5—10 Minuten angewärmte physiologische Kochsalzlösung durch den Bindehautsack laufen, natürlich eine nur von geschultem Wartepersonal ausführbare Anordnung; denn es muß unbedingt vermieden werden, daß man beim Umklappen der Lider oder beim Ausspülen die Hornhautoberfläche auch nur anritzt.

Viele verordnen Umschläge mit in Eis gekühlten Wattebäuschchen oder Leinwandläppchen auf die Lider. Diese namentlich früher in Übung gewesene Methode trägt wohl mit dazu bei, daß die Hyperämie der Conjunctiva und der

Lider in Schranken gehalten wird, doch ist die Erwartung trügerisch, daß man durch die Lider hindurch mit der Kälteanwendung die Gonokokken treffen könnte. Die Ausspülungen sind wirksamer. Indessen schließt die eine Behandlungsart die andere nicht aus.

Die *antiinfektiöse* Behandlung wird bei der CREDÉschen Prophylaxe bekanntlich mittels des Argentum nitricum durchgeführt. Indessen ist bei ausgebrochener Erkrankung eine gewisse Zurückhaltung mit dem Mittel unbedingt so lange geboten, als die pralle Schwellung der Bindehaut das Bild beherrscht. In den ersten Tagen der Entzündung dürfen wir der Natur nicht entgegenarbeiten; d. h. die normalerweise vor sich gehende Abschilferung der obersten Epitheldecke und damit der in ihr sitzenden Keime nicht durch einen künstlich gesetzten Schorf zunichte machen (PILLAT). Eher soll man die Entlastung der prallen Spannung der Bindehaut dadurch befördern, daß man ganz oberflächliche Ritzungen der Conjunctiva der Lider und der Übergangsfalte mit einem kleinen Skalpell vornimmt und sie zum Bluten bringt. Wenn später die Schwellung abgenommen hat und die Erkrankung im Zurückgehen begriffen ist, kann man zur Beschleunigung des Verschwindens der Gonokokken wieder zum Argentum nitricum greifen. Auch 10⁰/₀ iges Protargol oder Argyrol ist einzuträufeln, denen die verschorfende Wirkung des Argentum nitricum abgeht und die deshalb auch von Anfang an gebraucht werden können. Gegen die drohende Ummauerung des Limbus gibt es kein besseres Mittel als die parenterale Milchtherapie. Lokal kann man hier wenig ausrichten.

Ausgänge der Blennorrhöe. In der Regel kann man einer Bindehaut nicht ansehen, daß sie früher eine Blennorrhöe überstanden hat, obgleich nur allzu oft die zurückbleibenden Hornhauttrübungen schwere Schädigungen des Sehvermögens oder Erblindung bedingen. K. LINDNER schildert allerdings einige Fälle, in denen es auch bei der Blennorrhoea neonatorum zur Narbenbildung in der Conjunctiva kam, und stellt diese als Beweis dafür hin, daß die Einschlußblennorrhöe eine Abart des Trachoms ist. Von 12 derartigen Erkrankungen waren 5 Fälle, die subakut begonnen hatten, nach einem Jahre noch nicht abgeheilt, und in 8 Fällen hatte das Leiden zur Narbenbildung geführt. Auch erwähnt LINDNER, daß es bei dieser Form der Blennorrhöe später zur Entwicklung von Körnern kommt. Eine Parallele zu dieser Beobachtung habe ich in der Literatur nicht gefunden. Unwillkürlich denkt man an eine Mischinfektion mit Trachom. Allerdings besteht die Möglichkeit, daß nach schweren Blennorrhöen der Erwachsenen die Bindehaut narbige Veränderungen aufweist. So hat F. SCHIECK eine Beobachtung beschrieben, die durch eine nachfolgende Cystenbildung der Hornhautoberfläche ausgezeichnet war. Hier war es zur Hornhautperforation mit Irisprolaps gekommen, und die als chemotischer Wall die Cornea verdeckende Bindehautwulstung mußte mehrfach incidiert werden. Wahrscheinlich war auf diese Art eine Verwachsung der Conjunctiva mit der Hornhaut entstanden.

Literatur.

Blennorrhöe.

AUST, O.: Beiträge zur Trachomforschung. Graefes Arch. **123**, 93 (1929). — AXENFELD, TH.: Die Ätiologie des Trachoms. Jena 1914.
DI BELLA, VITO: Su di un caso di oftalmia blenorragica con metastasi alle articolazioni. Pediatria **31**, 146 (1923). Ref. Zbl. Ophthalm. **10**, 147. — BIEDERMANN: Erfahrungen der Universitäts-Augenklinik Leipzig mit parenteralen Milchinjektionen bei Gonoblennorrhöe der Erwachsenen. Klin. Mbl. Augenheilk. **71**, 224 (1923).
CORDS, RICHARD: Die Reizkörpertherapie in der Augenheilkunde. Klin. Wschr. **2**, 173 (1922). — CREDÉ, C. F. L.: Die Verhütung der Augenentzündung der Neugeborenen. Arch.

Gynäk. **17**, 50 (1881). — CREDÉ-HÖRDER, A.: Die Augeneiterung der Neugeborenen. Berlin: S. Karger 1913.

ERBEN, WILHELM: Der Einfluß der Milchinjektionen bei der Bindehautgonorrhöe der Neugeborenen. Klin. Mbl. Augenheilk. **69**, 471 (1922).

FLEMMING: Untersuchungen über die sogenannten „Trachomkörperchen". Arch. Augenheilk. **66**, 63 (1910).

GALLENGA: Della specificita dei „Chlamidozoi" nel tracoma. Ann. di Ottalm. **39**, 89 (1910). (Zit. nach LINDNER.) — GRÖNHOLM, V.: Über die parenterale Proteintherapie, besonders bei gonorrhoischer Bindehautentzündung (schwed.). Finska läkaresällsk. **67**, 763 (1925). Ref. Zbl. Ophthalm. **16**, 279. — GROENOUW: Die Augenentzündung der Neugeborenen in klinischer und bakteriologischer Hinsicht. Graefes Arch. **52**, 1 (1901).

HEIM, HEINZ: Ein Beitrag zur Reizkörpertherapie der Gonoblennorrhöe. Klin. Mbl. Augenheilk. **76**, 107 (1926). — HEYMANN, BRUNO: Mikroskopische und experimentelle Studien über die Fundorte der v. PROVAZEK-HALBERSTAEDTERschen Körperchen. Klin. Mbl. Augenheilk. **49 I**, 417 (1911).

JEANDELIZE, P. et BRÉTAGNE: Le traitement de la conjonctivite gonococcique par l'autosérotherapie. Arch. d'Ophtalm. **40**, 740 (1923). — JICKELI, KARL: Beitrag zur Behandlung der Ophthalmoblennorrhöe mit parenteralen Milchinjektionen. Klin. Mbl. Augenheilk. **62**, 90 (1919).

v. KACSÓ, L.: Ist es ein Kunstfehler, keine Milch zu geben bei Blennorrhoea adultorum? Klin. Mbl. Augenheilk. **71**, 190 (1923). — KALT: Nouvelles oberservations sur le traitment de l'ophtalmie purulente par les grandes irrigations. Ophthalm. Ges. Heidelberg **1895**, 208. — KRONER: Über Augenentzündungen Neugeborener. Breslauer ärztl. Z. Nr 20 u. 21 (1884).

v. LIEBERMANN: Über die Ursachen für Erfolg und Mißerfolg der parenteralen Milchinjektionen bei Gonoblennorrhöe. Klin. Mbl. Augenheilk. **71**, 194 (1923). — LINDNER, K.: Gonoblennorrhöe, Einschlußblennorrhöe und Trachom. Graefes Arch. **78**, 345 (1911).

MÜLLER, HANNI: Klinisches und Experimentelles zur Proteinkörpertherapie in der Augenheilkunde. Schweiz. med. Wschr. **1929 II**, 1124. Ref. Zbl. Ophthalm. **22**, 598. — MÜLLER, LEOPOLD: Heilung der Augenblennorrhöe durch Milchinjektionen. Wien. klin. Wschr. **1918**, 333.

PILLAT, ARNOLD: (a) Ursachen für Erfolg und Mißerfolg der parenteralen Milchinjektionen bei Gonoblennorrhöe. Klin. Mbl. Augenheilk. **70**, 289 (1913). (b) Zur Wirkung der Milchersatzpräparate Aolan und Caseosan und einiger anderen unspezifischer Reizkörper (Arthigon, Typhusvaccine und Eigenblut) bei Gonoblennorrhöe. Klin. Mbl. Augenheilk. **74**, 19 (1925). — PRIZI, O.: Arthritis gonorrhoica nach Blennorrhoea neonatorum. Wien. klin. Wschr. **37**, 1312 (1924).

RENARD, GABRIEL: Les vaccins polyvalents dans les infections oculaires. Arch. d'Ophtalm. **45**, 368 (1928).

SALVATI, M.: La vaccinethérapie dans l'ophtalmie gonococcique. Annales d'Ocul. **161**, 703 (1925). — SCHIECK, F.: Über Cystenbildung an der Hornhautoberfläche. Graefes Arch. **52**, 284 (1901). — STARGARDT, K.: (a) Die Epithelzellveränderungen bei Trachom und anderen Conjunctivalerkrankungen. Graefes Arch. **69**, 525 (1908). (b) Über Einschlußerkrankung des Hornhautepithels (Epithelioma contagiosum avium). Z. Augenheilk. **41**, 133 (1919). — SÜCHTING, O.: Über einen Fall von intrauterin erworbener Ophthalmogonorrhöe der Neugeborenen mit doppelseitiger Hornhautbeteiligung. Z. Augenheilk. **72**, 32 (1930).

WAHLBERG, KURT: Über Arthritis gonorrhoica beim Säugling. Münch. med. Wschr. **72**, 770 (1925). — WICK, W.: Die Probleme der Reiztherapie bei Augenkranken im Spiegel klinischer Untersuchungsergebnisse. Graefes Arch. **118**, 221 (1927).

f) Die endogene (metastatische) Conjunctivitis und Keratitis bei Gonorrhoikern. (Subconjunctivitis epibulbaris gonorrhoica.)

In dem vorangegangenen Abschnitt sind die Veränderungen beschrieben worden, die an der Bindehaut ablaufen, wenn sie mit gonorrhoischem Sekret infiziert wird. Außer dieser durch die direkte Übertragung ohne weiteres erklärten Möglichkeit gibt es noch eine zweite Form von Conjunctivitis, die nach vorangegangener Urethritis gonorrhoica auf endogenem, also metastatischem Wege entsteht.

Pathogenese. Die Frage nach dem Wesen der „katarrhalisch-rheumatischen Tripper-Ophthalmie" (G. HALTENHOFF) führt in das Gebiet des Tripper-

Rheumatismus und der anderen Affektionen, die im Gefolge einer gonorrhoischen Urethralinfektion zur Beobachtung gelangen. Entweder kann die Bindehaut erkranken, weil Gonokokken in der Blutbahn kreisen oder weil toxische Produkte der anderswo angesiedelten Erreger in das Blut gelangen und die Conjunctiva reizen. SIDLER-HUGUENIN hat bei Conjunctivitis metastatica aus dem Blute des Patienten Gonokokken rein gezüchtet und Ansiedlungen von denselben Erregern innerhalb von Zellinfiltrationen im Bindegewebsstroma der Conjunctiva an excidierten Stücken der Übergangsfalte nachgewiesen. Dabei enthielten das Epithel und das Bindehautsekret keine Gonokokken. Wie wir bei der Schilderung der Symptome noch hören werden, ist dieser negative Befund in den Abstrichpräparaten die Regel. Wenn aber die Tatsache feststeht, daß in das subconjunctivale Gewebe Gonokokken auf metastatischem Wege gelangen können, so ist auch die Möglichkeit gegeben, daß ein solcher Herd durch das Bindehautepithel durchbricht und dann der Gonokokkenbefund im Sekret positiv wird. Die Beobachtung von HERMANN DAVIDS (b) spricht dafür, daß eine derartige Entwicklung vorkommt.

Angesichts dieser Tatsachen könnte die zweite Eventualität, daß es nur Toxine sind, die ins Blut geraten und die Bindehaut in Entzündung versetzen, belanglos scheinen, zumal bei der Endokarditis, den Gelenkergüssen, Pleuraexsudaten der Gonorrhoiker ebenfalls Gonokokken festgestellt sind und SIDLER-HUGUENIN in einigen Fällen von Iridocyclitis metastatica die Keime sowohl aus der Iris als auch aus dem Kammerwasser gezüchtet hat. Indessen widerspricht C. F. HEERFORDT der Ansicht, daß immer der Gonococcus selbst die Erscheinungen auslöst, und meint, daß wie die rheumatischen Affektionen, so auch die Conjunctivitiden in der Regel durch Toxine (oder durch Partikelchen von Mikroben oder durch abgestorbene Keime) erzeugt werden und nur in der Minderzahl der Fälle von der Einwirkung lebensfähiger Gonokokken in loco herrühren.

Symptome. Entsprechend der erwiesenen Möglichkeit, daß die Gonokokken im subconjunctivalem Gewebe sitzen oder durch das Epithel durchbrechen und in den Bindehautsack gelangen können, sind die Krankheitsmerkmale selbstverständlich sehr wechselnd, insofern alle Übergänge von einer leichten katarrhalischen Bindehautentzündung mit negativem Gonokokkenbefund zur typischen Conjunctivalblennorrhöe mit Gonokokken zur Beobachtung gelangen. Wenn daher eine Conjunctivitis der letzten Form die Entstehung auf metastatischem Wege nicht ausschließt, so handelt es sich doch um eine große Seltenheit, und es bleibt dann nur noch der Beginn des Bindehautleidens charakteristisch. Als Beispiel sei der schon erwähnte Fall von H. DAVIDS (b) angeführt.

Ein an frischer Gonorrhöe leidender Patient zeigte eine geringe Rötung der Conjunctiva der Lider, an den Lidrändern wenig gelbliche Borken, keine Absonderung. 3 Tage später war am rechten Auge die untere Übergangsfalte etwas stärker injiziert, am linken Auge fand sich jedoch ein circumscripter flacher Buckel unter der Conjunctiva bulbi, die in diesem Bezirke glasig geschwollen schien. Bei sonst fehlender Absonderung lag im inneren Augenwinkel ein kleiner Eitertropfen, der viele mit Gonokokken vollgepfropfte Zellen enthielt. Die Beobachtung ergab, daß von der Oberfläche des flachen Buckels kleine Eiterfäden frei wurden, die durch den Lidschlag nach dem inneren Augenwinkel gelangten und dort zu einem Tropfen sich sammelten. Während das rechte Auge stets nur die leichte katarrhalische Conjunctivitis aufwies, ging der Zustand des linken nun rasch in den der typischen Bindehautblennorrhöe über. Gleichzeitig war es trotz negativer Kokkenbefunde im Blute zu einem gonorrhoischen Pleuraexsudat gekommen. Der weitere Verlauf der Erkrankung des linken Auges war der übliche, mit dem Unterschied, daß eine Zeitlang am oberen Limbus eine Anzahl Knötchen auftauchten, die an Phlyktänen erinnerten. Unter KALTschen Spülungen mit Kaliumpermanganat heilte die Erkrankung.

Die gewöhnlichen, nicht das Bild der echten Blennorrhöe nachahmenden Fälle der Conjunctivitis metastatica faßt C. F. HEERFORDT (a) unter dem

Namen „Subconjunctivitis epibulbaris gonorrhoica" zusammen. Er untersuchte die Patienten der Haut- und Geschlechtsabteilung des Kopenhagener städtischen Krankenhauses und konnte unter 2310 Gonorrhoikern 23mal, d. h. in 1 % die Conjunctivalaffektion finden. Unter diesen 23 litten 17 gleichzeitig an Rheumatismus der Extremitäten.

Im allgemeinen wird die endogene gonorrhoische Conjunctivitis als ein Leiden geschildert, das wie eine einfache katarrhalische Entzündung verläuft, die sich mit Vorliebe in den Übergangsfalten entwickelt, doch gibt es hiervon manche Abweichungen. So beobachtete HEERFORDT das Leiden vorzüglich als eine Entzündung des epibulbären, conjunctivalen Bindegewebes (Mucosa, Submucosa conjunctivae, Episclera), die recht häufig von typischen, conjunctivalen Phlyktänen begleitet ist. Schon 1850 hatte BRANDES unter dem Titel „Ophthalmia rheumatico-gonorrhoica" diese Zustände näher beschrieben und behauptet, daß die sehr leichte, im Verlaufe der Gonorrhöe auftretende Bindehautkomplikation besonders die Conjunctiva bulbi und die Sclera befällt und sich hier in der Hauptsache in der Erweiterung der oberflächlichen oder tiefen Gefäße äußert. In der Regel findet sich eine leichte, aber deutliche ödematöse Schwellung der ergriffenen Teile der Conjunctiva bulbi, die mit geringer Lichtscheu und stechenden Schmerzen einhergeht. G. HALTENHOFF sah ebenfalls eine sehr lebhafte Injektion der Conjunctiva bulbaris, die durch frischrote punktförmige Hämorrhagien ausgezeichnet war und sich gegen den Hornhautrand allmählich verlor. Auf das Vorkommen der kleinen Gebilde am Limbus, die auch in der Krankengeschichte von DAVIDS erwähnt sind, weist HEERFORDT besonders hin. Die Entzündung ist den gewöhnlichen Formen der Conjunctivitis mit sandkorngroßen Phlyktänen dann sehr ähnlich. Sie treten in Form geborstener oder nicht geborstener typischer kleiner Bläschen, zuweilen nicht nur am Limbus, sondern auch zerstreut an der Oberfläche der Conjunctiva auf. Wenn die metastatische Ophthalmie tiefer, im submukösen Gewebe sitzt, kann man häufig sehen, daß das Leiden sich durch Ausläufer gegen den Limbus fortpflanzt. Unter diesen Bedingungen kommen dann auch größere Phlyktänen zum Vorschein.

Auch die *Hornhaut* wird in Mitleidenschaft gezogen, und es gibt manchmal nach HEERFORDT (b) eine *„endogene gonorrhoische Keratitis"*. Sie kann den Charakter der gewöhnlichen phlyktänulären Keratitis tragen oder ausgesprochen herpetiform auftreten. Endlich kommen Fälle vor, bei denen die Affektion erst nach mehrtägiger Beobachtung von der gewöhnlichen diffusen parenchymatösen Keratitis zu trennen ist. Diese verschiedenen Erkrankungsarten können manchmal gleichzeitig oder bei demselben Patienten schnell hintereinander auftreten. Meist ist die typische Subconjunctivitis epibulbaris damit vergesellschaftet. HEERFORDT bringt die Mitbeteiligung der Cornea damit in Zusammenhang, daß ein Säftestrom von dem subconjunctivalen Gewebe am Limbus in die Membran Eingang findet. Übrigens verdanken wir ihm auch den interessanten Aufschluß, daß sich in der Conjunctiva, bzw. der Pars conjunctivalis corneae nur dieselben Folgezustände abspielen, die auch an der äußeren Haut bekannt sind; denn hier treten ebenfalls oberflächliche und tiefe Entzündungen auf (Bläschen, herpesartige Eruptionen, hämorrhagische Affektionen), die häufig von rheumatischen Schmerzen begleitet sind.

Der **Verlauf** ist sehr launisch. Ohne daß schwere Zustände bei der ohne Gonokokkenausscheidung einhergehenden endogenen Conjunctivitis ausgelöst werden, kommt es zu großen Schwankungen in der Heftigkeit der katarrhalischen Erscheinungen und zu häufigen Rezidiven.

Die **Prognose** ist jedoch in diesen Fällen durchaus günstig. Meist hält der Reizzustand nur wenige Tage an, und es gehen auch die hartnäckigen

Entzündungen allmählich in volle Heilung über. Höchstens bleibt infolge einer Hornhautkomplikation hin und wieder eine zarte Nubecula zurück.

Die **Therapie** ist in bezug auf die Conjunctiva rein symptomatisch. Mit der Ausheilung der Gonorrhoea urethrae geht auch die endogene Conjunctivitis zurück.

Literatur.

Endogene Conjunctivitis der Gonorrhoiker.

DAVIDS, HERRMANN: (a) Über metastatische Conjunctivitis bei Gonorrhoikern. Med. Klin. **1910**, Nr 25. (b) Weitere Mitteilungen über die metastatische Conjunctivitis bei Gonorrhoikern. Graefes Arch. **87**, 160 (1914).
HALTENHOFF, G.: Über Conjunctivitis gonorrhoica ohne Inokulation. Arch. Augenheilk. **14**, 103 (1885). — HEERFORDT, C. F.: (a) Über Subconjunctivitis epibulbaris gonorrhoica. Graefes Arch. **72**, 344 (1909). (b) Über endogene gonorrhoische Hornhaut- und Hautaffektionen. Graefes Arch. **77**, 145 (1910).
SIDLER-HUGUENIN: Über metastatische Augenentzündungen, namentlich bei Gonorrhöe. Arch. Augenheilk. **69**, 346 (1911).

g) Die Badconjunctivitis.

Es war vorauszusehen, daß die Schwimmbäder in Bassins, aber auch die vielbesuchten Volksbäder am Strande stehender Gewässer unter Umständen die Quelle für übertragbare Augenleiden werden können. In der Tat sind seit Errichtung dieser erst neuerdings stark in Aufnahme gekommenen Anstalten Bindehauterkrankungen aufgetaucht, die früher ganz unbekannt waren. Sie sind dadurch besonders ausgezeichnet, daß die Veränderungen einem frischen Trachom sehr ähneln.

Ätiologie. Man war von vornherein der Ansicht, daß es sich entweder um eine modifizierte trachomatöse Infektion oder um eine Wirkung des Sekrets Geschlechtskranker handeln könnte. ENGELKING hat darauf hingewiesen, daß die Einschlußblennorrhöe (s. S. 39) und die Badconjunctivitis vielfache Berührungspunkte in ihren klinischen und pathologisch-anatomischen Symptomen erkennen lassen, und ebenso wichtig ist die Mitteilung von FODOR, daß er unter 28 Fällen 24mal die PROWAZEK-HALBERSTAEDTERschen *Körperchen* im Sekretabstrich feststellen konnte. W. ROHRSCHNEIDER fand in Berlin unter 22 Fällen 15mal (68%) die Einschlüsse. In dem Kapitel über das Trachom ist ausführlich die mutmaßliche Bedeutung dieser Zelleinschlüsse erörtert (s. S. 81), und es sei nur hier kurz erwähnt, daß das Trachom und die nicht gonorrhoische Urethritis vielleicht einen ätiologisch gemeinsamen Ausgangspunkt haben. So liegt es durchaus im Bereiche der Möglichkeit, daß die krankmachende Ursache in der Beimengung von infektiösem Material zu suchen ist, das der Einschluß-Urethritis oder -Vaginitis entstammt. Zum mindesten bleibt die Übereinstimmung auffallend, daß man beim Trachom wie bei der Badconjunctivitis in 85% die Einschlußkörperchen antrifft. Freilich ist es fraglich, ob die von FODOR aufgestellte Annahme, daß alle Bindehautleiden, bei denen man die Körperchen findet, ätiologisch einheitlich zu beurteilen sind, zu Recht besteht. Er teilt diese in drei Gruppen: Die akute Erkrankungsform soll die Einschlußblennorrhöe der Neugeborenen, die subakute die Schwimmbadconjunctivitis und das akute Trachom und die chronische das Trachoma verum bilden. Nach seiner Ansicht spielt die Disposition eine größere Rolle, als man anzunehmen geneigt ist. Freilich hat FODOR ein Moment außer acht gelassen: die bei der Badconjunctivitis oft zu findende Anschwellung der regionären Lymphdrüsen, die der Blennorrhöe und dem Trachom fehlt.

Als erwiesen muß man ansehen, daß es in der Tat das Badewasser ist, das die Infektion überträgt. Oft erkranken mehrere Angehörige desselben Schwimmvereins gleichzeitig, und die wenigen zur Beobachtung gelangenden Fälle von Badconjunctivitis bei Patienten, die keines der Bäder besucht haben, erklären sich dadurch, daß sie durch die Übertragung mittels Handtücher oder gemeinsam benutzten Waschwassers seitens der schon vorher ergriffen gewesenen Familienangehörigen zustande gekommen sind. Es steht auch fest, daß eine ausgebrochene Schwimmbadconjunctivitis-Endemie nach exakt und regelmäßig durchgeführter Desinfektion des Wassers mittels Chlor (Chlorgas [ERICH SELIGMANN] oder Chlorkalk [MAURICE BENOIT]) zum Erlöschen kommt.

In einer jüngst erschienenen Arbeit leugnet O. AUST allerdings, daß die „Schwimmbadconjunctivitis" eine klinisch und ätiologisch einheitliche Erkrankung sei. Mindestens kämen zwei Ursachen in Betracht. Die eine sei das Einschlußvirus aus genitaler Quelle. Im Gegensatz zu den leichter verlaufenden akuten follikulären Katarrhen, die nach dem Bädergebrauch auftreten und auf eine andere Ursache zurückgeführt werden müßten, nähmen die mit positivem Einschlußkörperchenbefund ausgezeichneten Fälle durchweg einen schwereren Verlauf. „Das Vorkommen von einschlußpositiven Fällen nach Bädergebrauch stellt nichts weiter als eine der vielen durch die ursprüngliche Lokalisation des Erregers (in der Genitalschleimhaut) gegebenen Möglichkeiten dar. Sie sind als Einschlußinfektionen zu bezeichnen, da Einschlußinfektion im Gegensatz zur Schwimmbadconjunctivitis ein klinisch und ätiologisch festgelegter Begriff ist." Aus diesen Schlußfolgerungen ergibt sich jedenfalls, daß der ganze Fragenkomplex Einschlußblennorrhöe-Schwimmbadconjunctivitis-Trachom noch so manche Kontroverse in sich birgt.

Symptome. Die Veränderung der Bindehaut kann zwischen dem Bilde einer leichten Conjunctivitis follicularis (s. S. 99) und einer schweren, mit Wucherung des Papillarkörpers einhergehenden Entzündung schwanken. Meist ist die Erkrankung dadurch ausgezeichnet, daß sie eine *auffallende Ähnlichkeit mit frischem Trachom* darbietet. Sie unterscheidet sich indessen von diesem sehr wesentlich dadurch, daß sie in nicht zu langer Zeit ausheilt und keinen dauernden ernstlichen Schaden stiftet.

Das klinische Bild ist gut abgrenzbar. Im allgemeinen verstreichen 8—14 Tage, bis sich die ersten Kennzeichen bemerkbar machen, und entsprechend der Zufälligkeit der Übertragung ist zumeist anfänglich nur ein Auge befallen. Wird das zweite im Laufe der Erkrankung angesteckt, so kommt nur eine abgeschwächte Entwicklungsform zustande, weil mittlerweile wohl eine gewisse aktive Immunisierung Platz gegriffen hat (W. COMBERG). Schon der Anblick des Äußeren des Auges bietet verwertbare Kennzeichen. R. PADERSTEIN schildert den Eindruck, den ein solcher Kranker macht, treffend wie folgt. „Betritt ein jugendlicher Patient — meist handelt es sich um kräftige, junge Leute — das Sprechzimmer mit stark verkleinerter Lidspalte des einen Auges, etwas verdickten Lidern, geringer oder fehlender Rötung der Augapfelbindehaut, ohne Lichtscheu, ohne Borkenbildung, sehr geringem Tränen, so darf man es schon wagen, als Erstes die Frage an ihn zu richten, wann und wo er im Schwimmbad war." Neben der Verengerung der Lidspalte (Pseudoptosis) kommt der *Anschwellung der gleichzeitigen Präaurikulardrüse* eine diagnostische Bedeutung zu. Wenigstens hat PADERSTEIN eine solche fast nie vermißt, während die anderen Beobachter auf diese Komplikation anscheinend weniger geachtet haben. Der eigentliche Sitz der Erkrankung wird aber erst erkennbar, wenn man die Lidspalte öffnet und nach Ektropionierung des Oberlides die Innenfläche des Tarsus und die Übergangsfalte untersucht. Im Gegensatz zu der auffallend geringen Beteiligung der

Conjunctiva bulbi zeigen die Lidinnenflächen eine hochgradige Schwellung und strotzende Blutfülle des Papillarkörpers und sogar hahnenkammartige Wucherungen in der Conjunctiva fornicis. Schon dieser Befund ist demjenigen bei frischem Trachom recht ähnlich; aber die Übereinstimmung geht noch weiter, indem in der Bindehaut der Lider und der Übergangsfalten in großer Anzahl glasige Körner eingebettet sind, die manchmal auf die Carunkel und die halbmondförmige Falte übergreifen, nie aber im Bereiche der Augapfelbindehaut angetroffen werden. Hin und wieder sieht man auch eine Komplikation seitens der Hornhaut, indem eine deutliche pericorneale Injektion aufflammt und sich feinste oberflächlich gelegene Trübungen nach dem Typus der Keratitis superficialis punctata entwickeln. Zu einem wirklichen Pannus kommt es indessen nicht, obgleich sich ab und zu Ansätze hierzu finden. Sie

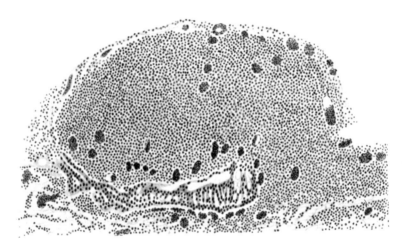

Abb. 30. Granulum aus der Übergangsfalte eines Patienten mit Badconjunctivitis. Die Zellanhäufung besteht im wesentlichen aus Lymphocyten. Der Epithelbelag fehlt. (Nach E. Engelking.)

bestehen in einer leichten Schwellung und stärkeren Gefäßfüllung der Conjunctiva am oberen Limbus und einer zarten Vaskularisation der angrenzenden Hornhautgebiete.

Trotz dieser immerhin bedrohlich erscheinenden Veränderungen gestaltet sich der weitere Verlauf harmlos; denn innerhalb einiger Wochen und Monate gehen die Bindehautwucherungen und auch die glasigen Granula vollständig zurück, so daß die Erkrankung, ohne Narben zu hinterlassen, ausheilt. Auch die Drüsenschwellung verschwindet und führt nicht, wie diejenige bei der Conjunctivitis Parinaud, zur Vereiterung. Höchstens bleibt eine gewisse Neigung zu leichteren Reizzuständen der Bindehaut und eine Andeutung der Pseudoptosis bestehen. W. Rohrschneider schätzt die Krankheitsdauer auf durchschnittlich $^1/_2$ Jahr.

Manchmal beschränkt sich die Infektion nicht nur auf die Schleimhaut des Auges, sondern es stellt sich auch ein Katarrh des Nasenrachenraums und der Tuben ein, die eine vorübergehende Schwerhörigkeit nach sich zieht (Amersbach, E. Engelking).

Die *Absonderung der Bindehaut* zeigt ein wechselndes Verhalten. Sie kann ganz fehlen, oder es kommt nur zu einem vermehrten Tränenfluß unter Beimengung kleiner Flöckchen. Nur sehr selten nimmt sie eitrigen Charakter an; es bilden sich in solchen Fällen auch Borken am Lidrande, ja auch kleine Lidrandgeschwürchen.

Wenn oben gesagt wurde, daß die Bindehaut des Augapfels in den typischen Fällen unbeteiligt bleibt, so gibt es doch Ausnahmen. FODOR sah in ihrem Bereiche eine stärkere Gefäßfüllung und sogar Chemosis. Ebenso eigenartig war in machen Fällen der Befund an der Conjunctiva tarsi, die mit Pseudomembranen bedeckt war.

Pathologische Anatomie. Die adenoide Schichte ist diffus infiltriert und wie beim Trachom herrschen Lymphocyten vor (Abb. 30). Die Follikel entbehren aber des ausgeprägten, sich heller färbenden Keimzentrums (COMBERG). Epitheloide und Plasmazellen fehlen nicht (ENGELKING).

Differentialdiagnose. Angesichts des klinischen Bildes der typischen frischen Fälle dürfte es, vielleicht abgesehen von der Einseitigkeit und der Schwellung der regionären Drüsen, unmöglich sein, die Abgrenzung gegenüber einem frischen Trachom bei der ersten Untersuchung mit Sicherheit zu finden. Alle Unterscheidungsmerkmale, die sonst z. B. den Follikularkatarrh vom Trachom zu differenzieren erlauben, lassen uns hier im Stich. Auch die von J. CHAILLOUS und NIDA geltend gemachte Beobachtung, daß die Farbe der Badconjunctivitis-Follikel derjenigen des Mutterbodens gleicht, dürfte nicht ausschlaggebend sein. Nur die Erweichung fehlt. Vor allem, wenn die Beobachtungen ganz sporadisch auftreten, wird die Diagnose anfänglich fälschlich auf Trachom lauten und erst durch den weiteren Verlauf eine Korrektur erfahren. Auch die Conjunctivitis PARINAUD (s. S. 90) muß in Erwägung gezogen werden. Bei ihr sind die Drüsenschwellungen sehr auffallend und ebenso deren Vereiterung bemerkenswert.

Therapie. Zweifellos heilt die Erkrankung von selbst ab, auch wenn gar nichts weiter unternommen wird. Man kann aber die Besserung beschleunigen, indem man bei Vorhandensein sehr starker Wucherungen zum Kupferstift oder zum Argentum nitricum greift. In leichteren Fällen genügen die gewöhnlichen adstringierenden Mittel.

Literatur.

Badconjunctivitis.

AMERSBACH: Schwimmbadtubenkatarrh. Med. Klin. **1929** II, 1758. Ref. Zbl. Ophthalm. **22**, 577. — AUST, O.: Beiträge zur Trachomforschung (Einschlußinfektion, Einschluß-blennorrhöe, Schwimmbadconjunctivitis und ihre Beziehungen zueinander). Graefes Arch. **123**, 93 (1929).

BENOIT, MAURICE: Prophylaxie de la conjonctivite folliculaire de piscine. Ann. d'hyg. publ. **3**, 111 (1925). Ref. Zbl. Ophthalm. **15**, 103.

CHAILLOUS, J. et NIDA: Conjonctivite folliculaire aiguë chez des habitués d'une piscine parisienne. Ann. d'Ocul. **159**, 274 (1922). — COMBERG, W.: Uber Badconjunctivitis. Z. Augenheilk. **44**, 13 (1920).

ENGELKING, E.: Die Schwimmbadconjunctivitis in ihren Beziehungen zum Trachom, zur Einschlußblennorrhöe und Gonorrhöe. Klin. Mbl. Augenheilk. **74**, 622 (1925).

FODOR, G.: Über die Beziehungen der Schwimmbadconjunctivitis zum Trachom. Z. Augenheilk. **63**, 150 (1927).

PADERSTEIN, R.: Was ist Schwimmbadconjunctivitis? Klin. Mbl. Augenheilk. **74**, 634 (1925).

ROHRSCHNEIDER, WILHELM: Die Schwimmbadconjunctivitis und ihr endemisches Auftreten in Berlin von 1919—1925. Klin. Mbl. Augenheilk. **76**, 619 (1926).

SELIGMANN, ERICH: Zur Hygiene der Hallenschwimmbäder. Unter besonderer Berücksichtigung der Schwimmbadconjunctivitis. Z. Hyg. **98**, 22 (1922). Ref. Zbl. Ophthalm. **10**, 51.

h) Das Trachom (Conjunctivitis trachomatosa, granulosa. Körnerkrankheit. Ägyptische Augenentzündung).

Ätiologie. Trotz einer erdrückenden Fülle von sorgfältigen klinischen, bakteriologischen, pathologisch-anatomischen und immunbiologischen Untersuchungen ist die Lehre vom Trachom immer noch ein viel umstrittenes Gebiet. Das liegt im wesentlichen daran, daß es sich zwar nach dem Urteil aller Forscher sicher um eine Infektionskrankheit handelt, deren Erreger aber unbekannt ist. Außerdem muß betont werden, daß das Leiden anscheinend in weiten Grenzen von äußeren Bedingungen abhängig ist, soweit das klinische Bild in Frage kommt. Vor allem spielen das Klima und die Lebensgewohnheiten der Bevölkerung, sowie auch Mischinfektionen eine große Rolle. Die von C. Bakker gegebene Schilderung des Trachoms in den Tropen (Bd. 7 des Handbuchs) bildet daher eine wertvolle Ergänzung zu dem vorliegenden Kapitel.

Auch die Hoffnungen, die man an die jüngst erschienene umfassende Studie von Hideyo Noguchi geknüpft hat, sind trügerisch gewesen. Da jedoch die Akten über das von ihm gefundene „Bacterium granulosis" noch nicht geschlossen sind und weitere Kontrolluntersuchungen wohl erwartet werden können, müssen wir uns mit dem Problem etwas eingehender beschäftigen.

Noguchi impfte bei einigen Fällen, die ihm mit der Diagnose „Trachom" vorgeführt worden waren, von der Bindehaut Sekret ab und konnte einen Bacillus isolieren, der sich auf Pferdeblutagar, nicht so gut auf Kaninchenblutagar, sowie auf einer Anzahl anderer Nährböden weiter züchten ließ. Er ist Gram-negativ, beweglich, hat keine Kapsel, bildet keine Sporen und hat eine polständige Geißel. Für Kaninchen, Meerschweinchen, Ratten und Mäuse ist er apathogen; doch gelang es durch subconjunctivale Verimpfung bei Affen (Macacus rhesus und Schimpanse) eine Bindehauterkrankung hervorzurufen, die Noguchi für identisch mit dem menschlichen Trachom erklärte. Von Tier zu Tier konnten bis zu vier Passagen durchgeführt werden, und zwar erwies sich das krankhaft veränderte Gewebe zwischen dem 17. und 204. Tage nach Verimpfung der Kultur infektiös. Immer bewahrten die erzielten Prozesse die gleichen klinischen und pathologisch-anatomischen Eigenschaften. Schließlich war es auch möglich, die Keime in spärlicher Anzahl in dem Inhalt von menschlichen Bindehautfollikeln zu finden, insofern sich in den nach Giemsa und nach Gram gefärbten Ausstrichen der ausgequetschten Granula extracellulär gelegene winzige, einzeln und paarweise oder in Gruppen angeordnete, teilweise leicht gekrümmte Keime darstellen ließen. Freilich waren alle Bemühungen, mit dem Follikelbrei des menschlichen Trachoms selbst die Erkrankung auf die Affenconjunctiva zu übertragen, erfolglos.

Nach der Mitteilung K. Lindners muß aber bezweifelt werden, daß die Patienten, von deren Bindehaut Noguchi die Keime durch die Abimpfung gewonnen hatte, an wirklichem Trachom erkrankt gewesen sind. Er konnte die betreffenden Personen in Amerika nochmals untersuchen und feststellen, daß sie nur zum Teil echtes Trachom darboten, während eine zweite Reihe an einer follikulösen Conjunctivitis litt. Es war ihm auch möglich, die von Noguchi geimpften Affen zu durchmustern, und es ergab sich, daß ein Krankheitsbild zustande gekommen war, welches als typische Follikulose, aber nicht als Trachom diagnostiziert werden konnte. Somit ergibt sich nach Lindner der Schluß, daß Noguchi nicht den Erreger der Granulose, sondern einer Form von Conjunctivitis folliculosa rein gezüchtet hat. Andere Nachuntersuchungen liegen bei Abschluß des vorliegenden Kapitels (September 1929) noch nicht vor.

Die Versuche, durch Übertragen von trachomatösem Material auf die Bindehaut von Tieren die Ursache der Erkrankung aufzuklären, sind sonst niemals von einem brauchbaren Erfolge gekrönt worden; denn die Conjunctiva selbst der höheren Affen antwortet auf die Impfung nur mit einer indifferenten Entzündung. Kommt es wirklich zur Entstehung von Follikeln, so unterscheiden sie sich von den Trachomkörnern sehr wesentlich dadurch, daß ebensowenig eine Erweichung des Inhalts und ein Platzen als eine Narbenbildung zur Beobachtung gelangt (v. Hess und Römer, Halberstaedter und Prowazek, Alfred Leber).

P. Junius untersuchte die in Kochsalzlösung suspendierte Zellmasse des Granulums im hängenden Tropfen und fand in den Zellen eingeschlossene und freie blasige Gebilde, die er in ihrer weiteren Entwicklung verfolgen konnte; aber auch dieser Weg zur Erforschung der Ätiologie hat nicht zum Ziele geführt.

A. Botteri glaubt feststellen zu können, daß das unbekannte Virus bei Aufbewahrung des Follikelmaterials bei 0—10° und bei Erwärmung auf 41—43° C binnen 3 Stunden seine Ansteckungsfähigkeit verliert.

In der Frage nach der Ursache des Trachoms spielen die HALBERSTAEDTER-PROWAZEK-schen *Einschlußkörperchen* heute die führende Rolle. Im Rahmen der pathologischen Anatomie des Trachoms ist diesem Befunde ein ausführliches Kapitel gewidmet (S. 81).

Historisches. Nach den Angaben von J. HIRSCHBERG ist die Erkrankung bereits im Altertum bekannt gewesen; denn in den unechten Schriften der Hippokratiker spielt schon das „Schaben der (körnigen) Bindehaut", sowie das „Ausschneiden der verdickten (körnigen) Bindehaut" eine Rolle. Wahrscheinlich war bei den Griechen die Granulose sehr verbreitet. Die Kupfersalbe gehörte zu dem Arzneischatz. PAULUS VON AEGINA (7. Jahrhundert) schildert in seinem Kanon der Augenheilkunde unter der Überschrift „περὶ τραχώματος" das Leiden in der Übersetzung HIRSCHBERGs folgendermaßen: „Trachom ist eine Rauhigkeit der Innenfläche des Lides. Bei größerer Intensität, wenn sie gleichsam Einschnitte enthält, wird sie Feigenkrankheit genannt. Ist sie aber chronisch und narbig geworden, dann wird sie mit dem Namen Schwiele belegt." Die Araber fußten auf der Medizin der Griechen, und ALI B. ISA aus Bagdad (1000 n. Chr.) unterscheidet 4 Stufen des Trachoms: Körner, stärkere Rauhigkeiten, Bild einer geplatzten Feige, Verhärtung mit Schleifen der Wimpern.

Wie die Blennorrhöe, so hat sich auch das Trachom in Ägypten eingenistet[1], und mit den aus Afrika zurückkehrenden Heeren Napoleons faßte die Seuche auf dem europäischen Erdteile Fuß. Das Aufflammen der Epidemien im Anschluß an die Feldzüge in Ägypten gab der Erkrankung dann den Namen „ägyptische Augenentzündung". Das schließt natürlich nicht aus, daß schon vorher in Europa an einzelnen Stellen Trachomherde bestanden haben.

Epidemiologie. Zur Zeit ist in Europa das Trachom in den südlichen und östlichen Ländern endemisch, und im Deutschen Reiche sind es Ost- und Westpreußen sowie das Eichsfeld, die noch zahlreiche Trachompatienten beherbergen. Hin und wieder kommen auch kleinere Endemien vor, die namentlich von polnischen Saisonarbeitern eingeschleppt werden.

Die *Frequenz* des Leidens ist im Hinblick auf seinen seuchenhaften Charakter in den einzelnen Ländern äußerst verschieden und schwankt auch je nach dem Maße der energischen Bekämpfung. Wie JAAN UNDELT berichtet, stellte RÄHLMANN in Dorpat 1897 fest, daß 50% aller Erblindungen durch Trachom veranlaßt waren; GOLOWIN errechnete für Rußland überhaupt 1910 21,4%. Hingegen ergab die Statistik von UNDELT 1927 für Dorpat nur noch 14,1%.

Disposition. Es ist darüber gestritten worden, ob das Trachom eine bestimmte Erkrankungsbereitschaft voraussetzt, die entweder an eine ganze *Rasse* oder an das einzelne *Individuum* gebunden ist. AXENFELD hat nach genauer Prüfung der Umstände, die dafür oder dagegen sprechen, den Schluß gezogen, daß es höchstens eine relativ größere oder geringere Empfänglichkeit, aber nicht einen Schutz gegenüber der Infektion gibt. Auch die Beobachtung, daß eine einzelne Person oder, wie im Weltkriege, große Heere inmitten einer verseuchten Umgebung gesund bleiben, ist durchaus nicht ohne weiteres in dem Sinne zu verwerten, daß eine Immunität erwiesen ist; denn der Ansteckungsmodus ist beim Trachom insofern erschwert, als das problematische Virus wohl zweifellos im eingetrockneten Zustande sehr rasch zugrunde geht. Es muß die Übertragung in feuchter

---

[1] Noch heute ist Ägypten dasjenige Land, in dem ansteckende Bindehautleiden ungemein häufig sind. Doch spielt das Trachom keineswegs die ausschlaggebende Rolle, wenigstens nicht als alleinige Infektion; denn die dortigen Fälle sind zumeist durch eine profuse eiterige Sekretion ausgezeichnet, die in dieser Form dem eigentlichen Leiden fremd ist. Nach der Zusammenstellung von TH. AXENFELD rührt diese Eigentümlichkeit daher, daß das Trachom in Ägypten vielfach mit einer chronischen Gonoblennorrhöe vergesellschaftet ist und daß die mehr akuten katarrhalischen Fälle auf einer gleichzeitigen Infektion mit KOCH-WEEKschen Bacillen, manchmal auch mit Pneumokokken beruhen, während die subakut verlaufenden Erkrankungen durch die Anwesenheit von MORAX-AXENFELDschen Diplobacillen das Gepräge bekommen.

Form geschehen, wie sie durch gemeinsame Benutzung des Waschwassers, sowie des Schwamms oder Handtuchs oder durch die direkte Überimpfung durch das Bindehautsekret gegeben ist.

Auch die früher für zutreffend gehaltene Lehre, daß kleine Kinder, vor allem Säuglinge, niemals Trachom bekommen, ist nicht richtig; denn in der Tat liegen solche Fälle vor, und kein Lebensabschnitt gewährt Schutz. Wiederum ist es die geringere oder die größere Möglichkeit der Ansteckung, die den Ausschlag gibt; denn schon die Tatsache, daß mit dem Beginne des Schulbesuchs die Häufigkeit der Infektion steigt, deckt die eigentlichen Zusammenhänge auf. Vielleicht spielt auch der Umstand eine Rolle, daß die kindliche Bindehaut noch kein lymphatisches Gewebe hat (s. unten; Jaan Undelt).

Man ist ferner der Frage nachgegangen, ob es eine *erworbene Immunität* beim Trachom gibt, d. h. ob das Überstehen einer Ansteckung das erneute Fußfassen der Erkrankung verhindert oder erschwert. Die kritische Untersuchung dieser Möglichkeit hat keine Beweise dafür gebracht. Spricht doch schon die oft genug zu machende Beobachtung, daß auf alten Narben ein frischer Schub von Trachom zustande kommt, dagegen.

Konstitution. Auch der *Einfluß gleichzeitig bestehender anderer körperlicher Leiden* auf den Ausbruch und den Ablauf eines Trachoms ist verfolgt worden und hat eine durchaus verschiedene Beurteilung erfahren. Das liegt zum Teil an dem Umstande, daß, wie wir noch sehen werden, die Meinung darüber auseinandergeht, ob die Conjunctivitis follicularis eine Vorstufe des Trachoms ist oder nicht, und daß die follikuläre Entzündung (s. S. 99) in einer gewissen Beziehung zum konstitutionellen Lymphatismus steht.

A. Angelucci mit seinen Schülern stellt die *lymphatische Konstitution* als Grundlage der Trachomentstehung hin und geht soweit, sie als „Prätrachom" zu bezeichnen. In einer jüngst erschienenen Monographie, die seine Ansicht von der Beziehung des „Adenoidismus" zum Trachom darlegt, zeigt er an einer Anzahl von Krankengeschichten, daß im besonderen dann die Heilungsaussichten steigen, wenn neben einer sorgfältigen Allgemeinbehandlung die Bekämpfung der adenoiden Wucherungen des Nasen-Rachenraums in Angriff genommen wird. Johann Brana hat das Augenmerk auf konstitutionelle Symptome gelenkt. Er fand bei einem verhältnismäßig großen Prozentsatz Trachomkranker degenerative Kennzeichen, die ebenfalls mit dem Lymphatismus zusammenhängen sollen. Der von ihm als begünstigendes Moment angesprochene „Status trachomatosus" hat folgende Merkmale: kleiner Wuchs, kurze Knochen, bleiche Gesichtsfarbe, Minimalblutdruck unter 63 mm Hg, relative Lymphocytose [1], Vagotonie, Hinzutreten chronischer Intoxikationen, kongenitale Lues usw. Was die letzte anlangt, so soll sie sich bei den Trachomatösen weniger durch die Hutchinsonsche Zahnbildung oder die Keratitis parenchymatosa, sowie die Wassermannsche Reaktion äußern, als durch feinere Stigmata gekennzeichnet sein, wie zarte Rhagaden in der Umgebung des Mundes, Narben am weichen Gaumen und Rachen. Mithin kämen mildere Prozesse in Frage. Daneben sei bei den Patienten eine ungenügende Modellierung der vorspringenden Gesichtsteile (Nase, Lippen, Kiefer) häufig erkennbar. In dem Kapitel über die Tropenkrankheiten des Auges (Bd. 7 des Handbuchs) betont auch C. Bakker, daß die Trachombehandlung in den südlichen Zonen nur dann von Erfolg

---

[1] Jaan Undelt hat das Blutbild von 100 Trachomkranken näher untersucht. Mit vereinzelten Ausnahmen war die Erythrocytenzahl normal. Von 91 Trachomatösen zeigten 62 eine normale Leukocytenzahl, 21 Leukocytose und 8 leichte Leukopenie. Dagegen hatten 66 von 100 eine relative Lymphocytose und 36 von 91 auch absolute Lymphocytose. Dabei scheint beim frischen Trachom die Lymphocytose häufiger vorzukommen; doch bestand dieser Zustand auch nach Heilung oder Besserung weiter.

gekrönt ist, wenn eine etwa vorhandene Syphilis zuvor zur Abheilung gebracht wurde.

Es wird dabei in den Arbeiten mehrfach darauf aufmerksam gemacht, daß zwischen dem konstitutionellen Lymphatismus und der Lungentuberkulose eine Gegensätzlichkeit vorhanden ist, und infolgedessen hat ANGELUCCI die Ansicht vertreten, daß auch zwischen Lungentuberkulose und Trachom ein Antagonismus bestehe, eine Behauptung, deren Richtigkeit J. WINSKI bestritten hat. Auch L. STEINER zweifelt den Einfluß des Lymphatismus an. Er überschaut eine 20jährige Tätigkeit in Java, wo das Trachom sehr verbreitet ist, der konstitutionelle Lymphatismus aber kaum vorkommt, und vergleicht damit seine Erfahrungen in der Schweiz mit ihrer Disposition für den Lymphatismus und dem Fehlen von Trachom. JOSEF v. JILEK und ELISABETH KRISZTICS glauben, daß der von ANGELUCCI gefundene lymphatische Symptomenkomplex nichts anderes als die exsudative Diathese darstellt, von der es längst bekannt ist, daß sie zwar selten zur Lungentuberkulose führt, dafür aber die Widerstandsfähigkeit des Körpers gegenüber allen infektiösen Schädlichkeiten herabsetzt. Damit falle der Begriff des „Prätrachoms" in sich zusammen. Aus jüngster Zeit liegt eine eingehende Untersuchung von R. C. MIKAELJAN, A. N. KRUGLOW und J. D TARNOPOLSKY aus der Trachomklinik in Kasan vor, die speziell auf die Beziehungen des Leidens zur Konstitution achteten. Es ergab sich, daß unter 125 Erwachsenen, die im reifen Alter mit Trachom angesteckt worden waren, 120 eine normale Konstitution hatten, sowie daß überhaupt Anomalien in dieser Hinsicht und ebenso die BRANAschen Degenerationsstigmata nur vereinzelt bei Trachomatösen beobachtet wurden. Ebenso selten wurde ein Zusammenvorkommen von Trachom mit Lues, Tuberkulose und Rachitis angetroffen. Somit darf aus der bislang vorliegenden Literatur der Schluß gezogen werden, daß eine *Disposition zur trachomatösen Infektion durch irgendeine Allgemeinkrankheit und Konstitutionsanomalie nicht erwiesen ist, wohl aber die ausgebrochene Erkrankung durch diese Faktoren unter Umständen an Schwere und Hartnäckigkeit gewinnt.*

Trachom und Follikularkatarrh. Grundsätzlich wichtig ist die Frage, *ob das Trachom eine einheitliche Erkrankung darstellt oder ob verschiedene Ursachen den Symptomenkomplex hervorzurufen vermögen.* Solange die bakteriologische Seite des Problems der genügenden Klärung entbehrt, ist es schwer, hierauf eine vorbehaltlose Antwort zu geben, zumal die neuen Erfahrungen über die Krankheitsbilder berücksichtigt werden müssen, die sich nach Verimpfung mit den HALBERSTAEDTER-PROWAZEKschen Einschlußkörperchen einstellen. Außerdem dürfen auch die Befunde bei der sog. Schwimmbadconjunctivitis (s. S. 58) und dem durch Heleborus odorus erzeugten artefiziellen Trachom (S. 120) nicht außer acht gelassen werden. Diese Veränderungen ergeben vielfach Übereinstimmung mit dem echten Trachom. Aber genau so, wie wir eine Membranbildung auf der Bindehautoberfläche durch das Toxin der Diphtheriebacillen, durch Staphylokokken und durch Ätzmittel zu erzeugen vermögen und trotzdem allen Grund haben, an dem Begriffe der Conjunctivitis diphtherica festzuhalten, bleibt auch das Trachom meines Ermessens als einheitliches Krankheitsbild bestehen. Wenn auch nicht geleugnet werden kann, daß Übergänge zu anderen Bindehautleiden deutlich erkennbar sind, so dürfen wir uns durch solche Beobachtungen nicht verleiten lassen, an die Stelle des Begriffs des typischen Trachoms eine verwaschene Vorstellung zu setzen. Diese grundsätzliche Anschauung ist durchaus mit der Erfahrungstatsache vereinbar, daß die Erkrankung in verschiedenen Ländern nicht einheitliches Gepräge zeigt. C. BAKKER schreibt in dem Beitrag über die Augenerkrankungen in den Tropen (Bd. 7 des Handbuchs) allerdings, „daß es vielleicht besser wäre, von einer

Gruppe trachomartiger Erkrankungen zu sprechen, weil unter dem Krankheitsbild vermutlich verschiedene verwandte Erkrankungen zusammengefaßt sind".
Indessen schränkt er diese Bemerkung vorzüglich auf die Möglichkeit ein, daß
die Körnerbildung, welche für die Diagnose des Trachoms von so überwiegender
Bedeutung ist, eine nicht spezifische Reaktion auf verschiedene pathologische
Reizungen der Conjunctiva darstellt. Er trennt deshalb den Follikularkatarrh
der Kinder (den er „Granulosis conjunctivae" nennt und der spontan ausheilt) vom „Trachoma verum".

Diese Überlegungen leiten von selbst zu dem Problem über, das von jeher
die Trachomforschung beschäftigt hat und neuerdings wiederum viel umstritten
wird: *Hat das Trachom in der Conjunctivitis folliculosa ein Vorstadium bzw.
eine abgeschwächte Erkrankungsform, oder haben die beiden Bindehauterkrankungen
grundsätzlich miteinander nichts zu tun?* Der Kernpunkt in der Stellungnahme zu
dieser Frage liegt darin, ob die Follikelbildung selbst das Hauptmerkmal des
Trachoms ist, das ihm den Namen „Körnerkrankheit" verliehen hat, oder ob
die Begleitumstände maßgebend sind. Die Tatsache, daß man den jungen
Trachomfollikel histologisch nicht von dem gleichen Gebilde beim Follikularkatarrh trennen kann, wirkt sich leicht im Sinne der „Unitarier" aus, die den
Einwand der „Dualisten," daß der Conjunctivitis folliculosa das für Trachom
charakteristische Platzen der Follikel ebenso fremd ist wie die nachfolgende
Narbenbildung, mit dem Hinweis erledigen, daß es eben ein gutartiges und ein
bösartiges Trachom gibt, die ohne scharfe Grenze in einander übergehen. Meines
Ermessens läßt sich die Frage nicht in Gegenden zur Entscheidung bringen,
die anerkannte Trachomherde sind; denn nur zu oft wird man dort die Erfah-
rung machen, daß aus einem anfänglichen Follikularkatarrh ein unzweifelhaftes
Trachom wird. Kuhnt, Axenfeld und eine Reihe anderer leugnen daher die
Beweiskraft solcher Beobachtungen, da eine mit Follikularkatarrh erkrankte
Bindehaut dank der Rauhigkeit ihrer Oberfläche von vornherein günstigere
Bedingungen für das Haften einer Infektion darbietet und bei der in verseuchten
Gebieten reichlich vorhandenen Möglichkeit der Ansteckung leichter vom
Trachom befallen wird. Aus eigener Anschauung teile ich diesen Standpunkt
und fühle mich dazu um so mehr berechtigt, als ich in dem trachomreichen
Osten ebenso wie in dem trachomfreien Süden des Deutschen Reiches an ver-
antwortlicher Stelle Beobachtungen sammeln konnte. Hinzu kommt eine jahrelange Beschäftigung mit dem Trachommaterial des Eichsfelds an der Göttinger
und mit demjenigen der polnischen Saisonarbeiter an der Hallischen Klinik,
also eine Fürsorge für Trachomatöse inmitten einer im übrigen gesunden
bodenständigen Bevölkerung. Meiner festen Überzeugung kann ich auf Grund
dieser Erfahrung nur dahin Ausdruck geben, daß die *Conjunctivitis folliculosa
und das Trachom trotz ihrer unleugbaren großen Ähnlichkeit dem Wesen nach
völlig verschiedene Erkrankungen sind* (siehe auch S. 100).

Es muß ferner betont werden, daß die Entwicklung des lymphatischen
Gewebes zweifellos ebensowohl die Infektion mit Trachom als auch die Entstehung eines Follikularkatarrhs begünstigt. Infolgedessen fällt die größte
Häufigkeit beider Erkrankungen in die Zeit der Höchstentwicklung des lymphatischen Gewebes des Menschen, das heißt in das jugendliche Alter zwischen
dem 10. und 20. Lebensjahre. Da im Alter dieses Gewebe sich wieder zurückbildet, wird die Trachomansteckung ebenso wie der Follikularkatarrh seltener.
Hingegen fördert der Status thymo-lymphaticus beide Conjunctivalleiden
zweifellos (Jaan Undelt). Trotzdem sind die Affektionen nicht identisch.

Hiermit stimmen die Resultate der Experimente von J. Taboriski überein,
der von verschiedenen mit Follikeln einhergehenden Bindehautleiden Überimpfungen auf die gesunde Conjunctiva erblindeter Augen vornahm. Es ergab

sich, daß „reine follikuläre Erkrankungen ohne tiefe Infiltration und ohne Einschlußkörperchen-Befund nur eine Conjunctivitis follicularis oder catarrhalis, nie echtes Trachom erzeugen können. Dagegen gelang die Übertragung von echtem Trachom stets." Diese Versuchsergebnisse sind um so wertvoller, als sie in einem trachomdurchseuchten Lande (Palästina) vorgenommen worden sind.

Beide Bindehautleiden sind daher in getrennten Abschnitten dargestellt.

Klinisches Bild. Bei der Schilderung des *klinischen Bildes* des Trachoms werde ich mich in der Hauptsache auf die eigene Erfahrung stützen. Im Anschluß daran wird jedoch eine Übersicht über die etwa abweichenden Ansichten anderer Autoren folgen.

Das Trachom ist eine *ausnahmslos außerordentlich langwierige Erkrankung. Ihre Merkmale sind:*

1. Trübung und Auflockerung der Grundsubstanz der Bindehaut.

2. Neubildung von tiefsitzenden Follikeln, selten in spärlicher, meist in großer Anzahl.

3. Langsame Erweichung des Inhaltes (nicht aller Follikel) bis zum eventuellen Austritt der glasig entarteten Masse (Platzen).

4. Nachfolgende Narbenbildung.

5. Mitbeteiligung der Hornhaut durch das Auftreten des Pannus trachomatosus.

Wohl kann man gegen jedes dieser fünf Kennzeichen den Einwand erheben, daß es Fälle gibt, die dagegen sprechen; aber die Gesamtheit der Symptome umrahmt trotzdem das Wesen des echten Trachoms.

Die Frage des akuten Trachoms. Wenn oben der außerordentlich *chronische Charakter des Leidens* betont wurde, so bedarf dies insofern der Erläuterung, als in der Literatur auch akut verlaufende Fälle von Trachom geschildert sind. So hat HERMANN KUHNT während einer Trachomepidemie eine Anzahl von Patienten beobachtet, bei denen sich eine heftige Entzündung mit Aufschießen von Follikeln entwickelte und eine kurze Zeit lang ein Krankheitsbild bestand, das völlig dem eines Trachoms glich, um dann wieder zu verschwinden, ohne Narben usw. zu hinterlassen. Es ist aber der Einwand hier wohl berechtigt, daß es sich um Fälle von stärkerem Follikularkatarrh gehandelt habe, die zufällig in der Zeit einer Trachomepidemie unterlaufen sind. Gibt es doch eine gewisse Art von ansteckungsfähiger Conjunctivitis follicularis, die nur äußerst schwer vom Trachom zu trennen ist und eigentlich erst durch den günstigen Ablauf als solche erkannt werden kann. Außerdem lehrt uns der Symptomenkomplex der Badconjunctivitis (S. 58), daß es akut einsetzende, dem Trachom täuschend ähnliche Affektionen gibt, die doch kein echtes Trachom sind.

Als Beweis sei auch der Selbstversuch von Th. AXENFELD angeführt, der gelegentlich der Heidelberger Ophthalmologentagung 1896 Follikelbildungen auf der Conjunctiva seines eigenen Auges demonstrierte, die durch Einimpfung von Material eines epidemischen Follikularkatarrhs entstanden waren. Obgleich gewiegte Kenner den Zustand für echtes Trachom hielten, verschwand die ganze Affektion innerhalb von $1^1/_2$ Jahren spurlos (siehe auch S. 100).

Wenn man daher den Meldungen von akut verlaufenden Trachomen mit einer gewissen Skepsis entgegentreten muß, so kann doch nicht geleugnet werden, daß *in vielen Fällen das Leiden mit einer akuten Entzündung einsetzt.* Hier sind drei Möglichkeiten denkbar. Entweder ist es die Infektion mit dem Trachomerreger selbst, die diese heftige Conjunctivitis hervorruft, oder es handelt sich um eine Mischinfektion derart, das gleichzeitig mit der Ansteckung mit Trachom auch eine solche mit Pneumokokken usw. erfolgt, oder es gesellt sich zu einer akuten Conjunctivitis im weiteren Verlaufe die Infektion mit dem Trachomkeim hinzu. J. Taboriski hat auf die näheren Umstände, unter denen das Trachom mit einer akuten Conjunctivitis beginnt, geachtet, und kommt zu dem Schlusse, daß die Erkrankung in den einzelnen Ländern anscheinend verschiedene Anfangssymptome zeigt. Nach seinen in Südrußland und Palästina gesammelten Erfahrungen entwickelt sich in 50—60% der Fälle das Leiden akut. Auch in den Tropen ist das „akute" Trachom eine geläufige Beobachtung (C. Bakker). Demgegenüber äußert sich K. Lindner dahin, daß in Österreich im Anfang gewöhnlich nur mäßige Reizerscheinungen beobachtet werden. Meiner Ansicht nach dürfte dies auch für Deutschland gelten, obgleich man ganz frische Trachome nur relativ selten zu sehen bekommt.

Was die teilweise durch einen unglücklichen Zufall, teilweise absichtlich (zur Befreiung von der militärischen Dienstpflicht oder auch im Experimente) zustande gekommenen Überimpfungen anlangt, so ist es die Regel, daß die erste Phase der Trachomentwicklung einer akuten Conjunctivitis entspricht. Doch kann nicht in Abrede gestellt werden, daß dann Bedingungen vorliegen, die dem gewöhnlichen Modus der Trachominfektion wohl wenig gleichen.

Symptome. Von den für das Trachom in Betracht kommenden Merkmalen habe ich die *Trübung und Auflockerung der Bindehaut* an die erste Stelle gesetzt; denn dieses Symptom ist das maßgebende, demgegenüber die Follikelbildung in den Hintergrund tritt. Namentlich bei der Beobachtung der Entwicklungsstadien des Impftrachoms prägt sich dies aus. Man hat auch darüber gestritten, ob die ersten Veränderungen in der oberen oder unteren Übergangsfalte, auf der oberen oder unteren Lidinnenfläche sichtbar werden, doch haben die Experimente Taboriskis insofern eine gewisse Entscheidung gebracht, als wohl die Conjunctiva in der ganzen Ausdehnung erkrankt und nur dank der anatomischen Bedingungen auf dem Tarsus und im Fornix der Prozeß am deutlichsten zutage tritt. „Als charakteristische Eigenschaften des initialen Stadiums des Trachoms sind das *allmähliche Ansteigen der Merkmale der tiefen Entzündung* (diffuse Hyperämie, Verdickung der Bindehaut und papilläre Hypertrophie) *der gesamten Conjunctiva* und ein *späteres Auftreten der Follikel* aufzufassen. Ein frühzeitiges Erscheinen der Follikel oder ihr gänzliches Fehlen ist als Ausnahme zu bezeichnen".

Das *Impftrachom* ruft zunächst (am 3. bis 5. Tage) eine Hyperämie und geringes Ödem der Lidbindehaut hervor, die in den nächsten Tagen in eine katarrhalische Entzündung übergeht. Diese ist in der oberen Übergangsfalte etwas mehr ausgesprochen als in den übrigen Abschnitten des Bindehautsacks, nimmt von Tag zu Tag eine größere Intensität an und ergreift die gesamte Conjunctiva einschließlich der Bulbusconjunctiva. Bald verliert die Tarsalbindehaut ihren spiegelnden Glanz, die Zeichnung der Meibomschen Drüsen wird unklar, während die feinen conjunctivalen Gefäße noch eine kurze Zeit lang sichtbar bleiben. Aber schon am 6. Tage meldet sich die für das Trachom maßgebende Veränderung, die *Infiltration,* welche eine ungleichmäßige Verdickung der Bindehaut erzeugt, die am oberen Tarsusrand am stärksten auffällt. Durch feine Unebenheiten gewinnt die Bindehautoberfläche ein sammetartiges Aussehen, und es treten auch schon gröbere Höcker von fleischartigem Aussehen auf (Taboriski).

Nunmehr beherrscht die Trübung und Schwellung der Conjunctiva das Krankheitsbild. Sowohl die Meibomschen Drüsen als auch die zarten Gefäße, die sonst in der Bindehaut des oberen Lides deutlich erkennbar sind, werden unsichtbar, und das Gewebe bekommt einen schmutzigen diffus-rötlichen Farbton. Auch die Conjunctiva tarsi inferioris nimmt an der Infiltration teil, nur nicht in so ausgesprochener Form. Entsprechend der großen Verschieblichkeit und der damit gegebenen Möglichkeit stärkerer Auflockerung des Gewebes schwillt vor allen Dingen die Bindehaut der oberen Übergangsfalte erheblich an, so daß sie eine wulstartige Beschaffenheit annimmt und beim Ektropionieren vorquillt. Indessen hält dieses Stadium nicht zu lange an, sondern macht einer Abschwellung der Übergangsfalte Platz. Meist setzt sich dann der von der Erkrankung ergriffene Bezirk sogar mit einer scharfen Grenzlinie von dem normal gebliebenen Abschnitte ab. Sie entspricht im wesentlichen etwa der Gegend, welche durch den Übergang des Zylinderepithels in das Plattenepithel der Conjunctiva bulbi gekennzeichnet ist.

Bald zieht die Entzündung auch die äußere Haut des oberen Lides in Mitleidenschaft, indem sie gedunsen und leicht ödematös wird, weshalb die Lider nicht völlig gehoben werden können. Man spricht von einer „Ptosis trachomatosa", wenn dieses Symptom stärker ausgeprägt ist. Mit der mehr und mehr höckerig werdenden Beschaffenheit der Conjunctiva des Fornix und des Tarsus geht eine Reizung einher, die zur Tränensekretion anregt. Bei den akut beginnenden Fällen kann damit auch eine schleimig-eiterige Sekretion verbunden sein, die wegen der Ansteckungsgefahr für die Umgebung besondere Beachtung verdient.

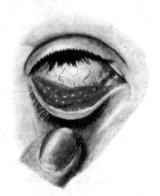

TABORISKI hat darauf hingewiesen, daß die *Conjunctiva bulbi beim Impftrachom durchaus nicht verschont bleibt.* Sie zeigt hauptsächlich in der Limbusgegend eine vermehrte Blutfülle und auch eine Verdickung, so daß der Limbus an Breite zunimmt und ein dunkelroter Saum entsteht, der vorzüglich dem oberen Hornhautrand entlang läuft. Damit deckt sich seine Beobachtung, daß im Beginne des Trachoms das Epithel des Limbus besonders *für die Besiedelung mit Einschlußkörperchen disponiert ist,* und diese *manchmal nur hier angetroffen werden.*

Abb. 31. Trachomfollikel der Bindehaut des unteren Lides und der unteren Übergangsfalte.

Die *Follikelbildung* (Abb. 31) ist, wie aus der vorstehenden Schilderung hervorgeht, eine erst später hinzukommende Veränderung, die durchaus nicht nur beim Trachom in die Erscheinung tritt; denn sie wird bei dem sogenannten Follikularkatarrh in besonders reiner Form angetroffen und ist ebenso bei der Badconjunctivitis vorhanden, die O. AUST wegen des positiven Nachweises von HALBERSTAEDTER-PROWAZEKschen Körperchen „Einschlußinfektion" der Erwachsenen nennt und zusammen mit der „Einschlußblennorrhöe" der Neugeborenen zur Gruppe des „genitalen Trachoms" (LINDNER) rechnet (s. S. 82). Gerade das oft massenhafte Aufschießen von Follikeln bei diesen, vom Trachom durch den günstigen Verlauf wohl unterschiedenen Affektionen hat fälschlicherweise die Diagnose „akutes Trachom" veranlaßt, weil die pathognomonische Bedeutung der Follikel überschätzt worden ist. Vielleicht ist der Follikel an sich nur der Ausdruck einer bestimmten Reizung des adenoiden Gewebes, mit dem es auf die ätiologisch verschiedenen Insulte antwortet, ähnlich wie die Phlyktaene durchaus nicht nur ein Kennzeichen für die Skrofulose ist (s. S. 127)[1]. Namentlich die Übergangsfalten und die tarsale Conjunctiva sind zu diesen Veränderungen disponiert. Auffallend ist auch die Tatsache, daß die Follikel

---

[1] Ich befinde mich in dieser Hinsicht durchaus in Übereinstimmung mit der Ansicht C. BAKKERS (Band 7 des Handbuchs).

bei dem Trachom nach Zahl und Größe beträchtlich wechseln. Wir kennen Erkrankungen, die mit nur ganz wenigen Eruptionen einhergehen, und man wird heute nicht mehr leugnen können, daß in freilich recht seltenen Fällen vergeblich auf den Nachweis von vorhandenen Follikeln gefahndet wird[1]. In der einen Reihe der Fälle besitzen die Granula (Körner, Follikel) eine weiche Beschaffenheit, und bei ausgesprochener glasiger Umwandlung ihres Inhaltes sprechen wir von einem „sulzigen" Trachom (Abb. 32). Man gewinnt den Eindruck, als wenn es dann nur eines geringen Anstoßes bedürfe, um ein Platzen dieser „sagoartigen" Bildungen zu veranlassen, so daß dann der erweichte Pfropf austritt und in den Bindehautsack entleert wird. Demgegenüber sind viele Fälle von Trachom

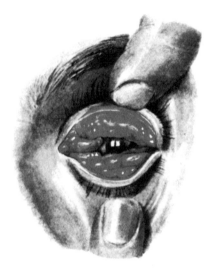
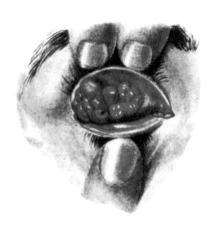

Abb. 32. Trachom. Sulzige große Follikel der Conjunctiva tarsi sup. und inf.

Abb. 33. Ungewöhnlich starke Follikelbildung bei Trachom in der Conjunctiva des oberen Lides. Übrige Lidbindehaut narbig glänzend.

durch den Gehalt von einer großen Menge kleiner, aber harter Körner ausgezeichnet, die unter Umständen der Hornhautoberfläche, auf der sie bei jedem Lidschlage hin und her reiben, gefährlich werden können. Ihnen fehlt die Neigung zur Erweichung des Inhalts und damit auch des Platzens.

Genau dieselben Erfahrungen können wir auch bei den anderen Bindehautleiden sammeln, die mit der Bildung von Follikeln einhergehen, mit der einen Einschränkung, daß die Entleerung des Follikels nach außen nur bei dem echten Trachom vorkommt, während bei den übrigen Formen die keine Narben hinterlassende Resorption die Regel ist. Damit berühren wir einen Punkt, der durchaus noch der Klärung bedarf. Spricht diese Tatsache doch dafür, daß der „sulzige" Follikel etwas Besonderes an sich haben muß, worauf die Erweichung seines Inhalts zurückzuführen ist. Hier versagt die Diagnose ebensowohl des Klinikers als auch des pathologischen Anatomen; denn nur die Beobachtung des weiteren Verlaufs bringt die Entscheidung.

Die Trachomfollikel kommen im Gegensatz zu den Gebilden des Follikularkatarrhs auf der ganzen Innenfläche der Lider und vorzüglich in den Übergangs-

---

[1] Um die Follikel leichter auffinden zu können, empfehlen V. Morax und P. J. Petit auf die cocainisierte Bindehaut einen Objektträger aufzulegen und leicht anzupressen. Dann heben sich die Körnerbildungen durch das Glas hindurch besser ab.

falten vor. Auch die Karunkel und die halbmondförmige Falte können Follikel beherbergen. Hingegen bleibt die Conjunctiva bulbi in der Regel verschont. Nur ganz selten sehen wir hier Körner eingelagert, dann meist in der Nachbarschaft der halbmondförmigen Falte. Je näher dem Limbus corneae, desto weniger ist die Conjunctiva fähig Follikel zu bilden. Wie wir bei der Besprechung des Pannus noch sehen werden (s. S. 79), ist deshalb die Augapfelbindehaut durchaus nicht intakt, wenn sie auch klinisch so aussieht; denn es zieht sich eine subepitheliale Entzündung in den mit Pannus komplizierten Fällen von der oberen Übergangsfalte zum Limbus corneae. Folglich müssen anatomische Bedingungen hier maßgebend sein. Sie sind vielleicht darin zu erblicken, daß die Conjunctiva bulbi normaler Weise kein lymphatisches Gewebe führt. Der von JAAN UNDELT erbrachte Nachweis, daß das Trachom (wie der Follikularkatarrh) an die Gegenwart von lymphatischen Gewebe gebunden ist, würde diese Unterschiede in der Lokalisation der Follikel wohl erklären.

Die Frage, ob es ein echtes *Trachom des Tränensacks und der Tränenwege* gibt, hat W. MEISNER in Band 3 des Handbuchs, S. 425 erörtert. Es sei nur darauf hingewiesen, daß auch in den Tränenröhrchen und im Tränensacke Follikel gefunden worden sind. Eine Dakryocystitis ist beim Trachom sehr häufig. An den Tränendrüsen kommen lediglich unspezifische, sekundäre Entzündungen vor (ALADÁR KREIKER).

Ihrer Lage nach sind die Granula meist in das infiltrierte adenoide Gewebe eingebettet, sitzen also nicht oberflächlich; aber es gibt auch Fälle, in denen diese Regel durchbrochen ist und die Körner dicht aneinander gedrängt unmittelbar unter dem Epithel zur Entwicklung gelangen (Abb. 33). Während jedoch der reine Follikularkatarrh, der sicher mit der Granulose nichts zu tun hat, dadurch gekennzeichnet ist, daß die Gebilde als Buckel sich von der nicht verdickten und durchsichtigen Bindehaut (z. B. des Tarsus) abheben, sind die echten Trachomgranula stets von einem trüben und infiltrierten Gewebe umgeben. Manchmal kann man feststellen, daß sie zunächst durch die charakteristisch veränderte subconjunctivale Schicht hindurchschimmern und sich mit der Zeit nach der Oberfläche zu durcharbeiten. RAEHLMANN sieht in kleinen, kaum stecknadelkopfgroßen Flecken die ersten Anfänge der Follikelentwicklung. Jedenfalls treten bei dem Trachom die Körner an Stellen auf, an der wir normalerweise nie die in der Einleitung (S. 9) besprochenen „Lymphknötchen" finden, so daß es sich im wesentlichen nicht um das Anschwellen präformierter lymphatischer Apparate, sondern um eine Neubildung handeln muß. Auch hierin ist ein prinzipieller Unterschied zu der landläufigen Conjunctivitis follicularis (s. S. 99) zu erblicken.

Das *Platzen der Granula* ist durch die Erweichung der den Inhalt bildenden Zellanhäufungen bedingt und bereitet sich allmählich vor. Immerhin ist es ein verhältnismäßig seltener Vorgang, und die früher verbreitete Anschauung, daß die für das Trachom typische Narbenbildung nur auf dem Wege des Ersatzes der geborstenen Follikel durch Granulations- und später durch Bindegewebe zustande käme, ist unhaltbar. Mag sein, daß die Ausfüllung der entstehenden Gewebslücke zu besonders straffen Narbenbildungen führt; die Gesamtmasse der Bindegewebsproliferation, die die Schwielenentwicklung einleitet, beruht aber auf der eigentümlichen Tatsache, daß ebensowohl die zellige diffuse Infiltration, als auch das durch die Zusammenballung von Zellen entstehende Granulum nicht einfach wieder resorbiert wird, sondern einem an jungen Bindegewebsfasern reichen Gewebe den Platz einräumt. Außerdem sieht man hin und wieder, daß das spontane Bersten der Follikel eine durchaus glatte Heilung einleitet.

Nicht selten kann man die Beobachtung machen, daß benachbarte Follikel zusammenfließen und aus mehreren kleinen ein großes Korn entsteht. So kommt es zur Bildung von „sulziger Plaques", in denen das einzelne Korn nicht mehr unterscheidbar ist. Dadurch wird ein weiteres Merkmal gegenüber dem reinen Typus der Conjunctivitis follicularis geschaffen: die in einem und demselben Falle erheblich schwankende Größe der Körner.

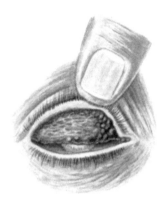

Abb. 34. Narben in der Conjunctiva tarsi superioris neben Follikeln.

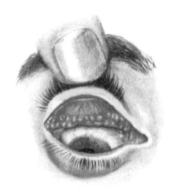

Abb. 35. Trachomfollikel des oberen Lides. Das Bild zeigt außerdem die charakteristische eingezogene Narbe entlang dem Lidrande oben.

An die Ausstoßung des Follikelinhalts schließt sich zunächst die Ausfüllung der entstehenden kleinen Höhle mit Granulationsgewebe und daran die *Narbenbildung* an. Sie hat ihre Ursache in zweierlei Geschehnissen. In erster Linie ist es die Notwendigkeit, die von dem geborstenen Follikel hinterlassene Gewebslücke durch Bindegewebsproliferation zu schließen. Jedesmal, so oft ein Follikel

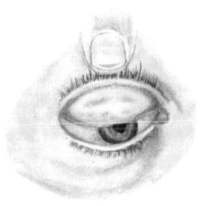

Abb. 36. Narbenbildung in der Conjunctiva tarsi nach Trachom. (Aus W. Löhlein: Pathologische Anatomie der Bindehaut.)

platzt, wiederholt sich dasselbe Vorkommnis, daß zunächst weiches Granulationsgewebe den Defekt ausgleicht, welches sich mit der Zeit zu straffem Bindegewebe umwandelt. Die Summierung dieser einzelnen Prozesse schafft allmählich ein Netz von Narben auf der Lidinnenfläche und in den Übergangsfalten (Abb. 34). Aber neben diesen klinisch leicht nachweisbaren Veränderungen läuft noch ein zweiter Prozeß in dem Gewebe einher, den man nur an den Folgen erkennen kann. Die entzündliche Infiltration greift nämlich nach und nach auch in die Tiefe, setzt sich im Lidknorpel fest, wuchert in der verschieblichen Unterlage der Conjunctiva fornicis weiter und erzeugt Schrumpfungsvorgänge in dem unter der Conjunctiva liegenden Gewebe.

Wir erkennen die Entwicklung der *narbigen Umwandlung* an dem Auftreten weißlich glänzender Streifen auf der Oberfläche, die sich durch ihre glatte Beschaffenheit von der gekörnten Umgebung kontrastreich abheben. Charakteristisch sind ein dem oberen freien Lidrande in einem Abstande von 1 bis 2 mm entlang laufender eingezogener Narbenstreifen (s. Abb. 35), sowie zarte Bindegewebszüge am konvexen Tarsusrande. Auch sonst treten inselförmig im Gebiete der tarsalen Bindehaut kleine Schwielen auf, die immer mehr miteinander verschmelzen, bis in manchen Fällen die ganze Lidinnenfläche in eine glatte Narbe verwandelt ist (Abb. 36). Durch die beiden Arten der Narbenbildung wird einesteils das Terrain der Bindehaut immer mehr und mehr verkürzt und zweitens der Tarsus des Oberlides so verkrümmt, daß er wie eine hohle Nußschale gebogen wird. Es ist die „kahnförmige" Lidverkrümmung, die die späteren Stadien des Trachoms begleitet. Damit verliert der Lidknorpel seine Bedeutung

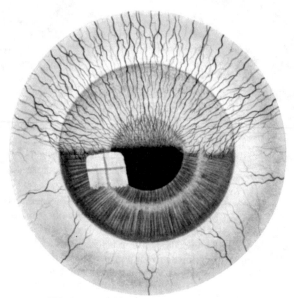

Abb. 37. Pannus trachomatosus corneae.

als eine der Hornhaut entsprechend gewölbte Schale. Sein Krümmungsradius wird beträchtlich kürzer als der der Cornea, und infolgedessen hebt sich seine stärker gebogene Fläche von der Hornhautwölbung ab. Gleichzeitig kommt es zu einer Einwärtskehrung des freien Lidrandes, zur Abrundung der scharfen Lidkanten, zur fehlerhaften Anordnung der Cilien, die nach verschiedenen Richtungen wachsen, und zum Schleifen der Cilien auf der Cornea (Trichiasis). Die Folge sind Infiltrationen, Geschwüre, Vascularisation und Trübungen der Hornhaut. Im Anschlusse an langdauernde schwere trachomatöse Prozesse können auch periodisch aufflammende parenchymatöse Hornhautentzündungen eintreten, die vielleicht ihre Ursache in der durch die subconjunctivale Infiltration bedingten Störungen der Blutzufuhr im Bereiche der vorderen Ciliargefäße haben (A. Löwenstein).

Im Gegensatz zu diesen späten Folgezuständen ist der *Pannus trachomatosus* ein oft schon frühzeitig feststellbares Symptom. Man versteht darunter eine über den oberen Umfang des Limbus hinweg auf die Hornhaut wuchernde oberflächliche Gefäßneubildung, die in eine schleierartige Trübung eingebettet ist (Abb. 37). Es handelt sich also nicht nur um eine Vascularisation, die wie der gewöhnliche Pannus seinen Ursprung aus den Bindehautgefäßen nimmt, sondern um eine gleichzeitige Veränderung der obersten Hornhautschichten selbst. Diese schwankt vom zartesten Hauch bis zu einer dicken grauen Schicht, die manchmal einen fleischähnlichen Eindruck gewährt (Pannus crassus). Die Richtung der vielfach mit einander durch Anastomosen verbundenen Gefäßreiser ist typisch; denn sie hat die ausgesprochene Neigung, die Ästchen von oben nach unten verlaufen zu lassen. Gewöhnlich beschränkt sich der trachomatöse Pannus nur auf das oberste Drittel der Cornea. Seine untere Grenze, die mehr oder weniger scharfrandig ist, erreicht zwar hin und wieder die horizontale Mittellinie, überschreitet diese jedoch nach unten nur selten. Wenn es dazu kommt, daß auch die abhängigen Partien der Cornea vom Pannus bedeckt werden, dann ziehen auch vom inneren, äußeren und unteren Limbus Gefäßreiser auf die Hornhautoberfläche hinüber.

Man war früher geneigt, den Pannus als die Folge des dauernden Reibens der Rauhigkeiten der Innenfläche des Oberlides auf der Cornea aufzufassen. Eine solche Erklärung ist aber nur schwer mit der Tatsache in Einklang zu bringen, daß die Intensität des Pannus in keinem Verhältnis zum Grade der Unebenheiten und der Härte der Körner der Conjunctiva tarsi steht. Unter Umständen sieht man bei einem succulenten Trachom mit wenigen weichen Follikeln einen schweren Pannus und bei einer rauhen, hartkörnigen Form nur eben Andeutungen von ihm. Deswegen ist man jetzt mehr geneigt, in dem Pannus eine direkte trachomatös-infektiöse Miterkrankung der Hornhautoberfläche zu sehen, die mit dem Bindehautprozeß in kontinuierlichem Zusammenhange steht (s. auch pathologische Anatomie S. 79).

Der *Verlauf der trachomatösen Bindehauterkrankung* ist ein äußerst chronischer. Nur in einem geringen Prozentsatz der Fälle kommt es zu einer wirklichen Heilung in dem Sinne, daß die Patienten vor Rückfällen sicher sind; denn gerade die auch nach längerer Ruheperiode von Neuem einsetzenden frischen Entzündungsschübe machen das Leiden für den Patienten ebenso wie für den behandelnden Arzt zu einer schweren Geduldsprobe. Immer wieder flammen auf den noch nicht ergriffenen, aber auch auf den bereits vernarbten Gebieten der Conjunctiva frische Infiltrationen und Follikelbildungen auf, immer wieder zeigen sich progressive Stadien des Pannus, oder die Zunahme der Lidverkrümmung, des Entropiums oder der Trichiasis verlangt ein operatives Eingreifen. Selbstverständlich kommt es dabei sehr darauf an, ob eine frühzeitig und folgerichtig durchgeführte Behandlung einsetzte; denn unter diesen Bedingungen kommen doch recht häufig endgültige Heilungen zustande.

In vernachlässigten Fällen kann allmählich eine völlige narbige Schrumpfung der Conjunctiva der Lidinnenflächen und der Übergangsfalten eintreten, die den Bindehautsack immer mehr verkürzt und der Schleimhaut ihre geschmeidige, feuchte Beschaffenheit raubt. Der schlimmste Endausgang ist durch die Zustände gekennzeichnet, die eine *vertrocknete (xerotische) Bindehaut*, ein durch den Verlust der Übergangsfalten bedingtes Offenstehen der Lidspalte und eine totale getrübte Cornea aufweisen (s. das Kapitel über Keratosis S. 172). In manchen Fällen gesellt sich auch eine *amyloide Entartung* der Conjunctiva hinzu. Sie wird dadurch in der ganzen Ausdehnung eigentümlich durchscheinend und derb verdickt (s. S. 173). Für die *Plasmombildungen* (S. 188), welche der amyloiden Degeneration nahestehen, liefert das chronische Trachom ebenfalls eine günstige Entwicklungsmöglichkeit.

Zwischen diesen schweren Folgen und nur geringen Narbenbildungen an der Lidinnenfläche, sowie kaum sichtbaren Gefäßresten und Trübungen auf der Hornhaut kommen alle erdenklichen Übergänge vor.

Die **Diagnose eines abgelaufenen Trachoms** wird ermöglicht durch das Auffinden von Narbenzügen auf der Innenfläche des Oberlides. Vor allem kennzeichnend ist die schon erwähnte glatte, leichtstrahlige und etwas eingezogene Schwielenbildung, die in einem Abstande von ungefähr 2 mm der inneren oberen Lidkante parallel läuft (s. Abb. 35, S. 72). Wenn man durch den darunter geschobenen Finger das umgestülpte Lid anämisiert, treten auch die feinen Narbenlinien am konvexen Tarsusrande in die Erscheinung. Daneben sucht man nach Andeutungen einzelner stehengebliebener Follikel, beurteilt die Durchsichtigkeit oder Trübung der Conjunctiva tarsi (S. 68) und erhärtet die Feststellung durch den Nachweis von Resten der Pannusgefäße in ihrer charakteristischen Form an der Lupe.

Das Trachom in der Darstellung der Literatur. Bevor wir uns der pathologischen Anatomie und der Therapie zuwenden, sei noch ein Blick auf die Anschauungen geworfen, die von der vorstehenden Schilderung abweichen.

H. KUHNT teilt die Conjunctivitis granulosa in eine *akute und chronische Form* ein. Beim *akuten* Trachom sind die Lider geschwollen und gerötet, und es besteht eine conjunctivale und ciliare Injektion. Nicht selten ist die Conjunctiva bulbi chemotisch, wobei es manchmal zu einem wulstigen Hervorragen der Plica semilunaris kommt. Dabei sondert die Schleimhaut eine gelbliche, mit Flocken vermischte Flüssigkeit ab. Im weiteren Verlaufe markieren sich Andeutungen von Granula, die mit dem Abschwellen der Bindehaut immer deutlicher werden. „Unter zweckmäßiger Behandlung kann diese akute Form in eine definitive Heilung übergehen, ohne Spuren des überstandenen Leidens zu hinterlassen" (s. auch S. 67). Demgegenüber sieht KUHNT den „Charakter der *chronischen* Granulose in dem Aufsprießen solider, rundlicher Gebilde, Granula, im Gewebe der entzündlich veränderten Bindehaut der Augenlider." Die Granula selbst sind als Neubildungen aufzufassen, verursacht durch das Eindringen bestimmter kleinster Lebewesen. Hinwiederum ist die entzündliche Veränderung der umgebenden Conjunctiva eine Reaktion des Gewebes gegen die Eindringlinge. „Sie zeigt sich in dreierlei Weise: in einfacher Hyperämie und seröser Durchtränkung, in einer starken Schwellung mit mehr oder weniger ausgesprochenem Hervortreten der präexistenten Papillen, sowie in einer allgemeinen schweren, diffusen Infiltration." Betreffs *der Beziehungen der Conjunctivitis follicularis zum Trachom* äußert sich KUHNT sehr klar: „Wenn Decennien lang Follicularis immer Follicularis bleibt und dagegen sofort eine Änderung eintritt, wenn eine trachomatöse Infektion eingeschleppt wird, so hieße es doch den Tatsachen Zwang antun zu wollen, um anzunehmen, daß nicht das granulöse Individuum durch Übertragung, sondern die plötzlich erwachende Virulenz die Granula gezeitigt habe. Therapeutisch verlangt die Follicularis so gut wie gar keine Berücksichtigung."

Was den Ort des *Beginns der Granulose* anlangt, so erkrankt nach KUHNT meist zuerst die untere Übergangsfalte, nur in $^2/_7$ der Fälle die obere. In $9^0/_0$ der Beobachtungen soll die Plica semilunaris den Ausgangspunkt bilden. Dabei unterschätzt aber KUHNT durchaus nicht die Bedeutung der oberen Übergangsfalte; denn „die Conjunctivitis granulosa kommt in einem beachtenswerten Prozentsatz zuerst und ausschließlich auf dieser zur Entwicklung und kann hier unter Umständen schon das Stadium der sulzigen Erweichung und des Zerfalls erreichen, ohne daß die tarsale Bindehautfläche auch nur stark hyperämisch zu sein braucht."

A. ELSCHNIG hat sich neuerdings in der Frage der *Conjunctivitis follicularis und Trachom* als überzeugter Unitarier bekannt. Nach ihm hat die Granulose *drei Erscheinungsformen.*

1. Das akute Trachom beginnt als akute Conjunctivitis mit rasch sich steigernder derber Infiltration der Übergangsfalten, bei der sehr bald schon die auffallende Erweichung des Tarsus und die zu hügeliger Beschaffenheit der oberen Tarsalbindehaut führende Auflockerung, Durchtränkung und Infiltration der Conj. tarsi sup. auftreten, die dann von Papillarhypertrophie gefolgt ist. Auch die halbmondförmige Falte ist bald beträchtlich derb graurot geschwollen. Die Bulbusbindehaut ist gewöhnlich nur gering beteiligt, kann aber bei sehr schweren und akuten Fällen in der ganzen Ausdehnung mit kleinsten, bläschenähnlichen Epithelauflockerungen bedeckt sein. Auch kann eine entsprechende rein auf das Epithel beschränkt bleibende Maceration der Hornhautoberfläche hinzutreten. Im weiteren Verlaufe nimmt die diffuse Infiltration der Übergangsfalten zu, und es setzt insbesondere am Oberlide eine Hypertrophie des Papillarkörpers ein. Die Bindehaut kann relativ blaß erscheinen, die schleimig-eiterige Sekretion wird zäher, und es kommt vor allem am oberen Limbus zu einer oberflächlichen Keratitis in Gestalt von Pannus und vascularisierten Randgeschwüren. Diese Form des Trachoms ist auch in der weiteren Entwicklung dadurch ausgezeichnet, daß Körner in den Übergangsfalten nicht auffindbar sind. Selbst bei Betrachtung mit der Lupe zeigt die Bindehaut nur eine diffuse, wenig vascularisierte Infiltration. „Die akuten Erscheinungen klingen ab, das Bild geht immer in das eines chronischen Trachoms über, aber ohne daß je isolierte Körner nachweisbar werden." Auch auf die Bulbusbindehaut kann sich diese Infiltration fortsetzen, aber auch hier fehlen Granula. Unter einer zielbewußten Therapie

geht die mächtige Grade annehmende Papillarhypertrophie wieder zurück. „Der Tarsus bleibt wohl dicker, schrumpft aber anscheinend niemals, und es ist daher auch Entropium des Lidrandes und Trichiasis nicht zu erwarten." Auch die Übergangsfalten zeigen nur geringe Tendenz zur Schrumpfung. Das Grundsätzliche des Heilungsprozesses ist der Umstand, daß die Narbenbildung in der Bindehaut nur eine oberflächliche ist.

2. Eine *Abart* dieser Form kann auch schleichend entstehen, ohne heftige Entzündungs-erscheinungen, ja kann sich manchmal nur auf eine Übergangsfalte beschränken.

3. Dem Typus 1 und 2, die als *diffuses Trachom* bezeichnet werden, stellt ELSCHNIG das *chronische Trachom* gegenüber, das er auch *Körnertrachom* nennt. Es ist ungefähr die Ver-laufsart, die ich oben geschildert habe. Hier kann es je nach der Schwere des Prozesses beim Ausheilen zu einer intensiven Verkürzung und Schrumpfung der Übergangsfalten sowie des oberen Tarsus mit der bekannten kahnförmigen Verkrümmung kommen. Entropium und Trichiasis sind die Folgen. Dabei führt die Verkürzung der Bindehautoberfläche des Tarsus in der Breitenausdehnung zu einem immer stärker werdenden Zerren an der Bulbusbindehaut, die dann entweder in der ganzen Breite oder oft nur schürzenförmig bis zur Mitte des Tarsus hereingezogen werden kann. Durch die Schrumpfung des Lidknorpels in der Horizontalen rückt die äußere Lidkommissur immer weiter nasalwärts herein, es entwickelt sich die echte Blepharophimosis (Verkürzung der Lidspalte), der Lidschluß geht nicht mehr ordentlich vor sich, und das Endresultat ist die Vertrocknung der Corneaoberfläche („*Keratosis posttracho-matosa*" s. S. 172).

4. Die „*Conjunctivitis follicularis*" ist nach ELSCHNIG ein „*leichtes chronisches Trachom*". Hier setzt die Erkrankung nie in der Übergangsfalte, sondern fast ausschließlich im inneren oberen Winkel des Bindehautsacks ein. Auch kann die der halbmondförmigen Falte zuge-kehrte Bulbusbindehautpartie von Anfang an der Sitz von Körnchen sein. Die Granula sind klein, im Anfang isoliert, fließen später zu größeren Herden zusammen, haben rötliche oder graugelbrötliche Farbe und sind fast immer schon im Anfange mit einer Cilienpincette auszudrücken. In den Übergangsfalten sitzen die Körnchen meist tiefer als jene Follikel kindlicher Individuen, die ELSCHNIG allein für eine nicht infektiöse „Conjunctivitis follicu-laris" hält. Die eingehende Schilderung dieser letzteren Erkrankung ergibt, daß ELSCHNIG zwei verschiedene Formen von sogenanntem Follikularkatarrh unterschieden wissen will, eine trachomatöse und eine nichtinfektiöse. Was seinen Standpunkt jedoch — und zwar grundsätzlich — von demjenigen trennt, den ich oben als meine persönliche Ansicht darge-legt habe, ist die Beurteilung des weiteren Verlaufes. ELSCHNIG schreibt über das leichte chronische Trachom: „Unter gewöhnlicher Conjunctivistherapie kann diese Körnererkran-kung langsam zurückgehen und spurlos verschwinden."

An diesem Einteilungsmodus hat BIRCH-HIRSCHFELD Kritik geübt und hervorgehoben, daß „die diffuse Wucherung des adenoiden Gewebes nicht als genügende Grundlage für die Abgrenzung einer besonderen Trachomart anerkannt werden dürfe"; denn das „diffuseTrachom" zeigt zahlreiche Übergänge in das „Körnertrachom", und auch ein reines „Körnertrachom" könne mit der Zeit zu einem „diffusen" werden. Das Wesen des Leidens sieht BIRCH-HIRSCH-FELD nicht in der Follikelbildung, sondern in der lymphocytären und plasmocytären Infil-tration (s. auch S. 78). Gegenüber dem von ELSCHNIG aufgestellten „leichten chronischen Trachom" hält er daran fest, daß „eine Bindehauterkrankung mit Körnern, die spontan oder auf Einträufelungen mit Hydrarg. oxycyanatum ausheilt, ohne Narben zu hinterlassen, kein echtes Trachom ist und sein kann, eben weil hier die wesentliche charakteristische Eigen-schaft des Trachoms, die Narbenbildung, fehlt."

A. PETERS hält es für einen Fehler der herrschenden Lehre, daß sie, wenn eine akute trachomverdächtige Conjunctivitis, ohne Hornhautkomplikationen hervorgerufen zu haben oder Narben zu hinterlassen, abgeklungen ist, ein echtes Trachom ausschließt; denn wie bei anderen infektiösen Bindehautentzündungen brauche durchaus nicht immer das Voll-bild der Erkrankung hervorgerufen zu werden. Auch der KOCH-WEEKSsche Bacillus sei imstande, gelegentlich trachomverdächtige Bindehautentzündungen zu erzeugen. Zwar hält PETERS ebenfalls die Möglichkeit für gegeben, daß ein besonderer Trachomerreger vorhan-den ist, der in der Bindehaut lymphoides Gewebe mit Follikeln, Hornhautkomplikationen und Narben erzeugt, aber weder müsse dies stets die Folge der Infektion mit diesem Keim sein, noch könne geleugnet werden, daß anderweitige Ursachen bakterieller und toxischer Art im Bereiche der Bindehaut ähnliche Veränderungen setzen können. Er hält auch daran fest, daß „follikelfreie" Trachome vorkommen, daß zwischen Trachom und einfacher Conjunc-tivitis alle Übergangsformen zu beobachten sind und daß zum Zustandekommen eines Tra-choms eine gewisse, wenn auch nicht näher zu umgrenzende Disposition erforderlich sei.

V. MORAX und P. J. PETIT schildern ein Trachom bei Kindern von trachomatösen Eltern, das man nur zu Gesicht bekommt, wenn man systematisch die Bindehaut in den ersten Monaten nach der Geburt untersucht. Es äußert sich lediglich in einer Verdickung der Conjunctiva des oberen Tarsus und der oberen Übergangsfalte. Diese Erkrankung soll in einer verhältnismäßig großer Anzahl der Fälle spontan heilen.

Hingegen sahen sie nie einen Zustand den man „akutes Trachom" nennen könnte.

Mit dieser der neueren Literatur entnommenen Auslese glaube ich die augenblicklich noch schwebenden Streitfragen genügend gekennzeichnet zu haben. Wenn die bakteriologische Seite der Frage (s. S. 62) sichergestellt sein wird, naht auch hier die endgültige Entscheidung.

Pathologische Anatomie. Die mikroskopische Untersuchung von trachomatösen Bindehäuten ist vor allem an dem Material vorgenommen worden, welches die Excision des Tarsus und der Übergangsfalte liefert. Unsere Kenntnisse über die Veränderungen dieser Teile des Bindehautsacks sind durch genügend zahlreiche Forschungen begründet, während die Prozesse in der Conjunctiva bulbi und in der Hornhaut weniger genau studiert werden konnten. Sind über sie Veröffentlichungen vorhanden, so stammen sie fast ausschließlich von sehr vorgeschrittenen Erkrankungsstadien.

Insoweit man aus den Präparaten Schlüsse ziehen kann, kehren im mikroskopischen Bilde, ähnlich wie in den klinischen Erscheinungen, drei verschiedene

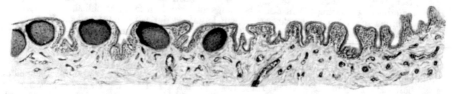

Abb. 38. Trachomatöse Bindehaut des Oberlides zwischen freiem Tarsusrand und Fornix. Hypertrophie des Papillarkörpers und Follikel. (Aus W. LÖHLEIN: Pathologische Anatomie der Bindehaut.)

Äußerungen der Erkrankung mehr oder weniger regelmäßig wieder: die Kennzeichen *einer chronisch entzündlichen Veränderung in der Mucosa und Submucosa, die Bildung von Follikeln und die Proliferation von Bindegewebe im Sinne der Narbenentwicklung.*

Mit Recht schreibt indessen A. BIRCH-HIRSCHFELD von diesen Symptomen, daß keines für Trachom allein charakteristisch ist; denn selbst der Follikel unterscheidet sich pathologisch-anatomisch nicht im geringsten von ähnlichen Gebilden bei anderen Bindehautleiden. „Der Schlüssel zum Verständnis des Wesens der Erkrankung ist offenbar an die Beantwortung der Frage geknüpft, wie es kommt, daß die Neubildung des adenoiden Gewebes von Zerfallserscheinungen gefolgt ist, die wieder zur Narbenbildung Anlaß geben." Demzufolge würde also der Eintritt der Erweichung des Follikelinhalts und schließlich sein Bersten das alleinige Vorkommnis sein, welches bei nichttrachomatösen Conjunctivitiden vermißt wird. Dieses Ereignis kommt jedoch nur verhältnismäßig selten zur Beobachtung (siehe Abb. 39); denn zweifellos vollzieht sich das Verschwinden der Trachomfollikel vielfach ebenfalls auf dem Wege der Resorption.

Die *chronisch-entzündlichen Vorgänge* sind dieselben wie bei jeder anderen chronisch-hypertrophischen Conjunctivitis, insofern eine Hyperämie, eine ödematöse Auflockerung der Grundsubstanz und eine Infiltration mit Zellen das Bild beherrschen. Diese Zustände brauchen Raum, und infolgedessen legt sich die Bindehautoberfläche, wie wir es auch sonst oft zu sehen bekommen, in Erhabenheiten, die von tief einschneidenden Rinnen begrenzt sind. So tritt uns eine ausgesprochene „papilläre Hypertrophie" entgegen, wie sie die Abb. 38 deutlich erkennen läßt. Den ganzen Symptomenkomplex kann man auch mit der Bezeichnung „Wucherung des Papillarkörpers" belegen. Die zellige Infiltration ist vorzüglich durch die Ansammlung von Lymphocyten bedingt. Auch eosinophile und Plasmazellen finden sich in größerer Zahl, während polynucleäre Leukocyten an Bedeutung zurücktreten. Die einzelnen Zellarten sind aber nicht regellos durcheinander gemischt, sondern die verschiedenen Formen liegen mehr herdweise zusammen. So können z. B. die Plasmazellen zu geschwulstartigen Wucherungen Anlaß geben, und es verwandeln sich später derartige „Plasmome" (S. 188) gern zu hyaliniformen Massen, die wohl mit den Grund dafür abgeben, daß manche Trachome klinisch eine besonders sulzige Beschaffenheit darbieten. Neben diesen Elementen ist die Mucosa und Submucosa noch von Fibroblasten durchsetzt.

Auch der *Trachomfollikel* besteht im wesentlichen aus lymphoiden Zellen. BIRCH-HIRSCHFELD meint, daß zwischen der bereits geschilderten diffusen Infiltration und dem Trachomgranulum kein für das Leiden wesentlicher Unterschied festzustellen ist. Wahrscheinlich bilden umschriebene Anhäufungen dieser

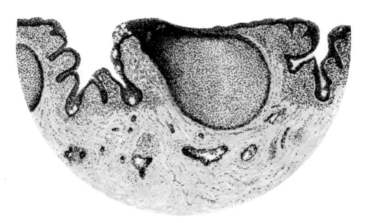

Abb. 39. Trachomfollikel aus der oberen Übergangsfalte im Durchbruch durch das Epithel. (Aus W. LÖHLEIN: Pathologische Anatomie der Bindehaut.)

Elemente die Vorstadien des Korns, das sich dann mehr und mehr von der Umgebung abhebt und allmählich zwei Zonen erkennen läßt: eine innen gelegene, das aus blassen, schwer färbbaren Zellen gebildete sog. Keimzentrum und eine den Rand einnehmende gut färbbare Zellansammlung. Im jungen Follikel überwiegen die Lymphocytenschwärme der Randzone, und anfänglich ist die helle Partie des Keimzentrums nur eben angedeutet. Mit der Zeit ändert sich dieses Verhältnis dadurch, daß das Keimzentrum immer größer, die Randzellenschicht dagegen schmäler wird. Diese Umwandlung hat ihre Ursache darin, daß die in der Peripherie liegenden Lymphocyten ihre ursprüngliche Gestalt bewahren, während die in der Mitte befindlichen einen mehr epitheloiden Habitus annehmen. Vielleicht hängt diese Differenzierung damit zusammen, daß die Ernährung am Rande der Zellanhäufung eine bessere ist. Wir haben in den Zellen des sog. Keimzentrums wohl vor allem aufgequollene und glasig gewordene Gebilde zu sehen.

Schon innerhalb des Follikels melden sich verhältnismäßig früh Fibroblasten, die später bei der Vernarbung die führende Rolle übernehmen. Eine Kapsel des Follikels gibt es in Wirklichkeit nicht; sie wird nur hin und wieder dadurch vorgetäuscht, daß die Bindegewebsfasern des Mutterbodens durch das wachsende Trachomkorn zur Seite gedrängt werden und dadurch eine konzentrisch geschichtete Lage von Stützsubstanz den Rand umkreist. Auch im Innern des Korns sind feine Bindegewebsfibrillen auffindbar, die wohl ebenfalls Reste des präformierten Stützgerüstes darstellen.

Im weiteren Verlaufe wird vielfach das Keimzentrum immer mehr zu der gallertigen Masse, die klinisch den „reifen" Follikel kennzeichnet, indem der Inhalt wie ein gequollenes Sagokorn durchschimmert. Es ist kein Zweifel, daß sich damit das Bersten der Follikeldecke und die Ausstoßung der erweichten Innenzone vorbereitet. Abb. 39 zeigt uns eine solche Phase kurz vor dem Eintritt des Platzens. Wie schon mehrfach betont wurde, besteht aber auch die Möglichkeit, daß die Follikel durch einfache Resorption wieder verschwinden.

Die *Narbenbildung* geht Hand in Hand mit der Wucherung der Fibroblasten und ist keineswegs an den Umstand gebunden, daß eine durch das Ausstoßen des Follikelinhalts geschaffene Gewebslücke überbrückt werden muß. Vielmehr liegt das Wesen der Narbenbildung beim Trachom darin begründet, daß

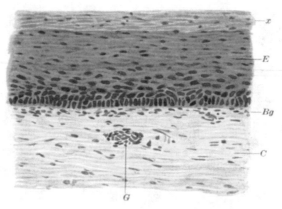

Abb. 40. Pannus trachomatosus mit Xerose des Epithels. *E* Epithel; *x* xerotisch verändertes Epithel; *Bg* junges Bindegewebe unter dem Epithel hinziehend; *C* Cornealamellen; *G* Gefäß. (Nach einem Präparat von E. v. HIPPEL.)

gleichzeitig mit der zelligen Infiltration auch junge Bindegewebselemente in Wucherung geraten, die später eine veränderte Gewebsspannung herbeiführen, indem ihre Fibrillen erstarken. Man kann daher sagen, daß die Narbenzüge um so kräftiger werden, je länger die zellige Infiltration andauert (A. BIRCH-HIRSCHFELD).

Dabei wird dieser Zustand noch dadurch für die Stellung der Lider verhängnisvoll, daß die gleiche zellige Durchsetzung nicht an der Grenze zum Tarsus Halt macht, sondern in sein Gewebe einbricht. Namentlich verödete MEIBOMsche Drüsen bieten den Weg zu dieser Weiterverbreitung des chronisch-entzündlichen Prozesses. Die „kahnförmige Verkrümmung" des Lides ist die Folge.

Wie im klinischen Bilde, so zeigt sich auch im mikroskopischen Präparate die Eigentümlichkeit, daß der Prozeß nicht über die ganze Bindehaut gleichmäßig verbreitet ist, sondern einmal hier, einmal da aufflammt. Solange noch an irgendeiner Stelle die Infiltration mit Plasmazellen fortbesteht und die Bindehaut an den erkrankt gewesenen Stellen nicht völlig in Narbengewebe umgewandelt ist, kann man nicht von einer Heilung des Trachoms sprechen (BIRCH-HIRSCHFELD).

Der *Pannus trachomatosus corneae* besteht aus jungem, wuchernden Gewebe, das reichlich Gefäße mit sich führt und sich unter der BOWMANschen Membran vorwärts arbeitet (Abb. 40). Diese selbst bekommt durch den zerstörenden Einfluß der Wucherung viele Lücken. LÖHLEIN schließt sich in seiner Schilderung vom Wesen des Pannus der Auffassung an, daß auch dieses Symptom eine Folge der spezifischen Infektion selbst ist, d. h. daß eine Teilerscheinung derjenigen

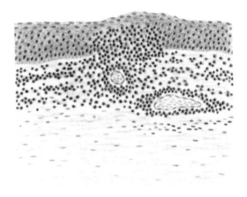

Abb. 41. Subepitheliales Fortwuchern der trachomatösen Infiltration in der Conjunctiva bulbi. Klinisch erschien die Sclera gelblichweiß, mäßig injiziert, die Oberfläche der Augapfelbindehaut glatt, frei von Infiltration. Trotzdem zeigt das mikroskopische Bild eine plasmacelluläre Durchsetzung des Gewebes mit besonderer Dichtigkeit um die Gefäße herum und teilweisem Einbruch in das Epithel.
(Nach ALADÁR KREIKER.)

Veränderungen vorliegt, die durch die Einwirkung des noch unbekannten Trachomerregers herbeigeführt werden. Hierfür spricht nicht zum wenigsten die Tatsache, daß die Strecke zwischen dem oberen Limbus und der oberen Übergangsfalte, also die Conjunctiva des oberen Bulbusabschnittes trotz der anscheinend

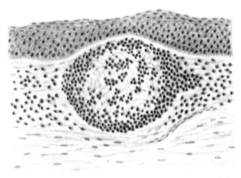

Abb. 42. Klinisch nicht nachweisbar gewesener kleiner Trachomfollikel in der Conjunctiva bulbi. Der trachomatöse Pannus war in diesem Fall stark entwickelt. (Nach ALADÁR KREIKER.)

klinisch normalen Beschaffenheit im mikroskopischen Präparate deutliche Veränderungen aufweist (Abb. 41, 42), indem dicht unter dem Epithel die zellige Infiltration, welche den Prozeß in dem Fornix kennzeichnet, in schmalen Zügen bis zur Hornhaut vorwärts verfolgt werden kann (K. ICHIKAWA, ALADÁR KREIKER). Anscheinend gewährt dann die Struktur der Hornhautoberfläche der infiltrierenden Zellanhäufung wieder bessere Möglichkeiten zur Entfaltung. Eine andere Erklärung für die Entwicklung des Pannus gibt A. LÖWENSTEIN (a), indem er annimmt, daß die bis an den Limbus heranreichende entzündliche Infiltration der Subconjunctiva die Ernährung der Hornhaut gefährdet und die pannöse Vascularisation der Membran zu Hilfe kommt.

Die Schilderung der pathologischen Anatomie des Trachoms wäre indessen unvollständig, würden wir nicht auch den *Zelleinschlüssen* unser Augenmerk zuwenden, in denen man eine zeitlang den Erreger der Erkrankung gefunden zu haben meinte. Auch heute spielen sie noch eine Rolle, obgleich man ihnen nicht mehr eine für das Trachom allein maßgebende Bedeutung beilegen darf. Wir

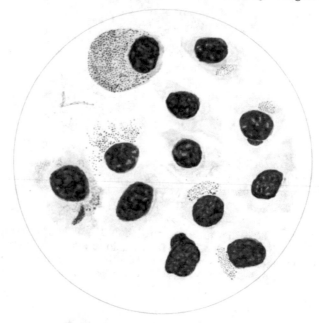

Abb. 43. Epitheleinschlüsse bei Trachom. (Aus W. LÖHLEIN: Pathologische Anatomie der Bindehaut.)

begegnen denselben „Körperchen" auch bei bestimmten Fällen von Blennorrhöe (s. S. 39) und von „Badconjunctivitis" (s. S. 58). Außerdem sind sie bei Vaginalkatarrh und, wenn auch in gröberer Form, bei Schweinepest festgestellt worden. Unter dem Gesichtspunkte, daß es chronische und akute Conjunctivitisformen mit Einschlußkörperchen gibt, denen sehr ähnliche, aber körperchenfreie Erkrankungen gegenüber stehen, bahnt sich neuerdings eine Einteilung an, die den positiven und negativen Befund zugrunde legt (K. LINDNER, O. AUST).

Die Einschlußkörperchen (PROWAZEK-HALBERSTAEDTERsche Körperchen). HALBERSTAEDTER und PROWAZEK (a) berichteten 1907 über Befunde, die sie an Abstrichen von trachomatösen Bindehäuten in Java erhoben hatten. An Giemsa-Präparaten waren sie auf eigentümliche Einschlüsse in den Epithelzellen aufmerksam geworden, die sie durch mehrere Entwicklungsphasen verfolgen konnten und als Lebewesen, die zur Gruppe der Chlamydozoen gehören, ansprachen.

Um brauchbare Präparate zu erlangen, empfiehlt sich die nachfolgende Technik. Die Conjunctiva wird gut cocainisiert; darauf Einträufelung einiger Tropfen Adrenalin, oberflächliches Abkratzen des Bindehautepithels des Ober- und Unterlides, sowie der Übergangsfalten, Ausbreiten des Materials in dünner Schicht auf einem Objektträger; Fixieren der lufttrockenen Präparate 3 Minuten in Methylalkohol; Trocknen; Färben 30—40 Minuten

in einer frisch bereiteten Giemsa-Lösung (10 Tropfen Giemsa-Lösung auf 10 ccm Aq. dest.);
Abspülen im Wasserstrahl, Trocknen. Ölimmersion; (nach Wilhelm Rohrschneider.)

Im ersten Stadium taucht in den Zellen nahe dem Kern eine rundliche oder
ovale blaugefärbte, nicht völlig homogene Masse auf, die sich später mehr und
mehr auflockert, indem in ihr Schwärme von kleinen rotgefärbten Körperchen
sichtbar werden (Abb. 43). Später zerfallen die blauen Massen in einzelne Inseln,
die mehr die periphere Zone des ganzes Einschlusses einnehmen, und nunmehr
bestehen die Einlagerungen überwiegend aus roten Körnchen. Wurde das
Material auf die Bindehaut des Orang-Utan übertragen, so traten auch in den
conjunctivalen Epithelzellen der Versuchstiere die Einschlußkörperchen massenhaft auf, und es kam eine chronische Bindehautentzündung zustande, die
freilich ohne Follikel- und Narbenbildung verlief. Auf Grund dieser Feststellungen erklärten die Forscher, daß sie ein „corpusculäres Virus" vor sich hätten,
welches der Erreger des Trachoms sei. Dieses Leiden selbst faßten sie so auf, daß
es sich um eine primäre von den „Chlamydozoen" entfachte Epitheliose handele,
die erst im weiteren Verlaufe zu einer Entwicklung von Follikeln in der Mucosa
führe. Als die Ergebnisse von Halberstaedter und Prowazek veröffentlicht
waren, teilten R. Greeff, Clausen und Frosch mit, daß sie dieselben Gebilde
unabhängig von den Arbeiten in Java bereits bei Trachomatösen in Deutschland gefunden hätten, und zwar in „eigentümlich großen Zellen" innerhalb der
Trachomfollikel selbst. Es ist zweifellos, daß es sich um dieselben Formen gehandelt hat, doch sind die Zellen wohl ebenfalls Epithelien gewesen, die beim
Gewinnen des Materials dem Follikelinhalt beigemengt worden waren. Auf
Grund vorsichtig ausgeführter Kontrollen und von Beobachtungen an Schnitt-
präparaten hält Th. Axenfeld jedenfalls das Vorkommen der Einschlüsse
in Follikelzellen für unbewiesen. Hingegen ist die Mitteilung K. Lindners (b)
richtig, daß in den Abstrichen freie Gebilde anzutreffen sind, die Kokkengröße
haben, mit Giemsa-Lösung blaß-blau erscheinen und teils rundliche, teils längliche Form zeigen. Sie ähneln einem Diplokokkus und nehmen verschiedene
Größe an. Lindner nennt sie „freie Initialkörper" und glaubt, daß sie nicht
aus Epithelien frei werden, sondern in diese später einwandern.

Indessen war es ein Irrtum, daß die Einschlußkörperchen nur bei Trachom
anzutreffen seien; denn B. Heymann verdanken wir die Beobachtung, daß dieselben Gebilde auch in Fällen von *Blennorhoea neonatorum* nachweisbar sind.
Diese Feststellung wurde von der größten Bedeutung, insofern die weitere
Nachforschung das Ergebnis zeitigte, daß auch die Vaginalschleimhaut bei nicht
gonorrhoischem Katarrh die Einschlüsse enthält und eine ebenfalls nicht gonorrhoische Urethritis beim Manne dieselbe Eigentümlichkeit aufweist. Von
nun an wurde bei der Augeneiterung der Neugeborenen die „Gonoblennorrhöe" von der „Einschlußblennorrhöe" (s. S. 39) getrennt. Gleichzeitig
wurden die Beziehungen geprüft, die diese Einschlußerkrankung zum Trachom
hat. Hierbei erinnerte man sich, daß schon früher das Trachom als eine chronische
Blennorrhöe aufgefaßt worden war (Arlt). Lindner (a) gelang es, das Virus der
Einschlußblennorrhöe in gleicher Weise und mit gleichem Erfolge wie das des
Trachoms auf die Affenbindehaut zu übertragen. Auch konnte in drei verschiedenen Fällen der Nachweis erbracht werden, daß die Bindehaut des Pavians
einen positiven Impfbefund darbot, wenn das Material von der Conjunctiva
eines an Einschlußblennorhöe erkrankten Neugeborenen oder von den Vaginal-
zellen der Mutter oder den Urethralzellen des Vaters entnommen wurde. Diese
Impfconjunctivitis gewährte in zwei Fällen den Anblick eines sulzigen Trachoms.
Auf Grund dieser Ergebnisse zieht Lindner folgenden Schluß: „Das Trachom
war ursprünglich eine rein genitale Erkrankung, welche einmal auf das Auge
übertragen infolge ihres chronischen Verlaufs zu einer von den Genitalien

völlig unabhängigen Augenerkrankung geworden ist, die sich nunmehr gewöhnlich von Auge zu Auge weiter verbreitet. Die relativ seltenen Übertragungen dieses Virus vom Genitale sowie der damit eng verknüpften Einschlußblennorrhöe des Neugeborenen auf die Conjunctiva des Erwachsenen können bei mangelnder Hygiene Veranlassung zur Entstehung neuer Trachomherde in vorher trachomfreien Gegenden geben."

Eine von Wilhelm Rohrschneider veröffentlichte Tabelle bezieht sich auf 274 in der Berliner Universitäts-Augenklinik untersuchte Fälle von Bindehautentzündung. Es wurde ein positiver Befund von Einschlußkörperchen festgestellt bei:

Schwimmbadconjunctivitis	unter 80	Fällen	27mal	$= 33,75\%$
Trachom	„ 38	„	17 „	$= 44,74\%$
Trachomverdacht	„ 14	„	2 „	$= 14,78\%$
Blennorrhoea neonatorum (ohne Gonokokken) . .	„ 29	„	10 „	$= 34,48\%$
Follikularkatarrh	„ 56	„	2 „	$= 3,58\%$
Sonstige Bindehautentzündungen	„ 52	„	0 „	$= 0\%.$

Später hat die gründliche Durchsuchung der Präparate von Badconjunctivitis allerdings unter 22 Fällen 15mal (68%) einen positiven Befund gezeigt.

Wolfrum hat die Beziehungen der Einschlußblennorrhöe zum Trachom auf dem Wege der pathologisch-anatomischen Untersuchung zu klären versucht und ist dabei zu dem Schlusse gekommen, daß die Bindehauterkrankung des Säuglings eine Abart des Trachoms sei. Die Differenz in den beiden Krankheitsbildern lasse sich aus der Besonderheit des Baues der normalen Conjunctiva des kleinen Kindes erklären, insofern ihr die Infiltration mit Plasmazellen fehlt, die sich bei älteren Kindern und den Erwachsenen stets findet. Diese scheint erst im Laufe des Lebens als Reaktion auf die Reize sich auszubilden, denen die Bindehaut ausgesetzt wird. Infolge dieses Mangels an Plasmazellen sei die Conjunctiva in den ersten Monaten des postembryonalen Lebens zu einer Follikelbildung nicht fähig, und deswegen nehme die Infektion mit dem Erreger des Trachoms andere Formen als beim Erwachsenen an. Es ergibt sich auch ein wesentlicher Unterschied in dem histologischen Bilde der Gonoblennorrhöe und der Einschlußblennorrhöe. Während bei der Gonokokkeninfektion eine starke ödematöse Durchtränkung des Epithels und des darunter liegenden Gewebes, sowie eine ungeheure Durchsetzung dieser Schichten mit Leukozyten die Hauptrolle spielt, zeigen die der gonorrhoischen Form klinisch am nächsten stehenden schweren Einschlußblennorrhöen einen Fibrinbelag auf dem Epithel und unter der lückenhaften Deckschicht eine große Anzahl von Plasmazellen, die im späteren Verlaufe hie und da Neigung zu Herdbildung aufweisen. Nach Wolfrum ist die Einschlußblennorrhöe das „Trachom des Neugeborenen". Ebenso gäbe es auch ein „Trachom der Genitalschleimhaut".

H. Herzog ist noch einen Schritt weiter gegangen, indem er die „Involutionsformen" des Gonokokkus studierte und als das Kernprinzip der Bakterienzelle „Mikrogonokokken" ansprach, die durch weitere Teilungen schließlich die extremsten Grade der Verkleinerung erreichen. Alle diese Involutionsformen seien auch beim Trachom anzutreffen; denn die Einschlußkörperchen seien nichts anderes als diese Abkömmlinge normaler Keime. Er impfte mit den Reinkulturen dieser Involutionsformen des Gonokokkus die menschliche Conjunctiva und bekam als Resultat eine Entzündung mit positivem Einschlußkörperchenbefund. Das Trachom sei somit eine Infektion mit Mikrogonokokken. Indessen ist dieser Standpunkt nicht von anderen Forschern anerkannt worden, und Axenfeld lehnt ihn ausdrücklich ab.

Schließlich sei darauf hingewiesen, daß die Einschlußkörperchen auch bei der Badconjunctivitis (s. S. 58) gefunden werden und daß man diese Erkrankung daraufhin mit Trachom, Einschlußblennorrhöe und Urethralkatarrhen in Verbindung gebracht hat. Beim Kapitel über die Badconjunctivitis sind die neuesten Ergebnisse geschildert (S. 58).

Übrigens gibt es eine Hornhautkomplikation bei dem Epithelioma contagiosum der Vögel, die durch das Vorhandensein von Einschlußkörperchen ausgezeichnet ist. Diese sind indessen anders gestaltet wie die beim Trachom vorkommenden (K. Stargardt).

Differentialdiagnose. Da das Trachom noch immer nicht durch den Nachweis des Infektionserregers diagnostisch festgelegt werden kann, bleibt die sichere Abgrenzung gegenüber anderen, ähnlich verlaufenden Bindehautleiden eine manchmal recht schwere Aufgabe.

Am Unangenehmsten macht sich diese Lücke in unseren Kenntnissen bemerkbar, wenn es gilt, den *Follikularkatarrh* von Trachom trennen. Sonst wäre ja der Streit darüber, ob die Conjunctivitis follicularis zum Trachom zu zählen ist, gar nicht denkbar. Die Unterschiede sind S. 66 und S. 71 betont und im Kapitel über den Follikularkatarrh (S. 99) nochmals zusammengefaßt. Manche Fälle von *Frühjahrskatarrh* (S. 103) können auch zu Verwechslungen Anlaß geben. Man achtet auf die eigentümlich trübe Beschaffenheit, die den Eindruck erweckt, als wenn die Conjunctiva mit Milch bestrichen wäre, auf die plattgedrückten, harten „pflastersteinförmigen" papillären Wucherungen der Conjunctiva tarsi, auf die Anamnese, die ein periodisches Kommen und Gehen der Beschwerden zu bestimmten Jahreszeiten erkennen läßt, sowie auf das Alter der Patienten. Sind es doch nur Jugendliche und vorzüglich Knaben, die vom Frühjahrskatarrh befallen werden. Ferner kann der Gehalt des Bindehautabstrichs an eosinophilen Zellen verwertet werden. Sind Hornhautkomplikationen beim Frühjahrskatarrh vorhanden, so treten sie nicht in Form des Pannus von oben her auf, sondern schließen sich an die typischen, glasigen Limbuswucherungen an. Frühe Stadien der *Conjunctivitis* Parinaud (S. 90) und die Badconjunctivitis (S. 58) können gleichfalls einen dem Trachom recht ähnlichen Befund zeigen.

Dann ist daran zu denken, daß die pulverisierte Wurzel von *Heleborus odorus* ein Pseudotrachom erzeugt (S. 120) und daß kleine *Pflanzenhärchen* (Hagebutteninhalt) das gleiche Bild hervorrufen können (S. 124). Nicht weniger beachtenswert ist der Symptomenkomplex des Atropinkatarrhs (S. 118).

Therapie. In allen Ländern, die Trachomatöse in größerer Zahl beherbergen, muß in erster Hinsicht die *Prophylaxe* gegen die Weiterverbreitung der Infektion organisiert werden. Schon vor dem Kriege haben Deutschland, Rußland, Italien und Ungarn durch gesetzliche Vorschriften die Anmeldepflicht und zwangsweise Behandlung des Leidens geregelt, und später sind Frankreich und Polen gefolgt. In Rumänien ist eine behördliche Regelung in Vorbereitung. Sie ist zur Zeit dort nur auf das Heer ausgedehnt, indem alle Rekruten, die mit Trachom behaftet sind, behandelt und dann in besondere Bataillone eingeteilt werden, die nur aus solchen Mannschaften bestehen (D. Manolesco). Auch im Weltkriege hatte die österreichisch-ungarische Armee sogenannte Trachom-Bataillone.

Daß eine zielbewußte Prophylaxe Hervorragendes leistet, lehren die Erfahrungen in Ostpreußen, das allmählich saniert wird. Auch die Tatsache, daß die deutschen Truppen im Felde von Trachom so gut wie gänzlich verschont geblieben sind, ist sicher eine Folge der Prophylaxe. Um sie im Frieden durchführen zu können, sind besondere Ausbildungsmöglichkeiten in der Trachomdiagnostik und -therapie vorgesehen, ferner eine eingehende Belehrung der Bevölkerung über die Ansteckungsgefahr und regelmäßige Untersuchungen der Schulklassen angeordnet, während für die notwendige klinische Behandlung der hochgradig infektiösen Fälle und der schweren Komplikationen durch geeignete Anstalten gesorgt ist.

Die *Behandlung* des ausgebrochenen Trachoms stellt große Anforderungen an die Geduld des Arztes und des Patienten. Selbst wenn man in einem frühen Stadium eingreifen kann, gelingt es durchaus nicht immer, den krankhaften Prozeß am Weiterschreiten zu verhindern. Meist ist die Heilung eigentlich erst dann vollzogen, wenn die Bindehaut in großer Ausdehnung vernarbt ist. Sie muß ganz glatt, nirgends mehr infiltriert sein. Selbst in einem solchen Falle ist jedoch die Gefahr nicht ausgeschlossen, daß ein Rückfall eintritt. Wie ohnmächtig unter Umständen die Therapie ist, lehren die in der Literatur bekannt gewordenen Infektionen des Pflegepersonals. Besonders lehrreich ist die von W. CLAUSEN geschilderte Beobachtung.

Einem Kollegen widerfuhr das Unglück, daß ihm bei der Operation trachomatöses Material ins Auge spritzte. Sofort wurde der Conjunctivalsack ausgespült und in den nächsten Tagen Zincum sulfuricum eingeträufelt. Trotz aller Bemühungen entwickelte sich jedoch ein schweres Trachom, das nach 24 Tagen einen beginnenden Pannus und nach 6 Wochen sogar eine iritische Reizung zeigte.

Der Grund für die von allen anderen Bindehautleiden (vielleicht mit Ausnahme des Pemphigus) grundverschiedene Verlaufsform ist darin zu erblicken, daß das Trachom wahrscheinlich nur eine sehr kurze Zeit eine Epitheliose ist und die Infektionserreger bald den Weg in die Subconjunctiva finden, wo sie von den angewandten Mitteln nicht mehr erreicht werden. Hier entfalten sie dann, immer tiefer eindringend, die mit Schrumpfungsvorgängen endende Infiltration des Gewebes. Überdies bieten die Übergangsfalten für eine chronische infektiöse Entzündung die denkbar günstigsten Bedingungen, insofern es recht schwer hält, in die verschiedenen Buchten mit Medikamenten hinein zu gelangen.

Wenn man die einzelnen Möglichkeiten überschaut, die zur Bekämpfung des Trachoms zur Verfügung stehen, so sind sie nach drei Richtungen orientiert.

1. Antiinfektiöse Einwirkung auf die angesteckte Bindehaut.

2. Beschleunigung der Follikelreifung, des Austritts des Inhalts und Abkürzung des natürlichen Ablaufs.

3. Operative Maßnahmen zur Beseitigung der infizierten Bindehautgebiete als einer andauernden Ansteckungsquelle.

Die chirurgischen Eingriffe, welche durch die Stellungsanomalie der Lider bedingt sind, werden zum Teil auch von diesem Bestreben beeinflußt.

Der Kampf gegen die Infektion als solche ist mit verschiedenen Arzneimitteln, mit immunbiologischen Methoden und mit physikalischen Einwirkungen aufgenommen worden.

Von alters her hat man das *Kupfer* gegen die Erkrankung angewandt. Namentlich als Cuprum citricum (GRUNERTs Terminolsalbe), dann als Tracumin (LAUTERSTEIN) in Salbenform leistet es bei gewissen Fällen, z. B. als Präparat, das der Patient zu Hause ohne jede Gefahr selbst weiter gebrauchen kann, gute Resultate, während das Tuschieren mit dem Kupferstift nur vom Arzte vorgenommen werden kann. Freilich verursacht das Kupfer (wenigstens in Form des Stiftes) leicht Schmerzen und erneute Reizung, wenn die Bindehaut zu papillärer Hypertrophie neigt. Es eignet sich die Behandlung daher nicht für die frischen, sondern für die späteren Stadien. A. ELSCHNIG verordnet $^1/_2$ stündlich bis 2 stündlich tagsüber anzuwendende Ausspülungen und Einträufelungen mit Hydrarg. oxycyanat. 1 : 5000,0. Die Lapisbehandlung (Arg. nitricum in $^1/_4$ bis 2 % Lösung) ist vor allem bei stark sezernierendem Trachom sehr empfehlungswert. LAUTERSTEIN erhielt die besten Erfolge, wenn die Bepinselung durch Argentum mit der Tracuminsalbenbehandlung kombiniert wurde. Neuerdings wird auch das Chaulmograöl (aus dem Samen der Ginocardia odorata) viel genannt, doch scheinen die Resultate keine gleichmäßigen zu sein, was zum Teil auf die verschiedene Beschaffenheit der Droge geschoben wird. Wir können in Übersicht über die ungeheuer große Literatur der medikamentösen Trachomtherapie jedenfalls sagen, daß es ein für die Erkrankung spezifisch wirksames Mittel zur Zeit nicht gibt.

In Anbetracht dieser Erkenntnis hat man versucht, durch die absichtliche Herbeiführung einer andersartigen Conjunctivalerkrankung Einfluß auf die Infektion zu gewinnen. In erster Linie ist hier die von DE WECKER eingeführte Bepinselung mit dem Extrakt macerierter Körner des Jequiritystrauches (Abrus praecatorius) zu nennen, die eine sehr rsach einsetzende Conjunctivitis mit croupösen Belägen erzeugt. Vor allem strebte man dabei eine Aufhellung der pannösen Hornhauttrübungen an. Das in der Flüssigkeit enthaltene Toxin ist das Abrin. Aber auch, nachdem P. RÖMER die Möglichkeit dieser Therapie auf eine wissenschaftliche Basis gestellt hatte, mußte sie wegen der Ungleichmäßigkeit der Wirkung und der vielen Mißerfolge verlassen werden; jetzt gehört das Verfahren nur noch der Geschichte an. Es ist gewiß interessant, daß man früher sogar zu der Infektion mit Gonoblennorrhöe gegriffen hat, um den Verwüstungen, die das Trachom setzt, Einhalt zu gebieten.

Ebenso ist bislang den Bemühungen, mittels einer Autoserotherapie oder der Röntgenbestrahlung einzugreifen, kein Erfolg beschieden gewesen. Auch die Radiumbehandlung ist herangezogen worden. LEO KUMER und L. SALLMANN berichten über die damit erzielten Resultate ausführlich und nehmen an, daß weniger die Vernichtung der problematischen Erreger als eine weitgehende Veränderung des Gewebes der Bindehaut in Frage kommt, durch die es seine Eignung als Nährboden für das Virus verliert. „Ein vollgültiger Beweis einer Heilung des Trachoms durch Radiumstrahlen allein liegt in den zahlreichen Veröffentlichungen des Schrifttums bisher nicht vor, doch kann die Radiumbehandlung als unterstützendes Mittel der übrigen Trachomtherapie von erheblicher Bedeutung sein." Namentlich sollen die Fälle mit papillärer Hypertrophie gut beeinflußt werden.

Die KEININGsche Methode des *Abreibens* der Bindehaut mittels Wattebäuschchen, die mit Sublimatlösung 1 : 2000,0 getränkt sind, schlägt die Brücke zur mechanischen Therapie. Man nimmt die Prozedur am besten so vor, daß man die Watte um einen Glasstab wickelt und damit auf der kokainisierten Conjunctiva hin und her fährt. Dabei muß man durch eine ausgiebige Ektropionierung des oberen Lides darauf bedacht sein, daß man wirklich alle Schlupfwinkel der Infektion erfaßt. Harte, gefäßarme Follikel können stärker abgerieben werden, während die Fälle von succulentem Trachom behutsamer behandelt werden sollen (A. v. HIPPEL). Nach meinen eigenen Erfahrungen ist dieses Vorgehen wohl geeignet, ganz allmählich und unter Vermeidung stärkerer Narbenbildungen das Trachom zur Heilung zu bringen, doch hat es den großen Nachteil, daß das Abreiben sehr lange fortgesetzt werden muß. Es eignet sich daher nur für diejenigen Fälle, die monate- und jahrelang täglich in die Ambulanz kommen können. KUHNT hat den Einwurf erhoben, daß die Patienten, sobald sie aus der Behandlung entlassen sind, schwere Rückfälle erleben. Eine andere, vor allem in frischen Fällen Erfolg versprechende Methode besteht darin, daß man den Zeigefinger mit einem dünnen, in Oxycyanatlösung 1 : 5000 getauchten Wattebäuschchen umwickelt und mit ihm alle Teile der Bindehaut in sehr energischer Weise ausdrückt, aber nicht abreibt. Es soll das Medikament unter möglichster Glättung der Taschen intensiv mit den erkrankten Gebieten in Berührung gebracht werden, ohne die Membran zu sehr zu verletzen (A. ELSCHNIG).

Die von D. MANOLESCO neuerdings empfohlene Bürstung der trachomatösen Bindehaut stellt der Abreibung gegenüber ein chirurgisches Verfahren dar, das nicht beabsichtigt, irgendein Medikament in die Subconjunctiva hinein zu bringen, sondern gegen die Follikelbildung anzugehen. Er wendet ein mit 4 mm langen, harten Borsten versehenes Instrument an, das geeignet ist, die Oberfläche der Granula tragenden Bindehaut nach ausgiebiger Entfaltung der Fornixbuchten einzureißen und das Platzen der Follikel sowie die Entleerung ihres Inhaltes zu beschleunigen. Nichts anderes bezweckte H. KNAPP durch die Konstruktion seiner „Rollzange", einer Pinzette, deren Branchen scharfgeriefte kleine Walzen tragen, die die ektropionierte Bindehaut zwischen sich fassen und ausdrücken. TH. SAEMISCH sah bei der Anwendung der Rollpinzette sehr befriedigende Resultate, während KUHNT hervorhebt, daß die Einwirkung eine zu drastische sei; bei einigermaßen stärkerem Ausrollen könne es vorkommen, daß der ganze Conjunctivalüberzug der Übergangsfalte zwischen den Walzen hängen bleibe. Er schuf deshalb den „Expressor", der an Stelle der Rollen durchlochte Platten trägt, die auf das Gewebe aufgepreßt werden. Die eine Branche dieser Pinzette wird in den Fornix conjunctivae geschoben, die andere auf die Tarsalbindehaut des umgestülpten Lides gelegt, und auf einen Druck hin „entleeren sich comedonenartig die sulzigen Massen aus den Follikeln." Sind nur vereinzelte Follikel vorhanden, so kann man sie auch mit einem spitzen Messerchen aufstechen oder mit einem feinen Galvanokauter zerstören. ELSCHNIG rät bei körnigem Trachom je nach Lage des Falles zur sorgfältigen Ausquetschung der Granula unter möglichster Schonung der Bindehaut, mit Rollzange, Expressor, Cilienpinzette oder einem besonderen glatten, der Irispinzette nachgebildeten Instrumente. Es ist natürlich klar, daß befriedigende Erfolge nur in den Fällen zu erwarten sind, in denen die Granula erweicht sind; „harten" Trachomen gegenüber muß der Versuch des Auspressens mißlingen. Ja er kann unter Umständen schädlich wirken, indem die weitere Aussaat der Infektion gefördert wird. Die genannten Verfahren werden sichtlich von der Vorstellung geleitet, daß die Narbenbildung im wesentlichen aus der Summierung der einzelnen kleinen bindegewebigen Überbrückungen der von den geplatzten Follikeln zurückgelassenen Löcher herstammt und daß ein frühzeitiges Bersten verhältnismäßig kleine Lücken bedingt. Andererseits ist wohl auch der Gedanke maßgebend, daß der Follikelinhalt das infektiöse Material in besonders schädlicher Anhäufung einschließt, dessen Beseitigung anzustreben ist. Wir haben jedoch beim Studium der pathologischen Anatomie des Trachoms kennen gelernt, daß beide Voraussetzungen nicht ohne weiteres begründet sind; denn die Vernarbung geschieht zum geringsten Teile im Anschluß an das Platzen der sulzigen Follikel und überwiegend durch narbige Umwandlung der diffus infiltrierten Subconjunctiva und des Tarsus, während die lymphoide und plasmacelluläre Infiltration selbst und nicht die Follikelbildung den Prozeß weiter verbreiten.

Schon gegenüber der gewaltsamen Reifung der Follikel wurden aus dem Grunde Bedenken laut, daß man bei einem Leiden, das die ausgesprochene Neigung hat, den Conjunctivalsack zum Schrumpfen zu bringen, keinen Eingriff anwenden soll, der mit der Zerstörung, wenn auch kleinster Epithelflächen verbunden ist. Als Beispiele einer solchen Meinung sei die Äußerung von TH. SAEMISCH (Handbuch von GRAEFE-SAEMISCH 1. Aufl. 1876) angeführt, „daß alle Behandlungsweisen, welche bezwecken, die Granulation direkt zu beseitigen, unter allen Umständen zu verwerfen sind; denn sie würden eine Narbenbildung in der Conjunctiva einleiten müssen, welche stets umfangreicher ausfallen würde als die, welche aus der spontanen Umwandlung der Granulation resultiert." Allerdings hat SAEMISCH später diesen extremen Standpunkt aufgegeben. Aber auch DE WECKER sagt in seinem Traité complet d'Ophtalmologie (I, 378): „An die Spitze jeder Therapie muß der Grundsatz gestellt werden, daß ein jeder Eingriff, der die Zerstörung des Follikels selbst bezweckt, abzulehnen ist." Mögen diese Einwendungen aus früheren Zeiten stammen, so macht sich

doch bis in die Gegenwart von vielen Seiten ein Widerspruch gegen die dritte
Art der Trachomtherapie geltend, die in einer *Excision der erkrankten Schleim-
hautpartien* das Ziel sieht. Die Methode ist in konsequenter Durchführung zuerst
von HEISRATH ausgeübt worden. Im Hinblicke auf das Versagen der medikamentösen Therapie schreibt er: ,,Ein Mittel, welches relativ schnell und stets
wirksame Hilfe leistet, besitzen wir in den ausgedehnten Excisionen aus Bindehaut und Tarsus in der ganzen Dicke des Gewebes. Nach Umkehrung des oberen
Lides wird ein Schnitt parallel dem freien Lidrande und zwar je nach der Ausdehnung der pathologischen Veränderungen mehr oder minder weit von demselben entfernt durch Bindehaut und Tarsus geführt und dann wird der Lidknorpel samt der Übergangsfalte, soweit sie vom Trachom ergriffen ist, von
der Unterlage abpräpariert und abgetragen. Der Defekt wird durch Suturen
geschlossen''. Diese ,,einfache'' Excision ist nach HEISRATH dann angezeigt,
wenn von der weiteren Anwendung der medikamentösen Behandlung keine
Wendung zur Heilung zu erwarten ist. Besonders empfiehlt er das Verfahren
für die Fälle, in denen das Gewebe der Übergangsfalten sehr fest und derb geworden ist und an der Oberfläche eine sulzige blutarme Masse zeigt, oder in
denen infolge der Erkrankung der Bindehaut bereits Pannusbildung der Hornhaut eingesetzt hat oder der trachomatöse Prozeß vor allem in der Conjunctiva des oberen Tarsus sitzt, besonders auch sobald die Mitbeteiligung des Lidknorpels zu einer fehlerhaften Lidstellung geführt hat. Mit der Excision wartet
man am besten solange, bis die akuten Reizerscheinungen der Bindehaut der
Übergangsfalte abgeklungen sind und sich die erkrankte Partie demarkiert
hat (s. S. 69). KUHNT hat an die Stelle der ,,einfachen'' die ,,kombinierte''
Excision gesetzt, die im wesentlichen darin besteht, daß die Wundfläche durch
die von ihrer Unterlage gelockerte fornicale und bulbäre Bindehaut gedeckt
wird, die man hinüberzieht. Nach den Beobachtungen KUHNTS werden durch
die Excision die Heilung außerordentlich abgekürzt, die sekundäre Hornhauterkrankung verhindert, bzw. am sichersten geheilt, und bedeutendere Stellungsanomalien des Lidrandes sowie entzündliche Nachschübe mit Wahrscheinlichkeit
hintangehalten.

Das Vorgehen KUHNTS und HEISRATHS in Königsberg erklärt sich in erster
Hinsicht aus der Not der damaligen Zeit. Ostpreußen war von dem Trachom
schwer bedroht, und es kam darauf an, schnell und radikal zu helfen.
Indessen sind gegen ein solches Vorgehen schwere Bedenken erhoben worden.
So möchte CLAUSEN vor der schematischen Anwendung der Übergangsfalten-
und Lidknorpelausschneidung bei frischem Trachom direkt warnen; denn er
konnte die von KUHNT gerühmten Erfolge ganz und gar nicht bestätigen. Er
beobachtete ,,außerordentlich viele schwere Rezidive gerade bei excidierten
Trachomfällen, bei denen die Verkürzung und narbige Schrumpfung des Conjunctivalsacks infolge der ausgedehnten Excisionen sehr schädlich wirkte und
dauernd Beschwerden verursachte''. A. LÖWENSTEIN verwirft angesichts der
Tatsache, daß der Mangel an Bindehaut das klinische Bild des Narbentrachoms
beherrscht, ebenfalls alle Verfahren, die Bindehaut opfern. Auch A. ELSCHNIG
vermeidet grundsätzlich jeden Eingriff, der die Conjunctivaloberfläche verletzen
könnte. Ich glaube aber trotzdem, daß die modifizierte Excision bei exakter
Indikationsstellung Gutes leistet, zumal dann, wenn der trachomatöse Prozeß
im wesentlichen auf die Conjunctiva des oberen Tarsus und Fornix beschränkt
ist und von hier aus immer neue Entzündungsschübe hervorbrechen.

Der *Pannus trachomatosus* bedarf meist keiner besonderen Behandlung.
Bessert sich der Zustand der Bindehaut, so ist auch ein Zurückgehen der Hornhautkomplikation zu erwarten. Wenn die Rückbildung sich jedoch verzögert,
kann man nach RUDOLF DENIG die an den Pannus angrenzende Bindehaut

excidieren und dafür Lippenschleimhaut implantieren. A. Löwenstein (b) möchte diese Einpflanzung so vernehmen, daß die Conjunctiva nur von dem Limbus abgelöst und die klaffende Lücke durch Lippenschleimhaut gedeckt wird, so daß keine Bindehaut verloren geht. Die Einheilung erfolgt ungestört, obgleich auch der eingepflanzte Lappen selbst später an dem trachomatösen Prozeß unter Umständen teilnimmt. Die gute Wirkung bezüglich der Aufhellung des Pannus bleibt indessen bestehen.

Im übrigen bedingt die oft dem Trachom nachfolgende Trichiasis den Ersatz des intermarginalen Teils des Lidrandes durch Lippenschleimhaut, die Lidverkrümmung selbst operative Geradestellung und andere Verfahren mehr, die im Kapitel über die Erkrankungen der Lider nachzulesen sind. Siehe auch das chirurgische Eingreifen bei Keratose (S. 172).

Wenn wir rückblickend die nur in den hauptsächlichsten Zügen geschilderten Methoden überschauen, die ersonnen worden sind, um die Bindehaut von dem Trachom zu befreien, so müssen wir bekennen, daß es kein einziges Verfahren gibt, welches restlos befriedigt. Es gilt besonders dem Trachom gegenüber zu individualisieren, und schließlich bleibt es die Hauptsache, daß die Patienten der Kontrolle des Arztes über Jahre, oft Jahrzehnte hinaus unterstellt werden, damit jedes Rezidiv sofort bekämpft werden kann, bevor es zu nicht wieder zu behebenden Folgezuständen führt.

Literatur.

Trachom.

ANGELUCCI, A.: (a) Sull azione biologica del siero degli adenoidi tracomatosi. Arch. Ottalm. **32**, 289 (1925). (b) Adenoidismo oculare e tracoma. Napoli: Vit. Idelson 1930. — ARLT: Krankheiten des Auges, 1863, S. 133. — AUST, O.: Beiträge zur Trachomforschung (Einschlußinfektion, Einschlußblennorrhöe, Schwimmbadconjunctivitis und ihre Beziehungen zueinander). Graefes Arch. **123**, 93 (1929). — AXENFELD, TH.: Die Ätiologie des Trachoms. Jena 1914.

BIRCH-HIRSCHFELD: (a) Neuere Anschauungen über Trachom. Z. Augenheilk. **65**, 209 (1928). (b) Zur Pathologie der Granulose. Schr. Königsberg. Gel. Ges. Naturw. Kl. 2, **1925**, H. 1. — BOTTERI, A.: Klinische, experimentelle und mikroskopische Studien über Trachom, Einschlußblennorrhöe und Frühjahrskatarrh. Klin. Mbl. Augenheilk. **50 I**, 653 (1912). — BRANA, J.: (a) Bemerkungen zu der Arbeit von Prof. A. ELSCHNIG über Conjunctivitis follicularis und Trachom. Klin. Mbl. Augenheilk. **75**, 177 (1925). (b) Über die degenerativen Stigmata der Trachomkranken. Dtsch. ophthalm. Ges. Heidelberg **1927**, 354.

CLAUSEN: Über Trachom als Heereskrankheit nebst kurzen Bemerkungen zur Therapie. Ophthalm. Ges. Heidelberg **1918**, 235.

DENIG, RUDOLF: Transplantation bei chronischem trachomatösem Pannus. Z. Augenheilk. **25**, 278 (1911).

ELSCHNIG, A.: Conjunctivitis follicularis und Trachom. Klin. Mbl. Augenheilk. **74**, 9 (1925).

GREEFF, R.: Über eigentümliche Doppelkörnchen (Parasiten ?) in Trachomzellen. Dtsch. med. Wschr. **33**, 914 (1907). — GRUNERT: Terminol, eine neue Cuprum citricum-Salbe usw. Z. Augenheilk. **25**, 523 (1911).

HALBERSTAEDTER u. PROWAZEK: Zur Ätiologie des Trachoms. Dtsch. med. Wschr. **33**, 1285 (1907). — HERZOG, H.: (a) Über die Ätiologie des Trachoms. Ophthalm. Ges. Heidelberg **1910**, 214. (b) Über die Natur und Herkunft des Trachomerregers. Berlin: Urban und Schwarzenberg 1910. — HESS u. RÖMER: Übertragungsversuche von Trachom auf Affen. Arch. Augenheilk. **55**, 1 (1906). — HEYMANN, BRUNO: Über die „Trachomkörperchen". Dtsch. med. Wschr. **35**, 1692 (1909). — v. HIPPEL, A.: Beitrag zur Behandlung des Trachoms. Ophthalm. Ges. Heidelberg **1891**, 91. — HIRSCHBERG, J.: Geschichte der Augenheilkunde. GRAEFE-SAEMISCH-HESS' Handbuch der gesamten Augenheilkunde, 2. Aufl., Bd. 12, S. 130 u. 376. 1899.

ICHIKAWA, K.: Über die trachomatöse Veränderung der Scleralbindehaut. Graefes Arch. **79**, 64 (1911).

v. JILEK u. ELISABETH KRISZTICS: Trachom und exsudative Diathese. Klin. Mbl. Augenheilk. **80**, 847 (1928). — JUNIUS, P.: Untersuchungen zur Ätiologie des Trachoms. Z. Augenheilk. **24**, 383 (1910).

Keining, Gustav u. Otto: Ein an zahlreichen Fällen erprobtes Verfahren zur Heilung des Trachoms. Dtsch. med. Wschr. 1890, 903. — Kleczkowski, F. et K. Karelus: Recherches sérologiques sur le trachome. Ann. d'Ocul. 160, 529 (1923). — Knapp, H.: Bemerkungen zur Trachombehandlung durch Ausquetschen des Krankheitsstoffes mit einer Rollzange. Arch. Augenheilk. 25, 177 (1892). — Kreiker, Aladár: (a) Krankhafte Veränderungen der Tränendrüsen bei Trachom. Z. Augenheilk. 47, 111 (1922). (b) Mikroskopische Veränderungen in der Conjunctiva bulbi bei Trachom. Orv. Hetil. (ung.) 65. Ref. Zbl. Ophthalm. 6, 346. (c) Über mikroskopische Befunde in der bulbären Bindehaut des trachomatösen Auges nebst einigen Bemerkungen über die Entstehung des Pannus. Klin. Mbl. Augenheilk. 67, 235 (1921). — Kuhnt, H.: Über die Therapie des Conjunctivitis granulosa. Klin. Jb. 6, 413 (1897). — Kumer, Leo u. L. Sallmann: Die Radiumbehandlung in der Augenheilkunde. Wien 1929.

Lauterstein, M.: Über die Verwertbarkeit des Tracumins in der Augenheilkunde. Z. Augenheilk. 66, 79 (1928). — Leber, A. u. Prowazek: Experimentelle Trachomstudien. Graefes Arch. 85, 204 (1913). — Lindner, K.: (a) Gonoblennorrhöe, Einschlußblennorrhöe und Trachom. Graefes Arch. 78, 345 (1911). (b) Ist das Bacterium granulosis Noguchi der Erreger des Trachoms? Graefes Arch. 122, 391 (1929). — Löwenstein, Arnold: (a) Über anfallsweise auftretende parenchymatöse Hornhautentzündung (Keratitis anaphylactica) und über die Entstehung des Pannus im Verlaufe der Körnerkrankheit. Graefes Arch. 94, 237 (1917). (b) Modifikation der Denigschen Schleimhautplastik. Z. Augenheilk. 67, 70 (1929).

Mikaeljean, R. C., A. N. Kruglow u. J. Tarnopolsky: Über die Beziehungen zwischen Konstitution und Trachom. Klin. Mbl. Augenheilk. 81, 822 (1928). — Monolesco, D.: La fréquence de la conjonctivite granuleuse en Roumaine, son traite-ment et sa prophylaxie. 1. Congr. Soc. Roum. ophtalm. Bucarest 1924, 51. — Morax, V. et P. J. Petit: Le trachome. Paris: Jean Morax 1929.

Noguchi, Hideyo: The etiology of trachoma. J. of exper. Med. 48. Suppl. 2 (1928).

Peters, A.: Der heutige Stand der Trachomforschung. Münch. med. Wschr. 72, 461 (1925).

Rohrschneider, Wilhelm: Die Schwimmbadconjunctivitis usw. Klin. Mbl. Augenheilk. 76, 619 (1926). — Römer, P.: Experimentelle Untersuchungen über Abrin- (Jequiritol-) Immunität usw. Graefes Arch. 52, 72 (1901). — v. Rötth, A.: Über das einseitige Trachom. Klin. Mbl. Augenheilk. 70, 700 (1923).

Seefelder: Zur Denigschen Schleimhautplastik bei Pannus trachomatosus. Klin. Mbl. Augenheilk. 81, 68 (1928). — Stajdura, J. u. V. Derkač: Zur Ätiologie des Trachoms. Klin. Mbl. Augenheilk. 69, 663 (1922). — Steiner, L.: Konstitution und Trachom. Klin. Mbl. Augenheilk. 69, 662 (1922).

Taboriski, J.: Experimentelle und klinische Untersuchungen über Trachom und trachomähnliche Erkrankungen der Bindehaut. Graefes Arch. 123, 140 (1930).

Undelt, Jaan: Über das Blutbild Trachomkranker. Taiter-Dorpat 1930.

de Wecker: Die jequiritische Ophthalmie. Klin. Mbl. Augenheilk. 31, 1 (1883). — Winski, J.: Zur Ätiologie des Trachoms. Graefes Arch. 106, 348 (1921). — Wolfrum: Über die Einschlußerkrankungen der menschlichen Bindehaut. Ophthalm. Ges. Heidelberg 1910, 207.

i) Die Parinaudsche Conjunctivitis.

Zahlreiche mit den verschiedensten Erregern angestellte Tierversuche haben das eindeutige Ergebnis gemeinsam, daß eine auf die Bindehaut einwirkende Infektion mit einem Virus, das dem Körper bislang fremd war, unter Umständen neben der lokalen Veränderung an der Conjunctiva eine Anschwellung der regionären Lymphdrüsen erzeugt. Die von Parinaud 1889 beschriebene Conjunctivitis zeigt diesen Symptomenkomplex und bietet damit die Kennzeichen einer ektogenen Infektion. Parinaud selbst hat dies auch erkannt und vermutet, daß der ansteckende Stoff aus dem Fleische geschlachteter Tiere stammt, da die Mehrzahl seiner Kranken mit solchem zu tun hatte. Seine Veröffentlichung hat den Anstoß gegeben, daß man auf die Conjunctivitiden, die mit Schwellung der präaurikularen und submaxillaren Drüsen einhergehen, mehr achtete. So überblicken wir bereits eine ansehnliche Literatur, die sich mit der Frage beschäftigt. 1906 waren nach der Statistik von Carl Hoor 35 Fälle bekannt. Dabei hat sich herausgestellt, daß wir wohl *nicht ein ursächlich einheitlich zu beurteilendes Krankheitsbild* vor uns haben, sondern daß die klinischen Veränderungen durch recht verschiedenartige Keime hervorgerufen werden können.

Ätiologie. Die Suche nach den fraglichen Erregern hat zu abweichenden Feststellungen geführt. Schon oben wurde erwähnt, daß PARINAUD annahm, daß der fragliche ansteckende Stoff an geschlachtetem Fleisch haftet. GALEZOWSKI beobachtete eine Epidemie unter Kutschern und Stallknechten, ABADIE unter Leuten, die in einem mit Rotlauf verseuchten Schweinedepot zu tun hatten, und DOYNE schuldigte als Infektionsquelle räudige Hunde und Katzen an. HOOR urteilt an Hand seiner Statistik, daß in 65 % der Fälle eine von Tieren stammende Übertragung wahrscheinlich gewesen sei.

Auch das Experiment ist zur Klärung der Frage herangezogen worden. So glückte C. WESSELY die Überimpfung in die Bindehaut des Affen, und zwar stellte es sich heraus, daß eine Infektion mit boviner Tuberkulose vorlag. In einer Reihe anderer Fälle waren ebenfalls sichere Anzeichen dafür vorhanden, daß eine atypisch verlaufende Bindehauttuberkulose das Bild der PARINAUDschen Conjunctivitis hervorgerufen hatte (W. MEISNER, SIEGRIST, KRUSIUS und CLAUSEN, LO CASCIO). Hingegen züchtete v. HERRENSCHWAND aus 2 völlig den Schilderungen PARINAUDs entsprechenden Conjunctivitisfällen den Bacillus pseudotuberculosis rodentium (A. PFEIFFER), also den Erreger der bei Nagetieren, wie Mäusen, Ratten usw. vorkommenden Seuche, während in den Fällen von GOURFEIN, CLAUSEN und anderen die Untersuchung keine Anhaltspunkte für eine tuberkulöse Infektion ergab. Es wurden daher unbekannte Erreger als Ursache angenommen.

Aus diesen Befunden in ihrer Gesamtheit ergibt sich die Feststellung, daß die PARINAUDsche Conjunctivitis höchstwahrscheinlich eine der Bindehauttuberkulose zum mindesten nahestehende Erkrankung ist. Die echten menschlichen Tuberkelbacillen dürften dabei weniger in Frage kommen und tierische Tuberkelbacillen die maßgebende Rolle spielen. Damit steht in Einklang, daß die Versuche, die Erreger auf die gebräuchlichsten Laboratoriumstiere, die sonst für menschliche Tuberkulose empfänglich sind, zu übertragen, oft fehlschlagen.

Freilich fand SANDFORD R. GIFFORD in einem Falle in den nekrotischen Massen der Follikel Überreste von Pflanzenteilen und in einem anderen Fäden vom Typus der Leptotricheen. Die gleiche Beobachtung hatte schon vor ihm VERHOEFF gemacht. Es ist fraglich, ob es sich bei diesen Feststellungen lediglich um die Begünstigung der Ansiedlung von Tuberkelbacillenarten handelt, ob Mischinfektionen vorliegen oder ob die Pflanzenteile und die Pilze von sich aus das Leiden entfachen können. Die erste Möglichkeit erscheint mir als die wahrscheinlichste.

Symptome. An die Spitze der Betrachtung muß die Originalschilderung PARINAUDs über die klinischen Äußerungen des Leidens gestellt werden, die in der von HOOR gegebenen wörtlichen Übersetzung folgendermaßen lautet: „Die infektiöse Bindehautentzündung erinnert beim ersten Anblick an eine granulöse Conjunctivitis (Trachom). Die Bindehaut bildet den Sitz rötlicher und gelblicher Vegetationen, welche anfänglich halb durchscheinend, später nicht mehr durchscheinend sind und die die Größe eines sehr dicken Stecknadelkopfs erreichen können. Neben diesen fleischigen Granulationen sind auch kleinere, ganz gelbfarbige Granulationen sichtbar, die zuerst den Verdacht auf Conjunctivaltuberkulose in mir wachriefen. In dem einen Falle beschränkten sich die Granulationen auf die tarsale Bindehaut des oberen Augenlides, in den beiden anderen Fällen waren sie in der tarsalen Bindehaut beider Lider, in den Übergangsfalten, ja selbst in einem Teile der Augapfelbindehaut vorhanden. Die Hornhaut scheint absolut keine Neigung zu haben, sich an dem Krankheitsprozeß zu beteiligen. Das Sekret ist schleimig, mit ziemlich dichten fibrinösen Fäden vermischt, ein wirklich eiteriges Sekret ist jedoch nie vorhanden. Die

Lider sind geschwellt und fühlen sich härter an. Die Gegend der Ohrspeichel-
drüse wird rasch der Sitz einer entzündlichen Schwellung, die auch auf die Hals-
gegend übergreifen kann, wo dann vergrößerte, nicht selten erweichte Drüsen
fühlbar werden. Der Kranke hat zumeist Temperatursteigerungen; das Fieber
ist aber gering und unregelmäßig. Die Bindehautentzündung verursacht wenig
Schmerzen, und auch die geschwellten Drüsen sind kaum empfindlich. Es
scheint, daß das Bindehautleiden die Tendenz hat, innerhalb 4—5 Monaten
ohne Hinterlassung von Narben auch von selbst zu heilen. Die Schwellung der
Regio parotidea nimmt gegen die fünfte Woche hin ab, die Schwellung der anderen
Drüsen bleibt jedoch noch bestehen. Sie werden entweder allmählich kleiner
und verschwinden, oder aber sie vereitern langsam. Diese Schwellung und Vereiterung der Drüsen, welcher Umstand das Leiden als ein infektiöses erweist,
bildet eben ein charakteristisches Zeichen desselben; denn die vorübergehende
Schwellung der Drüsen ist bei Augenleiden ja
ziemlich häufig, doch eine derartige Schwellung und Vereiterung kommt gerade im Gegen-
teile außerordentlich selten vor."

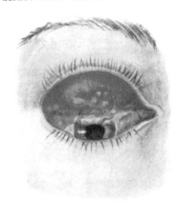

In der Statistik von Hoor waren 2mal
beide Augen ergriffen, und zwar kann das
andere so spät nachfolgen, daß das erste
bereits wieder abgeheilt ist, wenn die Erkrankung des zweiten einsetzt. Die Ansicht
Parinauds, daß die Hornhaut nie in Mitleidenschaft gezogen wird, muß indessen insofern eine Abänderung erfahren, als ab und zu
Pannus und kleine Infiltrate, die allerdings
rasch wieder abheilen, zur Entwicklung gelangen (s. Abb. 44).

Abb. 44. Conjunctivitis Parinaud
(mit sekundärem Pannus der Cornea).

Die *Bindehautwucherungen* zeigen sich in
verschiedener Gestalt. Nicht selten schmelzen
die grauen Knötchen an der Kuppe ein, so
daß größere grauweißlich belegte Geschwüre in der Bindehaut entstehen.
C. Pascheff glaubte deswegen eine besondere *Conjunctivitis necroticans injec-
tiosa* von der Parinaudschen Conjunctivitis abtrennen zu dürfen, doch sahen
v. Herrenschwand, Despagnet und Gifford dasselbe Bild im Verlaufe der
gewöhnlichen Form, so daß es richtiger ist, die sowieso verschiedene Infektionen umfassende Gruppe nicht durch Aufstellung weiterer Abarten als Typen
zu zersplittern, solange die Einteilung nach ätiologischem Gesichtspunkte nicht
erschöpfend durchgeführt werden kann.

Pascheff schildert seine Beobachtungen über die nekrotisierende Abart
folgendermaßen: Das Leiden beginnt mit einem Temperaturanstieg. Dann entwickeln sich in der Bindehaut zahlreiche, weißliche, matte Punkte und Flecken,
hauptsächlich in den Übergangsfalten und auf der Lidinnenfläche. Dadurch,
daß diese Herde ihren weißlichen Inhalt in den Bindehautsack entleeren, entstehen kleine vertiefte Geschwüre, die bald spurlos verschwinden. Im allgemeinen ist überhaupt die Gesamtdauer des Leidens eine kurze; denn es hält
nur ungefähr 2—3 Wochen an. Die Weiterimpfung des Inhalts der Herde
führte den Tod der Versuchstiere (Meerschweinchen) herbei, indem die Sektion
hauptsächlich zahlreiche weißliche Knoten in der Milz aufdeckte. Aus dem
Material wurde ein besonderer Mikrococcobacillus polymorphicus necroticans
gezüchtet.

Chaillous, Verhoeff und Derby sehen das bestimmende Merkmal in
dem Auftreten gelber Körner in der Conjunctiva. Dem muß entgegengehalten

werden, daß in einigen Fällen diese fraglichen Gebilde ganz vermißt wurden, während die Wucherung der Substantia propria der Bindehaut mehr in die Erscheinung trat. So werden gestielte oder ungestielte, maulbeer- und blumenkohlartige Vegetationen, ja förmliche Warzen an der Lidinnenfläche beschrieben. Im Falle von Chaillous bedeckten solche die Hornhaut wie ein Vorhang. Man hat deswegen von zwei verschiedenen Formen der Parinaudschen Conjunctivitis gesprochen, in dem man die granuläre der papillären gegenüberstellte; aber auch diese Unterscheidung ist nicht streng durchzuführen, weil oft genug Körner und Stützsubstanzwucherungen nebeneinander vorkommen.

Die *Drüsenerkrankung* folgt zeitlich den Bindehautsymptomen nach und überdauert sie, weil sie die Etappe darstellt, die das weitere Vordringen der Infektion in den Organismus aufhält und abwehrt. In erster Linie handelt es sich um die präaurikularen Drüsen, und erst dann kommt es manchmal zu einer Mitbeteiligung der sub- und retromaxillaren und Halsdrüsen. Alle diese können lediglich anschwellen, ohne daß eine Vereiterung hinzutritt. Auch scheint es völlig dem Zufall anheimgegeben zu sein, welches der einzelnen Drüsenpakete, die bis zum Umfange eines Hühnereies sich vergrößern können, eiterig einschmilzt.

Hin und wieder geht eine Furunkulose der Gesichtshaut, sowie der Arme usw. dem Ausbruche des Bindehautleidens voraus. Weaver und Zillett, sowie Sandford R. Gifford stellten eine Eosinophilie fest.

Pathologische Anatomie. Im mikroskopischen Präparate zeigen sich Bilder, die teils für die Tuberkulose typisch sind (Darier, Karl Hoor, Clausen u. a.) oder Anklänge an die Tuberkulose erkennen lassen. F. H. Verhoeff und G. S. Derby fanden einen indifferenten Prozeß, der neben einer Zellnekrose im subconjunctivalen Gewebe eine ausgedehnte Infiltration mit lymphoiden und phagocytären Zellen aufwies.

Verlauf. Therapie. Was die *Dauer* und die *Behandlung* der Affektion anlangt, so ist es die Regel, daß nach dem Verlaufe von frühestens 3 Wochen, spätestens 1 Jahr völlige Heilung ohne Hinterlassen von irgendwelchen Spuren spontan einzutreten pflegt. Eine Ausnahme machen die seltenen Fälle mit Beteiligung der Hornhaut, die natürlich Trübungen hervorrufen. Im allgemeinen ist die Prognose jedoch günstig, so daß die Therapie sich darauf beschränken kann, durch Salbenanwendung und andere gebräuchliche Mittel lindernd einzugreifen.

Literatur.

Die Parinaudsche Conjunctivitis.

Bayer, G. u. F. v. Herrenschwand: Über die durch Bakterien aus der Gruppe des Bacillus pseudotuberculosis rodentium hervorgerufene Bindehautentzündung (Parinaudsche Conjunctivitis). Graefes Arch. **98**, 342 (1919). — Bernheimer, St.: Ein Beitrag zu Parinauds Conjunctivitis. Klin. Mbl. Augenheilk. **44 I**, 323 (1906).

Darier: Conjunctivite de Parinaud d'origine animale nette etc. Clin. ophtalm. **1903**, 304.

Gifford, Sandford R.: Parinauds conjunctivitis (Leptothricosis of conjunctiva). Amer. J. Ophthalm. **10**, 484 (1927).

v. Herrenschwand: Über das Wesen der Parinaudschen Conjunctivitis. Ophthalm. Ges. Heidelberg **1918**, 355. — Hoor, Karl: Die Parinaudsche Conjunctivitis. Klin. Mbl. Augenheilk. **44 I**, 289 (1906).

Krusius u. Clausen: Beiträge zur Ätiologie der Conjunctivitis Parinaud. Arch. Augenheilk. **69**, 327 (1911).

Lo Cascio, G.: Contributo alla conoscenza della tubercolosi della congiuntiva. Ann. Ottalm. **55**, 967 (1927).

Meisner, W.: Die Parinaudsche Conjunctivitis und die Tuberkulose der Bindehaut. Z. Augenheilk. **27**, 129 (1912).

Parinaud, H.: Conjunctivite infectieuse transmise par les animaux. Annales d'Ocul. 101, 252 (1889). — Pascheff, C.: (a) Über eine besondere Form von Bindehautentzündung (Conjunctivitis necroticans infectiosa). Ophthalm. Ges. Heidelberg 1916, 418. (b) The differential diagnosis between Parinauds conjunctivitis and conjunctivitis necroticans infectiosa. Brit. J. Ophthalm. 8, 25 (1924).

Siegrist: Siehe Diskussion zum Vortrage Wesselys.

Verhoeff: Parinauds Conjunctivitis und ihr Erreger. Internat. med. Kongr. London 1913. Ref. Klin. Mbl. Augenheilk. 51 II, 417. — Verhoeff, F. H. u. G. S. Derby: Die pathologische Histologie der Parinaudschen Conjunctivitis. Klin. Mbl. Augenheilk. 43 I, 705 (1905).

Weaver, Th. Walker and W. G. Gillett: Parinauds conjunctivitis with eosinophilia. Amer. J. Ophthalm. 6, 36 (1923). — Wessely, C.: Beitrag zur Kenntnis der Conjunctivaltuberkulose. Ophthalm. Ges. Heidelberg 1910, 81.

k) Die Tuberkulose der Conjunctiva[1].

In dem Abschnitt über die Skrofulose der Bindehaut-Hornhaut ist die Abhängigkeit der Phlyktaenen, Infiltrate usw. von einer tuberkulösen Infektion des Organismus ausführlich geschildert (S. 124). Außer diesen eine immunbiologische Reaktion des äußeren Integumentes bedeutenden Erkrankungen kommen in der Conjunctiva auch echte tuberkulöse Prozesse vor, die als Manifestationen der Tuberkelbacillen selbst zu betrachten sind, und aus denen man (zum Unterschied von den skrofulösen Eruptionen) virulente Bacillen unter Umständen abimpfen kann. Diese Affektionen sind infolge der Möglichkeit der Progredienz, der Verkäsung und der Zerstörung größerer Gewebspartien ernste Erkrankungen, die einer exakten Diagnose und Behandlung bedürfen. Einen völlig anderen Verlauf nehmen die Tuberkulide (S. 144).

Man kann die Bindehauttuberkulose nach drei Gesichtspunkten gliedern, insofern eine *primäre, sekundäre oder fortgeleitete Infektion* vorliegt. Dabei ist unter „primär" die Eingangspforte der tuberkulösen Infektion bezogen auf den Gesamtorganismus zu verstehen, also der primäre Infekt des Körpers. Sekundär ist das Leiden dann bedingt, wenn in irgendeinem Organ, z. B. in der Lunge, die Tuberkulose angesiedelt ist und durch Abschwemmen in die Blutbahn Bacillen frei werden, die sich in der Conjunctiva festsetzen und einen metastatischen tuberkulösen Prozeß erzeugen. Endlich sprechen wir von einer fortgeleiteten Bindehauttuberkulose, wenn ein Lupus der Gesichtshaut sich auf die Conjunctiva fortsetzt oder eine Scleritis tuberculosa, eine Dacryoadenitis tuberculosa, eine Tuberkulose der Orbita usw. auf das Gebiet der Bindehaut übergreift.

Die primäre Tuberkulose. Es ist eine strittige Frage, ob die Bindehaut die Eingangspforte für eine tuberkulöse Infektion bilden kann. Im Hinblick auf die Conjunctivitis Parinaud (S. 90) wird man die Möglichkeit unbedingt zugeben; doch dürfte ein solcher Zusammenhang zu den größten Seltenheiten gehören.

Lafon hat seinerzeit die Behauptung aufgestellt, daß eine jede Tuberkulose der Bindehaut endogen und sekundären Ursprungs sei, indem er darauf hinwies, daß die Bacillen, welche in das Stromgebiet der Arteria ophthalmica hineingeraten, zwei Wege finden. Der eine führt über die Ciliararterien in den Uvealtraktus, der andere in das Gefäßnetz der Bindehaut und der Lider. Die für die „primäre" Tuberkulose als Beweis herangezogene Tatsache, daß man die Herde verhältnismäßig oft in der Lidspaltenzone antrifft, spräche nicht gegen die endogene Entstehung; denn in diesem Gebiete sei die Conjunctiva den Unbilden der Witterung ausgesetzt, öfters gereizt und weniger widerstandsfähig, somit für eine Ansiedelung von der Blutbahn aus besonders empfänglich.

---

[1] Die *Tuberkulide* der Bindehaut sind in einem besonderen Kapitel S. 144 beschrieben.

WIKTOR REIS hält diesen Standpunkt für zu extrem. Er erkennt zwar an, daß die Möglichkeit der endogenen Entwicklung dann gegeben ist, wenn die tuberkulöse Erkrankung im Bereiche des feinen Randschlingennetzes am Limbus angetroffen wird. Doch nähme die Wahrscheinlichkeit, daß eine ektogene Infektion statthat, um so mehr zu, je entfernter vom Hornhautrande die Affektion auftauche.

Da aber VALUDE (zit. nach VILLARD) die neuerdings von GEORGES BLANC und J. CAMINOPETROS bestätigte Erfahrung gemacht hatte, daß eine Infektion der Bindehaut des Kaninchens mit Bacillen nur nach einer gleichzeitigen Verletzung (Injektion des Materials *unter* die Bindehaut) von Erfolg gekrönt ist, hat E. FUCHS 1907 die Lehre von der ektogenen Pathogenese der Erkrankung im nachstehenden Gedankengang abgewandelt: „Die Tuberkulose der Bindehaut entsteht in der Regel durch *ektogene* Infektion. Z. B. gelangt ein bacillenhaltiges Staubkörnchen in den Bindehautsack und führt durch eine scharfe Kante eine kleine, oberflächliche Läsion der Bindehaut herbei, welche dadurch angesteckt wird. Für diese Art der Entstehung spricht der Umstand, daß man die tuberkulösen Geschwüre so häufig an der Lidbindehaut in der Gegend des Sulcus subtarsalis beginnen sieht, wo kleine Fremdkörper mit Vorliebe zurückgehalten werden. In solchen Fällen kann die Tuberkulose der Bindehaut den einzigen Krankheitsherd im Körper darstellen: *primäre* Tuberkulose der Bindehaut. Diese kann durch lange Zeit auf die Bindehaut beschränkt bleiben, ja in Ausnahmefällen sogar spontan heilen; die Regel ist jedoch, daß von hier aus die Tuberkulose auf den übrigen Organismus sich ausbreitet. Dies kann auf dem Wege der Lymphzirkulation geschehen, indem zuerst die benachbarten Lymphdrüsen tuberkulös erkranken."

Nach unseren heutigen Kenntnissen muß man die von FUCHS erwähnte Schwellung der regionären Lymphdrüsen (präaurikulare, retromaxillare, sublinguale Drüsen) indessen in den Vordergrund stellen, wenn es gilt, eine primäre Conjunctivaltuberkulose zu diagnostizieren. Die Experimente IGERSHEIMERs ebenso wie die klinischen Beobachtungen zwingen dazu, zumal die Untersuchungen K. E. RANKEs an der Lunge ergeben haben, daß die Bacillen vom primären Infekt aus regelmäßig und verhältnismäßig rasch auf dem Lymphwege in die nächsten Drüsen gelangen und dort eine tuberkulöse Entzündung entfachen, während die Stelle des Primärkomplexes so völlig vernarben kann, daß man sie kaum noch findet. Einen in dieser Hinsicht sehr instruktiven Fall schildert H. KUDLICH.

Bei einem an Masern-Bronchopneumonie gestorbenen vierjährigen Mädchen deckte die Sektion eine verkäsende Tuberkulose der Drüsen vor dem linken Ohre und an dem Kieferwinkel auf. Alle übrigen Organe, besonders auch die Lungen und der Darm, waren indessen völlig von Tuberkulose frei. An der Conjunctiva des gleichseitigen Auges war lediglich eine stärkere Hyperämie zu sehen. Als man näher nachforschte, ergab sich, daß das Kind 1¼ Jahr zuvor am linken Auge ein Geschwür gehabt hatte, das als tuberkulös angesprochen und mit Röntgenstrahlen behandelt worden war.

Der vorstehend wiedergegebene Fall dürfte ein völlig einwandfreier Beweis dafür sein, daß eine primäre Tuberkulose der Bindehaut tatsächlich vorkommt. Trotzdem bleibt die Behauptung bestehen, daß diese Möglichkeit nur außerordentlich selten beobachtet wird. Hierfür sind auch die Versuchsergebnisse IGERSHEIMERs (c), die schon oben kurz erwähnt wurden, maßgebend.

Er brachte in den Bindehautsack von gesunden und in einer zweiten Serie von vorher tuberkulös infizierten Meerschweinchen Aufschwemmungen von Tuberkelbacillen (Typus humanus und bovinus) ein, indem die Wirkung auf die unverletzte oder auch absichtlich lädierte Conjunctiva erprobt wurde. Bei den vorher intakt gewesenen Tieren kam es im Anschluß daran fast stets zu einer spezifischen Reaktion, die entweder in einer tuberkulösen Erkrankung der Conjunctiva mit Schwellung und meist auch Verkäsung der regionären Drüse oder in einer Schwellung dieser Drüse ohne deutliche spezifische Erkrankung der Schleimhaut selbst bestand. Sogar bei unverletzter Conjunctiva konnte gelegentlich eine solche Infektion der regionären Drüse ohne Bindehauterkrankung festgestellt werden. Im Gegensatze hierzu brachte dieselbe Impfmethodik bei den tuberkulösen Tieren keinerlei Reaktion hervor. Igersheimer hat ferner aus der Literatur zwei Gruppen von menschlichen Conjunctivaltuberkulosen mit und ohne Affektion der regionären Lymphdrüsen zusammengestellt und betont, daß bei denjenigen Patienten, die eine abszedierende Erkrankung der Präaurikulardrüse darboten, sonstige tuberkulöse Symptome am Körper oder in der Nähe des Auges meistens nicht nachzuweisen waren. In der zweiten Serie, die keine Drüsenschwellung zeigte, waren aber Symptome von einer Tuberkulose anderer Organe deutlich. Somit stimmen die Ergebnisse des Tierversuchs mit denen der klinischen Beobachtungen gut überein.

Nach Z. Bruckner werden die Tuberkelbacillen nach erfolgter Durchwanderung des Bindehautepithels von Phagocyten aufgenommen und passiv weiter verschleppt.

Wir schließen aus dem vorstehenden, 1. daß der Tuberkelbacillus durch die intakte Schleimhaut hindurchdringen kann, ohne an Ort und Stelle einen tuberkulösen Prozeß zu entfachen, 2. daß zum Bild der primären Tuberkulose der Conjunctiva die regionäre Drüsenschwellung gehört, und daß 3. diejenigen Fälle von Bindehauttuberkulose, die dieses Symptom vermissen lassen, wohl endogen entstandene Prozesse sind. Es sei indessen nicht verschwiegen, daß K. K. K. Lundsgaard die Stellungnahme Igersheimer ablehnt, insofern auch bei primärer Bindehauttuberkulose eine Verschleppung in den Gesamtorganismus kaum vorkomme. Im übrigen unterscheiden sich die Erkrankungsformen nicht von den sekundären Tuberkulosen.

Die sekundäre Tuberkulose. Zu dieser Gruppe sind weitaus die Mehrzahl der Fälle von Bindehauttuberkulose überhaupt zu rechnen. Sie sind den tuberkulösen Prozessen gleichzusetzen, die in dem Augeninnern zur Entwicklung gelangen. Wie diese sind die sekundären Erkrankungen der Conjunctiva von dem Stande der erworbenen Immunität gegenüber der tuberkulösen Infektion weitgehend abhängig. Vielleicht ist es indessen kein Zufall, daß sich eine sekundäre Tuberkulose hin und wieder in einer Bindehaut ansiedelt, die schon vorher erkrankt war. So beschreibt W. Uhthoff einen tuberkulösen Herd innerhalb eines Lymphangioms der Bindehaut und Stajduhar das gleichzeitige Vorkommen mit Ichthyosis.

Symptome. Die Bindehauttuberkulose tritt in zwei Formen auf: als Wucherung und als Geschwür. Beide Arten können in einander übergehen.

Die Wucherungen erscheinen in der einen Reihe der Fälle als miliare Knötchen oder als große gelappte und blumenkohlartige Prominenzen von tiefroter Farbe mit leicht blutender Oberfläche. Ein dritter Typus ist der tumorartige Knoten, das Tuberkulom. Auch zwischen diesen Formen der Bindehauttuberkulose sind die Grenzen durchaus fließend. Desgleichen muß betont werden, daß so manche tuberkulöse Wucherung der Conjunctiva bulbi wohl sicher nicht in der Bindehaut selbst zuerst entstanden ist, sondern daß eine Tuberkulose der Sclera und Episclera die erste Phase der Erkrankung darstellt, die später durch das Einbeziehen der Conjunctiva unkenntlich wird. Ganz ähnlichen Zuständen begegnen wir ja bei der Tuberkulose der Hornhaut (S. 338), von der wir mehr und mehr die Überzeugung gewinnen, daß sie von irgendwelchen, zunächst in der Sclera des Limbus zur Ansiedlung kommenden tuberkulösen Metastasen ihren Ursprung nimmt.

Die Geschwüre entstehen durch Zerfall des tuberkulösen Granulationsgewebes, zeigen am Rande, der meist durch die buchtige Begrenzung auffällt, Überbleibsel solcher Wucherungen und können nach Reinigung des Geschwürbodens wieder zu Beeten tuberkulöser Wucherungen werden. Einige Beispiele seien angeführt.

1. Eine tuberkulös stark belastete 23jährige Patientin, die in der Kindheit Skrofulose durchgemacht hatte und an einer Lungentuberkulose litt, bot am temporalen Hornhautrande mehrere gut stecknadelkopfgroße, graugelbliche, erhabene Knötchen in der Conjunctiva bulbi *und* Episclera dar, sowie nasal an der entsprechenden Stelle ein etwas größeres 3 qmm haltendes Knötchen, das in der Mitte eine leicht erodierte Stelle zeigte. Ein anderes Knötchen lag subconjunctival. Dabei fanden sich Trübungen und eine besenreiserförmige Vascularisation in den oberen Parenchymlagen der Hornhaut. Die Untersuchung excidierter Stückchen ergab ein typisches tuberkulöses Granulationsgewebe mit Riesenzellen und Verkäsung. Im weiteren Verlaufe konfluierten die am nasalen Limbus gelegenen Knötchen, und es entstand an ihrer Stelle ein größeres Ulcus, das excidiert und mit Bindehaut gedeckt wurde. Nach 5 Wochen konnte die Patientin mit blassem, reizlosen Auge entlassen werden (Fall 2 von H. Schulz).

2. Bei einer an schwerer Tuberkulose des Bauchfells und der Lunge leidenden 28jährigen Frau wurde im August 1922 ein episcleritischer Buckel temporal oben gefunden, der vier

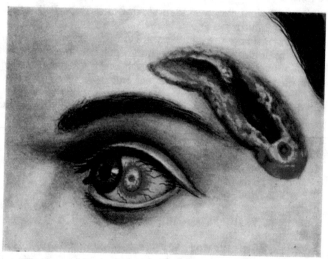

Abb. 45. Tuberkulose der Conjunctiva bulbi bei gleichzeitiger Haut- und Knochentuberkulose. (Nach Paul Junius.)

Monate später exulcerierte. Nach Ausschabung und Kauterisation kam der Prozeß zunächst zum Stillstande, doch wurde im Februar 1923 ein nahezu kreisförmiges, 12 mm haltendes Geschwür der Conjunctiva am temporalen Cornealrand gefunden, das von einem verdickten graurötlichen Rand umgeben war, tief in die Sclera eindrang und zu perforieren drohte. Excidierte Partien des Randes ergaben das Vorhandensein von tuberkulösem Granulationsgewebe mit positivem Bacillenbefund. Das weitere, unaufhaltsame Fortschreiten des Geschwürs zwang zur Enucleation, und die histologische Untersuchung enthüllte eine schwere Tuberkulose der Sclera, die sich ebensowohl auf die Conjunctiva als auch auf das Corpus ciliare fortgesetzt hatte (Fall 1 von H. Schulz).

3. Ein 24jähriger Patient, der in der Jugend an Augenskrofulose gelitten hatte, zeigte am rechten Auge mehrere Millimeter temporal vom Limbus entfernt 2 in der Subconjunctiva sitzende harte, rundliche gelbrötliche, kleinerbsengroße Erhebungen, die ein speckiges Aussehen hatten und auf der Sclera nicht verschieblich waren. Die Bindehautdecke war darüber prall gespannt, aber intakt. Die Diagnose wurde auf *Tuberkulom der Conjunctiva bulbi* gestellt. Die Affektion heilte nach Monaten aus, ohne in Eiterung oder geschwürigen Zerfall überzugehen. Im Verlaufe der nächsten Jahre traten dann wiederum knotenförmige Gebilde, und zwar an beiden Augen, auf. Sie heilten nach längerer Zeit vergeblicher Behandlung rasch ab, als Bestrahlung mit ultraviolettem Lichte angewandt wurde (Fall von Junius).

Während die beiden ersten zitierten Fälle die Conjunctivaltuberkulose als Granulationswucherung und Ulceration zeigen, ist der letzte Fall ein Beispiel für die tumorartige Entwicklung, die man *Tuberculoma conjunctivae* nennt. Junius kennzeichnet das klinische Bild dieser Form als ein scharf umrissenes, indem solide, knorpelharte, gelbe, gelbrötliche oder rote „Knoten" sich bilden, die öfters Erbsengröße erreichen, in der Gestalt rundlich, also kugelig oder auch gelappt erscheinen (Abb. 45). Öfters tragen die Erhebungen in der Mitte eine kleine Delle oder auch auf der Kuppe stecknadelkopfgroße, durchsichtige, graue Punkte. Zum Unterschied von manchen Formen der Episcleritis (S. 414) sind die Knötchen indolent. Das typische Tuberkulom zerfällt nicht geschwürig oder eiterig, sondern verschwindet wieder (wenn es überhaupt heilbar ist) unter intakter und kaum erodierter Epitheldecke. Der Augapfel selbst bleibt entzündungsfrei. Unzweifelhaft erscheint, daß das Bestehen einer manifesten oder latenten Tuberkulose an einem anderen Körperorgan für die Entstehung des Leidens die Voraussetzung ist, und daß es sich also um eine sekundäre Tuberkulose handelt. Wahrscheinlich beginnt das Tuberkulom in der Subconjunctiva, verwächst dann fest mit der Conjunctiva und beteiligt die Sclera erst sekundär.

Die fortgeleitete Tuberkulose bedarf nur weniger Worte. Stellt sie doch die verschiedenartigsten Offenbarungen der Tuberkulose innerhalb des Conjunctivalsackes dar, je nachdem die äußere Haut (Lupus) oder die Sclera (siehe Fall 2 von SCHULZ) oder die Tränendrüse oder die Orbita die eigentliche Ansiedlungsstelle der (sekundären) Infektion darbot. Die Bindehauttuberkulose ist manchmal allein sichtbar, und erst die Sektion oder der weitere Verlauf decken dann die wirklichen Zusammenhänge auf.

Differentialdiagnose. Zu Verwechslungen können die Pseudotuberkulosen Anlaß geben. Als solche kommen in Betracht die Ophthalmia nodosa (S. 121), verschiedene Formen des Frühjahrskatarrhs (S. 103), die Conjunctivitis PARINAUD (S. 90). Es empfiehlt sich deshalb, in Zweifelsfällen Probeexcisionen vorzunehmen und die histologische Untersuchung einzuleiten.

Therapie. Man kann durch Tuschieren mit 20%iger Milchsäurelösung örtlich einwirken. Mißlingt der Versuch, so ist Kauterisation oder Excision mit evtl. nachfolgender Plastik geboten. Auch die Bestrahlungstherapie (Finsenlicht, Röntgenstrahlen, ultraviolettes Licht) leistet Gutes. Immer wird aber der Erfolg im wesentlichen von dem Zustande der Allergie des Allgemeinorganismus abhängen, dessen Kräftigung mit allen zu Gebote stehenden Mitteln angestrebt werden muß.

Literatur.

Tuberkulose der Conjunctiva.

BACH, LUDWIG: Die tuberkulöse Infektion des Auges. Arch. Augenheilk. **28**, 36 (1894). BLANC, GEORGES et J. CAMINOPETROS: La conjonctivite tuberculeuse expérimentale du lapin. C. r. Soc. Biol. Paris **92**, 10 (1925). Ref. Zbl. Ophthalm. **15**, 286. — BRUCKNER, Z.: Etude histologique de la perméabilité de la conjonctive aux bacilles tuberculeux. Ann. d'Ocul. **166**, 804 (1929).

FUCHS, E.: Lehrbuch der Augenheilkunde, S. 129. Leipzig u. Wien 1907, IGERSHEIMER: (a) Symmetrische Bindehautgeschwulst bei BOECKschem Sarkoid. Klin. Mbl. Augenheilk. **74**, 518 (1925). (b) Über Tuberkuloseprobleme (nach Untersuchungen am Auge). Klin. Wschr. **3**, 668 (1924). (c) Experimentelle und klinische Untersuchungen zur Bindehauttuberkulose. Klin. Mbl. Augenheilk. **69**, 226 (1922). — JUNIUS, PAUL: Das Tuberkulom der Conjunctiva bulbi. Arch. Augenheilk. **100/101**, 164 (1929).

KUDLICH, H.: Zur primären Tuberkuloseinfektion der Bindehaut des Augenlides. Z. Tbk. **43**, 66 (1925).

LAFON: Le tuberculome de la conjonctive bulbaire. Thèse de Bordeaux **1904**. — LUNDSGAARD, K. K. K.: Tuberculosis conjunctivae. The eventual fate of the patients. Acta ophthalm. **1**, 39 (1923).

REIS, WIKTOR: Primäre Tuberkulose der Conjunctiva bulbi. Klin. Mbl. Augenheilk. **45** I, 158 (1907).

SCHULZ, H.: Zwei seltene Fälle von Tuberkulose der Conjunctiva bulbi. Klin. Mbl. Augenheilk. **72**, 495 (1924). — STAJDUHAR, J.: Über einen Fall von Ichthyosis und Bindehauttuberkulose. Z. Augenheilk. **53**, 321 (1924).

UHTHOFF, W.: Ein Fall von Tuberkulose der Conjunctiva des oberen Lides, kombiniert mit Lymphangiombildung. Klin. Mbl. Augenheilk. **57**, 8 (1916).

VILLARD: La tuberculose de la conjonctive. Ann. d'Ocul. **133**, 271 (1905).

l) Die Syphilis der Conjunctiva.

Die Bindehaut ist in seltenen Fällen der Sitz eines syphilitischen *Primäraffektes*, der ebensowohl im Gebiete der Conjunctiva palpebrarum als auch der Conjunctiva bulbi und der Plica semilunaris zur Entwicklung gelangen kann. Er wird meist durch Personen übertragen, die an syphilitischen Erkrankungen der Mundschleimhaut und Zunge leiden (M. WOLFRUM und F. STIMMEL), tritt in Gestalt eines Ulcus mit harten infiltrierten Rändern auf und führt in der Conjunctiva bulbi unter Umständen zu einem haselnußgroßen scharf umgrenzten Tumor, der sich speckig und induriert anfühlt und auf der Höhe ein kleines schmutzig belegtes flaches Geschwür mit unterminierten Rändern aufweist (Abb. 46). Nur äußerst selten bleibt es bei dem Auftreten einer harten Anschwellung ohne hinzutretende Exulceration (W. F. ZBOROWSKY). Zum Krankheitsbilde gehört die harte und indolente Schwellung der präaurikularen Lymphdrüse.

Die Diagnose wird durch den Spirochätennachweis im Reizserum des Geschwürs gestellt.

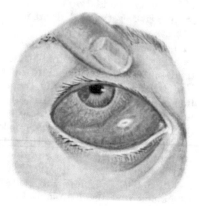

Abb. 46. **Primäraffekt der Bindehaut.** (Nach W. CLAUSEN.)

Im sekundären Stadium gelangt ebenfalls recht selten eine *Roseola conjunctivae* zur Beobachtung. SAMUEL MORSE sah einige Patienten mit einer hartnäckigen, nur auf antisyphilitische Behandlung reagierenden Conjunctivitis. Auch Papeln kommen hin und wieder vor. Im tertiären Stadium sind primäre Gummata der Conjunctiva kaum mit Sicherheit festgestellt worden, wohl aber kann eine Tarsitis luetica die Bindehaut sekundär in Mitleidenschaft ziehen.

Die *Therapie* ist die bei Lues übliche.

Literatur.

Die Syphilis der Conjunctiva.

CLAUSEN, W.: „Abortivheilung" eines Falles von Primäraffekt der Conjunctiva mit gleichzeitiger Keratitis parenchymatosa punctata. Graefes Arch. **111**, 472 (1923).

MORSE, SAMUEL: Roseola of the conjunctiva. Acute exanthematous conjunctivitis, peculiar to secondary syphilis; report of three cases. J. amer. med. Assoc. **84**, 1256 (1925). Ref. Zbl. Ophthalm. **15**, 614.

WOLFRUM, M. u. F. STIMMEL: Zwei Fälle von Primäraffekt der Bindehaut. Z. Augenheilk. **24**, 141 (1910).

ZBOROWSKY, W. F.: Ein Fall von nichtulcerierter Initialsklerose des Augapfels. Klin. Mbl. Augenheilk. **75**, 704 (1925).

5. Die Conjunctivitis follicularis (Folliculosis, Follikularkatarrh).

Gleich anderen Schleimhäuten hat die Bindehaut einen lymphatischen Apparat; denn sie sezerniert nicht nur, sondern hat auch die Fähigkeit zu resorbieren. Deswegen muß eine Einrichtung vorhanden sein, die in gewissem Sinne als Filter wirkt, damit nicht schädliche geformte Bestandteile ohne weiteres dem Kreislauf zugeführt werden können. Zu diesem System von Organen gehören wohl sicher die sog. Follikel, die als Noduli lymphatici conjunctivales Anhäufungen von Rundzellen und Plasmazellen darstellen, welche ohne scharfe Begrenzung unmittelbar unter dem Epithel sichtbar sind. Die Neugeborenen entbehren noch dieser Follikel, so daß es den Anschein gewinnt, als wenn erst die Schädlichkeiten, welchen die Conjunctiva durch ihre Lage an der Körperoberfläche ausgesetzt ist, die Gebilde zur Entwicklung bringen (s. auch S. 9).

Für gewöhnlich sind sie makroskopisch nicht oder doch kaum sichtbar. Sie können aber unter bestimmten Bedingungen ihr Volumen vergrößern und dann sich als prominente Knötchen von gelblicher Farbe von ihrer Umgebung abheben. Dieser Zustand ist oft die Teilerscheinung einer auch an anderen Körperstellen sich zeigenden Neigung zur Anschwellung drüsiger Organe, also des Lymphatismus, und dann zumeist an die Jugendjahre gebunden. Aber auch durch die Einwirkung äußerer Reize können die Knötchen zur Vergrößerung gebracht werden. Wir kennen diesen Vorgang beim Atropinkatarrh, bei der Conjunctivitis durch KOCH-WEEKS-Bacillen und einer Reihe von artefiziellen Bindehautentzündungen. Recht häufig ist die Ursache nicht geklärt. Auch das Trachom ist durch das Auftauchen von Follikeln gekennzeichnet; aber bei dieser Krankheit ist das Granulum eine Neubildung, kein ursprünglich schon vorhanden gewesener Zellhaufen, der erst aus irgendwelchen Gründen an Größe zunimmt. Die Unitarier, wie z. B. A. ELSCHNIG, wollen nun nur diejenigen Fälle als Follikularkatarrh gelten lassen, die mit einem allgemeinen Lymphatismus in Zusammenhang stehen, und zählen die durch unbekannte Ursache entstehenden Erkrankungen zum Trachom, dessen abgeschwächte Form sie darstellen sollen. Wie schon in dem Kapitel Trachom (S. 66) betont wurde, besteht indessen zwischen den Äußerungen der Follikulose und der Granulose der grundsätzliche Unterschied, daß die Follikel weder spontan erweichen, noch bersten und nie zu Narbenbildungen Anlaß geben. Meines Ermessens gibt es viele Fälle von Conjunctivitis follicularis, die — auch bei Erwachsenen — eine gänzlich harmlose Affektion darstellen, nichts mit Trachom gemein haben und deshalb in einem besonderen Kapitel zusammen besprochen werden müssen.

Pathogenese. Sehen wir von den bereits genannten Bindehautleiden, wie Atropinkatarrh ab, so müssen wir zugeben, daß mit Ausnahme des Lymphatismus die letzten Ursachen der Follikulose unbekannt sind. Vielleicht ist die Ätiologie gar nicht einheitlich; denn es ist sehr wohl denkbar, daß verschiedene infektiöse und nichtinfektiöse Ursachen die Follikelschwellung auslösen können, wenn eine gewisse Disposition dazu vorhanden ist. Einen recht anschaulichen Begriff von dem Wesen einiger Formen des Follikularkatarrhs liefert uns die Selbstinfektion TH. AXENFELDs gelegentlich einer in Marburg vorgekommenen epidemieartigen Zunahme solcher Fälle in Schülerkreisen. Er legte sich einen excidierten Follikel in den Bindehautsack des linken Auges und bekam nach 10 Tagen in der anfänglich ganz reizlosen Bindehaut eine Follikelbildung, die sich langsam von der unteren Übergangsfalte aus auf die obere fortsetzte, aber die Conjunctiva tarsi sup. verschonte. 3 Wochen später erkrankte auch das rechte Auge in derselben Weise, und es hielt sich der Zustand ungefähr ein Jahr lang auf der gleichen Höhe, um dann allmählich abzuklingen und ohne Hinterlassung irgendwelcher Spuren nach 1¹/₂jährigem Bestehen zu verschwinden. Selbstverständlich legt eine solche Erfahrung den Gedanken nahe, daß irgendeine Infektion mit einem wenig pathogenen Erreger die treibende Kraft der Follikulose gewesen ist; aber gerade der Umstand, daß weder AXENFELD noch eines der Schulkinder einen bleibenden Schaden davon getragen haben, beweist, daß es sich unmöglich um Trachom gehandelt haben kann. Nach unseren heutigen Kenntnissen scheint der von HIDEYO NOGUCHI reingezüchtete Keim, den er „Bacterium granulosis" genannt hat, einer der Erreger zu sein, der den Follikularkatarrh auslösen kann (s. S. 62). LINDNER und RIEGER gelang wenigstens die positive Übertragung auf die Makakkus-Bindehaut bei Follikulosefällen des Menschen. Sie züchteten aus dem Material ein Bacterium, das mit dem von NOGUCHI isolierten Keim große Ähnlichkeit hat.

Nach G. LODDONI stellt der Follikularkatarrh in seiner typischen Form keine eigentliche Krankheit, sondern mehr eine besondere Abart des Normalzustandes dar, vielleicht im Zusammenhange mit einer Vagotonie, einem Hypertonus im Parasympathicussystem.

Man hat auch die Frage aufgeworfen, ob *zwischen der Conjunctivitis follicularis und der tuberkulösen Infektion des Gesamtorganismus Beziehungen* bestehen. A. TERSON erklärt, daß die Follikulose fast immer eine Teilerscheinung der Tuberkulose, häufig auch der Lues sei, und schlägt vor, die Erkrankung „adenoide Conjuncti-vitis" zu nennen, weil die Patienten in $^2/_3$ der Fälle auch adenoide Vegetationen im Nasenrachenraum aufweisen. Indessen bestreitet LOUIS DOR, daß die Erkrankung adenoider Natur sei; denn ein ursäch-licher Zusammenhang beider Affektionen sei keines-wegs erwiesen.

Die Ophthalmologen werden auch schwerlich L. SAATHOFF beistimmen können, der eine Hyper-plasie der Lymphfollikel der Conjunctiva, besonders im unteren äußeren Augenwinkel — Conjunctivitis granularis lateralis — als ein Frühsymptom der Tuberkulose des Kindesalters ansieht. Je deutlicher die Follikel ausgeprägt seien, desto günstiger sei die Prognose für die Tuberkulose. Auch eile das Kennzeichen dem Positivwerden der PIRQUETschen Cutanreaktion voraus. HANS KOOPMANN erblickt in der Conjunctivitis granularis lateralis indessen nur ein Teilsymptom des Status lymphaticus, das von einer tuberkulösen Infektion ganz unab-hängig sei.

Symptome. Ein Follikularkatarrh darf nur dann diagnostiziert werden, wenn sich weder eine Erweichung oder Berstung der Follikel noch Narben finden. Auch sonst be-stehen in typischen Fällen deutliche Unter-schiede gegenüber dem Trachom. Während bei diesem die Granula fast nie die Innen-fläche des oberen Lides verschonen und im Gegenteil hier sich die meisten Körner finden, bleibt bei der Follikulose die Conjunctiva tarsi sup. in der Regel auffallend gering ergriffen. Hauptsächlich sitzen die Follikel in der

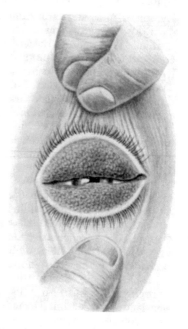

Abb. 47. Conjunctivitis follicularis bei einem 8jährigen Knaben. Hier war auf der Conjunctiva tarsi beider Lider eine sehr große Menge kleiner, aber gleich-großer Follikel entstanden, so daß die sonst als Kriterium dienenden Gänge der MEIBOMschen Drüsen völlig unsicht-bar waren. Die Erkrankung heilte, ohne Spuren zu hinterlassen, ab.

unteren und in der oberen Übergangsfalte und im Gebiete des oberen Tarsus mit Vorliebe nur in der Gegend der inneren und äußeren Lidcommissur. Im Gegensatz zum Trachom sind außerdem die Granula meist auffallend gleich an Größe. Begegnen wir einzelnen Follikeln auf der Mitte der Conjunctiva tarsalis sup., so sind sie in die durchsichtig gebliebene Bindehaut eingelagert, durch welche hindurch man die feine Zeichnung der MEIBOMschen Drüsen un-behindert verfolgen kann. Diesen Befund halte ich für das sicherste Kriterium gegenüber der trachomatösen Conjunctivitis, die ausnahmslos mit einer Trübung der Mucosa einhergeht. Damit soll freilich nicht gesagt sein, daß jede mit Follikeln komplizierte Auflockerung der Bindehaut Trachom ist; denn schon der Blick auf die Atropinconjunctivitis (s. S. 118) z. B. belehrt uns eines Besseren. Meiner Ansicht nach gibt es auch Fälle von Follikularkatarrh, in denen die MEIBOMschen Drüsen dem Anblicke entzogen sind. Dann ist die Differentialdiagnose gegenüber dem Trachom überhaupt nicht bei einer einmaligen Untersuchung zu stellen, sondern es kann nur der weitere Verlauf die Entscheidung bringen (Abb. 47). Werden mit der Zeit die Follikel wieder resorbiert und wartet man vergebens darauf, daß sich eine Vernarbung oder ein Pannus corneae anschließt, dann hat es sich um einen etwas außergewöhnlich gestalteten Follikularkatarrh gehandelt. Es ist jedoch immer besser, wenn man derartige Fälle der Vorsicht halber zunächst wie Trachome behandelt.

K. LINDNER möchte zwei Arten des Follikularkatarrhs voneinander trennen. Auf der einen Seite handelt es sich um die harmlose chronische Conjunctivitis follicularis der Jugend, auf der anderen Seite um eine Affektion, die bei normaler oder wenig veränderter Bindehaut sehr große Körnerbildungen aufweist. Diese zweite Form ist diejenige, welche ELSCHNIG zum Trachom rechnet. Ihr Vollbild schildert LINDNER, wie folgt: In der unteren Übergangsfalte sind zahlreiche stark vorspringende Körner vorhanden, die 2 mm Größe und darüber erreichen können und stellenweise zu Paketen zusammenfließen (s. Abb. 48). Die Einlagerungen setzen sich bis nahe an den unteren Tarsalrand fort, doch ist die Conjunctiva tarsi völlig normal und zart. Auch die zwischen den Körnern sichtbare Bindehautpartien sind intakt. Demgegenüber zeigt die Bindehaut des oberen Tarsus nur verstreut helle Pünktchen, kleine Follikel bei sonst normaler Beschaffenheit der Schleimhaut, während die obere Übergangsfalte ganz dicht mit Körnern durchsetzt ist. Sie sind kleiner als die in der unteren Übergangsfalte. Auch die halbmondförmige Falte kann große Körner tragen. Im allgemeinen sind die Einlagerungen anfänglich weich und ausdrückbar, später werden sie härter, ja knorpelhart. Dabei ist die stets doppelseitig auftretende Erkrankung gutartig. Sie heilt in 1—2 Jahren ohne Spuren ab.

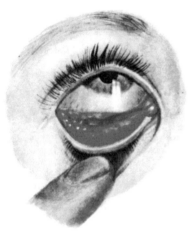

Abb. 48. Starker ausgeprägter Follikularkatarrh in der unteren Übergangsfalte. Das obere Lid war nicht beteiligt. Die Erkrankung heilte in kurzer Zeit völlig ab.

LINDNER untersuchte weit über 100 Fälle solcher Follikulosen und fand, von unklaren Krankheitsbildern — Kriegsfällen — abgesehen, nie Einschlußkörperchen. Auch aus diesem Grunde trennt er die Erkrankung vom Trachom. PILLAT kommt zu derselben Überzeugung.

Eine irgendwie stärkere Absonderung fehlt der echten Follikulose. Ebenso bleibt die Hornhaut stets unbeteiligt; zu einem Pannus kommt es nie, es sei denn, daß irgendeine Komplikation mit Skrofulose vorhanden ist, wie sie bei Patienten mit lymphatischer Diathese leicht eintritt.

Hin und wieder beobachtet man eine unbedeutende Anschwellung der regionären Lymphdrüsen, vielleicht nur im Zusammenhang mit dem Lymphatismus selbst und nicht als Folgezustand der Follikulose. BIRCH-HIRSCHFELD sah bei vielen Patienten auch Follikel der Gaumen- und Rachenschleimhaut.

Pathologische Anatomie. Das mikroskopische Bild unterscheidet sich kaum von dem des Trachoms. Hierin liegt ein Hauptargument, welches die Unitarier anführen. Mit demselben Rechte könnte man jedoch eine sympathische Ophthalmie für eine Tuberkulose erklären, wie dies ja auch vielfach geschieht. Nicht die einzelnen Formen der Gewebselemente, die beim Trachom ebenso zu finden sind wie bei der Follikulose, sind hier maßgebend, auch nicht die Art ihrer Lagerung zu einander, sondern wiederum nur das Fehlen der von ausgestoßenen Follikeln herrührenden Lückenbildung und ebenso des Reichtums an jungen Bindegewebszellen, die beim Trachom die charakteristische Vernarbung einleiten.

Prognose. Die Fälle verlaufen sämtlich ohne Komplikationen und heilen mit der Zeit ohne Folgezustände aus.

Therapie. Neben der Berücksichtigung des Allgemeinzustandes, vor allem der lymphatischen Diathese genügt es, die Augen öfters am Tage mit Borwasser oder Kamillentee zu waschen und abends 5%ige Noviformsalbe einzustreichen. Ebenso ist die Anwendung des Alaunstiftes, mit dem man die follikeltragenden Bindehautteile leicht tuschiert, sehr empfehlenswert. In hartnäckigen Fällen sieht man von einer sehr vorsichtig ausgeübten Abreibungskur mit Sublimat 1 : 2000 oft vorzüglichen Erfolg. Ob hier die gelinde Massage oder das antiinfektöse Mittel wirksam ist, dürfte schwer zu entscheiden sein.

Literatur.

Follikularkatarrh.

AXENFELD, TH.: Die Ätiologie des Trachoms. Jena: Gustav Fischer 1914.

BIRCH-HIRSCHFELD: Neuere Anschauungen über das Trachom. Z. Augenheilk. **65,** 209 (1928).

DOR, LOUIS: La conjunctivite folliculaire. J. Méd. Lyon. **4,** 163 (1923). Ref. Zbl. Ophthalm. **10,** 444.

ELSCHNIG, A.: Conjunctivitis follicularis und Trachom. Klin. Mbl. Augenheilk. **74,** 9 (1925).

KOOPMANN, HANS: Über die Bedeutung der Conjunctivitis granularis lateralis (SAATHOFF). Münch. med. Wschr. **74,** 50 (1927).

LINDNER, K.: Über die Schwierigkeiten der Trachomforschung. Z. Augenheilk. **57,** 508 (1925). — LINDNER u. RIEGER: Zur Ätiologie der Follikulose. Dtsch. ophth. Ges. Heidelberg 1930, 377. — LODDONI, G.: La congiuntivite follicolare in rapporto al sistema nervoso organo-vegetativo. Lettura oft. **4,** 147 (1927) Ref. Zbl. Ophthalm. **19,** 174.

PILLAT: Folliculosis conjunctivae. Z. Augenheilk. **59,** 316 (1926).

SAATHOFF, L.: (a) Ein neues Frühsymptom und prognostisches Zeichen der Tuberkulose: Die Conjunctivitis granularis lateralis. Münch. med. Wschr. **69,** 460 (1922). (b) Über die Bedeutung der Conjunctivitis granularis lateralis. Münch. med. Wschr. **74,** 411 (1927).

TERSON, A.: Le syndrome de la conjonctivite folliculaire-adénoïde. Ann. d'Ocul. **160,** 105 (1923).

6. Der Frühjahrskatarrh (Conjunctivitis vernalis).

Das stets doppelseitig auftretende Leiden hat die Aufmerksamkeit von ARLT (1846; „Conjunctivitis lymphatica") und von DESMARRES (1847; „Hypertrophie perikératique") auf sich gezogen. ALBRECHT v. GRAEFE schilderte 1854 die am Rande der Hornhaut sitzenden Veränderungen der Conjunctiva bulbi als *„gallertige Infiltration des Limbus"* und J. HIRSCHBERG die einzelnen Prominenzen als *„Phlyktaena pallida"*. Auch waren schon die *„pflastersteinförmigen Granulationen"* bekannt, die auf der Innenfläche des Oberlides zu finden sind; aber erst TH. SAEMISCH hat das Gesamtkrankheitsbild in seiner Zusammengehörigkeit überschaut. Da ihm auffiel, daß die Erkrankung mit dem Anbruch der wärmeren Jahreszeit dazu neigt, stärker in die Erscheinung zu treten, nannte er sie *„Frühjahrskatarrh"*. Noch heute ist die in der 2. Auflage des Handbuchs von GRAEFE-SAEMISCH (1904) gegebene Darstellung mustergültig.

Die Häufigkeit des Leidens ist in den verschiedenen Ländern recht ungleich. Während in Deutschland der Frühjahrskatarrh verhältnismäßig selten ist, beträgt seine Frequenz z. B. in Konstantinopel ungefähr 1% der Augenerkrankungen. Alle Statistiken der europäischen Länder lassen einen ziemlich deutlichen Anstieg der Erkrankungsziffer im Mai und ein Abklingen im Oktober bis Februar erkennen, doch verwischt sich dieses periodenhafte An- und Abschwellen in Gegenden, die keinen eigentlichen Winter haben und in der heißen Zone liegen. Sehr auffallend ist die Tatsache, daß *80—90% der Patienten dem männlichen Geschlecht angehören und nur jugendliche Personen im Alter von 6—20 Jahren* befallen werden. Natürlich kommen vereinzelte Ausnahmen vor. Ebenso eigentümlich ist die immer wiederkehrende Beobachtung, daß das *Leiden im Durchschnitte 4—6 Jahre lang mit dem Frühling wieder von neuem aufflackert* und sich auch bei langer und hartnäckiger Dauer *von selbst erschöpft.* In der von SAEMISCH gegebenen, 185 Fälle umfassenden Übersicht hat sich bei einem Patienten freilich die Erkrankung über 23 Jahre erstreckt, um dann zu erlöschen.

SAEMISCH fand unter den von ihm behandelten Fällen 79%, HORNER 90% und KNUSS 85% Patienten männlichen Geschlechts. In der Statistik von MAGNUS, die 47 Beobachtungen umfaßt, waren allerdings nur 14 Patienten männlich (29,7 %). Auch BURNETT berichtet, daß das weibliche Geschlecht überwiege.

In EMMERTS Fall handelt es sich merkwürdigerweise um einen Patienten von 51, in dem von SCHIELE von sogar 74 Jahren.

Es fragt sich indessen, ob alle Fälle wirklich in die Kategorie des Frühjahrskatarrhs hineingehören.

Ätiologie. Die Entstehung des Leidens ist noch in Dunkel gehüllt, wenn auch Vermutungen geäußert sind. KARL KREIBICH, F. DIMMER und F. SCHIECK schuldigen die strahlende Energie der Sonne an, J. v. MICHEL stellt eine lymphatische Diathese in den Vordergrund und TH. AXENFELD läßt die Möglichkeit offen, daß ein infektiöses Moment zugrunde liegt. Auch eine gewisse Anaphylaxie hat man geltend gemacht, doch liegen hier wohl Verwechslungen mit der Heuschnupfen-Conjunctivitis vor. Bislang konnte jedenfalls noch keine Erklärung gefunden werden, die allen Fällen gerecht wird.

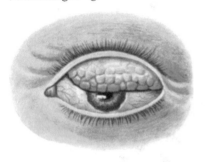

Abb. 49. Frühjahrskatarrh. Pflasterförmige Prominenzen der Conjunctiva des Oberlides. Zirkulär um die Hornhautperipherie gruppierte feine limbäre Wucherungen.

Symptome. Nicht die ganze Bindehaut wird in Mitleidenschaft gezogen, sondern nur die Conjunctiva palpebralis und die Conjunctiva bulbi am Limbus. Nach den Übergangsfalten zu klingt die Erkrankung ab. Man unterscheidet deswegen eine *palpebrale und eine bulbäre Form,* welche letztere mit *Hornhautaffektionen* verbunden sein kann.

An der *Lidinnenfläche* prägt sich der Frühjahrskatarrh in der leichtesten Form als ein *milchigweißer Schleier* aus, *der nicht auf, sondern in der Bindehaut liegt.* Es sieht aus, als sei die Bindehaut von einer dünnen Schicht Milch durchtränkt. Dabei entziehen sich die sonst durch die klare Conjunctiva deutlich hindurchschimmernden Schläuche der MEIBOMSCHEN Drüsen der Sichtbarkeit. Sehr kennzeichnend ist das Ausbleiben jeglicher Rötung in der Bindehaut. Eine Reihe der Fälle bleibt auf der Höhe dieser nur eben angedeuteten Entwicklung des Leidens stehen, doch gesellt sich mit der Zeit meist ein zweites Symptom in Gestalt des Auftretens von *derben, plattgedrückten Prominenzen* hinzu. Sie sind oft nur vereinzelt vorhanden, gewähren aber bei stärkerer Ausbildung und zahlreichem Erscheinen der Innenfläche des Oberlids insofern ein charakteristisches Aussehen, als sie zwischen sich ein System seichter schmaler Furchen erkennen lassen, die den Erhabenheiten das Gepräge von *pflastersteinförmigen Wucherungen* geben (Abb. 49). Auf dem Lidknorpel sind diese Excrescenzen am deutlichsten ausgebildet; sie erstrecken sich jedoch nicht selten, wenn auch in schwächerer Entwicklung noch ein Stück weit in die obere Übergangsfalte hinein. Im Falle von ST. TONSCHEFF war die erkrankte Partie des Tarsus durch eine Falte von der intakten Conjunctiva des Fornix scharf abgesetzt. Am unteren Lide sind sie in der Regel gar nicht oder nur spärlich vertreten. Die Tiefe der Übergangsfalte pflegt völlig frei zu bleiben. SAEMISCH war der Meinung, daß auch die Plica semilunaris niemals ergriffen werde, doch hat R. SEEFELDER eine geschwulstartige Verdickung dieses Gebildes an beiden Augen beschrieben, welche die ganze Höhe der Lidspalte einnahm und beim Blicke geradeaus als ein graurötlicher Lappen der Augapfelbindehaut auflag. Die Vortreibung hatte sehr derbe Konsistenz, und ihr benachbart schloß sich auf beiden Augen symmetrisch eine etwa halblinsengroße Verdickung der Conjunctiva bulbi an.

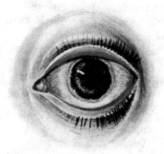

Abb. 50. Frühjahrskatarrh mit Wucherungen am Limbus corneae.

Die *bulbären Veränderungen* bestehen in der Bildung von *gelblich-grauen, zum Teil gallertigsulzigen, zum Teil auch wachsartig durchscheinenden, derben Erhabenheiten,* die entlang dem Limbus, vor allem in der bei mittelweit geöffneter Lidspalte unbedeckt bleibenden Zone der Augapfelbindehaut entwickelt sind (Abb. 50 u. 51). Sie lassen dickdarmähnliche Einschnürungen erkennen, sind an einigen Stellen weißlich verfärbt, an anderen mehr gelblichgrau und dann ausgesprochen glasig. In einigen Fällen erreichen sie eine vorspringende Höhe von mehreren Millimetern, steigen von der Conjunctiva bulbi aus langsam an und fallen nach der Hornhaut zu mit einem steilen

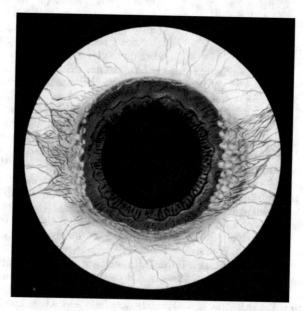

Abb. 51. Limbuswucherungen bei Frühjahrskatarrh. Bemerkenswert ist der blaßrote Ton der Gefäße.

Walle ab. Entsprechend dem Lidspaltenbezirk bedecken sie im allgemeinen beiderseits ein dreieckiges Feld, dessen Basis der Limbus bildet. Hier ist die Bindehaut oft außerhalb der die Erhabenheiten tragenden Stellen leicht verdickt, aufgelockert, mattgrau, manchmal bräunlich verfärbt. Auch an der Conjunctiva bulbi ist der Zustand in der Beziehung sehr auffallend, als die lebhafte Gefäßinjektion fehlt, die sonst die Bindehautentzündungen zu begleiten

pflegt. Treten erweiterte Gefäße hervor, so zeigen sie einen gedämpft blaßroten Farbton. Hierdurch bekommen die Augen einen müden und matten
Ausdruck, der dann noch mehr zutage tritt, wenn das durch pflastersteinförmige
Wucherungen an der Innenfläche beschwerte Oberlid etwas herunterhängt und
die Lidspalte verkleinert.

Die Limbuswucherungen können aber auch die Hornhaut in der ganzen Ausdehnung ihrer Peripherie umziehen. Dann gewinnen die Augen einen Ausdruck,
der an das Bestehen eines Greisenbogens (s. S. 376) erinnert (TONSCHEFF) (Abb. 51).

Betrachtet man die Wucherungen an der Lidinnenfläche und am Limbus
mit stärkeren Vergrößerungen, so erscheint die emporgehobene Bindehaut von
zahllosen blaßroten Pünktchen besät, die sich bei näherer Untersuchung als in
der Verkürzung gesehene *feine Gefäßschlingen* entpuppen. Überall sprossen

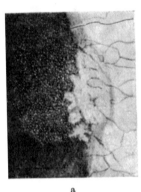 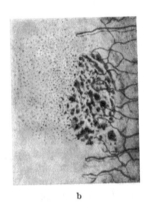

a   b

Abb. 52a u. b. Limbusveränderung bei Frühjahrskatarrh. a Im direkten, b im regredienten Licht.
(Aus ALFRED VOGT: Lehrbuch und Atlas der Spaltlampenmikroskopie des lebenden Auges. 2. Aufl.)

Gefäße aus der Tiefe senkrecht zur Bindehautoberfläche empor, biegen unmittelbar unter dem Epithel in scharfer Wendung um und kehren wieder in
die Tiefe zurück, so daß ihre Kuppe einen Blutpunkt vortäuscht. Wenn sich die
Prominenzen zurückbilden, obliterieren die Gefäßchen (A. ELSCHNIG). Nach
LEONHARD KOEPPE leiten diese Gefäßschlingen die Entstehung der Erhabenheiten
ein; denn er konnte an der Spaltlampe beobachten, daß sich der Prozeß wenigstens im Gebiete der Hornhaut ausbreitet, indem sich zunächst unter dem
Epithel, bzw. der BOWMANschen Membran kleine, anfänglich noch nicht bluthaltige Ausläufer vorwärtsschieben, die aus einfachen soliden Endothelsprossen
bestehen. Sie werden dann zu einer feinen Röhre, in die der Blutstrom eindringt;
gleichzeitig hüllt eine glasige Gewebswucherung die Wandung ein, so daß
ein grauweißer Mantel die jungen Gefäße einscheidet.

A. VOGT bildet in seinem Spaltlampenatlas (2. Aufl.) leichte glasige Limbuswucherungen eines 9jährigen Knaben ab (Abb. 52a u. b). Es schiebt sich eine
glasig weißliche Masse mit rundlich begrenzten unregelmäßigen Ausläufern vom
Limbus in die oberflächlichen Hornhautschichten vor. Sie läßt sich in einzelne
dichtere Herdchen auflösen, zwischen denen durchsichtige Straßen festzustellen
sind. Namentlich bei Verwendung des von der Iris zurückgeworfenen Lichtes
wird dies deutlich (Abb. 52b). An diese kompakteren Massen schließt sich ein Feld
unzähliger feinerer weißer Punkte an. Diese faßt VOGT als Einzelzellen auf. In einem
anderen Falle fanden sich in der entarteten Zone kleine wasserhelle Cystchen.

Diese glasige Metamorphose der Gefäßwand ist auch im mikroskopischen
Bilde erkennbar (W. REIS).

Das *Sekret* ist kaum vermehrt. Gerade das Fehlen jeden Reizzustandes ist für den Frühjahrskatarrh kennzeichnend. Wohl aber ist der Gehalt des Abstrichs an *eosinophilen Zellen* für die Differentialdiagnose wichtig. A. BIRCH-HIRSCHFELD konnte nachweisen, daß auch bei der Ophthalmia electrica in der Bindehautabsonderung reichlich eosinophile Zellen anzutreffen sind. Er hält aber trotzdem den Frühjahrskatarrh nicht einfach für eine Schädigung durch Licht.

In einigen Fällen finden wir eine etwas reichlichere Absonderung, die ein eigentümlich zähes Produkt von weißlicher Farbe liefert. Während des Schlafes sammelt es sich gern in den Lidwinkeln an. Nie ist es gelungen, Mikroorganismen zu entdecken, die mit der Conjunctivitis in ursächliche Beziehung gesetzt werden könnten.

Von dem regulären Befunde des klinischen Bildes sind eine Reihe von *Abweichungen* bekannt geworden, die sowohl die palpebrale als auch die bulbäre Form betreffen. Als *abortive* Erscheinungsart der Erkrankung sind solche Fälle aufzufassen, bei denen die milchige Verfärbung der Bindehaut eben angedeutet ist; aber schon bei dieser rudimentären Entwicklung des Leidens sind die Blutpünktchen nachweisbar, die senkrecht emporstrebenden Gefäßschlingen entsprechen (ELSCHNIG). Wenn die Erkrankung lange Zeit besteht, ist die Möglichkeit gegeben, daß in die flachen papillären Erhabenheiten der Conjunctiva tarsi Kalkkonkremente eingelagert werden, die als kleine weißliche Flecken erscheinen (W. UHTHOFF). Sie werden in der Literatur auch TRANTAS-*sche Punkte* genannt. Auf der anderen Seite

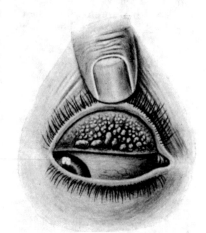

Abb. 53. Atypische Wucherung der Tarsalbindehaut bei Frühjahrskatarrh. (Nach WILHELM REIS.)

kommen auch außergewöhnlich starke Ausbildungen der Prominenzen vor (Abb. 53). So kann die in der Regel nur zur Schaffung der platten, pflastersteinförmigen Erhabenheiten führende Veränderung der Lidbindehaut in eine *tumorartige Verdickung der Conjunctiva* ausarten, die *hahnenkamm- und blumenkohlähnliche Wucherungen* hervorruft. Solche Bildungen vermögen dann der Hornhaut gefährlich zu werden, indem die derben Auswüchse auf ihr schleifen und Erosionen ihrer Oberfläche erzeugen. In gleicher Weise kommt es vor, daß die sulzigen *Erhabenheiten* am *Limbus einen Umfang annehmen,* der den Eindruck einer Geschwulst (Fibrom) nahelegt (HANS SCHLUB), oder durchsichtige epitheliale Cysten in ihnen zur Ausbildung gelangen (C. PASCHEFF). Es gibt auch Fälle, in denen die Limbuswucherungen auf die Hornhaut übergreifen und herdförmige oberflächlich gelegene Trübungen setzen (J. ISAKO-WITZ). An einem solchen Falle hat LEONHARD KOEPPE den Ausbreitungsmodus der Erkrankung beobachtet (s. oben). Nach den Erfahrungen von BIAGIO ALAJMO sind Hornhauttrübungen beim Frühjahrskatarrh viel häufiger als man gemeinhin annimmt. Im Falle von J. BISTIS war die Cornea ganz von einer, vom Limbus ausgehenden, mattgrauen dichten Wucherung überzogen. Von verschiedenen Seiten (so von JOSÉ DE J. GONZALEZ) wird das gleichzeitige Vorkommen von *Keratoconus* und von Änderungen der Refraktion gemeldet. Hierbei kann es sich ebensowohl um die Entwicklung beider Veränderungen auf einer gemeinsamen Grundlage, z. B. endokrinen Störungen, Calciumarmut des Blutes, handeln, als auch der Folgezustand der Vorgänge am Limbus vorliegen.

Einige Worte sind noch über den *Allgemeinzustand* der Patienten zu sagen. J. v. Michel hat auf Grund seiner Beobachtung, daß eine *generelle* Drüsenschwellung vorliegt, in dem Frühjahrskatarrh die Äußerung einer Erkrankung des Gesamtdrüsensystems gesehen. Eine derartige Auffassung wäre aber nur dann vertretbar, wenn dieser Befund allen Fällen eigen wäre, und das entspricht sicher nicht den Tatsachen. Oftmals vermißt man jede Andeutung einer Drüsenschwellung. Regelmäßiger scheint eine *Vermehrung der Lymphocyten* im Blute zu sein, die mit der Zunahme der Symptome des Frühjahrskatarrhs während der Sommermonate ansteigt und im Winter zum normalen Gehalt abfällt (Th. Axenfeld).

A. Rizzo hat auf einen Zusammenhang mit endokrinen Störungen und einer Minderwertigkeit des chromaffinen Systems hingewiesen, die sich in eunuchoidem Hochwuchs, Infantilismus, Status thymicolymphaticus, Keratoconus usw. äußert. Demgegenüber sieht Angelucci in dem Leiden eine Teilerscheinung des vagotonischen Symptomenkomplexes, während Louis Lehrfeld eine Überempfindlichkeit gegen Eiweißstoffe annimmt. Krückmann erklärt den Prozeß für eine allergische Reaktion, vorzüglich gegen Staub. Ab und zu tritt die Erkrankung familiär auf (A. Ticho, Mayerhoff, Gabriélidès).

Auch auf das *gleichzeitige Vorkommen von Hautveränderungen* hat man geachtet, vor allem solcher, von denen man weiß, daß sie mit den Folgen der Einwirkung der strahlenden Energie in Zusammenhang stehen. Den Anlaß zu diesen Untersuchungen gab die Mitteilung des Dermatologen Karl Kreibich, daß in Fällen von *Hydroa vacciniforme* (Bazin) und *Summerprurigo* (Hutchinson) die Bindehaut in Form des Frühjahrskatarrhs miterkrankt. F. Dimmer gründete auf diese Beobachtung die Hypothese, daß das Bindehautleiden durch die Sonnenstrahlung hervorgerufen wird. Vielleicht spielt dabei eine Sensibilisierung mit Hämatoporphyrin eine Rolle (Junius). Die weitere Verfolgung dieser Fragen hat jedoch zu keinem greifbaren Ergebnis geführt.

Pathologische Anatomie. Ebensowenig hat die mikroskopische Untersuchung bislang eine genügende Aufklärung gebracht. Zwar ist als die *maßgebende Veränderung eine mächtige Wucherung der Stützsubstanz* unverkennbar, der gegenüber die vielfach zutage tretenden Zapfenbildungen und Proliferationen des Epithels nur sekundäre Bedeutung haben (F. Schieck); aber die Ursachen dieser Vorgänge sind ganz in Dunkel gehüllt geblieben. Die krankhaften Prozesse äußern sich in dreierlei Weise: Wucherung der subconjunctivalen, bei den palpebralen Veränderungen zum Teil aus dem Faserknorpel des Tarsus sich erhebenden Bindegewebszüge, glasige Entartung ihrer Gewebsbündel und der Wandungen der mit ihnen emporstrebenden zahlreichen Gefäße, sowie Durchsetzung mit Zellen, unter denen der Typus der eosinophilen Elemente eine große Rolle spielt. Die initiale Form, d. h. die milchig-weiße Trübung der Bindehaut wird wahrscheinlich durch die Verdickung des Epithels, eine zellige Infiltration unter dem Epithel und eine Hyalinisierung des oberflächlich gelegenen Bindegewebes hervorgerufen. Die von F. Schieck zuerst geäußerte Vermutung, daß die elastischen Fasern zu hyalinen Bündeln entarten, ist durch die Untersuchungsergebnisse von Th. Axenfeld und J. Rupprecht, sowie A. Thaler widerlegt worden. Es sind nicht elastische, sondern kollagene Fasern, die hyalin degenerieren. So entsteht ein ziemlich typisches Bild, das vor allem in den pflastersteinförmigen Wucherungen seinen Niederschlag findet. Der Kern der Erhabenheiten wird von einem kräftigen, im Tarsus wurzelnden Bindegewebsgerüst dargestellt, das wie ein Baum sich verzweigt, so daß das Epithel emporgehoben wird. Dieses erscheint an der Oberfläche der Wucherungen verschmälert, an den dazwischen liegenden Einsenkungen hingegen verdickt und treibt dort Zapfen (Abb. 54). Die Räume zwischen den hyalinisierten Bindegewebssprossen sind von einer zelligen Infiltration eingenommen, die sich im wesentlichen aus Plasmazellen, Lymphocyten und eosinophilen Elementen zusammensetzt. Je weiter die Bindegewebszüge sich dem Epithel der Oberfläche nähern, desto glasiger werden sie, bis sie überhaupt nicht mehr färbbar sind. Hin und wieder liegen an der Grenze zwischen Epithel und Stützgewebe fettige Degenerationsherde (W. HOFFMANN). Auch die

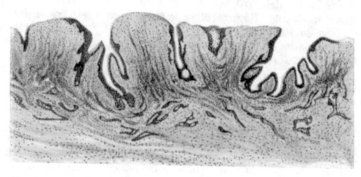

Abb. 54. Pflastersteinförmige Wucherungen der Conjunctiva tarsi sup. bei Frühjahrskatarrh. (Nach WALTHER LÖHLEIN.)

senkrecht emporsteigenden Gefäßschlingen haben hyalinisierte Wandungen. Die in vereinzelten Präparaten anzutreffenden Follikelbildungen sind wohl präexistent und haben mit dem Frühjahrskatarrh nichts zu tun. Im Zwischenstadium der Entwicklung können die Zellhaufen Follikelbildungen vortäuschen

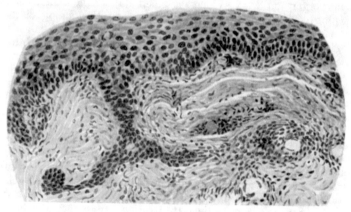

Abb. 55. Limbuswucherungen bei Frühjahrskatarrh. Band- und nesterförmige Wucherungen des Epithels. Beginnende hyaline Degeneration der Bindegewebszüge. Die Zellinfiltration besteht im wesentlichen aus Plasmazellen. (Nach WALTHER LÖHLEIN.)

(W. HOFFMANN). Hin und wieder finden sich in den Wucherungen Hohlräume, die Kalkkonkremente enthalten (W. UHTHOFF). Sie entsprechen im klinischen Bilde weißen Einlagerungen, den sog. TRANTASschen Punkten.

Die Limbuswucherungen verdanken ihre Entstehung den gleichen histologischen Veränderungen wie die pflastersteinförmigen Prominenzen (Abb. 55). Die Bindegewebshyperplasie kann hier Bilder erzeugen, die fast die Kennzeichen von Fibromen an den Tag legen. Jedenfalls hat die sulzig-glasige Beschaffenheit der Erhabenheiten hier gleichfalls ihren Grund in einer starken Hyalinisierung der hyperplastischen Stützsubstanz.

Differentialdiagnose. Wenn es somit nicht schwer fällt, im mikroskopischen Schnitte *den Frühjahrskatarrh von dem Trachom zu trennen*, so erfordert die Abgrenzung gegenüber diesem Leiden in klinischer Hinsicht doch Aufmerksamkeit. Man achtet auf die harte Beschaffenheit der Prominenzen der Lidinnenfläche, auf die milchigweiße Verfärbung der überdeckenden und benachbarten Bindehaut, auf die platte, von Furchen getrennte Gesamtoberfläche der Wucherungen und vor allem auch auf die roten Punkte, die von den emporsteigenden Gefäßschlingen gebildet werden. A. ELSCHNIG rät, in zweifelhaften Fällen *Adrenalin aufzuträufeln.* Während bei dem Trachom, der Gonorrhöe und allen anderen Bindehautleiden, die mit einer Hyperämie und Hypertrophie des Papillarkörpers einhergehen, die Conjunctiva die Auftropfung mit einer allgemeinen Blässe beantwortet, in der das feine Gefäßnetz, das z. B. das Trachomkorn umzieht, deutlicher sichtbar wird, werden die jungen und die alten pflastersteinförmigen Excrescenzen höchstens am Rande etwas blasser; doch sonst ändert sich in dem Aussehen der Gefäßreiser gar nichts. Wenn man am umgestülpten Oberlid die Wucherungen mit Chloräthyl vereist, tritt die charakteristische beinahe viereckige Form auch dann zutage, wenn es sich um Abortivfälle handelt (J. STREBEL). Ein ebenfalls sehr gut verwertbarer Unterschied liegt darin, daß die Wucherungen des Frühjahrskatarrhs in der Regel nur in der Bindehaut des Tarsus sitzen und nach der Übergangsfalte zu entweder aufhören oder an Zahl und Größe geringer werden. Ebenso ist dem Frühjahrskatarrh das Platzen der Follikel und die anschließende Narbenbildung ganz fremd. Nicht weniger fehlt der Pannus corneae von oben her. Es sei jedoch darauf hingewiesen, daß Frühjahrskatarrh und Trachom sich nicht etwa gegenseitig ausschließen, sondern gelegentlich vereint vorkommen (H. BAYER, MAYERHOF).

Eine außerordentlich seltene, von WAGENMANN beschriebene Affektion, die in der Bildung multipler *Neurome* des Lidrandes und des Limbus besteht, kann auf beiden Augen ein etwa 2 mm breites Band von leicht höckerigen, speckigen, graugelblichen Wucherungen an der Hornhautperipherie erzeugen, die „den bekannten Wucherungen beim Frühjahrskatarrh durchaus ähnlich sehen".

Die **Prognose** ist in der Regel günstig. Zwar handelt es sich um einen recht langwierigen Prozeß, der große Neigung an den Tag legt, mit Wiederbeginn der warmen Jahreszeit rückfällig zu werden; aber die Erkrankung hört schließlich von selbst auf, und damit kehrt alles zur Norm zurück. Nur die Folgen der zu starken Entwicklung von Prominenzen an der Lidinnenfläche, die zu Schädigungen der Hornhaut führen können, und das gelegentliche Übergreifen der Limbuswucherungen auf die Cornea in Form von Infiltraten und Trübungen sind ernster Natur. Solche Komplikationen sind indessen selten und lassen sich durch rechtzeitiges Eingreifen wohl auch verhüten.

Therapie. Da wir die Ursache der Affektion nicht kennen und nur die Vermutung hegen, daß die Einflüsse von Wärme, Licht und dgl. eine Rolle spielen könnten, ist die Behandlung auf keine sichere Grundlage gestellt. Sie muß symptomatisch gestaltet werden. Lichtabschließende Verbände, dunkle Brillen mit Absorptionsvermögen für die chemisch wirksamen Strahlen und luftdicht anschließende helle Brillen werden empfohlen (H. BAYER, A. TICHO). Auch eine Salbenbehandlung zur Vermeidung des Reibens der Prominenzen auf der Hornhaut ist nützlich. ARLT riet zu Einträufelung einer 3%igen Borsäurelösung und Einstreichen einer 1—2%igen weißen Quecksilberpräcipitatsalbe. Eiskalte Umschläge werden angenehm empfunden. SCHLOESSER wandte im Gegenteil den elektrischen Thermophor und Ichthyolsalbe (5 : 20,0) an. Andere wieder sahen Erfolge bei Applikation von Adrenalin (auch subcutan und subconjunctival; GIULIO TESSIER), Zincum sulfuricum, Dionin, Protargol, ferner von Xeroform und Noviform in Salbenbereitung. Neuerdings werden recht ermunternde Erfolge von dem Tuschieren mit 100% Acidum lacticum gemeldet. St. Tonscheff ließ die Lösung auf der cocainisierten Bindehaut 1—2 Minuten einwirken und spülte dann mit Borwasser nach. Bei stärkeren bulbären Wucherungen machte er vorher oberflächliche Einschnitte in die Prominenzen. Richard Cords beobachtete nach einer intravenösen Injektion von 10 ccm einer 10%igen Lösung von Chlorcalciumharnstoff (Afenil) eine auffallende schnelle und vollständige Heilung. Dieser Erfolg wurde durch A. Pichler, Wachtler und D. J. Wood bestätigt, welcher bei jugendlichen Personen mit Frühjahrskatarrhen eine Calciumarmut des Blutes antraf. Er verband die Afenileinspritzungen mit Darreichung von Präparaten der Parathyreoidea und sah mit dem Ansteigen des Calciumspiegels die Bindehautaffektion zurückgehen. Übrigens nimmt er auf die schon erwähnte Komplikation des Frühjahrskatarrhs mit Keratoconus Bezug, wobei er die Ansicht äußert, daß dieses Hornhautleiden gleichfalls auf einem Calciummangel beruhe. Auch de Rosa rühmt die Wirkung der Kalktherapie, bzw. des Afenils. Hingegen konnte E. Egtermeyer bei 4 Fällen nur Mißerfolge feststellen. Addario la Ferla, der mit Angelucci eine Störung des vago-sympathischen Gleichgewichts für die Grundlage hält, befürwortet die von ihm angegebene *Autoserotherapie*.

Wenn die Wucherungen des Tarsus Dimensionen annehmen, die der Hornhaut gefährlich zu werden drohen, kann man wie beim Trachom den Tarsus mit der anhängenden Bindehaut nach der Methode von Kuhnt exstirpieren. Auch die Limbuswucherungen kann man abtragen. J. Strebel vereist die Innenfläche des Oberlides mit dem Chloräthylspray unter Schutz des Bulbus durch eine Müllersche Kontaktschale und verschorft dann sämtliche Wucherungen mit dem Thermokauter.

Literatur.

Frühjahrskatarrh.

Addario la Ferla: Sul catarro primaverile. Lett. oftalm. **2**, 355 (1925). Ref. Zbl. Ophthalm. **16**, 487. — Alajmo, Biagio: Sulle alterazioni corneali nel catarro primaverile. Boll. Ocul. **6**, 33 (1927). — Angelucci: Di una syndrome sconosciuta negli infermi di catarro primaverile. Arch. Ottalm. **1898**, 270. — Arlt: Physiologische und pathologische Bemerkungen über die Bindehaut des Auges. Prag. Vjschr. **4**, 73 (1846). — Axenfeld, Th.: Rapport sur la catarrhe printanier. Paris 1907. — Axenfeld, Th. u. J. Rupprecht: Die Pathologie des Frühjahrskatarrhs. Klin. Mbl. Augenheilk. **45 II**, Beilageh., 105 (1907).

Bayer, H.: Über Kombination von Frühjahrskatarrh mit Trachom. Klin. Mbl. Augenheilk. **51 I**, 615 (1913). — Birch-Hirschfeld: Die Schädigung des Auges durch Licht und ihre Verhütung. Dtsch. med. Wschr. **1918**, 822. — Bistis, J.: Beitrag zur Kenntnis des Frühjahrskatarrhs. Z. Augenheilk. **51**, 157 (1923). — Burnett: Circumcorneal hypertrophy of conjunctiva. Arch. of Ophthalm. **10** (1881, Dez.).

Cords, Richard: Zur Therapie der Conjunctivitis vernalis. Klin. Mbl. Augenheilk. **66**, 470 (1921).

Desmarres: Traité théor. et pratique des maladies des yeux, II, 184. Paris 1847. — Dimmer, F.: Zur Ätiologie des Frühjahrskatarrhs der Conjunctiva. Wien. klin. Wschr. **1905**, H. 2.

Egtermeyer, A.: Klinische Erfahrungen mit Afenil bei Frühjahrskatarrh und Heufieberconjunctivitis. Klin. Mbl. Augenheilk. **67**, 448 (1921). — Elschnig, A.: Klinische Beobachtungen über den Frühjahrskatarrh, Verh. Ges. dtsch. Naturforsch. 79. Verslg Dresden II, **2**, 271 (1908). — Emmert: Frühjahrskatarrh. Zbl. prakt. Augenheilk. **1888**, 71.

Gabriélidès, A.: Étiologie de la conjonctivite printanière. Annales d'Ocul. **157**, 273 (1920). — Gonzalez, José de J.: Keratoconus consecutive to vernal conjunctivitis. Amer. J. Ophthalm. **3**, 127 (1920).

Hoffmann, W.: Zur Histologie des Frühjahrskatarrhs. Z. Augenheilk. **56**, 21 (1925). — Horner: Die Krankheiten des Auges im Kindesalter, S. 300, Tübingen 1880.

Junius: Der Frühjahrskatarrh im Lichte neuerer Forschungsergebnisse. Arch. Augenheilk. **87**, 1 (1921).

Knus: Klinisches und Anatomisches über den Frühjahrskatarrh der Conjunctiva. Inaug.-Diss. Zürich 1889. — Kreibich, K.: Die Wirkung des Sonnenlichts auf Haut und

Conjunctiva. Wien. klin. Wschr. **1904**, 673. — Krückmann: Einige Mitteilungen über den Frühjahrskatarrh. Dtsch. Ophthal. Ges. Heidelberg 1930. S. 308.

Lagrange, H.: Conjunctivites catarrhales, anaphylaxie medicale et troubles endocriniens. Arch. d'Ophtalm. **1922**, 679. — Lehrfeld, Louis: Allergic reactions in vernal conjunctivitis. Amer. J. Ophthalm. 8, 368 (1925).

Magnus: Bericht über die Wirksamkeit der Augenheilanstalt. Breslau 1894. — Mayerhof: Über Frühjahrskatarrh bei Trachom und über familiären Frühjahrskatarrh. Klin. Mbl. Augenheilk. 50 I, 641 (1912). — v. Michel: Lehrbuch der Augenheilkunde, S. 237. Wiesbaden 1884.

Pascheff, C.: Folliküläre und epitheliale cystische Bildungen bei Frühjahrskatarrh. Klin. Mbl. Augenheilk. 69, 460 (1922). — Pichler, A.: Afenil gegen Frühjahrskatarrh. Klin. Mbl. Augenheilk. 67, 447 (1921).

Reis, Wilhelm: Über ein atypisches Bild des Frühjahrskatarrhs usw. Klin. Mbl. Augenheilk. 46 I, Beilageh., 144 (1908). — de Rosa: Ipocalcemia e trattamento endovenoso con afenil nel catarro primaverile. Sitzg ital. Ges. Ophthalm. Rom **1925**. Ref. Zbl. Ophthalm. 17, 569 (1927). — Rizzo, A.: Contributo allo studio del catarro primaverile. Boll. Ocul. 3, 23 (1924).

Schieck, F.: Beitrag zur pathologischen Anatomie des Frühjahrskatarrhs. Graefes Arch. 58 (1904). — Schlub, Hans: Fibrombildung am Limbus der Cornea bei Frühjahrskatarrh. Arch. Augenheilk. 35, 137 (1897). — Seefelder: Die Beteiligung der Plica semilunaris bei der Conjunctivitis vernalis. Klin. Mbl. Augenheilk. 49 II, 766 (1911). — Strebel, J.: Zur Diagnose und Behandlung des Frühjahrskatarrhs und Heuschnupfens. Schweiz. med. Wschr. 52, 981 (1922). Ref. Zbl. Ophthalm. 9, 338.

Tessier, Giulio: L'adrenalina ed il catarro primaverile. Lett. oftalm. 4, 33 (1927). Ref. Zbl. Ophthalm. 19, 330. — Thaler, A.: Zur Histologie des Frühjahrskatarrhs. Z. Augenheilk. 16, 16 (1906). — Ticho, A.: Frühjahrskatarrh in Palästina. Klin. Mbl. Augenheilk. 54, 510 (1915). — Tontscheff, St.: Zur Behandlung des Frühjahrskatarrhs der Augen mit Milchsäure. Klin. Mbl. Augenheilk. 83, 48 (1929).

Uhthoff, W.: (a) Beitrag zur Klinik und Anatomie der degenerativen Veränderungen der Hornhaut und Bindehaut. Graefes Arch. 105, 205 (1920). (b) Conjunctiva tarsi bei 35 Jahre bestehendem Frühjahrskatarrh mit Kalkeinlagerung. Ber. ophthalm. Ges. Heidelberg **1920**, 309.

Wachtler: Zur Therapie der Conjunctivitis vernalis mit Afenil. Klin. Mbl. Augenheilk. 67, 446 (1921). — Wagenmann: Multiple Neurome des Auges und der Zunge. Dtsch. ophth. Ges. Jena **1922**, 282. — Wood, D. J.: Calcium deficiency in the blood with reference to spring catarrh etc. Brit. J. Ophthalm. 11, 224 (1927).

7. Der Pemphigus conjunctivae (essentielle Schrumpfung der Bindehaut).

Der Pemphigus vulgaris der Haut, der in einer akuten und in einer chronischen Form vorkommt, zieht auch die Schleimhäute in Mitleidenschaft und verursacht in einem geringen Prozentsatz der Fälle eine Bindehauterkrankung, deren hauptsächlichstes Kennzeichen weniger in der Bildung von Pemphigusblasen als in einer Schrumpfung des Bindehautsackes besteht. Die sehr seltene Erkrankung, welche wohl ausnahmslos beide Augen befällt, ist schon seit der Mitte des 19. Jahrhunderts (White Cooper 1858) in der Literatur bekannt. Man findet in einigen Veröffentlichungen eine Einteilung in Fälle mit und ohne Pemphigus der Haut und der anderen Schleimhäute. Unter dem Einfluß Alfred Graefes hat N. v. Kries diese Trennung dadurch vertiefen wollen, daß er dem Pemphigus conjunctivae das Krankheitsbild der „essentiellen Schrumpfung der Bindehaut" gegenüberstellte, doch hat sich dieses Vorgehen nicht eingebürgert, weil beide Erkrankungen miteinander identisch sind. Allerdings sind in die Veröffentlichungen wohl auch hin und wieder Beobachtungen aufgenommen worden, die nicht in den Rahmen des Pemphigus gehören und anderen Bindehautleiden, z. B. dem Erythema multiforme exsudativum (s. S. 154) zuzuteilen sind. E. Franke hat die bis 1900 bekannt gewordenen Fälle kritisch zusammengestellt und auf Grund von 107 Beobachtungen eine Schilderung des Leidens gegeben, die heute noch mustergültig ist. Die folgende Beschreibung ist ihr größtenteils entlehnt.

Symptome. Der Pemphigus befällt die Bindehaut, ohne daß ein bestimmtes Lebensalter dafür besonders empfänglich wäre; denn es sind ebensowohl bei kleinen Kindern als auch bei Greisen Beobachtungen erhoben worden. Zuerst erkrankt das eine, dann das andere Auge, in seltenen Fällen tritt der Pemphigus von Anfang an doppelseitig auf. Es setzt in der Mehrzahl der Fälle anfänglich eine einfache katarrhalische Bindehautentzündung ein, an der höchstens die eigentümlich schleimig-klebrige Beschaffenheit des Sekretes auffällt (H. VILLARD). Auch eiterige Absonderungen, sowie croupöse Beläge kommen vor. In der Regel ist dabei ein erheblicher Reizzustand vorhanden. Aber es gelangen manchmal auch schon mit dem Beginne des Leidens Blasenbildungen zur Entwicklung. Entweder kann man sie in der Conjunctiva der Lider oder des Augapfels direkt beobachten oder sie fallen zunächst auf der Conjunctiva bulbi nicht sonderlich auf, indem sie lediglich als circumscripte rote Flecke erscheinen. Erst wenn man mit der Sonde die Stellen betastet, merkt man,

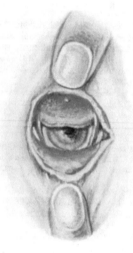

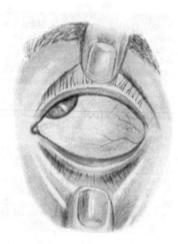

Abb. 56. Pemphigus conjunctivae. Auf der Innenfläche des Oberlides zwei kleine Blasen. Conjunctiva geschrumpft. Brückenförmige Falten ziehen vom oberen zum unteren Lid.

Abb. 57. Pemphigus conjunctivae. Blasenförmige Abhebung eines größeren Teiles der Conjunctiva bulbi. Die Abhebung kehrte mehrmals wieder. Außerdem fanden sich auch typische Blasen auf der Conjunctiva tarsi inferioris.

daß man in einen Hohlraum gerät, der von einer dünnen Epitheldecke überzogen ist. Entfernt man diese, so wird eine gar nicht oder nur wenig blutende Einsenkung sichtbar, die sich in wenigen Tagen wieder mit neuem, anscheinend normalem Epithel überhäutet. Es gibt aber auch Fälle, in denen die Erkrankung lediglich unter dem Bilde einer chronischen Conjunctivitis und mit geringen Reizzuständen verläuft, bis die einsetzende Schrumpfung der Bindehaut Stellungsanomalien des Lidrandes und der Wimpern nach sich zieht, und die wahre Natur des Leidens sich dadurch offenbart. Hin und wieder kommt eine leichte Herabsetzung der Sensibilität der Bindehaut zum Ausdruck, doch kann diese auch völlig unversehrt sein. Nach der Schätzung von W. UHTHOFF läßt sich nur in einem Viertel der Fälle überhaupt eine Blasenbildung auffinden.

Die Lage und Größe der Blasen ist sehr verschieden. Sie gelangen von kaum sichtbaren roten Flecken bis zu Erbsen- und Bohnengröße auf der Conjunctiva tarsi und bulbi zur Beobachtung (Abb. 56). Zuweilen haben sie eine Ausdehnung vom Hornhautrande bis zur unteren Übergangsfalte, ohne daß man den Eindruck erhält, daß es sich um wirklich gefüllte und schwappende Hohlräume handelt. FRANKE meint, daß der Gegendruck der Lider die Entwicklung solcher Gebilde hintanhält. Vielleicht ist auch der Grund, warum so relativ selten eine Blase zur Beobachtung gelangt, in dem Umstand zu suchen, daß sie *schnell kommen und gehen.* Innerhalb von 24—48 Stunden platzen

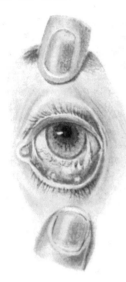

sie, und nach kurzer Zeit sind die zurückbleibenden Epithelfetzen wieder spurlos verschwunden. Somit ist es immer ein glücklicher Zufall, wenn man dieses Kennzeichen des Pemphigus an der Bindehaut zu Gesicht bekommt. Unter Umständen trifft man in der unteren Übergangsfalte das abgestoßene Epithel zu Faden zusammengedreht an (W. Clausen). Die Flüchtigkeit der Blasen erklärt sich wohl daraus, daß ihre Decke meist sehr dünn ist; denn sie liegen subepithelial oder sogar intraepithelial. Doch sind auch Abhebungen beobachtet worden, die tiefer lokalisiert werden müssen. Abb. 57 zeigt eine solche Möglichkeit. Hier kam es während eines im übrigen typischen Pemphigus conjunctivae zu glasigen, prallen Schwellungen durch einen Erguß, der in das subconjunctivale Gewebe, bzw. in die Tenonsche Kapsel, zu verlegen war. Hiermit waren Anfälle von Lidödem verbunden (W. Clausen). Es ist auch klar, daß die Verwachsungen zwischen der Conjunctiva tarsi und bulbi nur dann zustande kommen können, wenn sich zwei vom Epithel entblößte Wundflächen gegenüber liegen.

Abb. 58. Pemphigus conjunctivae. Auf der Conjunctiva tarsi inferioris ist eine bläuliche schwappende Blase nahe dem Fornix zu sehen. Mehrere Falten ziehen von der unteren Übergangsfalte zur Lidbindehaut.

An die Eruption der Blasen schließt sich die *Schrumpfung der Bindehaut mit und ohne Bildung eines Symblepharons an.* Sie führt zu der *charakteristischen Verkürzung des Bindehautsacks.* Die Narben können

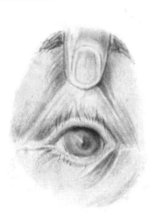

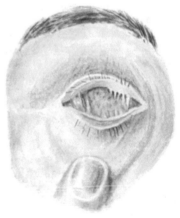

Abb. 59. Pemphigus conjunctivae. Die Schrumpfung der Conjunctiva ist soweit gediehen, daß die Lider kaum noch vom Bulbus abgezogen werden können. Die Cornea zeigt diffuse Trübungen.

Abb. 60. Endstadium eines Pemphigus conjunctivae. Viele Narbenbrücken verbinden die Augapfel- und Lidbindehaut. Die Lider können nicht mehr bewegt werden. Die Hornhaut ist teilweise exulceriert.

ähnlich denen beim Trachom in Form eines eingezogenen glänzenden graurötlichen Streifens in der Conjunctiva tarsi dem freien Lidrande parallel laufen, oder es kommen Stränge zustande, die von der Lidinnenfläche zum Bulbus ziehen (Abb. 58). Auch von der Gegend der Lidwinkel aus kann die Schrumpfung des

Bindehautsackes einsetzen, so daß z. B. die Caruncula lacrimalis in eine Narbenfalte umgewandelt wird. Ebenso trägt in späteren Stadien die Conjunctiva des Unterlides Narbenzüge; es gelangen auch flügelfellartige Fortsetzungen der Bindehaut auf das Gebiet der Cornea zur Ausbildung. Hierbei scheint der temporale Limbusumfang bevorzugt zu werden. *Schließlich führt die zunehmende Schrumpfung des Bindehautsacks zur totalen Verwachsung der Lider mit dem Bulbus* (Abb. 59). Dabei ist es durchaus nicht notwendig, daß einem so schweren Endausgang eine besonders häufige und ausgedehnte Blasenbildung den Weg bahnt, so daß gleichsam die Vielheit der an das Platzen der Blasen sich anschließenden Narbenzüge schließlich den Bindehautsack bis zur völligen Schrumpfung verengt (Abb. 60). Gerade diese Tatsache legt den Gedanken nahe, daß *das Aufschießen der Blasen nur die Teilerscheinung einer chronischen entzündlichen Veränderung im subconjunctivalen Gewebe ist, auf welche die Verkleinerung der Bindehautoberfläche folgt.* Als Beweis für einen solchen Zusammenhang sei die Tatsache angeführt, daß es bereits zu einem schiefen Wachstum der Cilien und zur Trichiasis kommen kann, bevor die Entropionierung der Lider zur Entwicklung gelangt ist (FRANKE). Gelegentlich führt die Schrumpfung der äußeren Haut auch zur Auswärtskehrung des Lidrandes.

Die *Hornhaut* wird nach verschieden langer Zeit und auf mehrfache Weise in Mitleidenschaft gezogen. Die Pseudopterygien wurden bereits erwähnt; aber auch eine *Blasenbildung auf der Hornhautoberfläche* ist möglich. In anderen Fällen stellen sich Infiltrate ein, die nach Abstoßung der vorderen Schichten in eigentümliche torpide Geschwüre übergehen. Diese Prozesse können zum Durchbruch der Membran, zu Irisprolaps, ja zu Phthisis bulbi führen. Bleibt die Hornhaut bis zu dem Zeitpunkte intakt, in dem die Bindehautschrumpfung ihre Bedeckung durch die Lider unmöglich macht, so trocknet ihre Oberfläche ein, indem sie ein epidermisähnliches Aussehen annimmt. Es vollzieht sich also im Anschluß an die narbige Veränderung ein Erlöschen der Drüsenfunktionen der Bindehaut und ihre Umstellung von dem Typus der Schleimhaut zu dem der äußeren Haut. Am Ende der Erkrankung treffen wir eine halbgeöffnete, nicht veränderbare Lidspalte an, in der die getrübte glanzlose Hornhaut umgeben von trockener Bindehaut sichtbar ist (Abb. 60). Aber auch dann wiederholt sich noch manchmal das Auftreten von Blasen.

Alle diese Symptome können als rein auf den Bindehautsack, bzw. das Auge beschränkt bleibende Erscheinungen oder in Verbindung mit den Zeichen des Leidens an der äußeren Haut und an anderen Schleimhäuten zur Beobachtung gelangen.

Jedenfalls ist der Pemphigus conjunctivae ein äußerst hartnäckiges Leiden. Vielleicht gibt es Fälle, die zum Stillstand kommen; jedoch ist es bei den manchmal beträchtlich langen Pausen ebenso gut möglich, daß später der Prozeß wieder die Neigung zum Weiterschreiten an den Tag legt. Deswegen bleibt die *Prognose* mit wenigen Ausnahmen ernst. In einer Anzahl von Fällen tritt der Tod infolge des durch den Pemphigus vulgaris verursachten allgemeinen Marasmus ein.

Pathologische Anatomie und Bakteriologie. Die Ergebnisse sind für die wirklichen Zusammenhänge wenig beweisend. Nur sei hervorgehoben, daß die Veränderungen sich nicht auf die Conjunctiva beschränken, sondern tief in das darunter liegende Gewebe hineinreichen (Abb. 61) (D'AMICO, RICHARD SCHÖNFELDER). Die von CH. DEJEAN aus dem zähen Sekret isolierten Keime (Diplococcus conjunctivalis) sind meines Wissens von anderer Seite nicht bestätigt worden. Wir müssen also zugeben, daß wir von dem Wesen des Pemphigus keine Kenntnis haben. So genüge der Hinweis, daß über die Pathogenese eine nervöse, eine toxische und eine infektiöse Theorie aufgestellt worden sind.

Guiseppe de Rosa glaubt, daß eine konstitutionelle, vielleicht erbliche Komponente mit im Spiele ist.

Differentialdiagnose. Dem Pemphigus steht wohl die Bindehautbeteiligung beim Erythema multiforme am nächsten (s. S. 154). Auch können die einsetzenden Narbenbildungen der Conjunctiva tarsi zunächst den Gedanken an ein Trachom aufkommen lassen.

Die **Therapie** ist machtlos. In einigen von mir beobachteten Fällen habe ich alles versucht, was angewendet werden konnte, und trotzdem ging die Erkrankung weiter. Auch die von Gewalt empfohlene Injektion einer 20%igen

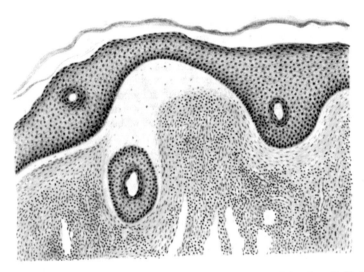

Abb. 61. Pemphigus conjunctivae, nahe dem intermarginalen Teil. Unter dem Epithel liegt ein mit Flüssigkeit gefüllter Hohlraum. Rundzelleninfiltration des subepithelialen Gewebes. (Nach Richard Schönfelder.)

Lösung von Terpentinharz in Olivenöl in die Glutaeen versagte. Ebensowenig gelang es mittels Ersatz der gefährdeten Bindehaut durch transplantierte Lippenschleimhaut dem traurigen Endausgang vorzubeugen. Gleich resigniert lauten die Berichte aller anderen Beobachter. Es ist daher nötig, daß man die Angehörigen nicht nur auf den bevorstehenden Verlust der Sehkraft beider Augen, sondern auch auf die mögliche Lebensgefahr aufmerksam macht. Im Endstadium schaffen Einträufelungen von Milch etwas Erleichterung (A. Darier).

Literatur.

Pemphigus conjunctivae.

Clausen, W.: Zur Klinik des Pemphigus conjunctivae. Dtsch. ophth. Ges. Jena **1922**, 251. — Cooper White: Pemphigus of Conjunctiva. Ophthalm. Hosp. Rep. **1858.**
D'Amico: Contributo istologico allo studio del pemphigo oculare. Atti Congr. Soc. ital. Oftalm. **1925**, 219. Ref. Zbl. Ophthalm. **16**, 488. — Darier, A.: Du Pemphigus oculaire, sa rareté, sa gravité, son traitement. Clin. ophthalm. **13**, 619 (1924). — Dejean, Ch.: Recherches bactériologiques sur un cas de pemphigus oculaire. Annales d'Ocul. **163**, 294 (1926).
Franke, E.: Der Pemphigus und die essentielle Schrumpfung der Bindehaut des Auges. Wiesbaden 1900.
Gewalt: Über Pemphigusbehandlung mit Terpentineinspritzungen. Dtsch. med. Wschr. **1921**, 104.

v. KRIES, N.: Essentielle Bindehautschrumpfung. Graefes Arch. **24 I**, 157 (1878).

DE ROSA, GUISEPPE: Sul pemfigo oculare. Napoli: G. Cacace 1927. Ref. Zbl. Ophthalm. **21**, 198.

SCHÖNFELDER, RICHARD: Histologischer Befund von 2 Fällen von Pemphigus der Conjunctiva. Klin. Mbl. Augenheilk. **73**, 217 (1924).

UHTHOFF, W.: Pemphigus conjunctivae. Berl. klin. Wschr. **1893**, Nr 16.

VILLARD, H.: Trois nouveaux cas de pemphigus oculaire. Clin. ophtalm. **14**, 11 (1925).

8. Die Bindehautentzündungen durch Einwirkung chemischer, tierischer oder pflanzlicher Stoffe.

Der Umstand, daß die Bindehaut und Hornhaut denselben Gefahren und Unbilden wie die äußere Haut ausgesetzt sind, und in die Lidspalte sowohl Flüssigkeiten als auch Dämpfe und Fremdkörper hineingelangen können, bringt es mit sich, daß entzündungserregende Stoffe auf ektogenem Wege im Conjunctivalsacke eine krankhafte Reaktion hervorrufen können. Diese Vorgänge sind, soweit sie von Rauch, Staub usw. veranlaßt werden, ohne weiteres verständlich und einem jeden bekannt. Im folgenden sollen jedoch eine Reihe von artefiziellen Conjunctivitiden aufgezählt werden, deren Kenntnis trotz der Seltenheit der Befunde dem Augenarzt erwünscht sein dürfte.

a) Chemische Stoffe als Conjunctivitiserreger.

Die sogenannte „Conjunctivitis petrificans".
(Artefizielle Bindehautentzündung durch Einbringen von Kalk.)

Unter dem Namen „Conjunctivitis petrificans" hat TH. LEBER 1895 einen seltsamen Befund beschrieben, der sich durch Einlagerung von Kalkpartikelchen in das Gewebe der Bindehaut auszeichnete und den Forschern hinsichtlich der Pathogenese so manches Rätsel aufgab, bis die Beobachtungen von SIDLER-HUGUENIN, M. WIRTHS und J. CHAILLOUS mit Sicherheit klarstellten, daß es sich um eine grobe Simulation von seiten der (hysterischen) Patientinnen handelt.

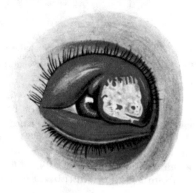

Abb. 62. Conjunctivitis petrificans.
(Nach TH. LEBER.)

Symptome. Auf der vorher ganz gesunden Conjunctiva gelangen scheinbar ohne jede bekannte Ursache grauweiße Flecken zur Entwicklung, die eine Wenigkeit über die Oberfläche emporragen und sich hart anfühlen. Sie sind von einer stark geröteten und geschwollenen Gewebspartie umgeben, so daß sie sich scharf von der Nachbarschaft abheben (Abb. 62). Zumeist sitzen die Herde mit den Kalkinfarkten in der unteren Hälfte des Bindehautsacks. Ein schweres Lidödem kann die Conjunctivalaffektion begleiten. In dem von LEBER und später von TH. SAEMISCH weiter beobachteten Fall setzte sogar eine Nekrose der Lider ein, die eine plastische Operation nötig machte. Dabei sind beiden Autoren schon die außerordentlichen Schwankungen in dem Befinden des ergriffenen Auges und der Umstand verdächtig vorgekommen, daß häufig zwei gegenüberliegende Stellen des Conjunctivalsackes den Sitz der Herde abgaben, als wenn eine Kontaktinfektion oder Verätzung mit im Spiele wäre. Wurden die eingelagerten Kalkpartikel operativ entfernt, so trat eine Zeitlang Ruhe ein, bis ein neuer Schub die gleichen Veränderungen wieder erzeugte.

Saemisch glaubte daher, eine „sich sehr schnell steigernde Absonderung von bröckeligen, grauweißen Kalkmassen" annehmen zu müssen. Auch heute noch, nachdem die artefizielle Natur der Affektion sicher gestellt ist, scheint es fast unbegreiflich, wie weit Hysterische in der Selbstbeschädigung des Auges gehen können. Sie nehmen als Folgen ihrer Manipulationen Hornhautgeschwüre, schwere Sehstörungen und sogar Doppelseitigkeit des quälenden Zustandes mit in Kauf, nur um ihre krankhafte Neigung, sich interessant zu machen, zu stillen.

Pathologische Anatomie. Leber hat große Mühe darauf gewandt, in die mysteriöse Affektion durch histologische Untersuchungen Licht zu bringen. Doch sah er nur Nekrotisierungen mit Kalkinfarkten und Austritt von Blutplasma aus den schwer geschädigten Blutgefäßen. Neben den abgestorbenen Gewebsbestandteilen fand er geronnene Massen, die er als Vorstufe der „Petrifikation" ansprach.

Sidler-Huguenin hat indessen im Tierexperimente den Nachweis geliefert, daß genau die gleichen klinischen und anatomischen Veränderungen dadurch willkürlich hervorgerufen werden können, daß man Mörtel in den Bindehautsack bringt. Es gelang ihm auch in seinem Falle die Patientin zu überführen, daß sie in raffinierter Weise die Ärzte dadurch getäuscht hatte, daß sie Mauerkalk in den Bindehautsack eingerieben hatte. Ganz ähnlich lauten die Berichte von Wirths und Chaillous, dessen Patientin die Angabe machte, sie hätte davon gelesen, daß man mit Mörtel eine eigentümliche Augenentzündung hervorrufen könne.

Bezeichnenderweise betrafen alle bislang zur Veröffentlichung gekommenen Beobachtungen weibliche Patienten, deren größere Disposition zu schwerer Hysterie ja bekannt ist.

Literatur.

Conjunctivitis petrificans.

Chaillous, J.: Conjonctivite dite „pétrifiante" simulée. Bull. Soc. Ophtalm. Paris 5, 287 (1929). Ref. Zbl. Ophthalm. **22**, 352.

Leber, Th: Die Conjunctivitis petrificans. Graefes Arch. 51, 1 (1900).

Saemisch, Theodor: Handbuch der gesamten Augenheilkunde, 2. Aufl., Bd. 5 I, S. 539. 1904. — Sidler-Huguenin: Über die Conjunctivitis petrificans. Arch. Augenheilk. **73**, 167 (1913).

Wirths, M.: Ein Beitrag zur sogenannten Conjunctivitis petrificans. Klin. Mbl. Augenheilk. **71**, 606 (1918).

Die Atropinconjunctivitis.

Die Veränderung stellt sich in einigen Fällen dann ein, wenn das Medikament längere Zeit eingeträufelt wird. Der Katarrh ist durch eine Hyperämie der Schleimhaut und vorzüglich dadurch gekennzeichnet, daß eine große Anzahl kleiner Granula an der Lidinnenfläche zur Entwicklung gelangt. Die Reizerscheinungen können dabei so heftig werden, daß auch die Augenlider anschwellen und eine stärkere Sekretion zustande kommt. Da der Atropinkatarrh trotz des viel verbreiteten Gebrauches des Mittels verhältnismäßig sehr selten beobachtet wird, liegt der Folgezustand einer ausgesprochenen *Idiosynkrasie* vor, den die Conjunctiva mit anderen Schleimhäuten desselben Individuums teilt; denn die Bepinselung der Nasenschleimhaut mit Atropin ruft dann ebenfalls eine Schwellung und schleimige Absonderung hervor. Außerdem fehlen alle Anzeichen der Atropinvergiftung, wie sie sich durch Trockenheit im Halse, Rötung des Gesichts und Pulsbeschleunigung äußert (Gustav Ahlström). Die ursprüngliche Annahme von Julius Hirschberg, daß „Pilze und nicht das Atropin" die Ursache seien, läßt sich leicht dadurch widerlegen, daß auch eine frisch sterilisierte Lösung bei disponierten Personen denselben Katarrh hervorruft.

Sobald man das Atropin wegläßt und als Mydriaticum $1/2\%$iges Hyoscin verordnet, gehen alle Erscheinungen in kurzer Zeit zurück.

Die Chrysarobinconjunctivitis

stellt eine starke akute Reizung der Bindehaut mit allen Qualitäten des Katarrhs dar. Deshalb gilt die Anwendung von Chrysarobin in der Nähe der Augen als ein Kunstfehler.

b) Tierische Giftstoffe.

Aalblut erzeugt eine sehr starke und schnell einsetzende Bindehautentzündung, die zu einer so hochgradigen Chemosis conjunctivae führen kann, daß ringsum die Bindehaut wallartig die Hornhaut überragt (W. Löhlein). Der schädigende Stoff ist ein an die Eiweißkörper des Aalblutes gebundenes Toxin, das durch Hitze inaktiviert werden kann, so daß es seine Wirksamkeit verliert. Manche Menschen sind gegen das giftige Prinzip immun. Nach dem Selbstversuchen von Curt Steindorff ist auch die Möglichkeit gegeben, daß eine lokale Immunität erworben wird. Im Serum der verschiedenen Aale schwankt der Grad der Giftigkeit analog der hämolytischen Fähigkeit. Steindorff konnte auch zeigen, daß es sich um ein Gefäßgift handelt; denn mit Calciumchlorid läßt sich die Wirkung sehr deutlich abschwächen (s. auch Bd. 7, Immunitätslehre). Nach den Untersuchungsergebnissen von W. Pöllat und Rahlson und anderen gelingt es leicht, auch beim Kaninchen und bei der Katze diese Conjunctivitis hervorzurufen, während der Hund anscheinend weniger empfänglich ist.

Nach einigen Stunden geht die Conjunctivitis von selbst wieder zurück.

Der Saft von Schmetterlingspuppen (Apfelwickler) ruft einen ähnlichen Zustand an der Bindehaut hervor (Rahlson).

Der Käfer Paederus fuscipes Curt (Familie der Staphylinideae) hat im Blute und in den Säften der Geschlechtsorgane einen giftigen Stoff, welcher an den unbedeckten Körperteilen leicht eine Dermatitis erzeugt. Nach den Beobachtungen von R. Gordon und E. N. Pawlowsky kommen dabei auch heftige Augenerkrankungen vor. Die Versuche an Kaninchen ergaben eine akute, starke, katarrhalische Conjunctivitis mit schleimig-eiteriger Absonderung. In der Cornea kann eine diffuse Trübung der tiefen Schichten, sowie eine eiterige Infiltration mit sekundärer Iritis zustande kommen (Sophie Gladin).

c) Pflanzliche Stoffe.

Die Heuschnupfenconjunctivitis.

Der Heuschnupfen ist eine typische Überempfindlichkeitserkrankung. Er beruht auf der Wirkung der Pollen von Gräserblüten, die durch die Luft auf die Schleimhaut der oberen Luftwege und der Bindehaut übertragen werden und hier bei disponierten Personen eine entzündliche Reaktion auslösen. Die Empfänglichkeit für das Leiden, welches an die Zeit der Grasblüte gebunden ist, kann vererbt sein, in der Regel nach dem dominanten Typus. Manchmal treten die ersten Anfälle schon während der Kinderjahre auf, doch wird die Überempfindlichkeit zumeist erst während der Pubertätszeit, selten noch später manifest. Mit zunehmendem Alter pflegen die Beschwerden allmählich abzuklingen; aber es kommen auch Ausnahmen in der Hinsicht vor, daß die Patienten bis an das Lebensende jedes Jahr an Heufieber erkranken.

Objektive Symptome. Die Bindehautentzündung kann manchmal außerordentlich heftig werden, so daß ein Zustand entsteht, der dem akuten Schwellungskatarrh gleichkommt, obwohl die Absonderung stets den Charakter des vermehrten Tränenflusses bewahrt. Oft findet sich indessen gar kein Sekret. Im Vordergrunde des Krankheitsbildes steht eine Anschwellung der conjunctivalen Gefäße mit Auflockerung der Substantia propria, hin und wieder mit Anschwellen des Papillarkörpers und Follikeln. Nach Heilung des Heuschnupfens klingen diese Veränderungen wieder ab, ohne Spuren zu hinterlassen.

Die subjektiven Symptome sind ungemein lästig. Neben dem Tränen klagen die Patienten über einen quälenden Juckreiz, namentlich in den Augenwinkeln, sowie über Fremdkörpergefühl und Brennen. Diese Beschwerden können einen solchen Grad erreichen, daß die Arbeitsfähigkeit eine Zeitlang empfindlich beeinträchtigt wird. So werden die in den meisten Fällen sehr ausgeprägten asthmatischen Erscheinungen durch den Zustand der Augen noch erheblich gesteigert.

Die Therapie richtet sich gegen die zugrunde liegende Überempfindlichkeit und gegen die lokalen Entzündungserscheinungen. Den Allgemeinzustand sucht man, wenn ein Übersiedeln an einem grasfreien Orte unmöglich ist, durch innerliche Darreichung von Calciumpräparaten zu beeinflussen. Dabei ist es nötig, mit dieser Behandlung schon mehrere Monate vor der Zeit der Heublüte zu beginnen (Calcium chloratum 100 : 500; 3 × täglich 1 Teelöffel auf $1/_4$ Glas Wasser nach den Mahlzeiten oder Desensibilisierung mit glukonsaurem Calcium [Sandoz]). Noch besser sollen intravenöse Injektionen von Calciumchloridharnstoff wirken. Manchmal hilft die Verordnung von Aspirin. Daneben werden kühle Umschläge, sowie die Instillation von Cocain und Adrenalin empfohlen. Im allgemeinen wird jedoch die Behandlung in den Händen des inneren Mediziners liegen, weil die Erkrankungen der Luftwege meist im Vordergrunde des ganzen Krankheitsbildes stehen.

Soor erzeugt bei Kindern rezidivierende, leicht zu entfernende weiße Auflagerungen im Lidspaltenbezirke der Bindehaut. Der Abstrich und die Kultur ergeben Oidium albicans (A. H. Norton).

Die pulverisierte Wurzel von Helleborus odorus (einer Ranunculacea) wird von Simulanten benutzt, um eine artefizielle Conjunctivitis hervorzurufen. Das Material erzeugt eine heftige Sekretion, läßt trachomähnliche Follikel aufschießen und setzt Hornhautveränderungen, die das vollkommene Bild eines trachomatösen Pannus geben. Auffallend sind neben der meist vorhandenen Mitbeteiligung der Lider, die eine akute Schwellung zeigen, ab und zu Blutungen in der bulbären und palpebralen Conjunctiva, sowie der Umstand, daß vor allem die untere Übergangsfalte die Follikel beherbergt. Auch die bei trachomatösem Pannus sonst nur geringen subjektiven Beschwerden erreichen eine ganz ungewöhnliche Höhe. Das aus der Wurzel bereitete braune Pulver der Pflanze ist ein in südeuropäischen Ländern häufig gebrauchtes Mittel, um auf der Haut Eiterungen und Blasen zu erzeugen, wenn es gilt eine „Ableitung auf die Haut" therapeutisch durchzuführen. Auch im Tierexperiment kann man durch Einbringen des Pulvers in den Bindehautsack Pannus erzeugen (Nikolaus Blatt). Sobald man eine erneute Manipulation am Auge den Patienten durch Anlegen eines täglich gewechselten Stärkeverbandes unmöglich macht, verschwinden die Erscheinungen in 4—6 Wochen von selbst.

Scilla-Staub (Scilla-Reintannoid) ruft neben einer starken Rhinitis eine sehr heftige Conjunctivitis unter Mitbeteiligung der Cornea und Iris hervor.

Dionin-Instillationen bringen den Zustand rasch zurück (E. ACHERMANN). Auch Ricin, Podophyllin, Ipecacuanhapulver und eine Reihe anderer Stoffe sind für die Conjunctiva in ähnlicher Weise schädlich.

Im Gegensatz zu den vorstehend geschilderten Formen von Bindehautentzündungen, die durch Fremdstoffe hervorgerufen werden, handelt es sich bei der chronischen Conjunctivitis durch die **Härchen bestimmter Primelarten** (Primula obconica und sinensis) und **Klettenstacheln** (Arctium Lappa) um eine nicht nur chemisch, sondern wohl auch physikalisch wirksame Noxe. Empfindliche Personen bekommen eine andauernde, völlig uncharakteristische Reizung der Bindehaut schon dann, wenn sie die Blumen im Zimmer haben. Deshalb empfiehlt es sich, in allen hartnäckig den Behandlungsmethoden trotzenden Fällen nach dieser eventuell in Betracht kommenden Ursache zu forschen. Mir ist ferner ein Fall bekannt, indem infolge des Gebrauchs von *Reispuder* nach dem Rasieren regelmäßig eine Conjunctivitis sehr lästiger Art auftrat. Erst nach längerer Zeit wurde dieser Zusammenhang aufgedeckt und durch Weglassen des Puders die Erkrankung sofort geheilt.

Literatur.

Conjunctivitis durch chemische, pflanzliche, tierische Stoffe.

ACHERMANN, E.: Kerato-Iritis durch Scilla-Staub (Scilla-Reintannoid). Klin. Mbl. Augenheilk. **81**, 196 (1928). — AHLSTRÖM, GUSTAF: Einige Untersuchungen über Atropin-Conjunctivitis. Klin. Mbl. Augenheilk. **33**, 437 (1895).

BLATT, NIKOLAUS: Pannus articialis, erzeugt durch Helleborus odorus. Graefes Arch. **120**, 742 (1928).

GLADIN, SOPHIE: Experimentelle Untersuchungen über die Wirkung des Käfers Paederus fuscipes auf das Kaninchenauge. Graefes Arch. **120**, 229 (1928). — GORDON, R.: A note on two vesicant beetles belonging to the family Staphylinidae. Ann. trop. Med. **19** (1925).

LÖHLEIN, W.: Über Reizwirkung des Aalblutes auf das menschliche Auge. Klin. Mbl. Augenheilk. **49** I, 658 (1911).

NORTON, A. H.: Trush of the conjunctiva. Amer. J. Ophth. **10**, 357 (1927).

Pawlowsky, E. N.: Die Gifttiere und ihre Giftigkeit. Jena: Gustav Fischer 1927.

PÖLLOT, W. und RAHLSON: Über Aalblutconjunctivitis. Graefes Arch. **78**, 183 (1911).

STEINDORFF, CURT: Experimentelle Untersuchungen über die Wirkung des Aalserums auf das menschliche und tierische Auge. Graefes Arch. **88**, 158 (1914).

9. Die Ophthalmia nodosa (SAEMISCH). Fremdkörper-Keratoconjunctivitis durch Raupen- und Pflanzenhaare. Conjunctivitis pseudotuberculosa (WAGENMANN). Pseudotrachom (SCHMIDT-RIMPLER).

Raupenhaare können dann in die Bedeckung oder in das Innere des vorderen Bulbusabschnittes eindringen, wenn sie mit größerer Gewalt auftreffen. Zumeist ist dies Ereignis die Folge davon, daß jemandem eine Raupe aus Scherz gegen das Gesicht geworfen wird, die dabei unglücklicherweise die Lidspalte trifft.

Ätiologie. Nach den Untersuchungen von K. STARGARDT kommen nur diejenigen Raupen in Betracht, die Dornen, Borsten oder Stacheln tragen, während die mit langen biegsamen Haaren ausgerüsteten ungefährlich sind. Die einzelnen Gattungen sind in der Arbeit von STARGARDT aufgeführt; aus den dort geschilderten Versuchen ergibt sich, daß nicht etwa eine Giftwirkung, sondern nur die mechanische Reizung des Gewebes in Form einer Reaktion auf die Fremdkörper die Veränderungen verursacht. O. TEUTSCHLÄNDER und G. WEILL sind hingegen der Meinung, daß die Haare einen Giftstoff an sich tragen, der die Umgebung ihres Aufenthaltsortes chemisch beeinflußt. Das Eindringen in die Bindehaut bzw. Hornhaut vollzieht sich so, daß entweder die Haare speerartig die Membran durchstoßen oder bei nicht genügender Kraft nach Durchbohrung der Deckschicht abgelenkt werden und sich annähernd parallel zur Oberfläche festsetzen. Auf diese Art können die Haare in die Vorderkammer und sogar in die Iris gelangen oder als Fremdkörper in der Hornhaut und Bindehaut liegen bleiben (Abb. 63). Aus der Beobachtung von E. v. HIPPEL geht hervor, daß die Haare wahrscheinlich auch von dem Säftestrom weiter getragen werden können; denn in dem an Iridocyclitis erblindeten und phthisisch gewordenen Auge waren die Haare bis in das Corpus ciliare und den vorderen Glaskörperabschnitt gelangt. Vielleicht hilft der Ciliarmuskel durch seine Kontraktionen bei der Ortsveränderung der Haare mit.

Symptome. Wir müssen zwei verschiedene Phasen der Veränderungen von einander trennen. Zunächst können sich die selbstverständlichen Folgen der eingetretenen Verletzung melden, indem sich eine entzündliche Reizung anschließt. Meist sind die Wunden, die die feinen Härchen setzen, freilich so zart, daß selbst die starken Vergrößerungen der Spaltlampe den Weg des Eindringens nicht festzustellen vermögen. So sah z. B. I. IGERSHEIMER schon am Tage nach der Verletzung lediglich ein Raupenhaar in der vorderen Kammer an die Hornhautrückfläche angeschmiegt, ohne daß es gelang, die Eintrittspforte zu finden. Entweder heilt das Haar dann ein, ohne Störungen zu veranlassen, oder es beginnt die zweite Phase in Form der Fremdkörperwirkung, die in der Cornea zu Infiltraten, in der Conjunctiva und Iris zu Knötchenbildungen führt. Die Zeit, nach welcher diese Erscheinungen auftreten, schwankt sehr; denn manchmal tauchen die ersten Anzeichen schon bald nach dem Trauma auf, während in anderen Fällen das Haar jahrelang ruhig vertragen wird, bis es die charakteristischen Folgezustände entfacht.

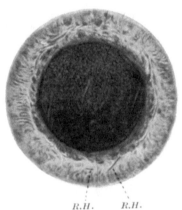

Abb. 63. Frische Entzündung der Cornea durch Eindringen von Raupenhaaren (*R.H.*). Die bräunlichen Fremdkörper liegen annähernd parallel der Hornhautoberfläche. (Abbildung von E. v. HIPPEL.)

Mehrfach ist beobachtet worden, daß aus einer tiefen Hornhautinfiltration die Spitze eines Haares hervorschaut, oder daß im Innern der Knötchen eine dunkelbraunrote bis schwarze Masse durchscheinend sichtbar wird. In dem Grade, in dem unter Umständen eine Resorption der Knötchen Platz greift, spießen auch wohl die Haare aus den Bildungen heraus. Solche Zustände sind sowohl an der Bindehaut als auch an der Iris gesehen worden.

Die *Bindehautknötchen* werden als halbkugelige, blaßgelbe in der Conjunctiva oder subconjunctival gelegene Gebilde beschrieben. Sie können in allen Teilen des Bindehautsacks angetroffen werden, natürlich am häufigsten in dem Lidspaltenbezirke, und haben verschiedene Größe. In dem ersten Falle von M. DALMER war eine erbsengroße Geschwulst entstanden, die unter der Conjunctiva bulbi abwärts vom unteren Limbus saß und mit ihrer leicht gelblichen Verfärbung sehr von der stark geröteten Umgebung abstach. In einem zweiten Falle erreichten die in der Bindehaut selbst entwickelten Knötchen kaum die Größe eines Mohnkorns. Indessen spielt im Hinblick auf die sehr verschiedene Reaktion der Augengewebe nicht nur die Gattung der Raupe bzw. die Beschaffenheit der Haare, sondern auch die größere oder geringere Empfindlichkeit gewisser Personen eine Rolle. Vor allem wird eine solche Möglichkeit wahrscheinlich, wenn man einen chemisch wirksamen Stoff annimmt, der an den Haaren haftet. Auch gewisse Fernwirkungen, z. B. die Reizung der Papille ließen sich als Beweis dafür anführen.

Verlauf. Wie schon oben erwähnt, können Raupenhaare reaktionslos einheilen. Schließt sich eine Ophthalmia nodosa an, so kommt der Sitz in Betracht. In Hornhaut, Bindehaut, Episclera und Sclera entstehen wohl langwierige, unter Infiltration und Knötchenbildung ablaufende Prozesse, doch kommen die Augen allmählich zur Ruhe. Ernst wird die Lage, wenn die Haare in den Uvealtractus eingespießt sind; denn die dann entstehende knötchenförmige Iridocyclitis kann zu einer schweren intraokularen Entzündung führen, die wie im Falle E. v. HIPPELs durch Phthisis bulbi dolorosa die Enucleation notwendig macht.

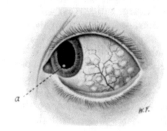

Abb. 64. Ophthalmia nodosa. 6jähriges Kind. L. A. Seit 4 Wochen Reizung der Conjunctiva im Anschluß an Zerzupfen von Samen von Strohblumen. Ciliare Injektion. In der unteren Hornhauthälfte Infiltrat, welches ein Härchen umgibt, das parallel zur Hornhautoberfläche in den mittleren Parenchymschichten liegt. Temporaler Abschnitt der Conjunctiva bulbi von zahlreichen hanfkorngroßen, gelbrötlichen Knötchen durchsetzt. (Nach MANFRED KARBE.)

Pathologische Anatomie. Die Veränderungen sind sehr ähnlich einer echten Tuberkulose; denn die Zellanhäufungen, welche die Knötchen bilden, sind lymphocytären Ursprungs. Dazwischen liegen epitheloide und Riesenzellen. Auch eine an Verkäsung erinnernde Art von Detritus ist angetroffen worden.

Differentialdiagnose. Alle Beobachter sind darin einig, daß die Veränderungen täuschend ähnlich einer Tuberkulose sind. Wenn der Hergang der Verletzung unbekannt ist, hat man auch vielfach fälschlicherweise die Diagnose auf eine

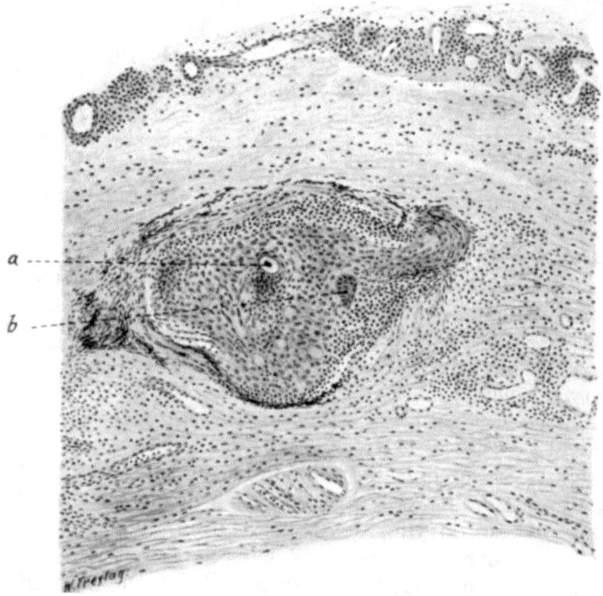

Abb. 65. Schnitt durch ein exzidiertes Knötchen der Augapfelbindehaut des in Abb. 64 dargestellten Falles von Ophthalmia nodosa. Um das im Querschnitt getroffene Pflanzenhaar (a) hat sich ein Herd von epitheloiden Zellen gebildet. In ihm eine Riesenzelle (b). Der Gesamteindruck ist der eines Pseudotuberkels. (Nach MANFRED KARBE.)

Conjunctivaltuberkulose gestellt. Indessen dürfte die Spaltlampenuntersuchung doch in den meisten Fällen durch das Auffinden von deutlich sichtbaren

Härchen oder durchscheinenden braunroten länglichen Fremdkörpern die richtige Erkennung des Tatbestandes ermöglichen. Mehrmals ist das dunkle Zentrum der Knötchen aufgefallen. Die Diagnose am excidierten Knoten wird gestellt durch den negativen Ausfall der Untersuchung auf Tuberkelbacillen und der Vorderkammerimpfung beim Kaninchen, sowie durch den Nachweis der Bruchstücke der Raupenhaare.

Therapie. Die in der Hornhaut liegenden, zu Infiltraten Anlaß gebenden Härchen kann man durch vorsichtiges Präparieren mit dem Schmalmesser freilegen und mit feiner anatomischer Pinzette herausziehen. Knoten in der Conjunctiva, sowie Episclera werden am besten abgetragen. Igersheimer hat das an der Hornhauthinterfläche liegende Haar nach Parazentese der Kammer am Limbus mit einer Pinzette von rückwärts her gefaßt und die vordere Kammer dann noch der Sicherheit halber mit Kochsalzlösung ausgespült. Irisknoten sind, wenn angängig, durch eine Iridektomie zu entfernen.

Wie die Raupenhaare, so können auch *Pflanzenhaare* eine Ophthalmia nodosa erzeugen. Schmidt-Rimpler hat eine Conjunctivitis beobachtet, die weitgehend einem Trachom glich und doch nur auf der Einwirkung von Härchen der *Hagebutte* beruhte. Der Zustand ist von ihm direkt als *Pseudotrachom* beschrieben worden. (Siehe auch die Conjunctivitis durch Primelhaare, S. 121.)

Eine typische Ophthalmia nodosa, die durch die Haare der *Samenkörner der Strohblume* (Helichrysum bracteatum) verursacht waren, schildert Manfred Karbe. Hier war um ein Haar herum ein Hornhautinfiltrat entstanden, während sich in der Conjunctiva bulbi eine Anzahl Knoten entwickelt hatten (siehe Abb. 64 und Abb. 65).

Literatur.

Ophthalmia nodosa.

Dalmer, Max, Beitrag zur Ophthalmia nodosa. Z. Augenheilk. **28**, 356 (1912).
v. Hippel, E.: Über Pseudotuberkulose durch Raupenhaare. Graefes Arch. **96**, 364 (1918).
Igersheimer, Josef: Die Entfernung eines Raupenhaares aus der Vorderkammer. Klin. Mbl. Augenheilk. **78**, 813 (1927).
Karbe, Manfred: Ein Fall von Ophthalmia nodosa der Bindehaut bei einem Kinde, hervorgerufen durch Spielen mit Strohblumen. Arch. Augenheilk. **93**, 160 (1923).
Schmidt - Rimpler: Pseudotrachom durch Pflanzenhärchen. Dtsch. med. Wschr. **1899**, Nr. 25/26. — Stargardt, K.: Über Pseudotuberkulose und gutartige Tuberkulose des Auges usw. Graefes Arch. **55**, 469 (1903).
Teutschländer: Über die durch Raupenhaare verursachten Erkrankungen. Arch. Augenheilk. **61**, 117 (1908).
Weill, G.: Blessures de l'oeil par poils de chenilles. Bull. Soc. franç. Ophtalm. **1926**, 39.

B. Die Erkrankungen der Conjunctiva und Cornea in Zusammenhang mit Hautleiden.

1. Die Keratoconjunctivitis scrophulosa (Bindehaut- und Hornhautphlyktäne, Hornhautinfiltrat, Ulcus corneae scrophulosum, Keratoconjunctivitis eczematosa).

Die Erscheinungsformen der Skrofulose haben für das Auge eine besondere Bedeutung. Während die ein Allgemeinleiden bedeutende, aber im wesentlichen an die Hautdecke gebundene Krankheit an anderen Körperstellen nur vorübergehende Veränderungen setzt, wird das Sehorgan von ihr dadurch bedroht, daß für das ganze Leben bestehen bleibende Hornhauttrübungen verursacht werden, ja daß eine Hornhautperforation mit allen ihren Folgezuständen sich anschließen kann. Die Ophthalmologie hat sich deswegen im Verein mit der Kinderheilkunde und der Tuberkuloseforschung um die Aufklärung der Pathogenese des Leidens bemüht, und wir können heute sagen, daß sie den Hauptanteil bei der Lösung dieser Frage geleistet hat.

Pathogenese. Mit immer mehr an Überzeugungskraft gewinnender Beweisführung hat die klinische Beobachtung die Tatsache zutage gefördert, daß *die tuberkulöse Infektion in weitaus der Mehrzahl der Fälle die Vorbedingung für die Entstehung der skrofulösen Keratoconjunctivitis ist.* Auf dem Grunde dieser Erkenntnis hat die experimentelle Forschung gezeigt, daß *die Skrofulose selbst nicht auf einer Metastase der Infektion, sondern auf einer immunbiologischen Umstimmung des Gesamtorganismus unter dem Einfluß der Derivate der Tuberkelbacillen beruht, die an der zarten Bedeckung des Auges in besonders typischer, aber auch heftiger Form zum Ausdrucke gelangt.* Die weitere Beschäftigung mit der Frage hat ergeben, daß die tuberkulöse Infektion hiermit nur einer allgemeinen Gesetzmäßigkeit folgt, indem *die aktive Immunisierung gegen irgendeinen beliebigen fremdartigen Eiweißstoff (Antigen) unter gewissen Bedingungen zu einer Überempfindlichkeit führt, die an der Bindehaut und Hornhaut des Tierauges bei Wiederzusammentreffen mit dem spezifischen Antigen Veränderungen setzt, welche denjenigen der menschlichen Keratoconjunctivitis im klinischen Bilde gleichen.* Somit stellt sich die *Skrofulose des Auges (und des übrigen Körpers) als eine Phase des Abwehrkampfs gegenüber irgendeinem, unter Umständen auch nicht infektiösen Antigen dar, die vorübergehend ist und bei einer Anzahl von Individuen eine solche Höhe der Immunität erreicht, daß gewissermaßen anaphylaktische Erscheinungen ausgelöst werden.*

Die Vorgänge, welche hier im Spiele sind, werden in dem Kapitel über die Immunität des Auges ausführlich geschildert werden (Bd. 7). Zum Verständnis der in Betracht kommenden Bedingungen sei daher nur die grundlegende Versuchsanordnung W. RIEHMs (a) wiedergegeben, der wir diese Erkenntnis verdanken, nachdem schon vorher SH. FUNAISHI und ENRICO MORELLI ähnliche Ergebnisse erzielt hatten. Wenn man einem Kaninchen durch subkutane oder intravenöse Injektion von Pferdeserum artfremdes Eiweiß parenteral, d. h. mit Umgehung des Magendarmschlauchs, einverleibt, so begegnet das Tier diesem Eingriff in seinen Stoffwechselhaushalt mit der Bildung von Abwehrstoffen (Antikörpern), die spezifisch auf die besondere Art des in den Körper gelangten Eiweißstoffs (Antigens) eingestellt sind. Durch immer wiederholte intravenöse Einführung des Antigens läßt sich eine derartige Anreicherung des Organismus an Antikörpern erzwingen, daß schließlich eine Überempfindlichkeit gegenüber dem spezifischen Antigen ausgelöst wird. Sie äußert sich unter anderem darin, daß bei örtlicher Wiedereinverleibung desselben Antigens in kleinen Mengen, z. B. durch cutane Einimpfung, eine (anaphylaktische) lokale Entzündung entsteht. Am Auge genügt dank der zarten Beschaffenheit des Bindehaut- und Hornhautüberzugs bereits die lose Berührung mit dem Antigen, wie sie durch Einträufelung geschieht. RIEHM konnte nun zeigen, daß bei genügend hoch gegen Pferdeserum immunisierten Kaninchen die Einträufelung geringer Mengen von Pferdeserum in den Bindehautsack Phlyktänen, Hornhautinfiltrate, Hornhauttrübungen und Pannus erzeugt. Er hat auch festgestellt, daß das einmalige Überstehen einer solchen „anaphylaktischen" Keratoconjunctivitis an der Stelle ihres Aufflammens eine örtliche Umstimmung zurückläßt, die sich darin äußert, daß die Entzündung fast momentan wiederkehrt, wenn man von neuem das Antigen in die Ohrvene einspritzt, also in das kreisende Blut bringt. Dann entfacht die abermalige Berührung des nunmehr hämatogen wirkenden Pferdeeiweißes mit dem früher erkrankt gewesenen Gewebe der Bindehaut-Hornhaut ein sofortiges Aufschießen der bereits erloschen gewesenen Keratoconjunctivitis an der früher befallenen Stelle. Hierdurch ist die klinische Beobachtung hinreichend erklärt, daß die Phlyktänen gern an einem und demselben Orte rückfällig werden.

Für die menschliche Pathologie kommt als „Antigen" fast ausschließlich die *tuberkulöse Infektion* in Frage, die auf tuberkulotoxischer Basis den Organismus und vor allem die Hautdecke umstimmt. Dies beweisen die vielfachen Statistiken über den Ausfall der v. Pirquetschen Cutanprobe und über den Befund an den Lungenhilusdrüsen bei den Patienten mit skrofulöser Keratoconjunctivitis. Nach den Angaben der verschiedenen Autoren schwankt der Prozentsatz betreffs des positiven Ausfalls der Hautreaktion zwischen 70 und $100^0/_0$. Durchschnittlich sind es $95^0/_0$, die als positiv gebucht werden, und dieser Satz ist deswegen besonders auffallend, weil es sich in der großen Mehrzahl der Fälle um Kinder handelt, die erfahrungsgemäß im Verhältnis zu den Erwachsenen seltener positiv reagieren, weil mit der Zunahme an Jahren erst die Häufigkeit einer tuberkulösen Infektion ansteigt. In gleicher Weise sind die Ergebnisse der Lungenuntersuchung eindeutig, vor allem dann, wenn man bei der Röntgenaufnahme auf die Schatten der Hilusdrüsen achtet. L. Weekers (a) konnte bei sämtlichen Kindern, die floride Phlyktänen hatten, eine aktive Tuberkulose dieser Drüsen feststellen. Sehr interessant ist auch die Zusammenstellung von Hans Stalder, der unter 100 Fällen 83mal einen für Tuberkulose positiven Lungenbefund erheben konnte, während nur 6 Fälle sicher negativ waren, d. h. ohne Lungenbefund und ohne sonstige skrofulösen Symptome. Von diesen 6 entfielen wiederum 3 auf die Altersklasse von über 25 Jahren, und diese waren dadurch bemerkenswert, daß seit Jahren immer wieder hartnäckige Rezidive von Phlyktänen auftraten. Das jüngste mit skrofulösen Augenleiden behaftete Kind war erst 4 Monate alt und starb nach 11 Monaten an Miliartuberkulose. Entsprechend der immunbiologischen Bedeutung der skrofulösen Symptome ist dieser Ausgang ein ungewöhnlicher und anscheinend dadurch bedingt, daß hier die tuberkulöse Infektion sehr früh eingetreten war; denn nach den von J. Igersheimer und W. Prinz gemachten Beobachtungen, die sich auf die weitere Verfolgung des Schicksals der Phlyktänepatienten beziehen, „schützt die relativ gutartige tuberkulöse Durchseuchung des Körpers offenbar meistens gegen eine tuberkulöse Erkrankung der inneren Organe überhaupt oder mildert zum mindesten die Schwere eines später auftretenden tuberkulösen Prozesses". Es kann sich aber auch ereignen, daß mitten in der Aufpeitschung des Organismus zur Abwehr die immunisierenden Kräfte versagen und dann eine Wendung zum Schlechten eintritt. Als Beispiel diene ein von H. Engelking beschriebener Fall.

Bei einem 18jährigen Mädchen, das früher angeblich immer gesund gewesen war und wegen schwerer Keratoconjunctivitis phlyctaenulosa in die Klinik aufgenommen wurde, klangen die Augensymptome in etwa 8 Tagen vollständig ab. Drei Tage nach dem Verschwinden der letzten Phlyktäne trat Husten und Auswurf auf, und es machten sich kleinblasige Rasselgeräusche über der linken Spitze geltend. Dann begann sich eine Bronchopneumonie über beiden Lungen auszubreiten, die innerhalb von 10 Tagen in eine rapide um sich greifende käsige Pneumonie überging und den Tod brachte.

Hier sieht man deutlich, daß mit dem Moment, in dem die Infektion den Sieg behielt und die Abwehrkräfte erlahmten, auch die Skrofulose als Ausdruck einer vorgeschrittenen aktiven Immunisierung erlosch. Dieselbe Erfahrung machte Giovanni Loddoni. Weitere Beispiele werden wir, wenn auch in anderer Deutung, bei der Erörterung der Anwendung der Proteinkörpertherapie gegenüber der Keratoconjunctivitis scrophulosa kennenlernen.

Wenn wir bislang die Tuberkulose als die eigentliche und letzte Quelle der skrofulösen Augenleiden kennengelernt haben, so darf doch nicht geleugnet werden, daß hin und wieder das Stadium der Überempfindlichkeit nicht durch Tuberkulotoxine, sondern durch irgendwelche anderen Stoffe mit antigenen Eigenschaften erworben werden kann, und demzufolge die *Phlyktäne in recht seltenen Fällen kein Zeichen einer tuberkulösen Infektion ist.* Eine solche Möglichkeit liegt durchaus in dem Gedankengang, der die Skrofulose als eine Art anaphylaktischen Vorgang anspricht. W. RIEHM hat ja in der Tat Phlyktänen durch Immunisierung mit Pferdeeiweiß hervorgerufen. Auf Grund eines genau untersuchten Falles von phlyktänulärer Conjunctivitis, der keine Anhaltspunkte für eine vorangegangene tuberkulöse Infektion erkennen ließ, hat OTTO WIESE die Behauptung aufgestellt, daß es Phlyktänen „spezifischer" und „unspezifischer" Ätiologie gäbe. Indessen ist die Schlußfolgerung in dieser Form wohl nicht richtig; denn meines Erachtens ist die *echte Phlyktäne* (s. die unechten Phlyktänen S. 132) immer ein Zeichen eines spezifischen Immunitätszustandes; aber die Spezifität richtet sich eben nicht ausschließlich gegen das Antigen der tuberkulösen Infektion. Es sei auch auf die interessante Tatsache hingewiesen, daß bei der endogenen gonorrhoischen metastatischen Conjunctivitis ebenfalls typische Phlyktänen vorkommen; hier ist der Organismus durch die Urethralgonorrhöe gegen Gonokokken aktiv immunisiert, und die Bindehaut reagiert auf die Einschwemmung von spezifischem Antigen mit Phlyktänen (S. 57).

Diese wenigen Ausnahmen vermögen indessen so gut wie nichts an der Tatsache zu ändern, daß „die an ausgesprochen skrofulösen Augenerkrankungen leidenden Kinder nicht nur in weit höherem Prozentsatz als die Augengesunden, sondern fast alle mit Tuberkulose infiziert sind" (KARL WESSELY).

Im Schema von KARL ERNST RANKE müssen wir der Skrofulose einen Platz im zweiten Stadium der tuberkulösen Infektion einräumen; d. h. die Infektion ist durch den primären Affekt in den Organismus eingedrungen und zunächst in den regionären Lymphdrüsen festgehalten. Sie schickt sich an, von hier aus auf hämatogener oder lymphogener Verbreitungsart andere Gewebe in Mitleidenschaft zu ziehen, und unter dem Einfluß der freiwerdenden Giftstoffe wird der Organismus zur Abwehr, ja zur Überempfindlichkeit angeregt.

Bevor wir uns mit dem klinischen Bilde der Keratoconjunctivitis scrophulosa näher beschäftigen, wollen wir noch einen Blick *auf diejenigen Umstände* werfen, die *das Zustandekommen des Leidens begünstigen;* denn es bleibt zu erklären, warum nur ein gewisser Prozentsatz der mit Tuberkulose infizierten Individuen die Kennzeichen der Skrofulose darbietet. In erster Linie ist darauf hin zu weisen, daß die *Augenskrofulose vornehmlich das Leiden der ärmlichen Volkskreise* ist, während die Tuberkulose selbst doch weder Arm noch Reich verschont. Wahrscheinlich liegt der Grund für diese Verschiedenheit darin, daß eine *sorgsame Pflege der Haut* als desjenigen Organs, welches die Trägerin der skrofulösen Eruptionen ist, viele Schädlichkeiten fernhält. Unterbleibt diese Fürsorge, dann kommt das spezifische Antigen (Tuberkelbacillenderivat) viel leichter mit der hochempfindlich gewordenen Bindehaut und Hornhaut in Berührung. Aus den Versuchen RIEHMs geht ja mit aller Deutlichkeit der Dualismus hervor, der die anaphylaktische Entzündung aufflammen läßt: das Hineingeraten des Antigens in den Bindehautsack und die Einschwemmung des Antigens in die Bindehaut von der Blutbahn her. Auch für die menschliche Pathologie dürften diese Versuchsergebnisse maßgebend sein, und so können wir verstehen, daß Kinder, die in ungünstiger Umgebung aufwachsen, öfters mit dem Schmutz und Staub tuberkulotoxisches Material in den Bindehautsack bekommen als Kinder, die in möglichster Sauberkeit erzogen werden. Auch sonst ist es wohl denkbar, daß die von außen an das Auge herantretenden Schädlichkeiten eine vermehrte

Blutfülle setzen und damit das Einschwemmen von tuberkulotoxischem Material auf dem Blutwege zum mindesten begünstigen. Unsauberkeit und Aufenthalt in staubiger Luft dürften diese Möglichkeit daher unterstützen.

Nicht minder beachtenswert ist die von Weekers (b) für wohl möglich gehaltene Einschwemmung von tuberkulotoxischem Material durch die Tränen in den Bindehautsack. Das würde erklären, warum unter dem Einflusse einer Reizung (z. B. bei akuter Conjunctivitis) Phlyktänen manchmal scheinbar spontan aufschießen. Vielleicht spielt bei derartigen Vorgängen die Anwesenheit von Staphylokokken im Bindehautsack eine gewisse Rolle.

Eine besondere Bedeutung hat außerdem die *exsudative Diathese*; denn außerordentlich häufig sehen wir die Erscheinungen der Skrofulose mit denjenigen dieser Allgemeinkonstitution vergesellschaftet, die sich in einer erhöhten Neigung zu exsudativen Prozessen an der Haut und den Schleimhäuten äußert. Hierher gehört die auf dem Auftreten streifenförmiger und schnell wechselnder Exsudationen der Schleimhaut beruhende „Lingua geographica", dann der „Gneis", der „Milchschorf" und die sich mit der Zeit einstellende Hypertrophie des lymphatischen Apparates. Der Höhepunkt der Erkrankung liegt in der frühesten Kindheit; mit den Jahren verliert sich die Diathese. Als die Lehre von dieser eigentümlichen Veranlagung aufkam, glaubte ihr Begründer Czerny auch die Phlyktäne in den Bereich ihrer Symptome ziehen zu müssen, und eine Zeitlang galt die Skrofulose als eine „Tuberkulose bei exsudativer Diathese". Indessen ist eine solche Auffassung nicht gerechtfertigt, weil sie das wichtigste Moment, die immunbiologische spezifische Umstimmung der Gewebe außer Betracht läßt. Es ist H. Rietschel deswegen Recht zu geben, wenn er diese Bestrebungen bekämpft und sagt: „Die Skrofulose ist als der Ausdruck eines ganz spezifischen Immunitätszustandes oder als eine allergische Reaktion des spezifisch sensibilisierten wachsenden Kindes aufzufassen, und die Hilfshypothese der exsudativen Diathese ist nicht nur völlig entbehrlich, sondern falsch." Das hindert keineswegs, der Diathese insofern einen Einfluß einzuräumen, als sie bei dem Vorhandensein einer tuberkulotoxischen Überempfindlichkeit das Zustandekommen der skrofulösen Efflorescenzen eben deswegen erleichtert, weil die Gewebe eine Bereitschaft für exsudative Prozesse in sich tragen.

Neben den exsudativ-diathetischen Hautausschlägen spielt auch die *seborrhoische Hautveränderung* eine Rolle. Während in den ersten Lebensjahren und vor der Pubertät die exsudative Diathese die phlyktänulären Augenentzündungen leichter entstehen läßt, hat die seborrhoische Diathese im heranwachsenden Alter und zur Zeit der Reife des Körpers eine ähnliche Bedeutung (E. Engelking). Ihre Offenbarungsformen an der Haut gleichen in vieler Hinsicht derjenigen der exsudativen Diathese; denn auch sie führen Hautausschläge herbei, die freilich gern die mittleren Teile des Gesichtes, die Stirn, die Umgebung der Augen, das Kinn und den behaarten Kopf befallen, während die skrofulösen Veränderungen die Gegend der Körperöffnungen und des Übergangs einer Epithelart in eine andere bevorzugen. Bei der Besprechung der Therapie werden wir noch auf diese begünstigenden Momente zurückkommen.

Die tuberkulotoxischen, exsudativ-diathetischen und seborrhoischen Hautleiden, die sich in dem Auftreten von nässenden Ausschlägen äußern und durch das Anhaften von Krusten und Borken aus dem eingedickten Sekret der des Epithels entblößten Stellen gekennzeichnet sind, hat man früher wahllos mit der Diagnose „*Ekzem der Gesichtshaut*" belegt und im Banne der Vorstellung, daß die skrofulösen Efflorescenzen der Bindehaut und Hornhaut nichts anderes als Parallelen zu diesen Zuständen seien, von einer *ekzematösen Keratoconjunctivitis* gesprochen. Indessen hat das Wort Ekzem im Laufe der Zeiten eine durchaus verschiedene Auslegung erfahren und kann heute nur noch als eine morphologische Bezeichnung Geltung haben, hinter der sich die verschiedensten Erkrankungen als Ursache verbergen. Es ist deshalb an der Zeit, diese Benennung ganz fallen zu lassen.

Außer der genannten prädisponierenden Anomalien ist noch eine Reihe anderer krankhafter Zustände des Allgemeinorganismus als begünstigendes Moment angeschuldigt worden, wobei indessen der Zufall eine erhebliche Rolle gespielt haben mag. So hat ANTONIO TORRES ESTRADA behauptet, daß die phlyktänulären Augenleiden besonders häufig bei kongenital syphilitischen Kindern vorkämen und Behandlung mit Quecksilber, sowie Salvarsan empfohlen. MOISE BESSO und ANGELO DAZZ bestreiten diesen Zusammenhang und sehen in Autointoxikationen vom Darm aus die eigentliche Ursache, während die Tuberkulose nur als erschwerender Umstand in einem gewissen Prozentsatz der Fälle hinzukäme. MARIO PAGANI und L. GENNARO wollen in 48% der Fälle eine zurückgebliebene Entwicklung des Körpers und bei 78% Vagotonie nachgewiesen haben.

Vorkommen. Wir finden die Keratoconjunctivitis scrophulosa bekanntlich vor allem bei Kindern, seltener bei Erwachsenen. Im Durchschnitt dürften ungefähr 80% der Patienten im 1. und 2. Jahrzehnt stehen, nur 20% über 20 Jahre alt sein. Würden wir stets die ersten Ankündigungen der skrofulösen Augenleiden und nicht so oft Rezidive zu Gesicht bekommen, so würde sich der Prozentsatz wohl noch mehr zugunsten der Kinder- und Jugendjahre verschieben. Nach einer Statistik von L. WEEKERS (b), die 1068 Patienten mit Keratoconjunctivitis phlyctaenularis umfaßt, überwiegt mit 71% (768) das weibliche Geschlecht bedeutend. Dies soll daran liegen, daß die spezifische Reaktionsfähigkeit gegenüber einem Antigen bei dem weiblichen Geschlecht viel stärker ausgeprägt ist als beim männlichen. Sowohl die Kurve von WEEKERS als auch die von V. GRÖNHOLM zeigt, daß die stärkste Frequenz ungefähr im 2.—3. Lebensjahre zu suchen ist. Dann nimmt sie rasch ab. WERNER SIGURD fand ein Ansteigen der Häufigkeit im Frühling, vielleicht auch im Zusammenhange mit der von mancher Seite gemachten Annahme, daß anaphylaktische Erkrankungen in dieser Jahreszeit besonders leicht zustandekommen. Übrigens ist die Phlyktäneerkrankung auch der Erwachsenen oft ein Warnungszeichen, daß eine Tuberkulose in der Entwicklung begriffen ist. Von 123 erwachsenen Patienten der Breslauer Augenklinik mit Phlyktänen waren nur 16,2% bereits in der Jugend augenleidend gewesen, so daß ein Rezidiv angenommen werden konnte. Der Rest war mehr oder weniger suspekt auf aktive Lungenprozesse (CURT COHEN). Die Mitteilung Y. KUBOKIs, daß nur bei der europäischen Rasse die Morbidität der Kinder so stark diejenige der Erwachsenen überwiegt, glaubt ARNOLD LÖWENSTEIN dadurch erklären zu können, daß der Vitamingehalt der Nahrung mit ins Gewicht fällt, der bei den Japanern und Chinesen geringer ist als bei den Europäern.

Die Skrofulose der Conjunctiva.

Die Phlyktäne ist die typischste Erscheinungsform der Skrofulose am Auge. Der Name stammt aus dem Griechischen und bedeutet Bläschen. Ihrem Vorkommen nach unterscheiden wir die *Phlyktäne der Augapfelbindehaut* meist in Gestalt der *Solitärphlyktäne* (Abb. 66), also in Einzahl sich entwickelnd, die *Randphlyktäne* am Limbus corneae, die zumeist in der Mehrzahl auftritt (Abb. 67, 68) und als *Sandkornphlyktäne* in Vielheit aneinandergereiht die Hornhautgrenze umsäumt, und die *Hornhautphlyktäne*. Auch im Gebiete der *Conjunctiva des Lides* kommen Phlyktänen vor. TH. AXENFELD (Lehrbuch) erwähnt wolkig-weißliche Bläschen in der Conjunctiva tarsi nahe dem freien Lidrande, während ANTON ELSCHNIG in 10% der Fälle von schweren, mit diffuser Conjunctivitis einhergehenden Phlyktänen der Bulbusbindehaut die gleichen Eruptionen an der Tarsalbindehaut beobachtete. Unter Umständen kann die

Entwicklung der Phlyktänen sogar auf die Lidinnenfläche beschränkt sein (Richard Gutzeit). Um Verwechselungen vorzubeugen, sei darauf hingewiesen,

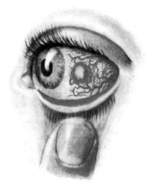

Abb. 66. Solitäre Phlyktäne
der Conjunctiva bulbi

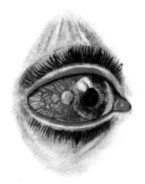

Abb. 67. Phlyktäne am Limbus
in Abheilung begriffen.

daß „Phlyctaena pallida" der unglücklich gewählte Name für die sulzige Infiltration der Limbusbindehaut beim Frühjahrskatarrh (s. S. 103) ist und mit Skrofulose nichts zu tun hat.

Die *Phlyktäne der Bindehaut* ist ihrem Wesen nach dieselbe Veränderung wie diejenige der Hornhaut, genauer der Pars conjunctivalis corneae:

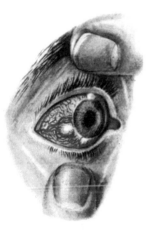

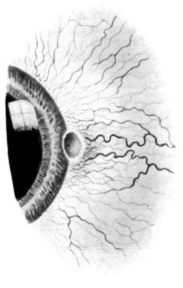

Abb. 68. Drei Randphlyktänen im Stadium der
Erweichung und Einschmelzung, umgeben von
conjunctivaler und leicht ciliarer Injektion.

Abb. 69. Einschmelzende, in ein kleines
Geschwür übergehende Randphlyktäne.

aber sie verläuft anders, weil sie auf einem anatomisch verschiedenen Mutterboden zur Ausbildung gelangt. Ihr Erscheinen hat das Kennzeichen, daß es rasch zur Bildung eines *kleinen, von injizierten Bindehautgefäßen umgebenen Knötchens* kommt, das selbst keine Gefäße enthält und eine gelbliche Kuppe trägt, um entweder nach kurzer Zeit von selbst zu verschwinden oder nach

Verlust der Epitheldecke in ein Geschwürchen überzugehen, das auf der höchsten Erhebung auftritt, ebenfalls nur wenige Tage andauert und dann samt dem Knötchen abheilt, ohne Spuren zu hinterlassen. Im Stadium der Exulceration gleicht das Gebilde einem geplatzten Bläschen, zumal die Einschmelzung der Kuppe sehr schnell vor sich geht (Abb. 69). Die Veränderung ist trotz ihrer Geringfügigkeit stets von einem *starken Reizzustand* des Auges begleitet, der sich in heftiger Lichtscheu und Tränenträufeln äußert. Drückt man auf die Erhabenheit, so wird *nicht der geringste Schmerz* empfunden. Dieser Verlauf wiederholt sich stets, gleichgültig, ob der Sitz der Affektion innerhalb der Conjunctiva bulbi oder am Limbus ist, nur mit dem Unterschied, daß man die Solitärphlyktäne samt der Augapfelbindehaut hin und her schieben kann, während die Gebilde nahe der Hornhautperipherie infolge der hier festen Verbindung der Conjunctiva mit ihrer Unterlage natürlich dem Bulbus inniger anhaften.

Zum Wesen der Phlyktäne gehört ihre *außerordentliche Neigung zu Rückfällen*, die solange anhält, bis die Periode der Skrofulose überwunden ist, eine Tatsache, die ohne weiteres verständlich wird, wenn wir an die Änderung des immunbiologischen Zustandes des Organismus gegenüber dem tuberkulotoxischen Antigen denken. Auch im Tierexperiment lassen sich willkürlich solche Rezidive herbeiführen, wenn man von der Blutbahn aus das Antigen abermals mit den sensibilisierten Stellen der Bindehaut in Berührung bringt (W. Riehm, s. S. 125).

Trotz der Entwicklung auf Grund des Übermaßes einer spezifischen aktiven Immunität ist der ganze Habitus der Erkrankung bei den einzelnen Individuen oft ein recht verschiedener. Zweifellos spielt hier die Allergie der Hautdecke die maßgebende Rolle; denn die skrofulösen Hautveränderungen gehen direkt mit der Tuberkulinempfindlichkeit parallel (Moro u. Doganoff, Bauer u. Engel, Escherich, H. Köllner). Infolgedessen bildet der Titer der Pirquetschen Cutanreaktion, wie er aus dem Grade des aufflammenden Reaktionshofes ersichtlich ist, im allgemeinen einen guten Maßstab für die Schwere und Hartnäckigkeit der phlyktänulären Erkrankungen.

Nie zeigen die echten Phlyktänen die Neigung gleich einem infektiösem Prozeß in die Umgebung vorwärts zu dringen; benachbarte Knoten können freilich miteinander verschmelzen. Wenigstens die Bindehautphlyktänen haben deswegen einen durchaus gutartigen Charakter. Nur ganz selten greift der Prozeß von der Bindehaut als „*nekrotisierende Phlyktäne*" in die Tiefe, so daß lochförmige Einsenkungen entstehen, die zur Narbenbildung führen (Fr. W. Kruse).

Man hat oft genug versucht, Material von Bindehautphlyktänen aus allen Entwicklungsstadien und mit jeder erdenklichen Sorgfalt in die Kaninchenvorderkammer zu überpflanzen, ohne je beim Versuchstiere eine Iristuberkulose entfachen zu können. Selbst das sonst so empfängliche Affenauge nimmt den Impfstoff nicht an; liegt es doch auch im Wesen einer immunbiologischen Reaktion, daß lebensfähige Infektionskeime nicht zugegen zu sein brauchen.

Das pathologisch-anatomische Bild der Bindehautphlyktäne spricht ebenfalls gegen die Anwesenheit von Tuberkelbacillen. Wohl zeigt sich ein *tuberkuloider Bau*, insofern neben Lymphocyten epitheloide und Riesenzellen angetroffen werden; aber es fehlen die Bacillen und die Verkäsung. Manchmal fällt an den Präparaten eine starke ödematöse Durchtränkung des Gewebes auf, die wohl den Grund dafür abgibt, daß die Bildungen klinisch den Eindruck eines Bläschens machen (Abb. 70).

Die Differentialdiagnose erfordert vor allem eine Abgrenzung gegenüber der *Episcleritis* (s. S. 414). Zunächst ist das Alter zu berücksichtigen; denn die

Episcleritis ist vorzüglich ein Leiden der Erwachsenen, die Phlyktäne ein solches der Kinder. Dann ist der Verlauf der Episcleritis ein viel länger dauernder. Wir beobachten bei ihr eine ciliare, bei der Phlyktäne im wesentlichen eine conjunctivale, nur in hochgradiger Entwicklung (Abb. 68) auch eine begleitende ciliare Injektion. Ebensowenig ist der Buckel bei weiter vom Limbus entfernter Lage verschieblich, und schließlich ist die Episcleritis (mit Ausnahme der tuberkulösen Formen) meist auf Druck schmerzhaft, die Phlyktäne nicht. Die Erhabenheiten der bulbären Form des *Frühjahrskatarrhs* sind sulzig, durchscheinend („Phlyctaena pallida") und viel beständiger als die Phlyktänen. Unter Umständen können auch die Conjunctivalknötchen bei Erythema exsudativum multiforme das Aussehen von Phlyktänen annehmen, doch ist die Erkrankung sehr selten und durch die Begleiterscheinungen typisch (s. S. 155).

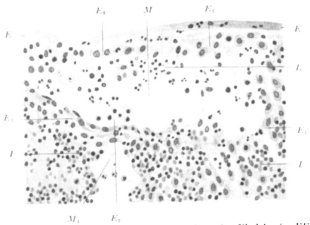

Abb. 70. Schnitt durch eine frisch aufgeschossene Phlyktäne der Bindehaut. *EE* Epithel, obere Zellage; E_1E_1 Epithel, basale Zellage; E_2E_2 durch einen serösen Erguß auseinander gedrängtes Epithel. *L* Leukocyten; *M* und M_1 feinfädige geronnene Exsudatmasse; *I* entzündliche Infiltration (Lymphocyten). (Aus W. LÖHLEIN: Pathologische Anatomie der Bindehaut.

Ferner werden bei der *Rosacea* (S. 147) und metastatischen gonorrhoischen endogenen Conjunctivitis (S. 57) phlyktäneähnliche Erscheinungen beobachtet. Der *Lichen scrophulosorum* (S. 145) steht der Phlyktäne in vieler Hinsicht nahe.

Die Prognose ist bei Lokalisation des Prozesses in der Bindehaut trotz der häufigen Rezidive fast ausnahmslos gut, und Komplikationen kommen äußerst selten vor.

Die *Therapie* wird am Schlusse der Schilderung der Hornhautphlyktänen erörtert werden.

Die Pseudophlyktäne. Im vorstehenden ist die Bindehautphlyktäne als Teilerscheinung einer Skrofulose oder wenigstens biologischen Umstimmung des Organismus geschildert worden. Neben dieser echten Form gibt es noch eine zweite *unechte*, die im klinischen Bilde genau die gleichen Veränderungen setzt, ohne daß Anzeichen für eine konstitutionelle Grundlage aufzufinden sind. Namentlich die verschiedenen Arten der ektogen verursachten akuten Bindehautkatarrhe (Conjunctivitis KOCH-WEEKS, MORAX-AXENFELD usw.), aber auch die Rosacea sind hier zu nennen, so daß die Frage berechtigt ist, ob die Phlyktäne als klinischer Typus überhaupt eine einheitlich zu beurteilende Veränderung darstellt. Meines Ermessens ist sie — ganz allgemein gesprochen — eine charakteristische

Reaktionsform des Bindehautgewebes auf verschiedene Reize, doch muß man sich wohl davor hüten, alle Knötcheneruptionen am Limbus in dem Sammelbegriff der Phlyktäne einzugliedern, so täuschend ähnlich auch ihr klinischer Verlauf sein mag. Z. B. gibt es in den Tropen (s. Beitrag BAKKER, Bd. 7 des Handbuchs) ungemein viel Fälle von „Phlyktänen" im Gefolge von katarrhalischen Conjunctivitiden, obgleich die Skrofulose dort äußerst selten anzutreffen ist. Wie die Ergebnisse von SIE BOEN-LIAN lehren, scheint es sich bei diesen Eruptionen indessen um eine mehr klinische, nicht histologische Übereinstimmung zu handeln; denn zum Unterschied zur gewöhnlichen Phlyktäne wurde die Eigenart der Veränderung durch einen größeren Flüssigkeitserguß unter das Conjunctivalepithel bestimmt. Entweder war noch eine wirkliche Blase vorhanden, oder es lagen die Kennzeichen dafür vor, daß eine solche bestanden hatte und geplatzt war. Auch bestand die zellige Infiltration in der Hauptsache aus polynucleären Leukocyten, während Lymphocyten zurücktraten und epitheloide, sowie Riesenzellen fehlten. Auf diese Weise herrschten die Kennzeichen einer akuten, heftigen Entzündung, aber nicht die eines auf immunbiologischen Wege zustandegekommenen Prozesses vor.

Die Skrofulose der Cornea.

Wir haben im vorstehenden die Lokalisation der phlyktänulären Efflorescenzen im Gebiete der Bindehaut besprochen und als relativ harmlose Erscheinungen kennen gelernt. *Das Krankheitsbild der Skrofulose bekommt aber sofort ein ernsteres Gepräge, wenn die Hornhaut mitbeteiligt ist; denn es ist* selbstverständlich, daß die Gefahr von bleibenden Trübungen droht.

Pathogenese. Auch die Hornhaut ist, wenigstens in bezug auf ihre oberflächlichsten Gewebslagen, ein Teil der äußeren Haut und sie unterliegt deshalb wie diese der Sensibilisierung durch das tuberkulotoxische Antigen. Aber die Bedingungen sind in ihrem Bereiche doch insofern andere, als ihr Anschluß an den Stoffwechsel und damit auch an die im Organismus sich vollziehenden Immunitätsvorgänge viel unvollkommener ist als der der Bindehaut (s. S. 204). Infolgedessen treten die Hornhautprozesse an Häufigkeit im Krankheitsbilde der Skrofulose des Auges bedeutend zurück. Zwar möchte es scheinen, als ob nach Maßgabe der Beobachtungen aus der augenärztlichen Praxis der skrofulösen Hornhauterkrankung doch ein beträchtlicher Anteil zukommt; aber die Statistik der Augenkliniken sind in dieser Hinsicht nicht verwertbar, weil die phlyktänuläre Conjunctivitis ebenso gut vom praktischen Arzt behandelt werden kann, die Keratitis aber wegen der ernsteren Prognose die Domäne der Ophthalmologen bildet.

Der träge Stoffwechsel bedingt auch eine bedeutend langsamere Entwicklung und einen schleppenderen Verlauf der Veränderung. Zudem kann in Anbetracht des normalerweise völligen Fehlens der Gefäße der Ersatz der durch die anaphylaktische Entzündung zerfallenden Eiweißstoffe nicht in dem Maße gewährleistet werden, wie die blutgefäßreiche Bindehaut es vermag, und aus diesem Grunde ist die Gefahr, daß wertvolles Gewebe wegschmilzt, viel größer als im Bereiche der Conjunctiva. Aus diesen Überlegungen ergibt sich der Unterschied zwischen dem Krankheitsbilde desselben Prozesses innerhalb des Bindehaut- und des Hornhautgebietes in dreierlei Weise: *die Keratitis scrophulosa entwickelt sich langsamer, dauert länger und ist ein das Gewebe ernster bedrohendes Leiden.*

Auch in einer anderen Hinsicht besteht wohl eine bemerkenswerte Differenz. Wenn die Keratoconjunctivitis scrophulosa die Offenbarung einer Überempfindlichkeit gegen ein (tuberkulotoxisches) Antigen ist, so kann man sich vorstellen, daß in den Blutkreislauf von neuem hinein geratenes antigenes Material, sei es chemisch gelöst oder an Bacillensplitter usw. gebunden, sich in dem engmaschigen Gefäßsystem der Bindehaut, vor allem dem Randschlingen-netz des Limbus fängt, wie die Versuchsanordnung Riehms einen solchen Vorgang höchst wahrscheinlich gemacht hat. Diese Möglichkeit fehlt für die Pathogenese der Hornhautveränderungen; denn hier suchen wir vergebens nach Straßen, die dem Antigen zur Verfügung stehen. Allenfalls kann man denken, daß gelöste Substanzen den Weg mit dem trägen Säftestrom in die Hornhaut finden; doch vermag eine solche Erklärung nur zu befriedigen, wenn es sich um Hornhautphlyktänen handelt, die unmittelbar am Limbus aufschießen. Für

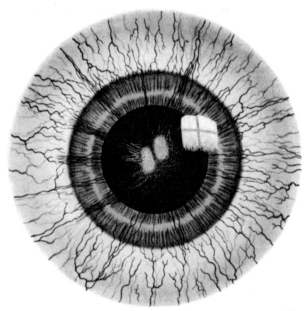

Abb. 71. Skrofulöse Hornhautinfiltrate im Zentrum. Ein hauchiger Hof umgibt sie. Allseitig zieht eine oberflächliche Vascularisation (Pannus scrophulosus) auf die Cornea.

die in der Mitte inselförmig entstehenden Schädigungen dürfte deswegen nur die Einschleppung des Antigens vom Conjunctivalsack her, also auf dem Wege von außen in Frage kommen, indem Bacillensplitter mit dem Staub auf die Hornhautoberfläche übertragen werden, hier haften und eine ektogen entstehende anaphylaktische Keratitis entfachen. Manche histologische Besonderheit stimmt mit einem solchen Modus gut überein (s. S. 138). Freilich ist auch ein Analogie-schluß möglich, wenn wir die Genese der echten Keratitis tuberculosa (S. 338) heranziehen, insofern für diese der Zusammenhang von mitten im Hornhaut-gewebe auftretenden isolierten Herden mit einer Tuberkulose der Sclera des Limbus erwiesen ist.

Symptome. *Die skrofulöse Erkrankung der Hornhaut ist das oberflächlich gelegene Infiltrat und das aus ihm unter Umständen hervorgehende Ulcus corneae scrophulosum.* Sekundär gelangt die oberflächliche Gefäßneubildung, der *Pannus scrophulosus* zur Entwicklung. Kleine, direkt unter dem Epithel gelegene und die Hornhautoberfläche leicht vorwölbende skrofulöse Infiltrate nennt man auch *Hornhautphlyktänen*, vor allem dann, wenn die gleichen Bildungen sich im Bereiche der Bindehaut vorfinden.

Das *skrofulöse Hornhautinfiltrat* stellt einen grauweißen Fleck mit verwaschenen Rändern dar, der den oberflächlichen Schichten angehört und von leicht unebenem Epithel bedeckt ist. In seiner Umgebung findet sich eine zarte Trübung als Hof (Abb. 135, S. 210). An der Spaltlampe sind zu einer Wolke zusammengeballte einzelne grauweiße nebelartige Herdchen sichtbar, die sich allmählich in das gesunde Gewebe der Nachbarschaft verlieren. Das Epithel darüber ist gelockert und gestippt, zumeist über der Mitte des Infiltrates leicht erhaben. Sehr kennzeichnend ist der *starke Reizzustand*, der selbst das kleinste skrofulöse Infiltrat zu begleiten pflegt und beim Öffnen des Auges Schmerzen bereitet. An der Stelle des Limbus, die dem Infiltrat am nächsten liegt, prägt sich eine Erweiterung der conjunctivalen Gefäße aus, und von der Gegend dieser conjunctivalen Injektion entspringt bei längerem Bestehen des Infiltrates später der

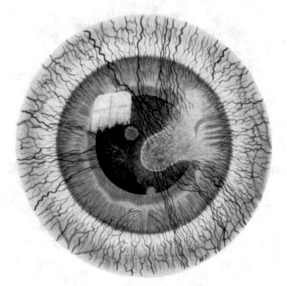

Abb. 72. Schwere skrofulöse Keratitis. Sehr stark entwickelter Pannus.

Pannus (Abb. 71). Während die Bindehautphlyktäne kaum die Neigung offenbart, sich auszudehnen, kommt dem Hornhautinfiltrat recht oft die Eigenschaft zu, daß es sich in die Breite und in die Tiefe fortsetzt. Manchmal geschieht diese Progredienz vor allem in die Tiefe so rasch, daß unter Abstoßung der über dem ehemaligen Infiltrat liegenden Epithel- und Lamellenschicht ein kraterförmiger, wie mit dem Locheisen ausgestanzter Defekt entsteht, der sich schnell nach den hinteren Hornhautschichten vorwärts arbeitet und binnen kurzem eine Perforation herbeiführen kann. Wir haben dann das Gegenstück der „nekrotisierenden" Phlyktäne der Conjunctiva (s. S. 131) vor uns. Der Vorgang legt unwillkürlich den Gedanken nahe, daß eine ätzende chemische Substanz sich in das Gewebe einfrißt, und in der Tat liegen ja den anaphylaktischen Entzündungsprozessen chemisch wirksame Ursachen zugrunde. Bei Kindern mit schweren Ernährungsstörungen (Avitaminosen) ist die Gefahr besonders groß. Ebenso sind die skrofulösen Hornhauterkrankungen gefürchtet, die nach eben überstandenen Masern oder Scharlach zum Ausbruch kommen. Auf diese Besonderheiten der Skrofulose der Hornhaut muß man stets gefaßt sein und ihnen mit einer zielbewußten Therapie begegnen (s. S. 140).

Die Infiltrate kommen in Einzahl und zu mehreren vor. Benachbarte fließen gern zusammen. Der weitere *Verlauf* kann sich in drei verschiedenen Richtungen bewegen. Leichte Infiltrate werden nach einem relativen kurzen Bestehen wieder aufgesaugt, ohne daß Trübungen zurückbleiben. Intensivere und länger dauernde skrofulöse Prozesse führen jedoch ausnahmslos zu Ausbildung einer aus den Conjunctivalgefäßen des benachbarten Limbusgebietes hervorsprießenden Vascularisation, die sich in den oberflächlichsten Schichten, zum Teil unmittelbar unter der Epitheldecke vorwärts schiebt, vielfache Anastomosen der einzelnen Ästchen aufweist und den *Pannus scrophulosus* bildet (Abb. 72), der zum Unterschiede zum trachomatösen Pannus nicht an die obere Hornhautperipherie gebunden ist, sondern sich immer dort findet, wo das Infiltrat, dem sein Auftreten gilt, dem Limbus am nächsten liegt. So kommt es zu einer netzartigen Versorgung des gefährdeten Hornhautgebietes mit Blutgefäßen; im allgemeinen wendet sich auch mit der Ausbildung dieses Hilfskreislaufs des Gefäßapparates der Zustand zum Besseren.

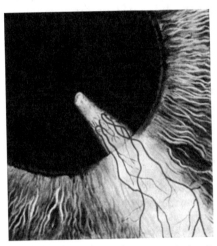

Abb. 73. Gefäßbändchen (Wanderphlyktäne).
(Nach einer Abbildung von Ernst Kraupa.)

Es gibt jedoch eine Abart des skrofulösen Infiltrates in Gestalt des *Gefäßbändchens* („Wanderphlyktäne", „Keratitis fascicularis") (Abb. 73), bei der der Zweck der Vascularisation insofern nicht vollkommen erreicht wird, als zwar die Gefäßästchen an dem peripheren Ende des Infiltrates anlangen, aber die infiltrierte Stelle selbst nicht umspinnen. Auf diese Art wird das Infiltrat an seinem dem Limbus zugekehrten Umfange zwar zur Abheilung gebracht, doch kann nicht verhindert werden, daß der der Hornhautmitte zugewendete Rand vorwärtskriecht. So kommt es zu einem Wandern des Infiltrates nach der Mitte zu in radiärer Richtung, wobei die Vascularisation wie ein Kometenschweif hinter ihm herzieht. Der Pannus bildet also ein „Gefäßbändchen", kein verzweigtes Netz. Es ist klar, daß dieser Prozeß dem wertvollen Gebiete der Hornhautmitte gefährlich werden kann, indem sich das Infiltrat immer mehr vorwärts schiebt und das Gefäßband ihm getreulich folgt. In diesem Falle bringt die Vascularisation nicht nur nicht Heilung, sondern Schaden. Eine Erklärung für dieses merkwürdige Verhalten ist vielleicht zu geben, wenn wir uns vorstellen, daß in gewissen Fällen die Blutgefäße die Trägerinnen des tuberkulotoxischen Antigens sind [W. Riehm (b)]. Dann bringen die neugebildeten Ästchen nicht die erwünschte Hilfe, sondern mit dem Blute das Material an die sensibilisierte Hornhautoberfläche heran, welches die anaphylaktische Entzündung und die Infiltration immer von neuem entfacht. Die Auswirkung von dergleichen Bedingungen geht aus der Tatsache hervor, daß das Gefäßbändchen in der Regel seine Wanderung einstellt und bald erlischt, wenn man die Gefäße am Limbus durchschneidet und die Vascularisation zur Verödung bringt. So willkommen der wirkliche Pannus im Heilungsvorgang der skrofulösen Keratitis ist, so verderblich ist eben die Rolle der Vascularisation beim Gefäßbändchen. Die verschiedene Bedeutung eines und desselben Prozesses kann man nur in dem Sinne verstehen, daß in diesem Falle mit dem Gefäßinhalt die krankmachende Noxe immer wieder an das Infiltrat herangeführt wird. Läßt man dem Gefäßbändchen seinen Lauf, dann kann es sich dadurch ereignen, daß die Veränderung die Hornhautmitte überschreitet und dichte zentrale Trübungen zurückbleiben.

Die dritte Möglichkeit ist der *Übergang des Infiltrates in ein Ulcus,* der in dem Zeitpunkt gegeben ist, in dem sich die über dem Infiltrat befindlichen Schichten durch Nekrose abstoßen.

Das Ulcus scrophulosum nimmt somit einen durchaus anderen Entwicklungsverlauf als das Pneumokokkengeschwür (s. S. 255), welches die zuvor leicht verletzte Hornhaut befällt und eine an die Anwesenheit von Krankheitskeimen gebundene Infektion vom Bindehautsack aus darstellt, die hauptsächlich mit Hilfe einer Bakterientoxinwirkung auf die Hornhaut und ihre Nachbarschaft Einfluß gewinnt. Da bei der Skrofulose keine Bacillen an Ort und Stelle in Frage kommen, fehlt dem skrofulösen Ulcus der Symptomenkomplex der Chemotaxis, d. h. der anlockende Reiz für die Wanderzellen, die sich als Demarkationssaum am Geschwürsrande ansammeln und als Hypopyon den Boden der Vorderkammer anfüllen (s. S. 257). Überhaupt entbehrt das skrofulöse Geschwür der Kennzeichen einer schwer entzündlichen Reaktion. Gemeinhin sehen wir nur einen Substanzverlust, an dessen Boden die graue Wolke des ehemaligen Infiltrates liegt. Seine Ränder sind zumeist durch die Nekrose des Gewebes leicht angefressen, aber nicht buchtig, nicht progredient und nicht infiltriert. Bald umgibt es die pannöse Vascularisation, die dem frischen Ulcus corneae serpens völlig fremd ist (Abb. 74). Die Iris ist kaum beteiligt, höchstens hin und wieder etwas gereizt, in unkomplizierten Fällen jedoch niemals im Sinne einer Iritis

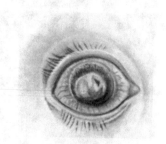

Abb. 74. Fast über die ganze Hornhautoberfläche hinwegreichendes Ulcus scrophulosum im Spätstadium mit einsetzender Vascularisation.

plastica erkrankt, wie dies bei der Pneumokokkeninfektion die Regel ist. Die Geschwürsränder glätten sich bald. Wenn auch nach schwankendem Verlaufe, wird zunächst die Epithellücke durch eine neugebildete spiegelnde Deckschicht ersetzt und dann auch der Substanzverlust im Hornhautparenchym ausgeglichen. Allerdings kann diese Reparation nur auf dem Wege einer Anbildung von Bindegewebe vor sich gehen, so daß nach jedem Ulcus scrophulosum mehr oder weniger dichte Maculae zurück bleiben, die nur selten die Dichte von Leukomen erreichen (s. S. 229). Dazu sind die auszufüllenden Defekte beim Ulcus scrophulosum meist nicht tief genug, um später Bindegewebe in einer solchen Dichte zu benötigen, daß eine porzellanweiße Trübung entsteht. Die Sehschärfe kann aber selbst beim Zurückbleiben kleiner und zarter Maculae durch eine dauernde Facettenbildung (s. S. 227) erheblich herabgesetzt werden.

Selbstverständlich ist jederzeit die Möglichkeit gegeben, daß zum Ulcus scrophulosum eine *sekundäre Infektion* mit Pneumokokken oder anderen Eitererregern hinzutritt und aus ihm ein Ulcus serpens wird. Eine derartige Wandlung in der grundlegenden Ursache erkennen wir an dem positiven Befund von Mikroorganismen, welchen dann die Abimpfung des Geschwürsrandes ergibt, an dem Auftauchen von graugelben Randlinien, an dem einsetzenden Weiterkriechen des Geschwürs, an dem Hinzukommen oder der Steigerung der pericornealen bzw. ciliaren Injektion, an dem Auftreten einer iritischen Reizung und vor allem eines Hypopyons. Mit dem Augenblicke der eingetretenen Pneumokokkeninfektion drohen alle Gefahren, die diesen schweren Prozeß begleiten können.

Aber auch ohne sekundäre Infektion kann die anaphylaktische nekrotisierende Entzündung, die den eigentlichen Grund der Skrofulose darstellt, schneller oder langsamer die tieferen Schichten in Mitleidenschaft ziehen und eine Hornhautperforation mit allen ihren Folgen heraufbeschwören (s. S. 224).

Abgesehen von dieser Gefahr ist noch der Umstand zu berücksichtigen, daß gerade die skrofulöse Erkrankung der Hornhaut sehr zu *Rückfällen* neigt. Kaum ist der eine Schub von Infiltraten und Pannus überstanden, so meldet sich an demselben oder am anderen Auge eine neue Reizung, die bald von dem Aufschießen frischer entzündlicher Veränderungen gefolgt wird. Wohl jeder Augenarzt kennt diese außerordentlich hartnäckigen Fälle, die mit jeder neuen Eruption von Hornhautinfiltraten und Geschwüren das durchsichtig gebliebene Gebiet der Membran mehr und mehr einengen, so daß mit der Zeit schwerste Sehstörungen infolge der wolkigen Trübungen und des starken unregelmäßigen

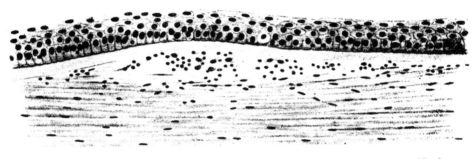

Abb. 75. Frische skrofulöse Hornhautphlyktäne. Das Epithel ist mit der Bowmanschen Membran von den vordersten Parenchymlagen abgehoben, indem eine eiweißreiche Flüssigkeit, die kleine Lymphocyten, Bindegewebszellen und epitheloide Zellen enthält, einen im Schnitte spindelförmig aussehenden Spaltraum entstehen läßt. Dabei ist das Epithel selbst weder lückenhaft noch überhaupt in seiner Struktur wesentlich verändert. Die tieferen Hornhautschichten sind ganz unbeteiligt. (Nach Hermann Piesbergen.)

Astigmatismus zu beklagen sind. Auf den alten Maculae entwickeln sich oft noch nach Jahren neue Gewebsalterationen, die zu erheblichen Reizzuständen führen. Auch leiden viele Patienten trotz geschehener Abheilung der Hornhautaffektion noch lange an einer recht unangenehmen Lichtscheu.

Die pathologische Anatomie der Hornhautskrofulose läßt dieselben Veränderungen wiedererkennen, die wir bei der Lokalisation der Erkrankung im Bereiche der Bindehaut gesehen haben, nur sind sie durch die viel straffere Beschaffenheit des Mutterbodens modifiziert. Die reinste Eruptionsform in Gestalt der Hornhautphlyktäne zeigt eine vorwiegend unterhalb der Bowmanschen Membran *zustande gekommene Rundzelleninfiltration* (Hermann Piesbergen). Dabei erscheint die Bowmansche Haut durch einen Flüssigkeitserguß von den oberflächlichen Hornhautlamellen getrennt und die Phlyktäne mithin hier in einem Stadium, das ihren Namen „Bläschen" rechtfertigt, während dies bekanntlich bei der echten Bindehautphlyktäne nicht deutlich der Fall ist (Abb. 75 und 76). Piesbergen leitet aus dem Befunde, daß ganz isoliert Rundzellenanhäufungen unmittelbar unter der vorderen Grenzmembran auftauchen, den Schluß ab, daß eine *exogen* wirkende Schädlichkeit die Veränderung verursacht. Ich habe auf diese Möglichkeit schon bei der Schilderung des klinischen Befundes von inselförmig in der Mitte der Hornhautoberfläche entstehenden

Infiltrationen hingewiesen und sehe in den Feststellungen eine Stütze, daß ein
skrofulöses Hornhautinfiltrat dadurch zustandekommen kann, daß eine minimale
Menge spezifischen Antigens auf der sensibilisierten Cornea haften bleibt und

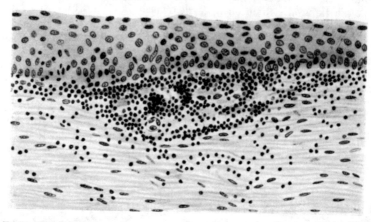

Abb. 76. Frische Randphlyktäne. Eine umschriebene Lymphocytenanhäufung bildet ein Knötchen
und drängt die Bindegewebsfasern auseinander. Es muß hier eine Flüssigkeitsdurchtränkung mitspielen. Das Epithel über der Phlyktäne ist reich mit Leukocyten durchsetzt. Epitheloide Zellen
und Riesenzellen fehlen in diesem Falle. (Nach HERMANN PIESBERGEN.)

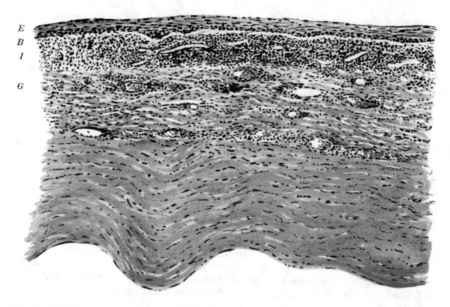

Abb. 77. Phlyktänuläre Keratitis mit Pannus. Die Infiltration (*I*) zieht sich unter dem Epithel (*E*)
und der BOWMANschen Membran (*B*) entlang, die intakt sind. In der Schichte *G* sieht man viele
Gefäßdurchschnitte. (Nach einem Präparat von E. v. HIPPEL.)

rein lokal die anaphylaktische Entzündung auslöst. Die späteren Formen der
mit der Entwicklung eines Pannus verbundenen skrofulösen Infiltrate bedingen
die Durchsetzung der vordersten Hornhautlamellen mit Zügen von Rundzellen
und dazwischen eingestreuten Gefäßdurchschnitten, wie dies die Abb. 77 zeigt.

Demgegenüber macht die Abb. 78 einen Pannus scrophulosus anschaulich, der sich zwischen den Basalzellen des Epithels und der Bowmanschen Membran vorwärts schiebt und an einer Stelle diese durchbrochen hat.

Die Therapie der Augenskrofulose muß zwei Ziele berücksichtigen: die Empfindlichkeit des äußeren Integumentes und damit auch diejenige der Conjunctiva und Corneaoberfläche herabzusetzen und die überreiche Produktion von tuberkulotoxischen Antikörpern zu verhindern. Daneben kommt die lokale Fürsorge für die Eruption am Auge je nach ihrer Lage und Schwere in Betracht. Man hat schon von jeher gegen die Skrofulose Salzbäder, zum Teil in Badeorten, verordnet und für eine möglichst ausgiebige Einwirkung der Sonne auf die Haut Sorge getragen. Zweifellos sind diese Maßnahmen empfehlenswert; denn sie härten die Haut ab, bzw. sie beeinflussen ihre Rolle als Immunitätsfaktor.

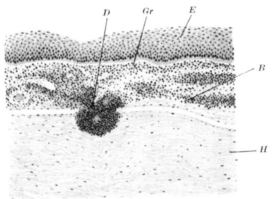

Abb. 78. Pannus corneae scrophulosus. Durchbruch der Bowmanschen Membran.
E Epithel; *Gr* junges, an Gefäßen und Rundzellen reiches Granulationsgewebe; *B* Bowmansche Membran, durch einen Herd von Granulationsgewebe mit einem Gefäß im Inneren *(D)* durchbrochen; *H* Hornhautgrundsubstanz. (Sammlung J. v. Michel.)

Die vielfach geübte Verabreichung von Lebertran wirkt wohl ausschließlich durch die Zufuhr reichlicher Vitamine zur Nahrung und damit durch die Kräftigung des Allgemeinzustandes. Auch die Einschränkung des Kartoffelgenusses und ihr Ersatz durch Fett und Fleisch bewegt sich auf diesem Gebiete. Hier kreuzen sich freilich die diätetischen Vorschriften mit den Vorbeugungsmaßregeln des Kinderarztes gegen die exsudative Diathese, die, wie wir auseinandergesetzt haben, zweifellos den Ausbruch der skrofulösen Eruptionen begünstigt und wach hält. Für diese Diathese gibt es kein einheitlich gültiges Ernährungsschema, sondern es muß die Diät von Fall zu Fall geregelt werden. Wohl aber ist die von K. Wessely empfohlene Darreichung von Kalkpräparaten (Calc. lacticum 3,0—4,0 g pro die) anzuraten. Nach den Erfahrungen der Münchener Augenklinik, die an 150 Kindern mit phlyktänulärer Keratoconjunctivitis gesammelt wurden, kürzt die Behandlung mit Calciumglukonat (Calcium-Sandoz) die Erkrankungsdauer nicht unerheblich ab (M. Cremer). Auch Afenil wird gelobt (Ernst Arlt). Wahrscheinlich ist der Erfolg daran gebunden, daß nicht nur eine entzündungshemmende Wirkung vorliegt, sondern auch der Exsudationsbereitschaft durch Abdichtung der kleinsten Blut- und Lymphgefäße Halt geboten wird.

Die Frage, ob man in schweren und hartnäckig rezidivierenden Fällen eine *Tuberkulinkur* einleiten soll, ist im bejahenden und ablehnenden Sinne beantwortet worden. Von den Partialantigenen von Deycke-Much sahen Köllner

u. FILBRY keine ermutigenden Resultate, doch hat KÖLLNER später eine sehr vorsichtig durchgeführte Kur mit Bacillenemulsion in kleinsten Dosen empfohlen. Nach meinen eigenen Erfahrungen ist dieses Vorgehen richtig, sofern der Zustand der Lunge es erlaubt. Seit Jahren verordnen wir bei immer wiederkehrenden Phlyktänen und Infiltraten 0,2 ccm einer Verdünnung 1 : 100 000 Tuberkelbacillenemulsion (B. E.), die, ohne mit der Dosis zu steigen, wöchentlich 2—3mal subcutan injiziert werden. Es leitet uns dabei die Absicht, den Organismus an das tuberkulotoxische Antigen zu gewöhnen und damit die Überempfindlichkeit gegen dasselbe zu brechen. Sicher haben wir damit nie Schaden gestiftet, wohl aber den Eindruck gewonnen, der Skrofulose endlich haltgeboten zu haben. Freilich wird sich ein solcher Erfolg nie einwandfrei beweisen lassen, da die Neigung zu Phlyktänen und anderen skrofulösen Efflorescenzen ja so wie so mit der Zeit schwindet.

Wenn es sich aber darum handelt, eine „nekrotisierende" Hornhautphlyktäne schnell zu beeinflussen, damit der drohende Durchbruch der Cornea vermieden wird, ist dringend anzuraten, zur *parenteralen Proteinkörpertherapie*, am besten in Gestalt einer intraglutäalen Injektion von 3 ccm abgekochter Milch, zu greifen. KÖLLNER hat bereits eine Anzahl von Fällen angeführt, in denen durch eine interkurrente fieberhafte Erkrankung, z. B. Masern, gleichzeitig mit dem Negativwerden der PIRQUETschen Cutanreaktion die skrofulösen Augenaffektionen auffallend rasch abheilten. Bei Steigerung der Tuberkulinkur zu schnellen hohen Dosen sah er nach Abklingen der Fieberreaktion dasselbe Zurückgehen, und es ist wohl zweifellos, daß die Aufpeitschung des Organismus zu einer höheren Temperatursteigerung, vielleicht auch die Umstellung der immunisatorischen Abwehr gegen ein neues Antigen eine Zeitlang die Sensibilisierung gegen das tuberkulotoxische Antigen aufhebt. Wir benutzen die parenterale Eiweißkörpertherapie indessen nur im äußersten Notfalle; denn ich halte es für nicht ratsam, den Körper im Aufbau einer Abwehrfunktion gegen die tuberkulöse Infektion durch schroffes Eingreifen zu stören. Sie darf auch nur unter Berücksichtigung des Lungenbefundes angewandt werden.

In *symptomatischer* Hinsicht gilt es, vorzüglich alle äußeren Bedingungen fernzuhalten und zu beseitigen, die eine Reizung der Haut der Umgebung des Auges herbeiführen können. Insonderheit ist auf *möglichste Sauberkeit* zu dringen. Hierzu gehört die Fürsorge für die *Beschaffenheit der behaarten Kopfhaut*, die oft von Borkenbildungen bedeckt ist. Man muß auch auf das Vorhandensein von *Kopfläusen* acht geben. Die durch die Skrofulose, die exsudative oder seborrhoische Diathese gesetzten Ekzeme bedürfen sorgfältiger Behandlung, indem man die Borken mit Olivenöl oder Vaseline erweicht und ablöst, die darunter liegenden vom Epithel entblößten, meist leicht blutenden Stellen mit Noviformsalbe oder Zinksalbe bestreicht und unter Umständen mit einem Salbenverband bedeckt. Manchmal wird allerdings eine Salbenbehandlung schlecht vertragen. Dann leistet das Aufpinseln der sog. „Greifswalder Farbstoffmischung" (Dr. HOLLBORN-Leipzig) gute Dienste. Auch auf die *Nasenschleimhaut* und auf die *Tonsillen* ist das Augenmerk zu richten, da chronische entzündliche und hypertrophische Zustände dieser Organteile leicht mit einer Vermehrung der Blutfülle an Lidern und Bindehaut einhergehen. Insonderheit spielen die Septumdeviation und Polypen der Nasenschleimhaut oft die Rolle, daß sie die einmal in Gang gekommene Reizung und Empfindlichkeit der Haut in der Umgebung des Auges und der Bindehaut steigern. Sie sind zum Teil Begleiterscheinungen der exsudativen Diathese.

Die *Bindehautphlyktänen* behandelte man früher gern durch Einstäuben von Kalomel. Ich glaube jedoch, daß diese Behandlungsmethode von den meisten

Augenärzten zugunsten der $1^0/_0$igen gelben Quecksilberpräcipitatsalbe verlassen worden ist. Fragen wir uns, was wir mit diesem Vorgehen bezwecken, so ist wohl in erster Linie die Salbe als Gleitmittel wirksam, indem die an der Lidinnenfläche scheuernden Erhabenheiten der Phlyktänen nicht mehr ein Fremdkörpergefühl auslösen. Dann will man auch antiseptisch vorgehen und verhüten, daß die kleinen Bindehauterosionen sekundär infiziert werden. Genau dasselbe erreicht man meines Ermessens mit $5^0/_0$iger Noviformsalbe, die weniger reizt. Kühle Umschläge mit Borwasser sind dann am Platze, wenn die Beschaffenheit der Lidhaut nicht eine Kontraindikation bietet und zwingt, von einer Benetzung mit Flüssigkeit abzusehen. Bei Absonderung von Schleim und Absetzen eingedickten Sekrets an den Wimpern ist der Lidrand mehrmals am Tage mit lauwarmem Kamillentee zu waschen und darauf Noviformsalbe aufzustreichen. Nur wenn die Lichtscheu unerträglich ist, empfiehlt es sich, einige Tage lang einen Verband anzulegen, indem man das die Lider bedeckende Läppchen mit Noviformsalbe bestreicht. In manchen Fällen steht der Lidkrampf in keinem Verhältnis zu der Geringfügigkeit der objektiv festzustellenden Veränderungen. Die Kinder sind an das Zusammenpressen der Lidspalte so gewöhnt, daß sie nicht dazu zu bewegen sind, die Augen zu öffnen. Dann genügt es, das Gesicht mehrmals in kaltes Wasser zu tauchen, eine Behandlung, die oft einen sofortigen Erfolg zeitigt.

Sobald die *Hornhaut mitbeteiligt* ist, verrichtet der Verband in der geschilderten Form vor allem dann sehr gute Dienste, wenn man gleichzeitig in die Lidspalte eine Atropin-Cocainsalbe (Atropin sulf. 0,1; Cocain mur. 0,2; Aq. dest. quod satis; Vaselin ad 10,0) mit dem Glasstab einbringt und vor Anlegen des Verbandes mittels leichter Lidmassage im Bindehautsack verteilt. Auch beim Ulcus corneae scrophulosum ist eine derartige Therapie recht empfehlenswert. Erst wenn die pericorneale Injektion als Zeichen dafür, daß eine Wendung zum Besseren eingetreten ist, abklingt, läßt man das Auge frei und geht zur Behandlung mit Noviformsalbe allein über. Ein *Gefäßbändchen* wird durch Kauterisation des Kopfes und Ansengen des Schweifes am Weiterwuchern verhindert.

Wenn eine Hornhautperforation eingetreten ist, gilt die im allgemeinen Teil der Hornhauterkrankungen (S. 231) geschilderte Behandlungsmethode.

Gegen die zurückbleibenden Trübungen wendet man am zweckmäßigsten nach Aufhören aller entzündlichen Symptome eine regelmäßig durchgeführte Massagebehandlung mit $1^0/_0$iger, später $2^0/_0$iger gelber Quecksilberpräcipitatsalbe an, indem man täglich einmal die Salbe einstreicht und durch die Lider ungefähr 1 Minute lang auf der Hornhautoberfläche vorsichtig mit dem Fingerballen verreibt.

Literatur.

Skrofulose der Conjunctiva und Cornea.

Arlt, Ernst: Afeniltherapie bei skrofulösen Augenentzündungen. Klin. Mbl. Augenheilk. **69**, 102 (1922). — Bauer u. Engel: Beitr. Klin. Tbk. **13**, H. 3. — Besso, Moise e Crugelo Dazz: Ulteriose contributo alla eziologia e patogenesi della cherato-congiuntivite eczematose. Boll. d'Ocul. **1**, 569 (1922). — Boen-Lian, Sie: Phlyktänen bei katarrhalischen Conjunctivitiden, ihr histologischer Bau und ihre Beziehung zur Skrofulose bzw. Tuberkulose. Klin. Mbl. Augenheilk. **84**, 360 (1930). — Cohen, Curt: Über die Phlyktäne der Erwachsenen. Klin. Mbl. Augenheilk. **47 I**, 405 (1909). — Cremer, M.: Zur Kalktherapie bei phlyktänulären Augenerkrankungen. Arch. Augenheilk. **100/101**, 729 (1929). — Elschnig, Anton: Über Phlyktänen der Lidbindehaut bei Keratoconjunctivitis eczematosa. Klin. Mbl. Augenheilk. **63**, 274 (1919). — Engelking, E.: Über die Bedeutung pathologischer Hautdispositionen für die Pathogenese und Therapie der phlyktänulären

Augenentzündung. Klin. Mbl. Augenheilk. **71**, 109 (1923). — ESCHERICH, TH.: Der gegenwärtige Stand der Lehre von der Skrofulose. Dtsch. med. Wschr. **1909**, Nr 38.

FUNAISHI, SH.: (a) Exp. Unters. über die Ätiologie d. phlyktänulären Augenentzündung. Klin. Mbl. Augenheilk. **71**, 141 (1923). (b) Beiträge zu den experimentellen Phlyktänen. Namman-Igakukai Zasshi **12**, 483 (1924) (jap.). Ref. Zbl. Ophthalm. **15**, 415.

GRÖNHOLM, V.: Ocular constitution and tuberculosis. Acta ophthalm. (Københ.) **6**, 297 (1928). — GUTZEIT, RICHARD: Über Phlyktänen der Lidbindehaut. Z. Augenheilk. **48**, 100 (1922).

IGERSHEIMER, JOSEF u. WALTER PRINZ: Gedanken und Untersuchungen zur Pathogenese der phlyktänulären Augenentzündung und zum Schicksal skrofulöser Augenpatienten. Graefes Arch. **105**, 640 (1921).

KÖLLNER, H.: (a) Über die Beziehungen zwischen dem sogenannten Ekzem der Augen und der Tuberkulinempfindlichkeit der Haut. Münch. med. Wschr. **1919**, 1109. (b) Die spezifisch antituberkulöse Behandlung der phlyktänulären Erkrankungen. Arch. Augenheilk. **86**, 173 (1920). — KÖLLNER, H. u. FILBRY: Über die Allergie auf Partialantigene und die Aussichten einer spezifischen Behandlung bei den ekzematösen Erkrankungen des Auges. Arch. Augenheilk. **84**, 11 (1919). — KRUSE, FR.W.: Über nekrotisierende Phlyktänen. Klin. Mbl. Augenheilk. **64**, 80 (1920). — KUBOKI, Y.: Über die Ursache der Phlyktäne nebst tierexperimentellem Beitrage usw. Nippon Gankakai Zasshi. Nov./Dez. **1921**; Jan./April **1922**. (jap.). Ref. Klin. Mbl. Augenheilk. **73**, 528.

LODDONI, GIOVANNI: Cherato-congiuntivite flittenulare e allergia. Ann. Oftalm. **58**, 28 (1930). — LÖWENSTEIN, ARNOLD: Zur Frage der Entstehung der skrofulösen Augenentzündungen. Med. Klin. **21**, Nr 23 (1925).

MORELLI, ENRICO: Ricerche sperimentali sulla etiologia della flittena. Ann. Oftalm. **42**, 766 (1924). — MORO, E. u. A. DOGANOFF: Zur Pathogenese gewisser Integumentveränderungen bei Skrofulose. Wien. klin. Wschr. **1907**, Nr 31.

PAGANI, MARIO E L. GENNARO: Ricerche cliniche sulla cherato-congiuntivite flittenulari in rapporto alle costituzione morfologica ed al sistemo endocrino neurovegetativo. Boll. d'Ocul. **8**, 633 (1929). — PIESBERGEN: Zur pathologischen Anatomie und Genese der Keratoconjunctivitis scrophulosa. Klin. Mbl. Augenheilk. **71**, 130 (1923).

RIETSCHEL, H.: Tuberkulose; Lehrbuch der Kinderheilkunde von E. FEER, S. 673. Jena: Gustav Fischer 1926. — RIEHM, W.: Über experimentelle anaphylaktische Keratoconjunctivitis am Kaninchenauge, zugleich ein Beitrag zur Auffassung über die Ätiologie der skrofulösen Augenentzündung. Arch. Augenheilk. **99**, 438 (1928). (b) Die Rolle des Tuberkulins im gesunden und kranken Organismus. Z. Augenheilk. **64**, 220 (1928).

STALDER, HANS: Zur Kenntnis der Lungenbefunde bei Augenskrofulose. Schweiz. med. Wschr. **1926**, Nr 25.

TORRES, ESTRADA, ANTONIO: Die Quecksilberpräparate, das Salvarsan und seine Derivate bei der Behandlung der schweren Formen der Conjunctivitis und Keratitis eczematosa. Internat. Kongr. Ophth. Washington **1922**, 533. Ref. Zbl. Ophthalm. **10**, 52.

WEEKERS et COLMANT: Phlyktènes oculaires et adénopathie trachéo-bronchite. Arch. d'Ophtalm. **39**, 66 (1922). — WEEKERS, L.: (a) Phlyktènes oculaires et tuberculose. Arch. d'Ophtalm. **44**, 342 (1927). (b) Fréquence des phlyctènes oculaires suivant l'age et le sexe. 13. Concilium ophthalm. Amsterdam-Den Haag **1929**, 458. — WERNER, SIGURD: Seasonal changes in the frequency of phlyctaenular eye diseases and trachoma. Acta ophthalm. (Københ.) **6**, 132 (1928). — WIESE, OTTO: Ist die Phlyktäne ein sicheres Zeichen einer Skrofulose? Beitr. Klin. Tbk. **60**, 613 (1925).

Anhang.
Die Conjunctiva neuro-allergica.

Im vorstehenden Kapitel haben wir die Erscheinungen der Skrofulose an der Bindehaut-Hornhaut unter dem Gesichtspunkte betrachtet, daß die Ursache in einer immunbiologischen Umstimmung des zarten Integumentes zu suchen ist, welches das Auge bedeckt. Die Kennzeichen der Erkrankung sind die verschiedenen Efflorescenzen (Phlyktänen, Infiltrate, Ulcera).

Denselben Gedankengang hat OTTO SCHNAUDIGEL auf einen Empfindlichkeitszustand der Gesamtconjunctiva angewendet, der ohne herdförmige Schädigungen verläuft und den er mit dem Namen „Conjunctiva neuro-allergica"

belegt hat. Wegen der nahen Beziehungen zur Skrofulose sei dieses Krankheitsbild hier anschließend erörtert, obwohl das alleinige Symptom des Fehlens
von einzelnen Knötchen es kaum gerechtfertigt erscheinen läßt, von einer
besonderen Form des Leidens zu sprechen.

Pathogenese. Der Autor geht davon aus, daß unter dem Einflusse irgendeines im Körper
zur Entwicklung gelangten tuberkulösen Herdes die Gewebe der Bindehaut chemisch und
immunbiologisch verändert werden. „Die Stoffwechselprodukte des Tuberkelbacillus
machen die Körperzellen allergisch und an dieser Allergie nimmt die Conjunctiva in aller-
erster Linie teil." Als Beweis wird die Calmettesche Ophthalmoreaktion, aber auch die
Anfälligkeit der Bindehaut bei Vergiftung mit arsensaurem Natrium, Schwefelkohlenstoff,
Aconit, sowie bei Dysenterie herangezogen. „Die tuberkulogenen Stoffe führen eine Änderung
des Zellmechanismus herbei und alle Zellen des Lidbindehautapparates nehmen an dieser
Änderung teil." Besondere spezifische Stoffe sind neurotrop und beeinflussen die Endi-
gungen des Nervus trigeminus, andere führen eine Störung der Haut- und Schleim-
hautzellen herbei. Dadurch entstehen Bindehaut- und Lidrandentzündungen und flüchtige
Episcleritiden. Hierbei finden sich Übergänge zu manifesten skrofulösen Erscheinungen.
Die Trigeminusreizung erregt Lichtscheu, verursacht rasche Ermüdbarkeit, ohne daß eine
Neuralgie vorhanden ist, weil der Nervenstamm unbeteiligt bleibt.

Die Symptome weisen drei Hauptmomente auf: Einmal besteht eine sehr auffallende
Verschiedenheit zwischen dem geringfügigen oder negativen objektiven Befund der Schleimhäute und den schweren Klagen über ein Heer von Belästigungen. Dann ist der Mißerfolg
jeder in gewöhnlichen anticonjunctivitischen Maßnahmen sich erschöpfenden Behandlungsmethode zu betonen; nur schwache Cocainlösungen und Umschläge bringen vorübergehend
Erleichterungen. Endlich ist die enorme Reizbarkeit der Conjunctiva, die reflektorische
Lichtscheu und die rasche Ermüdbarkeit bei der Nahetätigkeit hervorzuheben. Die Kranken
„fühlen, daß sie Augen haben". Sie klagen über ein lästiges Brennen, Jucken, Kratzgefühl,
bohrende und stechende Schmerzen. Sie verlieren durch die ständige Belästigung und durch
das Krankheitsgefühl die Ruhe des fixierenden Blicks, so daß sie anderen gegenüber die
Sicherheit des Auftretens einbüßen. Dabei ist besonders beim Erwachen die Bindehaut
leicht gerötet, und es dauert eine Weile, bis morgens die Augen ihre Funktion aufnehmen
können. Schon bei geringen Anstrengungen röten sich die Augen. Bei Frauen steigern sich
während der Menses diese Beschwerden auffallend. Diese Klagen können gewiß auch Ausfluß einer nervösen Labilität, ja Hysterie sein; aber Schnaudigel schließt umgekehrt. Das
Primäre sei die tuberkulogene Allergie der okularen Trigeminusendigungen, diese führe zur
Überempfindlichkeit des Organs sowie reflektorischen Lichtscheu, und durch die zer-
mürbenden Reizerscheinungen käme die nervöse Labilität zustande. Für die Foerstersche
Kopiopia hysterica, die sich größtenteils mit den angeführten Beschwerden deckt, bestehe
vielfach dieselbe Ätiologie.

Therapie. Als Stütze seiner Auffassung führt Schnaudigel den Erfolg der spezifischen
Behandlung und andererseits die Beobachtung an, daß die entzündungsfreie Conjunctiva und
Subconjunctiva durch spezifische Reaktion das Bild des episcleritischen Buckels hervorbringen kann. Die Therapie besteht in einer außerordentlich vorsichtig anzuwendenden
Tuberkulinkur. Schnaudigel rät mit einer Dosis von 0,00 001 Alttuberkulin zu beginnen
und in 4—5 tägigen Zwischenräumen bis 0,0001 zu steigen. Bei der 3. bis 4. Injektion
kann diese Höhe erreicht werden, die nun weiter beibehalten wird. Im allgemeinen genügen
10 Einspritzungen. Vierzig genau ausgewählte Fälle, unter Ausscheidung aller hysterie-
verdächtigen Kranken, wurden so behandelt und 36mal eine dauernde Heilung der Beschwerden erzielt.

W. Wick erhielt in 2 Fällen durch ganz unspezifische Reiztherapie (8 Injektionen
von 0,1—0,4 g Yatren-Casein) gleich günstige Erfolge.

Literatur.

Conjunctiva neuro-allergica.

Schnaudigel, Otto: Conjunctiva neuro-allergica. Klin. Mbl. Augenheilk. **64**, 70 (1920).
Wick, W.: Die Probleme der Reiztherapie bei Augenkranken im Spiegel klinischer
Untersuchungsergebnisse. Graefes Arch. **118**, 221 (1927).

2. Die Tuberkulide der Conjunctiva.

Als Ursache der skrofulösen Eruptionen im Gebiete des Bindehautsacks
haben wir im voranstehenden Abschnitte eine allergische Reaktion kennen gelernt, welche im überempfindlich gewordenen Gewebe durch das spezifische

Antigen ausgelöst wird. Neben diesen Erscheinungen kommen bei skrofulösen und tuberkulösen Individuen noch andere Formen von Bindehautveränderungen vor, die durch die tuberkulöse Infektion bedingt sind und „Tuberkulide" genannt werden. Sie gelangen des öfteren an demselben Auge gleichzeitig mit skrofulösen und tuberkulösen Erkrankungen zur Beobachtung und stellen offenbar dadurch etwas von den Phlyktänen völlig Verschiedenes dar, daß das Kennzeichen der Skrofulose, die Entzündung, dem klinischen Bilde ebenso fremd ist wie die Einschmelzung und Geschwürsbildung. Dafür zeigen die Tuberkulide aber einen fortwährenden Wechsel ihres Sitzes und die immer wiederkehrende Möglichkeit einer spontanen Resorption ohne jede zurückbleibende Spur. Es ist möglich, daß diese flüchtigen Herde durch ein tuberkulöses Derivat ausgelöst werden, dem die antigene Eigenschaft im Sinne des anaphylaktischen Vorgangs mangelt, so daß das Gewebe die toxischen Produkte einfach auflöst, ohne daß es zu dem Bilde der entzündlichen und nekrotisierenden Phase kommt, welche dem typisch skrofulösen Prozeß den Stempel aufdrückt [1].

Der Lichen scrophulosorum conjunctivae ist die Teilerscheinung einer Veränderung, die die äußere Haut von Tuberkulösen in einem bestimmten Stadium der Allergie aufweist. Sie wurde als solche von REINHARD FRIEDE und von E. ENGELKING erkannt, nachdem schon früher „flüchtige Knötchen der Conjunctiva bulbi bei Bulbustuberkulose" durch HEINRICH BAYER, „miliare Tuberkel der Conjunctiva bulbi" durch WITTICH und eine „Conjunctivitis phlyctaenularis fugax" durch VERDERAME beschrieben worden waren. IGERSHEIMER hatte die gleichen Gebilde auffallenderweise auch im Verlaufe einer kongenital-luetischen Keratitis parenchymatosa beobachtet.

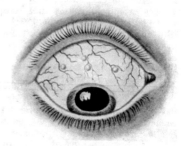

Abb. 79. Flüchtige Knötchen in der Bindehaut bei Tuberkulose der Lunge. (Nach BAYER.)

Symptome. Unmittelbar unter dem Epithel gelegen treten bei Kerato-Conjunctivitis scrophulosa, bei Scleritis tuberculosa, sklerosierender Keratitis, Iridocyclitis tuberculosa, aber auch an sonst völlig gesunden Augen (FRIEDE), glasige kugelige Knötchen von höchstens Stecknadelkopfgröße auf, die in allen Teilen der Conjunctiva, außerdem in der Pars conjunctivalis corneae zur Entwicklung gelangen können. Wenn sie in der Conjunctiva bulbi sitzen, sind mit dieser auf der Sclera verschieblich. Sie liegen völlig reizlos im Gewebe (Abb. 79), verschwinden schnell und spurlos, um an anderen Stellen ebenso rasch wieder aufzutauchen und ebenfalls aufgesaugt zu werden. BAYER, FRIEDE und ENGELKING haben Schemata der Lokalisation der Knötchen veröffentlicht, aus denen hervorgeht, daß sich fast von Tag zu Tag der Befund ändert.

Pathologische Anatomie. Das Ergebnis der Untersuchung excidierter Stückchen der äußeren Haut und der Conjunctiva stimmt darin überein, daß eine typisch tuberkulöse Struktur vorliegt. Hin und wieder ist den Dermatalogen auch der Nachweis von Tuberkelbacillen geglückt, indem sie an Ort und Stelle gefunden und durch den positiven Ausgang einer Verimpfung auf das Tier festgestellt wurden. Man muß daher annehmen, daß die Allergie bereits soweit vorgeschritten ist, daß die Tuberkulose an den befallenen Teilen der Bindehaut nicht mehr Fuß fassen kann und der tuberkulöse Herd rasch wieder unterdrückt wird.

---

[1] Möglicherweise besteht in solchen Fällen ein völliges Gleichgewicht zwischen Antigen und Antikörper.

Eine **Therapie** besonderer Art ist bei der Belanglosigkeit der Veränderung nicht nötig, zumal die Patienten schon wegen der sonstigen skrofulösen oder tuberkulösen Prozesse einer eingehenden Behandlung bedürfen.

Bei **Scrofuloderma**, ein dem Lichen nahestehendem Tuberkulid, kommen die nämlichen flüchtigen Eruptionen vor (Friede).

Chronische tuberkulöse Hautleiden können sich auch im Gebiete der Conjunctiva einstellen. So kommen beim Boeckschen *Sarkoid*, das wohl sicher mit der tuberkulösen Infektion in irgendwelchem Zusammenhange steht, geschwulstartige Schwellungen der Conjunctiva tarsi vor, die reich an Epitheloid- zellen und Lymphocyten sind (Igersheimer). Durch ihr symmetrisches Auf- treten werden Beziehungen zum Mikuliczschen Symptomenkomplex wahr- scheinlich. Im übrigen sei auf die Schilderung der Conjunctivaltuberkulose (S. 94) verwiesen.

Literatur.

Die Tuberkulide der Conjunctiva.

Bayer, Heinrich: Über Eruption flüchtiger Knötchen in der Conjunctiva bulbi bei Bulbustuberkulose. Klin. Mbl. Augenheilk. **57**, 564 (1916).
Engelking, E.: Über Lichen scrophulosorum der Bindehaut. Klin. Mbl. Augenheilk. **64**, 56 (1920).
Friede, Reinhard: Über Tuberkulide der Conjunctiva bulbi. Klin. Mbl. Augenheilk. **64**, 45 (1920).
Igersheimer: Diskussionsbemerkung zu Wittichs Vortrag.
Verderame: Tuberkulose der Conjunctiva bulbi unter dem klinischen Bilde einer „Conjunctivitis phlyctaenularis fugax". Ann. Ottalm. **43**, 286 (1914). Autoref. Klin. Mbl. Augenheilk. **53**, 437 (1914).
Wittich: Miliare Tuberkel in der Conjunctiva bulbi. Klin. Mbl. Augenheilk. **52**, 868 (1914).

3. Die Rosaceaerkrankung des Auges.
(Rosacea-Conjunctivitis; Rosacea-Keratitis; Rosacea-Episcleritis.)

Schon 1864 hatte v. Arlt beobachtet, daß bei Patienten, welche an Rosacea (früher Acne rosacea genannt) der Haut leiden, Veränderungen an der Cornea vorkommen. Man hat jedoch dieser Mitteilung ebensowenig Bedeutung beigelegt wie derjenigen von Capauner aus dem Jahre 1903. Erst die eingehende Be- schäftigung mit der Frage seitens A. Peters und seiner Schüler (P. Erdmann, Otto Triebenstein) hat das einheitliche Krankheitsbild der Rosaceaerkrankung des Auges enthüllt und eine Reihe von Symptomen zusammengefaßt, die früher für selbständige Affektionen gehalten, größtenteils wohl auch falsch diagnosti- ziert worden sind. Vor allem wissen wir jetzt, daß keine Hauterkrankung an den äußeren Augenhüllen eine solche Vielgestaltigkeit der Erscheinungsformen besitzt wie die Rosacea.

Das Hautleiden ist im Bande 7 (Kapitel Hauterkrankungen) näher beschrieben, so daß hier nur ein kurzer Hinweis am Platze ist. Seine Merkmale bestehen in kleinen Gefäßerweiterungen in der Haut der Backe, Nase und Stirn, die von einer sekundären Acne (Folliculitis) begleitet sind. In schweren Fällen werden wulst- artige Verunstaltungen des Gesichts hervorgebracht, die in der kolbigen Auf- treibung der Nase (Rhinophyma) den stärksten Ausdruck finden. Nach Unna ist das erste Stadium in einer chronischen Lähmung der Vasomotoren zu suchen, die zu einer variköken Erweiterung der Hautgefäße Anlaß gibt. Erst auf dem Boden dieser Veränderung entwickeln sich die eigentlichen Rosaceaknötchen, die härt- liche, intensiv rote und leicht erhabene Inseln in der Haut bilden (Abb. 80). Wir werden bei der Betrachtung der Effloreszenzen an der Bindehaut und Horn- haut sehen, daß auch hier die Gefäßerweiterung eine maßgebende Rolle spielt.

Die letzten Ursachen des Leidens sind noch völlig unbekannt; vielleicht können innersekretorische Störungen angeschuldigt werden, insofern das Klimakterium das Zustandekommen der Affektion zu begünstigen scheint.

Die Rosacea-Conjunctivitis.

Die Bindehaut kann in *zweierlei Formen* in Mitleidenschaft gezogen werden. Es kommt in der einen Reihe der Fälle eine wenig *charakteristische Conjunctivitis der Lidinnenflächen* mit geringer Rötung der Schleimhaut und in einer anderen Reihe eine *Eruption von Rosaceaknötchen im Gebiete der Bulbusbindehaut* zur Entstehung (OTTO TRIEBENSTEIN).

Symptome. Die *Rosaceaerkrankung der Conjunctiva tarsi* führt zu einer Rötung, gelegentlich auch zu einer Schwellung der Schleimhaut, die eine rauhe Oberfläche bekommt. Wie sich in den ersten Stadien der Hautrosacea eine variköse Erweiterung kleiner Gefäße einstellt, so ist auch die Rötung der Conjunctiva tarsi bei dieser Erkrankung dadurch ausgezeichnet, daß nicht eine diffuse Hyperämie dicht beieinander liegender und sich überkreuzender Gefäße vorliegt, sondern „mehr fleckweise vereinzelte Gefäße erweitert und geschlängelt sind." Das obere und das untere Lid sind meist in gleicher Weise ergriffen; häufig findet sich eine Blepharitis squamosa infolge der Anwesenheit von Rosaceaknötchen am Lidrande. Entsprechend der Regel, daß die Sekretion der Schleimhaut nicht vermehrt ist, ähneln die Beschwerden denen bei Conjunctivitis sicca (s. S. 19) in Form von Fremd-

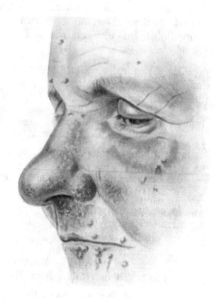

Abb. 80. Rosacea der Gesichtshaut mit Beteiligung der Lider und des Auges.

körpergefühl, mäßigem Brennen und anderen Unannehmlichkeiten. Sie werden durch die einige Tage fortgesetzte Massage mit Zinkichthyolsalbe schnell beseitigt, obgleich das Bild der angeschwollenen Gefäße unverändert bleibt.

Die *knötchenförmige Rosacea-Eruption der Augapfelbindehaut* ist seltener. Ohne subjektive Beschwerden bilden sich, immer nur im Lidspaltenbezirk, hirsekorn- bis stecknadelkopfgroße Knötchen von meist grauroter Farbe, die häufig oberflächlich exulcerieren und ohne jede Behandlung nach einigen Tagen wieder aufgesaugt werden können. Mit Vorliebe sitzen sie hart am Limbus, und zwar kann ebensowohl ein einziges Knötchen, als auch ein ringförmig um den Limbus entwickelter Kranz von vielen angetroffen werden. Auch für diese Gebilde ist die Art der Blutversorgung kennzeichnend, sobald sie eine erhebliche Größe erlangen. Wie TRIEBENSTEIN schreibt, „streben ein oder zwei größere Gefäße der obersten Bindehautschichten in wenig geschlängeltem Laufe zu ihnen hin, um auf dem Knötchen und in seiner Umgebung ein kleines Konvolut feinster Gefäßchen entstehen zu lassen." „Werden die Knötchen spontan resorbiert oder schwinden sie unter Behandlung, so bilden sich die Gefäße nicht völlig zurück, so daß in manchen Fällen lediglich aus dem eigentümlichen Aussehen der Gefäßzeichnung der Lidspaltenbindehaut die Diagnose der Rosacea-Conjunctivitis gestellt werden kann. Das Bild dieser Gefäßzeichnung ähnelt in solchen Fällen dem des Anulus arthriticus beim Glaukom."

Wir sehen also im großen und ganzen eine weitgehende *Übereinstimmung des klinischen Bildes der Bindehautphlyktäne und des Rosaceaknötchens,* die nicht nur in bezug auf das Aussehen, sondern auch den Verlauf sich aufdrängt. Lediglich die Art der Gefäßversorgung kann differentialdiagnostisch verwertet werden. „Die Injektion ist sozusagen gröber und plumper als bei der Phlyktäne." Eine besondere Beachtung verdient ferner die Tatsache, daß die Rosacea-Knötchen der Conjunctiva bulbi niemals die Mitbeteiligung seitens der Conjunctiva tarsi in Form der oben beschriebenen einfachen Conjunctivitis vermissen lassen und daß meist auch die typische squamöse Blepharitis nicht fehlt.

Abgesehen von den häufigen Rückfällen ist die *Prognose* gut. Die *Therapie* wird gemeinsam mit derjenigen der Keratitis und Scleritis beschrieben werden.

Die Rosacea-Keratitis.

Alle Lebensalter können von der Erkrankung heimgesucht werden. Nach der Statistik von Triebenstein treten aber 23,7% aller Fälle zwischen dem 40. und 50. Lebensjahre auf, und es scheint, daß das weibliche Geschlecht (Klimakterium!) besonders disponiert ist. Unter den Rosaceaerkrankungen der Augenhüllen ist die Beteiligung der Hornhaut weitaus die häufigste Komplikation des Hautleidens. Sie beträgt nach Triebenstein 90% aller vorkommenden Schädigungen durch Rosacea.

Symptome. Triebenstein (a) unterscheidet drei verschiedene Typen der Rosaceaerkrankung der Hornhaut: 1. das Randgeschwür, 2. das subepitheliale Infiltrat und 3. die schwere progrediente Rosacea-Keratitis, die in mancher Hinsicht Berührungspunkte mit dem Ulcus corneae rodens (s. S. 346) hat. Dieser Rahmen läßt sich, wenn wir die benachbarten Teile der Bindehaut noch hinzunehmen, dahin erweitern, daß auch *Phlyktänen* und *episcleritische Herde* vorkommen. Manche Formen verlaufen unter dem Bilde der *sklerosierenden Keratitis* und auch des einfachen oder mit Hypopyon einhergehenden *Hornhautgeschwürs.*

Angesichts dieser Vielgestaltigkeit der klinischen Erscheinungen empfiehlt die Rostocker Schule dann eine Rosacea-Keratitis als wahrscheinlich anzunehmen, wenn 1. an der Wange und an der Nase typische Rosacea-Eruptionen vorhanden sind, 2. wenn zu den Hornhautherden eine auffallend spärliche, nur durch einige größere Gefäßäste gespeiste Vascularisation hinzieht, 3. wenn die Herde eine Neigung zur Erweichung und zum Absetzen von kalkigen Inkrustationen erkennen lassen und 4. wenn der Verlauf des Leidens sich ausnehmend chronisch gestaltet und die Herde über kurz oder lang immer wieder rezidivieren.

Hinzu kommt noch, daß man ähnliche Affektionen eigentlich nur bei skrofulösen Individuen sieht. Man muß daher bei Personen, die über das Skrofulosealter hinaus sind, und bei Kindern, die sonst keine Anzeichen für Skrofulose bieten, immer daran denken, daß eine Rosacea im Spiele sein könnte. Von mancher Seite wird betont, daß vor allem die heiße Jahreszeit, wie z. B. ein recht sonniger Frühling, das Aufflammen der Hornhautentzündung begünstigt.

Häufig finden sich gleichzeitig mit der Keratitis eine Seborrhöe der Lidränder und eine sekundäre Conjunctivitis. Namentlich sind fleckförmige Erweiterungen der oberflächlichen Bindehautgefäße (s. S. 147) innerhalb der Lidspaltenzone suspekt. Man trifft auch hin und wieder kleinere und größere, flache, bei der Palpation nur wenig schmerzhafte Erhabenheiten der Sclera an (Erdmann).

Die *Rosaceaerkrankung des Hornhautrandes* kündigt sich durch eine eigentümliche Vascularisation am Limbus an, die in dieser Form bei keiner anderen Hornhauterkrankung gefunden wird [Triebenstein (a)]. „Meist am oberen

Umfange, manchmal jedoch fast ringförmig ziehen zahllose feinste Gefäßsprossen des Randschlingennetzes ganz oberflächlich ungefähr ¹/₂—1 mm auf die Hornhaut, um mit fast haarscharfer Grenze abzuschneiden. Diese Gefäße, die sich nur wenig verästeln, liegen nicht im Niveau der übrigen Hornhaut, sondern verlaufen auf einem deutlich erhabenen Gewebe, das mit steilem Rande nach der klaren Hornhaut abfällt. Der Gewebswall, welcher ungefähr um die Dicke der Gefäße, die in ihm verlaufen, über die Hornhautoberfläche emporragt, ist von etwas dichterer Graufärbung als das normale Hornhautgewebe der Limbusgegend. So uncharakteristisch diese Gefäßbildung scheint, läßt sie sich doch durch ihre wallartige scharfe Begrenzung leicht von Verbreiterungen des Randschlingennetzes anderer Ätiologie unterscheiden. Das Wesentliche der Veränderung ist, daß sie in jedem Falle das Frühstadium einer Rosacea des Hornhautrandes vorhanden zu sein scheint. Sie wird nie vermißt in der Umgebung eines Infiltrates oder randständigen Geschwüres, so daß sie von größter differentialdiagnostischer Bedeutung bei der Beurteilung einer Randaffektion ist." Außerdem unterscheidet sich das *Rosacea-Randinfiltrat* meist durch seine weißliche Farbe von anderen Veränderungen. Es entwickelt sich häufig im Anschluß an eine knötchenbildende Rosacea-Conjunctivitis oder eine Aussaat von winzigen Rosaceaefflorescenzen ungefähr ¹/₂—1 mm vom Limbus entfernt in den oberen oder mittleren Schichten des Parenchyms in kreisrunder, häufiger länglich-ovaler Form konzentrisch zum Limbus. Die Größe wechselt zwischen eben erkennbaren Pünktchen bis zu solchen von 1—1¹/₂ mm Ausdehnung. Die Eruption erzeugt in der Regel keine Prominenz und wird von feinstfleckigen Trübungen in der Umgebung eingerahmt. Bei längerem Bestehen wird sie von den vorgedrungenen Gefäßen des Rand-

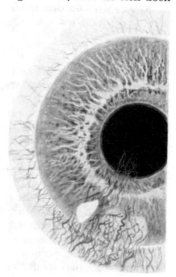

Abb. 81. Rosacea-Keratitis in der Peripherie der Cornea. Eine zarte Trübung schiebt sich von den stärker infiltrierten Partien aus nach dem Zentrum der Hornhaut vor. Auch diese wolkige Zone ist bereits von feinen Gefäßen durchzogen.

schlingennetzes umsponnen. Wenn die Epitheldecke einschmilzt, entsteht ein kleines Geschwür, das sich bald reinigt und eine leichte Macula zurückläßt, die noch verhältnismäßig lange vascularisiert bleibt. Doch kann sich auch eine Nekrosenbildung mit einem kalkweißen Pfropf anschließen (s. unten).

Zum Unterschied von den Rosaceaerkrankungen des Hornhautrandes können die *subepithelialen Rosacea-Infiltrate* überall in der Hornhaut auftreten, trotzdem die Lidspaltenzone bevorzugt ist (Abb. 81). Meist von erheblicheren subjektiven Beschwerden begleitet entstehen an beliebiger Stelle kleine, anfänglich selten über stecknadelkopfgroße, etwas prominente Herdchen von grauweißer und weißgelblicher Farbe, sowie annähernd kreisrunder Beschaffenheit. Auch diese sind von einem Wall feinstfleckiger Infiltrationen des Hornhautstromas umgeben, die bis in die tiefsten Schichten reichen können. Über dem Infiltrat ist das Epithel unregelmäßig und nimmt die Fluorescinfärbung an. Niemals ist bei oberflächlichem Sitze der Erkrankung die Iris mitbeteiligt. Nach Abstoßen der Deckschicht kann ein *Ulcus* erscheinen, welches meist unterminierte Ränder aufweist und die Neigung hat, langsam subepithelial weiter zu kriechen. Wenn man sich anschickt, mit dem scharfen Löffel den Geschwürsgrund abzukratzen, wird man erst inne, wie viel ausgedehnter die Einschmelzung des

Hornhautgewebes gegenüber der Größe des Epitheldefektes ist. Der Boden dieser Ulcera zeigt gewöhnlich die kreidigweiße, kalkartige Inkrustation, die für die Rosaceainfiltrate und -geschwüre charakteristisch ist. Ebenso typisch ist der sich einstellende Pannus; denn er setzt sich aus auffallend wenigen, jedoch starken Gefäßstämmen zusammen, die erst in der unmittelbaren Umgebung des Herdes sich verästeln und in ein deutlich prominentes, leicht graues Gewebe eingebettet sind, das der Hornhautoberfläche aufgelagert zu sein scheint.

Nur, wenn die Infiltration sehr tief ist und hartnäckig bestehen bleibt, kommt es wohl auch zu Reizerscheinungen seitens der Iris, ja zu Synechienbildungen. Indessen ist dem unkomplizierten Rosacea-Ulcus ein Hypopyon fremd.

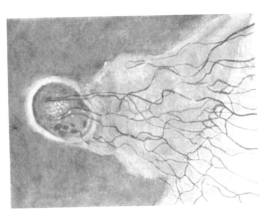

Abb. 82. Narbe nach abgelaufener Rosacea - Keratitis.
Man beobachte die eigentümliche Vascularisation!
(ALFRED VOGT: Spaltlampenmikroskopie 2. Aufl. Teil 1.)

Sobald es gelingt, den Kalkpfropf herauszuhebeln, folgt meist eine rasche Epithelisierung und Heilung nach. Freilich vollzieht sich diese nicht ohne Hinterlassung von Trübungen, die bei öfterer Wiederholung des Prozesses zu einer allgemeinen Herabsetzung der Durchsichtigkeit Anlaß geben können. Nur ganz selten arbeitet sich die Rosacea bis zur hinteren Grenzmembran durch, und es kommt zu Hornhautdurchbruch mit Irisprolaps.

Auch nach erfolgter Abheilung ist das Bild recht charakteristisch. Man sieht eine „runde" Narbe, die noch später die Unterminierung der Geschwürsränder wiedergibt. Fast senkrecht geht die scharfe Grenzfläche in die Tiefe, wenn man mit der Spaltlampe beobachtet (A. VOGT). In der Mitte der Narbe liegen meist weiße, oberflächliche Krümel in klare Substanz eingebettet (s. Abb. 82).

Eine besondere Gruppe, die schon die Namengebung von den bislang beschriebenen Formen der Rosacea trennt, stellen die Fälle von „*progressiver Rosacea-Keratitis*" dar, die TRIEBENSTEIN wie folgt schildert. „In einer Reihe von Beobachtungen entwickelt sich aus einem Randulcus oder einem subepithelialen Infiltrat ein Krankheitsbild, das zu den schwersten und ausgedehntesten Zerstörungen des Hornhautgewebes führen kann und nur zu häufig jeder Behandlung zu trotzen scheint: die progressive, Ulcus rodens-ähnliche Keratitis. Fast immer handelt es sich um Kranke, die sich entweder erst nach langem Bestehen ihres Augenleidens in Behandlung begaben oder deren Erkrankung äußerst chronisch mit vielen Rezidiven verlief. Jedenfalls entwickelt sich aus einem umschriebenen Krankheitsherd eine subepithelial fortschreitende Infiltration, die mit dicht getrübtem wallartigen Rande zentral vorwärts kriecht, während die durchmessene Hornhautzone reichlich vascularisiert und undurchsichtig wird." Ein wertvolles Merkmal gegenüber dem echten Ulcus rodens ist der Befund (s. S. 149), daß der progrediente Rand sich häufig etwas über die Hornhautoberfläche erhebt, also wallartig prominent ist. Das Epithel über dem Rande ist leicht getrübt und unregelmäßig. Der periphere Geschwürsgrund wird allmählich epithelisiert, jedoch nicht vollständig ausgefüllt, so daß eine dellenförmige Grube den Weg des Prozesses anzeigt. Von der Bindehaut ziehen starke Gefäße auf diese Grube, um mit wenigen Ästen den progredienten Rand zu erreichen. Also kehrt auch hier die Neigung wieder, mit Hilfe weniger, aber dicker Gefäße die Vascularisation in die Wege zu leiten. Mit dem Beginne der Gefäßbildung fängt das Epithel der peripheren Delle an zu wuchern, und so entsteht das typische Bild der Unebenheiten der Oberfläche mit Pannusbildung.

Die Größe des progredienten Geschwürs wechselt in weiten Grenzen. Es kann quer über die Hornhaut verlaufen, aber auch nur millimetergroß sein. Nie schreitet der Prozeß besonders stürmisch fort, sondern immer ist der Verlauf so langsam, daß man erst nach Tagen und Wochen die Zunahme feststellen kann. Ebenfalls zum Unterschied gegenüber dem Ulcus rodens (MOOREN) kann die Erkrankung spontan zum Stehen kommen.

Wenn man diese Schilderungen TRIEBENSTEINs (a, b) überschaut, begreift man, daß er die Behauptung aufstellt, daß es sich in einem Teil der veröffentlichten Fälle von Ulcus rodens um eine Rosacea-Keratitis gehandelt hat. Er erwähnt auch, daß PETERS einen auf einer Ophthalmologenversammlung gezeigten Fall von Ulcus rodens sofort als Rosacea-Keratitis diagnostiziert hat. Für die Differentialdiagnose ist entscheidend, ob gleichzeitig eine Rosacea des Gesichts vorhanden ist. TRIEBENSTEIN empfiehlt sich an die Originalmitteilung von MOOREN zu halten (s. S. 347). Sonst sei es unmöglich, differentialdiagnostische Winke zu geben.

Differentialdiagnose. Abgesehen von der eben erwähnten Sicherstellung der progredienten Rosaceakeratitis gegenüber dem Ulcus rodens ist es noch nötig, die Affektionen von den skrofulösen und tuberkulösen Hornhauterkrankungen zu trennen. Was die Rosacea-Phlyktäne anlangt, so ist neben dem Nachweis der Gesichtsrosacea wichtig, daß die Knötchen nicht so glasig sind wie die echten Phlyktänen. Nicht weniger bedeutungsvoll ist die Form des Pannus (s. oben). Außerdem lassen sich meist noch andere Zeichen einer Keratoconjunctivitis auf der Basis einer Rosacea in Gestalt der Hornhautinfiltrate auffinden, deren kreidig-weiße Farbe und eigentümliche Vascularisation mit einigen dicken Stämmchen das Bild der Rosacea kennzeichnet.

Allerdings muß man oft nach den Eruptionen im Bereiche der Gesichtshaut sorgfältig suchen; denn die Hornhaut-Bindehaut-Erkrankung geht keinesfalls mit einem besonders ausgeprägten Befallensein der Gesichtshaut einher.

Therapie. PETERS hat als bestes Mittel die Salbenbehandlung mit Ammon. sulfoichthyol. 0,15; Zinc. oyd. 5,0; Vaselin. ad 20,0 empfohlen. Dabei ist natürlich auch die Fürsorge für die Affektion der Gesichtshaut nicht zu vernachlässigen, die in schwereren Fällen am besten der Facharzt für Dermatologie übernimmt. Außerdem ist auf schädigende Einflüsse seitens des Darms und auf innersekretorische Störungen zu achten. Man gibt in Fällen von Rosacea daher gern Hefepräparate. Auch soll Ichthyol innerlich einen gewissen Einfluß haben (TRIEBENSTEIN).

Sobald sich kalkweise Pfröpfe bilden, werden sie zweckmäßig mit dem scharfen Löffelchen entfernt. Dagegen muß vor der Anwendung der Glühschlinge gewarnt werden. Da keine Infektion vorliegt, ist die Zerstörung des infiltrierten Hornhautgewebes zwecklos.

Die Rosacea-Episcleritis.

In dem Abschnitte Rosacea-Conjunctivitis (S. 147) und Rosacea-Keratitis (S. 148) ist darauf hingewiesen worden, daß das Rosaceaknötchen am Auge dieselbe eigentümliche Vascularisation zeigt, die für die Hauteruptionen typisch ist, insofern nicht eine diffuse Rötung, sondern nur wenige, aber dick angeschwollene Gefäßstämme die Herde versorgen. Bei der tiefen Lage der Episclera kommt diese Eigentümlichkeit deswegen nicht so deutlich zum Ausdruck, weil das darüber liegende Gewebe den Einblick auf die Einzelheiten der Gefäßerweiterung erschwert. So ähnelt das *episcleritische Rosaceaknötchen* fast vollkommen den Buckeln bei der Episcleritis periodica fugax (s. S. 418). Wie bei dieser ist die Bindehaut auch hier nicht über der Anschwellung verschiebbar. Die episcleritischen Knötchen sind breiter als die in der Augapfelbindehaut und wurden bislang nur innerhalb der Lidspaltenzone beobachtet. Sie reichen tief ins episclerale Gewebe hinein und lassen sich deswegen nicht excidieren.

Die Diagnose wird gestellt aus dem gleichzeitigen Vorkommen von Rosaceaknötchen im Gesichte, sowie von Rosacea-Conjunctivitis oder -Keratitis. Auch die Behandlung mit Zink-Ichthyolsalbe ist die gleiche.

Literatur.

Rosaceaerkrankung des Auges.

ARLT: Über Acne rosacea und Lupus. Ophthalm. Ges. Heidelberg **1864**. Klin. Mbl. Augenheilk. **2**, 329 (1864).

CAPAUNER: Über Rosacea corneae. Z. Augenheilk. **9**, 126 (1903).

ERDMANN, P.: Über die Beziehungen zwischen der Rosacea und den äußeren Augenerkrankungen. Arch. Augenheilk. **67**, 351 (1910).

PETERS, A.: Zur Kenntnis der Rosacea des Auges. Klin. Mbl. Augenheilk. **74**, 782 (1925).

TRIEBENSTEIN, OTTO: (a) Die Rosaceaerkrankungen des Auges. Klin. Mbl. Augenheilk. **68**, 3 (1922). (b) Zur Frage des Ulcus corneae rodens. Klin. Mbl. Augenheilk. **82**, 212 (1929).

UNNA: Rosacea seborrhoica. Münch. med. Wschr. **1921**, 701.

4. Die Mitbeteiligung der Conjunctiva bei den akuten Exanthemen.

Masern (Morbilli). Das nach einer Inkubationszeit von durchschnittlich 14 Tagen ausbrechende Exanthem äußert sich zuerst in dem Auftreten eines starken Bindehautkatarrhs mit einer eigentümlich hellroten Gefäßinjektion, der von heftigem Schnupfen, Temperaturanstieg und trockenem Reizhusten begleitet wird. Er geht annähernd 2 Tage dem Auftauchen des initialen Ausschlags am weichen und harten Gaumen (linsengroße rote Flecken) und 4 Tage dem Aufschießen der um die Haarbälge herum gruppierten fleckigen papulösen Hautexanthems voraus. Einer besonderen Behandlung bedarf die Masernconjunctivitis nicht.

Röteln (Rubeola). Nach einer Inkubationszeit von 15—21 Tagen tritt eine Conjunctivitis mit Schnupfen, Husten und Fieber ein. 2—3 Tage später folgt der Hautausschlag nach.

Scharlach (Scarlatina). Bei dieser Erkrankung spielt die Beteiligung der Bindehaut eine ganz untergeordnete Rolle.

Pocken (Variola vera; Variolois). Nach einer Statistik von DEL MONTE kamen unter 1239 Pockenfällen 48 Komplikationen (3,87%) seitens der Augen vor. Von diesen betrafen 37 (77%) die Hornhaut, der Rest die Bindehaut. ROCHE hat sogar auf Grund von 660 Beobachtungen behauptet, daß die Pocken ausschließlich die Hornhaut ergreifen. Indessen nimmt die Bindehaut unmittelbar an dem Pockenprozesse teil. Sie erkrankt gewöhnlich schon im Anfange des Allgemeinleidens, während die Hornhautaffektionen meist in der 4. Woche auftreten und wohl einer Mischinfektion ihr Dasein verdanken (L. POLEFF).

Zunächst beobachtet man eine leichte, einfache Hyperämie der Conjunctiva, die schnell und ohne Behandlung vorübergeht. Seltener kommt es zu einem wirklichen Bindehautkatarrh mit Lidschwellung und schleimig-eiteriger Absonderung, auch subconjunctivalen Blutungen. Zuweilen trifft man an der Conjunctiva selbst „Pockenpusteln" (unter 100 Fällen ADLERs bei 30%, nach HEBRA bei einem Material von 12000 Fällen bei 1%, nach DEL MONTE bei 0,4%).

Die Affektion vermag sich bis zu einem diphtheroiden Habitus zu steigern, ein Verlauf, der durch die WEIGERTsche Anschauung verständlich wird, daß die pathologisch-anatomische Veränderung bei Pocken auf einer Zellnekrose mit Bildung von diphtheroiden Herden beruht.

Unter den von POLEFF beschriebenen Fällen befindet sich eine Beobachtung mit einer an Gonoblennorrhöe erinnernden Verlaufsform. Hier kam es zu einer diphtherieähnlichen Entzündung und nekrotischen Prozessen in der Übergangsfalte. Die Erkrankung trat 11 Tage nach der Infektion auf und setzte vor dem Erscheinen des Hautexanthems ein.

Die Prognose der Pockenentzündung der Conjunctiva ist im allgemeinen günstig. Die Behandlung geschieht rein symptomatisch.

Was die **Pockenerkrankung der Cornea** anlangt, so äußert sie sich in dem Auftreten von oberflächlichen und tiefen Infiltraten, Ulcerationen und anderen durchaus uncharakteristischen Veränderungen. Sie sind an die spätere Periode der Pocken gebunden und beruhen auf Infektionen mit Eitererregern, die aus den Pusteln der Gesichtshaut stammen. (Siehe auch die Beschreibung der Keratitis postvaccinolosa S. 293).

Literatur.

Die Mitbeteiligung der Conjunctiva bei den akuten Exanthemen.

ADLER: Die während und nach der Variola auftretenden Augenkrankheiten. Vjschr. Dermat. u. Syph. **1**, 175 (1874).

HEBRA-KAPOSI: Lehrbuch der Hautkrankheiten, S. 224. Zit. nach POLEFF.

DEL MONTE: Contributo allo studio delle complicanze oculari del vaiuolo. Ann. Ottalm. **40**, 852 (1911).

POLEFF, L.: Zur Pathologie der Bindehaut bei Pocken. Klin. Mbl. Augenheilk. **71**, 707 (1923).

ROCHE: Les lésions oculaires dans la variole. Annales d'Ocul. **144**, 234 (1910).

5. Die Bindehauterkrankung bei Erythema multiforme exsudativum, Erythema nodosum, Herpes iris und Herpes circinatus.

Die Hautleiden sind infektiösen Ursprungs, ohne daß man den oder die Erreger kennt. Das *Erythema multiforme exsudativum* wird durch fleckige Rötungen der Haut gekennzeichnet, die vorzugsweise an der Streckseite der Extremitäten, seltener auch im Gesicht auftreten, und hat seinen Namen deswegen, weil die Vielgestaltigkeit der Efflorescenzen auffällt. Es kommen dabei Knoten, Quaddeln und Blasen in verschiedener Größe vor, während in anderen Fällen eine Anordnung der Flecken in Form von Ringen, Girlanden, konzentrischen Kreisen (Herpes iris) oder von Gürteln mit einem Zentrum (Herpes circinatus) zur Entwicklung gelangt. Vielleicht haben einige der Erythemfälle Beziehungen zur Maul- und Klauenseuche (ALBERT RAFFIN). Die pathologischanatomische Grundlage des Erythema multiforme ist nach den Untersuchungen von UNNA und JADASSOHN ein Ödem der epithelialen und subepithelialen Schichten, das von einer Erweiterung der Gefäße, Rundzellenauswanderung und starker seröser Exsudation gefolgt wird. Demgegenüber läßt das den rheumatischen Erkrankungen und der Sepsis näher stehende *Erythema nodosum* rundliche, bläulichrote, mitunter sehr schmerzhafte Knoten entstehen, die sich mit Vorliebe an der Streckseite der Unterschenkel und dem Fußrücken bilden. Auch die Uvea wird in Mitleidenschaft gezogen, indem sich Knoten entwickeln, die aus Granulationsgewebe bestehen und manche Ähnlichkeit mit tuberkulösen und syphilitischen Wucherungen haben. Ferner können rezidivierendes Hypopyon und Glaskörpertrübungen verursacht werden (s. GILBERT, Erkrankungen der Uvea, Bd. 5, S. 37).

Erythema multiforme exsudativum.

Symptome. E. Fuchs hat die Aufmerksamkeit darauf gelenkt, daß an der Erkrankung der Haut und der Mundschleimhaut sich auch die Bindehaut beteiligen kann. Er beobachtete bei einem 57jährigen Manne, der Membranbildungen an der Mundhöhle und auf der Zunge hatte und eine Woche später einen Herpes iris der Hohlhand bekam, auf fast der ganzen Oberfläche der Conjunctiva tarsi beider Augen eine dünne, grauweiße, ziemlich fest haftende Membran, die nur unter Blutungen von der Schleimhaut abgezogen werden konnte. Gleichzeitig war eine schleimig-eitrige Sekretion vorhanden. Innerhalb von drei Wochen reinigte sich die Bindehaut, indem zunächst rote, größtenteils von Epithel entblößte Flecken auftraten, die sich allmählich ausbreiteten und die Membranbildung gleichsam zum Einschmelzen brachten. Da der Mann, wie erwähnt, später eine Hauterkrankung nach dem Typus des Herpes iris aufwies, nannte Fuchs den Bindehautprozeß *„Herpes iris conjunctivae"*. Der Name Herpes iris für das Hautleiden ist jetzt veraltet, da es sich nur um eine Variation des Erythema multiforme exsudativum handelt.

Die eingehendste klinische Beschreibung des begleitenden Bindehautleidens findet sich in der Veröffentlichung von C. C. Hartley. Nach ihm bricht die Erkrankung meist akut und gleichzeitig auf beiden Augen aus, um innerhalb weniger Tage den Höhepunkt zu erreichen. Unter einer teigigen Schwellung der Lider, die das Umstülpen nicht sonderlich hindert, bildet sich auf der ganzen Ausdehnung der Conjunctiva tarsi eine gelbe oder gelbweiße, 2—3 mm dicke Pseudomembran, die eine glatte Oberfläche hat und nach deren Entfernung die gerötete und wenig geschwollene Tarsalbindehaut zutage tritt. Sie sondert eine schnell gerinnende Flüssigkeit ab, so daß schon im Verlaufe weniger Stunden eine neue Pseudomembran die Lidinnenflächen bedeckt. Demgegenüber ist die Conjunctiva bulbi nur gering injiziert. Schon Fuchs war aufgefallen, daß im Gegensatz zu den übrigen Formen der Conjunctivitis pseudomembranacea (s. S. 12) sowohl die subjektiven Beschwerden der Patienten als auch die Reaktion des Gesamtauges sehr gering sind. Der weitere Verlauf kann sich nun so gestalten, daß entweder innerhalb von zwei bis drei Wochen die Membranen immer dünner werden und zuletzt spurlos verschwinden oder daß sich Narbenbildungen einstellen, die sogar zu Lidverkrümmungen und Symblepharon Anlaß geben können. Im letzteren Falle erstreckt sich die Heilung über mehrere Monate. Hervorzuheben ist, daß *auch die Hornhaut manchmal in Mitleidenschaft gezogen wird*, und zwar kommen alle Zustände von der leichtesten, oberflächlichen Keratitis bis zu Ulcerationen, Perforation der Cornea und Zerstörung des Bulbus vor. Terson sah auf beiden Augen symmetrisch am unteren äußeren Hornhautrande je eine parenchymatöse, rundliche, grauweiße Trübung im Abstande von 1 mm vom Limbus, die sich vollkommen zurückbildete.

Seitens des Gesamtorganismus geht der Entwicklung der Bindehauterkrankungen oft eine Zeitlang geringes Unwohlsein mit Appetitlosigkeit voraus. Dann stellen sich die erythematösen Flecken, Blasen oder Knoten ein. Bald gesellen sich eine Schwellung und blutig seröse Exsudation der Lippen hinzu, und die Mundschleimhaut bedeckt sich bis zu den Gaumenbögen mit zahlreichen, größeren und kleineren gelblichweißen Membranen unter Auftreten eines starken Foetor ex ore. Auch das Zahnfleisch sondert eiteriges Exsudat ab. Manchmal findet sich eine Schwellung der präaurikularen Drüsen. In dem ersten von Hartley mitgeteilten Falle lösten sich ungefähr 4 Wochen nach Beginn der Erkrankung einige Nägel an ihrer Wurzel ab. Übrigens kann die Erkrankung auch tödlich enden (V. Hanke).

In einer anderen ebenfalls von Hartlev stammenden Beobachtung waren zahlreiche subconjunctivale Blutungen, sowie ein fibrinöser Belag auf der Conjunctiva bulbi sichtbar. Es sind auch grauweiße Membranen beobachtet worden, die beide Hornhäute scheibenförmig bedeckten und nur die Randpartien freiließen. Als die Auflagerungen sich ablösten, war das darunter liegende Hornhautgewebe ganz gefühllos (Albert Raffin). Wiederum eine andere Erkrankungsform ist dadurch ausgezeichnet, daß im Bereich der Lidspalte ein Ödem der Augapfelbindehaut sich ausbreitet und kleine Knötchen oder Bläschen aufschießen (Düring). Dann besteht eine gewisse Ähnlichkeit mit Phlyktänen oder episcleritischen Herden. Andere Formen wiederum klingen an die Symptome des *Pemphigus conjunctivae* (s. S. 112) an, und Hartlev ist der Meinung, daß das weiter fortgesetzte Studium des Leidens wohl Beziehungen des Erythema multiforme zur „essentiellen conjunctivalen Schrumpfung" und zum eigentlichen Bindehautpemphigus aufdecken wird, da schon eine blasenförmige Hautaffektion, verbunden mit einer membranösen Stomatitis ein allgemeines Kennzeichen des Pemphigus ist und hin und wieder eine Conjunctivitis pseudomembranacea als Initialsymptom des Pemphigus vorkommt. Indessen unterscheidet sich die bei Erythema multiforme zu beobachtende Bindehautaffektion doch wesentlich vom Pemphigus conjunctivae dadurch, daß das Leiden akut verläuft und heilt, während die akute Form des Pemphigus beinahe immer tödlich endet. Immerhin gibt es Übergangsfälle.

Ätiologie. Pathologische Anatomie. In sämtlichen bekannt gewordenen Fällen ergab die bakteriologische Untersuchung nur Staphylokokken, Streptokokken und andere ubiquitäre Keime. Im mikroskopischen Bilde liegt auf der Subconjunctiva eine Schichte Granulationsgewebe und darüber eine Einlagerung von homogenen glasigen Massen, die im Falle v. Hankes wohl als Hyalin anzusprechen sind, das aus Fibrin hervorgegangen ist. Diese sind von Fetzen erhalten gebliebenen Epithels bedeckt.

Die Differentialdiagnose hat einerseits Diphtherie, andererseits Pemphigus zu berücksichtigen. Der ersten Möglichkeit gegenüber ist neben dem negativen Bacillenfund die auffallend geringe Reaktion der Gewebe bemerkenswert, der letzten gegenüber der akute, meist in Heilung ausklingende Verlauf.

Die Prognose ist zweifelhaft, weil Hornhautzerstörungen und Narbenbildungen der Bindehaut mit nachfolgendem Ektropium, Symblepharon usw. sich anschließen können.

Therapie. Da wir die Erreger nicht kennen, kann die Behandlung nur eine symptomatische sein und in der Anordnung von Spülungen mit verdünnten Antisepticis bestehen. In der Literatur ist auch die Anwendung von Diphtherieantitoxin, Optochin usw. erwähnt, wobei man nicht die Überzeugung gewinnt, daß die Mittel einen Einfluß auf den Krankheitsverlauf ausgeübt haben.

Das Erythema nodosum

ist mit dem Erythema multiforme nahe verwandt. Als charakteristisch für diese Form des Hautleidens gilt eine Mitbeteiligung der Bindehaut derart, daß innerhalb der Lidspaltenzone rechts und links von der Cornea ein dreieckiger ödematöser Bezirk sich bildet, welcher entweder Bläschen trägt oder eine Anzahl episcleritischer Buckel einschließt. Manchmal bleibt die geschwollene Partie auch auf der Lederhaut verschieblich (P. Emile-Weil, Paul Chevallier und P. Toulant). A. v. Rötth beschreibt an der gleichen Stelle entstandene linsengroße Knoten mit injizierter Umgebung. Die Veränderung reichte in die Subconjunctiva, vielleicht auch in die Episclera und verschwand in einigen Tagen mit dem Erythema nodosum. Sie machte keine Schmerzen und benötigte keine Behandlung.

Literatur.

Bindehauterkrankung bei Erythema multiforme und nodosum, Herpes iris und circinatus.

Düring: Beitrag zur Lehre von den polymorphen Erythemen. Arch. für Dermat. **35**, 211 (1896).

Emile-Weil, P., Paul Chevallier et P. Toulant: Sur la fréquence des lésions oculaires au cours de l'érythème nodeux. Bull. Soc. méd. Hôp. Paris **30**, 524 (1914).

Fuchs, E.: Herpes iris conjunctivae. Klin. Mbl. Augenheilk. **14**, 333 (1876).

Hanke, V.: Der Herpes iris des Auges. Graefes Arch. **52**, 263 (1901).

Hartlev, C. C.: Über die Kombination der Conjunctivitis et Stomatitis pseudomembranacea und ihr Verhältnis zum Erythema multiforme und Pemphigus. Klin. Mbl. Augenheilk. **67**, 223 (1921).

Raffin, Albert: Conjunctivitis, Rhinitis und Stomatitis aphthosa mit Erythema multiforme. Klin. Mbl. Augenheilk. **68**, 216 (1922). — v. Rötth, A.: Über Erkrankung der Bindehaut bei Erythema nodosum. Z. Augenheilk. **66**, 323 (1928).

Terson: Lésions oculaires dans l'érythème polymorphe. Arch. d'Ophtalm. **32**, 274 (1912).

Anhang.

Die Mitbeteiligung der Bindehaut und Hornhaut bei Maul- und Klauenseuche.

Unter recht seltenen Bedingungen kommen infolge einer Ansteckung mit dem Erreger der tierischen Maul- und Klauenseuche Erkrankungen der äußeren Augenhäute zustande. Sie haben im klinischen Befunde viel Ähnlichkeit mit einer Keratoconjunctivitis scrophulosa.

Nach dem Berichte von K. W. Ascher und E. Klauber dürfte die Übertragung durch Milch von Kühen erfolgen, die aus verseuchten Ställen geliefert wird. Schon die Tatsache, daß die drei Beobachtungen Kinder von 1³/₄ Jahr bis zu 3 Jahren betrafen, also ein Alter, welches nur ganz ausnahmsweise von der Skrofulose heimgesucht wird, beweist die besondere Bedeutung der Veränderungen. Übereinstimmend fanden sich in der Umgebung des Mundes pustel- und papelartige Hautinfiltrate, gelbliche Geschwürchen der Mundschleimhaut mit Schwellung der regionären Lymphdrüsen und wulstige Verdickungen der Backenschleimhaut. An den Augen offenbarte sich die Ansteckung in Form einer Conjunctivitis mit mäßiger, schleimiger Absonderung und sehr renitenten Hornhautinfiltraten mit oberflächlicher Gefäßneubildung. Außerdem wurden auch phlyktäneähnliche Knötchen am Limbus und episcleritische Knoten beobachtet. Die Infiltrate hinterließen dichte Trübungen.

Ergänzend sei darauf hingewiesen, daß Albert Raffin (S. 155) bestimmte Fälle von Erythema exsudativum mit der Maul- und Klauenseuche in Verbindung bringt.

Literatur.

Keratoconjunctivitis bei Maul- und Klauenseuchen.

Ascher K. W. u. E. Klauber: Bindehaut- und Hornhauterkrankung bei Maul- und Klauenseuche. Klin. Mbl. Augenheilk. **67**, 396 (1921).

6. Molluscum contagiosum der Conjunctiva.

Symptome. Das Molluscum contagiosum stellt eine Neubildung dar, die in Gestalt kleiner erhabener Knötchen die Haut befällt. Allmählich nehmen die Gebilde an Umfang zu und erreichen meist die Größe einer Erbse. Als Kennzeichen tragen die kleinen Geschwülste auf ihrer Kuppe eine Grube, aus welcher sich eine krümelige weiße Masse ausdrücken läßt. Mit Vorliebe sitzen sie in der Haut des Gesichtes, am Hals, an den Händen und Vorderarmen, sowie an den Genitalien. Nicht selten finden wir sie an den Lidern (siehe Beitr. Löhlein Bd. 3 des Handbuchs, S. 298).

PH. STEFFAN war es aufgefallen, daß die Neubildung einen hartnäckigen Bindehautkatarrh erzeugen kann, wenn sie sich an den Lidrändern ansiedelt. Zwar stellte er nicht die Diagnose auf Molluscum contagiosum und beschrieb die Veränderung als Adenom, das aus seiner Mitte ein Sekret absondert, beobachtete aber ganz richtig, daß die Patienten durch die Geschwulst zu häufigem Reiben am Auge veranlaßt werden und dadurch die Conjunctiva immer von neuem infizieren. Erst die Excision des Knötchens bringt die Conjunctivitis zum endgültigen Abheilen. DE WECKER, der das Krankheitsbild bereits in seinem Lehrbuch geschildert hatte, stellte die Diagnose richtig und teilte mit, daß man so manche immer wieder rückfällig werdende Conjunctivitis durch Abzwicken eines kleinen, fast unmerkbaren Molluscum-Knötchens mit der Cilien-Pinzette sofort beseitigen könnte. Auch ein Follikularkatarrh wird manchmal durch das Molluscum des Lidrandes erzeugt (ELSCHNIG).

Handelt es sich bei diesen Beobachtungen nur um eine sekundäre Conjunctivitis, die durch ein an den Lidern zur Entwicklung gelangtes Knötchen wachgehalten wird, so vermag die Neubildung in allerdings seltenen Fällen sich auch in der Bindehaut selbst anzusiedeln. Im Falle TH. BALLABANs hatte sich bei einem jungen Mädchen in kurzer Zeit eine haselnußgroße Geschwulst unter der Conjunctiva sclerae gebildet. Die Bindehaut war über der Kuppe der Prominenz verdünnt und ließ eine grobkörnige gelbliche Gewebsmasse hindurchschimmern. Dabei war der auf der Lederhaut verschiebliche Tumor fest mit der Conjunctiva verwachsen. Die herausgeschälte Geschwulst maß 1:2 cm. E. REDSLOB beobachtete ein Molluscum als kleinbohnengroßen ovalen Knoten in der Conjunctiva bulbi, unmittelbar am Limbus, und zwar war die Geschwulst an der Basis teilweise schwarz pigmentiert.

Pathologische Anatomie. Der Tumor hat einen charakteristischen lappigen Bau. Epithelzapfen dringen in die Tiefe, und in den vorgeschobenen Zellen liegen undeutlich konturierte Molluscumkörperchen (Gregarinen) (TH. BALLABAN). Über die Natur der die Zellen erfüllenden „Molluscula" gehen indessen die Meinungen auseinander. Im Falle REDSLOBs fanden sich in den hypertrophischen Zellen ungezählte Haufen von Mikroben.

Literatur.

Molluscum contagiosum der Conjunctiva.

BALLABAN, THEODOR: Molluscum contagiosum der Augapfelbindehaut. Arch. Augenheilk. 47, 180 (1903).

ELSCHNIG: Molluscum contagiosum und Conjunctivitis follicularis. Wien. klin. Wschr. 1897, Nr 43.

REDSLOB, E.: Molluscum contagiosum à localisation exceptionelle. Bull. Soc. Ophtalm. Paris 1927, 315.

STEFFAN, PH.: Zur Ätiologie des Bindehautkatarrhs. Klin. Mbl. Augenheilk. 33, 457 (1895).

DE WECKER: Offener Brief an STEFFAN. Klin. Mbl. Augenheilk. 34, 64 (1896).

7. Bindehauterkrankung bei Acanthosis nigricans.

Die mit einem stärkeren Hervortreten des Hautreliefs verbundene Acanthosis nigricans setzt an den Augen papilläre Wucherungen im Bereiche der Lidränder mit einer Papillarhypertrophie der Bindehaut, die auf dem Boden einer dauernden Reizung zustande kommt (BIRCH-HIRSCHFELD und OSKAR KRAFT). In seltenen Fällen geht damit eine graubräunliche Verfärbung der gefalteten und verdickten Lidhaut einher, an der auch die Conjunctiva tarsi teilnimmt, während die Augapfelbindehaut unberührt bleibt. A. WEISS schildert einen solchen typischen Fall wie folgt:

Ein 18jähriger Bauer hat seit 8 Jahren ein Hautleiden, das zu einer Verfärbung und Rauhigkeit des Integumentes am Halse und anderen Körpergegenden führte. In der Gegend der Augen ist ebenfalls die Veränderung zustande gekommen. Sie erstreckt sich von den Augenbrauen bis zum unteren Augenhöhlenrande. Die Bindehaut der Lidinnenflächen hat eine graubraune Farbe, ähnlich derjenigen bei Argyrose. Ihre Oberfläche ist rauh, von zahlreichen Furchen durchzogen, zeigt starke Hypertrophie und ist von großen, Trachomfollikeln ähnlichen, platten Papillen bedeckt, welche in der Richtung nach der Karunkel zu an Größe zunehmen (Abb. 83). Im allgemeinen entsprechen die Veränderungen dem Bilde des Frühjahrskatarrhs, Trachoms und der akuten Blennorrhoe. Nach den Übergangsfalten zu klingt der Prozeß ab; die Conjunctiva bulbi ist frei. An der Spaltlampe werden innerhalb

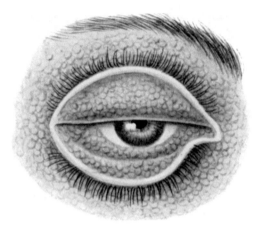

Abb. 83. Mitbeteiligung der Lidhaut und Bindehaut bei Acanthosis nigricans. (Nach A. WEISS.)

des Gebietes der Lidbindehaut in großer Anzahl bräunlichrote Fleckchen sichtbar, ähnlich Capillarblutungen. Sie geben mit den helleren Intervallen der Oberfläche der Schleimhaut das Aussehen einer Marmorierung.

Mikroskopisch findet sich in den Epithelien der Conjunctiva nahe dem Zellkern ein feiner Staub dunkelbraunen Pigments. Die Deckschicht selbst zeigt tiefe Einsenkungen und Zapfenbildungen; im subepithelialen Gewebe sind Herde von Lymphocyten, ovale Zellen mit demselben Pigment, Eosinophile und Plasmazellen vorhanden.

Die Ätiologie des Leidens ist ganz unbekannt.

Literatur.

Bindehauterkrankung bei Acanthosis nigricans.

BIRCH-HIRSCHFELD u. OSKAR KRAFT: Über Augenerkrankung bei Acanthosis nigricans. Klin. Mbl. Augenheilk. 42 I, 232 (1904).

WEISS, A.: Erkrankungen des Auges bei Acanthosis nigricans. Klin. Mbl. Augenheilk. 78, 790 (1927).

8. Die Erkrankungen der Conjunctiva und Cornea bei Ichthyosis.

Die Veränderungen, welche die Ichthyosis an den Lidern setzt, hat W. LÖHLEIN in Bd. 3 des Handbuchs, S. 305 beschrieben. Als Hauterkrankung stellen sie eine Hyperkeratose dar, welche durch Verdickung der Hornschicht die Hautfurchen deutlicher hervortreten läßt, eine schuppige Umwandlung des Cilienbodens herbeiführt und von einem starken Ektropium der Lider begleitet sein kann. Hierdurch können die Bindehaut und Hornhaut gefährdet werden; denn es drohen die Folgezustände eines Lagophthalmus (s. S. 350). Die Hauterkrankung greift aber in seltenen Fällen auf die Cornea direkt über und ruft in ihrem Parenchym zartgraue Trübungen hervor, die bei starker Vergrößerung sich in feinste Pünktchen und Strichelchen auflösen lassen. So kommen Bilder zustande, die denjenigen bei der sogenannten familiären Hornhautentartung (s. S. 398) sehr ähneln. Die Schüppchen auf der Corneaoberfläche entsprechen den Hautschuppen (ERNST KRAUPA) (Abb. 84).

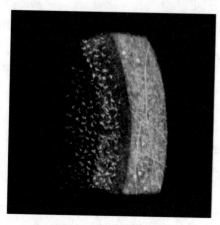

Abb. 84. Ichthyosis der Hornhaut. Spaltlampenbild von ERNST KRAUPA.

Literatur.

Ichthyosis corneae.

KRAUPA, ERNST: Die Ichthyosis der Hornhaut. Klin. Mbl. Augenheilk. **65**, 903 (1920).

C. Abnorme Pigmentierungen der Conjunctiva und Cornea.

1. Die Bedeutung des Pigmentvorkommens in der Conjunctiva unter normalen und abnormen Bedingungen.

Die Anwesenheit von braunschwarzem Farbstoff in den deckenden Häuten des Auges ist ein durchaus normaler Befund und bekommt erst dann die Bedeutung eines krankhaften Zustandes, wenn er größere Ausdehnung annimmt.

Eigentlich sind nur die Conjunctiven von Albinos vollständig pigmentfrei. Bei den übrigen Individuen schwankt die Menge der Farbstoffkörnchen in recht beträchtlichem Ausmaße. Zunächst richtet sich dies nach der Rassenzugehörigkeit und nach dem Teint. Bei Europäern und ausgesprochen blonden Personen suchen wir vielfach vergebens nach einem Pigmentvorkommen in der Bindehaut, und doch sind rudimentäre Ansätze dazu vorhanden. Wenn man nämlich Schnittpräparate von der Bindehaut derartiger Individuen mit FONTANAscher Flüssigkeit (ammoniakalischem Silbernitrat) und Goldchlorür behandelt, dann werden in der Limbuszone regelmäßig feinste Melaninkörnchen in den basalen und tiefen Epithelzellen nachweisbar. Sie sind am zahlreichsten in der äußersten Hornhautperipherie und dem angrenzenden Bindehautgebiet anzutreffen, nehmen von da aus nach den Übergangsfalten zu allmählich ab und nach der Tiefe dieser Taschen wieder zu. Die Hornhaut ist bis auf die genannten Limbuspartien von ihnen frei; ja die Grenze zwischen den pigmentierten und unpigmentierten Epithelzellen ist recht scharf (E. REDSLOB).

Neben den Epithelien sind es die sogenannten LANGERHANSschen Zellen, welche das Melanin beherbergen. Sie sind durch Ausläufer gekennzeichnet und ihrer Natur nach umstritten. Sicher ist, daß sie schon in der normalen

Bindehaut vorhanden und im großen und ganzen ebendort lokalisiert sind wie die pigmentierten Epithelien. Da sie allein in der Nachbarschaft von Gefäßen anzutreffen sind, erklärt es sich, daß die normale Hornhaut keine Vertreter von ihnen aufweist. Das ändert sich, sobald unter dem Einflusse krankhafter Ursachen eine Gefäßneubildung Platz greift; denn dann tauchen sie auch im

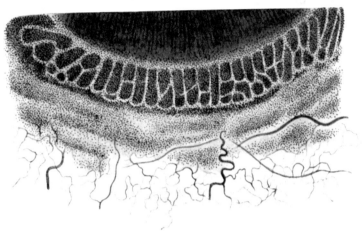

Abb. 85. Unterer Hornhautrand eines Negers. Das Pigment ist in Form feinster Körnchengruppen in Feldern eingelagert. Im Hornhautgebiet tritt ausgespart ein Arkadensystem zutage (s. auch Abb. 130 S. 203). (Nach Karl W. Ascher.)

Cornealgewebe auf. E. Redslob legt den Langerhansschen Zellen die Fähigkeit bei, daß sie selbst Pigment bilden können (Melanoblasten).

Die nahen Beziehungen, welche zwischen den Gefäßen und den Pigmentansammlungen bestehen, werden so recht klar, wenn wir die Anordnung des Farbstoffs am Hornhautrande mit den stärkeren Vergrößerungen der Spaltlampe

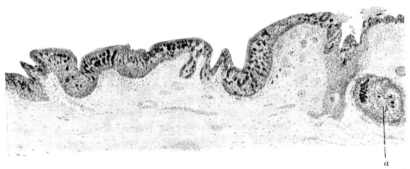

Abb. 86. Pigmentierung der Conjunctiva bulbi (Melanosis). a vereinzelte Naevuszellenhaufen. (Nach Maria Zeidler.)

untersuchen und dazu Personen wählen, die entweder der farbigen Rasse angehören oder eine allgemeine Hautpigmentierung infolge von Morbus Addisonii zeigen. Die Abb. 85 zeigt den Pigmentgehalt des Limbus bei einem Neger. Hier erscheinen Farbstoffelder, die aus feinsten Körnchengruppen zusammengesetzt sind, während die Aussparungen zwischen ihnen dem „oberflächlichen Lymphgefäßsystem des Limbus entsprechen", wie es auf S. 203 eingehender beschrieben worden ist. Bei beginnendem Addison treten die ersten Anzeichen der Farbstoffablagerung um diese „Schläuche" herum ein (KARL W. ASCHER), ohne daß zunächst die Blutgefäße mitwirken.

Die *Melanosis conjunctivae* kommt dadurch zustande, daß — namentlich in der Nachbarschaft der Hornhaut — eine starke Pigmentierung des etwas aufgelockerten und unregelmäßigen Epithels auftritt. Vereinzelte Naevuszellenhaufen können dabei vorhanden sein (Abb. 86). An sich ist eine Melanosis eine gutartige Veränderung, doch liegt zweifellos eine Prädisposition zu einer späteren malignen Entartung mit Metastasenbildung vor, wie es der von MARIA ZEIDLER beschriebene Fall zeigt, der schließlich die Exenteratio orbitae bedingte. Die *angeborene Melanosis des Auges* gibt sich hingegen auffallend selten an der Conjunctiva kund (JEAN BOURQUIN).

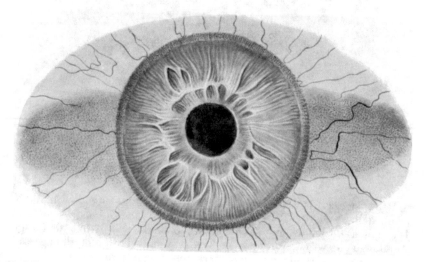

Abb. 87. 31jähriger Mann. Nebennierenleiden auf luetischer Grundlage. Die Corneaperipherie ist von einem gleichmäßig braunschwarzen Ringe umgeben, der in Ausdehnung von 2 mm dem Limbus entlang verläuft. Der vom Oberlid bedeckte Teil der Conjunctiva bulbi ist pigmentfrei. Die untere Grenze der in der Lidspalte angeordneten Pigmentierung der Augapfelbindehaut verliert sich allmählich nach der unteren Übergangsfalte zu. (Nach A. MEESMANN.)

Eine epitheliale Pigmentierung wird ferner bei *Xerosis conjunctivae und Keratomalacie* der Jugendlichen in Indien, Japan und China beobachtet. Sie beruht wohl auf Stoffwechselstörungen und geht bei Heilung des Augenleidens zurück (ARNOLD PILLAT und GORDON KING).

Bei fortgeschrittener ADDISONscher Krankheit kommt eine deutliche gelbbraune Verfärbung der Conjunctiva bulbi innerhalb der Lidspaltenzone zustande (Abb. 87). Ähnlich gestalten sich die Veränderungen bei Arsenmelanose, insofern sich hier auch Pigmentanhäufungen in Herden finden, die bereits dem Hornhautgebiete angehören (A. MEESMANN). Ein Ring solcher Pigmenthäufchen kann unter Umständen bei älteren Personen innerhalb des Arcus senilis auftauchen (Abb. 88).

Der Naevus pigmentosus unterscheidet sich von den im vorstehenden besprochenen diffusen und herdförmigen Farbstoffanhäufungen grundsätzlich dadurch, daß er den Charakter einer kleinen Geschwulst hat. Die Bildung steht also auf der Grenze vom Normalen zum Krankhaften, auch wenn es sich lediglich um eine scheinbar harmlose Anomalie handelt.

Mikroskopische Anatomie. Der Pigmentnaevus der Bindehaut gleicht im großen und ganzen in seiner Struktur einem Hautnaevus, dessen Hauptmerkmal eigentümliche polygonale Zellen sind, die M. Wolfrum für direkte Abkömmlinge des Epithels hält, von anderen „Naevuszellen" genannt werden. Sie haben einen epithelartigen Kern und sind in ein aus conjunctivalem und subconjunctivalem Bindegewebe bestehendes Gerüst eingelagert. Der Farbstoff selbst ist zwar teilweise ebenfalls an das Epithel gebunden, in dem er vorzüglich die basalen Zellen einnimmt; doch sind seine eigentlichen Träger eben die genannten

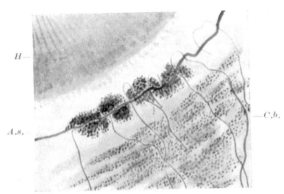

Abb. 88. 73jähriger Mann. Arsenmelanose. Seit 15 Jahren ist die Körperhaut von dunklen Flecken bedeckt. Auch die Schleimhaut der Lippen zeigt größere und kleinere Pigmentherde. In der Conjunctiva bulbi (*C.b.*) eine große Menge felderförmiger Pigmentflecke. In der Peripherie der Hornhaut (*H*) sind innerhalb des Arcus senilis (*A.s.*), den Gefäßen benachbart, dunkle Farbstoffanhäufungen sichtbar, die an der Spaltlampe in Gruppen feinster Pünktchen aufgelöst werden können. (Nach A. Meesmann.)

„Naevuszellen", während im Gerüstwerk nur spärlich Pigment vorhanden ist. Da diese Zellart den Naevus kennzeichnet, werden Ansammlungen solcher Elemente, auch wenn der Herd farblos ist, ebenfalls unter der Bezeichnung Naevus (und zwar „unpigmentierter Naevus") geführt. Das Epithel ist gewöhnlich im Bereiche des

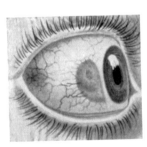

Abb. 89.
Größerer Pigmentnaevus der Bindehaut auf der Grenze zu einer Geschwulstbildung.

Naevus verdünnt, manchmal wie von der Basis her ausgehöhlt, so daß an einigen Stellen die Naevuszellen unmittelbar an die schmale Epithellage anstoßen. An anderen wiederum entsendet das Epithel zapfenförmige Ausläufer in die Tiefe. Diese Wucherungen können ab und zu derartige Ausmaße erreichen, daß zwischen den Epithelzellenschläuchen die Naevuszellnester schwer auffindbar sind. Dann nimmt die Struktur der kleinen geschwulstartigen Bildung einen Charakter an, der an die Bauart einer Drüse oder eines Adenoms erinnert (*Naevus pigmentosus glandulosus*). Aus diesen drüsenähnlichen Einstülpungen entwickeln sich hin und wieder *Cysten*, die einen solchen Umfang gewinnen können, daß der eigentliche Naevus zusammengedrückt und teilweise zur Atrophie gebracht wird. Dann sind in den Hohlräumen mitunter Konkremente von hyalinem Aussehen zu finden (*Naevus pigmentosus cysticus*: Hugo Wintersteiner).

Symptome. Im klinischen Bilde erscheinen die Naevi als angeborene oder doch sehr früh erworbene Flecken, die kleinen Geschwülstchen gleichen (Abb. 89). Mit Vorliebe sind sie im Lidspaltenbezirke nahe dem Hornhautrande entwickelt. Sie sind gelb-rötlich gefärbt, sehen ab und zu gallertig aus, haben eine höckerige Oberfläche, ohne exulceriert zu sein, und lassen sich auf der Sclera verschieben

(STOEWER). Ihre cystische Natur erklärt dieser Autor damit, daß das eingestülpte Conjunctivalepithel sezerniert.

G. WILDI hat einen in diese Gruppe gehörenden, sehr lehrreichen Fall beobachtet.

Bei einem 34jährigen Manne saß am Limbus außen und unten ein braunes, linsenartiges Knötchen von der Größe von 2×1 mm (Abb. 90). Das zarte, prominente Gebilde ließ sich auf der Sclera nicht verschieben. Die Spaltlampenuntersuchung zeigte, daß der der Lederhaut aufliegende Teil dunkelbraun gefärbt war und einzelne eingesprengte intensiver braune Flecke enthielt, während sich andererseits die Geschwulst mit einem stumpfen Keil vom Limbus her zwischen die Schichten der Hornhaut einschob (Abb. 91). In diesem Bereiche war die Bildung gelblichbraun, durchsichtig und glich einer serösen Cyste. Die Wand der Blase war ebenfalls mit kleinen braunen Pünktchen bestreut. Somit bestand der Tumor zum Teil aus kompaktem pigmentierten Gewebe, zum Teil aus Cysten und war sowohl in der

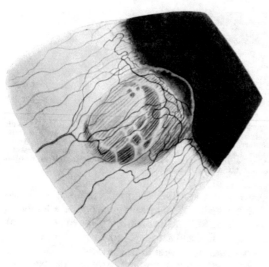

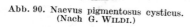

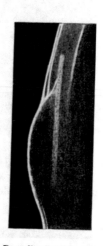

Abb. 90. Naevus pigmentosus cysticus.
(Nach G. WILDI.)

Abb. 91. Dasselbe Gebilde, wie Abb. 90,
im optischen Schnitt der Spaltlampe.

Cornea als auch in der Sclera verankert. Trotz des Eindringens in fremdes Gewebe hatte die Bildung durchaus einen gutartigen Habitus bewahrt.

Der „unpigmentierte Naevus" der Bindehaut gelangt wohl recht selten zur Beobachtung und ist vielleicht auch teilweise unter einem anderen Namen beschrieben worden. So gehört das von PARINAUD geschilderte Dermoepitheliom, das teleangiektatische Adenom von REIS und das gutartige cystische Epitheliom von KALT nach der Überzeugung von E. E. FOSTER sicher in diese Gruppe hinein. Die Krankengeschichte, die FOSTER beisteuert, lautet im Auszuge wie folgt:

13jähriges Mädchen. Bei der Geburt wurde im Weißen des rechten Auges ein kleiner gelber Fleck bemerkt, der im letzten Jahre etwas gewachsen ist. Mehrere schwärzliche Pigmentnaevi der Haut des Armes und Halses. In der Conjunctiva bulbi lag eine blaß rötlichgelbe bis orangefarbene flache Erhabenheit nahe dem Limbus, die über der Sclera verschieblich war. Kleine Gefäßchen bildeten in der Erhebung ein feines Netz. Die Bildung ließ sich bequem abtragen. Mikroskopisch fanden sich tief greifende Epitheleinsenkungen mit multiplen Cysten, die sich zwischen Nester von Naevuszellen einschoben, aber nirgends wurde eine Pigmentansammlung entdeckt (Abb. 92).

Wenn man die gewaltigen Epithelsprossen bedenkt, begreift man wohl, daß die Wucherung ein gutartiges Epitheliom oder eine ähnliche Geschwulstart vorzutäuschen vermag. In Wirklichkeit handelt es sich aber nur um eine

11*

Proliferation ungefärbter Naevuszellen, die ihrerseits den Anlaß geben, daß das Deckepithel mit einer zapfenförmigen Wucherung antwortet, wie dies häufig der Fall ist, wenn das darunter liegende Gewebe es emporhebt.

Unbeschadet der meist belanglosen Bedeutung bedürfen die Naevi der Conjunctiva jedoch einer gewissen Beachtung und Beaufsichtigung; denn sie sind

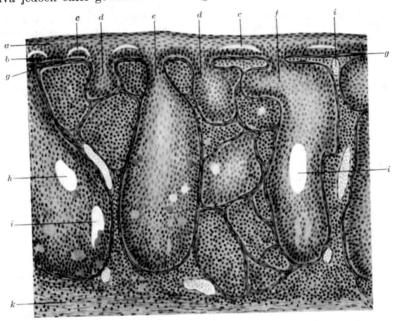

Abb. 92. Unpigmentierter Naevus der Bindehaut. (Nach E. E. Foster.) *a* Deckepithel; *b—g* Lage von Bindegewebe, die den Tumor vom Epithel trennt; *c* Abhebung des Epithels von den Zellhaufen der Geschwulst; *d* Einsenkungen des Deckepithels; *e—f* Flaschen- und Keulenform der Epithelzapfen; *h—i* Epithelcysten; *k* subconjunctivales Gewebe. Die zwischen den Epitheleinstülpungen liegenden Zellhaufen hängen mit dem Epithel nicht zusammen.

oft der Ausgangspunkt der malignen pigmentierten Tumoren, die auf S. 190 näher geschildert sind.

Literatur.

Pigmentanomalien der Conjunctiva und Cornea.

Ascher, Karl W.: Über physiologische und pathologische oberflächliche Pigmentierungen und Pigmentringe am Hornhautrande mit Bemerkungen über das Lymphgefäßsystem am Limbus corneae. Klin. Mbl. Augenheilk. **72**, 138 (1924).

Bourquin, Jean: Die angeborene Melanose des Auges. Z. Augenheilk. **37**, 129 (1917).

Foster, E. E.: Über den unpigmentierten Naevus der Bindehaut. Klin. Mbl. Augenheilk. **42 I**, 525 (1904).

Kalt: Sur une tumeur epithéliale bénigne de la conjonctive bulbaire. Arch. d'Ophtalm. **9**, 158 (1889).

Meesmann, A.: Über Pigmentation des Limbus corneae bei Morbus Addisonii. Klin. Mbl. Augenheilk. **65**, 316 (1920).

Parinaud: Dermoepithéliome de l'oeil. Arch. d'Ophtalm. **1884**, 349. — Pillat, Arnold and Gordon King: An inquiry into the origin of the abnormal pigmentation of the skin and conjunctiva in cases of keratomalacia in adults. Brit. J. Ophthalm. **13**, 506 (1929). Ref. Zbl. Ophthalm. **22**, 447.

REDSLOB: Etude sur le pigment de l'épithelium conjunctival et cornéen. Annales d'Ocul. **159**, 523 (1922). — REIS: Ein Fall von teleangiektatischem Angiom der Conjunctiva bulbi mit Cystenbildung. Klin. Mbl. Augenheilk. **38**, 559 (1900).

STOEWER: Über Wucherung des Bindehautepithels mit cystischer Entartung und ihre Beziehung zum Naevus. Graefes Arch. **54**, 436 (1902).

WILDI, G.: Naevus pigmentosus cysticus des Limbus. Klin. Mbl. Augenheilk. **75**, 126 (1925). — WINTERSTEINER, HUGO: Beobachtungen und Untersuchungen über den Naevus und das Sarkom der Conjunctiva. Ophthalm. Ges. Heidelberg 1898, 253. — WOLFRUM, M.: Der Naevus der Bindehaut des Augapfels und der Aderhaut und seine Beziehungen zu den melanotischen Tumoren. Graefes Arch. **71**, 195 (1909).

ZEIDLER, MARIA: Melanosis conjunctivae. Graefes Arch. **122**, 629 (1929).

2. Die Silberimprägnierung (Argyrosis, Argyrie) der Conjunctiva und Cornea.

Sowohl die Bindehaut als auch die Hornhaut hat die Fähigkeit, feinverteiltes Silber als Niederschlag zu speichern, sei es daß es in Lösungen in den Bindehautsack eingetropft wird oder mit dem Stoffwechsel in die Membranen hineingelangt. Man unterscheidet also eine *ektogene* und eine *endogene Silberimprägnierung*.

Die ektogene Argyrose kommt vor allem bei länger fortgesetztem Gebrauch von Argentum nitricum als Mittel gegen eine Conjunctivitis in Betracht. Deswegen sollte man es sich zur Richtschnur machen, den Patienten nie eine Argentum nitricum-Lösung zum Einträufeln in die Hand zu geben. Auch die übrigen Silbersalze sind bei fortgesetzter Anwendung in gleicher Weise schädlich. Nur 3%iges Targesin soll von diesem Nachteil frei sein (W. DIETER).

Symptome. Das Kennzeichen der Argyrose ist die Braunfärbung der Bindehaut und Hornhaut, die solche Grade annehmen kann, daß einige Partien fast schwarz aussehen. Dabei ist, soweit die Folgen der Einträufelung eine Rolle spielen, die untere Hälfte des Conjunctivalsacks und hier wieder die nasale Gegend besonders bevorzugt. Zweifellos hängt dies mit der Tatsache zusammen, daß die Flüssigkeit sich nicht gleichmäßig im Bindehautsack verteilt, sondern bald mit den Tränen nach dem inneren Lidwinkel hin gespült wird. Gewissermaßen liegt also ein Sichtbarmachen der Wirksamkeit von Instillationen überhaupt vor, die uns erlaubt Schlüsse zu ziehen, inwieweit ein in die untere Übergangsfalte eingebrachter Tropfen die oberen Partien der Conjunctiva zu erreichen vermag. Die recht instruktive Beobachtung HOPPEs sei als Beispiel angeführt.

Eine 51jährige Patientin hatte 6 Jahre lang eine Lösung von 0,2%igem Argentum nitricum beiderseits eingeträufelt. Dadurch hatte das Weiße ihrer Augen eine Farbe erhalten, die zum Teil schwarzbraun, leicht olivgrün, wie alte Bronce aussah. Besonders schwarz waren die Tränenpunkte, hier wieder der untere intensiver als der obere. Die Karunkel war an der Basis braunschwarz, auf der Kuppe nur leicht grau verfärbt. Was den Bindehautsack anbelangt, so war beiderseits das medial-untere Drittel kaffeebraun, in seinen untersten Partien geradezu schwarz. Im übrigen hatte der Bulbus eine nur mäßig bleigraue Farbe, die nach außen oben allmählich in das normale Weiß überging. Einzelne Bindehautgefäße bildeten in der Nähe des Hornhautrandes schwärzliche Linien mit hellweißer Doppelkontur. Beim Verschieben der Conjunctiva bulbi änderte sich an der Lokalisation der Pigmentierung nichts. Die Hornhaut war übersät mit teilweise vascularisierten Flecken und glich einem trüb-braunen, leicht olivgrünen Glase. Das unterste, bei Primärstellung der Augen vom Unterlid bedeckte Segment war besonders dunkel tingiert und deutlich von der übrigen Hornhaut abgesetzt. Infolge der Einlagerung war die Iris nur ganz undeutlich zu erkennen und die Sehschärfe entsprechend hochgradig vermindert.

An der Spaltlampe erblickt man im interstitiellen Bindegewebe der Conjunctiva frei vorkommende Silberkörnchen (Abb. 93). Die Hauptablagerungsstätte bilden jedoch die äußeren *Wandungen der perivasculären Lymphscheiden*, vorwiegend der kleinen Venen und Präcapillaren (LEONHARD KOEPPE).

Sobald einmal die Silberimprägnierung Platz gegriffen hat, ist sie unveränderlich oder wenigstens sehr schwer zu beheben (s. Therapie); deswegen ist unsere Fürsorge darauf einzustellen, daß man es gar nicht soweit kommen läßt.

Unter besonderen Bedingungen kann auch eine *Pigmentierung der Hornhautrückfläche* durch die Silberteilchen entstehen. Alfred Vogt beobachtete nach Staroperationen ein aus einem ultramarinblauen und einem gelben bis gelbgrünen Bezirk zusammengesetztes Maschennetz unmittelbar in oder an der Descemetschen Membran, wenn $1/2\,{}^0/_0$iges Syrgol (ein Silberpräparat) eingeträufelt wurde. Die gleiche Färbung trat ein, wenn bei geschwürigen Prozessen der Hornhaut zu therapeutischen Zwecken $25\,{}^0/_0$iges Argyrol („Silbervitellin“,

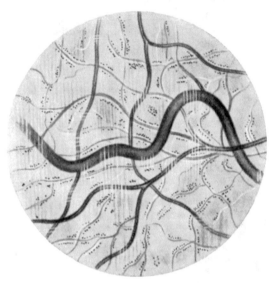

Abb. 93. Argyrosis conjunctivae. (Spaltlampenbild.) (Nach Leonhard Koeppe.)

eine kolloidale Silbereiweißlösung) mittelst getränkter Wattetupfer aufgetragen wurde. Obgleich das Medikament nur mit der Oberfläche des Parenchyms in Berührung gebracht worden war, diffundierte es allmählich in die Tiefe bis zur Gegend der hinteren Grenzmembran, wo dann die geschilderten farbigen Netze auftauchten. Anscheinend übt die Descemetsche Haut eine Anziehungskraft auf das Silber aus. Durch physikalische Untersuchungen wurde das Zustandekommen der cyanblau bis orangegelben Farbtönung als das Ergebnis der optischen Resonanz der Lichtwellen an ultramikroskopischen Silberpartikeln erwiesen. In dem Kapitel über den Pseudosklerosering der Cornea (S. 368) werden wir dem Vorkommen von Silber wieder begegnen.

Die dauernde Resorption feinster Silberstäubchen durch die Bindehaut und Hornhaut kann auch als *berufliche Schädigung* zur Beobachtung gelangen. So schildert Subal eine Argyrose der Conjunctiva bei einem Silberarbeiter. Im Gegensatz zur gewöhnlichen Form der Silberimprägnierung waren hier die Niederschläge schon bei gewöhnlicher Lupenvergrößerung als graue Trübungen in den *tiefen* Hornhautschichten sichtbar. Die Spaltlampe deckte in der Nähe der Descemetschen Membran ein reichverzweigtes Netz graugelber Streifen auf.

Pathologische Anatomie. Das Epithel bleibt im allgemeinen sowohl im Gebiete der Conjunctiva als der Cornea frei; höchstens sind die tiefsten Zelllagen imprägniert. Unter dem Epithel findet sich ein Saum von Silberteilchen. Vor allem aber sind die elastischen Elemente des subconjunctivalen Gewebes voll von Silberniederschlägen, woraus sich die Ansammlung längs der Gefäße erklärt (HOPPE).

Die endogene (hämatogene) Argyrosis gelangt bei Personen zur Beobachtung, die entweder medikamentöse Präparate von Silbernitrat und seinen Derivaten per os längere Zeit einnehmen (R. SALUS), oder sie bildet die Teilerscheinung einer allgemeinen Hautverfärbung durch chronische Einwirkung chemischer Stoffe, wie von Neosilbersalvarsan (K. W. ASCHER) und anderen Präparaten. Sie unterscheidet sich klinisch nicht von den verschiedenen Bildern der ektogenen Form.

Therapie. Im allgemeinen gilt der Silberniederschlag für irreparabel. Indessen meldet M. F. WEYMANN neuerdings Erfolge durch subconjunctivale Injektion von einer Lösung von Natrium-Thiosulfat und alkalischem Eisen-Cyanid zu gleichen Teilen.

Literatur.

Silberimprägnierung (Argyrosis) der Conjunctiva und Cornea.

ASCHER, KARL W.: Hämatogene Hornhautargyrose? Klin. Mbl. Augenheilk. **73**, 414 (1924).

DIETER, W.: Über Argyrosis conjunctivae und ihre Vermeidung. Dtsch. med. Wschr. **1929 II**, 1259.

GABRIÉLIDÈS: Argyriasis de la conjunctive oculaire et de la peau. Arch. d'Ophtalm. **1911**, 796.

HOPPE: Argyrosis. Graefes Arch. **48**, 660 (1899).

KOEPPE, LEONHARD: Klinische Beobachtungen mit der Nernstspaltlampe und dem Hornhautmikroskop. 12. Mitt. Graefes Arch. **97**, 1, (1918).

SALUS, R.: Argyrose der Bindehaut und Hornhaut. Wien. klin. Wschr. **1917**, 1472. — STEINDORFF, K.: Über Argyrosis corneae als Berufskrankheit. Klin. Mbl. Augenheilk. **78**, 51 (1927). — SUBAL: Berufsschädigung der Bindehaut und Hornhaut durch Silber. Klin. Mbl. Augenheilk. **68**, 647 (1922).

VOGT, ALFRED: Untersuchung über das Substrat des DESCEMETI-Pigmentrings bei Pseudosklerose. Klin. Mbl. Augenheilk. **82**, 433 u. 672 (1929).

WEYMANN, M. F.: Argyrosis of the conjunctiva. Its succesful treatment. J. amer. med. Assoc. **93**, 1367 (1929). Ref. Zbl. Ophthalm. **23**, 42.

D. Die Degenerationen der Conjunctiva.

1. Der Lidspaltenfleck (Pinguecula).

Die Bezeichnung Pinguecula für die gelbliche, leicht prominente Einlagerung in der Conjunctiva bulbi innerhalb der Lidspaltenzone, die sich bei vielen, zumeist älteren Individuen in einem geringen Abstand vom medialen und lateralen Limbus findet, geht von der falschen Vorstellung aus, daß es sich um ein Fettdepot handelt. Schon in der ersten Auflage des großen Handbuchs hat SAEMISCH diesen Irrtum dahin berichtigt, daß man lediglich eine Verdickung des Epithels, eine Bindegewebsentwicklung in der submukösen Schicht und eine teilweise Obliteration der Gefäße antrifft.

Genese. E. FUCHS, der den Lidspaltenfleck unmittelbar zu den senilen Veränderungen des Augapfels zählt, obwohl er, wenn auch selten, bei verhältnismäßig jungen Personen sichtbar wird, schildert seine Entwicklung so, daß ihm eine Bindehautverdickung vorausgeht, welche jahrelang schon vorhanden sein kann, ohne daß sie ihrer Farblosigkeit wegen bemerkt wird. Zumal wenn ein subconjunctivaler Bluterguß zufällig eintritt, erscheinen in solchen Fällen dreieckige, weißliche, etwas verdickte Stellen in der Bindehaut nächst dem Hornhautrande, die sich von dem dunkelroten Grunde dann deutlich abheben. Der jüngste Patient, welcher diesen Befund darbot, war 15 Jahre alt.

Symptome. Fast immer ist der Lidspaltenfleck auf der medialen Hälfte des Augapfels größer und ausgeprägter als auf der lateralen, und oft genug ist er nur nahe dem nasalen Limbus vorhanden. Er bildet ein Dreieck, dessen eine Seite sich dem Hornhautrande anschmiegt, und liegt entsprechend der Lidspaltenzone mit der größeren Fläche unterhalb der Verlängerung des horizontalen Hornhautmeridians (Abb. 94). Fuchs sah Fälle, bei denen er soweit nach unten gerückt war, daß er den unteren Hornhautrand zu beiden Seiten einrahmte. In dieser Hinsicht treffen wir somit dieselben Verhältnisse, wie sie auch die anderen an den Lidspaltenteil des Bulbus gebundenen Veränderungen,

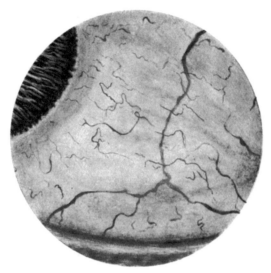

Abb. 94. Großer Lidspaltenfleck (Pinguecula) bei einem 54jährigen Manne. Die gelblich glasige Masse zeigt die typische Form des gleichschenkeligen Dreiecks mit konzentrisch zum Limbus eingebuchteter Basis. Das Epithel zieht spiegelnd über die Prominenz weg; die Gefäße im Bereiche des Lidspaltenflecks, die zumeist unter ihm verlaufen, zeigen vielfach sackartige Erweiterungen, daneben blutleere Stellen oder körnigen Zerfall der Blutsäule. (Aus Löhlein.)

das Flügelfell (S. 359) und die bandförmige Hornhauttrübung (S. 403) kennzeichnen. Zweifellos spielt der verminderte Schutz dieser Zone gegenüber den Unbilden des Wetters die Hauptrolle bei der Entstehung; dies geht schon aus der Beobachtung von Elschnig hervor, daß an die ,,relative Insuffizienz der Lider" sich nicht nur eine chronische Conjunctivitis, sondern auch die frühzeitige Entwicklung einer Pinguecula anschließen kann (s. S. 18). Fuchs hat auch der Pinguecula die Hauptschuld bei der Entwicklung des Flügelfells zugeschoben, damit aber später Widerspruch erfahren (s. S. 360).

Erst wenn die geschilderte farblose Verdickung der Bulbusbindehaut eine gelbliche Farbe annimmt, tritt der Lidspaltenfleck in charakteristischer Weise in die Erscheinung; doch lehrt bereits die Betrachtung mit Lupenvergrößerung, daß er nicht gleichmäßig gelb ist, sondern sich aus einer größeren Zahl gelber Fleckchen zusammensetzt. Sie entsprechen kleinen Läppchen von abgeplatteter Form, welche unter der Bindehaut liegen und beim Abpräparieren ihrer Unterfläche inniger anhaften, so daß einige tiefer gelegene auf der Lederhaut sitzen bleiben. Bei akuten und chronischen Bindehautentzündungen kann die Pinguecula erheblich anschwellen, auch hin und wieder Kalkeinlagerungen tragen und bei stärkerer Prominenz dann einen starken Reizzustand veranlassen.

Pathologische Anatomie. Fuchs fand als wichtigste Veränderung die Ablagerung einer amorphen hyalinen Substanz, hauptsächlich in den oberflächlichen Schichten der Conjunctiva, und zwar zunächst in Form feinster Körnchen, später von hyalinen Schollen, die Konkremente festerer Form einschließen. Auch das lockere subconjunctivale Bindegewebe degeneriert hyalin, indem seine Fasern sich verdicken, durchscheinend werden und in vielfachen Windungen sich krümmen. Ferner kommt es zu einer Vermehrung der elastischen Fasern, die ebenfalls zu größeren Knäueln aneinander gelagert sein können (Abb. 95). Auch sie sind glasig aufgetrieben und sollen nach der Auffassung W. Hübners mit ihren Degenerationsprodukten später die Hauptmasse des Lidspaltenflecks ausmachen. Ein solcher Befund ist deswegen von Interesse, weil wir ganz den

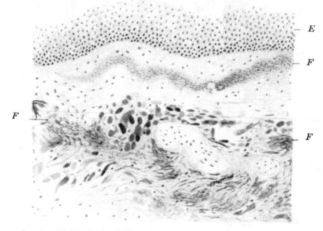

Abb. 95. Pinguecula. Das Epithel der Oberfläche (*E*) ist wohl erhalten. Das subepitheliale Bindegewebe ist umgewandelt in ein Gewirr von mit Weigertscher Elasticafärbung tief dunkelblau gefärbten dicken Fasern (*F*) ohne Kerne. Dazwischen sind zahlreiche, vollkommen kernlose Schollen hyalinen Gewebes eingelagert. Vergr. 130/1. (Sammlung v. Michel.)

gleichen Vorgängen an den elastischen Fasern als Altersveränderungen in der äußeren Haut begegnen und in ihnen eine Art Verwitterung der den Einflüssen der Luft ausgesetzten Stellen erblicken müssen.

Therapie. Für gewöhnlich ist die Pinguecula ein ganz harmloses Gebilde, welches keiner Fürsorge bedarf. Wenn sie indessen größere Ausmaße annimmt und zu Reizzuständen führt, entschließt man sich besser zur Exstirpation. Man faßt den entarteten Bezirk mit einer Pinzette, präpariert ihn mittels Messer und Scheere ab und deckt die entstehende Lücke durch eine Naht, nachdem man die benachbarte Bindehaut mobilisiert hat.

Literatur.

Der Lidspaltenfleck (Pinguecula).

Fuchs, E.: Zur Anatomie der Pinguecula. Graefes Arch. **36 III,** 143 (1891).
Hübner, Walter: Der Lidspaltenfleck. Arch. Augenheilk. **36,** 70 (1898).

2. Die Bindehautschwiele.
(Tyloma conjunctivae; Verhornung des Epithels; Keratosis conjunctivae.)

Das äußerst seltene Leiden ist zuerst von Gallenga als Tyloma corneae, dann von Best als Verhornung des Bindehautepithels und schließlich von

Michael Mohr und Moritz Schein als Keratosis conjunctivae beschrieben worden. Saemisch nennt die Affektion Bindehautschwiele in Übereinstimmung mit der griechischen Bezeichnung GALLENGAS. Allen diesen Beobachtungen ist ein Merkmal einig: die Hornbildung der obersten Bindehautepithelien in Form eines leicht prominenten weißlichen Flecks, der sich hart anfühlt, auf der Sclera verschieben läßt und eine eigentümliche trockene Decke zeigt, „als wenn Seifenschaum aufgetrocknet wäre." Wegen dieser Beschaffenheit reihen Mohr und Schein ihre Beobachtung in die Reihe der Xerosefälle ein. Saemisch zieht eine Parallele zum Lidspaltenfleck (S. 167), und auch Best sagt: „Das

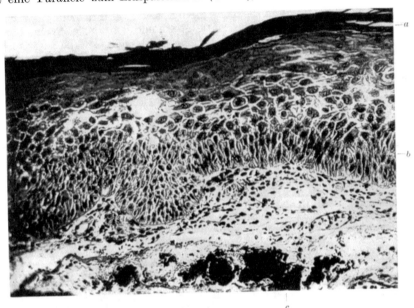

Abb. 96. Verhornung des Bindehautepithels (Tyloma conjunctivae). (Nach W. Stock.) Das Epithel hat die 3—4fache Dicke des normalen. Seine tiefliegenden Zellen (b) sind unverändert, die an der Oberfläche (a) sind in flache kernlose Streifen umgewandelt, die sich leicht abheben lassen. Die dunklen Einlagerungen (c) im Gewebe unter der Epithelgrenze bestehen aus Amyloid.

subconjunctivale Gewebe ist nichts weiter als ein mäßig entwickelter Lidspaltenfleck." Eine solche Erklärung könnte aber nur dann Anspruch auf allgemeine Gültigkeit machen, wenn die Schwiele ausschließlich im Bereiche der Lidspalte und zwar besonders medial angetroffen würde. In der Mehrzahl der in nur wenigen Veröffentlichungen niedergelegten Beobachtungen ist dies zwar der Fall; doch sind auch Ausnahmen gesehen worden. So lag gemäß der weiter unten wiedergegebenen Krankengeschichte (A. Wollenberg) die verhornte Partie im Schutze des unteren Lides, bei dem Patienten von Mohr und Schein vom oberen Lide bedeckt. Nur in *einer* Hinsicht stimmen die Schilderungen überein, und das ist die Tatsache, daß nur die Conjunctiva bulbi derartige Entartungen eingeht. Die als Keratosis corneae beschriebene Affektion hat allein die Verhornung mit der hier in Rede stehenden Erkrankung gemeinsam (S. 172), bedeutet aber ihrem Wesen nach etwas anderes.

Stock macht darauf aufmerksam, daß es Yamagiwa und Ishikawa gelungen sei, durch öfteres Bepinseln der Augapfelbindehaut mit Teer ähnliche Verdickungen zu erzielen, die allerdings Neigung zu carcinomatösen Degenerationen aufwiesen. Mit Best stimmt er darin überein, daß man den Verhornungsprozeß nicht unbedingt sicher als etwas Harmloses ansprechen dürfe. In seinen beiden Fällen war es bereits zur Entwicklung kleiner Geschwülstchen gekommen.

Ferner sei auf die Beobachtung ELSCHNIGS hingewiesen, der in Fällen von Lidinsuffizienz (S. 18) am unteren Hornhautrande die in der Lidspalte unbedeckt bleibende Bindehautpartie gelblich und lederartig verdickt fand. Zum Teil dürfte es sich also um Verwitterungsprozesse durch atmosphärische Einflüsse handeln, doch verdient auch die möglicherweise vorhandene Ablagerung von Amyloid Beachtung (Abb. 96).

Pathologische Anatomie. Im Vordergrunde steht die Verdickung des Epithels mit Zapfenbildungen, die in die Tiefe greifen, sowie die Umwandlung der oberflächlichen Schichten in eine Hornmasse. MOHR und SCHEIN ziehen eine Parallele zum Hühnerauge an den Zehen. Das darunter liegende Gewebe weist nur eine wenig charakteristische Beschaffenheit auf, doch bekommt es dadurch eine gewisse Bedeutung, daß BEST in ihm amorphe Schollen, STOCK direkt amyloide Konkremente antraf (Abb. 96).

Die nachstehende Krankengeschichte WOLLENBERGS sei als Beispiel angeführt:

Ein 19jähriges, gesundes Mädchen bekam einen sehr langwierigen, nur auf das rechte Auge beschränkten Bindehautkatarrh. Bei reizlosem Bulbus stellte sich eine Rötung und Schwellung der Bindehaut, vor allem des oberen Lides und der oberen Übergangsfalte ein, die mit reichlicher Follikelbildung einhergingen. Ein zäher, mikroskopisch nichts Besonderes enthaltender Schleim wurde in größeren Mengen abgesondert. Allmählich wulstete sich die obere Übergangsfalte immer stärker vor, so daß sich schließlich ihre Excision nötig machte. Die Operation brachte indessen nur einen vorübergehenden Erfolg. Erst als Röntgenbestrahlung angewandt wurde, trat Heilung ein. Über ein Jahr später zeigte sich unten nasal in der Conjunctiva bulbi eine gut 5 mm vom Limbus entfernte bohnengroße, ovale, flache und harte Vorwölbung von heller Farbe, die über der Sclera verschieblich war. Ihre Kuppe war leicht zerfallen und sah wie mit Seifenschaum bedeckt, xerotisch aus. Bei Berührung der Stelle wurden Schmerzen geäußert. Die Neubildung ließ sich gut abtragen und erwies sich im Durchschnitt als eine weiße, knorpelähnliche Masse. Mikroskopisch fand sich eine starke Epithelverdickung mit Zapfenbildung in das darunter liegende Gewebe, wobei die oberflächlichsten Zellagen hornähnlich entartet waren, so daß sich nur eine grobe Längsstreifung darbot, in der einzelne Zellen nicht mehr unterschieden werden konnten. Das subconjunctivale Gewebe war nur im Zustande einer diffusen, nicht charakteristischen Entzündung.

Nachdem seit der Ausschälung der Verdickung Ruhe eingetreten war, entwickelte sich 5 Monate später der gleiche Prozeß, nun aber temporal unten von der Corneagrenze. Bemerkenswert ist dabei, daß diese neue Schwiele innerhalb weniger Tage sich heranbildete. Weiterer Verlauf unbekannt. Vielleicht hängt die Entstehung des anderen Knoten in diesem Falle mit der Röntgenbestrahlung zusammen.

Literatur.

Die Bindehautschwiele (Tyloma conjunctivae; Verhornung des Epithels; Keratosis conjunctivae).

BEST: Über Verhornung des Bindehautepithels (Tyloma conjunctivae). Beitr. Augenheilk. **34**, H 4, 1 (1899).

ELSCHNIG: Beitrag zur Ätiologie und Therapie der chronischen Conjunctivitis. Dtsch. med. Wschr. **1908**, 1133.

GALLENGA: Tiloma della conjunctiva. Giorn. Accad. Med. Torino **1885**.

MOHR, MICHAEL u. MORITZ SCHEIN: Keratosis conjunctivae. Arch. Augenheilk. **39**, 231 (1899).

SAEMISCH, TH.: Handbuch der Augenheilkunde von GRAEFE-SAEMISCH, Krankheiten der Conjunctiva, 1904, S. 412. — STOCK, W.: Über Verhornung des Bindehautepithels (Tyloma conjunctivae). Klin. Mbl. Augenheilk. **66**, 622 (1921).

WOLLENBERG, A.: Ein neuer Fall von Bindehautschwiele. Klin. Mbl. Augenheilk. **78**, Beilageh., 135 (1927).

YAMAGIWA u. JSHIKAWA: Mitt. med. Fak. Tokyo, **15**, H 2 (1915). Zitiert nach STOCK.

3. Die Xerosis „parenchymatosa" (Keratosis) der Conjunctiva und Cornea.

In dem voranstehenden Abschnitte ist der Zustand der Bindehaut beschrieben worden, welchen die herdweise auftretende Verhornung der Epitheldecke kennzeichnet. Er entwickelt sich, ohne daß schwere Erkrankungen der Bindehaut vorangehen. Auch bei der Xerosis parenchymatosa wird die Umwandlung der oberflächlichsten Epithellagen in eine Hornschicht angetroffen, weshalb der Name „Keratosis" wiederkehrt (Elschnig). Ebenso begegnen wir abermals dem Begriffe der „Xerosis", doch haben beide hier eine andere, viel ernstere Bedeutung.

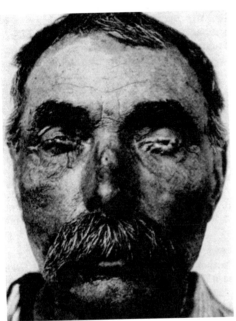

Abb. 97. Keratosis conjunctivae et corneae.
(Nach F. M. Böhm.)

In der einen Reihe der Fälle schließt sich diese Form der Entartung der Bindehaut und Hornhaut an zerstörende Prozesse an, wie z. B. Trachom, Diphtherie, Pemphigus, Verätzungen. Bei anderen Patienten handelt es sich um den schweren Folgezustand eines Ektropium oder eines Lagophthalmus. Vielleicht kommt auch die Verödung der Tränendrüsen oder der Schleim produzierenden Zellen in Frage (F. M. Böhm). Nach vielfachen Kauterisationen und Radiumbestrahlungen wegen Papillomen des Limbus corneae können sich außerdem kleine, immer wiederkehrende Geschwülstchen einstellen, die eine Horndecke tragen (Jacqueau und Bujadoux).

Bei allen diesen Beobachtungen ist also die narbige Umwandlung der Bindehaut-Hornhaut das Primäre, ganz im Gegensatz zu der Entwicklung der „Bindehautschwiele" (S. 169). Wie hochgradig die allgemeinen Veränderungen der Bedeckung des Bulbus in derartigen Fällen sein können, zeigt die Abb. 97. Sie betrifft den Endausgang eines seit 40 Jahren bestehenden Trachoms. Beide Augen hatten so stark geschrumpfte Bindehautsäcke, daß beim Abheben der Lider der Bulbus sich mitbewegte. In einem solchen Zustand nimmt die Bindehaut, samt der Hornhautoberfläche die Beschaffenheit der äußeren Hautdecke an. Die Membranen trocknen völlig aus (Xerosis parenchymatosa), und die Hornhaut bedeckt sich mit einer grauweißen Trübung, die teilweise Schuppen trägt. Um eine weitere Austrocknung zu verhüten, ist dann operative Verengerung der Lidspalte bis auf einen schmalen Schlitz nötig.

Literatur.

Keratosis conjunctivae et corneae.

Böhm, F. M.: Über operative Behandlung der Keratosis conjunctivae et corneae. Klin. Mbl. Augenheilk. **64**, 234 (1920).

Elschnig: Siehe Mitteilung von F. M. Böhm.

JACQUEAU et BUJADOUX: Kératoses épibulbaires à multiples récidives. Bull. Soc. franc. d'Ophtalm. **37**, 329 (1924). Ref. Zbl. Ophthalm. **15**, 615.

MOHR, MICHAEL u. MORITZ SCHEIN: Keratosis conjunctivae. Arch. Augenheilk. **39**, 231 (1899).

4. Die hyaline und amyloide Degeneration der Conjunctiva.

Hyaline und amyloide Schollen, sowie Amyloidkörnchen in dem subconjunctivalen Gewebe bilden nicht selten Nebenbefunde bei der mikroskopischen Untersuchung, ohne daß die Ablagerungen das klinische Bild beherrschen. Es gibt aber auch seltene Fälle, in denen die hyaline und die amyloide Degeneration solche Ausmaße annimmt, daß man bereits durch die klinischen Merkmale auf das Leiden aufmerksam gemacht wird und es diagnostizieren kann. Vor allem in Rußland sind derartige Erkrankungen beobachtet worden (VON OETTINGEN).

Von vornherein bestehen zwei Möglichkeiten. Entweder ist das Amyloid die Teilerscheinung einer allgemeinen Amyloidose (M. B. SCHMIDT) oder es handelt sich um einen rein lokalen Prozeß. In weitaus der Mehrzahl der Beobachtungen ist dieses der Fall. Ferner ist bemerkenswert, daß die hyaline und die amyloide Entartung der Conjunctiva bald im Anschluß an ein chronisches Bindehautleiden, vorzüglich an das Trachom, bald ohne vorangegangene Erkrankungen spontan zur Entwicklung gelangt.

Zwischen der hyalinen und amyloiden Degeneration bestehen enge Verbindungen; desgleichen können beide Formen direkte Geschwülste (Hyalinome, Plasmome [C. PASCHEFF]) bilden. Den Plasmomen (Plasmocytomen) ist ein besonderes Kapitel (S. 188) gewidmet.

Ätiologie. Die näheren Umstände, welche zur Bildung der hyalinen, bzw. amyloiden Einlagerungen führen, sind unbekannt. Wir wissen zwar, daß man Amyloidablagerungen z. B. durch eine subcutane Injektion von Bouillonkulturen von Staphylokokken experimentell hervorrufen kann, daß man unter Umständen auch mitten in einer intraokularen Blutung das Material antrifft (A. v. HIPPEL); aber die eigentliche Ursache der glasigen Massen ist nicht aufgeklärt. Höchstens kann man sagen, daß chronische conjunctivale Entzündungen, die eine starke Durchsetzung des Gewebes mit Plasmazellen herbeiführen (vor allem das Trachom), den Boden für die Ablagerung von Hyalin und Amyloid abgeben. Chemisch gehört das Amyloid zu den Albuminoiden und ist mit den Kohlehydraten ähnlich dem Glykogen verwandt, so daß die amyloide Degeneration der Gewebe den Ausdruck einer pathologischen Umformung des Gewebseiweißes darstellt. E. RAEHLMANN kommt zu dem Schlusse, daß sich eine Amyloidbildung nur in hyalin entartetem Gewebe entwickeln könne. Auch J. KUBIK sieht in dem Hyalin die Vorstufe des Amyloids, und TH. KUBLI hat diese Auffassung dahin erweitert, daß er vier Phasen der Entwicklung unterscheidet: Adenoide Wucherung im subconjunctivalen Gewebe — hyaline Entartung — amyloide Entartung — Verkalkung und Verknöcherung. Indessen haben KAMOCKI und vor allem VOSSIUS den Standpunkt vertreten, daß die hyaline und amyloide Degeneration zwar ähnliche, aber von einander unabhängige Vorgänge darstellen. Vielfach kommt aber das Amyloid und das Hyalin gemeinsam vor, und so rechtfertigt sich die Annahme, daß das Amyloid ein Hyalin ist, das bestimmte chemische Eigenschaften angenommen hat. Vielleicht ist es der Umstand, daß Amyloid im Gegensatz zum Hyalin Chondroitinschwefelsäure in mikrochemisch nachweisbarer Form enthält. Die Beziehungen zum Glykogen werden dadurch bedeutsam, daß unter Umständen das Amyloid die BESTsche Glykogenfärbung annimmt (F. SCHIECK).

Symptome. Das spontane Hyalin bzw. Amyloid tritt merkwürdigerweise als lokaler Prozeß mit Vorliebe bei jungen Leuten auf, die sonst ganz gesund

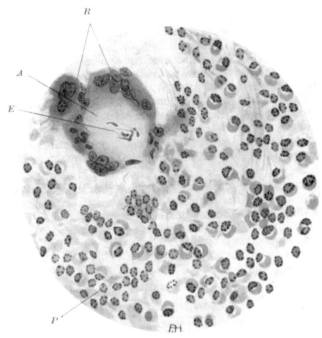

Abb. 98. Aus einem Amyloidtumor der Conjunctiva palpebrae. Hämatoxylin-Eosin. Öl-1mm. (Nach Walther Löhlein.) In dem von Plasmazellen *(P)* dicht durchsetzten Bezirk hebt sich ein kleines Gefäß ab, in dessen Media ein dicker Mantel homogener Substanz *(A)* abgeschieden ist. Darum liegen mehrere, wohl aus Plasmazellen entstandene Riesenzellen *(R)*. *E* das Endothel, das ein sehr enges Lumen umschließt.

sind. Es entwickelt sich dann in der Conjunctiva bulbi oder tarsi oder auch in der Gegend der Karunkel eine intensiv rot gefärbte Verdickung, die bei Sitzung

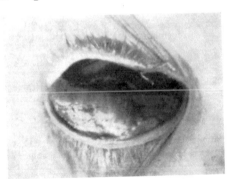

Abb. 99. Lokales Amyloid der Conjunctiva palpebrae. Das Oberlid ist umgelegt und blieb dank der starren Beschaffenheit der amyloiden Massen ektropioniert stehen. (Nach Löhlein.)

in der Augapfelbindehaut auf der Sclera verschieblich bleibt. Das Hauptkennzeichen ist die eigentümlich glasige Beschaffenheit und die Sprödigkeit der Anschwellung, so daß Risse auf der Oberfläche eintreten, ohne daß sie von Blutungen begleitet sind. Unmittelbar unter der Bindehaut liegt eine mit ihr fest verbundene durchscheinende speckige Masse. Ihre Konsistenz ist starr, derb. Bei Lokalisation in der Conjunctiva tarsi kann es zu wulstartigen Auftreibungen (Abb. 98) kommen, die das Lid vom Bulbus abdrängen und eine Pseudoptosis bedingen. Auch die sekundäre Entwicklung von Hyalin und Amyloid auf der Grundlage von Trachomnarben und anderen chronischen, mit Bindegewebswucherungen einhergehenden, entzündlichen Prozessen führt zu diesen

Bildungen. Nur sieht man dann neben und auf ihnen zum Teil die für den betreffenden Krankheitszustand charakteristischen Veränderungen.

Pathologische Anatomie. Unter dem zum Teil verdickten, zum Teil verdünnten Epithel liegen glasige, homogene Schollen, die entweder die Reaktionen des Hyalins oder des Amyloids geben. Stets ist eine Infiltration des Gewebes mit Plasmazellen zu finden, denen wohl irgendwelche Rolle bei dem Prozeß zukommen muß (Abb. 99). Vielleicht handelt es sich um den Ansatz zu Heilungsvorgängen (Kubik). An der Degeneration nehmen ebensowohl Zellen als auch die Fasern des Stützgerüstes Anteil. Ivar Wallgren und Mauno Vannas fanden aber mittels der Methode der Silberimprägnierung mitten in den Amyloidschollen die Bindegewebsfasern völlig erhalten. Eine maßgebende Bedeutung haben die Wandungen und der Inhalt der Blutgefäße. Vielleicht geht die chemische Umwandlung des Gewebes primär von ihnen aus; denn die beiden genannten finnischen Autoren sahen das Amyloid zuerst in den perivasculären Räumen abgesetzt.

Therapie. Es kann nur die operative Ausschälung der Massen in Frage kommen, die meist bei der derben Konsistenz der veränderten Gebiete unschwer gelingt. Gehen dabei größere Abschnitte von Bindehaut verloren, so sind Plastiken, unter Umständen mit Lippenschleimhaut, notwendig. Meist kann man die Wucherungen entfernen, ohne daß ein Rezidiv auftritt. Doch ist auch eine gegenteilige Erfahrung bekannt geworden (J. Kubik).

Literatur.
Hyaline und amyloide Degeneration der Conjunctiva.

Ballaban: Beiträge zur hyalinen Degeneration der Augapfelbindehaut. Arch. Augenheilk. **52**, 205 (1905).

v. Hippel, A.: Die amyloide Degeneration der Lider. Graefes Arch. **25 II**, 1, (1879).
Hübner: Zur amyloiden Erkrankung der Conjunctiva. Beitr. Augenheilk. **1899**. H. 38.
Ischreyt, G.: Über hyaline Degeneration der Conjunctiva. Arch. Augenheilk. **54**, 400 (1906).

Kamocki, V.: Untersuchungen über hyaline Bindehautentartung. Beitr. Augenheilk. **1**, H. 8 (1893). — Kubik, J.: Über plasmacelluläre Infiltration, hyaline und amyloide Degeneration der Bindehaut. Graefes Arch. **114**, 544 (1924). — Kubli, Th.: Die klinische Bedeutung der sog. Amyloidtumoren der Conjunctiva. Arch Augenheilk. **10**, 430 (1881).

Leber, Th.: Über die Entstehung der Amyloidentartung. Graefes Arch. **25**, 1, 257 (1879).

v. Oettingen: Die ophthalmologische Klinik Dorpats. Dorpat. med. Z. **2** (1871).
Pascheff, C.: Conjunctivitis hyperplastica hyaliniformis. Klin. Mbl. Augenheilk. **78**, Beilageh. 102 (1927).

Raehlmann: Über amyloide Degeneration der Lider und der Conjunctiva. Klin. Mbl. Augenheilk. **43 II**, 435 (1905).

Schieck, F.: Über die Hyalin- und Amyloiderkrankung der Conjunctiva. Graefes Arch. **67**, 119 (1908). — Schmidt, M. B.: Über die Beteiligung des Auges bei der allgemeinen Amyloiddegeneration. Zbl. Path. **1905**, 49.

Vossius, A.: Über amyloide Degeneration der Conjunctiva. Beitr. path. Anat. **4**, 335 (1889).

Wallgren, Ivar u. Mauno Vannas: Zur Kenntnis der Amyloiderkrankung der Conjunctiva. Arb. path. Inst. Univ. Helsingsfors, N. F. **4**, 211 (1926). Ref. Zbl. Ophthalm. **17**, 394.

E. Die Tumoren der Conjunctiva und Cornea.
Allgemeine Pathologie.

Nur der Conjunctivalüberzug der Hornhaut ist Sitz von Neubildungen, während wir Geschwülste, die aus der Substantia propria corneae ihren Ursprung nehmen, nicht kennen. Außerdem liegen die Bedingungen für die Entwicklung von Tumoren der Hornhautoberfläche vielfach so, daß unbeschadet der Ausbreitung der Wucherung innerhalb ihres Gebietes der eigentliche Entstehungsort nicht hier, sondern in dem Limbusbezirke der Bindehaut zu suchen ist. So kommt es, daß mit spärlichen Ausnahmen die Neubildungen der Conjunctiva und Cornea dieselbe Struktur zeigen, obgleich das klinische Bild ein verschiedenartiges Gepräge annimmt, weil die Bauart des Mutterbodens einen bestimmenden Einfluß ausübt.

Man wird daher die Geschwülste der Bindehaut und Hornhaut zweckmäßig in einer einheitlichen Darstellung zusammenfassen. Allerdings erwachsen auch dann noch für die Einteilung gewisse Schwierigkeiten, insofern bei einer Reihe von Tumoren die Grenze zwischen Gutartigkeit und Bösartigkeit nicht mit genügender Sicherheit gezogen werden kann, und die Abstammung der Geschwulstzellen nicht hinreichend geklärt ist. Am besten ordnet man die Neubildungen zunächst nach dem Gesichtspunkte, ob sie angeboren oder erworben sind.

Spezielle Pathologie.

1. Die angeborenen Geschwülste.

a) Das Dermoid.

Durch Verlagerung von Gewebsbestandteilen der äußeren Haut in das Gebiet des Bulbus während der fetalen Entwicklung kommen im Bereiche der Cornea scharf umschriebene, leicht erhabene, weißrötliche, hin und wieder mit Haaren besetzte Inseln zustande, die unter Umständen auch kleine Drüsen beherbergen. Manchmal enthalten diese abgesprengten Hautteile Cysten und mit grützeähnlichem Brei angefüllte Hohlräume. Die zu den Dermoiden gehörenden Bildungen sind angeboren, können aber allmählich weiter wachsen und im postfetalen Leben eine ziemliche Größe erreichen. So hat W. RUMBAUER ein Dermoid beobachtet, das fast so groß war wie der Bulbus selbst. Es darf wohl auch angenommen werden, daß dann, wenn die Eltern angeben, das Kind habe bei der Geburt keinen Fehler an den Augen gezeigt, die erste Anlage des Dermoids so klein war, daß die Neubildung erst bemerkt wurde, als sie zu wachsen begann (T. HARRISON BUTLER). Hin und wieder finden sich an den mit einem Dermoid behafteten Augen auch andere Entwicklungsstörungen, wie Lidkolobome, Ektopie der Pupille usw. STEPHAN BERNHEIMER sah ein ebenfalls angeborenes Hornhautstaphylom, A. WAGENMANN eine rudimentäre Anlage des ganzen Augapfels.

Auch bei Tieren werden Dermoide häufig angetroffen.

Pathogenese. Man nimmt an, daß eine Verwachsung der Hornhaut mit dem Amnion den Anlaß zu der Entwicklung der Dermoide gibt (VAN DUYSE, STEPHAN BERNHEIMER). Ebenso gut ist jedoch eine organische Verbindung der Cornea mit der Lidkante möglich, die später wieder gelöst wird, und in dieser Hinsicht ist namentlich die Beobachtung von F. v. HERRENSCHWAND maßgebend, der bei einem Ectropium conjunctivae palpebrarum congenitum eine beiderseits symmetrische, von der Innenfläche des Unterlides nach der unteren äußeren Hornhautperipherie zu ziehende Falte beschreibt. Sie endete auf der Cornea mit einem „pinguecula-ähnlichen" Fleck. G. F. COSMETTATOS vergleicht die Bildung des Dermoids mit derjenigen der Karunkel, die wie diese aus einer Wucherung der freien Ränder des Lides hervorgeht und sich später von ihnen trennt.

Symptome. Die Dermoide zeigen das Aussehen der äußeren Haut und bilden innerhalb der Cornea einen kleinen weißlichen Tumor. Sie sitzen zumeist unten außen, selten oben außen, und zwar sind sie in die Bedeckung des Bulbus so eingefügt, daß sie mit dem größten Teil ihres Umfangs in der Hornhaut und nur mit einem kleinen Abschnitt in der Bindehaut-Lederhaut wurzeln (Abb. 100). In einer Reihe von Fällen kann man von „reinen Cornealdermoiden" sprechen, insofern die kleinen Tumoren durchaus dem Hornhautgebiete angehören. Auch multiple Dermoide kommen vor. A. WAGEN

MANN beschreibt eine erbsengroße Geschwulst an der äußeren Hornhaut-Lederhautgrenze und eine zweite gleichartige Bildung in der unteren Übergangsfalte, während eine dritte als lappiger Tumor entwickelt in der oberen Übergangsfalte saß und hier einem Lidkolobom gegenüber lag. Die mikroskopische Untersuchung lehrte, daß die Struktur eines Dermoids an den drei erwähnten Stellen vorlag. Mit einem Dermoid der Cornea kann aber z. B. gleichzeitig ein Lipom unter der Bindehaut vergesellschaftet sein. Freilich finden sich in der Literatur auch Schilde

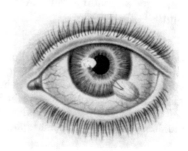

Abb. 100.
Dermoid der Cornea-Conjunctiva.

rungen, die Zweifel darüber entstehen lassen, ob die Tumoren dann wirklich in die Gruppe der Dermoide hineingehören. WAGENMANN äußert vor allen Dingen denjenigen Beobachtungen gegenüber Bedenken, die Geschwülste mit einer ausgesprochenen Neigung zur Proliferation betreffen. So hat unter anderen

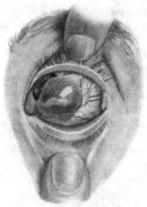

Abb. 101. Kirschkerngroßes Dermoid der Cornea an der typischen Stelle am Limbus unten außen.

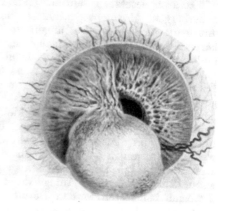

Abb. 102. Polypenartig gestielte Geschwulst der Hornhautoberfläche. (Mikroskopisch: indifferentes Gewebe, im wesentlichen Bindegewebe mit Epithelzapfen.)

A. v. GRAEFE einen Fall geschildert, in dem bei einem 8 Monate alten Knaben eine Hornhautgeschwulst vorhanden war, die seit der Geburt sich auf das Doppelte vergrößert hatte und nur unter Eröffnung des Bulbus und Glaskörperaustritt entfernt werden konnte. In der Zusammenstellung von WAGENMANN sind ferner Dermoide erwähnt, die nicht, wie üblich am Rande, sondern mitten auf der Hornhaut saßen (s. die Schilderung des „Lipodermoids" S. 177).

Wenn die Dermoide das Gebiet der Hornhaut überschreiten und auch in der Bindehaut wurzeln, entstehen größere fleischig-rote Geschwülste (Abb. 101), die wenig Charakteristisches an sich tragen und deren wahre Natur erst die nach vollzogener Abtragung ausgeführte mikroskopische Untersuchung aufdeckt.

Abb. 102 zeigt das seltene Vorkommnis, daß eine nach Art der Dermoide gebaute Geschwulst mit einem dünnen Stiel wie ein Polyp der Hornhautoberfläche aufsitzt.

Pathologische Anatomie. Die Grundlage des Dermoids wird durch die bindegewebigen und epithelialen Bestandteile der äußeren Haut gebildet. Der Epithelüberzug der Bindehaut bzw. Hornhaut ändert sich am Rande der fremdartigen Einlagerung, indem er Epidermis-Charakter annimmt und eine unregelmäßige Begrenzung der basalen Zellenreihe aufweist, die auch zu Zapfenbildungen führen kann. Dabei finden sich Haarbälge sowie Talg- und Schweißdrüsen, gelegentlich auch Fett, glatte und quergestreifte Muskeln und Knochen. E. v. Hippel beschreibt ein Dermoid, das im wesentlichen aus einer einzigen, verzweigten Talgdrüse bestand,

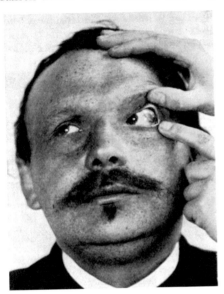

Abb. 103. Lipodermoid, das eine Dermoidcyste enthielt, in der charakteristischen Lage zwischen M. rectus lateralis und M. rectus sup. (Nach W. Löhlein.)

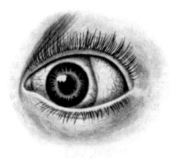

Abb. 104. Lipodermoid der Conjunctiva. Der Tumor ließ sich gut ausschälen, hatte aber zur Bindehaut enge Beziehungen.

Walter Volmer eine „komplizierte Dermoidcyste", welche einen Zahn enthielt. Die tiefen Schichten der Bulbuswand sind unbeteiligt.

Therapie. Schon wegen der durch ein größeres Dermoid bedingten Entstellung, aber auch im Hinblick auf die Tatsache, daß die Bildungen manchmal die Neigung zeigen, allmählich größer zu werden, ist es empfehlenswert, sie operativ zu entfernen. Dies gelingt in der Regel sehr leicht, indem man mit einem Schmalmesser den Tumor umschneidet und von der Hornhaut abpräpariert.

Lipodermoide. In den einzelnen Arbeiten findet man einen verschiedenen Gebrauch der Benennung Lipodermoid. Während A. Wagenmann und Nobbe unter Lipodermoid dieselbe Geschwulstgattung verstehen, wie sie das Dermoid darstellt, führt W. Löhlein z. B. für eine Trennung beider Begriffe die Tatsache ins Feld, daß erstens das Lipodermoid zunächst an einer charakteristischen Stelle (zwischen dem Musculus rectus superior und lateralis, nahe dem Bulbusäquator oben außen) angetroffen wird (Abb. 103 u. Abb. 104) und zweitens die Neigung der Geschwülste zutage tritt, ungefähr zur Zeit der Pubertät mit dem Wachstum beginnen, dem Limbus corneae zuzustreben und diesen womöglich noch zu überschreiten. Auch sei ihre Form viel weniger regelmäßig als die der Dermoide, ihre Konsistenz weicher, die Fixierung auf der Unterlage lockerer.

Diese Unterschiede beruhen darauf, daß diesen ebenfalls teratoiden Bildungen ein erhöhter Fettreichtum zukommt. Die Geschwulst wird — im Gegensatz zum Dermoid — von normaler Bindehaut bedeckt, die nur in einem kleinen Teil auf der Höhe der Erhabenheit epidermisartigen Charakter annimmt. In dem von LÖHLEIN beobachteten Fall war außerdem ein kongenitales Iriscolobom in der gleichen Richtung (nach oben und außen) vorhanden, in einem anderen war in dem Lipodermoid noch eine Dermoidcyste eingeschlossen. H. W. KRANZ beschreibt einen Fall von doppelseitigem Lipodermoid bei gleichzeitigem Hautnaevus.

Teratome sind wirkliche Mißbildungen des Auges, insofern die Hornhaut und Bindehaut an der Vorderfläche des Bulbus überhaupt keine normale Entwicklung erlangt haben, sondern durch ein Gewebe ersetzt sind, das aus Epithel Drüsen, Knorpel und Bindehaut besteht. E. v. HIPPEL bringt die mikroskopische Abbildung eines solchen Falles, die einem Präparate von TH. LEBER entstammt.

Literatur.

Dermoide.

BERNHEIMER, STEPHAN: Angeborenes totales Hornhautstaphylom mit Dermoidbildung. Arch. Augenheilk. 18, 171 (1888). — BUTLER, HARRISON: A dermoid of the cornea. Arch. of Ophthalm. 52, 469 (1923).

COSMETTATOS, G. F.: Über einen Fall von epibulbärem Dermoid nebst einigen Bemerkungen über seine Pathogenie. Klin. Mbl. Augenheilk. 44 II, 252 (1906).

DUYSE, VAN: Bride dermoide oculo-palpebrale, colobome partiel de la paupière avec remarques sur la génèse de ces anomaliees. Annales d'Ocul. 88, 101 (1882).

v. HERRENSCHWAND, F.: Über Ectropium conjunctivae palpebrarum congenitum. Klin. Mbl. Augenheilk. 56, 477 (1916). — v. HIPPEL, E.: Dermoid und Teratom. Handbuch der speziellen pathologischen Anatomie und Histologie, XI., 1. Teil, S. 369. 1928.

KRANZ, H. W.: Über eine seltene angeborene Mißbildung der Haut mit doppelseitigem symmetrischen Lipodermoid der Conjunctiva bulbi. Graefes Arch. 118, 167 (1927).

LÖHLEIN, W.: Bindehaut. Handbuch der speziellen pathologischen Anatomie und Histologie. Berlin 1928. XI., 1. Teil, S. 194.

NOBBE, W.: Die Lipodermoide der Conjunctiva. Graefes Arch. 44, 334 (1897).

RUMBAUER, W.: Großes Dermoid der Cornea und Sclera. Klin. Mbl. Augenheilk. 64, 790 (1920).

VOLMER, WALTER: Ein Zahn in einer epibulbären „komplizierten Dermoidcyste". Klin. Mbl. Augenheilk. 72, 181 (1928).

WAGENMANN, A.: Über einen merkwürdigen Fall von Dermoidgeschwulst mit rudimentärer Entwicklung des Auges. Graefes Arch. 35, III, 111 (1889).

b) Die Gefäßgeschwülste der Conjunctiva.

Die Conjunctiva bulbi ist dank der lockeren Bauart ihres Gewebes relativ häufig der Sitz von Geschwülsten, die aus erweiterten Gefäßen bestehen und eine größere Ausdehnung gewinnen können. Sie sind in der Anlage wohl angeboren, so daß sie in den ersten Lebensjahren zur Behandlung kommen, entwickeln sich aber manchmal erst später. Im allgemeinen sieht man sie nach Abschluß der Körperausbildung nicht mehr zur Entfaltung gelangen.

Symptome. In erster Linie sind die *Hämangiome* zu nennen, die entweder in der Conjunctiva selbst entstehen oder in selteneren Fällen mit der Hauptmasse innerhalb der Lidhaut entwickelt sind und mit Fortsätzen auf die Conjunctiva übergreifen. Sie stellen langsam wachsende, teils gestielte, teils breitbasig aufsitzende blaurote Tumoren dar, die je nach der Blutfülle an- und abschwellen, und erreichen meist die Größe einer Erbse, weniger häufig eine stärkere Ausdehnung. Solange sie lediglich in die Bindehaut eingelagert sind, bleiben sie bei Sitz im Bereiche der Augapfelbindehaut auf der Lederhaut verschieblich und haften erst, wenn sie bei stärkerer Wucherung in die Tiefe dringen, fester auf der Bulbuskapsel. Mit Vorliebe entspringen die Geschwülstchen von der Gegend des äußeren oder inneren Lidwinkels (Abb. 105), auch von der Caruncula lacrimalis, von der halbmondförmigen Falte oder von der benachbarten Conjunctiva bulbi. Eine Abart ist das *Hämangioma cavernosum*, welches neben kleinen Gefäßschlingen größere Hohlräume einschließt. Ferner kann aus dem angeborenen Angiom durch Proliferation der Bestandteile der Gefäßwandungen das sehr seltene *Aneurysma cirsoides* der Conjunctiva bulbi entstehen. Zum Unterschiede von den gewöhnlichen Hämangiomen sind seine Gefäßwandungen durch Hyperplasie teilweise stark verdickt, teilweise aber auch so verdünnt, daß sich lediglich weite Endothelröhren vorfinden.

E. Redslob hat eine solche Geschwulst beschrieben, die sich aus einem von Geburt an vorhanden gewesenen kleinen roten Gewächs der Augapfelbindehaut entwickelt und langsam an Umfang zugenommen hatte. Mit 25 Jahren bestand ein haselnußgroßer, der Bindehaut breitbasig aufsitzender, weicher glatter, roter Tumor, über dem das Epithel einen epidermisartigen Charakter angenommen hatte. Seine Abtragung bot keine Schwierigkeiten.

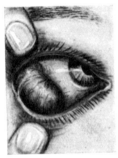

Abb. 105. Haemangioma conjunctivae.

Die subconjunctivalen Angiome stellen eine Besonderheit dadurch dar, daß sie als flache, bläulichrote Geschwülste der Lederhaut aufsitzen. Die Bindehaut ist über ihnen verschieblich. Wenn man bei der Exstirpation ihrem Ursprunge nachgeht, so ergibt sich anscheinend stets ein Zusammenhang mit einem der äußeren Augenmuskeln. Th. Leber fand einen venösen Blutsack mit Varicenbildungen und vielen Spalträumen (Varix subconjunctivalis) vor, der zum Musculus rectus internus verfolgt werden konnte. Derselbe Muskel kam in dem Falle von Bossalino und Hallauer in Betracht; im Falle von Snell war es der Musculus rectus superior, in dem von Gonin der Musculus rectus externus und in dem von v. Herrenschwand der Musculus rectus inferior. In einigen Fällen war die Blutgeschwulst so fest mit der Muskelsubstanz verbunden, daß das Herauspräparieren nur unter Durchtrennung der Sehne möglich war.

Die Lymphangiome stellen im Prinzip dieselbe Tumorgattung wie die der Hämangiome dar. Nur sind die gedehnten schlauchartigen Räume in der einen Reihe der Fälle mit Lymphe, in der anderen mit Blut angefüllt. Nach spontanen Verletzungen oder Probeexzisionen kann es vorkommen, daß das ursprüngliche Lymphe haltende Angiom vollblutet und das Aussehen eines Hämangioms gewinnt. Ein Lymphangioma cavernosum, das vielleicht traumatischen Ursprungs war, beobachtete M. Meyerhof. In seiner Arbeit ist die Literaturübersicht bis 1902 zu finden.

Die Differentialdiagnose ist nicht schwierig, da stets die Gefäßknäuel deutlich sind oder die einzelnen erweiterten Lymphbahnen hervortreten.

Die Prognose ist günstig, wenn auch in manchen Fällen eine Wachstumstendenz unverkennbar ist, die ein Zuwarten bedenklich erscheinen läßt.

Die Therapie kann nur in der Exstirpation der Geschwulst bestehen. Diese gelingt umso leichter, je dünner der Stiel ist, mit dem das Angiom in der Bindehaut haftet. Bei breitbasigen Tumoren wird man sorgfältig die Bindehaut abpräparieren, soweit dies möglich ist, und dann zunächst einige größere zuführende Gefäße abbinden, um keinen unnötigen Blutverlust in Kauf nehmen zu müssen. Außerdem ist die Ausschälung der Angiome leichter, wenn sie möglichst prall gefüllt bleiben.

Literatur.

Gefäßgeschwülste.

BOSSALINO, D. u. O. HALLAUER: Ein Fall von subconjunctivalem Angiom. Graefes Arch. **41 III**, 186 (1895).

FRANKE, E.: Zur Kenntnis des Lymphangioms der Bindehaut. Graefes Arch. **105**, 1058 (1921). (Hier die Literatur!)

GONIN: Über ein subconjunctivales Angiofibrom des äußeren Augenmuskels mit hyaliner Degeneration. Arch. Augenheilk. **39**, 89 (1899).

v. HERRENSCHWAND: Über ein subconjunctivales Angiom. Z. Augenheilk. **39**, 156 (1918).

LEBER, TH.: Varix subconjunctivalis. Graefes Arch. **26 III**, 195 (1880).

MEYERHOF, M.: Lymphangioma cavernosum der Bindehaut und der Lider. Klin. Mbl. Augenheilk. **40 I**, 300 (1902).

REDSLOB: Anévrisme cirsoide de la conjonctive bulbaire. Bull. 39 Congr. Soc. franç. d'Ophtalm. Paris **1926**. Ref. Zbl. Ophthalm. **18**, 262.

SNELL: Naevus of conjunctiva and orbit. Trans. ophthalm. Soc. U. Kingd. **13**, 41 (1893).

2. Die erworbenen Geschwülste.

Allgemeine Pathologie.

Pathogenese. Eine Reihe von Tumoren entwickelt sich aus vorher vorhanden gewesenen abnormen Einlagerungen, wie z. B. die Melanosarkome und Melano-carcinome häufig auf Grund eines angeborenen Naevus. Andere wiederum stellen sich vor allem dann ein, wenn ein länger dauernder Reizzustand im Bereiche des Bindehautsackes bestanden hatte; es gewinnt dadurch den Anschein, als ob die chronische Entzündung des Gewebes den Boden für eine Proliferation bestimmter Strukturelemente vorbereitet hätte. Dies gilt vor allem für die Plasmome und die Papillome, sowie die aus ihnen hervorgehenden carcinomatösen Geschwülste, aber auch zum Teil für die schon oben erwähnten melanotischen Tumoren. Hieraus ergibt sich die Notwendigkeit, daß man die Frage erörtert, inwieweit eine *Verletzung* die Geschwulstbildung auszulösen vermag. Man wird in dieser Hinsicht von Fall zu Fall die Entscheidung zu treffen haben; denn immer wird es Gründe für und gegen den Zusammenhang zu berücksichtigen geben, zumal die Patienten gern bestrebt sind, irgendwelchen äußeren Anlaß für die Entstehung eines Leidens anzuschuldigen. Wenn aber z. B. eine Verätzung oder dgl. eine Pseudopterygiumbildung nach sich zieht und speziell auf einem solchen, unter Umständen dauernd in einem Reizzustand verharrenden Bindehautabschnitte später zunächst ein Papillom und dann ein Carcinom entsteht, dürfte ein derartiges Vorkommnis doch kein zufälliges sein (s. auch diesen Band S. 457).

Einteilung. Nach den Grundsätzen der pathologischen Anatomie müßte man die Tumoren der Bindehaut und Hornhaut im Hinblick auf die zur Proliferation gelangte Zellart gruppieren, doch hat ein solches Vorgehen gerade hier große Schwierigkeiten. So ist z. B. das Wesen des Papilloms dadurch gekennzeichnet, daß sich auf entzündlichen Reiz hin das subconjunctivale Gewebe in Papillen emporhebt und unter Umständen die dadurch entstehenden Epithelzapfen durch eine schrankenlose Wucherung der Geschwulst den Charakter eines Epithelcarcinoms verleihen. Es ist deswegen besser, die überlieferten Bezeichnungen beizubehalten.

Spezielle Pathologie.

a) Die Papillome, Epitheliome, Carcinome.

Symptome. Das Kennzeichen des *Papilloms* ist darin zu sehen, daß eine Erhabenheit zustandekommt, deren Oberfläche aus lauter kleinen Läppchen gebildet wird, die bei stärkerer Ausprägung der Geschwulst ein zerrissenes, blumenkohlartiges Aussehen verleihen (Abb. 106). Dabei handelt es sich um beetartig angeordnete kleine Prominenzen, in deren Mitte jeweils eine senkrecht emporsteigende Gefäßschlinge sichtbar wird, wenn man bei der Betrachtung eine stärkere Vergrößerung anwendet (Abb. 107). In manchen Fällen entstehen Gruppen solcher Wucherungen auch in Vielzahl, durch gesundes Gewebe voneinander getrennt. Fast ausschließlich gehen die Papillome vom Limbus aus. Die primäre Ansiedlung der Papillome ist nicht zufällig gerade hier zu finden, sondern erklärt sich aus der anatomischen Tatsache, daß am Limbus sich der Charakter des Epithels ändert und an dieser Stelle wirkliche Papillen angetroffen werden (L. Poleff, A. Licskó). Häufiger entstehen die Bildungen am nasalen als am temporalen Limbus. Speziell unterscheidet man Papillome der Cornea und der Conjunctiva; aber in den meisten Fällen bedecken die Wucherungen der Hornhaut auch einen (freilich im Verhältnis zur Größe der Gesamtgeschwulst oft kleinen) Teil der Bindehaut, und dieser bildet dann wohl den eigentlichen Ursprungsort. Der Druck der Lider, welcher auf den Tumoren lastet, wirkt insofern auf die Form der Papillome entscheidend ein, als sich meist flache, abgeplattete Erhabenheiten bilden. Sie haben eine milchigweiße, bei stärkerem Hervortreten der axialen Gefäßästchen rötliche Farbe. Dadurch, daß die Tumoren keine glatte Oberfläche haben, ruft das ständige Reiben an der gegenüberliegenden Seite des Bindehautsackes einen lebhaften Reizzustand hervor. Vor allem in der Nachbarschaft der Neubildungen besteht eine starke conjunctivale Injektion.

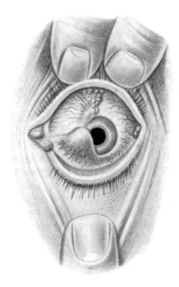

Abb. 106. Multiple Papillome der Bindehaut. (Nach einer Abbildung von Birch-Hirschfeld.)

Die Größe der Papillome bzw. Carcinome ist recht verschieden. A. Contino hat die bis 1911 veröffentlichten Beobachtungen zusammengestellt. Wir finden in seinem Bericht neben kleinsten Erhabenheiten, die wohl nur kurze Zeit bestanden, Wucherungen bis zum Umfange eines Taubeneies. Er teilt die Geschwülste in *zwei Gruppen* ein, die sowohl im klinischen als auch im pathologisch-anatomischen Bilde von einander zu trennen sind, wobei Fälle unterlaufen, die Übergänge zwischen beiden Formen darstellen. Auf der einen Seite sind es kleine Wucherungen, die im wesentlichen einer starken Epithelproliferation ihr Dasein verdanken, während die Beteiligung des Bindegewebes zurücktritt, und auf der anderen Seite bestimmt der auffallende Anteil des Bindegewebes ihren Charakter. Infolge des Vorhandenseins eines starken Gerüstwerkes im Innern der Tumoren nehmen sie von Anfang an einen größeren Umfang an. Die eine Gattung nennt Contino „benigne Epitheliome" (von anderen als „epitheliale Plaques" beschrieben). Sie bilden kleine fleischige Auswüchse mit scharfen Umrissen, die trotz der scheinbar glatten Oberfläche aus einer sehr großen Anzahl feiner Papillen zusammengesetzt sind. Diese sind so innig aneinander geschmiegt, daß sie ein ungeteiltes Ganzes zu bilden scheinen. Ein weiteres Merkmal dieser Form ist dadurch gegeben, daß die zarten Gefäßschlingen, die in der Achse jeder Papille verlaufen, nicht bis zur äußersten Begrenzung der Kuppe vordringen, sondern von der Oberfläche ein Stück weit entfernt umbiegen. Da die Blutgefäße somit von einer Schicht Bindegewebe bedeckt sind, liegt über der ganzen Geschwulst ein milchiger Schleier, der eine rötlich durchschimmernde Masse überzieht. Sitzen die kleinen Gebilde unmittelbar am Limbus, so erwecken sie den Eindruck einer Phlyktäne, zumal eine conjunctivale Injektion sie umgibt. Mitunter entwickelt sich ein solches papillomatöses Knötchen auf dem Kopfteil eines Flügelfells.

Die zweite Art der Neubildungen wird seltener angetroffen. Der Tumor ist infolge der Beteiligung vieler bindegewebiger Verzweigungen in seinem Aufbau kompakter. Seine Oberfläche gleicht der einer Maulbeere und seine Farbe ist rot bis kupferrot. Trotz dieser bereits makroskopisch zutage tretenden mehr oder weniger groben Körnung des Geschwulstüberzugs wiederholt sich aber auch hier das Bild, daß eine Unzahl kleinster Läppchen vorhanden ist. Nur sitzen diese auf einem baumartig verzweigten Gerüst und nicht ohne weiteres auf der Bindehaut; denn es werden einzelne Wucherungsfelder durch tiefer eindringende Furchen von einander getrennt. Dadurch bekommt das Papillom manchmal eine etwas zerklüftete Beschaffenheit. Während sich die kleinen „epithelialen" Gebilde zumeist mit einer scharfen Grenze von dem gesunden Gewebe absetzen, geschieht der Übergang der an Bindegewebe reichen Tumoren in die normale Bindehaut oder Hornhaut allmählich. Die Wärzchen werden immer kleiner und flacher und verlieren sich langsam.

Ein weiterer Unterschied zwischen den beiden Typen des Papilloms prägt sich darin aus, daß derjenige Teil der „epithelialen" Geschwulst, der unter Umständen auf die Bindehaut des Bulbus übergreift, die Verschieblichkeit des Muttergewebes nicht aufhebt, während die fibröse Wurzel der zweiten Geschwulstgattung das Gebilde auf der Subconjunctiva und Sclera fester verankert.

Indessen kann kein Zweifel darüber obwalten, daß eine scharfe Trennung der beiden Formen nicht möglich ist und jedenfalls prinzipielle Unterschiede in der Struktur nicht vorliegen. Das abweichende Verhalten erklärt sich vielmehr sehr einfach dadurch, daß das bindegewebige Stroma allerorts in stärkere Wucherung gerät, wenn Epithelzapfen weiter in die Tiefe vorgetrieben werden. Dieselben Verhältnisse kehren z. B. beim Frühjahrskatarrh wieder (s. S. 109). Somit erscheint mir die Wachstumstendenz des Epithels die Ursache dafür zu sein, daß in der einen Reihe der Fälle die Papillome ein flaches, breitbasiges Beet bilden, während in der anderen Reihe tief gefurchte Geschwülste mit fibrösem Skelet entstehen.

Für die **Beurteilung des klinischen Bildes** ist es in der Tat viel wichtiger, daß man möglichst frühzeitig erkennen kann, ob es sich um einen *benignen oder malignen Tumor* handelt. Schon anatomisch fällt diese Entscheidung bekanntlich bei allen Warzen, die in Epithelcarcinome übergehen können, recht schwer, insofern die Einschätzung, ob das Eindringen des Epithels in die Tiefe bereits ein schrankenloses Wachstum der Deckzellen bedeutet, vielfach subjektiven Erwägungen unterworfen ist. Für die klinische Erscheinungsweise ist daher nicht die Ausdehnung der Geschwulst in der Fläche, sondern lediglich die Fortsetzung der Wucherung nach der Tiefe maßgebend. Eine die Hornhaut zum größten Teile bedeckende „*Papillomatose*" (Abb. 107, 108), die ähnlich einem dicken Pannus die Oberfläche als eine Schicht überzieht, kann durchaus gutartigen Charakter haben (A. SCHÄFLER, REIS). Ja, selbst eine so ausgesprochene Tendenz, sich in der Fläche auszudehnen, daß auf der gegenüberliegenden Tarsalbindehaut neue Papillombeete zur Ansiedelung und Ausbreitung gelangen, wie es A. BIRCH-HIRSCHFELD beobachtete, braucht deshalb noch nicht eine maligne Bedeutung zu haben. Vielmehr legt die oft gemachte Erfahrung, daß gewisse Papillome nach erfolgter Excision immer wieder rückfällig werden, fast den Gedanken nahe, daß irgendwelche infektiöse Bedingungen der Gewebswucherung den Boden bereiten.

A. Contino betont, daß man die „Jugendform" des Papilloms, das „Euepitheliom" klinisch überhaupt nicht mit hinreichender Sicherheit von der malignen Entartungsform, dem „echten Epithelioma corneae" unterscheiden könne. Auch die oft zu lesende Ansicht, daß selbst große benigne Papillome keine nekrotischen und geschwürigen Stellen zeigen, die malignen aber gern zu kraterförmigen Exulcerationen führen, gibt nicht sichere Anhaltspunkte, wie Abb. 109 beweist.

Verlauf. Nur selten bleiben die einmal zur Entwicklung gelangten Papillome stationär, vielmehr kann man im allgemeinen damit rechnen, daß sie wachsen. Die Ausbreitung geschieht größtenteils in der Fläche, weil der auf dem Bulbus lastende Druck der Lider die Wucherung in einer anderen

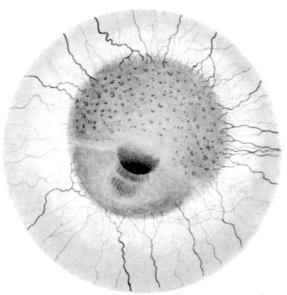

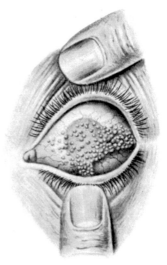

Abb. 107. Diffuse Papillomatose der Hornhaut. 69jähriger Mann. Seit 3—4 Jahren bestehende Wucherung. Eine flache graurosafarbene Geschwulst mit zartmilchiger Oberfläche beginnt oben im Bereiche der Sclera-Conjunctiva 4 mm jenseits des Limbus und überzieht fast die ganze Hornhaut. Der Tumor ist aus einzelnen Läppchen zusammengesetzt, die ein kleines rotes Pünktchen (eine Gefäßschlinge oder einen Gefäßknäuel) in der Mitte erkennen lassen. (Nach A. Schäfler.)

Abb. 108. Epitheliom der Cornea. 65jähriger Mann. Eine graulich-rosenfarbige Geschwulstmasse sitzt auf der Hornhaut- und Bindehautoberfläche. Nach unten reicht die Kette der Papillen bis in die untere Übergangsfalte hinein. Die Geschwulst ist von weicher Konsistenz, auf der Hornhaut nicht verschieblich, dagegen auf der Bindehaut verschieblich. Die Oberfläche der Geschwulstbeete wird durch zahllose kleine gestielte Höcker gebildet, welche ihr ein blumenkohlartiges Aussehen verleihen. Die Hornhaut ist in ganzer Ausdehnung undurchsichtig. (A. Contino, Fall 9.)

Richtung erschwert. Erst wenn die Geschwulstmasse so zugenommen hat, daß die Lidspalte nicht mehr geschlossen werden kann, tritt auch die Größenvermehrung im sagittalen Durchmesser stärker in die Erscheinung. In der Regel vollzieht sich die Ausdehnung nicht nach allen Seiten gleichmäßig, sondern es gewinnt den Anschein, als ob die Hornhautoberfläche für die Wucherung des Papilloms günstigere Bedingungen als die Bindehaut bietet. Namentlich ist die Hornhautperipherie bevorzugt, so daß manche Papillome im weiteren Wachstum einen die Hornhautmitte zunächst aussparenden ringförmigen Tumor bilden. Erst allmählich wird die ganze Cornea bedeckt. Vielleicht spielen hier die verschiedenen Ernährungsverhältnisse eine Rolle. Daß auch Kontaktgeschwülste auf der entsprechenden Partie der Conjunctiva tarsi vorkommen, wurde schon oben erwähnt.

Wenn die Papillome malign entarten, so können große Tumoren entstehen, die auch nach rückwärts wachsen, Protrusio bulbi verursachen oder die Lidspalte zum Klaffen bringen. Dem Einbruch der Carcinome in das Bulbusinnere setzt die Sclera einen erheblichen Widerstand entgegen. Auch die Cornea wird nur schwer soweit durchwuchert, daß die Geschwulst in das Gebiet der vorderen Augenkammer gelangen kann. Hingegen bieten die Durchlässe für die größeren Gefäße und Nervenstämme am Limbus corneae den Epitheliomen die Möglichkeit, an dieser Stelle die Augapfelwandung zu durchbrechen, worauf sich rasch die Zerstörung der Uvea und Retina anschließt (BEAUVIEUX und PAUL PESME).

Pathologische Anatomie. Das Präparat zeigt Epithelzapfen und -schläuche, die durch mehr oder weniger breite Bindegewebswucherungen von einander

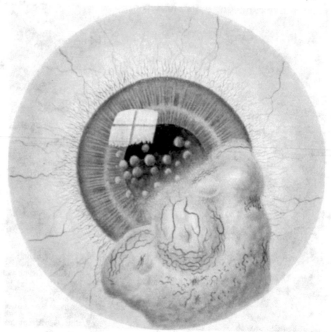

Abb. 109. Malign entartetes Papillom der Cornea und Conjunctiva mit einzelnen vorgeschobenen kleinen Knötchen der Hornhautoberfläche. 81jährige Frau. Der Tumor wurde abgetragen. Die Untersuchung ergab eine carcinomatöse Struktur. 3 Wochen nach der Abtragung Rezidiv, deshalb Exenteration der Orbita.

getrennt sind. E. v. HIPPEL schreibt hinsichtlich der Papillome der Cornea: „Man ist erstaunt, wie im mikroskopischen Bilde im Gegensatze zum klinischen Befund das Epithel ganz im Vordergrund steht" (s. Abb. 110). Das gleiche gilt für die Bindehautpapillome, bei denen das Vorwiegen des Epithels über die Wucherung des Bindegewebes so erheblich sein kann, daß das Epithel den Blutgefäßen im Innern der Papillen unmittelbar aufzusitzen scheint (WALTER LÖHLEIN). Vor allem auf Papillenquerschnitten kommt die Rolle des Epithels deutlich zur Geltung. Je nachdem das die Papillen ausfüllende Bindegewebe zunimmt, erlangt der Tumor eine mehr fibröse Struktur. Damit geht der „epitheliale" Typus CONTINOS in denjenigen der zweiten Gattung über.

Im Gebiete der Hornhaut bildet die BOWMANsche Membran eine brauchbare Trennungslinie zur Unterscheidung, ob das Papillom noch als solches oder bereits als Carcinom anzusprechen ist; denn die Durchbrechung der vorderen Grenzhaut durch die wuchernden Epithelmassen und ihr Eindringen in das Hornhautparenchym ist ein Ausdruck der malignen Proliferation. Innerhalb der Bindehaut fehlt dieses Kriterium. Jedenfalls sind alle Geschwülste, deren Epithelzapfen die Subconjunctiva durchsetzen und vielleicht sogar in die Sclera vordringen, als bösartig anzusehen (s. Abb. 111).

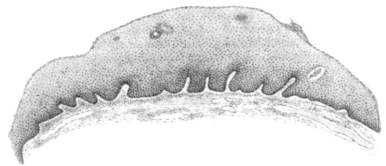

Abb. 110. Papillom des Limbus. Enorme Verdickung des Epithels mit zahlreichen kleinen Papillen; doch ist die basale Zellreihe normal. 37jähriger Mann. Seit 2 Monaten Rötung am Hornhautrande. Seit 20 Tagen weißes Knötchen am Limbus. (Nach A. CONTINO Fall, 4.)

Differentialdiagnose. Als Affektionen, die zu Verwechslungen Anlaß geben können, kämen höchstens die sulzigen Wucherungen am Limbus bei der bulbären

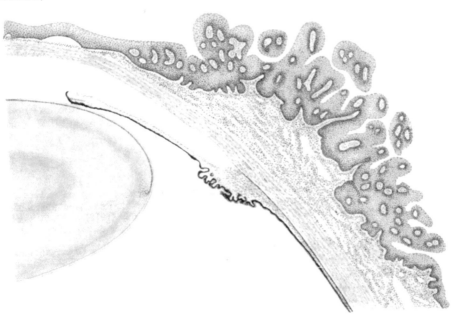

Abb. 111. Epitheliom (Papilloma malignum) der Hornhaut. 65jähriger Mann. Die Hauptmasse der Erhabenheit wird durch gewuchertes Bindegewebe gebildet. Die eindringenden Epithelzapfen zeigen an der basalen Reihe zylindrische langgestreckte Zellen, die zum Teil Karyokinesen zeigen. Diese Epithelzellen haben die Bedeutung von Keimzellen. (Nach A. CONTINO, Fall 9.)

Form des Frühjahrskatarrhs (s. S. 105) in Frage, insofern auch hier papillenartige Auswüchse mit Gefäßschlingen im Innern das Bild beherrschen. Indessen ist die Hornhaut-Bindehauterkrankung beim Frühjahrskatarrh immer doppelseitig vorhanden und zum mindesten von einer milchigen Verfärbung der Conjunctiva tarsi, meist von pflastersteinförmigen Wucherungen an diesem Teile begleitet.

Prognose. Die Papillome neigen sehr zu Rückfällen, auch wenn sie sorgsam exstirpiert werden. Solange sie nicht carcinomatös entarten, bedrohen sie das Auge lediglich durch die Möglichkeit, daß sie sich auf der Hornhaut weiter ausbreiten und die für das Sehen maßgebenden Gebiete angreifen. Bei maligner Entartung ändert sich die Voraussage dadurch, daß nicht nur schrankenloses Wachstum im Bereiche von Bindehaut, Lider und Orbita, sondern unter Umständen auch *Metastasen* in den regionären Drüsen zu fürchten sind.

Therapie. Als Behandlung kann nur die Excision, bei Bedarf mit nachfolgender Bindehautplastik, in Frage kommen. Man muß dabei darauf bedacht sein, daß die Schnittführung im Gesunden liegt und nirgends Tumorinseln stehen bleiben, von denen neue Wucherungen ausgehen. Manchmal gelingt dies trotz großer Ausdehnung des Papilloms überraschend gut. Vielleicht geht die Ablösung des Tumors von der Hornhaut deswegen so glatt vor sich, weil in einigen Fällen eine Bindegewebsschichte die Basis der Papillome von der Hornhautüberzuge trennt (AUBARET und JEAN SÉDAN). So berichtet SCHÄFLER von einem Fall, in dem ELSCHNIG ein diffuses Hornhautpapillom nach Ablösung der durch die Geschwulst verdickten Bindehaut am scleralen Rande beginnend mobilisieren und stumpf vorwärtsdringend von der Hornhautoberfläche förmlich abschälen konnte. Nach 3 Monaten erinnerte nur eine zarte Trübung der obersten Hornhautschichten an den Sitz der ehemaligen Neubildung. Wenn man nicht sicher ist, daß man mit Messer und Schere alles Geschwulstgewebe entfernt hat, empfiehlt es sich, die zurückgelassenen suspekten Partien vorsichtig zu kauterisieren. Nach den Erfahrungen der Prager Schule ist es jedenfalls geboten, die Papillome herauszupräparieren und nicht eine Bestrahlungstherapie einzuleiten; denn nach der Excision bleibt die Cornea meist auffallend klar, während die Bestrahlungen dichte Trübungen hinterlassen (FERDINAND M. BÖHM). Kommt es aber doch zu Rückfällen, so ist Mesothoriumbehandlung (B. AGRICOLA) oder Radiumbestrahlung (DONATO RUSSO) zu versuchen. Wenn der maligne Charakter der Tumorart durch die pathologisch-anatomische Untersuchung offenbar werden sollte, muß nicht nur die Enucleatio bulbi, sondern unter Umständen die Exenteratio orbitae erfolgen.

Literatur.

Papillome. Epitheliome. Carcinome.

AGRICOLA, B.: Fünfmal rezidiviertes Papillom der Bindehaut und Hornhaut geheilt durch Mesothoriumbestrahlung. Klin. Mbl. Augenheilk. **51** I, 650 (1913). — AUBARET et JEAN SÉDAN: Du glissement des epithéliomes de la conjonctive sur la cornée. Ann. d'Ocul. **159**, 825 (1922).

BEAUVIEUX et PAUL PESME: De la propagation des tumeurs malignes de la conjonctive et des paupières à l'intérieur du globe oculaire. Arch. d'Ophtalm. **40**, 233 (1923). — BIRCH-HIRSCHFELD: Ein Fall von Papillom der Bindehaut und Hornhaut mit Kontakttumor des Lidrandes. Z. Augenheilk. **34**, 291 (1915). — BÖHM, FERDINAND M.: Drei Fälle von Papilloma conjunctivae corneae. Z. Augenheilk. **45**, 22 (1921).

CONTINO, A.: Neue Beobachtungen und Untersuchungen über die Papillome des Limbus und der Hornhaut. Arch. Augenheilk. **68**, 366 (1911).

v. HIPPEL, E.: Handbuch der speziellen pathologischen Anatomie und Histologie. XI. Auge, 1. Teil. Berlin: Julius Springer 1928.

LICKSÓ, A.: Über bösartige Limbusgeschwülste. Arch. Augenheilk. **91**, 1 (1922). — Lo RUSSO, DONATO: Contributo allo studio dei tumori epiteliali della cornea e alla loro terapia. Ann. Ottalm. **53**, 1061 (1925). — LÖHLEIN, WALTHER: Handbuch der speziellen pathologischen Anatomie und Histologie. XI. Auge, 1. Teil. Berlin: Julius Springer 1928.

POLEFF, L.: Beitrag zur Pathologie der epithelialen Geschwülste der Hornhaut und des Limbus. Arch. Augenheilk. **98**, 66 (1927).

REIS: Über diffuse Papillomatose der Cornea. Z. Augenheilk. **24**, 129 (1910).

SCHÄFLER, A.: Beitrag zur Kenntnis der Papillome der Cornea. Klin. Mbl. Augenheilk. **52 I**, 855 (1913).

b) Die Tumoren der Conjunctiva und Cornea bei Xeroderma pigmentosum.

Das recht seltene Hautleiden entwickelt sich im frühen Kindesalter. Es kündigt sich dadurch an, daß unter dem Einfluß der Sonnenstrahlen eine Entzündung der unbedeckten Hautgebiete einsetzt, die nach mehrfacher Wiederholung neben umschriebenen Pigmentierungen und Pigmentschwund narbige Atrophien und Teleangiektasien nach sich zieht. Die Haut wird dadurch bunt gefärbt und sieht gesprenkelt aus. Nach Jahren bilden sich warzige Erhebungen, die früher oder später malign entarten, indem daraus Cancroide oder fungöse Carcinome werden.

Im Jahre 1919 konnte RUDOLF LEDERER 48 Fälle zusammenstellen, in denen es zu einer Mitbeteiligung der Augen gekommen war. Außer Lidrandentzündungen, Ectropium, Entropium, katarrhalischer Entzündung der Conjunctiva (bei 22 Patienten) befanden sich in dem Material 7 Tumoren, die vom Limbus ausgegangen waren, und zwar handelte es sich regelmäßig um epibulbäre Carcinome. Auch der im Falle von H. WOLF erhobene mikroskopische Befund sprach für ein Basalzellencarcinom. Die Tatsache, daß gleichzeitig mit den Geschwülsten am Auge auch an anderen Hautstellen Carcinome auftreten, ist im Sinne eines primären Epithelioms mit multipler Lokalisation zu deuten (CHEVALLEREAU und OFFRET).

Literatur.

Tumoren der Conjunctiva und Cornea bei Xeroderma pigmentosum.

CHEVALLEREAU, A. et OFFRET: Xeroderma pigmentosum et lésions oculaires. Ann. d'Ocul. **83**, 236 (1920).

LEDERER, RUDOLF: Die Beteiligung des Auges an dem Krankheitsbilde des Xeroderma pigmentosum. Graefes Arch. **100**, 32 (1919).

WOLF, HANS: Zur Klinik und pathologischen Anatomie der Augenerkrankung bei Xeroderma pigmentosum. Arch. Augenheilk. **88**, 168 (1921).

c) Das Plasmom (Plasmocytom).

Die aus Plasmazellen bestehende Neubildung ist 1908 von C. PASCHEFF (a) zuerst beschrieben worden. Sie kommt als circumscripte und diffuse Wucherung vor und ist gutartig.

Pathogenese. Soweit die spärlichen, bislang veröffentlichten Fälle einen Schluß zu ziehen erlauben, können verschiedene Zustände den Anlaß zu der Veränderung geben, die im wesentlichen wohl mehr degenerativen als proliferativen Charakter hat. — PASCHEFF (b) ist der Ansicht, daß eine besondere Form von Bindehautleiden — Conjunctivitis plasmacellularis — zugrunde liegt, die eine plasmacelluläre Hyperplasie der ganzen Conjunctiva hervorbringt, obgleich in einer Anzahl von Fällen die Zellansammlung nur an bestimmten Stellen einen tumorartigen Habitus annimmt. Somit legt er der Anwesenheit der Plasmazellen nicht die sekundär-reactive Bedeutung bei, die wir beim Trachom durch die Einkreisung der Follikel durch sie zu sehen bekommen, sondern er hält eine aktive Rolle für gegeben, indem sie eine mehr oder weniger diffuse Hyperplasie der Membran hervorrufen. Ihm war es aber keineswegs entgangen, daß mit der Entwicklung dieses Zustandes die Neigung zur hyalinen Degeneration des Bindegewebes und der Plasmazellen selbst verbunden ist. Nun haben schon ältere Autoren ein „adenoides Lymphocytengewebe" beschrieben, das sie als das Vorstadium der hyalin-amyloiden Entartung der Conjunctiva betrachteten. Es dürfte sich dabei um dieselbe Hyperplasie gehandelt haben, die wir jetzt nach Kenntnis der besonderen Eigenschaften der Plasmazellen Plasmom nennen. Ferner ist von Wichtigkeit, daß nahe Beziehungen dieses Zelltypus zum Hyalin

und Amyloid der Bindehaut bestehen (F. Schieck); demgemäß hat F. Deutschmann die Entwicklung der geschwulstartigen Bildungen mit der Hyalin- und
Amyloiderkrankung (s. S. 173) der Membran in Verbindung gebracht. Andererseits muß auffallen, daß auch das Trachom den Boden für die Entstehung der
Wucherungen zum wenigsten vorzubereiten scheint; denn in der Serie von 5 Fällen
F. Papolczys hatten allein 4 Trachom. Fassen wir also diese Untersuchungsergebnisse zusammen, so kommen wir doch zu der Überzeugung, daß wohl keine
echten Tumoren vorliegen, sondern daß eine allerdings ungewöhnliche Dimen-
sionen annehmende reaktive Proliferation von Plasmazellen mit nachfolgender
Entartung die Grundlage bildet. Die Nachforschung nach Mikroorganismen
war stets negativ. A. Botteri und A. Spanić impften Plasmommaterial einem
Pavian in die Übergangsfalte ein und erzielten eine Epithelverdickung mit
Follikelbildung.

Symptome. In einigen Fällen macht sich die Verdickung der Bindehaut bzw.
die Bildung von tumorartigen Wucherungen schon äußerlich dadurch bemerkbar,
daß die Lider gedunsen sind oder das Oberlid durch die Schwere der Neubildungen belastet herabhängt. Hin und wieder stehen die Lider etwas
vom Bulbus ab. Manchmal sind die Plasmome auch innerhalb der Lidspalte sichtbar, sei es, daß sie über den freien Lidrand emporragen odeı in
der Karunkelgegend sitzen. Ihre Gesamtausdehnung können wir erst überschauen, wenn die Lider ektropioniert werden; denn die Übergangsfalten,
vorzüglich die obere, sind zumeist am stärksten befallen. Hier kommen wulstartige Verdickungen vor, die ganz den Eindruck eines Tumors machen. Bei
mehr diffusem Wachstum sind sie auf der Unterlage gar nicht oder nur wenig
verschieblich. Selbstverständlich spielt auch die Frage eine Rolle mit,
ob gleichzeitig Trachom vorhanden ist, das seinerseits zur Veränderung der
Conjunctiva Anlaß gibt. Überhaupt läßt sich aus den bekannt gewordenen
Krankengeschichten schwer irgendeine Regelmäßigkeit der Anordnung ableiten.
So kann auch die Conjunctiva tarsi allein mit Verschontbleiben der Übergangsfalte beteiligt sein.

Pascheff hat ferner eine Plasmomentwicklung auf der Cornea beschrieben.
Es handelte sich um ein 16jähriges Mädchen mit Trachom, dessen rechte Hornhaut zu $^4/_5$ von einer weichen rötlichen Wucherung bedeckt war. Die Neubildung ging am Limbus in die Conjunctiva über und ließ sich nach Art eines
Pterygiums gut abtragen. Nach der Operation zeigte es sich, daß die darunter
liegende Hornhautpartie leukomatös war, so daß wohl die Plasmombildung
mit der Conjunctiva auf diese hinaufgewuchert sein oder wenigstens die Geschwulst ihren Ursprung von der Conjunctiva des Limbus genommen haben dürfte.

Schon in seiner ersten Mitteilung hat Pascheff die große Ähnlichkeit betont, welche die Plasmome mit den hyalinen und amyloiden Verdickungen und
Geschwülsten der Conjunctiva (s. S. 173) im klinischen Bilde aufweisen. Tatsächlich kann erst die anatomische Untersuchung die Differentialdiagnose sichern.

Pathologische Anatomie. Das Wesen der Hyperplasien ist in der Ansammlung von Plasmazellen zu sehen (Abb. 112), die in großen Mengen das Gewebe
durchsetzen. Der Zelltypus findet sich auch sonst bei den meisten chronischen Erkrankungen der Conjunctiva, dann aber nur in einzelnen Nestern,
Zügen oder in regelloser Verteilung. Hier nehmen die Zellanhäufungen die
Form von Tumoren an. Bemerkenswert ist der Gehalt der Wucherungen an
hyalinen Kugeln (Russelsche Körperchen), die spärlich oder auch zahlreich
in den Zellmassen zutage treten. Sie finden sich als kleinste Gebilde im Protoplasma der Plasmazellen und auch zwischen ihnen. Wiederum ist es auffällig,
daß auch in alten Trachomen diese Kugeln vorkommen, ebenfalls innerhalb
und außerhalb von Plasmazellen. Nach Pascheffs Beobachtungen vermögen

sie schließlich das ganze Protoplasma der Zellen zu ersetzen. Damit erklärt sich die nahe Verwandtschaft der Plasmombildung mit der hyalin-amyloiden Degeneration, die schon bei der Erörterung der Pathogenese und der klinischen Symptome gestreift wurde.

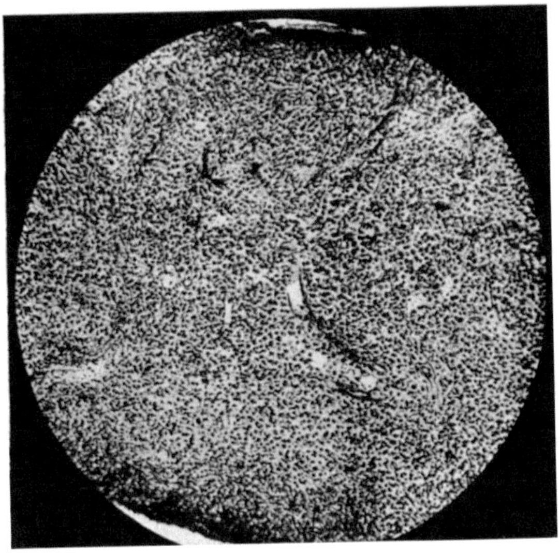

Nirgends begegnet man in den mikroskopischen Präparaten Stellen, die für eine maligne Entartung sprechen.

Verlauf. Die Erkrankung ist eine durchaus chronische Veränderung. Die Patienten wissen gar nicht, wann sie begonnen hat, und sie wird meist zufällig aufgedeckt, wenn nicht die Ausdehnung der Verdickungen die Kranken selbst zum Arzte führt. Ebenso scheint die Größenzunahme beschränkt zu sein, indem die weitere Wucherung schließlich zum Stillstande kommt.

Die Prognose ist, soweit die Plasmombildung selbst in Frage steht, günstig. Doch werden wohl ausschließlich Augen befallen, die schon

Abb. 112. Conjunctivitis plasmacellularis. Senkrechter Schnitt zur Oberfläche der Conjunctiva tarsi inferior. Vergr. 20 : 1. Die Hypertrophie der Bindehaut wird durch eine starke Proliferation von Plasmazellen herbeigeführt. (Nach C. Pascheff.)

vorher an schweren entzündlichen Veränderungen der Bindehaut längere Zeit zu leiden hatten. Deswegen finden wir in der Literatur neben Folgezuständen von Trachom Hornhautleukome und -staphylome mehrfach erwähnt.

Die Therapie kann bei Lästigwerden der Hyperplasien und Tumorbildungen nur eine operative sein, zumal sich die Gebilde in der Regel ohne Schwierigkeiten herauslösen lassen. Bei Entfernung größerer Wülste muß man darauf bedacht sein, die Defekte durch eine Plastik zu schließen.

Literatur.

Plasmom (Plasmocytom).

Botteri, A. u. A. Spanić: Über die Ätiologie des Trachoms. Klin. Mbl. Augenheilk. **78**, 810 (1927).

Deutschmann, F.: Das Plasmom, die hyaline und die amyloide Degeneration der Conjunctiva. Z. Augenheilk. **27**, 242 (1912).

Papolczy, Franz: Über die Plasmome der Conjunctiva, mit besonderer Rücksicht auf das Trachom. Klin. Mbl. Augenheilk. **83**, 788 (1929). (Hier die gesamte Literatur). — Pascheff, C.: (a) Plasmacellulare Bildungen (Plasmome) der Bindehaut und Hornhaut. Graefes Arch. **68**, 114 (1908). (b) Weitere Mitteilungen über die plasmacellularen Bildungen der Bindehaut-Conjunctivitis plasmacellularis. Graefes Arch. **71**, 569 (1909).

Schieck, F.: Über die Hyalin-Amyloiderkrankung der Conjunctiva. Graefes Arch. **67**, 119 (1908).

d) Die pigmentierten Tumoren der Conjunctiva und Cornea (Melanocarcinom, Melanosarkom).

In dem Kapitel über die Pigmentanomalien der Bindehaut und Hornhaut sind bereits Zustände besprochen worden, die auf der Grenze zur Tumorbildung stehen. Namentlich die Naevi pigmentosi (S. 161) sind in dieser Hinsicht bemerkenswert (Abb. 113a, 113b).

Die maligne Entartung des Naevus. Wenn ein Naevus in eine bösartige Neubildung übergeht, so fragt es sich, in welche Kategorie der Geschwülste das Produkt eingegliedert werden muß. Verschiedene Möglichkeiten sind zu

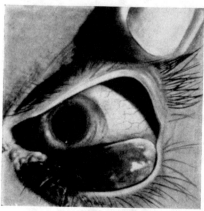

Abb. 113a. Melanosarcoma conjunctivae. 22jähriges Mädchen. Seit der Kindheit „schwarze Flecken" am linken Auge. Seit einem Jahre Geschwulstbildung. Ein von Bindehaut überzogener verschieblicher, walzenförmiger Knoten von grauschwarzer Farbe wächst mit einem Stiele aus der unteren Übergangsfalte heraus. Bindehaut in der Umgebung melanotisch gefleckt. Pigmentstäubchen ziehen vom Limbus bis in die Hornhautmitte, nur an die Epithelschicht gebunden. Der Tumor ließ sich leicht am Stiele abtragen. Exenteratio orbitae verweigert. Exitus 2 Jahre später an Metastasen. (Nach ERNST KRAUPA.)

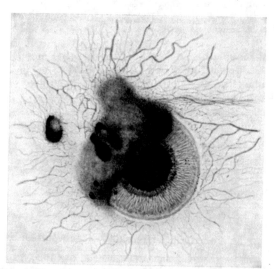

Abb. 113b. Epibulbäres Melanosarkom, das zum Teil in der Bindehaut, zum Teil in der Hornhaut wurzelt. 53jähriger Mann. Vor 7 Wochen Steinsplitterverletzung des rechten Auges; seitdem entwickelte sich eine schwarze Geschwulst. In der Bindehaut liegt einige Millimeter vom äußeren oberen Hornhautrande entfernt ein kleines, tief schwarz pigmentiertes Knötchen mit glatter Oberfläche. Eine größere Geschwulstpartie sitzt dem temporalen oberen Hornhautbereich mützenartig auf. Sie ist höckerig und enthält mehrere intensiv schwarze Knötchen. Auf der Oberfläche reichlich feinste Gefäßchen. Die Geschwulst ließ sich glatt ablösen. Mikroskopische Diagnose: Melanosarkom. Enukleation verweigert. Schicksal unbekannt. (Nach ERNST KRAUPA.)

erwägen. So kann das darüber liegende Epithel mit in die Tiefe greifenden Sprossen ein Carcinom erzeugen, welches dann durch den Pigmentgehalt des Naevus gefärbte Partien einschließt. Schwieriger gestaltet sich das Problem, wenn es die Naevuszellen selbst sind, die den Ausgangspunkt des Tumors bilden;

denn hier kommen die verschiedenen Auffassungen zur Geltung, die hinsichtlich der Natur der Naevuszellen bestehen. UNNA hält sie für abgesprengte Zellen des Deckepithels, die eine amöboide Fortbewegung besitzen sollen. Indessen ist aus den Kreisen der Augenärzte dieser Ansicht sowohl von STOEWER als auch von WINTERSTEINER widersprochen worden. Sie stellen die Naevuszellen als eine besondere Art von Bindegewebselementen hin, so daß die aus ihnen hervorgehenden malignen Geschwülste in die Gruppe der Sarkome einzureihen sind. Es ist ja auch schwer zu sagen, ob die Zellen vom Epithel abgesprengt sind oder nicht, zumal dann, wenn die in Wucherung geratenden Naevuszellen von unten her gegen das Epithel vordringen (RIBBERT). M. WOLFRUM hat Frühstadien pigmentierter Naevi der Bindehaut, Plica semilunaris und Karunkel untersucht und glaubt, daß sich die epitheliale Herkunft der Zellen auf

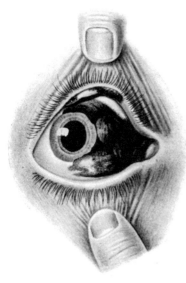

Abb. 114. Melanosarkom der Conjunctiva, übergreifend auf die Cornea und die Caruncula lacrimalis. Die Innenfläche des Oberlides, sowie der Lidrand tragen einen Kontakttumor.

Serienschnitten in jedem einzelnen Falle erweisen läßt. Ebenso schließt er sich UNNA in betreff der amöboiden Beweglichkeit der Abkömmlinge an. Er spricht die aus ihnen entstehenden bösartigen Geschwülste deswegen als Carcinome an, jedoch nicht als solche der gewöhnlichen Art, sondern als Basalzellenkrebse des KROMPECHERschen Typus. Das Melanosarkom der Uvea ist von diesen Formen grundverschieden. Auch P. WÄTZOLD stellt den Naevus conjunctivae als ein rein epitheliales Gebilde hin und nennt die Entartungen daher Carcinome.

Der Anstoß zum malignen Entarten eines Naevus pigmentosus conjunctivae kann durch äußere Ursachen gegeben werden. So ist folgender Fall von A. MARIA ROSENSTEIN bemerkenswert:

Eine 53jährige Frau hatte wie ihre mit 66 Jahren verstorbene Mutter einen Naevus der Bindehaut im Lidspaltenbereich, der bis zum Limbus reichte. Unter dem Einflusse einer akuten KOCH-WEEKS-Conjunctivitis begann der bislang unverändert gebliebene vererbte Naevus sich rasch zu vergrößern und auf die Hornhaut zu wuchern. Die exstirpierte Geschwulst zeigte einen malign veränderten Naevus. Mehrmalige Bestrahlung der Exstirpationsnarbe wurde der Sicherheit halber durchgeführt, und während der Beobachtung von 1½ Jahren blieb das Auge rezidivfrei.

WINTERSTEINER hebt ebenfalls hervor, daß es kein Zufall ist, wenn die Naevustumoren im Lidspaltenbereich der Bindehaut, in der Plica und in der Karunkel ungefähr 5 mal so häufig sind wie die der übrigen Lidbindehaut. Auch der Naevus der äußeren Haut bleibt für gewöhnlich solange vollständig unverändert, als er vor Insulten geschützt ist, und die Naevi im Lidspaltenbereich sind eben am meisten kleinen Traumen ausgesetzt. Ähnlich urteilt ERNST KRAUPA (siehe Krankengeschichte zu Abb. 113 b).

Die Grenze zwischen benignem und malignem Verhalten ist natürlich nur in ausgesprochenen Fällen mit Sicherheit zu ziehen. WÄTZOLD gibt folgende Anhaltspunkte:

Der gutartige Naevus hat im klinischen Bilde meist nur eine geringe Größe (bis zu der einer Linse) und stellt einen mehr oder weniger erhabenen Knoten von gelbbräunlicher bis braunroter Farbe dar. Seine Beschaffenheit ist glasig-derb, seine Blutgefäßversorgung verschieden reichlich. Am häufigsten finden wir ihn am Limbus corneae, nächstdem am inneren Augenwinkel (Karunkel, Plica), weniger oft auf der übrigen Bindehaut.

Der Verdacht auf beginnende Bösartigkeit ist berechtigt, wenn die Patienten das 30. Lebensjahr überschritten haben und ein stärkeres Wachstum der Geschwulst zutage tritt. Mit Sicherheit kann man Malignität feststellen, wenn ein größerer Teil der Conjunctiva bulbi von der Geschwulst eingenommen wird (Abb. 114), und vor allem, was relativ häufig vorkommt, die gegenüberliegende Conjunctiva tarsi eine Abklatschmetastase trägt. Selbstverständlich ist auch auf eine etwa vorhandene Schwellung der regionären Lymphdrüsen zu achten.

Übrigens können multiple kleine melanotische Tumoren der Conjunctiva durch fortgesetzte Einträufelung von *Adrenalin* entstehen. Der chemische Stoff geht durch die Oxydasen des subconjunctivalen Zellgewebes in Melanin über, so daß kompakte, gleichmäßig schwarz gefärbte Pigmentanhäufungen in Form kleiner Geschwülstchen hervorgerufen werden (LÖWENSTEIN).

Therapie. Die stückweise Excision eines Naevus der Bindehaut ist unbedingt zu vermeiden; ja sie ist ein Kunstfehler, weil die stehen gelassene Partie dann gewissermaßen zur bösartigen Wucherung angeregt wird (WÄTZOLD). Wenn man bei einem Patienten im Alter von 30 Jahren und darüber einen Naevus conjunctivae feststellt, so rät WÄTZOLD, auch wenn Bösartigkeit noch nicht vorzuliegen scheint, die Totalexstirpation weitestgehend im Gesunden vorzunehmen und eine eventuelle Strahlenbehandlung nachzuschicken. Ist die Malignität erwiesen, so kommt die Enucleatio bulbi unter Wegnahme eines möglichst großen Stücks Conjunctiva in Betracht und, wenn der Tumor schon zu groß geworden ist, die Exenteratio orbitae.

Literatur.

Naevus pigmentosus und maligne Entartung.

KRAUPA, ERNST: Studien über Melanosis des Augapfels. Arch. Augenheilk. **82**, 67 (1917).

LÖWENSTEIN: Künstliche Hervorrufung melanotischer Geschwülstchen in der Bindehaut. Ophthalm. Ges. Heidelberg **1927**, 439.

RIBBERT: Über das Melanosarkom. Beitr. path. Anat. **21**, 471 (1896). — ROSENSTEIN, A. MARIA: Rasches Wachstum eines Limbus-Sarkoms in einem vererbten Naevus im Anschluß an eine KOCH-WEEKS-Conjunctivitis. Klin. Mbl. Augenheilk. **75**, 679 (1925).

STOEWER: Über Wucherung des Bindehautepithels mit cystischer Entartung und ihre Beziehung zum Naevus. Graefes Arch. **54**, 436 (1903).

UNNA: (a) Naevi und Naevuscarcinome. Berl. klin. Wschr. **30**, 14 (1893). (b) Zur epithelialen Abkunft der Naevuszellen. Virchows Arch. **143**, 224 (1896).

WÄTZOLD, PAUL: Der Naevus der Conjunctiva bulbi und sein Übergang in maligne Formen (Carcinome). Graefes Arch. **113**, 287 (1924). — WINTERSTEINER, HUGO: Beobachtungen und Untersuchungen über den Naevus und das Sarkom der Conjunctiva. Ophthalm. Ges. Heidelberg **1898**, 253. — WOLFRUM, M.: Der Naevus der Bindehaut des Augapfels und der Aderhaut und seine Beziehungen zu den melanotischen Tumoren. Graefes Arch. **71** 195 (1909).

e) Seltene Geschwülste der Conjunctiva und Cornea.

Endotheliome, Peritheliome. Wenn in der Bindehaut Endotheliome oder Peritheliome zur Entwicklung gelangen, so können diese Geschwülste nur vor den Blutgefäßen (unter Umständen auch von den Lymphgefäßen) ausgehen, weil die Zellformen des Endothels bzw. Perithels sonst nicht vorkommen. Die Diagnose solcher Tumoren ist recht schwierig; denn die Epitheliome können täuschend ähnliche mikroskopische Bilder liefern. Es ist daher eine gewisse Skepsis den Veröffentlichungen gegenüber gerechtfertigt.

K. RUMSCHEWITSCH gibt der von ihm beobachteten gestielten Geschwulst der unteren Übergangsfalte wegen des großen Gehalts an Gefäßen und der Anordnung von Geschwulstzellen in unmittelbarer Nachbarschaft des Endothels den Namen Endotheliom oder Angiosarkom. Der von Enrico Morelli untersuchte Tumor, welcher mit einem kurzen Stiel am inneren Lidwinkel saß, war „epithelialer" Abkunft und bestand aus einzelnen Läppchen

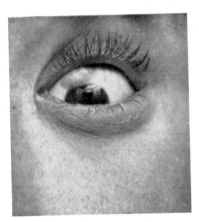

Abb. 115. Neurinom am Limbus corneae. (Nach Werner Kyrieleis.)

mit einer Capillare in der Mitte. Da die Zellgruppen stellenweise konzentrisch zu den Gefäßen gelagert waren, wurde die Diagnose auf ein Peritheliom gestellt. M. Müller nennt eine flache, rötliche Geschwulst, die bei gleichzeitigem schweren Trachom auf der Bindehaut-Hornhaut zur Entwicklung gelangt war, „Cylindroendotheliom". Auch hier gruppierten sich die Geschwulstzellen um Blut- und Lymphgefäße. Die Zellen des perithelialen Angiosarkoms" von Borsello zeigten starke Pigmentierungen. Der Tumor, welchen Fortunati beschreibt, soll ein „endotheliales Peritheliom" gewesen sein, während die von Jules Drak untersuchte, von der halbmondförmigen Falte ausgegangene Geschwulst für ein Endotheliom erklärt wird, weil sich eine Proliferation von Endothelzellen der Gefäße an einigen Stellen erkennen ließ.

Alles in allem dürfte es sich bei diesen Wucherungen um eigentümliche Bilder von Papillomen gehandelt haben.

Sarkome. Ungefärbte Sarkome der Bindehaut sind viel seltener als die Melanosarkome. Sie können ebensowohl im Gebiete der Conjunctiva bulbi, als auch auf den Lidinnenflächen und den

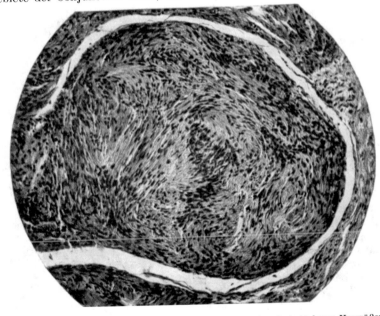

Abb. 116. Neurinom am Limbus corneae. Einzelnes Läppchen bei stärkerer Vergrößerung. Vergr. 1300:1. Deutlich geschichteter Bau mit regionärer Kernanhäufung. (Nach Werner Kyrieleis.)

Übergangsfalten zur Entwicklung gelangen. Ihre Zellen zeigen spindeligen, rundlichen oder polygonalen Typus; ihr Gefäßreichtum ist bemerkenswert (J. Bistis). Ob die unpigmentierten Sarkome Vorstufen der Melanosarkome sind, dürfte bei der Eigenart der Naevuszellen schwer zu entscheiden sein.

Ein **Neurinom** am Limbus corneae ist von WERNER KYRIELEIS beschrieben worden. Die Neubildung hatte ihren Ausgangspunkt wahrscheinlich von den Ciliarnerven genommen und mit einer „intrascleralen Nervenschleife" in Zusammenhang gestanden, wie sie TH. AXENFELD beobachtet hat. Diese angeborenen Zustände sind unter Umständen Teilerscheinungen einer fehlerhaften Gewebsanlage im Sinne einer Neurinomatose oder Neurofibromatose (Abb. 115 und 116).

Literatur.

Seltene Geschwülste.

AXENFELD: Nachweis und Bedeutung „intrascleraler Ciliarnervenschleifen" am lebenden Menschenauge. Ophthalm. Ges. Heidelberg **1925**, 266.

BISTIS, J.: Ein Fall von Bindehautsarkom. Z. Augenheilk. **56**, 106 (1925). — BORSELLO: Su di un caso di peritelioma della congiuntiva bulbare. Ann. Ottalm. **35**, 272 (1906).

DRAK, JULES: Un cas d'endothélioma du repli semi-lunaire de la conjonctive. Arch. d'ophtalm. **44**, 704 (1927).

FORTUNATI: Peritelioma endoteliale della congiuntiva dei fornici palpebrali. Ann. Ottalm. **35**, 941 (1906).

KYRIELEIS, WERNER: Ein Neurinom am Limbus corneae. Graefes Arch. **119**, 119 (1927).

MORELLI, ENRICO: Intorno ad un caso di peritelioma della congiuntiva bulbare. Boll. Ocul. **1**, 593 (1922). — MÜLLER, M.: Ein Fall von Cylindroendotheliom der Bindehaut. Z. Augenheilk. **27**, 89 (1912).

RUMSCHEWITSCH, K.: Zur Onkologie der Conjunctiva. Klin. Mbl. Augenheilk. **29**, 261 (1891).

3. Die Cysten der Conjunctiva und Cornea.

An der Oberfläche des Bulbus kommen blasige Bildungen vor, die seröse Flüssigkeit oder Lymphe enthalten. In der Regel wurzeln sie in der Bindehaut, werden aber auch im Gebiete der Hornhaut angetroffen, wenn diese im Verlaufe geschwüriger Prozesse von Bindehaut überzogen wird. So beobachtete F. SCHIECK eine dreikammerige mit Plattenepithel ausgekleidete Cyste auf der Cornea nach schwerer Blennorhoe mit Ulcus corneae.

Implantationscysten kommen dann zustande, wenn im Gefolge einer Verletzung Epithel der Conjunctiva abgesprengt und in die Tiefe verpflanzt wird. Ihre Wandung besteht entweder ausschließlich aus Bindehautepithel, oder es können auch Abschnitte des vorderen Uvealtractus mitbeteiligt sein, wenn gleichzeitig ein Irisprolaps zustande gekommen war (z. B. im Falle von MASAO SHODA, s. Abb. 117).

Es gibt aber auch spontan entstehende *„seröse epitheliale" Cysten*, die mit Vorliebe in der Nähe der Karunkel und halbmondförmigen Falte lokalisiert sind und entweder einer *Epithelsprossung* ihr Dasein verdanken (DUVERGER und REDSLOB) oder *embryonalen Ursprungs* sind, indem es sich um die cystische Umwandlung eines präexistenten Drüsenzapfens oder -schlauches

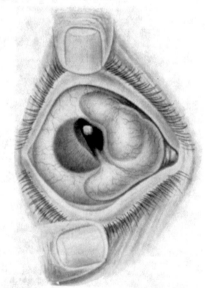

Abb. 117. Mehrkammerige Bindehautcyste im Anschluß an eine perforierende Verletzung mit Irisprolaps. (Nach MASAO SHODA.)

handelt (VAN DER STRAETEN und D. VAN DUYSE). Außerdem kommen *Retentionscysten* vor, die aus KRAUSEschen

Drüsen hervorgehen (MOAURO, SIEGMUND GINSBERG). Derartige Cysten werden meist in Mehrzahl angetroffen; ihre Entwicklung scheint durch eine vorangehende akute Conjunctivitis begünstigt zu werden.

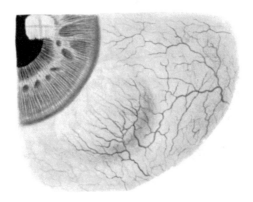

Abb. 118. Kleine, langsam gewachsene Lymphcyste der Conjunctiva bulbi am nasalen unteren Limbus bei einem 8jährigen Mädchen.

Ferner werden hin und wieder *Lymphcysten* (s. Abb. 118) beobachtet, die sich aus erweiterten Lymphgefäßen entwickeln. Sie sitzen gern in der Conjunctiva bulbi nahe dem Limbus.

Literatur.

Cysten der Bindehaut und Hornhaut.

DUVERGER et REDSLOB: Kystes epithéliaux de la conjonctive. Arch. d'Ophtalm. **39**, 230 (1922).

GINSBERG, SIEGMUND: Über seröse, epitheliale Bindehautcysten und Neubildung von Drüsen bei Conjunctivalkatarrh. Graefes Arch. **44**, 112 (1897).

MOAURO: Dilatazione cistica delle glandole di KRAUSE. Ann. Ottalm. **18**, 210 (1889).

SCHIECK, F.: Über Cystenbildung an der Hornhautoberfläche. Graefes Arch. **52**, 285 (1901). — SHODA, MASAO: Über subconjunctivale Implantationscysten. Klin. Mbl. Augenheilk. **73**, 233 (1924). — STRAETEN, VAN DER et D. VAN DUYSE: Kyste séreux epithélial sous-conjonctival. Arch. d'Ophtalm. **41**, 257 (1924).

Die Erkrankungen der Cornea.

Anatomisch-physiologische Vorbemerkungen.

Die Cornea hat eine relativ einfache Bauart. Sie stellt im Verein mit der Sclera die straff gefügte Bulbuskapsel dar und unterscheidet sich von der Lederhaut durch die Transparenz sowie den Mangel an Blut- und Lymphgefäßen. Sie hebt sich von der Lederhaut durch eine seichte Rinne (Limbus corneae) ab, weil ihr Krümmungsradius kleiner als derjenige der übrigen Bulbuskapsel ist und sie gleich einem Uhrglas ihr aufsitzt. Ein durch den vorderen Bulbusabschnitt sagittal gelegter Schnitt zeigt, daß die Sclera vorn weiter übergreift als hinten und somit die Hornhaut-Lederhautgrenze schräg verläuft.

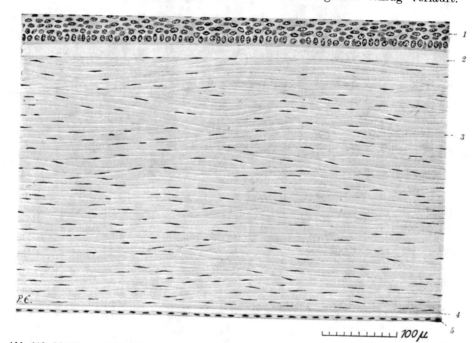

Abb. 119. Meridionaler Schnitt durch die Cornea; von einem Hingerichteten. (Präparat von Prof. STIEVE.) *1* Epithelium corneae, *2* Lamina basalis anterior (Bowmani), *3* Cornea propria, *4* Lamina basalis posterior (Descemeti), *5* Endothelium camerae anterioris. (Nach P. EISLER).

Das Conjunctivalepithel setzt sich ohne Unterbrechung auf die Hornhaut fort, ändert aber seine Beschaffenheit, indem es zu einem geschichteten Plattenepithel wird, dessen höhere Basalzellen der *vorderen Grenzschicht* (BOWMANsche *Membran*) anhaften. Mit diesen und den vordersten Lagen der Hornhautlamellen bildet das Epithel die *Pars conjunctivalis corneae*, welche entwicklungsgeschichtlich zur Bindehaut gehört und auch in klinischer Hinsicht an den Erkrankungen der Bindehaut recht häufig teilnimmt. Die von der Hauptmasse der Hornhautlamellen gebildete *Cornea propria* (Substantia propria corneae, Pars scleralis corneae) setzt sich aus 40—60 dünnen Schichten zusammen (Abb. 119). Sie unterscheiden sich von den Fibrillen der Sclera dadurch, daß sie eine nahezu parallele Anordnung auf dem Durchschnitt erkennen lassen, doch liegen sie nicht einfach zwiebelschalenartig aufeinander, sondern sind vielfach gegenseitig verflochten.

Daraus ergibt sich die klinische Erfahrungstatsache, daß in die Hornhaut-grundsubstanz einwachsende Gefäße in der Regel nicht die Möglichkeit haben, miteinander durch Anastomosenbildung in Verbindung zu treten. Ihr Typus ist durch die Verzweigung in gesondert verlaufenden büschelförmigen End-bäumchen festgelegt, die in verschiedenen Ebenen vorwärtsdringen.

Zwischen den bindegewebigen Lamellen liegen in spärlicher Anzahl die *fixen Hornhautzellen*, die mit brückenartigen Fortsätzen untereinander zusammenhängen und ein „die ganze Hornhaut durchziehendes Gerüstwerk syncytialen Charakters"

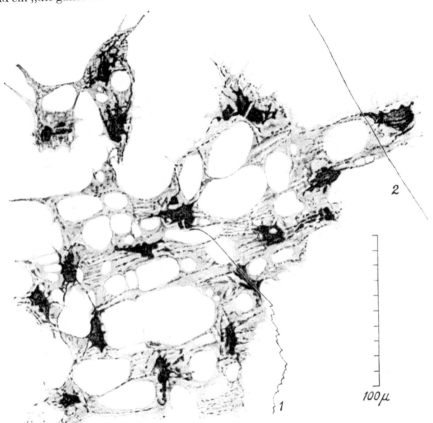

Abb. 120. Zellen der Cornea propria, vergoldet. Von einem Hingerichteten. (Präparat von Prof. Stieve.) *1* Nervenfaser, die mit flachem Knöpfchen an oder in einer Zelle zu enden scheint; *2* vergoldete interfasciculäre Spalte. (Nach P. Eisler).

bilden (P. Eisler) (Abb. 120). Schon das gesunde Gewebe beherbergt hier und da vereinzelte *Wanderzellen. Elastische Fasern* sind zwischen den bindegewebigen Zügen eingebaut. Vergebens sucht man jedoch in der normalem Membran nach Blutgefäßen oder Lymphgefäßen. Die wenigen vorhandenen feinen Lücken zwischen den Lamellen geben gerade den Raum her für die fixen Hornhaut-körperchen. Von der vorderen Augenkammer ist die Hornhaut durch die *hintere Grenzschicht* (Descemetsche Membran) mit dem vom Kammerwasser bespülten einschichtigen *Endothel* abgetrennt. Beide zusammen bilden die *Pars uvealis (chorioidealis) corneae.* Wir sehen infolge der Abstammung aus der vorderen Uvea deshalb diese tiefsten Schichten leicht bei Erkrankungen der Iris und des Corpus ciliare in Mitleidenschaft gezogen. Die *Hornhautnerven* sind Abkömmlinge der

Ciliarnerven, also von Trigeminusästen, die im Ciliarganglion enge Beziehungen zum Oculomotorius und Sympathicus aufnehmen. Sie enden im Epithel.

Die Cornea im Spaltlampenbild. Wenn man die Hornhaut im erleuchteten Felde des Spaltbüschels betrachtet, so erscheint sie nicht mehr als das optisch leere Gebiet, das sich dem Untersucher mit unbewaffnetem Auge oder beim Durchleuchten mit dem Augenspiegel darbietet, sondern infolge innerer Reflexion durch die starke Fokalbeleuchtung leicht opak. Bei genauer Fokussierung hat die erleuchtete Gewebspartie in der Hornhaut prismatische Form (prismatischer Schnitt nach Vogt, vgl. Abb. 123). Vorne ist das Prisma durch die Eintrittsfläche a, b, c, d, nach der Vorderkammer zu durch die Austrittsfläche e, f, g, h begrenzt.

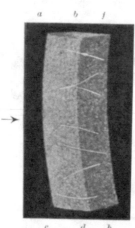

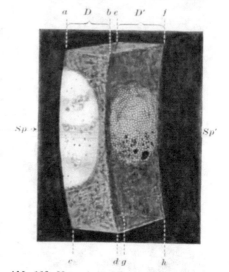

Abb. 121. Optischer Schnitt (a b c d e f g h) durch die Hornhaut, in dem einige Hornhautnerven als helle Linien aufleuchten. (Aus A. Vogt, Lehrbuch und Atlas der Spaltlampenmikroskopie des lebenden Auges, 2. Aufl., I. Teil. Berlin: Julius Springer 1930.)
Die Pfeile bei den Spaltlampenbildern bedeuten die Richtung des einfallenden Lichtbüschels.

Abb. 122. Normale Hornhautsubstanz und normaler vorderer (Sp) und hinterer (Sp') Spiegelbezirk der Hornhaut bei einem 18jährigen Mädchen. Das Licht fällt von links her schräg auf die Hornhautoberfläche, die in Sp hell aufleuchtet mit leichter chromatischer Aberration. D D' bedeutet die Zone der diffusen Reflexion (Hornhautgrundsubstanz), die Buchstaben a b c d und e f g h sind dem Schema Abb. 123 entlehnt. (Aus A. Vogt, Spaltlampenmikroskopie, 2.Aufl.)

Bei Anwendung stärkerer Vergrößerungen werden kleine grauweiße Pünktchen, Wölkchen und Andeutungen eines feinen unregelmäßigen Netzwerkes sichtbar. Hin und wieder hebt sich ein Hornhautnerv als zarte, silberig aufleuchtende Linie von meist radiärem Verlaufe und gabeliger Teilung besonders deutlich ab (s. Abb. 121). Man muß sich hüten, diese normalen Gebilde mit den schattenhaften Überbleibseln einer ehemaligen (krankhaften) Vascularisation zu verwechseln, die den Nervenzweigen streckenweise recht ähnlich werden können. Am besten bewahrt man sich vor einem solchen Irrtum durch die Kontrolle im durchfallenden Licht des Spaltbüschels oder mit dem Lupenspiegel im durchfallenden Lichte; denn die Nerven sind dann unsichtbar, während Gefäßreste als zarte graue Linien auf rotem Grunde hervortreten (A. Meesmann).

Das Feld b, f, d, h (s. Abb. 123) stellt den eigentlichen idealen optischen Schnitt durch die Hornhaut dar. Er dient als Hilfsmittel, um alle in dem beleuchteten Felde etwa auftauchenden Einzelheiten daraufhin mit Sicherheit zu beurteilen, ob sie vorn im Epithel, nahe der Bowmanschen Membran oder in dem vorderen, mittleren oder hinteren Drittel der Lamellenschichten oder ganz hinten an der Descemetschen Membran liegen. Indem man nämlich das scharf abgebildete Büschel über die Hornhaut gleiten läßt, kann man die Lage einer bestimmten Veränderung dadurch ermitteln, daß man sie in der Schnittfläche b, d, f, h, auftauchen bzw. verschwinden läßt. Am sichersten gelingt dies durch Verdünnung des prismatischen Schnittes, indem sowohl die Kante a c und b d, auch e g und f h, so nahe zusammenrücken, daß ihre Distanz mehr oder weniger vernachlässigt werden kann und ein nahezu idealer optischer Schnitt erhalten wird. Außer der genauen Tiefenlokalisation gelingt es dann leicht, Verdickungen oder Verdünnungen der Hornhaut nachzuweisen. Dabei kann man kleine Dellen an der Oberfläche noch besonders dadurch kenntlich machen, daß man Fluorescin einträufelt. Abb. 124 zeigt eine „senile Randfurche". Die mit dem Farbstoff angefüllte Delle ist gut sichtbar.

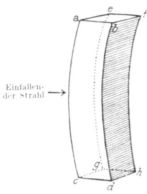

Abb. 123. Schematische Darstellung des Büscheldurchtritts durch die normale Cornea. *a b c d* Hornhautvorderfläche (Eintrittsfläche). *b d* die „vordere Kante", welche besonders scharf eingestellt sein muß. Sie tritt besonders nach Einträufelung von Fluorescinlösung deutlich hervor. *b f d h* (schraffiert) die für die Lokalisation wichtige Schnittfläche, die Hornhaut in der sagittalen Richtung durchsetzend. *e f g h* Hornhauthinterfläche (Austrittsfläche). (Aus A. Vogt, Spaltlampenmikroskopie, 2. Aufl.)

Eine Verdickung der Cornea wird z. B. in Abb. 205, S. 294 deutlich, die einen Schnitt durch eine Keratitis disciformis darstellt.

Außer der diffusen Reflexion des Lichtes im gewöhnlichen prismatischen Schnitt kann man sich auch die Spiegelung der optischen Grenzfläche zunutze machen. Wird die Achse des Mikroskops so gerichtet, daß sie mit dem einfallenden Büschel den gleichen Winkel mit dem Lot an der zu untersuchenden Hornhautstelle bildet, und zudem

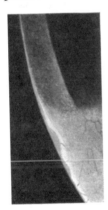

Abb. 124. Senile Randfurche der Cornea, ausgefüllt mit Fluorescin. Schematisches Spaltlampenbild. (Aus A. Vogt, Spaltlampenmikroskopie, 2. Aufl., I. Teil.)

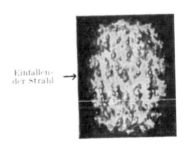

Abb. 125. Vorderer Spiegelbezirk bei Epithelödem. Fall von Glaucoma absolutum bei einem 50jährigen. (Aus A. Vogt, Spaltlampenmikroskopie, 1. Aufl.)

annähernd in der gleichen Ebene liegt, so erhält man an der vorderen Hornhauthälfte im Prisma eine helleuchtende Stelle, den sog. *vorderen Spiegelbezirk* (Abb. 122 Sp). Er läßt allerfeinste Unebenheiten der Hornhautoberfläche, die sonst nicht sichtbar sind, deutlich erkennen. Größere Bedeutung hat der *hintere Spiegelbezirk* (Abb. 122 Sp') der Hornhaut, da in ihm bei richtiger

Fokussierung die Endothelgrenzen in ihrer sechseckigen Form als wabenartiges Mosaik von gelber Farbe sichtbar werden[1].

Wir werden noch erfahren, daß pathologische Bedingungen im Bereiche des Epithels markante Veränderungen im Spiegelbilde erkennen lassen. Untersucht man die Hornhaut in dem von der Iris oder der Linse reflektierten Licht, im sog. durchfallenden Licht oder im „Halbschatten", so erkennt man am Hornhautrande eine oberfläch-liche Partie, die sehr feine Pünktchen trägt. Nament-lich im Bereiche des Randschlingen-Gefäßnetzes sind die Punkte recht deutlich ausgeprägt Sie beruhen auf der hier vorhandenen stärkeren Flüssigkeits-durchtränkung des Epithels [physiologisches Epithel-ödem: Epithelbetauung (A. VOGT)]. Unter krank-haften Bedingungen setzt sich dieser in der Peri-pherie normale Zustand auf die mittleren Gebiete der Hornhaut fort (s. Abb. 125). Die BOWMANsche Mem-bran ist auch im indirekten Licht nicht sichtbar. Der Nachweis eines Epithelödems im durchfallenden Lichte erscheint nach den neueren Untersuchungen

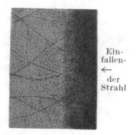

Ein-fallen-
←
der
Strahl

Abb. 126. Endothelbetauung in einem Falle von ablaufender Keratitis parenchymatosa. Man sieht hinter den quer durch das Bild ziehenden tiefen Gefäßen die feinkörnige Zeichnung des Endothelödems im durchfallen-den Lichte. (Aus A. VOGT, Spaltlampenmikroskopie.)

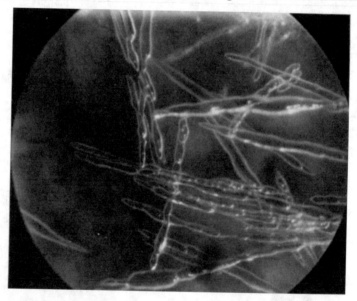

Abb. 127. Injektion von Wasserstoffsuperoxyd in die Episclera des Kaninchenauges nahe dem Limbus (ohne Verletzung der Cornea). Vom Orte des Depots aus schießen gasgefüllte Röhren pfeilschnell vor und erstrecken sich von der Peripherie weit in die Grundsubstanz der Cornea hinein. (Nach A. STÜBEL und MAGNUS.)

nicht möglich (A. VOGT). Dagegen läßt sich die Betauung der Hornhautrück-fläche im durchfallenden Lichte sehr gut nachweisen. Physiologischerweise wird sie im Bereiche des Randschlingennetzes gefunden, insbesondere aber bei entzündlichen Veränderungen (vgl. Abb. 126).

---

[1] Der Chagrin des hinteren Hornhautbildes entsteht nur bei unscharfer Einstellung und hat mit der Endothelzeichnung nichts zu tun.

Die Ernährung der Hornhaut. Als unbedingt feststehende Tatsache muß der Mangel der normalen Cornea an Blut- und Lymphgefäßen angesehen werden. Auch mit Endothel ausgekleidete Spalten sind in ihr sicher nicht vorhanden. Wenn man Luft zwischen die Lamellen der Grundsubstanz einspritzt, so werden freilich spießartige Figuren (BOWMANsche Röhren) sichtbar, die in gleicher Form darstellbar sind, wenn man Wasserstoffsuperoxyd in das Gewebe einbringt und den freiwerdenden Sauerstoff sich seinen Weg bahnen läßt (Abb. 127), wie ADA STÜBEL in gemeinsam mit MAGNUS angestellten Versuchen beobachtete. Vom Standpunkte des Anatomen sind diese Gebilde „Kunstprodukte". für den Kliniker aber deswegen von Bedeutung, weil man wohl annehmen darf, daß unter gewissen pathologischen Bedingungen sich dieselben Straßen den Wanderzellenzügen oder der einquellenden ödematösen Flüssigkeit öffnen.

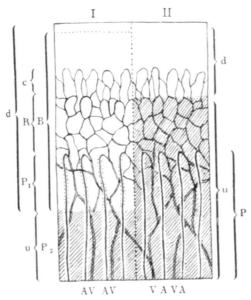

Abb. 128. Schematische Darstellung der Limbusgefäße entsprechend der Abb. 129. Hälfte I durchfallendes, Hälfte II auffallendes Licht; *d* durchsichtige, *u* undurchsichtige Partie. *P* Zone der Anordnung der zuführenden Arterien *(A)* und abführenden Venen *(V)* in Palisadenform. Im durchfallenden Lichte ist die periphere Strecke dieses Gefäßverlaufes undurchsichtig im Abschnitte *P₂*, durchsichtig im Abschnitte *P₁*. *R* Randschlingen. *C* fast blutleere Endcapillaren. *B* Bezirk der physiologischen „Betauung". (Nach A. VOGT.)

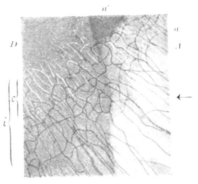

Abb. 129. Normaler Limbus corneae et conjunctivae. Oberflächliches Randschlingennetz, oberflächliches Lymphgefäßnetz und physiologische Epithelbetauung. Spaltlampenbild (Oc. 5, Obj. a 3). 17jähriger Mann. Unterer äußerer Hornhautrand. Das Bild ist in der rechten Hälfte *(A)* im auffallenden, in der linken *(D)* im durchfallenden Lichte wiedergegeben. Man sieht im Bezirke *aa'* unter dem oberflächlichen Blutgefäßnetz ein System weißer Linien, das A. VOGT als ein oberflächliches Lymphgefäßnetz auffaßt. *i* durchleuchtbare Zone des Randschlingennetzes; *c* Zone der fast ganz blutleeren Endcapillaren. (Nach A. VOGT.)

Nach unseren trotz aller aufgewandten Mühe noch recht unbefriedigenden Kenntnissen wird die Ernährung der Cornea nicht durch eine an capillare Spalträume gebundene Saftströmung, sondern durch die *Durchtränkung des Parenchyms selbst mit Flüssigkeit* gewährleistet. Sie entstammt dem Randschlingennetze, den am Limbus aus Bindehaut- und Ciliargefäßen gemeinsam hervorgehenden Gefäßbögen. Soweit sie oberflächlich liegen, kann man den zuführenden arteriellen Ast und das abführende Venenstämmchen unterscheiden (Abb. 128 u. Abb. 129). Sie verlaufen ein Stück miteinander parallel (Palisadenzone). Dann gehen sie in den Randschlingen auf, die nicht einfach aus einem Bogen, sondern aus einem Maschennetz zusammengesetzt sind; ihre am meisten vorgeschobenen Ausläufer sind in der Regel blutleer. Bei vermehrtem Anspruch an den Stoffwechsel (z. B. bei Entzündungen) füllen sie sich jedoch mit Blut.

Andere Bögen liegen tiefer und sind mit unseren Hilfsmitteln klinisch nicht nachweisbar. Sie verschwinden bei Reizzuständen in der „ciliaren Injektion" (s. S. 218).

Auch den letzten Ausläufern des Lymphgefäßsystems am Limbus corneae kommt eine Bedeutung zu, die in pathologischen Zuständen besonders hervortritt. Nach den Angaben von KARL W. ASCHER läßt sich das den Randschlingen des Blutgefäßsystems vorgelagerte, sehr zierliche Arkadennetz der „*oberflächlichen Lymphgefäße des Limbus*" in vivo darstellen, wenn man zu der von O. KNÜSEL[1] ausgearbeiteten Färbemethode mit Brillantkresylblau greift (Abb.130). Ungefärbt sehen die Schläuche wie in Wasser getauchte Glasstäbe aus, wenn man sie bei indirekter Be-

leuchtung an der Spaltlampenapparatur einstellt. Diese Gebilde sind es, an denen sich zuerst die Pigmentierung des Hornhautlimbus bei der ADDISONschen Krankheit entwickelt (s. S. 161).

Bei dem Studium der Blut- und Lymphgefäßnetze, sowohl in normaler Beschaffenheit als auch unter dem Einfluß von Erkrankungen gewinnt man ohne weiteres den Eindruck, daß hier ein Austausch von Ernährungsstoffen vor sich geht, welche in das Parenchym diffundieren. Wird die Hornhaut an dieser Stelle

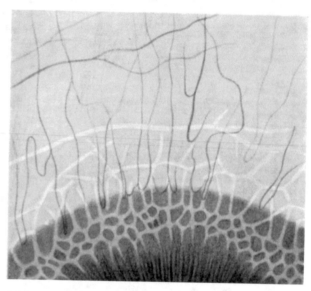

Abb. 130. Das oberflächliche Lymphgefäßsystem am Limbus corneae eines 30jährigen, gesunden Mannes. Die hellen Linien entsprechen den mit Brillantkresylblau in vivo gefärbten Schläuchen. (Nach KARL ASCHER.)

durch eine tiefgreifende Verätzung oder ähnliche Vorgänge von dem Randschlingennetze getrennt, indem dieses zugrunde geht, so treten nekrotisierende Erscheinungen auf. Nach dem Vorgehen von RUDOLF DENIG lassen sich diese Folgen dadurch mildern, daß man die verätzte oder verbrannte Bindehaut des Limbus durch Lippenschleimhaut ersetzt.

Die Sensibilität der Hornhaut ist an die freien Nervenenden und die KRAUSEschen Endkolben der Ciliarnerven gebunden. Diese Organe liegen im Epithel, und zwar vermitteln die freien Enden den Schmerzsinn, die Kolben den Kältesinn. Drucksinn und Wärmesinn fehlen der Cornea. Die Physiologie der Sensibilität hat HUBERTUS STRUGHOLD jüngst in einem Referat zusammengestellt.

Der Wasserhaushalt und die Permeabilität der Hornhaut. Wenn eine parenchymatöse Saftströmung im Gewebe der Cornea angenommen werden kann, so müssen Vorkehrungsmaßregeln getroffen sein, die diese Flüssigkeitsbewegung

---

[1] O. KNÜSEL (Klin. Mbl. Augenheilk. **96**, 125. 1922) benutzt eine 5%ige Lösung von Brillantkresylblau. Da diese unter Umständen Reizzustände auslöst, hat ASCHER eine nur 1%ige Lösung in den Bindehautsack eingeträufelt und damit sehr prägnante Färbungen erzielt.

in regelmäßigem Ablauf halten. Dieser ist nur möglich, indem der *Quellungszustand* oder der Wasserhaushalt der Membran ein gleichbleibender ist. Da die Hornhaut an der Vorderfläche von dem Bindehautsekret und den Tränen befeuchtet wird und ihre Hinterfläche an das Kammerwasser grenzt, sind in Gestalt des Epithels mit der Bowmanschen Membran und des Endothels mit der Descemetschen Membran Grenzhäute vorhanden, die gewissermaßen der Abdichtung dienen. Störungen in dem Flüssigkeitsgehalt geben sich als Trübungen kund.

Nähere Aufschlüsse über die Vorgänge, die eine Änderung im Quellungszustande der Hornhaut nach sich zieht, verdanken wir F. P. Fischer (a). Während der „vordere Spiegelbezirk", d. h. das Epithel unter normalen Verhältnissen im auffallenden Lichte hellglänzend aufleuchtet, genügt schon die wenige Minuten anhaltende Berieselung mit körperwarmem Leitungswasser, um das feste Gefüge der Epithelzellen zu lockern und die Oberfläche uneben zu machen. An der Spaltlampe erblicken wir eine zunehmende starke Betauung und Körnelung des Epithels (s. S. 201), der eine von vorn nach hinten fortschreitende Trübung des Parenchyms nachfolgt. Makroskopisch prägt sich ein solcher Zustand in dem Auftreten kleiner, landkartenähnlicher, ganz oberflächlich gelegener, hauchig-zarter Flecken aus. Beim weiteren Vorwärtsschreiten der Trübung kann man im optischen Schnitte des Spaltlampenlichtes gerade noch feststellen, daß auch am Endothel eine Betauung einsetzt; dann entziehen sich die Vorgänge weiterer Wahrnehmung. Wird die Berieselung eine Stunde fortgesetzt, so ist die ganze Hornhaut gleichmäßig trübe, die Iriszeichnung nicht mehr erkennbar. Dabei ändert sich auch die Gestalt der Cornea, insofern sie kugelig verdickt aussieht. Wägungen ergaben, daß lediglich die Erhöhung des Quellungszustandes der Membran daran schuld ist; denn der sonst 76% betragende Wassergehalt war um 10% vermehrt. Nach Aussetzen der Berieselung gewinnt die Hornhaut die frühere Beschaffenheit in 10—30 Minuten wieder, und zwar tritt die Aufhellung in der umgekehrten Reihenfolge, d. h. zuerst in den tiefen Schichten ein. Wie empfindlich das Epithel gegenüber der Zusammensetzung der bespülenden Flüssigkeit ist, geht daraus hervor, daß eine $0,8\%$ige NaCl-Lösung die Cornea trübt, die physiologische Konzentration von $0,85\%$ jedoch nicht. Wir ziehen daraus folgenden Schluß: *Das vordere Epithel schützt die Hornhautgrundsubstanz von außen her, wenn es selbst seinen natürlichen Quellungsgrad beibehält, was der Fall ist, solange es von natürlicher Bindehautflüssigkeit benetzt wird.* Eine ähnliche Rolle spielt das Endothel. Durchspült man die Vorderkammer mit Wasser oder nichtphysiologischer Salzlösung, so setzt eine Trübung mit den tiefsten Lamellen ein, die sich mehr und mehr nach vorn ausbreitet. Die mikroskopische Untersuchung ergibt eine Aufquellung des Epithels und Endothels bei Unversehrtheit der Bowmanschen und Descemetschen Membran. Zwischen den Faserbündeln klaffen kleine Lücken.

Mit der Quellung ändert sich indessen auch die *Permeabilität* der Cornea. *Im normalen Zustand ist die Cornea eine semipermeable Membran,* die nur ausgewählte Stoffe hindurchtreten läßt. Dabei ist die Durchlässigkeit eine „gerichtete", d. h. ein und derselbe Stoff kann nur von der einen Seite zur anderen übertreten, jedoch nicht umgekehrt. Wiederum bilden das Epithel und das Endothel das größte Hindernis für die Durchlässigkeit. Namentlich dem Durchtritt von Wasser wird ein erheblicher Widerstand entgegengesetzt. Kochsalz bzw. Chlor-Ionen werden in der Richtung von außen nach innen, wenn auch in beschränktem Maße, hindurchgelassen, in der Richtung von innen nach außen aber zurückgehalten. Mit dem Aufquellen verliert indessen die Cornea die Eigenschaft der gerichteten und auswählenden Permeabilität.

Nach weiteren Versuchen von F. P. Fischer (b) können Farbstoffe mit saurer Reaktion das Gewebe von außen nach innen, nicht umgekehrt, und basische überhaupt nicht durchsetzen. Auch hier ändert sich das Verhalten bei Schädigungen des Epithels oder Endothels. Der Sauerstoff der Luft vermag kammerwärts, die im Kammerwasser enthaltene Kohlensäure die Hornhaut luftwärts zu durchdringen [F. P. Fischer (c)].

Die immunbiologische Eigenschaft der Hornhaut ist wesentlich von dem Mangel an Gefäßen beeinflußt; denn der träge parenchymatöse Stoffwechsel stellt die Membran in weitgehendem Maße *außerhalb der Immunitätsvorgänge, die im Gesamtorganismus unter normalen und pathologischen Bedingungen erkennbar sind.* Als Beispiel diene die Beobachtung, daß die Schutzpockenimpfung die ganze Körperdecke gegen die Infektion mit Kuhpocken widerstandsfähig macht, und doch die Übertragung des Virus auf die Cornea von Erfolg begleitet ist. Zwar haben genaue Untersuchungen dargetan, daß die früher für gültig gehaltene Ansicht, die Hornhaut sei völlig von den Immunitätsprozessen des

Körpers ausgeschaltet, nicht aufrecht erhalten werden kann; aber wir sehen überall nur die Anläufe, nicht die genügende Kraft der Schutzwirkung. Daraus erklärt es sich auch, daß die Bestrebungen, den Infektionen der Hornhaut durch aktive oder passive Immunisierung entgegen zu treten, kaum von Erfolg gekrönt worden sind.

Noch eine zweite Eigentümlichkeit ist bemerkenswert: das Hornhauteiweiß zeigt immunbiologische Abweichungen von der Beschaffenheit des Serumeiweißes. Allerdings ist seine „*Organspezifität*" nicht so stark ausgeprägt wie diejenige des Linseneiweißes, aber doch erweisbar. Auf Grund dieser Erkenntnis hat die ELSCHNIGsche Schule die Erkrankung des zweiten Auges bei Keratitis parenchymatosa als einen anaphylaktischen Vorgang aufgefaßt (siehe diesen Bd. S. 319).

Auf die Einzelheiten kann ich hier nicht eingehen, da die Immunitätsvorgänge am Auge in einem besonderen Kapitel des Handbuchs (Bd. 7) erörtert werden. Doch ist es für das Verständnis mancher klinischer Bilder notwendig, wenigstens das WESSELYsche *Phänomen* zu schildern, welches bei folgender Versuchsanordnung auftritt.

Wenn man 1—2 Tropfen sterilen inaktivierten Rinder- oder Pferdeserums mit einer feinen Spritze in das Parenchym der Hornhaut von Kaninchen injiziert, so klingt die an den Eingriff sich anschließende unbedeutende Reaktion in spätestens 48 Stunden ab, so daß dann die Cornea wieder ganz klar ist und bis zum 12. oder 14. Tage auch bleibt. Nach dieser Zeit beginnt bei der Mehrzahl der Versuchstiere das Auge sich plötzlich zu röten, es treten tiefliegende Trübungsflecke in der Hornhaut auf, die von Tag zu Tag zunehmen und eine exsudative Iritis nach sich ziehen. Entweder kommt es dann im weiteren Verlauf zu einer diffusen, kleinfleckigen Trübung des ganzen Parenchyms, oder es entwickelt sich von bestimmten Stellen des Randes aus eine sektoren- oder halbmondförmige Trübung, die nach der Mitte zu vorschreitet und meist von einer tiefen, äußerst dichten Vascularisation begleitet ist. Hierdurch kann die ganze Cornea bei oberflächlicher Betrachtung rot erscheinen. Nach etwa 14 Tagen erreicht dieser entzündliche Prozeß seinen Höhepunkt, und es setzt schnell Heilung ein, wohl im Zusammenhange mit der Resorption der letzten Spuren des Serums innerhalb des Hornhautparenchyms. Sehr wichtig ist aber die Tatsache, daß die gleiche Menge des artfremden Serums zur Zeit der Entzündung des ersten Auges in das zweite injiziert eine unmittelbare und stürmische Reaktion auch dieser Hornhaut herbeiführt. Schon vor Ablauf von 24 Stunden trübt sich die zweite Hornhaut in der ganzen Ausdehnung, und gleichzeitig entwickelt sich eine schwere Iritis. Ebenso entsteht sehr rasch die tiefe Vascularisation, so daß das Krankheitsbild des zweiten Auges das des ersten um ein Bedeutendes an Heftigkeit der Symptome übertrifft. WESSELY führt diesen Umstand darauf zurück, daß hier die gesamte Serummenge in Wirkung tritt, während am erstinjizierten Auge bis zum Eintritt der Überempfindlichkeit bereits ein erheblicher Teil des Serums resorbiert ist. Somit ist erwiesen, daß man durch Einbringen eines Antigens in die Hornhaut des einen Auges nicht nur den Gesamtorganismus, sondern auch das Gewebe der anderen Cornea sensibilisieren kann. Es ist klar, daß in dem Ergebnis der Versuche auch der Beweis eingeschlossen ist, daß die Cornea sich nicht ganz und gar teilnahmslos den Immunitätsvorgängen gegenüber verhält.

Wir ziehen aus den vorstehenden Erörterungen die für die Klinik der Hornhautleiden sehr bedeutsamen Schlüsse, daß 1. *die Cornea teilweise zum äußeren Integument gehört und deswegen bei Erkrankungen der Haut in Mitleidenschaft gezogen werden kann, 2. einen sehr trägen, nur von einer parenchymatösen Strömung getragenen Stoffwechsel besitzt, 3. nur bei gleichbleibendem Quellungszustande ihre Durchsichtigkeit bewahrt, 4. durch das Randschlingengefäßnetz sowohl an den Kreislauf der Bindehaut als auch den des Uvealtractus angeschlossen ist, 5. von den Immunitätsvorgängen des Gesamtorganismus kaum erreicht wird und 6. aus einer Eiweißart besteht, die in gewisser Beziehung körperfremd geworden ist.* Nur die Berücksichtigung aller dieser Umstände kann uns einen genügend klaren Einblick in das krankhafte Geschehen vermitteln, mit dem wir uns in den folgenden Kapiteln beschäftigen wollen.

Das Spaltlampenbild der Hornhauterkrankungen im Verhältnis zum pathologisch-anatomischen Bild.

Dank ihrer Durchsichtigkeit hat die Cornea schon immer dazu gedient, zchwierigere pathologisch-anatomische Fragen auf dem Wege des Experimentes sur Entscheidung zu bringen; denn hier lassen sich nicht nur die feinsten Veränderungen in einer Klarheit erkennen, die an keiner anderen Stelle des Organismus erreicht wird, sondern die Gefäßlosigkeit und die Einfachheit der Bauart bilden auch die zweckmäßigste Grundlage für histologische Studien. Somit ist das alleinige Ziel der *pathologisch-anatomischen* Forschung auf diesem Gebiete, unter Ausschaltung komplizierender Nebenumstände den Boden für eine exakte mikroskopische Beobachtung zu gewinnen, ohne daß dabei ein besonderer Wert auf die zustandekommenden *klinischen* Bilder gelegt wird.

Die Ophthalmologie ist den entgegengesetzten Weg gegangen. Ihr Bestreben ist es, die an der Hornhaut ablaufenden krankhaften Erscheinungen, wie sie die Kasuistik liefert, in ihren einzelnen Ursachen zu verfolgen und mit Hilfe der mikroskopischen Untersuchung dem Verständnis zu erschließen. Dazu ist die Augenheilkunde vor allem durch die Konstruktion des binokularen Czapskischen Hornhautmikroskopes befähigt worden, das durch die Beleuchtung des Objekts mittels der von Henker in den Dienst der Klinik gestellten Gullstrandschen Spaltlampe eine ungeahnte Bedeutung gewonnen hat. Mit einem gewissen Stolz spricht der moderne Ophthalmologe dabei von einer „*Mikroskopie in vivo*". Es fragt sich nur, ob dieser Ausdruck, der eine Parallele zur Arbeitsweise des pathologischen Anatomen aufzeigen soll, ohne Einschränkung berechtigt ist. Sieht man den Dingen auf den Grund, dann erkennt man bald, daß die beiden Methoden trotz der Übereinstimmung in der Anwendung der Okulare und Objektive etwas völlig Verschiedenes leisten und keineswegs ohne weiteres gleichgestellt werden können. Schon die Tatsache, daß die Spaltlampentechnik eine recht große Anzahl bislang unbekannter Typen von Hornhauterkrankungen zu unterscheiden gelehrt hat, während die pathologische Anatomie nur immer wieder dieselben Veränderungen zutage fördert, die schon lange beschrieben worden sind, genügt, um dazutun, daß es sich nicht um eine Übereinstimmung, höchstens um eine Ergänzung der Ergebnisse handelt. Der Grund für diese Differenzen liegt klar ersichtlich darin, daß *die Spaltlampe oft Trübungen aufdeckt, für die wir im mikroskopischen Präparate irgendwelche greifbaren Veränderungen vergebens suchen.* In der Hauptsache dreht es sich nämlich um die physikalisch-optischen Phänomene, die schon auf S. 204 hervorgehoben worden sind. P. Eisler hat diese Zusammenhänge im Band 1 des Handbuchs S. 40 treffend gekennzeichnet. Die Durchsichtigkeit der Membran leidet im Sinne einer auftretenden Trübung durch die Steigerung und Verminderung des intraokularen Drucks, durch Druck von außen auf den Bulbus, durch Quellung des Gewebes infolge Wasseraufnahme und durch Änderung in der Spannung der Hornhautfasern. Wir haben aus den Versuchen von F. P. Fischer außerdem kennen gelernt, welche hervorragende Rolle für die Aufrechterhaltung des normalen Quellungszustandes das Epithel und Endothel spielen, und verstehen, daß hier Störungen zur Auswirkung kommen, welche im mikroskopischen Präparat fast durchweg sich der Wahrnehmung entziehen. Namentlich, wenn das Spaltlampenbüschel zur direkten Beleuchtung des Hornhautgewebes Anwendung findet, wird jedes auch noch so geringfügige Auseinanderweichen einzelner Lamellenzüge dadurch ohne weiteres bemerkbar, daß nun die vordere Fläche der sonst fest aneinandergepreßten Schichten zu spiegeln beginnt und die dahinter gelegenen Partien mit einem diffusen Schleier bedeckt.

Im Gegensatz dazu untersuchen wir die mit Xylol aufgehellten Hornhautschnitt-präparate im durchfallenden Lichte und fahnden dabei im wesentlichen auf die färberisch darstellbaren Elemente. Somit reicht die Leistungsfähigkeit der Spaltlampe einesteils weit über diejenige der mikroskopisch-histologischen Technik hinaus, muß dafür aber andererseits auf die genaue Feststellung einzelner zelliger Elemente meistens verzichten.

Literatur.

Anatomisch-physiologische Vorbemerkungen.

Ascher, Karl W.: Über physiologische und pathologische oberflächliche Pigmentierungen und Pigmentringe am Hornhautrande mit Bemerkungen über das Lymphgefäßsystem am Limbus corneae. Klin. Mbl. Augenheilk. **72**, 138 (1924).

Denig, Rudolf: Transplantation von Mundschleimhaut bei verschiedenen Erkrankungen der Hornhaut und bei Verbrennungen und Verätzungen. Graefes Arch. **118**, 729 (1927).

Fischer, F. P.: (a) Untersuchungen über Quellungsvorgänge und über Permeabilitäts-verhältnisse der Hornhaut. Arch. Augenheilk. **98**, 41 (1928). (b) Über die Permeabilität der Hornhaut und über Vitalfärbungen des vorderen Bulbusabschnittes usw. Arch. Augenheilk. **100/101**, 480 (1929). (c) Über den Gasaustausch der Hornhaut mit der Luft. Arch. Augenheilk. **102**, 146 (1929).

Meesmann, A.: Die Mikroskopie des lebenden Auges an der Gullstrandschen Spaltlampe mit Atlas atypischer Befunde. Berlin-Wien: Urban & Schwarzenberg 1927.

Strughold, Hubertus: Die Sensibilität der Horn- und Bindehaut des normalen menschlichen Auges. Zbl. Ophthalm. **19**, 353 (1928). — Stübel, Ada: Über die Lymphgefäße des Auges. Graefes Arch. **110**, 109 (1922).

Vogt, A.: (a) Die Tiefenlokalisation in der Spaltlampenmikroskopie. Z. Augenheilk. **43**, 393 (1920). (b) Lehrbuch und Atlas der Spaltlampenmikroskopie des lebenden Auges. 2. Aufl. I. Teil. Berlin: Julius Springer 1930.

Wessely, C.: Über anaphylaktische Erscheinungen an der Hornhaut (Experimentelle Erzeugung einer parenchymatösen Keratitis durch artfremdes Serum). Münch. med. Wschr. **1911**, 1713.

I. Die allgemeine Pathologie der Cornea.

In der Regel wird das Aussehen der krankhaft veränderten Hornhaut durch eine Reihe in mannigfachem Wechsel vergesellschafteter und immer wieder-kehrender Symptome wesentlich beeinflußt, die zunächst besprochen werden sollen, bevor die einzelnen Typen der Hornhautleiden zur Darstellung gelangen. Sie gliedern sich in Kennzeichen der floriden Erkrankung, Narbenbildung und Entartung.

A. Die Kennzeichen der floriden Hornhauterkrankungen.

1. Die Veränderungen der Oberfläche der Cornea.

Das normale Hornhautepithel verliert bei krankhaften Zuständen zumeist seine Glätte, was sich dadurch kundgibt, daß die Oberfläche nicht mehr „spiegelt", sondern matt ist („gestipptes" Epithel). Die Untersuchung mit der Spaltlampe läßt dann eine feine unregelmäßige Körnelung an Stelle des strahlenden Reflexes erkennen, und das Mikroskop deckt als Ursache eine Lockerung der festen Schichtung der Epithelzellen auf. Eine weitere Ausbildung dieses Zustandes führt zu dem Epitheldefekt (s. weiter unten).

Das Epithelödem (Epithelbetauung) ist eine Abart der einfachen Lockerung, indem eine Durchtränkung der Zellschichten mit Flüssigkeiten das Bild bestimmt. Anlaß geben entzündlich-infiltrative Vorgänge in der Hornhaut selbst (z. B. eine parenchymatöse Keratitis) oder auch eine von einer Iridocyclitis fortgeleitete Mitbeteiligung der Cornea. Bei glaukomatösen Zuständen sehen wir die

Veränderung fast regelmäßig (Abb. 131). An der Spaltlampe ist der helle Reflex durch eine Menge kleinster Erhabenheiten durchbrochen, wenn man das Licht auffallen läßt, während bei indirekter Beleuchtung vor dem als Hintergrund dienenden farbigen, braungelben Irisgewebe vakuolenähnliche Fleckchen auftauchen, die von verschiedener Größe und Gestalt sind. Je stärker die Drucksteigerung, desto deutlicher heben sich diese mit Flüssigkeit gefüllten kleinen Hohlräume ab.

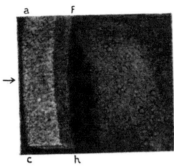

Abb. 131. Epithelbetauung bei Glaucoma absolutum. Man sieht in dem von der braunen Iris reflektierten Lichte ungleichgroße vakuolenähnliche Gebilde. *a f c h* bedeutet das durch das durchfallende Lichtbüschel erleuchtete Hornhautfeld und durch einen Schatten getrennt liegt rechts davon der diffuse Reflex der Iris, von dem die feine Chagrinierung der Hornhautvorderfläche sich deutlich abhebt. (Aus A. VOGT, Spaltlampenmikroskopie.)

Bläschenbildung im Epithel liegt dann vor, wenn man bereits mit unbewaffnetem Auge feine Erhabenheiten auf der Hornhautoberfläche feststellen kann, die sich durch ihren Gehalt an klarer Flüssigkeit gegenüber der meist graulich getrübten Umgebung als durchsichtige Stellen unterscheiden lassen. Derartigen Veränderungen begegnen wir häufig bei der Drucksteigerung und vor allem auch bei herpetischen Affektionen (s. S. 282).

Die Keratitis bullosa bildet die nächste Etappe. Hier kommt es zu größeren Blasen, die durch wirkliche Abhebungen der Epithelschicht von der BOWMANschen Membran oder samt dieser

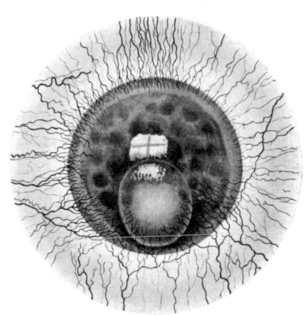

Abb. 132. Große Epithelblase bei chronischem Glaukom. Da die Hornhaut infolge der länger bestehenden Erkrankung entzündliche Zustände durchgemacht hat, ist ihre Oberfläche und damit auch teilweise die der blasigen Vorwölbung mit neugebildeten Gefäßen bedeckt.

entstehen. Sie haben nur in geringer Ausbildung eine annähernd kreisrunde Begrenzung und gewinnen bei stärkerer Entwicklung unregelmäßige Gestalt. Hin und wieder sind größere Abschnitte der Epitheldecke in Form einer umfangreichen

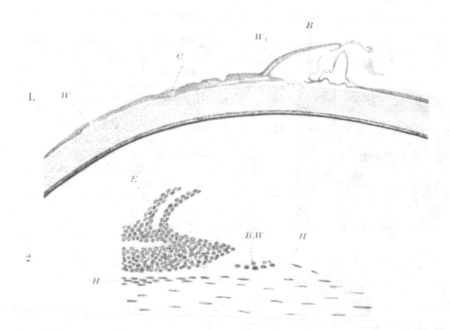

Abb. 133. Keratitis bullosa bei chronischem Glaukom. 1. *B* blasenförmige Abhebung des Epithels. *C* Beginnende Cystenbildung innerhalb des Epithels infolge Ödems. *W* Wucherung der BOWMANschen Membran. 2. Die Stelle bei W_2 stärker vergrößert. Das in Abhebung befindliche Epithel *(E)* trägt in sich Hohlräume. Die entblößte BOWMANsche Membran zeigt Zellwucherungen *(B.W)*. *H* Hornhautparenchym. (Sammlung J. v. MICHEL.)

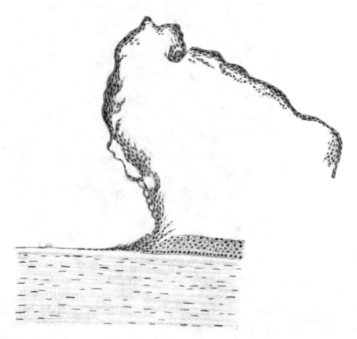

Abb. 134. Mikroskopisches Bild einer Fädchenkeratitis. Links ist die Cornea von Epithel entblößt. Rechts ist das Epithel intakt. In der Mitte geht das Epithel in ein fadenförmiges Gebilde über, das zusammengedreht ist. (Nach E. v. HIPPEL.)

schwappenden Blase von der darunter liegenden vorderen Grenzhaut durch einen Flüssigkeitserguß getrennt (Abb. 132).

Im mikroskopischen Präparate lassen sich die innerhalb der Epithelschicht gelegenen kleinen cystoiden Hohlräume (Abb. 133 1 C) ohne weiteres von den eigentlichen Abhebungen des Epithels (Abb. 133 1 B) trennen. Man erkennt auch, daß die emporgehobene Epithelstrecke selbst wieder cystische Dehiszenzen aufweisen kann (Abb. 133 2 bei E). Auf die Bowmansche Membran wirkt das Ödem ebenfalls ein; sie bekommt Auftreibungen (Abb. 133 1 bei W) und bedeckt sich mit Zellwucherungen (Abb. 133 2 bei B W).

Wenn eine größere Epithelblase platzt, so rollen sich die Fetzen der Deckschicht gern zu Strängen zusammen (Abb. 134), die dann als makroskopisch

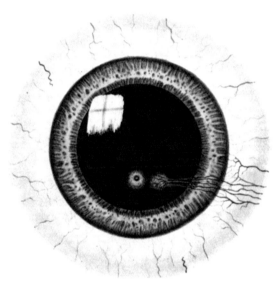

Abb. 135. Keratitis scrophulosa. Zwei Hornhautinfiltrate, von denen das eine von einem Geflecht oberflächlicher, aus der Conjunctiva stammender Gefäße versorgt wird.

sichtbare grauweiße bewegliche Fädchen von der Hornhautoberfläche herabhängen. Dieser Befund hat zur Aufstellung des Krankheitsbildes der „*Fädchen-keratitis*" geführt, die jedoch durchaus nicht einheitlichen Ursprungs ist. Sie kommt vor nach dem Platzen von Herpesbläschen (s. S. 284), bei Keratitis bullosa glaucomatosa und als Folgezustand der Austrocknungskeratitis] (s. S. 393).

Risse und Sprünge im Epithel werden abgesehen von traumatischen Einflüssen vor allem bei der Keratitis dendritica (Herpes corneae) beobachtet (s. Abb. 197, S. 286).

Epitheldefekte (Hornhauterosionen) können spontan, als Folgen von Schädigungen der vorderen Hornhautlamellen durch infiltrative und toxisch-entzündliche Einflüsse, sowie durch Verletzungen entstehen. Wir begegnen ihnen als einem eigentümlichen besonderen Krankheitsbild bei der „rezidivierenden Hornhauterosion" (s. S. 389), beim Herpes und vielen anderen infektiösen Prozessen, sowie bei der Skrofulose und sehen die Erscheinung oft genug ein Ulcus corneae einleiten (s. S. 221).

2. Das Hornhautinfiltrat.

Die anatomische Grundlage des Hornhautinfiltrates (Abb. 135), welches klinisch als unscharf begrenzter grauer Fleck im Parenchym sichtbar wird, ist ein Schwarm von Zellen (meist von eingewanderten Leuko- oder Lymphocyten, teilweise auch von gewucherten fixen Zellen), die herdförmig zusammengeschart sind. Hinzu tritt die Bildung von Zwischenräumen, die im normalen Zustande nicht vorhanden sind und dadurch zum Klaffen gebracht werden, daß sich ein feines Ödem zwischen den Lamellenlagen Platz verschafft. Hiermit kommt es zu einer Änderung der optischen Verhältnisse, indem die Vorderflächen der auseinander gedrängten Schichten nun das Licht reflektieren und eine wolkige Trübung die Infiltrate umhüllt (s. auch S. 206). Ähnlich dem Befunde an einem frischen chorioiditischen Herde mit seinen unscharfen Grenzen und der davor liegenden Netzhauttrübung erscheint also eine in Entwicklung und im Fortschreiten begriffene Infiltration umfangreicher, als sie in Wirklichkeit ist. Das Ödem durchdringt auch das Epithel, zumal bei oberflächlich gelegenen Herden und läßt es seinen spiegelnden Glanz verlieren. Mit dem Beginne der Heilung wird die Durchtränkung mit Flüssigkeit spärlicher, und so ist die zu beobachtende schärfere Abgrenzung des Infiltrates in der Regel ein Zeichen dafür, daß die Periode der akuten Entzündung vorbei ist. Tiefe Infiltrate schädigen gern die DESCEMETsche Membran, die feine faltige Erhebungen zeigt, und führen neben einer Betauung (Ödem) des Endothels oft die Bildung feiner Beschläge an der Hornhauthinterfläche herbei. So gibt es z. B. eine Keratitis parenchymatosa profunda mit Präzipitaten (S. 323).

3. Die Veränderungen an der Rückfläche der Cornea.

Wie das Epithel mit der BOWMANschen Membran die Hornhaut nach vorn zu abdichtet, so bildet das Endothel mit der DESCEMETschen Haut die Grenze gegenüber dem Kammerwasser, dessen normale Zusammensetzung für die Unversehrtheit des Zellbelags, sowie für den Wasserhaushalt der Cornea von großer Bedeutung ist (F. P. FISCHER, s. S. 204). Wir verstehen daher, daß der Hornhaut auch Gefahren von rückwärtsher drohen. Sie sind dann gegeben, wenn dem Kammerwasser chemisch-toxische Stoffe oder zellige Elemente mit histiolytischen Eigenschaften beigemengt sind, seien sie

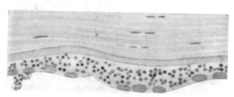

Abb. 136. Einwanderung von Eiterzellen unter das Endothel in einem Falle von Ulcus corneae. Die Stelle entsprach weder dem Sitze des Ulcus, noch der Lage des Hypopyons. (Nach ERNST FUCHS.)

nun Abkömmlinge des Organismus selbst oder eingedrungene Bakterien und ihre Gifte. Einige Beispiele, die größtenteils der pathologisch-anatomischen Studie von ERNST FUCHS entliehen sind, mögen dies bekräftigen.

Wenn Toxine auf die Hinterfläche der Hornhaut einwirken, so kommt es in leichteren Fällen zu einer akuten diffusen Infiltration, die sich manchmal in einer Zellansammlung unmittelbar vor der DESCEMETschen Membran äußert. Da auch die Randpartien und die oberflächlichen Lagen der Hornhaut unter diesen Umständen eine Durchsetzung mit Wanderzellen aufweisen, wäre es möglich, daß die fraglichen Herde von dem Limbus her eingewandert sind, doch neigt FUCHS der Ansicht zu, daß der Weg durch das intakte Endothel und die DESCEMETsche Membran hindurch nicht ausgeschlossen werden kann. Wie Abb. 136 zeigt, ist jedenfalls die Ansammlung von Eiterzellen zwischen der DESCEMETschen Membran und dem anscheinend intakten Endothel erwiesen. Demgegenüber

haben wir im „Ringabsceß" (S. 279) den stärksten Ausdruck einer Schädi-
gung der Cornearückfläche in denjenigen Fällen, die durch eine Infektion der
Vorderkammer bedingt sind. Hier geht der Ringinfiltration die Nekrose des
Endothels voraus, wodurch den Toxinen das Eindringen in das Parenchym von

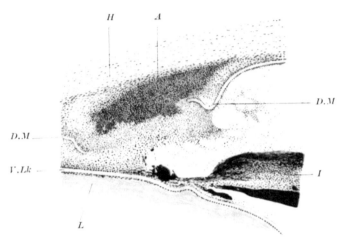

Abb. 137. Tiefer Absceß der Cornea nach rückwärts in die Vorderkammer durchbrechend.
H Hornhaut; *D.M* DESCEMETsche Membran; *A* Absceß; *I* Iris; *V.Lk* vordere Linsenkapsel;
L Linse. (Aus der Sammlung J. v. MICHEL.)

hinten her erleichtert wird. Die Folge ist die Bildung eines nekrotischen Bezirks in den tiefen Lagen seitlich und nach vorn, umrahmt von einem Schwarm
von Wanderzellen. Zerfallende Aderhauttumoren mit ihren giftig wirkenden
Produkten können ähnliche Veränderungen setzen.
Auch bei der Kontroverse über das Vorkommen
eines „Ulcus corneae internum" (s. S. 250) spielen
diese Prozesse eine Rolle.

In seltenen Fällen tauchen in den tiefen
Hornhautschichten sich überkreuzende Striche
auf, die wohl als Folgezustände einer Faltenbildung der DESCEMETschen Haut anzusprechen
sind. Sie ähneln der „streifenförmigen subepithelialen Hornhauttrübung" (s. S. 396) und hängen, wie diese, mit einer abnormen Senkung des
intraokularen Drucks zusammen. Als solche
sind sie manchmal Vorboten einer Erkrankung
des Corpus ciliare.

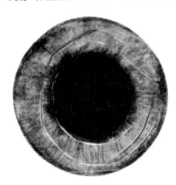

Abb. 138. HAABsche Rändertrübun-
gen, hervorgegangen aus Einrissen
der DESCEMETschen Membran bei
abgelaufenem kindlichen Glaukom
(Hydrophthalmus). (Abbildung
überlassen von E. v. HIPPEL.)

Bemerkenswert ist die Tatsache, daß die
hintere Grenzmembran, selbst nach Abstoßung
des Endothels, eine große Widerstandskraft erkennen läßt, der wir bei der Schilderung der
Keratocele (s. S. 225) nochmals begegnen werden. Sogar Abscesse in den tiefen
Hornhautbezirken müssen erst einen beträchtlichen Umfang erreichen, ehe
sie die Membran zum Bersten bringen und in die vordere Kammer durchbrechen (Abb. 137). Auch dann noch bleibt die elastische Beschaffenheit
der DESCEMETschen Haut kenntlich, insofern die Ränder der Perforationsstelle sich in mehr oder weniger deutliche Falten legen. Ferner kommen

homogene Auflagerungen auf die Rückseite der DESCEMETschen Membran vor, die hin und wieder eine parallele Streifung zeigen. Sie sind zu den glashäutigen Neubildungen zu zählen; doch ist die Frage ungeklärt, ob wir eine

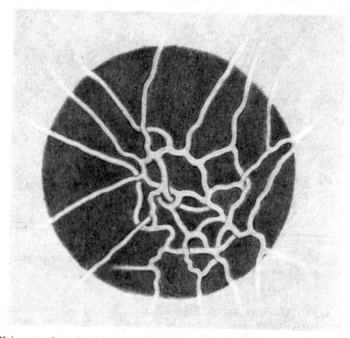

Abb. 139. Netz vorspringender Leisten der DESCEMETschen Membran. Die Hornhauthinterfläche ist im Pupillargebiet wellig gefaltet. Die Leisten haben glitzernde Ränder und erzeugen ein ungemein zierliches Bild. Die Ursache war ein vor 15 Jahren überstandener Herpes corneae. (Zeichnung am Binokularmikroskop.) (Nach ERNST KRAUPA.)

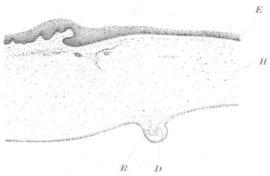

Abb. 140. Geheilte Verletzung der DESCEMETschen Membran. Vergr. 30:1. E Epithel. H Hornhautgrundsubstanz. R die Rupturstelle der DESCEMETschen Membran. Die Enden sind aufgerollt. Eine neue mit Endothel bekleidete Membran bildet den Überzug der Stelle (D). (Sammlung J. v. MICHEL.)

Cuticularbildung seitens des Endothels oder eine Eiweißabscheidung vom Kammerwasser aus vor uns haben. Rißstellen der DESCEMETschen Haut werden bei eintretender Heilung auf diese Art überbrückt. So entstehen „Glasleisten" (Abb. 138), die bei der Diagnose eines Hydrophthalmus (s. S. 238) ebenso bedeutsam sind, wie bei den Folgezuständen einer Keratitis parenchymatosa (S. 315), unter

Umständen auch eines Herpes corneae (S. 213, Abb. 139) und anderen Erkrankungen. Auch nach perforierenden Verletzungen setzt die Hornhautrückfläche

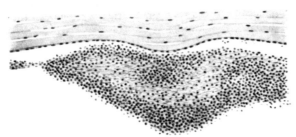

Abb. 141. Pseudopräcipitat an der Hornhautrückfläche. Dem Endothel liegt zunächst eine Schicht geronnenen Fibrins auf, dem ein Haufen von Leukocyten angeheftet ist. Auch zwischen den Zellen dieses Herdes ist Fibrin sichtbar. (Nach Ernst Fuchs.)

vermehrte Glassubstanz an, die dann als vorspringender Buckel manchmal die zusammengefalteten Enden der Bruchstelle der Membran einschließt (Abb. 140).

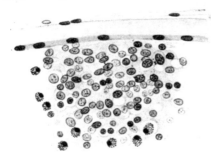

Abb. 142. Echtes Präcipitat mit eosinophilen Zellen in einem Falle von sympathisierender Entzündung. Das Protoplasma der einkernigen Zellen ist größtenteils zu einer gemeinsamen Grundsubstanz verschmolzen. (Nach Ernst Fuchs.)

Einige Worte sind noch über die Beziehungen der Hornhautrückfläche zu den *Beschlägen* (*Präcipitaten*) zu sagen. Früher sah man in ihnen Ausschwitzungen der hinteren Grenzschicht, der man die Eigenschaften einer serösen Haut beilegte. L. A. Desmarres (Ferd. Enke-Erlangen 1852) gebrauchte neben dem Ausdruck „Iritis serosa" die Synonyma: „Descemetitis, Hydromeningitis, Keratitis serosa". Heute wissen wir, daß die Beschläge an der Hornhautwandung der Uvea entstammen. E. Fuchs (d) unterscheidet dabei: „echte Präcipitate" als abgegrenzte mehr kompakte Zellkonglomerate von den „Pseudopräcipitaten", die die hintere Hornhautfläche als ein fortlaufender Zellbelag von wechselnder Dicke überziehen. Dieser wird manchmal so stark, daß in die Kammer vorragende Hügel entstehen (Abb. 141).

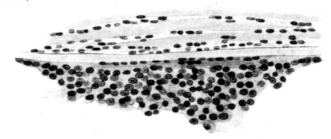

Abb. 143. Ein durch Endothelwucherung entstandener Hügel. An seiner Basis an der rückwärtigen Begrenzung der Descemetschen Membran liegt eine dünne Schicht Bindegewebe; ebenso hat sich an ihrer vorderen Fläche eine Bindegewebslage gebildet, welche die hintersten Hornhautlamellen bogenförmig nach vorn ausbaucht. (Nach Ernst Fuchs.)

Das Endothel ist unter diesen Gebilden häufig verändert. Die Pseudopräcipitate bestehen nämlich im Grunde genommen aus Fibringerinnseln, an deren

Oberfläche sich Leukocyten festsetzen, während die echten Präcipitate dadurch zustande kommen, daß sich die Leukocyten zunächst zu kugeligen Ballen zusammenlagern, die im Kammerwasser herumschwimmen und sich als Ganzes an die Hornhaut anlegen (Abb. 142). Viele Präcipitate zeigen durch den Gehalt an gefärbten Iriszellen ein bräunliches Aussehen.

Können die *Beschläge auch durch Hornhautveränderungen entstehen,* also von einer Iridocyclitis unabhängig sein? Hierauf ist zunächst zu antworten, daß Wucherungen von Endothelzellen (Abb. 143) Präcipitate vorzutäuschen vermögen. Dann handelt es sich nur um eine im klinischen Bilde untergelaufene, aber verzeihliche falsche Diagnose. Darüber hinaus muß man jedoch für bestimmte Fälle annehmen, daß ein primär in den tiefen Schichten der Cornea zur Entwicklung gelangender entzündlicher Prozeß, der mit einer ödematösen

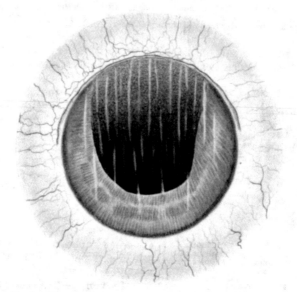

Abb. 144. Streifenförmige Hornhauttrübung. 5 Tage nach einer Linsenextraktion mit Schlinge.

Durchtränkung der Membran verbunden ist, auch von sich aus Anlaß zur Bildung von Beschlägen geben kann. Sonst wäre ein Befund, wie es die Abb. 239 S. 223 darstellt, wohl nicht gut möglich; denn hier schiebt die in die Cornea einquellende Trübungswolke der atypischen parenchymatösen Keratitis ganz deutlich sichtbar eine Kette von Beschlägen vor sich her. Vielleicht entstehen zunächst an der Rückfläche Rauhigkeiten, an denen sich die Zellen niederschlagen. Es ist aber auch denkbar, daß das Ödem durch das Endothel hindurchdringt und im Kammerwasser circumscripte Gerinnsel (also dann Pseudopräcipitate) liefert.

Streifenförmige Trübungen (Faltungstrübungen, Streifenkeratitis)[1] beruhen auf mechanisch bedingten Spannungsveränderungen in der DESCEMETschen Membran. In typischer Ausbildung beobachten wir solche Erscheinungen oft in den ersten Tagen nach einer Linsenextraktion, ohne daß später irgendwelche Folgezustände zurückbleiben. Nach der Meinung E. v. HIPPELs sollen sie vor

[1] Die hier geschilderte „streifenförmige Hornhauttrübung" darf nicht mit der „streifenförmigen subepithelialen Hornhauttrübung" verwechselt werden, die bei Hypotonia bulbi vorkommt (s. S. 396).

allem dann auftreten, wenn die Vollendung des Lappenschnittes nach der Kontra-
punktion so geschieht, daß dabei die Hornhaut in Falten gezogen wird. Auch
im Anschluß an eine stärkere Massage der Hornhaut zum Zwecke der Entleerung von Linsenresten und an Schlingenextraktionen (Abb. 144) kommen
derartige Bilder nicht selten zustande. Früher glaubte man das Ergebnis einer
Quellung und Auflockerung der tiefen Schichten vor sich zu haben, bis Carl
v. Hess durch experimentelle Untersuchungen nachwies, daß lediglich eine
Fältelung der tiefen Hornhautlamellen und eine
wellige Beschaffenheit der Hornhautrückfläche
die Erscheinung auslöst. Dagegen wird die
vielfach zwischen den einzelnen Strichen wahrnehmbare diffuse tiefgelegene Hornhauttrübung
tatsächlich durch eine Quellung der Hornhaut

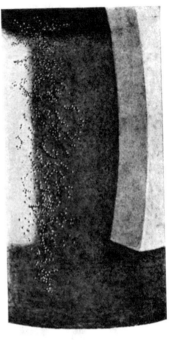

Abb. 146. Türk-Erggeletsche Tröpfchenlinie (pathologische, aus Lymphocyten bestehende Linie) 2 Tage
nach Entfernung eines Eisensplitters
aus der Hornhaut bei einem 23jäh-
rigen Patienten. (Aus A. Vogt, Atlas
der Spaltlampenmikroskopie, 2.Aufl.)

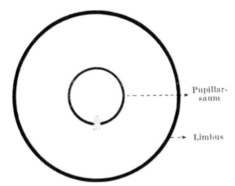

Pupillar-
saum

Limbus

Abb. 145. Schematische Darstellung des Ortes
der Lüssischen Tröpfchenlinie.

veranlaßt, die durch die Läsion des Endothels
hervorgerufen wird. Mit entzündlichen Vorgängen haben diese Bilder somit nichts zu tun.
    Physiologische Tröpfchenbeschläge. Während
im Alter an der Hornhautrückfläche schon
unter normalen Bedingungen feine Pigment-
ablagerungen gefunden werden, sieht man bei
Jugendlichen gegenüber dem unteren Pupillar-
saum feine unpigmentierte Tröpfchenbeschläge. Sie bilden eine vertikale Linie
von durchschnittlich 0,1 mm Breite und 0,4—0,8 mm Höhe. Die Linie selbst
fällt mit dem vertikalen Hornhautmeridian zusammen (Abb. 145). Am besten
sieht man die Gebilde im durchfallenden, von der Iris reflektierten Lichte.
Zweifellos handelt es sich um feine, dem Kammerwasser normalerweise bei-
gemengte korpuskuläre Elemente (Lymphocyten), die von der Wärmeströmung
des Kammerwassers mitgenommen und in dem genannten Bezirk deponiert
werden (U. Lüssi). Bei der Schilderung der Krukenbergschen Pigmentspindel
stoßen wir auf dasselbe Phänomen (s. S. 365). Die physiologische Tropfenlinie
verlängert und verbreitert sich bei Hornhautfremdkörpern und Infiltraten
innerhalb von Minuten und Stunden zur Türk-Erggeletschen Tröpfchenlinie
und -fläche (A. Vogt [Abb. 146]).

    Die Cornea guttata senilis und praesenilis (A. Vogt). Im vorgeschrittenen
Alter (schon im 5. Jahrzehnt) bilden sich an der Hornhautrückfläche kammerwärts gerichtete, runde dichtstehende Prominenzen, die sich im hinteren

Spiegelbezirke als runde dunkle Lücken geltend machen (Abb. 147). Am besten sind die Gebilde in den zentralen Hornhautbezirken, hier wieder gegenüber dem Pupillarsaum sichtbar. VOGT bezeichnet diese Altersveränderungen mit dem Namen „Cornea guttata".

Die eigentümliche, wie eine „Betauung" wirkende Veränderung hat ihre Ursache in Prominenzen der DESCEMETschen Membran (Abb. 148). Während die MÜLLER-HENLESCHEN Warzen[1] in der Peripherie beginnen und sich axial fortsetzen, liegt hier das umgekehrte Verhalten vor.

Da die sogenannte *Fluorescin-Methode* besonders für die Untersuchung der Schädigungen der Hornhauthinterfläche Bedeutung gewonnen hat, sei hier kurz darauf eingegangen. Als erster hat PFLÜGER eine Lösung dieses Farbstoffs angewandt, und zwar zu Studien über die Hornhauternährung. Dann hat M. STRAUB die Einträufelung einer $1/2\%$igen Fluorescin-Sodalösung für den Nachweis von Epitheldefekten der Hornhautoberfläche dienstbar gemacht. FROMM und GROENOUW fanden für diesen Zweck eine 2%ige Lösung von Fluorescin-Kalium als das zweckmäßigste, wobei es genügt, daß der Farbstoff 20—30 Sekunden lang hinter den geschlossenen

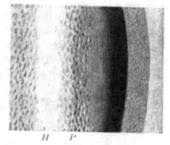

Abb. 147. Cornea guttata bei einem 44jährigen Manne. *P* Zone entsprechend dem Pupillarpigmentsaum; *H* helle Zone entsprechend dem Irisstroma. (Aus ALFRED VOGT, Lehrbuch und Atlas der Spaltlampenmikroskopie, 2. Aufl.)

Lidern auf die Hornhautoberfläche einwirkt. Eine stärkere Konzentration färbt (wahrscheinlich infolge einer Ätzwirkung) auch das intakte Epithel diffus grün. Es war aber E. v. HIPPEL vorbehalten, den Nachweis zu erbringen, daß trotz Unversehrtheit des Epithels die Einwirkung eines Tropfens

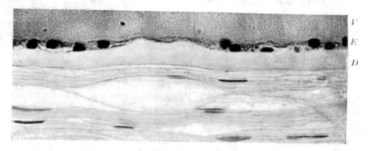

Abb. 148. Die anatomische Grundlage der Cornea guttata. Zwei tropfige Prominenzen in der Mitte der Abbildung. Sie sind von Endothelzellen entblößt. *V* Vorderkammer; *E* Endothel; *D* DESCEMETsche Membran. (Aus ALFRED VOGT, Lehrbuch und Atlas der Spaltlampenmikroskopie, 2. Aufl.)

der Lösung vom Bindehautsack aus eine Grünfärbung der tiefen Lamellenschichten herbeiführt, sobald das *Endothel* eine abnorme Beschaffenheit hat oder fehlt. Im Experimente erhielt er positive Befunde, wenn die vier Vortexvenen bei Kaninchen unterbunden wurden und die sich anschließende tiefe Parenchymtrübung auftrat. Auch die Durchschneidung der langen Ciliararterien bringt das Phänomen hervor; doch ist sein Ausbleiben nicht so zu werten, daß damit die gesunde Beschaffenheit des Endothels klargestellt ist.

---

[1] Siehe EISLER, Anatomie, Bd. 1, S. 51 des Handbuchs.

4. Die pericorneale Injektion und die Vascularisation der Cornea.

Die pericorneale Injektion [1] ist die regelmäßige Begleiterscheinung von frisch-entzündlichen Prozessen der Cornea, die ja unter normalen Bedingungen nur die in die äußerste Peripherie eingelagerten letzten Endbögen des Randschlingen-netzes enthält, sonst aber selbst der Gefäße gänzlich entbehrt (s. S. 202). Nor-malerweise sind die äußersten, nach der Cornea zu vorgeschobenen Ausläufer der Randbögen blutleer; sie füllen sich aber bei Reizungen des Gewebes. Die zu einer Entzündung gehörige Erweiterung der Blutgefäße kann daher nur in der

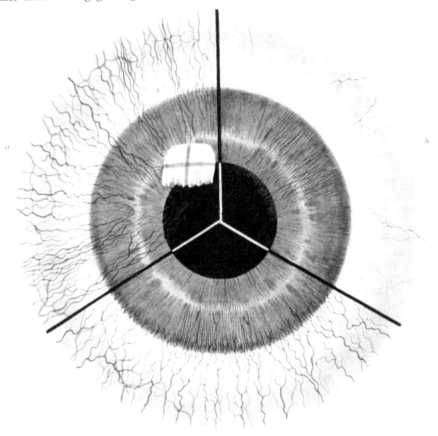

Abb. 149. Im oberen linken Drittel *(a)* ist eine oberflächliche Vascularisation (Pannus) mit vielen Anastomosen dargestellt. Im oberen rechten Drittel *(b)* sieht man besenreiserförmige Gefäße ciliaren Ursprungs. Das untere Drittel *(c)* zeigt die Mischung von Pannus und tiefer Vascularisation.

Circumferenz der Membran Platz greifen, wenn nicht neugebildete Gefäße vorhanden sind. Dabei zeigt sich die entwicklungsgeschichtlich begründete Zugehörigkeit der obersten Hornhautschichten zur Bindehaut und die der tiefen zur Sclera-Uvea; denn oberflächliche Entzündungen (Infiltrate usw.) lassen vor allem das conjunctivale Gefäßsystem, solche des mittleren und hinteren Drittels der Lamellenlagen das ciliare Gefäßsystem anschwellen. Das Vorliegen einer „conjunctivalen" oder einer „ciliaren" „Injektion" (Abb. 5, S. 7) gibt somit

---

[1] In der Literatur wird vielfach der Ausdruck pericorneale Injektion im Sinne einer ciliaren Injektion gebraucht. Ich halte dies nicht für zweckmäßig.

wichtige Aufschlüsse über die Lage der pathologischen Prozesse in bezug auf ihre Tiefe. Wir beobachten dabei regelmäßig, daß die Injektion an demjenigen Teile des Limbus auftaucht, der dem Herde in der Hornhaut am nächsten liegt. Eine den ganzen Umfang umgebende Gefäßfüllung kommt bei diffuser Erkrankung der Membran vor und läßt, wenn sie ciliaren Charakter hat, vielfach auf eine Mitbeteiligung der Iris und des Corpus ciliare an der Entzündung schließen.

Die Vascularisation der Cornea ist stets ein pathologischer Zustand, indem irgendwelche eingetretenen Schädigungen des Gewebes eine vermehrte Ernährung erheischen, die durch neugebildete, in die Hornhaut einsprießende Gefäße bewerkstelligt wird. Somit haben wir in dem Vorgange eine Hilfeleistung für das von einer Ernährungsstörung bedrohte, normalerweise gefäßlose Parenchym zu sehen, oftmals auch eine Anbahnung von Wiederaufbau verloren gegangener Substanz. Wie wir die conjunctivale Injektion von der ciliaren trennen, so unterscheiden wir auch eine *oberflächliche und eine tiefe Vascularisation.* Hier wie dort regen krankhafte Prozesse der Pars conjunctivalis corneae (also des Epithels und der BOWMANschen Membran samt angrenzenden vordersten Lamellenlagen) das Gefäßnetz der Bindehaut, die der Substantia propria und der Pars uvealis (also der mittleren, tiefen und tiefsten Schichten) das uveale (ciliare) Netz zur Teilnahme an. Nur besteht der Unterschied, daß man solange nur von einer conjunctivalen, bzw. ciliaren *Injektion* redet, als es sich lediglich um die vermehrte Füllung der präformierten, dem Rande der Cornea benachbarten Gefäßzweige handelt, während ein Überschreiten der Limbusgrenze seitens der Gefäße ausnahmslos von einer Proliferation, einer *Gefäßneubildung* ausgelöst wird, die den Namen *Vascularisation* trägt. Leider ist die Bezeichnung conjunctivale und ciliare Vascularisation nicht gebräuchlich, obgleich sie richtig wäre und die Verständigung erleichtern würde. An ihrer Stelle sind die Ausdrücke „*oberflächliche*" und „*tiefe Vascularisation*" in die Schriftsprache der Ophthalmologie übergegangen. Die „*oberflächliche Vascularisation*" heißt auch *Pannus* [1].

Die Abb. 149 zeigt die verschiedenen Kennzeichen der oberflächlichen und der tiefen Vascularisation für sich allein und im gemeinsamen Vorkommen. Das S. 220 befindliche Schema dient zur Erleichterung der Differentialdiagnose.

Wie aus der Zusammenstellung der Merkmale ersichtlich ist, besteht insofern ein maßgebender Unterschied in dem Aussehen, als die conjunctivalen, oberflächlichen Gefäße viele Anastomosen bilden und daher einem Korb mit Maschen (Pannus) gleichen, während die tiefen keinen Zusammenhang unter einander haben und Büscheln oder Besenreisern ähneln. Diese Differenz in dem Gefäßverlauf erklärt sich aus der Struktur des Gewebes, in das sie eindringen. Die pannösen Gefäßästchen wachsen unmittelbar unter dem Epithel, bzw. der BOWMANschen Membran vorwärts und treffen also eine parallele Schichtung an, zwischen der sie sich in einem und demselben Niveau entwickeln. Sie können infolgedessen einander leicht begegnen und unter sich in Anastomosen verschmelzen. Dagegen müssen sich die Fortsätze des ciliaren Blutkreislaufs in ein Gewebe einzwängen, das aus vielfach verflochtenen und in andere Ebenen abbiegenden Faserbündeln besteht (s. auch S. 197). Nur die schmalen (im normalen Zustande sicher nicht klaffenden) Räume, welche die Lamellen von einander trennen, geben ihnen die Möglichkeit zum Einsprießen in die Hornhaut. Demzufolge sind die einzelnen Verzweigungen stets durch eine dünne Lage

---

[1] Pannus bedeutet in der Übersetzung Korb, und zwar ist die Bezeichnung zweifellos darauf zurückzuführen, daß oberflächliche Gefäße viele Anastomosen haben und den Eindruck eines Geflechtes hervorrufen, der den tiefen Gefäßen nicht zukommt. Es ist daher nicht richtig, an Stelle der tiefen Vascularisation die Benennung „tiefer Pannus" als Synonym zu nehmen, wie dies vielfach geschieht.

	Oberflächliche Vascularisation.	*Tiefe Vascularisation.*
Ursprung	Aus den Bindehautgefäßen, die ohne Unterbrechung sich auf die Cornea fortsetzen.	Aus den tiefen Gefäßen, deren Äste nicht sichtbar sind.
Verhalten am Limbus	Die Gefäße ziehen über den Limbus hinweg.	Die Gefäße tauchen unvermittelt am Limbus auf.
Lage	Ganz oberflächlich, oft das Epithel vorwölbend.	Tief.
Verlauf	In leichten Windungen, baumförmig.	Langgestreckt, gradlinig, besenreiserförmig.
Verzweigung	Unregelmäßige Teilung.	Stets dichotomisch, büschelförmig.
Anastomosen	In großer Zahl vorhanden, daher Netzform.	In der Regel nicht vorhanden.
Farbe	Hellrot (ziegelrot).	Dunkler (bläulichrot).

Hornhautfasern von einander geschieden, so daß eine gegenseitige Verbindung sehr erschwert wird, obgleich Koeppe sie hin und wieder als ausgebildete Anastomose zwischen den Büschel der Besenreiser feststellen konnte. Daß in der Tat lediglich die Abweichungen in der Struktur des Epithels und der Bowmanschen Membran einerseits und der lamellösen Hornhautbezirke andererseits den Gefäßen die Art ihres Verlaufs aufzwingen, geht daraus hervor, daß ein subepithelial in krausen Linien geschlängelt auf die Cornea ziehendes Gefäß zu einem gradlinigen und langgestreckten wird, sobald es den Weg in die tieferen Hornhautlagen findet (Augstein, A. Brückner). Allerdings vermissen wir an den „lamellösen" Gefäßen hin und wieder die besenreiserförmige Verästelung und den gestreckten Verlauf. So sah A. Brückner in einem Falle von Keratitis parenchymatosa e lue congenita an der Spitze von palisadenartig vorwachsenden tiefen Gefäßen eine baumkronenartige Aufsplitterung, wie sie sonst den oberflächlichen Gefäßen eigen ist. Wahrscheinlich liegt dies daran, daß dann der pathologische Prozeß vor der Ausbildung einer Vascularisation die feste Struktur der Hornhautfaserzüge in eine weichere und nachgiebigere Form übergeführt hat, die keine Schichtung mehr aufweist.

Selbstverständlich müssen auch bei der Vascularisation der Cornea arterielle und venöse Gefäße vorhanden sein, und zwar ist die Verteilung so, daß bei den baumförmig verästelten oberflächlichen Gefäßen die zu- und abführenden Stämme in der Regel räumlich getrennt verlaufen, bei der tiefen Vascularisation aber das arterielle und das venöse Rohr parallel ziehen. Beide sind nach der Hornhautmitte zu durch einen kurzen Bogen verbunden, so daß eine Schlingenbildung zustande kommt (Brückner).

Den *Entstehungsmodus* der Hornhautvascularisation hat Leonhard Koeppe an der Spaltlampe näher studiert. Er unterscheidet betreffs der oberflächlichen Gefäße zwei verschiedene Arten des Vorwachsens, die er „Schlingentyp" und „Sprossentyp" nennt. Zunächst kommt es zu einer Verlängerung der oberflächlichsten Capillarbogen des Limbusnetzes, und so bilden sich länger und länger werdende „Schlingen", die immer wegsam bleiben und Blut führen, obschon die Pulsation nur in Intervallen zu beobachten ist. Sie schieben sich langsam nach dem Orte der pathologischen Hornhautveränderung vorwärts. Bei der Ausbreitung nach Art der „Sprossen" handelt es sich hingegen um hohle oder bluthaltige Abzweigungen, die von der Gefäßwand aus in das Gewebe eindringen. Auch sie werden zu Schlingen, aber erst dadurch, daß je zwei Sprossen auf einander zu wachsen und sich gegenseitig sekundär verbinden. KOEPPE sah diesen Modus beim Frühjahrskatarrh (S. 103). An den tiefen Gefäßen konnte er ausschließlich den Schleifentyp feststellen, wie dies schon A. BRÜCKNER und K. STARGARDT beobachtet hatten, während AUGSTEIN auch für die lamellösen Gefäße das Vortreiben von Sprossen der Wandung annimmt. Dabei ist zu beachten, daß die tiefen Schleifen mehrere Querverbindungen zwischen ihrem zuführenden und abführenden Stämmchen haben, so daß das Blut nicht allein durch den Bogen an der Spitze der Schleife vom arteriellen zum venösen Kreislauf übertritt. Eine eigentümliche Form der Anastomosenbildung konnte A. KREIKER beobachten. Er sah bereits blutführende Schlingen einander zuwachsen und in Berührung kommen. Sobald die beiden Schlingenenden soweit sich genähert hatten, daß sie zusammenstießen, verschwand die Gefäßwand und die Blutströme vermischten sich.

Wenn sich die Vascularisation zurückbildet, kündet sich das baldige Blutleerwerden der Äste dadurch an, daß zunächst der Blutstrom verlangsamt wird und in einzelne Fragmente zerfällt (Abb. 222, S. 311). Die ehemaligen Blutgefäße bleiben aber zeitlebens im Lichte der Spaltlampe als graue Linien sichtbar. Das Unterscheidungsmerkmal gegenüber den Hornhautnerven ist S. 199 geschildert.

5. Das Hornhautgeschwür (Ulcus corneae).

Die Möglichkeit, daß das Epithel lückenhaft wird, ist unter den verschiedensten Bedingungen gegeben. Tiefer greifende Substanzverluste können z. B. im Anschluß an Verletzungen, Störungen im Gebiete des Trigeminus und bei Behinderung der Ernährung eintreten. Die Abb. 244 auf S. 356 führt einen solchen Substanzverlust bei Keratitis neuroparalytica vor Augen und zeigt, daß auch ausgedehnte Defekte längere Zeit bestehen können, ohne daß das Auge mit einer Entzündung darauf reagiert. Erst wenn im Bereiche des bloßliegenden Parenchymbezirks infiltrative Vorgänge in Gestalt von grauweiß belegten Stellen sichtbar werden, spricht man nicht mehr von einem Defekt, sondern von einem Geschwüre, wobei die pathologisch-anatomische Grundlage dieser Infiltrationen in dem Auftauchen von Wanderzellenschwärmen zu suchen ist, die sich am Boden oder am Rande der Gewebslücke ansammeln.

Wir unterscheiden zwei Typen der Ulceration, je nachdem eine Schädigung von außen her in das Gewebe eindringt und das Epithel, die BOWMANsche Membran, sowie die angrenzenden Lamellenschichten nekrotisiert, oder die über einem schon vorher erkrankt gewesenen Abschnitt des Parenchyms gelegenen Schichten sich sekundär abstoßen. In der einen Reihe der Fälle entwickelt sich der ulcerierende Prozeß von außen nach innen, in der anderen umgekehrt von innen nach außen. Das Schulbeispiel für die exogen entstehenden Geschwüre liefert die Pneumokokkeninfektion der Hornhautoberfläche in Gestalt des Ulcus serpens (S. 255), für die endogene Art indessen die auf dem Boden einer tuberkulösen Infektion anderer Organe (Lunge, Drüsen usw.) sich ausbildende Allergie des Parenchyms, die im Ulcus scrophulosum (S. 137) den deutlichsten Ausdruck findet.

Die Differenz beider Arten von Ulcera ist jedoch nicht nur durch die Entwicklung allein festgelegt, sondern das klinische Bild und der Gesamtverlauf der Affektion wird durch die Tatsache beherrscht, daß die exogenen Geschwüre auf einer dem Körper bislang fremd gewesenen Krankheitsursache beruhen, während die endogenen nur die Teilerscheinung eines Leidens darstellen, das konstitutionell geworden ist oder mit dem sich der Organismus wenigstens schon längere Zeit auseinander setzen mußte. Somit kann man als differentialdiagnostisches Merkmal die immer wiederkehrende Beobachtung hervorheben, daß die *exogene Ulceration die Kennzeichen einer akut aufflammenden Abwehr-reaktion auslöst, die endogene jedoch in Gestalt eines mehr oder weniger träge schwelenden Prozesses abläuft.*

Das exogene Ulcus zeigt mithin die Eigenschaften des geschwürigen Gewebs-zerfalls mit den Folgezuständen in bedeutend stärkerem Maße. Es sei deshalb zunächst geschildert (Abb. 150). Die Ursache ist (abgesehen von Verätzungen und Verbrennungen) stets in einer *Infektion* zu suchen, sei es, daß die Erreger sich selbst den Weg durch das Epithel bahnen oder einen schon bestehenden Substanzverlust als Einbruchspforte benutzen. Meist wiederholt sich dabei der Vorgang, daß zuerst die Toxine der Bakterien (und Pilze) das Gewebe ein-schmelzen, dann neue Kolonien entstehen und der Organismus durch heran-gezogene Wanderzellen die Abwehr des Angriffs in die Wege leitet. Einzelheiten

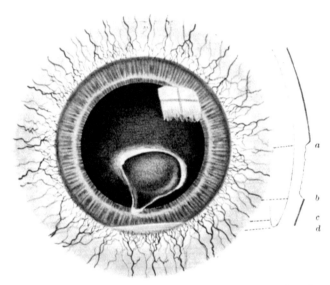

Abb. 150. Ulcus corneae serpens (Pneumokokkeninfektion). Das Geschwür zeigt nach rechts und links eine weiße Infiltration des Randes, sowie an der Spitze des Fortsatzes nach abwärts eine ebensolche Begrenzung. An diesen Stellen ist ein Fortschreiten der Ulceration zu erwarten, während der Geschwürsgrund gereinigt ist. *a*—*b* Ausdehnung des Ulcus; *c*—*d* Ausdehnung des Hypopyon; *d* unterer Kammerwinkel.

dieser Vorgänge sind im Kapitel über das Ulcus serpens (S. 254) ausführlich dargestellt. Hier sei nur darauf hingewiesen, daß die Heftigkeit und Bösartigkeit des geschwürigen Prozesses nicht allein von der Virulenz der Mikroorganismen, sondern in erheblichem Maße auch von der Widerstandsfähigkeit des Hornhaut-gewebes abhängt.

Das Charakteristikum des exogenen Ulcus ist, neben der durch seine Ätiologie verständlichen Tendenz zum Fortschreiten, die *eitrige Infiltration seiner Ränder oder seines Bodens,* die Auswanderung von Leukocyten aus der Iris in die Vorder-kammer, die in typischen Fällen zur Ansammlung von Eiter in der Vorderkammer *(Hypopyon)* führt, die mehr oder weniger schwere Reizung und Entzündung des vorderen Uveaabschnittes und die ciliare Injektion. Hingegen fehlt dem akut exogen einsetzenden Prozeß die Gefäßneubildung (Vascularisation, s. S. 219), weil diese zur Entwicklung längere Zeit braucht und oft zu spät kommt.

Das endogene Ulcus bereitet sich im Gegensatz zum exogenen Typus im Parenchym der Cornea selbst vor, indem sich eine zumeist in dem vorderen

Drittel der Lamellen lokalisierte Infiltration bildet. Sie ist entweder, wie beim Ulcus scrophulosum, durch allergisch-anaphylaktische Zustände bedingt oder hängt mit degenerativen Einlagerungen (Kalk, Fett, Hyalin usw.) zusammen, die eine örtliche Entzündung herbeiführen. Wohl nur ausnahmsweise sind auf metastatischem Wege in das Hornhautparenchym gelangte Krankheitserreger die auslösende Ursache. Allen diesen Formen ist die Eigentümlichkeit gemeinsam, daß das Gewebe schon krank war, bevor sich die Ulceration einstellte. Infolgedessen bringt der Übergang zum Geschwür höchstens eine Steigerung

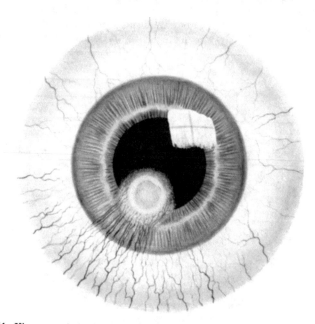

Abb. 151. Ulcus scrophulosum corneae mit oberflächlicher Vascularisation (Pannus).

der schon vorher vorhanden gewesenen Entzündungserscheinungen mit sich, ändert aber den Zustand des Auges nicht wesentlich. Wenn daher auch die Infiltration des Randes (meist des Bodens) dem Bilde das Gepräge der Geschwürsbildung gibt, so fehlen doch die stürmischen Folgezustände des exogenen Ulcus. Insonderheit ist entweder keine oder doch nur eine geringe iritische Reizung zu sehen, womit auch zumeist der Befund zusammenhängt, daß die ciliare Injektion wenig zutage tritt. Bei ganz in den oberflächlichen Lamellen sitzenden endogenen Geschwüren kann die ciliare Injektion sogar völlig fehlen und nur eine Füllung der Bindehautgefäße am Limbus hervortreten. Dementsprechend ist ein Hypopyon dem endogen entwickelten Ulcus wesensfremd. Das längere Bestehen der Erkrankung führt aber dazu, daß in vielen Fällen schon vor dem Eintritt des Geschwürs eine Vascularisation da ist oder im weiteren Verlaufe entsteht (Abb. 151). Die Neigung zum Fortschreiten ist indessen nur relativ selten zu bemerken.

Wir können als Ergebnis dieser Betrachtungen die Differentialdiagnose zwischen endogenem und exogenem Ulcus (in Anlehnung an den Typus des Ulcus scrophulosum und serpens) in die folgende Tabelle kleiden.

	Ulcus scrophulosum (endogen) (Abb. 150).	*Ulcus serpens (exogen)* (Abb. 151).
Befund	Bulbus gering gereizt.	Schwere Entzündung.
Mikroorganismen	Abimpfung negativ.	Abimpfung positiv.
Geschwürsränder	Schwer feststellbar, verwaschen.	Teilweise durch weißgelbe Infiltrationen umrissen, steilrandig.
Geschwürsboden	Grau wolkig verfärbt (nach Art eines Infiltrates).	Entweder leicht oder intensiv grauweiß verfärbt.
Umgebung	Kaum verändert.	Hauchiger Hof.
Kammerwasser	Klar.	Trübe. Am Boden der Kammer oft Hypopyon.
Iris	Unbeteiligt oder nur mäßig gereizt.	Schwere plastische Entzündung.
Verlauf	Kaum Neigung zur Ausbreitung; torpides Verhalten.	Neigung zum Ausbreiten in die Fläche und in die Tiefe, von einem Tag zum andern Änderung im Aussehen.

Es ist klar, daß das vorstehende Schema nicht allen Fällen gerecht wird, insofern oft genug Übergänge des einen Typus in den anderen vorkommen. Je weniger aggressiv die exogene Noxe, desto mehr gleicht sich das klinische Bild dem endogen entwickelten Geschwür an, und dieses wieder kann durch eine sekundäre Infektion von außen her jederzeit in den Symptomenkomplex des Ulcus serpens übergehen.

Verlaufsformen der Hornhautulceration. Es kann hier nicht auf die einzelnen Krankheitsbilder eingegangen werden, die die verschiedenen Hornhautgeschwüre darbieten, sondern es soll nur eine Schilderung derjenigen Zustände vorausgenommen werden, die bei jedem Ulcus corneae unter Umständen zur Beobachtung gelangen.

Die Ausbreitung der Gewebsnekrose ist nach der Fläche und der Tiefe zu möglich. Eine größere Ausdehnung schwächt durch Verdünnung der Membran ihre Widerstandsfähigkeit gegenüber dem intraokularen Druck und bringt neben dem Nachteil einer große Teile der Hornhautoberfläche deckenden Narbe leicht Formveränderungen der Cornea mit sich. Noch größere Gefahren drohen beim Weitergreifen des Prozesses in die hinteren Hornhautschichten.

Der Durchbruch (Perforation) stellt dann die am meisten zu fürchtende Folge dar (Abb. 152). Sowohl das Ulcus serpens als auch das Ulcus scrophulosum vermögen die Cornea in ihrer Gesamtdicke zu durchfressen. Allerdings sind die treibenden Kräfte verschieden. Während z. B. die Pneumokokken durch die Produktion von Toxinen eine der Lamellenlagen nach der anderen zum Absterben bringen und so den Prozeß des Ulcus serpens in die Tiefe tragen, ist es beim skrofulösen Geschwür die mit den Immunitätsvorgängen zusammenhängende Eiweißverdauung (s. S. 135), welche die Gewebseinschmelzung — oft in sehr kurzer Zeit — bis zur Lochbildung vollendet. Bevor es zum Durchbruch kommt, beobachten wir nicht selten den eigentümlichen Zustand, daß alle Parenchymschichten in einem umschriebenen

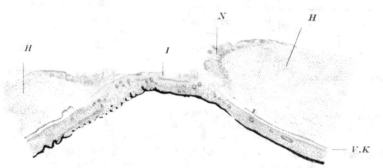

Abb. 152. Ulcus corneae perforatum (Vergr. 15:1). Das Ulcus ist durchgebrochen. Die Iris liegt vor in der Durchbruchstelle, bedeckt von einem eiterig-fibrinösen Exsudat (I). Die Ränder der Durchbruchstelle zeigen eine Nekrose (N) der Hornhautsubstanz (H), die durch eingewanderte Rundzellen infiltriert ist. Die vordere Kammer ist auf einen schmalen Spalt verkleinert (V.K). (Sammlung J. v. MICHEL.)

Bereiche abgestoßen sind und nur noch die widerstandsfähige elastische hintere Grenzhaut am Boden des Substanzverlustes erhalten ist. Dann ist das

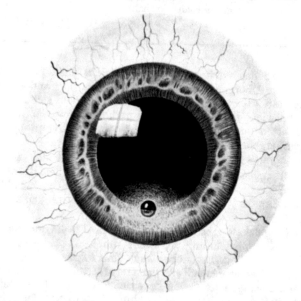

Abb. 153. Keratocele innerhalb eines von einem Hornhautgeschwür herrührenden Trübungshofes. Das Geschwür ist fast abgeheilt; die Keratocele besteht noch. In diesem Falle hat die Keratocele dem Druck des Kammerwassers standgehalten, so daß ein Irisprolaps vermieden wurde.

Stadium der *Keratocele*[1] erreicht. In der Regel bleibt die bloßliegende DESCEMETsche Haut nicht in der ursprünglichen Lage, sondern der intraokulare

---

[1] Man trifft in der Literatur auch den Namen „*Descemetocele*" an. Schon der Sprachgebrauch, an Stelle der Bezeichnung „DESCEMETsche Membran" kurz die „*Descemet*" zu sagen, bedeutet eine Lässigkeit. Setzt man aber noch zu dem Namen des Anatomen (JEAN DESCEMET, Paris, 1732—1810) die Krankheitsbezeichnung Cele ($\varkappa\acute{\eta}\lambda\eta$ = Geschwulst), so entsteht eine ungeheuerliche Wortbildung.

Druck stülpt sie wie einen Bruchsack vor, so daß inmitten der geschwürig veränderten Hornhautpartie ein durchsichtiger, zumeist kreisrund begrenzter Buckel
sichtbar wird, der wie eine zartwandige Blase erscheint (Abb. 153). Hin und wieder
verhindert die Descemetsche Membran auf diese Art überhaupt den Eintritt
der Perforation, indem die Heilung noch früh genug einsetzt und neugebildetes
Narbengewebe die papierdünne Stelle wieder verstärkt. Geht die Ulceration
aber weiter oder dauert der Zustand der Keratocele längere Zeit an, so ist das
Platzen der hinteren Grenzmembran nicht aufzuhalten, und die Perforation wird

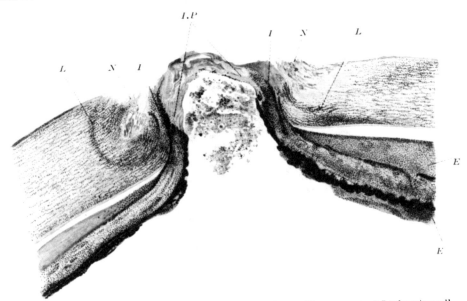

Abb. 154. Nekrotisch werdender Irisprolaps bei durchgebrochenem Ulcus serpens. L Leukocytenwall
und Leukocytenhaufen am Rande der in Abstoßung befindlichen Geschwürspartien (N). Der
Irisprolaps (I.P) ist ebenfalls nekrotisch, hinter ihm liegen Exsudatmassen und Gewebstrümmer.
Die Iris (I) liegt fest eingekeilt in der Durchbruchstelle und ist eitrig infiltriert. Ein eitriges Exsudat
liegt vor und hinter ihr (E). (Sammlung J. v. Michel.)

vollkommen[1]. Hieraus kann sich eine *Hornhautfistel* entwickeln (s. S. 503).
Mit dem Momente des eingetretenen Hornhautdurchbruchs erfährt die Lage
eine grundsätzliche Änderung aber insofern, als nun eine Zeitlang Krankheitskeime durch die Hornhautöffnung hindurch Zutritt zum Augeninnern gewinnen
und eine sehr ernste Entzündung der Uvea entfachen können, die unter
Umständen in eine Panophthalmitis ausklingt. Nicht weniger leicht zu nehmen
ist die Gefahr des *Irisprolapses (Irisvorfall)* (Abb. 154), weil die Zwischenlagerung von Irisgewebe in die klaffende Lücke der Cornea die Aussichten
auf eine Heilung mit genügend festem Narbenverschluß der Perforationsstelle
herabmindert, und die entstehende *vordere Synechie der Iris* die Flüssigkeitszirkulation im Augeninnern ungünstig beeinflußt (Abb. 159 und Abb. 160).
Ferner ist damit unter Umständen eine Behinderung der Pupillenreaktion und
eine Verunstaltung der Pupillenform verbunden (s. auch S. 229).

---

[1] Nur in äußerst seltenen Fällen bildet eine Keratocele den endgültigen Abschluß der
Heilung (Emma Schindler). Unter Umständen bedingt der Zustand dann das Tragen
einer Müllerschen Kontaktschale (s. S. 247 [Fritz Meyerbach]). In einem von mir beobachteten Falle wurde Abtragung der vorgestülpten kleinen Blase und nachfolgende vorübergehende Deckung mit einer Bindehautplastik nötig. Dadurch wurde eine widerstandsfähige
Narbe erzeugt.

Um die unerwünschte Komplikation der Perforation mit einem Irisprolaps nach Möglichkeit hintanzuhalten, empfiehlt es sich, nach folgenden Gesichtspunkten zu verfahren. Wenn die Ulceration die Hornhaut in der zentralen Zone zu durchbohren droht, sind reichlich Gaben pupillenerweiternder Mittel angezeigt, damit die Iris samt dem Pupillarrande außerhalb des Bereiches zu liegen kommt, in dem die Perforation bevorsteht. Umgekehrt kann man versuchen, durch Miotica eine möglichste Verengerung der Pupille zu erzeugen, sofern die gefährdete Stelle der Hornhautperipherie angehört; denn es besteht dann die Hoffnung, daß der intraokulare Druck heruntergesetzt wird und der Tonus des Sphincter pupillae die Iris so strafft, daß sie auch nach Abfluß des

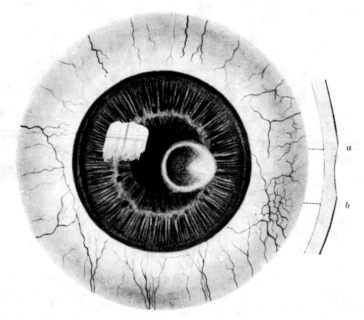

Abb. 155. Spiegelnde Delle nach abgeheilter Ulceration. Zwischen *a* und *b* trägt die Hornhautnarbe zwar wieder einen Epithelüberzug, doch ist noch eine flache Grube (Facette) vorhanden.

Kammerwassers ihre ursprüngliche Lage beibehält und nicht oder doch nur in geringer Ausdehnung in die Perforationsöffnung vorfällt. Freilich gelingt es nur selten, einen Irisprolaps wirklich zu verhüten, wenn der Durchbruch peripher erfolgt.

Ferner kann, wenn auch nicht häufig, bei zentraler Lage der Durchbruchsstelle die Mitte der vorderen Linsenkapsel in Berührung mit dem exulcerierten Gebiet der Cornea dadurch kommen, daß die Linse infolge der aufgehobenen Vorderkammer mit der Iris nach vorn gedrängt wird und der Hinterfläche der perforierten Cornea anliegt. Unter Umständen reagiert sie auf die Reizung ihrer Vorderfläche mit Epithelwucherungen und glashäutigen Neubildungen in Gestalt einer *Cataracta polaris (capsularis) anterior* (s. Bd. 5 S. 193).

Die Heilung eines Ulcus corneae vollzieht sich in der Weise, daß mit dem Nachlassen der Infiltration des Geschwürsgrundes, bzw. der Ränder und nach vollendeter Reinigung von nekrotischen Massen zunächst das Epithel von den Seiten her neugebildet wird und an der Grenze des Substanzverlustes in der Richtung nach dem Geschwürsboden als junge Deckschicht vorwächst. In Anbetracht der tieferen Lage des ehemaligen Geschwürsgrundes ist oft zunächst eine

15*

sogenannte Facette der Cornea *(„spiegelnde Delle")* vorhanden (Abb. 155). Die Hornhautoberfläche ist wieder glatt, aber sie erreicht an der Stelle des ehemaligen Geschwürs noch nicht das normale Niveau, so daß der Bezirk eingesunken ist. Erst allmählich füllt sich der Defekt durch subepitheliale Anbildung von Bindegewebe bis zur ursprünglichen Dicke auf. Da diese Substanz nicht durchsichtig ist, sehen wir manchmal die Trübung, welche zurückbleibt, nach Verlauf einiger Zeit an Dichtigkeit zunehmen. Es kommen aber auch genug Fälle vor, in denen die „spiegelnde Delle" den Abschluß der Heilung darstellt. Ein hochgradiger unregelmäßiger Astigmatismus ist die Folge.

B. Die Narbentrübungen der Cornea.

Als Ursache der bei floriden Erkrankungen der Hornhaut auftretenden Trübungen haben wir Änderungen im Wasserhaushalt der Membran, zellige Infiltrationen, Lockerungen des festen Lamellengefüges, sowie Abbauvorgänge des Gewebes kennen gelernt (S. 211). Dementsprechend ist diese Art von Herabsetzung der Durchsichtigkeit in weitgehendem Maße rückbildungsfähig. Ganz anders liegen die Bedingungen bei den Narbentrübungen, die im Laufe der Abheilung der krankhaften Zustände eintreten und bleibende Folgen darstellen. Sie hängen damit zusammen, daß die verloren gegangenen Gewebsteile der Substantia propria nicht durch Neubildung von normalem Hornhautgewebe ersetzt werden, sondern daß *Bindegewebe* an die Stelle tritt, ähnlich wie die Glia die Lücken in der nervösen Retina schließt.

Zunächst seien die **Merkmale** aufgezählt, welche uns zur Verfügung stehen, um die Entscheidung zu fällen, *ob eine Hornhauttrübung der Ausdruck eines floriden Krankheitszustandes ist oder eine Narbenbildung bedeutet.* Die Differentialdiagnose ist in der folgenden Gegenüberstellung gegeben:

	Trübung als Anzeichen einer frischen Erkrankung	*Trübung als Anzeichen einer Narbe*
Am Limbus	Conjunctivale oder ciliare Injektion	Reizlos
Oberfläche	Epithel gestichelt oder abgestoßen	Epithel glatt
Umgebung	Trübe, hauchiger infiltrierter Hof	Klar, wenn die Narbe selbst nicht allmählich in die durchsichtige Hornhaut verläuft

Was die *Hornhautnarben* anlangt, die nach einer Entzündung, Verletzung oder Ulceration zurückbleiben, so werden verschiedene *Dichtigkeitsgrade* unterschieden, je nachdem das eingelagerte Bindegewebe in dünner oder dicker Schicht zur Entwicklung gekommen ist. Eine sehr zarte Trübung nennt man *Wölkchen (Nubecula)*; eine intensivere, aber infolge der noch vorhandenen teilweisen Durchlässigkeit grau erscheinende heißt *Fleck (Macula)*. Schon eine Nubecula und Macula vermögen selbst bei peripherer Lage eine Herabsetzung der Sehschärfe in höherem Maße herbeizuführen, weil mit ihrer Bildung ein erheblicher unregelmäßiger Astigmatismus einhergeht (Abb. 156). Sobald die Narbe soviel Bindegewebe enthält, daß sie das Licht vollständig zurückwirft und deswegen porzellanweiß aufleuchtet, kommt ihr die Bezeichnung *„weißer Fleck" (Leukom)*

(Abb. 157) zu. Innerhalb dieser Gattung von Trübungen gibt es wieder besondere Abarten. In der einen Reihe der Fälle füllt das Narbengewebe lediglich einen größeren ehedem vorhanden gewesenen Substanzverlust aus, ohne daß die Krümmung der Hornhautoberfläche erheblich umgestaltet und die Beschaffenheit der vorderen Kammer geändert wird. Dann liegt ein unkompliziertes Hornhautleukom vor. Eine andere Kategorie unterscheidet sich dadurch grundsätzlich, daß während der Periode der Erkrankung (Ulceration, Verletzung usw.) ein Durchbruch der Cornea zustande gekommen war, der zu einer festen Verbindung von Teilen der Iris mit der Hinterfläche der Trübungsstelle geführt hat. Ein solches *Leucoma adhaerens* (Abb. 158) ist also stets mit einer partiellen Abflachung der vorderen Kammer verbunden, sei es, daß nur ein Zipfel der Regenbogenhaut an der Hornhaut festhängt oder größere Gebiete der Iris mit ihr verwachsen sind. Selbstverständlich

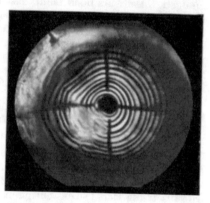

Abb. 156. Photographie der Hornhautoberfläche, welche das Spiegelbild der PLACIDOschen Scheibe trägt. Man sieht, daß die im unteren, linken Quadranten liegende Macula die Hornhautwölbung stark beeinflußt. (Original von H. M. DEKKING.)

wird dadurch die Zugänglichkeit des für den Abfluß des Kammerwassers wichtigen Kammerwinkels mehr oder minder ungünstig beeinflußt, so daß

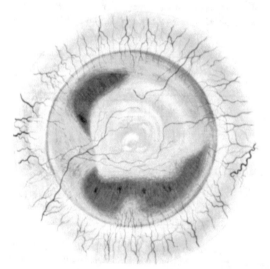

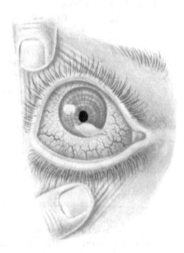

Abb. 157. Leucoma corneae adhaerens (non prominens). Eine unregelmäßig begrenzte grellweiße Trübung nimmt große Teile der leicht abgeflachten Hornhaut ein. Der Pupillarrand der Iris ist mit der Hinterfläche der Trübung verwachsen; deshalb ist die Vorderkammer flach. Oberflächliche Vascularisation der Trübung.

Abb. 158. Leucoma corneae adhaerens. Der untere Umfang des Pupillarrandes ist an der Hinterfläche des Leukoms angewachsen. Deswegen ist die Pupille leicht nach abwärts verzogen.

während der Periode der Narbenbildung und auch später die *Gefahr einer intraokularen Drucksteigerung* naherückt. Manchmal markiert sich die organische Verbindung der Cornea mit der Iris dadurch, daß das Leukom nicht rein weiß aussieht, sondern durch Beimengung von Uveapigment zum

Bindegewebe gefleckt erscheint. Wenn die Narbe etwas durchsichtig ist, schimmert die angelagerte Iris mit ihren Pigmentzellen bläulich durch. In der Regel bedingt ein *Leucoma adhaerens* bereits einen recht beträchtlichen unregelmäßigen Astigmatismus, bzw. eine höckerige Beschaffenheit der Hornhautoberfläche. Dieser Zustand geht ohne scharfe Grenze in eine Aus-

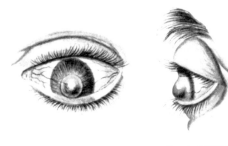

stülpung der Hornhaut über, wenn die Folgen der Drucksteigerung im Augeninnern zur Auswirkung gelangt sind (*Leucoma adhaerens prominens*) (Abb. 159). Gewöhnlich kleidet der Rest der atrophisch gewordenen und wie eine gedehnte Tapete angehefteten Iris derartige Prominenzen an der Rückfläche aus, so daß diese Stellen nicht weiß, sondern bläulich-grau oder direkt schwarzblau aussehen. Wenn

Abb. 159. Leucoma adhaerens prominens corneae, von vorn und von der Seite gesehen.

die Vortreibung einen größeren Umfang annimmt, spricht man auch von einem *partiellen Hornhautstaphylom*[1]. Die schwerste Verunstaltung der Cornea und damit des ganzen Auges wird jedoch dann veranlaßt, wenn während des Vernarbungsprozesses die Membran *im ganzen* nachgibt und vorgewölbt

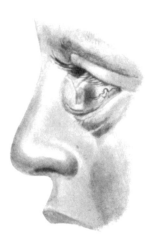

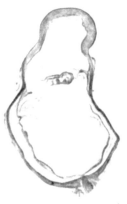

Abb. 161. Totalstaphylom der Hornhaut. Die letzten Reste des Corpus ciliare und die Ebene der Linse deuten die Stelle an, wo der frühere Limbus corneae zu suchen ist.
(Nach E. v. Hippel.)

Abb. 160. Staphyloma corneae totale.

wird (*Leucoma adhaerens prominens totale, Staphyloma corneae totale*). Die Genese dieser starken Entstellung erklärt sich daraus, daß in solchen Fällen nicht nur ein Teil, sondern die gesamte Vorderfläche der Iris sich an die Rückwand der Hornhaut anlegt und damit die vordere Kammer völlig verloren geht (Abb. 160 u. 161). Demzufolge stellen der Kammerwinkel und der Schlemmsche Kanal ihre Funktion als Resorptionsorgane des Kammerwassers ein, und eine Erhöhung

---

[1] Das Wort Staphylom (Traubengeschwulst) ist dem Griechischen entlehnt und zieht einen Vergleich mit dem Aussehen einer blauen Weinbeere. Daß die durchschimmernde Farbe des Irispigments nicht, wie man erwarten sollte, braun ist, hat seinen Grund in der Absorption der langwelligen Strahlen durch das milchig getrübte Medium der Narbentrübung.

des Augenbinnendrucks wird unvermeidlich. Die Cornea, welche bereits durch den schweren Erkrankungsprozeß in ihrer Widerstandsfähigkeit geschwächt war, gibt dann dem auf ihrer Rückfläche lastenden Drucke nach, und den Endausgang bildet das Staphylom. Derartige Gebilde können einen Umfang annehmen, daß dem Bulbus noch ein zweiter aufzusitzen scheint und der Lidschluß über der Vorwölbung unmöglich wird. Hierdurch wird eine weitere Gefahr herbeigeführt, insofern die vorgetriebene Hornhaut des Schutzes gegen Verletzungen entbehrt und leicht platzen kann. Manchmal genügt schon eine an und für sich unbedeutende Gelegenheitsursache, um die Berstung der dünnen Stelle auszulösen, ja sie kommt hin und wieder auch spontan zustande.

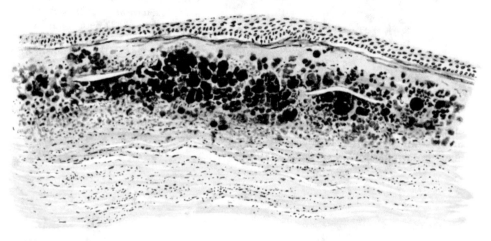

Abb. 162. Kolloideinlagerungen in ein Leucoma corneae. Schollige Massen sind in die oberen Schichten des Leukoms unter dem Epithel und der unregelmäßig gestalteten BowMANschen Membran abgesetzt. (Nach einem Präparat von E. v. HIPPEL.)

Ferner machen sich infolge der mangelnden Bedeckung durch die Lider die Folgeerscheinungen der Verdunstung geltend, so daß neben Epithelveränderungen und Kalkeinlagerungen (s. bandförmige Keratitis; S. 403) *hyaline*, *kolloide* und *amyloide* Schollen als gelbliche Inseln im Gebiete des leukomatös veränderten Gewebes sichtbar werden (Abb. 162). Diese nekrotischen Gewebsprodukte geben häufig den Anlaß zur Bildung neuer Substanzverluste, indem sie sich gleich Sequestern abstoßen, und die dadurch immer von neuem einsetzende entzündliche Reaktion bringt es mit sich, daß ältere Leukome oft von einem dichten Netz pannöser Gefäße bedeckt und durchzogen werden. Die intensiv weißen höckerigen Flecken, welche manche Leukome aufweisen, sind anatomisch oft durch tiefgreifende Wucherungen des Epithels bedingt (Abb. 163).

Die Therapie der Hornhauttrübungen und Staphylome setzt schon mit prophylaktischen Maßnahmen ein, solange der Heilungsprozeß noch andauert. Namentlich in denjenigen Fällen, die infolge einer Hornhautperforation mit Irisprolaps die Gefahr der Staphylomentwicklung heraufbeschwören, sucht man die Abflachung der sich bildenden leukomatösen Narbe dadurch zu erzwingen, daß man längere Zeit einen Druckverband anlegt[1]. Wenn die Möglichkeit gegeben

---

[1] TATSUJI INOUYE hat die Wirkung des Druckverbandes dadurch erhöht, daß er sich aus einem Stück Gummi eine Art Pelotte formte, die der Hornhautgestalt im einzelnen Falle jeweils angepaßt werden konnte.

ist, eine druckentlastende Iridektomie vorzunehmen, soll man davon möglichst früh Gebrauch machen. Natürlich müssen zuvor alle entzündlichen Reaktionen, vor allem Eiterungen und Ulcerationen abgeklungen sein.

Um eine dichte Trübung bei der Entstehung von Narben zu verhindern, empfiehlt es sich, mit einer Massagebehandlung mittels 1—2%iger gelber Quecksilberpräcipitatsalbe oder 5%iger Noviformsalbe nicht zu lange zu zögern. Sobald es der Zustand des abheilenden Hornhautprozesses irgendwie verträgt, ist damit zu beginnen.

Übrigens beobachtet man hin und wieder auch *spontane Aufhellungen*, namentlich bei Hornhautflecken, die in der Kindheit entstanden sind und nur

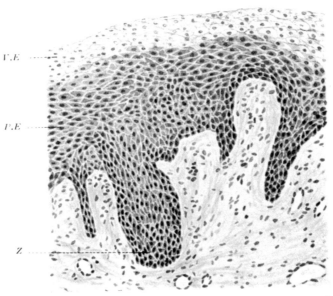

Abb. 163. Die oberflächlichen Schichten eines Leukoms bei starker Vergrößerung. Verhorntes Epithel *(V.E)* bildet die äußerste Bedeckung, daran schließt sich eine dicke Lage Plattenepithel *(P.E)*, das in das darunter liegende Narbengewebe Zapfen treibt *(Z)*. (Sammlung J. v. Michel.)

eine verhältnismäßig dünne Parenchymschicht einnehmen, so daß darunter noch eine genügend dicke Masse durchsichtiger Lamellen liegt. Solche Maculae werden manchmal im ganzen transparenter und durch Aufhellung der Randpartien kleiner. Unsere Massagebehandlung mit Salbe zielt darauf ab, diese natürlichen Besserungen durch Anregung des Hornhautstoffwechsels zu unterstützen.

Die Fuchsschen *Aufhellungsstreifen* stellen spontan zur Entwicklung kommende Linien dar, welche die mittleren Partien einer älteren Trübung durchziehen und sich durch eine bessere Transparenz von der umgebenden intensiven Trübung als dunkle Striche abheben.

E. Fuchs (b) hat diese, in gewissem Sinne eine Heilung bedeutenden Vorgänge in drei Gruppen eingeteilt. Die eine ist dadurch ausgezeichnet, daß die Linien in der Hauptsache parallel verlaufen, sich jedoch auch hier und da im spitzen oder stumpfen Winkel überkreuzen. In einer zweiten Reihe der Fälle sind sie radiär gestellt, so daß eine sternförmige Figur entsteht. Manchmal bleibt in der Mitte ein trüber Bezirk stehen, der von einer kreisförmigen Aufhellungszone umgeben wird, von welcher dann flammenartige Strahlen in die Peripherie auslaufen, während in einer dritten Gruppe die Anordnung ganz regellos ist. Die Erklärung dieser eigentümlichen Erscheinung glaubte Fuchs zunächst damit geben zu können, daß er die Bildung von Lymphe führenden Spalten und Schläuchen innerhalb der getrübten Partie annahm. Er legte ihnen die Bedeutung bei, daß dadurch dem getrübten Gewebe ein Stoffwechselaustausch zugeleitet würde, der die an die Räume grenzenden

Lamellen homogener, den gesunden Hornhautfasern ähnlicher gestalte. Später (c) hat er jedoch eine andere Auffassung gewonnen. Ausgehend von der Beobachtung, daß ausschließlich in frühester Kindheit erworbene Maculae corneae von den Streifen durchzogen werden, brachte er die Erscheinung mit dem Wachstum der Hornhaut in Zusammenhang, indem sich zwischen die alten getrübten Fasern neue nichtgetrübte einschieben. Freilich gelang es nicht, diese Theorie durch Experimente an den Hornhäuten junger Kaninchen zu bestätigen. Den Gedanken, daß erloschene Blutgefäße dem fraglichen Lymphstrom die Bahn weisen, hat Fuchs abgelehnt; aber R. Kümmell vermochte an der Spaltlampe festzustellen, daß die Aufhellungsstreifen doch an den Verlauf feinster, tiefliegender Gefäße gebunden sind. In Übereinstimmung damit hat E. Metzger nachgewiesen, daß die Aufhellung des Gewebes auf der Speicherung von lipoiden Stoffen beruht, die von den Gefäßen aus in die tieferen Hornhautschichten abgesetzt werden und den Wandungen entlang klare Zonen schaffen (Abb. 164).

Es hat auch nicht an Versuchen gefehlt, *mittels Medikamenten die Aufhellung der Hornhauttrübungen* zu erreichen. Die Massage mit gelber Quecksilberpräcipitatsalbe wurde bereits erwähnt. Außerdem ist angeraten worden, Dionin

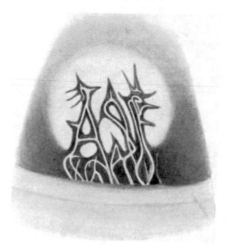

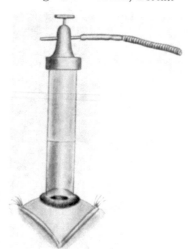

Abb. 164. Gefäßführende Aufhellungsstreifen in einer Narbentrübung der tiefsten Hornhautschichten am Limbus. Dicht vor der Ebene der Trübung gelegene hell konturierte Gefäßschlingen verlaufen in radiärer Richtung über das Trübungsgebiet und sind von einer klaren Aufhellungszone umgeben. (Nach E. Metzger.)

Abb. 165. Der Elektrodenansatz von Birkhäuser zur Iontophorese der Hornhaut. (Aus der Arbeit von Walter F. Schnyder.)

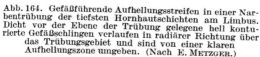

in 5—10%iger Lösung einzuträufeln; auch Jequiritol und Tinctura opii crocata gelangte zur Anwendung. Indessen erwiesen sich die Erfolge als ganz unzuverlässig. Sie sind eigentlich nur in den Fällen verständlich, in denen die Trübung mit Gefäßen versorgt wird; denn A. Brückner konnte beobachten, daß mit dem Beginne der Jequiritolwirkung die Füllung der Hornhautgefäße und die Geschwindigkeit der Blutbewegung zunahm.

Wissenschaftlich besser begründet ist die *Behandlung mit Iontophorese.* Benutzt man die von Rudolf Birkhäuser konstruierte Röhrenelektrode (Abb. 165), so kann man die gefürchteten Epithelläsionen vermeiden, die als mechanische Schädigung bei Verwendung der Wirtzschen Kissenelektrode hin und wieder auftreten. Indem die elektrolytische Flüssigkeit in relativ großer Menge mit der ganzen Hornhautoberfläche in Berührung kommt, gelingt es unter Hintanhalten chemischer Reizungen Chlor-Jod-Ionen in die Cornea eindringen zu lassen.

Birkhäuser erprobte die folgende Lösung als die zweckmäßigste: Je 1 g chemisch reinen NaCl und NaJ werden in 100 ccm Aq. dest. gelöst; zu 500 ccm der Flüssigkeit werden 2 ccm einer Lösung zugesetzt, die aus Phenolphthalein 1,0; Alkoh. absol. 75,0; Aq. dest. 25,0 besteht. Sobald diese Standlösung durch Akaliaufnahme sich rosa färbt, muß sie erneuert werden. Die Behandlung erstreckt sich über 20—30 Sitzungen mit je 2 Milli-Ampère und 2 Minuten Dauer. Ihre gemeldeten Erfolge sind zum mindesten ermunternd. Außerdem ist die Prozedur unschädlich und bei genügender Cocainisierung schmerzlos.

Auch Gustav Erlanger empfiehlt die Iontophorese warm.

Einen anderen Weg hat Kurt Sabatzky eingeschlagen. Ausgehend von der Methode von Spalteholz, die es gestattet, größere anatomische Präparate mit Xylol durchsichtig zu machen, untersuchte er an künstlich gesetzten Leukomen der Kaninchenhornhaut, ob die Einführung von *Wintergrünöl* (einem Salicylsäuremethylester) in das Gewebe eine Aufhellung erzeugt. Da die Versuche gut ausfielen, hat er auch menschliche Corneae damit behandelt und zwar so, daß zunächst das Epithel über den Leukomen entfernt und dann in 14 aufeinander folgenden Tagen eine Massage mit einer Wintergrünölsalbe ausgeführt wurde. In dem einen Falle stieg die Sehschärfe von $1/30$ auf $4/30$, im anderen von $1/15$ auf $5/30$. Die Patienten empfanden zwar eine Unannehmlichkeit, aber nicht starke Schmerzen. Nicolaus Blatt hat mit einem Pepsin-Salzsäuregemisch eine Verdauungstherapie bei Hornhautnarben erprobt, aber keine zuverlässigen Erfolge erzielt.

Die *operativen Maßnahmen* bei Hornhauttrübungen gliedern sich in zwei von verschiedenen Indikationen beherrschte Gruppen, je nachdem sie der *Besserung der Sehschärfe* oder des *kosmetischen Aussehens* dienen.

Die Hebung des Sehvermögens kann je nach Lage und Ausdehnung der Trübung durch eine *optische Iridektomie* oder durch *Transplantation* durchsichtigen Gewebes geschehen. Jedoch empfiehlt es sich, nach geschehener Abheilung eines geschwürigen Prozesses unbedingt längere Zeit (zum mindesten ein Jahr) abzuwarten, bis man sich zu dem Eingriff entschließt. Erst muß die Narbenbildung zum endgültigen Abschluß gekommen sein.

Die *Iridektomie* ist dann angezeigt, wenn eine nicht zu große und die Corneamitte einnehmende Trübung vorliegt, die die Pupille bei mittlerer Weite zudeckt. Über den zu erwartenden Erfolg kann man sich annähernd unterrichten, wenn man die Höhe des Sehvermögens bei enger und durch Mydriatica erweiterter Pupille vergleicht. Meist ist das Endergebnis noch etwas besser, da man das Colobom an eine Stelle legt, die möglichst klar ist, während die allseitig vergrößerte Pupille auch Strahlen durchtreten läßt, die durch etwa vorhandene verwaschene Randgebiete der Trübung hindurchgehen und durch ihre fehlerhafte Brechung stören. Mittels der stenopaeischen Blende läßt sich die Prognose über den zu erwartenden Erfolg noch etwas genauer abgrenzen. Im allgemeinen ist freilich die Möglichkeit, durch eine optische Iridektomie dem Patienten zu nützen, verhältnismäßig selten gegeben; denn ein Colobom, dessen Ausdehnung soweit greifen muß, daß es den Ciliarteil der Iris einbezieht, schafft deswegen nicht den erhofften Nutzen, weil die Peripherie der Cornea und Krystallinse zu schlechte optisch-physikalische Bedingungen gewährt. Eine optische Iridektomie hat auch nur dann Zweck, wenn man innerhalb der Lidspaltenzone genügend Raum dafür hat. Sonst deckt das obere Lid die erzielte künstliche Pupille zu. Allein in denjenigen Fällen, in denen es sich um das einzige zum Sehen überhaupt in Betracht kommende Auge handelt, wird man sich dazu entschließen, ein weit peripher liegendes Colobom zu schaffen, das eine fast die ganze Cornea bedeckende leukomatöse Trübung umgehen soll. Dann ist unter Umständen bereits das Erreichen einer Sehleistung von Fingerzählen vor dem Auge gegenüber der vorher auf Erkennen von Lichtschein beschränkt gewesenen Funktion ein Gewinn. Wenn unscharfe Grenzen der Trübungsperipherie das Sehen durch die geschaffene künstliche Pupille stören, kann man der Iridektomie eine Tätowierung der Trübungsausläufer nachschicken, so daß die störenden unregelmäßig gebrochenen Strahlen ferngehalten werden (s. unten).

Totale Hornhauttrübungen, die nur noch die Wahrnehmung von Hell und Dunkel bei normaler Projektion des Lichtes gestatten, können unter Umständen mit Hilfe der *Transplantation* durchsichtigen Gewebes auf die Corneamitte ausgeschaltet werden.

Für die kosmetischen Wirkungen kommt die *Hornhauttätowierung* mit schwarzen und farbigen Tuschen, sowie nach der Methode von KNAPP mittels Goldchloridfärbung in Frage, sofern es gilt, entstellende grellweiße Flecken durch Auftragen von Pigment zu verheimlichen oder die unscharfen Grenzen einer störenden Trübung optisch besser zu gestalten.

Einzelheiten über die Operation bringt der Ergänzungsband des Handbuchs.

Gegenüber den *Staphylomen*, die teils durch die hochgradige Entstellung des Gesichts, teils durch die Gefahr des Platzens eine Fürsorge erheischen, ist das folgende Verhalten zu empfehlen. Gemeinhin wird man sich dazu entschließen, den Augapfel zu enucleieren und eine Prothese einzusetzen. Bei Kindern ist jedoch die Tatsache zu berücksichtigen, daß die Wegnahme des Bulbus zumeist ein Zurückbleiben der betreffenden Gesichtshälfte im Wachstum nach sich zieht. In solchen Fällen und auch bei Erwachsenen, die auf eine möglichst gute Beweglichkeit der Prothese Gewicht legen, kann man das staphylomatöse Gebilde unter Schonung des hinteren Bulbusabschnittes abtragen und durch besonders angelegte Suturen (siehe Operationsband) die Wundränder der Sclera, sowie die darüber gezogene Bindehaut zur Vereinigung bringen. Eine auf den zurückbleibenden Stumpf gesetzte dünne Schale als Kunstauge wirkt dann täuschend lebhaft.

Literatur.

Allgemeine Pathologie der Cornea.

AUGSTEIN: Gefäßstudien an der Hornhaut und Iris. Z. Augenheilk. 8, 317 (1902). BIRKHÄUSER, RUDOLF: Experimentelles und Klinisches zur iontophoretischen Behandlung von Hornhauttrübungen mit der Röhrenelektrode. Klin. Mbl. Augenheilk. 67, 536 (1921). — BLATT, NICOLAUS: Experimentelles über Verdauungstherapie bei Hornhautnarben. Außerord. Tagg Ophthalm. Ges. Wien 1921, 338. — BRÜCKNER, A.: Klinische Studien über Hornhautgefäße. Arch. Augenheilk. 62, 17 (1909).

DEKKING, H. M.: Zur Photographie der Hornhautoberfläche. Klin. Mbl. Augenheilk. 82, 640 (1929).

ELSCHNIG: Vorwort zu KRAUPA. — ERLANGER, GUSTAV: Die praktische und wissenschaftliche Bedeutung der Iontophorese in der Augenheilkunde. XIII. Intern. Ophthalm. Kongr. 1929. (Ref. Zbl. Ophthalm. 22, 753).

FROMM u. GROENOUW: Über die diagnostische Verwertbarkeit der Fluoresceinfärbung bei Augenerkrankungen. Arch. Augenheilk. 22, 247 (1891). — FUCHS, ERNST: (a) Erkrankung der Hornhaut durch Schädigung von hinten. Graefes Arch. 92, 145 (1917). (b) Über Aufhellung von Hornhautnarben. Beitr. z. Augenheilk. 2, 1 (1895). (c) Über Aufhellung von Hornhautnarben. Beitr. z. Augenheilk. 5, 405 (1902). (d) Über chronische endogene Uveitis. Graefes Arch. 84, 201 (1913).

v. HESS, CARL: Klinische und experimentelle Studie über die Entstehung der streifenförmigen Hornhauttrübung nach Starextraktion. Graefes Arch. 38, IV 1 (1892). — v. HIPPEL, EUGEN: Die Ergebnisse meiner Fluoresceinmethode zum Nachweis von Erkrankungen des Hornhautendothels. Graefes Arch. 54, 509 (1902).

INOUYE, TATSUJI: Staphyloma corneae und seine Behandlung durch Gummidruckverband. Graefes Arch. 110, 332 (1922).

KOEPPE, LEONHARD: Die Mikroskopie des lebenden Auges. 2. Kap. Berlin: Julius Springer 1920. — KRAUPA, ERNST: (a) Über Leistenbildungen der Descemeti nebst Bemerkungen zur Frage der Megalocornea und des Hydrophthalmus. Graefes Arch. 106, 30 (1921). (b) Die antigene Wirkung der Hornhautsubstanz. Graefes Arch. 80, 489 (1912). — KREIKER, A.: Die Entstehungsweise der Hornhautaderung mit besonderer Berücksichtigung der Anastomosenbildung. Graefes Arch. 116, 156 (1925). — KÜMMEL, R.: Über die FUCHSschen Aufhellungsstreifen von Hornhauttrübungen. Arch. Augenheilk. 95, 204 (1925). LÜSSI, U.: Physiologische Tröpfchenbeschläge der Hornhautrückfläche. Klin. Mbl. Augenheilk. 69, 112 (1922).

METZGER, E.: Zur Entstehung der FUCHSschen Aufhellungsstreifen. Klin. Mbl. Augenheilk. 76, 202 (1926). — MEYERBACH, FRITZ: Pulsierende Descemetocele als Endstadium von Gonoblennorrhoea adultorum und ihre Korrektion durch MÜLLERsche Kontaktbrille. Klin. Mbl. Augenheilk. 77, 507 (1926).

PFLÜGER: Zur Frage der Hornhauternährung. Klin. Mbl. Augenheilk. 20, 69 (1882).

Sabatzky, Kurt: Über Versuche, Hornhauttrübungen aufzuhellen. Klin. Mbl. Augen-heilk. **81**, 274 (1928). — Schindler, Emma: Über das Auftreten persistierender Decemeto-celen. Z. Augenheilk. **68**, 22 (1929). — Schirmer, Otto: Über Faltungstrübungen der Hornhaut. Graefes Arch. **42 III**, 1 (1896). — Stargardt, K.: Über Pseudotuberkulose und gutartige Tuberkulose des Auges usw. Graefes Arch. **55**, 469 (1903). — Straub, M.: Fluoresceinlösung als ein diagnostisches Hilfsmittel für Hornhauterkrankungen. Zbl. prakt. Augenheilk. **12**, 75 (1888).

Vogt, Alfred: (a) Weitere Ergebnisse der Spaltlampenmikroskopie des vorderen Bulbusabschnittes I. Hornhaut. Graefes Arch. **106**, 63 (1921). (b) Lehrbuch und Atlas der Spaltlampenmikroskopie des lebenden Auges. 2. Aufl., Teil I. Berlin: Julius Springer 1930.

II. Die spezielle Pathologie der Cornea.

A. Die Anomalien der Hornhautgestalt.

1. Die angeborenen Anomalien der Größe und der Wölbung der Cornea.

Im 1. Bande des Handbuchs hat R. Seefelder im Rahmen der Schilderung der Mißbildungen auch die angeborenen Anomalien der Form der Hornhaut beschrieben und das Thema vom Standpunkt der Entwicklungsgeschichte aus behandelt. Die Darstellung der Klinik der Hornhautleiden darf jedoch deswegen nicht an diesen Zuständen vorüber gehen, weil in differentialdiagnostischer Hinsicht zu leicht Verwechselungen vorkommen und ähnliche Hornhautge-staltungen auch im postfetalen Leben als Ausfluß von „krankhaften Verände-rungen" entstehen können.

Normale Gestalt. Die *Form der Hornhaut* wird durch zwei Bedingungen maßgebend bestimmt: durch die *Größe ihrer Grundfläche (Scheibengröße)* und durch den *Krümmungsradius*. Zu diesen beiden Werten tritt als drittes, die Gestalt des vorderen Bulbusabschnitt kennzeichnendes Merkmal der *Abstand der Hornhautmitte von der Irisebene* hinzu.

Der *Scheibendurchmesser* beträgt beim Erwachsenen durchschnittlich 11,6 mm unter Berücksichtigung des Abstandes des nasalen vom temporalen Limbus, während der *Krümmungsradius* im Mittel 8 mm mißt und die Hornhaut da-mit eine Oberflächenrefraktion von annähernd 45 Dioptrien aufweist, sofern der Brechungsindex normale Werte hat. Die gewöhnliche 2,5—4 mm aus-machende *Kammertiefe* hängt jedoch nicht lediglich von der Wölbung und Scheibengröße der Hornhaut ab, sondern es muß dabei auch die Breite des scleralen Anteils an der Bildung der Kammerwandung in Rechnung gezogen werden. Dieser Wert ist bei den einzelnen Individuen Schwankungen unterworfen (Rein-hard Friede). Nicht weniger wichtig ist die Art des Übergangs der Sclera in die Cornea; denn hier muß unter normalen Verhältnissen ein deutlicher rinnenförmiger Falz vorhanden sein. Ist dieser verstrichen oder fehlt er gänz-lich, so haben wir ein wertvolles diagnostisches Kennzeichen für eine krankhafte Veränderung (Buphthalmus, Hydrophthalmus) vor uns.

Anomale Gestaltungen. Nach diesen Auseinandersetzungen ergibt sich folgerichtig eine *Einteilung der Anomalien* der Hornhautform erstens in solche, die mit einer Vergrößerung oder Verkleinerung der Scheibengröße einhergehen, und zweitens in solche, die durch eine Verlängerung oder Verkürzung des Krüm-mungsradius bedingt sind. Somit stellen wir der *Megalocornea* die *Mikrocornea* und dem *Keratoglobus* die *Cornea plana* gegenüber. Hinzu kommen noch Abnormi-täten der Tiefe der Augenkammer, soweit diese durch die Gestalt der äußeren Augenhülle veranlaßt sind, und des Übergangs der Lederhautwölbung in die-jenige der Hornhaut.

Diese anatomisch sehr einfach erscheinende Gruppierung der vorkommenden Typen macht indessen deswegen klinisch oft recht erhebliche Schwierigkeiten, weil die Untersuchung des lebenden Auges keinen Schluß auf die Form des Gesamtauges zuläßt. Als Beispiel diene die Tatsache, daß eine klinisch als Mikrocornea imponierende Hornhaut unter Umständen nur die Teilerscheinung eines Mikrophthalmus ist. Mit Recht hat aber ADOLF STEIGER in seinem Buche über die sphärischen Refraktionen geltend gemacht, daß es in der Hauptsache auf die Wahrung der Harmonie der Bauart des Bulbus als Ganzes ankommt. So wird eine zahlenmäßig festzulegende Abweichung vom Durchschnittswerte der Hornhautkrümmung durch eine entsprechende Änderung der Achsenlänge des Auges unter Umständen ausgeglichen.

In ähnlicher Weise kann dann eine normale Refraktion zustande kommen, wenn mit der Zunahme der Scheibengröße eine Abflachung der Hornhautwölbung und umgekehrt mit der Verschmälerung der Grundfläche eine stärkere Krümmung der Membran verbunden ist. Deshalb ist es sehr schwer, genau anzugeben, bei welchen Werten der Begriff der Variabilität aufhört und eine Anomalie vorliegt, wenn die Zweckmäßigkeit der Bauart mit berücksichtigt wird. So betont J. STÄHLI, daß die volle Funktionsfähigkeit eines Auges — abgesehen von dem Vorhandensein größter Abweichungen der Maße — in der Regel es verbietet, eine Entwicklungsunregelmäßigkeit zu diagnostizieren.

Nicht geringeren Hindernissen begegnen wir, wenn es gilt, aus der Tiefe der Vorderkammer einen Schluß zu ziehen. Dieses Maß allein ist das Ergebnis ganz verschiedener anatomischer Tatsachen. So kann z. B. eine vermehrte Kammertiefe (unter Außerachtlassen der Irisanomalien) ebensowohl die Auswirkung eines vergrößerten Scheibendurchmessers als auch eines verkürzten Krümmungsradius der Hornhaut oder einer Verbreiterung des Lederhautanteils an der Kammerbegrenzung sein. In gleicher Weise ist es möglich, daß verschiedene dieser Faktoren in demselben Sinne gemeinsam wirken oder sich gegenseitig aufheben (B. KAYSER).

Man muß sich daher hüten, die durch die klinische Untersuchung allein zu gewinnenden Werte zu überschätzen.

Für den Augenarzt gewinnt die ganze Fragestellung indessen dadurch ein besonderes Interesse, daß nicht nur *Entwicklungsanomalien, sondern auch Entzündungen der Hornhaut-Lederhaut, sowie Drucksteigerungen des noch wachsenden und modulationsfähigen jugendlichen Auges ebenfalls die Gestalt der Membran so verändern* können, daß kongenitale Einflüsse dann vorgetäuscht werden, wenn man nicht genügende Sorgfalt auf die Untersuchung verwendet.

a) Die Vergrößerung der Hornhautform.
(Megalocornea, Cornea globosa.)

Die theoretisch begründete Gliederung der Vergrößerung der Hornhautgestalt in *Megalocornea* im Sinne einer Zunahme des Scheibendurchmessers und *Keratoglobus (Cornea globosa)* im Sinne einer Verkleinerung des Krümmungsradius und damit einer Verstärkung der Wölbung der Oberfläche ist in der Literatur deswegen nicht genau durchgeführt worden, weil dem Kliniker die damit verbundene Vertiefung der Vorderkammer als hauptsächlichstes Merkmal entgegentritt. Wir finden in den Arbeiten sogar die Namen Megalocornea und Keratoglobus wahllos nebeneinander, obgleich dieser Gebrauch sicher falsch ist. Allerdings lehrt die Erfahrung, daß in praxi fast immer eine Vergrößerung des Scheibendurchmessers vorliegt und der wahre Keratoglobus so selten vorkommt, daß er kaum eine klinische Bedeutung hat.

Demgegenüber ist die Frage ungleich wichtiger, ob eine Megalocornea möglicherweise die *Teilerscheinung eines Riesenwuchses* des gesamten Auges

(Megalophthalmus, Gigantophthalmus) ist und ob nicht die Vergrößerung der Hornhaut mit einem auf einer gewissen Entwicklungsstufe stehen gebliebenen *fetalen oder kindlichen Glaukom* (Hydrophthalmus) zusammenhängt. Es ist schon darauf hingewiesen worden, daß wir mit unseren klinischen Untersuchungs-

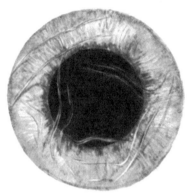

methoden keinen Aufschluß darüber zu gewinnen vermögen, wie die nicht in der Lidspalte sichtbaren Teile des Bulbus gestaltet sind; denn die Refraktionsbestimmung sagt uns nichts über die Länge der Augenachse. Deshalb ist die Aussprache über das Wesen der Megalocornea noch nicht geschlossen. Horner und R. Seefelder halten sie für den Ausdruck eines Gigantophthalmus, Reinhard Friede für eine besonders geartete Entwicklungsanomalie.

Zweifellos ist jedoch vielfach die *Megalocornea das Ergebnis krankhafter Zustände*. E. v. Hippel konnte die Übergänge aufzeigen, welche vom typischen *Hydrophthalmus* zur vergrößerten klaren Hornhaut hinüberleiten und die Wölbungsdeformität in diesen Fällen auf eine *Schädigung der Hornhautrückfläche* zurückführen (Abb. 166,

Abb. 166. Vorgetäuschte Megalocornea. Abnorm tiefe vordere Kammer. Myopie. Glasleisten der Descemetschen Membran nach vorangegangenen Sprüngen (Haabsche Bändertrübung) bei abgeheiltem Hydrophthalmus. (Nach einer Abbildung von E. v. Hippel.)

s. auch S. 250). Vor allem gilt es nach den Haabschen „Bändertrübungen der Descemetschen Membran" zu suchen und nachzusehen, ob nicht der Limbusfalz verstrichen ist. Freilich können nach den Beobachtungen von W. Reis in

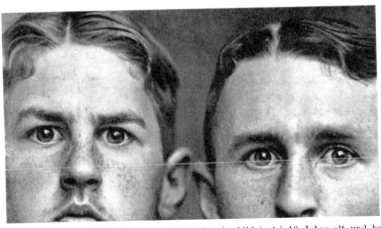

Abb. 167. Zwei Brüder mit Megalocornea. Der links abgebildete ist 18 Jahre alt und hat einen Hornhautscheibendurchmesser von 14 mm, der rechte, 24 Jahre alt, einen Durchmesser von 13 mm. (Nach V. Grönholm.)

sicher gestellten Fällen von Hydrophthalmus congenitus diese beiden sonst vorhandenen Merkmale fehlen, und als Th. Axenfeld bei einer vermeintlichen völlig klaren Hornhaut feinste Bändertrübungen vorfand, schien die Streitfrage endgültig in dem Sinne entschieden, daß die Megalocornea das Zeichen für einen geheilten Hydrophthalmus sei.

Vielleicht geht aber eine solche Verallgemeinerung, die diese Hornhautanomalie ausschließlich als ein krankhaftes Erzeugnis anspricht, zu weit. Der Hinweis auf das *familiäre* Vorkommen der Megalocornea (B. KAYSER, J. STÄHLI,
V. GRÖNHOLM, S. WENGER und L. SALMON) kann uns allerdings wenig nützen,
weil auch der Hydrophthalmus congenitus eine Familienanlage darstellen kann
Mehr Überzeugungskraft haben die Angaben von R. SEEFELDER, J. STÄHLI
und REINHARD FRIEDE, daß Fälle unterlaufen, bei denen auch die genaueste
klinische Untersuchung nicht die geringsten Anzeichen für einen abgelaufenen
Hydrophthalmus aufdeckt. Nicht weniger beachtenswert ist der Einwurf von
ALFRED KESTENBAUM , daß die Megalocornea sich gern mit anderen Entwicklungsanomalien z. B. dem *Embryotoxon* (S. 252) vergesellschaftet. Grundsätzlich
formuliert V. GRÖNHOLM den Unterschied zwischen Hydrophthalmus und
Megalocornea mit den nachstehenden Worten: ,,Der Hydrophthalmus ist eine
lokale Erkrankung, beruhend auf dem kongenitalen Defekt des Canalis Schlemmii,
dagegen ist die Megalocornea eine doppelseitige, embryonale Überproduktion
von Corneagewebe, welche bei ihrem Auftreten in einer Familie den Gesetzen
der durch die Frauen übertragenen Vererbung folgt und wahrscheinlich durch
eine Fehlbildung des Keimplasmas entsteht" (Abb. 167). Eine andere Deutung
der Beziehungen des Hydrophthalmus zur Megalocornea gibt ERNST KRAUPA,
indem er beide Affektionen als Mißbildungen im Sinne eines Riesenwuchses
auffaßt. Die Megalocornea als Teil eines Megalophthalmus sei der Typus
einer idiogenen, der Hydrophthalmus einer peristatischen Mißbildung.

Überblicken wir das Für und Wider, so ist jedenfalls die größte Vorsicht
geboten, damit man nicht einen abgelaufenen Hydrophthalmus übersieht und
fälschlich eine Megalocornea als Entwicklungsanomalie diagnostiziert. Man
achte daher auf die zehn von R. SEEFELDER aufgestellten Punkte: ,,1. Fehlen
jeglicher Hornhauttrübungen, vor allem der Dehiscenzen und Leisten der
DESCEMETschen Membran (HAABsche Bändertrübung). 2. Der Limbus darf
trotz der Vergrößerung des vorderen Bulbusabschnittes nicht verbreitert sein.
3. Der Limbusfalz muß wie am normalen Auge scharf ausgeprägt sein. 4. Die
Sclera muß eine normale Beschaffenheit zeigen. Dabei darf allerdings ihr Anteil
an der Begrenzung der vorderen Kammer die Durchschnittsbreite überschreiten.
5. Fehlen einer glaukomatösen Exkavation. 6. Fehlen von Funktionsstörungen.
6. Bei der Megalocornea ist ein etwa nachweisbarer Astigmatismus meist nach
der Regel, beim Hydrophthalmus gegen die Regel festzustellen. 8. Bei der
Megalocornea ist der Hornhautradius eher verkleinert, beim Hydrophthalmus
vergrößert. 9. Normaler Augenbinnendruck. 10. Übereinstimmen beider Augen
in den wesentlichen Maßen, wenn eine Megalocornea angenommen werden
soll." (Siehe auch R. SEEFELDER Bd. 1 des Handbuches, S. 592 und FRANCE
SCHETTI, Bd. 1 des Handbuches, S. 727).

b) Die Verkleinerung der Hornhautform.
(Mikrocornea, Cornea plana.)

Die Unterscheidung der *Mikrocornea* (abnorm kleiner Scheibendurchmesser)
von der *Cornea plana* (abnorm flache Wölbung, Vergrößerung des Krümmungsradius) (Abb. 168, 169, u. 170) hat REINHARD FRIEDE durchgeführt, indem er
die Fälle von J. STÄHLI denjenigen von E. RÜBEL und seinen eigenen Beobachtungen gegenüberstellte.

Bei der *echten Mikrocornea* ist die Hornhaut niemals abgeflacht, und es ist
ferner der Krümmungswinkel zwischen Cornea und Sclera wohl erhalten. Die
Hornhaut setzt sich scharflinig von der Lederhaut ab, so daß weder die Sclera
auf den Limbusanteil der Hornhaut übergreift, noch die Hornhautperipherie

in ein scleraähnliches Gewebe umgewandelt ist. So klar diese Bedingungen sind, so schwer ist es, ganz im Einklang mit der Frage der Megalocornea, mit den zur Verfügung stehenden klinischen Methoden die Entscheidung darüber zu treffen, welche Beziehungen zwischen der Form der Hornhaut und derjenigen des Gesamtauges vorhanden sind. In dieser Hinsicht ist bemerkenswert, daß

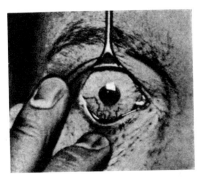

Abb. 168. Cornea plana. Der Bulbus hat normale Größe; nur die Hornhaut ist klein. (Nach Reinhard Friede.)

Stähli in 72% seiner Fälle trotz wesentlicher Erhöhung der Oberflächenrefraktion (47,5 gegenüber dem Durchschnittswert von 45 Dioptrien) und deutlicher Verkürzung des Krümmungsradius (7,10 mm statt 11,6 mm) eine fast normale Gesamtrefraktion der Augen antraf. Selbstverständlich läßt diese Feststellung den Schluß zu, daß die Erhöhung der Brechkraft der Hornhaut durch eine Verkürzung der Augenachse wettgemacht wird, wobei freilich die Brechkraft der Linse und die anderen physikalisch-optischen Momente nicht in Rechnung gesetzt werden können, weil sie im einzelnen Fall dem Werte nach nicht bekannt sind. Immerhin machen die Beobachtungen Stählis es zum mindesten wahrscheinlich, daß die *Mikrocornea vielfach eine Teilerscheinung des Mikrophthalmus* ist.

Für den Kliniker ist die von Pristley Smith gemachte und von Stähli bestätigte Feststellung wichtig, daß Augen mit Mikrocornea eine auffallende

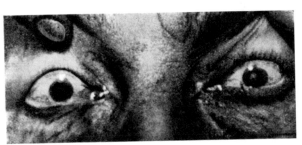

Abb. 169. Cornea plana. 43jährige Patientin. Beiderseits wegen Glaukom iridektomiert. (Nach Reinhard Friede.)

Neigung zum Glaukom haben. Sind doch in der Beobachtungsreihe von Stähli unter 50 Personen 9 Glaukomkranke (20%) verzeichnet.

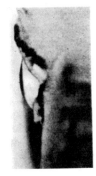

Abb. 170. Cornea plana. Seitenansicht der Abb. 169. Man achte auf das Fehlen der Limbusfurche. (Nach Reinhard Friede.)

Die *Cornea plana* (E. Rübels „kongenitale familiäre Flachheit der Cornea") hingegen ist dadurch gekennzeichnet, daß der vordere Bulbusabschnitt flach geformt ist und die *Hornhaut ohne Falz in die angrenzende Sclera übergeht.* Die vordere Kammer ist seicht, und der Kammerwinkel wird von der Lederhaut weit überdacht. Neben diesen Merkmalen finden sich verhältnismäßig häufig andere Äußerungen von Entwicklungsstörungen (Embryotoxon, Korektopie, mangelhafte Irisbildung). Friede erklärt deswegen die Cornea plana für eine Hemmungsbildung im Bereiche des Mesoderms der vorderen Bulbuskapsel, während er die Mikrocornea als eine solche des ganzen Bulbus hinstellt.

Bei der klinischen Untersuchung finden wir eine erhebliche Herabsetzung der Hornhautrefraktion (28—29 gegenüber den normalen 45 Dioptrien). Hingegen hat der Krümmungsradius ein nicht viel geringeres Ausmaß im Vergleich mit dem Durchschnittswert (10 mm statt 11,6 mm).

Literatur.

Megalocornea, Keratoglobus, Mikrocornea, Cornea plana.

AXENFELD, TH.: Zur Kenntnis der isolierten Dehiscenzen der Membrana Descemeti. Klin. Mbl. Augenheilk. **43 II.** 157 (1905).

FRIEDE, REINHARD: (a) Über kongenitale „Cornea plana" und ihr Verhältnis zur Mikrocornea. Klin. Mbl. Augenheilk. **67,** 192 (1921). (b) Zur Klinik der Mikrocornea und ihrer Übergangsformen. Klin. Mbl. Augenheilk. **69,** 570 (1922). (c) Zur Klinik der Megalocornea. Graefes Arch. **111,** 393 (1923).

GRÖNHOLM, V.: Über die Vererbung der Megalocornea nebst einem Beitrag zur Frage des genetischen Zusammenhangs zwischen Megalocornea und Hydrophthalmus. Klin. Mbl. Augenheilk. **67,** 1 (1921).

v. HIPPEL, E.: Das Geschwür der Hornhauthinterfläche. Ein Beitrag zur Kenntnis der angeborenen Hornhauttrübungen, sowie des Megalophthalmus und Hydrophthalmus. Festschrift für A. v. HIPPEL. Halle a. S.: Carl Marhold 1900.

KAYSER, B.: Zu meinen Fällen von Megalocornea. Klin. Mbl. Augenheilk. **62,** 349 (1919). KESTENBAUM, ALFRED: Über Megalocornea. Klin. Mbl. Augenheilk. **62,** 734 (1919). — KRAUPA, ERNST: Über Leistenbildung der Descemeti nebst Bemerkungen zur Frage der Megalocornea und des Hydrophthalmus. Graefes Arch. **107,** 30 (1921).

REIS, WILHELM: Untersuchungen zur pathologischen Anatomie und zur Pathogenese des angeborenen Hydrophthalmus. Graefes Arch. **60,** 1 (1905). — RÜBEL, E.: Kongenitale familiäre Flachheit der Cornea (Cornea plana). Klin. Mbl. Augenheilk. **50 I,** 427 (1912).

SEEFELDER, R.: Über die Beziehungen der sog. Megalocornea und des sog. Megalophthalmus zum Hydrophthalmus congenitus. Klin. Mbl. Augenheilk. **56,** 227 (1916). — STÄHLI, J.: Klinische Untersuchungen an Mikrocorneaaugen (mit besonderer Berücksichtigung von Cornealwölbung, Totalrefraktion und Achsenlänge), zugleich ein Beitrag zur Megalocorneafrage. Klin. Mbl. Augenheilk. **62,** 316 (1919).

WENGER, S. et L. SALMON: De l'hérédité dans la megalocornée. Bull. Soc. d'Ophtalm. Paris **1928,** No 9. 624.

2. Der Keratoconus (Hornhautkegel).

Vielleicht als Folgezustand einer endokrinen Störung entsteht der Keratoconus durch die allmähliche Vorbuchtung der mittleren Hornhautpartien. Die Spitze des so zustande kommenden Kegels stimmt meist nicht mit der Hornhautmitte vollständig überein, sondern liegt etwas exzentrisch; doch bleiben die peripheren Gebiete immer unberührt, so daß sich an der Wölbung der Limbusregion nichts ändert. Wir dürfen auch nur dann einen Keratoconus diagnostizieren, wenn die Vorbuckelung nicht die Folge einer vorangegangenen Entzündung des Hornhautgewebes ist, die die Schwächung seiner Widerstandskraft gegenüber dem intraokularen Druck genügend erklärt. Derartige, übrigens nur verhältnismäßig selten zu einer Kegelbildung führenden Prozesse werden nach Hornhautgeschwüren usw. beobachtet, stehen den Hornhautstaphylomen nahe und werden unter dem Sammelnamen *Keratektasie* geführt. Ebensowenig hat der Keratoconus etwas mit dem kindlichen Glaukom zu tun, das durch Schädigung der Hornhauthinterfläche die Wölbung im Sinne eines *Keratoglobus* (s. S. 237) beeinflussen kann.

An der Tatsache, daß die Disposition zur Entstehung des Keratoconus vererbbar ist, kann nach den Mitteilungen von HORNER, J. STÄHLI, OTTO WOLZ, J. VAN DER HOEVE u. a. nicht gezweifelt werden, doch sind bislang Fälle von *angeborenem* Hornhautkegel nicht mit Sicherheit beobachtet worden (s. auch Beitrag FRANCESCHETTI, Bd. 1 dieses Handbuches S. 731).

Symptome. Die *frühesten Merkmale* der vornehmlich doppelseitig zur Entwicklung gelangenden Erkrankung machen sich gegen das Ende des ersten Lebensjahrzehntes geltend und stellen sich so allmählich ein, daß man den wirklichen Beginn des Leidens nur schätzungsweise festlegen kann; denn weder Schmerzen, noch entzündliche Begleitumstände, sondern lediglich die ganz

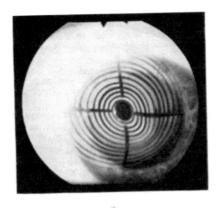
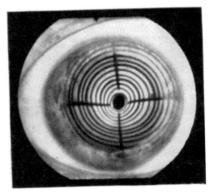

Abb. 171a und b. Keratoconus. Aufnahme der Hornhautoberfläche (H. M. Dekking).
Man sieht, daß die Kreise der Placidoschen Scheibe verzerrt sind.

langsam abnehmende Sehkraft sind die beunruhigenden Beobachtungen, die die Patienten zum Arzte führen, und zwar ist sowohl das Sehen in die Ferne als auch in die Nähe gestört. Meist wird die Diagnose auf einen in Entwicklung begriffenen, sonst noch wenig deutlichen Keratoconus gestellt, wenn man zum Zwecke der Gläserverschreibung skiaskopiert; denn dann macht man die Wahrnehmung, daß der Schatten nicht in gerader Richtung über die Pupille wandert, sondern sich radiär um eine nahe der Hornhautmitte gelegene sagittale Achse dreht. Auch die Einstellung der Ophthalmometermarken zeigt die charakteristische, leicht unregelmäßig symmetrische Verkrümmung der mittleren Hornhautpartien, während das Spiegelbild der Placidoschen Scheibe nur in vorgeschrittenen Fällen eine genügend deutliche Verzerrung der weißen und schwarzen konzentrischen Kreise erkennen läßt. Mit der Oberflächenphotographie nach H. M. Dekking werden allerdings auch geringgradig entwickelte Fälle deutlich erkennbar (Abb. 171 a u. b). Sehr genaue Werte erhält man mit der Methode der Stereokomparation (H. Erggelet). Indessen muß die Kegelbildung schon einen beträchtlichen Grad erreicht haben, wenn man sie mit unbewaffnetem Auge bei seitlicher Betrachtung der Hornhaut feststellen will (Abb. 172).

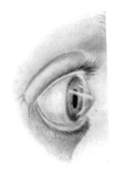

Abb. 172. Keratoconus
in vorgeschrittenem
Stadium.

Recht zuverlässige Ergebnisse liefert die Anwendung der Spaltlampe, wenn man das Lichtbüschel zu einer scharfen Einstellung im Niveau der Hornhaut bringt, so daß ein optischer Schnitt durch die Membran gelegt wird (s. S. 199); denn man sieht dann nicht nur die fehlerhafte, einem Kreisbogenausschnitt nicht mehr entsprechende Wölbung, sondern auch die Verdünnung der Membran in der Gegend der Kegelspitze (Abb. 173). Diese kann soweit gehen, daß man mit einem Glasstabe die am weitesten vorragende Stelle eindrücken kann, ja daß sogar hier spontane Pulsationen zu verzeichnen sind (RUDOLF SCHNEIDER [a]; A. GULLSTRAND). Die Refraktionsanomalie äußert sich im Sinne einer hohen Myopie verbunden mit einem stark unregelmäßigen Astigmatismus, soweit die Hornhautmitte in Frage k nmt, während die Randteile annähernd ihre ursprüngliche Brechkraft behalten.

Verlauf. Zunächst bleibt die vorgetriebene Partie ganz klar, und vielfach ändert sich hieran auch nichts, wenn höhere Grade der Kegelbildung in späteren Jahren erreicht werden. Indessen ist damit zu rechnen, daß mit der Zeit *entzündliche Infiltrationen an der Kegelspitze* Platz greifen. Sie haben ihre Ursache teils in mechanischen Insulten, die durch das Reiben der vorgetriebenen Hornhautabschnitte an der Rückwand des oberen Lides gegeben sind, teils in Entartungsvorgängen innerhalb des gedehnten und mangelhaft ernährten Gewebes. Hierfür spricht unter anderem der Befund UHTHOFFs, daß hyaline Einlagerungen (s. S. 231) vorkommen. Ebenso bilden sich torpide Geschwüre, die schließlich zum Bersten der Kuppe Anlaß geben. In anderen Fällen wieder streben Gefäße nach der gefährdeten Stelle und wandeln die Hornhautmitte in ein leukomatöses höckeriges Gewebe um, in dem oft rezidivierende Entzündungen sich einstellen. Die Endstadien eines derart verlaufenden Keratoconus schließen daher neben hochgradiger Sehstörung auch Lichtscheu und manchmal sehr heftige Schmerzen ein, die auf die fortgesetzte Reizung der Endausbreitungen des Trigeminus zurückzuführen sind.

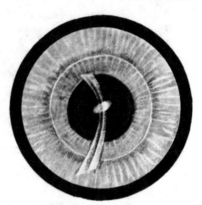

Abb. 173. FLEISCHERscher Ring (Hämosiderinring) bei Keratoconus. Die uhrzeigerförmige graue, annähernd senkrecht gestellte und leicht gebogene breite Linie stellt den optischen Schnitt dar, wie er sich an der Spaltlampe darbietet. Man sieht, daß die Mitte der Hornhaut undurchsichtig ist und außerdem die Dicke der Membran nach dem Zentrum zu abnimmt. (Nach MEESMANN.)

Eigentümliche Veränderungen im Krankheitsbilde kommen dann zustande, wenn im Anschluß an das Auftreten eines Risses der DESCEMETSchen Haut *Kammerwässer in die Hornhaut einbricht.* ERGGELET beobachtete im Gefolge eines solchen Vorganges eine plötzliche Herabsetzung der Sehschärfe, weil sich eine Höhle im Gewebe der Cornea gebildet hatte, die mit der Vorderkammer in Verbindung stand und eine umschriebene milchglasartige Trübung und Vorwölbung im Gebiete des Hornhautkegels verursachte. Nach sechswöchigem Bestehen der Erscheinung wurde der Buckel wieder flach. Gleichzeitig trat eine Wiederaufhellung ein.

Übrigens kommt als große Seltenheit auch eine Verdünnung der Hornhautmitte vor, die nicht von einer Kegelbildung, sondern von einem Einsinken des Zentrums gefolgt wird (R. SCHNEIDER [b]).

Hämosiderinring.[1] Zu der Kegelbildung gesellt sich als zweites Symptom eine sehr eigentümliche *Pigmentierung,* insofern eine wohl ausnahmslos höchstens 1 mm breite gelbbraune bis grünbraune Linie auftaucht, die in mehr oder weniger regelmäßiger und geschlossener Kreisform die Basis des Kegels umzieht und den oberflächlichsten Hornhautschichten angehört (BRUNO FLEISCHER). Nicht mit jeder Lichtquelle wird diese Farbstoffeinlagerung, die den Namen „FLEISCHERscher Ring" oder „Hämosiderinring" hat, sichtbar. Am schwersten kann man ihn mit dem Nitralicht der Spaltlampenapparatur finden. FLEISCHER empfiehlt die Benutzung einer Azoprojektionslampe

---

[1] Der Hämosiderinring hat viele Anklänge zur Linea corneae senilis (STÄHLISche Linie). Diese ist S. 369 geschildert.

von 150 HK und die Betrachtung mittels der Hartnackschen Kugellupe; E. Metzger bekam vorzügliche Resultate, wenn er das fokale Büschel der Birch-Hirschfeldschen Bestrahlungslampe unter Vorsetzen eines Ultraviolett-filters auf die Hornhaut richtete. Mit Hilfe dieser Anordnung gelangen gute photographische Aufnahmen des Ringes. So ist wohl zu erwarten, daß die Meldungen über ein Fehlen der Pigmentierung bei Untersuchung nach dieser Methode verschwinden werden.

Die *anatomische Grundlage* der Erscheinung bildet die Durchsetzung der basalen Epithelzellen mit einem Farbstoff, der die Hämosiderin-Reaktion gibt. Nach Fleischer soll die Quelle für das Material in kleinen Blutungen zu suchen sein, die aus feinen neugebildeten Gefäßen stammen und dadurch in die unterste

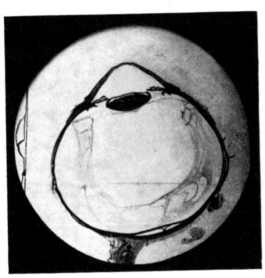

Abb. 174. Keratoconus.
(Präparat von Bruno Fleischer.)

Epithelschicht gelangen, daß infolge der abnormen Spannungs-verhältnisse die Bowmansche Membran rings um die Kegel-basis einen ringförmigen Riß be-kommt, und die gleichzeitig berstenden Gefäßchen ihren In-halt in diesen absetzen. Aller-dings sind in vielen Fällen solche Blutleiter selbst unter Anwen-dung stärkster Vergrößerungen nicht aufzufinden, so daß nur der Ausweg bliebe, daß sie zur Zeit der Untersuchung bereits wieder zurückgebildet sind. An-dererseits kann es sich auch nicht gut um eine pathologische Auf-nahmebereitschaft des Gewebes für Zersetzungsstoffe des Blutes handeln; denn wir kennen in dem Diabète bronzée ein Leiden, das mit einer Hämosiderinab-lagerung in den Organen einher-geht und gerade die bindegewebigen Teile des Auges imprägniert, aber das Hornhautepithel verschont (Fleischer). Auch Ernst Kraupa setzt voraus, daß die Entstehung des Rings von einer Periode von entzündlichen Kompli-kationen eingeleitet wird. Vielleicht spielt die Besonderheit des intracornealen Stoffwechsels die Hauptrolle; denn A. Meesmann vermochte mit Hilfe der Spaltlampe in einem Falle an der Basis des Kegels ein System konzentrisch ver-laufender Einrisse in der Bowmanschen Membran aufzudecken, wobei ein deut-licher Hämosiderinring nur die Kontur des periphersten Risses begleitete und die mehr nach der Mitte zu gelegenen jede Spur des Farbstoffs entbehrten. Die Pigmentansammlung setzte sich außerdem an der zentralen Begrenzung des äußersten Rings scharf ab und verlor sich allmählich nach dem Limbus zu. Ein solcher Befund macht es wahrscheinlich, daß Zerfallprodukte von roten Blutkörperchen von dem Limbus aus nach der Hornhautmitte zu in Wanderung begriffen sind und dort, wo eine Unterbrechung der Bowmanschen Membran erfolgt ist, sich anstauen. Nach einer neuerlichen Beobachtung von Ernst Kraupa scheint indessen der Ring bereits *vor* der Entwicklung des Kerato-conus auftreten zu können. Er fand wenigstens bei einem 16jährigen Manne, der rechts einen typischen Keratoconus mit ausgebildetem Hämosiderinring zeigte, am linken Auge, das noch volle Sehschärfe und normale Hornhautwölbung besaß, ebenfalls den Ring. Wenn die Erklärung von MEESMANN richtig ist, würde ein solcher Befund dafür sprechen, daß die Einrisse in die BOWMANsche Membran eher ausgebildet sind als die Kegelbildung selbst.

Pathologische Anatomie und Pathogenese. In bezug auf die *Entwicklung des Keratoconus* hat die *mikroskopische Untersuchung* bislang keine beweiskräftigen Anhaltspunkte zu liefern vermocht. Sicher ist eine abnorme Nachgiebigkeit der zentralen Hornhautpartien anzunehmen und eine krankhafte Steigerung des intraokularen Drucks auszuschließen.

Der anatomisch feststellbaren *Formveränderung* nach unterscheidet MAXI-MILIAN SALZMANN *zwei verschiedene Arten*, je nachdem sich die Vortreibung auf die Hornhautmitte beschränkt oder die Membran schon von den Limbusgebieten

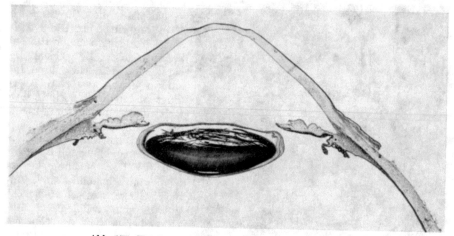

Abb. 175. Keratoconus. (Präparat von BRUNO FLEISCHER.)

ab der Kegelform zustrebt. Da beide Typen jedoch Übergänge zeigen, hält W. UHTHOFF eine solche Trennung für gekünstelt. Bei allen bislang unter-suchten Präparaten fällt die *Verdünnung der vorgetriebenen* Partie auf (Abb. 174 u. 175). Sie kann soweit gehen, daß die Dicke der Membran auf ein Drittel und weniger herabgemindert ist, ohne daß eine wesentliche Änderung der La-mellenstruktur nachweisbar wäre. Finden sich Kennzeichen einer solchen, wie z. B. in Gestalt einer Auflösung der Hornhautfasern in fibrillär angeord-nete Gewebszüge oder eines unregelmäßig welligen Verlaufs ihrer Konturen, so handelt es sich immer um die Folgezustände einer hochgradigen Ektasie, nicht um Anfangsbefunde. Die größte Beachtung verdient indessen der schon bei der Pathogenese des Pigmentrings erwähnte Nachweis von *Einrissen in die* BOWMANsche *Membran* und vielleicht noch mehr von *Dehiscenzen der* DESCE-METschen *Haut,* die selbst in verhältnismäßig frühem Stadium sichtbar sind (TH. AXENFELD, W. UHTHOFF, F. TERRIEN). A. VOGT bildet in seinem Atlas ver-tikale dicht aneinander stehende graue Linien und Streifen ab, die den tiefsten Schichten angehören und nennt sie „Keratoconuslinien" (Abb. 176). Man ist berechtigt, diese Erscheinungen direkt als Frühsymptome anzusprechen und kann sie in zweierlei Weise deuten. Entweder sind die Grenzmembranen bei den Patienten mit Keratoconus einer übermäßigen Dehnung ausgesetzt oder sie haben eine so geringe Widerstandskraft, daß sie schon dem normalen intra-okularen Druck nicht standhalten können. Für diese zweite Möglichkeit sind die Versuchsergebnisse von A. ELSCHNIG, sowie von M. WOLFRUM und A. BOEHMIG maßgebend, denen es durch Abschabung des Endothels oder völlige Durchschneidung der Descemetschen Membran und der anliegenden tiefsten Hornhautlamellen gelang, eine kegelförmige Hornhautektasie zu erzeugen, deren Ausmaß von dem Grade des getätigten Eingriffs abhing. Freilich kann ein Keratoconus bei einer solchen Versuchsanordnung auch nur vorgetäuscht werden, indem die zustandekommende Quellung des Hornhautgewebes die mittleren Partien vorwölbt (Rudolf Plaut). Ähnliche Befunde treten ein, wenn z. B. die Zange des Geburtshelfers das kindliche Auge quetscht. W. Stock und P. Richter beschreiben Fälle, in denen im Anschluß an einen derartigen Vorgang bei einem Neugeborenen ein „Keratoconus" entstanden ist, der natürlich mit dem echten Hornhautkegel nichts zu tun hat. Die Ursache einer solchen Erscheinung sind ebenfalls Einrisse in die Descemetsche Membran (Peters, J. Rupprecht); doch vermißt man den Hämosiderinring.

Die wichtige Rolle, welche der Descemetschen Membran gegenüber dem intraokularen Drucke zukommt, zeigte sich einmal sehr deutlich, als ich bei einer Glaukomiridektomie und sehr enger Vorderkammer mit der Lanzenspitze unabsichtlich eine minimale Läsion dieser Haut hervorrief. Sofort wölbte sich die Hornhaut nach Art eines sehr steil ansteigenden Keratoconus wie im Experimente, vor. Der Zwischenfall hatte für die Heilung keine Bedeutung.

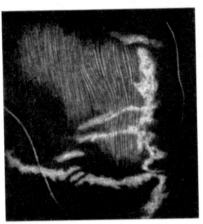

Abb. 176. Wellige „Keratoconuslinien" im Bereiche der Kegelmitte. (Nach Ernst Kraupa [b].)

Endokrine Störungen. Wenn wir in der vorderen und hinteren homogenen Haut der Cornea Einrichtungen zu sehen haben, die der Abdichtung der Membran gegenüber der Flüssigkeit des Conjunctivalsacks und der vorderen Kammer dienen (s. S. 203), so kann man sich wohl vorstellen, daß sie unter dem Einflusse *endokriner Störungen* dieser Aufgabe nicht mehr gewachsen sind. In der Tat führt A. Siegrist zur Stützung einer solchen Annahme an, daß die Patienten vielfach Kennzeichen darbieten, die für das Bestehen einer Anomalie der inneren Sekretion sprechen (zarter Körperbau, endogene Nervosität, Trockenheit der Haut, frühzeitiger Haarschwund, Gedächtnisschwäche, Vermehrung der Lymphocyten im Blute und Beschleunigung der Blutgerinnung). G. Weill stimmt Siegrist zu. Auch die Mitteilung von Louis Dor verdient erwähnt zu werden, daß nach Darreichung von Schilddrüsenpräparaten bei einer Dame ebensowohl die Basedowsche Erkrankung als auch der gleichzeitig bestehende Keratoconus zurückgingen. Ferner hat E. v. Hippel mit Hilfe des Abderhaldenschen Dialysierverfahrens im Blute von Keratoconuskranken Abbaufermente gegen eine Anzahl von Drüsen mit endokriner Funktion nachgewiesen. Obgleich damit nicht gesagt ist, daß der Hornhautkegel der Folgezustand einer solchen Anomalie ist, so darf doch wenigstens angenommen werden, daß beim Keratoconus die innere Sekretion nicht in normaler Weise abläuft. In der Literatur sind freilich Mitteilungen darüber enthalten, daß auch die genaueste Untersuchung der Patienten keine oder doch nur mit großer Vorsicht verwertbare Anhaltspunkte für eine endokrine Anomalie aufdeckte (J. Strebel und O. Steiger, Bruno Fleischer, W. Uhthoff, Francesco Scullica); aber Siegrist widerlegt diesen Einwand mit der Erklärung, daß die Störungen nicht dauernd, sondern periodisch wirksam sind. Es sei auch darauf hingewiesen, daß bei Frühjahrskatarrh auffallend häufig die Entstehung eines typischen Keratoconus beobachtet wird. Bei diesem Leiden werden neben endokrinen Störungen Anomalien in der Blutzusammensetzung im Sinne des Sinkens des Kalkspiegels gefunden (s. S. 103). Im Falle von C. BEHR fand sich die Keratoconusbildung mit dem Symptomenkomplex der „blauen Sclera" verbunden, die auf eine Minderwertigkeit des fibrösen Gewebs zurückgeführt wird (s. S. 432).

Endokrine Störungen sind vielleicht auch die Ursache für eigentümliche Anomalien der Pupille und der Schilddrüse, auf die F. VERDERAME neuerdings die Aufmerksamkeit gelenkt hat. Wenn der Keratoconus einseitig auftrat, beobachtete er an demselben Auge einen leichten Grad von Miosis und zuweilen die Andeutung von Herabsinken des Oberlides, also Teilerscheinungen des für eine Sympathicusparese sprechenden HORNERschen Symptomenkomplexes. Ferner konnte er eine deutliche Vergrößerung der Schilddrüse feststellen, die auf der Seite des Keratoconus im allgemeinen stärker ausgesprochen war. BRUNO FLEISCHER (c) hält eine Dystrophie der Hornhaut auf nervöser Basis für wahrscheinlich.

Die Differentialdiagnose hat drei Möglichkeiten zu berücksichtigen. Man muß sich erstens vor einer Verwechslung des Krankheitsbildes mit kongenitalen Wölbungsanomalien der Hornhaut (Keratoglobus, Megalocornea, Defekt der DESCEMETSchen Membran S. 237) hüten und zweitens zu erforschen suchen, ob nicht eine entzündliche oder degenerative Erkrankung der Hornhaut vorausgegangen ist. Schließlich darf man sich auch nicht dadurch täuschen lassen, daß etwa Einlagerungen von Hyalin und ähnlichen Stoffen oder Aufquellungen des Gewebes die Kegelbildung hervorrufen. Die sicherste Gewähr bietet die Betrachtung im optischen Schnitte der Spaltlampe und der Nachweis des Hämosiderinringes.

Die Therapie hat die Ursache des Leidens sowie die lokalen Veränderungen zu berücksichtigen. Wie bei der Schilderung der Allgemeinsymptome erwähnt wurde, liegen mancherlei Anhaltspunkte dafür vor, daß eine Störung der Drüsen mit innerer Sekretion besteht. Wenn die genaue Untersuchung, eventuell mit Hilfe des ABDERHALDENschen Dialysierverfahrens, den Verdacht auf eine mangelhafte Funktion des endokrinen Apparates wachruft, sind Organpräparate (Schilddrüse, Thymus usw.) zu geben.

Die *örtliche Behandlung* richtet sich nach dem Grade der Vortreibung und dem Zustande der Kegelspitze. Solange diese noch klar ist, besteht die Möglichkeit, durch optische Korrektionsmittel nicht allein den fehlerhaften Brechzustand auszugleichen, sondern auch durch einen leichten Druck auf die Hornhaut dem weiteren Fortschreiten der Kegelbildung Einhalt zu gebieten. SIEGRIST wandte früher das LOHNSTEINsche Hydrodiaskop an, dessen wesentlicher Bestandteil eine mit Kochsalzlösung gefüllte Kammer ist, deren Hinterwand die Hornhaut mit dem Keratoconus bildet. Abgesehen von der unschönen Form der Brille ist die Befestigung der Wanne schwierig. Besser anwendbar und gar nicht auffallend sind geschliffene oder geblasene dünne Glaskontaktschalen[1], die wie eine Prothese vor die Augenvorderfläche gesetzt werden. Dadurch, daß Flüssigkeit zwischen die Hornhautoberfläche und die Rückwand

---

[1] Die geschliffenen Kontaktschalen liefert Carl Zeiß, Jena, die geblasenen die Firma F. Ad. Müller Söhne in Wiesbaden. Beide Modelle haben ihre Vor- und Nachteile, insofern die geschliffenen Gläser den optischen Ansprüchen besser gerecht werden, aber der Glätte und der Abrundung des Randes entbehren, die die geblasenen Schalen auszeichnen. Die einen sind also wissenschaftlich genauer herzustellen, die anderen werden meist besser vertragen.

der Glasschale tritt, wird die vordere Begrenzung des Auges in optischer Hinsicht wieder zu einer Kugelfläche (Siegrist, E. v. Hippel, Friedrich E. Müller, Stock, Dohme). Bei guter Anpassung werden diese Vorsatzschalen ohne Belästigung vertragen, vorausgesetzt, daß die Kegelspitze sich nicht in einer Periode entzündlicher Reizzustände befindet. Der gelinde Druck, den die Rückwand der Schale auf den Keratoconus ausübt, verhindert unter Umständen eine weitere Vorbuckelung, und das Reiben der Kegelspitze an der Lidinnenfläche wird vermieden, da sich die Prothese mit dem Bulbus dreht. Bequemer für die Patienten, aber nicht so wirksam in bezug auf die Korrektion der fehlerhaften Hornhautkrümmung sind die hyperbolischen Gläser (Richard Krämer).

In den schweren Fällen, bei denen bereits Erosionen und Infiltrationen oder Geschwürbildungen an der Spitze bestehen, die die Perforation in bedrohliche Nähe rücken, bleibt nur die Möglichkeit des *operativen Eingriffs*, der den Zweck verfolgt, durch irgendwelche Einwirkungen die Abflachung der Kegelspitze in Gestalt einer Narbe zu erreichen. Manchmal muß man auch trotz noch klarer Beschaffenheit der vorgetriebenen Partie zum Messer usw. greifen und zwar dann, wenn aus irgendwelchen Gründen die Kontaktschalen nicht vertragen werden und die Kegelbildung unaufhaltsam zunimmt.

Wir unterscheiden operative Maßnahmen im Gebiete der Kegelspitze und in der Hornhautperipherie. Warlomont hat seinerzeit empfohlen, die Kuppe einfach abzutragen, doch warnt J. Hirschberg vor dieser Methode, da sie sowohl unzuverlässig ist, als auch schwere Komplikationen, wie Vorfall und Einheilung der Iris mit sekundärem Glaukom nach sich ziehen kann. Dasselbe gilt von der Spaltung der Spitze. Diese Gefahren vermeidet die zuerst von Albrecht von Graefe zielbewußt in Angriff genommene Ätzung des Keratoconus an der am meisten vorgetriebenen Stelle. Er ging so vor, daß er zunächst von der höchsten Erhabenheit die oberflächlichsten Lagen mit dem Messer abtrug und die so freigelegten Hornhautlamellen mit dem mitigierten Höllensteinstift betupfte. Die Ätzung wurde alle 3—4 Tage wiederholt, bis sich an der Stelle ein kleines Geschwür bildete. Schließlich wurde dieses an der dünnsten Partie des Grundes vorsichtig perforiert und die Fistel ungefähr eine Woche lang offen gelassen, damit sich im Anschluß daran eine möglichst feste leukomatöse Narbe einstellte. J. Hirschberg hat das Verfahren dahin abgeändert, daß er nicht ätzte, sondern eine schwach glühende Kauterspitze verwandte und das entstehende Leukom dann noch tätowierte. In anderen Fällen hat er mit dem Brenner nur die Peripherie der Kegelspitze umkreist und die so hervorgerufenen ringförmigen Trübungen nachträglich mit Tusche gefärbt. Grunert kauterisiert die Kegelspitze und zieht außerdem mit dem Kauter eine radiäre Linie bis zum Limbus.

Ein Verfahren, das die Keratoconuspartie unberührt läßt und nur die Hornhautperipherie zum Angriffspunkt benutzt, haben Noiczewski und Jan Ruszkowski ausgearbeitet. Sie beobachteten den günstigen Einfluß der Staroperation auf den bestehenden Keratoconus und nahmen den Eingriff daher so vor, daß sie einen Lappenschnitt am Limbus ausführten und vom Hornhautlappenrande einen ungefähr 1,5 mm breiten Streifen wegnahmen. (Keratektomie). In 2 so behandelten Fällen hat Ruszkowski noch eine Iridektomie nachgeschickt und neben der Verbesserung der Hornhautwölbung auch eine Aufhellung der Trübung an der Kegelspitze erzielt. Eine Iridektomie allein ist wirkungslos (J. Hirschberg).

In denjenigen Fällen, die infolge Läsion der Kegelspitze die Gefahr des Berstens heraufbeschwören und schnelle Hilfe erheischen, kann man eine Deckung mit einem brückenförmigen Bindehautlappen vornehmen.

Literatur.

Keratoconus.

AXENFELD, TH.: Zur Kenntnis der isolierten Dehiscenzen der Membrana Descemeti. Klin. Mbl. Augenheilk. **43 II,** 157 (1905).

BEHR, C.: Beitrag zur Ätiologie des Keratoconus. Klin. Mbl. Augenheilk. **51,** I 281 (1913).

DEKKING, H. M.: (a) Zur Photographie der Hornhautoberfläche. Klin. Mbl. Augenheilk. **82,** 640 (1929). (b) Photographie der Cornea Oberflakte. Inaug.-Diss. Groningen 1930. — DOHME, B.: Zur Korrektion des Keratoconus mit geschliffenen Zeißgläsern. Z. Augenheilk. **48,** 106 (1922). — DOR, LOUIS: Kératocône guéri par opothérapie thymique au cours d'une maladie de Basedow. Revue générale d'Ophtalm. **1904,** 247.

ELSCHNIG, A.: Über den Keratoconus. Klin. Mbl. Augenheilk. **32,** 25 (1894). — ERGGELET, H.: (a) Kammerwassereinbruch in das Hornhautgewebe bei Keratoconus. Klin. Mbl. Augenheilk. **70,** 768 (1923). (b) Beobachtungen an der Hornhaut (Vermessung eines Keratoconus mit dem Stereokomparator). Dtsch. ophthalm. Ges. Jena **1922,** 106.

FLEISCHER, BRUNO: (a) Beitrag zur Klinik des Keratoconus (insbesondere über den braunen Ring in der Hornhaut und über das Verhalten des Blutes). Arch. Augenheilk. **74,** 110 (1913). (b) Über einen doppelseitig anatomisch untersuchten Fall von Keratoconus usw. Arch. Augenheilk. **73,** 242 (1913). (c) Zur Ätiologie des Keratoconus. Arch. Augenheilk. **100/101,** 247 (1929).

v. GRAEFE, A.: Zur operativen Behandlung des Keratoconus. Graefes Arch. **12 II,** 215 (1866). — GRUNERT: Zur operativen Behandlung des Keratoconus. Ophthalm. Ges. Heidelberg **1912,** 181. — GULLSTRAND, A.: Ein Fall von Keratoconus mit deutlicher Pulsation der Hornhaut. Sv. Läk.sällsk. Hdl. 48, 103 (1922). Ref. Zbl. Ophthalm. **9,** 76.

v. HIPPEL, E.: (a) Die Ätiologie des Keratoconus. Klin. Mbl. Augenheilk. **51 II,** 273 (1913). (b) Weitere Untersuchungen über Keratoconus mit dem ABDERHALDENschen Dialysierverfahren. Graefes Arch. **90,** 173 (1915). — HIRSCHBERG, J.: Eine neue Operation gegen Hornhautkegel. Zbl. prakt. Augenheilk. **1902,** 199. — VAN DER HOEVE, J.: Vererbbarkeit des Keratoconus. Z. Augenheilk. **52,** 321 u. **53,** 342 (1924). — HORNER: Die Vererbbarkeit des Daltonismus. Amtl. Bericht über die Verwaltung des Medizinalwesens des Kantons Zürich 1876.

KRÄMER, RICHARD: Über die Maßnahmen gegen den Keratoconus mit besonderer Berücksichtigung der optischen Hilfsmittel, speziell der hyperbolischen Gläser. Z. Augenheilk. **51,** 235 (1923). — KRAUPA, ERNST: (a) Kritische Beiträge zur Auffassung des Krankheitsbildes des Keratoconus. Klin. Mbl. Augenheilk. **57,** 109 (1916). — (b) Über Wölbungsdeformitäten der Hornhaut. Arch. Augenheilk. **97,** 205 (1926).

LOHNSTEIN, TH.: Zur Gläserbehandlung des unregelmäßigen Hornhautastigmatismus. Klin. Mbl. Augenheilk. **34,** 405 (1896).

MEESMANN, A.: Zur Frage der Entstehung des FLEISCHERschen Hämosiderinringes bei Keratoconus. Klin. Mbl. Augenheilk. **70,** 740 (1923). — METZGER, E.: Über die stereophotographische Darstellung feiner Veränderungen des vorderen Augenabschnitts im Uviollicht. Klin. Mbl. Augenheilk. **77,** 1 (1926). — MÜLLER, FRIEDRICH E.: Über die Korrektion des Keratoconus und anderer Brechungsanomalien des Auges mit MÜLLERschen Kontaktschalen. Inaug.-Diss. Marburg 1920.

NOICZEWSKI: Ein Fall von radikaler Ausheilung des Keratoconus auf operativem Wege (Keratektomia). Zbl. prakt. Augenheilk. **1902,** 41.

PETERS: Eine Verletzung der Hornhaut durch Zangenentbindung mit anatomischen Befund. Arch. Augenheilk. **56,** 311 (1907). — PLAUT, RUDOLF: (a) Über Verdickung der Hornhaut beim Keratoconus. Klin. Mbl. Augenheilk. **38,** 65 (1900). (b) Über die Ursache des Blitzkeratoconus. Klin. Mbl. Augenheilk. **38,** 334 (1900).

RICHTER, P.: Ein Beitrag zu den Geburtsverletzungen des Auges. Klin. Mbl. Augenheilk. **78,** Beil.-H., 183 (1927). — RUPPRECHT, J.: Über multiple isolierte Risse der DESCEMETschen Membran als Geburtsverletzung. Klin. Mbl. Augenheilk. **46 I,** 134 (1908). — RUSZKOWSKI, JAN: Operative Behandlung des Keratokonus. Polska Gaz. lek. **1,** 193 (1922). Ref. Zbl. Ophthalm. 8, 39.

SALZMANN, MAXIMILIAN: Über die pathologische Anatomie und die Pathologie des Keratoconus. Graefes Arch. **67,** 1 (1908). — SCHNEIDER, RUDOLF: (a) Über pulsierende Hornhaut. Klin. Mbl. Augenheilk. **67,** 73 (1921). (b) Über eine den Keratoconus entgegengesetzte Hornhautkrümmung. Klin. Mbl. Augenheilk. **73,** 392 (1924). — SCULLICA, FRANCESCO: Sull' importanza del fattore costituzionale nella étiologia del cheratocono. Annal di Ottalm. **56**, 693 (1928). — SIEGRIST, A.: (a) Zur Ätiologie des Keratoconus. Ophthalm. Ges. Heidelberg **1912,** S. 187. (b) Die Behandlung des Keratoconus. Klin. Mbl. Augenheilk. **56,** 400 (1916). — STÄHLI, J.: (a) Über den FLEISCHERschen Ring beim Keratoconus und eine neue typische Epithelpigmentation der Hornhaut. Klin. Mbl. Augenheilk. **60,**

721 (1918). (b) Das Krankheitsbild des Keratoconus vom Standpunkt der Variabilitätslehre. Klin. Mbl. Augenheilk. **62**, 712 (1919). (c) Weitere Mitteilungen über die Vererbung des Keratoconus. Klin. Mbl. Augenheilk. **75**, 465 (1925). — Stock, W.: Über Korrektion des Keratoconus durch verbesserte geschliffene Kontaktgläser. Ophthalm. Ges. Heidelberg **1920**, 352. — Strebel, J. u. O. Steiger: Über Keratoconus, seine Beziehungen zur inneren Sekretion und zum intraokularen Druck. Klin. Mbl. Augenheilk. **51 I**, 260 (1913). Terrien, F.: Ectasie transitoire au cours d'un kératocone. Arch. d'ophtalm. **26**, 9 (1906). Verderame, Filippo: (a) Sul compartimento della pupilla nel cheratocono. Torino: Arti graf. G. Merlin di M. Mattalia e Co. 1926. Ref. Zbl. Ophthalm. **18**. 50 (b) Weitere Beiträge zum Verhalten der Pupille beim Keratoconus. Klin. Mbl. Augenheilk. **78**, Beil.-H. 145 (1927). — Vogt, Alfred: Atlas der Spaltlampenmikroskopie des lebenden Auges. Berlin: Julius Springer 1921, S. 46. Weill, G.: Sur l'étiologie du Kératocone. Ann. d'Ocul. **164**, 668 (1927). — Wolfrum, M. u. A. Boehmig: Zum Problem der Hornhautdegeneration nebst Bemerkungen über den Keratoconus. Graefes Arch. **105**, 708 (1921). — Wolz, Otto: Zur Frage der Vererbbarkeit des Keratoconus. Arch. Augenheilk. **92**, 156 (1923).

B. Die angeborenen Hornhauttrübungen.

Die angeborenen Hornhautrübungen sind bereits im 1. Band des Handbuches von R. Seefelder (S. 590) beschrieben worden, weil sie als Entwicklungsstörungen eine Rolle spielen. Sie gehören aber ebensogut zu den Erkrankungen der Hornhaut und sollen deswegen nochmals erwähnt werden.

Bei Neugeborenen werden manchmal Trübungen der Hornhaut beobachtet, die alle Grade von einer zarten parenchymatösen Macula bis zum zentralen Leukom und sogar Staphylom durchlaufen können. E. v. Hippel hat 1897 als erster einen Fall anatomisch untersucht, und zwar lag eine dichte grauweiße parenchymatöse Trübung beider Hornhäute vor, die mit einem doppelseitigen Ektropium des Pupillarrandes und einem Iriscolobom des linken Auges einherging. Seine Diagnose lautete auf beginnenden Hydrophthalmus infolge eines geschwürigen Prozesses an der Hornhauthinterfläche, für den er den Namen *Ulcus corneae internum* prägte. Als derselbe Kliniker später die Fluorescinprobe (s. S. 217) zur Feststellung von Schädigungen des Endothels in die Praxis einführte und bei einem ähnlich gelagerten Falle ein positives Resultat mit der neuen Methode erhielt, kam er zu der Überzeugung, daß „eine Erkrankung der Hornhauthinterfläche die Ursache sehr vieler angeborener parenchymatöser Trübungen darstelle, und daß je nach der Schwere und der Ausdehnung des Krankheitsprozesses als Endausgang desselben entweder eine normal große, mehr oder weniger aufgehellte oder eine vergrößerte klare oder getrübte Cornea bei sonst normalem Verhalten des Auges oder endlich ein ausgesprochener Hydrophthalmus mit Exkavation der Papille hervorgehen könne." Ferner wies E. v. Hippel darauf hin, daß häufig *Glieder derselben Familie* befallen werden, die Erkrankung *regelmäßig doppelseitig* auftritt, *Substanzverluste an der Hornhautoberfläche fehlen* und die *Hornhaut stets frei von Vascularisation* ist. Dagegen kommen recht häufig eine Vergrößerung und Ektasie der Membran zustande. In den folgenden Veröffentlichungen hat v. Hippel der Ansicht Ausdruck verliehen, daß es sich nicht um ein endogen entstandenes eiteriges Geschwür der Hinterfläche handelt, sondern daß überhaupt ein krankhafter, entzündlicher Prozeß in den Fetalmonaten die Ursache abgeben könne, der zur Entstehung eines Defektes des Endothels und der Descemetschen Haut und anschließend daran einer Quellungstrübung der tiefen Hornhautlamellen mit nachfolgender reaktiver Wucherung der Hornhautzellen Anlaß gäbe. A. Peters hingegen deutet die angeborenen Hornhauttrübungen als entstanden durch eine „*kongenitale Defektbildung der* Descemetschen *Membran*" und sieht in dem Befunde die Auswirkung einer zu schwachen Entwicklung des normalerweise zwischen die fetale Hornhaut und die epitheliale Linsenanlage sich einschiebenden Mesoderms. Hierdurch werde die Linse nicht genügend von der Hornhauthinterfläche abgedrängt, so daß eine fehlerhafte Berührung der vorderen Kapsel mit der Cornea bestehen bleibe (Abb. 177 u. 178). Später hat PETERS diese Theorie, welche in dem Kapitel „Mißbildungen" (Bd. 1 dieses Handbuches, S. 590) ausführlich auseinandergesetzt ist, dahin abgeändert, daß nicht so sehr die mangelhafte

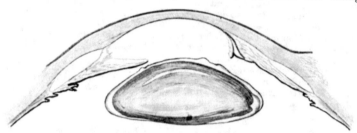

Abb. 177. Angeborene Hornhauttrübung. (Präparat von PETERS.)

Entwicklung des Mesoderms, als vielmehr hauptsächlich der abnorme Verlauf der Abschnürung des Linsenblättchens vom Ektoderm für die Fehlbildung verantwortlich zu machen sei. Hierzu wurde er durch einen von WIRTHS veröffentlichten Fall veranlaßt, der innerhalb eines kongenitalen Staphyloma

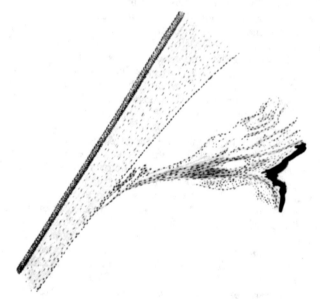

Abb. 178. Einzelheiten aus Abb. 177.

corneae einen mit mehrschichtigem Oberflächenepithel ausgekleideten Hohlraum antraf, dessen Inhalt von amorphen Kugeln und von einer an Linsensubstanz erinnernden Masse (Lentoid) gebildet wurde. Indessen sind die Veränderungen an der Linse nicht immer primär, sondern sekundär als Folgen des Hornhautprozesses selbst (O. MARCHESANI).

Auf die Einzelheiten und die verschiedenen Beweise für und wider eine entzündliche oder nicht entzündliche Herkunft der angeborenen Hornhauttrübungen kann hier nicht eingegangen werden. Jedenfalls ist die v. HIPPELsche

Deutung nicht ohne Widerspruch geblieben. So hat E. FUCHS z. B. den betreffenden Fall für eine auf kongenital syphilitischer Basis beruhende Keratitis parenchymatosa der tiefsten Schichten erklärt. Auch in der Beobachtung W. CLAUSENs ist eine entzündliche Komponente unverkennbar, und MARCHESANI nimmt eine Hornhautperforation an.

So ist es gar nicht ausgeschlossen, daß ebensowohl die eine als auch die andere Entstehungsmöglichkeit gegeben ist, und man wird E. v. HIPPEL, (d) der die ganze Frage im Handbuche der pathologischen Anatomie und Histologie neuerdings ausführlich klargelegt hat, beistimmen, wenn er sagt, daß das vorhandene Material noch nicht einwandfrei genug geklärt ist, um eine dogmatische Festlegung zu gestatten.

Literatur.

Angeborene Hornhauttrübungen.

CLAUSEN, W.: Über den anatomischen Befund in einem Falle von angeborenem Totalstaphylom der Hornhaut. Arch. Augenheilk. **91**, 198 (1922).

FUCHS, E.: Erkrankungen der Hornhaut durch Schädigung von hinten. Graefes Arch. **92**, 166 (1917).

v. HIPPEL, E.: (a) Über Hydrophthalmus congenitus nebst Bemerkungen über die Verfärbung der Cornea durch Blutfarbstoff. Graefes Arch. **44**, 539 (1897). (b) Über die klinische Diagnose von Endothelveränderungen der Cornea und ihre Bedeutung für die Auffassung verschiedener Hornhauterkrankungen. Ophthalm. Ges. Heidelberg **1898**, 67. (c) Über die angeborenen zentralen Defekte der Hornhauthinterfläche sowie über angeborene Hornhautstaphylome. Graefes Arch. **95**, 184 (1918). (d) Handbuch der pathol. Anatomie des Auges. Bd. 1. Berlin: Julius Springer 1928. S. 351.

MARCHESANI, O.: Beitrag zur Entstehungsweise der angeborenen Hornhautstaphylome. Arch. Augenheilk. **103**, 632 (1930).

PETERS, A.: (a) Über angeborene Defektbildung der DESCEMETschen Membran. Klin. Mbl. Augenheilk. **44 I**, 27 (1906). (b) Die angeborenen Fehler und Erkrankungen des Auges. Bonn: Fr. Cohen 1908.

WIRTHS: Über angeborene Hornhautstaphylome. Deutschmanns Beitr. Augenheilk. Heft 86. 1913.

C. Das Embryotoxon corneae.

Im Gegensatz zu dem Greisenbogen (Arcus senilis, Gerontoxon), der auf einer Lipoidspeicherung in der Hornhautperipherie beruht (s. S. 376), ist das Embryotoxon eine angeborene Anomalie, die häufig noch mit anderen Zeichen einer Entwicklungsstörung verbunden ist. Sie kann ein- und doppelseitig vorhanden sein. Genau wie das Gerontoxon ist das Embryotoxon dadurch gekennzeichnet, daß eine ringförmige Trübung von weißer Farbe in geschlossenem oder lückenhaftem Kreis in der Peripherie der Cornea vorhanden ist, die eine Zone von ungefähr 1 mm Breite von dem eigentlichen Limbus trennt. Dieser hat oft eine unscharfe Begrenzung. Die opake Einlagerung kommt in zwei Formen vor. Die gewöhnliche Anordnung zeigt das Embryotoxon in oberflächlicheren und mittleren Hornhautschichten entwickelt, während in selteneren Fällen ein „Embryotoxon posterius" (TH. AXENFELD) vorgefunden wird, bei dem nur die tiefsten, der DESCEMETschen Membran benachbarten Lamellenlagen ergriffen sind. Das Übergreifen der Sclera auf die Hornhaut, wie es E. RÜBEL bei Cornea plana (S. 240) gleichzeitig mit dem Vorhandensein zarter parenchymatöser Trübungen beobachtete, muß indessen vom Embryotoxon getrennt werden, obwohl auch die Cornea plana mit einem typischen tiefen Embryotoxon vergesellschaftet sein kann (REINHARD FRIEDE).

Die eigentümliche Bildung ist oft von einer *Anomalie der Iris* begleitet, die als eine Hypoplasie des vorderen Blattes anzusprechen ist (B. KAYSER,

ADOLF THIER). Es fehlen Trabekel, Krypten und eine Iriskrause, so daß eine auffallend radiäre Zeichnung des Gewebes zutage tritt. Diese mangelhafte Entwicklung des Irisstromas kann, ohne daß ein Embryotoxon sichtbar ist, wiederum mit einer Mikrocornea verbunden sein (RÜBEL), so daß die innigen Beziehungen zwischen der Iris, der Cornea und dem Limbus bei diesen Entwicklungshemmungen deutlich werden. Die Erklärung für das Zustandekommen des Embryotoxon muß dieser Tatsache Rechnung tragen. Wir wissen, daß im 6. Monat des fetalen Lebens der mesodermale Anteil der Iris und die Cornea noch ungetrennt aufeinander liegen, und es ist anzunehmen, daß ein zu langes Andauern dieses Zustandes infolge Verklebung oder Verwachsung eine Ringtrübung der Hornhaut erzeugt und ein Hindernis für die richtige Entfaltung des vorderen Irisblattes schafft (B. KAYSER). Somit kommen ähnliche Vorgänge in Betracht, wie sie für die Genese der angeborenen Hornhauttrübungen von PETERS (s. S. 250) herausgezogen werden.

Literatur.

Embryotoxon.

AXENFELD, TH.: Embryotoxon corneae posterius. Dtsch. Ophthalm. Ges. Heidelberg 1920, 301.

KAYSER, B.: Über Embryotoxon corneae posterius nebst einem Befund von persistierenden Resten der Membrana capsulo-pupillaris lentis. Klin. Mbl. Augenheilk. 68, 82 (1922).

RÜBEL, E.: Kongenitale familiäre Flachheit der Cornea (Cornea plana). Klin. Mbl. Augenheilk. 50 I, 427 (1912).

THIER, ADOLF: Angeborene Entwicklungsstörung des Irisvorderblatts in Zusammenhang mit ringförmiger peripherer Hornhauttrübung. Arch. Augenheilk. 89, 137 (1921).

D. Die Hornhautleiden ektogenen Ursprungs.

In der Einleitung ist auf die Bedeutung hingewiesen worden, die die Lage der Cornea an der Körperoberfläche und die Rolle ihres Epithels als unmittelbarer, wenn auch modifizierter Bestandteil der äußeren Haut für die Pathologie der Membran gewinnt. Auch wurde der Unterschied zwischen exogen und endogen wirksamen Schädlichkeiten bereits eingehend erörtert (S. 221).

Alle diejenigen krankhaften Zustände, welche sich aus der kontinuierlichen Fortsetzung der Bindehaut auf die Hornhautoberfläche (Pars conjunctivalis corneae) ergeben und direkte Folgen einer Bindehautentzündung sind, findet der Leser im Abschnitt der Erkrankungen der Bindehaut mit den Symptomen seitens der Conjunctiva in zusammenfassender Schilderung dargestellt. Zu diesen gehören die Hornhautschädigungen bei der Bindehautinfektion mit Gonokokken (samt Einschlußkörperchen — Blennorrhöe) (S. 39), mit KOCH-WEEKS-Bacillen (S. 26), Diplobacillen (MORAX-AXENFELD) (S. 30), Diphtheriebacillen (S. 34), bei der Schwimmbadconjunctivitis (S. 58), beim Trachom (S. 62) und die eigentliche Erkrankung des Bindehautüberzugs der Cornea, die Keratitis superficialis punctata (S. 23), sowie die skrofulöse Keratitis (S. 133) und die Tuberkulide (S. 144).

In dem folgenden sind daher nur diejenigen exogen verursachten Hornhautentzündungen besprochen, die nur auf die Cornea beschränkte oder wenigstens an ihr die wesentlichsten Folgen setzende Veränderungen darstellen, also Hornhautleiden sensu strictiori. Es sind dies die Pneumokokkeninfektion (Ulcus corneae serpens), das Diplobacillengeschwür, die herpetischen Hornhautaffektionen (einschließlich der Keratitis disciformis), der Ringabsceß und die Keratomykosen (Schimmelpilzerkrankungen).

1. Das Ulcus corneae serpens. (Kriechendes Hornhautgeschwür. Hypopyonkeratitis.)

Das Ulcus serpens entsteht ausnahmslos durch eine Infektion, die *von der Hornhautoberfläche aus in das Gewebe eindringt.* Damit unterscheidet es sich grundsätzlich von derjenigen Geschwürsform, die durch eine Infiltratbildung endogener Herkunft in dem Hornhautparenchym vorbereitet wird und dadurch zustande kommt, daß schließlich die vor dem Entzündungsherde liegenden Gewebsschichten nekrotisch werden und zur Abstoßung gelangen. In dem Ulcus scrophulosum findet diese andere Art von infiltrierten Substanzverlusten den deutlichsten Ausdruck (s. S. 137).

Das Wesentliche über die Geschwürsbildung überhaupt ist bereits im Kapitel von der allgemeinen Pathologie der Hornhaut gesagt worden (s. S. 221). Hier sei nur hervorgehoben, daß das Ulcus serpens alle Kennzeichen der akuten Infektion insofern darbietet, als es schon in dem Beginne seiner Entstehung den ganzen vorderen Bulbusabschnitt, also die Hornhaut samt der Iris, zu schweren entzündlichen Reaktionen aufpeitscht. Die Heftigkeit dieser Folgezustände ist selbstverständlich je nach der Virulenz der Keime und der Wirkung der Bakterientoxine wechselnd und schwankt auch in Anbetracht der erhöhten oder erniedrigten Resistenz des Individuums und der befallenen Cornea.

In der überwiegenden Mehrzahl der Fälle handelt es sich um die *Infektion der Hornhautdecke mit Pneumokokken,* wie 1893 E. Gasparrini und unabhängig von ihm 1894 W. Uhthoff und Th. Axenfeld nachgewiesen haben. Im Vergleiche zu diesen Erregern spielen die anderen in Frage kommenden Bakterien eine viel geringere Rolle. Nur dem Diplobacillus Morax-Axenfeld ist noch eine größere Bedeutung beizulegen. In einer Zusammenstellung von Hugo Gasteiger, die 75 Fälle von Ulcus serpens umfaßt, wurden 58mal Pneumokokken, 16mal Diplobacillen nachgewiesen, wobei sich ergab, daß die schweren Fälle fast ausschließlich durch Pneumokokken bedingt waren; denn unter 32 dieser Art wurden 31mal, unter 26 mittelschweren 16mal und unter 17 leichten Erkrankungen 11mal Pneumokokken nachgewiesen. Der Rest entfiel auf Diplobacillen. Im übrigen sind mehr oder weniger zufällig der Petitsche Diplobacillus, der Friedländersche Pneumoniebacillus, dann Staphylokokken, Streptokokken, Bacillus pyocyaneus, sowie der Erreger der hämorrhagischen Septicämie aus den Geschwüren abgeimpft worden. Eine besondere Art der Ulceration entfachen Pilze (Streptothrix, Aspergillus). Vielleicht kommen bei einer Reihe dieser Infektionen auch nur sekundäre Ansiedelungen in Frage, denen zuerst der Penumokokkus den Weg geebnet hat.

Nur der Diplobacillus Morax-Axenfeld, sowie die genannten Pilzarten prägen der Geschwürsbildung eine besondere Note auf. Die anderen erzeugen zum Teile eine „*atypische Hypopyonkeratitis*", wie Axenfeld sich in seinem Lehrbuch der Bakteriologie (1907) ausdrückt. Inwieweit das „*Ulcus serpens fulminans*" (K. Lindner) eine Sonderstellung durch die Schnelligkeit und Bösartigkeit des Verlaufs, sowie durch die besondere Ätiologie beanspruchen kann, bedarf noch weiterer Erfahrung.

Es ist deswegen zweckmäßig, den Stoff so zu gliedern, daß zunächst das Schulbeispiel des Ulcus serpens in Gestalt der Pneumokokken-Infektion der Cornea besprochen wird. Im Anschluß daran sollen die sogenannten „atypischen Formen" kurz gestreift werden, während dem Diplobacillengeschwür und der „Keratomykose" besondere Kapitel einzuräumen sind.

a) Das Pneumokokkengeschwür der Cornea.

Ätiologie.[1] Unter dem Sammelnamen „Pneumococcus" werden eine Reihe von pathogenen Mikroorganismen vereinigt, die morphologisch und kulturell nicht zu trennen sind, aber sich vorzüglich im Hinblick auf die Agglutination und Serumschutzwirkung verschieden verhalten[2]. Dadurch entsteht eine Vielgestaltigkeit des klinischen Bildes, und gleichzeitig wird der zielbewußten spezifischen Therapie ein großes Hindernis in den Weg gelegt. Schon vor der Zeit, in der man die Pneumokokken wieder in verschiedene Gruppen und Stämme auf immunbiologischer Grundlage zu trennen gelernt hat, war es PAUL RÖMER bei seinen Versuchen, eine Serumtherapie gegen das Ulcus serpens zu schaffen, aufgefallen, daß die Virulenz der einzelnen, aus den menschlichen Hornhautgeschwüren abgeimpften Pneumokokken in weitestem Ausmaße Schwankungen unterworfen war. Außerdem kommt der schon eingangs erwähnte Unterschied in der natürlichen Abwehrkraft des Hornhautgewebes hinzu; denn es ist im allgemeinen keine schwere Aufgabe, ein typisches Ulcus serpens bei einem Jugendlichen der Heilung zuzuführen, und ein unter Umständen unmögliches Beginnen, denselben Prozeß bei einem greisenhaften und siechen Organismus zum Stillstande zu bringen.

Pathogenese. Die Pneumokokken können aus dem Bindehautsekret stammen. Wir wissen, daß sie hier eine Zeitlang zu vegetieren vermögen, ohne daß eine Reaktion entzündlicher Art hervorgerufen wird, und daß andererseits eine akute Conjunctivitis (s. S. 32) von ihnen entfacht wird. Recht häufig sind die Augen schon gerötet, bevor das Hornhautgeschwür auftritt; namentlich sind es hier die chronischen Bindehautentzündungen, die durch das gleichzeitige Bestehen einer *Dakryocystoblennorrhöe* wach gehalten werden. Im Eiter von derartigen Tränensackleiden finden sich fast regelmäßig Pneumokokken. Deswegen muß die erste Fürsorge bei Beginn der Behandlung darauf gerichtet sein, daß der Zustand des Tränensacks genau kontrolliert und bei Bestehen einer Eiterung sofort chirurgisch eingegriffen wird (s. Therapie S. 265).

Die Toxine der Pneumokokken haben allerdings nicht die Fähigkeit, wie zum Beispiel das Diphtheriebacillentoxin, das feste Gefüge des Hornhautepithels zu lockern und ohne weiteres in das Hornhautparenchym einzudringen, sondern es muß vorher durch irgendeine Gelegenheitsursache erst eine Lücke in der Deckschicht herbeigeführt sein, wenn ein Pneumokokkenulcus zustandekommen soll. *Die Vorbedingung ist also eine Epithelläsion.* Aus diesem Grunde spielt das Ulcus corneae serpens eine Rolle als *Unfallsfolge* (s. S. 504), und es ist die Pflicht des Arztes, bei Übernahme der Behandlung nach den Ursachen zu forschen, die der Patient für die Entstehung des Augenleidens verantwortlich macht. Vielfach geben kleine, an sich geringfügige Splitterverletzungen den Anlaß. Vor allem sind die Bergarbeiter, Steinbrecher und ähnliche Berufe gefährdet. Während der Erntezeit häufen sich die Geschwüre infolge der

---

[1] Die bakteriologischen Notizen über den Pneumococcus finden sich in Band 2.

[2] ROBERT CARTOWIGHT CHENEY hat die bei Ulcus serpens vorkommenden Typen des Pneumococcus genauer studiert. Er legt dabei die Einteilung zugrunde, welche im ROCKE-FELLER-Institut (Monographie Nr. 7) durch Abimpfung von Lobärpneumonien gewonnen worden ist, in dem Typ I, II, III und IV unterschieden werden. Etwa 80% der Lungenentzündungen werden durch I, II und III entfacht. Von diesen lassen sich Immunsera gewinnen, während Typ IV ganz andere immunbiologische Eigenschaften aufweist und die Darstellung eines Immunserums unmöglich macht. Unter 12 untersuchten Ulcus serpens-Fällen war 8mal Typus IV, 4mal Typus III (Pneumococcus mucosus) nachweisbar. Typ I und II werden nie gefunden. Aus diesen Erfahrungen zieht CHENEY den Schluß, daß die Aussichten einer spezifischen Serumtherapie beim Ulcus serpens von vornherein recht ungünstig sind.

Möglichkeit, daß Getreideähren und andere Fremdkörper die Hornhautoberfläche ritzen. Die Forstarbeiter wiederum bekommen die Erkrankung leicht im Anschluß an das Abschilfern der Hornhautdecke durch das Gegenschlagen eines Zweiges. Das Ulcus serpens ist also vorwiegend das Leiden der ländlichen und grob arbeitenden Bevölkerung.

Selbstverständlich kann sich aber eine Pneumokokkeninfektion auch sekundär an eine andere mit Substanzverlust der Hornhautoberfläche einhergehende Erkrankung anschließen. So sei daran erinnert, daß ein skrofulöses Hornhautulcus mit dem Momente seine Eigenschaften ändert, in dem sich Pneumokokken an seinem Boden oder Rändern ansiedeln (s. S. 137).

Symptome. Für das klinische Bild ist noch heute die klassische Beschreibung gültig, die Th. Saemisch 1870 gegeben hat, dem wir die erste richtige Beurteilung der Erkrankung verdanken. Er sagt: ,,Maßgebend ist neben einer gewissen Neigung des Prozesses, in das Parenchym vorzudringen, das Weiterkriechen des Geschwürs in der Fläche und zwar vorwiegend nach einer bestimmten Richtung hin, die durch Graufärbung des Geschwürsrandes kenntlich ist. Ferner gehört zu dem Symptomenkomplex eine Reizung der Iris im Sinne einer Iritis plastica unter Absetzen einer Eiteransammlung am Boden der Vorderkammer (Hypopyon).'' Mit dieser Auffassung des Zustandekommens des Hypopyons beseitigte Saemisch die bis dahin für maßgebend gehaltene Deutung Rosers, daß der in der Kammer stehende Eiter eine ,,Durchschwitzung von Blutfaserstoff aus der Hornhaut in das Kammerwasser'' zur Ursache habe und infolgedessen die Erkrankung eine ,,Hypopyonkeratitis'' sei.

Die ersten Anfänge des Ulcus serpens bekommt man relativ selten zu Gesicht; denn meist suchen die Patienten den Arzt erst auf, wenn die Beschwerden schon erheblicher geworden sind. Wie bereits eingangs betont wurde, hat das Ulcus ausnahmslos eine, wenn auch geringfügige Verletzung der Deckschicht der Hornhaut zur Voraussetzung und beginnt damit, daß an einer Stelle des kleinen Defektes eine weißliche Infiltration auftaucht. Sie ist mit einer leichten Aufquellung des Gewebes verbunden, so daß die befallene Partie in den ersten Stadien des Prozesses nicht den Eindruck eines Substanzverlustes macht, sondern über das Hornhautniveau sogar etwas erhaben ist. Betrachtet man die Stelle aber mit der Spaltlampe, so sieht man, daß sich schon von Anfang an eine Nekrose des Gewebes einstellt; denn die weiße Infiltration beruht auf dem Vorhandensein von bröckeligen Massen, die von einem zarten Trübungshof umgeben sind. Dieser wiederum setzt sich aus einer Unzahl feinster grauer Pünktchen zusammen. Bald stößt sich die abgestorbene Masse in der Mitte des Infiltrates ab, und nunmehr ist bereits ein wirkliches kleines Geschwür vorhanden: wir sehen einen Substanzverlust, dessen Ränder grauweiß verfärbt sind. Auch der Boden ist deutlich infiltriert.

Fast immer sitzt entsprechend der maßgebenden Rolle der Verletzung dieses erste Anzeichen der eingetretenen Infektion in der Lidspaltenzone der Cornea und hier wieder mit Vorliebe in den mittleren Partien, seltener am Rande. Vielleicht gewährt die Nähe des Randschlingennetzes einen gewissen Schutz gegenüber dem Fußfassen der Pneumokokken; denn hier sind die Abwehrkräfte schneller verfügbar als in den weiter vom Limbus entfernten Bezirken.

Ist es nun zur Ansiedelung von Keimen in dem Hornhautgewebe und unter dem Einflusse ihrer Toxine zur Nekrose des befallenen Epithels und Parenchyms gekommen, so breiten sich die Kolonien der Erreger weiter aus und bringen erneut Gewebsteile zur Einschmelzung; aber auch der Organismus bemüht sich, dem Fortschreiten der Ulceration Einhalt zu gebieten, indem er Wanderzellen an die gefährdeten Stellen leitet, die wie ein Wall in einiger Entfernung die

Pneumokokkenherde einkreisen. Sie erscheinen in Massen zusammengeballt makroskopisch als grauweiße bis gelbliche Infiltrationen (Abb. 150 S. 222), und so entstehen die Kennzeichen des Ulcus serpens, die sich in der Tendenz der Krankheitserreger, immer neue Gebiete anzugreifen, ebenso äußern wie in der Abwehrfunktion der Gewebe des vorderen Augenabschnittes. Zu diesen gehört auch die Iritis. Unter der Einwirkung der überallhin diffundierenden Giftstoffe der Pneumokokken macht sich eine entzündliche Reizung der Iris geltend, die sich in einer Erweiterung ihrer Gefäße, damit verbunden in einer grünlichen Verfärbung und Verwaschenheit ihrer Oberfläche und vor allen Dingen in dem Freiwerden eines fibrinösen Exsudates und dem Austritt von Wanderzellen in das Kammerwasser kundgibt. Wir haben also die Merkmale der Iritis plastica vor uns, mit der Abänderung des typischen Bildes durch die Anhäufung der Leukocyten am Boden der Vorderkammer in Gestalt des Hypopyons. Gleichzeitig kommt es zu Verklebungen der Hinterfläche des Pupillarrandes mit der vorderen Linsenkapsel und zu Verwachsungen (hinteren Synechien). Auch die tiefen, ciliaren Gefäße schwellen am Limbus an; so flammt eine starke ciliare Injektion rings um die Hornhautperipherie auf.

Sind diese Symptome zur Entwicklung gelangt, dann ist das *Vollbild des Ulcus serpens* (Abb. 180) erreicht; denn wir sehen 1. den Substanzverlust an der Oberfläche, 2. die eiterige Infiltration von Teilen des Geschwürsrandes und -grundes und 3. die Iritis plastica mit dem Hypopyon. Das weitere Schicksal der Hornhaut hängt nun davon ab, ob das Gewebe durch die Abwehrkräfte des Organismus in den Stand gesetzt wird, dem Vordringen der Pneumokokken

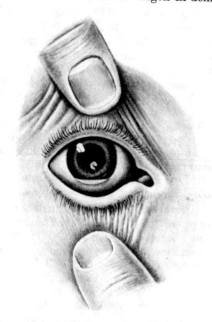

Abb. 179. Ulcus serpens corneae im Beginne. Neben der Infiltration der Ränder meldet sich bereits das Hypopyon. (Nach einer farbigen stereoskopischen Photographie aus dem Atlas von K. WESSELY.)

Widerstand zu leisten, oder ob die Erreger durch immer von neuem gebildete und in das Gewebe vorgeschobene Kolonien die Grenzen und die Ausdehnung des geschwürigen Prozesses weiter tragen. Dieses „Fortkriechen" des infiltrierten Substanzverlustes über die Fläche der Hornhaut hat dem Leiden den Namen „Ulcus serpens" gegeben. Freilich geschieht dieses Wandern der Geschwürsgrenzen auf Kosten der bislang noch nicht ergriffen gewesenen Hornhautabschnitte nicht nach allen Richtungen gleichmäßig. Nur im Anfange hat das Ulcus eine annähernd kreisrunde Gestalt. Bald entwickeln sich Ausläufer, die nach der oder jener Seite die Begrenzung vorwärtsschieben, während an anderen Randpartien die Ulceration eine Zeitlang stillsteht, und keine Fortschritte erkennbar sind. Die Ansiedlung der Pneumokokken ist eben mit vom Zufall abhängig und vollzieht sich nicht nach allen Seiten gleichmäßig. Wir müssen uns auch vor Augen halten, daß die am progredienten Rande liegenden Erregerherde mit der Nekrotisierung des Gewebes, die sie veranlassen, selbst zugrundegehen; denn sie werden mit den abgestoßenen Massen eliminiert. So kommt es, daß der Prozeß an der einen Stelle erlischt, um an einer anderen wieder zuzunehmen.

Da aber die jeweils erfolgte erneute Ansiedlung von Pneumokokken sofort von einem Leukocytenwall umgeben wird, kündigt der auftretende Infiltrationssaum („die Demarkationslinie") nicht nur makroskopisch sichtbar den Sitz der Infektionsträger an, sondern er weist auch auf die Gefahr hin, daß an dieser Stelle die Geschwürsbildung Fortschritte machen wird. In der Regel geschieht die Ausbreitung des Ulcus zunächst in der Fläche, doch kann die Aussaat der Keime auch in den Bodenschichten des Substanzverlustes vor sich gehen, und die gewebseinschmelzende Wirkung dann das Geschwür mehr und mehr vertiefen, so daß die Hornhaut durchfressen wird. Gelegentlich kann das Vorwärtstreiben der Nekrotisierung auch von Beginn an vorzüglich in der Richtung von

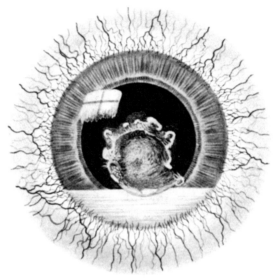

Abb. 180. Ulcus corneae serpens (Pneumokokkeninfektion). Der Geschwürsrand treibt an vielen Stellen infiltrierte Ausläufer vor, von denen aus ein Fortschreiten zu erwarten ist. Hohes Hypopyon am Boden der Vorderkammer.

vorn nach hinten erfolgen und damit eine „Frühperforation" in die Wege geleitet werden.

Somit droht der Cornea nicht nur eine an die oberflächlichen Schichten gebundene Schädigung, sondern auch ein Durchbruch und damit dem ganzen Augapfel die Möglichkeit einer auch das Innere ergreifenden Pneumokokkeninfektion mit dem Ausgang in Panophthalmitis.

Untersucht man ein in voller Entwicklung begriffenes Ulcus serpens mit den stärkeren Vergrößerungen der *Spaltlampe*, so sieht man, daß der schon mit bloßem Auge und bei Lupenvergrößerung wahrnehmbare hauchartig getrübte Hof, der um den Geschwürsrand herum zieht, aus einer Unmasse kleinster grauer Tüpfelchen besteht. Es sind wohl Wanderzellenschwärme, die dem gefährdeten Gebiete zustreben. Hiervon müssen wir jedoch die grauen Linien trennen, welche hinter dem Geschwürsrande in der Tiefe auftauchen und mit Vorliebe in annähernd radiärer Richtung nach der Hornhautmitte zu verlaufen; denn hier handelt es sich um *Faltungstrübungen der* Descemetschen *Haut*, die physikalischen Bedingungen, wie Spannungsänderungen ihr Dasein verdanken und später wieder spurlos verschwinden (s. auch S. 212).

Wenn in ungünstig verlaufenden Fällen der Organismus die weitere Ausdehnung des Ulcus in der Fläche nicht zum Stillstand zu bringen vermag, kann es zu einer vollständigen Zerstörung der vorderen Hornhautschichten kommen, so daß schließlich die ganze Hornhautoberfläche von der Geschwürsbildung eingenommen wird. Indessen wird niemals beobachtet, daß der Gewebszerfall auch auf die Bindehaut-Lederhaut übergreift; denn die hier reichlich vorhandene Versorgung mit Blutgefäßen verhindert das Vordringen der Infektion. Selbstverständlich wird eine derartige Ausbreitung des Prozesses über die gesamte Hornhautfläche wegen der sich anschließenden Narbenbildung verhängnisvoll. Die Hornhaut wird nach vollendeter Heilung von einer mehr oder weniger undurchsichtigen Trübung bedeckt. Aber damit ist die Gefahr noch nicht erschöpft,

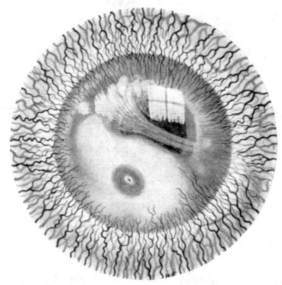

Abb. 181. Seit längerer Zeit bestehendes Ulcus serpens kurz vor dem Durchbruch und Entstehung eines Irisprolapses. Die Gegend des Ulcus zeigt keinen eigentlichen Substanzverlust mehr, sondern ist von eiterig infiltriertem und gequollenem Gewebe eingenommen. In ihm schimmert in einem ovalen Bezirke die Iris durch. Die Stelle, an der die Perforation droht, meldet sich durch eine erneute weiße Verfärbung in der Mitte des Ovals. Infolge der langen Dauer des Prozesses hat sich bereits der Ansatz zu einem Pannus reparativus eingestellt. Das Hypopyon ist schon resorbiert; aber oberhalb des Ulcus liegen Fibrinfäden an der Hinterfläche der Cornea.

weil die eintretende Verdünnung der durch das Wegschmelzen der vorderen Schichten geschwächten Hornhaut sich in einem Nachgeben dem intraokularen Drucke gegenüber äußern kann. Es stellen sich unter Umständen Vorbuckelungen ein, die als Keratektasien der Vortreibung der Hornhautmitte beim Keratoconus (s. S. 241) ähneln, wenn sie auch durch ganz verschiedene Ursachen veranlaßt sind.

Der auf der Hornhaut von rückwärts her lastende Druck, welcher von dem Kammerwasser ausgeübt wird, erschwert andererseits die Abwehrfunktion des Organismus; denn zwischen den zusammengepreßten Hornhautlamellen vermag sich der erforderliche Zustrom von Ernährungsflüssigkeit und Wanderzellen nicht in der genügenden Weise zu entfalten, und infolgedessen mangelt es an der schnellen Einkreisung der Pneumokokkenherde durch den Leukocytenwall, der zweifellos der Hauptträger der antiinfektiösen Kräfte ist. Wir werden bei der Besprechung der therapeutischen Maßnahmen noch auf dieses Hindernis zurückkommen, da die günstige Wirkung der Querspaltung und wohl auch der

Trepanation auf der eintretenden Entlastung und der Erleichterung der Wanderzellenfortbewegung beruht. Umgekehrt beobachtet man öfters, daß die beginnende Vortreibung der verdünnten Hornhautreste, wohl infolge der Spannungszunahme in den Lamellensystemen von einer Steigerung des infektiösen Prozesses begleitet ist.

Wenn die Einschmelzung des Gewebes die mittleren und tiefen Schichten ergreift, also das Geschwür sich anschickt, die Hornhaut in sagittaler Richtung zu durchfressen, naht die Gefahr der *Perforation* (Abb. 181). Diese tritt entweder plötzlich ein, oder es kommt eine Zeitlang zu dem Stadium der *Keratocele*, d. h. zu dem Befunde, der durch das Zugrundegehen aller Hornhautbestandteile des betreffenden Gebietes bis auf die noch standhaltende Descemetsche Membran gekennzeichnet ist. Einzelheiten über diesen Zustand sind im allgemeinen Teil (S. 224) nachzulesen.

Der Durchbruch der Hornhaut kann aber auch so vor sich gehen, daß der Prozeß gar nicht an der Descemetschen Haut Halt macht, sondern durch das Wegschmelzen der Gewebslagen zugleich ein Loch in der Membran entsteht, durch welches das Kammerwasser herausstürzt. Je nach dem Ort der eingetretenen Perforation kommt es dann zu einem Irisprolaps und unter Umständen zu einer Schädigung der vorderen Kapsel der nach vorn gerückten Linse in Form einer Cataracta polaris anterior, manchmal auch zu einem Austritte der Linse in den Bindehautsack. In besonders unglücklich verlaufenden Fällen wird der erfolgte Hornhautdurchbruch der Anlaß, daß eine Vereiterung des gesamten Augeninnern Platz greift (Panophthalmitis); denn mit dem Momente des Kammerwasserabflusses können die Pneumokokken den Weg in die vordere Kammer hinein und damit in die Uvea sowie den Glaskörper finden, um hier eine eiterige Entzündung zu entfachen. Eine weitere Gefahr ist in dem Umstande zu sehen, daß die Iris sich in die Perforationsöffnung legt und damit der Möglichkeit ausgesetzt ist, eine sympathisierende Entzündung zu bekommen, die dann auf das zweite Auge übergreifen kann. Im Abschnitt „Sympathische Ophthalmie" (Beitrag Reis in diesem Band) sind diese Fälle einer besonderen Schilderung gewürdigt.

Einige Worte sind über das *Hypopyon* nötig. Wie wir bei der Betrachtung der pathologischen Anatomie noch erfahren werden, ist die am Boden der Vorderkammer abgelagerte und als gelbliche Eitermenge imponierende Leukocytenansammlung solange steril, als zwischen dem ulcerösen Prozeß und dem Kammerwasser die trennende Schranke der hinteren Hornhautlamellen erhalten ist. Anfänglich bildet das Hypopyon sich aus dem Bodensatz einer spärlichen Wanderzellenbeimengung zum Kammerwasser, die im fokalen Lichte als eine hauchartige Trübung erscheint. Im Spaltlampenbilde kann man diese als eine Suspension feinster Pünktchen erkennen. Nicht immer senken sich die Leukocyten so zu Boden, daß das Hypopyon sich am unteren Umfange des Kammerwinkels sammelt, sondern man sieht ab und zu, vor allem bei bettlägerigen Patienten, den Eiter in den seitlichen, abhängigen Teilen der Kammer abgesetzt, nämlich dann, wenn meist Seitenlage eingenommen wird. Anfänglich ist das Hypopyon in der Regel dünnflüssig und beweglich. Mit der Zeit mengen sich jedoch Fibrinabscheidungen bei und dadurch wird es klumpiger und zäher. Manchmal erscheint es von braunen Schichten durchsetzt, die aus ergossenem Blute stammen. Ab und zu sieht man auch an der Hinterfläche der das Ulcus tragenden Hornhautpartie eine dickflüssige Eitermasse kleben. Solche Vorgänge sind nicht unbedenklich, weil die Auflagerung der Leukocytenmasse an der Descemetschen Membran unter Umständen eine Einschmelzung der hinteren Hornhautschichten nach sich zieht, und damit eine sogenannte Frühperforation vorbereitet wird. Von diesem Nachteil abgesehen ist jedoch das Hypopyon eine belanglose Begleiterscheinung des Ulcus serpens, die mit dem Weichen der Infektion von selbst wieder zurückgeht. Seine Höhe steht nicht immer mit der Schwere des Hornhautprozesses in Parallele, sondern hier kommen wohl individuelle Unterschiede zur Geltung, insofern die eine Iris leichter, die andere schwerer auf die von den Pneumokokken ausgehenden Reize anspricht. Ein kleines Geschwür ist manchmal von recht ausgiebiger Eiteransammlung in der Vorderkammer begleitet, während ausgebreitete Ulcerationen oft nur ein niedriges Hypopyon auslösen. In seltenen Fällen kann die Eitermasse die ganze vordere Kammer ausfüllen, bzw. es bleibt nur ein schmales Gebiet am oberen Kammerabschnitte frei. Mit einer derartigen Steigerung der Eiterproduktion sind Erschwerungen des Stoffwechsels in der Vorderkammer verbunden, und deswegen, nicht zuletzt im Hinblick auf eine mögliche Drucksteigerung, ist dann eine Parazentese der Kammer zwecks Ablassens des Eiters angezeigt.

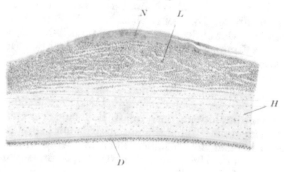

Abb. 182. Eben beginnendes Ulcus serpens (Bulbus wegen Sekundärglaukom infolge Iridocyclitis enukleiert). Vergr. 50:1. Die Hornhautoberfläche zeigt eine schmale Zone nekrotischen Gewebes (N), das rings von einem breiten Gebiet durch Wanderzellen infiltrierten Gewebes begrenzt wird (L). Die hinteren Lamellen der Hornhautgrundsubstanz (H) und die DESCEMETsche Membran (D) sind noch intakt. (Sammlung J. v. MICHEL.)

Wenn die Geschwürsbildung den Höhepunkt überschritten hat, beginnt das Ulcus sich zu „reinigen", d. h. die infiltrierten, weißgelben Stellen werden spärlicher, ohne daß neue wieder auftauchen. Allmählich wird damit der Substanzverlust von den infiltrierten Stellen befreit, und nunmehr setzt die Neubedeckung mit Epithel ein, das vom Rande her auf den Boden des ehemaligen Geschwürs herabgleitet. Zunächst ist die Narbe noch nicht bis zum ehemaligen Hornhautniveau aufgefüllt, sondern nur eine „spiegelnde Delle" (s. Abb. 155, S. 227) vorhanden, die erst später durch Anbildung von Bindegewebe zur endgültig bleibenden Trübung umgewandelt wird. Auch diese Phasen der Reparation des Defektes sind im allgemeinen Teil ausführlich geschildert, wie dort über die Art der Folgezustände in Form der Macula, des Leukoms und der verschiedenen Staphylombildungen nachzulesen ist (S. 230).

Pathologische Anatomie. Wenn auch nicht in der klassischen Aufeinanderfolge von Infektion und Abwehr, wie sie das Bild der Keratomykosis (s. S. 274) aufweist, so sind doch auch für die Pneumokokkeninfektion im allgemeinen die Vorgänge maßgebend, die LEBER experimentell klargestellt hat. Im Vordergrunde des Geschehens stehen zwei histologische Kennzeichen: die von den Toxinen der Mikroorganismen herbeigeführte Gewebsnekrose und die Infiltration der Umgebung des Ulcus durch Leukocytenschwärme (Abb. 182). Wir haben in diesen beiden Vorgängen den Ausdruck des Angriffs einerseits und der Abwehr andererseits vor uns. An Schnitten, die nach Gram gefärbt sind, sieht man die Kokkenkolonien am Rande und am Boden des Substanzverlustes liegen und zwar nicht unmittelbar an seinen Grenzen, sondern stets ein Stück weit ins Gewebe vorgeschoben. Dieses selbst trägt die Kennzeichen der Auflösung und des Zerfalls, insofern sich seine Elemente nicht mehr ordentlich färben lassen. Die einzelnen Hornhautlamellen sind hier zu einer homogenen Masse zusammengeschmolzen. Die Abb. 183 zeigt eine derartige Stelle. Dort, wo die nekrotisch gewordene Partie an das noch nicht veränderte Gewebe anstößt, sind die Wanderzellen zu einem dichten Wall zusammengelagert, und wir können im Präparate verfolgen, wie die Leukocyten auf Straßen zu dieser Ansammlung hinziehen, die sich zwischen den Lamellen geöffnet haben. Diese Zellen werden aus dem strotzend gefüllten Randschlingengefäßsystem frei und wandern vom Limbus her zu der gefährdeten Hornhautpartie (Abb. 184). Nach der Erklärung, die

Abb. 183. Nekrotische Randpartien eines Ulcus corneae serpens. Kokkenzüge (hier Streptokokken) zwischen den nur noch unvollkommenen färbbaren Zellkernen der Wanderzellenschwärme. Vergr. 200:1. (Sammlung J. v. MICHEL.)

LEBER von diesen Vorgängen gibt, sind die weißen Blutzellen die Träger der Abwehrfunktion, und zwar kommt der Leukocytenwall so zustande, daß die in das Gewebe diffundierenden Toxine der Pneumokokken einen chemischen Reiz auf die Gefäßwandungen ausüben, auf welchen hin sie ihre Stomata öffnen. Außerdem werden die Wanderzellen „chemotaktisch" angelockt. Sie werden dadurch veranlaßt, aus den Gefäßen in das umgebende Gewebe überzutreten und dann durch denselben Reiz weiter angezogen, so daß sie dem Orte zustreben, an dem die Kokken als die Quelle der Toxinbildung liegen (Abb. 185). Auch die Iris wird von den in das Augeninnere übertretenden Giftstoffen der Kokken erreicht, und ihre Gefäße reagieren auf diesen Reiz ebenfalls mit einer Anschwellung und Diapedese weißer Blutkörperchen. Freilich finden diese keine Bahn, auf der sie zu dem Infektionsherde hingelangen könnten, und fallen daher im Kammerwasser zu Boden, hier das Hypopyon bildend. Da sich somit diese Eiteransammlung lediglich als eine Abwehrmaßnahme des Organs darstellt, entbehrt sie der Beimengung von Keimen und kann von sich aus die Infektion nicht weiter tragen. Erst wenn die Ulceration zur Durchbrechung der Hornhaut führt, kann das Hypopyon aufhören steril zu sein. In welcher Weise die Leukocyten der Ausbreitung der Infektion entgegenarbeiten, ist nicht näher bekannt. Phagocytäre Vorgänge sind erwiesen; aber es fragt sich, ob die im Innern der Wanderzellen anzutreffenden Keime getötet sind und nicht vielmehr verschleppt werden. Ebenso umstritten ist die Möglichkeit, ob auch die fixen Hornhautzellen durch Proliferation sich an der Bildung der Infiltrationen beteiligen.

Differentialdiagnose. Die Erkennung eines voll entwickelten Ulcus serpens ist nicht schwer. Nötig ist aber die Feststellung, welcher Art von Mikroorganismen

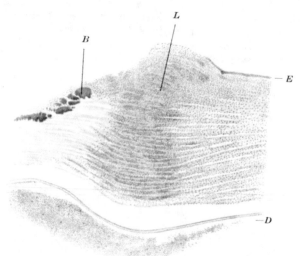

Abb. 184. Ulcus corneae serpens in Vorbereitung der Perforation. Vergr. 22:1. *L* Leukocytenreihen, die Struktur der Lamellen ganz verdeckend; *B* Bakterienhaufen am Grunde des Geschwürs; *N* Nekrotische Zone der Hornhautgrundsubstanz; *E* Epithel; *D* DESCEMETsche Haut (artefiziell bei der Härtung abgelöst); darunter Teile des Hypopyon. (Sammlung J. v. MICHEL.)

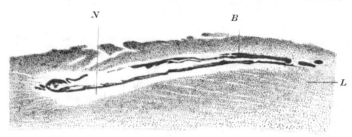

Abb. 185. Experimentell an der Kaninchenhornhaut erzeugtes Ulcus corneae nach Einimpfung von Staphylococcus pyogenes aureus. Um die Bakterienhaufen *B* zieht sich eine durch die Bakteriengiftstoffe veranlaßte Nekrose (*N*). Hier sind die Hornhautlamellen in eine homogene Masse verwandelt. Leukocytenschwärme *L*, zum Teil in Reihen angeordnet, umgeben die nekrotische Zone. (Sammlung J. v. MICHEL.)

das Geschwür jeweilig seine Existenz verdankt, und deswegen muß die Diagnose durch die Untersuchung des Bindehautabstrichs oder von abgekratzten Massen des Ulcus ergänzt werden. Man wählt hierzu zweckmäßig diejenigen Stellen, an denen die vorhandene Weißfärbung anzeigt, daß hier Kokkenkolonien von Leukocytenschwärmen eingeschlossen sind. Bei Beginn des Leidens ist eine besondere Vorsicht in der Diagnosenstellung allerdings am Platze; denn im Anfange kann die Eiteransammlung am Boden der Vorderkammer noch fehlen, und die iritische Reizung braucht noch nicht entwickelt zu sein. Auch gleicht der entstehende Prozeß mehr einem Infiltrat als einem Geschwür. Dann kann die Anamnese, die auf eine kleine Verletzung hindeutet, von Wert sein. Ebenso ist es nicht einfach, eine auf sekundärer Pneumokokken-Infektion beruhende nachträgliche Entwicklung eines Ulcus serpens auf dem Boden einer anderen mit Substanzverlust einhergehenden Hornhauterkrankung frühzeitig zu diagnostizieren. Es gilt dies ebenso vom ursprünglich unter dem Bilde eines Ulcus scrophulosum entstandenen Defekte, als auch von den Übergängen einer Rosacea-Keratitis (S. 148), eines Herpes corneae (S. 284), und Ulcus marginale (S. 343) in ein Ulcus serpens. Man muß auf das Auftauchen einer weißgelben Infiltration an irgendeiner Stelle des Substanzverlustes achten und die Erscheinungen seitens der Iris und des Kammerwassers, sowie die Zunahme der ciliaren Injektion gebührend berücksichtigen. Unter Umständen kann die rechtzeitige Erkennung der grundsätzlichen Änderung im Wesen des Prozesses dadurch erschwert werden, daß das einsetzende Ulcus serpens von Begleiterscheinungen umrahmt ist, die ihm selbst wesensfremd ist. In erster Linie ist die Möglichkeit zu nennen, daß eine oberflächliche Vascularisation das Ulcus umspinnt oder erreicht. Es ist dies dann der Fall, wenn ein schon längere Zeit bestehendes skrofulöses oder trachomatöses Geschwür in ein Ulcus serpens übergeht; denn dann stammen die Gefäßneubildungen aus der Zeit, in der es sich eben um ein chronisches Leiden handelte, zu welchem die akute Pneumokokkeninfektion hinzu trat. Die differentialdiagnostischen Merkmale gegenüber dem endogenen Ulcus wurden schon S. 222 besprochen.

Das *Ulcus rodens* (Mooren) unterscheidet sich von dem Ulcus serpens durch den bedeutend chronischeren Verlauf und den Befund, daß sich eine ,,Grabenrinne" vorschiebt, der eine Narbenbildung unmittelbar folgt. Zu seinem Bilde gehören nicht die Iritis und das Hypopyon (s. S. 346).

Prognose. Wenn auch zweifellos einem Ulcus serpens um so sicherer Einhalt geboten werden kann, je früher die Behandlung einsetzt, so ist doch die Gestaltung des weiteren Verlaufs wesentlich mit von der Widerstandsfähigkeit des ergriffenen Organs und Organismus abhängig. Im allgemeinen verläuft ein Ulcus serpens dann besonders schwer, wenn der Patient im Greisenalter steht und hinfällig ist. Selbst die sofortige Fürsorge bei den ersten Anzeichen der eingetretenen Infektion vermögen in einem solchen Falle die Zerstörung der Hornhaut manchmal nicht aufzuhalten, weil dem Organismus jede Kraft fehlt, sich gegen die Infektion aufzuraffen. Die Keime liegen ja schon bei dem Beginn der Ulceration nicht mehr allein in dem Bereiche der makroskopisch veränderten Hornhautpartie, sondern sie sind schon im Begriffe, in der Nachbarschaft Kolonien zu bilden. Wir können also mit den uns für gewöhnlich zu Gebote stehenden Mitteln gar nicht genau abschätzen, wie weit die Infektion mit ihren Keimen bereits vorgeschritten ist. Der Nachweis der Pneumokokken im Abstriche sagt uns außerdem nichts über die Virulenz der Erreger, die ganz verschieden ist.

Selbst wenn es uns gelingt, ein noch kleines Ulcus serpens zu heilen, müssen wir mit dem Zurückbleiben einer mehr oder weniger ausgedehnten und intensiven Trübung rechnen; denn das weggeschmolzene Hornhautgewebe kann nur auf dem Wege der Anbildung von undurchsichtigem Bindegewebe ersetzt werden. Da die Infektionsmöglichkeit entsprechend der vorangehenden Verletzung an die Lidspaltenzone gebunden ist, stören deswegen die nach Pneumokokkengeschwüren zur Entwicklung gelangenden Narben meist erheblich das Sehvermögen. Auch die durchsichtig bleibenden Partien werden in ihrer Leistungsfähigkeit durch den unvermeidlichen unregelmäßigen Astigmatismus beeinträchtigt (s. Abb. 156, S. 229).

Die Prognose wird noch erheblich schlechter, wenn es zu einer Hornhautperforation kommt; denn dann droht die schon erwähnte Gefahr des Übergreifens der Eiterung auf das Augeninnere und die Panophthalmitis, unter Umständen auch eine sympathische Ophthalmie, wenn nicht rechtzeitig eingegriffen wird. Außerdem wird die Narbenbildung bedeutend erschwert, und es heilt der Prozeß zumeist nur unter Zurücklassen eines partiellen oder totalen Staphyloma corneae ab (s. S. 230).

Therapie. Die ärztliche Fürsorge erstreckt sich beim Ulcus serpens nach drei Richtungen. Es gilt bei Hornhautverletzungen eine Infektion mit Pneumokokken (und anderen Erregern) zu verhüten, ein ausgebrochenes Geschwür zum Stillstand zu bringen und zu heilen sowie die Folgezustände möglichst zu mildern.

Die *Prophylaxe* kann nur in einem bestimmten Umfange durchgeführt werden, nämlich in den Fällen, in denen der Arzt eine Hornhautverletzung zur Behandlung bekommt, die noch nicht infiziert ist. STARGARDT hat an der Marburger Klinik seit 1923 eine systematische Behandlung aller derartiger Affektionen mit Optochinsalbe durchführen lassen, und K. HEESCH berichtet, daß abgesehen von einem Falle, in dem versehentlich Borsalbe statt Optochinsalbe verabreicht wurde, unter 800 Hornhautverletzungen niemals ein Ulcus serpens zur Entwicklung gelangt ist. HERWICH RIEGER meldet aus der II. Universitäts-Augenklinik in Wien, daß dort ebenfalls seit längerer Zeit die 1%ige Optochinsalbe regelmäßig bei Hornhautverletzungen verordnet worden ist, während man früher Borsalbe genommen hatte. Auch hier war der Erfolg sehr günstig. Man müßte auf die praktischen Ärzte in der Hinsicht einzuwirken suchen, daß auch sie jede ihnen zu Gesicht kommende Hornhautverletzung, und wäre sie auch noch so geringfügig, mit 1%iger Optochinsalbe behandeln.

Weiterhin ist es unsere Pflicht, eine am Auge kenntlich gewordene eiterige Sekretion, die auf der Anwesenheit von Pneumokokken beruht, zu eliminieren, bevor eine zufällig hinzutretende Verletzung der Hornhautdeckschicht den Keimen die Ansiedlung im Hornhautgewebe und damit die Entfachung eines Ulcus serpens ermöglicht. Neben der sorgsamen Behandlung einer Pneumokokken-conjunctivitis (s. S. 32) spielt hier vor allen Dingen die Beseitigung einer etwa bestehenden Dacryocystoblennorrhöe (siehe Bd. 3 dieses Handbuches S. 407) die Hauptrolle. Früher war allgemein die Exstirpation des Tränensacks in solchen Fällen die gebräuchliche Maßnahme. Sie ist durch die modernen Methoden, wie die Operation nach TOTI oder die endonasalen Eingriffe, teilweise ersetzt, behauptet aber meiner Ansicht nach doch ihre Stellung, vorzüglich dann, wenn es darauf ankommt, unbedingt die Infektionsquelle, und zwar schnell, zu schließen. Eine solche Notwendigkeit ist bei einem bereits ausgebrochenen Ulcus serpens mit gleichzeitiger Dacryocystoblennorrhöe gegeben.

Sobald ein Hornhautgeschwür entstanden ist, muß natürlich nach Feststellung der Art der Infektionserreger zunächst unsere Aufgabe darin bestehen, daß die Keime, welche die fortschreitende Gewebsnekrose verursachen, abgetötet werden. Obwohl wir die Pneumokokken züchten können und im Optochin (Äthylhydrocuprein) auf Grund der Versuche MORGENROTHs ein chemotherapeutisch wirkendes Mittel haben, das spezifisch gegen diese Bakterien eingestellt ist [1], sind die großen Hoffnungen, welche man an die Behandlungsmethode geknüpft hat, nur in recht bescheidenem Ausmaße erfüllt worden. Das Hindernis der Entfaltung einer besseren Wirkung liegt darin, daß die Kolonien nicht an der Oberfläche des Ulcus allein sitzen, sondern in das benachbarte Gewebe weit vorgeschoben sind. Sowohl in Form von Einträufelungen als auch in Salben eingeschlossen kommt das Medikament mit diesen Herden überhaupt nicht in Berührung. Trotzdem wäre es falsch, sich des Optochins (am besten in 2%iger Lösung der basischen Verbindung mehrmals täglich eingeträufelt) nicht bedienen zu wollen; denn zum mindesten erreichen wir damit eine Entfernung der

---

[1] Die pharmakologischen Notizen über das Optochin findet der Leser im Band 2 des Handbuches, Beitrag STEIDLE.

Pneumokokken aus dem Bindehautsack und verhindern so eine erneute Infektion durch das Conjunctivalsekret. Bei fortwährendem Herausquellen von pneumokokkenhaltigem Eiter aus den Tränenpünktchen freilich wird die bactericide Kraft des Optochins nicht ausreichen, sonst aber die Geschwürsoberfläche von den Erregern reinigen. Die zur Einträufelung benutzte Lösung des Medikamentes muß möglichst frisch bereitet sein. Allerdings sind der Optochinwirkung durch die Möglichkeit Schranken gesetzt, daß die Pneumokokken giftfest werden.

M. Goldschmidt hat auf Grund von Erfahrungen am Tierauge versucht, mit Hilfe der Iontophorese das Optochin auch in die tieferen Hornhautlamellen einzuführen, doch sind hierzu noch kaum praktische Resultate gemeldet worden.

Die zweite Möglichkeit, auf dem Blutwege mit einem *Anti-Pneumokokken-serum* an die Keime heranzukommen, hat P. Römer für die Therapie des Ulcus serpens dienstbar zu machen versucht. Indessen ist weder auf dem Wege der passiven, noch dem der aktiven Immunisierung ein Erfolg erzielt worden. Hier liegt das Hindernis einesteils in der Abgeschlossenheit des Hornhautstoffwechsels von demjenigen des Gesamtorganismus und andernteils in der Polyvalenz der Pneumokokken, d. h. der schon erwähnten Tatsache, daß es eine ganze Reihe verschiedener Arten von Pneumokokken gibt, die wir morphologisch und kulturell nicht trennen können, aber die gerade durch ihr differentes immunbiologisches Verhalten sich voneinander unterscheiden (siehe Anm. 2, S. 255). Aus diesem Grunde fielen auch die Experimente von J. Chaillous und L. Cotoni über die Wirksamkeit einer Sero- oder Vaccinetherapie bei der Pneumokokkeninfektion der Kaninchenhornhaut negativ aus.

Wir sehen uns somit in der unangenehmen Lage, daß wir zwar die bakteriologische Ursache kennen und die spezifisch wirksamen Mittel einigermaßen zur Verfügung haben, aber trotzdem eine ätiologisch eingestellte Therapie nicht mit dem gewünschten Erfolge anzuwenden vermögen (siehe auch Bd. 7 dieses Handbuches, Kapitel Immunität und Auge).

Infolgedessen bleibt die symptomatische Behandlung das vorzüglich in Betracht kommende Gebiet der ärztlichen Fürsorge. Sie muß sich darauf einstellen, die Kräfte des Organismus zur Überwindung der Infektion zu unterstützen und diese abzudrosseln. Was die *physikalische Therapie* anlangt, so kann man darüber streiten, ob es empfehlenswert ist, einen Verband anzulegen. In der Jahresversammlung der Englischen Ophthalmologischen Gesellschaft 1927 wurde über diese Frage ausführlich verhandelt. W. H. Mc Mullen lehnt den Verband ab, weil die unter ihm erzeugte Wärme die Bakterien vermehre. Auch Freeland Fergus bedeckt ein mit einem Geschwüre behaftetes Auge nie. Indessen läßt sich für die Anlegung eines Verbandes die Ansicht ins Feld führen, daß die feuchte Wärme eine Hyperämie erzeugt und dadurch die Wanderzellen reichlicher zum Austreten aus den Gefäßen veranlaßt werden. Ebenso ist nicht von der Hand zu weisen, daß die Patienten nicht so leicht mit den Fingern an das Auge kommen können und verhindert werden, den Conjunctivalsack immer von neuem zu verunreinigen. Ich selbst stehe auf dem Standpunkte, daß eine Gitterbrille im allgemeinen genügt, der Verband aber nötig wird in den Fällen, in denen eine erheblichere Verdünnung der Hornhaut eingetreten ist und ein Druck auf die Hornhautoberfläche zur Verhütung der Ektasie nottut. Mc Mullen läßt alle 3—4 Stunden den Bindehautsack 5 Minuten lang mit hypertonischer Magnesiumsulfatlösung ausspülen, Fergus einfach mit physiologischer Kochsalzlösung. Bei stärkerer eiteriger Sekretion der Bindehaut ist das Auswaschen des Conjunctivalsacks mit einer Lösung Kal. hypermang. 1 : 150 000 empfehlenswert.

Gegen die Iritis gibt man gewöhnlich Atropin, schon, um eine zu starke hintere Synechienbildung hintanzuhalten. Im Hinblick auf die hierdurch veranlaßte Erschwerung des Stoffwechsels verordnet aber FERGUS, der Lehre von MARCUS GUNN folgend, kein Mydriaticum, sondern eine schwache Pilocarpinlösung, um einen besseren Austausch des Kammerwassers und eine Hebung der Zirkulation zu erzielen. Bei einer solchen Anordnung soll die Bildung des Hypopyons verhindert werden, und die rauchige Trübung, die das Geschwür umgibt, nicht zur Entwicklung gelangen, bzw. verschwinden. Er will auch im Gefolge dieser Behandlungsmethode niemals die Entstehung eines Hornhautstaphyloms gesehen haben.

Bei allen diesen Mitteilungen ist eine gewisse zurückhaltende Beurteilung am Platze; denn gegen das Ulcus serpens sind schon so viele Mittel als sicher wirkend empfohlen und wieder verlassen worden, daß Vorsicht angezeigt erscheint. Das gilt auch von der paraspezifischen Therapie mit DEUTSCHMANN-Serum (A. v. HIPPEL) und der Proteinkörpertherapie.

Nicht weniger gehen die Meinungen darüber auseinander, ob man mit *chemischen Mitteln,* die nicht spezifisch auf die Pneumokokken eingestellt sind, zum Ziele gelangen kann. Eine Zeitlang wurden auf den Vorschlag von STILLING Anilinfarbstoffe (Pyoktanin) angewandt, mit denen der Geschwürsgrund und -rand gefärbt wurden. ALFRED VOGT drückt ein mit 25%igem Argyrol getränktes Wattebäuschchen 30 Sekunden lang auf das Geschwür auf, während KLAR dazu Presojod benutzt und KURT SABATZKY sehr ermunternde Erfolge sah, wenn er das Ulcus nach mechanischer Reinigung mit einer Fremdkörpernadel zunächst mit Optochin und dann mit Wintergrünöl betupfte. Es gelingt auch, mittels aufgetragener Jodtinktur kleinere Ulcera oft zum Stehen zu bringen, und man kann diese neuerdings von J. OHM empfohlene Behandlung gewiß zunächst probieren, bevor man zu drastischeren Mitteln greift. Auch VAN DEN BERGH befürwortet die Jodierung. Aber alle diese Vorschläge scheitern eben doch daran, daß die Stoffe nicht mit den mitten im Gewebe sitzenden Bakterienherden in die notwendige Berührung kommen.

Deswegen muß man sich in vielen Fällen dazu entschließen, an Stelle der chemisch wirkenden Mittel andere Methoden anzuwenden, die die Mikroorganismen direkt treffen. Am schonendsten ist die von A. BIRCH-HIRSCHFELD systematisch ausgebaute *Bestrahlung* der die Pneumokokkenkolonien beherbergenden Stellen mit ultraviolettem Lichte. Dieser Weg ist zuerst von E. HERTEL beschritten worden, indem er einen konstanten Lichtbogen zwischen Elektroden benutzte, die aus einer Legierung von Cadmium und Zink bestanden. Die Strahlen konzentrierte er durch eine Quarzlinse auf die progredienten Ränder des Ulcus. Unter 47 so behandelten Fällen wurde der Prozeß 26mal günstig beeinflußt, in 8 Fällen mußte noch die Querspaltung vorgenommen werden, und 13mal versagte die Methode. BIRCH-HIRSCHFELD empfiehlt die Anwendung einer kleinen elektrischen Bogenlampe mit Vorschaltung einer Quarzlinse von 20 dptr Brennweite und eines Uviolglasfilters. Eine zweite mit der Hand dirigierte Quarzlinse lenkt den Strahlenkegel auf die mit 2%iger Fluorescinlösung oder $2^1/_2\%$iger Lösung von Rose bengale sensibilisierte Hornhautoberfläche. Nach seinem Berichte nehmen zwar die Reizerscheinungen anfänglich zu, doch kommt es dabei nicht zu einer Steigerung der Schmerzen. Zunächst wird täglich zweimal, später nur einmal 5 Minuten lang bestrahlt. Die letzte Zusammenstellung überschaut 603 Fälle von Ulcus serpens, die an der Königsberger Klinik zur Beobachtung kamen; es ergab sich nur eine Verlustziffer von $6,5\%$ gegen früher 32%. Diese günstigen Erfolge wurden in Anschluß an das in Hamburg 1928 gehaltene Referat BIRCH-HIRSCHFELDs von URBANEK bestritten, jedoch von PINES bestätigt. HUGO GASTEIGER empfiehlt die Dampfkauterisation nach WESSELY mit der Bestrahlung zu verbinden.

Was die Anwendung von *Ätzmitteln* anlangt, die natürlich außer den Bakterienkolonien auch das Hornhautgewebe selbst angreifen, so wird in England vielfach die Carbolsäure gebraucht, mit der man die infiltrierten Stellen unter möglichster Schonung der nicht infiltrierten betupft. ÉPERON hat vorgeschlagen, das Geschwür mit einer 20%igen Lösung von Zincum sulfuricum sorgfältig zu bepinseln. Bessere Resultate erhielten LUBOWSKI und SACHS-MÜCKE mittels der *Iontophorese*. Sie verwandten die kleinste Elektrode des WIRTZschen Bestecks und armierten sie als Kathode mit Watte, die mit 0,3%iger Zincum sulfuricum-Lösung getränkt wird. Unter sanftem Druck wird die Elektrode 2 Minuten lang täglich bei einer Stromstärke von 2 Milliampère auf das Ulcus aufgesetzt. Da in einigen Fällen unliebsame Ätz- und Reizwirkungen unterliefen und die zunehmende Hyperämie der Iris Schmerzen verursachte, schickten sie eine Parazentese der vorderen Kammer nach, durch welche solche Begleiterscheinungen vermieden wurden. B. MALKIN empfiehlt die Elektroden von CANTONNET und CATTANEO. Als Medikament diente ihm Zinksulfat. Die experimentelle Grundlage für die Therapie hat ROBERT WIRTZ geschaffen.

Wir wenden uns nun den *chirurgischen Eingriffen* zu. Unter diesen steht an erster Stelle die *Kauterisation*, welche gegenüber der Anwendung der Bestrahlungstherapie sicher den Nachteil hat, daß mit den Pneumokokkenherden auch gesundes Hornhautgewebe zugrunde geht. In der Regel benutzt man den Galvanokauter mit einem spitzen Ansatz und brennt bei einer Stromstärke, die eben ein Glühen der Schlinge erzeugt, alle weißen, infiltrierten Stellen des Geschwürsrandes und -grundes aus. Schonender und ebenso sicher wirkt der Dampfkauter von WESSELY, bei dem eine zur Spitze ausgezogene Metallröhre, durch die Wasserdampf strömt, als sengendes Instrument dient. Die Kauterisationen können je nach Bedarf bei Wiederauftauchen von infiltrierten Stellen wiederholt werden.

Vielfach werden *Parazentesen* der vorderen Kammer angewandt, wobei man mit einer schmalen Lanze am Limbus die Hornhaut durchbohrt und das Kammerwasser ablaufen läßt. Das erstrebte Ziel ist in der Anreicherung des neu gebildeten Kammerwassers an Abwehrstoffen (M. ZUR NEDDEN) und in der Druckherabsetzung (Z. BRÜCKNER) zwecks Förderung eines vermehrten Stoffwechsels zu suchen. Wie schon S. 261 bemerkt wurde, kann die Parazentese auch bei zu hohem Ansteigen des Hypopyons eine Notwendigkeit werden.

Wenn trotz vorgenommener Kauterisation das Geschwür progredient bleibt oder bei Beginn der Behandlung bereits eine große Ausdehnung gewonnen hat, ist die Indikation gegeben, den auf der Hornhaut seitens des Kammerwassers lastenden Druck auf längere Zeit zu senken. Die Parazentese hält in ihrer Wirkung nicht genügend lange vor. Um eine mehrere Tage dauernde Fistelung der angelegten Öffnung zu erreichen, sind zwei Methoden gegeben. TH. SAEMISCH hat „*die Spaltung des Geschwürsgrundes* in seiner ganzen Breite und das Offenhalten der Wunde durch tägliches Eingehen in dieselbe mit einem stumpfen Stilett bis zum Eintritt der Vernarbung als die sicherste und zweckmäßigste Behandlungsweise" empfohlen und damit vielseitige Zustimmung geerntet. Die „SAEMISCHsche Querspaltung" wird so ausgeführt, daß man ein GRAEFEsches Messer mit dem Rücken nach der Iris zu am äußersten temporalen Rande des Ulcus durch die Cornea hindurchsticht und es durch die Vorderkammer vorwärtsschiebt, bis die Spitze am äußersten nasalen Ende des Geschwürs wieder austritt. Durch sägende Züge wird das Ulcus dann von hinten her gespalten; d. h. es werden die noch stehengebliebenen Hornhautlamellen aufgeschnitten. Der Vorteil der Operation liegt in der genügenden Entspannung der Hornhaut, in der Entleerung des Eiters aus der Kammer und der durch das längere Aufgehobensein der Kammer bedingten fortwährenden Neuabsonderung von an Antistoffen reichem Kammerwasser. Diesen Vorzügen stehen freilich auch gewisse Gefahren gegenüber, insofern es sehr häufig zu Einlagerungen der Iris in den geschaffenen Spalt und damit zu einer Verzögerung und Erschwerung der Heilung kommt. Die Möglichkeit, daß staphylomatöse Narben entstehen, wird begünstigt. Außerdem resultiert eine ziemlich intensive, horizontal die ganze Hornhaut durchsetzende Trübung. Man darf auch darüber nicht im Zweifel sein, daß die Querspaltung, wenigstens theoretisch, das Eindringen der Pneumokokken in das Augeninnere ermöglicht und die Gefahr der eiterigen Uveitis mit dem Endausgang in Panophthalmitis wachruft.

R. SONDERMANN (a, b) hat die Nachteile der Querspaltung (Irisprolaps, Staphylombildung) dadurch zu umgehen gesucht, daß er an ihre Stelle die *Trepanation* gesetzt hat, und rühmt dem Verfahren nach, daß es so gut wie ausnahmslos den sofortigen Stillstand des Geschwürs erzwingt (c). Er schickt meist eine Kauterisation voraus und führt die Operation aus, wenn trotz dieses Eingriffs der Prozeß weiter schreitet. Mit einem entweder mit der Hand oder durch Motoranschluß rotierten Trepan mit einer Öffnung von 1, besser $1^1/_2$ mm wird der Geschwürsgrund durchbohrt. Als Ort soll man zumeist diejenigen Bezirke wählen, an denen das Ulcus am tiefsten ist, aber möglichst nicht dort trepanieren, wo der Pupillarrand hinter dem Geschwüre liegt. ERICH SEIDLER hat die guten Resultate des Verfahrens bestätigt; aber es sind doch auch Stimmen laut geworden, die auf die Gefahren hinweisen, die der Methode anhaften. So hat L. SALLMANN neben mehrfach eingetretenen Irisprolapsen eine Beobachtung geschildert, bei der trotz Ausführung der Trepanation seitens einer sehr geübten Hand der scharfe Rand des Trepans die vordere Linsenkapsel lädiert hatte. Es kam zu traumatischer Katarakt und zu Panophthalmitis.

Im Überblick über die geschilderten Behandlungsmethoden wird man im allgemeinen folgende Regeln gelten lassen können. Unter allen Umständen ist Optochin zu verordnen. Kleine Ulcera darf man versuchen, durch Betupfen mit Jod zum Stillstand zu bringen. Auch kann man von vornherein die Bestrahlung durchführen. Bleibt der Erfolg aus, dann greift man zur Kauterisation, und wenn auch diese versagt, zur Querspaltung oder Trepanation. Bei weit vorgeschrittenen Fällen wird man sofort eines dieser beiden Verfahren wählen.

Was die *Folgezustände* des Ulcus und ihre Behandlung anlangt, so sei auf das betreffende Kapitel im allgemeinen Teil (S. 231) verwiesen.

Das atypische Ulcus serpens corneae.

Das im Vorstehenden geschilderte, in den wesentlichen Zügen auf die Pneumokokkeninfektion bezogene Krankheitsbild kann teilweise durch Mischinfektionen, teilweise auch durch die Anwesenheit seltener Erreger ein atypisches Aussehen gewinnen. Aus der Fülle der einzelnen Beobachtungen seien nur einige Gruppen herausgegriffen.

Das *Ulcus serpens fulminans* entsteht nach K. LINDNER durch einen Keim, der dem Bacillus suisepticus in mancher Hinsicht gleicht. Stets bilden kleine Verletzungen der Hornhautoberfläche den Anlaß zum Ausbruche des Prozesses, der in seiner Heftigkeit selbst jugendlichen Augen gefährlich werden kann. Zunächst entwickelt sich ein Zustand, der nicht sonderlich vom typischen Verlauf eines Ulcus serpens abweicht, indem die Geschwürsbildung verhältnismäßig langsam in Gang kommt; aber dann setzt eine derartige Steigerung der nekrotisierenden Entzündung ein, daß innerhalb weniger Tage die vorderen Hornhautschichten vollständig zerstört werden, während die hinteren regelmäßig erhalten bleiben. Dabei reicht die Einschmelzung des Gewebes bis unter den Limbus, d. h. bis zum Scleralsporn, ein Vorkommnis, welches man beim Pneumokokkengeschwür nie zu sehen bekommt (siehe auch S. 505).

Das *Pyocyaneus-Ulcus* schließt sich meist ebenfalls an geringfügige Traumen der Hornhautoberfläche an, wenn auch in der Zusammenstellung von P. Mauersberg einige Fälle enthalten sind, in denen eine stumpfe Kontusionsverletzung oder sogar nur eine Erkältungsschädlichkeit als Ursache angeschuldigt werden. Anfänglich entwickelt sich ein Geschwür, welches einem Pneumokokkenulcus gleicht; denn es entsteht ein kleiner oberflächlicher Substanzverlust mit grauem Grunde und wulstigen Rändern. Indessen erfolgt die Ausbreitung des Prozesses nicht durch ein kontinuierliches Vorwärtsschieben der Grenzen, sondern durch das Aufschießen einer großen Anzahl tiefer Infiltrate in der Nachbarschaft, welche das Abstoßen des Epithels und mit ihm der oberflächlichen Schichten einleiten. So wird die Cornea bald von einem flachen Geschwür durchaus bedeckt. Eine sehr stürmische Iridocyclitis mit Hypopyon begleitet den Prozeß. Nur selten leisten die rückwärtigen Hornhautlamellen erfolgreich Widerstand. In der Regel kommt es zur Perforation und einer außergewöhnlich schnell um sich greifenden Panophthalmitis.

Andere atypische Formen des Ulcus serpens werden dadurch herbeigeführt, daß sich die Geschwürsbildung auf dem Boden eines alten Leukoms oder Staphyloms, im Gefolge eines trachomatösen Pannus, eines Herpes corneae, einer Keratitis neuroparalytica, einer Keratitis e lagophthalmo und ähnlicher Affektionen oder durch sehr seltene Infektionsmöglichkeiten, wie durch das Bacterium coli commune, den Bacillus Koch-Weeks und eine Reihe anderer Keime entwickelt. In dem Lehrbuche der Bakteriologie des Auges von Th. Axenfeld sind solche mehr oder weniger an zufällige Nebenumstände gebundene Beobachtungen erwähnt.

Das *Hornhautgeschwür der Kesselklopfer* ist S. 504 geschildert.

Literatur.

Ulcus corneae serpens.

van den Bergh: L'efficacité des attouchements à la teinture d'jode dans le traitement des ulcères infectieuses de la cornée. Annal. d'ocul. **114**, 238 (1895).

Birch-Hirschfeld: (a) Zur Behandlung entzündlicher Hornhauterkrankungen, besonders des Ulcus serpens mit ultraviolettem Licht. Z. Augenheilk. **44**, 1 (1920). (b) Lichtbehandlung des Auges. Z. Augenheilk. **66**, 275 (1928). — Birch-Hirschfeld, Arth. u. Wolfg. Hoffmann: Die Lichtbehandlung in der Augenheilkunde. Berlin-Wien: Urban und Schwarzenberg 1928. — Brückner, Z.: Behandlung des Ulcus serpens durch Druckverminderung im Auge. 13. intern. ophthalm. Kongr. **1929**. Ref. Zbl. Ophthalm. **22**, 752.

Chaillous, J. et L. Cotoni: Étude expérimentale du traitement de la kératite pneumococcique par les sérums et les vaccins. Ann. Inst. Pasteur **39**, 685 (1925). Ref. Zbl. Ophthalm. **16**, 56. — Cheney, Robert Cartwright: Types of pneumococcus found in corneal ulcers. Internat. Congr. Ophthalm. Washington **1922**, 378. Ref. Zbl. Ophthalm. **10**, 521.

Discussion on the aetiology and treatment of hypopyon ulcer. Trans. ophthalm. Soc. U. Kingd. **47**, 24 (1927).

Gasteiger, Hugo: Zur Behandlung von Hornhauterkrankungen mit ultraviolettem Lichte. Klin. Mbl. Augenheilk. **82**, 344 (1929). — Gasparrini, E.: Il diplococco di Fraenkel in pathologia oculare. Ann. Ottalm. **22**, 131 (1893). — Goldschmidt, M.: Exp. Studien über Diffusion durch die Hornhaut. Graefes Arch. **103**, 280 (1920). — Grüter: (a) Experimentelle und klinische Untersuchungen über die Wirkung des Optochins auf die Pneumokokkenerkrankungen des Auges, speziell auf das Ulcus serpens. Münch. med. Wschr. **64**, 41 (1917). (b) Optochin und Auge unter besonderer Berücksichtigung des Ulcus serpens. Zbl. Ophthalm. **3**, 81 (1920).

Heesch, K.: Der Kampf gegen das Ulcus serpens. Münch. med. Wschr. **1927**, 1701. — Hertel, E.: Experimentelles und Klinisches über die Anwendung lokaler Lichttherapie bei Erkrankungen des Bulbus, insbesondere beim Ulcus serpens. Graefes Arch. **66**, 275 (1907). — v. Hippel, A.: Über den therapeutischen Wert von Deutschmanns Serum. Graefes Arch. **72**, 301 (1909).

KLAR: Zur Therapie des Ulcus serpens. Klin. Mbl. Augenheilk. **75**, 473 (1925). LEBER, TH.: Die Entstehung der Entzündung. Wiesbaden: J. F. Bergmann, 1891. LINDNER, K.: Ulcus serpens fulminans. Z. Augenheilk. **52**, 61 (1924). — LUBOWSKI u. SACHS-MÜCKE: Die Heilung des septischen Hornhautgeschwürs durch Zinkiontophorese. Med. Klin. **1911**, Nr. 6.

MALKIN, BORIS: Erfahrungen mit Iontophorese bei Ulcera corneae. Klin. Mbl. Augenheilk. **83**, 502 (1929). — MAUERSBERG, P.: Hypopyonkeratitis, hervorgerufen durch den Bacillus pyocyaneus. Z. Augenheilk. **24**, 299 (1910).

RIEGER, HERWICH: Zur STARGARDTschen Prophylaxe des Ulcus serpens mit Optochin. Z. Augenheilk. **67**, 215 (1929). — RÖMER, PAUL: Experimentelle Grundlagen für klinische Versuche einer Serumtherapie des Ulcus serpens corneae usw. Graefes Arch. **54**, 99 (1902). — ROSER: Über die Hypopyonkeratitis. Graefes Arch. **2 II**, 151 (1856).

SABATZKY, KURT: Eine neue Methode zur raschen Heilung des Ulcus serpens mit Erhaltung der Durchsichtigkeit der Hornhaut. Klin. Mbl. Augenheilk. **83**, 498 (1929). — SAEMISCH, TH.: Das Ulcus corneae serpens und seine Therapie. Bonn: Max Cohen 1870. — SALLMANN, L.: Über Komplikationen bei der SONDERMANNSchen Trepanation des Ulcus serpens. Z. Augenheilk. **60**, 284 (1926). — SEIDLER, ERICH: Erfahrungen mit der SONDERMANNSchen Trepanation bei Ulcus serpens und anderen progressiven Hornhautgeschwüren. Z. Augenheilk. **59**, 35 (1926). — SONDERMANN, R.: (a) Die Trepanation des Ulcus serpens corneae. Klin. Mbl. Augenheilk. **69**, 759 (1922). (b) Weitere Erfahrungen mit der Trepanation bei bösartigen Hornhautgeschwüren. Klin. Mbl. Augenheilk. **72**, 461 (1924). (c) Diskussion zum Vortrag von Z. BRÜCKNER (1929).

UHTHOFF, W.: Zur Bakteriologie der eiterigen Keratitis des Menschen. Naturforsch. Vers. Wien. 1894. — UHTHOFF u. AXENFELD: Beiträge zur pathologischen Anatomie und Bakteriologie der eiterigen Keratitis des Menschen. Graefes Arch. **42 I**, 1 (1896).

VOGT, ALFRED: Untersuchungen über das Substrat des DESCEMETpigmentrings bei Pseudosklerose. Klin. Mbl. Augenheilk. **82**, 433 (1929).

WESSELY, K.: Theorie und Praxis in der Behandlung des Ulcus corneae serpens. Dtsch. med. Wschr. **52**, 17 (1926). — WIRTZ, ROBERT: Untersuchungen über die bactericide Kraft der Zink- und Kupfer-Iontophorese. Klin. Mbl. Augenheilk. **46 II**, 543 (1908).

ZUR NEDDEN, M.: Experimentelle Untersuchungen über das Vorkommen bactericider Substanzen im Auge nicht immunisierter Individuen. Graefes Arch. **65**, 267 (1912).

b) Das Diplobacillengeschwür der Cornea.

Ätiologie. Der Diplobacillus MORAX-AXENFELD erzeugt die typische Blepharoconjunctivitis angularis, indem er mittels einer eiweißverdauenden Protease die Lidhaut dort angreift, wo der Einfluß der diese Wirkung hemmenden Tränenflüssigkeit aufhört (s. S. 32). Für die Hornhaut ist er dank ihrer dauernden Befeuchtung mit Tränen wohl meist ein Saprophyt, der nur unter besonderen Umständen pathogene Eigenschaften entfaltet. Vielleicht wird dies dadurch begünstigt, daß äußere Schädlichkeiten oder erschöpfende Allgemeinleiden eine Abstoßung von Hornhautepithel herbeiführen. KLEEFELD sieht derartige Bedingungen in dem dauernden Aufenthalt in schlecht durchlüfteten, überhitzten und rauchigen Räumen, in Überanstrengung und Schlaflosigkeit, Syphilis, Kachexien usw. Selbstverständlich spielen auch Verletzungen der Hornhautoberfläche eine wichtige Rolle.

Das Häufigkeitsverhältnis, in dem Diplobacillen die Ursache eines Ulcus corneae bilden, ist schwer festzustellen; denn es sind dabei örtliche und zeitlich verschiedene Einflüsse im Spiele. So wurde unter 87 in der Breslauer Augenklinik beobachteten Fällen von Ulcus serpens 41mal die Anwesenheit von Pneumokokken und 26mal von Diplobacillen gebucht (L. PAUL); aber dieser hohe Prozentsatz hängt nur damit zusammen, das zur selben Zeit in Schlesien eine starke Verbreitung der Diplobacillenconjunctivitis bestand. Außerdem können Pneumokokken und Diplobacillen aus demselben Ulcus abgeimpft werden (ZUR NEDDEN).

Entsprechend dem saprophytären Vegetieren der Diplobacillen im Bindehautsack geben die Patienten oft an, daß sie schon lange an einer Rötung der Lidränder leiden (Blepharoconjunctivitis angularis; S. 30), während die für die Entstehung des Pneumokokkengeschwürs bedeutungsvolle Tränensackeiterung als Ursache in den Hintergrund tritt.

Symptome. *Das klinische Bild kann alle Übergänge vom einfachen katarrhalischen Geschwür bis zum schweren und typischen Ulcus corneae serpens durchlaufen.* Manchmal kommen nur am Limbus sitzende, kleine, leicht infiltrierte und flache Substanzverluste zustande, wie sie im Gefolge von akuten und chronischen Bindehautleiden als katarrhalische Randgeschwüre oft genug auftreten und in der Regel ohne jeden Schaden bald abheilen (s. S. 343). Dringen die Bacillen jedoch in die tieferen Hornhautschichten ein, dann nähert sich der Befund demjenigen des Ulcus serpens, der so völlig ausgeprägt sein kann, daß nur die bakteriologische Untersuchung hinreichenden Aufschluß bringt. Indessen zeigen sich im weiteren Verlaufe zumeist gewisse Eigentümlichkeiten, die auf eine Diplobacilleninfektion schließen lassen. *Dem Diplobacillengeschwür fehlt im allgemeinen die Neigung, rasch fortzuschreiten und stürmische Begleiterscheinungen hervorzurufen.* Manchmal offenbart sich eine mehr in die Tiefe und im Gegensatz zum Pneumokokkenulcus nicht in die Breite gehende Ausbreitung. Somit entbehrt das Diplobacillengeschwür auch meist der Begrenzung durch einen eingefressenen, infiltrierten und vorwärts kriechenden Rand (Abb. 186). Dafür erscheint das Epithel in der unmittelbaren Nachbarschaft des Defektes zerfetzt, sprüngig, leicht abgehoben. In ausgesprochenen Fällen sehen wir einen weiß-gelblich infiltrierten Geschwürsboden in Form einer unregelmäßigen Scheibe, deren Dichtigkeit nach der Peripherie des Substanzverlustes abklingt, und hiermit

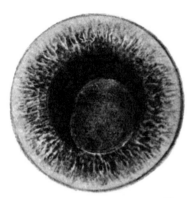

Abb. 186. Diplobacillengeschwür der Hornhaut. Die Gestalt ist scheibenförmig, die Randinfiltration fehlt. Hypopyon ist nicht vorhanden.

hängt es zusammen, daß *man die Diplobacillen am leichtesten in dem abgeschabten Material der Grundfläche, die Pneumokokken in dem der Geschwürsränder nachweisen kann.* Diese Neigung, mehr eine Wirkung in die Tiefe als in die Fläche zu entfalten, kommt auch dadurch zum Ausdruck, daß eine *graue Trübung hinter dem Ulcus in den tiefen Hornhautschichten liegt und unter Umständen ein Hof fibrinöser eiteriger Exsudation sich an der* Descemet*schen Membran niederschlägt.* Dabei besteht außerdem ein mehr oder weniger hohes gelbliches und zähes Hypopyon (Abb. 187). Ebenso wird die Hornhautaffektion in der Regel von einer Iritis begleitet, die dieselbe Bedeutung wie beim Ulcus serpens durch Pneumokokkeninfektion hat.

Pathologische Anatomie. Das klinische Verhalten findet insofern eine völlige Bestätigung, als die zellige Infiltration nirgends den Rand des Substanzverlustes überschreitet und die Unterminierung der anscheinend noch gesunden Hornhautpartien fehlt. Die Reaktion des Gewebes in der Umgebung des Geschwürs ist geringer als bei der Pneumokokkeninfektion. Insonderheit scheint es nicht zu so schweren Nekrosen der angrenzenden Lamellenteile zu kommen. Für die geringere Giftentwicklung spricht auch der Umstand, daß Diplobacillen sogar in ganz normal aussehendem Parenchym angetroffen werden. Daß aber eine Chemotaxis auch hier vorhanden ist, beweisen die Zellanhäufungen an der Hornhauthinterfläche entsprechend dem Sitze des Ulcus. Hier kommt es sogar zu Endothelschädigungen durch die Zellklumpen und Einwandern von Leukocytenschwärmen in die tiefen Schichten. Zweifellos ist hiermit eine Erweichung dieser Gebiete und damit die Gefahr einer Perforation nahe gerückt. A. Löwenstein spricht deswegen von einer Toxinanreicherung an der vorderen

Begrenzung der DESCEMETschen Membran und Histolyse des Endothels durch das anhaftende zellreiche Exsudat (s. das S. 260 über die Frühperforation Gesagte).

Die Prognose ist bei nicht mit einer Pneumokokkeninfektion komplizierten Fällen hinsichtlich der Heilung etwas günstiger als die beim Pneumokokkenulcus. Immerhin ist die Möglichkeit zu bedenken, daß die in die Tiefe gehende Ausbreitung der Ulceration verhältnismäßig leichter zum Durchbruche der Hornhaut führt. Die Dichtigkeit der Narben hängt lediglich von der Größe des Substanzverlustes ab. Die Folgezustände unterscheiden sich in dieser Hinsicht nicht von denen bei der Pneumokokkeninfektion.

Therapie. Da das *Zincum sulfuricum* als souveränes Mittel dank seiner Hemmung der Proteasewirkung bei allen Erkrankungen gute Dienste leistet, die von Diplobacillen hervorgerufen sind, muß man in erster Linie zu diesem

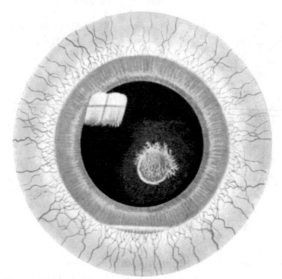

Abb. 187. Diplobacillengeschwür der Hornhaut. Man beachte die Aufsplitterung des Gewebes am oberen Rande. Das Geschwür ist in einem hauchig getrübten Hof eingebettet. Ein schmales Hypopyon liegt am Boden der Vorderkammer.

greifen. Wenn wir den Substanzverlust mehrmals täglich mit einer $^1/_2$—1%igen wässerigen Lösung berieseln, am besten mit einer kleinen Spritze, kommen wir zumeist ohne Kauterisation aus. Das Zink läßt sich auch auf dem Wege der Iontophorese an die Stellen bringen, die von den Diplobacillen besiedelt sind. Freilich darf in Ansehung der Möglichkeit einer Zinkinkrustation diese Therapie nicht allzu lange fortgesetzt werden. Sobald die Diplobacillen nicht mehr nachweisbar sind, ist an Stelle der Zinklösung eine schwache Borsäure- oder Sublimatlösung 1 : 5000,0 zu setzen. Auch das Einstreichen einer 5%igen Noviformsalbe ist in diesem Stadium empfehlenswert.

Literatur.
Das Diplobacillengeschwür der Cornea.

PAUL, L.: Über Hornhautulcerationen durch Diplobacillen. Klin. Mbl. Augenheilk. **43 II,** 154 (1905).

KLEEFELD: Le rôle du terrain dans la diplobacillose. Soc. belge Ophtalm. **1925,** 96 Ref. Zbl. Ophthalm. **16,** 870.

ZUR NEDDEN: Über einige seltene Infektionskrankheiten der Hornhaut. Klin. Mbl. Augenheilk. **44 I,** 479 (1906).

2. Die Keratomykosis. (Pilzerkrankung der Hornhaut. Infektion mit Streptotricheen [Actinomyces] und Aspergillen.)

Sowohl die Haarpilze (Streptotricheen) als auch die Schimmelpilze (Aspergillen) können sich auf und in der Hornhaut ansiedeln. Ihre botanischen und kulturellen Eigenschaften sind von zur Nedden (Bd. 2 des Handbuches) geschildert, so daß es nicht nötig ist, hier näher darauf einzugehen.

Wohl ausnahmslos geschieht die Infektion dadurch, daß an einem Fremdkörper, der die Cornea verletzt, Keime haften. Je nach der Tiefe, in die sie eindringen, entsteht eine Auflagerung, eine Keratitis oder ein Ulcus. Diese

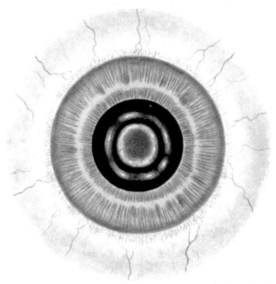

Abb. 188. Keratitis durch Streptothrixinfektion. 6jähriges Kind. Ursache der Entzündung unbekannt. In der Cornea nahezu zentral gelegene 2,5 mm breite, runde, graue Infiltration, die tief in das Hornhautparenchym hineinragt, zum größten Teil den mittleren Schichten angehört. Am Rande ist sie viel dichter als im Zentrum. Die Trübung setzt sich aus zahlreichen kleinen Fleckchen zusammen. Konzentrisch verläuft in 1 mm Abstand eine schmale, ungleichmäßig dichte ringförmige Trübung. (Nach M. zur Nedden.)

Geschwüre können sich in ihrem klinischen Bilde ganz analog dem Ulcus corneae serpens verhalten. Deswegen reihe ich die Schilderung der Keratomykosis derjenigen der Pneumokokken- und Diplobacilleninfektion usw. an.

a) Die Infektion mit Haarpilzen (Streptothrix).

Nicht selten werden in den Tränenröhrchen Konkremente von Streptothrix gefunden (Bd. 3 S. 406), doch sind die auf Ansiedelung von Streptotricheen (Actinomyces) beruhenden Hornhauterkrankungen in der Literatur nur sehr spärlich vertreten.

Symptome. Bei lediglich oberflächlichem Haften der Pilze entsteht eine reguläre Drusenbildung, die sich als ein weißer Fleck darstellt, dessen Äußeres fein gekörnt ist. Er ragt leicht über das Niveau der Hornhaut empor. In dem Falle von Herm. Davids konnte das ganze Gebilde mühelos mit dem Messer herausgehoben werden, worauf eine kleine, seichte Delle zurückblieb. Die mikroskopische Untersuchung ergab, daß eine typische, aus dicht aneinander geschmiegten, strahlig angeordneten Kolben bestehende Druse den weißen Fleck gebildet hatte.

Wenn die Einimpfung des Pilzes in die tieferen Schichten erfolgt, so bekommt die Hornhaut das Aussehen wie bei der scheibenförmigen Trübung (Keratitis disciformis, s. S. 293).

Namentlich die Beschreibung des Falles von ZUR NEDDEN liefert für diese Möglichkeit den Beweis; denn hier lag unter nur wenig alteriertem Epithel eine in den tiefen Schichten lokalisierte zartgraue Scheibe von 2,5 mm Durchmesser, deren Rand stärker getrübt war als das Zentrum. In einem Abstand von 1 mm zog um die äußere Kontur dieser Infiltration ein schmaler, hie und da unterbrochener feiner Ring, der wieder in einer anderen Ebene lag (Abb. 188). Am Hornhautmikroskop ließ sich die weißliche Einlagerung in eine Unmasse kleinster grauer Fleckchen auflösen. Die Sensibilität war über der ergriffenen Partie ganz erloschen. Das Kammerwasser war rauchig trübe und am Boden befand sich ein 1 mm hohes Hypopyon. Wäre es nicht gelungen, aus dem abgekratzten Materiale eine Streptothrixart zu züchten, so hätte die Diagnose unbedingt auf Keratitis disciformis lauten müssen.

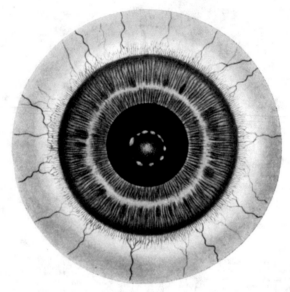

Abb. 189. Aktinomykotisches Geschwür der Hornhaut. 3 Wochen nach einer leichten Verletzung. Die Ränder des Ulcus leicht aufgeworfen und in Form einer zarten ockergelben Punktreihe unterminiert. Geschwürsgrund von einem glatten, leicht prominenten, zart hauchigen Gewebe gebildet. (Nach ARNOLD LÖWENSTEIN.)

Von dieser Art der Infiltration führt ein kontinuierlicher Übergang zu den ulcerösen Formen der Erkrankung, wie es auch ZUR NEDDEN gelang, mit der aus dem geschilderten Falle gewonnenen Streptothrix-Reinkultur beim Kaninchen zuerst eine heftige, mit Hypopyon einhergehende Keratitis zu erzeugen, die bald einer Geschwürsbildung wich. So betreffen die Beobachtungen von ARNOLD LÖWENSTEIN seichte, kreisförmige Ulcera (Abb. 189), deren Ränder leicht aufgeworfen waren und durch eine Reihe ockergelber zarter Pünktchen hervortraten. Der Grund bestand aus glattem, etwas erhabenen und hauchig getrübten Gewebe. In einem Falle entsprach eine zweite, in den tiefsten Schichten zur Entwicklung gelangte grauweiße Infiltration dem mehr oberflächlich liegenden Prozesse (Abb. 190). LÖWENSTEIN zitiert außerdem eine Beschreibung von DE BERNARDINIS, die durch einen sehr ernsten Verlauf der Infektion Beachtung verdient. In dem einen Falle kam es nach Hornhautperforation zur Exenteratio bulbi.

Therapie. Die oberflächlich gelegenen Konkremente von Streptothrix lassen sich meist herauskratzen. Die tieferen Formen, namentlich die Ulcera, heilen bei friedlicher Behandlung nicht und bedürfen der Kauterisation, entweder mit dem Wesselyschen Dampfkauter oder mit der Glühschlinge.

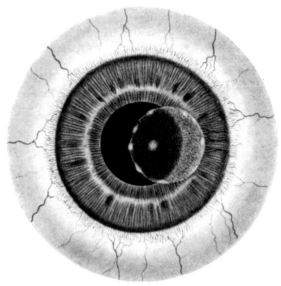

Abb. 190. Aktinomykose der Hornhaut. 27jähriger Mann. Vor 10 Wochen Verletzung der Hornhaut.
Kreisförmiger Substanzverlust von 5 mm Durchmesser. Boden zart getrübt.
Am Rande grauweißliche Knötchen. (Nach Arnold Löwenstein.)

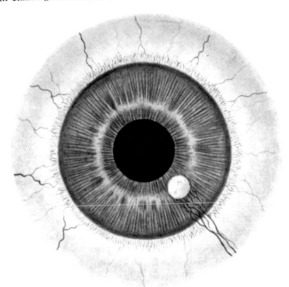

Abb. 191. Keratomycosis aspergillina, eine Keratitis fascicularis vortäuschend. 26jähriger Mann.
Vor 14 Tagen Verletzung durch Holzspan. Das Infiltrat ragt über das Niveau der Hornhaut hervor.
Der Infiltratknopf ist eigenartig schollig und trocken. (Nach B. Kayser.)

b) Die Infektion mit Schimmelpilzen (Aspergillosis).

Die Keratitis aspergillina verläuft ähnlich der Infektion mit Streptothrix, doch gleicht das Krankheitsbild mehr demjenigen des Ulcus corneae serpens.

TH. LEBER hat deswegen seine Versuche über das Zustandekommen der Hornhautgeschwüre im wesentlichen durch Inokulation von Aspergillus in die Kaninchenhornhaut ausgeführt.

Symptome. Auch bei der Aspergilluserkrankung muß man die Möglichkeit
eines nur oberflächlichen Haftens von der innerhalb des Parenchyms sich abspielenden Infektion trennen. Wie die Abb. 191 zeigt, kann eine Aspergilluskolonie
an der Hornhautdecke einen weißen Fleck erzeugen, der von Gefäßen versorgt
wird. So besteht eine gewisse Übereinstimmung mit dem Bilde eines Gefäßbändchens (Keratitis fascicularis; s. S. 136). Allerdings wird man bei genauerem

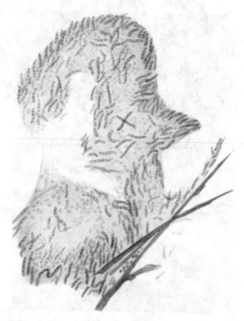

Abb. 192. Keratitis aspergillina. Schnitt aus dem in Abb. 191 dargestellten Herd, der abgehoben
wurde. Verzweigte Mycelfäden; unten außen Reste von Holzfasern. (Nach B. KAYSER.)

Zusehen feststellen, daß der Infiltratknopf eigentümlich schollig und trocken
aussieht und außerdem von einer seichten, graulichen Rinne umgeben ist, die
ihn als Demarkationsgraben von der Umgebung trennt. Bei der Betrachtung
mit dem Hornhautmikroskop erscheint seine Oberfläche etwas zerklüftet, aus
lauter kreisrunden Partikelchen zusammengesetzt (B. KAYSER). Die pfropf-
artig der Hornhaut aufsitzende Masse läßt sich unter Umständen unschwer
herausheben. Das zurückbleibende flache Geschwürchen heilt dann schnell
ab. Die mikroskopische Untersuchung des Pfropfes deckt ein dichtes Gewirr von
Mycelfäden des Aspergillus auf, doch fehlt die strahlenförmige Anordnung,
die die Aktinomykose auszeichnet (Abb. 192). Die Ansiedlung kann aber auch
tiefer greifen. In einem solchen Falle (BOL. WICHERKIEWICZ) wurde der Eindruck eines flachen, mit starkem Gewebszerfall einhergehenden Ulcus corneae
erweckt.

Die Abb. 193 stellt ein durch Gegenfliegen eines Erdklumpens entstandenes Geschwür
dar. Man sieht die Hornhautmitte von gelblichweißen, homogenen Massen eingenommen,
die von einem radiär über den Hornhautrand übertretenden Kranz von Gefäßen eingerahmt
sind. Um den Limbus zieht eine schwere ciliare Injektion. Auch befindet sich an der Hornhauthinterfläche eine zähe Auflagerung innerhalb der vorderen Kammer. Die Abgrenzung

gegenüber der intakt gebliebenen Hornhaut geschieht mit zackiger, scharfer Linie. Die Oberfläche ist höckerig und springt etwas über das Niveau vor. WICHERKIEWICZ versuchte zunächst das Gebilde, das er für ein Aspergillus-Konkrement ansprach, herauszukratzen, doch haftete es sehr fest auf dem Hornhautgewebe. Erst die vorsichtige Abtragung mit dem GRAEFESchen Messer gelang, wenn auch nicht vollkommen. Allmählich stießen sich dann die Überbleibsel von selbst ab, doch war das Endergebnis ein dichtes Leukom.

In dem Falle von TH. LEBER glich das Aspergillusgeschwür vollständig einem gewöhnlichen Ulcus serpens. Es kam zur Querspaltung nach SAEMISCH, und erst die Untersuchung des an dem Messer hängen gebliebenen Gewebsrestes ergab den wahren Zusammenhang. R. CASTROVIEJO und F. MUÑOZ URRA sahen

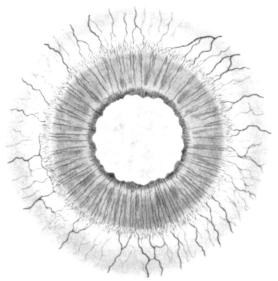

Abb. 193. Schimmelpilzerkrankung der Hornhaut. 23jährige Patientin. 3 Wochen zuvor Verletzung durch gegenfliegenden Erdklumpen. Von einem pericornealen Injektionsring ziehen radiär angeordnete Gefäße gegen die Mitte der Hornhaut, die von einer derben, gelblichweißen, homogenen Masse eingenommen ist. Die Masse ist durch eine zackige Linie abgegrenzt und hat eine das Niveau der Cornea überragende höckerige Oberfläche. Bröckel der Masse ließen sich entfernen.
(Nach BOL. WICHERKIEWICZ.)

im Anschluß an Aspergillose eine Hornhautperforation mit eigentümlich scharfen Rändern und nachfolgender Panophthalmitis.

Therapie. Wenn ein Herausheben des Pilzrasens oder eine Abkratzung nicht zum Ziele führt, bleibt nun der Ausweg, durch energische Kauterisation das Mycel zu zerstören.

Literatur.

Keratomykosis.

DE BERARDINIS: Ulcera corneale da Streptothrix. Ann. di oftalm. **33**, 18 (1904).
CASTROVIEJO, R. u. F. MUÑOZ URRA: Aspergillosis des Auges. Arch. de oftalm. **21**, 453 (1921). (Spanisch). Ref. Zbl. Ophthalm. **7**, 72.
DAVIDS, HERM.: Über Aktinomykose der Hornhaut. Klin. Mbl. Augenheilk. **67 II**, 69 (1921).
KAYSER, B.: Ein Beitrag zur Kenntnis der Keratomykosis aspergillina. Klin. Mbl. Augenheilk. **51 I**, 50 (1903).
LEBER, TH.: Keratomykosis aspergillina als Ursache von Hypopyonkeratitis. Graefes Arch. **25 II**, 285 (1879). — LÖWENSTEIN, ARNOLD: (a) Zur Bakteriologie des Hornhautgeschwürs. Klin. Mbl. Augenheilk. **48 II**, 185 (1910). (b) Zur Aktinomykose der Hornhaut. Klin. Mbl. Augenheilk. **52 I**, 859 (1914).

ZUR NEDDEN: Über Infektionen des Auges mit Streptotricheen. Klin. Mbl. Augenheilk. 45 I, 152 (1907).

WICHERKIEWICZ, BOL.: Über eine Schimmelpilzerkrankung der Hornhaut. Arch. Augenheilk. 40, 361 (1900).

3. Der Ringabsceß der Cornea.

Unter dem Einflusse hochgradig virulenter Eitererreger kommt in seltenen Fällen ein Bild zustande, das durch das Auftreten einer ringförmigen, eiterigen Infiltration im Parenchym der Hornhaut gekennzeichnet ist, die fast ausnahmslos von Panophthalmitis gefolgt wird. Es handelt sich also nicht etwa um ein in Ringform ausgebildetes schweres Ulcus corneae, sondern um eine Veränderung, die innerhalb der Hornhautlamellen um sich greift, während das Epithel anfänglich nur uneben und gequollen ist.

Pathogenese. Die Ursache bilden perforierende und nicht perforierende Wunden, sowie Infektionen auf metastatischem Wege. Warum die eiterige Einschmelzung des Hornhautparenchyms in Form eines in der Tiefe liegenden Ringes weiterschreitet, entzieht sich noch unserer Kenntnis. Die bakterielle Untersuchung hat ergeben, daß alle möglichen Arten der eine Eiterung hervorrufenden Keime im Spiele sein können (OTTO KUFFLER), so der Staphylococcus, Streptococcus, Pyocyaneus, Pneumococcus. Ferner ist auch ein sonst für avirulent geltender Heubacillus (HAPPE) und ein zur Proteus-Gruppe gehöriger Bacillus (VICTOR HANKE) nachgewiesen worden. Stets handelt es sich um Mikroorganismen mit einer außerordentlich gesteigerten Virulenz. Sonst wäre es kaum zu verstehen, daß 24, ja sogar 12 Stunden nach geschehener Verletzung der Ringabsceß auf der Höhe seiner Entwicklung angetroffen werden kann.

HANKE hat durch das Tierexperiment nachgewiesen, daß die in seinem Falle als Ursache festgestellte Proteus-Art sowohl bei Infektion einer künstlich gesetzten Hornhautwunde als auch bei einer solchen des Kammerwassers infolge der starken Virulenz einen typischen Ringabsceß mit nachfolgender Panophthalmitis erzeugte, dagegen bei Verwendung alter abgeschwächter Kulturen nur eine Hornhautinfiltration unter Hinterlassung einer dichten Narbe hervorrief. Wenn auch die Widerstandsfähigkeit des Organismus mit in Rechnung gezogen werden muß, so beobachtet man doch die unheilvolle Erkrankung auch bei jugendlichen, kräftigen Personen. Vielleicht wirken noch andere Bedingungen mit. So glaubt H. J. FLIERINGA, daß eine innere Scleralruptur, eine Iridooder Zyklodialyse mit im Spiele ist. Unter Umständen käme auch eine Ernährungsstörung der Cornea durch Blockade des Randschlingengefäßsystems in Frage. B. STÖLTING schiebt ebenfalls eine innere Scleralruptur in den Vordergrund, erklärt das Zustandekommen des Ringsabscesses aber durch ein hinzutretendes Hornhautödem infolge von Drucksteigerung.

Symptome. Die ersten Kennzeichen eines Ringabscesses richten sich darnach, welcher Art die Verletzung ist, die eine Einschleppung der Krankheitserreger veranlaßt, und — bei endogener Entstehung auf metastatischer Wege — wo der Ort des Eindringens zu suchen ist.

Als Beispiel seien zwei Möglichkeiten geschildert: die ab und zu vorkommende Entstehung eines Ringabscesses im Anschluß an den Lappenschnitt bei Staroperationen und diejenige infolge einer mehr zentral gelegenen Verletzung. Im ersten Fall pflegt sich die ringförmige Infiltration an die einsetzende ominöse Quellung und Gelbfärbung der Lappenwundränder anzuschließen, indem sich von den Schnittenden aus die tiefe Eiterung rings um die Cornea herum vorwärtsschiebt, während der infiltrierte Bezirk anfänglich viel kleiner ist, wenn eine zentrale Wunde den Ausgangspunkt abgibt. In kurzer Zeit kommt es freilich auch unter dieser Bedingung zur Ausdehnung des Prozesses auf die

Peripherie. Selbstverständlich befindet sich dabei der vordere Bulbusabschnitt im Zeichen einer schwersten Entzündung.

Anfänglich hat die ringförmige Zone im allgemeinen die Breite von 1—3 mm. Ihre Grenzen sind unscharf, nach der Mitte zu manchmal weniger als nach dem Limbus zu (Abb. 194). Da mit der in der Tiefe sich entwickelnden Eiterung eine Aufquellung der Grundsubstanz verbunden ist, wird die Hornhautoberfläche über dem Ringe emporgehoben, indem das Epithel uneben wird und sich in Fetzen ablöst. Diesen Vorgang leitet in der Regel die Abstoßung der ganzen Cornea ein, doch kommt auch manchmal eine Panophthalmitis so schnell zustande, daß sie den Hornhautprozeß überholt, bevor er voll entwickelt ist.

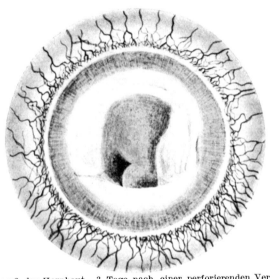

Abb. 194. Ringabsceß der Hornhaut. 3 Tage nach einer perforierenden Verletzung, unten links, in der Nähe des Limbus. Die Trübung der Cornea und die Ansammlung eines eiterigen Exsudates in der Kammer verhindern den Einblick auf die Iris.

Nie fehlt eine Mitbeteiligung der Iris in Gestalt einer Iritis purulenta mit Auftreten eines eiterig-fibrinösen Exsudates in der Vorderkammer. In denjenigen Fällen, die eine perforierende Verletzung außerhalb des Hornhautbereichs oder die Metastasierung eines septischen, anderswo primär entwickelten Prozesses zum Ausgangspunkte haben, kommt es zunächst zur eiterigen Infektion der Regenbogenhaut und durch Eindringen der Erreger in die Hornhautrückfläche erst sekundär zum Ringabsceß (E. FUCHS). — Somit kann der Einbruch der Eitererreger sowohl von einer Hornhautwunde, als auch von einer Uveitis purulenta aus, und dann von rückwärts her erfolgen.

Nur ganz selten kommt die einmal im Gange befindliche Abscedierung zum Stillstande, indem sie mit Hinterlassung von mehr oder weniger dichten und ausgedehnten Trübungen ausheilt (E. FUCHS, HAPPE). Die Affektion geht wohl auch ab und zu in das Bild eines schweren Ulcus corneae über, nachdem sich die oberflächlichen Gewebsteile abgestoßen haben. Jedoch bildet gewöhnlich das Auftreten der ersten Anzeichen eines Ringabscesses die Einleitung einer Einschmelzung der Hornhaut und einer Vereiterung des gesamten Augeninhalts.

Pathologische Anatomie. Die *Grundlage* des klinisch als gelbliche ringförmige Einlagerung in die Hornhautsubstanz erscheinenden Prozesses wird durch eine örtlich abgegrenzte Gewebsnekrose gebildet, die von dichten

Schwärmen von Wanderzellen umgeben wird, ohne daß diese in die abgestorbene Zone einzudringen vermögen. Somit haben wir einen ähnlichen Vorgang vor uns, wie wir ihn an der Hornhautoberfläche in dem Ulcus corneae serpens kennen. Augenscheinlich bringen die Stoffwechselprodukte der in die Hornhaut gelangten Keime das Gewebe auf chemischem Wege zum Zerfall und üben dabei gleichzeitig eine anziehende Kraft auf Leukocyten aus, die an die gefährdete Stelle herangelockt werden (LEBERS Chemotaxis s. S. 262). Je nach dem Virulenzgrad der Bakterien überwiegt das die Gewebe abtötende Moment über die Abwehr durch die Leukocyteninfiltration. Die Wanderzellenzüge entstammen dem Randschlingengefäßnetz und auch dem Gefäßgebiet des Corpus ciliare. Dementsprechend macht sich

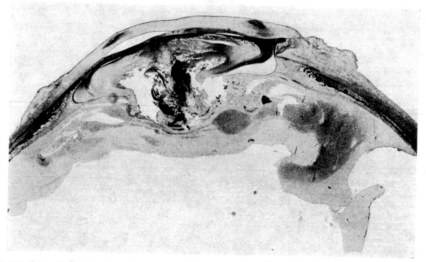

Abb. 195. Ringabsceß der Hornhaut bei perforierender Verletzung. In der Cornea sind in Gestalt von Zellanhäufungen die beiden Stellen sichtbar, an denen der Schnitt den Ringabsceß getroffen hat. Die im Präparate rechts liegende Hornhautinfiltration zeigt, daß außer der zelligen Durchsetzung der vorderen Lamellen sich eine ebensolche in den tiefen Schichten entwickelt. Der Schnitt läßt außerdem eine eiterig zerfallende Cataracta traumatica und die beginnende Panophthalmitis (Glaskörpereiterung usw.) erkennen. (Aus E. v. HIPPEL: Pathologische Anatomie der Cornea. Handbuch der speziellen pathologischen Anatomie und Histologie, Bd. 11/1.)

im mikroskopischen Präparate hin und wieder eine Anordnung des Leukocytenwalls in einer oberflächlicheren und einer tieferen Schicht geltend (Abb. 195). Geht die Infektion von der Seite der Vorderkammer aus, so erblicken wir die hinteren Hornhautlamellen im Zustande der Nekrose, während die vorderen dicht von Leukocyten infiltriert sind. Wir sehen dann das Beispiel eines sich entwickelnden Ulcus corneae internum. Zumeist jedoch erstreckt sich die nekrotisierende Wirkung der Bakterientoxine durch die ganze Dicke der Hornhaut hindurch, so daß nur ein schmaler Randbezirk lebensfähig bleibt. In derartigen Fällen kann sich daher manchmal die Hornhaut fast in der ganzen Ausdehnung als eine krümelig zerfallende Scheibe aus ihrer Verbindung mit der Lederhaut herauslösen.

Differentialdiagnose. Die Abgrenzung gegenüber anderen, ebenfalls in Ringform zur Ausbildung gelangenden Hornhauterkrankungen ist nicht schwer. Die *Keratitis anularis* als Abart der Keratitis parenchymatosa (s. S. 311) kommt kaum in Frage; denn sie verläuft durchaus chronisch und zeitigt nur eine ringförmige, milchiggraue, mehr oder weniger zarte Infiltration im Hornhautparenchym, die in vielen Fällen außerdem von tiefen Gefäßen versorgt wird. Hingegen erfordert es mehr Aufmerksamkeit, wenn es gilt, schwere Fälle der Keratitis disciformis (s. S. 293) vom Ringabsceß zu trennen; denn diese Erkrankungen trägt ja wegen der oft eitergelben Farbe auch den Namen „Abscessus siccus corneae". Indessen handelt es sich auch bei diesem Leiden um einen durchaus chronischen Verlauf, dem die Kennzeichen einer heftigen Entzündung geradezu in oft kennzeichnender Weise fehlen. Die scheibenförmige Hornhauttrübung kann zwar auch in Gestalt eines infiltrierten Ringes auftreten; aber diese ändert sich von einem Tag zum andern niemals, wie dies bei dem stürmischen Charakter des Ringabscesses stets der Fall ist. Vom Ulcus corneae serpens unterscheidet sich der Prozeß durch seine Entstehung in der Tiefe mit erst nachfolgender Nekrotisierung der Oberfläche.

Die Prognose ist schlecht. Selbst, wenn der Ausgang in Panophthalmie vermieden wird, schließt sich an die ringförmige Infiltration eine dichte Hornhauttrübung an.

Therapie. Bei der schnellen Entwicklung des Krankheitsbildes und dem rasch einsetzenden Gewebszerfall kommt die ärztliche Fürsorge meist zu spät. In denjenigen Fällen aber, die mit einer gewissen Heilung endigen, kann die Behandlung nur symptomatisch sein. Milchinjektionen (parenterale Eiweißtherapie) sind zu empfehlen.

Literatur.

Ringabsceß der Hornhaut.

Flieringa H. J.: Der Ringabsceß der Hornhaut. Klin. Mbl. Augenheilk. **69**, 241 (1922). — Fuchs, Ernst: Über Ringabsceß der Hornhaut. Graefes Arch. **56**, 1 (1903).
Hanke, Victor: Ein bisher unbekannter Bacillus, der Erreger des typischen Ringabscesses der Cornea. Z. Augenheilk. **10**, 373 (1903). — Happe: Über den Ringabsceß der Cornea. Ophthalm. Ges. Heidelberg **1907**, 343.
Kuffler, Otto: Zur Frage der Glaskörperinfektion und des Ringabscesses. Graefes Arch. **78**, 226 (1911).
Stölting, B.: Über die innere Scleralruptur nebst Bemerkungen über den Ringabsceß. Klin. Mbl. Augenheilk. **51 I**, 5 (1913).

4. Die Gruppe der herpetischen Hornhauterkrankungen.

Der Herpes corneae galt früher ebensowohl in seiner Erscheinungsform als „Herpes febrilis" wie auch als „Herpes zoster" für eine allein auf nervösen Einflüssen beruhende Erkrankung, weil die befallenen Gebiete eine Minderung oder sogar ein völliges Fehlen der Empfindlichkeit der Hornhautoberfläche aufweisen.

Ätiologie. Dieser Lehre von der trophoneurotischen Natur des Leidens hat die 1912 von Wilhelm Grüter gemachte, aber erst 1920 veröffentlichte Entdeckung ein Ende bereitet. Er erkannte, daß die Eruptionen einen *infektiösen Stoff* enthalten, dessen Weiterverimpfung auf der Kaninchenhornhaut einen gleichen Prozeß hervorruft, wie ihn die menschliche Cornea zeigt. Damit begann die Aera der Herpes-Virus-Forschung, die weit über die Grenzen der Augenheilkunde hinaus Bedeutung gewonnen hat.

Es war Grüter aufgefallen, daß die Übertragung von verdünntem Vaccinematerial auf die Kaninchenhornhaut ein Krankheitsbild erzeugt, welches der Keratitis dendritica bzw. dem Herpes corneae des Menschen auffallend ähnlich ist. Diese Beobachtung brachte ihn auf den Gedanken, daß jene Erkrankung ebenfalls auf der Anwesenheit eines noch unbekannten Virus beruhe. Als er das mit dem Lanzenmesser vom Krankheitsherde abgeschabte Material durch zwei parallel auf die Kaninchenhornhaut gezogene oberflächliche Ritzwunden zum Haften brachte, sah er 15—20 Stunden später an der Impfstelle, die sich inzwischen wieder überhäutet hatte, das Aufschießen allerfeinster grauer Pünktchen, die sich mit Fluorescin färben ließen. Aus diesen perlschnurartig aneinander gereihten kleinen Infiltraten entwickelten sich dünne, in das gesunde Gewebe vorgetriebene Sprossen, und diese charakteristische Verästelung des Prozesses nahm in den nächsten Tagen noch zu, indem gleichzeitig die Sensibilität der Cornea herabgesetzt wurde. Am 7.—8. Tage erreichte der Prozeß auf der Kaninchenhornhaut den Höhepunkt, um dann schnell unter Hinterlassung einer diffusen Narbe abzuheilen. Es zeigte sich, daß bereits am 2. Tage, wenn die Impfpünktchen eben aufgeschossen waren, das Virus weiter übertragen werden kann, daß das Optimum für die Abimpfung am 3. bis 4. Tage liegt und vom 6. Erkrankungstage an die Materialentnahme kein Ergebnis mehr gewährleistet. Das unbekannte Virus hält sich bei 36⁰ aufbewahrt 5 Stunden lang lebensfähig und stirbt bei Zimmertemperatur bereits nach 4 Stunden ab. Ebenso verhält sich der Ausgang des Impfversuchs negativ, wenn man das Material unter 8⁰ abkühlt oder eine halbe Stunde lang auf 56⁰ erhitzt.

Diese der ersten Veröffentlichung GRÜTERs entnommene Schilderung muß an die Spitze der Betrachtung des klinischen Bildes der Herpeserkrankung der Hornhaut gestellt werden; denn das Tierexperiment zeigt uns den Prozeß in voller Reinheit, während bei der menschlichen Keratitis sehr leicht Mischinfektionen unterlaufen.

Die weitere Beschäftigung mit der Frage hat dann ergeben, daß die Hautblasen des Herpes labialis ebenfalls das Virus enthalten und daß dieses noch in einer Verdünnung von 1 : 1000 wirksam ist (A. LÖWENSTEIN). Wird das Impfmaterial in die Kaninchenvorderkammer eingebracht, so wird eine schwere Iritis hervorgerufen, die ein graugelbliches Exsudat liefert und vom 8. Tage ab unter Zurücklassung von fleckigen Depigmentationen des Gewebes abheilt. Ferner ist durch zahlreiche Untersuchungen klargestellt worden, daß das Herpesvirus zwei verschiedene Wirkungsweisen offenbart. Einerseits erzeugt es die als Herpesbläschen schon längst bekannten Eruptionen auf der Haut (bzw. Hornhaut). Dieser *dermatropen* steht aber eine *neurotrope* Eigenschaft gegenüber, die sich vor allem im Tierversuch dadurch äußert, daß bei Einbringen des Materials in die Hornhaut neben lokalen Prozessen cerebrale Erscheinungen auftreten können. Je nach der Qualität des zur Verimpfung gelangenden Virus erkrankt eine größere oder geringere Anzahl der Kaninchen an Symptomen seitens des Zentralnervensystems, die unter Umständen zum Tod führen. Will man die neurotrope Komponente der Viruswirkung steigern, so braucht man es nur in das Kaninchengehirn einzuimpfen, um ein Material zu gewinnen, das mit Sicherheit auch bei Applikation an der Hornhaut schwerste Gehirnerkrankungen hervorruft. Eine längere Erwärmung oder sonstige gewollte Schädigung der Virulenz führt dieses neurotrope Impfmaterial wieder in den Zustand zurück, daß die Dermatropie zur Geltung kommt. Die außerordentlich interessanten, aber auch sehr komplizierten Forschungsergebnisse hat R. DOERR (1925) in einem Übersichtsreferat zusammengestellt, auf das hier verwiesen sei.

Nach den jüngsten Versuchsergebnissen GRÜTERs gewinnt es den Anschein, als wenn die Pathogenese des Herpes zoster des Menschen auf der Wirkung des neurotropen Virus beruht. Wir werden in den folgenden Zeilen den Herpes febrilis mit der modernen Bezeichnung *Herpes simplex* benennen und in Gegensatz zum *Herpes zoster* stellen.

Mit dem Herpes corneae simplex (Herpes corneae febrilis, Keratitis dendritica) und dem Herpes zoster corneae ist jedoch die Vielgestaltigkeit der Infektion mit Herpesvirus noch nicht erschöpft, sondern wir müssen noch die *Keratitis disciformis, gewisse Fälle der rezidivierenden Hornhauterosion, der Keratitis bullosa und der Keratitis filiformis, sowie auch der Keratitis superficialis punctata* und der *Keratitis profunda,* ja wohl noch so manche andere Beobachtung, die in der Literatur als Keratitis neuroparalytica geschildert worden ist, in die Gruppe der herpetischen Hornhautleiden einschließen. Seitens der Hauterkrankungen tritt noch die *Impetigo contagiosa* hinzu. Auch sei darauf hingewiesen, daß

A. v. Szily mittels der Methode des Einimpfens des Virus in eine Ciliarkörpertasche bei Kaninchen eine endokulare Erkrankung des anderen Auges erzielen
konnte, die neue Wege zur Auffassung der Pathogenese der sympathischen
Ophthalmie erschlossen hat (s. Beitr. Reis in diesem Bande).

Bei den vorstehend genannten Hornhauterkrankungen wäre es jedoch falsch,
wollte man nun alle vorkommenden Fälle von Keratitis superficialis punctata
usw. für herpetischen Ursprungs erklären; denn wir wissen z. B., daß gerade
die Keratitis superficialis punctata (S. 23) bei anderen Augeninfektionen
(Badconjunctivitis S. 58) anzutreffen ist und somit ein klinisches Bild ver-
schiedenartiger Ätiologie darstellt. Dasselbe gilt vom Symptomenkomplex
der Fädchenkeratitis (Keratitis filiformis), und ein Blick auf die Lehre vom
Glaukom beweist die Vielgestaltigkeit der Keratitis bullosa. *Vornehmlich in bezug
auf den Herpes corneae in seinen zahlreichen Erscheinungsmöglichkeiten ist somit
die Notwendigkeit geboten, daß wir uns von der bequemen, aber falschen Vorstellung
frei machen, als ob jede klinische Veränderung, die einen besonderen Namen trägt,
deswegen auch eine besondere, stets gleichbleibende Ursache hätte.* Erst der Zusatz
der Ätiologie, z. B. Keratitis superficialis punctata herpetica, kennzeichnet die
Diagnose erschöpfend.

Pathogenese. Bevor wir auf die Einzelheiten der verschiedenen klinischen
Bilder eingehen, müssen wir uns noch darüber klar werden, wie das Herpesvirus
auf die Hornhaut und eventuell ins Auge gelangt. Es gibt Personen, welche
häufig an Herpes labialis leiden und die auch im krankheitsfreien Stadium das
Contagium in dem Sekret der Bindehaut beherbergen. Solche *Virusträger* haben
Grüter, Archimede Busacca u. a. einwandsfrei festgestellt. Überhaupt scheinen
die Erreger primär auf den Schleimhäuten, besonders denen der Atmungswege, zu sitzen, von wo sie wohl erst sekundär ins Auge verschleppt werden.
Wenn man aus den Ergebnissen des Tierversuchs für die menschliche Pathologie
verwendbare Schlüsse ableiten kann, so muß zugegeben werden, daß das Virus
dank seiner spezifisch nekrotisierenden Wirkung die Fähigkeit hat, auch durch
das unverletzte Hornhautepithel hindurchzuwandern und sich im Augeninneren
weiter zu verbreiten. Seine Kleinheit erlaubt ihm auch die gebräuchlichen
Filter zu passieren, und es steht in dieser Beziehung dem filtrierbaren frischen
Lyssavirus nahe, das ebenfalls unter besonderer Bevorzugung der Nervenbahnen
weiter eindringt. Eine erhöhte vasomotorische Reizbarkeit steigert die Erkrankungsbereitschaft für Herpes corneae, und damit stimmt überein, daß der
schon ausgebrochene Herpes in Zeiten nervöser Erregung eine Zunahme zeigt
(M. Kraupa-Runk). Nicht weniger bemerkenswert ist die Erfahrung, daß
Kongestionen anläßlich von Menstruationsstörungen zur Zeit der Menopause
Rezidive erzeugen (O. Stuelp). Henning Rönne spricht direkt von einem
Herpes menstrualis.

Es ist aber selbstverständlich, daß das Fußfassen der im Conjunctivalsack
vorkommenden Herpeserreger durch eine, wenn auch *leichte Läsion der Epitheldecke* wesentlich *begünstigt* wird. Peters hatte schon vor dem Bekanntwerden
der infektiösen Natur auf den Zusammenhang zwischen Herpes corneae und
Traumen hingewiesen. Zwar wurde seine Ansicht seinerzeit von F. Gamper
bestritten, doch vertritt auch Grüter den Standpunkt, daß *eine Verletzung
für den Herpes corneae* dieselbe Rolle spielt wie für das *Ulcus corneae serpens*.
Für die Regelung von Unfallschäden ist diese Feststellung von größter Bedeutung.

a) Der Herpes corneae simplex.
(Herpes febrilis, catarrhalis; Keratitis dendritica.)

Horner hat 1871 darauf aufmerksam gemacht, daß auf der Hornhautoberfläche eine *Bläscheneruption* vorkommt, die als ein Seitenstück zum Lippen-

Herpes anzusehen ist, insofern sie sich wie dieser häufig an katarrhalische, fieberhafte Erkrankungen der Atmungsorgane anschließt. Es fiel ihm dabei auf, daß dieser „Herpes febrilis corneae", wie er die Hornhautaffektion nannte, eine Störung der Empfindlichkeit der Oberfläche hervorruft. Diese Beobachtung können wir heute dahin ergänzen, daß die Beeinflussung der sensiblen Hornhautnerven sich nach zwei Richtungen hin äußern kann, da alle Übergänge von Verminderung bis zur Aufhebung der Empfindlichkeit auf der einen Seite und eine übermäßige Reizung bis zu schweren Neuralgien auf der anderen Seite vorkommen. Für solche Fälle wurde die Bezeichnung „Keratitis neuralgica vesiculosa" geprägt.

Es wäre jedoch falsch, wollte man nur diejenigen Fälle als Herpes corneae simplex gelten lassen, die eine wirkliche Bläschenbildung darbieten; vielmehr ist das Krankheitsbild ein äußerst vielgestaltiges. Meist sind es Erwachsene, die befallen werden, doch werden Kinder nicht verschont.

PFLIMLIN hat auf Grund der verfeinerten Messung der Hornhautsensibilität (mittels der VON FREYSCHEN Reizhaare) 3 verschiedene Formen des Herpes corneae klinisch getrennt. Bei dem einer fieberhaften Erkrankung folgenden *Herpes febrilis* ist die Sensibilität der nicht ergriffenen Hornhautpartien nur unwesentlich herabgesetzt, die des gesunden Auges normal. In den Fällen von *Herpes constitutionalis* wurde die Empfindlichkeit der Hornhaut des normalen Auges und der nicht befallenen Teile der kranken Cornea gleichstark herabgesetzt gefunden (s. auch S. 203). Es liegt hier infolge der konstitutionellen Hypästhesie eine „Herpesbereitschaft" vor. Der *Herpes traumaticus* endlich zeigt bei Fehlen einer fieberhaften Erkrankung annähernd dieselben Sensibilitätsverhältnisse wie der Herpes febrilis. An der Spaltlampe sind die 3 Gruppen nicht zu trennen.

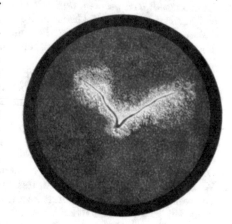

Abb. 196. Frischer Herpes simplex corneae. (Spaltlampenbild.)

Symptome. Die Abb. 196 zeigt einen eben beginnenden Herpes, wie ich ihn am Tage nach einem geringfügigen Hornhauttrauma durch Kalkkörnchen an der Spaltlampe feststellen konnte. Wir sehen zwei im Winkel zu einander verlaufende Sprünge im Epithel, die von einer Wolke feinster weißer Pünktchen eingerahmt werden, die wieder von einem hauchartig getrübten Hof umgeben ist. Innerhalb der ergriffenen Zone bestand völlige Anästhesie. Das hinderte jedoch nicht, daß der Patient über heftige Neuralgien klagte. Abschabung des Epithels und Betupfen der Stelle mit Jodtinktur brachten den Prozeß sofort zum Stillstand und Erlöschen. Was hier entlang der kleinen Rißwunde sich abspielte, kann auch in zerstreuter Herdform über größere Abschnitte der Hornhaut verbreitet beobachtet werden; dann entsteht das Bild der *herpetischen Keratitis superficialis punctata*. Es ist dadurch gekennzeichnet, daß eine große Zahl mit unbewaffnetem Auge kaum sichtbarer kleiner Pünktchen unmittelbar in der Hornhautoberfläche auftaucht, die an der Spaltlampe als Häufchen zartester heller Fleckchen erscheinen und in eine hauchige Trübung des benachbarten Gebietes eingebettet sind (s. auch das Kapitel über Keratitis superficialis punctata S. 23). In anderen Fällen wiederum treten spontan Risse im Epithel (Abb. 197) auf, die oft von kleinen grauweißen Infiltrationen besetzt sind, so daß

der Eindruck eines Ästchens mit Knospen hervorgerufen wird (Abb. 198).
Solche Formen gehen unter der Diagnose *Keratitis dendritica.* Färbt man die

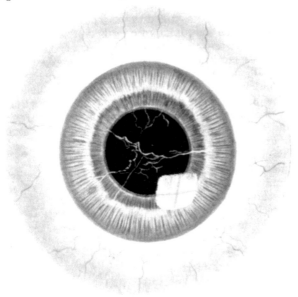

Abb. 197. Herpes corneae simplex in Form feinster Risse im Epithel.
Aus diesem Frühstadium kann sich die typische „Keratitis dendritica" (Abb. 198) entwickeln.

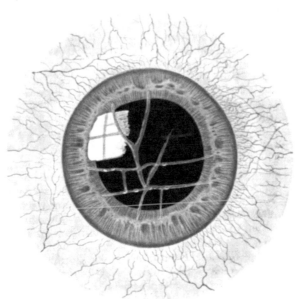

Abb. 198. Herpes corneae simplex in Form der Keratitis dendritica.
Strichförmige, sich überkreuzende Trübungen tragen kleine Anschwellungen wie Baumäste mit Knospen.

Hornhautoberfläche mit Fluorescin, so werden sowohl in den Punkten als auch in
den rißförmigen Linien kleine Strecken sichtbar, die grüngelb aufleuchten. Allen

diesen Formen der Auswirkung der Herpesinfektion ist ein Merkmal gemeinsam: das auffallende lockere Haften des Epithels auf der BOWMANschen Membran. Wir erkennen es daraus, daß beim Versuche, das Epithel abzuschaben, größere Fetzen sich ablösen und auch ohne unser Zutun ausgedehnte Bezirke der Deckschicht sich abstoßen. Sie drehen sich dann gern zu Fäden zusammen, so daß einzelne grauweiße feinlinige Zotten von der Hornhautoberfläche herabhängen. CARL v. HESS hat den Zusammenhang dieser sogenannten *Fädchenkeratitis (Keratitis filiformis)* (s. S. 210) mit herpetischen Eruptionen klargestellt, doch sei darauf hingewiesen, daß auch diese Veränderung nicht ausschließlich einen Herpes zur Ursache hat. Eine andere Folge der Einwirkung des Herpesvirus ist ganz von der leichten Ablösbarkeit des Epithels beherrscht. Es ist die „*rezidivierende Hornhauterosion*" und die „*Disjunktion des Epithels*", beides Krankheitsbilder, die in gleicher Weise unter durchaus verschiedenen ursächlichen Momenten entstehen können. Ebenso ist sämt-lichen Erscheinungsweisen des Her-pes simplex die schon oben erwähnte Störung der Sensibilität im Sinne einer Herabsetzung oder Erhöhung eigen.

In den meisten Fällen bleibt es indessen nicht bei den geschilderten, nur an das Epithel gebundenen Ver-änderungen, sondern es kommt zu Prozessen, die mehr in die Tiefe greifen und Substanzverluste setzen (Abb. 199). Schon das Platzen der kleinen Bläschen bei der Keratitis dendritica und die Erosionen bereiten diese bedenklichen Folgezustände vor. Es entstehen nämlich mit der Zeit *kleine grauliche Geschwürchen*, die dadurch nicht selten die Dia-gnose auf herpetische Ulcerationen hinlenken, daß sie dem befallenen Hornhautbezirke ein eigentümliches *landkartenähnliches* Aussehen ver-

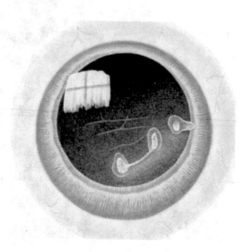

Abb. 199. Herpes corneae simplex (Keratitis den-dritica) im Anschluß an eine 14 Tage zurück-liegende leichte Verletzung der Oberfläche. Auf Abschabung und Betupfen mit Jodtinktur trat Heilung ein. Man sieht drei flache Geschwürchen mit weißlichem Zentrum, zwei davon durch einen Sprung im Epithel miteinander verbunden, darüber liegen ganz zarte Risse und Striche im Epithel.

leihen. Bei auffallend geringem Reizzustande bilden sich flache, von Tag zu Tag in Ausdehnung und Begrenzung wechselnde, leicht grau geränderte und hin und wieder in Epithelsprünge auslaufende Defekte, deren Vielgestaltig-keit man am besten beobachten kann, wenn man nach v. REUSS eine Doppelfärbung mit Fluorescin und $0{,}1\%$igem Methylenblau anwendet (Abb. 200). Auf diese Art werden die vom Epithel entblößten Stellen intensiv blau, ihre Umgebung mit nur gelockertem Epithel gelbgrün dargestellt. Treffend hat v. REUSS die so zutagetretenden Konturen mit den Formen von Hirschgeweihen oder Edelkorallen verglichen. Hin und wieder kommt es dabei zu iritischer Reizung. Es gibt auch einen als „Herpes iridis" bezeichneten Krankheitsbegriff (s. Bd. 5 dieses Handbuches, S. 74).

Sobald Epitheldefekte sich einstellen, kann selbstverständlich bei Gelegen-heit auch eine sekundäre Infektion der Hornhaut mit Pneumokokken oder anderen Erregern zustande kommen und eine Iritis mit Hypopyon sich einstellen, ein Symptomenkomplex, welcher dem *echten* Herpes corneae simplex indessen fremd ist.

Andererseits steht fest, daß die *Keratitis disciformis* (s. S. 293), die Bildung einer dichten scheibenförmigen Trübung in den tiefen Hornhautschichten, wenn vielleicht auch nicht ausschließlich, dadurch zustandekommt, daß das Herpesvirus Eingang in das Hornhautparenchym gewinnt, und daß ein Herpes corneae simplex der Vorläufer dieser Erkrankung sein kann. Eine auf endogenem Wege entstandene „herpetiforme Erkrankung der Hornhautrückfläche" (Herpes corneae posterior) in Form von Bläschen des Endothels beschreibt Walter F. Schnyder.

Der Verlauf der Erkrankung gestaltet sich im allgemeinen recht schleppend, weil fortgesetzte Rückfälle mit Anläufen zu Besserung abwechseln. Immer von neuem werden die Patienten von Tränen, Neuralgien im Trigeminusgebiete und Sehstörung geplagt, und nicht selten beschränkt sich das Gefühl des Krankseins nicht aufs Auge, sondern es ergreift den gesamten Körper. Die Kranken klagen

Fall I.

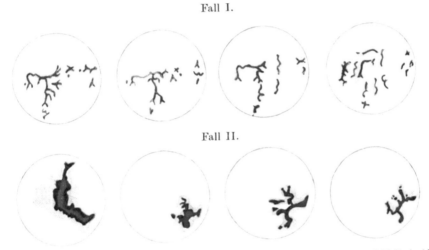

Fall II.

Abb. 200. Zwei Fälle von Herpes corneae simplex in Intervallen, mit Fluorescin und Methylenblau gefärbt. (Nach v. Reuss.)

häufig über einen Druck im Kopfe und ein Gefühl der Mattigkeit. Vielleicht sind diese Zustände die Folge der neurotropen Wirkung des Virus, wenn auch in abgeschwächter Form. So hängt hiermit wohl die Feststellung von L. Heine zusammen, daß die mit „neurotischen" Hornhautleiden behafteten Patienten oft einen hohen Lumbaldruck zeigen. Eine wirkliche Encephalitis, wie sie die mit dem „stärkeren Virus" an der Hornhaut geimpften Kaninchen darbieten, ist jedoch beim Menschen mit Sicherheit nicht beobachtet worden. Als Spätfolge eines schweren Herpes corneae hat Ernst Kraupa Leistenbildungen an der Descemetschen Haut angetroffen (s. Abb. 139, S. 213).

Pathologische Anatomie. Die Grundlage des Herpes simplex ist in einer Nekrotisierung des Epithels und der angrenzenden Bowmanschen Membran, sowie auch der dem Epitheldefekt benachbarten oberflächlichen Hornhautlamellen zu erblicken. Am Epithel macht sich vor allem eine Durchsetzung der tieferen Schichten mit Vakuolen und, soweit es in der Gegend der Infektion erhalten ist, eine auffallende Aufblähung der basalen Zellen geltend, daneben eine Aufsplitterung der vorderen Grenzhaut (A. Berger). Hierin dürfte die Ursache für die lockere Verbindung des Epithels mit der Unterlage zu erblicken sein, die für den von Herpes simplex befallenen Bezirk typisch ist. Die übrigen Veränderungen, wie zellige Infiltration des Parenchyms usw. sind nicht charakteristisch.

Differentialdiagnose. Bei der Vielgestaltigkeit des Bildes, unter dem der Herpes simplex auf der Hornhautoberfläche auftreten kann, ist die Diagnose nicht immer einfach. Allerdings hat uns auch hier die Erkenntnis der infektiösen Natur des Leidens gefördert; aber die Unmöglichkeit, das Virus im Abstrich oder kulturell nachzuweisen, verhindert in vielen Fällen eine sichere Feststellung. Man wird im allgemeinen leichter zur Diagnose kommen, wenn man darauf achtet, ob Anzeichen eines noch bestehenden oder kurz vorher abgelaufenen Herpes labialis vorhanden sind. Auch die Nachforschung nach einer vorangegangenen fieberhaften Erkrankung der Atmungswege ist von Wert. Am Auge selbst bringt die Untersuchung mit der Spaltlampe wohl am besten die gewünschte Aufklärung; denn die Zusammensetzung der grauen Stellen aus einer Unmasse kleinster Pünktchen ist eigentümlich. Hinzu kommt die Störung in der Sensibilität, am Orte der Läsion meist im Sinne einer Minderung, am Gesamtauge als Neuralgie. Auch der torpide Verlauf und das wechselvolle Aussehen der Defekte ist zu beachten. Trotzdem ist hervorzuheben, daß mit wenigen Ausnahmen fast alle beim Herpes corneae simplex vorkommenden Veränderungen auch eine andere Ätiologie haben können. Deshalb sind die Keratitis superficialis punctata (S. 23), Keratitis filiformis (S. 393), sowie die rezidivierende Erosion des Epithels (S. 389) noch in besonderen Kapiteln von symptomatischem Gesichtspunkte aus geschildert.

Therapie. Die Lehre vom Herpesvirus ist unbestreitbar für die Behandlung von großem Nutzen geworden; denn der fragliche Erreger sitzt beim reinen Herpes simplex oberflächlich, ist anscheinend sehr empfindlich und leicht abzutöten. Je frischer die Erkrankung, desto sicherer ist der Erfolg der Therapie. Nach unseren Erfahrungen genügt es in unkomplizierten Fällen unter Cocainanästhesie die befallene Stelle und ihre Nachbarschaft mit einem Schaberchen abzukratzen, wobei das lockere Haften des Epithels sehr mithilft. Die von der Deckschicht entblößte Partie wird dann mit einem Wattebäuschchen, das um einen Glasstab gewickelt und in Jodtinktur getaucht ist, behutsam betupft, wobei sich der Defekt tiefbraun, das intakte Epithel am Rande heller färbt. In leichten Fällen genügt wohl auch die Jodierung allein ohne vorausgeschicktes Abschaben der Epitheldecke. Man legt hierauf einen Verband an, streicht aber vorher zum Vermeiden unnützen Reibens eine dicke Schicht Borvaseline in die Lidspalte ein. Nach Aufhören der Cocainwirkung klagen die Patienten allerdings über ein heftiges Brennen; aber die Schmerzen lassen gemeinhin nach wenigen Stunden nach, und beim Verbandwechsel am nächsten Tage ist zumeist das Epithel wieder regeneriert und der Prozeß damit geheilt. Bei Rezidiven kann man das Tuschieren mit Jodtinktur wiederholen. Gegen die Schmerzen ist Aspirin empfehlenswert; beim Verdacht, daß die Geschwürchen einer Mischinfektion ihr Dasein verdanken, sah ich von parenteralen Milchinjektionen gute Erfolge.

Es ist jedoch zu beachten, daß auch nach völligem Abheilen der Eruption leicht ein locus minoris resistentiae bleibt, der zu erneutem Aufschießen von Herpes Anlaß geben kann.

b) Der Herpes zoster corneae et conjunctivae.

Während der Herpes simplex dadurch gekennzeichnet ist, daß die Hornhaut allein von der Affektion befallen wird, stellt sich der Herpes zoster insofern als etwas Verschiedenes dar, als es sich um eine Hauterkrankung im Bereiche einer Nervenverzweigung handelt, die auch die Cornea in Mitleidenschaft zieht. Nach HUTCHINSON soll beim Herpes zoster nur dann ein Übergreifen aufs Auge zu erwarten sein, wenn das Ausbreitungsgebiet des Nervus nasociliaris (Nasenrücken und -seite) mit in Frage kommt, dessen Radix longa zum

Ganglion ciliare geht und die langen Nervi ciliares mit beeinflußt, die zum Augapfel ziehen. Indessen sind es alle Ausläufer des 1. Astes des Trigeminus, die hier eine Rolle spielen.

Was nun die Frage anlangt, in welchem Verhältnis das Herpes-Virus zum Zoster überhaupt steht, so neigen einzelne Forscher zu der Ansicht, daß dieses

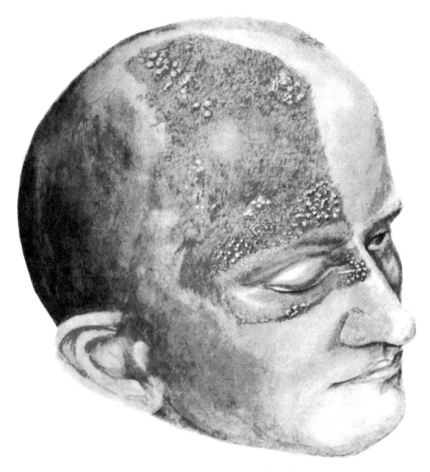

Abb. 201. Herpes zoster ophthalmicus.

nicht die Ursache ist, sondern das ihm verwandte Varicellenvirus die Hauptaffektion und damit auch das Hornhautleiden auslöst. Indesssen hat GRÜTER experimentell nachgewiesen, daß es mit dem Hirnmaterial geimpfter Kaninchen gelingt, typischen Herpes zoster beim Menschen hervorzurufen. Wenn daher unter Umständen das *Varicellenvirus* die Erkrankung auslösen kann, so muß doch auch dem Herpes simplex-Virus die gleiche Fähigkeit zuerkannt werden. Vielleicht spielen die Varicellen im kindlichen Alter, das Herpesvirus bei den Erwachsenen die Hauptrolle (GRÜTER).

Symptome. Das *Krankheitsbild des Herpes zoster ophthalmicus der Haut* ist folgendes: Dem Ausbruch des Leidens gehen heftige neuralgische Schmerzen im Ausbreitungsgebiet des 1. Astes des Trigeminus voraus, die nur selten vermißt werden und manchmal mit leichten Temperatursteigerungen verbunden sind. Dieses Vorstadium ist recht verschieden lang. Es schwankt zwischen wenigen Stunden und mehreren Wochen. Bevor es zur eigentlichen Bläscheneruption kommt, entwickelt sich eine Rötung und Schwellung der Haut der Lider und der Stirn, die zur Bildung kleiner, flacher, rötlicher Infiltrate führt. In einigen Fällen können diese sich nach kurzer Zeit unter Abschilferung wieder aufsaugen, doch entstehen aus ihnen zumeist Bläschen, die von einem geröteten Hof umgeben sind, zunächst einen wasserhellen Inhalt haben, aber bald eine trübe und eiterige Flüssigkeit beherbergen. In 2—3 Tagen trocknen sie zu bräunlichen Krusten ein, die sich abstoßen und eine granulierende Fläche oder braune Flecken hinterlassen. Fließen die Eruptionen zu größeren Blasen zusammen, dann kommt das Krankheitsbild des Herpes zoster bullosus

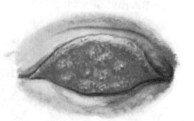

Abb. 202. Beteiligung der Conjunctiva tarsi sup. bei Herpes zoster ophthalmicus. Derselbe Fall wie Abb. 201. Auf gerötetem Grunde sind eine Anzahl Pusteln ähnlich denen der äußeren Haut aufgeschossen.

zustande. Wenn sich dem Bläscheninhalt Blut beimischt, färben sich die Borken schwarzbraun. Vielfach bleiben an der Stelle der ehemaligen Eruptionen

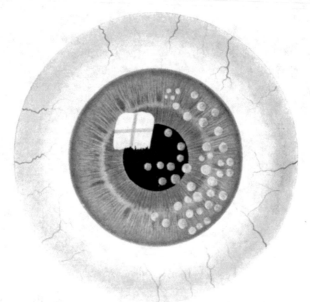

Abb. 203. Herpesherdchen der Cornea als Begleiterscheinung eines Herpes zoster ophthalmicus. (Nach LESLIE PATON.)

eingesenkte Narben in der Haut zurück. In typischen Fällen schneidet die Herpes zoster - Eruption scharf mit der vertikalen Mittellinie der Stirn ab (s. Abb. 201); denn doppelseitige Zostererkrankungen sind außerordentlich selten. Da auch die Bindehaut in den Bereich des vom 1. Trigeminusast versorgten Hautteils gehört, kann sie gleichzeitig mit der Hornhaut oder auch isoliert erkranken oder trotz Beteiligung der Cornea verschont bleiben (Abb. 202).

Die Eruptionen des *Herpes zoster der Hornhaut* gleichen im wesentlichen denjenigen beim Herpes simplex, doch soll es häufiger auch zu parenchymatösen Trübungen kommen, die sich ohne vorangegangene Oberflächenerkrankung bilden. Abb. 203 zeigt eine Gruppierung der Eruptionen bei Herpes zoster, die die eine Hälfte der Hornhautoberfläche bedeckt. In seinem Sammelreferat erwähnt W. GILBERT einige solcher bekannt gewordenen Fälle, setzt aber hinzu, daß sie überhaupt keine große Seltenheit darstellen. Untersucht man die Iris mit der Spaltlampe, so ergibt sich auffallend häufig eine Mitbeteiligung, die sich in dem Auftreten von feinen Präcipitaten an der Hornhautrückfläche und von atrophischen Stellen im vorderen Stromablatt der Regenbogenhaut äußert (IGERSHEIMER, LÖWENSTEIN). Die in die Tiefe dringende Wirkung der Affektion kann sich auch durch das Hinzutreten einer Scleritis, sowie einer Pupillenlähmung offenbaren. Gleichfalls ist die Möglichkeit bemerkenswert, daß nach Beginn der Herpeserscheinungen ein akutes Glaukom, wahrscheinlich auf dem Wege einer Sympathicusstörung, einsetzen kann. Die Schädigung der Gehirnnerven zeigt sich, wenn auch nur in seltenen Fällen, außerdem durch das Auftreten von Lähmungen im Gebiete des Oculomotorius, Abducens und Trochlearis, sowie Facialis und durch Entzündungserscheinungen an der Sehnervenpapille. Auch in der Hinsicht ist das Krankheitsbild des Zoster ophthalmicus eigenartig, daß man nach mehr oder minder langen Pausen (bis zu mehreren Monaten) Rezidive an Hornhaut oder Iris beobachtet (GRÜTER). Daß auch schwere ulceröse Prozesse bei dem Herpes zoster corneae vorkommen, beweist die nachstehende Beobachtung der Würzburger Augenklinik.

71jährige Frau. 4. 10. 30. Typischer Herpes zoster der linken Stirn- und Augengegend, der ungefähr 4 Tage vorher aufgetreten war und die aktive Öffnung der Lidspalte durch die starke Lidschwellung unmöglich machte. Die vollkommen anästhetische Cornea zeigte oben außen eine rauchige Trübung des Epithels und ein den oberflächlichsten Schichten angehörendes etwas verzweigtes Infiltrat. In den nächsten Tagen entwickelte sich daraus ein flaches Ulcus, das rasch über die ganze Hornhautoberfläche sich ausdehnte. In der Vorderkammer bildete sich ein zähes Hypopyon mit Blutbeimengung. Die Iris war sehr stark gereizt, doch konnten weitere Anzeichen eines Herpes iridis (Bd. 5 des Handbuches S. 75, Abb. 25) wegen der Hornhauttrübung nicht festgestellt werden. Das Ulcus führte binnen kurzem zu einer vollständigen Vereiterung der Hornhaut mit nachfolgender Panophthalmitis. Selbstverständlich kann auch eine sekundäre Infektion in Frage kommen; doch war der Abstrich negativ.

Die **Therapie** kann nur eine symptomatische sein und ist dieselbe wie beim Herpes simplex, sofern die Eruptionen in den Schichten der oberflächlichen Hornhaut sitzen.

Literatur.

Herpes corneae.

BERGER, A.: Histologische Veränderungen bei Herpes corneae. Klin. Mbl. Augenheilk. **77**, 504 (1926). — BUSACCA, ARCHIMEDE: Latenter Aufenthalt von Herpesvirus im Conjunctivalsack und posttraumatische Herpes corneae. Arch. Augenheilk. **95**, 253 (1925).

DOERR, R.: Ergebnisse der neueren experimentellen Forschungen über die Ätiologie des Herpes simplex und des Zoster. Zbl. Ophthalm. **14**, 705 u. 833 (1925).

GRÜTER, WILHELM: (a) Experimentelle und klinische Untersuchungen über den sog. Herpes corneae. Ophthalm. Ges. Heidelberg **1920**, S. 162. (b) Das Herpesvirus, seine ätiologische und klinische Bedeutung. Münch. med. Wschr. **71**, 1058 (1924). (c) Diskussionsbemerkung zum Vortrag IGERSHEIMER.

HESS, CARL: Beiträge zur Kenntnis der Fädchenkeratitis. Graefes Arch. **38** I, 160 (1892). HORNER: Über Herpes corneae. Klin. Mbl. Augenheilk. **9**, 321 (1871).

IGERSHEIMER: Zur Pathologie des Herpes zoster ophthalmicus. Klin. Mbl. Augenheilk. **79**, 647 (1927).

KRAUPA-RUNK, MARTHA: Prinzipien zur Klinik und Therapie des Herpes corneae. Z. Augenheilk. **50**, 345 (1923).

LÖWENSTEIN, A.: Neuere Ergebnisse der Herpesforschung. Ophthalm. Ges. Heidelberg **1920**, S. 167.

PETERS: Über traumatische Hornhauterkrankungen und ihre Beziehungen zum Herpes corneae. Graefes Arch. **57**, 93 (1903).
v. REUSS: Ophthalmologische Bagatellen. Graefes Arch. **78**, 297 (1911). — RÖNNE, HENNING: Herpes corneae menstrualis. Klin. Mbl. Augenheilk. **49 I**, 730 (1911).
SCHNYDER, WALTER F.: Herpetiforme Erkrankung der Hornhautrückfläche (Herpes corneae posterior). Klin. Mbl. Augenheilk. **73**, 385 (1924). — STUELP, O.: Ein Fall von hartnäckig rezidivierender herpesartiger Erkrankung der Conjunctiva und Cornea im Zusammenhang mit Menstruationsstörungen der Menopause. Graefes Arch. **40 II**, 234 (1894). — v. SZILY, A.: Experimentelle endogene Infektionsübertragung von Bulbus zu Bulbus. Ophthalm. Ges. Heidelberg **1924**, S. 61.

c) Die Keratitis disciformis (scheibenförmige Hornhauttrübung).

Wie die Miterkrankung der Hornhaut beim Herpes zoster ophthalmicus zur Zeit nur bedingt zu den Folgerscheinungen der Infektion mit dem Herpes simplex-Virus gerechnet werden kann, so ist es auch noch nicht endgültig entschieden, ob alle Fälle der Keratitis disciformis auf diese Ursache zurückzuführen sind. Es besteht die Möglichkeit, daß noch andere Bedingungen das gleiche Krankheitsbild zu erzeugen imstande sind.

Pathogenese. Das Vorkommen einer *gelblichweißen, scheibenförmigen Infiltration in den tieferen Hornhautschichten* hatte schon v. ARLT beobachtet und unter dem Namen „Abscessus siccus" beschrieben, welcher das Eigentümliche des Leidens, wenn auch nicht mit anatomischer Genauigkeit, so doch mit klinischer Treue wiedergibt. E. FUCHS (1901) hat dann das Wesen der Erkrankung eingehender studiert und den weniger voraussetzenden Namen „Keratitis disciformis" geprägt, der nur die äußere Gestalt der Trübung festlegt. Die Veranlassung wurde ihm dadurch gegeben, daß von verschiedener Seite Fälle als Keratitis anularis (S. 311), der von VOSSIUS erwähnten Abart der Keratitis parenchymatosa, diagnostiziert worden waren, die in Wirklichkeit zum Abscessus siccus gerechnet werden mußten; es kam FUCHS im wesentlichen darauf an, den Unterschied zwischen beiden Hornhautaffektionen klarzustellen. Obgleich damals noch nicht bekannt war, daß der Herpes ein infektiöses Leiden ist, gab FUCHS der Vermutung Ausdruck, daß eine Infektion im Spiele sei, die sich entweder an eine geringfügige Verletzung der Hornhautoberfläche oder an einen vorangegangenen Herpes anschließe. Es handele sich um eine Parallele zur Entstehung des Ulcus corneae serpens mit dem Unterschiede, daß die Erreger nicht so aggressiv seien; denn beiden Erkrankungen sei gemeinsam, daß das Virus von der Oberfläche in die Tiefe der Hornhaut eindringe. Diese mit unseren heutigen Kenntnissen völlig übereinstimmende Auffassung begegnete anfänglich Zweifeln; denn man stand in der damaligen Zeit noch ganz unter dem Eindrucke, daß der Herpes eine neurotische Erkrankung sei und infolgedessen eine Nekrobiose auf Grund einer trophischen Nervenstörung vorliege (A. PETERS, JUNIUS). Namentlich die Tatsache, daß noch nach Jahren auf der Basis eines ausgeheilten Prozesses neue schwere Veränderungen aufflammen können, die unter Umständen sogar zur Perforation der Hornhaut führen, schien für eine solche Erklärung zu sprechen. Ferner wurde darauf hingewiesen, daß manchmal heftige Erkältungen der Erkrankung den Weg bereiten, eine Feststellung, die nach der GRÜTERschen Entdeckung darin ihre Erklärung findet, daß Erkältungsschädlichkeiten die Widerstandskraft der Hornhaut gegenüber dem Herpesvirus herabsetzen.

Wenn ich eingangs gesagt habe, daß die Keratitis disciformis nicht ausschließlich auf eine Infektion mit Herpesvirus zurückzuführen ist, so geschah dies im Hinblicke darauf, daß analog dem Herpes zoster auch diese Hornhauterkrankung, wenn auch in milder Form, ab und zu nach Pockenimpfung auftritt. OTTO SCHIRMER hat eine solche Möglichkeit mit dem Namen *Keratitis postvaccinolosa* (Abb. 204) belegt. Die Übereinstimmung beider ätiologisch verschieden zu

beurteilender Bilder wird dadurch erklärlich, daß nach den Erfahrungen
Grüters die Variolavaccine einen den Herpes corneae vortäuschenden

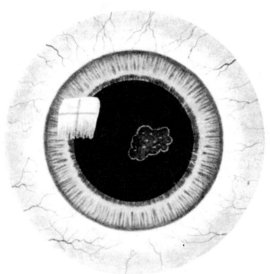

Abb. 204. Keratitis postvaccinolosa nach Otto Schirmer. 38jährige Frau, deren Kind vor 3½ Wochen geimpft war. Es bestand Vaccinola der Lidhaut. Parazentral Epitheldefekt der Cornea mit wallartig aufgeworfenen Rändern ohne Infiltration. In den tiefsten Hornhautschichten zarte graue Kreislinien und Striche.

Impfeffekt setzt. Trotzdem müssen wir wegen immunbiologischer Differenzen
an der Trennung beider Virus festhalten und uns auf den Standpunkt stellen,
daß sie, wie auf der Hornhautoberfläche, so auch in der Tiefe dieselben Veränderungen zu erzeugen vermögen.

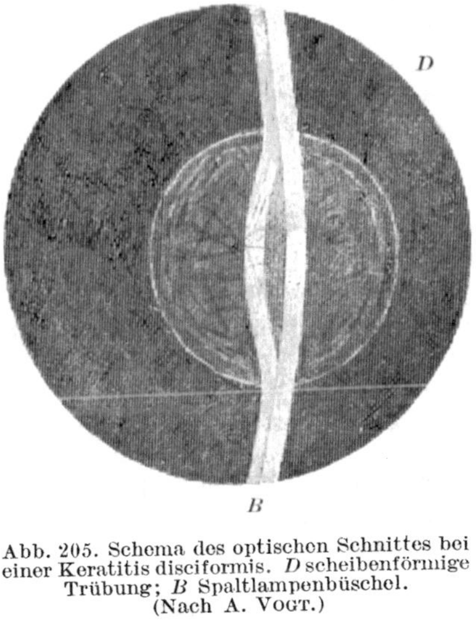

Grüter konnte 18 Fälle von frühen Stadien der Keratitis disciformis untersuchen. Auf Grund der klinischen Begleitumstände kamen 15mal eine Infektion mit Herpesvirus, 1 mal mit Kuhpockenvaccine und 2mal mit Varicellen in Betracht. Die Übertragung auf die Kaninchencornea ergab unter den 15 Herpesfällen 5mal ein positives, 10mal ein negatives Resultat; bei der Kuhpockeninfektion war die Überimpfung möglich, bei den Varicelleninfektionen nicht. (Varicellenimpfstoff konnte bislang überhaupt noch niemals auf die Kaninchenhornhaut mit Erfolg übertragen werden.) Das Versagen des Versuches bei 10 Herpesfällen begründet Grüter damit, daß beim Ausbruch der Erkrankung kaum noch virulentes Material zu erhalten ist und außerdem ungewöhnlich hoch-neutrope, gering-epitheliotrope Stämme in Frage kommen.

Abb. 205. Schema des optischen Schnittes bei einer Keratitis disciformis. *D* scheibenförmige Trübung; *B* Spaltlampenbüschel. (Nach A. Vogt.)

Symptome. Befallen werden zumeist Personen mittleren Alters, und zwar ist die Erkrankung einseitig, in sehr seltenen Fällen doppelseitig. Ihr Kennzeichen ist eine scheibenförmige Trübung, die mit Vorliebe die Mitte der Hornhaut einnimmt, den tieferen Schichten angehört und, wie das Bild des Spaltlampenbüschels lehrt (Abb. 205), die Membran verdickt. Ihre Farbe schwankt je nach der Dichte vom zarten Grau bis zum grellen Gelbweiß, und ihre Grenze wird durch eine scharfe, annähernd kreisförmige Linie gebildet, die die Veränderung ohne jeden Übergang von der durchsichtig gebliebenen peripheren Hornhautpartie absetzt (Abb. 206). Gewöhnlich ist ihr Rand besonders intensiv grau oder weiß gefärbt. Das über der Scheibe liegende Epithel ist matt, ja uneben und in der Regel unempfindlich. Im Verlaufe der über Monate sich erstreckenden Erkrankung kommt es auch leicht zu Epitheldefekten und kleinen Ulcerationen. Im Anfangsstadium sieht die Trübung wie ein kreisrunder, leicht opaker Schein in den mittleren und tiefen Hornhautlagen aus, der sich langsam vergrößert und immer undurchsichtiger

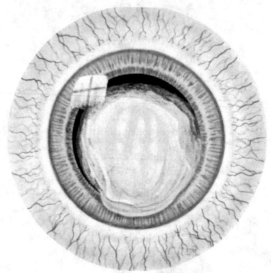

Abb. 206. Typische Keratitis disciformis.

wird. Man gewinnt dadurch unwillkürlich den Eindruck, daß ein ins Hornhautparenchym eingedrungener Erreger mit seinen Stoffwechselprodukten sich nach allen Richtungen hin ausbreitet, ähnlich wie eine Kultur auf einem Nährboden zu immer größer und dichter werdenden scheibenförmigen Flecken auswächst. Lückenhafte Scheiben, ja Anklänge an Hufeisenform kommen vor. Ab und zu liegen hinter der getrübten Partie sich kreuzende graue Striche, die auf Faltenbildungen der DESCEMETschen Membran schließen lassen (s. Abb. 207 und Abb. 208), wie das Ergebnis der mikroskopischen Untersuchung lehrt. Nicht regelmäßig, aber doch auch nicht selten, stellt sich mit der Zeit eine tiefe Vascularisation ein, die auf einzelne Gefäßzweige beschränkt sein kann, manchmal aber Ausmaße annimmt, wie sie bei parenchymatöser Keratitis angetroffen werden (Abb. 209).

Die *schweren Formen der Keratitis disciformis* erinnern in der Tat an einen eingedickten Absceß in den tiefen Hornhautschichten und machen den von v. ARLT gewählten Namen verständlich (Abb. 206). Dieser Eindruck wird noch dadurch verstärkt, daß die über der Masse liegenden Epithel- und Lamellenschichten manchmal abgestoßen werden, so daß die Vorstellung wachgerufen wird, als bräche von innen heraus ein Geschwür auf. Dergleichen Fälle führen auch

wie ein Hornhautulcus gelegentlich zum Durchbruch der Membran, zu Irisprolaps, Staphylombildung, unter Umständen auch zu einer durch sekundäre
Infektion hinzutretenden Panophthalmitis.

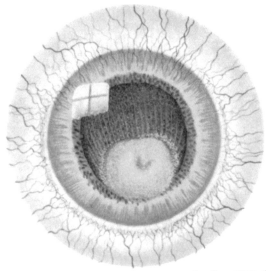

Abb. 207. Keratitis disciformis mit Faltenbildungen an der Descemetschen Membran.

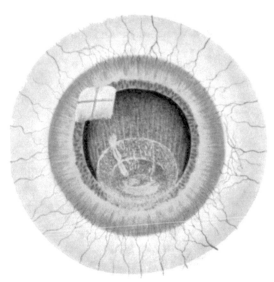

Abb. 208. Derselbe Fall von Keratitis disciformis, wie ihn Abb. 207 darstellt, aber 2 Monate später.
Therapie: Iontophorese mit Zincum sulfuricum.

Andererseits laufen Beobachtungen mit unter, die keine eigentliche scheibenförmige Trübung, sondern eine ringförmige tiefe Infiltration zeigen. Sieht man
näher zu, dann erkennt man, wie die Abb. 209 darstellt, eine ganz zarte, graue,
tief gelegene Scheibe, in der eine ringförmige, intensiver ausgeprägte weißliche
Trübung liegt. In dem Falle, von welchem die Abbildung stammt, verzweigt

sich an dieser Zone eine tiefe Vascularisation. Als unter Iontophorese die Erkrankung abheilte, wurde der Befund einer intensiveren Trübung innerhalb einer zarten Scheibe noch deutlicher (Abb. 210).

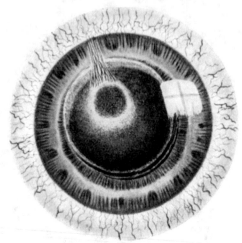

Abb. 209. Keratitis disciformis. Zwei scheibenförmige Trübungen ineinander. Oben tiefe Vascularisation.

Prognose. Der Endausgang ist selbst bei rasch zugreifender Behandlung niemals mit Sicherheit vorauszusagen; denn aus der zartesten Initialtrübung können schwere Prozesse entstehen, die mehr oder weniger ausgedehnte leukomatöse Flecken zurücklassen. Außerdem sind die angerichteten Zerstörungen

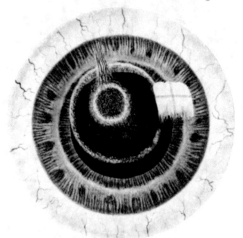

Abb. 210. Keratitis disciformis. Derselbe Fall, den Abb. 209 darstellt, 2 Monate später. (Nach Behandlung mit Iontophorese.)

des Gewebes meist so hochgradig, daß trotz aller aufgewandten Mühe recht häufig dichte Trübungen nicht zu vermeiden sind.

Differentialdiagnose. Wie schon erwähnt, läßt sich lediglich aus dem klinischen Bilde nicht feststellen, ob eine herpetische Keratitis disciformis oder eine Keratitis postvaccinulosa vorliegt. Hier ist allein die Anamnese ausschlaggebend.

Wichtig ist jedoch die Abgrenzung gegenüber derjenigen Entwicklungsform der Keratitis parenchymatosa, die Vossius Keratitis anularis genannt hat. In der Tat können beide ursächlich und therapeutisch ganz verschieden zu beurteilende Affektionen dann einander recht ähnlich werden, wenn eine Keratitis disciformis eine nicht genügend deutlich entwickelte Scheibe (Abb. 209) und doch eine stärker ausgeprägte Grenzkontur zeigt. Diejenigen Fälle, welche eine graugelbe kompakte Trübung wie eine in der Tiefe der Cornea liegende geronnene Eiweißmasse aufweisen (Abb. 206), sind indessen zu Verwechslungen nicht geeignet. Stets entscheidet die Spaltlampenuntersuchung; denn die scheibenförmige Keratitis ist aus wolkigen Partikeln zusammengesetzt, während die Keratitis anularis sich in Gruppen kleiner Pünktchen auflösen läßt. In Zweifelsfällen gibt die weitere Beobachtung insofern Aufklärung, als die ringförmige Hornhauttrübung als Teilerscheinung einer Keratitis parenchymatosa entsprechend der Eigentümlichkeit dieser Erkrankung sich mit der Zeit mehr und mehr auf die Hornhautmitte zurückzieht und dadurch ihr Durchmesser immer kleiner wird. Auch die Begleitumstände, die auf eine kongenitale Lues schließen lassen, sind zu berücksichtigen. Die tiefe Vascularisation ist nicht ausschlaggebend; denn sie kommt auch bei der Keratitis disciformis vor.

Therapie. Seitdem wir wissen, daß eine Infektion im Spiele ist, müssen unsere Bemühungen darauf eingestellt sein, die weitere Ausbreitung des Virus, sei es des herpetischen oder vaccinulösen, zu verhindern. Die Prophylaxe ist hier von besonderer Bedeutung; denn die sofortige Erledigung eines Herpes corneae durch Abschabung und Betupfen mit Jod ist die beste Methode, um eine Keratitis disciformis gar nicht erst aufkommen zu lassen. Sind die Erreger jedoch bereits in die Tiefe gedrungen, so erreicht sie dieser Eingriff nicht mehr, und es tritt dann die Iontophorese in ihre Rechte. Die Anwendung des Zink-, Jod- und Chlorions scheint die gleichen, allerdings recht bescheidenen und unzuverlässigen Resultate zu liefern (W. F. Schnyder, G. Erlanger). Man versteht die geringen Erfolge, wenn man sich klar macht, daß hier eine schwere nekrotisierende Schädigung des Hornhautparenchyms vorliegt, die nur unter Narbenbildung zur Heilung gebracht werden kann. Immerhin ist schon viel gewonnen, wenn es gelingt, die Infektion einzudämmen. Die Abb. 207, 208, 209 und 210 zeigen den Zustand eines Falles vor und nach Anwendung der Iontophorese.

Man wendet ferner gern Wärme, subconjunctivale Kochsalzinjektionen und Dionin an.

Literatur.

Keratitis disciformis.

Erlanger, G.: Zur Therapie und Ätiologie der Keratitis disciformis. Z. Augenheilk **49**, 118 (1922). — Fuchs, E.: Über ringförmige und scheibenförmige Keratitis. Klin. Mbl. Augenheilk. **39 II**, 513 (1901). — Grüter: Die Ätiologie der Keratitis disciformis. Ophthalm. Ges. Heidelberg **1930**, 209. — Junius: Über Keratitis disciformis. Graefes Arch. **105**, 177 (1921). — Peters, A.: Zur Frage der Keratitis disciformis. Klin. Mbl. Augenheilk. **43 II**, 535 (1905). — Pflimlin: Zur klinischen Unterscheidung verschiedener Formen des Herpes corneae. Ophthalm. Ges. Heidelberg **1930**, 212. — Schnyder, W. F.: Die Iontophorese in der Ophthalmologie. Klin. Mbl. Augenheilk. **63**, 433 (1919). — Schirmer, Otto: Keratitis disciformis und Keratitis postvaccinolosa. Graefes Arch. **59**, 133 (1904). — Vossius: Lehrbuch der Augenheilkunde. 2. Aufl. 1892, S. 333.

5. Der syphilitische Primäraffekt der Cornea.

Erich Hoffmann hat im Experimente den Nachweis erbringen können, daß die Überimpfung von Spirochäten (Serienvirus von Bertarelli) auf die

Kaninchenhornhaut einen Primäraffekt hervorruft, den er „primäres Hornhautsyphilom" nennt (s. auch Bd. 7 dieses Handbuches, Beitrag IGERSHEIMER).
Damit ist selbstverständlich die Möglichkeit gegeben, daß unter gewissen, wenn
auch sicher sehr seltenen Bedingungen die menschliche Cornea ebenfalls angesteckt werden kann. HOFFMANN ist dieser Frage nachgegangen und hat in
der Literatur einen Fall von ED. BINET gefunden, der dieses bestätigt.

Bei einem jungen Arzt trat Ende Mai 1877 eine akute Conjunctivitis auf. Unter
Zunahme der Entzündungserscheinungen gesellte sich am 20. Juni eine kleine, graue,
Ulceration der Hornhaut hinzu, die vom 28. Juni ab auf die Diagnose des Dermatologen
A. FOURNIER hin mit allgemeiner Quecksilbertherapie behandelt wurde und darauf unter
Hinterlassung einer Trübung abheilte. Ende September 1877 brach eine Roseola der
Körperhaut aus, der 2 Monate später ulcerierte Plaques an der Zunge folgten. Wahrschein-
lich war die Infektion im Hospital durch Reiben des Auges mit dem von Sekret befleckten
Finger entstanden.

Literatur.

Primäraffekt der Cornea.

BINET, ED.: Du rôle de la syphilis dans la cécité. Paris 1883.

HOFFMANN, ERICH: Gibt es einen syphilitischen Primäraffekt der menschlichen Cornea
entsprechend dem primären Hornhautsyphilom des Kaninchens? Z. Augenheilk. **43**, 123
(1920).

E. Die Hornhautleiden endogenen Ursprungs.

1. Die Keratitis parenchymatosa (interstitialis).

Die Benennung Keratitis parenchymatosa oder interstitialis besagt ihrem
Wortlaut nach lediglich, daß eine Entzündung innerhalb der Grundsubstanz
der Hornhaut zustande kommt. Den Gegensatz bilden die oberflächlichen
entzündlichen Prozesse, die den conjunctivalen Anteil der Membran vor allem
betreffen. Trotz dieser, die Ätiologie des Leidens nicht berücksichtigenden Bezeichnung hat sich die Gewohnheit eingebürgert, daß damit eine ganz bestimmte,
vornehmlich jugendliche Patienten befallende und gesetzmäßig doppelseitig zur
Entwicklung gelangende Keratitis gemeint ist, die die ganze Hornhaut allmählich diffus trübt und nach Überwindung eines Höhestadiums der Wiederaufhellung weicht. Wir werden sehen, daß es in den typischen Fällen die kongenitale
Syphilis ist, welche diese Form verursacht.

Daneben kommt noch eine größere Anzahl anderer in den mittleren und tiefen
Schichten lokalisierter Entzündungen zur Beobachtung, die in der Literatur
ebenfalls unter dem Namen einer Keratitis parenchymatosa gehen, aber durch
Zusätze wie „tuberculosa", „nach Grippe", „nach Parotitis epidemica" näher
gekennzeichnet werden. In einer weiteren Reihe werden klinische Eigentümlichkeiten, wie z. B. eine der Trübung vorauseilende Präcipitatbildung als
Unterscheidungsmerkmal hervorgehoben. Sie werden auch ab und zu „Keratitis
profunda" genannt.

Die Tatsache, daß die allerverschiedensten Ursachen das gleiche oder wenigstens außerordentlich ähnliche klinische Bild hervorrufen können, erklärt sich
durch den Umstand, daß der Cornea in der Hauptsache nur *eine* wesentliche
Änderung ihres Aussehens bei entzündlichen Prozessen eigen ist, und das ist
eben der Verlust der Transparenz. Dieser kann wohl durch eine Infiltration
mit Wanderzellen bedingt sein, als auch seinen Grund in einer Anomalie des
Quellungszustandes (Ödem) oder in einer Lockerung der straffen Bauart der
Lamellenzüge haben, insofern die normalerweise eng aneinander geschmiegten
Fibrillen durch kleine Zwischenräume getrennt werden und an ihrer Vorder-
fläche Licht reflektieren (s. auch: Allgemeiner Teil S. 211). Außerdem kennen

wir aus der klinischen Erfahrung und den Resultaten des Tierexperimentes mannigfache parenchymatöse Prozesse, die sich sekundär an eine Uveitis oder Scleritis anschließen.

a) Die typische Keratitis parenchymatosa (e lue congenita).

Ätiologie. Die mit der Einführung der Wassermannschen Reaktion verfeinerte Diagnostik und die Fortschritte der Lehre von der kongenitalen

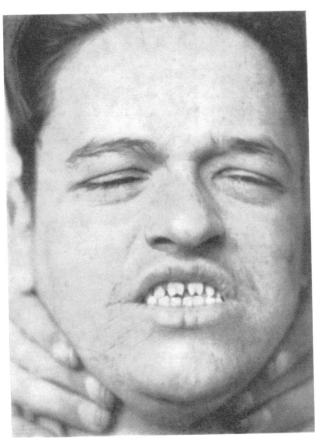

Abb. 211. „Hutchinsonsche" Zähne bei Keratitis parenchymatosa e lue hereditaria.
Am Mundwinkel abgelaufene hirschgeweihähnliche Rhagaden.

Syphilis lassen heute die Behauptung zu, daß die wirklich typisch verlaufende Keratitis parenchymatosa mit dieser Erkrankung in unmittelbarem Zusammenhang steht. Zwar kann in recht seltenen Fällen auch die Tuberkulose eine Hornhautveränderung herbeiführen, die im klinischen Bilde die wesentlichen Züge der echten Form an sich trägt; aber die genauere Untersuchung und die längere Beobachtung enthüllen dann doch meistens das oder jenes Symptom, welches sich in den Rahmen des sonst üblichen Verlaufs des Leidens nicht einfügen will. Aus diesem Grunde ist der Keratitis parenchymatosa tuberculosa ein besonderer Abschnitt (S. 313) eingeräumt.

Was die Prozentzahlen anlangt, in denen eine kongenitale Lues als Ursache sicher gestellt werden konnte, so fanden W. CLAUSEN in 90% und SILBERSIEPE in 98% die Wa.R. positiv. J. IGERSHEIMER überschaut ein Material von 285 Fällen, unter denen sich 185 frische Erkrankungen befinden. Von diesen reagierten 170 positiv nach WASSERMANN, 15 negativ. Unter der letzten Gruppe waren 4 Beobachtungen, die durch weiteren Verlauf den Schluß auf eine tuberkulöse Ätiologie erlaubten. Weitere 3 wichen vom typischen Bilde ebenfalls ab, so daß diese 7 ausscheiden. Somit ist das Endresultat, daß unter 178 Fällen 8mal die Reaktion negativ war (91,9% positiv). Bei diesen übrig bleibenden 8 Patienten stellte es sich jedoch durch die Untersuchung der Eltern und unter Berücksichtigung anderer Kennzeichen heraus, daß 4 sicher oder höchstwahrscheinlich ebenfalls kongenitale Lues hatten. Der Rest konnte, bis auf einen Fall, aus äußeren Gründen nicht weiter verfolgt werden.

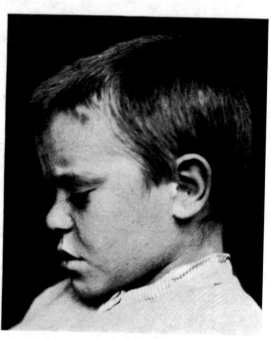

Abb. 212. Sattelnase und zurückliegende Oberlippe bei Keratitis parenchymatosa e lue hereditaria.

In der Zeit vor der Serumdiagnostik wußte man schon, daß die Keratitis parenchymatosa oft mit angeborener Syphilis in Zusammenhang steht. Im Rahmen der *Trias von* HUTCHINSON[1] spielte sie im Verein mit der charakteristischen Zahnbildung und der labyrinthären Schwerhörigkeit eine mitbestimmende Rolle. Man erkennt die „HUTCHINSON-*εchen Zähne*" an der knolligen, nach der Kaufläche zu sich verjüngenden Form der mittleren oberen, weniger der mittleren unteren bleibenden Schneidezähne, deren Ecken leicht abgerundet sind (Abb. 211). In der Regel ist auch ein auffallender Zwischenraum zwischen den mittleren oberen Schneidezähnen vorhanden. Ebenso sind hirschgeweihähnliche Rhagaden und Narben am Mundwinkel, sowie eine schmale zurückliegende Oberlippe (Abb. 212), eine Sattelnase, sowie indolente Drüsenschwellungen der Ellenbogenbeuge und eine angeborene Mitralstenose Hilfskennzeichen. Gelenkaffektionen konnte E. v. HIPPEL in 66—73% der Fälle auffinden.

Die *eventuelle Rolle der Lues acquisita* in der Ätiologie der Erkrankung wird von IGERSHEIMER mit folgenden Worten gekennzeichnet: „Es ist zweifellos eine der merkwürdigsten Tatsachen der Ophthalmologie, daß eine an sich so häufige Erkrankung wie die Keratitis parenchymatosa so oft bei kongenitaler und so selten bei akquirierter Lues vorkommt". Er hat in seinem Material von 247 Fällen nur ein einziges Mal ausfindig machen können, daß ein Ulcus durum vorausging, und zitiert BERNHEIMER, der unter 280 selbst beobachteten

---

[1] JONATHAN HUTCHINSON, Arzt in London 1828—1913.

Erkrankungen keinen Fall von erworbener Syphilis gesehen hat. Eine Rundfrage bei den großen Kliniken Deutschlands und des ehemaligen Österreich-Ungarn ergab in bezug auf das in Behandlung stehende Patientenkontingent ebenfalls nur negative Anworten. Freilich gibt Clausen an, daß in der Zahl von 74 Fällen, die seiner Arbeit zugrunde lagen, 9 auf dem Boden einer akquirierten Lues entstanden seien (3,3⁰/₀) und begründet diese Feststellung damit, daß „hier einmal die Keratitis nach dem 25. Lebensjahre aufgetreten war, ferner aber ganz bestimmte Angaben über eine Infectio luetica gemacht wurden, die meistens 5—10 Jahre zurücklag."

Igersheimer teilt die Fälle, welche für den Zusammenhang mit einer direkten Ansteckung ins Feld geführt werden können, in 3 Gruppen ein. Zunächst handelt es sich um Kinder, die im frühen Kindesalter die Lues erworben hatten. Bei ihnen soll die Erkrankung genau so verlaufen, als wenn kongenitale Syphilis die Ursache wäre. Unter diesen Fällen befinden sich aber merkwürdigerweise eine Reihe von Mitteilungen, die ausdrücklich das Vorhandensein von Hutchinsonscher Zahnbildung erwähnen, mithin ein Symptom, das für kongenitale Lues typisch ist. Ebenso muß es auffallen, daß in einem Falle, den Igersheimer ausführlich schildert und der ein zur Zeit der Beobachtung 17jähriges Mädchen betrifft, das 5 Jahre zuvor doppelseitige Keratitis parenchymatosa durchgemacht hatte, neben einer Acusticusaffektion Gelenkschwellungen und abgelaufene Chorioiditis anterior festgestellt werden konnten. Hier gründet sich der Verdacht einer Lues acquisita lediglich auf den negativen Ausfall der Wa.R. bei den Eltern und der anamnestischen Angabe, das Kind sei in frühen Jugendjahren von einer mit sekundärer Lues behafteten Verwandten gepflegt worden. In einer zweiten Gruppe gingen der Keratitis syphilitische Augenerkrankungen voraus. Endlich — und diese Kategorie erscheint mir die wichtigste — sind es Patienten, die sowohl eine angeborene als auch eine erworbene Lues hatten.

Wenn man diese Mitteilungen kritisch überschaut, dürfte der Schluß berechtigt sein, daß auch in allen diesen Beobachtungen die Keratitis doch auf kongenitaler Lues beruht hat. Andererseits sprechen die Beobachtungen dafür, daß die Hornhautentzündung keine echte, infektiös-syphilitische Affektion ist, da sie bei Individuen auftreten kann, die bereits so vollkommen von der Infektion befreit waren, daß die Erwerbung einer neuen Lues, wie nach exakt ausgeführter spezifischer Behandlung, möglich wurde. Im Abschnitte von der Pathogenese des Leidens sind weitere Gründe dafür zusammengestellt, die die Keratitis nicht direkt mit einer Spirochäteninfektion des Hornhautgewebes, sondern mit anaphylaktischen Vorgängen in Verbindung bringen.

Somit ist die Tatsache, daß ein Primäraffekt bei einigen wenigen Patienten erwiesen ist, noch kein Beweis dafür, daß die Hornhauterkrankung mit diesem und nicht vielmehr mit einer kongenitalen Lues in Zusammenhang stand.

Die Fälle von Keratitis parenchymatosa e lue acquisita scheinen außerdem einen in mancher Hinsicht von dem typischen Bilde abweichenden Verlauf zu nehmen. G. F. Cosmettatos hat die Unterschiede wie folgt zusammengestellt: Die Trübungen sind nicht so diffus, sondern mehr circumscript, die Vascularisation ist ganz gering oder fehlt, und die Resorption geschieht sehr langsam, so daß 3—6 Monate verstreichen. Diese Formen sollen dem sekundären Stadium der Syphilis eigen sein.

Alter. Im Gegensatze zur Chorioretinitis syphilitica (s. Bd. 5 des Handbuchs S. 128 und 535) bricht die Hornhautentzündung nicht in der frühesten Kindheit, sondern erst in der Mitte und zweiten Hälfte des ersten Lebensjahrzehnts aus. Nach Igersheimer sind zwar ganz vereinzelte Beobachtungen von Keratitis parenchymatosa bei Säuglingen bekannt geworden, doch ist meines Ermessens die Frage aufzuwerfen, ob das Leiden dann wirklich den typischen Verlauf nahm. Mit dem 5.—6. Jahre beginnt die Entwicklungsmöglichkeit der Keratitis in größerer Häufigkeit, eine Erscheinung, die IGERSHEIMER mit der Tatsache in Zusammenhang bringt, daß ungefähr zu derselben Zeit die Periode der „kongenitalen Spätsyphilis" einsetzt. Aus einer Statistik desselben Autors kamen unter 707 Fällen im Alter von 6—10 Jahren 164, von 11—15 Jahren 173, von 16—20 Jahren 150 zur Behandlung, dann sinkt die Frequenz rasch (21—25 Jahre: 89; 26—30 Jahre: 41; 31—40 Jahre: 34).

Als auslösende Momente scheinen alle Alterationen des Auges, die denkbar sind, gelegentlich wirken zu können. Zwar suchen wir weitaus in der Mehrzahl der Beobachtungen vergebens nach einer Veranlassung für den Ausbruch des Leidens; aber in einer nicht geringen Reihe der Fälle drängt sich doch der Eindruck auf, daß erst im Anschluß an äußere und innere Schädlichkeiten die schon längere Zeit in Vorbereitung begriffene Entzündung aufflammt, bzw. auf dem Boden der kongenitalen Lues Umstimmungen des Organs eintreten, welche die Keratitis ermöglichen. Freilich dürfen wir nicht übersehen, daß kongenital luetische Kinder oft genug eine allgemeine Körperschwäche und Unterernährung aufweisen. Die von EMIL ENROTH, sowie von B. G. TOWBIN und B. M. PROSOROWSKI relativ häufig angetroffene Störung innersekretorischer Drüsen dürfte z. B. auf die Rechnung dieses Umstandes zu setzen sein. KRAUPA lenkt die Aufmerksamkeit auf eine bei kongenitaler Lues sehr häufig vorkommende neuropathische Konstitution. Immerhin bleibt es auffallend, daß die Kinder wohlhabender Eltern offensichtlich seltener erkranken, weil vielleicht die Lebenshaltung und sorgsame Pflege eine Rolle mitspielt. Damit steht im Einklang, daß die an Keratitis parenchymatosa erkrankten Individuen häufig nebenher die Kennzeichen einer Skrofulose tragen.

Keratitis parenchymatosa und Trauma[1]. Unter dem Gesichtspunkte, daß die Keratitis ab und zu eines äußeren Anstoßes bedarf, dessen Eintritt die „Disposition" zur „Erkrankung" umwandelt, ist die Frage ungemein wichtig, ob man unter gewissen Bedingungen auch von einer Verletzungsfolge sprechen muß. Selbstverständlich wird die Entscheidung hierüber wesentlich von der Anschauung beeinflußt, die man sich von der Pathogenese der Entzündung bildet. Bei der Erörterung der über das Zustandekommen aufgestellten Theorien werden wir auf diese Schwierigkeiten nochmals stoßen (s. S. 317). Das Problem hat schon mehrfach augenärztliche Kongresse beschäftigt, ohne daß es gelungen wäre, eine völlige Übereinstimmung der Meinungen zu erzielen (E. v. HIPPEL, PFALZ, PERLIA). Bei der Begutachtung kann man sich ungefähr an die folgenden Richtlinien halten.

Unbedingt muß der Nachweis erbracht werden, daß 1. eine wirkliche Verletzung das Auge getroffen hat[2], und 2. die an das Trauma sich anschließende entzündliche Reaktion unmittelbar in die Symptome einer Keratitis parenchymatosa übergegangen ist. Sind diese Voraussetzungen erfüllt, dann wird man nicht umhin können, eine Unfallrente zu bewilligen, obgleich E. v. HIPPEL ebensowohl wie IGERSHEIMER (siehe auch Bd. 7 des Handbuches) diese Möglichkeit nur für einen verschwindend kleinen Teil der Ansprüche gelten lassen möchte. Man kann überhaupt gegen die Anerkennung eines Zusammenhangs grundsätzlich den Einwand erheben, daß nach den gleich zu schildernden Feststellungen von A. VOGT die ersten Kennzeichen einer Keratitis parenchymatosa

---

[1] An dieser Stelle ist nur die Beziehung der typischen Keratitis parenchymatosa zu einem Trauma abgehandelt. Es gibt auch eine atypische, auf eine Verletzung direkt zurückführbare Keratitis parenchymatosa, die auf S. 326 beschrieben ist.

[2] Das Reichsversicherungsamt hat 2 Rentenansprüche abgelehnt, weil das Hineinfliegen von Kohlenstaub keine Verletzung sei, die eine Keratitis parenchymatosa zum Ausbruch bringen könnte (HEESBRÜGGE).

(des zweiten Auges) an der Spaltlampe gemeinhin schon mehrere Wochen sichtbar sind, bis die Hornhauttrübung eine solche Ausdehnung und Dichte erreicht hat, daß man mit unbewaffnetem Auge die Diagnose stellen kann. Daraus ließe sich der Schluß ableiten, daß die Hornhauterkrankung schon auf dem Wege der Entstehung war, als das Auge den Insult erlitt, und ebenso ihren Gang genommen hätte, wenn auch nicht zufälligerweise eine Verletzung erfolgt wäre. Indessen ist ein solcher Einwurf nicht stichhaltig, weil ein Trauma eine viel eingreifendere Gewebsschädigung nach sich ziehen und damit augenblicklich Veränderungen im Haushalt der Cornea setzen kann, die sonst nur nach längerer Vorbereitung wirksam werden.

Viel schwieriger ist die Entscheidung der Frage, ob bei einmal geschehener Anerkennung der Erkrankung des ersten Auges als Unfallsfolge nun auch die

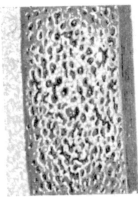

später an der anderen Cornea zu erwartenden Prozesse in ihrer Auswirkung auf das Sehvermögen in die Rentenfestsetzung mit einzubeziehen sind oder nicht. A. Fertig vertritt den Standpunkt, daß die Anerkennung nicht zu billigen sei; denn das zweite Auge sei gar nicht Träger einer Verletzung und würde auch krank geworden sein, wenn das erste Auge nicht einen Unfall erlitten hätte. Mit Recht hat jedoch Th. Axenfeld betont, daß hier ein Trugschluß vorliegt. Da die Mitbeteiligung des anderen Auges zu einem wesentlichen Bestandteil des Symptomenkomplexes der Keratitis parenchymatosa überhaupt gehöre, müsse zwangsläufig auch seine Einbuße an Sehvermögen durch die Rentenabschätzung mit erfaßt werden.

Abb. 213.
Buckelbildung im Endothel bei beginnender Keratitis parenchymatosa. Spaltlampenbild.
(Nach Alfred Vogt.)

Eine grundsätzlich andere Frage ist die, ob die Schwächung des Gesamtorganismus im Anschluß an Verwundungen und Strapazen den Ausbruch einer Keratitis parenchymatosa begünstigt. De St.-Martin hat dies bejaht, weil die anfänglich ausreichenden Abwehreinrichtungen des kongenital-syphilitischen Organismus dann derart herabgemindert seien, daß ihr Schutz nicht mehr genüge. Für forensische Zwecke geht eine solche Auslegung des Begriffes „Unfall“ sicher zu weit; denn hier können nur Verletzungen des Auges selbst anerkannt werden.

Symptome. Der *klinische Verlauf* der Erkrankung gliedert sich in *drei Abschnitte,* insofern zunächst eine Spanne Zeit verstreicht, in der sich die Veränderung allmählich entwickelt, die Keratitis dann einige Wochen auf der Höhe der stärksten Entzündung stehen bleibt und langsam die Heilung einsetzt. Diese Stadien machen beide Augen, wenn auch nicht in der Regel gleichzeitig, sondern nacheinander durch.

Die ersten *Anfänge* des Leidens bestehen in so feinen Veränderungen, daß sie nur mit den stärksten Vergrößerungen der Spaltlampe auffindbar sind. Wir verdanken unsere Kenntnisse darüber Alfred Vogt, der bei Patienten, die zunächst an dem einen Auge erkrankt waren, sorgfältig das zweite kontrollierte. Er schildert den Befund eines Falles folgendermaßen: „Bei noch ganz reizlosem Auge trat an einer Stelle des Limbus eine diffus graue 0,5 mm breite Trübungszone der Descemetschen Haut auf, die sich sichtlich aus dem Scleralfalz vorwärts schob. Innerhalb einer Woche breitete sich die Trübung langsam weiter aus, und zwar ebensowohl in der Richtung nach der Hornhautmitte zu, als auch dem Limbus entlang. In dieser Zeit stellte sich auch eine Betauung der Hornhautrückfläche ein, zu der sich bald einige Beschläge hinzugesellten. Erst nach diesen vorbereitenden Veränderungen tauchten die ersten Infiltrationen in den mittleren Parenchymlagen auf, und zwar vor der getrübten Zone in der Peripherie nahe der DESCEMETschen Haut. Gleichzeitig wurden einige kleine Buckelchen im Endothel in der Gegend des Limbus erkennbar (Abb. 213). So waren volle fünf Wochen vergangen, bis man mit den gewöhnlichen Untersuchungsmethoden die frühesten Unregelmäßigkeiten in der Struktur der Hornhaut und die zarteste Spur der einsetzenden ciliaren Injektion wahrnehmen konnte."

Von diesem Stadium ab beginnt also die Erkrankung „sichtbar" zu werden, und es ist das früheste, in dem man die am ersten Auge in Entwicklung begriffene

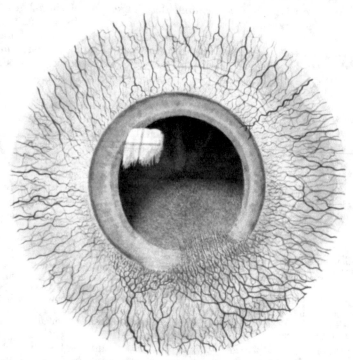

Abb. 214. Kennzeichen einer am Hornhautrande in Entwicklung begriffenen Keratitis parenchymatosa. Es schiebt sich eine Trübung vom Limbus her vor, der eine feine tiefe Vascularisation nachfolgt. Die ciliare Injektion ist am stärksten dort ausgeprägt, wo die Trübung vom Limbus her in die Hornhaut eingebrochen ist.

Keratitis zur Beobachtung bekommt. Zunächst flammt an irgendeiner Stelle des Limbus eine feine ciliare Injektion auf; ihr entspricht eine matte Beschaffenheit der angrenzenden Hornhautdecke, hinter der wiederum eine wolkige Trübung in den tiefen Lamellensystemen liegt (Abb. 214). Bald dehnt sich die ciliare Injektion aus, indem sie immer größere Abschnitte des Limbus umfaßt. Ebenso gewinnt die Mattigkeit des Epithels und die graue neblige Beschaffenheit des Hornhautparenchyms in der Tiefe an Raum. Die weitere Ausbreitung des Prozesses kann nun in verschiedener Form erfolgen. Entweder geschieht die unaufhaltsam fortschreitende Verringerung des transparent bleibenden Hornhautgewebes so, daß die Trübung von allen Seiten sich konzentrisch vorwärts schiebt, oder es arbeitet sich der Prozeß von der einen Seite vornehmlich an die Hornhautmitte heran, so daß ein Trübungsfortsatz in Zungenform entsteht, der allmählich immer länger und breiter wird.

IGERSHEIMER schildert noch eine andere Art der Entstehung, die durch den Beginn in der Mitte der Hornhaut ausgezeichnet ist. Derartige Fälle sind jedoch recht selten (s. Abb. 215).

Mit der Ausbreitung der Trübung stellt sich eine mehr und mehr zunehmende Lichtscheu ein, die von nicht unerheblichen ciliaren Schmerzen gefolgt sein kann. Es gesellt sich nunmehr auch eine *Reizung der Iris* hinzu, die allmählich die Kennzeichen einer Iritis plastica mit Neigung zur Bildung hinterer Synechien annimmt.

Makroskopisch gewinnt man bei der Ausdehnung der Prozesse den Eindruck, als wenn ein Tropfen Milch sich allmählich in den mittleren und tiefen Hornhautschichten verteilt. Hiermit mag es zusammenhängen, daß C. G. RUETE

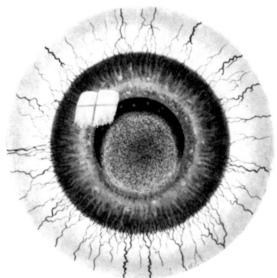

Abb. 215. Keratitis parenchymatosa. Beginn mit einer scheibenförmigen in den tiefen Schichten entwickelten Trübung.

in seinem 1854 erschienenen Lehrbuch (2. Bd., S. 217) schreibt, es ergösse sich ein Exsudat zwischen die Hornhautfasern. Bei Betrachtung mit stärkeren Vergrößerungen an der Spaltlampe erkennt man aber, daß die Verbreitung des Prozesses nur scheinbar zusammenhängend geschieht, während in Wirklichkeit der Zone kleine Inseln wie Wölkchen vorgelagert sind, die später mit der Hauptmasse der Trübung verschmelzen. Mit der Zeit verliert auch das grau verfärbte Gebiet seine anfänglich gleichmäßige Tönung. Es treten einzelne Stellen auf, die sich durch eine hellere Farbe von dem diffusen Grau abheben. So kommt es in typischen Fällen zu einer allmählichen Trübung der ganzen Hornhaut, die allerdings zumeist nicht überall gleichmäßig entwickelt ist. Der Lage nach schieben sich die Trübungen in allen Schichten des Parenchyms vorwärts, so daß sich allmählich eine undurchdringliche Wolke ausbreitet, die die Einsicht auf die Iris mehr und mehr verhindert. Im gleichen Maße wird das Epithel in der ganzen Ausdehnung der Hornhaut matt. Dabei ist es die Regel, daß größere Substanzverluste dem Bilde der Keratitis parenchymatosa durchaus fremd sind. Es prägt sich schon im mikroskopischen klinischen Bilde die Eigentümlichkeit aus, daß der gesamte Prozeß in Gestalt einer Unmenge eng aneinander gelagerter feinster Herdchen zur Entwicklung gelangt, ohne daß es zu einer Einschmelzung von Gewebe kommt. Damit hängt die Tatsache zusammen, daß trotz dichtester Trübung die Hornhaut in oft erstaunlichem Ausmaße ihre frühere Durchsichtigkeit wieder erlangen kann.

Die milchgraue Trübung ist aber nicht das einzige Symptom, das eine Keratitis parenchymatosa kennzeichnet. Ebenso typisch ist die Art, wie bald der Trübung *Gefäße* folgen, die dem Ciliarkreislauf entstammen, und zwar ist diese sog. *tiefe Vascularisation* stets in der Form von *Besenreisern* ausgebildet (Abb. 216). Wir haben bereits im Kapitel von der allgemeinen Pathologie der Hornhaut auf die Unterschiede zwischen dem Pannus der Oberfläche und der tiefen Vascularisation des Parenchyms aufmerksam gemacht (S. 218). Sie sind im wesentlichen darin zu sehen, daß wir die aus dem Bindehautgefäßnetz hervorsprießenden pannösen Gefäße

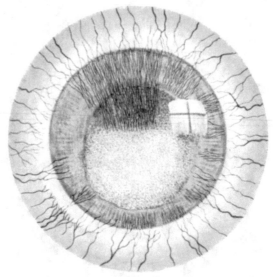

Abb. 216. Keratitis parenchymatosa. Die Trübung hat die ganze Hornhaut überzogen. Stadium des Einsprießens der tiefen besenreiserartigen Gefäße. Links unten treten auch oberflächliche (conjunctivale) Gefäße über dem Limbus auf das Gebiet der Hornhaut über.

ununterbrochen von der Bindehaut auf die Hornhaut übertreten sehen, und vielfache Anastomosen zur Ausbildung gelangen, wodurch ein Gefäßgeflecht entsteht. Demgegenüber verlaufen die zwischen die Hornhautlamellen sich einschiebenden Abkömmlinge des Ciliarkreislaufs in verschiedenen Tiefen und können sich, durch das geschichtete Hornhautgewebe getrennt, nicht miteinander vereinigen. Sie tauchen am Rande der Hornhaut auf, ohne daß wir sie zu ihrem Ursprunge zu verfolgen vermögen, und teilen sich fortgesetzt in gabelförmiger Weise, so daß „büschelförmige" oder „besenreiserförmige" Verzweigungen, aber nicht Netze entstehen. Übrigens gesellt sich fast ausnahmslos zu der tiefen Vascularisation eine oberflächlich pannöse bei der Keratitis parenchymatosa hinzu (s. Abb. 216 links unten). Es kann keinem Zweifel unterliegen, daß die Gefäßneubildung dem Zwecke dient, die geschädigten Elemente der Hornhaut wegzuschaffen und wieder durchsichtiges Material anzubauen, so daß wir in diesem Vorgang den ersten Ansatz zur Heilung vor uns haben. Diese Bedeutung geht aus der Tatsache hervor, daß die Entwicklung der Gefäße ausnahmslos der Infiltration des Gewebes nachfolgt und im Stadium der Aufhellung der Hornhaut mit den Trübungen verschwindet. Wir sehen auch in der Regel, daß diejenigen Teile der Cornea, welche zuerst von Gefäßen erreicht werden, am frühesten wieder klar werden. Ist diese

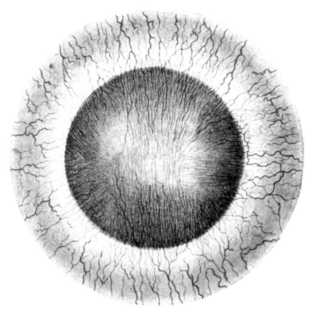

Abb. 217. Keratitis parenchymatosa nach Überschreiten des Höhestadiums. Die Hornhaut ist zwar noch trübe, aber die Vascularisation ist bereits zarter und die ciliare Injektion ist geschwunden.

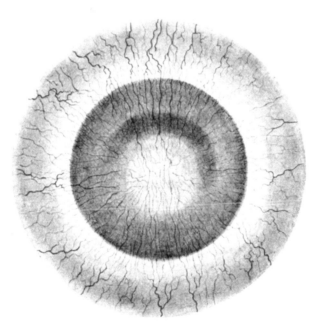

Abb. 218. Keratitis parenchymatosa in Rückbildung. Die Pupille schimmert wieder durch. Die Vascularisation ist nur noch ganz zart. Die ciliare Injektion ist geschwunden.

Vascularisation voll in Gang gekommen, so hat die Erkrankung das *zweite Stadium*, die höchste *Entwicklung* erreicht. Wir sehen die Membran mehr oder weniger grau getrübt und von einer Unmasse radiär in sie einsprießender Gefäße durchzogen, so daß in schweren Fällen die Cornea wie ein rötliches, fleischartiges Gewebe erscheint (Abb. 217).

Früher hat man eine *Keratitis parenchymatosa vasculosa* von einer *Keratitis avasculosa* getrennt; in der Tat ist die Reichhaltigkeit der Gefäßentwicklung in den einzelnen Fällen recht verschieden. Sie variiert zwischen einer durch die Gefäße völlig rot gefärbten Cornea bis zu einer so spärlichen Vascularisation, daß erst die genauere Untersuchung die dünnen Gefäßreiser im Gewebe aufdeckt. Die Durchforschung der getrübten Partien mit der Spaltlampe ergibt

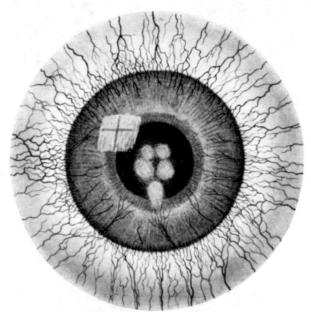

Abb. 219. Abklingende, allmählich zu 5 Herden zusammengezogene Keratitis parenchymatosa. (17jährige Patientin.)

indessen in allen frischen und typischen Fällen das Vorhandensein von tiefen Gefäßen, so daß die Trennung der beiden Typen nicht berechtigt ist, wenn man die Formen der auf kongenitaler Lues beruhenden Veränderungen damit meint[1].

Das *dritte Stadium* ist das der *Wiederaufhellung* der Trübungen, die im allgemeinen nach voller Ausbildung der Vascularisation nicht mehr lange auf sich warten läßt. Damit hängt es zusammen, daß meist die peripheren Hornhautgebiete, welche zunächst der Hilfe durch die Blutgefäße teilhaftig werden, sich am frühesten wieder lichten.

Wir erkennen diesen Umschwung in der Tendenz des Prozesses daran, daß die Iris in der Peripherie mehr und mehr durchschimmert und ihr Bild deutlicher wird (Abb. 218). Auf diese Weise wiederholt sich also der Hergang, daß, wie die

---

[1] ALFRED VOGT gibt in seinem Lehrbuch und Atlas der Spaltlampenmikroskopie die Abbildungen von Fällen, die er Keratitis parenchymatosa avasculosa nennt. Indessen lag in keinem eine kongenitale Lues vor. Sie sind im Kapitel der „atypischen Formen" (S. 323) im vorliegenden Handbuche geschildert. Nach einer privaten Mitteilung von KRAUPA hat dieser einen avasculären Verlauf auch bei der congenital luetischen Form beobachtet. Dabei bleiben die Augen blaß.

Erkrankung in der Regel bei der Entwicklung von dem Hornhautrand nach der Mitte zu fortschreitet, so auch die Aufhellung denselben Weg nimmt. In

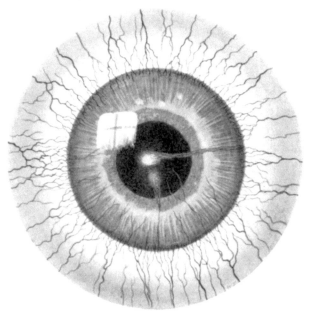

Abb. 220. Dasselbe Auge wie auf Abb. 219 dargestellt, jedoch 6 Wochen später. Von den 5 Herden sind nur noch 2 nicht ganz resorbiert. Die infiltrierten Stellen sind von besonderen Gefäßen versorgt.

dem Maße, in dem die Trübung weicht, bilden sich die Gefäßbüschel zurück (Abb. 219 und 220). Zunächst führen noch einige stärkere Stämme durch die wieder transparent gewordene periphere Zone hindurch zu den noch vorhandenen zentral gelegenen Trübungen hinüber, bis auch in diesem Bezirke die Heilung vollendet ist und die Vascularisation nicht mehr gebraucht wird. Sobald dieser Zeitpunkt erreicht ist, bilden sich die Gefäße in der Regel soweit zurück, daß nur mit Lupenvergrößerung feststellbare graue Linien den Verlauf der ehemaligen Blutleiter anzeigen (Abb. 221). Vielfach beobachtet man, daß im Stadium des Verschwindens der Vascularisation die Zirkulation in einigen Ästen stark verlangsamt wird und die Blutsäule in Stücke zerfällt, die sich träge durch das Lumen hindurchschieben (Abb. 222). Wenn das Auge von neuem gereizt wird, füllen sich die in Zurückbildung begriffen gewesenen Gefäße manchmal wieder.

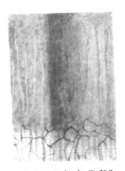

Abb. 221. Feinste Gefäßreste nach abgelaufener Keratitis parenchymatosa. Spaltlampenbild. (Nach A. Vogt.)

Abarten. Von diesem typischen Verlauf weichen manche Formen der parenchymatösen Keratitis ab. In erster Linie sind die schon erwähnten Fälle zu nennen, in denen die Erkrankung *in der Hornhautmitte beginnt,* wie es Igersheimer beobachtet hat. Vielleicht entstehen diese Bilder dadurch, daß die krankmachende Noxe von dem Kammerwasser aus Zugang zu den tiefen Schichten der Cornea gewinnt, also eine primäre Schädigung des Endothels und der Descemetschen Membran zustande kommt (s. S. 306). Für einen solchen Zusammenhang würde die Tatsache sprechen, daß sich zu Anfang in den hintersten Lagen der Lamellen

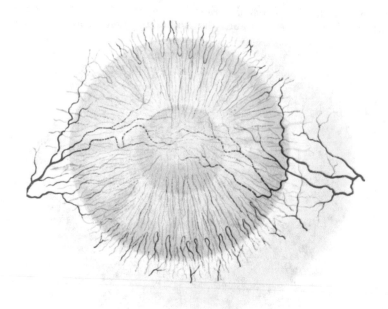

Abb. 222. Abheilende Keratitis parenchymatosa. Die Blutgefäße werden abgebaut. Ihre Blutsäule ist teilweise in Segmente zerfallen. (Nach einer Abbildung von BRÜCKNER.)

der Hornhautmitte eine kleine, grauweiße, scheibenförmige Infiltration entwickelt, von der aus sich die Trübung nach den weiter vorn gelegenen Schichten und nach der Peripherie zu ausbreitet. Zunächst kommt es dann nicht zu einer die ganze Cornea bedeckenden grauweißen Verfärbung, sondern die dem Limbus benachbarte Zone bleibt mit Ausnahme der zu der zentralen Trübung vorwärts strebenden Vascularisation verschont. Diese geschieht in Form stärkerer Gefäßäste, die sich erst im Bereiche der Infiltration in Büschel auflösen und selbstverständlich mit der auch hier mit der Zeit einsetzenden Aufhellung verschwinden.

Eine andere Verlaufseigentümlichkeit stellt die sog. *Keratitis parenchymatosa anularis* (A. VOSSIUS) dar. Sie wird zumeist bei Kindern unter 10 Jahren, seltener über dieses Alter hinaus beobachtet. Ihr Kennzeichen ist eine aus punktförmigen und in verschiedener Tiefe gelegenen Infiltraten zusammengesetzte Trübung,

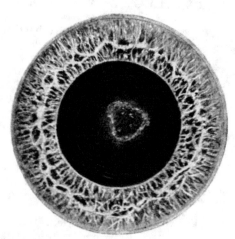

Abb. 223. Keratitis anularis. Die zarten kreisförmigen grauen Linien, die in weitem Abstand den Infiltrationsring umgeben, sind zirkulär verlaufende Faltenbildungen der DESCEMETschen Membran. (Nach JOSEF IGERSHEIMER.)

die als Ring in der Mitte der Cornea zur Entwicklung gelangt, ohne immer genau das Zentrum der Membran zu umkreisen (Abb. 223). Nach Erreichen eines gewissen Höhepunktes der krankhaften Veränderung zieht sich die ringförmige Infiltration mehr und mehr auf die Mitte zurück, indem der Durchmesser des Ringes immer kleiner wird, bis er schließlich verschwindet. In 13,5% aller Fälle von parenchymatöser Keratitis wurde in der Gießener Augenklinik diese Besonderheit angetroffen, doch dürfte ein solch hoher Prozentsatz auf einem Zufall beruhen. Es fragt sich außerdem, ob wir tatsächlich einen von vornherein in Ringform entwickelten Prozeß vor uns haben; denn W. GILBERT und J. IGERSHEIMER halten das Bild nur für ein vorübergehendes Stadium der diffusen parenchymatösen Form. Häufig genug kommt es vor, daß man die Keratitis auf dem einen Auge in diffuser, auf dem anderen in Ringanordnung vorfindet.

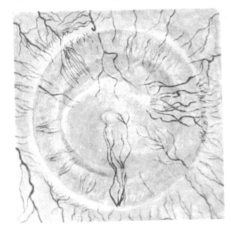

Abb. 224. Bildung kleiner Infiltrate bei Keratitis parenchymatosa. (Die Erkrankung beruhte auf kongenitaler Lues; gleichzeitig war eine tuberkulöse Drüsenaffektion vorhanden).

Es muß auch auffallen, daß in der Zusammenstellung GILBERTs in einem Fünftel der Fälle Tuberkulose als Krankheitsursache angegeben wird. Gelegentlich sind auch Doppelringe anzutreffen.

Hin und wieder sieht man während des Stadiums des Rückgangs der Vascularisation dicht getrübte weiße (leukomatöse) Flecke zur Entwicklung gelangen, die nicht die geringste Neigung zur Aufhellung zeigen (Abb. 224). Ihr Wesen ist unbekannt.

Die Erkrankung des zweiten Auges. Mit der Abheilung des Prozesses auf dem einen Auge ist jedoch die Erkrankung nicht abgeschlossen; denn *mit einer zwingenden Gesetzmäßigkeit befällt die echte Keratitis parenchymatosa auch die andere Hornhaut.* In der Regel liegt zwischen dem Beginne des Leidens der einen und der anderen Seite ein Abstand von einigen Wochen oder Monaten. Ja es können, wenn auch selten, Jahre vergehen, bis sich die Keratitis der anderen Seite meldet. Oft genug ist die Hornhaut des ersten Auges wieder teilweise aufgehellt, wenn die Trübung am zweiten einsetzt. Gerade diese Eigentümlichkeit ist es, die die Deutung der Pathogenese der Keratitis parenchymatosa in ihrer Abhängigkeit von der luetischen Infektion sehr erschwert, zumal die auch noch so exakt ausgeführte *Allgemeinbehandlung den Ausbruch der Entzündung am zweiten Auge nicht verhüten kann.* Im allgemeinen macht man die Erfahrung, daß die Erkrankung dieses Auges unbehindert ihre Wege geht und nach Dauer und Schwere die Veränderungen sich wiederholen, die wir am zuerst in Mitleidenschaft gezogenen Bulbus beobachten.

Rückfälle. Es kommt nicht selten vor, daß im Verlaufe der Abheilung oder auch nach scheinbar völligem Abschluß der Erkrankung sich ohne einen ersichtlichen Grund oder infolge eines Traumas (A. CARMI) ein erneuter Entzündungsschub meldet, der von wiederum auftauchenden tiefen Trübungen und einer abermaligen Vascularisation begleitet ist. Vielfach handelt es sich dabei um Individuen mit skrofulösem Habitus; doch ist dieser keineswegs Voraussetzung. Die Rückfälle verlaufen indessen anders als die primäre Keratitis; denn es fehlt ihnen gewissermaßen die Kraft, die ganze Hornhaut mit einer Infiltration zu überziehen, und die Lokalisation der Nachschubtrübungen ist immer auf kleinere Bezirke beschränkt. Fast gewinnt man den Eindruck, als wenn bei dem ersten Anfalle des Leidens Inseln von Hornhautgewebe übergangen worden sind, die dann nachträglich demselben Prozeß anheimfallen, welchen die anderen

Gebiete bereits durchgemacht haben. Im Sinne der Anaphylaxietheorie (s. S. 319) läßt sich ein solches Verhalten damit erklären, daß noch nicht abgebautes Antigen liegen geblieben ist. Mehrmalige Rückfälle sind möglich.

Die Endausgänge nach abgelaufener Keratitis und zum Abschluß gekommener Aufhellung sind nach den Zusammenstellungen von J. IGERSHEIMER, FRANZ J. LANGENDORFF, KURT SCHOTT und anderen folgende:

Man kann in einer immerhin beträchtlichen Zahl der Fälle mit dem Wiedererlangen einer brauchbaren Sehschärfe rechnen; denn in fast 70% beträgt diese $^5/_5$—$^5/_{20}$. IGERSHEIMER ermittelte in 6,80% die schließliche Wiedererlangung von vollem Visus. Allerdings ist in 8—10% das Zurückbleiben schwerer Sehstörungen ($S < {}^5/_{50}$) zu gewärtigen; besonders ungünstig laufen diejenigen Erkrankungen aus, bei denen die Heilung unter dem Auftreten leukomatöser Flecke erfolgt (s. Abb. 224).

Seitens des *Uvealtractus* sind bei rechtzeitiger Atropinverordnung schwere Folgezustände an der Iris nicht zu erwarten. Wohl müssen hin und wieder einige Synechien in Kauf genommen werden, und zeigt die Regenbogenhaut im ganzen ein etwas atrophisches Aussehen; aber eine Seclusio und Occlusio pupillae gehört durchaus nicht in den Rahmen des Krankheitsbildes. Das mag darin seinen Grund haben, daß wohl sicherlich eine Infektion der Iris nicht die Ursache ist, sondern mehr die Hyperämie der Ciliargefäße entzündliche Erscheinungen hervorruft, indem Fibrin aus den erweiterten Gefäßen austritt. Freilich sehen wir nach abgelaufener parenchymatöser Keratitis nicht selten auch in der äußersten Peripherie des Fundus *chorioiditische Herde*; doch ist ein solcher Befund bei kongenitaler Lues keine Absonderlichkeit (s. Bd. 5 dieses Handbuches, S. 128).

b) **Die nichtsyphilitischen Formen der parenchymatösen Keratitis.**

Es ist leicht verständlich, daß es Fälle gibt, die neben der echten kongenital luetischen Erkrankung noch Symptome von Skrofulose aufweisen. So werden wir bei der Erörterung der Pathogenese (S. 317) noch sehen, daß unter Umständen das Aufflammen eines skrofulösen Infiltrates den Ausbruch der Keratitis parenchymatosa erst veranlaßt. In so gelagerten Fällen kann das typische Bild des Prozesses dadurch kompliziert werden, daß sich zu den Symptomen, die auf die Lues congenita zu beziehen sind, noch andere hinzugesellen, die mit der gleichzeitig bestehenden Skrofulose in Zusammenhang gebracht werden müssen. Das wichtigste Merkmal solcher Zustände ist das Auftauchen von Infiltraten. an denen sich eine pannöse Vascularisation verästelt, die von der charakteristischen Besenreiserform erheblich abweicht. Auch auf das Endresultat haben diese Bildungen oft entscheidenden Einfluß, insofern sich diese mehr knotenförmigen Infiltrate viel schwerer aufhellen. Wahrscheinlich handelt es sich hier nicht nur um eine Schädigung von molekularer Feinheit, sondern um gröbere durch Toxinwirkung bedingte wirkliche Gewebseinschmelzungen, die nur durch Bindegewebe aufgefüllt werden können (Abb. 224).

Man darf solche Krankheitsbilder zwar der typischen Keratitis parenchymatosa auf kongenital luetischer Basis hinzurechnen und muß sich nur hüten, alle Veränderungen unterschiedslos mit der Syphilis in Zusammenhang zu bringen.

Ganz anders zu bewerten sind die nach Ausfall der Reaktion (Wa.R. —; Tuberkulin +) als *tuberkulösen Ursprungs* anzusprechende Formen der Keratitis parenchymatosa. Sie verdienen schon deswegen eine besondere Betrachtung, weil sie zumeist *einseitig* auftreten und das Gesetz der Doppelseitigkeit (s. S. 312) auch bei langer Beobachtungsdauer durchbrechen. Wohl fehlt solchen Bildern der graumilchige diffus-wolkige Grundton nicht, der den parenchymatösen

Trübungen eigen ist; aber *im Vordergrunde stehen wirkliche, gelbweißliche Flecken in den mittleren und tiefen Lamellenlagen.* Das Aussehen ändert sich gegenüber den nur mit skrofulösen Infiltraten komplizierten, aber im wesentlichen doch echt kongenital luetischen Formen in der Hinsicht, als man den Eindruck gewinnt, daß die Herde die Hauptsache der ganzen Veränderung bedeuten und die diffuse Trübung nur die Folie abgibt, von der diese sich abhebt. Mit Recht hebt A. Löwenstein hervor, daß die *Vascularisation dieser Gebilde* einen anderen Typus aufweist, als wir ihn bei der Gefäßentwicklung der parenchymatösen Keratitis sonst zu sehen bekommen. Wir erblicken einige wenige Gefäßäste, die sich ohne Verzweigung bis an die einzelne knötchenförmige Infiltration heranschieben und sich hier in ein Konvolut kleiner Gefäße auflösen, das glomerulusartig den Knoten umspinnt. Die wohl durch die Toxinwirkung bedingte Erweichung der Grundsubstanz in der Nachbarschaft der Infiltrate erlaubt auch die Bildung vereinzelter Anastomosen. So entsteht daraus ein in geschwungenen Linien angeordnetes feinkalibriges Geflecht (s. Abb. 239, S. 340 u. Abb. 240, S. 341). Ferner sind bei dieser Form, dem wohl entschieden infektiösen Charakter des Prozesses entsprechend, Rückfälle viel häufiger als bei der gewöhnlichen Keratitis parenchymatosa; auch der Verlauf zieht sich mehr in die Länge. *Nach meinem Urteil gehören diese Erkrankungen weit mehr in das Gebiet der Keratitis tuberculosa als in dasjenige der echten Keratitis parenchymatosa,* obgleich Anklänge in den Äußerlichkeiten des klinischen Bildes unverkennbar sind (s. S. 338). Arnold Löwenstein betrachtet ebenfalls die „Keratitis parenchymatosa tuberculosa" von diesem Gesichtspunkte aus. In diesem Sinne verdient ferner die Mitteilung J. v. Michels Beachtung, der in einem Falle von tuberkulöser Keratitis parenchymatosa einen kleinen Tuberkel in der Wandung des Schlemmschen Kanals anatomisch feststellen konnte.

Dasselbe gilt für alle *sekundären Formen des Leidens.* Hier ist die *parenchymatöse Keratitis keine selbständige Erkrankung, sondern nur ein Zeichen dafür, daß entweder die Ernährungsquelle der Hornhaut, das Randschlingennetz, versagt oder infektiös-toxische Produkte von der Uvea aus die Cornea schädigen.* Diese Erkenntnis kann man aus dem Tierversuche ableiten. Sieht man doch, z. B. oft genug bei Impfung der Iris oder der Vorderkammer mit Tuberkelbacillen geraume Zeit nach dem Aufschießen der Knötchen in der Regenbogenhaut eine sekundäre Hornhauttrübung mit nachfolgender tiefer Vascularisation einsetzen, die die Vorgänge im vorderen Bulbusabschnitte bald unter einem dichten Schleier verhüllt, so daß die „parenchymatöse Keratitis" das Krankheitsbild vollkommen beherrscht. Eine andere Möglichkeit ist gegeben, wenn irgendwelche entzündlichen Prozesse die zuführenden Gefäße des Randschlingennetzes in der Hornhaut-Lederhautgrenze drosseln. Solchen Vorgängen begegnet man bei tuberkulöser Scleritis des vorderen Abschnittes (s. S. 419) und anderen Zuständen. Auch die „*anaphylaktische Keratitis parenchymatosa",* die man unter den Bedingungen der Wesselyschen Versuchsanordnung (s. S. 205) beliebig erzeugen kann, legt trotz der nicht zu leugnenden nahen Beziehungen zur menschlichen Hornhauterkrankung dafür Zeugnis ab, daß der Symptomenkomplex der tiefen wolkigen Trübung unter dem Einflusse der verschiedensten Ursachen entstehen kann.

c) Die sekundären Veränderungen.

Kehren wir nach dieser Abschweifung ins Gebiet der echten, d. h. luetischen Erkrankung zurück, so müssen wir noch einige *seltene sekundäre Veränderungen an der Hornhaut selbst im Gefolge* der Keratitis parenchymatosa erwähnt werden. Bei diesen Vorkommnissen ist es selbstverständlich unmöglich, mit Sicherheit zu entscheiden, ob sie nicht reine Komplikationen, d. h. Zufallsbefunde sind.

Hier sind zunächst *Faltungen der* DESCEMETSCHEN *Membran* zu nennen, die sichtlich durch Spannungsänderungen, bzw. Narbenschrumpfungen innerhalb des Hornhautgewebes entstehen (J. STÄHLI). Wir sehen solche Zustände z. B. auf der Abbildung der Keratitis anularis (S. 311), wo sie konzentrisch die Ringtrübung umziehen. Sie kommen aber je nach den wirksam werdenden physikalischen Kräften auch in radiärer Anordnung vor und können selbst zu richtigen *Leistenbildungen* an der Hornhautrückfläche (Abb. 225) Anlaß geben (H. LEHMANN). Trotz genügender Aufhellung des Parenchyms bedingen diese Zustände meist einen hochgradigen unregelmäßigen Astigmatismus und dadurch eine empfindliche Sehstörung. G. WEILL und A. JOST haben sogar spinnwebenartige Netze aus Glashautleisten beobachtet, die sehnenartig die Vorderkammer durchzogen. Die Abb. 226 zeigt eine sehr starke Faltung der DESCEMETSCHEN Membran (STANCULÉANO).

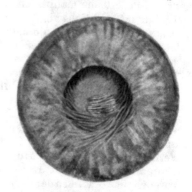

Abb. 225. Ungewöhnlich starke Ausbildung von Glashautleisten der DESCEMETSCHEN Membran in einem Falle von Keratitis parenchymatosa. (Nach einem Bild der Göttinger Augenklinik, Prof. E. v. HIPPEL.)

Eine andere, ebenfalls das Endergebnis hinsichtlich der Funktion schwer benachteiligende Folge ist die Ablagerung von *bindegewebigen Massen an der Hornhauthinterfläche.* Sie stammen aus fibrinösen Exsudaten der Vorderkammer und sind zum Teil auch Reaktionsprodukte der DESCEMETSCHEN Membran auf chemisch-entzündliche Reizungen, wie wir diesen gleichfalls bei den Kapselstaren begegnen (E. v. HIPPEL, W. GILBERT, J. STÄHLI und andere). Wahrscheinlich handelt es sich wohl auch um ehemalige Defekte der hintersten Hornhautschichten, also gewissermaßen um die Folgezustände eines „Ulcus corneae internum[1]."

G. STANCULÉANO hat einen schweren ulcerösen Prozeß der tiefen Hornhautlagen im Anschluß an eine Keratitis parenchymatosa beobachtet. Das Ergebnis waren intensive porzellanweiße Flecken in den tiefsten Schichten.

Außerordentliche Seltenheiten stellen Geschwürsbildungen, ja Perforationen der Cornea dar. Hierbei dürfte es sich

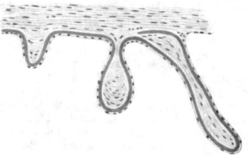

Abb.226. Sehr starke Faltenbildungen der DESCEMETSCHEN Membran nach abgelaufener Keratitis parenchymatosa. (Nach G. SLANCULÉANO.)

wohl um mehr oder minder zufällige Komplikationen handeln.

Eine indirekt mit der Keratitis parenchymatosa zusammenhängende Erscheinung sind vielfache *Schwankungen des intraokularen Druckes.* Freilich sind die Tonometerwerte nicht unbedingt zuverlässig, weil durch die Infiltration des Gewebes leicht Änderungen der Widerstandskraft der Hornhaut selbst gegenüber dem Meßgewicht ausgelöst werden; die von J. IGERSHEIMER genannten Zahlen (in 22% der Fälle Drucksteigerung; in 27% Druckerniedrigung)

---

[1] Andere Formen des Ulcus corneae internum sind in dem Kapitel „Angeborene Hornhauttrübungen" S. 250 und Diplobacillengeschwüre (Abszeßbildung der Hornhauthinterfläche) S. 272 beschrieben. Allgemeines über die Schädigung der Hornhaut von der Rückseite her ist S. 211 nachzulesen.

sind deshalb nicht durchaus maßgebend. Da aber sogar Intercalarstaphylome (Abb. 227), Vorwölbungen der Hornhaut (Keratektasien s. S. 241) usw. vorkommen, ist auf den intraokularen Druck stets Rücksicht zu nehmen, zumal periodenweise Hyper- und Hypotonie sich ablösen können. So sah F. Dimmer im Verlaufe einer parenchymatösen Keratitis zunächst eine Vorbuckelung der zentralen Hornhautgebiete und dann ein Einsinken der Stelle unter dem Auftauchen von Faltungstrübungen an der Hinterfläche eintreten. In seltenen Fällen bildet sich als gemeinsamer Folgezustand einer Drucksteigerung und der Schwächung der Widerstandskraft der Hornhaut ein Zustand aus, der im klinischen Bilde völlig einem Buphthalmus entspricht. Andererseits wird auch manchmal eine Abflachung (Applanatio corneae) beobachtet.

Wiederum in anderen Fällen bilden sich in der Peripherie der Hornhaut scleraähnliche Trübungen, so daß das Bild der „sklerosierenden Keratitis" entsteht (s. S. 426).

d) Die pathologische Anatomie und Pathogenese.

Gibt uns das klinische Bild schon genug der Rätsel auf, so hat uns bislang auch die *mikroskopische Untersuchung* nur neue Probleme gestellt, aber eine befriedigende Lösung vorenthalten. Das liegt in erster Linie daran, daß das Hornhautgewebe infolge seiner einfachen Bauart auf die verschiedensten Reize hin immer mit denselben Veränderungen antwortet, und daß ganz frische Fälle kaum zur Bearbeitung gelangen. Hinzu

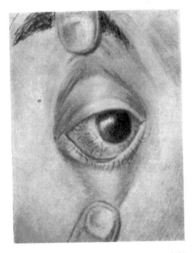

Abb. 227. Sklerektasien bei Keratitis parenchymatosa.
(Nach J. Igersheimer.)

kommt die Erschwerung, daß bei einer ganzen Reihe von Veröffentlichungen wohl atypische und sekundäre Formen des Leidens vorgelegen haben. Die gefundenen Abweichungen von der Norm sind bald aufgezählt. Im wesentlichen handelt es sich um eine zellige Infiltration, die sich zwischen den Hornhautlamellen in mehr oder minder ausgeprägten Straßen vorwärts schiebt (Abb. 228 und 229), sowie um Neubildung von Gefäßen. Daneben werden Zerfallserscheinungen an den Kernen der Hornhautzellen und eine Aufquellung und verminderte Färbbarkeit der Hornhautlamellen kenntlich.

Wohl die am besten verwertbare Mitteilung ist die von A. Elschnig. Sie betrifft ein 8 Jahre altes Kind, das einer syphilitischen Kehlkopferkrankung erlag, nachdem das linke Auge ungefähr 7 Wochen, das rechte 3 Wochen vorher eine Keratitis parenchymatosa bekommen hatte. Elschnig führt den großen Zellreichtum in der Hauptsache auf eine rege Proliferation der fixen Hornhautzellen zurück. Die in den Saftspalten liegenden Abkömmlinge dieser Elemente werden dann nekrotisch, so daß einzelne Saftlücken mit einem Kerndetritus angefüllt sind. Aber auch Wanderzellen beteiligen sich an der Infiltration. Unter Aufquellen der zerfallenden Massen schmelzen die dazwischen gelegenen Lamellen ein. Der Wiederersatz des zugrunde gegangenen Gewebes wird gleichfalls durch eine Vermehrung der fixen Hornhautzellen besorgt, indem sie in die nekrotisch gewordenen Gebiete hineinwuchern. Zunächst liegen sie mit spärlicher Zwischensubstanz scheinbar wirr durcheinander; aber allmählich ordnen sie sich bei gleichzeitiger Abnahme an Zahl zu regelmäßiger Struktur, während die neu entstandene Zwischensubstanz sich verbreitert. Zweifellos spielen bei dieser Regeneration des Hornhautgewebes die zahlreichen, lediglich aus einem Endothelrohr bestehenden Gefäße die führende Rolle. Die BOWMANsche Membran wie das Epithel werden teilweise durch die Nekrobiose in Mitleidenschaft gezogen; indessen war an dem eben erst erkrankten rechten Auge die hintere Grenzhaut mit ihrem Endothel ganz unberührt. Das linke Auge zeigte freilich auch Zellansammlungen in den tiefsten Parenchymlagen und Lücken im Endothel. Sicher lag eine primäre Keratitis vor; denn der Uvealtractus und die Sclera waren nur in sehr geringem Maße verändert. Auch im Falle von ERNST JAEGER

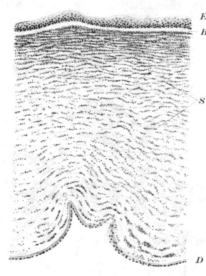

hatte der Prozeß im Parenchym begonnen, und die Veränderungen am Endothel waren lediglich Folgezustände. ELSCHNIG gibt dem Befunde die Deutung, daß in dem Blute Toxine kreisen, die mit der parenchymatösen Saftströmung in die Hornhaut eindringen und

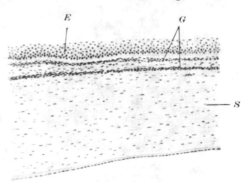

Abb. 228. Im Ablauf begriffene ältere Keratitis parenchymatosa. (Vergr. 40:1.) E Epithel; B BOWMANsche Membran; S die von Zellen durchsetzte Substantia propria mit gequollenen und auseinander gewichenen Lamellen; D DESCEMETsche Membran mit zum Teil verdickten Endothelbelag (Ed). (Sammlung J. v. MICHEL.)

Abb. 229. Abgelaufene Keratitis parenchymatosa. E Epithel, darunter die BOWMANsche Membran; G neugebildete und schon in Rückentwicklung begriffene Gefäße; S die bereits wieder von der Zellinfiltration gereinigte Substantia propria der Hornhaut. (Sammlung J. v. MICHEL.)

auf die fixen Zellen einen Reiz ausüben, den diese mit lebhafter Zellteilung beantworten. Die junge Zellbrut ist jedoch nur wenig widerstandsfähig, so daß bald eine Nekrose der Zellen und mit ihnen der angrenzenden Lamellen einsetzt. Sowohl die Vascularisation als auch die Reizung der Iris beruhen auf einer wahrscheinlich chemischen (chemotaktischen) Wirkung. Jedenfalls fehlt jedes Kennzeichen für eine Veränderung, wie sie sonst für luetische Affektionen typisch ist. Eine solche Erklärung würde die Ansicht stützen, daß nicht der Erreger selbst, sondern irgendwelche im Gefolge der syphilitischen Infektion auftretende, ihrem Wesen nach noch unbekannte, vielleicht chemische Stoffe die Ursache bilden.

Pathogenese. Man war geneigt, die Keratitis zu den *parasyphilitischen* Leiden zu rechnen, doch ist hier, wie auf dem Gebiete der Paralyse, eine moderne Forschungsrichtung zum Wort gekommen, die auch diese Affektionen in direkte Beziehungen zu den Spirochäten zu bringen bestrebt ist. Vor allem JOSEF IGERSHEIMER hat sich für eine solche Anschauung eingesetzt, der seinen Standpunkt damit begründet, daß in abgeschabten und heraustrepanierten Hornhautstücken bei Keratitis parenchymatosa Spirochäten nachweisbar sind und im Tierexperiment durch Infektion mit Spirochäten von der Vorderkammer aus eine Hornhauterkrankung erzeugt werden kann, die nicht zu leugnende Parallelen zur menschlichen Keratitis erkennen läßt. So bestrickend die Deutung ist, so groß sind die Schwierigkeiten, die ihrer Annahme entgegenstehen. Nicht nur die oben erörterte Tatsache, daß der anatomische Befund gänzlich von dem Bilde einer echt luetischen Veränderung abweicht, sondern auch die klinischen Erfahrungen, wie die zwangsläufige Doppelseitigkeit und vorzüglich die Unwirksamkeit der spezifischen Kur, erheischen weitgehende Berücksichtigung. Zu diesen Bedenken gesellt sich noch die Tatsache, daß man in den Hornhäuten syphilitischer Neugeborener oft massenhaft Spirochäten antrifft, ohne daß die Augen das Bild einer parenchymatösen Keratitis aufweisen und überhaupt eine trübe Cornea haben. Allerdings ist auf der anderen Seite beobachtet worden, daß auch in der Hornhaut des luetischen Fetus entzündliche Zellansammlungen in der dicht mit Spirochäten durchsetzten Hornhaut vorkommen, die dem anatomischen Bilde entsprechen, das Elschnig von der menschlichen Keratitis gegeben hat (Donato Cattaneo). Eine solche Feststellung ist indessen wiederum mit der Beobachtung schwer vereinbar, daß wir eine Keratitis parenchymatosa des Säuglingsalters kaum zu sehen bekommen. Auch im Kammerwasser von kleinen Kindern können förmliche Reinkulturen von Spirochäten vorgefunden werden und sogar zu einer schweren Uveitis führen. Trotzdem braucht damit eine Schädigung der Hornhaut nach Art einer parenchymatösen Keratitis nicht verbunden zu sein (G. Schwenker).

Igersheimer ist es aber auch gelungen, bei Kaninchen, die in die Testikel und in den Rücken mit Spirochäten infiziert worden waren, eine metastatische Keratitis zu erzeugen, die in großen Zügen der Keratitis parenchymatosa ähnelt. Entsprechende Resultate erhielt Arnold Löwenstein vorzüglich dann, wenn er gleichzeitig eine Unterernährung der Kaninchenhornhaut hervorrief. Impft man Spirochäten in die Kaninchenhornhaut selbst ein, so entwickelt sich nach 1—2 Monaten ein „primäres Hornhautsyphilom" (siehe auch S. 298). Im Anfangsstadium kommt es bei dieser Erkrankungsform zu einem Ödem der Hornhaut, das rasch wieder verschwinden kann. Dann bilden sich Infiltrate vom Aussehen gelber oder graugelber Knoten, die teilweise einen Geschwulstcharakter tragen. Somit entstehen unter diesen Bedingungen Prozesse, die der menschlichen Pathologie fremd sind.

Überschauen wir die Ergebnisse dieser Tierversuche, so ist eine kritische Einstellung deswegen nötig, weil die Unterscheidung der primären und sekundären Veränderungen sehr schwierig ist. Wollen wir einen Einblick in die Pathogenese der menschlichen Keratitis parenchymatosa auf Grund von Tierexperimenten gewinnen, so muß das erzielte klinische Bild die Kennzeichen der tiefen, fortschreitenden Hornhauttrübung mit nachfolgender Vascularisation an sich tragen. Dabei darf der Uvealtractus nicht so stark miterkranken, daß die Veränderungen der Cornea ebenso gut als Reaktion auf die Iridocyclitis angesprochen werden können. Die verschiedenartigsten Eingriffe am Tierauge sind eben unter Umständen mit Hornhautveränderungen verbunden, die man „Keratitis parenchymatosa" nennen darf. So erhält man das Krankheitsbild leicht bei experimenteller Iristuberkulose, wie ich schon eingangs erwähnte. Aber auch das Einbringen von Herpesvirus in den Glaskörper des Kaninchens bringt eine später wieder abklingende, diffuse Hornhauttrübung zustande (Tetsuo Abe). Ferner entsteht nach Unterbindung der beiden langen und einiger kurzen Ciliararterien eine der Keratitis parenchymatosa durchaus ähnliche Trübung (A. Wagenmann). Auf Grund dieser Versuchsergebnisse hat J. v. Michel seinerzeit die Ansicht geäußert, daß die anatomische Ursache der menschlichen

Keratitis eine luetische Perivasculitis des pericornealen Gefäßnetzes sei; aber auch hierfür fehlt eine durch anatomische Untersuchungen sicher gestellte Beweisführung.

Meines Ermessens haben angesichts dieser großen Schwierigkeiten diejenigen Theorien mehr Wahrscheinlichkeit für sich, die davon ausgehen, daß *immunbiologische Umstimmungen des Hornhautgewebes die Ursache für die Entstehung der parenchymatösen Keratitis bilden*. Den Anstoß zur Aufstellung dieser Annahme gab die von K. Wessely durch artfremdes Serum experimentell erzeugte *Keratitis parenchymatosa anaphylactica*, die sich dann entwickelt, wenn man durch Einbringen eines Antigens in die eine Hornhaut den Gesamtorganismus des Kaninchens sensibilisiert und auf der Höhe der erlangten Überempfindlichkeit in die Hornhaut des anderen Auges das gleiche Antigen reinjiziert. Die näheren Umstände dieses „Wesselyschen Phänomens" sind in den Kapiteln von der allgemeinen Pathologie der Hornhaut (S. 205) und über die Immunitätsvorgänge (Bd. 7 dieses Handbuches) nachzulesen. Hier sei nur die Beobachtung von Aurel v. Szily angeführt, daß auch an der zuerst vorbehandelten Hornhaut eine anaphylaktische parenchymatöse Keratitis aufflammt, wenn das Antigen in die Blutbahn des Tieres reinjiziert wird. Somit haben wir eine eigentümliche Reaktionsweise des Hornhautgewebes vor uns, die nicht infektiöstoxischer, sondern chemisch-anaphylaktischer Herkunft ist. Es sind mehrere Theorien aufgestellt worden, die dieser Beobachtung Rechnung tragen. A. Elschnig rückt die Organspezifität des Hornhauteiweißes in den Vordergrund und leitet die Erkrankung daraus ab, daß zerfallende Hornhautsubstanz vom Organismus resorbiert werde, wodurch eine Sensibilisierung gegen dieses körpereigene, aber organspezifische Eiweiß zustande käme. Seine Theorie ist somit ein Analogon zur Annahme der anaphylaktischen Genese der sympathischen Ophthalmie (s. Beitr. Reis in diesem Bande), so zwar, daß die zur Entwicklung gelangenden Antikörper nun auch dem Hornhauteiweiß des anderen Auges gefährlich werden.

Demgegenüber glaubt Igersheimer die Pathogenese wie folgt darstellen zu können. Zunächst halten sich die Spirochäten in dem Hornhautgewebe kongenital luetischer Kinder, ohne zu einer Entzündung Anlaß zu geben. Mit der Zeit zerfallen die Keime und stimmen dadurch das vom übrigen Stoffwechsel ziemlich abgeschlossene Hornhautgewebe so um, daß eine Überempfindlichkeit gegenüber dem Antigen der Spirochäten wach gerufen wird. Gelangt nun aus irgendeiner Ursache ein Schub spezifischer, von Spirochäten stammender chemischer Produkte mit antigenen Eigenschaften in den Gesamtkreislauf, so kann von dem im Blute zirkulierenden Material auch ein Bruchteil in das sensibilisierte Hornhautgewebe kommen und hier eine lokale anaphylaktische Entzündung, also die parenchymatöse Keratitis auslösen. Aus demselben Grunde erkrankt auch später das zweite Auge. Daneben läßt Igersheimer die Möglichkeit offen, daß ein schneller Zerfall größerer Spirochätenmengen in der Hornhaut schon in dem nicht umgestimmten Gewebe eine entzündliche Reaktion bedingen kann. Ich selbst habe mich auf einen anderen Standpunkt gestellt, indem ich annehme, daß die in der Hornhaut luetischer Neugeborener in großer Anzahl anzutreffenden Spirochäten in dem vom Stoffwechsel nur schwer erreichbaren Hornhautgewebe inaktiv liegen bleiben, während der übrige Gesamtorganismus mit der Zeit eine zunehmende Immunität gegen die Erreger erwirbt, die an spezifische Antikörper gebunden ist. So besteht eine Zeitlang ein Nebeneinander von der Hornhaut angehörendem Antigen und im Kreislaufe und in anderen Geweben vorkommenden Antikörpern. Es bedarf daher nur einer Gelegenheitsursache, z. B. einer skrofulösen Augenentzündung, des erhöhten Stoffwechselaustausches mit einsetzender Pubertät oder eines Traumas, damit ein Aufeinandertreffen der Antikörper mit dem intracorneal liegenden Antigen in die Wege geleitet wird; das Resultat ist die zuerst an dem einen, dann an dem anderen Auge eintretende parenchymatöse Keratitis.

W. Riehm hat die immunbiologischen Erklärungsversuche über die Entstehung der Keratitis jüngst kritisch zusammengestellt.

e) Die Therapie.

Da mit Hilfe der Untersuchung des Gesamtkörpers und der Vornahme der Wassermannschen Reaktion sowie der Kochschen Tuberkulinprobe wohl ausnahmslos die Natur des zugrundeliegenden Leidens festgestellt werden kann, wird die Behandlung in erster Linie auf die Bekämpfung der syphilitischen oder tuberkulösen Noxe hinzielen. Freilich kommt in dieser Hinsicht die oben geschilderte Meinungsverschiedenheit über die Pathogenese der Keratitis parenchymatosa zur Geltung, insofern eine direkt antiinfektiöse Kur, wie sie z. B. in der Verwendung von Salvarsan und Wismut ihren Ausdruck findet, nur von Erfolg begleitet sein kann, wenn die Hornhauterkrankung auf dem Vorhandensein lebensfähiger Keime beruht[1]. Abgesehen hiervon ist es indessen wohl berechtigt, stets eine spezifische Therapie einzuleiten, weil man das Grundleiden selbst nicht vernachlässigen darf.

Was die *kongenital luetische Form* anlangt, so ist es außerordentlich schwer, ein objektives Urteil darüber zu gewinnen, ob Quecksilber, Salvarsan oder Wismut einen nachweisbar günstigen Einfluß auf den Verlauf des Leidens ausüben; denn die in der Literatur berichteten Erfolge sind, soweit die Höhe der schließlich zurückkehrenden Sehschärfe den Maßstab bietet, mit Vorsicht aufzunehmen. Gerade bei der Keratitis parenchymatosa, die die Hornhaut in der ganzen Ausdehnung in Mitleidenschaft zieht, kommen ja neben der Dichtigkeit der zurückbleibenden Trübungen vor allem auch die Lage der Flecke und der resultierende, meist unregelmäßige Astigmatismus, sowie eventuell Auflagerungen und Riß- und Leistenbildungen an der Corneahinterfläche mitbestimmend in Betracht.

Einer Zusammenstellung von H. Weve ist jedoch zu entnehmen, daß mit der Zeit die Anzahl derjenigen Augenärzte wächst, welche von der Salvarsantherapie gute Resultate melden. Holmes Spicer sah hin und wieder von der Anwendung antisyphilitischer Kuren überraschende Erfolge, während Schnaudigel intravenöse Jodnatriuminjektionen rühmt. Eine größere Reihe von Arbeiten (Literatur bei Weve) erbringt mehr oder weniger überzeugende Beweise für die Wirksamkeit des Salvarsans, und Weve selbst tritt dafür ein, daß man möglichst frühzeitig und kräftig mit Salvarsan und Wismut (Bismogenol) behandeln soll.

Mehr Zurückhaltung, ja vielleicht Ablehnung dürfte gegenüber den Versuchen am Platz sein, das Leiden durch Röntgenbestrahlung (E. de La Vega, J. Merkulow und J. Schick) oder durch künstliche Malariainfektion (Michelsen) zu heilen. Eher könnte, weil weniger eingreifend, eine Therapie mit parenteraler Proteinkörperzufuhr (Milch, Typhusvaccine) in Frage kommen. Die bislang vorliegenden Berichte umfassen freilich noch zu wenige Beobachtungen (B. Slavik), sind aber ermutigend und vom Standpunkte der immunbiologischen Theorien verständlich.

Die *symptomatische lokale Behandlung* erfordert große Aufmerksamkeit. Sie bezweckt Linderung der oft sehr unangenehmen ciliaren Schmerzen, sowie der Lichtscheu und muß auf die begleitende Iritis Rücksicht nehmen. Später obliegt ihr die Herbeiführung einer möglichst befriedigenden Aufhellung der Trübungen. Bei Vorhandensein von stärkeren Schmerzen und Blendungs-

---

[1] Man beachte die prompte Wirkung des Salvarsans und Bismogenols bei der syphilitischen Keratitis pustuliformis profunda (S. 333).

beschwerden empfinden die Patienten meist warme Umschläge oder einen feuchtwarmen Verband angenehm. Dieselbe Methode begünstigt die Entwicklung der Vascularisation, deren guten Einfluß wir bei der Schilderung der Aufhellung der Trübungen kennen gelernt haben. Gegen die Iritis ist Atropin empfehlenswert, damit möglichst das Entstehen von hinteren Synechien vermieden wird. Dabei muß man aber der Möglichkeit, daß die Hornhauterkrankung periodenweise eine Steigerung des intraokularen Druckes nach sich zieht, sorgsam Rechnung tragen. Will sich — in seltenen Fällen — eine Vorbuckelung der Hornhautmitte entwickeln, dann dürften ein Druckverband und Bettruhe angezeigt sein. So muß man den Patienten über das Stadium der dauernden Zunahme der Trübungen und der Entzündung hinwegzubringen suchen, bis die Wendung zum Besseren mit dem Einsetzen der Aufhellung sich zeigt. Aber auch dann ist ein kräftigeres Zufassen noch nicht am Platze; denn nur zu leicht antwortet das Auge auf eine vorzeitig ausgeführte Massage mit einer erneuten Steigerung der Entzündung. Höchstens kann man vorsichtig das Auge mit elektrischen Heizkissen wärmen und damit die Vascularisation anregen. Erst, wenn der Augapfel nahezu reizfrei geworden ist, darf die Salbenmassage einsetzen, zunächst mittels 0,5—1%iger Cocainsalbe, dann mittels 1—2—3%iger gelber Quecksilberpräcipitatsalbe. Einträufelungen von Dionin und subconjunctivale Kochsalzeinspritzungen unterstützen die Resorption der Infiltrationen. Manchmal kann auf diese Art eine anfangs nur zögernd beginnende Aufhellung noch nach Monaten kräftig gefördert werden. Man sollte sich daher unbedingt erst nach Jahren dazu entschließen, wegen einer unter Umständen zurückbleibenden dichten zentralen Trübung zur optischen Iridektomie zu greifen.

Angesichts des außerordentlich langwierigen Verlaufs und der gesetzmäßig beide Augen befallenden, zunächst aus kleinen Anfängen hervorgehenden, aber eine Zeitlang die Hornhaut sehr stark schädigenden Trübung ist es zweckmäßig, von vornherein die Angehörigen davon in Kenntnis zu setzen, daß unbeschadet aller Bemühungen das Leiden zunehmen, beide Augen heimsuchen, dann aber wieder zurückgehen wird. Unterläßt man diese Aufklärung, so werden die Angehörigen oder die Patienten zu leicht wegen eines angeblichen Mißerfolges der ärztlichen Fürsorge unwillig.

Eine tröstliche Aussicht bietet die Tatsache, daß durch die Bekämpfung der syphilitischen Infektion der Erwachsenen mittels Salvarsan auch die Keratitis parenchymatosa der Kinder erheblich an Zahl abzunehmen beginnt (EUGEN GRÜNER).

Literatur.

Keratitis parenchymatosa.

AXENFELD, TH.: Infektion und Disposition in der Augenheilkunde. Klin. Mbl. Augenheilk. **79**, 66 (1927).

CARMI, A.: Contributo allo studio della cheratite parenchimatosa in rapporto a cause traumatiche. Boll. Ocul. **2**, 668 (1923). — CATTANEO, DONATO: (a) Alterazioni oculari e reperto di spirochete nella sifilide natale. Ann. Oftalm. **52**, 414 (1924). (b) Ricerche sperimentale sulla sifilide dell' occhio. Ann. Oftalm. **52**, 1 (1924). — CLAUSEN, W.: Ätiologische, experimentelle und therapeutische Beiträge zur Kenntnis der Keratitis interstitialis. Graefes Arch. **83**, 399 (1912). (Hier die Literatur bis 1912.) — COSMETTATOS, G. F.: Des affections de la cornée au cours de la syphilis acquise. Arch. d'Ophtalm. **41**, 729 (1924).

DIMMER, F.: Eine besondere Art persistierender Hornhautveränderung (Faltentrübung) nach Keratitis parenchymatosa. Z. Augenheilk. **13**, 635 (1905).

ELSCHNIG, A.: Über Keratitis parenchymatosa. Graefes Arch. **62**, 481 (1906). — ENROTH, EMIL: Parenchymatöse Keratitis und Konstitution. Klin. Mbl. Augenheilk. **65**, 266 (1920).

FERTIG, A.: Zur Frage der traumatischen Keratitis parenchymatosa und ihrer Begutachtung in der Unfallpraxis. Z. Augenheilk. **44**, 166 (1920). — FUCHS, ERNST: Über ringförmige und scheibenförmige Keratitis. Klin. Mbl. Augenheilk. **39 II**, 513 (1901).

GILBERT: (a) Über Keratitis parenchymatosa anularis. Klin. Mbl. Augenheilk. 48 I, 460 (1910). (b) Zur Klinik und Pathologie der angeborenen Augensyphilis. Arch. Augenheilk. 87, 59 (1920). — GRÜNER, EUGEN: Nimmt die Keratitis parenchymatosa seit Salvarsanbehandlung der Elterngeneration ab? Arch. Augenheilk. 97, 591 (1926).

HEESBRÜGGE: Parenchymatöse Hornhautentzündung, Unfallfolge? Ärztl. Sachverst.ztg 26, 222 (1920). Ref. Zbl. Ophthalm. 4, 205. — v. HIPPEL, E.: (a) Über Keratitis parenchymatosa und Ulcus internum corneae. Graefes Arch. 68, 354 (1908). (b) Über Keratitis parenchymatosa. Graefes Arch. 42, 194 (1896). (c) Über die Bedeutung des Traumas in der Ätiologie der Keratitis parenchymatosa. Ophthalm. Ges. Heidelberg 1906, 83. (d) Über die Häufigkeit der Gelenkerkrankungen bei hereditär Syphilitischen. Münch. med. Wschr. 1903, Nr. 31. — HOLMES, SPICER: Parenchymatous Keratitis, interstitial keratitis, uveitis anterior. London: Geo. Pulman and Sons Ltd. 1924. — HUTCHINSON: Syphilis. Dtsche. aut. Ausgabe von KOLLMANN. Leipzig 1888.

IGERSHEIMER, J.: (a) Syphilis und Auge. Berlin: Julius Springer 1928. (b) Über die weiteren Schicksale von Patienten mit Keratitis parenchymatosa auf hereditär-luetischer Grundlage. Ophthalm. Ges. Heidelberg 1913, 251.

JAEGER, ERNST: Ein histologisch untersuchter Fall von Keratitis parenchymatosa. Klin. Mbl. Augenheilk. 74, 488 (1925).

KRAUPA, ERNST: Ein Beitrag zur Pathologie der Keratitis parenchymatosa nebst Beobachtungen, die Grundlage der neuropathischen Konstitution betreffend. Klin. Mbl. Augenheilk. 67, 218 (1921).

LANGENDORFF, FRANZ, J.: Über die Aussichten der antisyphilitischen Behandlung bei Keratitis parenchymatosa. Dtsch. med. Wschr. 1922, 290. — LEHMANN, H.: Beiträge zur Kenntnis der Glasleistenbildung an der Hornhautrückfläche bei abgelaufener Keratitis parenchymatosa. Z. Augenheilk. 62, 230 (1927). — LÖWENSTEIN, A.: (a) Über das klinische Bild der Ophthalmia anaphylactica nebst Bemerkungen zur Pathogenese der Keratitis parenchymatosa. Klin. Mbl. Augenheilk. 82, 64 (1929). (b) Tierversuche zur Frage der Entstehung der Keratitis parenchymatosa. Klin. Mbl. Augenheilk. 78, Beil.-Heft 73 (1927).

v. MICHEL: Diskussionsbemerkung. Ophthalm. Ges. Heidelberg 1895, 110.

PERLIA: Vermag ein Trauma eine auf konstitutioneller Basis beruhende Augenentzündung auszulösen? Klin. Mbl. Augenheilk. 43, 396 (1905).

RIEHM, W.: Anaphylaxie und Keratitis parenchymatosa. Klin. Mbl. Augenheilk. 82, 648 (1929).

SCHIECK, F.: Das Problem der Genese der interstitiellen Keratitis. Dtsch. med. Wschr. 1914, 890. — SCHNAUDIGEL: Weitere klinische Erfahrungen mit der intravenösen Jodnatriumtherapie. Klin. Mbl. Augenheilk. 79, 650 (1927). — SCHOTT, KURT: Keratitis parenchymatosa und Salvarsan. Z. Augenheilk. 50, 109 (1923). — SCHWENKER, G.: Spirochätose des vorderen Bulbusabschnitts bei Lues congenita. Klin. Mbl. Augenheilk. 69, 9 (1922). — SILBERSIEPE: Beitrag zum Studium der Keratitis parenchymatosa unter Zuhilfenahme der WASSERMANNschen Reaktion. Inaug. Diss. Berlin 1908. — SLAVIK, B.: Proteinkörperbehandlung hereditär luetischer parenchymatöser Keratitiden. Čas. lék. česk. 66, 336 (1927) (tschech.). Ref. Zbl. Ophthalm. 18, 323. — SPICER, W. T. HOLMES: Parenchymatous keratitis: interstitial keratitis: uveitis anterior. Brit. J. Ophthalm. Monograph. suppl. 1 (1924). — STÄHLI, J.: Über persistente retrocorneale Glasleisten in ehedem parenchymatosakranken Augen. Klin. Mbl. Augenheilk. 63, 336 (1919). — STANCULÉANO, G.: Seltene Befunde an der Hinterfläche der Cornea bei einer klinisch diagnostizierten Keratitis parenchymatosa. Klin. Mbl. Augenheilk. 42 II, 465 (1904). — ST.-MARTIN, DE: La kératite interstitielle et les traumatismes de la guerre. Clin. ophtalm. 9, 331 (1920). — v. SZILY, A.: Experimente und Theorien über anaphylaktische Entzündungen am Auge. Klin. Mbl. Augenheilk. 54, 1 (1915).

TOWBIN, B. G. u. B. M. PROSOROWSKI: Über die Pathogenese der parenchymatösen Keratitis und ihren Zusammenhang mit dem endokrinen System. Graefes Arch. 122, 257 (1929).

VOGT, ALFRED: Atlas der Spaltlampenmikroskopie. Berlin: Julius Springer 1921. — VOSSIUS: Zur Begründung der Keratitis parenchymatosa annularis. Graefes Arch. 60, 116 (1901).

WAGENMANN, A.: Experimentelle Untersuchungen über den Einfluß der Zirkulation in den Netzhaut- und Aderhautgefäßen auf die Ernährung des Auges usw. Graefes Arch. 36 IV, 1 (1890). — WEILL, G. u. A. JOST: Sur un réseau de trabécules rétrocornéen consécutif a une kératite parenchymateuse herédospécifique. Ann. d'Ocul. 163, 100 (1926). — WEVE, H.: Zur Therapie der Keratitis parenchymatosa luetica. Arch. Augenheilk. 100/101, 833 (1929).

f) Die atypische „Keratitis parenchymatosa" unbekannter Ursache, sowie infolge von Grippe, Parotitis und anderen Erkrankungen.

In dem allgemeinen Teil wurde darauf hingewiesen, daß durchaus nicht alle „parenchymatösen" Hornhauttrübungen das Resultat entzündlicher Vorgänge sind, sondern daß vielfach nur das gestörte Gleichgewicht des Wassergehaltes (des Quellungszustandes) oder die Dehiszenz der Hornhautlamellen (z. B. durch eingetriebene Luft bedingt) Erscheinungen hervorrufen, die klinisch eine parenchymatöse Keratitis täuschend nachahmen. Somit genügt schon ein Zustand, den man an anderen Organteilen des Auges als Ödem bezeichnet, um diese

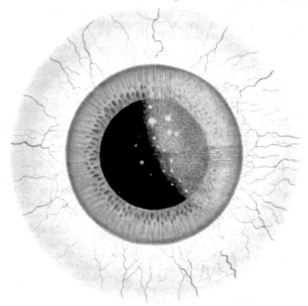

Abb. 230. Parenchymatöse Keratitis mit tiefer Vascularisation und Präcipitaten der DESCEMETschen Membran an der Grenze der Trübung. Atypische, nichtluetische Form des Leidens.

wolkigen Verschleierungen herbeizuführen; die „parenchymatöse Trübung" ist dann der einzige Ausdruck davon, soweit wir ihn mit unseren Untersuchungsmethoden nachweisen können. Deshalb halte ich dafür, daß man die Bezeichnung „parenchymatöse Keratitis" nur auf das in den vorstehenden Kapiteln geschilderte und wohl charakterisierte Krankheitsbild beschränken sollte. Das enthebt uns nicht der Pflicht, auf die Fälle einzugehen, die als Keratitis parenchymatosa unbekannter Ursache in der Literatur beschrieben worden sind.

Keratitis mit Präcipitaten. Zunächst ist eine Gruppe von Erkrankungen zu erwähnen, die durch folgende Eigentümlichkeit ausgezeichnet sind. Am Limbus setzt eine wolkige Trübung ein, ohne daß eine stärkere ciliare Injektion oder Mitbeteiligung der Iris sichtbar wird. Aus ihr wird allmählich eine zungenförmige Trübung, die der Hornhautmitte zustrebt. Dort, wo sie mit ihren unscharfen Ausläufern endet, bildet sich eine *Anzahl dicker Präcipitate am Endothel.* Sie sind anfänglich in einer Punktreihe angeordnet, formen sich aber später zu einer Art von progressivem Rand. Dadurch wird es mehr und mehr deutlich, daß das Leiden an den Stellen vorwärts geht, die durch das Auftauchen der Beschläge gekennzeichnet sind (Abb. 230). Hierauf kommt es allmählich zum Stillstande und zur Rückbildung, die ohne Hinterlassen wesentlicher Spuren in völlige Heilung überzugehen vermag. Die Präcipitate bilden auch manchmal unregelmäßige, hellbraune eckige Flecke. Dabei ist die Eigentümlichkeit hervorzuheben, daß in dem Krankheitsbilde die typische Vascularisation an Bedeutung zurücktritt. Es wurde zuerst von Henning Roenne beschrieben, findet sich aber auch in der Monographie von Holmes Spicer und ist jüngst von Holger Ehlers an mehreren Patienten eingehend verfolgt worden. Spicer hebt hervor, daß die tiefen Lagen es sind, welche die Trübung beherbergen, während die vorderen ganz durchsichtig bleiben. Er faßt das Leiden als einen ,,Katarrh des Endothels" auf. Zwei von den Fällen, die Ehlers beobachten konnte, zeigten eine ganz spärliche Vascularisation. Immer umsäumte eine Reihe von charakteristischen (nicht kreisrunden) eckigen, leicht bräunlichen Präcipitaten die äußerste Ausdehnung der Trübung an der Hornhauthinterfläche, wobei Schmerzen, Iritis oder eine erhebliche ciliare Injektion fehlten. In einem Falle beobachtete ich hinter der Trübung grauweiße, sich überkreuzende Linien, die auf eine Faltung der Descemetschen Membran schließen lassen. Wahrscheinlich gehört auch die Keratitis parenchymatosa migrans, welche Engelbrecht beobachtet hat, hierher.

Ätiologie und Pathogenese. Die von Rönne, Holmes Spicer und Ehlers beschriebenen Fälle waren sicher nicht syphilitischen Ursprungs. Sie haben auch im ganzen Verlaufe (Einseitigkeit, völlige Aufhellung, randständige Präcipitate, Mangel von Iritis usw.) wenig Ähnlichkeit mit der typischen Keratitis parenchymatosa. Andererseits kommen Abarten der Keratitis parenchymatosa vor, die manche Übereinstimmung mit dem hier in Betracht zu ziehenden Symptomenkomplex zeigen und doch unter Umständen mit Syphilis zusammenhängen. In erster Linie ist hier die ,,Keratitis linearis migrans" (A. Fuchs) anzuführen, welche bei 2 sicher luetischen Patienten zur Beobachtung kam. Allerdings lag in diesen Fällen der Gürtel der Präcipitate hinter der Begrenzungslinie der vorwärtswandernden Trübung. A. Fuchs ist selbst im Zweifel, ob die Lues hier die Ätiologie darstellt, und auch Ehlers wirft die Frage auf, ob das Vorkommen gleichzeitig mit Kennzeichen der kongenitalen oder akquirierten Syphilis nicht vielleicht ein zufälliges sei. Er nimmt an, daß bestimmte, uns noch nicht bekannte anatomische Besonderheiten der Struktur der Hornhauthinterfläche die Ursache für die merkwürdige Erkrankung seien. Im übrigen könne man über die Ätiologie nichts Bestimmtes aussagen.

Verlauf und Therapie. Alle in die Gruppe hineingehörenden Erkrankungen sind durch einen milden Verlauf und eine gute Prognose ausgezeichnet. Die Trübungen gehen, ohne daß man eine intensivere Therapie einzuleiten braucht, von selbst zurück.

Influenza- (Grippe-) Keratitis. In einer zweiten Gruppe atypischer Keratitis parenchymatosa wird als Ursache *Grippe* angegeben. Nach der Mitteilung von Ernst Pflüger, der zuerst die Aufmerksamkeit auf diesen Zusammenhang gelenkt hat, ist die Erkrankung in Bern ein relativ häufiges Vorkommnis. Mehr als 30 Fälle konnte er beobachten, wobei er drei verschiedene Erscheinungsformen sah. Nur selten deckte sich das Leiden mit dem klassischen Bilde der interstitiellen Keratitis (diffuse dichte Trübung der ganzen Hornhaut vom Rande her einwandernd, sehr langsame, meist unvollständige, zuweilen ganz mangelhafte Wiederaufhellung der Hornhäute). Allerdings beobachtete Pflüger diese Keratitis nur bei Erwachsenen und einseitig. Unter heftigen Reizerscheinungen war der vordere Uvealtractus stark mitbeteiligt. Lues war stets ausgeschlossen. Eine *andere* klinische Form der parenchymatösen Keratitis nach Influenza nähert sich am meisten der ,,*Keratitis nummularis,*" die Stellwag von Carion beschrieben hat. Sie ist dadurch gekennzeichnet, daß sich von einer diffusen Trübung einzelne dichtere Wolken abheben, die schließlich in scharf begrenzte, saturierte, zuweilen glänzend weiße, rundliche und ovale Flecken übergehen. Sie liegen im Hornhautparenchym und sind um so dichter, je näher der Hinterfläche sie zur Entwicklung gelangen. In diesem Falle sind sie stets von einer höher gelegenen wolkenartigen, in der Fläche viel größeren und allmählich in den allgemeinen Nebel sich verlierenden Trübung überdeckt. An Ausdehnung variieren die Flecke von Punktgröße bis zu ovalären Figuren von 2,5 mm Durchmesser. Namentlich die Randzone ist von den Infiltraten bevorzugt. Mit dem Abklingen der Reizerscheinungen lichtet sich der diffuse Hornhautschleier, und damit gewinnen die einzelnen Flecke an Deutlichkeit. Unter einer Entwicklung tiefer büschelförmiger Gefäße werden die Infiltrate resorbiert. Nie treten Ulcerationen hinzu, wohl aber kann die Iritis zu Pupillarschwarten führen. Im allgemeinen dauern die entzündlichen Symptome bis zur Abheilung 1—2 und mehr Monate an. Die *dritte* Form der Influenzakeratitis ist durch eine schwere Mitbeteiligung der Iris und Auflagerungen an der Hornhauthinterfläche gekennzeichnet, indem in dem Corneaparenchym eine oft sehr gleichmäßige, schmutzig milchige Trübung der tiefen Schichten auftaucht, in der stellenweise saturierte Punkte und unregelmäßig dichte und begrenzte Trübungen auftreten.

Auch gelegentlich der Influenzaepidemie 1918/19 sind Fälle beobachtet worden (K. HARTMANN). Sie verliefen unter dem Bilde der scheibenförmigen Keratitis und hatten wohl Beziehungen zu einer Infektion mit dem Herpesvirus. Es muß im Zusammenhang mit dieser Feststellung überhaupt darauf hingewiesen werden, daß wohl bei so mancher der von PFLÜGER und anderen beschriebenen Beobachtungen von Influenzakeratitis der Herpeserreger mit im Spiele gewesen ist.

Die Veränderungen an der Hornhaut im Gefolge einer Parotitis epidemica („Ziegenpeter") haben in vieler Hinsicht Beziehungen zu denjenigen, die S. 323 geschildert sind. K. K. K. LUNDSGAARD und FRANZ GEIS haben fast gleichlautende Beobachtungen erhoben. In beiden Fällen handelte es sich um schulpflichtige Kinder, die auf der Höhe der Fiebersteigerung oder kurz nach dem Abklingen plötzlich eine Sehstörung bekamen. Als Ursache wurde eine diffuse Trübung des Hornhautparenchyms mit Mattigkeit des Epithels gefunden, die rasch wieder verschwand. Die einseitig bleibende Keratitis war nach ungefähr ein bis zwei Wochen völlig abgeheilt. Da LUNDSGAARD nach Aufhellung der Trübung Präcipitate an der Hornhautrückfläche feststellen konnte, neigte er dazu, eine primäre Cyclitis anzunehmen, doch fehlten trotz der ausgesprochenen ciliaren Injektion eigentliche Symptome einer Iritis. Auch bei den eigentümlichen, von PFLÜGER, HOLMES SPICER und EHLERS (S. 323) erwähnten Formen werden ja trotz typischer Präcipitate iritische Prozesse vermißt, so daß man die Präcipitatbildung wohl als Begleiterscheinung der Keratitis ansehen darf. GEIS hält die Hornhauttrübung für die Auswirkung einer toxisch-infektiösen Ursache.

Literatur.

„Keratitis parenchymatosa" unbekannter Ursache, sowie infolge Grippe, Parotitis und anderen Erkrankungen.

EHLERS, HOLGER: On the formation of precipitates in profound Keratitis. Acta ophthalm. 4, 227 (1927). — ENGELBRECHT: Keratitis parenchymatosa migrans. Klin. Mbl. Augenheilk. 78, 103 (1927).

FUCHS, A.: Über einige seltene Erkrankungen des Auges I. Keratitis linearis migrans. Z. Augenheilk. 58, 315 (1926).

Geis, Franz: Ein Fall von akuter parenchymatöser Keratitis bei Parotitis epidemica. Klin. Mbl. Augenheilk. **67**, 67 (1921).

Hartmann, K.: Über eine besondere Form der Keratitis profunda nach Grippe. Arch. Augenheilk. **88**, 186 (1921). Hier die Literatur.

Lundsgaard, K. K. K.: Ein Fall von Cyclitis bei Parotitis epidemica. Klin. Mbl. Augenheilk. **57**, 393 (1916).

Pflüger, Ernst: Über Keratitis parenchymatosa. Ophthalm. Ges. Heidelberg **1897**, 214.

Rönne, Henning: Eine Form nichtsyphilitischer parenchymatöser Keratitis. Arch. Augenheilk. **87**, 133 (1920).

Holmes Spicer, W. T.: Parenchymatous Keratitis: Interstitial Keratitis. Uveitis anterior. Brit. Ophthalm. (Monograph Supplement I) 1924. — Stellwag von Carion: Über eine eigentümliche Form der Hornhautentzündung. Wien. klin. Wschr. **1889**, Nr 31 und **1890**, Nr 33 u. 34.

g) Die Keratitis parenchymatosa bei Trypanosomenerkrankungen.

Wenn man Tiere (Hunde) mit Trypanosoma Brucei infiziert, so kommt es zu einer spontan auftretenden Keratitis parenchymatosa von einer solchen Schwere, daß die Membran porzellanweiß wird und tiefe Gefäße sie durchziehen. Als pathologisch-anatomische Grundlage fand Stock (a) eine starke ödematöse Auflockerung des Parenchyms und eine sehr spärliche Infiltration mit Zellen. Auch bei der durch Trypanosoma gambiense hervorgerufenen Schlafkrankheit des Menschen gelangen diffuse Trübungen des Hornhautparenchyms zur Beobachtung, die wohl sicher durch die im Blute kreisenden Keime veranlaßt sind. Wendet man intravenöse Injektionen von Germanin an, so verschwinden die Trübungen (Stock b).

Literatur.

Keratitis parenchymatosa bei Trypanosomenerkrankungen.

Stock: (a) Über experimentelle Keratitis parenchymatosa durch Allgemeininfektion mit Trypanosoma Brucei beim Hunde. Ophthalm. Ges. Heidelberg **1906**, 268. (b) Keratitis parenchymatosa bei Schlafkrankheit. Klin. Mbl. Augenheilk. **81**, 192 (1928).

h) Die Keratitis parenchymatosa traumatica.

Auf S. 303 sind die Bedingungen erörtert worden, unter denen es erlaubt ist, eine kongenital-luetische parenchymatöse Keratitis mit einer Unfallsfolge im Zusammenhang zu bringen. Es kommen aber auch Fälle vor, die eine atypische parenchymatöse Keratitis in unmittelbarem Anschlusse an ein Trauma aufweisen, ohne daß eine konstitutionelle Grundlage aufzufinden ist. Dann ist die Verletzung anscheinend selbst die Ursache der Erkrankung.

Duverger und Lampert schildern diese Form nach dem Spaltlampenbilde folgendermaßen. Stets geht eine, wenn auch geringfügige Hornhautverletzung mit oder ohne Fremdkörper voraus. 1—3 Tage später entwickeln sich genau hinter der Läsionsstelle Falten an der Descemetschen Membran, von denen aus sich langsam Trübungen vorwärtsschieben. Wahrscheinlich handelt es sich um ein Ödem, das sich nach den mittleren Lamellenlagen von rückwärts her ausbreitet. Dann setzen Schmerzen im Auge und im Kopfe, sowie Lichtscheu ein. Zuweilen beobachtet man Trübungen des Kammerwassers, ja Hypopyon und Iritis. Während die Affektion auf die tiefen Schichten beschränkt bleibt, kommt es zu Bläschenbildungen im Epithel unter Verlust der Hornhautsensibilität. Merkwürdig ist der sehr rasche Wechsel des klinischen Bildes, das niemals eine Vascularisation aufweist, und die Ohnmacht der Therapie.

Ein ähnliches Leiden beschreibt G. Addario la Ferla.

Angesichts dieser eigentümlichen Veränderungen fragt es sich indessen, ob nicht eine Wirkung von Herpesvirus bei ihrem Zustandekommen angenommen werden darf; denn wir wissen aus der Pathologie der Keratitis disciformis und ihrer Abarten (s. S. 293), wie vielgestaltig die Formen der Herpeserkrankungen sind. Namentlich die Störung der Sensibilität gibt zu denken.

Literatur.

Keratitis parenchymatosa traumatica.

Duverger et Lampert: Kératite interstitielle traumatique. Arch. d'Ophtalm. **41**, 12 (1924).

la Ferla, G. Addario: Sulla cheratite parenchimatosa post-traumatica. Arch. Ottalm. **29**, 503 (1923).

2. Die Xerophthalmie (Xerosis conjunctivae et corneae) und Keratomalacie.

In dem Abschnitt, der von den Erkrankungen der Hornhaut im allgemeinen handelt, ist darauf hingewiesen worden, daß die Membran in bezug auf ihren Stoffwechselaustausch außerordentlich schlecht gestellt ist. Der durch die Notwendigkeit der völligen Transparenz bedingte Mangel an eigenen Gefäßen wird aber dann zu einer wirklichen Gefahr, wenn allgemeine oder lokale Ernährungsstörungen Platz greifen, weil in solchen Fällen die Versorgung der Hornhaut mit dem notwendigsten Material derart niedere Werte erreicht, daß eine Nekrose ihres Gewebes die unabwendbare Folge ist. In Anbetracht der Tatsache, daß die Cornea des wachsenden Organismus, vor allem des Säuglings zu ihrem Aufbau mehr Ernährungsstoffe braucht als die des Erwachsenen, bei der nur die Erhaltung der gleich bleibenden Beschaffenheit in Frage kommt, wird es begreiflich, daß das Kleinkind besonders gefährdet ist. Das Gegenstück liefert das Greisenalter; denn auch hier begegnen wir, wenn auch selten, dem rätselhaften Vorgang der allmählichen Einschmelzung der Hornhaut, der nur von dem Gesichtspunkte der Ernährungsstörung aus erklärt werden kann. Allerdings nennt man diese Beobachtungen im Sprachgebrauch nicht Keratomalacie, obgleich sie wohl genau so zu beurteilen sind. Wir werden deswegen zunächst die typische Keratomalacie und anschließend die verwandten Zustände betrachten.

Überblickt man die Pathologie des Gesamtorgans, so treten uns bei allgemeinen Ernährungsstörungen drei verschiedene Veränderungen des Auges entgegen, die jede für sich und ebensogut auch miteinander verbunden zur Entwicklung gelangen können: 1. die Xerose der Bindehaut, 2. die Keratomalacie und 3. die Hemeralopie als Ausfluß einer Adaptationsstörung der nervösen Netzhaut. Paaren sich die schädlichen Einflüsse auf die Bindehaut und die Hornhaut, so liegt das Krankheitsbild der *Xerophthalmie* vor. Tritt die Nachtblindheit (s. Bd. 5, S. 501 dieses Handbuches) hinzu, so spricht man auch von einer Hemeralopia xerophthalmica. Dabei ist es selbstverständlich, daß man dieses Symptom nur am Auge des Erwachsenen klinisch feststellen kann, wohl aber gewinnt es nach den Angaben von Olaf Blegvad den Anschein, als wenn die Netzhaut der empfindlichste Gradmesser für eine das Auge in Mitleidenschaft ziehende Ernährungsstörung ist; denn die Nachtblindheit geht den anderen Merkmalen voraus.

Pathogenese. Die Lehre von den *Vitaminen* hat wesentlich dazu beigetragen, in die Folgezustände Licht zu bringen, die eine mangelhafte oder einseitig zusammengesetzte Nahrung für den Organismus und das Auge im besonderen nach sich zieht. Während man früher, wenigstens eine Zeitlang, die auf der rauh gewordenen, trockenen und abschilfernden Bindehaut nachweisbaren *Xerosebacillen*, die bald als harmlose Schmarotzer erkannt wurden (siehe Bd. 2 dieses Handbuches Bakteriologie), für die Erreger der Keratomalacie gehalten hat, wissen wir jetzt, daß die Beschaffenheit der Nahrung allein, und zwar vor allem der *Mangel an dem fettlöslichen Vitamin A*, das Wegschmelzen der Hornhaut veranlaßt. Es liegen also dieselben ungünstigen Einflüsse vor, die auch bei der Entstehung der Rachitis die maßgebende Rolle spielen. Die Versuchsergebnisse liefern den Beweis dafür; denn wenn man z. B.

junge Ratten lediglich mit Eiweiß, Stärke usw. ernährt und die Zufuhr jeglicher Vitamin A-haltiger Stoffe unterbindet, bekommen die Tiere einen geschwürigen Zerfall der Hornhaut (P. Knapp). M. Goldschmidt konnte zeigen, daß hier derselbe Vorgang wie bei der menschlichen Keratomalacie zugrunde liegt. Die weitere Beschäftigung mit dieser Frage erbrachte dann die Tatsache, daß das Vitamin A im Tierkörper nicht gebildet werden kann, sondern mit der Nahrung eingeführt werden muß, obgleich bis zu einem gewissen Grade in den Fettablagerungen des Organismus eine Aufspeicherung möglich ist. Da der jugendliche Körper über solche Reserven nicht verfügt, trifft ihn das Aufhören der Vitaminzufuhr sofort, während der Erwachsene noch eine Zeitlang von seinem Vorrat zehren kann. Allmählich, z. B. unter dem Zwange einer lange anhaltenden Hungersnot, droht aber auch seinem Auge die Gefahr der Keratomalacie.

Die Statistik von Olaf Blegvad berichtet über die in den Jahren 1909 bis 1920 in Dänemark gesammelten Beobachtungen. Sie umfaßt 434 Fälle von Keratomalacie bei Kindern, 19 von Keratomalacie bei Erwachsenen, sowie 148 Fälle von Bindehautxerose ohne Mitbeteiligung der Hornhaut. Dabei ist die Tatsache lehrreich, daß in den Jahren 1915, 1916 und 1917 eine außergewöhnliche Steigerung der Häufigkeit von Keratomalacie zu verzeichnen war, die sofort aufhörte, als die dänische Regierung dazu überging, Milch und Butter nicht nur behördlich zu verteilen, sondern auch die Preise dafür so herabzusetzen, daß die ärmere Bevölkerungsschichte wieder in den Genuß dieses an Vitamin A reichen Nahrungsmittels kommen konnte. Hinsichtlich der 434 an Keratomalacie erkrankten Kinder vermochte Blegvad 295mal nähere Angaben über die Zusammensetzung der Nahrung zu erfahren und den Nachweis zu führen, daß in 220 Fällen ein völliger Mangel oder wenigstens eine erhebliche Einschränkung der Vitaminzufuhr vorgelegen hatte. Die Milch und Butter als solche sind aber durchaus nicht ohne weiteres vitaminreich, vielmehr kommt es darauf an, daß sie von Weidekühen stammen. Da die Trockenfütterung dieser Anforderung nicht gerecht wird, steigt die Frequenz an Keratomalacie stets gegen Ende des Winters. Wenn die Mutter keine vitaminhaltige Kost zu sich nimmt, kann das mit Milch hinlänglich versorgte Brustkind trotzdem Xerose und Keratomalacie bekommen. Wir müssen daher nach Nahrungsmitteln suchen, die außer der Milch dem Säugling den fehlenden Stoff zuführen, und finden ihn in Citronen, Orangen, bestimmten tierischen Fetten, sowie vor allen Dingen im Lebertran.

Allerdings bleibt in der Zusammenstellung Blegvads ein Punkt noch nicht genügend geklärt, insofern 22 der erkrankten Kinder mit einwandfrei guter Milch ernährt worden waren. Hier kommt entweder ein außergewöhnlich großer Anspruch des Organismus an Vitamin A in Frage, der vielleicht in einem sehr schnellen Wachstum begründet ist, oder wir müssen eine besondere Erkrankung des Darmtractus oder des Stoffwechsels überhaupt annehmen, so daß das dargereichte Vitamin nicht zur Wirkung gelangt. Damit schneiden wir ein Problem an, das im Hinblick auf unser therapeutisches Handeln von großer Wichtigkeit ist. Kommen doch hin und wieder im Hochsommer trotz einer zur Verfügung stehenden Kost, die das Vitamin in großen Mengen beherbergt, Fälle von Xerophthalmie zur Beobachtung. Die nähere Untersuchung ergibt dann als Ursache das Vorhandensein von Brechdurchfall, jener in der heißen Zeit nicht seltenen Darmerkrankung der Säuglinge.

Nach den Untersuchungen Richard Hamburgers gewinnt es den Anschein, als wenn in dem Vitamin A drei verschiedene Stoffe enthalten sind, die sich in ein antikeratomalacisches, ein antirachitisches und ein das Wachstum förderndes Vitamin aufspalten lassen. Aus seinen Beobachtungen geht ferner hervor, daß auch der Allgemeinzustand des Patienten eine maßgebende Rolle spielt. Zu bestimmten Zeiten, z. B. während und nach Infektionskrankheiten wird das Vitamin, auch wenn es reichlich in der Nahrung dargeboten wird, nicht regelrecht aufgenommen.

In dieser Hinsicht sind die Versuchsergebnisse von E. V. McCollum, Nina Simmonds und J. Ernestine Becker bemerkenswert, die nachweisen konnten, daß auch dann eine Xerophthalmie hervorgerufen wird, wenn man den Tieren reichlich Vitamin A einverleibt, aber dazu eine Nahrung verwendet, die in einer bestimmten Zusammensetzung Vegetabilien, Gelatine, Eiweiß usw. enthält. Eine solche Kost ist äußerst arm an dem wasserlöslichen Vitamin B, das Beriberi verhütet, dafür aber sehr reich an gewissen Salzen. Wilhelm Stepp konnte diese Beobachtung bestätigen und dahin erweitern, daß man mit der Xerophthalmiekost Mc Collums je nach dem Alter der in den Versuch eingestellten Ratten mit unbedingter Sicherheit in ganz fest stehenden Zeitspannen Xerophthalmie zu erzeugen vermag. Setzt man einen erhöhten Anteil Calcium hinzu, so bekommen die Tiere außer dem Augenleiden noch Rachitis. Ziehen wir außerdem die Tatsache in Betracht, daß eine rasch verlaufende Keratomalacie auch bei sonst gesunden und durchaus genügend ernährten Kindern von A. Fuchs und Pillat gesehen wurde, so dürfte es wohl erlaubt sein daran zu zweifeln, daß der Mangel des Vitamin A wirklich der *alleinige* Faktor der Erkrankung ist, wie Blegvad es annimmt. Unter Umständen ist die Keratomalacie zwar der Ausdruck einer Ernährungsstörung, aber nicht das Symptom einer ganz bestimmten experimentell sicher erwiesenen Ursache.

Symptome. Die *klinischen Merkmale* der Xerophthalmie setzen mit einer eigentümlichen Trockenheit (Xerose) der Bindehaut, namentlich in der Lidspaltenzone ein (s. diesen Bd. S. 14). Die Conjunctiva wird matt und etwas heller in der Farbe. Ihre Oberfläche wird spröde, abschilfernd und verliert den geschmeidigen Charakter der Schleimhaut, was vor allem dadurch offenbar wird, daß sie sich leicht in kleinsten Fältchen zusammenschieben läßt. Man gewinnt den Eindruck, als wenn die betroffenen Stellen (Bitotschen Flecke) kein Wasser annehmen. Namentlich die Lidspaltenzone nahe dem Limbus trägt solche Veränderungen. Die Absonderung ist entweder spärlich oder in den späteren Stadien wässerig mit einzelnen zelligen Beimengungen, die durch eine gewisse Zähigkeit das Verkleben der Lidspalte erleichtern. Dabei ist eine geringe Lichtscheu vorhanden.

Präxerose. Der *Einschmelzung der Hornhaut* geht das Stadium der „Präxerose" (Arnold Pillat) voraus, welches bei Kindern oft nur wenige Stunden andauert, bei Erwachsenen jedoch sich über Wochen, ja Monate erstrecken kann. Meist setzen zuvor Nachtblindheit und Bindehautxerose ein. Die Praexerosis corneae ruft eine diffuse Mattigkeit der Hornhautoberfläche hervor, wobei besonders auffällt, daß diese sogleich austrocknet, wenn man die Lidspalte kurze Zeit mit den Fingern offen hält. Der Abstrich ergibt eine reiche Bewucherung mit Xerosebacillen, aber auch in auffallender Weise mit Staphylokokken. Bei Volksstämmen mit pigmentierter Haut gesellt sich eine eigentümliche Braunfärbung der Bindehaut, ja auch von Teilen der Hornhaut hinzu. Anschließend stellt sich eine „Xerose der Hornhaut ein, die sich in weißen und weißgrauen Auflagerungen ähnlich den Bitotschen Flecken der Conjunctiva äußert" (Abb. 231). Die Sensibilität ist deutlich herabgesetzt. In diesem Stadium ist die Prognose noch gut, weil bei Umstellung der Ernährung rasche Heilung eintritt. Das ändert sich, sobald die Unterernährung solche Grade erreicht, daß die Nekrose des Gewebes einsetzt.

Die *Nekrose der Hornhaut* wird durch Trübungen am Limbus eingeleitet, über denen das Epithel zunächst matt wird und sich dann bald abstößt. Daran schließt sich sehr rasch eine gelblichgraue Infiltration der mittleren Hornhautpartien, die

einem geschwürigen Zerfall Platz macht. Manchmal geschieht dieses Wegschmelzen der Hornhautsubstanz so schnell, daß bereits innerhalb von 24 Stunden
ein Irisprolaps sichtbar wird (Abb. 232). Ein immer wieder auffallender Befund
ist dabei die vollkommene Blässe des Auges. Das Organ bringt einfach nicht
mehr die Kraft auf, daß eine Blutfülle im conjunctivalen oder ciliaren Kreislauf
zustande kommt. Auch die oft nur halb geschlossenen Lider verleihen den Augen
den Ausdruck des Absterbens. In der Tat kündet eine Keratomalacie auch vielfach das nahende Ende an, wenn es sich um im allgemeinen unterernährte Kinder
handelt. Ist der Zustand des Gesamtorganismus ausnahmsweise ein kräftiger,
so ist durch entsprechende Behandlung unter Umständen noch die Rettung der

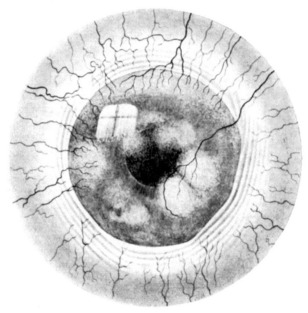

Abb. 231. Xerosis conjunctivae et corneae. 53jährige Patientin. Allgemein recht ungünstiger
Ernährungszustand ohne auffindbaren Grund. Der Zustand blieb monatelang unverändert, trotz
vitaminreicher Kost. (Eigene Beobachtung.)

Hornhaut möglich. Sonst bilden eine Phthisis bulbi, Staphyloma totale oder
Panophthalmitis den Abschluß. Eine besondere Form der Keratomalacie hat
G. Attias mit dem Namen ,,Keratitis exfoliativa" belegt. Da es sich dabei
um eine fettige Entartung der Cornea handelt, ist das Krankheitsbild in dem
Abschnitte über Fettdystrophie S. 411 beschrieben.

    Prognose. Nach den Zusammenstellungen von Blegvad kamen unter 434
Fällen nur 87 Todesfälle vor, weil sofort mit vitaminreicher Nahrung eingegriffen wurde. Das beweist, daß die früher angenommene absolut schlechte
Prognose, wenigstens in bezug auf die Erhaltung des Lebens, jetzt keine Gültigkeit mehr hat. Das Schicksal von 298 Kindern konnte weiter verfolgt werden,
von denen 79 (27%) blind wurden und 71 (24%) schwerste doppelseitige Hornhauttrübungen davon trugen. In 35% konnte wenigstens auf einem Auge
eine brauchbare Sehschärfe erhalten werden, und nur in 14 Fällen war der
Zustand beider Augen ein zufriedenstellender.

    Die Therapie sucht durch *Umstellung der Ernährung* die Gefahr für die Horn-
haut abzuwenden. Die Aussicht hierfür ist um so größer, je früher eine Xeroph-

thalmie zur Behandlung kommt. In erster Hinsicht ist für einwandfreie Milch-
kost und Zufuhr von Vitamin A zu sorgen. Das geschieht am zweckmäßigsten,
indem man den Kindern täglich mehrmals nicht aufgekochten, kalten Lebertran in den Mund träufelt. Auch kann man selbst Säuglingen ohne Schaden für
die Verdauung Citronen- oder Orangensaft geben. Lokal bemüht man sich durch
Einstreichen von reiner Vaseline in den Bindehautsack die Hornhaut vor Austrocknung zu schützen.

Einige Worte sind noch über die *Keratomalacie der Erwachsenen* zu sagen,
die äußerst selten ist. Sie wurde im Zusammenhang mit hochgradiger Unterernährung, z. B. infolge von lang anhaltenden Durchfällen (J. S. HILDRETH),
forcierter Entfettungskur, Hungersnot und übertriebenem Fasten nach reli-
giösem Ritus beobachtet. Schon zum Zustandekommen der Xerosis conjunctivae,
noch mehr zum Auftreten der Keratomalacie gehört aber beim Erwachsenen

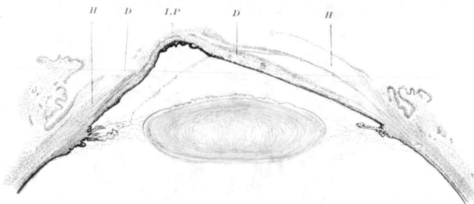

Abb. 232. Keratomalacie. Die Hornhaut (*H*) ist nur noch in den peripheren Abschnitten erhalten.
Zwischen *DD* ist sie defekt, bezugsweise nur noch in nekrotischen Resten der tiefsten Schichten
vorhanden. In der Mitte wölbt sich bereits ein Irisprolaps (*I.P*) vor.
(Nach einem Präparat von E. v. HIPPEL.)

geraume Zeit. Das wird verständlich, wenn man bedenkt, daß der voll ausgebildete Körper des Vitamin A in viel geringerem Maße bedarf als der kindliche,
der außerdem der den Stoff beherbergenden Fettspeicherungen entbehrt. Wenn
von „epidemischem Vorkommen" der Xerophthalmie die Rede ist, bezieht sich
dies nur darauf, daß eine größere Anzahl von Menschen der gleichen mangelhaften
Ernährung ausgesetzt ist. So führt BLEGVAD die Tatsache an, daß von 450
Insassen eines Asyls im Jahre 1917 53 die Kennzeichen der Bindehautxerose
darboten, die 13mal mit Keratomalacie verbunden war. Darunter befanden
sich Personen von 17 bis 72 Jahren. 5 starben an Bronchopneumonie, ein
Kranker erblindete einseitig, 2 wurden auf beiden Augen blind.

3. Die Hornhautkachexie.

Während die *Keratomalacie* in deutlicher Form den ungünstigen Einfluß
einer allgemeinen Ernährungsstörung auf die Lebensbedingungen der Hornhaut
offenbart, gibt es noch eine Reihe, wenn auch recht seltener Zustände, die
ebenfalls zum Einschmelzen der Hornhaut führen, ohne daß ein Darnieder-
liegen der allgemeinen Ernährung angeschuldigt werden kann. Diese Gruppe
von Hornhautleiden, die keine einheitliche Ursache haben und nur unter
gleichen oder ähnlichen Symptomen verlaufen, möchte ich „*Hornhautkachexie*"

nennen, weil diese Bezeichnung das wesentliche Merkmal zum Ausdruck bringt, insofern wir einen *Zusammenbruch der Lebensfähigkeit der Membran* vor uns haben.

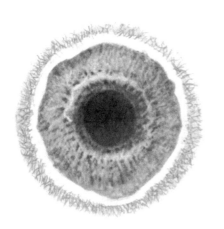

In gewissem Sinne könnte man schon bei den Folgen tiefgreifender Verätzungen des Limbus, wie sie vor allem bei der so häufigen Kalkverbrennung festzustellen sind, dann von einer Hornhautkachexie sprechen, wenn im Verlaufe der kommenden Tage und Wochen die Hornhaut sich zunächst zu trüben und dann nekrotisch zu werden beginnt, weil ihre Ernährungsbasis, das Randschlingengefäßsystem verödet ist. Zweifellos spielen ähnliche Ursachen in manchen Fällen schwerer infiltrativer Bindehauterkrankungen, z. B. bei verzögerter Blennorrhoea adultorum mit, wenn wir die Hornhaut umgeben von einem entzündlich geschwollenen Bindehautwulst des Limbus mehr oder weniger schnell absterben sehen. Die Hornhaut erliegt durchaus nicht immer einer primären Gonokokkeninfektion, sondern vielmehr der durch die infiltrative

Abb. 233. Hornhautkachexie bei Sepsis lenta orbitae. 50jähriger Mann. Ödematöse Durchtränkung und schleichende Entzündung der Orbita. Allmählich schob sich ein ringförmiger, eiterig infiltrierter Epitheldefekt allseitig vorwärts, bis die Hornhautoberfläche ganz getrübt war.

Ummauerung veranlaßten Kompression ihrer Randschlingengefäße (s. S. 48). Die gleichen Bedingungen sind anzuschuldigen, wenn im Anschluß an eine schwere

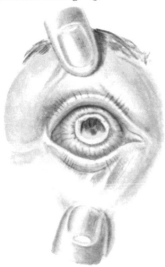

Abb. 234. Hornhautkachexie bei Sepsis lenta orbitae.

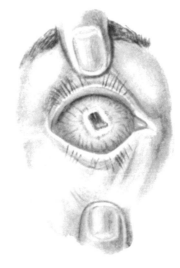

Abb. 235. Hornhautkachexie bei Sepsis lenta orbitae. Derselbe Fall wie Abb. 234. 2 Monate später.

Orbitalphlegmone die Hornhaut zugrunde geht, obschon hierbei auch die durch die Protrusio bulbi geschaffenen Gefahren mitberücksichtigt werden müssen. Daß die Vortreibung des Augapfels aber nicht die eigentliche Ursache zu sein braucht, beweisen z. B. die seltenen Beobachtungen, in denen im Gefolge einer chronischen entzündlichen Schwellung des Orbitalgewebes (Pseudotumor, Sepsis lenta orbitae) sich ein Wall überhängender und infiltrierter Bindehaut am Hornhautumfange langsam herausbildet, ohne daß es zu einer wirklichen Protrusio bulbi kommt. F. SCHIECK konnte zwei derartige Fälle beobachten. In dem einen stellte sich allmählich eine Nekrose beider Corneae ein, während in dem anderen der glasige Wulst der Bindehaut unaufhaltsam in dem Maße auf die Hornhaut hinaufwuchs, in dem die Membran in der Peripherie zugrunde ging (Abb. 233, 234, 235).

Im Laufe schwerer Salvarsanvergiftungen kann es auch zu Hornhautnekrose kommen (A. HEGNER, ERGGELET). Der Zusammenhang ist hier durch die auf Arsenwirkung beruhende Gefäßschädigung gegeben.

Bei diesen Hornhautleiden vermissen wir also das Hauptmerkmal der Keratomalacie, nämlich die zu gleicher Zeit vorhandene Xerose der Bindehaut, und doch besteht zwischen den beiden Affektionen durch das Versagen der ernährenden Gefäße am Limbus eine enge Beziehung.

Die *Therapie* ist meist machtlos.

Literatur.

Xerophthalmie, Hornhautkachexie.

BITOT: Mémoire sur une lésion conjonctivale non encore décrite coïncidant avec l'hémeralopie. Gaz. Sci. méd. et chir. **10**, 284 (1868). — BLEGVAD, OLAF: (a) Xerophthalmia, Keratomalacia and Xerosis conjunctivae. Amer. J. Ophthalm. **7**, 89 (1924). (b) Parenteral treatment of xerophthalmia with fath-soluble-A. Acta Ophthalmol. Københ. **1**, 172 (1923).
ERGGELET: Abheilende Hornhauteinschmelzung bei einer Salvarsandermatitis. Dtsch. Ophthalm. Ges. **1922**, 301.
FUCHS, A. u. PILLAT: Keratomalacie. Z. Augenheilk. **49**, 134 (1922).
GOLDSCHMIDT, M.: Experimenteller Beitrag zur Ätiologie der Keratomalacie. Graefes Arch. **90**, 354 (1915).
HAMBURGER, RICHARD: Über Keratomalacie bei Kindern. Dsch. med. Wschr. **49**, 1301 (1923). — HEGNER, A.: Schwere Hornhautnekrose bei Salvarsanvergiftung. Klin. Mbl. Augenheilk. **59**, 624 (1917). — HILDRETH, J. S.: Anästhesie der Cornea mit gleichzeitig verminderter Wirkung des Atropins auf die Iris und deren Einfluß auf ulcerative Hornhautentzündung. Arch. Augenheilk. u. Ohrenheilk. **1**, 2, 202 (1869).
MC COLLUM, E. V., NINA SIMMONDS and J. ERNESTINE BECKER: Further studies on the cause of ophthalmia in rats produced with diets containing vitamin A. J. of biolog. chem. **64**, 161 (1925). Ref. Zbl. Ophthalm. **16**, 83.
PILLAT, ARNOLD: (a) Über Präxerosis und Xerosis corneae als selbständige Krankheitsbilder der Mangelerkrankung des Auges beim Erwachsenen. Graefes Arch. **124**, 486 (1930). (b) Bakteriologische Befunde bei Praexerosis corneae. Graefes Arch. **125**, 173 (1930).
SCHIECK, F.: Über doppelseitige chronische Orbitalphlegmone (Sepsis lenta orbitae). Ophthalm. Ges. Heidelberg. **1925**, 133. — STEPP, WILHELM: (a) Über Vitamine und Avitaminosen in ihren besonderen Beziehungen zur Augenheilkunde. Zbl. Ophthalm. **6**, 369 (1922). (b) Über gleichzeitige experimentelle Erzeugung schwerer Xerophthalmie und Rachitis bei jungen Ratten. Erg. Physiol. **24**, 67 (1925).

4. Die Keratitis pustuliformis profunda.

Für das recht seltene Leiden hat E. FUCHS, der 1915 eine Reihe von 16 Beobachtungen zu einem einheitlichen Krankheitsbilde zusammenfaßte, den Namen Keratitis pustuliformis profunda geprägt, weil damit die Hauptkennzeichen festgelegt sind. Sie sind darin zu erblicken, daß ,,*in den hintersten Hornhautschichten eitergelbe Punkte wie kleine Pusteln*" auftauchen, während die vorderen Lamellenlagen unversehrt bleiben.

Ätiologie. Unter den FUCHSschen Fällen waren nur 4, die eine Beziehung zu Syphilis wahrscheinlich machten, doch sind die Feststellungen größtenteils in der Ära vor Einführung der WASSERMANNschen Reaktion geschehen. Später haben J. MELLER und RUDOLF SCHNEIDER die Aufmerksamkeit darauf gelenkt, daß eine akquirierte Lues die Ursache der eigentümlichen Veränderungen ist. Die neueren Arbeiten lassen hieran keinen Zweifel. Unter dem Eindruck dieser Erkenntnis hat ARNE BRYN vorgeschlagen, die Erkrankung „*akuten metastatischen syphilitischen Hornhautabsceß*" zu nennen. EMIL ENROTH spricht von einer „*luetischen Hypopyonkeratitis*". Indessen stimme ich KARL OTTO GRANSTRÖM darin bei, daß es besser ist, die bereits in die Literatur eingeführte Bezeichnung weiter zu gebrauchen, die FUCHS dem Leiden gegeben hat und welche das Wesen des klinischen Bildes anschaulich zum Ausdruck bringt. Bislang ist es noch nicht gelungen, in dem Inhalt der Herdchen oder in dem, wie wir sehen werden, zumeist vorhandenen Hypopyon Spirochäten nachzuweisen; doch ist neben der Anamnese und dem Ausfall der WASSERMANNschen Reaktion der prompte Erfolg der spezifischen Therapie beweisend.

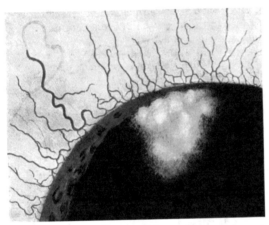

Abb. 236. Keratitis pustuliformis profunda (E. FUCHS). 26jährige Patientin im Spätstadium einer sekundären Lues. Ausheilung in 10 Tagen unter Salvarsankur. (Beobachtung von ERNST KRAUPA.)

Pathogenese. FUCHS hat die Frage aufgeworfen, ob die Keratitis oder die begleitende Iritis das Primäre sei. Die Beobachtungen von J. MELLER und GRANSTRÖM sind geeignet, die Antwort dahin zu geben, daß die Erkrankung der Regenbogenhaut erst derjenigen der Cornea nachfolgt. Das hindert natürlich nicht, die Möglichkeit zuzulassen, daß ähnlich wie bei den tuberkulösen Herden in der Hornhaut (s. S. 338) so auch hier die Erreger zunächst in den tiefen Teilen der Sclera Fuß fassen und von dort aus den Weg in die Cornea, sowie in die Iris finden. BRYN weist mit Recht darauf hin, daß den Spirochäten keine Eigenbewegung zukommt und sie daher lediglich von der Blut- oder Lymphströmung getragen passiv verschleppt werden. Alle Kennzeichen deuten darauf hin, daß eine *echte Metastase* und nicht etwa nur eine Toxinwirkung vorliegt. Dabei dürfte es sich um eine Veränderung handeln, die dem sekundären Stadium der Syphilis zuzurechnen ist. Soweit Intervalle angegeben sind, waren 2—9 Jahre von der Infektion bis zum Ausbruch der Keratitis verstrichen. Zeichen, die für eine Diagnose von gummösen Prozessen verwertet werden könnten, fehlen.

Symptome. Vorwiegend werden Männer in den mittleren Lebensjahren befallen; die Keratitis tritt in der Regel einseitig auf. Die Erkrankung beider Augen sahen MELLER und GRANSTRÖM, dieser bei einer 39jährigen Frau. Dadurch, daß die Keratitis des zweiten Auges etwas später einsetzte, war es möglich, den ersten Beginn zu beobachten, der in beiden Fällen gleich war. Es kommt zunächst zu einer tief liegenden hauchartigen Trübung nahe dem Limbus, die viel Ähnlichkeit mit einer in Entwicklung begriffenen parenchymatösen Keratitis hat. Bei noch im übrigen kaum merkbarer pericornealer Injektion und reizloser Iris schiebt sich diese trübe Wolke entweder zungenförmig in dem Gewebe vor oder es schießen an anderen Stellen neue ebensolche Inseln auf. Bald ändert sich das Bild insofern, als sich in den diffusen Trübungen eine gelbliche, schärfer begrenzte Masse abzugrenzen beginnt, die mehr und mehr das Aussehen einer tief sitzenden „Pustel" oder eines kleinen „Abscesses" annimmt (Abb. 236). Hand in Hand damit flammt eine schwere *Iritis* auf, die ein eigentümlich *zähes Hypopyon* in die Vorderkammer absetzt, indem gleichzeitig eine heftige ciliare Injektion und Schmerzen hinzutreten. Diese Zustände können sich sehr rasch entwickeln. Hin und wieder kleben Eiterpünktchen oder Eiterstreifen an der Hinterfläche der Cornea entsprechend den Bezirken, die die Pusteln beherbergen. Entleert man das Hypopyon, wenn es durch seine Höhe zu dem Eingriffe zwingt, so quillt es nicht spontan aus der Lanzenschnittwunde heraus, sondern es muß mit der Pinzette gefaßt und herausgezogen werden. Dabei macht man die Erfahrung, daß die Wunde sich schlecht schließt, als wenn Entzündungserreger die Heilung behindern (FUCHS, RUDOLF SCHNEIDER). Die Größe der Pusteln überschreitet selten die einer Stecknadelkuppe, ihre Anordnung geschieht entweder regellos oder in einer Reihe oder Kreislinie. Das Epithel über den Herden ist etwas matt, doch in den typischen Fällen erhalten. Ausnahmen von dieser Beobachtung kommen vor und führen dann leicht zur Verwechslung mit einem Ulcus serpens, wie der folgende Fall von ENROTH beweist.

Ein 23jähriger Arbeiter litt seit 2 Wochen an einer spontan entstandenen schmerzhaften Entzündung des rechten Auges. Es wurde in der Mitte der Hornhaut ein 3—4 mm großes, scharf begrenztes und tiefgelegenes, nicht vascularisiertes Infiltrat festgestellt, das ein gelbliches Aussehen hatte und über dem ein kleiner oberflächlicher, mit Fluorescein färbbarer Substanzverlust sichtbar war. Da auch ein großes Hypopyon mit Iritis vorhanden war, lautete die Diagnose auf Ulcus serpens. Alle üblichen therapeutischen Eingriffe blieben jedoch erfolglos, bis sich ergab, daß der Patient vor 2 Jahren einen Primäraffekt gehabt hatte und die WASSERMANNsche Reaktion stark positiv war. Die nunmehr einsetzende Behandlung mit Salvarsan und Hg-Injektionen brachte schnelle Heilung; denn schon nach 10 Tagen waren das Infiltrat und das Hypopyon verschwunden, das Auge reizfrei.

Alle übrigen in der Literatur zu findenden Krankengeschichten enthalten höchstens die Angabe, daß die vorderen Hornhautschichten durch eine hauchartige diffuse Trübung sekundär in Mitleidenschaft gezogen sind, indem hier wohl ödematöse Vorgänge, aber nicht Infiltrationen eine Rolle spielen. FUCHS betont, daß ein Substanzverlust der Oberfläche dem Wesen der Erkrankung fremd sei und im frischen Zustande jede Gefäßneubildung fehle.

Indessen kommen auch Abweichungen von dem typischen Bilde vor. So beschreibt A. BIELSCHOWSKY einen Fall bei einem 5 Jahre zuvor syphilitisch infizierten Manne, der zuerst eine schwere mit Knötchenbildung am Pupillarrande einhergehende Iritis und 14 Tage später eine gelbliche herdförmige Infiltration in den tiefen Hornhautschichten bekam. Sie bot das Krankheitsbild der pustiliformen Keratitis dar, doch war das aufgetretene Hypopyon auffallend dünnflüssig. Nach Entleerung der Eiteransammlung mittels Punktion und energischer antisyphilitischer Kur heilte die Erkrankung unter Hinterlassung einer nur zarten Hornhauttrübung aus. Ob die Iritis hier die direkte Folge der Infektion war und ein nur zufälliges Zusammentreffen einer syphilitischen Regenbogenhaut- und Hornhautaffektion vorlag, ist schwer zu entscheiden.

Der Verlauf gestaltet sich sehr schleppend, wenn man nicht eine spezifische Therapie einleitet. Ist es doch gerade die Erfolglosigkeit der gewöhnlichen Behandlungsmethoden gewesen, welche den Gedanken an eine syphilitische Metastase aufkommen ließ und den eigentlichen Zusammenhang aufdeckte. Bei Verkennung der Art des Leidens tauchen immer neue gelbe Infiltrate auf, während andere, die schon länger bestanden, durch Aufsaugung verschwinden. So kommt es langsam zu dichten Trübungen in den hinteren Hornhautschichten nach Art narbiger Prozesse, die später auch zu einer tiefen Vascularisation führen.

Pathologische Anatomie. FUCHS konnte von 4 Fällen Material zur mikroskopischen Untersuchung gewinnen. Entsprechend der klinischen Beobachtung war festzustellen, daß sich die Veränderungen auf die tiefen Hornhautlamellen beschränkten, insofern sich eine partielle Zerstörung des Endothels und der hinteren Grenzmembran vorfand. Diese Zustände hatten deutliche Beziehungen zu nekrotisierenden Vorgängen innerhalb der hintersten Parenchymlagen (s. auch die

Beobachtung von J. IGERSHEIMER; Abb. 237). Seitens des Hypopyons war der auffallende Reichtum an polynucleären Leukocyten bemerkenswert. An der Iris beschränkte sich die wenig charakteristische Entzündung auf die der Vorderkammer zugewandten Gebiete, während die rückwärtigen normal waren. Als Ursache dieser im Uvealtractus sich abspielenden Prozesse sah FUCHS toxische Produkte an, die von der Hornhaut in das Kammerwasser gelangt sind.

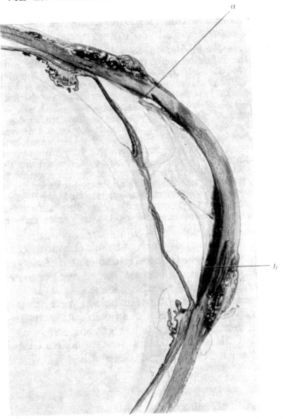

Abb. 237. Keratitis pustuliformis profunda. Ein tiefer Hornhautabsceß hat die DESCEMETsche Membran abgelöst und teilweise zerstört. *a* DESCEMETsche Membran; *b* hämorrhagisches Hypopyon. (Nach J. IGERSHEIMER.)

Die Differentialdiagnose dürfte deswegen Schwierigkeiten bereiten, weil sich die Erkrankung anfänglich sehr ähnlich einer Keratitis parenchymatosa, später durch das Auftreten von gelben Infiltrationen und Hypopyon in Anklängen an ein Ulcus serpens entwickelt. Andererseits ist zu bedenken, daß die Erkrankung sehr selten ist und der Mehrzahl der Ophthalmologen, soweit eigene Erfahrungen in Betracht kommen, unbekannt sein dürfte. Vielleicht werden die Pusteln dann und wann für eine Tuberkulose der Cornea gehalten. Wir haben auch an dem Falle von ENROTH kennen gelernt, wie leicht ein ausnahmsweise anzutreffender Substanzverlust an der Oberfläche zu einer falschen Diagnose verleiten kann. Hält man sich aber die Tatsache vor Augen, daß ebensowohl die meist zu mehreren vorhandenen tiefen „Pusteln" mit ihrer gelben Farbe als auch das zähe Hypopyon und die schwere Iritis das Krankheitsbild festlegen, so dürfte eine Verwechslung zu vermeiden sein. Auch die Keratitis disciformis verläuft ganz anders, obgleich bei ihr ebenfalls ein klumpiges Hypopyon hin und wieder zur Beobachtung gelangt. Sie ist durch die Scheibenform und Größe der Infiltration, durch die Anästhesie großer Hornhautgebiete und durch die Einzahl des Herdes gekennzeichnet.

Maßgebend ist natürlich die Anamnese, der positive Ausfall der WASSERMANN-schen Reaktion und nicht zuletzt der prompte Erfolg der antiluetischen Mittel.

Wie schwierig die Diagnose gegenüber einer Iritis mit eiterigem Exsudat in der Vorderkammer und sekundärer Beteiligung der tiefen Hornhautschichten sein kann, zeigt der lehrreiche Fall von IGERSHEIMER.

Bei einem 52jährigen Manne, der während der Soldatenzeit eine wohl nicht genügend behandelte syphilitische Infektion durchgemacht hatte, war eine Entzündung des linken Auges eingetreten, die bei der Aufnahme in die Göttinger Augenklinik bereits 4 Wochen lang bestand. Es fand sich Status glaucomatosus im Zusammenhange mit einem blutig-eiterigen Exsudat in der Kammer und so starker Stippung der Hornhautoberfläche, daß man nähere Einzelheiten nicht feststellen konnte. WASSERMANNsche Reaktion $+++++$. Daraufhin Therapie mit Neosalvarsan. Da keine Besserung eintrat, wurde das fast erblindete und schmerzhafte Auge enucleiert. Die pathologisch-anatomische Untersuchung deckte einen tiefen Absceß der Cornea auf, der durch eine Lücke der DESCEMETschen Membran mit dem zähen Kammerexsudat in Verbindung stand (s. Abb. 327). Im wesentlichen setzten sich die Zellen der Infiltration aus Lymphocyten zusammen. Sowohl der Versuch, Spirochäten mit Hilfe der Dunkelfeldmethode in dem durch eine Punktion gewonnenen Hypopyon, als auch mittels der Schnittfärbung nachzuweisen, mißlang. Somit konnte man auch das pathologisch-anatomische Bild auf zwei verschiedene Arten auslegen: Einbruch eines von einer spezifischen Iritis herrührenden Hypopyons in die tiefen Hornhautschichten oder Durchbruch eines tiefen Hornhautabscesses luetischer Ätiologie in die Vorderkammer.

Die Therapie ist durch die Feststellung der syphilitischen Ätiologie vorgeschrieben. Sowohl Salvarsan als auch Wismut (Bismogenol) und Quecksilbereinreibungen leisten vorzügliche Dienste, so daß man vielfach von einem Coupieren der Erkrankung sprechen kann. Das ist um so bemerkenswerter, als dieselbe Medikation bei der ebenfalls mit (allerdings kongenitaler) Lues zusammenhängenden Keratitis parenchymatosa recht zweifelhaften Wert hat (s. S. 320).

In dem oben geschilderten Falle J. IGERSHEIMERS hatte die antiluetische Behandlung freilich versagt; doch war der Patient erst in die Göttinger Klinik aufgenommen worden, als schon ein schweres sekundäres Glaukom ausgebrochen war, welches das Schicksal des Auges besiegelte.

Literatur.

Keratitis pustuliformis profunda.

BIELSCHOWSKY, A.: Über eine ungewöhnliche Form von syphilitischer Hornhautaffektion. Ophthalm. Ges. Heidelberg. **1908**, 323. — BRYN, ARNE: Ein Beitrag zur Kenntnis des akuten metastatischen syphilitischen Hornhautabscesses. Klin. Mbl. Augenheilk. **73**, 680(1924).

ENROTH: Ein Fall von luetischer Hypopyonkeratitis. Acta ophthalm. **4**, 271 (1927).

FUCHS, ERNST: Über die Keratitis pustuliformis profunda. Graefes Arch. **90**, 13 (1915).

GRANSTRÖM, KARL, OTTO: A case of Keratitis pustuliformis profunda. Acta ophthalm. **7**, 330 (1929).

IGERSHEIMER, J.: Anatomischer Befund einer Keratitis pustuliformis profunda (FUCHS). Graefes Arch. **123**, 468 (1930).

MELLER, J.: Zur Ätiologie der Keratitis pustuliformis profunda. Zbl. prakt. Augenheilk. **42**, 1 (1918).

SCHNEIDER, RUDOLF: Zur Keratitis pustuliformis profunda. Graefes Arch. **76**, 217 (1910).

5. Die Keratitis punctata profunda (MAUTHNER), Keratitis punctata syphilitica (BRYN).

Im Anschlusse an die Schilderung der Keratitis pustuliformis profunda sei einer eigentümlichen anderweitigen luetischen Veränderung gedacht, die anscheinend recht selten ist.

Als Folgezustand einer akquirierten Syphilis beschrieb Mauthner bereits im Jahre 1875 das Auftreten von punktförmigen, stecknadelkopfgroßen, scharf begrenzten Herden in der Substantia propria corneae, die sich rasch entwickeln und ebenso schnell wieder verschwinden. Dabei bleibt die Iris unbeteiligt. In einer zweiten Form der Erkrankung ist die Verbindung mit Iritis indessen ein direktes Kennzeichen (Alexander); doch fragt es sich, ob man dieses Krankheitsbild mit der von Mauthner gesehenen Affektion identifizieren darf, weil gleichzeitig die umschriebene Beschaffenheit der Punkte einer hauchigen Hofbildung um die Herde Platz machte. Die Erscheinungen sind ungemein wechselnd, wie die nachstehende Krankengeschichte von O. H. Baumert beweist.

Ein 23jähriger Mann hatte sich 2 Jahre zuvor luetisch infiziert. Bei reizloser Beschaffenheit der Bindehaut fanden sich am linken Auge in den mittleren und tiefen Parenchymschichten der Hornhaut umschriebene, teils größere, teils kleinere kreisrunde Fleckchen in unregelmäßiger Anordnung. An einzelnen Stellen reichten die Trübungen bis in die oberflächlichen Schichten. Ihr größter Durchmesser betrug 1 mm. Zwischen den Trübungen war das Hornhautgewebe ganz klar. In den nächsten Tagen verdichteten sich die Herde, indem auch neue hinzutraten. Ungefähr zwei Wochen darauf kam es zu Epitheldefekten. Wenige Tage später zeigten sich die ersten Symptome auch an dem rechten Auge und zwar unter dem Bilde von in den tiefsten Schichten gelegenen Punkten, wobei die Spaltlampenuntersuchung im hinteren Spiegelbezirk deutliche Endotheldefekte aufdeckte. Vor ihnen lagen kreisförmige Trübungen, die sich bald tief ins Parenchym fortsetzten. Im weiteren Verlauf vergrößerten sich die Herde in der Richtung nach vorn. Ein solcher reichte sogar bis ins Epithel. Unter spezifischer Kur (Neosalvarsan und Wismut) heilte die Hornhauterkrankung vollständig aus.

Arne Bryn sah einen ähnlichen Fall bei akquirierter, einen anderen bei kongenitaler Syphilis. Mauthner selbst hielt die Erkrankung für eine gummöse. Igersheimer bezweifelt, daß es sich überhaupt um ein besonderes Krankheitsbild handelt.

Literatur.

Keratitis punctata profunda (Mauthner).

Alexander: Syphilis und Auge. Wiesbaden 1889.
Baumert, O. H.: Zur Kenntnis der Keratitis punctata profunda Mauthner. Klin. Mbl. Augenheilk. 79, 782 (1927). — Bryn, Arne: Ein Beitrag zur Kenntnis der Keratitis punctata syphilitica. Klin. Mbl. Augenheilk. 78, Beilageheft 89 (1927).
Igersheimer, Joseph: Syphilis und Auge. 2. Aufl. S. 175. Berlin: Julius Springer 1928.
Mauthner: Beitrag im Lehrbuch der Syphilis von Zeisel. Bd. 2, 1875.

6. Die Tuberkulose der Cornea.

Pathogenese. Da die Hornhaut an der Bekleidung der Körperoberfläche mit ihrem Epithel teilnimmt, ist genau so wie bei der Conjunctiva die Möglichkeit gegeben, daß durch Eindringen von Tuberkelbacillen eine ektogene „primäre" Tuberkulose" innerhalb ihres Gebietes als „Primäraffekt" Fuß faßt. Auf S. 94 ist das Für und Wider einer derartigen Ansiedlung des Tuberkelbacillus eingehend erörtert worden, soweit die Bindehaut in Frage kommt. Dieselben Bedingungen gelten auch für die Cornea, vielleicht in noch strengerer Fassung. Gewiß kann man an der Hornhautoberfläche mit Tuberkelbacillen wie an der äußeren Haut experimentieren; aber die Infektion gelingt nur dann, wenn man eine Wunde setzt und diese mit den Erregern beschickt, ein Vorkommnis, welches wohl äußerst selten unterlaufen wird. Es wäre außerdem erforderlich, daß die Tuberkulose sich in Gestalt eines Infiltrates meldet, welches irgendwie mit der Hornhautoberfläche in Zusammenhang steht. Freilich hat M. S. Mayou jüngst einen Fall deswegen für ein „primäres tuberkulöses Hornhautgeschwür" erklärt, weil sich später eine Aussaat von Knoten in der Iris anschloß, die von der Infektstelle der Cornea ausgegangen seien. Indessen ist der umgekehrte Weg wahrscheinlicher, nämlich das Vorhandensein eines endogenen tuberkulösen

Herdes in der Sclera oder dem Corpus ciliare und Metastasierung der Infektion teils in das Gebiet der Hornhaut, teils in den vorderen Uvealtractus. Die Ansiedlung der Tuberkulose in den der Sclera benachbarten Teilen des Corpus ciliare braucht dabei klinisch gar nicht hervorzutreten.

Hierfür liefert eine Beobachtung von Angelo Nicolato ein treffendes Beispiel:

Bei einer 21jährigen Patientin entwickelte sich in der Mitte der Hornhaut unter dem unversehrten Epithel eine im Parenchym gelegene graue Trübung mit rauchigem Hofe. Wa. R: —; Tuberkulinprobe: +. Auf eine daraufhin vorgenommene Tuberkulintherapie besserte sich der Zustand; aber 4 Monate später kam es zu einem neuen Infiltrat im oberen äußeren Quadranten, das eine buckelförmige Erhebung mit Knötchenbildung nach sich zog. Ein Bröckelchen des Infiltrates erzeugte nach erfolgter Einimpfung in die Vorderkammer bei einem Kaninchen eine generalisierte Tuberkulose. Die Patientin starb weitere 2 Monate

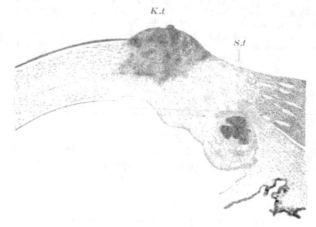

Abb. 238. Scheinbar primäre Keratitis tuberculosa (K.t). In Wirklichkeit bestand ein primärer tuberkulöser Herd nahe dem Kammerwinkel der Hornhautlederhautgrenze (S.t), von dem die Hornhauterkrankung erst abstammte. (Nach Nicolato.)

später an einer Bronchopneumonie. Erst die mikroskopische Untersuchung des Bulbus deckte nahe dem Kammerwinkel und dem Schlemmschen Kanal einen tiefsitzenden tuberkulösen Herd der Sclera auf, sowie bei völliger Intaktheit der Iris kleinste Infiltrationen im Gebiete der Ciliarfortsätze. Zweifellos war die Hornhauttuberkulose lediglich der Folgezustand dieses für die klinische Untersuchung unzugänglichen und daher intra vitam nicht diagnostizierbaren Prozesses gewesen (Abb. 238).

Ähnliche Zusammenhänge bestehen bei der tuberkulösen sklerosierenden Keratitis (Sclero-Perikeratitis), die im Kapitel der Erkrankungen der Sclera (S. 423) beschrieben ist. Der tuberkulösen Abart der Keratitis parenchymatosa ist ein besonderer Abschnitt gewidmet (S. 313).

Man muß bei der Behauptung, daß eine ektogene primäre Infektion der Cornea mit Tuberkulose vorliegt, auch den Nachweis verlangen, daß die regionären Lymphdrüsen angeschwollen sind (s. S. 94). So viel ich die Literatur überblicken kann, ist dieser Befund nie erwähnt worden. Deshalb dürfte die Annahme gerechtfertigt sein, daß alle in der Cornea auftauchenden echten Tuberkulosen wohl ausnahmslos verschleppte Prozesse sind, die aus latenten Herden innerhalb der Sclera oder des Corpus ciliare stammen.

Symptome. Eine Hornhauttuberkulose, d. h. ein durch Bacillen und nicht durch die Endotoxine der Erreger hervorgerufener Prozeß, kann in verschiedener Form in die Erscheinung treten. Zunächst bildet sich wohl stets ein Infiltrat, das den mittleren oder tiefen Parenchymlagen angehört und von einem breiten hauchig getrübten Hof umgeben ist. Dieses fällt mit der Zeit dadurch auf, daß

in seinem Innern eine eigentümlich gelbliche Zone sich abgrenzt, die an der Spaltlampe den Eindruck einer nekrotischen Partie macht. Zweifellos handelt es
sich um eine Verkäsung. Nun sind zwei Entwicklungsmöglichkeiten denkbar.
Entweder kommt es zur Entstehung eines wirklichen, über das Niveau der Hornhaut vorspringenden Knotens (wie in dem zitierten Falle von A. NICOLATO),
oder die davor liegenden Hornhautlamellen stoßen sich ab, so daß ein Ulcus
corneae mit käsig belegtem Grunde die Folge ist. ROLLET und COLRAT sind
zwar der Ansicht, daß die *tuberkulösen Ulcerationen* der Cornea stets die Folge
einer Erkrankung der benachbarten Conjunctiva des Limbus oder des Tarsus

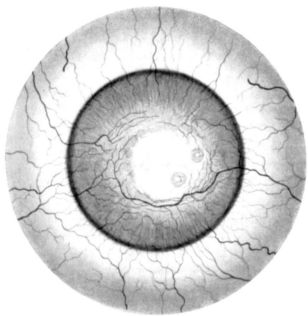

Abb. 239. Keratitis tuberculosa. Die Mitte der leicht abgeflachten Hornhaut ist von einer intensiv
weißen, nekrotisch erscheinenden Infiltration eingenommen. An ihrem Rande liegen 2 (in Natur)
eigentümlich käsig-gelb aussehende kleine Herde, über denen das Epithel grubenartig eingesunken
ist. Eine eigentümliche oberflächliche Vascularisation umkreist die erkrankte Hornhautpartie.

seien, doch möchte ich dieses auf Grund eigener Beobachtungen bestreiten.
Auch GUISEPPE MARGOTTA, dem wir eine sehr ausführliche Studie über die Hornhauttuberkulose verdanken, schreibt, daß sich aus nekrotisierenden Infiltraten
Ulcera herausbilden können. In seltenen Fällen kommt noch eine dritte Möglichkeit zur Beobachtung, insofern durch die allmähliche Resorption des
nekrotisch gewordenen Zentrums des Infiltrates die befallene Hornhautstelle verschmälert wird und über dem gelben Herde die Hornhautoberfläche wie eine
spiegelnde Delle einsinkt (Abb. 239).

Sehr kennzeichnend ist die Form der sich allmählich einstellenden *Vascularisation*. Sowohl bei der Keratitis parenchymatosa tuberculosa (S. 313),
als auch bei der herdförmigen Hornhauttuberkulose geschieht die Versorgung
der befallenen Gewebsteile mit Gefäßen so, daß vom Rande her stärkere Äste
vorgeschoben werden, die in enger Nachbarschaft zu einander die klaren Hornhautgebiete durchziehen, ohne sich zunächst zu verzweigen, bis sie in der unmittelbaren Nähe der Herde anlangen (Abb. 240). Erst hier kommt es zu einer
Teilung, die in der Bildung einer ausgebreiteten Krone endet (ROLLET und COLRAT,

ARNOLD LÖWENSTEIN, V. VEJDOWSKY). Daneben finden sich unmittelbar am Limbus die Ansätze einer allgemeinen tiefen Gefäßsprossenbildung; jedoch kommen diese über die periphersten Randgebiete der Hornhaut selten hinaus.

In einer zweiten Reihe der Beobachtungen erweist sich der tuberkulöse Prozeß als ein *Folgezustand einer Uveitis tuberculosa anterior* unverkennbar dadurch, daß zuerst eine Iris- oder Strahlenkörpertuberkulose das klinische Bild beherrscht und später sekundär eine Keratitis tuberculosa hinzutritt. Im Tierversuche ist das ein oft genug zu beobach-tendes Ereignis, wenn man durch Impfung in die Vorderkammer oder durch intravenöse Ein-spritzung von Tuberkelbacillenemulsionen eine Iritis tuberculosa erzeugt. Die Mitbeteiligung der Hornhaut wird in vielen Fällen unter diesen Bedingungen eine so intensive, daß man die Vorgänge in der Regenbogenhaut bald nicht mehr studieren kann. Auch der um-gekehrte Weg ist sowohl bei der menschlichen als auch bei der experimentellen Corneatuberku-lose möglich, daß nämlich zuerst die Hornhaut-tuberkulose und dann die Erkrankung der Iris zutage tritt. Daß es trotzdem nicht angeht, deswegen von einer „primären" Keratitis tuber-culosa zu sprechen, wurde schon in der Ein-leitung erwähnt. Jedenfalls kommen derartige Vergesellschaftungen, die unter dem Namen „*Kerato-Iritis tuberculosa*" bekannt sind, fast häufiger vor als die isolierten Erkrankungen der Hornhaut.

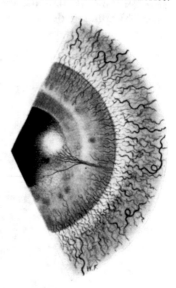

Abb. 240. Tiefes tuberkulöses Horn-hautinfiltrat, von feinen tiefen Ge-fäßen versorgt, die sich erst im Be-reiche des Herdes in ein Bäumchen auflösen. 16jähriger Patient.

Der Verlauf richtet sich nach den Bedingungen, die bei den einzelnen Fällen durchaus verschieden liegen. Nicht nur die Virulenz der Bacillen und die Phase der Immuni-tät, welche der Organismus gegenüber der Infektion erworben hat, sind in dieser Hinsicht maßgebend, sondern auch die Lage des Herdes und die Mitbeteiligung der vorderen Uvea durch mehr oder weniger selbständige Prozesse. Bei der Seltenheit der echten Hornhauttuberkulose läßt sich eine Regel für den Verlauf unmöglich aufstellen, wie dies ja auch bei den übrigen Lokalisationen der Tuberkulose am Auge der Fall ist. Man muß aber bedenken, daß vor allem diejenigen Beobachtungen Eingang in die Literatur gefunden haben, die zur Enucleatio bulbi Anlaß gaben. Deswegen erscheint an der Hand der Ver-öffentlichungen die Prognose sicher düsterer, als sie in Wirklichkeit ist. So manche echte Tuberkulose mag wohl unter der Diagnose „Infiltrat" gehen und ausheilen, ohne daß Komplikationen dazu treten. Auf der anderen Seite sind natürlich eine ausgedehnte Zerstörung der Cornea, Bildung von Konglomerattuberkeln, in welche die Cornea und Iris aufgehen, und andere schwere Zustände ebenfalls möglich. Auf alle Fälle handelt es sich um eine Erkrankung, die sich über eine längere Zeitdauer erstreckt.

Differentialdiagnose. Mit Sicherheit läßt sich eine Hornhauttuberkulose nur dann erweisen, wenn man aus dem Herde Material gewinnen und in die Kaninchenvorderkammer einimpfen kann, so daß eine Iristuberkulose bei dem Tiere entsteht. Eventuell führt auch eine lokale Reaktion bei subcutaner probatorischer Tuberkulineinspritzung zur Klärung, indem nach ungefähr

1—2 Tagen die ciliare Injektion zunimmt. Bei der skrofulösen Hornhautinfiltration (S. 134) ist die Affektion an die Oberfläche gebunden, die Vascularisation nach dem Typus des Pannus entwickelt und der Verlauf ein nicht so protrahierter. Die Keratitis pustuliformis profunda (S. 333) sitzt mit ihren eitergelben Herden, die als kleine Abscesse imponieren, in den tiefsten Schichten. Die Wassermannsche Reaktion ist bei diesem Leiden positiv. Die Abgrenzung gegenüber der Keratitis urica ist S. 375 geschildert. Endlich käme noch die Möglichkeit in Frage, daß die Rosacea-Keratitis (S. 148) zu Verwechslungen Anlaß geben könnte. Hier sind die Herde im Inneren kreidigweiß.

Therapie. Sobald die Diagnose feststeht, ist eine vorsichtig dosierte Tuberkulinkur einzuleiten. Es empfiehlt sich außerdem die Anwendung von ultravioletten oder Röntgenstrahlen.

Literatur.

Tuberkulose der Hornhaut.

Löwenstein, Arnold: Gefäßneubildung bei tuberkulöser Hornhautentzündung. Klin. Mbl. Augenheilk. **81**, 607 (1928).

Margotta, Giuseppe: (a) Tubercolosi della cornea. Boll. Ocul. **4**, 321 (1925). (b) Tubercolosi della cornea. Ann. Oftalm. **1924**, 52. — Mayou, M. S.: Discussion on the diagnosis and treatment of ocular tuberculosis. Trans. Ophth. Soc. U. Kingd. **49**, 70 (1929).

Nicolato, Angelo: Due casi di tubercolosi della cornea. Boll. Ocul. **7**, 212 (1928). Rollet et Colrat: La tuberculose de la cornée. Lyon méd. **134**, 539 (1924). Ref. Zbl. Ophthalm. **14**, 681.

Vejdowsky, V.: Gefäßstudien bei tiefer (besonders tuberkulöser) Hornhautentzündung. Časlék. česk. **67**, 248 (1928). (Tschechisch). Ref. Zbl. Ophthalm. **19**, 743.

7. Die Lepra der Cornea.

Während die Beteiligung der Conjunctiva bei der Lepra an Bedeutung zurücktritt und nur wenig charakteristische Veränderungen an der Tarsusinnenfläche zur Entwicklung gelangen, sind die Hornhautkomplikationen bemerkenswert. In Band 7 des Handbuches findet der Leser eine Darstellung der in den Tropen anzutreffenden Krankheitsbilder aus der Feder C. Bakkers. Deshalb sei hier nur eine kurze Aufzählung der Formen der Lepra der Cornea gegeben.

Im allgemeinen unterscheidet man 4 Typen: 1. die Keratitis punctata superficialis, 2. die Keratitis diffusa interstitialis, 3. das am Limbus sitzende Leprom und 4. größere tumorartige Bildungen.

Die *Keratitis punctata superficialis leprosa* unterscheidet sich kaum von der gewöhnlichen Erkrankungsform, wie sie S. 23 geschildert ist. Sie ist durch oberflächlich subepithelial gelegene grauliche oder auch weiße Fleckchen gekennzeichnet, die in klares Hornhautgewebe eingebettet sind (J. Meller, Th. Axenfeld, E. Jeanselme und V. Morax). Indessen ist das übrige Corneaparenchym nur scheinbar intakt; denn auch die durchsichtigen Gebiete beherbergen kleine Herdchen von Leprabacillen, die unter der Bowmanschen Membran zu förmlichen Nestern zusammengelagert angetroffen werden. Axenfeld hebt hervor, daß „wir hier in dem gefäßlosen Parenchym, ohne jede Verbindung mit dem gefäßhaltigen Rande, ohne neugebildete Gefäße, ohne Infektion von außen her, isolierte Bacillenherde vor uns sehen."

Die *interstitielle diffuse Keratitis* dürfte sich daraus erklären, daß bereits in der klinisch intakten Hornhaut Bacillen innerhalb der Saftlücken massenhaft festzustellen sind.

Die *Leprome* entwickeln sich zunächst im Limbusgebiet der Conjunctiva bulbi und greifen von da sekundär auf die Cornea über. In der Hornhautperipherie kann es dabei zu einer ringförmigen gelblichen Trübung kommen, die einem Arcus senilis ähnelt (Louis Philippson).

Große Tumoren, die an Sarkome erinnern, bilden die 4. Form der leprösen Erkrankung (BULL und HANSEN, ED. MEYER und E. BERGER, DE VINCENTIIS). Sie sind durch den regelmäßig gelingenden Bacillennachweis zu diagnostizieren.

Literatur.

Lepra der Cornea.

AXENFELD, TH.: Über Keratitis punctata leprosa und über hämatogene isolierte Bacillenmetastase innerhalb der gefäßlosen Cornea. Klin. Mbl. Augenheilk. **54**, 201 (1905).

BULL and HANSEN: The leprous disease of the eye. Christiania 1873.

JEANSELME, E. et V. MORAX: Des manifestations oculaires de la lèpre. Ann. d'Ocul. **120**, 312 (1898).

LYDER-BORTHEN: Die Lepra des Auges. Leipzig: Engelmann 1899.

MELLER, J.: Über die Keratitis punctata leprosa. Klin. Mbl. Augenheilk. **54**, 66 (1905). — MEYER, ED. u. E. BERGER: Lepratumor der Hornhaut von sarkomähnlicher Beschaffenheit. Graefes Arch. **34** IV, 219 (1888).

PHILIPPSON, LOUIS: Histologische Beschreibung eines leprösen Auges. DEUTSCHMANNs Beitr. Augenheilk. **2**, H. 11, 31 (1893).

VINCENTIIS, C. DE: Contribuzione allo studio della lepra oculare. Ann. Ottalm. **9**, 51 (1880).

F. Das Randgeschwür der Cornea (Ulcus marginale).

Das Randgeschwür ist nicht nur dadurch gekennzeichnet, daß es in der Peripherie der Cornea zur Entwicklung gelangt, sondern vor allem dadurch, daß es auf diese Zone beschränkt bleibt und nicht etwa gleich dem Ulcus corneae serpens die Neigung hat, nach beliebigen Richtungen hin sich auszubreiten. Es ist außerdem durch seinen mit Vorliebe chronischen Verlauf und durch die Tendenz zu Rückfällen von den anderen Geschwürsformen unterschieden. In vielen Fällen ist eine endogen-konstitutionelle Komponente unverkennbar. Die Merkmale deuten darauf hin, daß die peripheren Hornhautgebiete, vor allem in den oberflächlichen Schichten, die den Sitz für die Randgeschwüre abgeben, durch ihre Struktur besonders dafür veranlagt sind, Substanzverluste zu bekommen. Ein Blick auf die Entwicklungsgeschichte des Greisenbogens (S. 376), der peripheren Hornhautrinne (S. 379) und der peripheren Hornhautektasie (S. 379) lehrt in der Tat, daß in den Randteilen der Hornhaut die Möglichkeit zu Fettinfiltrationen und zu nekrobiotischen Vorgängen in bedeutend höherem Maße als in den mittleren Partien gegeben ist.

Es ist aber sicher noch der Umstand für das Zustandekommen des Randgeschwüres von Bedeutung, daß am Limbus Erkrankungen der Conjunctiva-Sclera auf die Cornea übergreifen oder eine Ernährungsstörung der angrenzenden Hornhautperipherie zur Folge haben können. Da die Bindehaut ektogenen Infektionen ausgesetzt ist und die Lederhaut auf metastatischem Wege endogenen Infektionen unterliegen kann, auf der anderen Seite aber auch nicht-infektiöse Ursachen eine Rolle spielen, ist das *Krankheitsbild des Randgeschwüres nur ein Symptom*, das *ätiologisch verschieden beurteilt werden muß.* Deshalb empfiehlt es sich, die vorkommenden Arten getrennt zu besprechen.

1. *Das katarrhalische Randgeschwür* ist lediglich die Teilerscheinung eines akuten oder chronischen Bindehautkatarrhs, namentlich derjenigen Entzündungen, die durch Staphylokokken, Streptokokken, Pneumokokken, Diplobacillen, KOCH-WEEKS-Bacillen und andere Infektionserreger verursacht sind.

In der Mehrzahl der Fälle ist zunächst eine Infiltration der Conjunctiva und Subconjunctiva in der Nähe des Limbus an umschriebener Stelle vorhanden. Die ödematöse Schwellung des Gewebes setzt sich dann auf die angrenzende Hornhautperipherie fort, indem sie die oberflächlichen Schichten erweicht und zur Abstoßung bringt (Abb. 241). Indessen liegt nicht ein kontinuierlicher Übergang der conjunctivalen in die corneale Veränderung vor, sondern ein schmaler Saum gesunden Hornhautgewebes trennt beide am Limbus. Entweder bilden sich mehrere kleine flache Geschwürchen entlang dem Hornhautrande, oder es kommt zu einem größeren schmal-halbmondförmigen Ulcus, das in seiner Entwicklung nur die oberflächlichen Schichten einnimmt (Abb. 242). Die Ränder und der Boden sind leicht grau verfärbt. Nach der Hornhautmitte zu schließt sich gern eine hauchige, parenchymatöse Trübung an, die allmählich nach dem gesunden Gewebe zu abnimmt. Wie sie durch die Conjunctivitis entstehen, so klingen die Geschwürchen mit dem Erlöschen des Bindehautkatarrhs auch spurlos ab. Manchmal kommt es wohl auch gar nicht erst zu einem richtigen Substanz-verluste, sondern die Affektion bleibt auf dem Stadium einer grauen oberflächlichen Epithelinfiltration stehen, um dann in Heilung überzugehen.

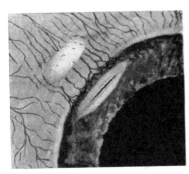

Abb. 241. Katarrhalisches Randgeschwür in deutlichem Zusammenhang mit einer Infiltration der Bindehaut nahe dem Limbus.

2. Das *infektiöse Randgeschwür* tritt zum Unterschiede vom katarrhalischen ohne vorausgehende nennenswerte Reizung der Bindehaut scheinbar spontan

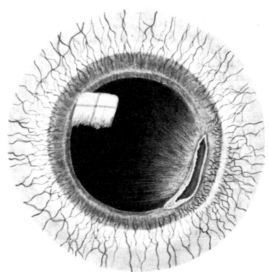

Abb. 242. Größeres katarrhalisches Randgeschwür, von dem strahlenförmige Infiltrationslinien in das transparente Hornhautgewebe ausgehen. Auch hier sieht man eine geschwollene Bindehautleiste neben dem äußeren Geschwürsrand.

auf. Sein Erreger ist ein von zur Nedden gefundener gramnegativer Bacillus, der nur bei dieser Art von Hornhautulcera, nie bei anderen Augenerkrankungen vorkommt. Anscheinend sind ältere Leute besonders dazu veranlagt. Zur Nedden glaubt, den Hergang so deuten zu können, daß die Erreger vom Conjunctivalsack aus auf die vorher unversehrten Randpartien einzuwirken vermögen, ohne im Gebiete der Bindehaut selbst klinisch wahrnehmbare Krankheitserscheinungen hervorzurufen. Vielleicht liegt hier lediglich eine besondere

Verlaufsform des katarrhalischen Randulcus vor, also eine lediglich auf die Cornea beschränkte Art des Katarrhs. Zwei Formen des infektiösen Randgeschwürs sind festzustellen. In der einen Reihe der Fälle entwickelt sich ein 1—2 mm vom Limbus entfernter, meist 2 mm langer und 1 mm breiter scharfrandiger Substanzverlust mit leicht infiltrierten Rändern, der aus einem kleinen, kaum sichtbaren grauen Infiltrat in den obersten Hornhautschichten hervorgeht. Zunächst ist das Epithel darüber nur getrübt und gestippt; erst später wird es nekrotisch, und es wandelt sich damit das Infiltrat zu einem flachen Geschwüre um, ohne daß eine Neigung zum Umsichgreifen bemerkbar wird. In der zweiten Reihe der Fälle kommt es zu einem multiplen Auftreten von Randgeschwüren. Zuerst entstehen in großer Zahl kleine Infiltrate an mehreren Stellen der Hornhautperipherie 1—3 mm vom Limbus entfernt und ebenfalls nur die oberflächlichen Hornhautschichten einnehmend. Während ein Teil von ihnen klein und rundlich bleibt, breiten sich einige Infiltrate rasch in die Fläche aus und fließen miteinander zusammen, so daß größere Infiltratbezirke entlang dem Limbus sichtbar werden. Im Gegensatz zu der erstgeschilderten Form bleiben diese Infiltrate aber nicht streng auf die Randpartien beschränkt, sondern es wird auch eine mehr zentral gelegene Zone leicht in Mitleidenschaft gezogen, obgleich die Mitte selbst verschont wird. Nicht immer entstehen aus diesen Infiltraten wirkliche Geschwürchen. Wenn es aber dazu kommt, so zeichnen sich auch diese Ulcera durch ihre flache Beschaffenheit aus. Manchmal gesellen sich dazu kleine Erhabenheiten unmittelbar am Limbus, die wie Phlyktänen aussehen. Der Verlauf ist meist harmlos. Ob das von ZUR NEDDEN vereinzelt beobachtete Hinzutreten von Iritis mit Hypopyon auf einer Mischinfektion beruht, ist schwer zu entscheiden.

Wahrscheinlich kommt der Bacillus des infektiösen Randgeschwüres (ZUR NEDDEN) nicht überall vor, sondern er scheint an bestimmte Gegenden gebunden zu sein. Zwar ist der Befund ZUR NEDDENs in mehreren, auch außerdeutschen und außereuropäischen Kliniken bestätigt worden, doch ist es z. B. F. v. HERRENSCHWAND in Innsbruck niemals gelungen, den Erreger nachzuweisen. Dagegen beschreibt er ein gramnegatives Stäbchen besonderer Art als Infektionsträger, mit dem er am Tierauge einen dem menschlichen Randgeschwür ähnlichen Prozeß hervorrufen konnte.

3. *Das traumatische, durch Infarkte der* MEIBOM*schen Drüsen bedingte Randgeschwür.* Durch die Bildung von Kalkeinlagerungen im Lumen der Tarsaldrüsen entstehen ab und zu spitze Konkremente von gelber Farbe, die auf der Hornhaut scheuern und kleine Randgeschwüre hervorrufen können (s. Bd. 3 Abb. 82, S. 329). Die Abhängigkeit der Ulceration von Infarkten geht daraus hervor, daß diese Prozesse sofort abheilen, sobald man die Kalkpartikelchen entfernt, während man bei Übersehen der Ursache die Geschwürchen nicht zur Rückbildung bringt (GILBERT).

4. *Randgeschwür über einem Arcus senilis als trophische Störung.* Im Gegensatz zu den im vorstehenden beschriebenen Randulcera, die durch ektogene Schädlichkeiten bedingt sind, sind die flachen, nur gering infiltrierten und torpide verlaufenden Substanzverluste, die nicht selten unmittelbar über der Gegend des Greisenbogens zur Entwicklung gelangen, *endogener* Herkunft, insofern anscheinend die Fettinfiltration des Gewebes die darüber liegenden Epithel- und Lamellenschichten in der Ernährung beeinträchtigt, so daß schon spontan oder im Zusammenhange mit geringfügigen Alterationen eine Sequestrierung der oberflächlichen Lagen eintritt. Entsprechend dem „luciden Intervall" des Arcus senilis (S. 376) liegen auch diese Randgeschwüre nicht unmittelbar am Limbus, sondern wahren von ihm einen Abstand von etwa 1 mm.

5. Das *Randgeschwür bei Rosacea-Keratitis* (s. S. 148) ist ebenfalls endogenen Ursprungs.

6. *Randgeschwüre metastatischer Herkunft* sind von W. Gilbert in Fällen von akuter metastatischer Iritis beobachtet worden. Sie entstehen aus schnell einschmelzenden oberflächlichen Infiltraten, die durchaus gutartig sind, aber ohne katarrhalische Zustände im Bereich des Bindehautsacks verlaufen.

Die Diagnose der Randgeschwüre ist leicht und eine Verwechslung mit anderen Affektionen kaum möglich, wenn man die flache, wenig infiltrierte Beschaffenheit und die Lage in der Nähe des Limbus beachtet.

Die Prognose ist, wenn keine Mischinfektion hinzutritt und aus dem Randulcus nicht ein Ulcus serpens wird, wohl ausnahmslos günstig. Höchstens ist daran zu denken, daß unter Umständen Randgeschwüre Anlaß zur Bildung von Pseudopterygien geben können (S. 360). Die Randulcera sind allerdings ab und zu Vorläufer der „peripheren Hornhautektasie", vor allem beim Sitz am oberen Limbus (s. S. 379).

Therapie. Bevor wir die Behandlung in Angriff nehmen, ist die Innenfläche der Lider genau auf das Vorhandensein von Kalkkonkrementen in den Meibomschen Drüsen abzusuchen. Sonst genügen Einstreichen von Atropin-Cocainsalbe und Anlegen eines Verbandes mit einem Noviformsalbenläppchen, sowie warme Umschläge, um die Heilung herbeizuführen.

Literatur.

Randgeschwür der Hornhaut.

Gilbert, W.: Über Randgeschwüre und Randentzündungen der Hornhaut. Klin. Mbl. Augenheilk. **71**, 615 (1924).

v. Herrenschwand, F.: Zur Bakteriologie und Entstehungsweise des Hornhautrandgeschwüres. Klin. Mbl. Augenheilk. **71**, 637 (1924).

Zur Nedden: (a) Klinische und bakteriologische Untersuchungen über die Randgeschwüre der Hornhaut. Graefes Arch. **54**, 1 (1902). (b) Das infektiöse Randgeschwür der Hornhaut. Graefes Arch. **59**, 360 (1904).

G. Das Ulcus corneae rodens. Moorens Ulcus. Keratitis rodens.

Das im Jahre 1867 von Mooren beschriebene Ulcus corneae rodens ist ein seltenes Leiden, welches außerdem gegenüber der schweren Rosacea-Keratitis, gewissen Formen des Herpes corneae und der Keratitis neuroparalytica nicht leicht und sicher abgrenzbar ist. Zweifellos sind eine Reihe der in der Literatur geschilderten Fälle gar nicht zu dem Krankheitsbild gehörig, vornehmlich, wenn man sich an die Richtlinien von Mooren selbst hält.

Ätiologie. Die Ursache der Erkrankung ist *unbekannt*. Es bestehen *drei Hypothesen*, von denen die eine annimmt, daß eine Infektion vorliegt, die andere allgemeine Ernährungsstörungen anschuldigt und die dritte eine trophische Störung der Hornhaut allein für gegeben hält (Junius). Triebenstein ist der Ansicht, daß das Ulcus rodens das typische Endstadium aller möglicher, ätiologisch grundverschiedener Affektionen sein kann. Es bliebe nur die Frage zu beantworten übrig, aus welchen Gründen sich nur relativ selten aus diesen Hornhautaffektionen ein Zustand entwickelt, den wir nach Aussehen, Verlauf und Endausgang als Ulcus rodens zu bezeichnen pflegen. Auch er nimmt trophische Störungen als Ursache an, doch unter dem Gesichtspunkte, daß sie erstens durch die primäre Hornhautaffektion gesetzt werden oder zweitens bereits vorher latent vorhanden waren und nach dem Auftreten einer (nicht einheitlich zu bewertenden) Hornhauterkrankung zum Bilde des Ulcus rodens führen. Im Falle von A. V. Denti war der Ulcus mit einem typischen Hornerschen Symptomenkomplex verbunden, weswegen eine nervöse Schädigung angenommen wurde.

Symptome. Da über die Grenzen, die dem Krankheitsbilde gezogen sind, Unklarheit herrscht, wenn man die verschiedenen in der Literatur beschriebenen Fälle zusammenfassend überschaut, wird man Triebenstein Recht geben müssen, daß er die *Originalschilderung von* Mooren zum Ausgangspunkte der Betrachtungen macht. Sie lautet: „Das Übel beginnt immer im Randteil der Cornea, schiebt sich in unregelmäßigen Ausbuchtungen vor und sistiert, soweit meine bisherigen Erfahrungen reichen, nicht eher, als bis die ganze Hornhautfläche nach und nach ergriffen ist. Charakteristisch ist, daß eine schmale, graue Infiltrationslinie, die sich korrespondierend dem Fortschreiten des Übels jeden Augenblick ändert, die Grenze der noch gesunden Hornhaut bezeichnet. Diese Grenzlinie liegt in absolut gleichem Niveau mit dem gesunden Teil der Hornhaut, überragt jedoch den kranken Teil immer um einiges, so daß sie stets und unter allen Umständen wie unterminiert erscheint. Während der noch nicht affizierte Hornhautteil seine Transparenz bis zum letzten Augenblicke bewahrt, beginnt auf dem bloßgelegten kranken Teil die Entwicklung eines dichten, oberflächlichen Gefäßnetzes. Trotz der großen Schmerzen, trotz der rapiden Formation neuer Gefäßbildungen auf den erkrankten Stellen der Hornhaut sah ich bisher niemals den Zutritt eines Hypopyons."

Somit müßte nach der Beschreibung von Mooren jeder Fall von Ulcus rodens folgende Bedingungen erfüllen: Beginn am Rande, langsames Überziehen der ganzen Hornhaut, Abgrenzung gegenüber dem noch intakten Teil durch eine schmale, graue und unterminierte Infiltrationslinie, Vascularisation des erkrankten Teiles, Fehlen von Hypopyon, große Schmerzen. Es ist nicht zu leugnen, daß eine Reihe der als Ulcus rodens angesprochenen Fälle diese Symptome nicht einhält. So fragt es sich nur, ob man den von Mooren gezogenen Rahmen auf Grund unserer heutigen Kenntnis erweitern darf.

Das Leiden befällt durchaus nicht immer schwächliche Personen und tritt in der Regel einseitig auf. Im allgemeinen wird das mittlere und vorgeschrittene Alter in Mitleidenschaft gezogen. Bei Jugendlichen ist meines Wissens noch kein Fall beobachtet worden, der der Kritik standhält.

Bei den typischen Erkrankungen setzt der Prozeß in Gestalt eines harmlos erscheinenden kleinen, leicht infiltrierten Substanzverlustes ein, der einem einfachen Randulcus (s. S. 343) gleicht. Aber auch eine „periphere Rinnen-keratitis" (s. S. 379) kann den Anlaß zum Entstehen eines Ulcus rodens geben (Th. Axenfeld). Im Falle von R. Salus war zunächst eine Episcleritis vorhanden, die nach 7 Wochen eine Epithelblase am Limbus zeitigte, und erst aus dieser ging der Anfang des Ulcus rodens hervor. Auch in den Fällen von K. Ishi-kawa, H. Gifford und Enrique Epalza war zuerst ein episcleritischer Buckel zu sehen. Auffallend häufig erscheint in der Anamnese eine leichtere oder schwerere Verletzung, insonderheit eine Verätzung, Verbrennung usw.

Nach einiger Zeit bildet sich dann an der dem Limbus abgewandten Grenze des Substanzverlustes allmählich ein überhängender Rand, und aus diesem formt sich die das Ulcus rodens eigentlich charakterisierende „Grabenrinne". Ebenso typisch ist die Veränderung, die auf der Limbusseite des Defektes einsetzt, indem hier ein weißlich gefärbtes, oberflächlich dicht vascularisiertes Narben-gewebe entsteht, welches dem Fortschreiten der Grabenrinne nachfolgt. Man könnte diesen Vorgang mit der Bildung eines Pseudopterygiums (s. S. 360) vergleichen, wenn nicht das Narbengewebe eine ausgesprochene Neubildung wäre und Anhaltspunkte für das Hinaufwachsen von Bindehaut vermißt würden (Abb. 243).

Die Grabenrinne beginnt nun das gesunde Hornhautgewebe anzunagen und sich in einer buchtigen Linie vorwärts zu schieben. Oft ist die Sensibilität in der Nachbarschaft der Grabenrinne herabgesetzt oder erloschen, dagegen in den übrigen Teilen der Cornea erhalten. Hin und wieder wird auch eine Über-empfindlichkeit der erkrankten Zone gemeldet, eine Eigentümlichkeit, die bei der Natur der Sensibilitätsstörungen der Hornhaut überhaupt nicht wundernimmt (s. S. 352). Es ist die Regel, daß meist schwere neuralgische, vom Auge aus-strahlende und das ganze Verbreitungsgebiet des Trigeminus in Mitleidenschaft ziehende Schmerzen vorhanden sind.

Im weiteren Verlaufe nimmt entweder die Ausdehnung des Ulcus rodens, allmählich fortschreitend, ohne Unterbrechung zu oder, was meist der Fall ist, es machen sich schubweise Fortschritte geltend, die von Ruhepausen abgelöst werden. So wechseln Zeiten von Still-stand, ja völligem Erlöschen der Grabenrinne mit raschem Wiederauf-flammen und Vorwärtskriechen ab. Trotz aller Gegenmaßnahmen läßt es sich meist nicht verhindern, daß auf diese Art die ganze Hornhaut über-schritten und ihre Oberfläche in ein weißliches, vascularisiertes Narben-gewebe verwandelt wird. Nach Moo-RENs Erfahrungen ist dies geradezu ein maßgebendes Merkmal. Indessen ist die Grabenrinne sicher nicht die scharfe Grenze vom Kranken zum Gesunden, wie es die Betrachtung mit unbewaffnetem Auge wahrschein-lich macht; denn die pathologische Anatomie widerspricht dem ebenso

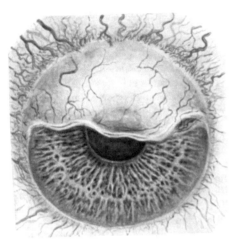

Abb. 243. Ulcus rodens corneae.

wie der Spaltlampenbefund. Die starken Vergrößerungen dieses Instruments decken nämlich im Bereiche des noch nicht von der Grabenrinne ergriffenen Gewebes feine wolkige Trübungen und auch intensiv gelb gefärbte Herdchen und Infiltrationsinseln auf, über denen das Epithel bereits des festen Gefüges ermangelt (Leonhard Koeppe). Die am weitesten vorgeschobenen Ausläufer der Vascularisation sind stets ein Stück in das noch durchsichtige Gewebe verfolgbar. Die Gefäßentwicklung überholt also die Rinne.

Pathologische Anatomie. Auch die mikroskopische Untersuchung ergibt, daß die Rinne kein primärer, sondern ein sekundärer Zustand ist. Findet sich doch jenseits derselben ein an eosinophilen Zellen reiches Granulationsgewebe, das hier und da bereits die Neigung an den Tag legt, kleine Erweichungsherde zu bilden. Im übrigen ist der pathologisch-anatomische Befund vollkommen uncharakteristisch.

Epalza hat versucht, die genannten kleinen vorgelagerten Einschmelzungs-herde mit einem scharfen Löffel auszukratzen und auch erweichtes Material erhalten. Alle Bemühungen, hieraus einen Erreger auf Nährböden zu züchten, schlugen fehl.

Marcus Feingold spricht von gelatinösen Massen, die in den vorgeschobenen Inseln enthalten sind.

Auf Grund dieser Befunde möchte R. Salus das Hauptgewicht gar nicht auf das Geschwür selbst legen, sondern eine primäre Keratitis rodens annehmen, die das Gewebe so verändert, daß es nachträglich einschmilzt und die Grabenrinne hinter sich herzieht. Wir begreifen angesichts des pathologisch-anatomischen Bildes auch, daß der durch das Absterben des oberflächlichen Hornhautgewebes erzeugte Substanzverlust nur durch Bindegewebe wieder ausgeglichen werden kann und die nachfolgende weißliche Narbe bedingt.

Verlauf. Nur in einer kleinen Anzahl von Fällen kommt der Prozeß zum Stillstande, bevor die ganze Hornhautdecke zerstört ist. Es bleibt aber der Charakter des nur die Oberfläche ergreifenden und ohne schwere entzündliche Begleiterscheinungen vorwärtsgehenden, durchaus chronischen Prozesses gewahrt. Wenn z. B. im Falle von MARCUS FEINGOLD es zu einer Iritis, Pupillarexsudat und Hypopyon, ja sogar zur Hornhautperforation kam, so hat entweder gar kein Ulcus rodens vorgelegen, oder es ist auf dem Boden eines solchen eine sekundäre Infektion mit Eitererregern hinzugetreten, was durchaus im Bereiche der Möglichkeit liegt.

Differentialdiagnose. Wenn das Ulcus rodens wirklich nur der Endausgang einer ganzen Reihe verschiedener Hornhautaffektionen ist, wie TRIEBENSTEIN meint, so ist natürlich die Differentialdiagnose insofern schwierig, als der Anfang des Leidens in Form eines randständigen Substanzverlustes bei der Krankheitsfeststellung nicht verwertet werden kann. Gegenüber dem *Herpes corneae* ist aber gerade dieses Moment wichtig; denn die Herpeseruptionen setzen ganz unregelmäßig ein und wechseln auch ihre Begrenzung fortwährend, oft von einem Tage zum anderen. Die typische *Keratitis neuroparalytica* beginnt sogar gesetzmäßig in der Mitte der Membran. Die Grabenrinne fehlt, wenigstens in den meisten Fällen. Auch ist die ganze Hornhautdecke anästhetisch. Nicht weniger ist die auf eine Trigeminuslähmung weisende Anamnese zu berücksichtigen. Auch die schwere *Rosacea-Keratitis* dürfte bei genügender Beachtung der Begleitumstände, insonderheit des Hautleidens, von dem Ulcus rodens zu trennen sein. Einzelheiten sind S. 148 nachzulesen.

Therapie. In Anbetracht der Unkenntnis von dem Wesen der Erkrankung und der im Krankheitsbilde liegenden Neigung zum unaufhörlichen Fortschreiten ist es eine schwere Aufgabe, einen Patienten mit Ulcus rodens zu behandeln. Meist steht man in einem aussichtslosen Kampfe. Von der Annahme ausgehend, daß irgendeine infektiöse Schädlichkeit im Spiele ist, hat man zur Kauterisation gegriffen, ein entschieden falsches Vorgehen für den Fall, daß es sich um eine trophische Störung handeln sollte. Auch wäre es in Anbetracht des Befundes, daß die Grabenrinne gar nicht die Grenze des Prozesses ist, nicht richtig, wollte man dann nur die Grenzlinie kauterisieren und das davor liegende, nur scheinbar intakte Gewebe verschonen. Müßten doch bei Vorhandensein von Mikroorganismen gerade hier die Kolonien zu suchen sein. Aussichtsreicher sind die Bemühungen, die Abwehrkräfte des Körpers anzuregen, obschon der geringe Stoffwechselsaustausch mit der Hornhaut hier Grenzen setzt. Bemerkenswert sind auch die Mitteilungen, daß zufällig sich einstellende Bindehautinfektionen, wie die mit Diplobacillen (EPALZA), mit Granulose (SALUS) oder einem Gesichtserysipel (A. EYER) dem weiteren Fortschreiten des Ulcus Halt gebieten können. Meines Wissens ist bislang noch nicht versucht wurden, dergleichen Infektionen zielbewußt anzuwenden. EYER rät zu parenteralen Milcheinspritzungen, LEONHARD KOEPPE sah trotz fehlender Anzeichen für die tuberkulöse Natur des Leidens einen günstigen Erfolg von einer Tuberkulinkur. Die Bemühungen, mit Hilfe der strahlenden Energie das Fortschreiten des Prozesses zu verhindern, sind bislang fehl geschlagen. Man kann auch versuchen, die Rinne auszukratzen und eine Bindehautplastik nachzuschicken. DENTI sah nach täglich ausgeführter Galvanisation einen Erfolg.

Literatur.

Ulcus rodens.

AXENFELD, TH.: Zur chronischen peripheren Rinnenbildung der Cornea. Klin. Mbl. Augenheilk. **45** II, 578 (1907).

Denti, A. V.: Ulcus corneae rodens, associata a sindrome di Cl. Bernard-Horner. Ann. Oftalm. **51**, 72 (1923).

Epalza, Enrique: Ein Beitrag zur Klinik und pathologischen Anatomie des Ulcus corneae rodens. Klin. Mbl. Augenheilk. **54**, 266 (1915).

Feingold, Marcus: Moorens ulcus of the cornea. Amer. J. ophthalm. **4**, 161 (1921).

Gifford, H.: Ulcus corneae rodens. Klin. Mbl. Augenheilk. **37**, 102 (1899).

Koeppe, Leonhard: Über Heilung zweier Fälle von Ulcus corneae rodens durch Tuberkulininjektionen usw. Z. Augenheilk. **38**, 301 (1918).

Ichikawa, K.: Ein Beitrag zur Pathologie des Ulcus rodens. Klin. Mbl. Augenheilk. **51 II**, 84 (1913).

Junius: Beobachtungen und Gedanken über Ulcus corneae rodens. Z. Augenheilk. **43**, 480 (1920).

Mooren: Ophthalmiatrische Beobachtungen. Berlin 1867. 170.

Salus, R.: Zur Klinik und Pathologie der Keratitis rodens. Klin. Mbl. Augenheilk. **63**, 14 (1919).

Triebenstein, O.: Zur Frage des Ulcus cornea rodens. Klin. Mbl. Augenheilk. **82**, 212 (1929).

H. Die Keratitis e lagophthalmo.

Das Klaffen der Lidspalte (Lagophthalmus, d. h. Hasenauge[1]) kann verschiedene Ursachen haben, insofern eine Verkürzung der Lider durch Narbenzug, Ektropium oder eine Vortreibung des Augapfels die mechanische Veranlassung ist oder ein Spasmus des Levator palpebrae superioris oder eine Schwäche oder Lähmung des Musculus orbicularis, zumeist anschließend an eine Parese des Facialis, in Frage kommt. Wenn der Lagophthalmus solche Grade erreicht, daß die Lidspalte dauernd offensteht und die Hornhaut der notwendigen Bedeckung entbehrt, droht die Gefahr, daß infolge der Verdunstung des Bindehautsekrets und der mangelnden Benetzung die Hornhautoberfläche von Substanzverlusten und geschwürigen Prozessen heimgesucht wird. Da bei intendiertem Lidschluß der Augapfel nach aufwärts gewendet wird (Bellsches Phänomen), ist die untere Hornhautpartie stets der Sitz des Beginns der Erkrankung. Übrigens ist die „Conjunctivitis infolge Insuffizienz der Lider" (Elschnig) die Vorstufe der Erkrankung (s. diesen Bd. S. 18). Auch bei komatösen Zuständen wird das Leiden angetroffen.

Die Krankheit hat also einen äußerlichen Grund, der sich an einem sonst gesunden und mit normaler Gefühlsempfindung versehenen Auge geltend macht, während die beiden ähnlichen Veränderungen, die Keratitis neuroparalytica (S. 354) und die Keratomalacie (S. 327) durch trophoneurotische Störungen bzw. eine Unternährung bestimmter Art bedingt sind.

Symptome. Außer dem leicht nachweisbaren Klaffen der Lidspalte und dem Unvermögen, auch mit Willensanstrengung den Lidschluß herbeizuführen, fällt in demjenigen Bezirk der Hornhaut, der dauernd unbedeckt bleibt, zuerst eine hauchige Trübung des Epithels und später ein Substanzverlust an der Oberfläche auf. Daneben bieten sich die Anzeichen einer Vertrocknung dar, die auch die Bindehaut unter Umständen mit betrifft, indem sie mehr und mehr die Eigenschaften einer Schleimhaut einbüßt und durch Epithelverdickung diejenigen der Epidermis annimmt. Wird durch eine solche Veränderung ihres Charakters die Empfindlichkeit der Conjunctiva-Cornea gegenüber Berührungen auch herabgesetzt, so ist sie doch nie ganz erloschen.

Zu der erhöhten Flüssigkeitsverdunstung mit ihren Folgezuständen gesellt sich die Gefahr, daß die Lider nur unvollständig Fremdkörper und dgl. abzuwehren vermögen, so daß neben der Belästigung durch Staub auch Verletzungen der Hornhautoberfläche leicht Schaden stiften können. Alle diese ungünstigen

---

[1] Man glaubte, daß die Hasen mit geöffneten Augen schliefen.

Bedingungen wirken zusammen und verursachen eine Schädigung der oberflächlichen Hornhautschichten in Gestalt von Trübungen, Epithelunregelmäßigkeiten und torpiden, zum Teil vascularisierten Geschwüren, die in der ungeschützt bleibenden unteren Hornhauthälfte zur Entwicklung gelangen. Dadurch entsteht ferner die Möglichkeit einer sekundären Infektion mit Eitererregern, d. h. eines Ulcus corneae serpens (S. 254). Eine Abbildung des Leidens findet sich im Beitrage von H. LÖHLEIN, Bd. 3 dieses Handbuches, S. 341.

Differentialdiagnose. Die *Keratitis neuroparalytica* erzeugt ebenfalls Substanzverluste auf der Oberfläche der Hornhaut, die denjenigen beim Lagophthalmus recht ähnlich sind. Der Lidschluß ist bei dieser Erkrankung aber unbehindert, dafür die Anästhesie der Hornhaut vorhanden. Es ist jedoch zu beachten, daß zu einer Trigeminusparese sich eine Facialislähmung hinzugesellen kann. Dann wird die Entscheidung der Frage, ob eine Keratitis neuroparalytica oder eine Keratitis e lagophthalmo vorliegt, äußerst schwierig, bei einmaliger Untersuchung wohl unmöglich. Beobachtet man jedoch den weiteren Verlauf, so wird wohl meistens die richtige Diagnose zu stellen sein; denn eine durch Lagophthalmus bedingte Erosion heilt unter Salbenverband oder nach Tarsorrhaphie, der trophoneurotische Defekt dagegen nicht mit Sicherheit. Bei der *Keratomalacie* handelt es sich um die Folgen einer Avitaminose. Deshalb sehen wir die Erkrankung meist doppelseitig entwickelt. Sie ist mit Bindehautxerose (S. 14) verbunden und erzeugt ein rasches Einschmelzen der Hornhaut, das auch die tiefen Schichten nicht verschont.

Prognose. Der Endausgang ist, sofern nicht eine infektiöse Noxe mitspielt, in der Regel günstig, wenn man rechtzeitig zugreift und für Bedeckung der frei liegenden Hornhaut sorgt.

Therapie. Unsere Fürsorge muß sich nach der Ursache richten. In Fällen von Exophthalmus (Orbitalerkrankungen, BASEDOW), Facialisparese, Narbenzügen an den Lidern usw. muß versucht werden, dem zugrunde liegenden Prozesse entgegenzutreten. Gelingt dies nicht, so sind Salbenverbände anzuwenden. Versagen auch diese und bleibt der Lagophthalmus dauernd bestehen, so ist durch eine die Lidspalte verkleinernde Operation die Heilung der Keratitis zu erstreben. Bei komatösen Patienten genügt die Anlegung eines Salbenverbandes, um die Cornea in der offen bleibenden Lidspalte zu schützen.

I. Die Hornhauterkrankungen durch nervöse Einflüsse.

Hornhautleiden bei Störungen des Trigeminus.

In dem Kapitel von den herpetischen Hornhauterkrankungen (S. 282) ist auseinandergesetzt worden, wie die früher gültig gewesene Lehre von der trophoneurotischen Ätiologie durch den Nachweis der Infektiosität des Prozesses erschüttert wurde. Dessen ungeachtet bleibt aber in dem Krankheitsbilde die innige Beziehung zum Nervensystem nach wie vor deutlich erkennbar, da das Herpesvirus eine „neurotrope" Eigenschaft besitzt, die man willkürlich steigern und abschwächen kann. Wie das ebenfalls unbekannte Virus der Lyssa und die Infektion mit Tetanus entlang den Nervenbahnen weiter wandert, so müssen wir auch dem Herpes die Fähigkeit beilegen, die Nerven als Ausbreitungsweg zu benutzen. Wären diese, wie die Blut- und Lymphgefäße, von einer Flüssigkeit angefüllt, oder in Kanäle eingebettet, die solche enthalten, so würde das Verständnis für derartige Vorgänge nicht schwer fallen. So aber zeigt die Anatomie nur die Umhüllung der Nerven durch eine mehr oder weniger zarte Scheide auf, ohne daß irgendwelche Anhaltspunkte für einen röhrenförmigen Bau zu finden wären. Noch eine andere Tatsache verdient Berücksichtigung: trotzdem die Endorgane der Ciliarnerven in der Cornea durch das Herpesvirus in der Regel gelähmt werden und eine lokale Hyp- oder Anästhesie zu dem Symptomenkomplex des Leidens gehört, sind viele Fälle gleichzeitig von ausgesprochenen Neuralgien im Ausbreitungsbereiche des Trigeminus begleitet.

Umgekehrt führen **Störungen im Trigeminus** zu krankhaften Zuständen in der Hornhaut. Den deutlichsten Ausdruck eines solchen Abhängigkeitsverhältnisses stellt die „*Keratitis neuroparalytica*" dar, unbeschadet der über die Pathogenese herrschenden Meinungsverschiedenheiten. Bestimmte Formen der *Keratitis superficialis punctata* (S. 23) sind gleichfalls Folgezustände einer Störung der zugehörigen Nerven. Auch das *Ulcus corneae rodens* (S. 346) wird von einer Anzahl von Autoren mit Einflüssen in Zusammenhang gebracht, die vom Trigeminus ausgehen. Ein weiteres Beispiel ist das von Schnaudigel aufgestellte Krankheitsbild der *Conjunctiva neuro-allergica* (S. 143). So lassen sich aus der Literatur noch so manche Hypothesen zusammenstellen, die zur Erklärung der Entwicklung von Hornhautleiden nervöse Einflüsse herbeiziehen. In dem Abschnitte über die degenerativen Corneaerkrankungen (S. 398) werden wir diesen Anschauungen wieder begegnen.

Deshalb dürfte es zweckmäßig sein, alle diese Beziehungen der Hornhautpathologie zum Trigeminus (und der ihm beigesellten sympathischen Fasern) von einem gemeinsamen Gesichtspunkte aus zu betrachten und den Möglichkeiten nachzugehen, die die Anatomie und Physiologie aufdecken.

Der Einfluß des Trigeminus auf die Cornea und Conjunctiva.

Anatomische und physiologische Vorbemerkungen. P. Eisler hat im Bd. 1 des Handbuches (S. 306) den Verlauf des Trigeminus und die Gliederung seines Stammes, sowie das Ganglion Gasseri und ciliare eingehend geschildert. Es sei daher hier nur das Notwendigste wiederholt.

Die Cornea hat nicht in allen Schichten Nerven. Wenigstens gelingt es nicht, in den tiefsten Lamellenlagen und der hinteren Grenzmembran nervöse Elemente nachzuweisen; denn die Nervi ciliares endigen in der Hauptsache im Hornhautepithel, in das sie nach Durchbohrung der Bowmanschen Membran von rückwärts hineingelangen. Nach M. v. Frey und Strughold ist ihnen nur die Schmerz- und Kälteempfindlichkeit eigen, während der Druck- und Wärmesinn der Hornhaut fehlt (siehe auch S. 203). Die Reizschwelle liegt am niedrigsten für die Nervenendigungen in der Hornhautmitte, am höchsten für diejenigen der peripheren Bezirke. Dabei ist zu beachten, daß die Ciliarnerven nicht unmittelbar vom Trigeminus abzweigen, sondern aus dem Ciliarganglion frei werden, welches noch von anderen Nerven Zuflüsse aufnimmt.

Nach den Untersuchungen von Pflimlin, die an 400 normalen Augen mittels der Methode der von Freyschen Reizhaare ausgeführt wurden, muß angenommen werden, daß *bei etwa* 10% *eine konstitutionelle Hypästhesie der Cornea* besteht. Sie scheint vererbbar zu sein und schafft eine Disposition für den Herpes corneae (S. 285).

Der Trigeminusstamm selbst tritt mit zwei Wurzeln, einer kleineren vorderen (motorischen) und einer mächtigen hinteren (sensiblen) aus der Brücke aus. Eng aneinander geschmiegt passieren beide Teile die Dura an der Spitze des Felsenbeins seitlich vom Nervus abducens. Das dort liegende Ganglion Gasseri wird nur von der hinteren Wurzel gebildet, doch enthält diese wahrscheinlich nicht ausschließlich von den Trigeminuskernen entspringende Fasern, sondern bereits Zuschüsse, die anderen Gehirnregionen entstammen. Die motorische Wurzel zieht an der unteren Fläche des Ganglion vorbei und nun erst wird der Nerv dreiteilig. Sein 1. Ast (Ramus ophthalmicus) führt sensible Fasern, mit denen er die Haut des Nasenrückens, des oberen Lides und der Stirn, ferner die Cornea, die Conjunctiva, sowie die Uvea und Partien der Nasenschleimhaut versorgt. An der Innervation der Bindehaut ist aber auch der 2. Ast beteiligt.

Infolgedessen braucht eine Störung der Empfindlichkeit der Hornhaut nicht zwangsläufig mit einer ebensolchen der Bindehaut verbunden zu sein. Außer den sensiblen Nerven führt der Ramus ophthalmicus auch sympathische, die dem Plexus caroticus entstammen und ihn bis zum Ganglion ciliare begleiten. Dieses hat drei verschiedene Wurzelfasern. Die sensible Radix longa bringt im Nervus nasociliaris die Trigeminusfasern heran, während die Radix sympathica sympathische und die Radix brevis Oculomotoriusfasern zugesellt. Auf diese Weise stehen die Ciliarnerven in innigster Beziehung sowohl zum Sympathicus als auch zum Oculomotorius. Pathologische Zustände, die in den Hornhautnerven zur Entwicklung gelangen, können daher leicht auf das Gebiet des Sympathicus und Oculomotorius überspringen. WILBRAND und SAENGER weisen in dieser Hinsicht darauf hin, daß hyperästhetische, im Ramus ophthalmicus lokalisierte Vorgänge mit einer rezidivierenden Oculomotoriusparese gepaart sein können. Andererseits besteht auch eine Verbindung mit dem Facialis, indem sich der zur Tränendrüse ziehende Ast mit dem Facialis in die Innervation teilt. Die Neuralgien des Suboccipitalis und die Kopfschmerzen in der hinteren Schädel partie, die oft genug eine entzündliche Augenaffektion begleiten, werden ebenfalls auf der Bahn des Trigeminus übergeleitet (LESLIE PATON). Nicht weniger wichtig sind die zentralen Verbindungen des Trigeminus mit dem Vagus. Die beim Glaukomanfall zu beobachtenden Magendarmstörungen und der Brechreiz kommen auf diese Art zustande. Außerdem vermittelt der Ramus ophthalmicus auch den oculo-cardialen Reflex: die Pulsverlangsamung um 8 bis 20 Schläge bei Druck auf den Augapfel durch die Lider hindurch.

Allgemeine Pathologie.

Die Vielgestaltigkeit dieser Verbindungen des Trigeminus und damit der Ciliarnerven mit anderen Nervenstämmen eröffnet eine ziemlich große Variabilität der klinischen Bilder, wenn Störungen in seinem Verlaufe sich geltend machen. Sie wird noch dadurch beträchtlich gesteigert, daß *ebensowohl Reizungs- als auch Lähmungserscheinungen* Platz greifen können. Wir sehen die Auswirkung dieser Möglichkeit speziell an der Cornea in folgenden drei Phasen der Alteration ihrer Empfindlichkeit gegeben: 1. Hyperästhesie; 2. Hyp- oder Anästhesie; 3. Anästhesie mit Neuralgien im Trigeminus oder in anderen Nerven (Anaesthesia dolorosa).

Um eine einigermaßen zielbewußte Einteilung in die Gesamtheit der Erscheinungen zu bringen, hat LESLIE PATON folgendes Schema vorgeschlagen, welches sich nach dem primären Sitze der Störung richtet.

1. Die Läsion beschränkt sich auf die peripheren Nervenendigungen.
2. Die peripheren Endigungen sind samt der Nervenbahn geschädigt, und zwar

    a) in zentripetaler Fortleitung einer peripher ansetzenden Störung, oder
    b) durch gleichzeitige Schädigung sowohl der Leitung als auch der Endigungen.

3. Die primäre Läsion sitzt zentral oder im Ganglion, so daß die peripheren Äste nur in zentrifugaler Vermittlung sekundär in Mitleidenschaft gezogen werden.

Diese Einteilung hat sicher den Vorteil der klaren Anschaulichkeit. Wenn es trotzdem schwer hält, die klinischen Symptome mit ihr in Einklang zu bringen, so liegt es daran, daß die Feststellung des eigentlichen Sitzes der primären Störung mit Hilfe der Untersuchungsmethoden oft unmöglich ist, und daß die Symptome ineinander übergehen, wohl auch in verschiedenen Zeiten wechseln. So weist LESLIE PATON darauf hin, daß eine Keratitis neuroparalytica, die im Anschluß an die Zerstörung des Ganglion Gasseri zur Entwicklung gelangt, die gleichen Veränderungen erkennen läßt, wie dieselbe Erkrankung, die mit einem Herpes zoster ophthalmicus vergesellschaftet ist. In dem einen Falle wird eine reine zentrifugale Einwirkung (Gruppe 3) wahrscheinlich, im zweiten spielen wohl auch Momente mit eine Rolle, die in Gruppe 2b unterzubringen wären. Schon die Tatsache allein, daß eine Keratitis neuroparalytica engste Beziehungen zum Herpes zoster darbieten kann, ist beachtenswert.

Literatur.

Anatomische Vorbemerkungen, allgemeine Pathologie der Trigeminusverbindungen mit der Conjunctiva-Cornea.

v. Frey, M. u. Strughold: Weitere Untersuchungen über das Verhalten von Hornhaut und Bindehaut des menschlichen Auges gegen Berührungsreize. Z. Biol. **84**, 321 (1926).

Paton, Leslie: The trigeminal and its ocular lesions. Brit. J. Ophthalm. **10**, 305 (1926).

Strughold, Hubertus: Die Sensibilität der Horn- und Bindehaut des normalen menschlichen Auges. Zbl. Ophthalm. **19**, 353 (1928).

Wilbrand, H. u. A. Saenger: Neurologie des Auges. 2. Bd. Wiesbaden 1901. — Wilbrand, H. u. Carl Behr: Neurologie des Auges. Ergänzungsband. München 1927.

Spezielle Pathologie.

Die Keratitis neuroparalytica.

Im Gefolge von Leitungsstörungen im Gebiete des Trigeminusstammes und des Ganglion Gasseri treten in dem zentralen Bezirke der Hornhautoberfläche Substanzverluste auf, die mit einer Anästhesie der Membran einhergehen. Diese Keratitis neuroparalytica hat zu einer Reihe von Theorien über ihre Entstehung Anlaß gegeben. Sie werden weiter unten besprochen werden.

Ätiologie. Alle Leitungsunterbrechungen im Trigeminus können die Ursache sein. In seltenen Fällen sind es Tumoren, die den Nerven komprimieren und zerstören. Häufiger werden Schädelbasisfrakturen in der Literatur genannt. Wegen der Nähe des Nervus abducens sind dann ab und zu gleichseitige Lähmungen des Musculus rectus lateralis damit verbunden (Addario la Ferla). Justo M. Alonso und Alberico Isola beobachteten eine Keratitis neuroparalytica nach Exstirpation des Larynx mit Carotisunterbindung, als deren Ursache sie eine Blutgerinnseleinschwemmung in die Kernregion des gleichseitigen Trigeminus annehmen. Indessen betont Carl Behr, daß die Hornhauterkrankung *ausschließlich bei peripheren Läsionen der Nervenbahn vom Ganglion Gasseri abwärts, niemals jedoch bei Erkrankungen der zentralen Bahn und des Kerngebiets* beobachtet wird. Näher liegt es, im Falle von Alonso und Isola die Läsion des Halssympathicus (siehe unten) anzuschuldigen, eine Frage, die sie auch aufwerfen. Tabes, Polyneuritis, sowie Vergiftungen können ebenfalls den Trigeminus leitungsunfähig machen. Gaedertz sah eine doppelseitige Trigeminuslähmung mit Keratitis neuroparalytica nach Vergiftung mit Acethylengas.

Die meisten Fälle von Keratitis neuroparalytica stehen aber wohl mit den *operativen Eingriffen* in Zusammenhang, die zur *Beseitigung von Trigeminusneuralgien* ausgeführt werden. Edward Hartmann hat 60 Durchschneidungen des Nerven vorgenommen und in 40—50% der Fälle eine Keratitis neuroparalytica beobachtet. Die Alkoholinjektionen ins Ganglion, wie sie von den Chirurgen und Neurologen jetzt vielfach angewandt werden, scheinen besonders die Hornhaut zu gefährden. Carl Behr rät deshalb, diese Methode wieder zu verlassen, zumal sie vor einem Rezidiv der Trigeminusneuralgie nicht schützt und außerdem an ihre Stelle das keineswegs viel weniger unangenehme Gefühl des Eingeschlafenseins der betreffenden Gesichtshälfte setzt.

Pathogenese. Die Theorien, welche über das Zustandekommen des Hornhautprozesses aufgestellt worden sind, lassen sich kurz wie folgt wiedergeben.

1. Die *trophische Theorie* betrachtet die Keratitis als den Folgezustand der Leitungsunterbrechung der im Trigeminus verlaufenden trophischen Fasern (MAGENDIE, A. v. GRAEFE, GAULE). Sie geht also von der Voraussetzung aus, daß die Ciliarnerven, die in der Hornhaut endigen, einen bestimmenden Einfluß auf die Ernährung der Membran ausüben. H. WILBRAND und CARL BEHR halten diesen Zusammenhang für sehr wahrscheinlich, und zwar sind es nach ihrer Ansicht nicht eigentlich Faserelemente des Trigeminus selbst, sondern *sympathische Nervenbahnen,* die aus dem Plexus caroticus entstammen und sich dem Trigeminus vor dem Ganglion Gasseri zugesellen. Sie ziehen von da im Ramus ophthalmicus und innerhalb der Orbita im Ramus lacrimalis und infratrochlearis weiter. Somit handelt es sich um *deszendierende Bahnen,* die erst im Ganglion Gasseri mit dem Trigeminus verschmolzen werden. Anfänglich wurde der Einfluß der trophischen Fasern so gedeutet, daß die nervösen Einwirkungen auf die Blutgefäße des Randschlingennetzes die maßgebende Rolle spielten; doch stimmt damit nicht überein, daß bereits in den ersten Stadien der Keratitis manchmal eine ausgesprochene ciliare Injektion, also eine bessere Durchblutung vorhanden ist, als sie im normalen Zustande besteht. BEHR sieht als Beweis für die rein trophoneurotische Ursache die noch zu besprechende Tatsache an, daß bei Schädigung des Ganglion die Erosion in der Hornhautmitte sich sehr rasch bildet und das Unvermögen zutage tritt, an ihrer Stelle eine normale Epithelschicht zu regenerieren. Außerdem spräche auch die Beobachtung dafür, daß die Hornhautveränderungen nicht immer in der Form einer Erosion, sondern oft einer Keratitis superficialis punctata zur Entwicklung gelangen. Als weitere Stütze für die trophische Theorie führt O. SCHÖPFER die relativ häufig zu machende Beobachtung an, daß auf der kranken Seite die Cilien auffallend stark wachsen.

EDWARD HARTMANN möchte die von BEHR gegebene trophoneurotische Theorie noch durch das Hinzutreten einer nach Durchschneidung des Trigeminus festzustellenden Hypertonie des Parasympathicus ergänzt wissen, weil ein Steigen des Tonus des Parasympathicus mit einem Sinken der Widerstandskraft des Gewebes einhergehe.

2. Die *trophisch-traumatische Theorie* erkennt nur eine durch die Läsion der trophischen Fasern bedingte Herabsetzung der Widerstandsfähigkeit der Hornhautdecke an, zu der erst ein zufälliges, wenn auch geringfügiges Trauma hinzutreten muß, wenn die Keratitis ausbrechen soll (SAMUEL, BÜTTNER). ERWIN KLAUBER hat auf einen solchen Zusammenhang an der Hand eines Falles hingewiesen, bei dem im Rahmen des WALLENBERGschen Symptomenkomplexes (Verschluß der Arteria cerebelli inferior posterior) eine Parese des Trigeminus und des Sympathicus der linken Gesichtshälfte zustande gekommen war. Sie bestand 9 Monate lang ohne Schaden für die Hornhaut, bis eine durch Kalomeleinstäubung und internen Jodgebrauch bedingte Ätzwirkung von Jodquecksilberverbindungen eine torpid verlaufende typische Keratitis neuroparalytica auslöste. (WILBRAND und BEHR halten jedoch den KLAUBERschen Fall für eine basale Meningitis luetica). Gleichzeitig war durch die Sympathicusparese eine Hypotonia bulbi hervorgerufen worden. Gegen die Beweiskraft der trophisch-traumatischen Theorie führt BEHR die Beobachtung ins Feld, daß eine Keratitis neuroparalytica auch dann ausbrechen kann, wenn eine durch Lähmung des Oculomotorius bedingte, gleichzeitig vorhandene Ptosis die Cornea vor Verletzungen schützt.

3. Die *mykotische Theorie* sieht in einer Infektion die Ursache (EBERTH). Dabei soll das Haften der Keime durch die Verdunstung der Tränenflüssigkeit und die Austrocknung der Hornhautoberfläche begünstigt werden. Die eventuell nachweisbaren Mikroorganismen sind indessen stets sekundär angesiedelt; liegt doch gerade das Wesen der Erkrankung darin, daß die Substanzdefekte jedes Anzeichen einer eiterigen Einschmelzung des Gewebes zunächst ganz vermissen lassen.

4. Die *xerotische Theorie* (E. v. HIPPEL), die der Austrocknung des Hornhautepithels die führende Rolle beilegt, sowie die Vermutung RÖMERs, daß die Areflexie der Hornhaut die Häufigkeit des Lidschlags verlangsame und das Auge dadurch leichter den Schädlichkeiten der Außenwelt erliege, sind angesichts des schon oben erwähnten Zusammentreffens von Ptosis und Keratitis neuroparalytica kaum beweiskräftig.

Symptome. Die Erkrankung tritt unter Umständen fast unmittelbar nach der Läsion des Trigeminus ein. Dies gilt vor allem für diejenigen Fälle, die eine Alkoholinjektion ins Ganglion Gasseri zur Ursache haben. BEHR führt Krankengeschichten an, in denen bereits am Tage nach dem Eingriff neben völliger Anästhesie der Cornea massenhaft punktförmige Trübungen im Epithel vorhanden waren und 2 Tage später sich schon eine große Erosion entwickelt hatte. Andererseits sind Beobachtungen bekannt geworden, in denen die Trigeminuslähmung 10 Jahre bestanden hatte, bis eine Keratitis neuroparalytica hinzutrat.

Das erste Kennzeichen der Störung scheint ein Prozeß zu sein, der durchaus dem klinischen Bilde der Keratitis punctata superficialis entspricht, hier nicht als Fortsetzung einer Conjunctivitis (s. S. 23), sondern als Folge trophischer Störungen. Gleichzeitig stellt sich eine ciliare, gelegentlich auch eine conjunctivale Injektion ein, die im Verhältnis zur Schwere des Prozesses weiterhin auffallend gering bleibt. Mit Fluorescin lassen sich einige dieser Pünktchen grünlich färben. Die Abstoßung des Epithels ist das zweite Stadium. Während sich die punktförmigen Trübungen diffus über die ganze Hornhautfläche zerstreut finden, hin und wieder mit stärkerer Beteiligung der unteren Hälfte, liegt der Epitheldefekt in den zentralen Partien. Er ist annähernd scheibenförmig und läßt die Hornhautperipherie frei. Abb. 244 zeigt diesen sehr charakteristischen Befund. Wenn keine sekundäre Infektion hinzutritt, sieht

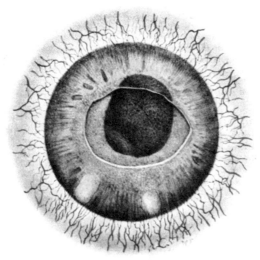

Abb. 244. Keratitis neuroparalytica im Anschluß an eine Alkoholinjektion ins Ganglion Gasseri. Es bestand völlige Anästhesie der Cornea und Conjunctiva. In der Mitte der Hornhaut scharf begrenzter flacher Defekt, umgeben von rauchiger Trübung. Pupille unregelmäßig erweitert.

es so aus, als hätte man mit der Pinzette das Epithel mit den vordersten Lagen des Parenchyms abgezogen; denn es fehlt jegliche Infiltration der Ränder und des Bodens des Substanzverlustes. Immer setzt sich die Lücke im Epithel mit scharfer Grenze von der Umgebung ab, wie wenn sie ausgestanzt wäre. Besonders auffallend ist das infolge der Anästhesie leicht verständliche Fehlen des sonst zu erwartenden Blepharospasmus und des Tränens. Außer der Sehstörung merken die Patienten von dem krankhaften Zustand ihres Auges nichts.

In unkomplizierten Fällen bleibt der Defekt in der Folgezeit auf die mittleren Partien und die oberflächlichen Lagen beschränkt; auch hierin ist ein Merkmal der neuroparalytischen Keratitis zu erblicken. BEHR hat noch ein anderes hinzugefügt: Wenn man zwecks Anregung der Epithelregeneration eine Abrasio corneae vornimmt, so erfolgt die Wiederherstellung der Deckschicht an allen vorher vom Epithel überzogen gewesenen Stellen in der üblichen Schnelligkeit, macht aber haarscharf an der Grenze der zuvor bestehenden Erosion halt. Mit Recht weist BEHR darauf hin, daß die Regeneration trotz der auch in der Peripherie vorhandenen Anästhesie im allgemeinen ohne Störungen erfolgt, und daß im Bereiche des Epitheldefektes somit außer dem Verlust der Empfindlichkeit noch andere nervöse Veränderungen mitwirken, die wohl nichts anderes als trophoneurotische sein können. Gelangt aber im weiteren Verlaufe die Erkrankung dazu, daß auch die ehedem erodierte Partie von Epithel überkleidet wird, so geschieht dies, ohne daß die neugebildete Epithelschicht eine feste Verbindung mit dem Stroma eingeht. Das von dem Rande des Defekts sich nach seinem Zentrum vorschiebende Epithel gerät neben der Flächenausbreitung auch in eine übermäßige Tiefenwucherung und bildet so eine dicke, zusammenhängende, gelegentlich schwappende, hautähnliche Membran, die sich leicht von der Unterlage abziehen läßt. Nachstehende Krankengeschichte BEHRS sei zur Schilderung solcher Zustände mitgeteilt.

Bei einem 62jährigen Manne, der an Tabes dorsalis leidet, wird wegen Trigeminusneuralgie eine Alkoholinjektion (1 ccm) in das Ganglion Gasseri vorgenommen. Daraufhin tritt völlige Anästhesie der linken Gesichtshälfte ein. 2 Tage später findet sich eine große Erosion der linken Hornhaut, die mit Salbenverband behandelt wird. Unter geringer ciliarer Injektion und leichter Hyperämie der Iris bleibt trotz dieser Maßnahme einen Monat lang die etwa 4 mm im Durchmesser haltende Erosion unverändert. Dann tritt stärkere ciliare Injektion, Infiltration der Defektränder und Hypopyon in der vorderen Kammer auf (wohl infolge sekundärer Infektion). Einen weiteren Monat später kehrt die Sensibilität der linken Gesichtshälfte und der linken Cornea etwas wieder. Die Peripherie der Hornhaut beginnt sich mit Gefäßen zu bedecken, und damit setzt ein rascher Rückgang der entzündlichen Erscheinungen, sowie Reinigung des Geschwürs ein. Die Epithelisierung des Substanzverlustes folgt nach und ist nach drei Wochen vollendet.

Indessen erscheint die neugebildete Epitheldecke schwammig verdickt. Deswegen wird eine Abrasio corneae vorgenommen, und nun zeigt sich, daß das Epithel als trübe, ziemlich dicke, hautähnliche Membran sich von dem Hornhautstroma abziehen läßt. Im Anschluß an den Eingriff entsteht zwar in der Peripherie wieder eine glatte Deckschicht, aber über dem ehemaligen Defekt erneut eine dicke graurötliche Epithelmembran, die abermals eine Abrasio corneae bedingt. Wiederum läßt sich diese Epithelpartie als zusammenhängende

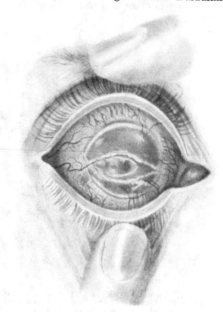

Abb. 245. Atypisches Hornhautgeschwür mit Einlagerung von Kalkkonkrementen in das Epithel auf Basis einer chronisch gewordenen Keratitis neuroparalytica.

zähe Haut von der Grundlage abheben, an der sie nur an einigen Stellen fester haftet. Endlich gelingt es mittels Iontophorese nach Ablauf weiterer 2 Monate eine feste Narbe zu erzielen. Die Sensibilität der Cornea ist vorhanden, aber stark herabgesetzt.

Komplikationen. Es muß dahin gestellt bleiben, ob die Entwicklung von *geschwürigen Prozessen* auf einer hinzugetretenen Infektion beruht. Wenn sich Hypopyon einstellt, darf wohl angenommen werden, daß der Substanzverlust nicht nur durch Nervenläsion, sondern auch durch Pneumokokken oder andere Keime an der Abheilung verhindert wird. Jedenfalls besteht immer die Gefahr, daß ein Ulcus corneae serpens mit allen seinen Folgen sich anschließt. Bei sehr langem Bestehen des Leidens kann es zur Einlagerung von Kalkpartikelchen in die Geschwürsränder kommen (Abb. 245). Die Zerstörung der tieferen Hornhautlamellen gehört keineswegs zu dem typischen Krankheitsbilde. Manchmal macht sich gleichzeitig eine *Hypertonia bulbi* geltend, die nach FELIX LAGRANGE auf der Mitbeteiligung der Radix sympathica des Ciliarganglion beruhen soll. Sie sei ein ungünstiges Zeichen, welches das Einschmelzen der Hornhaut befürchten lasse. Die öfters zu erhebende Beobachtung, daß mit der Keratitis neuroparalytica ein *Herpes zoster ophthalmicus* derselben Seite einhergeht, erklärt sich aus den nahen Beziehungen des Herpesvirus zum Trigeminus und seinen Ausbreitungen.

Pathologische Anatomie. Soweit die Präparate nicht von Fällen stammen, die einer sekundären Infektion zum Opfer fielen, handelt es sich um eine reine, von Eiterung nicht begleitete Nekrose der oberflächlichen Schichten.

Prognose. Nach Behr sollen die auf Alkoholinjektionen ins Ganglion folgenden Erkrankungen eine bessere Prognose geben als die durch andere Ursachen bedingten Formen; nur dauern sie in der Regel länger. Stets sind die möglichen sekundären Infektionen zu berücksichtigen. Auch die Tatsache ist von Bedeutung, daß nicht nur das Epithel, sondern auch die obersten Hornhautlamellen abgestoßen werden und deswegen zum mindesten mit einer zentralen Macula, wenn nicht einem Leukom als Endausgang zu rechnen ist (s. Abb. 246).

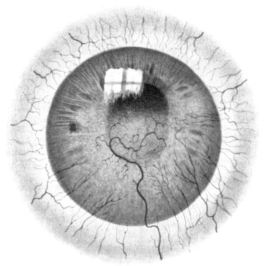

Abb. 246. Keratitis neuroparalytica. Derselbe Fall wie Abb. 245, jedoch 5 Monate später. Der Defekt ist wieder repariert. Eine dichte oberflächliche Vascularisation bedeckt die ehemals vom Epithel und oberen Hornhautschichten entblößt gewesene Stelle.

Differentialdiagnose. Die Keratitis neuroparalytica muß gegenüber der *Keratitis e lagophthalmo* (S. 350), der *Keratomalacie* (S. 327) und dem *Herpes corneae simplex* abgegrenzt (S. 284) werden. Die Keratitis e lagophthalmo ist die Folge der Verdunstung des Conjunctival- und Tränendrüsensekrets infolge Klaffens der Lidspalte (Facialisparese, Lidverletzung, Narben). Sobald man die Ursache beseitigt, verschwindet die Hornhauterkrankung. Die Oberfläche bleibt empfindlich, da die Ciliarnerven nicht paretisch sind. Bei der Keratomalacie besteht zugleich Xerosis conjunctivae. Sie verläuft viel rascher als die Keratitis neuroparalytica und beschränkt sich nicht auf die oberflächlichen Schichten. Demgegenüber zeigt der Herpes simplex wohl ebenfalls eine Anästhesie, doch ist diese selten über die ganze Hornhautoberfläche gleichmäßig ausgedehnt. Die Veränderungen sind nicht an die mittleren Hornhautbezirke gebunden, sondern regellos lokalisiert. Sie wechseln in ihrem Aussehen und in der Gestalt von einem Tage zum andern und heilen auf Abschaben des Epithels mit nachfolgender Jodierung. Bei der ebenfalls auf das Herpesvirus zurückzuführenden Keratitis disciformis (S. 293) ist das Epithel erhalten; die Scheibe gehört den tiefen Schichten an.

Therapie. Selbstverständlich muß die zugrunde liegende Ursache der Trigeminusläsion festgestellt und, wenn möglich, behoben werden. Unser weiteres Bestreben ist darauf gerichtet, die Hornhautoberfläche zu schützen und eine kräftige Besserung der Ernährungsverhältnisse durch Anregung einer Vascularisation herbeizuführen. Durch Anwendung von Salben (Scharlachrotsalbe) und Verbänden sucht man eine vermehrte Durchblutung des Randschlingennetzes zu erreichen, und unter Umständen verengt man die Weite der Lidspalte durch eine in entsprechendem Ausmaße vorgenommene Tarsorrhaphie.

Literatur.

Keratitis neuroparalytica.

Behr, Carl und H. Wilbrand: Die Neurologie des Auges. Ergänzungsb. I. Teil, S. 106. München: J. F. Bergmann. 1927. — Büttner: Über die nach Durchschneidung des Trigeminus auftretenden Ernährungsstörungen am Auge. Z. ration. Med. 3. Reihe, 16, 1863.

Charcot: Klinische Vorträge über Krankheiten des Nervensystems. 1. Vorlesung (übersetzt von B. Fetzer). Stuttgart 1874.

Eberth: Die Keratitis nach Trigeminusdurchschneidung. Zbl. med. Wissensch. Nr 32, 1873.

Feuer: Sitzungsberichte der Kaiserlichen Akademie zu Wien. Math.-naturw. Klasse 74 III. Abt. 1876.

Gaedertz: Keratitis neuroparalytica durch Gewebsschädigung. Z. Augenheilk. 62, 93 (1927). — Gaule: Der Einfluß des Trigeminus auf die Hornhaut. Zbl. Physiol. 1891, Nr. 15 — v. Graefe, A.: Neuroparalytische Hornhautaffektion. Graefes Arch. 1 I, 306 (1854).

Hartmann, Edward: Les conséquences physiologiques et pathologiques de la section du trijumeau chez l'homme. III. Les Kératites après section du trijumeau. Ann. d'Ocul. 161, 336 (1924). — v. Hippel, E.: Zur Ätiologie der Keratitis neuroparalytica. Graefes Arch. 35, 3 (1889).

Klauber, Erwin: Beitrag zur Entstehung der Keratitis neuroparalytica. Klin. Mbl. Augenheilk. 59, 418 (1917).

Lagrange, Felix: La kératite-neuro-paralytique; ses variétées, sa pathogénie. Bull. de l'acad. de méd. 88, 288 (1922). Ref. Zbl. Ophthalm. 9, 343.

Magendie: De l'influence de la cinquième paire de nerfs sur la nutrition et les fonctions de l'oeil. J. de phys. expérim. et path. 1824.

Ollendorf, Arthur: Über die Rolle der Mikroorganismen bei der Entstehung der neuroparalyt. Keratitis. Graefes Arch. 49 455 (1900).

Schöpfer, O.: Über trophoneurotische Steigerung des Cilienwachstums bei Keratitis neuroparalytica. Klin. Mbl. Augenheilk. 82, 776 (1929). — Senftleben: Über die Ursachen und das Wesen der nach Durchschneidung des Trigeminus auftretenden Keratitis. Virchows Arch. 1875, 65. — Snellen: Holländische Beiträge für Natur- und Heilkunde. 1857.

Wilbrand u. Saenger: Die Neurologie des Auges. 2. Bd. Wiesbaden: F. Bergmann. 1901.

K. Das Flügelfell (Pterygium).

Man könnte im Zweifel sein, ob das Flügelfell ein Krankheitszustand der Hornhaut oder der Bindehaut ist, und schon in dieser Fragestellung liegt der Gegensatz begründet, der sich durch die Meinungsäußerungen hindurchzieht, die auf klinischen, pathologisch-anatomischen und Spaltlampenuntersuchungen beruhen. Indessen neigt man doch neuerdings mehr und mehr der Ansicht zu, daß der Hornhaut eine beträchtliche Rolle bei der Entstehung des Leidens zukommt; deswegen dürfte es gerechtfertigt sein, das Pterygium im Rahmen der Hornhautaffektionen abzuhandeln.

Das *echte Flügelfell* (Pterygium) ist scharf von den verschiedenen Formen des Pseudopterygiums zu trennen. Zwar sind beide Veränderungen dadurch gekennzeichnet, daß ein oder mehrere zipfelartige Fortsätze der Bindehaut auf die Hornhaut hinaufwachsen. Der wesentliche Unterschied liegt aber darin, *daß das echte Ptergygium nur am nasalen oder am nasalen und temporalen Limbus die Hornhautgrenze überschreitet und daß eine Hornhautläsion gröberer Art den*

Prozeß nicht einleitet, während das Pseudopterygium (Narbenpterygium) als Zufallsprodukt an jeder beliebigen Stelle zur Entwicklung gelangen kann und sich an eine überstandene Verletzung der Hornhaut oder an ein Randgeschwür anschließt. Das wahre Flügelfell schiebt sich ferner ganz allmählich in der Richtung der Hornhautmitte vor, eine Eigenschaft, die dem Pseudopterygium fehlt (F. Mannhardt).

Pathogenese. Wie so viele Erkenntnisse auf dem Gebiete der Hornhautpathologie, verdanken wir die erste eingehende Studie über das Wesen und die Entstehung der eigentümlichen Bildung Ernst Fuchs, obschon seine Darstellung nicht ohne Widersprüche geblieben ist. Er führte die Entwicklung des Flügelfells auf eine Ortsveränderung des Lidspaltenflecks (Pinguecula) zurück, der allmählich weiter und weiter nach dem Hornhautrande zu wandert, bis er in einzelne gelbe Fleckchen zerfallend als eine kleine Erhabenheit die im übrigen kreisrunde Begrenzung der Cornea am nasalen Limbus unterbricht. Da der Lidspaltenfleck stets in der nasalen Partie der Conjunctiva bulbi am stärksten entwickelt ist, überschreitet nach Fuchs auch der Bindehautzipfel ausnahmslos zuerst den nasalen Limbus, und nur bei ungewöhnlich starker Ausprägung des Leidens folgt dem von der medialen Seite sich vorwärts arbeitenden Prozeß ein zweiter von der lateralen Seite her. Tatsache ist es jedenfalls, daß das *echte Flügelfell nie temporal allein vorkommt.*

Sobald die ersten Anzeichen dafür sich geltend machen, daß die Bindehaut sich anschickt, mit einem Zipfel auf die Hornhaut zu wachsen, erscheint unmittelbar vor seiner Spitze ein *glasig grauer Saum im Hornhautgewebe.* Diese Veränderung ist für die Auffassung des Wesens des Pterygiums von großer Bedeutung. Zwar ist die ehemals von Arlt aufgestellte Behauptung, daß das Flügelfell aus der Verwachsung einer Bindehautfalte mit einem randständigen Geschwür der Hornhaut seinen Ursprung nimmt, nicht richtig und nur für das Pseudopterygium zutreffend; aber auch die Fuchssche Erklärung von der Rolle des Lidspaltenflecks ist insofern schwer mit den Tatsachen in Einklang zu bringen, als *die Hornhaut* doch *nicht nur passiv* an dem Fortwuchern des Flügelfells beteiligt ist.

Wenn man ein eben beginnendes Pterygium an der Spaltlampe untersucht, stellt sich die Veränderung nämlich folgendermaßen dar. Am nasalen Limbus erhebt sich ein kleiner Buckel, der unter dem Epithel eine Anzahl gelblicher Einlagerungen trägt. Es sind die Reste der Pinguecula. Von dem Buckel senkt sich das Epithel in flachem Abfall auf die Hornhaut, jedoch ist es, bei seitlicher Einstellung des Spaltlampenlichtes, eigentümlich gefältet. Unmittelbar unter ihm verlaufen zarte Gefäße, und dort, wo das Epithel in die normale Hornhautdecke übergeht, sieht man in den oberflächlichen Hornhautschichten graue Trübungen. Somit liegen die Reste der Pinguecula keineswegs unmittelbar an der Spitze des beginnenden Flügelfells.

Sgrosso und nach ihm Walter Hübner haben gegenüber der Ansicht von Fuchs geltend gemacht, daß der Lidspaltenfleck und das Flügelfell pathologisch-anatomisch grundverschiedene Dinge sind, so daß von einem direkten Hineinwachsen des Lidspaltenflecks über den Limbus hinaus in die durchsichtige Hornhaut eigentlich keine Rede sein kann; denn sobald der Limbus überschritten wird, handelt es sich eben nicht mehr um eine Pinguecula, sondern um ein ganz anders aussehendes Gebilde. Schon der Umstand, daß beide Affektionen nebeneinander bestehen können, und daß ein Flügelfell auch ohne Pinguecula sich zu entwickeln vermag (Katharina Trapezontian, J. Bistis) muß zu denken geben, und die beiden Affektionen sind wohl nur insofern miteinander verknüpft, als sie durch Reizzustände und Schädlichkeiten begünstigt werden, die von außen an die Hornhaut-Bindehaut in der Lidspaltenzone herantreten.

Die Einzelheiten des sich entwickelnden Prozesses, der sich innerhalb der Hornhaut selbst abspielt, hat Leni Schöninger an der Spaltlampe und im mikroskopischen Präparate studiert. Nach ihren Untersuchungsresultaten sind der Spitze des Flügelfalls dort, wo es progressiv ist, inselförmige *Herdchen* in der Cornea vorgelagert, die bei stärkster Vergrößerung betrachtet, deutliche Zacken in die tieferen Schichten aussenden. Auch der fortschreitende Rand des Flügelfells zeigt derartige Ausläufer, so daß in der Tiefe eine Vereinigung der Fortsätze beider Veränderungen hie und da statthat. Die Inselchen müssen als die am weitesten vorgeschobenen Krankheitsherde aufgefaßt werden, und mit ihnen stehen wiederum pupillarwärts feine Veränderungen der oberflächlichen Parenchymschicht der Hornhaut im Zusammenhang.

Pathologische Anatomie. Die ersten nachweisbaren Alterationen sind kleine bläschenförmige Neubildungen über der Durchtrittsstelle von Nerven durch die Bowmansche Membran. Sie geben wohl die anatomische Grundlage der Inselchen ab. Daran schließt sich eine Auflockerung der oberflächlichsten Hornhautlamellen, die eine gewisse Erweichung mit sich bringt. Zwischen Epithel und Bowmanscher Membran entsteht eine homogene, nach van Gieson rot färbbare Masse. Hieraus entwickelt sich eine Neubildung von Hornhautlamellen, erst herdförmig, dann konfluierend, *vor* der Membrana Bowmani. Diese splittert mit der Zeit auf und verschwindet in dem Momente, indem das weiterwachsende Flügelfell lockeres Bindegewebe und Gefäße vorschickt (L. Schöninger).

Aus dem Gesagten ergibt sich, daß also *eine Art lokaler Degeneration der Hornhaut* das Hinaufwachsen der Bindehaut auf den Bezirk der Cornea einleitet und diese zum

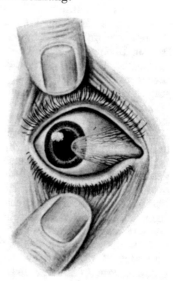

Abb. 247. Pterygium (Flügelfell).

mindestens beim Zustandekommen des Flügelfells mitwirkt. Der Befund ist für das Verständnis des ganzen Prozesses von großer Bedeutung.

Symptome. Gemeinhin unterscheidet man zwei Formen: das stationäre und das progressive Pterygium. P. Stella fügt diesen noch die des Pterygiumrezidivs hinzu. Indessen handelt es sich stets um dieselbe Erkrankung, mögen die einzelnen Fälle auch durch das stärkere Hervortreten narbiger oder entzündlicher oder degenerativer Veränderungen voneinander abweichen. So ist man nie sicher, ob nicht ein scheinbar stationäres Pterygium aus irgendwelchen Anlässen die Neigung gewinnt, vorwärts zu wandern, und ob nach einem operativ entfernten Flügelfall der Zustand dauernd zur Ruhe gekommen ist oder rückfällig wird.

Im klinischen Bilde macht sich ein Wachstumszentrum geltend, welches in und vor der Spitze des Bindehautzipfels gelegen ist und das Fortwuchern der Conjunctiva in annähernd radiärer Richtung, d. h. im wesentlichen in der horizontalen wach hält. Auf diese Art prägt sich mehr und mehr eine flache Falte von Bindehaut aus, welche den „Kopf"[1] des Flügelfells hinter sich her zieht (Abb. 247). Die benachbarten Bezirke der Conjunctiva bulbi werden

---

[1] Man nennt die Spitze des Flügelfells „Kopf", die in der Bindehaut verankerte Basis den „Körper" oder „Rumpf" und die Verbindung zwischen dem Kopf und dem Rumpf den „Hals".

dadurch einer deutlichen Spannung unterworfen, so daß eine fächerförmig
ausstrahlende Straffung der Bindehaut sich kundgibt und die halbmondförmige
Falte verstreicht. Die Straffung kann solche Ausmaße erreichen, daß wie bei
einem Symblepharon die seitliche Exkursionsfähigkeit des Augapfels behindert
wird. Indessen darf man sich das Verhalten der Conjunctiva nicht so vorstellen,
daß etwa eine Bindehautduplikatur wie eine Brücke zur Hornhaut hinüber-
reicht, unter der man eine Sonde hindurchschieben kann, sondern die aktive
Mitbeteiligung der Hornhautoberfläche veranlaßt ein Verwachsen der Binde-
hautrückfläche mit der durch die krankhaften Veränderungen in dem befallenen
Abschnitte von Epithel und Bowmanscher Membran entblößten Hornhaut. Allerdings ist dieser vom Limbus in annähernd horizontaler Richtung zungenförmig
entwickelte Bezirk, der die innige Verbindung beider Häute umfaßt, niemals
so breit wie das Flügelfell selbst. Vielmehr hängt es oben und unten mit
einer zarten Falte über, so daß nur eine verhältnismäßig schmale feste Verbindung mit der Unterlage zustandekommt. Man kann also wohl das Pterygium
mit einer Pinzette fassen und zu einer dünnen Falte zusammendrücken,
aber die Bindehaut nicht wie eine Brücke von der Hornhaut abheben. Mit
der Bindehaut ziehen zahlreiche Gefäße in meist horizontaler oder zum Flügel-
fellkopf fächerförmig konvergierender Richtung auf die Hornhaut, wodurch bei
stärkerer Entwicklung der Anschein erweckt wird, als trüge die Cornea einen
roten Sektor. Kurz vor der Spitze hören die Gefäße auf. Manche Pterygien
haben auch mehrere zipfelförmige Ausläufer, mit denen sie sich auf der Hornhaut verankern. Ab und zu sind in das Flügelfell kleinere Cysten eingelagert
[Bistis (b)].

Aus der Beschaffenheit des Kopfes kann man einen Anhaltspunkt gewinnen,
ob man mit einer Progredienz des Flügelfells zu rechnen hat oder ob die Wachstumstendenz zur Zeit erloschen ist. Je größer und voluminöser der graue Saum
ist, der vor der Spitze im Hornhautgewebe liegt, und je aufgelockerter und
gefäßreicher der „Hals" erscheint, desto mehr ist mit einem Vorwärtskriechen
zu rechnen. Demgegenüber ist das stationäre Stadium dadurch gekennzeichnet,
daß das Pterygium nur von einem schmalen Saum am Kopfe umgeben ist und
sein Gewebe einen sehnigen, blutgefäßarmen Eindruck macht.

Neben der kosmetischen Entstellung birgt das Flügelfell die Gefahr, daß
mit der Zeit die mittleren, vor der Pupille gelegenen Bezirke der Hornhaut erreicht werden und dadurch eine sehr störende Hornhauttrübung erzeugt wird.

Differentialdiagnose. Die Abgrenzung gegenüber dem Pseudopterygium,
das ausnahmslos der Folgezustand eines Randulcus oder einer Verletzung ist,
wurde schon bei der Schilderung des Wesens des Flügelfells erwähnt. Ein Gefäßbändchen (Keratitis fascicularis s. S. 136) ist dadurch von dem Pterygium
grundsätzlich verschieden, daß die Gefäßentwicklung auf der Hornhaut selbst
vor sich geht und die Hornhaut-Bindehautgrenze keine Änderung erfährt.
Ähnlich steht es mit den narbigen Veränderungen, die beim Weiterschreiten
eines Ulcus rodens (Mooren) (s. S. 346) oder einer progressiven Rosacea-Keratitis (s. S. 148) hinter der Grabenrinne, bzw. dem Ulcusrande herziehen. Auch
diese Bildungen sind aus der Hornhaut, nicht aus der Bindehaut hervorgegangen,
die nur Abkömmlinge ihres Gefäßsystems in das Hornhautgebiet hineinschickt.

Therapie. Da zumeist die eigentliche krankmachende Ursache, nämlich die
fortgesetzte Reizung durch scharfe Luft, Staub u. dgl. bei der Beschäftigungs-
art der in Frage kommenden Patienten nicht beseitigt werden kann, ist es empfehlenswert, jedes irgendwie stärker entwickelte Pterygium frühzeitig in Behandlung zu nehmen, ehe eine Sehstörung zustandekommen kann. Außerdem
trägt das Pterygium selbst dazu bei, daß eine dauernde Reizung der Conjunctiva wachgehalten wird, weil es an der Lidinnenfläche reibt und in seinen

Fältchen sich leicht kleine Fremdkörper fangen, die von den Tränen nicht weg-gespült werden können.

Nur gegenüber den ersten Anfängen eines Flügelfells kann man durch eine sorgfältige Behandlung der Bindehaut, wie sie bei chronischer Conjunctivitis (s. S. 17) angezeigt ist, den Versuch machen, den Prozeß zum Stillstand zu bringen. Im allgemeinen tritt aber die *operative Behandlung* in ihre Rechte.

Hierbei zeigt es sich, daß doch irgendein Reiz von der Spitze des Pterygiums ausgeht; denn es genügt in den meisten Fällen, den Bindehautzipfel von der Hornhaut abzupräparieren, um das endgültige Erlöschen der Neigung zum Weiterwuchern zu erreichen. Nur müssen wir dafür Sorge tragen, daß die das Wachstumsprinzip tragende Flügelfellspitze nicht von neuem den Weg auf die Hornhaut findet. Die einfachste Methode besteht darin, daß man das Pterygium mit einer Pinzette möglichst straff von der Hornhaut abzieht und dann mit einem kleinen Skalpell sorgsam, an der Spitze beginnend, die Verwachsungen der Bindehaut mit der Hornhaut so trennt, daß kein Bindehautgewebe sitzen bleibt. Es empfiehlt sich, eine schmale Zone intakter Hornhautoberfläche an der Spitze des Pterygiums mit wegzunehmen, da die krankhaften Veränderungen noch ein kurzes Stück in das makroskopisch durchsichtige Gewebe hineinreichen. Das Abtragen der Hauptmasse des Flügelfells macht dann wenig Schwierigkeiten, weil die Verbindung mit der Unterlage nur durch lockeres Bindegewebe hergestellt wird. Hat man so das Flügelfell bis zum Limbus und noch ein Stück darüber hinaus abgetragen, so spaltet man die Conjunctiva bulbi von dem einen Wund-rand aus nach oben zu mit einem Scheerenschlag und näht die Spitze des Zipfels am Ende der so geschaffenen Lücke fest. Die Wachstumsenergie ist damit in die Bindehaut selbst abgelenkt, wo sie rasch erlischt. Bei sehr breiten Pterygien kann man auch vorher den Zipfel durch einen horizontalen Schnitt in zwei Portionen teilen und die eine Hälfte oben, die andere unten mit der Spitze durch die geschilderte kleine Plastik in der Augapfelbindehaut verankern. Dieses Verfahren hat mir stets gute Dienste geleistet. Rückfälle habe ich danach nicht gesehen; es wird auch kein Stück Bindehaut unnötig geopfert. Die Epithelisierung der Hornhaut an der Stelle des ehemaligen Flügelfells vollzieht sich rasch. Allerdings ist es unvermeidlich, daß leichte Trübungen zurückbleiben.

Eine Übersicht über die anderen Operationsmethoden, vorzüglich über die-jenigen bei Rezidiven, wird in der Operationslehre (Ergänzungsband) gegeben werden.

Literatur.

Pterygium.

v. ARLT: Zur Nosographie und zur Nosologie des Flügelfells. Prag. med. Vierteljahrschr. VIII, 73 (1875).

BISTIS, J.: (a) Bemerkungen zur Entwicklung und Behandlung des Pterygiums. Z. Augenheilk. **59**, 285 (1926). (b) Contribution à l'étude des kystes dans le ptérygion. Arch. d'Ophtalm. **38**, 277 (1921).

FUCHS, ERNST: Über das Ptergygium. Graefes Arch. 38 II, 1 (1892).

HÜBNER, WALTER: Der Lidspaltenfleck. Arch. Augenheilk. **36**, 70 (1898).

MANNHARDT, F.: Kritisches zur Lehre vom Ptergygium. Graefes Arch. **22 I**, 81 (1876).

SCHÖNINGER, LENI: Über Pterygium. Klin. Mbl. Augenheilk. **77**, 805 (1926). — SGROSSO: Sulla morfologia e sulla struttura varia della pinguecola. Atti di R. Acad. Med.-Chirurg. d. Napoli 49. — STELLA, P.: Contributo all' anatomia patologica del pterigio. Boll. Ocul. 5, 113 (1926).

TRAPEZONTIAN, KATHARINA: Étude sur le ptérygion. Arch. d'Ophtalm. **21**, 667 (1901).

L. Die verschiedenen Arten der Hornhautpigmentierung.

Wie bei einzelnen Tiergattungen, so kommt auch am menschlichen Auge eine Pigmentansammlung in der Gegend des Limbus vor, die keineswegs krank-haft ist. Da sie bei der Entstehung pigmentierter Geschwülste der Bindehaut-

Hornhaut eine gewisse Rolle spielt, ist diese Art der Farbstoffimprägnierung der Hornhautperipherie, ebenso wie der Naevus conjunctivae, im einleitenden Kapitel der melanotischen Tumoren (S. 159 dieses Bandes) eingehend besprochen. Außerdem finden sich aber Einlagerungen von Farbstoff in die Hornhaut als Folgezustand einer Entwicklungsanomalie und als Kennzeichen einer akquirierten krankhaften Veränderung, wobei es nicht immer möglich ist, beide Ursachen von einander scharf zu trennen. Jedenfalls hat sich in den letzten Jahren die Erkenntnis durchgesetzt, daß gewisse Anomalien, die früher für kongenitale gehalten wurden, in Wirklichkeit erworbene Zustände sind.

Im folgenden sind unterschieden: 1. die Melanosis, gekennzeichnet durch die Einlagerung von feinkörnigem, braunschwarzem Pigment, 2. die grünliche Verfärbung in Auswirkung eines mit Organpigmentierung einhergehenden Allgemeinleidens. 3. die Verkupferung der Hornhaut durch Eindringen von kupfernen Fremdkörpern und 4. die „Durchblutung" der Hornhaut.

1. Die Melanosis corneae.

a) Die endotheliale Melanosis.

Die senile und präsenile sowie myopische Pigmentierung der Hornhautrückfläche.

Nach den durch systematische Untersuchungen gesunder Augen gewonnenen Ergebnissen Hans Moeschlers sind bei stärkerer Spaltlampenvergrößerung in der Jugend spärlich, vom 50. Lebensjahre ab an Häufigkeit und Intensität

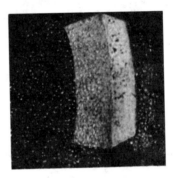

Abb. 248. Herdförmige senile Pigmentablagerung an der Hornhautrückfläche. (Aus Alfred Vogt: Atlas der Spaltlampenmikroskopie. 2. Aufl., I. Teil.)

Abb. 249. Melanosis corneae endothelialis bei einem Diabetiker. Charakteristisch ist die Anordnung des Pigmentes. Es bildet nicht Pünktchen, sondern kleine Ringe, die an die Intercellularspalten des Endothels gebunden sind. (Spaltlampenbild von Ernst Kraupa.)

rasch zunehmend, Ablagerungen von feinem Pigment an der Hornhautrückfläche festzustellen, denen Lückenbildungen im Pupillarsaum der Iris parallel gehen. Es handelt sich hier somit um typische senile Veränderungen.

Am meisten ist für die Ablagerung des Farbstoffs der Bezirke gegenüber dem unteren Pupillarrand bevorzugt, als die Stelle, welche auch für die physiologische und pathologische Betauung (Lüssische und Türksche Linie), sowie für die Präcipitatbildung vor allem in Frage kommt. Es hängt dies vielleicht mit Wirbelbildungen in der Wärmeströmung des Kammerwassers zusammen (H. Erggelet, Alfred Vogt). Im Alter bieten wohl auch feine Rauhigkeiten an der Hornhautrückfläche den Anlaß dazu, daß sich die Pigmentklümpchen herdweiße anordnen (Abb. 248). Zweifellos neigen myopische Augen besonders zu endothelialer Pigmentierung. Ob das Pigment in diesen Fällen nur aufgelagert oder in die Endothelzellen bereits eingeschlossen ist, muß noch die weitere Untersuchung lehren.

Daß bei Diabetikern ebenfalls eine Melanosis corneae endothelialis vorkommt, zeigt Abb. 249. Der Zustand ist erklärlich, weil beim Diabetes das Pigmentepithel der Iris eine starke Neigung zum Zerfall zeigt (s. Beitrag W. GILBERT, Bd. 5, S. 88 in diesem Handbuche).

Die Pigmentspindel (KRUKENBERG).

Das Hornhautendothel ist in seltenen Fällen der Sitz einer bräunlichen Pigmentierung, die sich aus einer Unmasse staubförmiger Farbstoffteilchen zusammensetzt und ein vor dem Pupillargebiet liegendes, senkrecht gestelltes spindelförmiges Feld bedeckt (Abb. 250 u. 251). In der Mitte dieses Gebietes

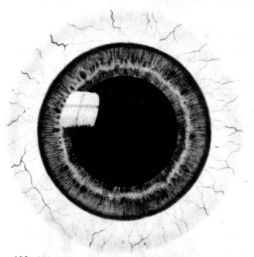

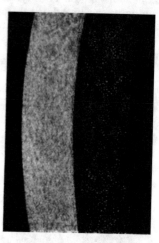

Abb. 250. Pigmentspindel. (Nach J. SEISSIGER.)

Abb. 251. Optischer Schnitt durch eine Cornea und Pigmentspindel. 25fache Vergr. (Aus ALFRED VOGT-Atlas der Spaltlampenmikroskopie. 2. Aufl. I.)

sind die Farbkörnchen dichter, in der Peripherie spärlicher gelagert. Die Veränderung ist zuerst in der AXENFELDschen Klinik beobachtet und von FRIEDRICH KRUKENBERG beschrieben worden. Diese „KRUKENBERGsche *Pigmentspindel*" kommt fast ausnahmslos doppelseitig vor und wird vor allem bei Myopie angetroffen. Nach der Statistik von J. SEISSIGER ist diese Refraktionsanomalie in 91% der Fälle festgestellt worden. Seine Aufstellung umfaßt 19 Beobachtungen. Von diesen war 13mal eine Myopie über 5 dptr, 5mal unter 5 dptr vorhanden, und nur 1 Fall hatte Emmetropie. Außerdem überwiegt mit 78% (18 : 23) das weibliche Geschlecht. Da die übrigen Teile der Augen keine Anzeichen einer Erkrankung darboten, glaubte man zunächst eine kongenitale Störung vor sich zu haben, die mit einer mangelhaften Rückbildung der Pupillarmembran und Imprägnierung des Endothels durch ihren Farbstoff zusammenhinge. Eine solche Annahme erschien um so wahrscheinlicher, als F. WÜSTEFELD und ZUR NEDDEN tatsächlich neben dem Befunde der Pigmentspindel Reste der Pupillarmembran vorfanden. Auch in einem von J. SEISSIGER veröffentlichten Fall lagen Anzeichen einer persistierenden Pupillarmembran vor.

Auf der anderen Seite war aus den Versuchen E. v. HIPPELs über die Folgen der Unterbindung der Vortexvenen bekannt, daß den Endothelien die Fähigkeit innewohnt, im Kammerwasser enthaltenes Uveapigment nach Art der

Phagocyten aufzunehmen. Ferner sah an der Spaltlampe Leonhard Koeppe aus der Iris freiwerdendes Pigment an der Hornhautrückfläche sich niederschlagen. Außerdem kann die Spindel die Spätfolge einer schweren Iridocyclitis sein, wie F. Ed. Koby beobachtete. Er erklärt das Zustandekommen des Phänomens damit, daß die physiologische Strömung des Kammerwassers mit erhöhter Temperatur vor der Iris aufsteigt und an der Hornhauthinterfläche zu Boden sinkt. Sie führt in solchen Fällen feinste Farbstoffteilchen mit sich.

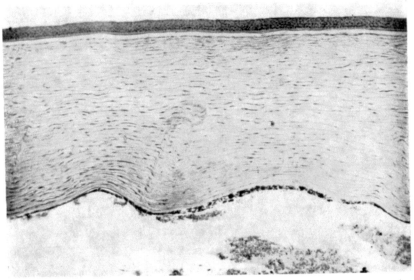

Abb. 252. Pigmentierung des Endothels der Descemet bei Krukenbergscher Pigmentspindel. (Nach R. Hanssen.)

Alfred Vogt faßt die Krukenbergsche Spindel lediglich als extreme Variante der präsenilen und senilen Bestäubung der Cornearückfläche auf. Eine Abart der typischen Form ist die von ihm zweimal beobachtete „Mosaikpigmentspindel", bei der das Pigment regelmäßige sechseckige Mosaikflächen einnimmt, die der Größe der Endothelzellen entsprechen. Die Farbe der zierlichen Ablagerung ist grau, graugelb, gelbbräunlich.

Auch die mikroskopische Untersuchung eines Auges mit Krukenbergscher Pigmentspindel durch R. Hanssen (Abb. 252) hat der Vermutung Recht gegeben, daß ein akquirierter Prozeß und nicht eine kongenitale Störung die Veranlassung ist. Es zeigte sich, daß die Pigmentzellen der Iris zum Teil gewuchert waren, zum Teil aber Lücken und Verlust der Fuscinkörner aufwiesen (Abb. 253) und daß das freigewordene Pigment aus der Iris in das Hornhautendothel eingewandert war.

Im Lichte dieser Feststellung dürfte es erlaubt sein, noch eine Reihe anderer Beobachtungen in den Rahmen der endothelialen Melanosis einzubeziehen. So fand Weinkauff bei einer luetischen Chorioiditis ohne deutlich erkennbare Mitbeteiligung der Iris die Anhäufung von feinstem braunen Farbstoff an der Descemetschen Membran nach Art eines schmalen, senkrecht gestellten Tuschepinselstrichs. Auch die degenerativen Vorgänge in der Uvea unter dem Einflusse der höheren Kurzsichtigkeit rufen manchmal ähnliche Bilder hervor; denn

W. Stock sah bei 2 Patienten mit 15 bzw. 18 dptr Myopie eine doppelseitige Melanosis der tiefsten Hornhautschichten. Vielleicht spielen in so gelagerten Fällen Erbanlagen mit hinein. Ein Beispiel hierfür bietet der von J. Strebel und A. Steiger erhobene Befund, daß bei einer Mutter und ihrer Tochter, die an exzessiver Myopie litten, eine zentrale punktförmige Pigmentierung der Hornhauthinterfläche in Gestalt eines vertikal gestellten Bandes bestand. Der erbliche Einfluß geht ferner aus 2 von Seissiger veröffentlichen Beobachtungen

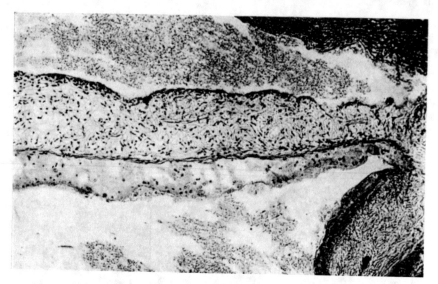

Abb. 253. Degeneration des Irishinterblattes bei Krukenbergscher Pigmentspindel. (Depigmentierter Schnitt.) (Nach R. Hanssen.)

hervor, die Mutter und Tochter betrafen, von denen die eine Patientin eine schwache Myopie hatte, die andere emmetrop war.

Die Pigmentspindel kommt auch mit einer ringförmigen endothelialen Pigmentierung kombiniert vor, die dem Limbus entlang läuft.

b) Die epitheliale Melanosis.

In der Einleitung zu dem Abschnitte über die pigmentierten Bindehaut- und Hornhauttumoren (S. 159) wurde darauf hingewiesen, daß der Limbus corneae eine epitheliale Pigmentierung aufweist, welche an die basalen Zellen gebunden ist und nur bei Albinos völlig vermißt wird. Bei einigen Tieren (Pferden, Schweinen, Meerschweinchen) werden aber normalerweise auch Farbstoffinseln im Gebiete der Hornhaut selbst angetroffen, ein Befund, der beim Menschen außerordentlich selten ist; denn die Farbstoffimprägnierungen des Epithels, die im Anschluß an Melanosarkome der Bindehaut und Hornhaut hie und da zur Beobachtung gelangen, haben die Bedeutung sekundärer Vorgänge im Zusammenhang mit malignen Wucherungen von Pigmentzellen.

Eigenartig ist der Fall Westhoffs.

Bei einer 73jährigen Frau fand sich eine blauschwarze Pigmentierung der Bindehaut im Umkreise der Hornhaut und im Hornhautepithel selbst ein diffus eingelagerter sehr feiner dunkler Farbstoff, mit besonderer Betonung der Lidspaltenzone.

2. Die grünliche Verfärbung der Cornea (Kayser-Fleischerscher Ring, Pseudosklerosenring).

Bei der Schilderung des Keratoconus wurde des Hämosiderinrings Erwähnung getan, der als feine bräunliche Linie die Basis des Kegels umkreist (S. 243). Eine gewisse Ähnlichkeit mit dieser Erscheinung zeigt der Farbstoffring, der bei der *Pseudosklerose*, einem zu der Gruppe des amyostatischen Symptomenkomplexes (Wilsonschen Krankheit) gehörenden Leidens, vorgefunden wird. Die Farbstoffansammlung liegt ungefähr dort, wo der Arcus senilis sich zu entwickeln pflegt und beruht auf der Anwesenheit eines gelben bis dunkelgrünen-

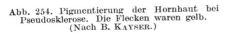

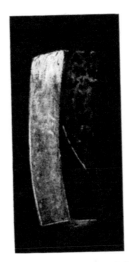

Abb. 254. Pigmentierung der Hornhaut bei Pseudosklerose. Die Flecken waren gelb. (Nach B. Kayser.)

Abb. 255. Der grünliche Ring bei Pseudosklerose im Spaltlampenlicht. Die Flecken waren dunkelbraungrün. (Nach Felix Jendralski.)

bräunlichen Pigmentes, welches J. Kubik auf Grund spektroskopischer Untersuchungen für verwandt mit dem Uribilin erklärte. Indessen hat Vogt dieser Deutung widersprochen; denn er konnte sowohl aus dem klinischen Bilde, als auch aus der chemischen Reaktion an mikroskopischen Präparaten den Nachweis erbringen, daß die Färbung von organisch gebundenem *Silber* herrührt. Der Ring wurde zuerst von B. Kayser, dann von B. Fleischer, Siemerling und Oloff, sowie Felix Jendralski beschrieben und geht unter dem Namen: Kayser-Fleischer-Ring oder Pseudosklerosenring. Er ist die Teilerscheinung einer allgemeinen Stoffwechselstörung, die auch den inneren Organen eine bräunliche Verfärbung verleiht. Sie ist mit einer Erkrankung des extrapyramidalen Systems verbunden und hat viele Anklänge an die multipe Sklerose (daher „Pseudo"-Sklerose!). Regelmäßig findet sich dabei eine Milzvergrößerung. Jendralski sah den typischen grünen Ring bei 4 Gliedern einer Familie, die die ältesten von 7 Kindern waren. Von diesen hatten wiederum die 2 ältesten auch die anderen Kennzeichen der Pseudosklerose, während die beiden anderen lediglich die eigentümliche Verfärbung der Hornhautperipherie darboten. Der eine Patient starb an schwerer Lebercirrhose.

Die Einzelheiten des klinischen Befundes zeigen eine gewisse Gesetzmäßigkeit, insofern stets beide Augen ergriffen sind. Die dunkelgrünbraune Pigmentierung beginnt unmittelbar am Limbus und entbehrt, gleich dem Greisenbogen, der scharfen Begrenzung an ihrem der Hornhautmitte zugekehrten Rande (Abb. 254). Unter Anwendung der Spaltlampe löst sich der Ring in eine Unmasse gelber Pünktchen auf, die in den tiefsten Hornhautschichten nahe der Descemetschen Membran liegen. (Abb. 255). Am Limbus sind sie so dicht aneinander geschmiegt, daß man die Iris durch die Hornhaut hindurch nicht mehr erkennen kann. Mit dieser Feststellung deckt sich das Ergebnis der pathologisch-anatomischen Untersuchung, die den im Schnittpräparat bräunlich bis schwarz aussehenden Farbstoff in den hintersten Hornhautlamellen und namentlich in der Descemetschen Membran nachweist. Auch die Glaslamelle der Aderhaut enthält ihn (Fleischer).

Siemerling und Oloff trafen in einem Falle von Pseudosklerose außer dem typischen grünlichen Hornhautringe eine sonnenblumenartige pigmentierte Trübung auf der Vorderfläche der Linse an, wie sie in ähnlicher Form bei Verweilen eines Kupfersplitters im Auge zur Ausbildung gelangt (siehe Bd. 5 des Handbuches S. 289, Abb. 98).

3. Die Stählische Pigmentlinie (Linea corneae senilis [A. Vogt]).

Im Jahre 1916 fand Jean Stähli zufällig an den sonst normalen Augen einer älteren Frau „jederseits in der Cornea im unteren Lidspaltenbereich eine horizontale, in den oberflächlichen Schichten gelegene hellbraune Linie", die bei seitlicher Beleuchtung mit der Hartnackschen Kugellupe im Lichte einer Azoprojektionslampe von 150 HK deutlich zu sehen war. Der Befund gab die Veranlassung, systematisch gesunde Corneae von Leuten im vorgeschrittenen Alter daraufhin zu untersuchen, wobei sich herausstellte, daß die Erscheinung recht häufig angetroffen wird.

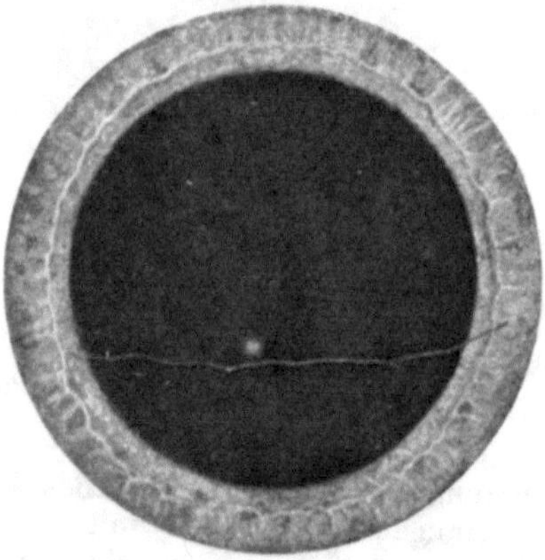

A. Vogt faßt die Beobachtungen unter dem Namen „*superfizielle senile Hornhautlinie (Linea corneae senilis)*" zusammen und unterscheidet als Untergruppen 1. die „*scheinbar spontane senile Hornhautlinie*" (Stähli), und 2. die „*provozierte Linie bei Jugendlichen*".

Abb. 256. Senile Hornhautlinie (Stähli). Pigmentierte Form. (Aus A. Vogt: Atlas und Lehrbuch der Spaltlampenmikroskopie, 2. Aufl. I. Teil. 1930.)

Symptome. Die senile Form ist nicht an das Greisenalter gebunden, sondern kommt auch in den mittleren Jahren vor. Die jüngste Person war 25 Jahre alt (Vogt). Das Kennzeichen der Veränderung ist eine bald völlig gestreckte, bald mehr wellige Linie, die ab und zu Verzweigungen erkennen läßt und im unteren Teil des mittleren Hornhautdrittels, meist die Richtung der Lidspalte innehält, doch nie den Limbus erreicht (s. Abb. 256). Neben der pigmentierten gibt es auch noch eine unpigmentierte Form (Abb. 257); zwischen beiden werden mannigfache Übergänge angetroffen. Diesen Umstand bewog Vogt an Stelle des Namens „Pigmentlinie" einfach „Linea corneae senilis" vorzuschlagen. Er konnte auch den Nachweis führen, daß die Linie *schon im jugendlichen Alter durch Krankheit des Bulbus erworben werden kann.*

Im Mikrobogenlicht ist die Veränderung am besten sichtbar, viel weniger gut im Nernstlicht. Stellenweise scheint im Bereich und in nächster Umgebung der Linie eine leichte Gewebstrübung zu bestehen.

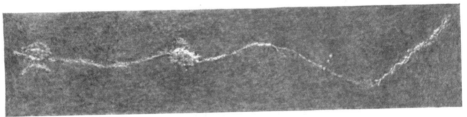

Abb. 257. Senile Hornhautlinie. Unpigmentierte Form.
(Aus A. VOGT: Atlas und Lehrbuch der Spaltlampenmikroskopie. 2. Aufl. I. Teil. 1930.)

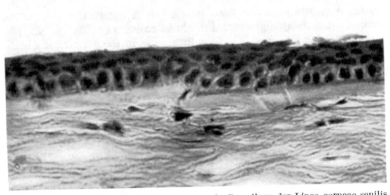

Abb. 258. Bruch der BOWMANschen Membran als Grundlage der Linea corneae senilis.
(Aus A. VOGT: Atlas und Lehrbuch der Spaltlampenmikroskopie des lebenden Auges. 2. Aufl. I. 1930.)

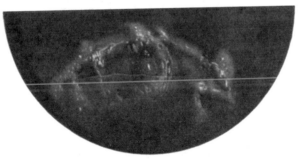

Abb. 259. Hornhautpigmentlinie im Gebiete einer Hornhautnarbe. (Aus A. VOGT: Atlas und Lehrbuch der Spaltlampenmikroskopie des lebenden Auges. 2. Aufl. I. Teil. Berlin: Julius Springer 1930.)

An der Spaltlampe unterscheidet VOGT 3 Arten: den olivgelben, lackfarbenen, den ockergelben und den farblosen, grauweißen bis weißen Typus.

Was die provozierte, durch krankhafte Zustände bedingte Form anlangt, so beschreibt VOGT ihr Vorkommen bei einer Siderosis bulbi eines Zwanzigjährigen und als vorübergehende Erscheinung bei Ekzem mit oberflächlicher Keratitis, bei Verbrennung durch ultraviolette Strahlung, leichter ciliarer Injektion usw.

Pathologische Anatomie. Stähli fand eine Pigmenteinlagerung in den tieferen Epithelzellen. Indessen handelte es sich in seinem Falle um eine vascularisierte Hornhaut, wie Vogt durch eine Nachuntersuchung feststellte. Die wirkliche Grundlage bildet vielmehr eine Art superfizieller Rißbildung, ein mehrfacher Bruch in der Bowmanschen Membran (Abb. 258), wie A. Vogt und Grüninger nachgewiesen haben. Die Tatsache, daß ganz ähnliche Pigmentlinien auch in Hornhautnarben (Abb. 259) gefunden werden, die keine Bowmansche Membran mehr haben, spricht indessen dafür, daß die vordere Grenzlamelle nicht in allen Fällen die führende Rolle spielt. Wie die Bruchstellen und die Pigmentierung miteinander zusammenhängen, ist vorläufig noch nicht klargestellt.

Eine **Therapie** kommt nicht in Betracht.

4. Die Verkupferung der Cornea (Chalcosis corneae).

In den Augenflüssigkeiten sich auflösende Kupfersalze können ein Bild hervorrufen, das demjenigen des Pseudoskleroserings völlig gleicht (A. Jess) (Abb. 260). Ferner erzeugen Kupfersplitter, die in die Hornhaut oberflächlich eingebettet einheilen, in ihrer Nachbarschaft einen Hof aus gelbroten Pünktchen, die im Epithel und in der Bowmanschen Membran sitzen (A. Vogt).

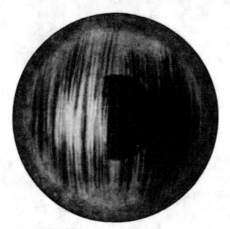

Abb. 260. Hornhautverkupferung. (Nach A. Jess.)

Tiefer eingedrungene und in den hinteren Hornhautschichten verweilende Kupferpartikelchen bringen unter Umständen einen Trübungsring hervor, der sich an der Spaltlampe als eine Imprägnierung des Endothels mit rötlichem Farbstoff herausstellt (Otto Knüsel) (Abb. 261, 262).

A. Jess hält das Pigment für basisches Kupfercarbonat, A. Vogt für Kupferoxydat oder wenigstens eine diese Stoffe enthaltende Verbindung. Auch bei Verkupferung des Auges kann eine sonnenblumenartige Pigmentablagerung in der Vorderfläche der Linse zustandekommen (Jess), wie sie Siemerling und Oloff bei Pseudosklerose sahen (siehe Bd. 5, S. 289 dieses Handbuches).

Anscheinend haben kupferhaltige Pigmente eine Affinität zum Epithel und den Glashäuten, obgleich auch die Netzhaut Einlagerungen zeigt (Horner, A. Vogt). (Siehe auch den Beitrag Cramer, Verletzungen in diesem Bande.)

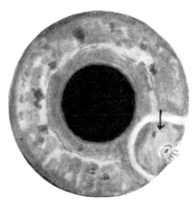

Abb. 261. Kupferring der Hornhaut. Übersichtsbild. Der rechtwinkelige Splitter liegt schräg und ist von einer Kapsel und einem ringförmigen Hof umgeben. Einige Gefäße ziehen zu ihm. (Nach O. Knüsel.)

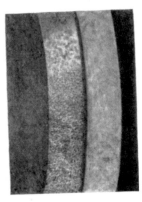

Abb. 262. Optischer Schnitt durch die Hornhaut im Bereiche des ringförmigen Hofes entsprechend dem Pfeil in Abb. 261. Man erkennt am Endothelstreifen unten die rotgelben Körner, daran anschließend eine schmale Zone von vermehrter grauer Reflexion, in die noch spärliche Körner eingelagert sind. Diese Zone entspricht dem ringförmigen Hofe. (Nach O. Knüsel.)

Welche Beziehungen das Pigment der Pseudosklerose zu Kupfersalzen hat, ist nicht aufgeklärt.

5. Die Blutfärbung (Durchblutung) der Cornea.

Wenn im Anschluß an stumpfe oder perforierende Verletzungen, in seltenen Fällen auch an Iridocyclitis, Glaukom usw. ein starker Bluterguß in die vordere Kammer erfolgt, der nur wenig Neigung zur Aufsaugung hat, beobachtet man, daß die Hornhaut allmählich eine grünlichbraune Farbe annimmt, und zwar bleibt regelmäßig die Randpartie frei. So entwickelt sich nach Monaten ein Krankheitsbild, das dadurch gekennzeichnet ist, daß die Hornhautmitte bis nahe an den Limbus unter dem glatt bleibenden Epithel eine grünbraune, scheibenförmige Trübung trägt, der ein grauer Farbton beigemischt ist, so daß man die dahinter liegenden Teile des Auges nicht sieht (Abb. 263). In vielen Fällen bleibt diese Veränderung dauernd bestehen, und nur selten klärt sich mit der Zeit die Hornhaut wieder auf, indem die Scheibe immer kleiner und kleiner wird und schließlich verschwindet. Da es sich zumeist um erblindete oder zum mindesten sehr schwer geschädigte Augen handelt, stellt die Durchblutung der Hornhaut einen mehr nebensächlichen Befund dar.

Die *anatomische Grundlage* bilden nicht etwa eingewanderte rote Blutzellen, sondern in das Gewebe eingelagerte Derivate des Blutes, die wahrscheinlich in gelöstem Zustand die Descemetsche Haut durchdringen und allmählich immer weiter nach vorn gelangen. Howell L. Begle konnte jedenfalls mittels des Zeissschen Mikrospektroskops die Absorptionsstreifen des Hämoglobins an einer frisch abgetrennten Hornhaut nachweisen. Es liegt also gar keine „Durchblutung" vor, sondern, wie Elschnig mit Recht hervorhebt, eine „Blutfärbung" der Membran (siehe auch Abb. 4, S. 459).

In den Präparaten treten amorphe Pigmentierungen zutage, die teilweise Eisenreaktion geben, und außerdem finden sich kleinste Körnchen eingelagert,

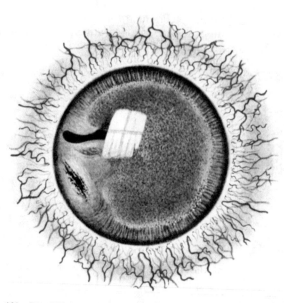

Abb. 263. Durchblutung der Hornhaut nach perforierender Verletzung.

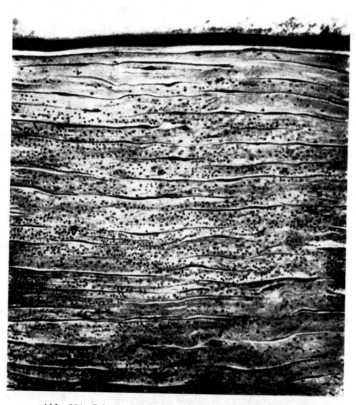

Abb. 264. Schnitt durch eine Hornhaut mit Blutfärbung.
(Nach einem Mikrophotogramm von HOWELL L. BEGLE.)

die stark lichtbrechend sind (Abb. 264). Die chemische Natur dieser Gebilde ist nicht bekannt; denn sie sind nur mit der Giemsa-Lösung und ähnlichen Gemischen färbbar und unterscheiden sich wesentlich von den sonst vorkommenden Ablagerungen wie Hyalin, Amyloid, Kolloid usw. Da sie nicht in allen Fällen anzutreffen sind, können sie die Ursache der braungrünen Verfärbung nicht darstellen, sondern es muß sich bei ihnen um ein besonderes farbloses Zersetzungsprodukt des Blutes handeln.

6. Die Argyrose (Silberimprägnierung) der Cornea.

Zwar gibt es eine isolierte, die tiefsten Schichten der Cornea allein befallende Argyrose. Da jedoch zumeist die Bindehaut mitergriffen oder sogar Hauptsitz der Verfärbung ist, habe ich es vorgezogen, die Erkrankung der Hornhaut mit derjenigen der Bindehaut zusammen abzuhandeln (S. 165).

Literatur.

Melanosis. Grünliche Verfärbung. Stählische Pigmentlinie. Chalcosis. Blutfärbung. Argyrose der Cornea.

Begle, Howell L.: Microscopical and chemical analysis of four cases of bloodstaining of the cornea. Arch. of Ophthalm. **43**, 393 (1914).

Elschnig, A.: Über die Blutfärbung der Cornea. Klin. Mbl. Augenheilk. **63**, 10 (1919). — Erggelet, H.: Bemerkungen über die Wärmeströmung in der vorderen Augenkammer. Graefes Arch. **55**, 229 (1915).

Fleischer, B.: (a) Zwei weitere Fälle von grünlicher Verfärbung der Hornhaut. Klin. Mbl. Augenheilk. **41 I**, 489 (1903). (b) Über eine bisher nicht bekannte, mit grünlicher Hornhautverfärbung einhergehende Erkrankung. Ophthalm. Ges. Heidelberg **1910**, 128.

Hanssen, R.: Über Hornhautverfärbung. Klin. Mbl. Augenheilk. **71**, 399 (1913).

Jendralski, Felix: Der Fleischersche Ring bei Wilsonscher Erkrankung. Klin. Mbl. Augenheilk. **69**, 750 (1920). — Jess, A.: Hornhautverkupferung in Form des Fleischerschen Pigmentrings bei der Pseudosklerose. Klin. Mbl. Augenheilk. **69**, 218 (1922).

Kayser, B.: Über einen Fall von angeborener grünlicher Verfärbung der Hornhaut. Klin. Mbl. Augenheilk. **40 II**, 22 (1902). — Knüsel, Otto: Ein neuer Spaltlampenbefund bei Chalcosis corneae. Graefes Arch. **113**, 282 (1924). — Koby, F. Ed.: Pathogénie de la pigmentation fusiforme de la face postérieure de la cornée. Rev. gén. d'Ophtalm. **51**, 53 (1927). — Kraupa, Ernst: Studien über Melanosis des Augapfels. Arch. Augenheilk. **82**, 67 (1917). — Krukenberg: Beiderseits angeborene Melanose der Hornhaut. Klin. Mbl. Augenheilk. **37**, 254 (1899). — Kubik, J.: Zur Kenntnis des Kayser-Fleischer-Rings und zur Pathologie der Pseudosklerose und der Wilsonschen Krankheit. Klin. Mbl. Augenheilk. **69**, 214 (1922).

Moeschler, Hans: Untersuchungen über Pigmentierung der Hornhauthinterfläche usw. Z. Augenheilk. **48**, 195 (1922).

Zur Nedden: Ein Fall von angeborener Melanosis corneae in Verbindung mit einem Pigmentnetz in der vorderen Kammer und auf der Iris. Klin. Mbl. Augenheilk. **41 II**, 342 (1903).

Seissiger, J.: Weitere Beiträge zur Kenntnis der Axenfeld-Krukenbergschen Pigmentspindel. Klin. Mbl. Augenheilk. **77**, 37 (1926). — Siemerling u. Oloff: Vorstellung eines Falles von Pseudosklerose. Dtsch. med. Wschr. **1922**, 925. — Stähli, J.: Über den Fleischerschen Ring beim Keratoconus und eine neue typische Epithelpigmentation der normalen Cornea. Klin. Mbl. Augenheilk. **60**, 721 (1918). — Strebel, J. u. O. Steiger: Korrelation bei der Vererbung von Augenleiden. Arch. Augenheilk. **78**, 208 (1915).

Vogt, A.: (a) Kupferveränderungen der Hornhaut. Graefes Arch. **106**, 80 (1921). (b) Atlas der Spaltlampenmikroskopie. 2. Aufl., Teil 1. Berlin: Julius Springer 1930. (c) Kupfer und Silber aufgespeichert in Auge, Leber, Milz und Nieren als Symptom der Pseudosklerose. Klin. Mbl. Augenheilk. **83**, 417 (1929). (d) Klinisches und Anatomisches über den Pseudosklerosering der Hornhaut. Klin. Mbl. Augenheilk. **79**, 145 (1927).

Weinkauff: Zur doppelseitigen Melanose der Hornhaut. Klin. Mbl. Augenheilk. **38**, 345 (1900). — Westhoff: Pigmentation der Conjunctiva. Zbl. prakt. Augenheilk. **1898**, 248. — Wüstefeld, F.: Persistierende Pupillenmembran mit Adhärenz an der Cornea. Z. Augenheilk. **4**, 590 (1900).

M. Die Einlagerungen chemischer Stoffe in die Cornea.

1. Einlagerungen infolge von Stoffwechselanomalien.

a) Die Keratitis urica (gichtische Hornhautentzündung).

Pathogenese. Die gichtische Hornhautentzündung wird dadurch veranlaßt, daß sich Harnsäure und harnsaure Salze in krystallinischer Form im Hornhautgewebe abscheiden. Nach den beweisenden Spaltlampenuntersuchungen von WEVE und SCHEFFELS muß die von W. UHTHOFF aufgeworfene Frage, ob die Ablagerung des Materials oder die entzündliche Infiltration das Primäre ist, dahin beantwortet werden, daß zunächst die nadelförmigen, glitzernden Krystalle in völlig intaktem Hornhautgewebe zur Ansammlung gelangen und die Keratitis erst die Reaktion auf die Anwesenheit der Fremdkörper darstellt. Wahrscheinlich wird es sich bei der Episcleritis urica, die recht oft dem Hornhautleiden vorausgeht, um denselben Vorgang handeln, der nur in dem undurchsichtigen Gewebe der Lederhaut sich der Beobachtung solange entzieht, bis die entzündliche Schwellung einsetzt.

Symptome. Die Erkrankung ist recht selten. WEVE hat die Literatur bis 1924 zusammengestellt und nur eine geringe Anzahl von Veröffentlichungen gefunden, die zu dem Krankheitsbild gehören. Indessen ist es nicht ausgeschlossen, daß die Gicht öfter, als man annimmt, bei Entzündungen des vorderen Bulbusabschnitts eine entscheidende Rolle spielt; denn es besteht die Möglichkeit, daß sich ein Prozeß entwickelt, der in einem solchen Ausmaße einer Tuberkulose oder Lues gleicht, daß die Diagnose erheblich erschwert wird. So beschreibt WEVE einen Fall, in dem zunächst eine für tuberkulös gehaltene Episcleritis und daran anschließend eine Keratoscleritis eintrat, die langsam fortschritt. Genau wie bei einer Hornhauttuberkulose bildeten sich aus verschiedenen Knoten zusammengesetzte Infiltrate, die gelblich gefärbt und vascularisiert waren, während die Hornhaut so stark verdickt erschien, daß es den Eindruck machte, als ob eine tuberkulöse Iriswucherung den Kammerwinkel ausfüllte und auf die Hornhaut übergegangen wäre. Erst nach Jahren deckte eine Untersuchung mit der Spaltlampe in den Infiltraten die typischen Harnsäurekrystalle auf. Ähnlich liegen die Verhältnisse in dem von UHTHOFF beobachteten Falle, bei dem im Anfang eine Episcleritis unbekannter Ätiologie und 12 Jahre später eine ringförmige gelblichgraue Trübung der Randpartien der Hornhaut beiderseits gefunden wurde, die man für eine fettige Degeneration hielt, bis weitere 4 Jahre später die Feststellung von goldglitzernden Ablagerungen den Verdacht auf eine gichtische Affektion nahelegte. Die anatomische Untersuchung eines excidierten Stücks ergab, daß die Krystalle aus harnsaurem Natron bestanden.

Zum Teil wird wohl die richtige Erkenntnis des Zusammenhangs mit Harnsäuredepots auch dadurch hintangehalten, daß die Patienten sonst keine Anzeichen von Gicht darbieten. So konnte z. B. der von UHTHOFF behandelte Kranke auf Grund eingehender interner Untersuchung nicht als „Gichtiker" bezeichnet werden. Manchmal führt die Erhöhung des Harnsäurespiegels im Blut auf die richtige Diagnose.

Die typische Keratitis urica bietet folgendes Bild. Anscheinend bereitet sich die Erkrankung durch eine Rötung und sulzige Schwellung der dem Limbus benachbarten Conjunctiva bulbi vor, also unter einem Symptomenkomplex, den man vielleicht als den Ausdruck einer sehr leichten Episcleritis deuten kann. Dieser Prozeß kann wieder abklingen; aber einige Zeit später kommt es an der fraglichen Stelle zu einer Infiltration der Hornhautrandpartie, eventuell auch zu einem kleinen Randulcus. Immer in Schüben und Remissionen setzt sich nun diese Entwicklung von Infiltrationen fort. Sie können miteinander zusammenfließen, nehmen ab und zu auch das Aussehen kleiner intracornealer Abscesse an, die nach der Oberfläche zu durchbrechen, und sind von einer ödematösen Schwellung der Umgebung begleitet, auf der die manchmal sehr auffallende Verdickung der Hornhaut beruht. Durch die sich immer wiederholenden Infiltrationen kann es, wie im Fall 1 von Weve, sich ereignen, daß allmählich die ganze oberflächliche Hornhautschicht wegschmilzt und die Hornhaut dann von einer neuen Epitheldecke überzogen wird. Unter dieser kommt es zu einer leichten Wiederaufhellung.

Somit haben wir ein Krankheitsbild vor uns, das der Rosacea-Keratitis (S. 148) sehr ähnlich ist. Bei dieser wird ja auch gelegentlich eine langsame Ausbreitung

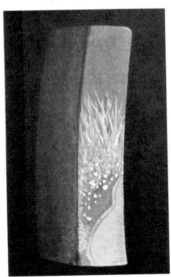

des Prozesses über die ganze Hornhautoberfläche beobachtet. Man muß sich ferner in derartigen Fällen davor hüten, daß man fälschlicherweise ein Ulcus rodens corneae (S. 346) diagnostiziert.

Die wahre Natur des Leidens wird offenbar, wenn man mit den stärkeren Vergrößerungen der Spaltlampe nach Ansammlungen von Harnsäurekrystallen in den Herden sucht. Die Gebilde rufen den Eindruck von Christbaum-Schneeflitter hervor, der im Lichte der elektrischen Lampe in allen möglichen Farben schillert (Abb. 265). Man sieht Nadeln von 0,02—0,03 mm Länge, daneben aber auch Schwärme feinster glänzender Pünktchen. Die Entnahme von Probematerial durch Abkratzen oder Trepanieren (Weve) stellt die Diagnose durch den morphologischen und chemischen Nachweis von Harnsäure sicher.

Die Therapie berücksichtigt das Allgemeinleiden durch möglichst purinarme Ernährung, Darreichung von Atophan und Verordnung von Trinkkuren (Salzschlirf usw.). Am Auge selbst kommt neben der gegen die Hornhautentzündung gerichteten Therapie (Einträufeln von

Abb. 265. Spaltlampenbild der Krystallinfiltration der Hornhaut bei Keratitis urica. (Nach Weve.)

Dionin) ein operatives Vorgehen in Frage. Weve sah von der Entfernung eines zentralen Herdes durch eine vorsichtig ausgeführte oberflächliche Trepanation guten Erfolg. Uhthoff trug die krystallhaltigen Stellen mit dem Messer ab, ohne eine wesentliche Aufhellung der Hornhaut zu erzielen.

Literatur.

Keratitis urica.

Scheffels: Harnsäurekrystallablagerungen in die Hornhaut bei Keratitis urica. Klin. Mbl. Augenheilk. **74**, 510 (1925).

Uhthoff, W.: Doppelseitige symmetrische Degeneration der Cornea mit Ablagerung von Harnsäure und saurem harnsaurem Natron bei sonst normaler Beschaffenheit der Augen und gutem Allgemeinbefinden. Klin. Mbl. Augenheilk. **54**, 383 (1915).

Weve: Keratitis urica. Ophthalm. Ges. Heidelberg **1924**, 236.

b) Die Lipoidinfiltration der Corneaperipherie. (Arcus senilis; Arcus lipoides; Gerontoxon; Greisenbogen.)

Schon immer war die Tatsache aufgefallen, daß die bei einer Anzahl bejahrter Personen auftretende ringförmige grauweiße Verfärbung der Hornhautperipherie ausnahmsweise auch bei jüngeren Leuten in die Erscheinung treten kann und daß für solche Fälle die Bezeichnung „Greisenbogen" nicht recht am Platze ist.

Pathogenese. Die neueren Untersuchungen am toten und lebenden Objekt (VERSÉ und ROHRSCHNEIDER, A. VOGT, GUIDO MEYER) haben die erwünschte Aufklärung über die Befunde insofern erbracht, als die Grundlage der Trübung eine Infiltration des Gewebes mit Lipoidstoffen ist, die schon relativ früh einsetzt, aber zumeist in den Anfängen stecken bleibt und nur in einigen, durchaus nicht in allen Fällen mit dem Offenbarwerden des „Greisenbogens" endigt, auch wenn die Personen ein hohes Lebensalter erreichen. Wir müssen in gewisser Beziehung in dem Auftauchen des Arcus senilis eine Parallele zu denjenigen Zuständen sehen, die am Gefäßrohr die Atheromatose erzeugen, und begreifen damit, daß einige Individuen früher, andere später und wieder andere gar nicht Kennzeichen der Veränderung tragen. Somit stellt der Greisenbogen zwar keine eigentliche Erkrankung und mehr eine Altersveränderung dar, die im allgemeinen harmlos ist, aber doch bei stärkerer Entwicklung Gefahren in sich schließt, die sich am Auge durch eine wirkliche Gewebsentartung und Nekrose der peripheren Hornhautteile äußern können.

Symptome. Das *klinische Bild des voll entwickelten Greisenbogens* ist typisch. Wir sehen eine die Hornhautperipherie einnehmende ringförmige Zone von grauweißer, selten gelblicher Farbe, die durch einen schmalen Saum durchsichtig geblie-

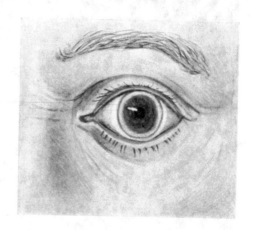

Abb. 266. Arcus corneae senilis.

benen Gewebes (A. VOGTS lucides Intervall) von dem Weiß des Limbus getrennt ist (Abb. 266). Das Epithel darüber ist glatt, nur hin und wieder leicht höckerig. Nach dem Limbus zu ist die Begrenzung der Einlagerung scharf, während der innere Rand der Trübung allmählich in die durchsichtige mittlere Hornhautpartie übergeht. Manchmal sind auch inselartige Trübungen dem eigentlichen Ringe hier vorgelagert. Fast ausnahmslos ist der Greisenbogen am oberen Limbus am stärksten entwickelt, so daß wir auch seine ersten Anfänge klinisch an dieser Stelle zuerst zu Gesicht bekommen. (Bei Jugendlichen wird die weiße Linie allerdings manchmal zunächst in der unteren Peripherie angetroffen.) Am wenigsten deutlich ist die Trübung in der Regel an der nasalen und temporalen Hornhautperipherie. In manchen Fällen erblicken wir einen ineinandergeschobenen doppelten Ring; d. h. zunächst liegt in der Hornhautperipherie, vom Limbus durch das lucide Intervall geschieden, ein Greisenbogen im Gewebe, der sich nach einwärts zu aufhellt und hieran schließt sich ein zweiter kleinerer, der ebenfalls nach der Hornhautmitte zu bald durchsichtig wird (Abb. 267). Meist findet sich dann auch eine ausgesprochene Vascularisation, die wie ein zarter Pannus im Bereiche der Trübungen aus den Bindehautgefäßen stammend auf die Hornhaut hinüber zieht. Noch in einer anderen Richtung kommen Abweichungen von dem regelmäßigen Befunde derart vor, daß sich die Fetteinlagerung nicht auf die Randteile der Hornhaut beschränkt, sondern größere Gebiete der Membran, ebenfalls mit Bevorzugung der oberen Hälfte, bedeckt. ERNST FUCHS schildert Beobachtungen, in denen die Infiltration ganze Segmente der Hornhaut einnahm.

und zitiert eine Mitteilung Mackenzies, der einen so ausgedehnt entwickelten Arcus senilis sah, daß nur das Pupillargebiet der Hornhaut durchsichtig geblieben war. Jedoch ist es fraglich, ob es erlaubt ist, derartige übermäßige Ausdehnungen der Einlagerung noch zum „Greisenbogen" zu rechnen, und nicht vielmehr die Diagnose auf eine fettige Dystrophie der Cornea (s. S. 409) zu stellen ist. Auch eine andere Eigentümlichkeit erwähnt Fuchs. Er konnte einen ausgeprägten Greisenbogen über einen größeren Zeitraum verfolgen und beobachtete, daß er immer kleiner wurde, weil er vom Rande aus sich nach der Mitte zu vorschob und bei diesem Wandern mehr und mehr vom Limbus abrückte. Ein feiner Pannus der oben geschilderten Form folgte ihm. Ferner kommt

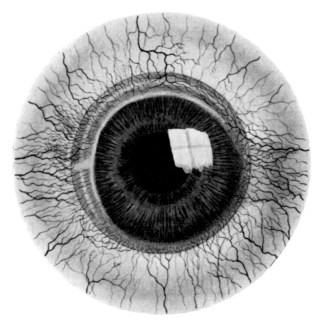

Abb. 267. Doppelt ausgebildeter Greisenbogen.

es vor, daß die Einlagerung mit der Zeit sich wieder aufhellt und verschwindet. Untersucht man die Empfindlichkeit der Hornhautoberfläche, so findet man gewöhnlich eine Hypästhesie oder Anästhesie der befallenen Gewebszone, sicher ein Verhalten, welches erweist, daß der Greisenbogen zwar an und für sich eine sogenannte Alterserscheinung ist, aber doch auf der Grenze vom Gesunden zum Kranken steht. Damit hängt es zusammen, daß auf dem Boden des Greisenbogens leicht Randgeschwüre (S. 345) und Pseudopterygien (S. 359) sich bilden und schließlich die Krankheitsbilder der „Randfurche" und „Randektasie" zustandekommen können (siehe S. 379).

Pathologische Anatomie. Die Grundlage der Veränderung wurde früher in einer Entartung des Gewebes mit Bildung hyaliner Schollen erblickt, doch hat Gustavo Attias an Schnitten, die mit Sudan III gefärbt waren, den Beweis erbracht, daß die eingelagerte Substanz zu den Lipoiden gehört (Abb. 268). Versé und Rohrschneider konnten zeigen, daß keine fettige Degeneration, sondern eine reine Infiltration mit Lipoidstoffen vorliegt, und daß man durch ein Überangebot von Fettsubstanzen des Kreislaufs bei Kaninchen willkürlich die Entwicklung des „Greisenbogens" erzwingen kann. Wurden die Tiere einseitig mit Cholesterin-Leinölgemischen ernährt, so kam es zu der Absetzung der Lipoide in der Hornhautperipherie analog der menschlichen Veränderung. Somit gewinnt es den Anschein, als ob Schwankungen im Cholesterinspiegel des Blutes bei der Entstehung des Arcus eine Rolle spielen. Die Lipoidinfiltration geht von zwei Zonen aus, wie sich ebensowohl im Schnittpräparat als auch im Spaltlampenbilde feststellen läßt (GUIDO MEYER). Schon in den Jahren der Pubertät bekommen an mit Sudan behandelten Schnitten die DESCEMET-sche Membran und die ihr anliegenden tiefen Hornhautlamellen einen rötlichen Hauch, der sich in den späteren Jahren verstärkt; analog taucht in den hintersten Lagen des Hornhautgewebes eine Trübung auf, die sich bis in die Sclera verfolgen läßt. Das andere Zentrum der Fetteinlagerung ist an die BOWMANsche Membran und an die vorderen Cornealamellen gebunden. Es findet sich, wie das der tiefen Lagen, ebenfalls in der Peripherie der Membran, wahrt aber den im klinischen Bilde später als luzides Intervall erscheinenden schmalen

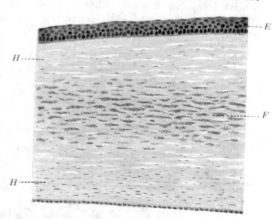

Abb. 268. Arcus senilis. Fettinfiltration der Hornhaut am Rande. *E* Epithel; *H* Hornhautgrundsubstanz; *F* Fett. (Sammlung J. v. MICHEL.)

Abstand vom Limbus. Allmählich fließen die beiden Ausbreitungszonen ineinander, so daß die Infiltration dann die Hornhaut fast in der ganzen Dicke durchsetzt: damit wird der Greisenbogen auch für das unbewaffnete Auge als ein am Limbus entlang laufender Ring sichtbar.

Degenerative Folgezustände des Greisenbogens: Randgeschwüre, Pseudopterygien, Randfurche, Randektasie.

Die mit der Lipoidinfiltration einhergehende Herabsetzung der Empfindlichkeit der Hornhautoberfläche schließt eine verminderte Abwehrfähigkeit gegenüber Fremdkörpern ein; darüber hinaus besteht aber die Gefahr, daß das von Fettkügelchen massenhaft durchsetzte Gewebe in der Ernährung notleidet und Substanzverluste eintreten. Es kommt dann innerhalb des Greisenbogens vor allem in der Lidspaltenzone verhältnismäßig leicht zu Randgeschwüren, die sich zwar durch geringe Entzündungserscheinungen dafür jedoch durch einen sehr torpiden Verlauf auszeichnen (s. S. 343). Im Anschluß an diese leicht zu Rückfällen Anlaß gebenden, lediglich auf Sequestration der fettig infiltrierten und absterbenden Gewebsteile beruhenden Prozesse entwickeln sich öfters Bindehautzipfel, die auf die Substanzverluste hinaufwachsen und als „Pseudopterygien" die Lücke schließen (s. S. 359). Hierin ist eine Selbstheilung durch Ersatz des unterernährten Gewebes durch gut durchblutetes zu sehen.

Die Nekrotisierung der fettig durchsetzten Partien kann im weiteren Verlaufe indessen noch zu zwei anderen, freilich selteneren Veränderungen führen, die entsprechend der stärksten Ausbildung des Arcus senilis wohl *ausnahmslos am oberen Hornhautumfange* zur Entwicklung gelangen. Es ist dies die *Randfurche*, welche auf dem Boden eines mehr oder weniger deutlich erkennbaren Greisenbogens durch Wegschmelzen der BOWMANschen Membran samt den oberflächlichen Hornhautlamellen entsteht. Schon beim einfachen Greisenbogen weist das mikroskopische

Präparat eine Verschmälerung der vorderen Grenzhaut auf. Mit dem Zugrunde-gehen der Bowmanschen Membran und der anscheinend langsam zunehmenden Auflösung der vorderen Hornhautlamellen sinkt die Hornhautperipherie in einer mit dem Limbus konzentrischen Furche ein, die dann von höckerigem Epithel bedeckt wird. Ernst Fuchs hat eine solche „rinnenförmige Vertiefung" mikro-skopisch untersucht; die Abb. 269 zeigt den Befund. 2 mm vor dem senkrecht abfallenden zentralwärts gerichteten Rand (bei a) hört die Bowmansche Mem-bran auf, so daß der Grund der Furche lediglich von unregelmäßig gestaltetem Epithel gebildet wird, das einem lockeren' von vielen Blutgefäßen durchzogenen Gewebe aufliegt. Auch die oberflächlichen Hornhautlamellen brechen am zen-tralen Rande der Einsenkung ziemlich unvermittelt ab, so daß die Hornhaut

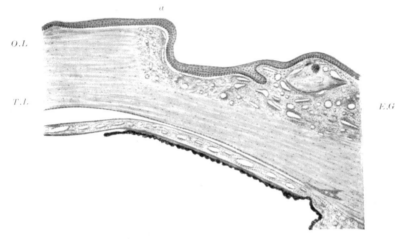

Abb. 269. „Randfurche" der Cornea. Die zentrale Wand bei *b* fällt steil ab. Die Bowmansche Membran hört noch weiter zentral (bei *a*) auf. Unweit des Rinnenrandes beginnt eine Auflockerung der oberflächlichen Hornhautlamellen, die in ein welliges Bindegewebe mit zahlreichen Blutgefäßen übergehn. Bei *c* treibt das Epithel einen Zapfen in dieses Gewebe vor. Weiter peripher (*d*) liegen weite Lymphgefäße. (Nach E. Fuchs.)

reichlich ein Drittel ihrer Dicke eingebüßt hat. Es ist aber zu beachten, daß die tiefen Hornhautlamellen samt der Descemetschen Membran völlig normal geblieben sind. Fuchs spricht von einer mit dem Greisenbogen zusammen-hängenden „Randatrophie" der Hornhaut.

Meines Ermessens sind die von David Trümpy zuerst beschriebene „*eigen-tümliche Hornhautdeformität*", die „*symmetrische marginale Dystrophie beider Hornhäute*" (F. Terrien) und die sich anschließende „*marginale ektatische Dys-trophie*" (auch unter dem Namen „*Randektasie*" oder „*periphere Hornhaut-ektasie*" in der Literatur bekannt [Hans Lauber, Seefelder, W. Rupprecht, F. Schieck]) ein ganz analoger Vorgang, nur mit dem Unterschiede, daß hier die ebenfalls verfetteten hinteren Hornhautlagen samt der Descemetschen Membran ihre Widerstandskraft einbüßen. Es kann auch zuerst die Ektasie und dann die Rinnenbildung zur Entwicklung gelangen (A. Kyrieleis). Klinisch äußert sich diese Form der Degeneration der Hornhautperipherie dadurch, daß eine mehr oder weniger deutliche Verdünnung der Hornhaut (fast ausnahmslos in der Nähe des oberen Limbus) zustandekommt und daß diese Partie dann dem intraokularen Druck nachgibt und vorgebuchtet wird (Abb. 270). Auf diese Art entsteht ein mäßig durchscheinender Wulst, der zumeist eine halbmondförmige Begrenzung hat und von den Resten des Arcus senilis eingefaßt wird. Im Gegensatz zu dem mikroskopischen Bilde der Randfurche, wie wir es Fuchs verdanken, sind wenigstens nach den bisher vorliegenden Untersuchungen (W. RUPPRECHT, SEEFELDER, F. SCHIECK) hier die tiefen Hornhautlamellen samt der DESCEMET-schen Membran defekt (Abb. 271). HANS LAUBER und SEEFELDER bringen diese Randektasie mit Folgeerscheinungen abgelaufener Entzündungen des Hornhautrandes in Zusammenhang, zum Teil deswegen, weil in ihren Fällen Pseudopterygien vorhanden waren. Indessen sind diese Zustände bei stark ausgeprägtem Greisenbogen eine häufige Erscheinung und die Folgen von den auf dem Boden der Fettinfiltration auftretenden oberflächlichen Randgeschwüren. Im Falle von RUPPRECHT konnte nachgewiesen werden, daß die tiefen Hornhautlagen in der Nachbarschaft der Ektasie dicht mit Fettkügelchen durchsetzt waren. Damit wurde ein Befund erhoben, der genau mit demjenigen des Arcus senilis übereinstimmt. Aller-dings nimmt RUPPRECHT an, daß die DESCEMET-sche Membran erst sekundär einreißt, weil sie dem auf ihr lastenden Druck nicht standhalten kann.

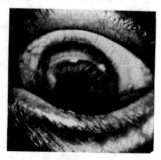

Abb. 270. Randektasie der Cornea am oberen Umfange. (Nach F. SCHIECK.)

Ich möchte hingegen in der fettigen Infiltration der DESCEMETschen Haut die Ursache der Ektasie sehen und damit eine Parallele zum Keratoconus ziehen, bei dem die krank-hafte Beschaffenheit der hinteren Grenzmembran wohl sicher die Hauptrolle spielt. In meinen Präparaten konnte man verfolgen, wie das Kammerwasser

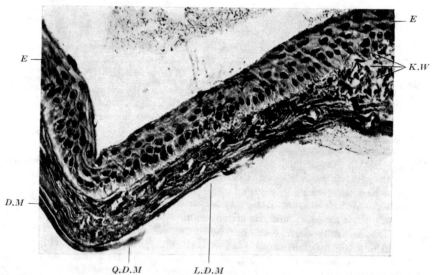

Abb. 271. Marginale ektatische Dystrophie der Cornea. Das Präparat wurde durch Excision der vorgebuckelten Partie gewonnen. *E* Epithel; *D.M* DESCEMETsche Membran; *Q.D.M* Quellung der DESCEMETschen Membran; *L.D.M* Lücke in der DESCEMETschen Membran; *K.W* Kammerwasser in der Hornhaut. (Nach F. SCHIECK.)

von rückwärts in die Hornhautlamellen Eingang gefunden und sie zum Quellen gebracht hatte.

Neuerdings sind Stimmen laut geworden, welche die Abhängigkeit der Rand-ektasie von einem Arcus senilis leugnen (F. TERRIEN, P. STELLA). Nach der Ansicht von F. ISHIKAWA soll eine primäre Degeneration der Cornea an der betreffenden Stelle vorliegen, deren Ursache innersekretorische Störungen sind.

Differentialdiagnose. Zunächst ist die Abgrenzung gegenüber dem Randgeschwüre notwendig. Während dieses der Epitheldecke entbehrt und einen
flachen, am Boden leicht grau infiltrierten Substanzverlust darstellt, ist die
Randfurche von spiegelndem Epithel bedeckt. Freilich kann ein Randgeschwür
mit der Zeit in eine Randfurche übergehen, doch ist dieses Verhalten selten, weil
die typischen Randulcera gern die Lidspaltenzone befallen, während die hier
in Rede stehenden Veränderungen am oberen Limbus entstehen. Ein partielles,
randständiges Staphylom kann unter Umständen ebenfalls und dann zufällig
den oberen Hornhautumfang einnehmen, doch liegt dann die Iris seiner Hinterfläche an. Handelt es sich um eine „Keratektasie" (s. S. 241), so haben wir
eine intensiv getrübte, weißgraue Narbe vor uns, die vorspringt.

Verlauf. Die „Randektasie" kann langsam Dimensionen annehmen, die
das Sehvermögen durch die Entwicklung eines hochgradigen und unregelmäßigen
Astigmatismus inversus erheblich herabsetzen. Zu dieser Störung gesellt sich
die Gefahr, daß die stark verdünnte Decke der Vorwölbung bei dem geringsten
Anlaß platzt. Überhaupt liegt die schlechte *Prognose* darin, daß die Veränderung die Neigung hat, allmählich immer mehr zuzunehmen, wenn man nicht
eingreift.

Therapie. Terrien hat wiederholte Kauterisationen empfohlen, wie sie
auch bei dem Keratoconus zur Erzielung einer festen Narbe vorgenommen
werden. Laubers Vorschlag, die ganze ektatische Partie zu excidieren, habe ich
bei einem Falle mit gutem Resultat befolgt, nachdem ich zuvor einen doppelt
gestielten brückenförmigen Bindehautlappen vorbereitet hatte, der auf die entstandene Wunde gelegt wurde.

Literatur.

Arcus senilis, Randfurche, Randektasie der Hornhaut.

Attias, Gustavo: Über Altersveränderungen des menschlichen Auges. Graefes Arch.
81, 405 (1912).
Fuchs, Ernst: Über Randsklerose und Randatrophie der Hornhaut. Graefes Arch.
52, 317 (1901).
Ishikawa, F.: Zur Frage der Beziehung zwischen der cornealen Randektasie und
Störung der inneren Sekretion. Klin. Mbl. Augenheilk. **83**, 555 (1929).
Kyrieleis, A.: Zur peripheren Rinnenbildung und peripheren Ektasie der Hornhaut.
Klin. Mbl. Augenheilk. **77**, 388 (1926).
Lauber, Hans: Über periphere Hornhautektasie. Klin. Mbl. Augenheilk. **43 I**, 382
(1905).
Mackenzie: Practical treatise on the diseases of the eye. IV ed. 736 (1854). — Meyer,
Guido: Die Anfänge des Gerontoxon. Graefes Arch. **119**, 41 (1927).
Rohrschneider, Wilhelm: (a) Über den Arcus lipoides corneae senilis, seine Ent-
stehung und seine Beziehungen zu Verfettungszuständen anderer Organe, insbesondere
zur Atherosklerose. Klin. Mbl. Augenheilk. **74**, 93 (1925). (b) Experimentelle Untersuchungen
über die infiltrative Verfettung der Cornea beim Kaninchen. Graefes Arch. **115**, 535 (1925). —
Rupprecht, J.: Pathologisch-anatomischer Beitrag zur Kenntnis der peripheren Hornhautektasie. Klin. Mbl. Augenheilk. **45 I**, 34 (1907).
Schieck, F.: Über die periphere Randektasie der Hornhaut, ihre Pathogenese und operative Behandlung. Ophthalm. Ges. Heidelberg **1928**, 283. — Seefelder, R.: (a) Zur
Entstehung der peripheren Hornhautektasie. Klin. Mbl. Augenheilk. **44 I**, 61 (1906).
(b) Klinisches und Anatomisches über periphere Rinnenbildung und periphere Ektasie der
Hornhaut. Klin. Mbl. Augenheilk. **45 I**, 475 (1907). — Stella, P.: Distrofia marginale
simmetrica della cornea con formazione di doccia. Boll. Ocul. **3**, 699 (1924).
Terrien, F.: (a) Dystrophie marginale symétrique des deux cornées etc. Arch.
d'Ophtalm. **20**, 12 (1900). (b) La dystrophie marginale ectatique de la cornée. Arch.
d'Ophtalm. **38**, 523 (1921). — Trümpy, David: Zwei Fälle einer eigentümlichen Hornhautdeformität. Inaug.-Diss. Zürich 1881.
Versé, M.: Über die Augenveränderungen (Lipoidosis oculi) bei der experimentellen
Lipocholesterinämie des Kaninchens. Virchows Arch. **250**, 252 (1924). — Versé u. Rohrschneider: Über die Entstehung des Arcus lipoides im Tierexperiment und beim Menschen.
Klin. Wschr. **3**, 1528 (1924).

2. Die Einlagerungen infolge von Eindringen der chemischen Stoffe von außen her.

a) Die Kalktrübung der Cornea.

Die Anwesenheit von Kalksalzen in der Hornhaut kann auf zweierlei Art zustandekommen. Sie stellt einen häufigen Befund an Augen dar, die entartet sind oder bei denen zum mindesten ein fehlerhafter Stoffwechsel des Hornhautparenchyms anzunehmen ist und findet in dem klinischen Bilde der „bandförmigen Keratitis", aber auch mancher Leukome den sichtbaren Ausdruck. In einer zweiten Reihe von Fällen gelangt kalkhaltiges Material bei Verätzungen in das Gewebe und schafft dann die Grundlage der sogenannten Kalktrübung. Nur diese beschäftigt uns hier; die andere Form ist S. 403 geschildert.

Pathogenese. Nach GUILLERY müssen wir unter den Folgezuständen, welche die Einwirkung der Calciumverbindungen an der Hornhaut hervorruft, drei verschiedene Stadien unterscheiden. Zunächst liegt eine „primäre Trübung" vor, die unmittelbar der Ätzwirkung ihre Entstehung verdankt, dann tritt eine „sekundäre Trübung" hinzu, die im wesentlichen durch die reaktive Entzündung und Infiltration der Nachbarschaft gekennzeichnet wird, und schließlich sind die Narbenbildungen zu beachten, die als Folge der Substanzverluste zur Entwicklung gelangen, wenn die Hornhaut nicht völlig nekrotisch wird. Auch stellen sich gern Pseudoptergygien (S. 359) dadurch ein, daß die angrenzende Bindehaut die Epitheldefekte überzieht.

Zunächst interessiert uns die Wirkung, die die Kalkverbindungen chemisch ausüben. Wie J. ANDREAE nachweisen konnte, besteht die früher geäußerte Ansicht, daß es sich um die Bildung einer anorganischen Ca-Verbindung handelt, nicht zu Recht; vielmehr liegt ein Calciumalbuminat vor. Hierbei soll nach GUILLERY eine Ausfällung, nach ZUR NEDDEN eine Lösung des Hornhautmucoids ausschlaggebend sein. Ausgedehnte Untersuchungen von GEORG BRAUN und FELIX HAUROWITZ führten zu dem Ergebnis, daß die typische Hornhauttrübung nur nach Einwirkung von Erdalkaliionen (Calcium, Strontium, Barium) bei alkalischer Reaktion, nicht aber durch Alkali und Magnesium zustande kommt. Diesen Bedingungen entsprechen in der Praxis Ätzkalk, Kalkwasser und Thomasmehl. Als Grundlage der Trübung müssen Calciumcarbonat und Calciumphosphat ausscheiden, während eine Calciumkollagenverbindung möglich ist, aber die Durchsichtigkeit der Cornea nicht beeinträchtigt. Das Hornhautmucoid hat den größten Anteil bei der Bildung der Trübungen. Es wird durch den eindringenden Kalk irreversibel ausgefällt und verliert dadurch seine Löslichkeit im Wasser. Indessen wird der anfangs mit ausfallende (chemisch nachweisbare) Kalk allmählich resorbiert; somit ist als *Substrat der Kalkverätzung der Cornea ein kolloidchemisches Phänomen, eine nicht wieder ausgleichbare Ausflockung oder intramolekulare Umlagerung des Hornhautmucoids* durch den eingedrungenen Kalk anzusehen. Nach B. ALAJMO sind die Kolloidveränderungen in gewissen Grenzen, vor allem anfangs noch, reversibel, weshalb rasche Hilfe nottut.

Symptome. Es ist selbstverständlich, daß die Ausdehnung und Intensität der Kalktrübung von der Konzentration und der Menge der in die Lidspalte hineingelangenden Kalklösung oder der Kalkpartikel, sowie von der Dauer ihrer Einwirkung abhängt. So kann der Befund von einem leichten Epitheldefekt mit zarter hauchiger Trübung bis zur Nekrose der oberflächlichen Hornhautlamellen, ja der ganzen Membran alle Übergänge zeigen. Kennzeichnend ist der sofortige Eintritt und oft die nachfolgende Zunahme der grauweißlichen oder in schweren Fällen porzellanweißen Verfärbung (Abb. 272 u. 273). Tierversuche von GUILLERY konnten erweisen, daß dem Kalk die Fähigkeit innewohnt, rasch in das Gewebe einzudringen und es bis zur hinteren Grenzhaut in Mitleidenschaft zu ziehen. Diese Tiefenwirkung gibt sich auch dadurch kund, daß unter

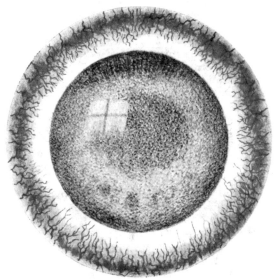

Abb. 272. Kalkverätzung der Hornhaut nach 20 Stunden. Die entzündliche Reaktion der Conjunctivalgefäße macht dort halt, wo die Conjunctiva mitverätzt ist.

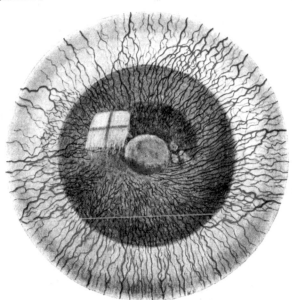

Abb. 273. Kalkverätzung der Hornhaut; 2 Monate später (derselbe Fall wie Abb. 272). Gefäßführende Bindehaut ist auf die Cornea hinaufgewachsen. In der Mitte der Hornhaut Granulationsgewebe.

Umständen eine Iritis, Trübung des Kammerwassers und glaukomatöse Drucksteigerung nachfolgen. Dabei ist es im allgemeinen die Regel, daß eine nachträgliche Wiederaufhellung der Trübung spontan nicht einsetzt.

Natürlich ist zumeist nicht die Hornhaut allein, sondern auch die Bindehaut verätzt. Es kommen aber genug Fälle vor, in denen im letzten Augenblick die Hornhaut unter das obere Lid flüchtet (BELLsches Phänomen) und die Bindehaut des unteren Bulbusabschnittes, sowie der unteren Übergangsfalte den Ort der Verätzung bildet. Abgesehen von der Gefahr der Entwicklung eines Symblepharon ist ein solcher Zustand für die Hornhaut dann von ernster Bedeutung, wenn ihre Randschlingengefäße mitbetroffen und verödet sind; denn damit ist das Hornhautgewebe der ernährenden Basis beraubt und von einer langsam einsetzenden Nekrose bedroht (s. S. 202). Hier sind sofort vorzunehmende Überpflanzungen von Lippenschleimhaut nach RUDOLF DENIG an Stelle der weißverätzten und nekrotisch werdenden limbalen Bindehautpartie dringend geboten.

Therapie. Unbeschadet der Tatsache, daß die Hornhauttrübung fast momentan eintritt, kommt es doch sehr darauf an, daß möglichst frühzeitig Hilfe gebracht wird. Sie muß zunächst darin bestehen, das Auge von etwa noch im Bindehautsack befindlichen Kalkkonkrementen zu reinigen. Zwar ist der Kalk meist schon durch die reichlich abgesonderten Tränen gelöscht; aber trotzdem soll man nicht mit wässerigen Lösungen an das Auge kommen, sondern mit Wattetupfern, die mit Öl getränkt sind, die Oberfläche des Bulbus und der Conjunctiva abwischen. Hat man eine Lösung von 10%igem Ammonium lacticum zur Hand, so ist diese wegen der kalklösenden Fähigkeit schon bei der ersten Reinigung vorzuziehen (BRAUN und HAUROWITZ). B. ALAJMO empfiehlt auf Grund von Tierexperimenten 8%iges Natriumcitrat.

Die Versuche, die zurückbleibenden Trübungen durch chemische Agenzien aufzuhellen, gehen auf GUILLERY zurück, der tägliche Augenbäder mit Chlorammonium (in aufsteigender Konzentration bis zu 15%) unter Zusatz von Cocain verordnet. ZUR NEDDEN sah hiervon keine Erfolge und erprobte als zuverlässiger eine 10%ige Lösung von Ammonium tartaricum, die er 6 Wochen lang täglich $1/2$ bis $3/4$ Stunde anwenden ließ. Indessen konnte C. JICKELI weder von dem einen, noch von dem anderen Mittel ermutigende Resultate feststellen. Dem widerspricht der von P. GILLESSEN veröffentlichte Fall, in dem durch dauernde Spülungen mit 10 bzw. 20%igem neutralen Ammonium tartaricum eine sichtliche Lichtung der Kalktrübung mit Besserung der Sehschärfe von $1/20$ auf $2/20$ zustande kam. Da die Fähigkeit, Kalk zu lösen, dem Ammonium lacticum in viel höherem Grade zukommt, stellten BRAUN und HAUROWITZ mit diesem Präparat Tierversuche an, indem sie auf dem Wege der Iontophorese mit einer 10%igen Lösung (negativer Pol am Auge) die Behandlung einleiteten. Es ergaben sich günstige Resultate, die die Verfasser damit erklären, daß das Kation das gefällte Mucoid unter Umwandlung in lösliches Alkalialbuminat entfernt und damit Aufhellung bewirkt.

Literatur.

Kalktrübung der Cornea.

ALAJMO, B.: Gli intorbidamenti corneali da calce. Boll. Ocul. 8, 827 (1929). — ANDREAE, J.: Die Verletzungen des Sehorgans mit Kalk und ähnlichen Substanzen. Leipzig: W. Engelmann 1899.

BRAUN, GEORG u. FELIX HAUROWITZ: Experimentelle, histologische und therapeutische Versuche mit Kalkverätzung der Cornea. Klin. Mbl. Augenheilk. 70, 157 (1923).

DENIG, RUDOLF: Transplantation von Mundschleimhaut bei verschiedenen Erkrankungen der Hornhaut und bei Verbrennungen und Verätzungen des Auges. Graefes Arch. 118, 729 (1927).

GILLESSEN, P.: Zur Kalkverätzung der Cornea. Arch. Augenheilk. 97, 391 (1926). — GUILLERY: (a) Über die Kalktrübung der Hornhaut und ein Verfahren zu ihrer Aufhellung. Arch. Augenheilk. 44, 310 (1902). (b) Chemisches und Klinisches über Hornhautverätzung. Arch. Augenheilk. 65, 139 (1910).

JICKELI, CARL: Experimenteller und klinischer Beitrag zur Frage der Aufhellbarkeit von Kalktrübungen der Hornhaut. Graefes Arch. 91, 380 (1916).

b) Die Blei-Inkrustation der Cornea.

Da Blei mit dem Hornhautgewebe eine chemische Verbindung eingeht, ist die Möglichkeit einer Bleiinkrustation dann gegeben, wenn man z. B. Bleiwasser bei Epitheldefekten oder Substanzverlusten der Cornea anwendet oder Flüssigkeiten, in denen Blei gelöst ist, bei Verletzungen des Auges in die Membran eindringen.⌉

Pathogenese. Blei hat sowohl zum Eiweiß als auch zur Kohlensäure eine sehr große chemische Affinität. Deshalb enthalten die Bleitrübungen neben Carbonat stets eine erhebliche Menge Bleialbuminat. Wahrscheinlich löst sich im weiteren Verlaufe das Bleialbuminat durch die Einwirkung des Kochsalzes

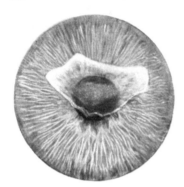

und der Kohlensäure des Gewebes (bei nicht mit Epithel bedeckten Substanzverlusten auch durch die Kohlensäure der Luft) auf und wandelt sich in Carbonat um. Diese Veränderung läßt sich klinisch daran erkennen, daß an der Oberfläche einer Blei-Inkrustation allmählich weiße spröde Substanzen auftreten, die fast ausschließlich aus kohlensaurem Blei bestehen. Ebenso entwickeln sich regelmäßig in denjenigen Teilen der Bleitrübung, die reichlich Gefäße führen, makroskopisch sichtbare körnige Partikel von Bleicarbonat, weil die Kohlensäure des Blutes hier zu den Bleiniederschlägen Zugang gewinnt (ZUR NEDDEN).

Abb. 274.
Blei-Inkrustation der Hornhaut, entstanden durch Bleiwasserumschläge bei bestehendem Hornhautgeschwür.
(Original von E. v. HIPPEL.)

Symptome. Die Inkrustationen werden als eine im Gewebe liegende grauweiße Massen sichtbar, die als einzelne Pünktchen oder als flächenhafte Einlagerungen auftreten (Abb. 274). Die nachstehende Beobachtung von SCHEFFELS dürfte typisch sein.

Ein 36jähriger Chemiker erlitt eine Schädigung des rechten Auges, indem ihm warme Lauge hineinspritzte. Gegen die Beschwerden wandte er 3 Tage lang kühle Bleiwasserumschläge an und bemerkte im Anschluß daran eine Störung der Sehschärfe. Schon mit unbewaffnetem Auge war im Epithel des unteren Hornhautbereichs eine größere Anzahl weißer Trübungspunkte zu erkennen, die bei Spaltlampenuntersuchung sich um ein Vielfaches erhöhte; denn überall waren im Epithel und in den oberflächlichen Lamellenlagen feinste Pünktchen aufzufinden.

Therapie. Im vorstehenden Falle bewährten sich nach dem Vorschlage von ZUR NEDDEN fortgesetzt angewandte Aufschläge mit warmem 10%igem Ammonium tartaricum abwechselnd mit 10%igem Chlorammonium mit Zusatz von 0,05%iger Weinsäure sehr gut; denn nach 3 Tagen waren die Inkrustationen verschwunden.

Literatur.

Blei-Inkrustation.

SCHEFFELS: Frische Blei-Inkrustationen der Hornhaut nach Bleiwasserumschlägen usw. Klin. Mbl. Augenheilk. **74**, 511 (1925).
ZUR NEDDEN, M.: Über Aufhellung von Blei- und Kalktrübungen der Hornhaut. Ophthalm. Ges. Heidelberg **1906**, 216.

c) Die Hornhauterkrankung durch Schwefelkohlenstoff.

Die Arbeiter in den Viscose- (Kunstseide-) Fabriken erkranken ab und zu in größerer Anzahl an einer eigentümlichen oberflächlichen Entzündung der

Bindehaut und vor allem der Hornhaut. Als Ursache gibt J. STREBEL, der in einem Züricher Betrieb derartige Fälle beobachten konnte, die Einwirkung von schwefliger Säure in Dampfform an, während der technische Leiter einer Straßburger Fabrik G. WEILL den Zusammenhang dahin aufklärte, daß nicht diese Säure, sondern einzig und allein der bei der Zersetzung der Viscose sofort abgespaltene Schwefelkohlenstoff die Erkrankung auslöst. Durch hinreichende Ventilation der Arbeitsräume kann man ihr vorbeugen.

Symptome. Unter starken Schmerzen, reichlichem Tränenfluß, Lichtscheu und hochgradiger conjunctivaler Injektion treten in der Hornhaut zahlreiche Epithelbläschen auf, die bald zu Defekten führen. Sie sind auf die Deckschicht beschränkt und an der Färbbarkeit mit Fluorescin kenntlich. Wenn man die Arbeiter aus der Fabrik herausnimmt und sie mit den gegen Conjunctivitis üblichen Mitteln behandelt, heilt die Affektion schnell, ohne Schaden zu hinterlassen. Nur in vereinzelten Fällen kommt es wohl auch zur Entwicklung von kleinen Infiltraten, die nicht unmittelbar im Epithel liegen.

Literatur.

Hornhauterkrankung durch Schwefelkohlenstoff.

STREBEL, J.: Durch SO_2 verursachte Augenschädigungen (spez. zentrale punktförmige Viscoseverätzung der Hornhaut). Schweiz. med. Wschr. **53**, 560 (1923).
WEILL, G.: Les kératites dans les fabriques de soie artificielle. Bull. Soc. Ophtalm. Paris **9**, 567 (1927).

d) Naphthalinschädigung der Cornea.

Bei der Herstellung von Sprengstoffen wird Nitro- und Dinitronaphthalin verwendet, welches die Hornhautoberfläche schädigt, wenn nicht Vorsichtsmaßregeln in Anwendung kommen. Anfänglich bemerkt man, und zwar ausnahmslos an beiden Augen, eine zarte graue Trübung in der Lidspaltenzone. Sie sitzt im Epithel, vielleicht auch noch in den oberflächlichsten Parenchymschichten und nimmt kräftig Fluorescinfärbung an. Darüber spiegelt die Hornhautoberfläche nicht, da das Epithel fein gestichelt ist und zum Teil auch direkt uneben wird. Die Sensibilität ist leicht herabgesetzt. Hingegen zeigt die Bindehaut weder Veränderungen. noch einen Reizzustand. In schweren Formen kann die Hornhaut innerhalb der Lidspaltenpartie fast ganz undurchsichtig werden. Zu den Veränderungen im Epithel treten tiefer gelegene graue Streifen hinzu. Auch das Epithel selbst erleidet intensive Umwandlungen, indem kalkweiße punktförmige Einlagerungen auftauchen, feinste klare Bläschen entstehen und oberflächliche Abblätterungen bemerkbar werden.

Schon die Entfernung der Arbeiter aus den Betrieben genügt indessen, um alle Veränderungen zur Rückbildung zu bringen; freilich gehört dazu einige Zeit.

Literatur.

Naphthalinschädigung der Hornhaut.

CASPAR, L.: Zur Kenntnis der gewerblichen Augenschädigungen durch Naphthalin. Klin. Mbl. Augenheilk. **79**, 142 (1917).

N. Die Epithelerkrankungen der Cornea.

Veränderungen, die im Epithel der Hornhaut lokalisiert sind, fallen bei der klinischen Untersuchung besonders auf, weil sie außer den damit verbundenen Trübungen leicht Unregelmäßigkeiten im Niveau der Oberfläche schaffen und für die mikroskopische Durchmusterung mit der Spaltlampe besonders zugänglich sind. Damit soll keineswegs gesagt sein, daß es sich immer um Zustände handelt, die lediglich in der Deckschicht sitzen. Vielmehr wissen wir, daß oft genug das Endothel infolge einer pathologischen Beschaffenheit den eigentlichen Anlaß zu der Abnormität des Epithels gibt und das im Epithel sichtbar werdende Krankheitsbild dann nur eine sekundäre Bedeutung hat.

Im allgemeinen werden wir drei verschiedene Möglichkeiten der Pathogenese zu erwägen haben.

1. Es handelt sich um die Einwirkung von Schädlichkeiten (Infektion, chemische und physikalische Einwirkung, Ophthalmia electrica), die den Bindehautanteil der Cornea genau so trifft wie die Bindehaut selbst. Dann bedeutet die Erkrankung nichts anderes als eine im Gebiete der Cornea lokalisierte Conjunctivitis. Im Rahmen der verschiedenen Formen der Bindehautentzündungen habe ich daher eine Keratitis punctata superficialis direkt als Conjunctivitis corneae (S. 23) beschrieben. Auch die Möglichkeit der Folgen von Austrocknungsvorgängen (Keratitis filiformis S. 393) bezieht sich auf die Rolle der Hornhautoberfläche als Teil des äußeren Integumentes.

2. Die Ursache der Affektion ist eine neurogene oder neurotische: d. h. das Primäre ist eine Schädigung der Endigungen der Ciliarnerven in der Hornhaut, welche auf die Beziehungen der Epithelzellen zu einander in krankmachendem Sinne einwirkt, so daß das feste Gefüge gelockert wird. Der Typus dieser Form wird durch die Epithelerkrankungen gekennzeichnet, welche im Gefolge der Anästhesie der Oberfläche durch die Wirkung des Herpesvirus (S. 284) verursacht werden, ferner durch die streifenförmige Epithelerkrankung (s. S. 392) und die Keratitis neuroparalytica (S. 354).

3. Die Störung ist ihrem Wesen nach in einer pathologischen Beschaffenheit des Endothels zu suchen, wodurch die Quellungsverhältnisse der Membran (s. S. 203) verändert werden, so daß die Unregelmäßigkeiten im Epithel der Ausdruck eines Ödems sind. Dieses gilt auch für die Epithelschädigungen bei dem Glaukom.

1. Die Keratitis punctata superficialis (Fuchs).

Wie schon erwähnt, ist die Erkrankung in weitaus der Mehrzahl der Fälle nichts anderes als eine Mitbeteiligung der Hornhautdecke bei einer Conjunctivitis. Wenigstens gehören die typischen Fälle in dieses Kapitel hinein. Sie sind S. 23 abgehandelt.

Außer diesen Beobachtungen kommen aber noch andere vor, die eine besondere Bewandtnis haben. Das hängt mit der Tatsache zusammen, daß die leichtesten Alterationen der Epitheldecke sich zunächst in feinen Trübungen äußern, welche unter den verschiedensten Bedingungen das Krankheitsbild der Keratitis punctata entstehen lassen.

So weist Grüter mit Recht darauf hin, daß leichte Erscheinungsweisen des Herpes simplex (S. 284) durchaus den Eindruck einer punktförmigen oberflächlichen Keratitis machen, wenn sie auch gleichzeitig die Sensibilität der Hornhautoberfläche herabsetzen. Auch manche Formen der rezidivierenden Hornhauterosion und der streifenförmigen Epithelerkrankung zeigen vielfache Anklänge an die Keratitis punctata. Es leuchtet ein, daß in dieser Hinsicht der Name nur eine rein deskriptive, keine spezifische Bedeutung hat. Ferner haben wir gesehen, daß eine Keratitis punctata das Anfangsstadium einer Keratitis neuroparalytica darstellt (S. 354).

Th. Axenfeld hat eine Keratitis punctata bei Lepra beschrieben. Hier liegen, wie auch Meller es fand, die Herdchen freilich nicht im Epithel selbst, sondern unmittelbar unter der BOWMANschen Membran. Sie enthalten massenhaft Leprabacillen, die auch sonst in dem klaren, unveränderten Hornhautgewebe angetroffen werden (s. auch S. 342).

Literatur.

Keratitis punctata superficialis.

AXENFELD, TH.: Keratitis punctata leprosa. Ophthalm. Ges. Heidelberg **1913,** 331.
FUCHS, ERNST: Lehrbuch 1889.
GRÜTER, WILHELM: Das Herpesvirus, seine ätiologische und klinische Bedeutung. Münch. med. Wschr. **71.** 1058 (1924).
MELLER, J.: Über die Keratitis punctata leprosa. Klin. Mbl. Augenheilk. **43 I,** 66 (1905).

2. Die rezidivierende Hornhauterosion (Disjunctio epithelii).

Eine vollständige Trennung der Epithelschichte von der BOWMANschen Membran kann unter den verschiedensten Bedingungen eintreten.

Aus den Experimentaluntersuchungen von WILHELM GRÜTER wissen wir, daß unter dem Einflusse des Herpesvirus bei besonders hoher Neurotropie eine vollkommene Anästhesie der Hornhautdecke eintritt, die mit einer mehr oder weniger ausgeprägten Epithellösung (Epitheliolyse) einhergeht. Man kann beim Kaninchen unter solchen Bedingungen schon wenige Tage nach der Infektion das ganze Epithel als morsche Haut von der Oberfläche abziehen. Die anderen neuroepitheliotropen Virus (Zoster, Varicellen-, Variolavaccine) liefern ähnliche Ergebnisse. Deswegen sind eine Anzahl der Fälle von rezidivierender Hornhauterosion sicher zu den Erscheinungsformen des Herpes simplex zu rechnen (S. 284).

Auch die primäre Schädigung des Endothels der DESCEMETschen Membran kann eine Epitheliolyse hervorbringen. Hierfür sind die Untersuchungsresultate von P. ERDMANN ein Beweis. Setzt man Tiere den Dämpfen von Dimethylsulfat aus, so entsteht neben einer parenchymatösen Hornhauttrübung eine blasige Abhebung der ganzen Epitheldecke infolge eines ödematösen Flüssigkeitsergusses zwischen den basalen Zellen und der BOWMANschen Membran. Aus den Experimenten geht hervor, daß die eigentliche Ursache eine Endothelläsion ist, die sich in einer hydropischen Degeneration und Ablösung der Endothelzellen äußert. Desgleichen sind einige Arten der Keratitis bullosa traumatica auf Störungen im Endothel zurückzuführen (A. PETERS).

Die *Disjunktion des Hornhautepithels* (A. v. SZILY sen.) bringt aber eine besondere Note in die Gruppe dieser Veränderungen insofern hinein, als hier die Abhebung des Epithels in Anfällen auftritt, die sich wiederholen und von heftigen Schmerzen begleitet sind.

Pathogenese. Schon die Tatsache, daß das Leiden ebensowohl im Zusammenhang mit kleinen Verletzungen als auch spontan zur Entwicklung gelangt, ist merkwürdig. Das Rätsel wird aber noch schwerer lösbar im Hinblick auf den von A. FRANCESCHETTI geführten Beweis, daß auch hereditäre Einflüsse unter Umständen eine erhebliche Rolle spielen. In einer weit verzweigten Familie hatten sich die Fälle gehäuft; dabei konnte durch das Zusammentragen des Materials festgestellt werden, daß in 6 aufeinander folgenden Generationen sich das Leiden dominant vererbt hatte. Die Erkrankung war frühestens zwischen dem 4. und 6. Lebensjahre in die Erscheinung getreten, auch hier zumeist gewissermaßen durch kleine Verletzungen des Auges angeregt. Es muß sich also um eine Disposition handeln, die die Wirkung eines relativ geringfügigen Traumas in dieser charakteristischen Weise steigert. A. v. SZILY jun. hat in einigen Fällen nachgewiesen, daß eine Schädigung des Endothels bei der Hornhauterosion festzustellen ist; doch scheint diese nicht immer vorzuliegen. Auf der anderen Seite verdient die Beobachtung von Gifford Berücksichtigung. Er fand bei einem und demselben Patienten an der einen Hornhaut die Erosion, an der anderen eine typische Dystrophia epithelialis (S. 394) und hält die Disjunktion für eine milde und frühe Form der Dystrophie. Im Einklange mit A. Peters, A. v. Szily und R. Salus nimmt er eine neurogene Ursache an.

Symptome. In vielen Fällen geht dem ersten Auftreten der rezidivierenden Erosion irgendein geringfügiges oder auch ernsteres Trauma voraus, welches die Hornhaut in Mitleidenschaft zieht. Nicht unmittelbar daran anschließend, sondern nach Verstreichen einer gewissen Zeit kommt es dann plötzlich unter dem Auftreten von heftigen Schmerzen (Gefühl des Festklebens des Lides am Auge) zu einer Abhebung des Epithels in größerer Ausdehnung. In den meisten Fällen geschieht dies während der Nacht. Die Patienten wachen durch die vom Auge ausgehenden Beschwerden beunruhigt auf, und die Erosio ist da. Es kann indessen als sicher angenommen werden, daß die Schmerzen nicht den Prozeß einleiten, sondern von ihm ausgelöst werden.

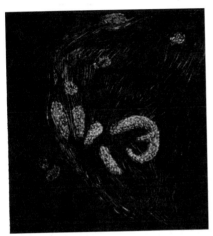

Abb. 275. Rezidivierende Hornhauterosion bei starker Vergrößerung. Die Decke der Blase trägt Inseln von Epithel, die sich durch eine grauweiße Farbe hervorheben (feine Bläschen im Epithel selbst).
(Nach einer Abbildung von Ernst Kraupa.)

Freilich sind auch Beobachtungen bekannt, die zwar die anfallsweise einsetzenden typischen Schmerzen, aber nicht den Befund der Epithelabhebung aufwiesen. Die von Grandclément beschriebene „Kératalgie traumatique" bezieht sich auf diese Ausnahmen. A. v. Szily sen. erklärt einen solchen abnormen Verlauf aber damit, daß dann die Epitheldehiszenz, vielleicht nur ein kleiner Spalt in der Deckschicht, sich wieder geschlossen hatte, bevor der Arzt das Auge zu sehen bekam. Die fast regelmäßig während des Schlafes einsetzende Attacke sei dadurch bedingt, daß bei längerem Lidschluß und mangelnder Tränenabsonderung, wohl auch begünstigt durch die erleichterte Möglichkeit der Verdunstung, eine innigere Verklebung zwischen Lidinnenfläche und Hornhautoberfläche zustande komme, und das Öffnen der Augen genüge, um das nur locker anhaftende Epithel von der Unterlage zu trennen. Da dann die feinen Nervenendigungen bloß liegen und Reizungen ausgesetzt sind, ist das Auftreten der starken Schmerzen erklärlich genug. Sie halten im allgemeinen so lange an, bis der Defekt wieder ausgeglichen ist, was bei der außerordentlich raschen Proliferationsmöglichkeit des Epithels innerhalb von 24 Stunden vollendet zu sein pflegt, selbst wenn große Bezirke der schützenden Deckschicht beraubt waren.

Indessen kommt es durchaus nicht immer zu einer völligen Trennung zwischen dem Epithel und der Bowmanschen Membran, sondern bei leichteren Anfällen beschränkt sich die Anomalie auf die Entstehung ganz oberflächlich gelegener graulicher Pünktchen von verschiedener Größe und Form, also auf eine Art Keratitis punctata superficialis (S. 388), die ja bei den heterogensten Erkrankungen den Ausdruck des krankhaften Geschehens bilden kann. Das Zusammenfließen der Herdchen schafft Flecke und kurze Striche, die wiederum dem Bilde der streifenförmigen Epithelerkrankung (A. v. SZILY jun. S. 392) nahestehen (Abb. 275). In den schwersten Fällen entwickelt sich aber sehr schnell eine schwappende Blase von großer Ausdehnung, die nicht immer sofort platzt, sondern bis zu 24 Stunden erhalten bleiben kann. Vielfach erkennt man die Disjunktion daran, daß sich die Deckschicht hin und her schieben läßt, wenn man die Hornhaut mit dem Lide leicht massiert. Wenn die Blase aufbricht, entsteht natürlich eine mehr oder weniger große Erosion. Ihre Ränder sind von Epithelfetzen eingerahmt, die sich ab und zu in Gestalt von Fädchen zusammen drehen (Fädchenkeratitis S. 284).

Vielfach werden beide Augen, wenn auch nicht gleichzeitig, so doch nacheinander von den Anfällen heimgesucht. Unter den 4 Fällen von SALUS waren 3 doppelseitig.

Die Zeit, in der sich die Attacken wiederholen, ist sehr schwankend. Auch sind sich die Anfälle durchaus nicht in ihrer Heftigkeit und in der Ausdehnung des ergriffenen Bezirkes gleich. Im allgemeinen macht man aber selbst bei den über Jahrzehnte hin sich erstreckenden Fällen die Beobachtung, daß mit der Zeit die Anfälle seltener und leichter werden. Abgesehen von den Folgen etwa vorausgegangener Verletzungen bleiben nie Trübungen zurück, so daß in den Intervallen zwischen den Rezidiven die Hornhaut normal aussieht.

Pathologische Anatomie. Die Untersuchung der Epithelfetzen vom Rande der Erosionen ergibt nichts Charakteristisches. Man sieht lediglich glasig gequollene und in ihrem Zusammenhange untereinander gelockerte Epithelzellen.

Differentialdiagnose. Die periodische Wiederkehr der Anfälle und die schwappende Ablösung des Epithels in seiner ganzen Dicke, die Schmerzen und der nachbleibende, freilich bald beseitigte Epitheldefekt sichern die Diagnose. Auf Erblichkeitsverhältnisse ist zu achten. Am nächsten steht dem Symptomenkomplex wohl der Herpes simplex (S. 284). Hier kommen ebenfalls Schmerzen vor, doch sind die Defekte landkartenähnlich, wechselnd, auch nicht so schnell reparabel wie die bei der rezidivierenden Erosion. Der Herpes geht mit deutlichen Sensibilitätsstörungen einher und hinterläßt im Gegensatz zur Erosion Trübungen, da die Defekte meist durch die BOWMANsche Membran hindurchgreifen und das Parenchym zerstören. Freilich werden sehr leichte Herpesfälle mit großer Epitheliolyse immer zu Verwechslungen Anlaß geben können. Bei Patienten, die in chemischen Betrieben arbeiten, ist nachzuforschen, ob nicht Dimethylsulfatdämpfe eine Rolle spielen könnten. Schließlich fordert das Krankheitsbild der Erosion, sei es im Zustande der Blasenbildung oder des Epitheldefektes dazu auf, an die Möglichkeit des Zugrundeliegens eines drohenden Glaukoms zu denken (Keratitis bullosa; s. diesen Bd., S. 208).

Therapie. Die medikamentöse Therapie führt kaum zum Ziele. R. SALUS hat alle möglichen Behandlungsarten angewandt und ist doch endlich immer wieder zu der Überzeugung gelangt, daß nur die Abtragung des Epithels in dem ganzen Umfange, in dem es auf der Hornhaut verschieblich ist, einigermaßen erfolgversprechend ist. Der entstehende Defekt ist mit $2^0/_0$igem Aqua chlori oder mit Jodtinktur zu betupfen, wie es auch bei den Epitheliolysen des Herpes simplex angezeigt ist. Einträufelungen von Dionin und subconjunctivale Kochsalzinjektionen werden hin und wieder mit Erfolg verordnet; sie bezwecken eine vermehrte Anregung des Stoffwechsels.

Literatur.

Rezidivierende Hornhauterosion; Disjunctio epithelii.

Erdmann, P.: Über Augenveränderungen durch Dimethylsulfat. Arch. Augenheilk. **62**, 178 (1909).
Franceschetti, A.: Hereditäre rezidivierende Erosion der Hornhaut. Z. Augenheilk. **66**, 309 (1928).
Gifford: Epithelial dystrophy and recurrent erosion of the cornea as seen with the slitlamp. Arch. of Ophthalm. **54**, 217 (1925). — Grandclément, Kératalgie traumatique ou crises neuralgiques de la cornée, revenants indifinément à la suite d'un leger traumatisme de cette membrane. Arch. d'Ophtalm. **8**, 257 (1888). — Grüter, Wilhelm: Über Bläschenbildung bei Hornhauterkrankungen. Sitzungsbericht der Ges. zur Beförderung der gesamten Naturwissenschaften zu Marburg. **64**, 1. Heft. (1929). Ref. Zbl. Ophthal. **22**, 446.
Peters, A.: Über traumatische Hornhauterkrankungen (Erosionen, Keratitis disciformis und Ulcus serpens) und ihre Beziehungen zum Herpes corneae. Graefes Arch. **57**, 93 (1904).
Salus, R.: Über traumatische und nicht traumatische rezidivierende Epithelerkrankung der Hornhaut. Klin. Mbl. Augenheilk. **68**, 673 (1922). — v. Szily, A. sen.: Über Disjunktion des Hornhautepithels. Graefes Arch. **51**, 486 (1900). — v. Szily, A. jun.: Über rezidivierende Hornhauterosionen infolge von Endothelveränderungen und über Epithelstreifen in der Cornea. Ophthalm. Ges. Heidelberg **1913**, 56.

3. Die Epithelstreifenerkrankung der Cornea (A. v. Szily jun.).

Es ist fraglich, ob das von A. v. Szily 1913 beschriebene Leiden wirklich eine selbständige Krankheitsform darstellt oder nicht vielmehr eine Variante der Erosio corneae (S 389), des Herpes corneae simplex oder der Keratitis filiformis (Austrocknungskeratitis S. 393) ist. Daß bei leichten Erscheinungsweisen der rezidivierenden Hornhauterosion nur punkt- und strichförmige Trübungen des Epithels vorkommen, wurde schon S. 390 erwähnt. Es ist auch auffällig, daß im Laufe der Erkrankung unter Umständen Fädchenbildungen zur Beobachtung gelangen.

Die Kennzeichen sind oberflächlichst gelegene Trübungen, die sich mit Fluorescin grün färben. Sie setzen sich aus einzelnen Pünktchen zusammen, welche sich zu Strichen und Bogen aneinander reihen, die sich mehrfach überkreuzen. Ihre Anordnung wechselt von Tag zu Tag.

In der Regel handelt es sich um erwachsene Individuen. Die Klagen beziehen sich auf Lichtscheu und Tränenträufeln, Fremdkörpergefühl, Schmerzen bei Bewegungen des Auges. Der objektive Befund ist jedoch mit der empfundenen Heftigkeit der Beschwerden kaum in Einklang zu bringen. Manchmal findet sich eine eben angedeutete conjunctivale Injektion. Sieht man aber näher zu, dann entdeckt man in der Hornhaut die oben geschilderte Veränderung, zumal wenn man Fluorescin anwendet. Ihre Ätiologie ist zur Zeit noch völlig unklar. Mikroskopisch findet sich lediglich eine Aufsplitterung der oberflächlichsten Epithellagen (Wilh. Schulte). Die Überimpfung auf die Kaninchenhornhaut blieb zwar erfolglos, doch erinnert eine nachweisbare Hypästhesie des befallenen Bezirks wiederum an die Folgezustände einer leichten Herpesinfektion. Auch die Therapie ist die gleiche wie beim Herpes simplex; denn sie besteht in Abschaben des erkrankten Epithels. Rezidive werden dadurch vereitelt.

Literatur.

Epithelstreifenerkrankung der Cornea.

Schulte, Wilh.: Über Epithelstreifenerkrankung der Hornhaut (v. Szily). Klin. Mbl. Augenheilk. **82**, 49 (1929). — v. Szily, A.: (a) Über rezidivierende Epithelerosion infolge von Endothelveränderungen und über Epithelstreifen der Hornhaut. Ophthalm. Ges. Heidelberg **1913**, 56. (b) Epithelstreifenerkrankung der Hornhaut. Ophthalm. Ges. Heidelberg **1918**, 394.

4. Die Austrocknungskeratitis, Keratitis filiformis chronica infolge von mangelhafter Tränensekretion.

Wenn die Absonderung der Tränen infolge nervöser Ursachen oder pathologischer Veränderungen an den Drüsen unter ein gewisses Maß herunter geht, kommt es zu Austrocknungserscheinungen des Bindehautsackes und vorzüglich zu Störungen an der Hornhaut. Die Conjunctiva sieht auffallend trocken aus, sondert ein zähes, weißliches Sekret ab, während auf der Hornhautoberfläche sich feine, getrübte Stippchen, die mit Fluorescin färbbar sind, entwickeln. Sehr kennzeichnend ist das Hinzutreten einer chronischen Fädchenkeratitis (Keratitis filiformis)[1], die im Gegensatz zu der Art, welche sich im Gefolge der Herpes corneae zeigt, auf Abschaben und Jodieren der Hornhautdecke nicht abheilt. Hier wie dort ist jedoch ein so loses Haften des Epithels auf der BOWMANschen Membran zu beobachten, daß man es leicht in Fetzen abheben kann. Die Fädchen sitzen vorwiegend in den mittleren und unteren Partien der Hornhaut und entwickeln sich erst, wenn die Epithelstippung bereits eine Zeitlang bestanden hat. Ebenfalls zum Unterschiede vom Herpes ist die Sensibilität der Hornhaut erhalten.

Fast durchweg werden Frauen befallen, die in oder nahe dem Klimakterium stehen; aber es kann auch z. B. ein Schädeltrauma die Grundlage bilden. So beobachtete WAGENMANN nach einem Schädelbruche bei einem jungen Manne eine rasch zunehmende Vertrocknung der Hornhautoberfläche mit Stippchenbildung im Epithel, sobald die Lidspalte nur kurze Zeit geöffnet wurde. L. SCHÖNINGER und A. BETSCH maßen in ihren Fällen die Menge der abgesonderten Tränen mittels Fließpapierstreifen, die in die untere Übergangsfalte eingelegt werden (Methode von SCHIRMER), und fanden sehr geringe Werte. Demgegenüber schiebt A. W. MULOCK HOUWER die chronische Form der filamentösen Keratitis auf Folgezustände der gichtischen Arthritis. Auch er betont jedoch, daß das Bindehautsekret „aus dicken Fädchen einer schleimigen Masse" besteht. In einem Falle von BETSCH schwoll regelmäßig während der Menses die Parotis an; der Zustand der Augen und der gleichzeitig vorhandenen Atrophie der Nasen- und Mundschleimhaut besserte sich während der Periode.

Differentialdiagnose. Bei der Keratomalacie infolge Xerophthalmie (S. 327) ist die Bindehaut nicht nur trocken, sondern auch spröde, der Epidermis ähnlich. Die „BITOTschen Flecken", die Fältelung der Conjunctiva bulbi, die Doppelseitigkeit und der Erfolg der Darreichung von vitaminreicher Nahrung sichern die Diagnose. Außerdem greifen die nekrotisierenden Zustände der Cornea schnell um sich und betreffen auch die mittleren und tiefen Lamellenlagen. Beim Herpes corneae (S. 284), ist die Oberfläche der Trübungen anästhetisch, das Krankheitsbild wechselt rasch nach Lage und Ausdehnung. Außerdem sichern die Bläschenbildungen und die baumförmigen Verzweigungen die Diagnose. Hinwiederum fehlt bei der Keratitis neuroparalytica (S. 354) die Trockenheit der Bindehaut.

Die Therapie hat die Beseitigung der Austrocknung der Hornhaut-Bindehaut zum Ziele. Unter dauernder Anwendung von Vaselineeinstreichungen wird langsame Besserung erzielt.

Literatur.

Austrocknungskeratitis.

BETSCH, A.: Die chronische Keratitis filiformis als Folge mangelnder Tränensekretion. Klin. Mbl. Augenheilk. **80**, 618 (1928).

---

[1] Das Zustandekommen solcher Fädchen ist im Kapitel über die allgemeine Pathologie der Cornea (S. 210) beschrieben.

Mulock, Houwer: Keratitis filamentosa und chronische Arthritis. Klin. Mbl. Augenheilk. 80, 10 (1928).

Schöninger, L.: Über Keratitis filiformis bei Hypofunktion der Tränendrüsen. Klin. Mbl. Augenheilk. 73, 208 (1924).

Wagenmann: Diskussionsbemerkung zum Vortrage von Goldzieher. Ophthalm. Ges. Heidelberg 1893, 172.

5. Die Dystrophia corneae epithelialis.

Die erste Beschreibung des Krankheitsbildes stammt von Ernst Fuchs (1910), der auch den Namen geschaffen hat. Im Grunde genommen ist die Bezeichnung Dystrophia epithelialis nach unseren heutigen Kenntnissen falsch; denn die Meinung von Fuchs, daß eine primäre Entartung der Deckschicht aus unbekannter Ursache vorliegt, muß an der Hand der Ergebnisse der Spaltlampenuntersuchung dahin geändert werden, daß *nicht das Epithel, sondern das Endothel der Hornhauthinterfläche der Ausgangspunkt der Veränderung ist.* Fuchs hatte schon eine diesbezügliche Vermutung geäußert, doch war ihm der Einblick auf die Descemetsche Membran mit den damals üblichen Methoden unmöglich gewesen. Eine zweite Frage, die er auch bereits eingehend erörtert hat, ist diejenige von der *nahen Beziehung der Dystrophie zum Glaukom.* Er schreibt: „Die Hornhaut zeigt eine Trübung wie bei schwerem Glaukom." Und doch ist trotz aller Ähnlichkeit mit dem Epithelödem und der Keratitis bullosa, die beim Glaukom angetroffen werden, der Zusammenhang wohl nicht so zu verstehen, daß sich die Veränderung auf dem Boden eines Glaukoms entwickelt, sondern daß beide Erkrankungen entweder derselben Ursache entspringen oder die Unregelmäßigkeit im Endothel neben der Dystrophie des Epithels leicht auch ein Glaukom nach sich zieht. Das Studium der von Fuchs gegebenen Krankengeschichten legt den Verdacht nahe, daß die auffallenden Schwankungen in der Intensität der Trübungen und damit verbunden der Sehstörung mit Druckdifferenzen zusammenhängen, die wir vom Glaukom her kennen, ganz gleich, ob der gemessene Druck über oder unter den üblichen Druchschnittwerten liegt. Wir verstehen diese Eigentümlichkeit, wenn wir bei der Beurteilung des ganzen Krankheitsbildes die Tatsache als gegeben hinnehmen, daß infolge einer Schädigung des Endothels der Rückfläche die Abdichtung der Hornhaut gegenüber dem Kammerwasser versagt. Damit gewinnen wir auch einen Einblick in die Beziehungen zum Glaukom, insofern die Steigerung des intraokularen Druckes Wasser durch die Descemetsche Membran durchpressen kann und derselbe Erfolg möglich ist, wenn bei normalem Drucke die Grenze zwischen Hornhaut und Kammerwasser durchlässig wird.

Das Leiden ist sehr selten und befällt nur ältere Personen jenseits des 40. Jahres. Bald sind beide Augen, bald nur eines erkrankt, doch macht sich ausnahmslos eine Neigung zu langsamer Verschlechterung geltend. Ernst Kraupa beobachtete die Affektion bei 4 Personen, die alle ausgesprochene Arteriosklerotiker waren.

Symptome. Bei deutlich herabgesetzter oder aufgehobener Empfindlichkeit der Oberfläche liegt ein Hauch über der Hornhaut, der im wesentlichen einem Epithelödem entspricht. Die Deckschicht ist matt, grob oder fein chagriniert (Abb. 276) und von größeren oder kleineren Bläschen durchsetzt, die ab und zu platzen und zu kleinen Substanzverlusten, bei hinzutretender Infektion auch wohl zu Geschwüren Anlaß geben. Nicht immer beschränkt sich dieses Ödem aber auf das Epithel, sondern es erscheinen auch die vordersten Parenchymlagen leicht grau getrübt. In einigen Fällen bleibt ein schmaler Saum in der Hornhautperipherie frei: zumeist überzieht die Trübung aber die ganze Ausdehnung der Membran mit Betonung der zentral gelegenen Bezirke. Hier entwickeln sich bei längerem

Bestehen des Leidens manchmal auch bläulichweiße inselförmige Trübungen, die sich bei Lupenvergrößerung als Gruppen feinster weißer Pünktchen herausstellen. Dabei bieten die Augen im allgemeinen keine entzündlichen Erscheinungen dar, wenn auch mit der Zeit hin und wieder eine vermehrte Blutgefäßfüllung am Hornhautrande aufflammt. Die einzige Klage der Patienten ist gewöhnlich die zunehmende Sehstörung, die aber, wie schon eingangs erwähnt wurde, mancherlei Schwankungen unterworfen ist. Nicht nur wechseln längere Zeiträume besseren und schlechteren Sehens mit einander ab, sondern es ist auch der Zustand oft morgens besonders schlimm, um am Nachmittag zurückzugehen. Hierin liegt also ebenfalls eine Parallele zu den Erfahrungen beim Glaucoma simplex. FUCHS unterscheidet zwei Gruppen, von denen die eine keine Symptome einer Drucksteigerung erkennen läßt, während die andere deutliche Kennzeichen dafür bietet. ALFRED VOGT sah die gleiche Veränderung an beiden Augen von zwei älteren Frauen mit einem intraokularen Druck von nur 15 mm Hg. Es fand sich ein Epithelödem, das über die ganze Hornhaut verbreitet war; die Untersuchung mit der Spaltlampe ergab, daß bei diesem Leiden die Membran vom Limbus zur Mitte an Dicke zunahm. Der Grund hierfür muß in dem Auftreten von Flüssigkeitsspalten im Parenchym erblickt werden, wie man sie ebenso bei der interstitiellen Keratitis antrifft. Eine große Bedeutung ist indessen dem Endothelbefund beizulegen; denn die sonst feststellbare *Endothelzeichnung fehlt.* An der Stelle der normalerweise zu beobachtenden feinen Körnung ist nur eine amorphe, leicht krystallinisch glänzende, zum Teil matt gelbliche Fläche vorhanden. Die Veränderung hat ihren Grund in der Auflagerung

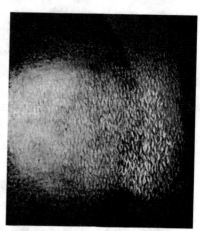

Abb. 276. Dystrophia corneae epithelialis (E. FUCHS). Dargestellt ist ein Hornhautbezirk unmittelbar vor der Grenze der Pupille zu der bräunlich durchschimmernden Iris. (Beobachtung von ERNST KRAUPA).

brauner nadelartiger Krystalle (ERNST KRAUPA). Ob den an der Cornearückfläche ebenfalls wahrnehmbaren Pigmentkörnchen beim Zustandekommen der Endothelveränderung eine besondere Rolle zukommt, steht dahin. Es ist aber darauf hinzuweisen, daß bei älteren Individuen überhaupt eine Endothelbetauung mit Farbstoffpartikelchen beobachtet wird und diese eine solche Kleinheit erreichen können, daß ein fast farbloser Staub die Rückfläche der Hornhaut bedeckt (s. auch Melanosis endothelialis, S. 364). Dieser scheint das Endothel zu schädigen; denn gleichzeitig treten dann Endothelprominenzen nach der Vorderkammer zu auf (HANS MOESCHLER). Die überragende Bedeutung der Endothelveränderung beim Zustandekommen der epithelialen Dystrophie geht namentlich aus den Untersuchungsergebnissen von HARRY und JONAS S. FRIEDENWALD hervor, die fünf Fälle von rein endothelialer und drei von endothelialepithelialer Dystrophie beobachteten. Sie sahen im Laufe der Zeit eine Zunahme des Pigmentstaubes an der Hornhautrückfläche sich entwickeln, der vor allem die zentralen Partien einnahm, und zwar ging diese Veränderung der epithelialen Dystrophie voraus. So ist in beiden Prozessen der Anfang und das Ende einer und derselben Affektion zu sehen, deren letzte Ursache ganz unbekannt ist.

Pathologische Anatomie. W. UHTHOFF konnte von einem bereits 10 Jahre bestehenden Fall Material zur mikroskopischen Untersuchung durch Abtragen der oberflächlichen Hornhautschichten gewinnen. Es zeigte sich eine Verdickung des Epithels. Dabei waren die Zellen kernlos und in die Länge gezogen. Nur die Basalschicht war einigermaßen unverändert. Die Bowmansche Membran fehlte durchweg, und die obersten Lamellenlagen des Parenchyms waren völlig entartet und homogen. Fuchs spricht von einer lamellären Auflagerung der Cornea. Auch Thiel hat solche Bilder demonstriert.

Therapie. Man könnte meinen, daß eine gegen das Glaukom gerichtete Behandlung Erfolg haben müßte. Leider ist aber diese ergebnislos: denn die Dystrophie ist eben nicht die Folge einer Drucksteigerung, sondern die Begleiterscheinung einer noch unbekannten Anomalie, die zu Glaukom führt. Weder Miotica, noch Kammerpunktion, noch Iridektomie vermögen die Erkrankung zum Stillstand zu bringen. Auch die Abschabung des getrübten Epithels schafft nur kurz dauernde Besserung, weil die neugebildete, anfänglich klare Schicht sich bald wieder trübt.

Literatur.

Dystrophia epithelialis.

Friedenwald, Harry u. Jonas S. Friedenwald: Epithelial dystrophy of the cornea. Brit. J. Ophthalm. **9**, 14 (1925). — Fuchs, Ernst: Dystrophia epithelialis corneae. Graefes Arch. **76**, 478 (1910).

Kraupa, Ernst: Pigmentierung der Hornhautinterfläche bei „Dystrophia epithelialis" (Fuchs). Z. Augenheilk. **44**, 247 (1920).

Moeschler, Hans: Untersuchungen über Pigmentierung der Hornhautrückfläche usw. Z. Augenheilk. **48**, 195 (1922).

Thiel: Ein Beitrag zur Degeneration der Hornhaut. Ophthalm. Ges. Heidelberg **1924**. 281.

Uhthoff, W.: Dystrophia corneae epithelialis (Fuchs). Ophthalm. Ges. Heidelberg **1920**, 308.

Vogt, Alfred: Dystrophia epithelialis corneae. Graefes Arch. **106**, 67 (1921).

6. Die streifenförmige subepitheliale Hornhauttrübung infolge Hypotonia bulbi. (Ophthalmomalacie [Reis]; Buchstabenkeratitis [Haab]; gitterförmige Hornhauttrübung nach Augenverletzungen [Casper]; oberflächliche lineare Keratitis [Holmes Spicer und Greeves]; Faltung und Knickung der Hornhaut [Fuchs]).

Unter dem Titel „Streifenförmige subepitheliale Hornhauttrübung" fassen wir eine Reihe von Veränderungen zusammen, die Begleitumstände von Verletzungen oder anderen, zu vorübergehender oder bleibender Senkung des intraokularen Drucks führenden Erkrankungen darstellen und in der Literatur die verschiedensten Namen bekommen haben.

Symptome. Die Veränderung ist zuerst von L. Casper (1903) beschrieben worden, und zwar anfänglich als „gitterige Hornhauttrübung nach Augenverletzungen", später als „subepitheliale Trübungsfiguren". Im Vordergrunde der Merkmale stehen scharf gezeichnete, mehr oder minder feine, gerade Linien von meist beträchtlicher Länge, die dicht unter dem glatt und spiegelnd bleibenden Epithel verlaufen. Sie sehen im auffallenden Lichte grau bis weißlich aus und sind bei der Durchleuchtung ganz undurchsichtig. Ihre gegenseitige Überkreuzung führt zu charakteristischen Gitterfiguren. Ab und zu tragen die Linien eine knotenartige Anschwellung, über denen das Epithel leicht erhaben ist. Träufelt man Fluorescin ein, so gelingt es nur hie und da, die Streifen eine kurze Strecke weit zu färben. Nach den Beobachtungen von Casper schließt sich die Veränderung in der Regel an eine vorausgegangene Kontusionsverletzung des Augapfels an, indem sich nach einer Woche nach dem Ereignis zuerst ganz feine Linien einstellen, die allmählich etwas breiter werden. Verhältnismäßig früh zeigen sich die knötchenförmigen Anschwellungen, jedoch ist die ganze Erscheinung nach Ablauf von 8—10 Wochen wieder verschwunden. O. Haab ergänzte das Krankheitsbild, das er „Buchstabenkeratitis" nannte, dahin, daß es auch doppelseitig und unabhängig von einer Verletzung, z. B. bei tuberkulöser Uveitis vorkommt und daß mehrfach eine auffallende Hypotonia bulbi nachweisbar ist. Daß diese auf das Zustandekommen der Linien von Einfluß ist, zeigten W. P. HOLMES SPICER und R. A. GREEVES, insofern sie Verschlimmerungen des Zustandes sahen, die jeweils mit einer Spannungsabnahme des Bulbus einhergingen. Es gelang auch die pathologisch-anatomische Ursache in Gestalt einer Faltenbildung der BOWMANschen Membran aufzudecken, die von einer Proliferation von Bindegewebe in der unmittelbar anschließenden Substantia propria begleitet sein kann. Dieser Befund wurde von W. REIS bestätigt, der an der Hand einer größeren Anzahl von Kriegsverletzungen nachweisen konnte, daß die Striche Faltungen der vorderen Grenzhaut ihr Dasein verdanken, die mit krankhafter Spannungsverminderung des Bulbus zusammenhängen. Da keine Entzündung vorliegt, verwarf er den Namen ,,Keratitis" und ersetzte ihn durch die Bezeichnung ,,Ophthalmomalacie". Zweifellos handelt es sich dabei um denselben anatomischen Vorgang, den E. FUCHS an phthisischen Augen gelegentlich antraf. Er spricht von einer ,,Faltung und Knickung" der Hornhaut solcher Augen.

Es gibt ferner eine Form der streifenförmigen Hornhauttrübung, die im Anschluß an Operationen (Schlingenextraktionen) vorkommt. Sie hat ihre Ursache in Faltenbildungen des Endothels und der DESCEMETschen Haut (s. S. 215).

Ob die von OLAF BLEGVAD beobachtete ,,Buchstabenkeratitis" bei einem an leichter sympathischer Ophthalmie leidenden Auge mit Hypertonie zu dem Symptomenkomplex, der subepithelialen Streifentrübung gehört, ist zweifelhaft. Der Autor gewann den Eindruck, daß die Veränderung durch sehr häufiges Aufsetzen des Tonometers hervorgebracht worden war.

Man könnte unter Umständen den von REIS vorgeschlagenen Namen annehmen, weil H. SCHMIDT-RIMPLER in der 2. Auflage des Handbuchs von GRAEFE-SAEMISCH auch eine intermittierende Ophthalmomalacie aufgeführt hat, doch liegt in dem Worte schon im Hinblick auf die Keratomalacie ein prognostisch so ungünstiges Moment, daß es besser ist, den Namen ,,streifenförmige subepitheliale Hornhauttrübung" beizubehalten, wie ihn CASPER in seiner ersten Arbeit geprägt hat. Wenn allerdings W. REIS meint, daß in Wirklichkeit die Streifen einer Störung im Ausbreitungsgebiete der sympathischen Nerven ihr Dasein verdanken, so mag dies im Hinblick auf die Tatsache, daß sich auch der HORNERsche Symptomenkomplex hinzugesellen kann, richtig sein; doch stehen wir, sobald wir ,,trophischen" Einflüssen die Hauptrolle einräumen, nur vor einem neuen Begriff, den wir nicht erklären können. Immerhin würden damit die scheinbar spontan auftretenden Fälle von Streifentrübungen ihre Erklärung finden.

Der **Verlauf** ist ebenso wie die *Prognose* unmittelbar davon abhängig, ob das zugrundeliegende Augenleiden besserungsfähig ist oder nicht. Handelt es sich doch weniger um eine selbständige Affektion als um den klinischen Ausdruck einer bestehenden Hypotonia bulbi. Mit Ansteigen des intraokularen Drucks verschwinden die Streifen von selbst.

Die **Therapie** hat nur Rücksicht auf die Erkrankung oder die Verletzungsfolgen zu nehmen, welche die Hypotonie auslösen.

Literatur.

Streifenförmige subepitheliale Hornhauttrübung.

BLEGVAD, OLAF: Ein Fall von Buchstabenkeratitis. Acta ophthalm. **4**, 281 (1927). — CASPER, L.: Gitterförmige Hornhauttrübung nach Augenverletzungen. Klin. Mbl. Augenheilk. **41 II**, 289 (1903). (b) Subepitheliale Trübungsfiguren nach Verletzungen. Klin. Mbl. Augenheilk. **57**, 385 (1916).

FUCHS, E.: Über Faltung und Knickung der Hornhaut. Graefes Arch. **96**, 323 (1918). — HAAB, O.: Die Buchstabenkeratitis. Deutschmanns Beiträge zur Augenheilkunde. 91. Heft, 1, 1916. — HOLMES, SPICER W. P. and R. A. GREEVES: On superficial linear Keratitis usw. Ophthalmoscope März 1916. Ref. Klin. Mbl. Augenheilk. **56 I**, 577 (1916).

REIS, W.: Über Ophthalmomalacie. Graefes Arch. **105**, 617 (1917).

O. Die Degenerationen der Cornea.

1. Die familiäre Hornhautentartung.

Zur Gruppe der familiären Hornhautentartung ist die *knötchenförmige Horn-hauttrübung* (A. Groenouw) mit ihrer Abart der *fleckigen Hornhautentartung* (Fehr) und die *gitterige Hornhauttrübung* (F. Dimmer, O. Haab) zu rechnen. Wie Bruno Fleischer ausgeführt hat, gehören diese äußerst chronischen Horn-hautleiden deswegen zusammen, weil sie recht häufig eine Familienerkrankung (bei dominanter Vererbung: s. Franceschetti Bd. 1 dieses Handbuches S. 733) darstellen, deren Hauptkennzeichen die ungefähr mit der Pubertät einsetzende Entwicklung, die stete Zunahme der Trübungen, die Bevorzugung der mittleren

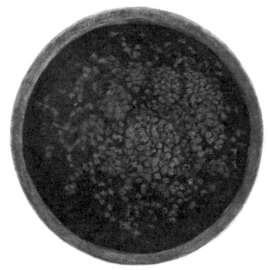

Abb. 277. Knötchenförmige Hornhauttrübung. (Spaltlampenbild.)

Hornhautbezirke bei Freibleiben einer Randzone und das gesetzmäßige Befallen-werden beider Augen sind. Ferner entsteht die Trübung nicht als eine diffuse Veränderung der Hornhaut, sondern in Gestalt von kleinen trüben Fleckchen, Knötchen oder Linien, die sich bei starker Vergrößerung in Konglomerate feinster, heller Pünktchen auflösen lassen. Entzündliche Ursachen sind auszuschließen. Vermutlich handelt es sich um irgendeine unbekannte Störung im Stoffwechsel der Membran, sei es, daß sich Niederschläge in ihr absetzen oder ihr Gewebe eine pathologische Umwandlung erfährt. Das Epithel bleibt erhalten und ist nur teil-weise durch die oberflächlicher liegenden Entartungsherde vorgebuckelt. Auch die Empfindlichkeit der Hornhautdecke auf Berührung ist nicht gestört. Neben den immer mehr zunehmenden Sehbeschwerden klagen die Patienten über eine oft unerträgliche Blendung bei intensiver Beleuchtung. Gegenüber diesen Merkmalen ist die Gestalt, welche die Trübungen zeigen, von mehr nebensächlicher Bedeutung: denn wir können uns vorstellen, daß die Gruppierung der zugrunde liegenden kleinsten punktförmigen Gebilde zu Flecken, Knötchen oder Linien durch Be-gleitumstände oder Zufälligkeiten bestimmt wird. Schon der Nachweis, daß in einer und derselben Familie sowohl die Fleckform, als auch durch das Hinzu-treten von Ausläufern die Gitterform angetroffen werden kann (Zani Desiderio), spricht für diese Auffassung.

Am längsten ist die **knötchenförmige Hornhauttrübung** bekannt, wie sie 1890 von A. Groenouw zuerst beschrieben worden ist. Für diese Art ist die Anwesenheit von zahlreichen, kleinen, rundlichen oder zackigen Trübungen („Noduli corneae") typisch, die wenig Neigung zum Zusammenfließen erkennen lassen (Abb. 277, 278, 280). Anfänglich sind sie in völlig klares Hornhautgewebe eingebettet, doch bekommt auch die Zwischensubstanz mit der Zeit einen diffusen, leicht grauen Schimmer, dessen Ursache, wie die der Knötchen selbst, bei Anwendung starker Vergrößerungen in der Ansammlung feinster heller, oft krystallinisch glänzender Pünktchen zu finden ist. Durch allmähliche Ausdehnung der Knötchen wird das Sehvermögen mehr und mehr herabgesetzt, wozu auch der Umstand beitragen mag, daß die Hornhautoberfläche buckelig oder uneben wird.

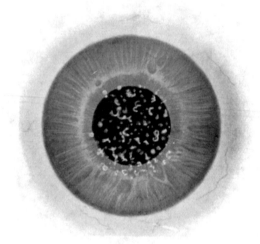

Abb. 278. Knötchenförmige Hornhauttrübung bei einer 25j. Patientin ungefähr seit 10 Jahren bestehend. (Nach F. Landenberger.)

Die Einlagerungen sind ebensowohl in den oberflächlichen als auch in den tiefen Hornhautschichten anzutreffen, erreichen die dichteste Ausbildung in der Hornhautmitte und nehmen gewöhnlich an Zahl und Größe nach den seitlichen Partien ab, um die äußerste Zone am Limbus ganz frei zu lassen. Wegen ihrer zum Teil tiefen Lage ist ein Abschaben des Epithels und der oberflächlichen Lamellen aussichtslos. Vascularisation fehlt vollständig; es sei denn, daß interkurrente, durch die Unebenheit des Epithels bedingte Schübe entzündlicher Veränderungen eine solche in die Wege leiten.

E. Fuchs hat zwei Arten von Knötchen unterschieden. Die größeren sind vor allem nahe dem Zentrum zu finden und zeigen eine unregelmäßige Begrenzung, während die kleineren zu Kreisen zusammengelagert sind, die die größeren Trübungen umgeben.

Vielleicht handelt es sich bei diesen Gebilden tatsächlich nur um die Schlacken eines pathologisch trägen Stoffwechsels; denn F. Landenberger sah in unmittelbarem Anschluß an eine ablaufende Keratitis scrophulosa eine bereits weit vorgeschrittene knötchenförmige Hornhauttrübung sich merklich zurückbilden, als wenn die Keratitis den Anstoß zu einer lebhafteren Durchströmung der Membran gegeben hätte (Abb. 278, 279, 280).

Daß die **fleckige Hornhautentartung** innige Beziehungen zu knötchenförmigen Hornhauttrübung hat, geht aus der Schilderung hervor, die Fehr gibt. Er teilt mit, daß die Erkrankung 23 Jahre lang bei 3 Geschwistern beobachtet werden konnte. die im übrigen gesund und kräftig waren. Auch bei diesem Leiden

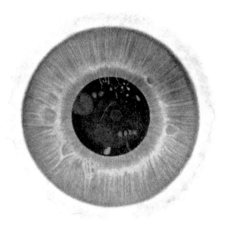

Abb. 279. Dasselbe Auge, wie auf Abb. 278 wiedergegeben, nach Überstehen einer skrofulösen Keratitis. (Nach F. Landenberger.)

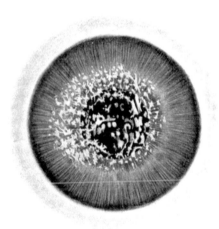

Abb. 280. Knötchenförmige Keratitis bei der Mutter der Patientin von Abb. 278. (Nach F. Landenberger.)

deuten die ersten Spuren auf die Entwicklungsjahre und auf eine Entartung hin, die mit entzündlichen Momenten nicht das geringste zu tun hat. Beide Hornhäute sind stets gleichmäßig befallen und zeigen mit den Jahren eine ganz allmählich zunehmende Verdichtung der Trübungen bei Freibleiben des Randes und stärkster Entwicklung in dem zentralen Bezirke. Im vorgeschrittenen Zustande der Erkrankung erscheint die Corneamitte bei Betrachtung mit bloßem Auge diffus grau getrübt mit eingestreuten weißlichen Punkten und Flecken mannigfaltigster Form; aber auch hier deckt die Anwendung stärkerer Vergrößerungen den Befund auf, daß die diffuse Trübung sich aus feinsten Pünktchen zusammensetzt, aus deren Verdichtung die bereits makroskopisch sichtbaren Flecken und Punkte entstehen. Sowohl die oberflächlichen als auch die tiefen Hornhautschichten beherbergen sie. In den Fällen von FEHR war die Oberfläche der Hornhaut glatt, in denen von ZANI DESIDERIO teilweise durch die Einlagerungen emporgehoben.

Ein etwas anderes Bild gewährt die **gitterige Hornhautentartung** (F. DIMMER, O. HAAB), die auch unter dem Namen „gitterige Keratitis" geht. Leider wird auch die „subepitheliale Streifentrübung" oder „Buchstabenkeratitis", die O. HAAB beschrieben hat, mit demselben Worte („gitterförmige Hornhauttrübung") bezeichnet. Diese Erkrankung, welche auf S. 396 näher besprochen ist, hat

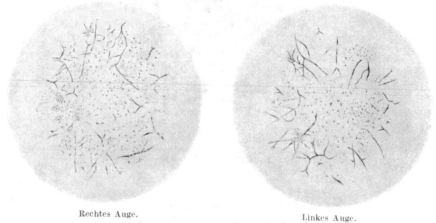

Rechtes Auge.   Linkes Auge.

Abb. 281. Gitterförmige Keratitis. (Nach O. HAAB.)

ihre Ursache in einer Hypotonie des Bulbus, die eine Faltenbildung der BOWMAN-schen Membran nach sich zieht, und stellt etwas ganz anderes dar als das uns hier beschäftigende Leiden, welches ohne jede nachweisbare Veranlassung als ausgesprochen familiäre Erkrankung mit dem Beginn der Pubertätszeit beide Augen befällt und ganz allmählich an Schwere zunimmt. Die ersten Kennzeichen sind feine Linien in den oberflächlichsten Hornhautschichten, die als „Sprünge im Glas", „reiserartige Striche" oder „Glasfäden" in die Erscheinung treten und durch vielfache Überkreuzungen ein zartes Gitterwerk entstehen lassen, das im auffallenden Lichte grauweißlich, im durchfallenden dunkel erscheint (Abb. 281). Die Vitalfärbung mit 0,10%iger wässeriger Brillantkresyllösung läßt die Streifen sehr rasch und intensiv blauviolett aufleuchten. Hierbei ergibt sich, daß die Gebilde keine Beziehungen zu den Hornhautnerven haben (R. STANKA). Diese Beobachtung steht im Widerspruch zu der von ARNOLD LÖWENSTEIN und E. KRAUPA, welche einen Übergang der Streifen in entartete Hornhautnerven nachweisen konnten und von einer „neurotischen Hornhaut-degeneration" sprechen (Abb. 282). Das Hornhautepithel wird durch die Linien emporgehoben und stark uneben gestaltet. Trotz dieser von der „knötchen"- und „fleckenförmigen" Trübung abweichenden Art der Einlagerungen wird aber die enge Beziehung zu den beiden genannten Typen dadurch kenntlich, daß sich neben den Leisten vor allem in den zentralen Abschnitten kleine, grauliche, fleckige Trübungen vorfinden, die leicht über die Oberfläche emporragen, während die äußerste Randzone ganz frei bleibt. Allerdings erwähnen sowohl Dimmer als auch Haab, daß Schübe von Entzündungen bereits in den ersten Stadien des Leidens zu verzeichnen sind. Möglicherweise hängt diese Beobachtung jedoch damit zusammen, daß bei der gitterförmigen Art die Leistenbildung und damit das Scheuern der Hornhaut an der Lidinnenfläche zu den frühesten Offenbarungen des Leidens gehört, während die Flecken und Punkte erst später die Hornhautoberfläche buckelig gestalten.

Pathologische Anatomie. Die Grundlage der familiären Hornhautentartung ist noch ungeklärt. Haab spricht von einer in die Bowmansche Membran eingelagerten durchsichtigen Substanz und meint damit die Leistenbildung. Dimmer

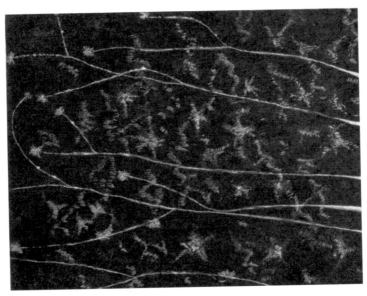

Abb. 282. Gitterige Hornhauttrübung (Dystrophia neurotica nach Kraupa). Übergang der Streifen in entartete Hornhautnerven. (Spaltlampenbild von E. Kraupa.)

konnte an abgeschabten Partikeln eine Art Hyalin oder Kolloid feststellen. Er fand auch Krystalle von Tripelphosphat. Die eingehendsten Untersuchungen verdanken wir E. Fuchs, der an heraustrepanierten Hornhautstücken zwei Veränderungen antraf, die er als primär ansieht. Zunächst handelt es sich um die Ausscheidung einer oft geschichtet vorkommenden Substanz unmittelbar unter dem Epithel, die acidophile Färbung zeigt, und dann um eine basophile körnige Masse in der Hornhaut selbst. Es können beide zusammen oder auch eine jede allein vorkommen, obwohl die basophile Abscheidung fast nie vermißt wird. Zu diesen Veränderungen tritt eine Zerklüftung und Wucherung des Epithels, eine Verdünnung und Zerstörung der Bowmanschen Membran, sowie eine Aufquellung und ein stellenweiser Schwund der Hornhautlamellen. So faßt Fuchs das Ergebnis seiner Untersuchungen dahin zusammen, daß die „knötchenförmige Hornhauttrübung" eine Ernährungsstörung oder Dystrophie ist, welche durch Ausscheidung von Substanzen gekennzeichnet wird, die in den Gewebssäften unlöslich geworden sind. Dabei sei an eine Alteration der inneren Sekretion zu denken.

Die von Wehrli verteidigte Ansicht, daß die Knötchen eine chronische Hornhauttuberkulose zur Ursache hätten, ist in Hinsicht auf die völlig reizlose Entstehung der Erkrankung und auf den histologischen Befund abzulehnen. Möglicherweise hat es sich in seinen Fällen um eine Komplikation gehandelt.

Therapie. Nach Angabe aller Beobachter ist eine Behandlung meist aussichtslos. Sie kann nur rein symptomatisch geschehen, indem bei Entzündungen und zur Anregung des Stoffwechsels eine Massage mit gelber Salbe oder dergl. versucht wird. ARNOLD LÖWENSTEIN empfiehlt zur Anregung einer Hyperämie die Anwendung einer Dionin-Quecksilbersalbe (Ung. hydrarg. cin. 33%, Vaselin āā 5,0; Dionin 0,3). Daneben verordnet er warme Umschläge, resp. Diathermie und Bestrahlungen mit Solluxlampe. Außerdem injiziert er wöchentlich 1mal eine größere Joddosis subcutan und 1 ccm 4% Kochsalzlösung subconjunctival. Auch Röntgenstrahlen hat er herangezogen.

Literatur.

Familiäre Hornhautentartung.

DESIDERIO, ZANI: Sulle degeneratione screziata famigliare delle cornea. Ann. Ottalm. 43, 545 (1914). — DIMMER, F.: Über oberflächliche gitterige Hornhauttrübung. Z. Augenheilk. 2, 353 (1899).

FEHR: Über familiäre, fleckige Hornhautentartung. Zbl. prakt. Augenheilk. 28, 1 (1904). FLEISCHER, BRUNO: Über familiäre Hornhautentartung. Arch. Augenheilk. 53, 263 (1905). — FREUND, H.: Die gitterige Hornhauttrübung. Graefes Arch. 57, 377 (1904). — FUCHS, ERNST: (a) Über knötchenförmige Hornhauttrübungen. Graefes Arch. 53, 423 (1902). (b) Über knötchenförmige Hornhauttrübung. Graefes Arch. 89, 336 (1915).

GROENOUW, A.: Knötchenförmige Hornhauttrübungen. Arch. Augenheilk. 21, 284 (1890).

HAAB, O.: Die gitterige Keratitis. Z. Augenheilk. 2, 235 (1899).

KRAUPA, E.: Die familiären degenerativen Hornhautveränderungen (neurotische Dystrophie und Ichthyosis corneae) im System der sog. Dystrophien der Hornhaut. Klin. Mbl. Augenheilk. 70, 396 (1923).

LANDENBERGER, F.: Eine bisher noch nicht beobachtete Erscheinung bei der familiären Hornhautentartung. Arch. Augenheilk. 92, 14 (1923). — LÖWENSTEIN, ARNOLD: Zur Klinik, Histologie und Therapie der gitterigen Hornhautdegeneration. Klin. Mbl. Augenheilk. 82, 752 (1929).

STANKA, RUDOLF: Familiäre gitterige Hornhautdegeneration. Klin. Mbl. Augenheilk. 74, 357 (1925).

WEHRLI: Ein Fall von knötchenförmiger Keratitis. Klin. Mbl. Augenheilk. 47 II, 241 (1909).

2. Die bandförmige Keratitis. (Gürtelförmige Trübung; queres Kalkband.)

Innerhalb der Lidspaltenzone ist nicht nur die Hornhaut der Möglichkeit kleiner Verletzungen und der Einwirkung mechanischer und chemischer Schädlichkeiten ausgesetzt, sondern hier besteht auch die Gefahr der vermehrten Verdunstung und damit Absetzung von Salzen. In beiden Fällen kann es deswegen zu einer Trübung kommen, die von dem einen Limbus zum anderen reicht und die Zone markiert, die gewöhnlich den Insulten der Außenwelt am meisten preisgegeben ist. Es dürfte aber klar sein, daß grundsätzlich diejenigen Fälle, in denen eine direkte Einwirkung auf die Hornhautoberfläche von außen her anzuschuldigen ist, eine ganz andere Beurteilung erfahren müssen als diejenigen, bei denen eine im Stoffwechsel der Membran selbst gelegene Ursache mehr oder weniger deutlich erkennbar ist. In der Literatur gehen alle diese Beobachtungen unterschiedslos unter dem Namen ,,bandförmige Keratitis", der ja von vornherein nur das Resultat, wie es klinisch zutage tritt, festlegt, aber in der Hinsicht falsch ist, als es sich in den seltensten Fällen um einen Folgezustand einer Hornhautentzündung, einer ,,Keratitis" handelt.

Man hat sich bemüht, zwischen der *primären* und *sekundären* Art der Erkrankung eine Grenze zu ziehen, insofern sich in einer Reihe der Beobachtungen

die quere Trübung ersichtlich als Spätsymptom im Krankheitsbilde einer Iridocyclitis, eines Glaucoma absolutum usw. einstellt, und diese Augenleiden als
die maßgebenden Ursachen der Störung angesprochen werden müssen. Merkwürdigerweise rechnet man zu den primären Erkrankungen aber auch die Fälle,
in denen chemische Einwirkungen das krankmachende Prinzip darstellen. Man
benennt aber ebensowenig eine Cataracta traumatica mit der näheren Bezeichnung primäre Katarakt. Um aus diesen Mißverständnissen herauszukommen,
werde ich im folgenden den nun einmal eingeführten Namen „bandförmige
Keratitis" beibehalten, aber die Fälle einteilen in *primäre, sekundäre* und
traumatische.

a) Die primäre bandförmige Keratitis

befällt vorher ganz gesunde Augen, ohne daß eine Ursache dafür aufgedeckt
werden kann. Zwar handelt es sich wahrscheinlich in Anbetracht der Tatsache, daß nicht zu selten ein Glaukom
nachfolgt, um das erste Zeichen irgendeiner Ernährungsanomalie der Cornea;
aber es ist unmöglich, mit Hilfe der zur
Zeit zur Verfügung stehenden Untersuchungsmethoden an den Augen sonst
etwas Krankhaftes festzustellen. Das Leiden ist im allgemeinen an das höhere
Lebensalter gebunden, doch kommen auch
Ausnahmen vor. So hat Ohm eine doppelseitige primäre bandförmige Trübung bei
einem 9jährigen Mädchen gesehen. Sie
ließ sich durch subconjunctivale Einspritzungen von 1%/iger Jodkaliumlösung
weitgehend aufhellen. Ernst Fuchs beschreibt einen gleichen Fall bei einem
10jährigen Mädchen, das in früher Kindheit Gelenkrheumatismus gehabt hatte.

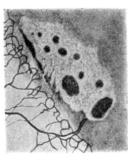

Abb. 283. Beginnende bandförmige Keratitis
am Limbus bei einer 84jährigen Frau mit
sonst gesunden Augen. Die Trübung setzt
nicht direkt an der Lederhautgrenze ein,
sondern ist von ihr durch eine rißartige,
weniger getrübte Zone getrennt. Unten ragt
eine Gefäßschlinge beträchtlich über das
Randschlingengefäßsystem hinaus in die
Trübung hinein. Die lochähnlichen, mehr
durchsichtigen Stellen geben der Trübung
ein siebartiges Aussehen.
(Spaltlampenbild von Alfred Vogt.)

Die Pathogenese der primären wie auch
der sekundären und traumatischen bandförmigen Keratitis wird vielleicht in Unregelmäßigkeiten zu suchen sein, die sich in der Descemetschen Membran
abspielen und ihre Eigenschaft als kapselartige Grenze gegenüber dem Kammerwasser betreffen. Nach den Untersuchungen von F. P. Fischer, die auf S. 204
eingehend beschrieben sind, ist die Cornea unter normalen Bedingungen eine
semipermeable Membran, deren Durchlässigkeit eine „gerichtete" ist. Die
ungestörte Funktion ist aber an die Intaktheit des vorderen Epithels und des
Endothels der Descemetschen Haut gebunden. Schon Quellungszustände genügen, um diese Grenzschichten ihrer Aufgabe, die Permeabilität der Hornhaut zu regulieren, zu berauben, womit eine Durchlässigkeit für Salze Hand
in Hand geht. Man wird sich daher wohl vorstellen können, daß minimale
Umstimmungen der hinteren Grenzschicht mit ihrem Endothelzellenbelag es
gestatten, daß Salze, die im Kammerwasser vorkommen, von rückwärts in die
Membran eindringen, sie durchwandern und, von der Bowmanschen Membran
und dem Epithel zurückgehalten, sich unmittelbar unter der Hornhautoberfläche dort ansammeln, wo die Möglichkeit der stärksten Verdunstung von
Flüssigkeit, d. h. der Konzentration der gelösten Salze vorliegt.

Symptome. In der Regel zeigen sich die ersten Merkmale am nasalen oder
temporalen Limbus innerhalb der Lidspaltenpartie, also in der abwärts von der

horizontalen Mittellinie gelegenen Zone. Hier tauchen graue zarte Trübungen
auf, die unmittelbar unter dem Epithel zur Entwicklung gelangen und flächen-
haft angeordnet sind. Zumeist zeigen schon diese ersten Anfänge das für die
Diagnose wertvolle Kennzeichen, daß die *Ränder dieser Trübungen scharf abgegrenzt, aber wie angenagt* aussehen. Unwillkürlich bekommt man den Eindruck,
daß hier eine aus amorphem Material gebildete, dünne Schichte abgelagert wird.
In der Tat handelt es sich um *Kalkpartikelchen,* die als Inkrustationen der
vordersten Hornhautschicht abgelagert werden (Abb. 283). Von den beiden Aus-
gangspunkten am inneren und äußeren Umfange der Cornea schieben sich die
Trübungen im weiteren Verlaufe ganz allmählich, immer die Zone der Lidspalte
einhaltend, nach der Mitte zu vorwärts, bis sie durch gegenseitiges Verschmelzen
aufhören, zwei Zungen darzustellen, und in ein Band übergehen. Es durchzieht die
Hornhaut nunmehr ein grauweißer, schmaler Gürtel. Ab und zu tauchen vor
der Vereinigung der beiden Bildungszentren inmitten der Lidspalte auch Inseln
auf, die die weitere Ausdehnung der Trübung vorbereiten. Mit der Zeit wird die
Trübung saturierter, indem die Dichtigkeit des abgesetzten Materials zunimmt.
Das Epithel verliert über der bandförmigen Zone seinen Glanz und bekommt
feine Sprünge und Lücken. Jedoch erreicht die primäre Form der Erkrankung
wohl kaum ein solches Ausmaß, daß auch Geschwürsbildungen sowie das
Abstoßen von Kalkplättchen sich anschließen, wie dies bei den sekundären
Erkrankungen häufig genug beobachtet wird.

b) Die sekundäre bandförmige Keratitis

ist die Folge einer Ernährungsstörung, welche sich an schwere, krankhafte Prozesse
im Augeninneren anschließt. Meist ist es eine ein- oder doppelseitige, chronische

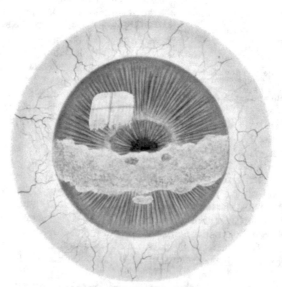

Abb. 284. Bandförmige Keratitis.

Iridocyclitis der verschiedensten Ätiologie, die diese Form veranlaßt. In anderen
Fällen haben wir eine Begleiterscheinung eines manifest gewordenen und schon
längere Zeit bestehenden Glaukoms vor uns. Man hat die sekundären Formen
in zwei Gruppen geordnet, indem die eine Reihe der Erkrankungen noch sehende,

die andere bereits erblindete Augen befällt. Eine solche Einteilung trifft jedoch nicht etwas Grundsätzliches, sondern stützt sich auf mehr oder weniger ausgesprochene Zufälligkeiten. Die Hauptsache ist bei allen diesen Vorkommnissen, daß eine schwere Ernährungsstörung in den Augen Platz gegriffen hat, die

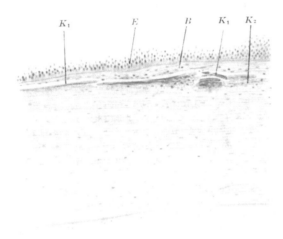

Abb. 285. Bandförmige Keratitis. Vergr. 80:1. *E* Epithel; die zylindrischen Stellen sind verlängert und in beginnender schleimiger Entartung begriffen; die oberflächlichen Zellen sind zum Teil abgestoßen; *B* kernarmer breiter Bindegewebszug unter der Basalreihe der Epithelzellen; *K* verkalkte Teile der Bowmanschen Membran; *K₂* Ansammlung von Kalkstaub in den vorderen Hornhautlamellen.
(Sammlung von J. v. Michel.)

wiederum die Folge von vorangegangenen, wohl charakterisierten Augenleiden ist, mag sie nun in einem blinden oder noch halbwegs brauchbaren Auge zustande gekommen sein.

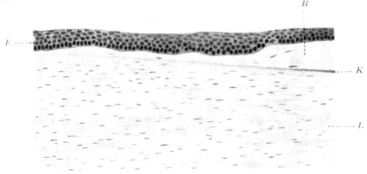

Abb. 286. Bandförmige Keratitis. Das Epithel (*E*) ist verschieden dick. Seine Basalzellenreihe verläuft wellig. Die Bowmansche Membran ist verbreitert und in ein hyalines Band verwandelt, an dessen Rückfläche ein Streifen Kalkkonkremente (*K*) sich einschiebt. *L* Lamellen der Hornhaut.
(Sammlung von J. v. Michel.)

Entsprechend diesem Zusammenhange ist die sekundäre bandförmige Keratitis an kein Lebensalter geknüpft. Sie kann jederzeit eintreten, wenn die genannten Bedingungen vorhanden sind. W. Uhthoff, A. Behmann und Hans Waubke beschreiben Fälle bei Kindern von 6—8 Jahren. Ja, im zweiten Falle von Fuchs darf man wohl annehmen, daß die einseitige Erkrankung angeboren war.

Bei dem 6jährigen Mädchen war am linken Auge eine typische gürtelförmige Trübung vorhanden, und zwar war dieses Auges etwas kleiner, die untere Hälfte der Pupille durch eine weiße Membran verschlossen und die Iris mit einem Zipfel an die Hornhauthinterfläche angeheftet. Den Zustand hatte das Kind mit auf die Welt gebracht, weshalb die Symptome wohl als die Residuen einer fetalen Erkrankung anzusehen sind.

Symptome. Die Entwicklung der Affektion ist die gleiche wie bei der primären Form, nur sind die Veränderungen intensiver, indem die Hornhäute die Kennzeichen einer schweren Dystrophie tragen (Abb. 284). Während die wirklich primären Prozesse von den Augen fast ohne Reaktion ertragen werden, finden wir hier Reizzustände, die sich schon durch die conjunctivale und ciliare Injektion ankündigen. Bald macht sich eine, wenn auch spärliche Gefäßneubildung geltend. Die Ablagerungen von Kalkplättchen erreichen eine solche Dicke, daß sie sich nicht mehr der Rundung der Hornhautoberfläche anschmiegen, sondern als starre Fremdkörper durch das Epithel hindurch spießen, wenn dieses nicht schon vorher abgestoßen war und einer torpiden Geschwürsbildung Platz gemacht hatte. Dadurch wird ein zu äußerst heftigen Beschwerden führendes Kratzen an der Lidinnenfläche ausgelöst. Bei eingetretener Erblindung wird die Enucleatio bulbi nötig.

Pathologische Anatomie. Die Untersuchung der gewonnenen Präparate deckt Veränderungen auf, die wohl sicher auch für die Gruppe der primären Erkrankungen maßgebend sind, obgleich in diesen Fällen meist der Endausgang in Erblindung nicht erreicht wird. Die BOWMANsche Membran ist in eine von Kalkablagerungen durchsetzte und zerklüftete starre Masse verwandelt, die vielfache Lücken trägt und über der nur noch Inseln entarteten Epithels stehen geblieben sind. Auch die vorderen Hornhautlamellen nehmen an dieser Inkrustation mit Kalksalzen teil (TH. LEBER, F. SCHIECK, W. UHTHOFF und andere [Abb. 285, 286]). Schon 1849 hatte BOWMAN gezeigt, daß die nach ihm benannte Membran der eigentliche Sitz der Konkremente ist. Später konnte LEBER nachweisen, daß zu dieser Veränderung die Bildung förmlicher Auswüchse hinzukommt, die aus der Membran entspringen und zum Teil nach vorn, zum Teil auch nach hinten wuchern. Sie bestehen ursprünglich aus einer hyalinen Substanz, die später den Mutterboden für Kalkablagerungen abgibt. SANDFORD GIFFORD hat dieselbe Beobachtung gemacht. In vorgeschrittenen Fällen gesellt sich eine schwielige Verdickung der BOWMANschen Membran hinzu, die sich nun in mehrere Lagen aufspaltet. Als Produkt der entzündlichen Reaktion des Gewebes schiebt sich zwischen diese Bindesubstanz. Mitunter stellen sich unter dem deutlichen Einfluß der Fremdkörperwirkung der Kalkkrystalle Riesenzellen ein. Das Material selbst gibt die Reaktionen des kohlensauren und phosphorsauren Kalks. Daneben finden sich größere Klumpen kolloider Massen innerhalb der veränderten Hornhautpartien als Zeichen einer schweren Dystrophie, wie wir sie auch in alten Leukomen usw. antreffen.

c) Die traumatische (mechanisch bedingte) bandförmige
Hornhauttrübung

wird im Anschlusse an bestimmte Einwirkungen von außen beobachtet, doch ist es fraglich, ob wir nicht nur eine Übereinstimmung des makroskopischen Bildes vor uns haben. Im Falle von CLARKE (zitiert nach FUCHS) hatte sich ein 40jähriger Mann dadurch die Affektion zugezogen, daß er sich bei der Arbeit Quecksilberdämpfen aussetzen mußte. TOPOLANSKI beobachtete eine Reihe von Erkrankungen bei Hutmachern, denen fortgesetzt beim Scheren von Hasenfellen feine Härchen in die Lidspalte geraten waren. Hingegen handelte es sich in dem einen Falle von MERZ-WEYGANDT um die Einwirkung von Dämpfen von Kaliumbichromat, in dem von FUCHS um den Folgezustand lange gebrauchter

Einstäubungen von Kalomel. Hier kommt lediglich die erhöhte Gefährdung der Lidspaltenpartie der Cornea zum Ausdruck, während in den eigentlichen Fällen von bandförmiger Keratitis die Verdunstung des innerhalb des Stromas befindlichen Flüssigkeitsquantums anzuschuldigen ist. Gewiß ein weitgehender Unterschied!

Therapie. Die Schilderung der Symptome und Verlaufsarten der verschiedenen Typen der bandförmigen Keratitis schließt die Forderung ein, daß man bei der Behandlung individualisieren muß. Eine Erkrankung des noch sehenden und im übrigen nachweislich nicht schwer geschädigten Auges verlangt eine andere Fürsorge als die eines blinden, und eine auf chemisch-mechanischer Grundlage zustandegekommene Trübung ist wiederum anders zu beurteilen. Es wurde schon oben (S. 404) erwähnt, daß OHM bei einer unkomplizierten Erkrankung von 1%igen subconjunctivalen Jodkali-Einspritzungen einen guten Erfolg sah.

Nach ELSCHNIG (s. HAUPTVOGEL) soll unter Umständen auch die Einwirkung des Lichtes auf das Hornhauteiweiß als auslösende Ursache mit in Betracht kommen. Daher dürfte es sich empfehlen, bei Behandlung sehender Augen durch Verordnung von Schutzbrillen eine Besserung anzustreben. Im übrigen liegt natürlich der Gedanke nahe, daß man den Kalk auflöst oder die Inkrustationen abträgt. Die erste Aufgabe ließe sich mittels der von ZUR NEDDEN eingeführten Behandlungsmethode der Kalkverätzungen der Hornhaut versuchen, die in Spülungen mit 10%iger neutraler Ammonium-tartaricum-Lösung besteht (siehe S. 385). Ich habe diese Therapie in einem Falle allerdings vergeblich angewandt; aber vielleicht liegen die Bedingungen nicht für alle Trübungen gleich. J. SOMMER sah guten Erfolg nach Abrasio corneae und Betupfen der Trübung mit einer 2%igen Lösung verdünnter Salzsäure.

Das Abtragen der Kalkplatten gelingt nicht immer nach Wunsch; denn die Trübungen reichen doch manchmal tiefer, als man annimmt. Außerdem bilden sich die Inkrustationen leicht von neuem. Es sei auch darauf hingewiesen, daß die Kalkmassen sich spontan abstoßen können. AXENFELD beobachtete, daß bei einer hochbetagten Patientin die ganze verkalkte Partie sich von selbst abhob und eine glatte, nur geringe Sehstörungen verursachende Narbe zurückließ. J. MERKULOW hat von einem Erfolge von Röntgenbestrahlung berichtet, doch waren an den infolge Iridocyclitis und Glaukom gefährdeten Augen des 15jährigen Patienten bereits vorher durch Iridektomien und Schlamm-bäder Besserungen zu verzeichnen gewesen. Außerdem bestand die bandförmige Trübung aus einzelnen Infiltraten, so daß die Diagnose auf Keratitis parenchymatosa bei negativer WASSERMANNscher Reaktion gestellt worden war.

Literatur.
Die bandförmige Keratitis.

AXENFELD, TH.: Über doppelseitige primäre progressive parenchymatöse Verkalkung (Dystrophia calcarea) der Hornhaut. Klin. Mbl. Augenheilk. **58**, 58 (1917).

BEHMANN, A.: Zwei Fälle von bandförmiger Hornhauttrübung an sehenden Augen von jugendlichen Patienten. Klin. Mbl. Augenheilk. **66**, 450 (1921).

FUCHS, ERNST: Über gürtelförmige Hornhauttrübung. Klin. Mbl. Augenheilk. **61**, 10 (1918).

GIFFORD, SANDFORD: Zur Klinik und Histologie der „hyalinen Degenerationen der Hornhaut" und ihrer Beziehung zur „Bandkeratitis". Klin. Mbl. Augenheilk. **73**, 346 (1924).

HAUPTVOGEL, J.: Über bandförmige Hornhauttrübung. Klin. Mbl. Augenheilk. **69**, 763 (1922).

LEBER, TH.: Über die bandförmige Hornhauttrübung. Ophthalm. Ges. Heidelberg **1897**, 53.

MERKULOW, J.: Physikalische Methoden der Behandlung der bandförmigen Hornhauttrübung. Z. Augenheilk. **67**, 73 (1929). — MERZ-WEYGANDT: Bandförmige Hornhauttrübung. Klin. Mbl. Augenheilk. **78**, 205 (1927).

OHM, JOH.: Bandförmige Hornhauttrübung bei einem 9jährigen Mädchen und ihre Behandlung mit subconjunctivalen Jodkaliumeinspritzungen. Klin. Mbl. Augenheilk. **48 II**, 243 (1910).

SCHIECK, F.: Beiträge zur pathologischen Anatomie der bandförmigen Hornhauttrübung. Festschrift für A. v. HIPPEL. S. 139. Halle a. S.: Carl Marold (1899). — SOMMER, J.: Ein Fall von primärer gürtelförmiger Hornhauttrübung. Z. Augenheilk. **55**. 352 (1925).

TOPOLANSKI: Die Ätiologie der bandförmigen Hornhauttrübung. Wien. klin. Wschr. **1894**, Nr. 6.

UHTHOFF, W.: Ein Fall von typischer bandförmiger Hornhauttrübung auf beiden Augen bei einem 8jährigen Mädchen mit teilweise erhaltener Sehkraft und hinteren Synechien. Klin. Mbl. Augenheilk. **60**, 11 (1918).

VERDERAME, F.: Calcinosi primaria della conjunctiva bulbare e della cornea (Cheratite bendiforme incipiente) in un occhio in altro sano. Boll. Ocul. **3**, 969 (1924).

WAUBKE, HANS: Zur Kenntnis der bandförmigen Hornhauttrübung in sehenden Augen. Klin. Mbl. Augenheilk. **69**, 79 (1922).

ZUR NEDDEN: Über Schädigung der Hornhaut durch Einwirkung von Kalk usw. nebst therapeutischen Angaben usw. Graefes Arch. **63**, 319 (1906).

3. Die primäre fettige Degeneration der Cornea.
(Fettdystrophie; Dystrophia adiposa corneae.)

Das Vorkommen von lipoiden Substanzen in dem Gewebe der Hornhaut ist unter drei verschiedenen Bedingungen zu beobachten. Wie die Histologie des

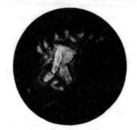 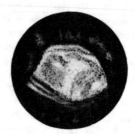

Abb. 287. Primäre Verfettung in der Hornhaut. Die Trübungen sind auf schwarzem Grunde dargestellt. (Nach E. BACHSTEZ.)

Arcus senilis lehrt (s. S. 376), kann eine *Infiltration* mit Fett entlang dem Limbus Platz greifen, als deren Ursache ein Überangebot von Lipoid zu betrachten ist. In zweiter Linie findet sich das Material indessen als Folgezustand einer *Degeneration*, und zwar in der einen Reihe der Fälle als *sekundäre* Einlagerung in alte Hornhautnarben (entartete Leukome). Diesen gegenüber wird noch eine *primäre* fettige Degeneration (RUDOLF TERTSCH, M. TAKAYASU) unterschieden, die eine vorher scheinbar gesunde Hornhaut heimsucht.

Symptome. Die primäre Erkrankung ist recht selten. Sie tritt anscheinend zumeist doppelseitig auf und befällt Personen aller Lebensalter, vielleicht im Zusammenhange mit endokrinen Störungen; denn ERNST BACHSTEZ sah als Grundleiden eine Hyperthyreose, H. SPANLANG eine Osteomalacie. Als Beispiel diene die Beobachtung von BACHSTEZ.

Bei einem 36jährigen, an Hyperthyreose leidenden Manne trat unter immer wiederkehrenden, mit ciliaren Injektionen verbundenen Reizerscheinungen zuerst links, dann rechts ein weißer Fleck in der Mitte der Hornhaut auf, der sich langsam vergrößerte. Nach drei Jahren war beiderseits eine dichte Trübung von auffallend gelblicher Farbe sichtbar, über welcher das Epithel eine matte Beschaffenheit angenommen hatte (Abb. 287). Eine diffuse graue Zone umsäumte die eigentlich dichte Trübung. An einigen Stellen lag eine gröbere Unregelmäßigkeit des Epithels vor; auch wurden hie und da einige dichtgedrängte, zarte, untereinander parallele, leicht prominente Leistchen angetroffen. Das eingelagerte gelbe Material war nicht homogen, sondern in Klumpen, Streifen und Punkten angeordnet. An der Spaltlampe sah man ein farbenprächtiges Bild; denn in den mittleren Schichten der Hornhaut wurden zahlreiche glänzende Pünktchen, Blättchen und Schüppchen deutlich, die ein krystallinisches Aussehen gewährten. Dagegen erschienen die grauen diffusen Trübungen am Rande, die bis in die oberflächlichsten Schichten heranreichten, nahezu völlig homogen. Außerdem fanden sich in den mittleren und tiefen Parenchymlagen nicht sonderlich zahlreiche neugebildete Gefäße. Die Empfindlichkeit beider Hornhäute war stark herabgesetzt. Das Innere der Augen war frei von Veränderungen. SR. = 6/36; L. = Handbewegungen. Die Sehschärfe des linken Auges wurde später durch Transplantation durchsichtiger Hornhaut wieder auf 6/36 gehoben. Als Ursache der Trübung ergab die Untersuchung der heraustrepanierten Scheibe eine Fettansammlung in den tiefen Epithelzellen, in der Bowmanschen Membran und in der Hornhautgrundsubstanz. Die am intensivsten veränderten

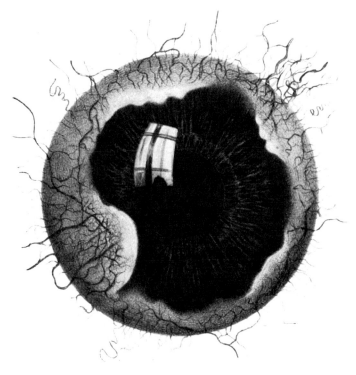

Abb. 288. Fettdystrophie der Peripherie der Hornhaut. (Beobachtung H. H. Elschnig.)

Lamellenlagen erwiesen sich durch die Unmöglichkeit der Färbbarkeit von Zellkernen als ziemlich weit in Nekrose vorgeschritten. Dafür waren sie mit einer lipoiden, durch Sudan hochrot darstellbaren Masse dicht durchsetzt.

Bachstez nimmt an, daß „das Gewebe der Hornhaut infolge irgendeiner Schädigung nicht imstande ist, die ihm in normaler Menge durch den Stoffwechsel zugeführten Fettstoffe richtig zu verarbeiten, so daß zunächst eine Lipoidspeicherung und im Anschluß daran eine Nekrose Platz greift." Eine Vermehrung von lipoiden Substanzen im Blute fand sich nicht. Tertsch und Kusama halten einen fettigen Abbau der Hornhautlamellen für die Ursache. Letzterer konnte in den Einlagerungen die Anwesenheit von Cholesterin nachweisen.

Die Beobachtung von H. H. Elschnig ist dadurch bemerkenswert, daß die Fettdystrophie nicht die Mitte, sondern die Peripherie der Cornea, und zwar ebenfalls an beiden Augen ergriffen hatte (Abb. 288). Der Versuch einer Abschabung zeigte, daß es sich um die Einlagerung von krümeligen, käsigen, gelbgrauen Massen handelte, die die vorderen Lamellenlagen unterminiert hatten. Sie bestanden hauptsächlich aus Fett. Hier tauchen also deutliche Beziehungen zum Arcus senilis auf, zumal der Patient 58 Jahre alt war.

Noch mehr weicht der Fall, den G. ATTIAS veröffentlicht hat, von dem Bilde ab, wie es gemeinhin vorkommt. Hier handelte es sich um ein 8 Wochen altes Kind, das an Verdauungsstörungen litt und eine Xerose der Bindehaut darbot. Die „fettige Entartung der Hornhaut" gab sich in einer ausgedehnten und alle Schichten der Membran durchsetzenden graugelblichen Trübung kund, die zentral ein tieferes Ulcus trug. Wiederholt lösten sich an beiden Augen Stücke von Hornhautlamellen ab, die mit Tupfern entfernt werden konnten. In den Fetzen waren schon makroskopisch große weiße Pünktchen sichtbar, die bei der Untersuchung als neutrale Fettsubstanzen angesprochen wurden. Das Material durchsetzte die Lamellen. Der Abstoßungsprozeß hielt 3 Wochen an. Rechts kam es zur Hornhautperforation, links nur zur Ulceration ohne Durchbruch. Schließlich heilte die Affektion unter Bildung eines Leukoma adhaerens, bzw. einer Macula ab. ATTIAS sagt selbst, daß diese Form der fettigen Degeneration der Keratomalacie nahesteht und vielleicht am besten durch die Bezeichnung „Keratitis exfoliativa" gekennzeichnet wird (siehe S. 330).

Prognose und Therapie. In den typischen Fällen liegt zweifellos ein langsam fortschreitender und durch die zentrale Lage das Sehvermögen mehr und mehr schädigender Prozeß vor, dem nicht Einhalt geboten werden kann. Nach den Mitteilungen von BACHSTEZ und SPANLANG sind in Spätstadien die Operationsmethoden der Transplantation aussichtsvoll.

Literatur.

Primäre fettige Degeneration der Cornea.

ATTIAS: Fettige Entartung der Hornhaut bei Säuglingskeratitis. Klin. Mbl. Augenheilk. **49 II,** (1911).

BACHSTEZ, ERNST: Über Verfettung in der Hornhaut. Graefes Arch. **105,** 997 (1921).

DENTI, A. V.: Della degenerazione grassa primaria bilaterale della cornea. Boll. Ocul. **5,** 284 (1926).

ELSCHNIG, H. H.: Über einen merkwürdigen Fall von Fettdystrophie der Peripherie beider Hornhäute. Klin. Mbl. Augenheilk. **71,** 720 (1923).

KUSAMA: Ein Beitrag zur primären fettigen Degeneration der Cornea. Klin. Mbl. Augenheilk. **66,** 111 (1921).

SPANLANG, HERBERT: Beiträge zur Klinik und Pathologie seltener Hornhauterkrankungen. Z. Augenheilk. **62,** 21 (1927).

TAKAYASU: Über eine primäre Fettdegeneration der Hornhaut. Graefes Arch. **82,** 475 (1912). — TERTSCH, RUDOLF: Ein Fall von primärer fettiger Degeneration beider Hornhäute. Klin. Mbl. Augenheilk. **49 II,** 1 (1911).

Die Erkrankungen der Sclera.

Anatomisch-physiologische Vorbemerkungen.

Allgemeine Pathologie.

Während die Cornea als gewölbtes Fenster der Augenkapsel wichtige optische Funktionen erfüllt, hat die Sclera lediglich die Aufgabe, die zarten Gewebe des

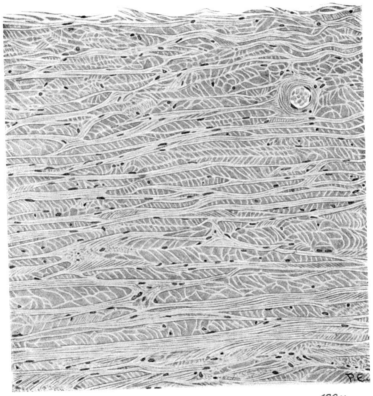

100μ

Abb. 289. Horizontaler Meridionalschnitt durch die Sclera aus dem hinteren lateralen Umfange des Augapfels eines 23jährigen Hingerichteten. Durchflechtung der Bündel. Oben rechts der Querschnitt einer Arterie. Am Oberrand lockere Episclerabündel. (Präparat von Professor Stieve.) (Nach P. Eisler.)

Augeninneren mit einer festen Hülle zu umgeben. Im Vergleich zur Hornhaut ist daher die Lederhaut einfach gebaut. Abgesehen davon, daß sie weder Grenzmembranen, noch einen endothelialen oder epithelialen Überzug besitzt, sind ihre bindegewebigen Bestandteile nicht in Form von Lamellen aufeinander geschichtet, sondern als derbe Fasern innig gegenseitig verflochten (Abb. 289). Zwar sind den Fibrillen auch Zellen eingelagert, aber diese entbehren des Zusammenhangs unter sich und des Charakters eines Syncytiums. So bildet die Sclera ein Gewebe, welches außerordentlich geringe Ansprüche an die Ernährung stellt und alle Eigenschaften vermissen läßt, welche der Entwicklung einer entzündlichen Reaktion günstig sind. Sie ist deshalb ein für die Ansiedlung von Mikroorganismen wenig geeignetes Gebiet. Doch fehlen ihr auch Abwehrstoffe.

Nur an zwei Stellen wird die lediglich fibröse Bauart durch eine kompliziertere Struktur abgelöst. Es ist dies die Gegend des Limbus und des Opticuseintritts. In der Nachbarschaft der Cornea durchbohren besonders viele Gefäße und Nerven die Lederhaut. Außerdem wird ihr festes Gefüge durch den ringförmigen SCHLEMMschen Kanal geschwächt. Hier bestehen innige Beziehungen zu der Hornhaut, dem Kammerwinkel und Kammerwasser, zur Iris und dem Corpus ciliare, sowie zur Bindehaut. Zwischen dieser und der Sclera ist am Limbus ein lockeres Gewebe eingeschaltet, die *Episclera*, welche unter krankhaften Bedingungen leicht anschwillt und eine Erweiterung ihrer Gefäße zeigt. Die Gegend des Limbus ist daher relativ häufig der Sitz einer von den oberflächlichen Gewebszügen der Sclera ausgehenden oder auch an Ort und Stelle auftretenden Entzündung (Episcleritis), die trotz ihrer Lokalisation im Bereiche des Bindehautsacks eine ganz andere Bedeutung hat als eine Bindehautentzündung; denn der Prozeß liegt unter der Conjunctiva, ist endogener Herkunft und von dem ciliaren, nicht von dem conjunctivalen Gefäßsystem versorgt.

Der Umstand, daß nahe der Hornhautperipherie eine Anzahl Arterien und Venen die Lederhaut in ziemlich stumpfen Winkel durchbohren, bringt aber wohl sicher eine Stromverlangsamung in diesen Kanalsystemen zustande, so daß hier die Möglichkeit besteht, daß Keime (oder Stoffwechselschlacken) abgefangen werden. So kommen unter Umständen von der Gefäßwandung ausgehend Ansiedelungen von Mikroorganismen zustande, die in dem fibrösen Gewebe der Umgebung eine schwelende Infektion setzen, ohne daß dieser Prozeß sich nach außenhin meldet. Wie im Krankheitsbilde der Episcleritis metastatica furunculiformis (s. S. 417) können sie zur Bildung von kleinen Abscessen Anlaß geben. Sobald die Metastase aber sich nach der Cornea zu vorwärts arbeitet, tritt eine tiefe Keratitis in die Erscheinung. Ebenso nimmt eine Knotenbildung im Kammerwinkel, eine schleichende Iridocyclitis oder periphere Chorioiditis oft ihren Ausgangspunkt von einem Herde in der Sclera, der hier schon lange zuvor zur Entwicklung gelangt war, ohne daß krankhafte Zeichen zunächst kenntlich wurden. Auf der anderen Seite ist natürlich manchmal der Zusammenhang umgekehrt, indem eine Affektion des vorderen Uvealtractus die Sclera sekundär in Mitleidenschaft zieht. Ferner kommt es in der vorderen Sclera leicht zur Ablagerung harnsaurer Salze bei Gicht.

Im Vergleich zur Limbuspartie der Sclera ist die Gegend des Opticuseintritts trotz der auch hier vorliegenden reichen Durchsetzung mit Blut- und Lymphbahnen nie der Ort einer primären entzündlichen Veränderung, obgleich sich an dieser Stelle pathologische Zustände entwickeln können, die im Sinne einer glaukomatösen Exkavation dem Opticus gefährlich werden (s. Kapitel Glaukom in diesem Bande).

Noch eine dritte Zone ruft unsere Aufmerksamkeit wach: die Sclera des hinteren Augenpols. Bei excessiver Myopie sehen wir hier die sonst so widerstandsfähige derbe Augenhülle nicht nur verdünnt und aufgefasert, sondern auch in Form des Staphyloma posticum verum nach rückwärts gedrückt.

Einteilung. Es fällt ungemein schwer, die Krankheiten der Sclera in Gruppen zu gliedern; denn wir bekommen fast ausschließlich nicht die Lederhautherde selbst, sondern allein ihre Folgezustände zu Gesicht. Deshalb dürfte es zweckmäßig sein, die einzelnen pathologischen Prozesse einfach hintereinander aufzuzählen und zu schildern.

A. Die Erkrankungen der Episclera.

Von allen Erkrankungen der zum Gebiete der Sclera gehörenden Abschnitte der äußeren Augenhülle ist die entzündliche Infiltration des zwischen Conjunctiva und Sclera gelegenen episcleralen Gewebes, das rings um den Limbus corneae herum zieht, weitaus die häufigste.

1. Der episcleritische Buckel.

Der „episcleritische Buckel" ist das Kennzeichen der gewöhnlichen Episcleritis, eine zumeist in Einzahl auftretende harte Knotenbildung in der Nähe des Limbus, welche die Bindehaut emporhebt (Abb. 290).

Seine Entwicklung geht langsam vor sich. Ganz allmählich (manchmal zunächst nur eine conjunctivale Reizung vortäuschend) macht sich eine mehr und mehr zunehmende *Anschwellung des episcleralen Gewebes* geltend, indem gleichzeitig eine *tiefe bläulichrote Verfärbung* der Stelle Platz greift. Wohl auf Grund der Einbettung des Prozesses in ein Gewebe, welches nicht unmittelbar zum Conjunctivalsacke gehört, *fehlt die Neigung zum Tränen* und bei reinen Fällen auch die Lichtscheu. Diese tritt nur dann hinzu, wenn die Iris oder die Hornhaut in Mitleidenschaft gezogen werden. Wohl aber prägt sich schon bald das Kennzeichen aus, daß *beim Druck auf die Erhabenheit Schmerzen* empfunden werden, die wegen des hier erfolgenden Durchtritts der Ciliarnerven erklärlich sind.

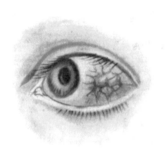

Abb. 290. Episkleritischer Buckel, umsponnen von erweiterten tiefen und oberflächlichen Gefäßen. Zu beachten ist die diffuse bläulichrote Farbe der Erhabenheit.

So kommt langsam eine außerordentlich torpid verlaufende flache Buckelbildung zustande, über deren Oberfläche die Bindehaut hinwegzieht, ohne daß sie sonderlich an dem entzündlichen Prozesse teilnimmt. In der Regel bleibt sie verschieblich, wenn nicht die unmittelbare Nähe des Limbus dies verhindert. Die Farbe des Buckels ist bläulichrot, nur *bei der gichtischen Form heller rötlich.* Wenn eine tuberkulöse Ätiologie vorliegt, kann sich auch ein gelblicher Schimmer auf der Kuppe der Erhabenheit einstellen. Bei der noch zu besprechenden Episcleritis metastatica furunculiformis birgt die Anschwellung eine kleine Eiteransammlung, so daß eine Fluktuation in ihrem Innern festzustellen ist.

Der anatomischen Anordnung des episcleralen Gewebes entsprechend, wird der episcleritische Buckel nur in der Nachbarschaft der Hornhautperipherie angetroffen. Weiter rückwärts evtl. auftauchende entzündliche Prozesse sind Offenbarungen einer Scleritis und als solche außerdem ungemein selten.

Spontan werden in der Regel keine Schmerzen ausgelöst. Sind solche vorhanden, dann kann man annehmen, daß die entzündliche Infiltration nicht auf das episclerale Gewebe beschränkt geblieben ist, sondern in die Tiefe gegriffen hat und hier den vorderen Abschnitt der Uvea reizt. Demzufolge schließen sich ab und zu als Folgezustände eine Iridocyclitis und tiefe Keratitis an, eine Möglichkeit, auf die schon oben hingewiesen wurde.

Der weitere Verlauf ist wie die Entstehung durch eine ausgesprochen schleichende Entzündung ausgezeichnet, die längere Zeit anhält und ebenso allmählich wieder schwindet wie sie gekommen ist.

Ätiologie. Als Ursache kommen die verschiedensten Infektionskrankheiten und Stoffwechselstörungen in Betracht. Ob wirklich für die reine Episcleritis Lues und Tuberkulose die bedeutsame Rolle spielen, die wir in den Lehrbüchern erwähnt finden, scheint mir zweifelhaft. Wahrscheinlich steckt dann eine Scleritis anterior milden Grades dahinter; aber es soll durchaus nicht geleugnet werden, daß diese beiden Allgemeinleiden eine knötchenförmige Episcleritis hervorrufen können. Es ist deshalb die Prüfung der WASSERMANNschen und KOCHschen Reaktion bei längerem Bestande der Augenerkrankung anzuraten. Außer diesen sind vor allem die *rheumatischen* Schädlichkeiten erwähnenswert: denn vielfach reagieren die Bildungen ausgezeichnet auf die Darreichung von Salicylsäurepräparaten. Auch Malaria und andere Infektionen sind als Ursache beobachtet worden. GIUSEPPE FAVOROLO hat eine besondere Episcleritisform beschrieben, die durch Schimmelpilze hervorgerufen wird.

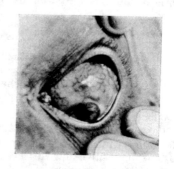

Abb. 291. Episcleritischer Buckel auf Grundlage von Gicht. Unter Atophanbehandlung sehr langsame Heilung. (Beobachtung von O. THIES.)

Nicht minder sind es die verschiedenen Formen der *Stoffwechselanomalien*, welche eine Episcleritis nach sich ziehen können. Fällen *gichtischen* Ursprungs (Abb. 291), vor

Zweifellos sind eine Reihe von allem diejenigen Buckel, welche

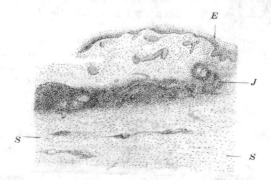

Abb. 292. Episcleritis. Das Epithel der Bindehaut (*E*) ist emporgehoben und treibt zum Teil Zapfen in die Tiefe. Unter dem Epithel einige Gefäße. Bei *J* schiebt sich zwischen Sclera (*S*) und subconjunctivales Gewebe eine Schicht Rundzelleninfiltration. (Sammlung J. v. MICHEL.)

trotz der Injektion der tiefen Gefäße eine eigentümlich hellrote Färbung aufweisen, wie schon erwähnt wurde (siehe auch Keratitis urica S. 375). Aber auch andere mit dem Stoffwechsel zusammenhängende Störungen, die man nicht ohne weiteres mit einer Diagnose belegen kann, sind unter Umständen anzuschuldigen. So verschwanden in dem Falle von H. L. SINSKEY, M. B. LEVIN und B. SACKS die Symptome, nachdem die Ernährung durch Beschränkung der Kohlehydrat- und Fettzufuhr eine Änderung erfahren hatte. Sowie diese Diätvorschrift nicht eingehalten wurde, kam es zu Rückfällen.

Pathologische Anatomie. Da der episcleritische Buckel eine im wesentlichen gutartige Krankheit ist, sind nur wenige Fälle bekannt, bei denen eine mikroskopische Untersuchung ausgeführt werden konnte. Die Abb. 292 entstammt der

Sammlung von J. v. Michel; leider fehlt die zugehörige Krankengeschichte. Wir sehen ein indifferentes zellreiches Infiltrat, welches unmittelbar der äußeren Oberfläche der Sclera aufliegt und sie von der Subconjunctiva trennt. Die Erweiterung der Gefäße ist deutlich. Nicht ohne Wichtigkeit aber scheint das Verhalten der angrenzenden Sclera, insofern eine ausgesprochene zellige Einscheidung der hier verlaufenden Blutgefäße und eine Durchsetzung des straffen Gewebes mit Wanderzellen ersichtlich ist, die an Zahl nach der Episclera zu anwachsen. Das dürfte den Schluß erlauben, daß der Ausgangspunkt in den scleralen Gefäßen zu suchen ist und die herdweise Zusammenlagerung der Wanderzellen, vielleicht auf chemotaktischem Wege, erst dort zustandekommt, wo die lockere Beschaffenheit des Mutterbodens eine dichtere Infiltration zuläßt.

Die **Differentialdiagnose** gegenüber einer in einigem Abstande von der Hornhautgrenze entwickelten Bindehautphlyktäne (s. S. 130) ist durch folgende Eigentümlichkeiten der Erkrankung gegeben. Zum Unterschied von der skrofulösen Eruption wird der episcleritische Buckel kaum von einem Reizzustande, wie Tränen und Lichtscheu begleitet. Andererseits ist er aber ebenfalls im Gegensatz zur Phlyktäne auf Druck mehr oder weniger empfindlich. Die Färbung des Knotens ist bläulichrot, da die tiefen Gefäße gefüllt sind. Der episcleritische Buckel hat auch mit Ausnahme der tuberkulösen Form keine gelbliche Kuppe und neigt höchst selten zu einem Übergang in ein kleines Ulcus. Außerdem ist er in seinem Verlaufe dadurch wesentlich von der Phlyktäne verschieden, daß er nicht wie diese bald verschwindet, sondern ein chronisches Leiden darstellt, dessen Heilung oft Schwierigkeiten bereitet.

Allerdings bedarf es einer besonderen Aufmerksamkeit, um nicht zu übersehen, daß der episcleritische Knoten unter Umständen nichts anderes als die Lokalisation einer *Rosacea-Eruption im Gebiete der Episclera* ist. Das hier in Frage kommende Krankheitsbild ist im Zusammenhange mit den Rosaceaefflorescenzen der Bindehaut und Hornhaut (s. diesen Band S. 151) beschrieben. In der Hauptsache kommt es darauf an, daß man die Haut des Gesichtes daraufhin untersucht, ob sie Rosaceaknötchen trägt, da das Vorhandensein solcher die Diagnose erleichtert.

Prognose. Der episcleritische Buckel verschwindet nie rasch. Hierin ist, wie schon hervorgehoben wurde, ein Unterscheidungsmerkmal gegenüber der Phlyktäne zu erblicken. Ja, es gibt Fälle, die recht hartnäckig sind. Im allgemeinen ist aber diese oberflächliche Entzündung der Bulbuskapsel nicht bösartig, solange sie isoliert auftritt. Wenn sie nur die Teilerscheinung eines in der Tiefe der Sclera sich abspielenden Prozesses ist, wird die Prognose freilich ernster; aber dann stehen auch die Folgeerscheinungen an der Hornhaut und dem Uvealtractus im Vordergrunde des klinischen Bildes.

Therapie. Unsere Fürsorge richtet sich nach der Ursache, die durch die Allgemeinuntersuchung festzustellen ist. Eventuell kommen spezifische Kuren gegen Tuberkulose und Lues in Frage. Bei rheumatischer Veranlagung sind Salicylpräparate am Platze. Liegt Gicht zugrunde, so ist die Diät zu regeln, unter Umständen Atophan zu verordnen. Eine Trinkkur mit Salzschlirfer, Lauchstädter Brunnen usw. leistet gute Dienste. Lokal empfiehlt sich die Anwendung von Wärme. Kälte wird meist sehr unangenehm empfunden und steigert die Entzündung. Bei der geringsten Reizung der Iris muß Atropin eingeträufelt werden.

2. Die Episcleritis metastatica furunculiformis.

Ätiologie. Die zuerst von RICHARD KRAEMER in ihrem Symptomenkomplex abgegrenzte Erkrankung ist identisch mit der von SACHSALBER beschriebenen „Scleritis suppurativa" und beruht auf einer hämatogenen *Infektion mit dem Staphylococcus pyogenes aureus*. KRAEMER hat diesen Zusammenhang aus der Tatsache ableiten können, daß unter den von ihm zusammengestellten 16 Fällen 10mal der genannte Keim aus dem Eiter der episcleritischen Abscesse gezüchtet werden konnte, und daß stets irgendwelche primäre Eiterherde im Körper vorlagen; neuerdings ist es auch R. THIEL gelungen, in einem Falle den Staphylococcus im strömenden Blute nachzuweisen, so daß an der *hämatogenen Pathogenese* nicht mehr gezweifelt werden kann.

In der überwiegenden Mehrzahl der Beobachtungen hängt die Affektion mit einer *allgemeinen Furunkulose* zusammen, jener an eine Infektion der Haarbälge gebundenen und oftmals so außerordentlich hartnäckigen Hauterkrankung. Obgleich es sich wegen des Fehlens von Haarbälgen im Bereich der Conjunctiva-Episclera am Auge nicht um echte Furunkel handeln kann, ist der Verlauf so ähnlich, daß der Zusatz „furunculiformis" wohl begründet ist. In anderen Fällen war der Ausgangspunkt ein Staphylokokkenabsceß an irgendeiner Körperstelle, ein protrahierter septischer Allgemeinzustand, eine Angina und anderes mehr.

Symptome. Das Wesen der Erkrankung besteht in dem Aufschießen von episcleritischen Knoten, die rasch im Innern erweichen und in einen *kleinen Absceß* übergehen. Nach Entleerung des Eiters und *Abstoßung des nekrotischen Pfropfes* tritt schnelle Heilung ein. Es kommen aber auch Beobachtungen vor, die ernster verlaufen. Sie sind weiter unten geschildert. Vorerst sei ein besonders typischer Fall als Beispiel angeführt, den KRAEMER mitgeteilt hat.

Ein 22jähriger Patient litt schon ein Vierteljahr lang an einer allen Behandlungsmethoden trotzenden allgemeinen Furunkulose. Plötzlich kam es zu einer Rötung des rechten Auges, die eine Conjunctivitis einzuleiten schien, innerhalb von 2 Tagen jedoch einer Episcleritis Platz machte. Es prägte sich eine von diffuser Schwellung umgebene Buckelbildung unter der Conjunctiva der Limbusgegend aus, die nach weiteren 2 Tagen die Größe einer kleinen Erbse erreichte und einen fluktuierenden Inhalt einschloß. Die vorgenommene Incision förderte eine kleine Menge krümeligen Eiters zutage, der Staphylokokken enthielt. Aber erst am 6. Krankheitstage stieß sich ein wirklicher Eiterpfropf ab, worauf schnelle Abheilung einsetzte. Einige Monate später war nur noch eine linsengroße, etwas dunkeler gefärbte Delle in der Sclera sichtbar, über welcher die Bindehaut glatt hinweg zog.

Wie in diesem, so ist es auch in allen übrigen typischen Fällen die Regel, daß durch die *episcleritische Eruption weder die Iris noch die Cornea irgendwie in Mitleidenschaft gezogen wird*.

NICOLAUS BLATT sah im Anschluß an die Augenerkrankung eine Schwellung der präaurikulären Drüse.

Auf einem verwandten, in der Episclera bzw. Sclera sich abspielenden Prozeß scheint die Beobachtung zu beruhen, daß kleine Eiterpfröpfe aus dem Kammerwinkel in das Kammerwasser hineinragen, die ohne Reizung der Iris wieder aufgesaugt werden (O. THIES). In ähnlicher Weise sah H. ERGGELET im Anschluß an ein stumpfes Trauma (Kuhhornstoß) eine vom Limbus aus in die tiefen Hornhautlamellen sich einschiebende eitergelbe zungenförmige Trübung mit fibrinösem Exsudat in der Vorderkammer und Hypopyon. Die Erkrankung heilte langsam aus; nach einem Monat war wieder volle Sehschärfe vorhanden. Er faßt im Hinblicke auf die metastatische Episcleritis die Erkrankung als eine „entzündliche Lederhautmetastase des Anastomosennetzes der vorderen Ciliargefäße" auf, ohne daß ein Ursprungsherd im Körper aufgefunden werden konnte.

Was die *schwereren Komplikationen* anlangt, so sind Perforationen der Sclera gesehen worden, die zu einem peripheren Irisprolaps führten. Auch diese Affektion kann indessen ohne sonderlichen Schaden abheilen; aber es sind auch tiefgreifende Eiterungen und Phthisis bulbi zur Beobachtung gelangt. In dem Falle von Sandmann kam es im Anschluß an einen Staphylokokkenabsceß der Haut zu einer symmetrischen Scleralmetastase beider Augen in Form eines doppelseitigen dreieckigen Geschwürs, welches innerhalb der Lidspaltenzone an den nasalen Limbus corneae grenzte. Die Patientin starb an allgemeiner Sepsis.

Die Diagnose ist in typischen Fällen nicht schwer; denn sie ergibt sich aus dem Verlaufe von selbst. Bei nicht in der charakteristischen Form sich abspielenden Prozessen wird immer die Frage offen bleiben, ob es sich wirklich um eine Staphylokokkenmetastase handelt und der Fall in das Krankheitsbild hineingehört. Maßgebend ist auch der Allgemeinzustand.

Die Prognose ist in den typischen Fällen günstig. Kraemer hat darauf aufmerksam gemacht, daß im Gegensatz zum Streptococcus die Staphylokokkeninfektion verhältnismäßig milde verläuft, soweit auch die Erkrankungen anderer Körperorgane in Frage kommen.

Therapie. Bei dem raschen Ablauf der Erkrankung wendet man dieselbe Behandlungsart wie bei den Hautfurunkel an; d. h. man incidiert, sobald sich eine Eiterbildung im Innern des Buckels zeigt, und begünstigt durch warme Umschläge die Ausstoßung des Eiterpfropfes.

3. Die Episcleritis periodica fugax.

Die Erkrankung scheint auf dem Boden einer Stoffwechselstörung zur Entwicklung zu gelangen. Sie ging früher unter dem Namen „*Subconjunctivitis*" (Albrecht v. Graefe), auch wohl „*Tenonitis partialis anterior*", bis Ernst Fuchs auf Grund einer eingehenden Studie die Bezeichnung „Episcleritis periodica fugax" schuf.

Mit Vorliebe werden Männer in den mittleren Jahren befallen, die sonst gesund sind und höchstens den Verdacht wachrufen, daß eine Gicht dahinter stecken könnte (A. Wagenmann). Im Gegensatz zum episcleritischen Buckel, der fast ausnahmslos einen protrahierten Verlauf nimmt, handelt es sich hier um anfallsweise auftretende Prozesse, die einmal das rechte, einmal das linke oder auch beide Augen gleichzeitig in Mitleidenschaft ziehen. Das Charakteristische ist eine tief dunkelrot gefärbte, entzündliche Schwellung in dem episcleralen Gewebe, welche auch die darüber liegende Bindehaut mit ergreift, ohne daß eine katarrhalische Absonderung hinzutritt. Eine wirkliche Knotenbildung gehört nicht zum Wesen dieser Erkrankungsform, sondern es überwiegt die ödematöse Durchtränkung, die oft zu erheblichen flachen Auftreibungen führt. Zumeist ist das Leiden in Gestalt einzelner Flecke ausgebildet, doch kann in schweren Fällen die Hornhautperipherie in ihrem ganzen Umfang befallen sein. Wenn nur umschriebene Herde vorhanden sind, liegt die merkwürdige Erscheinung vor, daß sie ihren Ort wechseln. Die gerade nicht von der Entzündung ergriffenen Gebiete der Conjunctiva-Episclera sind dann ganz normal; ebensowenig wird die Bindehaut außerhalb der Region der Episclera jemals in Mitleidenschaft gezogen. Es muß sich daher um einen Prozeß handeln, der vorzüglich im episcleralen Gewebe Fuß faßt.

Oft wird über *sehr heftige Schmerzen* geklagt. Sie gehen entweder den einzelnen Anfällen einige Tage voraus oder setzen mit dem Ausbruch der Entzündung ein. Hin und wieder sind sie mit Migräne verbunden. Drückt man auf die gerötete Stelle, so werden gleichfalls Schmerzen ausgelöst. Manchmal fand

Fuchs ein begleitendes Ödem des Lides. Das wichtigste Merkmal bleibt aber die Neigung zur Ortsveränderung und zu Rückfällen, die hin und wieder nach 2—4 Wochen oder auch in längeren Pausen sich regelmäßig melden. In einem Falle hingen die Krankheitsschübe wohl sicher mit einer Febris intermittens zusammen; denn sie kamen mit den Temperatursteigerungen und konnten durch Chinin beeinflußt werden.

Im übrigen scheint die *Therapie* ziemlich machtlos zu sein, weil vielleicht eine *angioneurotische Disposition* mit im Spiele ist, die man nicht beseitigen kann. Für die Veranlagung zu der Erkrankung spricht jedenfalls die Erfahrung von O. Heinonen, der in einer und derselben Familie 5 Fälle des flüchtigen Scleralödems feststellen konnte, die sich in dominantem Erbgang in drei aufeinander folgenden Generationen zeigten. Damit ist eine Parallele zu dem ebenfalls dominant vererbbaren Quinckeschen Hautödem gegeben. Die von Fuchs beobachteten Erkrankungen mit ihren vielen Rückfällen dauerten über Jahre und Jahrzehnte. Am besten bewährte sich noch Chinin und Natrium salicylicum.

B. Die entzündlichen Veränderungen im Gebiete der Sclera und ihre Folgezustände.

1. Die Scleritis anterior.

Im vorausgehenden Kapitel haben wir kennen gelernt, daß die im episcleralen Gewebe zur Entwicklung gelangenden entzündlichen Prozesse nicht von außen her, sondern auf endogenem Wege entstehen. Namentlich die Blutbahn ist die Trägerin der bakteriellen oder chemisch-toxischen Noxe, von der die entzündliche Reaktion ihren Ursprung nimmt. Das Krankheitsbild der Episcleritis metastatica liefert hierfür das beste Beispiel (s. S. 417).

Daß sich die Veränderung in der Episclera aber so schnell und typisch meldet, hat seinen Grund in der zarten, lockeren Bauart des Gewebes, welche eine intensive Erweiterung der Gefäße, zellige Infiltration und ödematöse Durchtränkung begünstigt. Innerhalb der tiefer liegenden, fest gefügten Sclera sind die Bedingungen wesentlich andere; denn es fehlt, so lange die Lederhautfasern nicht erweicht oder zerstört sind, überhaupt die Möglichkeit, daß sich ein typisch entzündlicher Herd genügend entfalten kann, um schnell eine Auftreibung der Bulbuswandung hervorzubringen.

Außerdem ist zu bedenken, daß infolge der Undurchsichtigkeit der Sclera jedes Hilfsmittel mangelt, wenn es gilt genau festzustellen, in welcher Lage, ob oberflächlich oder tief, die Krankheit zur Ansiedlung gekommen ist. Die exakte Methode des „optischen Schnitts", wie sie für die Spaltlampenuntersuchung der Hornhaut zur Verfügung steht, ist hier ja ausgeschlossen. Deswegen bleibt in den meisten Fällen auch die Frage unentschieden, ob etwa die Sclera erst sekundär, z. B. durch Übergreifen einer verborgen geblieben Erkrankung der Außenfläche des Corpus ciliare oder der Iriswurzel in Mitleidenschaft gezogen wird. Aber, auch wenn wir annehmen dürfen, daß ein Herd in der Lederhaut selbst zur Entwicklung gelangt ist, erkennen wir nicht selten sein Vorhandensein erst dann, wenn krankhafte Vorgänge in der vorderen Uvea oder in den peripheren tiefen Hornhautschichten als fortgeleitete Folgen in die Erscheinung treten.

Auf der Höhe der Entwicklung des Leidens haben wir sogar häufig ein Bild vor uns, welches *als Erkrankung des vorderen Augenabschnittes schlechthin imponiert*. Kommen dann wegen der Schwere der Entzündung, Erblindung des Auges an sekundärer Amotio retinae oder an Glaukom solche Augen zur Enucleation und mikroskopischen Untersuchung, so begegnen wir abermals der Schwierigkeit, daß es unmöglich ist, nachträglich zu entscheiden, ob der Uvealtractus oder die Bulbuswandung den Sitz des primären maßgebenden Prozesses abgegeben hat (s. hierzu Abb. 296, S. 424).

Zweifellos sind Fälle einer „sclerosierenden Keratitis" (s. S. 426), einer Tuberkulose der Hornhaut (S. 338), einer Randektasie und Rinnenbildung der Cornea (S. 379) oft genug lediglich als Auswirkung eines Prozesses in der vorderen Sclera aufzufassen, der eben nur unsichtbar und unerkannt bleibt.

Freilich gestatten die schweren, nach außen zu durchbrechenden entzündlichen Vorgänge in der vorderen Sclera die Diagnose einer Scleritis ohne weiteres, weswegen es wohl begreiflich ist, daß man an der Hand derartiger Beobachtungen eine „maligne" Scleritis klinisch abzutrennen versucht hat, die indessen wahrscheinlich ohne scharfe Grenze in die benigne Form übergeht.

Alle diese Schwierigkeiten sind die Ursache dafür, daß die Lehre von den Erkrankungen der Sclera noch immer nicht in ein klares System gebracht werden konnte, und daß ein und dieselbe Affektion in der Literatur unter verschiedenen Namen auftaucht. Dies gilt vor allem für die „*sulzige Scleritis*", die „*maligne Scleritis*" und die „*Sclero-Perikeratitis*", welche mannigfache Berührungspunkte miteinander aufweisen.

Die sulzige Infiltration der Conjunctiva und Sclera (Walter Schlodtmann) ist durch das Auftreten einer „*sulzigen rotbraunen Verdickung des unter der Bindehaut liegenden Gewebes*" gekennzeichnet, welches rings um die Hornhaut einen Wall bildet. Die Conjunctiva nimmt an dem Prozesse durch eine entzündliche Gefäßerweiterung teil, und die Aufquellung geht auch ein Stück auf die Hornhautperipherie über, indem sich ein grauer, etwas prominenter Saum bildet, der mit scharfer Grenze nach der durchsichtig gebliebenen Hornhautpartie abfällt. Freilich ist auch sonst in der Cornea die Transparenz nicht durchaus erhalten; denn sie kann im ganzen leicht matt und hauchig werden. Ihre Hinterfläche bedecken im unteren Teile Präcipitate. Schlodtmann hebt als besonderes Merkmal hervor, daß sich diese Form der Erkrankung von der gewöhnlichen Scleritis, bzw. Episcleritis dadurch unterscheidet, daß der infiltrierte Hornhautrand eine sulzige, succulente Beschaffenheit annimmt, welche sehr auffallend ist und dem Auge ein ganz eigenartiges Gepräge verleiht. „Der Hornhautrand ist recht eigentlich der Sitz des Krankheitsprozesses, und von ihm greift die Infiltration nach beiden Seiten auf die benachbarten Membranen über, indem sie nach der Hornhaut zu, dieselbe zum Teil überlagernd, sich mit scharfem Rande abgrenzt, nach der Sclera hin dagegen sich allmählich abflacht und unmerklich in das normale Gewebe übergeht." Im weiteren Verlauf schreitet die Erkrankung so weiter, daß die Infiltration im Hornhautgewebe zunimmt, weshalb das durchsichtige Gebiet mit der Zeit auf ein immer kleineres Areal reduziert wird.

Pathologische Anatomie. Der eine Fall von Schlodtmann zwang durch eine hinzutretende Iridocyclitis mit starken Schmerzen zur Enucleatio bulbi. Bei der mikroskopischen Untersuchung fand sich als Grundlage der sulzigen Schwellung ein ringförmig zusammenhängendes massiges Infiltrat von Leukocyten, das auch in den vorderen Uvealtractus hineinreichte, Riesenzellen enthielt und mit einer ebenfalls zu einem geschlossenen Ringe zusammengeflossenen Gewebsnekrose in Verbindung stand.

Der pathologisch-anatomische Befund deckt sich im wesentlichen mit den Ergebnissen, welche W. Uthhoff, O. Schirmer, Friedland, W. Gilbert, J. Komoto u. a. bei ähnlichen Fällen erhalten haben: wir werden noch sehen, daß auch die „maligne Scleritis", sowie die „Sclero-Perikeratitis" im histologischen Befunde starke Anklänge zeigen.

Im Falle von Komoto hatte die Scleritis im vorderen Abschnitte begonnen, war aber nicht nach der Hornhaut zu, sondern weiter nach rückwärts gewandert, so daß eine fast tumorähnliche Auftreibung der Augapfelwandung nahe dem Äquator entstanden war. Wie fast in allen Fällen, nahm auch hier die Aderhaut an dem schweren entzündlichen Prozesse Anteil.

Bemerkenswert ist ferner die Beobachtung von Comberg, insofern eine ringförmig um den Limbus herum entwickelte Scleritis anterior tuberculosa durch Erweichung des festen Gefüges der Bulbuskapsel eine Vortreibung der Hornhaut verursacht hatte, ohne daß ihre Durchsichtigkeit beeinträchtigt worden war.

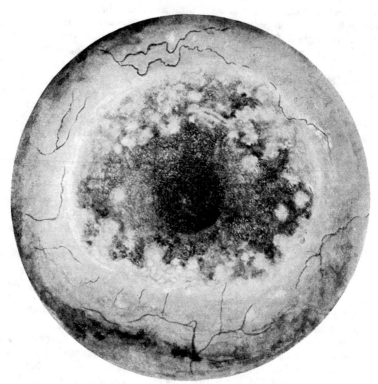

Abb. 293. Endausgang einer „malignen Scleritis". Die Grenze zwischen Lederhaut und Hornhaut ist ganz verloren gegangen. Die transparente Partie der Cornea ist so klein geworden, daß man gerade noch die Pupille und den Pupillarteil der Iris sieht. (Nach E. v. Hippel.)

Somit ist der Schluß berechtigt, daß *eine Scleritis anterior nach drei Richtungen hin sich auswirken kann: 1. nach vorn, also in Form von sulzigen oder zungenförmigen Trübungen der Hornhaut, 2. rings den Limbus umgreifend* [1] *und 3. nach rückwärts.*

In dem von E. v. Hippel beschriebenen Falle, den er „**maligne Scleritis und Uveitis**" nennt, war der Verlauf dadurch von den oben erwähnten Beobachtungen der „sulzigen Infiltration" verschieden, daß bei der Patientin (65jährige Frau) das Leiden mit multiplen Randinfiltraten der Cornea begann. Während

---

[1] J. Herbert Parsons möchte an die Stelle der Bezeichnung „sulzige Infiltration" den Namen Scleritis anularis setzen. Dieser deckt sich aber wiederum nicht mit dem Krankheitsbilde des erwähnten ringförmigen Habitus; denn die Keratitis anularis wird als ein Leiden des Alters über 60 Jahre geschildert, das meist beiderseits auftritt und die Cornea in Gestalt einer peripheren sclerosierenden Keratitis in Mitleidenschaft zieht. Die Prognose ist schlecht.

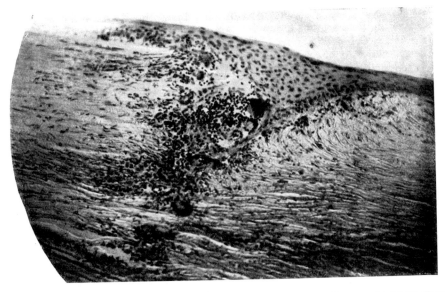

Abb. 294. Maligne Scleritis (E. v. HIPPEL). Grenzzone zwischen der ergriffenen und intakten Hornhaut. Links oben im Präparat hört die BOWMANsche Membran auf. Ebenso setzen sich die an dem
Krankheitsherd angrenzenden Hornhautlamellen (links im Bilde) scharf ab. Der Prozeß beginnt
mit einer Wucherung des Hornhautepithels (oben Mitte), indem die darunter liegenden Lamellen
von einer Infiltration mit Lymphocyten, mehrkernigen Rundzellen, epitheloiden und Riesenzellen
durchzogen werden.

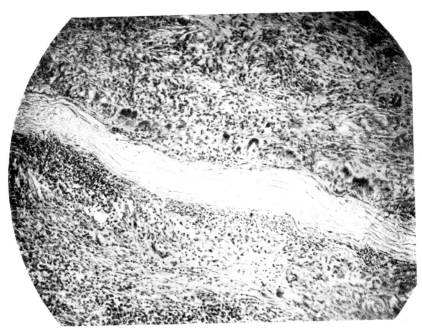

Abb. 295. Maligne Scleritis (E. v. HIPPEL). Zerstörungen in der Sclera. Eine aus Lymphocyten,
epitheloiden und Riesenzellen bestehende Zellanhäufung ist an die Stelle des Lederhautgewebes
getreten. Mitten durch das Präparat zieht ein langer Streifen nekrotischer Sclera.

rechts die Affektion ausheilte, gesellte sich links eine Iritis, dann eine Auflockerung der Sclera und Conjunctiva am unteren Hornhautrande hinzu. Unter sehr starken Schmerzen umkreiste die Scleritis dann den ganzen Hornhautumfang, und es schoben sich konfluierende Randinfiltrate vom Limbus her in das Gebiet der Hornhaut vorwärts (Abb. 293). Durch eine hinzutretende Amotio retinae erblindete das Auge, so daß wegen der Schmerzen Enucleatio bulbi nötig wurde. Abb. 294 zeigt die Grenzzone zwischen dem ergriffenen und normalen Hornhautgewebe, Abb. 295 die schweren Zerstörungen, welche der Prozeß in der Sclera angerichtet hat.

Zweifellos nahe verwandt mit diesen Formen, wenn nicht mit ihnen identisch ist die **Sclero-Perikeratitis progressiva** (A. v. SZILY). Die Beobachtung, welche den Ausgangspunkt gab, sei kurz wiedergegeben, weil sich im Anschluß an die Beschreibung v. SZILYs der Name einzubürgern beginnt.

Bei einer 52jährigen Frau fand sich 1914 *rechts* eine seit kurzer Zeit bestehende bläulichlivide Verfärbung der scleralen Bindehaut nach Art einer darunter liegenden Scleritis. Von oben her setzte sich ein Streifen pannösen Gewebes über den Limbus ins Bereich der durchsichtigen Hornhaut fort, der bei erweiterter Pupille die Iris überdeckte. Der Rand der oberflächlichen Trübung war buchtig geschweift und hatte vier Ausläufer, die kleinste Infiltrate umgaben und hauchig wolkiges Aussehen hatten. Einzelne oberflächliche Infiltrate waren der Trübung nach der Mitte der Hornhaut zu vorgelagert. Im übrigen war die Hornhaut klar. Am *linken* Auge, das schon seit $^3/_4$ Jahren krank war, waren ähnliche, aber weiter vorgeschrittene Veränderungen vorhanden. Als einziger Anhaltspunkt für ein Allgemeinleiden ergab sich eine *positive allgemeine Reaktion auf* 1 mg *Alttuberkulin und gleichzeitig eine Steigerung des Reizzustandes am linken Auge.* Ein Vierteljahr später war die gefäßhaltige Trübungszone am rechten Auge weiter vorgeschoben, und die gleiche Veränderung begann sich auch an der übrigen Corneaperipherie vorzubereiten. Dabei gewährte die Partie am oberen Limbus den Eindruck, als wenn sich zwei übereinanderliegende Ausbreitungsgebiete der Trübung entwickelt hätten. Ebenso war die Erkrankung am linken Auge progredient. Wieder ein halbes Jahr später zeigte das rechte Auge eine merkwürdige sulzige Verdickung der ganzen scleralen Bindehaut, die livid bläulichrote Farbe hatte. Das Gewebe war so glasig verändert, daß man die einzelnen Gefäße kaum noch zu unterscheiden vermochte. Der Hornhautrand war unscharf begrenzt und teilweise von überhängendem Nachbargewebe eingenommen, das sich unregelmäßig in dünner flacher Lage ins Bereich der Hornhaut hinüber schob. Auch hatte sich eine zirkuläre, teilweise tiefe Vascularisation entwickelt. An der Hornhauthinterfläche lagen pigmentierte Präcipitate. S = Finger in $^3/_4$ m. Am linken Auge war eine zum Teil degenerative, zum Teil sicher entzündlich bedingte „rauhreifartige" Beschaffenheit der Hornhautperipherie entstanden, und die zirkulären Trübungen setzten sich mit einer unscharfen, nach der Art einer Halskrause gebuchteten Linie ab. In der Mitte der Cornea fanden sich einzelne Infiltrate und oberflächliche Gefäßäste. Das Irisgewebe war zur Stelle der früheren Pupille in sternförmigen, engmaschigen Falten hingezogen. S = ganz unsicherer Lichtschein.

Das linke Auge wurde enukleiert. Als auffälligster Befund stellte sich eine kleinherdförmige Infiltration der Episclera heraus, die sich aus perlschnurartig aneinander gereihten Lymphocytenansammlungen zusammensetzte. Der Conjunctivalansatz war durch die Schwellung, Gefäßfülle und Infiltration der Episclera weit cornealwärts vorgeschoben und dadurch das Bereich des eigentlichen Hornhaut nicht unerheblich verkleinert. Die BOWMANsche Membran war abgedrängt und lag in Falten (Abb. 296). Am Limbus teilte sich die Infiltration in zwei Lagen, eine conjunctivale und eine tiefere episclerale. *Diese Durchsetzung der Episclera und Conjunctiva mit Rundzellenzügen bildet die anatomische Grundlage für die klinisch als besonders charakteristisch geltende „sulzige Scleritis".* Auch im vorderen Abschnitt der *Sclera* waren solche Infiltrationen zu finden, so daß sie stark verbreitet war. In der Hornhaut war es zu einer ähnlichen Veränderung der vorderen Lamellen gekommen und das Corpus ciliare durch die gleichen Zellen überall infiltriert, während der hintere Bulbusabschnitt nicht sonderlich gelitten hatte. Ließ sich auch aus dem Typus der anatomischen Veränderungen nicht mit Sicherheit ein tuberkulöser Prozeß ableiten, so wurde die Diagnose doch wesentlich durch den positiven Ausfall der Tuberkulinreaktion gestützt, und zwar haben wir den *primären Sitz der Tuberkulose in der vorderen Sclera und Episclera* zu suchen, die Mitbeteiligung der Bindehaut, Hornhaut und Uvea als sekundäre Zustände aufzufassen.

Die beigegebenen Abbildungen des v. SZILYschen Falles zeigen, daß es sich klinisch um dasselbe Leiden handelt, welches E. v. HIPPEL als maligne Scleritis beschrieben hat (s. Abb. 293, S. 421). Auch der histologische Befund zeigt keine grundsätzlichen Unterschiede gegenüber dem v. Hippelschen und Schlodtmannschen Untersuchungsergebnis.

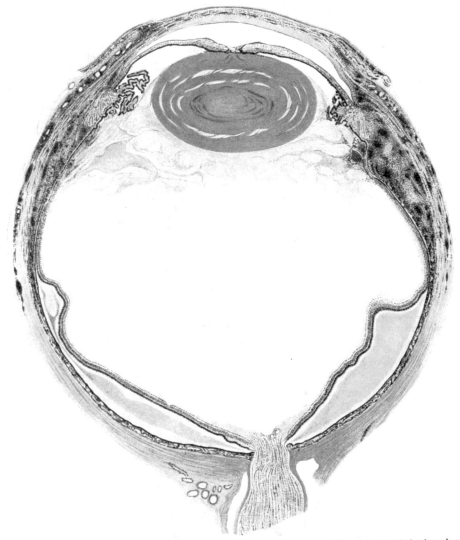

Abb. 296. Sclero-Perikeratitis progressiva (A. v. Szily). Histologisches Übersichtsbild bei schwacher Vergrößerung. Die hauptsächlichsten Veränderungen sind auf die vordere Hälfte des Augapfels beschränkt. Der hintere Bulbusabschnitt sticht durch die Geringfügigkeit der Veränderungen (bis auf die Netzhautablösung) geradezu vom vorderen ab. Deutlich erkennbar ist die starke Mitbeteiligung der vorderen Uvea, die fast tumorartig durch eine zellige Infiltration verdickt ist.

Den Namen „Sclero-Perikeratitis progressiva" begründet v. Szily wie folgt:

„Es unterliegt keinem Zweifel, daß das hervorstechendste Merkmal dieser Erkrankung neben der schweren und tiefreichenden Scleritis vorwiegend der vorderen Bulbushälfte, in erster Linie in der eigenartig konzentrisch fortschreitenden Hornhautaffektion besteht, was in der Bezeichnung Perikeratitis progressiva zum Ausdruck kommt. Diesem Namen vorausgesetzt ist aber der einer Scleritis, weil die schwere Entzündung der Lederhaut nachgewiesenermaßen das Primäre ist und die Hornhautveränderungen lediglich als ein Übergreifen der zirkulären Scleritis über den Limbus corneae ins Bereich der angrenzenden

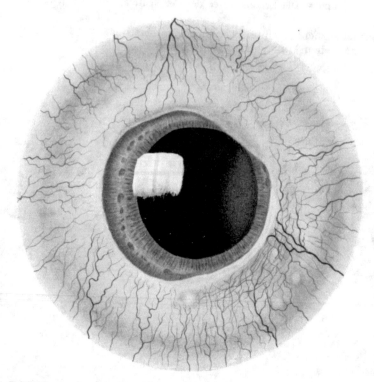

Abb. 297. Sekundäre („sclerosierende“) Keratitis im Anschluß an eine Scleritis (kenntlich an den buckelförmigen Auftreibungen; im Bilde rechts unten). Die Ätiologie war ein tuberkulöser Prozeß. (Eigene Beobachtung.)

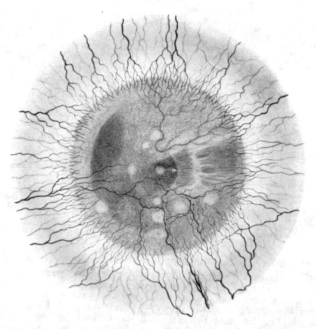

Abb. 298. Sclero-Perikeratitis tuberculosa. (Eigene Beobachtung.)

Hornhaut aufgefaßt werden müssen." Die Benennung „sulzige Scleritis" werde der Tatsache der typischen Hornhautbeteiligung nicht gerecht, während die von E. v. Hippel gewählte Diagnose „maligne Scleritis und Uveitis" deswegen keine allgemeine Gültigkeit beanspruchen könne, weil die Uveitis ab und zu fehlt oder erst spät hinzutritt.

Die sog. „*sclerosierende Keratitis*" ist wohl stets die Folge einer Scleritis anterior, bei der eine Mitbeteiligung der Iris zufällig ausbleibt (Abb. 297).

Meiner Überzeugung nach wird indessen durch die Einführung des Namens „Sclero-Perikeratitis" das Krankheitsbild zu sehr in dem Sinne festgelegt, daß eine Hornhautbeteiligung unbedingt dazu gehört, während diese doch nur eine der drei oben angeführten Verlaufsmöglichkeiten darstellt, welche eine Scleritis anterior nehmen kann.

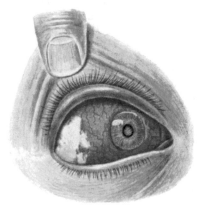

Die **Ätiologie** ist umstritten. Schlodtmann glaubt, für seinen Fall Tuberkulose mit ziemlicher Sicherheit ablehnen zu dürfen; Uthoff schließt sich dem an und läßt zum Mindesten die Entscheidung offen. Bei der Gilbertschen Patientin (76jährige Frau) lag als einziges Allgemeinsymptom ausgesprochene Gicht vor. v. Szily und v. Hippel neigen dazu, eine tuberkulöse Ursache voranzustellen. In Pillats und Combergs Fall war eine Tuberkulose erwiesen. P. von Planta lehnt für seine Beobachtungen Tuberkulose als Ursache ab.

Auf Grund meiner eigenen Erfahrungen mit gleichen und ähnlichen Krankheitsbildern glaube ich aber doch, daß in erster Linie ein schleichender tuberkulöser Prozeß in der Sclera in Frage kommt, wenn dieser Zusammenhang wohl auch nicht für alle Fälle angenommen werden darf. Die Abb. 297 und 298 zeigen zwei Fälle von sicher tuberkulöser Scleritis anterior, wobei die Hornhaut das eine Mal in der typischen Form der „sclerosierenden Keratitis", das andere Mal nach Art der „Sclero-Perikeratitis" mit auffallend starker Vascularisation in Mitleidenschaft gezogen war. Diese Form zeigt keine scharfen Grenzen gegenüber der Keratitis tuberculosa, deren Zusammenhang mit einem unsichtbaren tuberkulösen Herd in der vorderen Sclera auf S. 338 besprochen ist.

Therapie. Entsprechend der in erster Linie in Frage kommenden Möglichkeit einer zugrunde liegenden tuberkulösen Infektion der Sclera ist, sobald Verdachtsmomente auftauchen, eine Tuberkulinkur einzuleiten. Nebenher sind Bestrahlungen mit Röntgenstrahlen zu empfehlen, die namentlich in den Fällen von v. Planta zweifellos günstig gewirkt haben. Wenn Gicht als Ursache angeschuldigt werden kann, ist dieses Allgemeinleiden zu behandeln.

Eiterungen in der Sclera.

In äußerst seltenen Fällen kommen *Erweichungsherde* in der Sclera zustande, die sich an *eiterige Prozesse des Augeninnern* anschließen. Als Beispiel sei die nachstehende eigene Beobachtung einer metastatischen Uveitis purulenta geschildert.

Ein 68jähriger Mann bekam im Gefolge eines Abscesses am Rippenbogen eine Entzündung des rechten Auges, die schon 6 Wochen bestand, als er die Hilfe der Klinik nachsuchte. Bei leichter Protrusio bulbi und Schwellung des Orbitalfettzellgewebes fand sich eine brettharte Infiltration der Conjunctiva bulbi temporal, umgeben von chemotischen Wülsten.

Schwere ciliare Injektion. Pupillarexsudat. Iritis. Amaurose. Nach 4 Tagen brach durch die Sclera oben temporal ein Absceß durch. Es hatte sich eine Perforation der Sclera-Conjunctiva gebildet; aus der Öffnung quoll dickrahmiger Eiter heraus. Nach vollzogenem Durchbruch gingen die Entzündungserscheinungen zurück. Der Zustand ging in Phthisis bulbi über. Die Abb. 299 zeigt den Befund eine Woche nach der Perforation der Sclera.

Gutartige Formen von Scleritis.

Neben diesen in ihren Folgeerscheinungen auf die Cornea und den Uvealtractus übergreifenden Formen von Scleritis anterior gibt es auch *gutartige Erscheinungsweisen* des Leidens. So kann im Gefolge eines *Herpes zoster ophthalmicus* eine Mitbeteiligung der Sclera beobachtet werden, die mit einer Verdünnung der befallenen Stellen abheilt, so daß blaue durchscheinende Flecken in der Nähe des Limbus auftreten. Gleichzeitig kommen Pupillenstörungen vor (IGERSHEIMER). Auch nach *Parotitis epidemica* (FREDERIK BERG) und kryptogenen Infektionen sind diese Zustände möglich. Im Einklang mit der vor allem in der amerikanischen Literatur eine bedeutenden Rolle spielenden „focal infection" werden Zahnleiden, Fluor vaginalis mit Streptokokken usw. als Ursache genannt (WILLIAM L. BENEDICT, L. MARY MOENCH).

2. Die Wölbungsdeformitäten an der vorderen Sclera.

Eine in Ausheilung übergehende Scleritis erzeugt nicht immer nur blaue durchscheinende, um den Limbus herum angeordnete Stellen, sondern bei stärkerer Verdünnung ihrer Lamellenlagen auch blau-schwarze Vorbuckelungen in Gestalt der *Intercalarstaphylome.* Diese sind jedoch nicht nur die Folgen einer zuerst in der Sclera angesiedelten Erkrankung, sondern oft auch einer in die Sclera einbrechenden schweren Entzündung des Corpus ciliare (Abb. 300) oder eines lange in Drucksteigerung beharrenden Glaucoma absolutum.

In selteneren Fällen kann sich die Entwicklung eines Intercalarstaphyloms auch an eine Verletzung anschließen, wenn z. B. ein stumpfes Trauma einen Lederhautriß in der Nähe des Limbus erzeugt und die Wunde sich nicht linear, sondern unter Bildung einer dünnen bindegewebigen Narbe schließt.

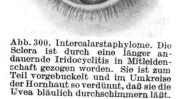

Abb. 300. Intercalarstaphylome. Die Sclera ist durch eine länger andauernde Iridocyclitis in Mitleidenschaft gezogen worden. Sie ist zum Teil vorgebuckelt und im Umkreise der Hornhaut so verdünnt, daß sie die Uvea bläulich durchschimmern läßt.

Wie bei dem Zustandekommen des Hornhautstaphyloms ist die dunkelblaue bis schwarze Verfärbung der Partie die Folge davon, daß die Sclera durch die Verdünnung halbdurchsichtig wird und das Pigment der Uvea hindurchschimmert. Andererseits buchtet der intraokulare Druck allmählich die nachgiebig gewordene Stelle der sonst festen Sclera vor, so daß eine oder mehrere buckelförmige Vorwölbungen entstehen. Bei den glaukomatösen Intercalarstaphylomen ist die Schwächung der Bulbuskapsel durch den SCHLEMMschen Kanal an dieser Stelle die Ursache.

Im klinischen Bilde erscheint das Intercalarstaphylom als eine Erhabenheit, welche nicht unmittelbar am Hornhautrande, sondern einige Millimeter von ihm entfernt innerhalb des Bereiches der Lederhaut ansetzt, von reizloser (oft ebenfalls verdünnter oder atrophischer) Bindehaut bedeckt ist und rückwärts kaum den Äquator des Auges erreicht. Oft liegen mehrere kleine derartige perlschnurartig aneinander gereihte Gebilde in einer Linie, welche mit dem Hornhautrande konzentrisch verläuft (Abb. 300). Wenn die Iris die Rückfläche des Staphyloms auskleidet, wird man die Pupille nach der Richtung der Ektasie verzogen finden.

Indessen gewinnen die Intercalarstaphylome nie die Größe und den Grad der Vorbuckelung, wie sie an Hornhautstaphylomen ab und zu gesehen werden, weil die Sclera dem Gegendruck der Lider bedeutend stärker ausgesetzt und so widerstandsfähig ist, daß sie nicht im Umkreise des Staphyloms allmählich weiter nachgibt.

Wenn die Transparenz der Cornea erhalten ist und das Augeninnere nicht Schaden gelitten hat, bleibt die Funktion des Auges manchmal annähernd normal, zumal der notwendigerweise entstandene Astigmatismus oftmals korrigiert werden kann.

Die Scleralstaphylome nach Glaukom hat R. THIEL auf S. 744 u. 751 des Bandes geschildert und abgebildet.

Differentialdiagnose. Bei der *blauen Sclera* handelt es sich nicht um eine fleckförmige Verfärbung, auch nicht um eine Buckelbildung (s. S. 432). Eine gewisse Aufmerksamkeit bedarf die richtige Erkennung der Zusammenhänge, wenn ein Intercalarstaphylom durch einen *die Sclera perforierenden pigmentierten Tumor* vorgetäuscht wird. Neben der Anamnese ist der Erfolg des Durchleuchtungsversuches maßgebend.

Literatur.

Scleritis. Episcleritis.

BENEDICT, WILLIAM L.: Etiology and treatment of scleritis and episcleritis. Transact. of the American acad. of ophth. a. oto-laryngol. **1924**, 211. Ref. Zbl. Ophthalm. **15**, 300. — BERG, FREDERIK: Scleritis pericornealis nach Parotitis epidemica. Ophthalm. Ges. Heidelberg **1927**, 368. — BLATT, NICOLAUS: Episcleritis metastatica. Klin. Mbl. Augenheilk. **72**, 386 (1924).

COMBERG: Ringförmige Scleritis mit Vortreibung der Hornhaut. Z. Augenheilk. **71**, 102 (1930).

ERGGELET, H.: Klinischer Beitrag zu den entzündlichen (Lederhaut)-Metastasen des Anastomosennetzes der vorderen Ciliargefäße. Klin. Mbl. Augenheilk. **70**, 166 (1923).

FAVOROLO, GUISEPPE: Sull' aspergillosi dell occhio con particolare riguardo a una forma non ancora descritta di pseudo-tuberculosi episclerale aspergillina. Ann. Ottalm. **55**, 86 (1927). — FRIEDLAND: Zur pathologischen Anatomie der Scleritis. Graefes Arch. **48**, 283 (1899). — FUCHS, ERNST: Über Episcleritis periodica fugax. Graefes Arch. **41 IV**, 229 (1895).

GILBERT, W.: Zur Ätiologie und pathologischen Anatomie der sulzigen Scleritis. Arch. Augenheilk. **74**, 111 (1914). — v. GRAEFES klinische Vorträge (HIRSCHBERG). Berlin 1891. Bd. 1, S. 161.

HEINONEN, O.: Episcleritis periodica fugax und Erblichkeit. Acta ophthalm. **1**, 166 (1923) und Nachtrag ebenda **4**, 278 (1927). — v. HIPPEL, E.: Ein neuer Fall von maligner Scleritis und Uveitis. Graefes Arch. **116**, 312 (1925).

IGERSHEIMER: Zur Pathologie des Herpes zoster ophthalmicus. Klin. Mbl. Augenheilk. **79**, 647 (1927).

KOMOTO, J.: Beitrag zur pathologischen Anatomie der Scleritis. Klin. Mbl. Augenheilk. **47 II**, 761 (1909). — KRAEMER, RICHARD: Episcleritis metastatica furunculiformis. Klin. Mbl. Augenheilk. **66**, 441 (1921).

MOENCH, L. MARY: Gynecologic foci in relation to scleritis and episcleritis etc. Americ. journ. of the med. sciences. **174**, 439 (1927). Ref. Zbl. Ophthalm. **19**, 410.

PARSONS, J. HERBERT: The pathology of the eye. **1**, 273 (1904). — PILLAT: Ein Fall maligner, sog. sulziger Scleritis. Z. Augenheilk. **62**, 103 (1927). — PLANTA, P. VON: Beitrag zur Klinik und Histologie der Sclero-Perikeratitis (v. SZILY). Klin. Mbl. Augenheilk. **85**, 384 (1930).

SACHSALBER: Scleritis suppurativa. Wien. med. Wschr. **1898**, Nr 33. — SANDMANN: Diskussionsbemerkung. Klin. Mbl. Augenheilk. **69**, 842 (1923). — SCHIRMER, OTTO: Zur pathologischen Anatomie der Scleritis und Episcleritis. Graefes Arch. **41 IV**, 160 (1895). SCHLODTMANN, WALTER: Über sulzige Infiltration der Conjunctiva und Sclera. Graefes Arch. **43**, 56 (1897). — SINSKEY, H. L., B. LEVIN and B. SACKS: Episcleritis — a new method of approach. Arch. of Ophthalm. **50**, 526 (1921). — SUGANUMA, SADO: (a) Über die pathologische Anatomie der primären Sclerokeratitis tuberculosa. Graefes Arch. **114**, 332 (1924). (b) Drei weitere Fälle usw. Klin. Mbl. Augenheilk. **77**, 787 (1926). — v. SZILY, A.:

Das Krankheitsbild der Sclero-Perikeratitis progressiva mit besonderer Berücksichtigung ihrer Beziehung zur Tuberkulose. Beitr. Klin. Tbk. **63**, 947 (1926).

THIEL, R.: Gutartige Staphylokokkenmetastasen im Bereiche der vorderen Ciliargefäße (Episcleritis metastatica furunculiformis). Klin. Mbl. Augenheilk. **82**, 78 (1929). — THIES, A.: Seltene Metastasen bei Staphylokokkensepsis. Klin. Mbl. Augenheilk. **69**, 787 (1922).

UHTHOFF, W.: Weiterer Beitrag zur pathologischen Anatomie der Scleritis. Graefes Arch. **49**, 539 (1900).

WAGENMANN, A.: Einiges über Augenerkrankungen bei Gicht. Graefes Arch. **43** I, 83 (1897).

3. Die Scleritis posterior und Tenonitis.

Der rückwärts des Äquators gelegene Abschnitt der Lederhaut hat für die Pathologie des Auges bei weitem nicht die Bedeutung, die dem vorderen dank seiner Nachbarschaft zur Conjunctiva, Cornea, Iris und zum Corpus ciliare und den dort liegenden wichtigen Gefäß- und Nervendurchlässen innewohnt. Außerdem handelt es sich hier um einen Teil der Bulbuskapsel, der ebensowenig der Betrachtung von außen wie der von innen zugänglich ist. Deshalb bleibt die Diagnose der Erkrankungen der hinteren Sclera stets in gewissen Grenzen zweifelhaft; kann sie doch nur aus den Begleitsymptomen abgeleitet werden. Sie bestehen in einer entzündlichen Schwellung der angrenzenden Gebiete der Orbita oder in einer Störung der Chorioidea-Retina.

Gemeinhin begegnet man der Vorstellung, daß der rückwärtige Bulbusumfang sich wie ein Gelenkknopf in einer Pfanne dreht, die von der TENONschen Kapsel gebildet wird. Indessen ist ein solcher Vergleich nur mit großen Einschränkungen erlaubt. Wie EISLER in dem Kapitel Anatomie (Bd. 1 dieses Handbuches S. 214) beschrieben hat, liegt eine geschlossene, straff organisierte Kapsel eigentlich gar nicht vor, sondern es sind im wesentlichen Faserzüge, die von den Sehnen der äußeren Augenmuskeln abstammen und sich vielfach durchflechten. Sie werden bei Exkursionen des Bulbus weitgehend mitbewegt, wenn auch die Möglichkeit gegeben ist, daß geringe Verschiebungen zwischen Bulbuswand und der „Kapsel" vor sich gehen. Es fehlt auch die Synovia, welche die wirkliche Gelenkkapsel geschmeidig macht. Bei der engen Beziehung der TENONschen Kapsel zu den Sehnen der Muskeln und zu dem Bindegewebe des Orbitalfettgewebes ist daher die Vorstellung, daß diese wie ein in sich geschlossenes Ganzes erkranken könnte, abwegig. Wohl ist ein Erguß zwischen ihren Fasern und der Sclera denkbar; aber trotzdem bleibt die Diagnose „Tenonitis" eine heikle Sache.

Symptome. Unter dem Namen „Scleritis posterior" werden recht verschiedene Affektionen zusammengefaßt. In der einen Reihe der Fälle handelt es sich um eine *gutartige, rasch verlaufende Form*. Als Beispiel einer solchen akuten Scleritis posterior sei die Beobachtung von E. FUCHS angeführt.

Ein 16jähriger Schüler, der 2 Wochen vorher eine Rachendiphtherie durchgemacht hatte, erkrankte an heftigen Schmerzen im linken Auge, die hauptsächlich in der Gegend des äußeren Augenwinkels saßen und in die linke Kopfhälfte ausstrahlten. Einige Tage später fing das Sehvermögen dieses Auges an abzunehmen. Es fand sich eine Schwellung und Rötung der Bindehaut am äußeren Augenwinkel, Neuritis nervi optici, stark graue Trübung der Retina am hinteren Pol und Vortreibung des ganzen Maculabezirkes um 3—4 dptr; S = 6/12. Unregelmäßige Einschränkung des Gesichtsfeldes. Das Zurückdrängen des Bulbus in die Orbita löste Schmerzen aus. So schnell wie sich die Erkrankung entwickelt hatte, ging sie auch wieder zurück, so daß nach 2 Wochen der Befund normal war und die Sehschärfe die frühere Höhe erreicht hatte. Ungefähr 2 Monate darauf brach dasselbe Leiden auf dem anderen Auge aus und verlief dort in gleicher Weise.

FUCHS knüpft an die Krankengeschichte die folgenden Bemerkungen: „Die starke Trübung und Vorwölbung der hintersten Netzhautpartien mußten zuerst den Glauben erwecken, es handle sich um eine schwere Entzündung entweder in der Netzhaut selbst oder in der darunter liegenden Aderhaut mit sekundärer Beteiligung der Netzhaut. Dagegen sprachen aber: 1. die verhältnismäßig geringe Sehstörung, 2. das rasche Zurückgehen der Trübung ohne

Hinterlassen bleibender Spuren, nicht einmal der geringsten Veränderungen im Pigmentepithel, 3. die starken Schmerzen."

Für die Diagnose Scleritis posterior konnte dagegen ins Feld geführt werden: die Injektion der Bindehaut, die Schwellung des episcleralen Gewebes am äußeren Augenwinkel und die Druckempfindlichkeit dieser Gegend. Diese Überlegungen führten zu der Auffassung, daß ein Herd in der hinteren Sclera zu einem Ödem der Aderhaut und Netzhaut Anlaß gegeben hatte.

Unter Umständen kann sich die Mitbeteiligung der Conjunctiva bis zur Chemosis steigern, und zwar wird diese vor allem im temporalen Abschnitte der Lidspalte deutlich, weil hier die Sclera am weitesten nach hinten sichtbar ist. Im Falle von Fritz Bloch waren die Papille außerdem durch feinste Glaskörpertrübungen verschleiert, die Netzhaut durch einen flachen Erguß abgehoben und die Beweglichkeit des Bulbus nach den Seiten schmerzhaft und behindert. Auch hier schwanden alle Symptome innerhalb von 14 Tagen vollkommen.

Wiederum eine andere Abart der Erkrankung der rückwärtigen Sclera stellt die von Jean Rateau beschriebene *Sclero-Tenonitis* dar. Sie kam unter dem Einfluß eines *Gelenkrheumatismus* zur Entwicklung. Der Verfasser sieht deshalb in ihr eine Parallele zu den exsudativen Ergüssen in die Gelenke. Im akuten Stadium des Allgemeinleidens vermag sich ebensowohl eine „Tenonitis" als auch eine „akute diffuse Scleritis" oder eine Mischform zwischen beiden einzustellen. Wegen der Seltenheit gebe ich den Befund Rateaus im kurzen Auszuge wieder.

Bei einem 20jährigen Manne mit normalem Allgemeinbefinden setzten plötzlich sehr starke Schmerzen bei Bewegung der Augen ein, denen bald eine leichte Chemosis der Conjunctiva bulbi mit ciliarer Injektion folgte, ohne daß das Bulbusinnere beteiligt war. Einen Tag später wurde ein abortiver Gelenkrheumatismus mit Fieber und Befallensein fast aller Gelenke manifest. Salicylsäure brachte Heilung des Rheumatismus und der Augensymptome.

Wenn Rateau den Befund als „rheumatische Tenonitis" und „Synovitis der den Bulbus umhüllenden serösen Höhle" auffaßt, so stehen dem allerdings die oben geschilderten anatomischen Bedenken entgegen.

In einer anderen Reihe der Beobachtungen beruht die Scleritis posterior dagegen auf äußerst *schweren Veränderungen,* die manchmal erst gelegentlich der Untersuchung des enukleierten Bulbus aufgefunden werden, aber auch einen Umfang erreichen können, der den Symptomenkomplex eines Tumors vortäuscht. Sehr bezeichnend ist in dieser Hinsicht die Beschreibung eines Falles durch A. Wagenmann.

Ein vor 23 Jahren an Netzhautablösung erblindetes Auge bekam eine glaukomatöse Drucksteigerung bei gleichzeitig deutlicher Protrusio und praller Spannung des Orbitalinhaltes. Die Diagnose wurde deshalb auf eine Geschwulst gestellt und der Bulbus enukleiert. Dabei ergab sich, daß in der Tat dem Augapfel am hinteren Pol eine tumorartige Auftreibung aufsaß; doch klärte die mikroskopische Untersuchung den Zusammenhang in der Richtung auf, daß eine schwere, nicht eiterige Scleritis am hinteren Pol zu einer Verdickung der Bulbuswand, Auffaserung der Lamellen mit teilweiser Nekrose einzelner Fibrillen und intensiver Infiltration mit Wanderzellen geführt hatte.

Derartige in der Tiefe der Lederhaut lokalisierte chronische Prozesse, die zu akuten Exacerbationen Anlaß zu geben vermögen, werden ab und zu durch eine Scleritis anterior eingeleitet, die nach Jahren auf die rückwärtigen Abschnitte übergreift. So schildert Ben Witt Key eine bei einem sonst ganz gesunden 30jährigen Manne aufgetretene teilweise Atrophie der Chorioidea und Retina, der eine immer wieder rezidivierende tiefe Scleritis anterior vorausgegangen war.

Hin und wieder begegnet man auch in der Literatur der Gepflogenheit, die mit übermäßiger Dehnung des hinteren Augenpols durch die *myopische Achsenverlängerung* einhergehende *Degeneration* der Sclera als „Scleritis posterior" aufzufassen. Es erscheint jedoch fraglich, ob hier entzündliche Vorgänge und nicht vielmehr eine kongenitale zu wenig widerstandsfähige Bauart der Sclera anzuschuldigen sind, mit denen das abnorme Längswachstum des Bulbus in Zusammenhang steht. In schweren Fällen findet man im Bereiche des vorgetriebenen Lederhautbezirks eine hochgradige Verdünnung der Membran, Auffaserung ihrer Lamellenlagen und Auftreten von cystischen Hohlräumen zwischen ihnen (s. Abb. 301 und 302).

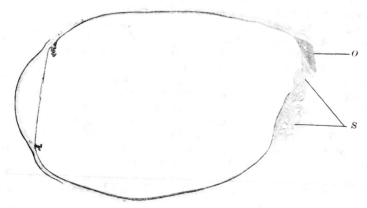

Abb. 301. Degeneration der Sclera am hinteren Pole infolge Dehnung bei hoher Myopie. *S* Staphyloma posticum verum; *O* Nervus opticus. (Sammlung J. v. MICHEL.)

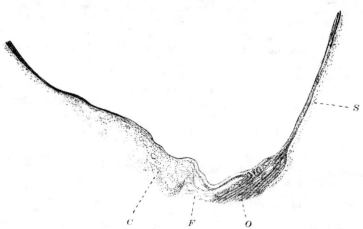

Abb. 302. Einzelheiten aus Abb. 301. Die Sclera (*S*) ist aufgefasert bei *F*. Sie enthält außerdem cystische Räume bei *C*. *O* Nervus opticus. (Sammlung J. v. MICHEL.

Weitere Mitteilungen über Tenonitis enthält der Beitrag BIRCH-HIRSCHFELD Erkrankungen der Orbita, Bd. 3 dieses Handbuches, S. 49.

Literatur.

Scleritis posterior. Tenonitis.

BLOCH, FRITZ: Über Scleritis posterior. Klin. Mbl. Augenheilk. **73**, 689 (1924).
FUCHS, E.: Scleritis posterior. Ophthalm. Ges. Heidelberg **1902**, 71.
KEY BEN WITT: Extensive unilateral chorioretinal atrophy with recurring deep scleritis. Amer. J. Ophthalm. **6**, 881 (1923).

Rateau, Jean: Forme fluxionnaire de la scléro-tenonite rheumatismale. Arch. d'Ophtalm. **41**, 226 (1924).

Wagenmann, A.: Zur Kenntnis der Scleritis posterior. Ophthalm. Ges. Heidelberg **1903**, 140.

4. Der Symptomenkomplex der „blauen Sclera".

Eddowes und A. Peters haben darauf aufmerksam gemacht, daß bei manchen Personen die ganze Sclera mehr oder weniger blau gefärbt erscheint. Diese Eigenschaft, welche dem Gesichte vor allem bei dunkelhaarigen Individuen einen besonderen Ausdruck verleiht, hat ihren Grund nicht etwa darin, daß die Lederhaut wirklich bläuliches Pigment hat, sondern daß der im Uvealtractus liegende Farbstoff durchschimmert. Die Sclera sieht nur deswegen blau aus, weil sie abnorm dünn und durchsichtig ist. Dabei handelt es sich nicht um eine Zufälligkeit, die bedeutungslos ist, wohl aber um das Kennzeichen eines Symptomenkomplexes, der für eine geringe Wertigkeit und Anlage des ganzen fibrösen Gewebes (Hypoplasie des Mesenchyms) spricht (Eddowes). Nach Takehira Takahashi kommt auch eine Hypofunktion der Nebenschilddrüse in Frage.

Mit der bläulichen Verfärbung der Sclera, die eine Anomalie, keine eigentliche Krankheit darstellt, ist die Neigung zu häufig und an den verschiedensten Stellen zustandekommenden *Knochenbrüchen* und oftmals auch eine *Schwerhörigkeit* verbunden, die in pathologischen Zuständen im Felsenbein ihre Ursache hat (J. van der Hoeve und A. de Kleyn).

Wie Peters zuerst festgestellt hat, ist die blaue Sclera vererblich, und zwar nach den Erfahrungen von Gustav Th. Freytag an einer Familie mit 4 Generationen nicht in irgendeiner typischen Form. Die Anomalie ging nach dominantem Vererbungstypus ohne Unterbrechung vom weiblichen auf das männliche und von diesem wieder auf das weibliche und dann auf das männliche Individuum über. Nikyuzi Togano konnte bei drei Familien dominante Heredität feststellen. Freytag hat als erster den Nachweis erbracht, daß tatsächlich eine abnorm dünne Anlage der Sclera vorliegt; denn beim Durchleuchten mit der Sachsschen Lampe drang das Licht durch die entfernteren Teile der Sclera auffallend hell hindurch, während nur ein dem Corpus ciliare entsprechender, in $^1/_2$ cm Breite um den Limbus herumziehender Abschnitt dunkel blieb.

Seitens des Allgemeinzustandes wurden noch folgende Abweichungen von der Norm bei den einzelnen Fällen angetroffen. Freytag meldet eine relative Lymphocytose, sowie eine abnorme Nachgiebigkeit und Dehnbarkeit der Gelenkkapseln und Bänder der Interphalangealgelenke, vorzüglich der Daumen, C. Behr habituelle Luxationen im Schulter-, Knie- und Fußgelenk, und van der Hoeve und de Kleyn sahen in ihren Fällen mehrmals Säbelbeine, Kyphosis, Lordosis und Scoliosis der Wirbelsäule. Nach den Röntgenaufnahmen von N. W. Stenvers zeigen die Knochen eine abnorme Bauart in der Spongiosa und die Felsenbeine bei den Fällen von Schwerhörigkeit eine auffallende Kalkablagerung im Labyrinth.

Auch hinsichtlich des Augenbefundes wird die blaue Sclera von pathologischen Zuständen begleitet, die wohl keine zufälligen sein dürften. Vor allem ist die Vergesellschaftung mit Keratoconus (C. Behr) interessant, obgleich sonst eine Einwirkung auf die äußere Form des Augapfels nicht zutage tritt. Nur im genannten Behrschen Falle bestand eine exzessive Myopie mit ringförmigem Staphyloma posticum, im Falle Vogelsangs eine unkomplizierte Myopie von 7,0 dptr. Hingegen wurde die hier in Frage kommende jugendliche Patientin zum Nachsuchen augenärztlicher Hilfe veranlaßt, weil ohne jeden

Grund sich die vordere Augenkammer mit Blut gefüllt hatte. Diese Beobachtung scheint dafür zu sprechen, daß auch das fibröse Gewebe der Gefäße der Hypoplasie unterliegen kann. OLAF BLEGVAD und HOLGER HAXTHAUSEN sahen bei der Scleraanomalie einen Schichtstar. NICOLAUS BLATT beschreibt ein Basalzellencarcinom der Bulbusoberfläche bei blauer Sclera; doch ist es sehr zweifelhaft, ob hier nicht ein reiner Zufall gewaltet hat. TOGANO lehnt auf Grund der Literatur und eigener Erfahrung es ab, daß die Verdünnung der Sclera mit einer Achsenverlängerung verknüpft ist.

Eine Behandlung der Anomalie der „blauen Sclera" ist natürlich unmöglich.

Literatur.

Blaue Sclera.

BEHR, C.: Beitrag zur Ätiologie des Keratoconus (Keratoconus, blaue Sclera, habituelle Luxationen). Klin. Mbl. Augenheilk. **51 II**, 281 (1913). — BLATT, NICOLAUS: Ein Fall von blauer Sclera, Knochenbrüchigkeit und primärem, epibulbärem Carcinom von basocellulärem Charakter. Graefes Arch. **111**, 54 (1923). — BLEGVAD, OLAF u. HOLGER HAXTHAUSEN: Blue sclerotic and brittle etc. Brit. med. J. No **3182**, 1071 (1921).

EDDOWES: Dark sclerotics and fragilitas ossium. Brit. med. J. **28 II**, 222 (1900).

FREYTAG, GUSTAV TH.: Über blaue Sclera und Knochenbrüchigkeit. Klin. Mbl. Augenheilk. **66**, 507 (1911).

VAN DER HOEVE u. A. DE KLEYN: Blaue Sclera, Knochenbrüchigkeit und Schwerhörigkeit. Graefes Arch. **95**, 80 (1918).

PETERS, A.: Blaufärbung des Augapfels durch Verdünnung der Sclera als angeborene und erbliche Anomalie. Klin. Mbl. Augenheilk. **46 I**, 130 (1908).

STENVERS, H. W.: Röntgenologische Bemerkungen zur Arbeit von J. VAN DER HOEVE u. A. DE KLEYN. Graefes Arch. **95**, 94 (1918).

TAKAHASHI, TAKEHIRA: Beitrag zur Kenntnis der blauen Sclera. Graefes Arch. **115**, 206 (1924). — TOGANO, NIKYUZI: Über drei Stammbäume der blauen Sclera. Z. Augenheilk. **72**, 36 (1930).

VOGELSANG, K.: Über Blutungen im vorderen Augenabschnitt bei blauer Sclera. Klin. Mbl. Augenheilk. **81**, 684 (1928).

Die Verletzungen und Berufskrankheiten des Auges einschließlich ihrer Entschädigungen.

Von

E. CRAMER†-Cottbus.

Mit 29 Abbildungen.

Vorwort.

Als der Tod den hochverehrten Herrn Kollegen EHRENFRIED CRAMER im Jahre 1929 als Siebzigjährigen hinwegraffte, lag das 1914 begonnene Manuskript in mehrfach ergänzter Bearbeitung bei den Herausgebern. Die Absicht, es bis zum Termin des Erscheinens nochmals neu zu gestalten, konnte der Verfasser nicht mehr ausführen.

So mußten sich die Herausgeber der Pflicht unterziehen, den Beitrag druckfertig zu machen. Sie haben sich bemüht, diese nicht leichte Aufgabe unter möglichster Wahrung der CRAMERschen Darstellungsweise zu lösen. Für die von Herrn Dr. O. THIES-Dessau geleistete wertvolle Beratung und Mithilfe möchten sie auch an dieser Stelle herzlich danken.

F. SCHIECK.   A. BRÜCKNER.

I. Die Verletzungen des Auges.

Einleitung.

Prozentsatz der Fälle überhaupt. Die Behandlung und Versorgung von Augenverletzungen ist eine der wichtigsten Aufgaben des Augenarztes. Die Häufigkeit dieser Hilfeleistung schwankt nach dem Ort seiner Tätigkeit, insofern die Art der gewerblichen Beschäftigung der Bevölkerung hier von ausschlaggebender Bedeutung ist. Deshalb sind Statistiken über die Frequenz der Verletzungen niemals geeignet, eine richtige Vorstellung von ihrer Rolle zu geben, zumal der Begriff des Traumas eng oder weit gefaßt werden kann; denn die an keine Regel gebundene Verschiedenheit des einzelnen Insultes und seiner Veranlassung macht es einfach unmöglich, bestimmte Gesetze für die Zahl und Art, sowie die Behandlungsergebnisse aus solchen Zusammenstellungen abzuleiten.

Man nehme beispielsweise die sehr große Verschiedenheit von 100 Wundstaren nach Entstehung, Behandlung und Ausgang gegenüber der gleichen Anzahl von Altersstaren, und man wird zu der Überzeugung kommen, daß eine Bearbeitung beider Formen höchstens in der Richtung einen Wert hat, daß sich der einzelne Arzt oder die betreffende Heilanstalt Rechenschaft über den Erfolg ihrer Fürsorge für die Fälle gibt, aber ein Vergleich der Behandlungsresultate mit derjenigen anderer völlig wertlos ist, weil jede Gegenüberstellung von Alters- und Wundstaren keinen Anspruch auf Exaktheit machen kann.

Ein gutes Beispiel für diese Tatsache liefert eine englische amtliche Statistik von COLLIS, nach der in England und Amerika die Zahl der Augenverletzungen etwa 5% aller beruflichen Verletzungen beträgt. In Aberdeen suchten aber in einem Jahre die Hälfte aller dort tätigen Granitarbeiter wegen Augenverletzungen ärztliche Hilfe nach. Ebenso würden die errechneten Zahlen aus einer Augenklinik einer Stadt im Industriegebiete an der Ruhr ganz anders lauten als die aus einer Anstalt in einer gleichgroßen Stadt des deutschen Ostens.

Ein wirklich klares Bild der Zahlenverhältnisse hinsichtlich der Augenverletzungen aller Art vermöchte nur die ungekürzte Wiedergabe einer großen Anzahl von Zusammenstellungen aus den verschiedensten Gegenden Deutschlands und des Auslandes zu geben, eine Möglichkeit, die sich bei dem zu Gebote stehenden Raume verbietet. WAGENMANNN hat diese Aufgabe in vollendeter Weise in seinem Beitrage zum Handbuch von GRAEFE-SAEMISCH gelöst.

Auch ein Vorgehen, welches die Trennung der Zahlen einer größeren Privatpraxis zwischen Berufsverletzungen und solchen des täglichen Lebens zum Vergleiche der Bedeutung beider Arten durchzuführen strebt, scheitert an dem Umstande, daß in der Landwirtschaft eine Scheidung nach diesem Gesichtspunkte deswegen höchst unsichere Ergebnisse liefert, weil der gesamte häusliche Betrieb mehr oder weniger zur Berufstätigkeit gehört.

Aus diesem Grunde halte ich es für angebracht, mich auf die Wiedergabe einer Zusammenstellung zu beschränken, die die VOSSIUS (in der Arbeit von BÜSCHER-HOFF) über die Zahlenverhältnisse der wichtigsten Berufsgenossenschaften veröffentlicht hat.

Tabelle 1.

Berufsgenossenschaften für	Zahl der entschädigungspflichtigen Unfälle	
	überhaupt	des Auges
Knappschaften.	4642	$455 = 9,8\%$
Stahl- und Eisen	1521	$216 = 14,2\%$
Baugewerbe	2391	$184 = 7,7\%$
Land- und Forstwirtschaft . .	5443	$219 = 3,8\%$
Tiefbau	25855	$1049 = 3,9\%$

Geschlecht. Es ist selbstverständlich, daß entsprechend dem zahlenmäßigen Überwiegen der Männer in der industriellen Berufsausübung die *Frauen* in den Statistiken einen sehr geringen Prozentsatz stellen. Eine Ausnahme macht nur die Landwirtschaft, in der beide Geschlechter gleichmäßig tätig sind. Immerhin beträgt das Verhältnis der Verletzungen bei Männern gegenüber denjenigen bei Frauen 3 : 1 nach BRANDENBURG, 2 : 1 nach ESCHENAUER. Dagegen lassen die nur sehr schwer zu gewinnenden Übersichten über die Verletzungen im Alltagsleben natürlich einen erheblichen Unterschied in der Häufigkeit beim männlichen und weiblichen Geschlecht vermissen. *Kinder* sind der Gefahr einer traumatischen Augenschädigung in verhältnismäßig hohem Grade ausgesetzt, da sie beim Spielen und durch Unvorsichtigkeit leicht dazu Gelegenheit haben (HUPPENBAUER; siehe auch die „Ursachen" S. 437). Das von E. BLESSIG zusammengestellte Verletzungsmaterial der St. Petersburger Augenheilanstalt aus den Jahren 1886—1914 ergreift 4119 Verletzungsfälle und gliedert sich in 80,4% Männer, 3,7% Frauen und 15,9% Kinder.

Eine andere immerhin recht brauchbare, wenn auch nur mit den oben erwähnten Einschränkungen zu verwertende Statistik der neueren Zeit verdanken wir ALEXANDER GARROW, der 1000 Fälle von Augenverletzungen der Glasgower Klinik bearbeitet hat, welche in den Jahren 1909—1913 zur Behandlung kamen. Wir finden folgende Zusammenstellungen:

Tabelle 2. Übersicht über die relative Häufigkeit der Augenverletzungen in ihrer Verteilung auf die verschiedenen Bevölkerungsklassen.

Klasse	Prozentsatz jeder Klasse in bezug auf die totale Bevölkerung des Bezirks	Zahl der Augenverletzungen in jeder Klasse
Arbeiter in Betrieben, die kaltes Metall verarbeiten .	5,9	260
Kohlenarbeiter	3,3	173
Allgemeine, nicht berufliche Verletzungen: Alter über 15 Jahre	82,3	148
Desgleichen Kinder bis zum 15. Jahre	17,7	145
Arbeiter in Betrieben, die heißes Metall verarbeiten .	1,2	83
In landwirtschaftlichen und verwandten Betrieben Beschäftigte	1,1	42
Maurer und Bauarbeiter	0,5	25
Hausfrauen	—	21
Steinbrucharbeiter, Pflasterer, Straßenarbeiter	0,2	15
Glasbläser	0,07	14
Stukkateure, Schieferdecker	0,2	13
Holzarbeiter	0,9	13
Bleiarbeiter	0,2	7
Chemische Industriearbeiter	—	4
Verschiedene, nicht besonders aufgeführte Berufsarten	—	37
		1000

Tabelle 3. (Auszug). Übersicht über die Häufigkeit der verschiedenen Arten der Augenverletzungen unter den 1000 Fällen.

Art der Verletzung	Anzahl der Fälle	Prozentsatz der Enucleationen
Infizierte Hornhautabschürfungen	300	3,3
Hornhautwunden mit Irisprolaps	141	9,9
Verbrennungen	110	9,09
Corneo-sclerale Wunden	59	54,2
Cyclitis	· 50	58,0
Lid- und Bindehautwunden	36	—
Einfache Hornhautwunden	37	10,8
Schnittwunden der Sclera	35	14,2
Rißwunden der Sclera	35	82,8
Traumatische Katarakt	31	—
Intraokulare Blutungen	24	—
Prellungen des Bulbus	23	—
Linsendislokationen	14	—
Netzhautablösung	13	—
Verletzungen des Tränenapparates	8	—

Die Bedeutung der ersten Untersuchung durch den Arzt kann nicht eindringlich genug hervorgehoben werden; denn vielfach sind die Aufzeichnungen darüber ein Dokument von größter Beweiskraft. Namentlich muß darauf gedrungen werden, daß jeder Arzt (nicht nur der Ophthalmologe), der eine Verletzung des Auges zuerst zu sehen bekommt, die noch unter dem Eindrucke des eben abgelaufenen Ereignisses meist richtigen Angaben des Patienten über die näheren Umstände genau aufschreibt. Herrscht doch in den Kreisen der versicherten Bevölkerung die Neigung vor, später den zurückbleibenden Schaden auf einen Betriebsunfall zu beziehen, auch wenn ein solcher gar nicht vorgelegen hat. Unbedingt nötig ist es auch, *sofort die Sehschärfe des unverletzten Auges aufzunehmen,* sofern dieses nicht unter dem Einflusse der Reizung des anderen tränt und lichtscheu ist. Eine objektive Untersuchung wird aber immer möglich sein. Angesichts der oft wiederkehrenden Behauptung, daß nach der Verletzung *eines* Auges auch eine *Verschlimmerung des Zustandes des anderen* eingetreten sei, ist die Aufnahme des Befundes sofort bei der Beratung eine Pflicht des Arztes. Ebenso kann am besten bei Gelegenheit der ersten Untersuchung festgestellt werden, ob die behauptete oder auch nachgewiesene Gewalt im richtigen Verhältnis zu den sichtbaren Folgen steht. Eine kurze Skizze der Lage der Wunde usw. leistet die besten Dienste.

Literatur.

Einleitung.

BLESSIG, E.: Zur Statistik der schwereren Augenverletzungen im Frieden und im Kriege. Nach Daten der St. Petersburger Augenklinik. 1886—1914. Z. Augenheilk. **49**, 193 (1922). BRANDENBURG, G.: Über Augenverletzungen im landwirtschaftlichen Betriebe. Z. Augenheilk. **5**, 345 (1901). — BÜSCHERHOFF: Über die Unfallverletzungen des Auges im Bergwerk. Inaug-Diss. Gießen 1903.

COLLIS, EDGAR L.: Eye injuries caused bei occupation; their prevention and first aid treatment. Ophthalmoscope, Okt. **1915**. Ref. Klin. Mbl. Augenheilk. **55**, 426 (1915).

ESCHENAUER: Über die Unfallverletzungen des Auges im landwirtschaftlichen Betriebe. Inaug-Diss. Gießen 1903.

GARROW, ALEXANDER: A statistical enquiry into 1000 cases of eye injuries. Brit. J. Ophthalm. **7**, 65 (1923).

HUPPENBAUER: Klinisch-statistische Mitteilungen über die Augenverletzungen bei Kindern. Inaug.-Diss. Tübingen 1912.

A. Ursachen der Verletzungen.

Bei der unendlichen Vielgestaltigkeit der Verletzungsmöglichkeiten gilt von einer Zusammenstellung der Ursachen Ähnliches wie von der Statistik der Fälle selbst; aber es ist doch nicht zu verkennen, daß wenigstens bei einzelnen Arten der gewerblichen Beschäftigung eine gewisse Gleichheit der Bedingungen obwaltet, deren Studium für die Unfallverhütung wichtig ist. Deshalb folge hier eine kurze Aufstellung.

a) Berufsverletzungen.

1. In der *Metallindustrie* ist die alltägliche Verletzung durch das Eindringen kleiner Splitter in das Auge gegeben, die von den mechanisch bearbeiteten Metallen, von dem Handwerkszeug oder von der Schmirgelscheibe abspringen. Je nach der Gewalt des Aufschlagens und der Größe der Fremdkörper setzen sie entweder nur oberflächliche Verletzungen oder durchdringende Wunden. Große Metallteile (Nietenköpfe u. dgl.) verursachen schwere Quetschungen. In den Gießereien kommt noch die Verbrennung mit den glühenden flüssigen Massen und durch Stichflammen hinzu. Überall, wo Dampfmaschinen verwendet werden, ist eine häufige Ursache das Platzen des Wasserstandsglases.

2. Bei den *Bau- und Steinhandwerkern,* sowie den Streckenarbeitern der Eisenbahn spielt das Abspringen von Steinteilchen (aber auch von Eisensplittern des Hammers) die Hauptrolle. Daneben sind bei den Maurern Kalk- und Mörtelverletzungen nicht selten.

3. Im *Bergwerksbetrieb* kommen verhältnismäßig oft Läsionen durch Gesteinbrocken, mit der Spitzhacke und durch Sprengschüsse vor.

4. Demgegenüber sind die Arbeiter in *chemischen Fabriken* besonders durch Wirkungen ätzender und verbrennender Stoffe, aber auch durch Explosionen gefährdet.

5. Die *elektrischen Betriebe* (Zentralen und Leitungen) bedrohen die in ihnen Beschäftigten durch die Starkstromverletzungen und die Blendungen durch den Lichtbogen. Auch die Fabriken für Glühbirnen und ähnliches müssen ihre Arbeiter besonders gegen die Einwirkungen hoher Mengen strahlender Energie schützen.

6. In der *Textilindustrie* ereignen sich leicht Unfälle durch das Herausspringen des in schneller Bewegung befindlichen Webschützens. Auch Verletzungen durch Nadeln werden häufig beobachtet.

7. Alle in der *Holzverarbeitung* Beschäftigten sind dem Eindringen von Spänen, dem Gegenfliegen von harten Knorren beim Behauen der Stämme, dem Abspringen von Eisensplittern beim Schärfen des Sägeblattes ausgesetzt.

8. Die *Landwirtschaft* bietet zweifellos die vielseitigste Gelegenheit zu Verletzungen. Typisch sind solche durch Fruchthalme, Getreidegrannen und -körnern. Schwere Folgen haben meist Hufschlag, Stoß mit einem Kuhhorn, Schlag mit dem Kuhschwanz. Auch das Handwerkszeug des Landwirts (Hacke, Heugabel usw.) richtet oft genug erheblichen Schaden an. Neuerdings gesellen sich noch die Gefahren durch den künstlichen Dünger hinzu, der starke Bindehaut- und Hornhautentzündungen hervorrufen kann. Doch muß darauf hingewiesen werden, daß gerade die Einwirkung dieser chemischen Mittel nicht selten angeschuldigt wird, obgleich der Zustand der Augen keine Symptome einer Verätzung erkennen läßt.

9. Eine Kategorie für sich bilden die *Kriegsverletzungen* durch Schuß, Explosion, Gase.

10. Schließlich sind auch die Berufsverletzungen der Ärzte und des Krankenpflegepersonals zu nennen, insofern eine unmittelbare Ansteckung mit Blenorrhöe, Trachom und anderen infektiösen Augenleiden nicht zu selten beobachtet wird.

b) Verletzungen des täglichen Lebens.

Es ist selbstverständlich, daß hier die allerverschiedensten Ursachen gelegentlich vorkommen, und daß die Zunahme der sportlichen Leibesübungen neue Gefahrenmomente mit sich bringt. Schon unter der Geburt sind Verletzungen möglich, namentlich, wenn die Zange angelegt werden muß. Während der Kindheit sind neben versehentlichen Messer- und Scherenstichen die Verletzungen durch Pfeilschüsse, Windbüchsen, Bolzen und Kugeln, im Winter die Schneeballverletzungen zu nennen. Auch das verhängnisvolle Aufklopfen von Zündhütchen, das Spielen mit aufgefundenen Patronen und mit ungelöschtem Kalk fordern immer wieder Opfer. Im späteren Alter sind Beschädigungen des Auges durch abspringende Holzstücke beim Brennholzbereiten, sowie das Eindringen aller möglichen spitzen Gegenstände häufig. Namentlich geschieht dies dann leicht, wenn der beim ordnungsgemäßen Gebrauch erwartete Widerstand plötzlich nachläßt (Abrutschen von Nadeln, Messern, Gabeln, Schuhknöpfern usw.). Beim Sport kommt vornehmlich die Möglichkeit in Frage, daß die benutzten und mit starker Kraft geschleuderten Bälle auf das Auge aufprallen, wobei die Brillenträger durch die Gefahr der Zertrümmerung des Glases noch besonders gefährdet sind. Als fernere Gelegenheitsursachen sind die häufig zu beobachtenden Quetschungen durch Peitschenschlag, die Verbrennungen mit der Brennschere und mit glühenden Zigarren, sowie das Eindringen von Tannennadeln, Palmblattspitzen usw., sowie die Gefahren beim Kraftwagenfahren zu nennen. Daran schließen sich die Schrotschußverletzungen bei Jägern und Treibern, die Schädigungen durch Explosion und Ähnliches.

Selbstmordversuche durch Revolverschuß in der Schläfengegend führen häufiger zur einseitigen und doppelseitigen Erblindung als zum Tode.

c) Die begünstigende Rolle pathologischer Augenzustände für Verletzungen.

Es leuchtet von vornherein ein, daß gewisse krankhafte Zustände wenn nicht den Eintritt der Verletzung selbst, so doch ihre Folgen begünstigen. Schon der Hinweis auf den Einäugigen, dessen Gesichtsfeld nach der einen Seite eingeschränkt ist und der die von dieser Richtung drohenden Gefahren später erkennt als der Doppeläugige, genügt. Gilt diese Behinderung von allen möglichen Verletzungen, so wird speziell bei Augenveränderungen z. B. eine stärkere *Arteriosklerose* die Folgen verschlimmern; denn die Quetschungen des Bulbus erzeugen in solchen Fällen leicht Blutungen ins Augeninnere.

Weit aus der Augenhöhle mit dem Hornhautscheitel herausragende Bulbi sind ebenfalls in erhöhtem Maße gefährdet, weil der sonst vorhandene Schutz durch die Lider und die Ränder der knöchernen Orbita dann unvollkommen ist. Dies gilt auch von ektatischen Hornhautnarben und Staphylomen, ebenso von dem Hydrophthalmus, zumal bei dieser Erkrankung die Augenkapsel im ganzen oder stellenweise verdünnt und weniger widerstandsfähig wird. Die Leukome und Staphylome schaffen durch diejenigen Stellen, an denen Iris eingeheilt ist und die Narbenbildung die Widerstandskraft der Augapfelwandung schwächt, häufiger die Gelegenheit zum Eintritt kleiner Wunden und anschließender Infektionen. Die einwirkende äußere Gewalt braucht hier ganz geringfügig, ja kaum nachweisbar zu sein. Ähnliche Gefahrenmomente sind bei dem ELLIOTschen Kissen nach Druckentlastungsoperationen (s. Glaukom, dieser Band des Handbuchs) gegeben.

Eine besondere Rolle spielt die *höhere Myopie*, da die hochgradige Dehnung des hinteren Augenabschnittes oft genug schon ohne jede Beeinflussung durch ein Trauma zur Netzhautablösung führt, und deswegen bereits verhältnismäßig geringe Kontusionen genügen, um die Katastrophe in die Wege zu leiten.

Nicht minder ist es bedeutungsvoll, ob ein von einer Verletzung betroffenes Auge sich ursprünglich in gesundem Zustand befand oder eine schwere, unter Umständen durch eine Tränensackeiterung wach gehaltene Entzündung der Bindehaut hatte. Während geringfügige Hornhautkratzwunden sonst ohne Folgen heilen, geben sie unter derartigen pathologischen Bedingungen bekanntlich leicht den Anlaß zur Entstehung eines Ulcus serpens (S. 254 dieses Bandes). Die Anwesenheit von Herpesvirus vermag ebenfalls harmlose Epitheldefekte in schwere Zustände zu verwandeln (S. 284).

Schwächende Allgemeinkrankheiten, sowie Hämophilie gestalten die Prognose auch leichterer Verletzungen immer entsprechend ungünstig.

d) Absichtlich herbeigeführte Verletzungen. Selbstverstümmelungen mechanischer und chemischer Art.

Zum Zwecke der *Befreiung vom Militärdienste* werden manchmal Manipulationen an den Augen vorgenommen, die absichtlich auf die Herbeiführung einer Sehstörung durch Verletzung abzielen. Nicht minder suchen Insassen von Strafanstalten ab und zu durch künstlich geschaffene Augenleiden eine Abkürzung ihres Zwangsaufenthaltes zu erreichen. Hier spielen unter Umständen auch psychopathologische Faktoren mit.

Ein zu mehrjähriger Strafe verurteilter 30jähriger Mann kam mit einer Nadelstichverletzung des rechten Auges und dadurch bedingter Cataracta traumatica, die zur Extraktion der Linse zwang. Die Heilung verlief gut. Anderthalb Jahre später wurde er mit derselben Verletzung des anderen Auges eingeliefert. Auch dieses mußte operiert werden und wurde geheilt. Es handelte sich um einen Psychopathen.

Den Augenärzten sind ja auch genugsam Fälle bekannt, in denen Patienten durch Einbringen reizender Stoffe in den Bindehautsack eine Verlängerung ihres Aufenthaltes in der Klinik bezwecken oder die Erhöhung einer Rente durchsetzen wollen. Der Abschluß des Auges durch einen Uhrglasverband bringt dann meist die Entscheidung, ob ein artefiziell herbeigeführter krankhafter Zustand anzunehmen ist oder nicht.

Als Mittel zur Vortäuschung von Augenleiden werden genannt: Ipecacuanhapulver, Seife, Schnupftabak, Weinstein (VAN SCHEEVENSTEIN), Infuse von Blättern und Wurzeln von Pflanzen mit scharfen Säften, Sublimatpulver (!), Cuprum sulfuricum, Ricinusfrüchte (G. SAMPERI). Von diesen erzeugt Sublimat schwere Verätzungen, die zu Leukomen und Symblepharon Anlaß geben. Ipecacuanha macht eine herdförmige Entzündung am Orte der Einwirkung, die unter Entwicklung von starkem Ödem und profuser Absonderung Bilder hervorrufen kann, die Ähnlichkeit mit Trachom haben. Auch Urin, Kalk, Alaun, Pferdestriegelstaub sind angewendet worden (TRISTAINO). SGROSSO empfiehlt zur Abkürzung der Dauer der artefiziellen Conjunctivitis die Behandlung mit 1%iger Pikrinsäure.

Neben den zum Zweck von Erlangung von Vorteilen angewandten Täuschungsversuchen verdienen auch die Bestrebungen Hysterischer, sich interessant zu machen, volle Beachtung. Wohl der beste Beweis für diese krankhafte psychische Bereitschaft, die selbst vor der Erzeugung der schwersten Augenleiden nicht zurückschreckt, ist das Kapitel der ,,Conjunctivitis petrificans" (siehe Beitrag SCHIECK, Erkrankungen der Bindehaut, S. 117 dieses Bandes).

Literatur.

Selbstverstümmelungen.

SAMPERI, G.: Breve nota sulle congiuntiviti provocate. Arch. Ottalm. **1917**. Ref. Klin. Mbl. Augenheilk. **62**, 856. — VAN SCHEEVENSTEIN: Considérations sur les conjonctivites provoquées. Clin. ophtalm., Okt. **1916**. — SGROSSO: L'acido picrico nella cura delle congiuntiviti provocate. Arch. Ottalm. **1917**. Ref. Klin. Mbl. Augenheilk. **62**, 858.

TRISTAINO, S.: Sulle congiuntiviti provocate. Arch. Ottalm. **1917**. Ref. Klin. Mbl. Augenheilk. **62**, 857.

B. Die Verletzungen der einzelnen Augenabschnitte.

Es hält schwer, die Augenverletzungen nach den einzelnen Augenabschnitten zu gliedern, die betroffen sind. Nur die reinen Fremdkörperverletzungen der Hornhaut beschränken sich lediglich auf ein einziges Gebiet, doch ziehen besonders die Kontusionseinwirkungen zumeist mehrere Teile des Bulbus und seines Inhalts in Mitleidenschaft. Den wissenschaftlichen Ansprüchen würde man daher besser gerecht werden, wenn man eine gruppenweise geordnete Darstellung wählte; aber darunter würde das praktische Bedürfnis eines Nachschlagewerkes leiden, insofern der Leser die Schilderung der Verletzung bei dem Organteile sucht, dessen Zustand das Gesamtbild beherrscht. Aus diesem Grunde und gestützt auf die Erfahrungen bei früheren Arbeiten habe ich daher das *anatomische Prinzip der Einteilung* für richtiger gehalten, obgleich es hier und da notwendigerweise durchbrochen werden muß.

I. Die stumpfen (Quetsch-) Verletzungen einschließlich der Folgen von Explosionen und indirekten Schußeinwirkungen.

a) Verletzungen der Schutzorgane (Lider, Augenhöhle einschließlich Sehnerv, Muskulatur, Tränenorgane) [1].

Lider. Unter Hinweis auf die Beschreibung der Anatomie (Bd. 1, S. 226) sei bezüglich der Lider hier nur der Umstand hervorgehoben, daß der große

---

[1] Vergleiche auch die Darstellungen in den Abschnitten A. BIRCH-HIRSCHFELD, Erkrankungen der Orbita (Bd. 3, S. 1), ALFRED LINCK, Erkrankungen der Nasennebenhöhlen (Bd. 3, S. 137), WALTER LÖHLEIN, Erkrankungen der Lider (Bd. 3, S. 243), WILHELM MEISNER, Erkrankungen der Tränenorgane (Bd. 3, S. 368) und HENNING RÖNNE, Erkrankungen des Opticus (Bd. 5, S. 615).

Hautüberschuß (im Bereiche des nicht knorpelhaltigen Lidteils) und die lockere Verbindung der Haut mit dem darunter liegenden Gewebe die Veranlassung zu den so häufigen *Blutunterlaufungen* und *Schwellungen* sind, die nach stumpfen Traumen beobachtet werden. Diese Erscheinungen haben in der Regel wenig zu bedeuten, verhindern aber manchmal durch die pralle Beschaffenheit der Lider eine genaue Untersuchung der etwa am Augapfel selbst vorhandenen Verletzungsfolgen. Man sei deswegen zunächst mit der Prognose vorsichtig.

Wenn auch nur selten, so treten doch manchmal nach anscheinend unbedeutenden Gewalteinwirkungen später mächtige *Keloide* auf, die das Lid zu einer steinharten Masse umgestalten können. Die Diagnose ist dann nicht schwierig, wenn man die Verletzung frisch zu sehen bekommt und imstande ist, den weiteren Verlauf zu verfolgen, wird aber recht unsicher, wenn man, ohne die Entstehungsweise zu kennen, den oft mächtigen Tumor vor sich sieht. Beide Möglichkeiten seien an Beispielen erörtert.

1. Ein Patient kam beim Ölen des Axenlagers einer Maschine dem Treibriemen zu nahe, der ihm die Ölkanne gegen das Auge schlug. Es fand sich bei der ersten Untersuchung eine starke Suggillation des oberen Lides und anscheinend eine Lähmung des Levator palpebrae superioris. Einige in das Lid eingepreßte Fremdkörper wurden entfernt. Das Augeninnere erwies sich als regelrecht. Allmählich bildete sich jedoch in den nächsten Wochen innerhalb des Lides ein steinharter wurstförmiger Geschwulstknoten, der auch unter dem Einfluß heißer Umschläge sich nicht im mindesten änderte. So wurde die operative Entfernung des Gebildes nötig, die nach Spaltung der Haut einen mächtigen, harten, mit dem Lidknorpel verwachsenen Tumor zutage förderte. Die Heilung erfolgte daraufhin glatt, ohne daß die Beweglichkeit des Lides Schaden erlitt. Bei der anatomischen Untersuchung zeigte sich ein indifferentes Gewebe mit Anklängen an eine tuberkulöse Struktur.

2. Ein 27jähriger Eisenbahnbeamter kam mit einer steinharten Verdickung des ganzen Oberlides in die Behandlung. Sie zeigte eine wagerechte Einkerbung, über der die leicht entzündete Haut verschieblich war. Wegen Unnachgiebigkeit der Einlagerung konnte das Lid nur soweit gehoben werden, daß der untere Hornhautrand gerade sichtbar wurde. Eine Ursache für die Erkrankung vermochte der Patient nicht anzugeben. Die Ausschälung des Tumors gestaltete sich schwierig; denn er war mit dem Lidknorpel innig verbunden. Der knöcherne Augenhöhlenrand erwies sich am oberen äußeren Umfange leicht aufgetrieben. Da die anatomische Untersuchung das Vorhandensein einer chronischen Entzündung mit zum Teil eitrigem Charakter ergab, wurde der Patient befragt, ob er sich denn gar keines erlittenen Unfalles erinnern könnte. Jetzt erst fiel es dem Kranken ein, daß er vor einiger Zeit eine stumpfe Verletzung durch den Schlag der Kurbel einer Eisenbahnschranke davongetragen hatte, wonach das Lid einige Zeit lang geschwollen gewesen war.

Bei *schweren Kontusionen* kann es zu weitgehenden Zerreißungen, ja Abreißungen des ganzen Lides kommen. In anderen Fällen sehen wir das Fehlen von Teilen des Lides oder eine Behinderung der Tränenabfuhr durch Einrisse durch die Tränenwege mit nachfolgender Vernarbung in falscher Stellung. Die chirurgische Behandlung und Naht derartiger Quetschwunden ist eine nicht leichte Aufgabe. Oft ist freilich bei so hochgradiger Gewalteinwirkung auch der Augapfel mit zerstört. Dann ist das Hauptaugenmerk darauf zu lenken, daß ein genügend großer Bindehautsack erhalten bleibt, um später die Prothese aufzunehmen. Wenn der Bulbus gerettet werden kann oder weniger in Mitleidenschaft gezogen ist, sind Maßnahmen zu treffen, damit keine zu starken Verwachsungen, Bildung von Symblepharon, En- oder Ectropium sich einstellen. In dieser Hinsicht gelten dieselben Regeln wie bei der Versorgung scharfer Verletzungen der Lider (siehe S. 485).

Die Zartheit der Lidhaut läßt es leicht zu, daß bei Stoß gegen ein Hindernis (Entgegenlaufen, Fall) *tiefe Abschürfungen* zustande kommen, die manchmal weit in die Muskulatur hineinreichen. Ausgedehnte gangränöse Abstoßung von Gewebsteilen werden in Anschluß daran nicht selten beobachtet.

Ein 6jähriges Kind war beim Spielen gegen eine stramm gespannte Wäscheleine gelaufen. Es fanden sich tiefgreifende Abschürfungen am äußeren Lidwinkel, verbunden mit einer harten Infiltration des Oberlides. Zwei Tage später stellte sich eine völlige Gangrän der betroffenen Partie ein. Nach Entfernung der nekrotischen Massen stieß man auf strepto-kokkenhaltigem Eiter. Um die sonst unausbleibliche Verkürzung des Oberlides hintan-zuhalten, wurde nach eingetretener Reinigung der Wundhöhle ein Krausescher Lappen eingepflanzt. Jedoch hob diesen nach kurzer Zeit eine neuentstandene Eiterverhaltung wieder empor, so daß er fortgeschwemmt wurde. Immerhin hatte die Operation doch insofern günstig gewirkt, als erreicht war, daß die schrumpfende Narbenbildung nur eine mäßige Verkürzung des Lides bedingte. Das Auge konnte aktiv geschlossen werden, doch blieb im Schlafe ein Teil der Sclera unbedeckt.

Ein seltenes Vorkommnis ist in ähnlichen Fällen, zumal wenn die Ver-letzung die oberen Teile der Lidhaut betrifft, die *Verwachsung des oberen Randes des Lidknorpels mit dem Augenhöhlenrande.*

Im Vergleich zu den scharfen Verletzungen ist indessen bei den Kontusionen fast immer zwar eine gewisse vorübergehende Lähmung des Levator palpebrae superioris zu beobachten, doch bleibt diese selten dauernd bestehen.

Die stumpfen Verletzungen der knöchernen Augenhöhlenränder. Explosionen, Kopfquetschungen, Verletzungen beim Überfahrenwerden, bei Hufschlag, Kuh-hornstoß, Eisenbahnunglücken, Prügeleien geben zu einer Fülle von Krankheits-bildern Veranlassung, die zunächst die Weichteile in Mitleidenschaft ziehen, später aber auf die knöchernen Wandungen der Augenhöhle übergreifen können. Der nachstehende Fall schildert eine an ein Trauma sich anschließende Peri-ostitis.

Eine 64jährige Frau hatte sich mit der linken Augengegend an einem Besenstielende gestoßen. Zunächst waren keine besonders stürmischen Verletzungsfolgen festzustellen. Es fand sich als Komplikation der Kontusion nur eine veraltete Tränensackeiterung, die durch die Exstirpation des Sackes ohne Zwischenfall beseitigt wurde. Einige Zeit nach dem Unfall bildete sich jedoch oberhalb des Ligamentum canthi mediale eine Fistel, aus der sich Eiter entleerte. Sie wurde gespalten und ausgekratzt, und es schien so, als ob damit der Prozeß erledigt wäre, als eine Woche darauf wieder eine stärkere Eiterabsonderung eintrat. Dadurch wurde die Freilegung der ganzen Gegend des oberen inneren Umfangs des Orbitaleingangs notwendig mit einer den unteren Teil der Killianschen Schnittführung benutzenden Eröffnung; nun erst zeigte sich eine entzündliche dicke Auftreibung des Periosts. Sie wurde gespalten und der Eiter entleert, worauf die Heilung endgültig ein-setzte.

Die dünnste Stelle der knöchernen Begrenzung der Augenhöhle ist die mediale Wand, insbesondere die Gegend des Tränensacks, so daß eine stumpfe Verletzung dieser Partie die zarten Knochenplättchen, am leichtesten die Lamina papyracea des Siebbeins zum Einbrechen bringen kann. Geschieht dies, so wird eine Verbindung der luftführenden Siebbeinzellen mit dem Unterhaut-zellgewebe hergestellt, die sich klinisch durch ein *Luftemphysem der Lider* kund-gibt (siehe Bd. 3, S. 275). Das Kennzeichen ist das Gefühl des Knisterns, wenn man das geschwollene Lid abtastet. In schwereren Fällen kann der Lufteintritt in die Umgebung der pneumatischen Nebenhöhlen sich weiter ausdehnen und Ptosis, Protrusio bulbi, sowie Chemosis conjunctivae herbeiführen, ja ein Emphysem der ganzen Augenhöhle hervorrufen. Es vermag sich von hier aus über die Wangen bis zum Kieferwinkel zu erstrecken (Heintze). Manchmal ist das Auftreten von Nasenbluten ein Merkmal dafür, daß die Siebbeinzellen beteiligt sind.

Gelegentlich eines Wortwechsels erhielt ein älterer Mann durch den Schlag mit einer Suppenkelle eine klaffende Wunde auf dem Kopfe und eine ebensolche in der Höhe der linken Augenbrauen, sowie eine unwesentliche auf der linken Backe. Gleichzeitig trat eine starke Schwellung beider Lider des linken Auges mit Bluterguß ein. Beim Betasten mit dem Finger fühlte man ein deutliches Knistern im Unterhautzellgewebe. Drückte man das untere Lid stark ein, dann schwoll das Oberlid prall an; bei Druck auf das Oberlid ant-wortete das Unterlid mit derselben Erscheinung. Der Eintritt von Luft in das Unterhaut-zellgewebe war die Folge der Zerreißung der Tränenwege und dadurch hervorgerufen worden, daß beim Schnäuzen Luft hineingetrieben wurde. Die Conjunctiva bulbi war mit zahl-reichen Blutungen durchsetzt, der Augapfel selbst intakt. Unter feuchten Verbänden heilte die Veränderung, ohne Störungen zu hinterlassen, ab (Beobachtung von O. Thies; siehe Abb. 1).

Noch stärkere Gewalteinwirkungen ziehen nicht nur Verletzungen der Weichteile, sondern auch der Knochen nach sich. Man unterscheidet *direkte und indirekte Knochenverletzungen*. Die direkten sind die Folgen von Kräfteentfaltungen, welche die Knochen der Orbita allein treffen, während die indirekten mit Schädelbrüchen im Zusammenhang stehen, die sich unter der

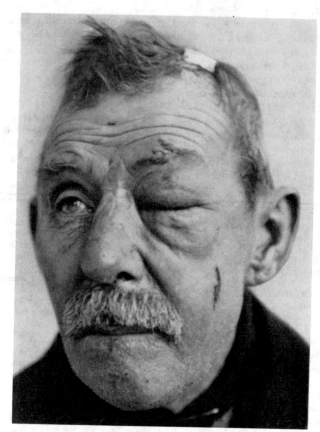

Abb. 1. Hochgradiges Emphysem der Lider. (Abbildung von O. Thies.)

Haut bis in das Knochengerüst der Augenhöhle fortsetzen. Als Beispiel einer direkten Infraktion sei die nachstehende Beobachtung mitgeteilt.

Ein 6jähriger Knabe wurde von einem Fohlen mit dem Hufe gegen das rechte Auge geschlagen. Es fand sich eine Wunde, die vom äußeren Lidwinkel durch das untere Lid hindurch bis zur Nase reichte und klaffte. Dabei war auch eine schräge Spaltung des knöchernen unteren Augenhöhlenrandes eingetreten. Die gesamte Weichteilmasse des Orbitalinhaltes war durch die Wucht des Hufschlags von dem Orbitalboden derart abgehebelt worden, daß man sie emporziehen konnte, bis die Fissura orbitalis inferior zu Gesicht kam.

Die *komplizierten Brüche des oberen Augenhöhlenrandes* setzen sich vielfach in die Stirnhöhle, manchmal auch in die vordere Schädelgrube fort. Wenn der Sinus frontalis in Mitleidenschaft gezogen ist, droht die Gefahr der Infektion der Weichteile der Orbita. Es empfiehlt sich daher bei breitem Freiliegen der Stirnhöhle gleich den Schleimhautüberzug zu entfernen. Indessen muß man sicher sein, daß die Splitterung nicht durch die hintere Wand der Stirnhöhle

hindurch greift und womöglich dann eine offene Verbindung mit den Gehirn-
häuten geschaffen wird. Linck hat in dem Kapitel von den Erkrankungen der
Nebenhöhlen ausdrücklich darauf hingewiesen, welche bedenklichen Folgezustände ein übereiltes Vorgehen bei Verletzungen nach sich ziehen kann, die
von der Orbita aus diese Räume freilegen (Bd. 3, S. 220).

Sobald das Trauma auch die hintere Wandung des Sinus frontalis zerstört
hat, ist natürlich die Möglichkeit einer Meningitis ganz besonders gegeben.

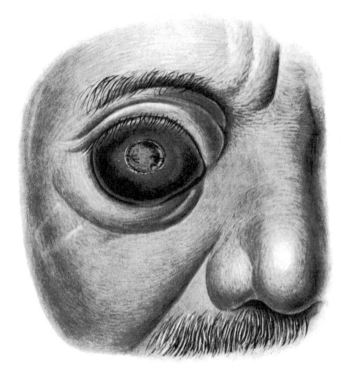

Abb. 2. Luxation des Bulbus vor die Lidspalte durch stumpfes Trauma. 9 Tage nach der Verletzung.

Jede Manipulation mit Knochenzangen, Sonden, Wattetupfern darf hier nur
unter größter Vorsicht vorgenommen werden. Ebenso sind Ausspülungen
gefährlich, weil sie die unter Umständen in der Wunde angesiedelten oder durch
die Verletzung eingeimpften Keime durch die Dehiscenz in das Innere der
Schädelhöhle tragen. Der Augenarzt wird daher gut tun, wenn irgend angängig, solche Fälle schleunigst in die Behandlung des Rhinologen zu überführen.

Bekannt sind jene tragischen Fälle, in denen sich scheinbar ein guter narbiger
Verschluß der Öffnung vollzieht und Monate, ja Jahre lang der Patient sich
eines völligen Wohlbefindens erfreut, bis plötzlich ein Hirnabsceß den tödlichen
Ausgang herbeiführt. Im Kriege und in den Nachkriegsjahren hat man nach
stumpfen Verletzungen durch Granatsplitter, Steine u. dgl. diese Erfahrungen
öfters gemacht.

Die Luxation des Bulbus vor die Orbitalweichteile und die *völlige Ausreißung
des Augapfels* werden nach stumpfen Traumen nur sehr selten beobachtet.
Nachstehende Krankengeschichten schildern zwei verschiedene Möglichkeiten.

1. Ein 18jähriger Mann fuhr mit dem Motorrad gegen die Deichsel eines entgegenkommenden Gespanns. Vermutlich prallte er mit der Stirn dagegen. Eine Stunde später wurde der Verunglückte in das Krankenhaus eingeliefert. Neben anderen schweren Verletzungen fand man den linken Augapfel weit vor die Lidspalte gelagert. Er hing nur noch an einzelnen Muskeln. Bei der sofort ausgeführten Operation sah man nach Abtrennung dieser letzten Verbindungen, daß der Sehnerv glatt aus der Lederhaut herausgerissen war. Die Ursache dieser „indirekten" Avulsio und Evulsio bulbi war durch eine tiefe Impression des ganzen linken Stirnbeins gegeben. Offenbar hatte die durch den heftigen Stoß plötzlich bewirkte Verringerung des Fassungsraumes der Augenhöhle den Bulbus herausgepreßt und vom Opticus abgerissen.

2. Ein 72jähriger Mann stürzte mit dem Kopfe auf ein am Boden liegendes Stück Eisen. Bei der wenige Stunden später erfolgten Aufnahme in die Klinik wurde der rechte Bulbus vor den blutunterlaufenen Lidern liegend vorgefunden. Die Cornea war zwar matt und mit Blut bedeckt, zeigte aber keine Verletzung. Zentral fand sich eine dichtere Trübung. Die vordere Kammer war normal tief, die Iris anscheinend unbeschädigt. Es bestand Amaurose; jedoch gab der Patient an, daß das Auge bereits seit 40 Jahren im Anschluß an eine Verletzung erblindet sei. Zunächst war es ganz unmöglich, den luxierten Augapfel in die prall geschwollene Orbita zu reponieren. Man beschränkte sich auf die Anlegung von Salbenverbänden. Am 9. Tage wurde die Abb. 2 angefertigt. 3 weitere Tage später geschah die Reposition des Bulbus, wobei sich herausstellte, daß das untere Lid vollkommen nach einwärts eingerollt war. Die Lidspalte wurde über dem zurückgedrängten Bulbus durch Nähte geschlossen, doch schnitten die Suturen bald durch, so daß eine erneute Luxation des Augapfels vor die Lidspalte eintrat. Bei der letzten Untersuchung $1/4$ Jahr später lag der Bulbus immer noch vor den Lidern. Die Haut des Gesichts war mit der Bindehaut unten fest verwachsen, die Bindehaut verdickt, die Hornhaut ganz trübe und vascularisiert.

Eine besondere Stellung nehmen die Fälle von *Luxatio bulbi bei Zangengeburten* ein, weil bei der Weichheit des Schädels der Neugeborenen unter Umständen schon ein leichter Druck des Zangenlöffels auf die Gegend des Stirnbeins oberhalb des Supraorbitalbogens genügt, um den Augapfel aus der Augenhöhle herauszupressen. Der Sehnerv leidet dabei keineswegs immer, und die Reposition des Bulbus gestaltet sich recht einfach. Einmal hatte der Augapfel 8 Stunden lang vor der Lidspalte gelegen. Trotzdem ergab die Untersuchung nach 18 Jahren, daß beide Augen volle Sehschärfe hatten (GERDES).

WEEKERS berichtet von einer vollständigen Ausreißung eines Auges bei einem Neugeborenen im Verlaufe einer durch enges Becken bedingten Zangengeburt. Es war eine 1 cm tiefe Impression des linken Stirnbeins entstanden und der Bulbus wie der Kern aus einer Kirsche herausgedrückt worden.

Außerdem ist zu beachten, daß eine *Bulbusluxation auch spontan* auftreten kann. T. E. OERTEL hat derartige Beobachtungen zusammengestellt und schildert den Befund bei einer 25jährigen Negerin. Beim Abziehen der Lider fiel der Bulbus sofort vor und die Lider schlossen sich hinter ihm krampfhaft. Auch bei Vornüberbücken trat dieses Ereignis von selbst ein. Der Befund beider Augen war regelrecht.

Wir entnehmen diesen Beispielen die Lehre, daß nicht nur die Stärke der einwirkenden Gewalt, sondern auch anatomische Verhältnisse für das Zustandekommen einer Luxatio bulbi maßgebend sind.

Enophthalmus und Exophthalmus. Das Zurückweichen des Augapfels als Folge einer direkten Gewalteinwirkung ist wesentlicher häufiger als die Vortreibung. Der Bulbus kann ebensowohl in die Orbita zurücksinken, als auch in die Kieferhöhle verlagert werden, wenn der Orbitalboden einbricht (siehe Bd. 3, S. 118). Das einfache Zurücksinken in die Augenhöhle wird durch Zerreißen der Fascia bulbi (TENONschen Kapsel) bewirkt, die sonst den Augapfel in seiner normalen Stellung hält. Andere Ursachen sind durch Schwund des Fettgewebes und Verlötung der hinteren Bulbuswand mit Narbensträngen in der Orbita gegeben. Nach A. BIRCH-HIRSCHFELD ist dieser Zusammenhang der häufigere.

Bei einem 36jährigen Manne, der von einem Wagen überfahren wurde, trat eine schwere Verlagerung der Weichteile in der Nähe des linken inneren Augenwinkels nach unten zu ein. Gleichzeitig war ein starker Enophthalmus und eine Erblindung infolge Läsion des Opticus im knöchernen Kanal durch Splitterbruch (S. 448) vorhanden. Die Beschaffenheit der linken Gesichtshälfte erzeugte dadurch eine gewisse Ähnlichkeit mit einem Totenkopf. Als der Patient in klinische Behandlung gelangte, waren die eigentlichen Weichteilwunden bereits fest vernarbt. Zunächst wurde der innere Lidwinkel tief umschnitten und mobilisiert. So konnte er in seine natürliche Stellung zurückversetzt werden. Nachdem die Wunde geheilt war, wurden die vier geraden Augenmuskeln tenotomiert, und hierdurch wurde, wenn auch keine normale, so doch eine wesentlich bessere Lage des Bulbus erreicht.

Der sagenhafte, freilich amtlich beglaubigte Fall aus dem Mittelalter, bei dem ein in die Kieferhöhle versunkenes Auge aus dem Nasenloch sehen konnte, wird wenigstens anatomisch durch eine Beobachtung von MARTHA KRAUPA-RUNK glaubhaft gemacht.

Durch einen Schlag mit einer Kette war anscheinend Anophthalmus eingetreten. Nach Zurückdrängen der hochgradig geschwollenen unteren Übergangsfalte konnte man in der Tiefe der Orbita ein Fenster blicken, in dem der vordere Abschnitt des gut erhaltenen, aber erblindeten Auges sichtbar wurde. Dieses selbst lag in der Highmorshöhle. Nach dem operativen Herauslösen ergab sich, daß der Opticus abgerissen und in ein narbiges Gewebe eingebettet war.

Es kommt sogar vor, daß die Lider mit in die Tiefe gezogen und durch Schwielen dort festgehalten werden. An der Stelle, wo früher das Auge war, sieht man dann nur einen mit Haut ausgekleideten Trichter (ORSOS).

Der Enophthalmus kann aber auch *ohne die Zertrümmerung der Orbitalknochen* zustande kommen. WEIGELIN beschreibt einen solchen Fall eingehend.

Durch einen Kuhhornstoß war der Augapfel so zum Verschwinden gebracht worden, daß man beim Öffnen der Lidspalte eine Höhle wie nach Enucleatio bulbi zu sehen meinte. Erst in der Narkose und nachdem der Finger tief in die Augenhöhle eingedrungen war, gelang es, den Bulbus ausfindig zu machen. Später bildete sich die Schwellung zurück, so daß man den Befund näher feststellen konnte. Dabei zeigte es sich, daß der Bulbus äußerlich normal, aber völlig unbeweglich war. Da eine Reihe von Röntgenaufnahmen nicht die geringsten Anhaltspunkte für eine Zertrümmerung der Orbitalknochen erkennen ließ, erklärt WEIGELIN den Hergang so, daß die stumpfe Gewalt des Kuhhornstoßes den Bulbus in die Tiefe des Orbitaltrichters festgekeilt hatte. Naturgemäß war nach völligem Einreißen der Fascie das Orbitalfett ausgewichen und wohl später atrophisch geworden.

JICKELI beobachtete einen Fall mittleren Grades von Enophthalmus eines sonst normalen Auges, den er auf eine Fascienzerreißung und -dehnung in Verbindung mit einer Blutung in den Muskeltrichter zurückführt. Der Schaden war durch eine Verletzung mit einem Stein entstanden und hatte keine Knochenläsionen verursacht.

Unter den in der eingehenden Arbeit von PICHLER (a, b) beschriebenen Fällen gehören 6 Beobachtungen zu den hier in Frage stehenden stumpfen Traumen der Orbita; darunter befinden sich allein 4 Hufschläge, die sämtlich mit Orbitalwandfrakturen kompliziert waren. Die beiden anderen hatten keine Knochenbrüche veranlaßt. Sie werden von dem Autor durch eine Ischämie des Orbitalinhalts und die dadurch bedingte *relative* Vergrößerung der Augenhöhle erklärt.

WAGENMANN ist indessen der Ansicht, daß man in den scheinbar ohne Knochenverletzungen einhergehenden Fällen nur nicht in der Lage sei, die ursächlichen Prozesse ausfindig zu machen, da zarte Fissuren auf der Röntgenplatte nicht in die Erscheinung treten. Die Verfeinerung der Aufnahmetechnik wird freilich heute auch in solchen Fällen Aufschluß verschaffen.

Auch ein *temporärer Enophthalmus* wird beobachtet. Er ist wohl die Folge eines Absinkens des Muskeltonus einige Zeit lang nach dem Trauma. Die Parallele zum gleichen Vorgang bei Sympathicusparese spricht für eine solche Annahme. Sehr selten ist das Vorkommen eines *pulsierenden Enophthalmus*; denn es existiert bislang nur eine einzige Mitteilung (GRUNERT).

Daß eine durch Knochensplitter der Orbitalwandungen verursachte Stromvermengung einer Arterie und Vene einen *pulsierenden Exophthalmus* erzeugen kann, ist unter diesen Umständen ebenso erklärlich wie nach scharfen Verletzungen (siehe S. 492). Im preußischen Sanitätsbericht 1903/04, S. 113 findet sich die Notiz über einen intermittierenden Exophthalmus nach Sturz aus 5 m Höhe.

Die *Bewegungsmuskulatur des Bulbus* kann in zweifacher Art durch die Folgen einer stumpfen Verletzung der Orbita in Mitleidenschaft gezogen werden. insofern entweder die Durchblutung des Orbitalinhaltes einen Druck auf die Nerven oder Muskeln ausübt oder diese durch Splitter und Fissuren der Knochen direkt getroffen werden.

Die *Orbitalblutung* ist naturgemäß eine häufige Folge stärkerer Gewalteinwirkung auf die Orbita. Nach der Zusammenstellung von BERLIN tritt sie in 91—94% aller Fälle auf. Äußerlich wird sie durch Blutunterlaufung der Lid- und Augapfelbindehaut kenntlich. Sie verursacht ferner Vortreibung des Augapfels, Bewegungsstörungen und durch Druck auf den Sehnerven Schädigung des Sehvermögens und des Gesichtsfeldes.

Sowohl die Scheide des Sehnerven als auch die Scheiden der zu den Muskeln ziehenden Nerven können mit Blut prall gefüllt werden, wie UHTHOFF nachgewiesen hat. Ein *Opticusscheidenhämatom* (s. Abb. 9, S. 480) führt leicht zu *Stauungspapille.* Da bei so schweren Orbitalverletzungen zumeist am Bulbus und an den Orbitalwandungen sehr ernste Folgen gesetzt werden, treten die ebenfalls oft vorhandenen Motilitätsstörungen wesentlich an Interesse zurück. In der Literatur ist der Begriff der stumpfen und der scharfen Verletzung in dieser Hinsicht nicht mit genügender Trennung durchgeführt, so daß ihre Besprechung hier unterbleibt.

Die Prognose der nach Blutergüssen eintretenden Bewegungsstörungen ist betreffs ihrer Dauer ganz unsicher. Auch der durch den Abstand der Doppelbilder meßbare Grad der Bewegungsbehinderung sagt in dieser Beziehung nichts; denn schwere Lähmungen können bald verschwinden, leichtere hartnäckig sein.

1. Der 15jährige E. erlitt einen heftigen Stoß mit einem Schaufelstiel gegen den oberen Orbitalrand. Es bestanden alle Kennzeichen einer schweren Orbitalblutung; dazu gesellte sich noch eine starke Entzündung in Form einer Tenonitis, ohne daß es zur Abszeßbildung kam. Nach Rückgang der akuten Erscheinungen konnte eine Abducenslähmung festgestellt werden, die erst nach monatelanger Behandlung mit Schwitzen, Jod und Elektrisieren zurückging.

2. Hartnäckiger war die Lähmung bei einem Manne, der $3/4$ Jahre nach einer Hufschlagverletzung in Behandlung trat. Es fand sich eine Ptosis mittleren Grades. Auch klagte der Patient über heftige Kopfschmerzen, Verwirrungszustände und Zittern des Kopfes. Er sei immer wie betrunken. Als Ursache wurde eine Lähmung des Musculus rectus inferior gefunden, die auf friedliche Therapie nicht besser wurde. Erst eine Rücklagerung des Musculus rectus superior brachte Heilung.

Die zweite Form der Bewegungsstörung wird durch die Lähmung des Musculus obliquus superior beherrscht, dessen zarte Trochlea bei Orbitalverletzungen leicht abgerissen wird.

Ein 40jähriger Mann wurde bei einem Eisenbahnunglück mit der Stirn gegen eine Wagenwand geschleudert, wodurch ein komplizierter Bruch des oberen Augenhöhlenrandes mit Absprengung eines daumenbreiten Knochenstückes eintrat. Noch nach Jahren bestand eine komplette Lähmung des Musculus obliquus superior.

Nicht immer ist es in solchen Fällen möglich, die Entstehungsweise einer sekundären Lähmung festzustellen, wie sich in folgender Beobachtung zeigt:

Eine 49jährige Frau bekam in unmittelbarem Anschluß an einem Stoß gegen den *äußeren* Augenhöhlenrand eine Lähmung des Musculus rectus *medialis,* die noch nach $3/4$ Jahren unvermindert weiter bestand. Zeichen einer Orbitalblutung fehlten. Es war nicht ausfindig zu machen, wie so ein Stoß am äußeren Orbitalrand den an der inneren Seite liegenden Muskel isoliert schädigen konnte.

Die Einwirkung auf den Sehnerven. Soweit Folgen der *indirekten* Orbitalfrakturen, d. h. der Schädelbasisbrüche, die in die Orbita hineinreichen, in

Betracht kommen, beherrscht die *Schädigung des Sehnerven im knöchernen Kanal* völlig das Interesse (siehe Bd. 3, S. 239, Abb. 73). Die praktisch überragende Bedeutung dieser Opticusverletzungen wird leider von den praktischen Ärzten noch lange nicht genügend gewürdigt, obgleich Verfasser sich die größte Mühe gegeben hat, durch seine zahlreichen Veröffentlichungen von Augenunfällen das Interesse für diese wichtigen Zusammenhänge auch über die Kreise der engeren Fachgenossen hinaus zu wecken. Keinem Arzte wird es angenehm sein, wenn z. B. nach sorgfältiger Vernähung einer Stirnwunde der durch einen Sturz auf den Kopf verletzt gewesene Patient einige Zeit später bemerkt, daß er einseitig erblindet ist. Mit Recht kann ein so Geschädigter verlangen, daß sein behandelnder Arzt und nicht er selbst erst später die Tragweite der Schädigung überschaut. Wenigstens muß der zuerst zugezogene Facharzt in der Prognose die unbedingt nötige Vorsicht walten lassen.

Die zugrunde liegende anatomische Veränderung durchläuft alle Phasen von einer Blutung in und um den Sehnerven bis zu der verschieden starken örtlichen Einwirkung von Knochensplittern auf die Nervensubstanz und bis zur völligen Zerquetschung des Opticusquerschnittes. Bei schräg oder frontal ziehenden Fissuren der Schädelbasis kann es sogar zur Schädigung *beider* Sehnerven kommen. Je nach dem Grade der Läsion schließen sich sofort auftretende Erscheinungen am Augenhintergrunde wie Netzhautblutungen oder allmählich sich entwickelnde Zustände wie Stauung im venösen Gebiet der Zentralgefäße und Stauungspapille an.

LIEBRECHT hat an einem reichen Material die Bedeutung der Schädelbrüche für das Auge ausgezeichnet dargestellt. Danach sind die schweren, mit lang anhaltender Bewußtlosigkeit und allen Zeichen der Beteiligung des Gehirns einhergehenden Fälle weniger von Interesse; denn bei derartigen ernsten Verletzungsfolgen wird niemand darüber erstaunt sein, daß die Sehfunktion in erheblichem Ausmaße in Mitleidenschaft gezogen wird. Wesentlich wichtiger sind die verhältnismäßig wenig ausgedehnten Schädelbrüche, weil sie weit häufiger sind, öfters die typischen Kennzeichen ihres Vorhandenseins vermissen lassen und trotzdem auf den Opticus verderblich einwirken. Die von mehreren Autoren aufgestellte Forderung, daß zur völligen Klarstellung der Zusammenhänge dann wenigstens eine nachweisbare Beteiligung der Gesichtsknochen als Angriffspunkt der Gewalt zu verlangen sei, wird zwar meist erfüllt sein, doch gibt es auch Fälle, in denen man vergeblich nach solchen Symptomen sucht (siehe der Fall S. 449 als Beispiel) (WAGENMANN, MERZ-WEYGANDT).

Wenn eine völlige Zerquetschung des Opticus zustande kommt, tritt natürlich sofort eine Leitungsunterbrechung ein. Als deren Zeichen ist eine absolute Lichtstarre der Pupille bei direkter Belichtung feststellbar. Ist die Querschnittsläsion des Sehnerven keine ganz vollkommene, so liegt meist zwar ebenfalls praktisch einseitige Erblindung vor, doch können Andeutungen einer Reaktion der Pupille auf Licht zunächst noch beobachtet werden. Auch schwache Lichtempfindung ist unter Umständen noch auszulösen; meist verlieren sich diese letzten Reste der Sehfunktion bald. Der Augenarzt bekommt in der Regel frisch nur die schweren Fälle zu sehen und findet dann, je nach der Lage der Durchtrennungsstelle vor oder hinter dem Gefäßeintritt in den Nervenstamm, entweder ein normales Bild der Papille oder eine deutliche Blässe mit Kollaps der Gefäße. Sind die Zentralarterie und -vene verschont geblieben, dann entwickelt sich das typische Bild der Sehnervenatrophie erst nach einigen Wochen, indem nach 14 Tagen bis zu 2 Monaten die Abblassung der Papille zutage tritt. Es gibt aber auch Fälle, in denen diese Veränderung längere Zeit auf sich warten läßt. Vielleicht kommt dann weniger die Einwirkung der Splitterung im Kanal selbst, als der Folgezustand einer einsetzenden Callusbildung in Frage, eine

Möglichkeit, welche in versicherungstechnischer Hinsicht besondere Beachtung verdient. Hierfür gelte die folgende Beobachtung als Beispiel.

Der 17jährige Paul S. hatte 5 Wochen zuvor nach einem Sturz auf den Hinterkopf (ohne jede Beteiligung der Gesichtsknochen) nur ganz undeutliche Symptome einer Schädelbasisfraktur dargeboten und wurde von dem Chirurgen wegen einer schweren Sehstörung in meine Behandlung überwiesen. Objektiv fand sich weiter nichts als eine verminderte Reaktion der Pupille des rechten Auges; doch war das Sehvermögen auf das Erkennen von Handbewegungen gesunken. Trotz des fehlenden Zeichens einer Veränderung der Papille mußte deswegen die Diagnose auf eine Querschnittsläsion des Sehnerven gestellt werden. Die 6 Wochen später (also fast ein Vierteljahr nach dem Trauma) wiederholte Untersuchung deckte dann auch die völlige Atrophia nervi optici auf. Dabei bestand nunmehr Amaurose.

Bei wesentlich leichteren Fällen kann die Gesichtsfeldaufnahme zur Feststellung des Ausmaßes der Quetschung herangezogen werden. Ein nur peripherer Ausfall spricht für einen einseitigen Druck, der nicht zu einer Querschnittsentartung zu führen braucht. Nach Ablauf des Prozesses sieht man dann auch nur eine *teilweise* Abblassung der Papille, wie nachstehende Beobachtungen lehren.

1. Ein 46jähriger Mann hatte sich bei einer nächtlichen Radfahrt wegen Übermüdung mit dem Kopfe auf die Lenkstange gelegt. Plötzlich fand er sich stark blutend im Straßengraben. Eine Stirnwunde wurde vom Arzte vernäht, doch kam der Patient wegen linksseitiger schwerer Sehstörung 8 Tage später in meine Behandlung. Ich fand links geringe Pupillenreaktion auf Licht. In der Netzhautmitte lag eine kleine undeutliche Blutung. Die Papille war temporal etwas abgeblaßt, während die Gefäße normale Beschaffenheit aufwiesen. Subjektiv wurde ein großes positives Skotom angegeben und die Aufnahme des Gesichtsfeldes ergab einen das Zentrum einbeziehenden großen Einsprung von der medialen Seite her. S: Fingerzählen in 1 m exzentrisch. Rechtes Auge normal (!).

14 Tage darauf war die linke Papille völlig blaß und die Funktion des linken Auges auf die Wahrnehmung von Lichtschein mit ganz unsicherer Projektion herabgemindert. Nunmehr klagte der Patient aber auch über eine Störung des *rechten* Auges. Hier zeigten sich jetzt die Farbengrenzen eingeengt und die Außengrenzen für Weiß im Gesichtsfelde innen oben und unten um $10—15^0$ eingerückt. $S = {}^5/_{10}$; mit $+ 1,0$ dptr Nieden 2. Objektiv konnte man eine scharf begrenzte temporale, peripher gelegene Abblassung der Papille erkennen. Somit handelte es sich um eine *doppelseitige*, wenn auch ungleich starke Beschädigung des Nerven im knöchernen Kanal durch einen Schädelbasisbruch. Wieweit auch die Störung der linken Netzhautmitte durch die Blutung mitgewirkt hatte, ließ sich bei der das Bild beherrschenden Opticusverletzung nicht feststellen.

2. Ein 9jähriges Mädchen lief in die Zinke einer Mistgabel hinein, die sich in die Gegend des linken Jochbeins einbohrte. Ich fand eine Woche später an der Stelle nur einen minimalen Schorf, der auf dem Knochen gut verschieblich war. Dabei fehlte die Lichtreaktion der linken Pupille vollständig, und ebenso hatte das Kind links nicht die geringste Lichtempfindung mehr, obgleich die Papille erst eine so wenig ausgesprochene Abblassung zeigte, daß man sie ohne Kenntnis des Unfalls und der Amaurose kaum für krankhaft verändert gehalten hätte.

Im Gegensatz zu der Aufgabe, die dem Arzte in so gelagerten Fällen gestellt wird, wie sie eben beschrieben sind, kommt es oft genug im *Rentenverfahren* vor, daß man die Entscheidung treffen soll, ob eine einseitige Opticusatrophie mit einer Gewalteinwirkung in Zusammenhang zu bringen ist. Auch hier gipfelt die Beurteilung in der Nachforschung nach einer vorangegangenen Schädelkontusion, wobei alle Nebenumstände eingehender Berücksichtigung bedürfen. Ein von mir stammendes Gutachten, das veröffentlicht worden ist, kann als Beispiel dienen, welche Richtlinien für solche Fälle Geltung gewinnen. Zunächst muß der Beweis erbracht werden, daß anderweitige Möglichkeiten einer Entstehung von einseitiger Opticusatrophie nicht gegeben sind. Eine solche Erkrankung des Opticus kann nur vorkommen nach intraokularen und intraorbitalen Prozessen, da die Atrophie nach Allgemeinkrankheiten stets doppelseitig ist. Hierbei rechne ich die retrobulbäre Neuritis zu einer intraorbitalen Affektion. Mit Ausnahme der multiplen Sklerose, deren Frühsymptom die einseitige Opticusatrophie sein kann, lassen sich Zusammenhänge mit Leiden des Zentralnervensystems in den meisten Fällen durch eine genaue

Allgemeinuntersuchung aufdecken. Wenn man einerseits eine andere Ursache ausschließen, andererseits eine Schädelkontusion feststellen kann, ist der Beweis erbracht.

In dem damaligen Gutachten handelte es sich um eine schwere Kontusion der linken Stirnseite mit nachfolgender Bewußtlosigkeit, jedoch ohne Ohren- und Nasenbluten, und um eine gleichseitige Opticusatrophie. Die Unfallsfolge wurde anerkannt.

Wie ein alltägliches Ereignis sogar doppelseitige Atrophie herbeiführen kann lehrt folgender Fall:

Ein 12jähriges Mädchen hatte beiderseits eine schneeweiß verfärbte Papille mit scharfen Grenzen. Rechts bestand Strabismus divergens concomitans, mangelhafte Lichtreaktion der Pupille; es wurde nur Lichtschein wahrgenommen. Die Sehschärfe des linken Auges betrug $^5/_{15}$. Außerdem fand sich eine leichte Störung für das Erkennen von Farben. Das Kind war 3 Jahre zuvor vom Stuhle auf die Erde gefallen und mit der rechten Gesichtsseite aufgeschlagen. Eine Viertelstunde war die Patientin bewußtlos gewesen. (Eine Narbe am äußeren Orbitalrande zeigte die Stelle der Kontusion des Schädels.) Allmählich stellte sich Auswärtsschielen ein, doch erst bei Schulbeginn wurde die Sehstörung bemerkt.

Orbitalverletzung und Geschwulstbildung. Ein ungemein seltenes Ereignis nach stumpfen Orbitalverletzungen ist das Auftreten von Sarkomen. Remele hat in einer unter Sattler verfaßten Dissertation zwei Fälle beschrieben, die den von Thiem aufgestellten Bedingungen für die Anerkennung einer Kontusion als Ursache von Tumoren in jeder Hinsicht entsprechen.

In dem einen Fall handelte es sich um einen $2^1/_2$jährigen Knaben, der gegen eine vorspringende Schraube einer Maschine gestürzt war und sich am rechten unteren Orbitalrande aufgeschlagen hatte. Im Anschluß daran bildete sich ein großzelliges Rundzellensarkom, das mittels der Krönleinschen Operation nur unvollkommen entfernt werden konnte und nach mehreren Wochen zum Tode führte. Im zweiten Falle erhielt eine 46jährige Frau einen Schlag mit einem Blechdeckel gegen das Auge. Ein Exophthalmus stellte sich ein, und die Operation ergab ein Lymphosarkom der Tränendrüse. Später kam es zu einem Rezidiv und nach 2 Jahren zum Exitus letalis.

Selbstverständlich kann in derartigen Fällen auch der Zufall obwalten, vermag man doch nie den strikten Beweis zu erbringen, daß die Geschwulstbildung nicht auch ohne die stumpfe Verletzung aufgetreten wäre. In dieser Hinsicht sei auf die Besprechung der Tumorgenese im allgemeinen (S. 457) verwiesen.

b) Die stumpfen Verletzungen des Augapfels.

Allgemeine Pathologie.

1. Die physikalisch wirksamen Bedingungen.

Über die physikalischen Grundlagen der Kontusionsverletzungen des Bulbus ist eine große Literatur entstanden; auch auf experimentellem Wege hat man eine Erklärung der mechanischen Bedingungen angestrebt. Namentlich war es Berlins Verdienst, die Lehre von diesen Vorgängen auf eine sichere Basis gestellt zu haben. Seine Forschungsergebnisse sind in der ersten Auflage des Handbuches von Graefe-Saemisch festgelegt. Später haben sich Leopold Müller und für ein beschränktes Gebiet auch E. Fuchs um die Lösung des Problems bemüht, so daß ein gewisser Abschluß auf diesem Arbeitsfelde zu verzeichnen ist. Jedenfalls sind wesentliche Einwände gegen die Ansichten der genannten Autoren nicht mehr laut geworden, weshalb es angängig ist, auf die Wiedergabe der gesamten Literatur zu verzichten und nur die gewonnenen Erkenntnisse zu schildern.

Man trennt die Mechanik der Kontusionen, die *ohne* Ruptur der Bulbuswandung verlaufen, von denjenigen, die *mit* einer solchen verbunden sind. Ferner ist die *direkte* und die *indirekte* Gewalteinwirkung zu unterscheiden.

Drei Komponenten kommen bei jeder erheblicheren Kontusion in Frage: 1. Die Veränderung in der Form des Bulbus, 2. die Verdrängung des flüssigen und halbflüssigen Inhalts, einschließlich der dadurch bedingten Druckerhöhung, und 3. die Lageveränderung des ganzen Bulbus innerhalb der Orbita, bis deren Gebilde der Weiterbewegung ein Ziel setzen.

Die *Formveränderung* besteht zunächst in einer *Abplattung des betroffenen Abschnittes,* welche eine Dehnung der benachbarten Teile bewirkt. Diese kann wiederum den Anlaß geben, daß die ihr anliegenden inneren Häute einreißen und die Zonula der Linse defekt wird. Eine gewisse Möglichkeit besteht freilich, daß die erwähnten Teile ausweichen; bei Überschreiten eines bestimmten Grades der Gewalteinwirkung aber langt ihre Elastizität nicht mehr zu, um Einrisse zu verhüten. Im allgemeinen ist die Dehnungsfähigkeit der Sclera geringer als die der inneren Teile.

Die Verdrängung des flüssigen Inhalts des Bulbus gestattet hinsichtlich der Beurteilung der physikalischen Momente die Annahme, daß trotz der verschiedenen Beschaffenheit des Kammerwassers und des Glaskörpers, sowie der Trennung beider durch die Iris und die Linse die ausgelöste Drucksteigerung allseitig gleichmäßig zunimmt.

Die Lageveränderung des Bulbus in der Augenhöhle ist abhängig von der Richtung und Kraft der auftretenden Gewalt. Wirkt sie direkt von vorn ein, so wird der Augapfel in das Fettpolster der Orbita hineingedrückt. Dieses gewährt der Bulbuskapsel eine elastische Unterstützung, so daß eine Ruptur nur schwer zustande kommt (siehe S. 452). Wenn aber die Gewalt seitlich und schräg den Augapfel erreicht, dann wird er gegen die unnachgiebigen Orbitalwandungen gepreßt, wodurch eine entsprechende Abplattung mit ihren Folgen verursacht wird.

Die Kontusion des Bulbus ohne Ruptur seiner Kapsel schließt so mannigfache Möglichkeiten ein, daß eine generelle Besprechung nicht am Platze ist. Es sei daher auf die Darstellungen der einzelnen Verletzungen (S. 458) verwiesen.

Die Kontusion mit Wandruptur hinwiederum bedingt zuvörderst die Darstellung der **Mechanik der Sprengung der Bulbuskapsel.**

Was zunächst die *direkte Einwirkung von stumpfen Fremdkörpern* anlangt, so ist diese allgemeinen Gesetzen nicht unterworfen, weil sie ganz unabhängig von der Art und Weise der auftretenden Gewalt ist. Am Orte des Aufprallens platzt die Bulbuswandung bei genügender Stärke und entsprechender Art der eindringenden Gewalt und reißt in uncharakteristischer Weise ein. Es besteht dabei keine scharfe Grenze zwischen stumpfer und scharfer Einwirkung, sondern hier sind die Übergänge fließend, wie die später angeführten Beispiele erweisen werden.

Bei *indirekter Gewalt* liegen die Verhältnisse ganz anders, da es hier fast immer zu einer Berstung der Sclera, und zwar im geringen Abstand vom Limbus und ungefähr konzentrisch dem Hornhautrande kommt. Der Grund für diese Prädilektionsstelle ist darin zu erblicken, daß hier die Lederhaut in ihrer Widerstandsfähigkeit durch anatomische Besonderheiten geschwächt ist. Es ist weniger die vielfach bestrittene Verdünnung der pericornealen Zone als die Änderung der sonst festen Struktur durch die Ansätze des Ligamentum pectinatum und die Anordnung des SCHLEMMschen Kanals. Neben diesen Verhältnissen ist zu beachten, daß in derselben Gegend die vorderen Ciliargefäße hindurchtreten, deren Verlauf öfters der Riß folgt.

Auch der Ort des Aufprallens und die physikalischen Folgen der Stoßeinwirkung spielen eine Rolle. LEOPOLD MÜLLER bestreitet, daß in der Regel die Gewalteinwirkung aus der Richtung von außen unten kommen müsse, weil die Orbitalränder hier den geringsten Schutz gewährten; denn auch die gerade von vorn, sowie die seitlich (am häufigsten von oben innen) auftretenden Stöße können von den Orbitalrändern derart abgelenkt werden, daß sie zwischen Augapfel und Augenhöhlenwandung eindringen und den Bulbus gegen den Knochen drängen. Daß bei einer direkt von vorn einwirkenden Gewalt die Berstung des Bulbus durch das Auffangen des Stoßes seitens des Orbitalfettgewebes teilweise hintangehalten wird, ist schon oben erwähnt worden.

Die Möglichkeit einer Kontraruptur, d. h. des Zustandekommens des Risses an dem Teile des Bulbusumfanges, der dem Ort des Aufprallens der Gewalt gegenüber liegt, ist verschieden beurteilt worden. ARLT nahm an, daß die von dem Stoß verursachte Abplattung des Bulbus senkrecht zur Kompressionsrichtung in einem sog. „Dehnungsäquator" „ausgedehnt" werde, der bei gerade von vorn treffenden Gewalten auch mit dem eigentlichen Bulbusäquator zusammenfallen könne. Indessen hat LEOPOLD MÜLLER auf Grund von Versuchen an enukleierten Leichenaugen die Haltbarkeit dieser Theorie geleugnet und das Vorkommnis für einen Ausnahmefall erklärt. In Wirklichkeit erfolge der Riß in einem *Meridian.* Seine Ansicht lautet: „Die indirekte Scleralruptur ist keine Kontraruptur, sondern liegt intermeridional zwischen Angriffs- und Unterstützungspunkt in Kreislinien, welche diese beiden Punkte verbinden, also senkrecht auf dem sog. „Dehnungsäquator" in einem „Dehnungsmeridian". Geht der eine Dehnungsmeridian durch die Hornhaut, so weicht der Riß der Hornhaut aus und läuft um sie herum durch den SCHLEMMschen Kanal. Eine andere Erklärung (allerdings für die Wirkungen des Contrecoups auf die Netzhaut) hat LOHMANN gegeben (siehe Beitrag F. SCHIECK, Erkrankungen der Netzhaut, Bd. 5, S. 557).

Weniger typisch sind gewisse kleine, innerhalb der Hornhaut-Lederhautgrenze fast stets nach oben gelegene Berstungen, mit denen sich E. FUCHS eingehend beschäftigt hat. Er bezeichnet sie als „indirekte". Sie durchsetzen zum Unterschiede von den typischen Rissen die Bulbuskapsel fast senkrecht von innen nach außen und kommen meist gleich hinter dem Limbus an die Oberfläche, können auch mehr nach der Hornhaut zu austreten, wo sie infolge der größeren Festigkeit dieses Teils der Bulbuskapsel aber unbedeutender sind als die Rupturen am Limbus. Warum diese Berstungen eine andere Richtung als die gewöhnliche nehmen, ist nicht aufgeklärt.

2. Die Allgemeinerscheinungen am Bulbus bei Kontusionsverletzungen.

Kammerblutung. Es wird kaum eine schwerere Kontusion geben, bei der nicht eine Blutung in die vordere Kammer (Hyphäma) erfolgt. Die Ursache bildet eine Gefäßzerreißung in der Nachbarschaft der Kammerbucht. So gering die Bedeutung des Ereignisses als Krankheitserscheinung ist, so groß ist sie in diagnostischer und prognostischer Hinsicht dann, wenn die ganze Vorderkammer mit Blut angefüllt ist. Sind wir doch in einem solchen Falle wegen der Unmöglichkeit des Einblicks ins Augeninnere bei der Beurteilung der denkbaren Folgen lediglich auf die Prüfung des Lichtscheins und der Projektion, sowie evtl. des intraokularen Druckes angewiesen. Selbst, wenn die Lichtwahrnehmung ganz regelrecht angetroffen wird, vermögen wir das Vorhandensein einer flachen Netzhautablösung nicht auszuschließen; denn bei nur geringer Entfernung der Retina vom Pigmentepithel kann die Empfindlichkeit für Licht erhalten bleiben. Ebenso läßt uns die Prüfung des Augenbinnendruckes im Stich. Erstens braucht eine Netzhautablösung nicht immer mit einer Druckerniedrigung verbunden zu sein, und zweitens werden die Spannungsverhältnisse des Auges wesentlich geändert, wenn die Vorderkammer anstatt Kammerwasser Blut enthält.

Deshalb ist anzuraten, daß man in derartigen Fällen mit der Prognose sehr vorsichtig ist und sein Urteil bis zur erfolgten Aufsaugung des Blutes verschiebt. Diese selbst soll man durch kritiklose Atropinanwendung nicht erschweren; denn sie vermindert durch die Verschmälerung der Irisfläche und Verengerung des Kammerwinkels die Resorption. Die Zeit, welche bis zum vollständigen Verschwinden des ergossenen Blutes aus der Kammer verstreicht, ist verschieden lang. In der Jugend liegen die Bedingungen günstiger als im Alter. Dauert in seltenen Fällen die Resorption unverhältnismäßig lange, so kann man durch eine Paracentese der Vorderkammer das Blut entleeren (siehe auch Näheres darüber im Kapitel vom traumatischen Glaukom S. 453). Man darf auch nicht außer acht lassen, daß ein geraume Zeit in der vorderen Kammer stehender Bluterguß günstige Bedingungen als Nährboden für eine endogene Infektion schafft. Nicht minder ist die Gefahr einer sekundären „Blutfärbung" der Hornhaut in Rechnung zu setzen, obgleich dann schon schwerere Ernährungsstörungen des Bulbus mitspielen (siehe S. 372 und 459).

Druckerniedrigung. Eine weitere, nicht seltene Allgemeinfolge bei Kontusionen des Augapfels ist die akute Hypotonie. Sie folgt einer zunächst eintretenden Phase von Hypertonie [GEORGES LEPLAT (c)] und kann unter verschiedenen Bedingungen auftreten. Die Freilegung der oberflächlichen Hornhautnervenendigungen bei ausgedehnten Epithelerosionen vermögen zu so hochgradigen Herabsetzungen des Binnendruckes Anlaß zu geben, wie sie sonst bei nicht perforierenden Verletzungen niemals beobachtet werden. In der Regel ist mit dieser Form der Hypotonie ein Vorrücken der Iris und des Linsensystems verbunden, woraus eine erhebliche Abflachung der Vorderkammer herrührt. Dadurch entsteht eine optisch bedingte Kurzsichtigkeit. In der Regel stellt die Hypotonie nur einen vorübergehenden Zustand dar, der die Prognose nicht ungünstig beeinflußt. Es gibt aber auch Fälle, in denen die Druckerniedrigung mit großer Hartnäckigkeit bestehen bleibt, ohne daß eine befriedigende Erklärung für ein solches Verhalten gefunden werden kann.

Rein mechanische Bedingungen vermögen die Tatsache nicht zu erklären, daß der Druck unter Umständen bis auf $^1/_5$ der Norm herabgesetzt wird, ohne daß ein Verlust von Augenflüssigkeit nachweisbar ist. SAMELSOHN versuchte die Deutung in dem Sinne, daß im Ciliarkörper Nervenzentren vorhanden seien, die die Flüssigkeitsabsonderung beherrschen und durch die Kontusion Schaden leiden. Wäre dies der Fall, so bliebe es unverständlich, daß die Verminderung der Flüssigkeitsabsonderung nicht einen Hornhautkollaps herbeiführt. Daß ein solcher fehlt, läßt sich beim Aufsetzen des Tonometers leicht erweisen. Es bleibt aber in der Tat nichts anderes übrig, als durch das Trauma ausgelöste nervöse Einflüsse anzuschuldigen. So ließe sich die Erscheinung zum Teil damit erklären, daß eine Verminderung der durchschnittlichen Füllung der Capillaren des Corpus ciliare, vielleicht auch des gesamten Uvealtractus zustande kommt. Die nachstehende Beobachtung ließe sich in diesem Sinne auslegen.

Einem 40jährigen Manne war ein größeres Eisenstück gegen das rechte Auge geflogen. Dieses war schwer gereizt und schmerzhaft. In der unteren Hornhauthälfte fand sich eine Gruppe punktförmiger Erosionen. Es bestand Hyphäma. Dabei war die Vorderkammer stark abgeflacht, die Pupille eng. Soweit man den Hintergrund untersuchen konnte, war der Befund normal. Mit — 6,0 dptr S = $^5/_{20}$ fast. Tonus (nach SCHIÖTZ gemessen): 8 mm Hg. Das gesunde linke Auge hatte einen Tonus = 18 mm Hg. Im Laufe der nächsten Zeit ging die Spannung des rechten Auges sogar auf 5 mm Hg herunter und blieb volle 3 Wochen so niedrig. Aus Besorgnis über diesen Zustand wurde Atropin subconjunctival eingespritzt. Der Erfolg war verblüffend; denn schon am nächsten Morgen war der Druck auf 20 mm Hg angestiegen und die Refraktion zur Emmetropie zurückgekehrt. So blieb der Zustand dauernd.

Die Erklärung der Hypotonie von dem Gesichtspunkte der Drosselung der Blutgefäße steht mit den Experimenten Hamburgers im Einklang, der die ganze Uvea, vorzüglich die Chorioidea als einen einzigen Schwellkörper deutet, von dessen Füllungszustand der Augendruck abhängt. Es liegt daher nahe anzunehmen, daß das Atropin eine gefäßerweiternde Wirkung ausübt, und die Hypotonie mit einer schweren, auf Sympathicusreizung beruhenden Vasokonstriktion in Zusammenhang zu bringen.

Die **Druckerhöhung** hat ein wesentlich größeres praktisches Interesse als die Herabsetzung der Spannung; denn es gibt ein *Glaukom* als direkte Unfallfolge[1]. Man kann zwischen zwei Formen unterscheiden. Die eine tritt bei vorher ganz gesunden Augen in mehr oder weniger unmittelbarem Anschluß an die Kontusion auf, während es sich bei der anderen um Augen handelt, die schon vorher zu Glaukom disponiert waren, so daß das stumpfe Trauma nur den Anstoß zum Ausbruch der Erkrankung gab.

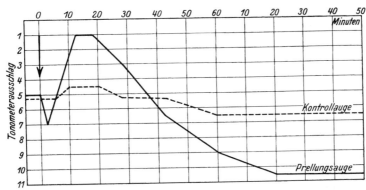

Abb. 3. Kurve der Tonometerwerte nach Prellung von Kaninchenaugen mittels auffallender Gewichte. (Nach Karl Schmidt und J. F. de Decker.)

Die Ursachen der traumatischen Hypotonie hat man auch durch Experimente zu ergründen versucht. Georges Leplat (a) hat Kaninchenaugen mit einer besonders geformten Pelotte aus einer Kinderpistole beschossen. Er beobachtete zunächst während 5—15 Minuten einen Druckanstieg bis zu 40—58 mm Hg, dem nach 30—40 Minuten ein langsames Absinken nachfolgte. Anatomisch fand sich (b) ein Ödem des an die Iris grenzenden Teils des Ciliarkörpers, ohne daß sein rückwärtiger Abschnitt alteriert war. Vorn war indessen eine Blasenbildung und Abschwemmung des Ciliarepithels deutlich erkennbar. Wurden die Tiere durch Carotisdurchschneidung entblutet, so trat der Druckabfall noch rascher ein, ebenso wuchs die Differenz des Druckes im geprellten und Kontrollauge, wenn dieses vorher ausgiebig anästhesiert worden war. Leplat schließt aus diesem Verhalten, daß eine Lähmung der elektiven Dialyse der endo- und epithelialen Barriere in den verletzten Augen zustande kommt. Hierdurch werde infolge der Drucksenkung in den Gefäßen ein leichterer Abfluß der intraokularen Flüssigkeit aus dem Auge herbeigeführt.

Karl Schmidt und J. F. de Decker benutzten zur Erzeugung einer Kontusion verschieden schwere Gewichte, die sie in einer Röhre auf die Bulbuswand von Kaninchen fallen ließen. Die Kurve (Abb. 3) zeigt den Erfolg nach einer einmaligen Prellung mit 200 g. Wir sehen einen sofort einsetzenden geringen Druckabfall (primäre Hypotonie), nach wenigen Minuten einen ziemlich steilen Anstieg (primäre Hypertonie), die 30—40 Minuten anhält, und anschließend die sekundäre Hypotonie, die 3—7 Tage dauert. Dann kehrt die Spannung

---

[1] Die sekundären Glaukome, z. B. nach Pupillarabschluß, Keratocele oder Linsenluxation werden an entsprechender Stelle geschildert, wobei zu bemerken ist, daß nur diejenigen Drucksteigerungen gemeint sind, die nach längerem Bestehen einer Luxation auftreten. Ebenso kann hier nicht von dem „sekundären traumatischen Glaukom" Deutschmanns gesprochen werden, das nach Blutungen in den perichorioidealen Raum und in die Opticusscheiden als Folge von Schädelkontusionen beobachtet wird, da in diesem Kapitel nur die stumpfen Verletzungen des Bulbus in Frage kommen.

wieder zur Norm zurück. Die Erklärung des Phänomens geben die Autoren wie folgt: Im Anschluß an die Prellung kommt es zunächst zu einer Art Auspressung des Auges (primäre Hypotonie). Wenige Minuten nach erfolgter Prellung reagiert nun der intraokulare Gefäßapparat mit einer außerordentlich starken Gefäßkontraktion. Bei dieser muß die Gefäßwandspannung steigen und damit geht auch der intraokulare Druck in die Höhe (primäre Hypertonie). Dann setzt eine sekundäre reaktive Gefäßerschlaffung ein, bei der der Tonus der Gefäßwände ganz wesentlich nachläßt, und mit diesem Vorgange ist ein Sinken des intraokularen Druckes (sekundäre Hypotonie) verbunden.

Einige klinische Beobachtungen seien angeschlossen.

1. Einer älteren Dame schnellte der zusammengelegte Kneifer mit ziemlicher Gewalt gegen das Auge und rief eine Drucksteigerung hervor, die mehrere Tage anhielt. Der Arzt glaubte an beginnendes echtes Glaukom, zumal die Patientin hypermetrop war. Indessen verlor sich die Drucksteigerung bald, ohne wiederzukehren (STÖLTING).

2. Einem 42jährigen Heizer flog ein Eisenstück gegen das rechte Auge. Es entstanden eine zentrale Hornhautquetschung und ein die ganze Vorderkammer ausfüllendes Hyphäma. Anfänglich war der Augendruck normal; aber nach 2 Tagen brach ein akuter Glaukomanfall aus. Bei steinhartem Bulbus und maximaler Mydriasis trat eine wallartige Chemosis unter rasenden Schmerzen auf. Eine breite Paracentese entleerte das in der Vorderkammer stehende Blut. Darauf war die Drucksteigerung vorüber, doch blieb die Pupille dauernd höchstgradig erweitert.

3. Bei einem 16jährigen Patienten kam es 6 Tage nach einer Kontusionsverletzung mit schweren intraokularen Veränderungen zu akuter Drucksteigerung. Eine Punktion der Kammer genügte, um den Anfall zu beseitigen; aber 2 Monate später gesellte sich eine Netzhautablösung hinzu.

4. Durch Gegenschlagen einer Kette erlitt ein 25jähriger Arbeiter eine Lähmung der Pupille und Ptosis. Am 5. Tage darauf stieg der Tonus auf 55 mm Hg an. Mit bestem Erfolge wurde eine Paracentese der Kammer ausgeführt. 4 Wochen später war das Auge reizlos; T = 20 mm Hg; S = $^6/_{18}$. Indessen erreichte nach 2 Monaten der Druck wieder 30 mm Hg, und die Sehschärfe nahm bis $^6/_{30}$ ab. Daraufhin wurde Eserin verordnet; aber der Patient entzog sich zunächst der weiteren Behandlung, kam erst nach $^1/_4$ Jahr wieder, und nun zeigte sich eine maximal weite Pupille bei klarer Hornhaut und Amaurose (T = 30 mm Hg).

5. Eine 61jährige Frau erlitt eine stumpfe Verletzung durch ein abspringendes Holzstück. Die Folgen waren Ptosis, Lähmung des Rectus superior und ein schweres Glaukom (T = 70 mm Hg). Nach einer in Narkose ausgeführten Iridektomie senkte sich der Druck allmählich. Bei der Entlassung betrug die Sehschärfe $^3/_{20}$, der Tonometerwert 20 mm Hg. Im Gesichtsfeld bestand eine erhebliche Einengung nach oben innen. Nach 3 Wochen stellte sich ein ernster Rückfall ein. Miotica vermochten die Drucksteigerung nicht zu beseitigen. Die vordere Kammer war aufgehoben. Daraufhin wurde eine Trepanation nach ELLIOT vorgenommen, die von einer schweren, nicht zur Aufsaugung neigenden Blutung in die Kammer gefolgt war. Sie erzeugte bald eine neue Drucksteigerung. Bei der deswegen ausgeführten Paracentese entleerte sich viel, teilweise noch flüssiges Blut. Das Auge beruhigte sich zwar, doch war immer noch Blut in der Kammer, das sich mit der Zeit graugrün verfärbte. Schließlich wurde das Auge zwar reizlos, indessen lag in der Vorderkammer noch ein linsenartig gestalteter Blutkuchen. Obgleich der Druck auf 18 mm Hg heruntergegangen war, bestand Amaurose.

6. Ein 59jähriger Patient bekam nach Gegenfliegen eines Holzstückes ein schweres Glaukom. S = Fingerzählen in 5 m. Nach dreimaligem Einträufeln von Physostol betrug der Druck abends 25 mm Hg. Am Tage darauf war kaum noch eine vordere Kammer vorhanden. Die Pupille war queroval, und nunmehr ergab sich, daß die Linse subluxiert war. Am zweiten Tag stieg der Druck auf 60 mm Hg, so daß eine Iridektomie nötig wurde, die sich sehr schwierig gestaltete; aber der Druck senkte sich auf 18 mm Hg. Die Linse kehrte annähernd in die normale Lage zurück. Nach einem Vierteljahre war die Linse, nur in der Peripherie getrübt, im Pupillargebiet sichtbar. S = $^5/_{15}$; T = 50 mm Hg.

Weitere Beispiele aus der Gesamtliteratur hat SCHINDHELM zusammengestellt.

Für die zweite Gruppe der traumatischen Glaukome (Verletzung eines bereits zur Drucksteigerung disponierten Auges) sei die folgende Beobachtung als Beispiel angeführt.

Eine 56jährige Landwirtsfrau war vor einem Jahre wegen eines subakuten Glaukoms des rechten Auges iridektomiert worden. Sie erschien mit einem schweren Glaukom des linken, nachdem sie sich mit einem Heugabelstiel gegen das Auge gestoßen hatte. Einen Tag nach dem Unfall war der Glaukomanfall ausgebrochen. Obgleich die Verletzung keine sonstigen nachweisbaren Spuren hinterlassen hatte, konnte bei der Begutachtung doch die

Möglichkeit nicht geleugnet werden, daß der Stoß den Glaukomanfall ausgelöst hatte. Infolgedessen war eine Unfallrente zu bewilligen.

In den Rentenentscheidungen des Reichsversicherungsamtes Nr. 15440/06 findet sich ein analoger Fall, bedingt durch einen Schlag mit dem Kuhschwanz.

Peters und seine Schule (Sala) haben sich bemüht, das „primäre" Glaukom nach Verletzungen in seiner Pathogenese aufzuklären. Hier ist zunächst hervorzuheben, daß Sala nach der Operation einer Katarakt mit verflüssigtem Inhalt, der während der Extraktion sich in das Augeninnere ergoß, ein Glaukom auftreten sah. Peters hat daraufhin die Theorie aufgestellt, daß die durch eine Kontusion herbeigeführte Gefäßlähmung eine Änderung der Zusammensetzung des Kammerwassers im Sinne einer Eiweißvermehrung bedinge und dadurch die Abflußwege der vorderen Kammer verstopfe. Auch Verfasser hat mehrfach nach stumpfen Verletzungen des Aufgapels merkwürdige Gerinnungserscheinungen im Kammerwasser beobachtet. Ebenso spricht die rasche Heilung solcher Glaukome nach einer einmaligen Paracentese für die Richtigkeit der Theorie von Peters. Es ist aber trotzdem zweifelhaft, ob diese rein mechanische Erklärung der Krankheitsbilder genügen kann; denn es gibt Fälle, die mit einer hochgradigen Gerinnung des Kammerinhaltes bis zum völligen Verschwinden jeder Flüssigkeit einhergehen, ohne daß eine Drucksteigerung die Folge ist. Selbst ein vollkommener Pupillarabschluß mit schon deutlicher Napfkuchen-iris braucht nicht unmittelbar von einer typischen Drucksteigerung gefolgt zu sein. Daß die einfache Paracentese nicht immer genügt, beweist die Krankengeschichte Nr. 5 (S. 455). Hier fand trotz Freimachens des Kammerwinkels eine Blutaufsaugung nicht statt, wie es auch beim spontanen Glaukom vorkommt.

Schmidt-Rimpler erkennt den Begriff des „traumatischen Glaukoms" überhaupt nicht an, sondern läßt nur eine „traumatische Drucksteigerung" gelten. Es dürfte auch bei der Vielgestaltigkeit des Kontusionsglaukoms ausgeschlossen sein, eine Erklärung zu finden, die für alle Fälle gültig ist; aber eine vorwiegende Beteiligung *nervöser* Einflüsse auf den Blutgehalt der Uvea ist doch wohl anzunehmen. Angesichts der posttraumatischen Hypertonie und Hypotonie bleibt es jedoch ein Rätsel, daß das eine Mal eine Reizung, das andere Mal eine Lähmung eintritt, wenn der Sympathicus maßgebend ist.

Die Fälle, in denen eine Kontusion an einem bereits disponierten Auge ein echtes Glaukom hervorruft, sind angesichts des Umstandes nicht weiter merkwürdig, daß sogar rein psychische Einflüsse erfahrungsgemäß einen Anfall auslösen können.

Die Veränderungen der Pupille. Es kommen traumatische Mydriasis und Pupillenstarre vor, bedingt durch Einrisse in den Musculus sphincter pupillae und durch Lähmung der Nervenendigungen. Im ersten Falle ist mit einer dauernden Erweiterung, unter Umständen auch Verzerrung der Pupille zu rechnen, im zweiten kann der Zustand wieder zur Norm zurückkehren.

Axenfeld hat eine auf das betroffene Auge beschränkte reflektorische Pupillenstarre beschrieben und folgert aus zwei Beobachtungen, daß eine isolierte Läsion der Pupillenfasern des Sehnerven das Bild verursachen müsse. In einer wesentlich späteren Mitteilung erkennen jedoch Fleischer und Nienhold den Axenfeldschen, sowie einige andere Fälle nicht als typisch an. Es handelt sich vielmehr nur um eine *„unvollständige, absolute Starre"* bzw. um den Rest einer vorausgegangenen Oculomotoriuslähmung. Das Erhaltenbleiben oder Wiederauftreten der Konvergenzreaktion könne entweder die Folge davon sein, daß die Konvergenzfasern selbständig sind, oder daß der Konvergenzimpuls auf die Zusammenziehung der Pupille wesentlich stärker wirkt, als es der Lichtimpuls vermag. Auch Behr bestreitet, daß es eine echte traumatische reflektorische Pupillenstarre gibt, und läßt nur eine allerdings der metaluetischen sehr ähnliche pseudoreflektorische Starre gelten, die infolge Schädigung des Oculomotorius durch das Trauma als eine nicht vollständig reversible Veränderung des Sphincterkerngebietes im Sinne einer verminderten Reizbarkeit ausgelöst wird (siehe auch den Beitrag von BING-FRANCESCHETTI, Pupille, in Bd. 6 des Handbuches).

Der **Anlaß zur intraokularen Tumorbildung** auf Grund von Einwirkungen einer Kontusion spielt vorzüglich im Hinblick auf die Entwicklung von Sarkomen der Aderhaut eine Rolle. Man kann den heutigen Standpunkt unserer Kenntnisse über die Möglichkeit eines solchen Zusammenhangs mit demjenigen vereinen, den TH. LEBER und KRAHNSTÖVER (siehe auch das Kapitel von GILBERT, Erkrankungen der Uvea, Bd. 5 des Handbuches, S. 134) seiner Zeit eingenommen haben. Die Sichtung der Literatur ergab, daß nur 4 Fälle einer Kritik überhaupt standhielten. Aber auch diese Beobachtungen können so ausgelegt werden, daß die Kontusion schon vorher im Auge in Entwicklung begriffene Tumoren zur schnellen Entfaltung gebracht hat. Zu ähnlichen Ergebnissen gelangt MAXIMILIAN NITSCH in einer großen statistischen Studie. CHAPELLE vertritt den Standpunkt, daß trotz der gebotenen strengen Kritik die unmittelbare Aufeinanderfolge der Sarkombildung auf die Kontusion doch berücksichtigt werden müsse. Ebenso sei ein beschleunigender Einfluß auf bereits im Wachstum befindliche Tumoren nicht zu verkennen. Er fügt dieser Schlußfolgerung jedoch die etwas unklar gehaltene Bemerkung hinzu, daß man angesichts der noch mangelnden Kenntnisse über die Pathogenese der Geschwülste im Einzelfalle nicht entscheiden könnte, ob das stumpfe Trauma die wirkliche und einzige Ursache (cause première) oder nur eine Gelegenheitsursache (cause simplement occasionelle) sei. Auf dem Unfallkongreß in Düsseldorf äußerte sich LUBARSCH über die Möglichkeit der traumatischen Entstehung maligner Tumoren überhaupt wie folgt: ,,Ein sicherer wissenschaftlicher Beweis dafür, daß *einmalige* Gewalteinwirkungen die Entstehung von krankhaften Gewächsen direkt auszulösen vermögen, ist *bisher nicht erbracht*". In kritischer Würdigung der zahlreichen, in der Literatur aufgeführten einschlägigen Beobachtungen bemerkte er, daß im günstigsten Falle nach Unfällen Neubildungen in die Erscheinung treten, die *vorher nicht bemerkt worden waren*. Gegenüber der Frage, ob eine einmalige Gewalteinwirkung einen im Entstehen begriffenen Tumor zu rascherem Wachstum anregen könne, hat LUBARSCH vom pathologisch-anatomischen Standpunkt aus dahingehend Stellung genommen, daß auf Grund der experimentellen Erfahrungen zum mindesten ein wachstumbeschleunigender Einfluß *nicht* erwiesen sei. Trotz aller dieser Bedenken will er aber einen ursächlichen Zusammenhang dann als ,,einigermaßen wahrscheinlich" ansehen, wenn das Trauma eingreifende dauernde Veränderungen an der Stelle gesetzt hat, an der späterhin die Tumorbildung beobachtet wird, und der zwischen dem angeschuldigten Ereignis und der Erkennung der Geschwulstentwicklung gelegene Zeitraum den histologischen Erscheinungen der Neubildung entspricht.

LANGE weist in einer umfassenden Arbeit über das Aderhautsarkom auf die von pathologisch-anatomischer Seite größtenteils vertretene Anschauung hin, daß die Geschwülste ,,von aus der embryonalen Entwicklung herstammenden, verlagerten, funktionell minderwertig gebliebenen Zellgruppen ihren Ursprung nehmen". Er rechnet zu dieser Zellgattung auch die Gewebselemente, welche angeborene Spalten anfüllen, so daß ,,die Umwandlung normaler Zellen in Tumorzellen abzulehnen sei." Demzufolge glaubt er annehmen zu dürfen, daß ein Trauma die Gelegenheitsursache abgeben könne, die diese Art von Zellen zum Wachstum anrege. SAUERBRUCH hat in Übereinstimmung mit STIEDA

sich ebenfalls für die Möglichkeit der Entstehung von Geschwülsten nach einmaligen Verletzungen ausgesprochen, wobei er zum Vergleiche die blastom-
ähnlichen Zellwucherungen des mittleren Keimblatts nach körperlichen Schädigungen heranzieht. ,,Das letzte Wort in solchen Fragen spricht der gesunde
Menschenverstand".

Man wird also in der Praxis unter Wahrung des Gebots stärkster Skepsis
die zeitlichen, räumlichen und pathologisch-anatomischen Verhältnisse genau
zu prüfen und danach zu entscheiden haben.

Spezielle Pathologie.

1. Die Quetschungen der äußeren Augapfelhüllen
(Conjunctiva, Cornea, Sclera).

Conjunctiva. Bei der außerordentlich losen und leicht verschieblichen Verbindung der Conjunctiva mit der Sclera wird eine *isolierte Quetschung* der Membran nur ganz ausnahmsweise vorkommen. Eine recht häufige Folge der
stumpfen Verletzung ist hingegen der subconjunctivale Bluterguß (Ecchymoma
subconjunctivale, Hyposphagma). Nur, wenn die Blutansammlung einen sehr
starken Umfang erreicht und eine chemoseartige Schwellung mit blauroter Verfärbung der Bindehaut hervorruft, kann unter Umständen die lange Dauer des
Aufsaugungsprozesses eine besondere Fürsorge veranlassen. Am zweckmäßigsten
sind dann subconjunctivale Einspritzungen von Kochsalz-Dionin-Lösungen.

Cornea. Stumpfe Verletzungen der Hornhaut entstehen fast nur durch
direkte Gewalteinwirkungen auf die Membran selbst. Sie setzen, abgesehen von
den Epithelschädigungen, Trübungen, die in allen Schichten auftreten und
sowohl vorübergehender als auch dauernder Art sein können. Die histologischen
Untersuchungen von Müller haben ergeben, daß die scheibenförmigen und die
totalen Trübungen dadurch zustande kommen, daß Flüssigkeit aus den Lamellen
zwischen die interlamellären Spalten gepreßt wird. Dann ist der Prozeß rückbildungsfähig. Wenn aber das Gewebe selbst zerstört wird, bleiben dauernde,
undurchsichtige Narben zurück, weil der Ersatz auf dem Wege der Anbildung
von Bindegewebe geschieht. Durch das Gegenprallen glatter, schrotartiger
Steine wird unter Umständen eine ringförmige Trübung hervorgerufen, die
nach ihrem ersten Beobachter ,,Caspersche Ringtrübung" genannt wird. Es
kommen auch sternförmige und vielstrahlige Trübungen vor, die den tiefsten
Schichten angehören (siehe auch Schieck, Erkrankungen der Hornhaut, dieser
Band S. 396). Verfasser sah einen solchen Zustand in Verbindung mit einer
ausgedehnten Blasenbildung an der Stelle des Aufschlagens eines Schrotkorns.

Nach Kontusionen gelangen auch ziemlich oberflächlich gelegene *netz-
und streifenförmige Trübungen* zur Entwicklung, wie das Spaltlampenbild lehrt.
Die anatomische Untersuchung einer solchen Erscheinung nach Granatschuß-
verletzung durch Pascheff ergab als Ursache Risse in der Bowmanschen Membran. Auch Dehiscenzen in der Descemetschen Haut werden angetroffen,
durch welche das Kammerwasser in die Hornhaut eindringen und das Gewebe
zum Aufquellen bringen kann. Ebenso werden Faltenbildungen der hinteren
Grenzhaut beobachtet. Zu den Quetschschädigungen der Cornea gehören
ferner die Folgen der Preßwirkungen des Zangenlöffels bei der Geburt, die sogar
auf dem Wege der Einrisse der Descemetschen Membran einen dem Keratoconus gleichenden Zustand hervorrufen können (siehe auch dieser Band S. 246).
Im Kriege sind dieselben Zustände durch den Luftdruck explodierender Granaten
erzeugt worden.

Solche traumatische, *subepitheliale Rupturen der* DESCEMET*schen Membran* und der tiefsten Hornhautschichten hat GALLENGA mehrfach beobachtet. Sie waren durch Verletzungen mit der Peitschenschnur entstanden. Ihre Symptome sind horizontale, bis an den Limbus reichende Hornhauttrübungen von linearem Verlauf bei stehender vorderer Kammer und auffallenderweise bei Fehlen von Blutergüssen ins Kammerwasser.

TERRIEN hat unbedeutende Epithelveränderungen beschrieben, die zwar selten minimale oberflächliche Parenchymtrübungen nach sich zogen, aber in Verbindung mit ciliarer Injektion Monate lang Lichtscheu hervorriefen.

Hornhautastigmatismus ohne entzündliche oder narbige Parenchymveränderungen sind recht seltene Vorkommnisse nach stumpfen Traumen. Hierfür ein Beispiel.

Einer 36jährigen Frau fiel ein schweres Holzstück auf das linke Auge. Die Hornhaut zeigte sich zerknittert; aber nirgends konnte mit der Fluorescinprobe ein Einriß festgestellt werden. Doch wurden ein Astigmatismus der durchsichtig gebliebenen Cornea von mehr als 3 dptr und eine mäßige Pupillen- und Akkommodationslähmung nachgewiesen, während die Retina Blutungen und eine geringe Commotio erkennen ließ. 5 Tage später war der Astigmatismus verschwunden.

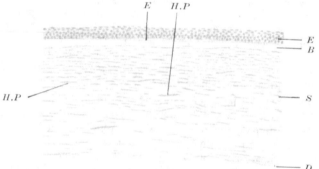

Abb. 4. Ablagerung von Blutfarbstoff in der Hornhaut. *E* Epithel; *B* BOWMANsche Membran; *S* Substantia propria der Hornhaut; *H.P* gelbliches hämatogenes Pigment; *D* DESCEMETsche Membran. (Sammlung von J. v. MICHEL.)

Hier sei auch ganz allgemein auf die *Geburtsverletzungen* des Auges etwas näher eingegangen. Dabei handelt es sich meist um Kontusionsverletzungen, die entweder durch das Mißverhältnis der Größe des kindlichen Kopfs zur Öffnung des mütterlichen Beckens oder durch Zangenwirkung bedingt werden.

Schon oben wurde die Möglichkeit gestreift, daß es bei einer Zangengeburt sogar zur vollständigen Ausreißung des Bulbus kommen kann (S. 445).

Die Gefährdung der inneren Augenhäute ist 1926 in einer Sitzung der englischen ophthalmologischen Gesellschaft eingehend erörtert worden. Neben den Hornhautverletzungen und Schädigungen der Muskulatur interessieren vor allem die Blutungen in die Netzhaut. Nach einer Statistik von PAUL soll man in 20% der normalen und in 40—50% der komplizierten Geburten Hämorrhagien in der Retina der Kinder finden. Trotzdem die Blutungen Bilder zu erzeugen vermögen, die fast für eine Thrombose der Zentralvene sprechen (SEISSIGER), resorbieren sich die Ergüsse überraschend schnell. In der Regel sind sie nach 14 Tagen verschwunden. Vielleicht sind Amblyopien manchmal die Folge. Indessen werden aber auch Nystagmus, Augenmuskellähmungen, Formveränderungen des Bulbus und andere Zustände auf Geburtsverletzungen des Auges geschoben.

Blutfärbung (Durchblutung) der Cornea. Unter den Folgen einer stumpfen Verletzung spielt, wenn auch in seltenen Fällen, die Durchblutung der Hornhaut eine große Rolle (Abb. 4). Sie ist zuerst von HIRSCHBERG beschrieben worden.

Ursprünglich nahm man an, daß das Blut durch Risse in der DESCEMETSchen Haut oder durch Diffusion in die Cornea eindringe. Nach STÖLTING soll jedoch dies Extravasat seinen Weg in die Cornea dort finden, wo die DESCEMETSche Membran in dem lockeren Gewebe an der Grenze zwischen Horn- und Lederhaut endet. (Die Pathogenese im Lichte neuerer Forschungen hat F. SCHIECK S. 372 in diesem Bande geschildert.)

Die Blutfärbung der Cornea geht nach und nach in ein Schokoladenbraun, dann in ein Graugrün über (s. Abb. 263, S. 372). Allmählich hellen sich die Randpartien mehr auf, so daß schließlich eine scharf umschriebene, leicht ovale Trübung von graugrüner bis graubrauner Farbe übrig bleibt. Die Erscheinung ist ebensowohl die Folge einer direkten oder indirekten Hornhautkontusion, als auch einer länger in der Vorderkammer stehenden Blutung überhaupt.

1. Beispiel einer direkten Hornhautquetschung: Ein 37jähriger Mann erlitt nach Entgegenfliegen eines Aststückes zahlreiche Lidverletzungen, Prellung der Cornea mit einer gleichzeitigen Luxatio lentis und Blutung in die Kammer, die sich nicht resorbieren wollte. Eine typische ,,Durchblutung'' der Cornea schloß sich an.

2. Indirekte Quetschung: Durch einen abfliegenden Teil einer Webmaschine wurde die Sclera temporal schwer getroffen. Das Auge wurde gegen die innere Wandung der Orbita geschleudert. Es entstand ein schwerer Bluterguß in die Kammer, worauf eine Durchblutung der Hornhaut von der Nasenseite her eintrat.

Mit der echten Durchblutung darf man nicht den seltenen Zustand verwechseln, daß eine stumpfe Gewalt in der Hornhaut vorhandene, infolge *Erkrankung neugebildete Gefäße zum Bersten* bringt. Dadurch wird das austretende Blut in die benachbarten Lamellen gepreßt, das eine scharf begrenzte blutige Infiltration erzeugt. Die Prognose dieser Form ist viel günstiger als diejenige der eigentlichen Durchblutung.

Eine *vollständige Sprengung der Hornhaut* in halbmondförmiger Anordnung wird nach Eindringen entsprechend geformter stumpfer Fremdkörper ab und zu beobachtet. Im allgemeinen gehört aber eine ganz erhebliche Gewalt dazu, das derbe Hornhautgewebe zum Platzen zu bringen; wohl stets sind damit Iris- und Linsenverletzungen sowie Glaskörpervorfälle verbunden.

Sclera. Auch die *Lederhautrupturen* kann man in direkte und indirekte einteilen. Ihre Mechanik ist bereits S. 451 auseinandergesetzt. Im Verhältnis zu den indirekten sind die direkten sehr selten, soweit stumpfe Traumen als Ursache vorkommen. Ganz im Gegensatz dazu ist bekanntlich die Sclera ungemein häufig der Sitz einer durchdringenden Verletzung. Meist liegen die direkten Risse in meridionaler oder äquatorialer Richtung und rühren von einem Trauma her, welches die Lederhaut temporal trifft. E. FUCHS hat ihrem Zustandekommen eine besondere Studie gewidmet. Verfasser sah eine solche Verletzung nach Eindringen eines Webmaschinenteils von der temporalen Seite her. Jedenfalls erfordert das Zerreißen der Sclera infolge Aufprallens eines stumpfen Gegenstandes eine derartige Gewalt, daß die im Augeninneren angerichteten Verheerungen ein Erhalten des Bulbus meist ausschließen.

Die *indirekten Risse* einschließlich der kleinen, von FUCHS beschriebenen Dehiscenzen (siehe auch S. 452) hängen in ihrer Bedeutung von verschiedenen Bedingungen ab. Zunächst ist prinzipiell wichtig, ob die Bindehaut über ihnen erhalten oder mitgeplatzt ist. Liegt eine Rißwunde auch der Conjunctiva vor, dann ist selbstverständlich die Möglichkeit der Infektion des Augeninneren gegeben. Aber auch bei scheinbarer Unversehrtheit der Conjunctiva ist es nicht völlig ausgeschlossen, daß Keime ihren Weg durch nicht erkennbare feine Lücken der im Momente des Traumas stark gedehnt gewesenen Membran finden. Es dürfte sich daher empfehlen, sobald die Rißwunde der Sclera stark klafft und eine volle Sicherheit für die Intaktheit der deckenden Bindehaut

nicht besteht, nach der KUHNTschen Methode die Wunde mit unverletzter
Bindehaut zu übernähen und die Wundränder gleichzeitig aneinanderzu-
bringen.

Das Ausmaß der indirekten Risse ist recht verschieden. Wir beobachten
alle Übergänge von dem leichten Auseinanderweichen der Sclerafasern, sodaß
eben das Uveagewebe bläulich hindurchschimmert, bis zu weitklaffenden,
den größten Teil der Hornhautperipherie umfassenden Rupturen. Das dahinter-
liegende Gewebe der Iriswurzel und des Corpus ciliare kann sich weit vorwölben;
im schlimmsten Falle reißt es mit ein, und dann kommt es zum Austritt von
Augeninhalt. Im allgemeinen bleibt jedoch die Bindehautdecke über dem Riß
erhalten. Unter ihr treten dann blauschwarze, wulstartige Gebilde zutage

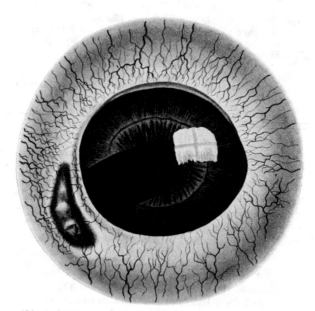

Abb. 5. Subconjunctivaler Irisprolaps nach Contusio bulbi.

(Abb. 5). Im späteren Verlaufe verkleinert sich der Durchmesser des Risses,
doch wird in schweren Fällen ein spontaner Schluß der Ruptur nicht erreicht,
sondern es bildet sich über der bloßliegenden Uvea ein dünner bindegewebiger
Überzug, der sich zwischen die Bindehaut und die Rißstelle einschiebt. Der
Binnendruck des Auges treibt die Partie dann häufig vor, so daß eine bleibende
Vorbuckelung (Intercalarstaphylom) entsteht (Abb. 6) (siehe F. SCHIECK, Erkrankungen der Lederhaut, S. 427 dieses Bandes). Der unangenehmste Ausgang tritt ein, wenn die Widerstandsfähigkeit der gesamten Sclera so vermindert
wird, daß es zu einer ausgedehnten Vergrößerung des ganzen Bulbus unter
Verdünnung seiner Wandung, also zu einer Art Buphthalmus kommt. Verfasser hat einen solchen Folgezustand mehrfach, sogar nach subconjunctivalen
Rissen beobachtet. Eine andere Gefahrenquelle bildet die Infektion. Hier
spielen weniger die Erreger eine Rolle, die zu eitrigen Prozessen führen, als diejenigen, welche eine schleichende Iridocyclitis zur Folge haben. Dabei verdienen die Fälle von sympathischer Ophthalmie im Anschluß an subconjunctivale
Risse eine besondere Beachtung. Sie sind in dem Beitrag von REIS in diesem
Bande S. 605 eingehend besprochen.

Wenn ein dem Limbus entlang laufender Scleralriß vernarbt, erkennt man die veränderten Spannungsverhältnisse der Hornhaut oft daran, daß die Descemetsche Membran in Falten liegt, welche radiär der Narbe zustreben (Abb. 7).

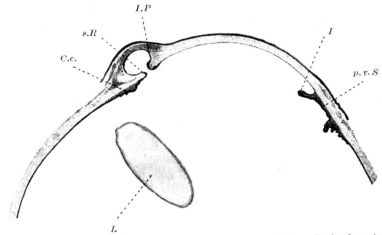

Abb. 6. Linsenluxation. Subconjunctivale Scleralruptur in verheiltem Zustande unter Bildung eines Intercalarstaphyloms (s. S. 461). *L* Linse; *s.R* subconjunctivale Ruptur der Sclera; *C.c.* Corpus ciliare; *I.P* Irisprolaps; *I* Iris; *p.v.S* periphere vordere Synechie. (Sammlung J. v. Michel.)

Die Behandlung der reinen Scleralrisse ist nur in gewissen Grenzen möglich. Bei den kleinen (Fuchsschen) Dehiscenzen ist es besser die Iris herauszupräparieren, damit die Bildung ektatischer Narben verhindert wird. Handelt es sich

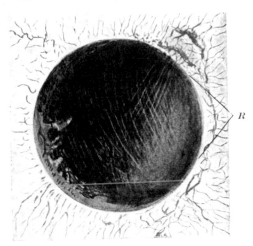

Abb. 7. Faltentrübungen an der Descemetschen Membran. Bei *R* lag eine perforierende Wunde unmittelbar am Limbus. Die Faltentrübungen der Hornhautrückfläche sind deswegen so deutlich sichtbar, weil die Iris durch die Verletzung bis auf links und unten befindliche Reste herausgerissen worden ist.

um typische große Risse, so macht im allgemeinen ihre Vernähung rechte Schwierigkeiten, weil die innere Wundlippe zu ungünstig liegt. Bessere Resultate erzielt die schon oben erwähnte Deckung mit Bindehaut. Als Beispiel für die so oft schwere Aufgabe der Therapie diene folgender Fall.

Eine 27jährige Frau rannte mit dem Gesicht gegen ein Lattentor, so daß das linke Auge verletzt wurde. Es zeigte sich, daß am oberen äußeren Hornhautrande unter der erhaltenen Bindehaut ein großer Scleralriß entstanden war, in welchem vorgefallene Teile des vorderen Uvealtractus eine blauschwarze wulstförmige Vortreibung bildeten. Hingegen war am inneren Hornhautumfange die Conjunctiva eingerissen. Hier fand sich eine schmierig belegte, offene Wunde, außerdem waren eine Pupillenlähmung, ein Wundstar und eine Glaskörperblutung vorhanden. Bei der Versorgung der Bindehautwunde stellte sich Glaskörper ein. Auch zeigte sich, daß der Riß weiter nach innen reichte als anfänglich angenommen wurde. Die Ruptur hatte zerfetzte Ränder. Diese wurden nach Möglichkeit geglättet, und dann erfolgte Deckung mit gesunder Bindehaut, die straff darüber gelegt und vernäht wurde. Die Suturen hielten längere Zeit; die Wundheilung verlief günstig. Obgleich die vorgefallene Uvea nicht operativ angegangen worden war und die subconjunctivale Partie des Risses sich selbst überlassen blieb, verschmälerte sich der Prolaps spontan wesentlich. Schließlich konnte die Linse extrahiert werden. Danach wurde eine Sehschärfe von Fingerzählen in 5 m mit Starglas erzielt.

Einer alten Frau flog ein Stück Holz direkt gegen das rechte Auge, das vollkommen zertrümmert wurde. Mit einem Notverbande kam sie in fachärztliche Behandlung. Der Augapfel war stark injiziert und im oberen Teile zerrissen. Aus der Wunde hingen die inneren Augenhäute heraus. Der Glaskörper war bereits abgeflossen (Abb. 8). Sofortige Exenteration (Beobachtung von O. Thies).

Indessen können auch ausgedehnte Scleralrupturen so günstig heilen, daß die Brauchbarkeit des Auges nicht leidet.

Aus einem aufgescheuchten Rudel Wild sprang ein mächtiger Hirsch aus dem Walde hervorbrechend direkt über ein des Weges kommendes Auto hinweg und verletzte mit der Wucht seines Körpers die rechte Gesichtsseite einer Insassin. Neben Wunden an der Backe und den Lidern fand sich am medialen Limbus eine klaffende Scleralruptur von 15 mm Länge; außerdem war ein Iris-Aderhautprolaps vorhanden. In der Wunde

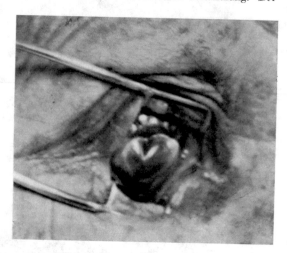

Abb. 8. Totale Bulbusruptur. (Abbildung von O. Thies.)

lag eine Anzahl abgestreifter Hirschhaare. Die Wunde wurde gesäubert, der Prolaps herauspräpariert. Wundschluß durch 9 Conjunctival-Scleralsuturen. Nach glatter Heilung hatte das Auge 5/5 Sehschärfe wieder, ein um so wertvollerer Erfolg, als das andere schielte und amblyop war (O. Thies).

Ein 28jähriger Mann fiel in ohnmächtigem Zustande auf eine Tischkante. Das linke Auge trug eine konzentrisch mit dem Limbus verlaufende 14 mm lange Scleralruptur mit Einriß der Bindehaut und Glaskörpervorfall davon. Sofortige Wundversorgung und das Anlegen von 8 Scleral-Conjunctivalsuturen brachten glatte Heilung. Die Pupille blieb allerdings temporalwärts verzogen; aber das Auge gewann volle Sehschärfe wieder (O. Thies).

Für den Erfolg ist natürlich mit die Zeit maßgebend, die zwischen dem Unfalle und der ärztlichen Fürsorge verstreicht. Wenn nicht gleich ein Facharzt zur Verfügung steht, soll man wenigstens sobald als möglich einen gut sitzenden Notverband anlegen.

2. Die stumpfen Verletzungen der Iris[1].

Pupille und Akkommodation. Die durch stumpfe Traumen hervorgerufenen Veränderungen der Iris sind äußerst mannigfaltig. Wie im vorhergehenden Abschnitt im Rahmen der Schilderung der allgemeinen Folgen (S. 456) auseinandergesetzt wurde, kann eine Kontusion des Augapfels ganz entgegen-

---

[1] Vergleiche auch die Darstellung durch W. Gilbert. Bd. 5, S. 100 des Handbuchs.

gesetzte Erscheinungen an der Iris und dem Ciliarmuskel hervorrufen, einerseits eine Miosis (in seltenen Fällen verbunden mit einem Akkommodationskrampf und dadurch bedingter Zunahme der Brechkraft im Sinne der Myopie), andererseits Lähmungen des Musculus sphincter pupillae mit und ohne Beeinträchtigung der Akkommodation. Sehr merkwürdig sind Fälle, in denen die Erscheinungen gekreuzt auftreten, wie nachstehende Beobachtung lehrt.

Ein 36jähriger Mann stieß sich mit dem rechten Auge heftig gegen einen Hackenstiel. Tags darauf fand ich eine Sphincterlähmung und eine Commotio retinae, außerdem eine Myopie von 5 dptr, obgleich die Vorderkammer genau so tief wie die linke war. 5 Tage später war die Pupille noch sehr weit, reagierte aber wieder; die Myopie war auf 2 dptr gesunken. Sie betrug nach weiteren 4 Tagen subjektiv nur noch 0,75 dptr, objektiv war Emmetropie feststellbar.

In ungünstig verlaufenden Fällen kann eine Sphincterlähmung sehr hartnäckig sein bzw. dauernd bestehen bleiben, so daß eine erhebliche Beeinträchtigung der Erwerbsfähigkeit die Folge ist. Als Ursachen für die Behinderung werden von manchen Patienten sehr lebhafte Blendungserscheinungen angeschuldigt, während andere besonders darüber klagen, daß die mit zunehmender Alterssichtigkeit sich steigernde Anisometropie beim Nahesehen stört. Jedoch liegen die Fälle verschieden. Junge Leute vertragen öfters sehr gut das einseitige Tragen von stärkeren Konvexgläsern zum Ausgleich der Akkommodationslähmung und bestehen damit sogar die Prüfung mit dem HERINGschen Fallversuch, ein Erfolg, der bei älteren, schon presbyopischen Leuten trotz der geringeren Differenz der beiden Brillengläser meist nicht mehr zu erreichen ist. Aber im allgemeinen kommt es doch relativ selten vor, daß eine Lähmung dauernd zurückbleibt. Ein Beispiel für einen schweren Folgezustand sei angeführt.

Ein krankgeschossenes Reh verletzte mit dem Gehörn das Auge eines 50jährigen Mannes, so daß eine völlige Sphincter- und Akkommodationslähmung des linken Auges eintrat. Die eingeleitete Behandlung mittels Elektrisieren blieb erfolglos. Allmählich machte sich eine schwere nervöse Allgemeinreaktion geltend (Pulsbeschleunigung, ROMBERGsches Phänomen, Fehlen der Kniereflexe), die sich über ein Jahr hinzog. Nach 2 Jahren war die Pupille des linken Auges wesentlich enger geworden. Sie reagierte auf alle Reize; auch die Akkommodation war soweit gebessert, daß der Patient statt der früheren Brillenverordnung für das Auge in Höhe von + 5 dptr nur noch + 3,0 dptr brauchte. Das rechte Auge benötigte + 2,25 dptr. Somit war kein großer Unterschied mehr vorhanden. Die nervösen Allgemeinerscheinungen bestanden in Form einer Pulsbeschleunigung und eines mäßigen Romberg noch weiter. Damit ein erneuter Rentenkampf mit seinen ungünstigen Folgen und unsicheren Aussichten vermieden wurde, beließ man den Patienten die zuvor bewilligte Rente von 15%.

Kontusionsiritis. Infolge des Reichtums der Iris und des Strahlenkörpers an zartwandigen Gefäßen veranlaßt eine Kontusion oftmals eine entzündliche Reaktion des vorderen Uvealtractus. Die Erscheinungen schwanken von dem Auftreten vereinzelter, bald wieder sich lösender hinterer Synechien bis zu den schwersten Ausschwitzungen ins Kammerwasser mit Seclusio und Occlusio pupillae, Hypopyon, ja Sekundärglaukom. Manchmal kann man (offenbar infolge einer Reizung des Corpus ciliare) eine ganz typische Iritis serosa mit Beschlägen an der Hornhautrückfläche sich entwickeln sehen.

Der nachstehende, vom Verfasser beobachtete Fall zeigt, bis zu welchem Grade eine Kontusionsiritis fortschreiten kann.

Einem 63jährigen Patienten flog ein Stück emaillierten Blechs heftig gegen das rechte Auge. Beim Eintritt in die Behandlung war die ganze vordere Augenkammer mit einem dicken, zähen Exsudat ausgefüllt. Es wurde durch Paracentese abgelassen. Außerdem erfolgten zweimal intravenös Caseosaninjektionen. Da trotzdem die Entzündung nicht nachließ, wurde nochmals mit allen Hilfsmitteln darauf untersucht, ob nicht doch irgendwo eine perforierende Wunde oder ein intraokularer Fremdkörper zu finden sei; jedoch waren alle Bemühungen vergeblich, so daß das Vorliegen lediglich einer Kontusionsverletzung angenommen werden mußte.

Vielleicht spielen in derartigen Fällen Überempfindlichkeitszustände im Sinne des von RIEHM aufgestellten Gesetzes der lokalen Beeinflussung einer Sensibilisierung durch unspezifische Reize mit (siehe SCHIECK, Immunitätslehre, Bd. 7 des Handbuches). Außerdem ist es nicht ausgeschlossen, daß durch eine stumpfe Verletzung des Bulbus eine *endogene* Infektion begünstigt wird (z. B. mit Tuberkulose). Auf diese Möglichkeit gehen die Betrachtungen S. 521 näher ein.

In einem anderen Falle entstanden hintere Synechien durch den Aufprall eines matten Schrotkorns auf die Cornea. Auch die auf dem Lande so häufigen Schläge mit einem Kuhschwanz gegen das Auge erzeugen oft eine iritische Reizung.

Irisrupturen. Zusammenhangstrennungen des Irisgewebes kommen nach Kontusionen leicht zustande. Feinste *Einrisse des Pupillarrandes* sind oft nur mit dem Hornhautmikroskop auffindbar. Sie sind dann praktisch meist ohne Bedeutung. Wenn es später gilt, den Nachweis zu führen, daß eine Kontusionsverletzung überhaupt vorgelegen hat, sind sie aber wertvoll, da sie irreparabel sind. Wesentlich wichtiger sind Einrisse, die in radiärer Richtung mehr oder weniger vollständig das Irisgewebe durchtrennen und dadurch die Funktion der Iris als Blende erheblich behindern.

Selten werden *reine Parenchymrisse* mit Erhaltenbleiben des Sphincter pupillae und des Ciliaransatzes beobachtet; auch isolierte Risse des Pigmentblattes kommen vor.

Hingegen sind Abreißungen der Iris von ihrem Ciliaransatz — *Iridodialysis* — recht häufig, über deren Entstehungsmechanik eine große Literatur entstanden ist (siehe Abb. 29, S. 100 Bd. 5 des Handbuchs). Auch bei diesen Verletzungen kann man *direkte* und *indirekte* Fremdkörperwirkungen unterscheiden. Zum Beispiel kommt eine direkte Kontusionsfolge in Frage, wenn ein Schrotkorn die Augenhülle, ohne sie zu durchschlagen, so eindellt, daß die Rißbildung eintritt. Das Zustandekommen erklärt sich dann aus dem starken Elastizitätsunterschied zwischen der Iris und der Bulbuswandung. Die Iris kann der Bewegung der Sclera nicht folgen und reißt dort ein, wo sie angeheftet ist. Hingegen kann die vielfach angeschuldigte Erweiterung des Corneoscleralringes (ARLT) hier keine Rolle spielen, weil die Einwirkung des Fremdkörpers auf eine ganz kleine Stelle der Augenhülle beschränkt ist.

Als auslösendes Moment der indirekten Fremdkörperwirkung kommt die plötzliche Verdrängung des Kammerwassers in Betracht. Die anprallende Flüssigkeit preßt einerseits die Iris an die Linse und hält sie dort fest. Andererseits wird die Iriswurzel durch ihre Anheftung am Corpus ciliare an einer Dehnung verhindert, so daß hier der Einriß unabwendbar wird. Unter Umständen trägt eine gewisse Subluxation der Linse zur Entstehung einer Iridodialyse mit bei; doch geht FRENKEL zu weit, wenn er ein solches Ereignis für *alle* den vorderen Bulbusabschnitt treffende Kontusionen annimmt.

Eine einmal zustande gekommene Iridodialyse stellt eine endgültige Verletzungsfolge dar, die keiner Behandlung zugängig ist. Wenn monokulare Diplopie vorhanden ist, kann unter Umständen die Abdeckung des vor der Spalte liegenden Hornhautgebietes durch Tätowierung mit Tusche notwendig werden.

Irisprolaps. Wenn die Hornhaut am Rande platzt, kommt es fast immer zu Vorfällen der Iris. Nur ganz kleine Prolapse kann man gelegentlich zurückschieben und durch Einträufeln von pupillenverengernden Mitteln die Iris bis zum Schluß der Wunde in der ursprünglichen Lage festhalten. Größere Prolapse erfordern Abtragung des vorgefallenen Gewebes, unter Umständen mit gleichzeitiger Schließung der Wunde durch Bindehautplastik.

Totalverlust der Iris. Der Umfang des Vorfalles steht nicht immer in einem unmittelbaren Verhältnis zu der Größe der Hornhautwunde. Ja, es ist merkwürdig, daß in seltenen Fällen die ganze Iris durch eine wenige Millimeter breite Wunde aus dem Auge herausgeschleudert werden kann. Verfasser fand einmal bei einer nur 3 mm langen Limbusruptur infolge von Kuhhornstoß die ganze Iris am Ohr der Patientin angeklebt.

Dieses völlige Abreißen der Regenbogenhaut — *Irideremie* (siehe Abb. 7, S. 462) — ist ein außerordentlich schwerer Folgezustand, der bei der Rentenabschätzung manchmal die Entschädigung wie für volle Einäugigkeit bedingt, weil die Verletzten sich vor den Qualen der Blendung nur durch festes Zupressen der Lidspalte retten können. Auf der anderen Seite gibt es aber auch Fälle, bei denen trotz Verlustes des Blendenapparates eine unerwartet geringe Lichtscheu vorhanden ist. Man könnte in extremen Fällen wohl versuchen, durch ausgedehnte Tätowierung der Hornhautperipherie unter Freilassen der Mitte die Iris optisch zu ersetzen. Indessen habe ich in der Literatur keinen Fall ausfindig machen können, in dem diese Operation ausgeführt worden ist. Als Beispiel für die Art der Verletzung sei folgende Beobachtung beigesteuert.

Eine 37jährige Frau hatte durch ein gegenfliegendes Holzstück am rechten Auge eine wenige Millimeter breite Rißwunde erhalten. Zunächst verhinderte das in der vorderen Kammer stehende Blut jeden Einblick. Nach eingetretener Resorption stellte es sich heraus, daß von der Iris nur noch ein etwa 4 mm messender Rest stand und eine Linsentrübung eingetreten war. 2 Jahre später war der Befund folgender: Das rechte Auge wird für gewöhnlich fest zugekniffen. Von der Iris ist nur noch ein schmales Stück da. Die Pupille wird durch eine nachstarartige Masse eingenommen. Infolge des Fehlens der Iris sieht man die Ciliarfortsätze und die Zonulafasern. Der Augenhintergrund ist normal. Mit Starglas wurde $^1/_{16}$ gesehen. In Anbetracht der schon sowieso vorhandenen starken Blendungserscheinungen sah ich von einer Durchschneidung des Nachstars ab. Aus demselben Grunde wurde eine Rente von $35^0/_0$ festgesetzt; denn tatsächlich konnte das Auge nicht beim Sehakt gebraucht werden. Der Nachstar verdichtete sich mit der Zeit, und damit gingen die Blendungserscheinungen entsprechend erheblich zurück. Als die Berufsgenossenschaft daraufhin den Eintritt einer „wesentlichen Besserung" anerkannt wissen wollte, wurde durch die Entscheidung des Reichsversicherungsamtes der Weiterbezug der Rente für berechtigt erklärt. Erst mehrere Jahre später war die Blendung durch weitere Zunahme der Nachstartrübung so völlig geschwunden, daß das Reichsversicherungsamt an Stelle der Rente von $35^0/_0$ eine solche von $25^0/_0$, wie für einfachen Verlust des Auges, genehmigte.

Fälle von traumatischer Aniridie sind letzthin von Rogers, Montanelli und Agnello beschrieben worden. Ihnen ist der Totalverlust der Iris im Anschluß an eine Kontusionsverletzung gemeinsam und das Erhaltenbleiben eines guten Teils ($^5/_{10}$) Sehschärfe.

Inversion der Iris. Eine seltene Folge von Kontusionsverletzungen ist die Rückstülpung (Inversion) der Iris, die in einem Umklappen der Iris nach rückwärts besteht. Man unterscheidet eine teilweise und eine vollständige Form dieser „Iriseinsenkung". Bei der partiellen Inversion glaubt man manchmal eine ordnungsmäßig ausgeführte Iridektomie vor sich zu haben. Indessen sind die scharfen Sphincterecken nicht auffindbar, die bei einer solchen Operation entstehen. Dieser Befund, in Verbindung mit dem Fehlen jeder Operationsnarbe an den Augenhüllen, zusammengehalten mit etwa sonst vorhandenen Folgezuständen einer Kontusion läßt die Diagnose stellen. Nach Groenouw vermag auch der Umstand, daß die Iris in einen Scleralriß hineingezogen wird, eine Inversion vorzutäuschen. Demgegenüber kann die vollständige Rückstülpung der Regenbogenhaut nur dann eintreten, wenn durch eine totale Linsenluxation und Einreißen der Zonulafasern der nötige Raum für das Umklappen nach hinten geschaffen wird. Förster hat eine einleuchtende Erklärung für die Entstehung des Krankheitsbildes in dem Sinne gegeben, daß eine von vorn auf die Hornhaut treffende Gewalt das Kammerwasser nach rückwärts verdrängt und damit die Iris nach hinten umschlägt. Folgendes Beispiel sei angeführt.

Der Landwirt N. erlitt einen Kuhhornstoß des linken Auges. Nirgends ließ sich eine Rißwunde in der Bulbuswandung finden. Doch war die Hornhaut unregelmäßig eingesunken und enthielt strichförmige Trübungen im Parenchym. Rings um die Hornhaut herum war eine deutliche Dehnung der Bulbuskapsel nachweisbar, insofern die Scleralfasern teilweise auseinander gewichen waren und die Uvea durchschimmerte. Das Augeninnere war vollgeblutet. Die Spannung des Auges war normal, die Projektion des Lichtes unsicher. Nach einiger Zeit wurde die vordere Kammer von Blut frei. Nunmehr erkannte man, daß die Iris vollkommen fehlte. Auch von den Ciliarfortsätzen war nichts zu sehen. Nur die Linse ragte in Gestalt einer unregelmäßigen zerklüfteten, blutigdurchtränkten Masse in die vordere Kammer hinein. Der Glaskörper war noch voll Blut; indessen wurde die Projektion jetzt richtig angegeben. Ein Jahr später wurde folgender Befund erhoben: Die Hornhaut ist klar, Iris und Ciliarfortsätze fehlen. An Stelle der Linse ist ein silbergrauer, wallender Vorhang sichtbar. Der Glaskörper ist wieder klar. Auf dem Augenhintergrunde sind die Zeichen einer deutlichen, peripheren, wieder angelegten Netzhautablösung vorhanden. S: angeblich nur Handbewegungen. Die Umwandlung der Linse in die eigentümliche silbergraue bewegliche Masse ist wohl so zu erklären, daß bei der Luxation die Linsenkapsel geplatzt war, so daß eine ausgiebige Aufsaugung der Linsenfasern vor sich gehen konnte.

Vielfach ist mit einer Inversion der Iris eine gewisse Ablösung des Ciliarkörpers (traumatische Cyclodialyse) verbunden. Näheres hierüber später (S. 479).

3. Die stumpfen Verletzungen der Linse.

Vossiussche Ringtrübung. Die leichteste und oberflächlichste Folge einer Kontusionsverletzung der Linse ist eine eigentümliche ringförmige Trübung, die Vossius zuerst auf dem internationalen Kongreß in Lissabon 1906 bekannt gegeben hat. Er unterscheidet eine farbige Form, die durch Abklatsch der Pars ciliaris iridis bzw. durch Auspressen des Pigmentes aus den dort liegenden rudimentären Netzhautzellen entstanden sein soll. Dieser stellt er eine farblose Form gegenüber, welche er mit einer degenerativen Veränderung der Kapselepithelien infolge des Druckes erklärt. Als Beispiel diene nachstehender Fall:

Ein 12jähriger Knabe erlitt eine Verletzung des linken Auges durch einen Rohrpfeil. Nachdem das Blut aus Vorderkammer und Glaskörper sich aufgesaugt hatte, wurde zunächst ein feiner, aus unzähligen kleinsten Pünktchen bestehender, mit der Pupille konzentrischer Ring auf der vorderen Linsenkapsel bei Durchleuchtung der Pupille, jedoch nicht bei seitlicher Beleuchtung sichtbar. Am besten gelang der Nachweis mit dem elektrischen Lupenspiegel unter Vorsatz einer starken Konvexlinse. Dann sah man, daß eine nach außen scharf begrenzte hellgraue ringförmige Trübung an der Linsenvorderfläche bestand, während nach innen ebenfalls annähernd ringförmig angeordnete, ungleichmäßige allerfeinste Trübungen vorhanden waren. Die Sehschärfe betrug beiderseits mit — 1,25 dptr fast $^5/_{7,5}$.

Das nur theoretisch interessante Krankheitsbild hat eine fast unübersehbare Literatur zu seiner Erklärung hervorgerufen und ist im Abschnitt Jess, Erkrankungen der Linse, Bd. 5, S. 276 geschildert. Hier sei nur erwähnt, daß die Anwendung der Spaltlampentechnik die Frage insofern gelöst hat, als es sich wohl sicher um die Auflagerung kleinster corpusculärer Elemente auf die vordere Linsenkapsel handelt. Freilich besteht noch ein Streit zwischen Hesse, der diese Elemente mit Blutresten in Verbindung bringt, und Vogt, der sowohl durch direkte Beobachtung, wie durch Versuche zu der Überzeugung gelangte, daß ein Abklatsch von Pigmentstaub (Melaninkörnchen) des Pupillarrandes auf der Linsenkapsel vorliegt. Eine Beteiligung von Bestandteilen der Linse selbst lehnen beide Autoren ab.

Lageveränderung der Linse. Die wichtigste Kontusionserkrankung der Linse ist die *Luxation,* von der man eine vollständige und unvollständige Form (Subluxation) unterscheidet (s. auch die Darstellung durch Jess, Bd. 5, S. 304).

Die totale Lageveränderung kann in dreierlei Form zustande kommen: in den Glaskörper, in die Vorderkammer und, bei gleichzeitig bestehender subconjunctivaler Scleralruptur, unter die Bindehaut.

Stets ist als Ursache eine Verletzung des Aufhängeapparates durch den Druck des verdrängten Kammerwassers anzunehmen. In manchen Fällen mag wohl auch nur eine Dehnung der Zonula vorausgehen. Sie ist bislang anatomisch nicht erwiesen, muß aber doch wohl vorkommen, da manche Fälle von leichterer Subluxation wieder zu einer völligen Rückkehr der Linse in die ursprüngliche Lage führen und eine solche Heilung bei einer irreparablen Zerreißung der Fasern nicht gut erklärbar ist. Meesmann glaubt an der Spaltlampe eine Dehnung nachgewiesen zu haben, doch ergab die weitere Beobachtung, daß die betroffenen Zonulalamellen entarteten und damit die Luxation zunahm.

Wenn eine *vollständige Luxation* eingetreten ist, fehlt die Linse an ihrer Stelle. Die Pupille ist tief schwarz und die Iris schlottert bei der geringsten Bewegung des Auges hin und her. In den meisten Fällen gelingt es, mit dem Spiegel in der Tiefe des Glaskörpers die Linse zu entdecken. Infolge totaler Reflexion des einfallenden Lichtes erscheint dann der Linsenrand als eine schwarze Kontur. Man sieht die Linse wie einen Fremdkörper im Glaskörper hin und her schwanken. Findet man die Linse nicht, so genügt der Nachweis, daß die Linsenbildchen in der Pupille fehlen, um die Diagnose auf totale Linsenluxation zu stellen. Optisch besteht der gleiche Zustand, wie nach einer gelungenen Staroperation, ohne daß Kapselreste sichtbar sind; denn in den allermeisten Fällen versinkt die Linse mit der Kapsel. Dadurch wird in unkomplizierten Fällen mit einem Starglas vielfach ein gutes Sehvermögen erzielt. Bei sehr alten Leuten kann dieser Zustand lange Zeit unverändert bleiben, wie Verfasser es bei einem fast 80jährigen Manne 6 Jahre hindurch beobachtete.

Es handelt sich jedoch dann um Ausnahmen; denn gewöhnlich folgt eine schleichende Iridocyclitis oder eine Drucksteigerung bald nach. Bei unvollständiger Luxation ist dies sogar fast stets der Fall.

Einem 40 Jahre alten Soldaten flog bei einer Granatexplosion ein Steinstück gegen das linke Auge und bewirkte eine völlige Luxation der Linse in den Glaskörper. Da auch Risse in der Netzhaut und Aderhaut eingetreten waren, brachte ein Starglas nur ein geringes Sehvermögen wieder. Bald trat eine Reihe sehr störender, subjektiver Erscheinungen auf, die objektiv auf eine Drucksteigerung zurückgeführt werden konnten. Die Linse lag auf dem Boden des Glaskörpers, so daß eine Extraktion nur unter Leitung des Augenspiegels gewagt werden konnte.

Dazu habe ich die folgende — für ähnliche Fälle sehr empfehlenswerte — Methode angewandt: Der Kranke lag mit dem Gesicht nach unten ganz tief auf dem Tisch. Hinter ihm auf der Erde stand eine Lichtquelle. Der Operateur trug einen Stirnreflektor und sah die luxierte Linse ganz deutlich im Glaskörper. Hierdurch wurde es möglich, nach erfolgtem Starschnitt, der in die untere Peripherie der Hornhaut gelegt wurde, nach mehrmaligem Zufassen die Linse mit der Schlinge zu entbinden. Obgleich die Heilung ganz glatt verlief, ging das schon sowieso geringe Sehvermögen bis auf Erkennen von Lichtschein zurück. Alle Beschwerden waren indes dauernd verschwunden.

Wenn bei der Verletzung die Kapsel der luxierten Linse aufreißt, kann es zu völliger Aufsaugung des Linseninhaltes, ja unter Umständen sogar der sonst recht widerstandsfähigen Kapsel kommen (Ginsberg und Augstein).

Die häufigste Form der unvollständigen Luxation ist das *Hintenübersinken*. Man sieht die Vorderkammer ungleichmäßig vertieft und ein nur auf Abschnitte beschränktes Irisschlottern. Im auffallenden Lichte erkennt man den Linsenrand als goldig glänzende Linie; bei durchfallendem Lichte hebt sich der Äquator als schwarze Kontur von dem roten Fundus ab. Es ist jedoch ein Fehler, lediglich der Diagnose wegen die Pupille zu erweitern, da bei stärkerer Mydriasis die Linse leicht in die Vorderkammer schlüpfen und schwerste Entzündungserscheinungen sowie Glaukom hervorrufen kann.

Die subjektiven Erscheinungen sind höchst störender Art, weil der Patient in dem einen Teil der Pupille durch die Linsenlosigkeit andere Bilder bekommt als in dem linsenhaltigen Teil. Meist ist durch das Nachlassen des Zuges der Zonula hier eine stärkere Wölbung der vorderen und hinteren Linsenfläche vorhanden, so daß die Zunahme des sagittalen Durchmessers eine höhere Kurzsichtigkeit, auch wohl Linsenastigmatismus bedingt. Eine Korrektur der Übersichtigkeit bzw. Kurzsichtigkeit ist nur dann möglich, wenn der eine Teil wesentlich größer ist als der andere. Sie hat aber meist wenig Erfolg, weil die Verhältnisse sich bei jeder Augenbewegung ändern.

Die Fälle, in denen die bewegliche Linse eine beständige Reizung der Iris und damit eine sekundäre Entzündung hervorruft, sind ziemlich selten. Viel häufiger beobachten wir Glaukom, das entsprechend den früheren Ausführungen in erster Linie auf die Reizung von Ciliarnerven und damit eine vermehrte Absonderung von Kammerwasser zurückzuführen ist. Vielfach trübt sich die luxierte Linse, in der einen Reihe der Fälle im Anschluß an die Kontusion selbst und somit als Ausdruck einer Cataracta traumatica, in einer anderen Reihe als Folge der eintretenden Ernährungsstörung. Folgendes Beispiel sei angeführt.

Einem 43jährigen Arbeiter flog ein Nietkopf gegen das rechte Auge und bewirkte eine teilweise Verschiebung der Linse nach oben innen. Bei der Entlassung betrug die Sehschärfe $^5/_{30}$. Zwei Jahre später stellte er sich wieder vor, und zwar war nunmehr Auswärtsschielen des verletzten Auges vorhanden. Die Linse war ziemlich stark getrübt und befand sich in derselben Lage der Subluxation wie früher. Patient klagte auf das lebhafteste darüber, daß ihm immer etwas Dunkles vor dem rechten Auge herumfliege. Das Sehvermögen betrug nur noch Fingerzählen in 60 cm. Ich mußte daher eine Staroperation vornehmen und legte den Schnitt mit dem Schmalmesser an den unteren Hornhautrand. Sofort stürzte verflüssigter Glaskörper heraus, doch gelang es die Linse in der Kapsel mit der Schlinge herauszuziehen. Auch noch mehrere Tage nach der Operation sickerte gelblich gefärbter Glaskörper aus der sich schließenden Wunde heraus. Als die Heilung vollendet war, hatte das Auge seine normale Spannung wieder. Anfänglich betrug die Sehschärfe mit Starglas $^5/_{50}$, nach einigen Jahren $^5/_{10}$.

Die Luxation in die vordere Kammer kann eine teilweise oder vollständige sein. Im ersten Falle ragt die Linse schräg durch die Pupille in die Kammer hinein, sie „reitet auf der Iris" und ruft nicht selten eine akute Drucksteigerung hervor. Dieser Zustand vermag alle die Störungen zu bewirken, die schon bei der Luxation überhaupt beschrieben wurden. Man versucht, durch Verordnung einer länger dauernden Rückenlage die Linse zur Rückkehr hinter die Iris zu bringen. Dann muß man noch eine Zeitlang Eserin geben, um eine nochmalige Einklemmung in die Pupille zu verhüten. Dabei sieht man ab und zu eine leichte Iritis Platz greifen. Hin und wieder will es ein glücklicher Umstand, daß die Linse an der Hinterfläche der Iris sich festheftet und nicht wieder in die vordere Kammer hineingleiten kann.

Wird die Linse vollständig in die vordere Kammer luxiert, so bedeutet dies stets ein schweres Ereignis, das unbehandelt Erblindung bedingt. Manchmal wird unmittelbar bei der Kontusion die Linse in die vordere Kammer geschleudert, in anderen Fällen tritt diese Verlagerung erst als spätere Folge ein. Wenn die Linse transparent bleibt, macht sie den Eindruck, als wenn ein dicker Öltropfen die vordere Kammer teilweise ausfüllte, durch welchen die Iris hindurch sichtbar bleibt. Die Folge ist eine hochgradige Kurzsichtigkeit. Bald trübt sich auch die Hornhaut, und es tritt schwere Drucksteigerung ein. Wird nicht operiert, dann kommt es zwar zu einer allmählichen Schrumpfung der Linse, aber das Auge wird amaurotisch, auch wenn es sich beruhigt. Ein besonderer Fall liegt dann vor, wenn die Linse bereits vor dem Unfall aus irgendwelchen Gründen geschrumpft war. Dann genügt oft eine unbedeutende stumpfe Verletzung, damit sie in die vordere Kammer gleitet, aus der sie ohne große Schwierigkeiten extrahiert werden kann.

Wenn man gezwungen ist, die soeben in die vordere Kammer luxierte vorher normale Linse aus dem Auge zu entfernen, entsteht dadurch eine gewisse Schwierigkeit, daß man mit dem Messer durch die Linse hindurchstechen muß. In einem von dem Verfasser operierten Falle kam dazu noch das Hindernis, daß infolge einer Lähmung der Irismuskulatur eingeträufeltes Eserin nach der Operation nicht die mindeste Wirkung hatte und die Pupille auch nach geschehener Heilung maximal weit blieb.

Eine 57jährige Patientin bekam durch das Gegenfliegen eines Stück Holzes eine Luxation der Linse in den Glaskörper. Bei der Rückfahrt von der Konsultation bückte sie sich tief und fühlte sofort eine Veränderung in ihrem verletzten Auge. Schon am Abend traten Schmerzen ein, die sich bald steigerten und nach 5 Tagen die Patientin wieder zu mir führten. Nunmehr war die Linse völlig in der vorderen Kammer eingeklemmt. Das Auge war steinhart und im Zustand des schwersten akuten Glaukoms. Die sofort vorgenommene Operation vermochte den größten Teil der Linse zu entfernen, doch blieb die Kapsel und etwas Corticalis zurück, weil sonst zuviel Glaskörper verloren gegangen wäre. Der glaukomatöse Zustand war zwar sofort behoben; aber es wurde nochmalige Discission des Linsenrestes in der vorderen Kammer nötig. Ein schwerer, unregelmäßiger Astigmatismus verhinderte das Ansteigen der Sehschärfe über $1/_{10}$. Leider konnte das weitere Schicksal der in der Vorderkammer zurückgebliebenen Kapselreste nicht verfolgt werden.

Subconjunctivale Linsenluxation. Bei indirekter Scleralruptur kann es dazu kommen, daß die Linse aus dem Bulbusinneren unter die Bindehaut und, wenn diese einreißt, in den Bindehautsack geschleudert wird (s. Bd. 5, Abb. 110, S. 310). In der Literatur sind einige Fälle bekannt geworden, in denen ein Rind mit seinem Horn auf diesem Wege eine tadellose Staroperation ausgeführt hat.

Meistens bleibt die Bindehaut heil. Auf diese Art entsteht dann ein eigenartiger Anblick, der die Diagnose sofort stellen läßt. Man sieht unter der Bindehaut die Linse als einen durchschimmernden, flachen, leichtgewölbten Fremdkörper. Manchmal kann aber die Linse soweit nach oben gleiten, daß der Buckel vom Oberlid bedeckt wird und bei unaufmerksamer Untersuchung übersehen werden kann. Da die Linse unter der Bindehaut in der Regel nicht die geringsten Entzündungserscheinungen hervorruft, kann man sie ruhig an ihrer Stelle lassen und spaltet die Bindehaut am besten erst dann, um die Linse zu entfernen, wenn der Lederhautriß sich bereits fest geschlossen hat. Nach Ask lehrt die Erfahrung, daß eine ungenügende Versorgung der subconjunctivalen Linsenluxationen unter Umständen sich besonders durch die Gefahr der sympathischen Ophthalmie rächt.

Es sei auch noch erwähnt, daß bei Leuten mit einer ungewöhnlich zarten Zonula schon ein mäßiger Stoß gegen das Jochbein genügen kann, um eine (indirekte) Luxation herbeizuführen.

Kontusionskatarakt. Die Starbildung nach stumpfer Gewalteinwirkung tritt gegenüber den bisher geschilderten Folgezuständen erheblich an Häufigkeit zurück, wenigstens, wenn man darunter nur diejenigen Formen versteht, welche durch die direkte Einwirkung eines auf die Hornhaut oder ihre Umgebung aufprallenden Fremdkörpers zustande kommen. Etwa sekundäre, z. B. nach traumatischen Netzhautablösungen sich einstellende Linsentrübungen gehören nicht hierher. Es finden sich Kontusionsstare mit und ohne Kapselwunde.

Nach Hess tritt der Riß in der Kapsel meist in der Gegend des Linsenäquators auf, so daß er von der Iris verdeckt wird. Viel seltener kommt es bei den stumpfen Verletzungen zu Rissen an anderen Stellen. Dabei unterscheidet sich der Verlauf einer Kontusionskatarakt kaum von dem einer Cataracta traumatica, wie sie durch scharfe Verletzungen zustande kommt. Nur besteht insofern ein Unterschied, als bei den Kontusionsstaren nicht so selten Teile der Linse dauernd von Trübungen frei bleiben, also dem weiteren Einsickern von

Kammerwasser rechtzeitig ein Ziel gesetzt wird, so daß die Kapselwunde sich schließt, bevor es zu einer völligen Linsentrübung gekommen ist.

Bei einem 45jährigen Manne, dem 35 Jahre zuvor ein Spielgefährte mit dem Stock ins Auge gestoßen hatte, fand ich eine Iridodialysis, ungefähr in der Form eines operativ angelegten Koloboms. Die Linse war in der Mitte nach Art eines Stars getrübt, geschrumpft und teilweise mit dem Pupillarrand verwachsen. Wenn man die Pupille erweiterte, so stellte sich heraus, daß die Linsenperipherie vollkommen frei von jeder Trübung geblieben war. Man konnte durch diesen Linsenteil den normalen Augenhintergrund gut spiegeln. Sehvermögen mit Starglas $^3/_{15}$.

Ganz ähnliche Fälle, die durch eine noch geringere Linsentrübung ausgezeichnet waren, hat KRAUPA geschildert.

Da die Linse von allen Seiten geschützt ist, gehört schon eine erhebliche Gewalt dazu, um einen Kontusionsstar zu erzeugen. Deshalb nimmt es nicht Wunder, daß so gut wie immer allerlei Nebenverletzungen der Iris und des Augenhintergrundes gleichzeitig anzutreffen sind, ein Umstand, der auch für die noch zu besprechende Unfallfrage wichtig ist.

Ein 15 Jahre alter junger Mann fiel mit der rechten Gesichtshälfte auf ein Brett und kam einige Stunden später in die Sprechstunde. Ich fand am Hornhautrand eine minimale Abschürfung, die Pupille sehr stark erweitert und zahlreiche Einrisse am Pupillarrand. Dabei war die Linse in der kurzen Zeit bereits vollständig trübe und gequollen. Die später vorgenommene Extraktion hatte guten Erfolg.

Nicht gerade selten sieht man im Anschluß an ein stumpfes Trauma eine *Trübung der hinteren Linsenschichten in Form eines gefiederten Sterns* entstehen, doch braucht diese nicht ständig zu bleiben, sondern sie kann sich auch dann noch wieder aufhellen, wenn die Anwesenheit eines Kapselrisses erweisbar ist (E. FUCHS). ZUR NEDDEN meint, daß dieses Phänomen optische Ursachen hat, indem sich der eigentliche Linsenkörper in der Kapsel verschiebt. Vielleicht ist damit eine Schädigung der hinteren Linsenkapsel verbunden, so daß auch eine Einwirkung des Glaskörpers durch diese hindurch möglich wird.

Die *Entstehungsweise des Kontusionsstares ohne Kapselriß* ist auf dieselben Momente zurückzuführen, die auch für den Blitzstar (S. 546) und den Massagestar gelten. Maßgebend ist die Erschütterung, welche den Untergang des Epithels der vorderen Kapsel und der anliegenden Linsenfasern herbeiführt. Damit hängt die Eigentümlichkeit dieser Form des Kontusionsstars zusammen, daß die Trübung zunächst ganz rasch eintreten und diffus sein kann, aber sich oft zum größeren Teile wieder aufzuhellen vermag, um dann langsam endgültig zu werden (siehe auch Beitrag von JESS, Linse, Bd. 5, S. 276).

Wenn die Erkennung beider Formen, falls sie frisch zur Beobachtung gelangen, nach den vorstehenden Beschreibungen auch keine Schwierigkeiten bereitet, so ist doch die Differentialdiagnose gegenüber so mancher einseitigen Startrübung nicht so einfach, wenn man sie erst später zu Gesicht bekommt. Namentlich ist dieses dann unangenehm, wenn bei Rentenfällen die Behauptung aufgestellt wird, daß die Trübung die Folge einer Verletzung sei, von der man sonst keinerlei zurückgebliebene Folgezustände festzustellen vermag. Auf alle Fälle ist eine starke Skepsis hier geboten. Nehmen wir den Altersstar, so ist es zwar die Regel, daß beide Augen erkranken; aber das einseitige Bestehen eines unkomplizierten Stars ist noch kein Gegenbeweis dafür, daß eine senile Entstehungsweise anzunehmen ist. Als Beispiel eines recht langen Intervalls zwischen der Altersstarbildung des einen und des anderen Auges sei folgende Beobachtung angeführt.

Ein 63jähriger Patient war vor 10—12 Jahren an linksseitigem Altersstar operiert worden. Er kam wegen einer harmlosen Verletzung des rechten Auges, und hierbei konnte ich unter Anwendung der gewöhnlichen Untersuchungsmethoden keine Spur einer Trübung der Linse dieses Auges finden.

Andererseits geht aus den Feststellungen von Vogt hervor, daß bei genügend erweiterter Pupille die Spaltlampe in der äußersten Peripherie der Linse älterer Leute regelmäßig Trübungen (Cataracta coronaria; siehe Jess, Linse, Bd. 5, S. 216) auffindbar sind. Man darf deshalb nicht jede feststellbare Linsentrübung, die nahe dem Äquator liegt, so deuten, daß sie einen beginnenden Altersstar darstellt.

Auch bei den infolge innerer Augenkrankheiten (Entzündungen der Chorioidea und Retina, Netzhautablösung) entstehenden Starformen ist eine prompte Reaktion der Pupille oft sehr lange erhalten. Man soll dieses Moment daher nicht als einen Beweis dafür ansehen, daß es sich nur um einen Wundstar handeln könne. Endlich ist noch der sog. „Heterochromiestar" zu erwähnen, der bei erheblicher Verschiedenheit der Irisfarbe auf dem helleren Auge mit und ohne Beschlägen an der Hornhautrückfläche auftreten kann (siehe auch Jess, Bd. 5, S. 274).

Verfasser erinnert sich bei einem unbedingt sicher zu diagnostizierenden Heterochromiestar der Behauptung des Patienten, daß die Linsentrübung die Folge einer unbedeutenden Verletzung wäre, welche sich vor Jahren zugetragen hatte.

4. Die Kontusionsverletzungen des Glaskörpers.

Der Glaskörper ist bei seiner geschützten Lage einer isolierten und selbständigen Einwirkung stumpfer Gewalt nicht zugänglich, doch wird er naturgemäß bei jeder stärkeren Kontusion des Auges in Mitleidenschaft gezogen.

Im allgemeinen werden sich die direkten Veränderungen an ihm, sofern die an ihn grenzenden inneren Augenhäute keine Verletzungszeichen tragen, sowohl der klinischen, als auch der anatomischen Beobachtung entziehen. Wird es doch kaum dazu kommen, daß eine isolierte Verletzung des Glaskörpers die Entfernung des Auges bedingt. Hier spielen auch die Fragen nach der anatomischen Natur des Glaskörpergerüstes und seines Inhaltes, sowie nach den Beziehungen zur Innenfläche der Netzhaut mit hinein (siehe P. Eisler, Anatomie, Bd. 1 des Handbuches, S. 189).

Erst seit Anwendung der Spaltlampe ist es möglich geworden, wenigstens *eine* Veränderung nach Kontusion des Augapfels ohne Sprengung seiner Hüllen kennen zu lernen. Es ist der von Hesse zuerst beobachtete *Vorfall des Glaskörpers in die Vorderkammer.* Sein Bild wird dadurch bestimmt, daß zwischen dem etwas von der Linse abgehobenen Pupillarrand und der vorderen Linsenkapsel ein sackartiges, durchsichtiges, vielfach mit einzelnen Pigmentpünktchen besetztes Gebilde in die Kammer hineinhängt. Ein solcher Befund läßt sich nur dadurch erklären, daß durch die Kontusion Teile der Zonula auseinandergedrängt und gesprengt wurden, so daß der Glaskörper um den Äquator der Linse herum den Weg in die hintere Kammer und durch die Pupille auch in die vordere gefunden hat.

Die *indirekten Verletzungen des Glaskörpers* bestehen bei leichteren Fällen in einer Abhebung seiner vorderen Grenzschicht von der hinteren Linsenkapsel, bei Verletzungen in der Gegend rückwärts des Corpus ciliare auch in der Bildung feinster, sich bis zur gegenüberliegenden Seite fortsetzender Stränge (Comberg). Liegt eine schwerere Einwirkung vor, so kann Blut aus zerrissenen retinalen und uvealen Gefäßen in den Glaskörper eindringen, und zwar in ganz verschiedener Intensität. Während in leichtesten Fällen sich nur das Sehen sog. „fliegender Mücken" einstellt, indem die feinen Beimengungen einen Schatten auf die Netzhaut werfen, können stärkere Kontusionen alle Grade von Glaskörperblutungen heraufbeschwören bis zur völligen blutigen Infiltration des ganzen Glaskörperraumes. Mit jeder stärkeren Blutung in den Glaskörper ist selbstverständlich nicht nur eine Zertrümmerung seines Gerüstes, sondern auch eine

Überführung des gallertigen Zustandes in einen mehr flüssigen verbunden. Dementsprechend bewegen sich die Blutmassen im Glaskörper bei jeder Bewegung des Auges hin und her, wirbeln auf und senken sich wieder, so daß sie nach dem Grade der Beschattung der Netzhautmitte schwerste Störungen des Sehens bewirken. Außerdem verliert das in den Glaskörper ergossene Blut rasch seine rote Farbe. Größere Mengen vermögen auch, wenngleich selten, den Eintritt einer sekundären Drucksteigerung hervorzurufen, die dann unter einem ganz ähnlichen Symptomenkomplex auftritt, wie das hämorrhagische Glaukom der Arteriosklerotiker. Ist es doch manchmal kaum möglich, hier die Differentialdiagnose zu stellen, sofern die Anamnese unklar ist.

Als *endgültige Zustände* bleiben oft strangförmige, in verschiedener Richtung verlaufende Bindegewebsbildungen zurück, die bei Schrumpfung eine sekundäre Netzhautablösung bewirken können. Sie sind in ihrer Entwicklung grundsätzlich von den Bindegewebsneubildungen verschieden, die als Retinitis proliferans interna von Wucherungen der Stützsubstanz und des Bindegewebes der Netzhaut ausgehen, in ihrem Aussehen und ihrer Prognose jedoch diesen gleich (s. auch S. 475).

Vorwiegend kasuistisches Interesse haben die in neuerer Zeit mehrfach beobachteten und beschriebenen *ringförmigen Blutungen in den Raum zwischen hinterer Linsenwand und Glaskörper*. Sie kommen auch nach Kontusionsverletzungen vor und bleiben dann wesentlich länger bestehen als nach durchbohrenden Wunden (Ascher).

Die *Behandlung* der Glaskörpertrübungen und -blutungen ist oft undankbar. Die hier vorliegenden Möglichkeiten sind in dem Abschnitt Jess, Erkrankungen des Glaskörper, Bd. 5, S. 325 in diesem Handbuche eingehend beschrieben, Hier sei nur erwähnt, daß neben den schon lange angewendeten Schmier- und Schwitzkuren die Injektion von Kochsalzlösungen mit Dionin unter die Bindehaut in Frage kommt. Außerdem ist bei längerer Verzögerung der Resorption des Blutes die zuerst von Elschnig angeratene, dann von zur Nedden systematisch ausgebaute Glaskörperabsaugung zu empfehlen. Am besten ist es, wenn man vorher die Bindehaut durchschneidet, den zur Punktion gewählten Lederhautbezirk freilegt und vor Durchstechen mit der Kanüle die Lederhaut mit Hilfe eines Messerchens leicht anritzt. Versuche, auf biologischem Wege ein hämolytisches Serum herzustellen, oder chemische Stoffe mit blutlösender Eigenschaft anzuwenden, waren bislang erfolglos (P. Römer, C. H. Sattler). Der Grund dürfte in dem äußerst trägen Stoffwechsel des Glaskörpers zu suchen sein (siehe auch Dold-F. Schieck, Immunität, Bd. 7 des Handbuches).

Die Frage, in welchem Ausmaße ein Glaskörperverlust ertragen wird, soll bei den scharfen Verletzungen behandelt werden.

5. Die Kontusionsverletzungen der Netzhaut.

Die inneren Augenhäute sind an den Folgen einer Kontusion recht häufig beteiligt. Die Bedeutung dieser Vorgänge wird noch durch den Umstand erhöht, daß bei stumpfen Verletzungen, welche den Augapfel von vorn treffen, aus physikalischen Gründen die *Gegend des hinteren Augenpols, also die wichtige Netzhautmitte, besonders gefährdet ist,* zumal diese Veränderungen kaum eine Neigung zur Heilung zeigen.

Commotio. Die Retina wird bei stumpfen Traumen vor allem durch ein zuerst von Berlin beschriebenes Ödem in Mitleidenschaft gezogen („Berlinsche Trübung, Commotio retinae"). Das Kennzeichen ist eine ungleichmäßig dichte Verschleierung mehr oder weniger ausgedehnter Bezirke des Augenhintergrundes. Die Trübung ist von weißer Farbe, hat annähernd scharfe Grenzen und spart bei Befallensein der Netzhautmitte die Macula als roten Fleck aus. Über ihre Entstehung gibt es eine Anzahl von Erklärungen, welche von F. Schieck in dem Kapitel über die Netzhauterkrankungen (Bd. 5, S. 556) ausführlich geschildert sind. Im allgemeinen ist die Prognose nicht ungünstig, weil das Ödem rasch und restlos wieder verschwindet; doch stellt sich nicht selten später heraus, daß die Maculagegend durch eine Lochbildung einen dauernden schweren Schaden davon getragen hat.

Ein 27jähriger Mann bekam im Anschluß an eine Benzinexplosion ein ausgedehntes Berlinsches Ödem, das besonders die Netzhautmitte einnahm. Im Zentrum dieser Stelle war ein dunkler Schatten zu bemerken, der auch nach Resorption der Trübung noch 10 Tage festzustellen war. Subjektiv bestand ein relatives Skotom für weiß, ein absolutes für grün. S = 5/20. Ein Jahr später sah man rings um die Macula die Anhäufung feiner Pigmentflecke. Die subjektiven Erscheinungen waren unverändert.

Blutungen der Netzhaut sind ebenfalls häufige Folgen stumpfer Traumen. Sie sind hervorgerufen durch eine örtliche Steigerung des Blutdruckes in unmittelbarem Zusammenhang mit der Kompression des Augeninhaltes. Schon oben wurde darauf hingewiesen, daß sich Blutungen in den Glaskörper anschließen können. Wenn die Blutungen peripher liegen, so machen sie verhältnismäßig wenig Störungen. Um so mehr sind sie bei Lokalisation in und nahe der Netzhautmitte schadenbringend. Die mildeste Form ist eine Blutlache, die die Netzhautmitte verdeckt und nur für die Dauer ihres Bestehens ein zentrales Skotom bedingt. Ist das Blut in die Netzhaut selbst ergossen, so verdrängt sie die Stäbchen und Zapfen, so daß entsprechende Metamorphopsien eintreten. Vor allem gefürchtet sind die Blutungen in die Region der Fovea selbst, weil sie durch Schädigung der hier sehr dicht stehenden schmalen Zapfen stets eine dauernde Sehstörung verursachen. Die Folge ist subjektiv ein irreparables zentrales Skotom und später bei vollzogener Vernarbung das Auftreten unregelmäßiger schwarzer Pigmentierungen. Wenn Gefäße der Länge nach aufplatzen, kommt es später zu Entartungserscheinungen unter dem Bilde von schwarzen Strängen. Die schwersten Verheerungen setzen Streifschußverletzungen (siehe indirekte Schußeinwirkungen).

Ein 40jähriger Mann stieß mit seinem einzigen Auge gegen eine Türkante. Später kam er nach Behandlung von anderer Seite mit folgendem Befunde. Es bestand ein großes operatives Iriskolobom, sowie Linsenlosigkeit. Der Glaskörper war klar. In der Netzhaut waren auf großen Gebieten ausgedehnte Pigmentherde, zum Teil von runder, zum Teil von streifenförmiger Art zur Entwicklung gelangt. Sogar die Papille war von Farbstoff bedeckt. Eigentliche Risse der Netz- oder Aderhaut mögen vorhanden gewesen sein, lagen aber dann unter dem Pigment verborgen. Das Sehvermögen war auf Fingerzählen in kurzer Entfernung herabgesetzt.

Die präretinale Blutung kommt dann zustande, wenn eine Hämorrhagie aus einem Netzhautgefäß erfolgt und sich zwischen Netzhaut und Glaskörper einzwängt. Auch dieser Zustand hat zu verschiedener Deutung Anlaß gegeben, die vor allem in pathologisch-anatomischer Hinsicht interessant sind, weil hierbei die Frage mitspielt, ob der Glaskörper eine eigene Grenzmembran besitzt oder die Limitans interna retinae die einzige Schranke darstellt. Einzelheiten sind bei F. Schieck, Erkrankungen der Netzhaut (Bd. 5 des Handbuches, S. 420) nachzulesen.

Die Blutungen an der Netzhautinnenfläche sind im hohen Maße der völligen Aufsaugung fähig, und zwar zeigt sich die Verminderung des Blutquantums daran, daß der anfänglich rundliche Umfang der Hämorrhagie von oben her angenagt wird, bis sich eine horizontale, mit der Zeit immer weiter nach unten absinkende Trennungslinie ausbildet. Dadurch wird später das Bild einer wagerecht abschneidenden Blutkontur mit einem sackförmig gestalteten Blutkuchen darunter hervorgebracht (siehe Bd. 5, S. 422, Abb. 25 u. 26). Mehrfach ist jedoch ein nachträglicher Einbruch des Blutes in den Glaskörper beobachtet worden, so daß die diffuse Durchblutung des Glaskörpers dann die weitere Verfolgung der Vorgänge unmöglich macht. Die Form der Blutungen ist kugelig oder gelappt. Es kommen ebensowohl Ergüsse vor, die unter Aussparung der Macula die Netzhautmitte umkreisen, als auch isoliert an die Macula gebundene Blutlachen.

Netzhautrisse sind wohl infolge der großen Elastizität der Membran zwar nicht gerade häufig, aber auch nicht zu selten. Man erkennt sie leicht daran, daß innerhalb eines scharf begrenzten Gebietes der rote Farbton der Aderhaut auffallend grell zutage tritt. Entsprechend der an physikalische Bedingungen geknüpften starken Gefährdung der Gegend des hinteren Poles bei Gewalteinwirkung in sagittaler Richtung ist die Netzhautmitte der bevorzugte Ort solcher Veränderungen. Nicht selten wird der Riß durch eine Narbenbildung wieder verschlossen, die ähnlich wie bei den Glaskörperblutungen durch neugebildetes Bindegewebe, unter Mithilfe von Glia vollzogen wird. Das Resultat sind weiße Stränge an der Innenfläche der Netzhaut. Oftmals entzieht sich die Feststellung des Risses dadurch, daß mehr oder weniger verändertes Blut ihn verdeckt.

Ein 51jähriger Mann erschien mit lebhaften Klagen über das Sehen von schwarzen Flecken, das seit mehreren Wochen ihn störte. Es fand sich eine Anhäufung von halbdurchsichtigem Pigment vom Papillenrand bis zur Netzhautmitte hinübergreifend. Zunächst wurde eine Behandlung mit subconjunctivalen Einspritzungen von Kochsalz-Dioninlösung angewandt. Allmählich schimmerte dann eine scheinbare Ausstanzung der Netzhaut durch, indem ein dunkelrotes Gewebe ohne Gefäße innerhalb einer schmalen Partie sichtbar wurde. Mehr und mehr wurde dann ein Netzhautriß mit nach einwärts umgerollten Rändern deutlich. Nunmehr erinnerte sich der Patient, daß ihm kurze Zeit vor Beginn der Sehstörung ein Brett mit einem Nagel gegen das Auge geflogen war. S = Fingerzählen in 3 m. Ferner bestand ein kleines, absolutes Skotom, welches von einem größeren relativen umgeben war.

Bei der Art dieser Verletzungen ist es natürlich erklärlich, daß auch nach längerer Zeit sich eine sekundäre Netzhautablösung anschließen kann. Verfasser beobachtete eine solche noch nach 6 Monaten im Anschluß an einen das Zentrum senkrecht durchsetzenden Riß. Es sei auch daran erinnert, daß beim Zustandekommen der spontanen Netzhautablösung einer vorangehenden Rißbildung neuerdings erhöhte Bedeutung beigelegt wird und die GONINsche Ignipunkturbehandlung auf dieser Veränderung fußt (siehe F. SCHIECK, Netzhaut, Bd. 5, S. 481).

Aus den retinalen Hämorrhagien bilden sich ab und zu eigentümliche Schwarten, die in ähnlicher Form auch bei den nicht traumatisch entstandenen Blutungen beobachtet werden. Sie zeigen in der Regel das typische Bild der Retinitis proliferans (interna und externa; siehe Bd. 5, S. 527), können aber auch pigmentiert sein und dann einen ungewöhnlichen Augenspiegelbefund hervorrufen.

Ein 13jähriger Junge erschien mit der Angabe, daß er links fast erblindet sei. Man fand auf der hinteren Linsenkapsel landkartenähnliche, hellgraue, nur im auffallenden Lichte sichtbare Trübungen und eine diffus braunrote Verfärbung des Glaskörpers. Zunächst wurde an eine Periphlebitis retinae tuberculosa mit Blutung in den Glaskörper gedacht. Als sich später die Möglichkeit ergab, den Augenhintergrund zu spiegeln, sah man eine weiße Auflagerung auf der Netzhaut, hinter der die Gefäße verschwanden und welche die Papille halbmondförmig oben umkränzte. Nunmehr gestand der Junge, daß er kurz vor dem Eintritt der Sehstörung eine schwere Ohrfeige erhalten hatte. Unter Behandlung mit subconjunctivalen Kochsalzeinspritzungen stieg die Sehschärfe auf $^3/_{12}$.

Ein ganz eigenartiger Fall, der durch Ausschließung anderer Momente nur als eine isolierte Quetschung der Netz- und Aderhaut aufgefaßt werden kann, stand zur Zeit der Niederschrift noch in Behandlung.

Einem 20jährigen Manne flog beim Abhauen ein Stück Holz gegen die rechte Stirnhälfte in der Gegend der Augenbraue. Hier fand sich eine schwere zerrissene Hautwunde. Bei dem ersten Spiegeln des Augenhintergrundes glaubte man eine umschriebene Netzhautablösung vor sich zu haben. Als die genaue Untersuchung möglich wurde, sah man nach unten und außen von der Papille ein dunkelgraues, reliefartiges Gebilde, welches von einer tiefliegenden diffusen Aderhautblutung umgeben war. Die Netzhautgefäße zogen über diese Blutungen als rote Stränge sichtbar umgeknickt hin. Am äußeren Rande des blutigen Herdes lagen zwei Netzhautrisse, zwischen denen der von ihnen eingeschlossene Netzhautzipfel etwas eingerollt war. Später wurde ein fast senkrechter Streifen mehr und mehr deutlich, der jedenfalls ein nicht ganz vollständiger Aderhautriß war, über den die Netzhautgefäße ununterbrochen hinweggingen. Das Verhalten dieser Gefäße, sowie auch die Tatsache, daß im aufrechten Bilde ein Niveauunterschied mit Bestimmtheit ausgeschlossen werden konnte, ließen daran keinen Zweifel, daß eine Netzhautablösung nicht vorhanden sein konnte. Sehvermögen $^5/_{10}$. Im Gesichtsfeld war bei normalen Außengrenzen ein scharf umrissenes absolutes Skotom auffindbar, welches der Stelle entsprach. Im Laufe der Zeit saugten sich die Blutungen vollständig auf. Der Rand des Netzhautrisses glättete sich. Dagegen blieb der Aderhautriß unverändert.

Die Veränderungen der Netzhautmitte sind zuerst von Haab beobachtet worden, soweit sie als Folgezustände einer Kontusionsverletzung des Augapfels sind. Der Zustand kann alle Grade der Veränderung, angefangen mit zarten Pigmentveränderungen bis zu schweren Narbenbildungen, ja förmlichen Lochbildungen der Maculagegend durchlaufen. Im Band 5 (S. 556) des vorliegenden Handbuches hat F. Schieck diese Zustände eingehend beschrieben. Es sei deshalb hier auf Einzelheiten nicht näher eingegangen.

Grundsätzlich verschieden von diesen Veränderungen ist die *Angiopathia retinae traumatica* (Purtscher); denn das auslösende Moment ist nicht eine Kontusion des Bulbus oder des Kopfes, sondern eine Quetschung des Thorax oder des Abdomens. Es handelt sich also um eine Fernwirkung und nicht um eine eigentliche Augenverletzung. Im Band 5 des Handbuches S. 514 ist das Krankheitsbild und seine Pathogenese geschildert. Auch sei auf die dort befindlichen Abb. 79—81 hingewiesen.

Die Netzhautablösung ist die praktisch wichtigste Folge der Einwirkung von stumpfer Gewalt auf das Auge. Man muß hierbei diejenigen Fälle, in denen eine Blutung zwischen Aderhaut und Netzhaut die Ursache ist, von denen trennen, welche ohne eine solche einhergehen und wahrscheinlich auf einem exsudativen Prozeß beruhen, welcher der Aderhaut entstammt und eine durchsichtige Flüssigkeitsansammlung hinter der Netzhaut schafft. Namentlich bei den zu einer Netzhautablösung erfahrungsgemäß besonders disponierten höheren Myopien vermag schon eine relativ geringe Kontusion eine derartige schlimme Wirkung nach sich zu ziehen. Ob die nach der Methode von Fukala operierten Fälle hier noch eine erhöhte Erkrankungsbereitschaft haben, ist Ansichtssache. Ich möchte folgende Beobachtung beisteuern.

Einem 29jährigen Bergmann, bei dem 4 Jahre zuvor wegen hochgradiger Kurzsichtigkeit beiderseits die Linse entfernt war und der sich daraufhin sehr guten Sehvermögens zu erfreuen hatte, fielen beim Hacken mehrere nußgroße Kohlenstücke gegen das Gesicht und beide Augen. Schon während der Arbeit bemerkte er eine schwere Verschattung seines rechten Auges, und am nächstfolgenden Tage trat auch links eine ausgedehnte Netzhautablösung ein. Das Endresultat war doppelseitige Erblindung.

Eine weitere Möglichkeit, welche besonders beim Zustandekommen der sog. Spätablösung (siehe unten) in Frage kommt, ist das Auftreten eines Netzhautrisses, weil damit der Glaskörperflüssigkeit die Gelegenheit gegeben wird, allmählich hinter die Netzhaut zu gelangen (siehe F. Schieck, Erkrankungen der Netzhaut, Bd. 5, S. 461).

Desgleichen hat Schieck auch dort seine Ansicht über das Zustandekommen einer Netzhautablösung infolge von übermäßiger Kraftentfaltung niedergelegt (Bd. 5, S. 475). Ich möchte aber nicht unterlassen im Rahmen der Lehre von den Verletzungen nochmals darauf einzugehen; denn diese immer und immer wieder als Ursache des Eintrittes einer Netzhautablösung geltend gemachten Zusammenhänge bedürfen der eingehendsten Würdigung.

Man muß hier diejenigen Fälle trennen, bei denen eine Erschütterung des Kopfes nachgewiesen werden kann, weil eine solche selbstverständlich nur die Abart einer Kontusionsverletzung darstellt, die den ganzen Körper trifft. Eine zweite Möglichkeit ist dann gegeben, wenn schwere körperliche Anstrengungen, vor allem das Heben schwerer Lasten dem Eintritte des Netzhautleidens unmittelbar vorausgehen. Lange Zeit ist ein solcher Zusammenhang bestritten worden; ich nenne die Äußerungen von SCHMIDT-RIMPLER, PFALZ, PERLMANN, TH. LEBER. Indessen geht die strikte Ablehnung eines solchen Zusammenhanges meiner Ansicht nach sicher zu weit. Als erster betonte SANDMANN, daß bei Nachweis einer das Gewöhnliche weit übersteigenden Anstrengung auch dann ein Unfall anerkannt werden müßte, wenn ein Auge durch das Vorhandensein einer höheren Kurzsichtigkeit sowieso gefährdet sei. Dann hat AMMANN in einer eingehenden Arbeit zahlreiche Krankengeschichten aus allen hier in Betracht kommenden Gebieten zusammengetragen und sich dafür eingesetzt, daß man wohl einen Zusammenhang unter bestimmten Voraussetzungen anerkennen müsse. BRÜCKNER hat eine Selbstbeobachtung, bei der infolge der Stöße eines Eisenbahnwagens der ihm genau bekannte Sitz einer Mouche volante sich änderte, zum Anlaß genommen, sich mit der Frage theoretisch eingehend zu beschäftigen. Er macht im Hinblick auf die zur Herbeiführung einer Netzhautablösung nötigen lebendigen Kraft zwischen einer den Augapfel selbst treffenden und einer in der Nachbarschaft einwirkenden Gewalt nur den Unterschied, daß letztere durch Überwindung der zwischen dem Punkte ihres Auftreffens und dem Augapfel liegenden Hindernisse abgeschwächt wird. Auf Grund der Berechnung der lebendigen Kraft, welche zu Verschiebungen des Glaskörpers infolge der Stöße und Einwirkungen auf die Bulbuswände führt, kommt er dann zur Überzeugung, daß sie auf den Quadratmillimeter der Netzhaut stark genug einwirkt, um schließlich eine Ablösung hervorzurufen. In der Literatur finden sich ferner einige Fälle, in denen auch bei normal gebauten Augen im unmittelbaren Anschluß an schwere Körpererschütterungen Netzhautablösungen auftraten.

Ebenso sind mehrfache Beobachtungen vorhanden, daß nach schwerem Heben Netzhaut- und auch Aderhautrisse eingetreten sind (v. HASELBERG, MANNHARDT).

Die Symptomatologie und Therapie der traumatischen Netzhautablösungen sind die gleichen wie die der spontanen (siehe Bd. 5, S. 476). Indessen ist aber die Prognose dieser Formen doch etwas günstiger, wenn nicht gerade das Vorhandensein einer hochgradigen Kurzsichtigkeit als ominöses Moment mitwirkt.

1. Ein 13jähriger Junge wurde von einem Rohrpfeil ins linke Auge getroffen. Es fand sich ein Riß in der Hornhaut und ein schwerer Bluterguß in der Vorderkammer. Als sich dieser aufgesaugt hatte, wurde eine ausgedehnte Netzhautablösung in der unteren Hälfte des Fundus sichtbar. Bald darauf kam es zu einer Linsentrübung, die operativ beseitigt werden konnte, nachdem die Projektion wieder normal geworden war. Als man den Fundus spiegeln konnte, sah man, daß die Netzhaut sich völlig angelegt hatte. Die Stelle der ehemaligen Ablösung war durch Pigmenteinlagerungen kenntlich. Die Außengrenzen des Gesichtsfeldes waren normal.

2. Ein 20jähriger Mann erhielt einen Schuß mit einer Radfahrerschreckpistole gegen das linke Auge. Es fand sich ein ausgebreitetes BERLINsches Ödem der Netzhaut und ein Netzhaut-Aderhautriß quer durch das Zentrum mit Amotio retinae. Innerhalb von 14 Tagen legte sich die Netzhaut wieder an und blieb dauernd in normaler Lage.

3. Ein 25jähriger Arbeiter trug eine Verletzung dadurch davon, daß ihm ein Eisenstück gegen das rechte Auge flog. Die Folge war außer Netzhaut- und Glaskörperblutungen eine blasenförmige, weit vorspringende Ablösung. Nachdem die Blutung sich resorbiert hatte, wurde die Sclera an der Stelle der Netzhautablösung außen mehrfach kauterisiert. Daraufhin legte sich die Netzhaut wieder völlig an und blieb so. $S = {}^7/_{10}$.

Im vorgeschritenen Lebensalter wird allerdings auch die Prognose der traumatischen Ablösung ungünstiger. So sah ich einen 56jährigen Landwirt im

Anschluß an den Schlag eines Kuhschwanzes gegen beide Augen infolge Netzhautablösung doppelseitig erblinden.

Die sog. Spätablösung bedarf noch einer besonderen Besprechung. Ammann
hat als erster darauf hingewiesen, daß eine Netzhautablösung die Folge einer
Kontusion sein kann, welche schon Wochen zurückliegt. Ich habe eine solche
Mitteilung veröffentlicht, die hier im Auszuge wiedergegeben werden soll.

Ein 59jähriger Mann wurde von der Spitze eines Dreschflegels in den Winkel zwischen
Nasenwurzel und oberem Orbitalrande der rechten Seite getroffen. Er wurde ohnmächtig,
erholte sich aber bald wieder. Fünf Wochen (!) danach stellte sich starkes Flimmern dieses
Auges ein, welches am nächsten Tage praktisch blind wurde. Als Ursache der Erscheinung
wurde eine ausgedehnte, flache, vor allem schläfenwärts entwickelte Netzhautablösung
festgestellt. In der periphersten unteren Partie der Amotio war ein unregelmäßig begrenzter
Netzhautriß mit aufgerollten Rändern sichtbar. Das Auge war früher emmetropisch und
hatte volle Sehschärfe gehabt.

In solchen Fällen muß man annehmen, daß schon bei der Verletzung ein
Netzhautriß in der Peripherie eingetreten war und daß allmählich der Glaskörper den Weg unter die Netzhaut gefunden und dadurch die Ablösung verursacht hatte. Daß einer derartigen Erkenntnis eine hohe Bedeutung im Hinblick
auf die Unfallgesetzgebung beizumessen ist, dürfte klar sein. Auf der einen
Seite wird man anzuerkennen haben, daß selbst eine mehrere Wochen nach
einem bewiesenen Unfall auftretende Netzhautablösung Spätfolge dieses Ereignisses ist. Auf der anderen Seite aber muß darauf hingewiesen werden, daß
in den nicht seltenen Fällen, in denen bei der Arbeit ohne jede besondere Überanstrengung eine Ablösung eintritt und dafür ein Rentenanspruch erhoben wird,
die Möglichkeit auftaucht, daß schon lange vorher ein peripherer Riß der Netzhaut bestanden hat und die Vollendung der Ablösung erst bei der Arbeit dem
Patienten zum Bewußtsein gekommen ist.

6. Kontusionsverletzungen der Chorioidea.

Mit zahlreichen der bisher geschilderten Erscheinungen ist eine Beteiligung
der Aderhaut verbunden. Freilich kann diese auch isoliert nach Kontusionsverletzungen auftreten.

Der Aderhautriß ist die häufigste Folge. Er wird durch einen weißen Spalt
gekennzeichnet, der den roten Augenhintergrund durchsetzt, weil hier die
Lederhaut freiliegt (siehe Bd. 5, S. 168, Abb. 46). Da die Netzhaut infolge
ihrer größeren Nachgiebigkeit meist nicht mit einreißt, ziehen ihre Gefäße
über den Riß hinweg. Zumeist sind es lange, mit Vorliebe von oben nach
unten verlaufende und leicht gekrümmte Bänder, welche auf dem Augenhintergrund zur Entwicklung gelangen. Mit einer gewissen Regelmäßigkeit sind sie
gern konzentrisch mit dem Rand der Papille gelagert, wenn sie in der Nachbarschaft des Sehnerveneintrittes zustande kommen. Ab und zu entsteht in geringer Entfernung ein zweiter, dem ersten parallel ziehender Riß. In der Gegend
der Macula und weiter ab von der Papille verlaufen die Risse meistens nicht
bogenförmig, sondern mehr gestreckt.

Man kann eine direkte und eine indirekte Kontusion unterscheiden. Erstere
ist die Folge einer Einwirkung von Fremdkörpern mit einem kleinen Durchmesser. Der Ort des Risses entspricht dann entweder demjenigen des Aufprallens des Stoßes selbst oder er liegt der eigentlichen Läsionsstelle gegenüber.
Eine indirekte Kontusion ist nur die Folge einer groben, den ganzen Augapfel
quetschenden Gewalt; hier offenbart sich als bevorzugter Ort für die Einrisse
das Gebiet zwischen dem temporalen Papillenrand und der Netzhautmitte.
Die eigentliche Ursache einer solchen indirekten Aderhautruptur ist in der
starken Steigerung des Augenbinnendruckes zu suchen, welche die einigermaßen

elastische Sclera am hinteren Pole dehnt, während die spröde Aderhaut der Gewalt nicht folgen kann und einreißt. SAEMISCH hat den Umstand, daß die Gegend zwischen Papille und Macula besonders leicht in Mitleidenschaft gezogen wird, dadurch zu erklären gesucht, daß hier vielfache Gefäßverbindungen zwischen Aderhaut und Lederhaut bestehen, welche das Abreißen begünstigen. Damit stimmt überein, daß WAGENMANN bei der anatomischen Untersuchung eines Aderhautrisses feststellen konnte, daß eine starke Ciliararterie hier unmittelbar eintrat.

Die *Folgezustände eines Aderhautrisses* für die Funktion des Auges richten sich selbstverständlich danach, ob die Aderhaut hinter der Netzhautmitte beteiligt ist oder nicht. Sofort nach geschehener Kontusion läßt sich noch nicht beurteilen, welcher Schaden für die Dauer angerichtet ist; denn oft spielen Blutungen oder Ödeme in der Maculagegend mit, welche zunächst die Netzhautmitte außer Funktion setzen, später aber wieder verschwinden können. Deshalb werden ab und zu zunächst zentrale Skotome beobachtet, die man später vergeblich sucht. Hin und wieder ändert sich der Anblick der Rißstelle mit der Zeit auch dadurch, daß Pigment aus der Retina oder Chorioidea einwandert, den Spalt umsäumt oder ausfüllt, während andererseits eine Neubildung von Bindegewebe der Läsionsstelle einen glänzenden Farbton beimischt. Hierüber ist bei Gelegenheit der Schilderung der Schußverletzungen mehr zu sagen.

Ein 18jähriger Patient bekam einen schweren Schlag mit der Faust auf das rechte Auge. Es fand sich eine Durchblutung der Lider, sonst aber äußerlich am Auge nichts Besonderes. Daß aber das Auge trotzdem schwer gelitten hatte, zeigte sich an einer leichten Lähmung des Sphincter pupillae und an einer ausgedehnten Blutung in der äußeren Hälfte des Augenhintergrundes. Infolgedessen war das Sehvermögen auf Fingerzählen in 2 m herabgesetzt. Als das Blut sich aufgesaugt hatte, erkannte man zwei einander parallel und zum Papillenrande konzentrisch verlaufende Aderhautrisse. Zwischen ihnen lagen braunrote Massen. Nach 6 Tagen war unter Auftreten eines scharf begrenzten zentralen Skotoms die Sehschärfe wieder auf $^1/_{10}$ angestiegen. Um die Blutungen schneller zum Aufsaugen zu bringen, wurden subconjunctivale Einspritzungen von einer Kochsalz-Dioninlösung vorgenommen. Innerhalb weiterer 10 Tage verlor sich das Skotom völlig. Dabei machte der Bluterguß auf dem Augenhintergrund allerlei Farbänderungen durch. 3 Wochen nach der Verletzung war der ganze Prozeß abgelaufen. Selbstverständlich blieben die beiden Aderhautrisse bestehen, hatten aber die Netzhautmitte so wenig beeinflußt, daß bei der Entlassung des Patienten das Sehvermögen auf $^5/_{10}$ in die Höhe gegangen war.

Eine eigenartige Folge von Aderhautrissen beschreibt PICHLER. Er fand bei einem Patienten, der in seiner Kindheit einen schweren Hieb über das seither nach außen abgewichene Auge bekommen hatte, eine querovale Papille, welche von mehreren Aderhautrissen umgeben war. Hinter ihnen verlief wahrscheinlich ein leichter Einriß, der die innersten Lagen der Sclera durchtrennt hatte. Dabei bestand eine hochgradige Kurzsichtigkeit (— 14 bis — 15 dptr). Dieser Befund brachte PICHLER auf den Gedanken, daß die Streckung der Augenachse durch die Schwächung der Augenhüllen am hinteren Pole mit veranlaßt gewesen sein konnte. PFALZ hat in einem ähnlichen Falle dieselbe Möglichkeit angenommen.

Eine **Aderhautablösung** oder eine **Dehiscenz des Strahlenkörpers von der Innenfläche der Lederhaut** (traumatische Cyclodialyse) ist ein sehr seltenes Ereignis, soweit selbständige Veränderungen in Betracht kommen.

7. Kontusionsverletzungen des Nervus opticus.

Die Beteiligung des Sehnerven an den Kontusionsverletzungen ist ein seltenes, aber stets unheilvolles Ereignis. Unter den Beobachtungen spielen diejenigen die Hauptrolle, bei denen sich eine schwere Zerreißung der inneren Augenhäute durch die Siebplatte hindurch auf die Sehnervenscheiden fortsetzt.

Einem 38jährigen Arbeiter flog ein schweres Eisenstück gegen das Auge. Die Folge war eine erhebliche Iridodialyse, sowie eine Lähmung der Abwärtswender. Zunächst sah man im Augeninnern nur eine große, den ganzen hinteren Abschnitt einnehmende Blutlache. Als sich diese aufgesaugt hatte, mußte festgestellt werden, daß die Papille ganz atrophisch geworden war. In der Nachbarschaft war ein ausgedehnter Riß in der Netzhaut und Aderhaut zu erkennen. Dabei fehlte jegliches Zeichen für eine Kontusionsverletzung der Augenhöhle.

Hier war also zweifellos mit dem Riß in der Netzhaut und Aderhaut eine schwere Schädigung des Opticus eingetreten, die mit dem Riß irgendwie im Zusammenhang stand.

In dem nachstehenden Falle entwickelte sich die Sehnervenstörung erst allmählich und sekundär.

Ein 7jähriges Mädchen wurde durch einen mit großer Gewalt geschleuderten Apfel gegen das Auge getroffen. Zwei Stunden nach dem Ereignis konnte ich das Kind untersuchen. Es bot nicht die geringsten Kennzeichen dafür dar, daß eine Läsion des Zentralorgans eingetreten gewesen wäre. Dafür fand sich aber im Auge eine Iridodialyse, leichte Linsenluxation, temporal eine BERLINsche Trübung und in der Netzhautmitte neben Blutungen ein Riß. Nach kurzer Zeit gesellten sich um den unteren Papillenrand herum schmutzigweiße Wucherungen hinzu. Sie überlagerten die allmählich immer blasser werdende Sehnervenscheibe und bedeckten schließlich ihren Rand mit schwarzem Pigment. Drei Monate lang hielt sich noch etwas Sehvermögen. Doch ging auch dieser Rest nach weiteren 3 Monaten allmählich völlig verloren, indem gleichzeitig die Papille, soweit sie sichtbar blieb, eine schneeweiße Farbe annahm.

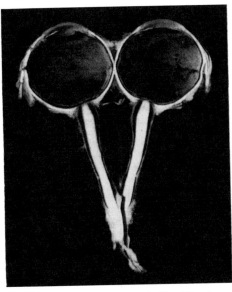

Abb. 9. Traumatisches Opticusscheiden-Hämatom. Die Blutung reicht rückwärts ungefähr bis zum Eintritt in den knöchernen Kanal. (Nach WALTHER GRIMMINGER.)

BIELSCHOWSKY schildert einen Fall von Evulsio nervi optici nach indirekter Verletzung. Nach Lage des Orbitalschusses konnte das Geschoß den Sehnerven selbst nicht berührt haben. Somit war anzunehmen, daß ein abspringender Knochen den Opticus herausgerissen hatte.

Auch nach Explosionen ist durch die Gewalt des Luftdrucks teils Sehnervenatrophie, teils völlige Herausreißung des Opticus beobachtet worden (STÖWER). GONIN sah die Abreißung der unteren Hälfte der Papille als Folge des Falles auf die Spitze eines Schneeschuhstockes.

Ein **Hämatom der Sehnervenscheiden** kann sich an eine Kontusionsverletzung der Orbita anschließen. WALTHER GRIMMINGER hat die Möglichkeiten, die zu einer Sehnervenscheidenblutung führen können, zusammengestellt: 1. Schädelfrakturen können auch dann zu einer Hämorrhagie in den Scheidenraum des Opticus führen, wenn der knöcherne Kanal unbeteiligt ist; denn die Tatsache, daß im knöchernen Kanal die Dura des Nerven gleichzeitig das Periost bildet, macht es wahrscheinlich, daß schon geringe Lokomotionen oder leichteste Fissuren zu Rissen von Duralgefäßen Anlaß geben können. 2. Rupturen von Aneurysmen basaler Hirngefäße oder in den Seitenventrikel durchgebrochener Gefäßerweiterungen können spontan und als Folge eines Traumas auftreten. 3. Spontane Gehirnblutungen, 4. Pachymeningitis haemorrhagica und 5. Diabetes im Koma scheiden für unsere Betrachtungen aus.

Der Augenhintergrund ist bei ganz leichten Scheidenblutungen normal. Aber auch in schweren Fällen kann der Fundus einen durchaus regelrechten Befund darbieten, wenn nämlich der Patient vor dem Zustandekommen der Veränderungen stirbt oder durch einen starken Blutverlust der Blutdruck gesunken ist. Andernfalls begegnet man dem Bilde schwerster Stauung im Zentralgefäßsystem, ja einer Stauungspapille, die unter Umständen mit Netzhautblutungen einhergeht. Hin und wieder ist der Bulbus vorgetrieben.

So berichtet NORVATH von einer Quetschung des linken hypermetropen Auges eines 7jährigen Jungen; infolge davon bestand Ptosis, Hyphäma und geringe Glaskörpertrübungen. Eine perforierende Wunde ließ sich nicht nachweisen. Indessen war eine sehr starke Hypotonie (5 mm Hg) zustande gekommen und im Zusammenhang damit entwickelte sich eine Stauungspapille von 3 dptr Höhe. Unter Atropin und warmen Umschlägen stieg der Druck wieder bis zu 18 mm Hg-Höhe an. Die Stauungspapille, welche der Autor als mechanisch durch Lymphstauung entstanden erklärt, ging zurück.

Die Beobachtung, die sich auf die Abb. 9 bezieht, ist folgende:

Einem 56jährigen Bierbrauer fiel ein Faß auf das Hinterhaupt. Er schleppte sich noch ein Stück weiter und brach dann zusammen. Augenbefund nach einer Stunde. Rechte Pupille eng, die linke mittelweit; eine Stunde später waren beide Pupillen maximal mydriatisch. Deutlicher Venen- und Arterienpuls auf der Papilla nervi optici. Schwere Netzhautblutungen, die in eine noch hinzutretende Glaskörperblutung übergingen. 3 Stunden später Exitus. Die Sektion ergab Sprünge im Hinterhauptbein, Blutung zwischen Hirnhaut und Hirn, teilweise Zertrümmerung des Kleinhirns, Blutansammlung in der mittleren Schädelgrube, Sprünge an der Schädelbasis und im Orbitaldach mit völliger Verschonung des Canalis opticus (GRIMMINGER).

Daß **indirekte Schußwirkungen** schwere Verwüstungen im Augeninneren anrichten können, hat die Erfahrung im Weltkriege häufig genug gelehrt. Unzweifelhaft ist schon im Kriege 1870/71 diese Erfahrung gemacht worden; man hat aber die weißen Flecken und die Pigmentierungen als eine Art von „Chorioiditis disseminata" aufgefaßt. Durch die gesteigerte Rasanz und Explosionsfähigkeit der modernen Geschosse kommen sowohl bei Orbitalschüssen, als auch durch den Luftdruck unmittelbar vorbeifliegender Projektile Veränderungen zustande, welche zu den Kontusionswirkungen gerechnet werden müssen. Dabei hat man die Orbita als einen mit Flüssigkeit gefüllten und durchtränkten Raum anzusehen, dessen Wandungen durch die Gewalt des entstehenden Druckes stark beansprucht werden. Der Bulbus wird dabei zusammengedrückt und erleidet Blutungen, sowie Zerreißungen seiner Gewebe aller Art. Besonders hervorzuheben sind Schädigungen der Ciliargefäße, wodurch inselartige, weiße Entartungen der inneren Augenhäute entstehen. Man sieht oft über den ganzen Augenhintergrund verstreut punkt- und strichförmige Blutungen, die sich allmählich in Pigmentflecke umwandeln. Auf der anderen Seite werden auch Bindegewebsneubildungen in die Wege geleitet. So entstehen weiße narbige Flächen, vielfach mit Vorsprüngen in den Glaskörper und mit Pigmenteinlagerungen. Merkwürdigerweise werden dabei selten Netzhautablösungen gesehen. Der Grund dürfte in einer innigen Verwachsung der inneren Augenhäute zu suchen sein.

Selbstverständlich richten sich die Folgen für das Sehvermögen im wesentlichen nach dem Orte der Verletzung. Meist ist die Netzhautmitte mitergriffen, und infolgedessen bleibt nur sehr selten ein halbwegs brauchbares Sehvermögen erhalten. Je nach der Ausdehnung des stehengebliebenen peripheren Hintergrundbezirks vermögen die Verletzten wenigstens später sich noch im Raume frei zu bewegen, eine Fähigkeit, die vor allem dann sehr wertvoll ist, wenn dieselbe Verletzung das andere Auge völlig zerstört hatte.

Der Sehnerv wird dabei primär durch Knochensplitter des Orbitalgerüstes, besonders häufig bei Jochbeinschüssen, gefährdet. Sekundär erliegt er einer aufsteigenden Atrophie, wenn weitgehende Netzhautentartungen sich einstellen.

Bei den *reinen Explosionswirkungen durch Luftdruck* muß man die psychogenen Krankheitsbilder von den somatischen auseinander halten. Funktionelle Neurosen können sich auf dem Boden einer schon bestehenden Veranlagung zu Hysterie entwickeln, kommen aber auch bei vorher nicht psychopathischen Personen zum Ausbruch. In manchen Fällen bleibt es zweifelhaft, ob auch Simulation mit im Spiele ist. Übergänge von rein psychogenen zu somatischen Formen zeigen diejenigen Fälle, in denen zunächst eine wesentlich höhere Seheinbuße besteht, als sie dem späteren objektiven Befund entspricht.

Inwieweit *Luftdruckeinwirkungen* dieselben Folgen wie direkte Kontusionen nach sich ziehen können, ist nicht mit Sicherheit geklärt worden. SCHREIBER tritt dafür ein, daß eine vollkommene Analogie anzunehmen ist. Ich glaube aber, daß man diese Ansicht nicht ohne weiteres verallgemeinern darf. KRÜCKMANN lehnt die Einwirkung sog. ,,Luftstreifschüsse" ab, wie es schon der Sanitätsbericht 1870/71 getan hat.

Sportverletzungen. Im Anschluß an die vorstehenden Schilderungen seien noch die typischen Schädigungen des Auges erwähnt, welche durch die Ausübung des Sportes zustande kommen. Vor allem spielen hier die Prellungen durch Tennis- und Fußbälle eine Rolle, ebenso auch die stumpfen Verletzungen beim Skilaufen. Erstere machen vorzüglich Kammerblutungen, Linsenluxationen und Risse in der Netz- und Aderhaut, ohne daß in der Regel eine Einwirkung auf die knöcherne Umgebung des Auges zur Beobachtung gelangt. Bei den Verletzungen durch den Schneeschuh kommen aber sowohl am Augapfel, als auch an der knöchernen Orbita die schwersten Folgezustände vor. Nach den Beobachtungen von v. HERRENSCHWAND ist es vor allem die Spitze des Skistockes, welche beim Stürzen die Verletzungen herbeiführt. Er veröffentlicht 4 Fälle. Der schlimmste davon hatte eine Zertrümmerung des Nasenbeins, des Siebbeins, sowie des Augapfels der linken Seite zur Folge, während ein Knochensplitter auch den rechten Sehnerven so lädiert hatte, daß dieses Auge ebenfalls praktisch blind wurde.

STREBEL beobachtete mehrmals im Anschluß an Verletzungen mit dem Skistock die Abreißung des Ursprungs des Musculus obliquus inferior am Knochen.

Literatur.

Die stumpfen (Kontusions-) Verletzungen.

AGNELLO, F.: Un caso di aniridia completa traumatica. Lett. oftalm. 2, 171 (1925). Ref. Zbl. Ophthalm. 16, 242. — AMMANN, E.: (a) Die Unfallfrage bei Netzhautablösung. Klin. Mbl. Augenheilk. 63, 80 (1919). (b) Netzhautablösung und Unfall. Z. Augenheilk. 11, 406 (1914). — VON ARLT: Über Scleralruptur. Ber. ophthalm. Ges. Heidelberg. Klin. Mbl. Augenheilk. 12, 382 (1874). — ASCHER: Ringförmige Blutung in der Hinterkammer nach stumpfer Verletzung des Augapfels. Klin. Mbl. Augenheilk. 70, 541 (1923). — ASK: Studien über die Pathologie und Anatomie der erworbenen Linsenluxation. Wiesbaden: J. F. Bergmann 1913. — AUGSTEIN u. GINSBERG: Über Resorption der Linse und der Linsenkapsel bei Luxation in den Glaskörper. Zbl. prakt. Augenheilk. 1896, 356. — AXENFELD, TH.: Über traumatische reflektorische Pupillenstarre. Dtsch. med. Wschr. 1906, 663.
BEHMANN, A.: Beitrag zur Frage der VOSSIUSschen Ringtrübung. Klin. Mbl. Augenheilk. 64, 255 (1920). — BEHR, C.: Die Differentialdiagnose zwischen der reflektorischen Pupillenstarre und der sog. traumatischen reflektorischen Starre (pseudoreflektorische Starre). Z. Augenheilk. 58, 27 (1926). — BERLIN, R.: (a) Krankheiten der Orbita. Graefe-Saemisch' Handbuch der gesamten Augenheilkunde, Bd. 6, S. 504. 1880. (b) Zur sog. Commotio retinae. Klin. Mbl. Augenheilk. 11, 42 (1873). — BIELSCHOWSKY: Evulsio nervi optici durch indirekte Verletzung. Münch. med. Wschr. 1916, 501. — BIRCH-HIRSCHFELD: Krankheiten der Orbita. Graefe-Saemisch' Handbuch der gesamten Augenheilkunde, 2. Aufl., Bd. 9, I. Teil, Kap. XIII. 1930. — BRÜCKNER, A.: Zur Frage der indirekten traumatischen Netzhautabhebung. Z. Augenheilk. 41, 255 (1919).
CHAPELLE: De l'influence du traumatisme sur la pathogénie et l'évolution des tumeurs oculaires. Paris 1906. — COMBERG, W.: Beobachtungen am Glaskörper. Klin. Mbl. Augen-

heilk. **72**, 692 (1924). — CRAMER, E.: (a) Die Unfallfolgen im Gebiete der Augenheilkunde. Thiems Handbuch der Unfallkrankh. Dtsch. Chir., Lief. 67. 1898. (b) Abriß der Unfall- und Invaliditätskunde des Sehapparates. Stuttgart 1912. (c) Zusammenhang von Schädel- brüchen mit Erblindung durch Sehnervenschwund. Mschr. Unfallheilk. **1895**. (d) Trauma- tische Spätablösung der Netzhaut. Z. Augenheilk. **13**, 31 (1905).
DEUTSCHMANN: Trauma und primäres Glaukom. Beitr. Augenheilk. **1893**, H. 9, 1. ELSCHNIG: Über Glaskörperersatz. Ber. ophthalm. Ges. Heidelberg **1911**, 11.
FLEISCHER, B. u. ELSE NIENHOLD: Beitrag zur traumatischen reflektorischen Pupillen- starre. Klin. Mbl. Augenheilk. **64**, 109 (1920). — FÖRSTER: Über die traumatische Luxation der Linse in die Vorderkammer. Ber. ophthalm. Ges. Heidelberg 1887, 143. — FRENKEL, H.: L'iridodialyse par contusion oculaire. Arch. d'Ophtalm. **37**, 393 (1920). — FUCHS, E.: (a) Direkter oder indirekter Scleralriß? Klin. Mbl. Augenheilk. **63**, 1 (1919). (b) Über kleine Rupturen an der Cornealscleralgrenze. Wien. klin. Wschr. **1905**, Nr 38. (c) Über traumatische Linsentrübung. Wien. klin. Wschr. **1888**, Nr 3 u. 4. (d) Zur Ver- änderung der Macula lutea nach Kontusion. Z. Augenheilk. **6**, 181 (1901).
GALLENGA, C.: Di alcuni casi di rottura sottoepiteliale della cornea da colpo di frusta. Boll. Ocul. **7**, 1089 (1928). — GERDES: Über einen Fall von Luxatio bulbi als Geburts- verletzung. Münch. med. Wschr. **71**, 274 (1924). — GONIN: Ruptures partielles de la papille optique. Annales d'Ocul. **147**, 16 (1912). — GRIMMINGER, WALTER: Ein Beitrag zur Entstehung des traumatischen Sehnervenscheidenhämatoms. Z. Augenheilk. **53**, 41 (1924). GROENOUW: Umstülpung und Faltung der Regenbogenhaut nach Verletzungen. Graefes Arch. **98**, 252 (1919).
HEINTZE: Orbitalemphysem post trauma. Inaug.-Diss. München 1914. — VON HERREN- SCHWAND: Über „typische" Sportverletzungen des Auges beim Skilaufen. Wien. med. Wschr. **75**, 2483 (1925). — HESSE, ROB.: (a) Zur Entstehung der Kontusionstrübungen der Linsenvorderfläche (VOSSIUS). Z. Augenheilk. **39**, 195 (1918). (b) Über Vorfall von Glaskörper in die Vorderkammer. Z. Augenheilk. **42**, 181 (1919). — HORVÁTH, B. v.: Die Stauungspapille nach Quetschung des Augapfels. Klin. Mbl. Augenheilk. **71**, 698 (1923).
KRAUPA, E.: Über lokalisierte Starbildung nach Kontusionsverletzungen des Aug- apfels. Klin. Mbl. Augenheilk. **68**, 774 (1922). — KRAUPA-RUNK, MARTHA: Dislokation des Augapfels in die Highmorshöhle. Klin. Mbl. Augenheilk. **56**, 495 (1916). — KRÜCKMANN: Über Augenverletzungen im Kriege. Med. Klin. **1915**, 348. — KUHNT, H.: Über eine eigentümliche Veränderung der Netzhaut ad maculam (Retinitis atrophicans sive rare- ficans centralis). Z. Augenheilk. **3**, 105 (1900).
LANGE, O.: Zur Lehre vom Sarkom der Aderhaut mit Berücksichtigung der experi- mentellen Geschwulstforschung und der modernen Anschauung der Histogenese der Tumoren. Klin. Mbl. Augenheilk. **51 II**, 537 (1913). — LEBER, TH. u. A. KRAHNSTÖVER: Über bei Aderhautsarkomen vorkommende Phthisis des Augapfels und über die Bedeutung von Verletzungen bei der Entstehung dieser Geschwülste. Graefes Arch. **45**, 231 (1928). — LEPLAT, GEORGES: (a) Étude de quelques réactions provoquées dans les yeux par une contusion oculaire unilatérale; recherches expérimentales et cliniques. Annales d'Ocul. **161**, 87 (1924). (b) Étude de quelques réactions provoquées dans les yeux par une contusion oculaire unilatérale; recherches expérimentales et cliniques. Recherches de physiologie et d'anatomo-pathologie. Annales d'Ocul. **162**, 81 (1925). (c) Variations traumatiques de la tension oculaire chez l'homme. Bull. Soc. franç. Ophtalm. **38**, 636 (1925). Ref. Zbl. Ophthalm. **16**, 799. — LIEBRECHT: Schädelbruch und Auge. Arch. Augenheilk. **55**, 36 (1906). — LOHMANN: Über Commotio retinae und die Mechanik der indirekten Verletzungen nach Kontusion des Augapfels. Graefes Arch. **62**, 227 (1905). — LUBARSCH: Geschwülste und Unfall. Mschr. Unfallheilk. **1912**, Nr 9/10.
MANNHARDT, F.: Ruptur der Chorioidea. Klin. Mbl. Augenheilk. **13**, 132 (1875). — MEESMANN, A.: Über das Bild der Subluxation und der Ektopie an der Spaltlampe nebst Bemerkungen über die Zonulalamelle. Arch. Augenheilk. **91**, 261 (1922). — MELLER, J.: Über traumatische Hornhauttrübungen. Graefes Arch. **85**, 172 (1903). — MERZ-WEIGANDT, CHR.: Beitrag zur traumatischen Sehnervenatrophie. Klin. Mbl. Augenheilk. **66**, 474 (1921). MOHR: Abreißung des Sehnerven durch stumpfes Trauma. Klin. Mbl. Augenheilk. **64**, 310 (1920). — MONTANELLI, GINO: Aniridia totale traumatica. Lett. oftalm. **2**, 370 (1925). Ref. Zbl. Ophthalm. **16**, 242. — MÜLLER, L.: (a) Hypophyse und Auge. Klin. Mbl. Augen- heilk. **73**, 709 (1924). (b) Über Ruptur der Cornealscleralkapsel durch stumpfe Verletzung. Leipzig u. Wien 1895. — MÜLLER, LEOPOLD: Über Ruptur der Corneoscleralkapsel durch stumpfe Verletzung. Wien 1895. Klin. Mbl. Augenheilk. **66**, 476 (1921).
ZUR NEDDEN: (a) Klinische Beobachtungen über die Entstehung und Verlauf der Cataracta corticalis posterior traumatica. Z. Augenheilk. **11**, 389 (1904). (b) Die Heil- wirkung der Glaskörperabsaugung bei inneren Augenkrankheiten. Klin. Mbl. Augenheilk. **64**, 593 (1920). — NITSCH, MAXIMILIAN: Zur Frage des ursächlichen Zusammenhangs zwischen Trauma und Chorioidealsarkom. Z. Augenheilk. **57**, 225 (1925).

Oertel, T. E.: Spontaneous luxation of the eyeball. Amer. J. Ophthalm. **3**, 814 (1920). — Orsos, E.: Mit hochgradiger Bulbusdislokation komplizierte operativ geheilte Depressionsfraktur des Jochbeins. Z. Augenheilk. **56**, 333 (1925).

Pagenstecher: Zur Kenntnis der Netzhautschädigungen durch erhöhten Luftdruck. Münch. med. Wschr. **1915**, 46. — Pascheff: Anatomische Untersuchungen über die indirekten Rupturen der Membrana Bowmani mit Bemerkungen über die Entstehung der bänder- und netzförmigen Keratitis traumatica. Klin. Mbl. Augenheilk. **61**, 678 (1918). — Peters, A.: (a) Über Glaukom und Kontusionen des Auges. Ber. 76. Verslg dtsch. Naturforsch. Breslau **1905** II, 2, 321. Ref. Jber. Ophthalm. **36**, 614 (1905). (b) Über Glaukom nach Kontusionen des Auges und seine Therapie. Klin. Mbl. Augenheilk. **42** II, 545 (1904). (c) Zur Frage des traumatischen Glaukoms. Z. Augenheilk. **38**, 202 (1907). (d) Das Glaukom. S. 153. Berlin: Julius Springer 1930. — Pfalz: Kann idiopathische Netzhautablösung durch körperliche Anstrengung entstehen? Klin. Mbl. Augenheilk. **51** II, 670 (1913). — Pichler, Alexius: (a) Das Krankheitsbild des traumatischen Enophthalmus und seine pathologische Anatomie. Z. Augenheilk. **24**, 285 (1910). (b) Bericht über eine weitere Obduktion bei Enophthalmus traumaticus. Z. Augenheilk. **27**, 520 (1912). (c) Aderhautruptur als wahrscheinliche Ursache hochgradiger Kurzsichtigkeit. Klin. Mbl. Augenheilk. **50** II, 342 (1912).

Reis, Wilhelm: Zur Ätiologie und Genese der Lochbildung in der Macula lutea [Retinitis atrophicans centralis (Kuhnt)]. Z. Augenheilk. **15**, 37 (1906). — Remele: Über traumatische Orbitalsarkome. Inaug.-Diss. Leipzig 1911. — Richter, P.: Beitrag zu den Geburtsverletzungen des Auges. (Traumatischer Keratoconus mit Lochbildung in der Macula.) Klin. Mbl. Augenheilk. **78**, Beil.-H., 183 (1927). — Rogers, John R.: Traumatic aniridia. Amer. J. Ophthalm. **7**, 950 (1924).

Sala: Einige seltene Glaukomformen. (2 Fälle von traumatischem Glaukom nach Kontusion des Augapfels.) Klin. Mbl. Augenheilk. **42** I, 316 (1904). — Saemisch: Traumatische Ruptur der Retina und Chorioidea. Klin. Mbl. Augenheilk. **5**, 31 (1867). — Sandmann: Begutachtung der Netzhautablösung bei exzessiver Myopie. Klin. Mbl. Augenheilk. **48** II, 398 (1910). — Sattler, C. H.: Über die Lösung von Blut und Glaskörper durch hämolytisches Serum und durch chemische blutlösende Stoffe. Arch. Augenheilk. **62**, 155 (1909). — Sauerbruch: Dtsch. Z. Chir. **199**, 110. — Schindhelm: Das traumatische Glaukom (durch direkte und durch indirekte Verletzung). Klin. Mbl. Augenheilk. **58**, 195 (1917). — Schmidt, Karl und J. F. de Decker: Experimentelle Untersuchungen über Prellungshypotonie beim Kaninchen. Arch. Augenheilk. **102**, 700 (1930). — Schmidt-Rimpler, H.: Glaukom. Graefe-Saemisch' Handbuch der gesamten Augenheilkunde, 2. Aufl., Bd. 6, 1, Kap. VII. 1908. — Schreiber: Beurteilung der Kriegsverletzungen des Sehorgans. Münch. med. Wschr. **1915**, 4. — Seissiger: Augenbefunde bei Neugeborenen. Klin. Mbl. Augenheilk. **79**, 438 (1927). — Siegfried: Die traumatische Erkrankung der Macula lutea der Netzhaut. Beitr. Augenheilk. **1896**, H. 22, 1. — Siegrist: Mitteilungen aus Kliniken und medizinischen Instituten der Schweiz. III. Reihe, H. 9. — Stieda, A.: Unfall und Geschwulstbildung. Zbl. Chir. **54**, 1070 (1927). — Stilling, J.: Zur Kritik meiner Hypothese über den Akkommodationsmechanismus. Z. Augenheilk. **27**, 236 (1912). — Stölting, B.: Über die innere Scleralruptur nebst Bemerkungen über den Ringabsceß. Klin. Mbl. Augenheilk. **51** I, 5 (1913) und Nachtrag Klin. Mbl. Augenheilk. **51** II, 304 (1913). — Stöwer, P.: Über die bei der Wittener Roburitfabrik-Explosion erfolgten Augenverletzungen mit besonderer Berücksichtigung ihrer Mechanik. Klin. Mbl. Augenheilk. **45** I, 347 (1907).

Thiem, C.: Geschwülste und Unfall usw. Mschr. Unfallheilk. **1912**, Nr 8. — Thies, O.: Seltene Augenverletzung durch ungewöhnlichen Autounfall. Klin. Mbl. Augenheilk. **72**, 211 (1925).

Uthhoff: Beitrag zur Kenntnis der Sehnervenveränderungen bei Schädelbrüchen, speziell des Hämatoms der Sehnervenscheiden. Ber. ophthalm. Ges. Heidelberg **1901**, 143.

Vogt, A.: Klinische und experimentelle Untersuchungen über die Genese der Vossiusschen Ringtrübung. Z. Augenheilk. **40**, 204 (1918).

Wagenmann, A.: (a) Die Verletzungen des Auges mit Berücksichtigung der Unfallversicherung. Graefe-Saemisch' Handbuch der gesamten Augenheilkunde, 3. Aufl., II. Teil, 17. Kap. Leipzig: Wilh. Engelmann 1915. (b) Zur pathologischen Anatomie der Aderhautruptur und Iridodialyse. Ber. ophthalm. Ges. Heidelberg **1902**, 278. — Weekers, L.: Avulsion complète d'un oeil chez un nouveau-né au cours d'un accouchement dystocique. Soc. méd.-chir. Liège. **59**, 91 (1925). Ref. Zbl. Ophthalm. **16**, 606. — Weigelin, S.: Ein eigenartiger Fall von Enophthalmus traumaticus. Klin. Mbl. Augenheilk. **52** I, 252 (1914). — Wiegmann, E.: Zwei Fälle von Sehnervenschädigung mit ungewöhnlichem Verlauf nach Schädeltrauma. Klin. Mbl. Augenheilk. **64**, 286 (1920). — Wirths: Anatomische Befunde bei Durchblutung der Hornhaut. Z. Augenheilk. **45**, 15 (1921).

II. Die Verletzungen mit scharfen Gegenständen einschließlich der Fremdkörper- und Schußverletzungen ohne und mit nachfolgender Infektion.

1. Die Folgen der scharfen Verletzungen an den Schutzorganen des Auges (Lider, Bindehaut, Augenhöhle, Muskulatur).

Unsere Kenntnisse von den Verletzungen der Schutzorgane sind durch die Erfahrungen des Krieges in einer Weise vermehrt worden, daß ihre Schilderung einen Band für sich füllen könnte. Hier sei nur das Notwendigste gebracht.

a) Verletzungen der Lider, Tränenorgane und Bindehaut.

Im Gegensatz zu den stumpfen Traumen verlaufen die scharfen Verwundungen der Lider vielfach ohne jede ernstere Mitbeteiligung des Augapfels. Dafür können ihre Folgezustände durch Störungen der Beweglichkeit, zurückbleibende Stellungsanomalien, Verunstaltungen der Form und Beeinträchtigung der Aufgabe als Schutzorgane für die weitere Unversehrtheit des Bulbus Bedeutung gewinnen. Abgesehen von der meist nicht so hoch zu veranschlagenden Möglichkeit einer Infektion kommt es darauf an, wieweit die Haut beteiligt ist, ob der Lidrand betroffen wurde, der Knorpel eine Verletzung davon trug und ob der Levator oder sein zugehöriger Nervenast unberührt blieb oder nicht. Auch die Richtung der Wunde ist maßgebend; denn die wagerecht verlaufenden Verletzungen heilen entsprechend der gleichgerichteten Lagerung der Muskelfasern des Orbicularis in der Gegend des oberen und unteren Lides schon dann ab, wenn man sich allein auf das Anlegen eines Schutzverbandes beschränkt, während Wunden, die den Muskelverlauf senkrecht durchtrennen, der Vereinigung durch die Naht bedürfen, weil die Ränder sich nicht von selbst aneinanderlegen und klaffen. Namentlich eine senkrechte Spaltung durch die Dicke des ganzen Lides einschließlich des Knorpels erheischt die sorgfältigste Vereinigung durch Nähte an der Hinter- und Vorderfläche, wobei vor allem auf ein gutes Aneinanderpassen der Wundränder an der Lidkante zu achten ist. Sonst entstehen die gefürchteten traumatischen Lidkolobome, die später eine größere Plastik notwendig machen. Unter Umständen sieht man sich, wenn sich an die nicht genau ausgeführte Vereinigung der Lidrandwunde Schrumpfungsvorgänge anschließen, die ein vermehrtes Klaffen herbeiführen, genötigt, zur Implantation von Ohrknorpel (Methode BÜDINGER; siehe Ergänzungsband) zu greifen. Von der richtigen Stellung des Lidrandes hängt auch vielfach die Aussicht ab, ob ein En- oder Ectropium zu erwarten ist. Oft genug muß der Ophthalmologe nach einer gut gemeinten, aber schlecht ausgeführten primären Wundnaht nochmals operieren, um die fehlerhafte Lidstellung zu beseitigen.

Schwere Durchtrennungen des ganzen Lides sieht man häufiger in der Glasindustrie. Wegen der Glattheit der durch die Scherben gesetzten Schnittwunden heilen sie im allgemeinen gut. Doch versäume man nicht, vor der Anlegung der schließenden Nähte nachzuforschen, ob nicht noch Splitter in der Wunde liegen. Sie können später zu langwierigen und erheblichen Reizzuständen des Auges Anlaß geben, bis man als auslösende Ursache einen eben die Lidinnenfläche durchspießenden feinen Fremdkörper entdeckt. Scharfe Holzsplitter schaffen oft tief durch das Lid in die Orbita eindringende Stich- und Rißwunden. Namentlich, wenn derartige Verletzungen das Lid nahe dem knöchernen Orbitalrande treffen, kann später durch Narbenzug aus der Tiefe ein schweres Ectropium nachfolgen. Ebenso unangenehm liegen die Fälle, in denen die Verletzung eine weitgehende Zerreißung, ja Umdrehung des ganzen Tarsus verursacht hat. Um eine glatte Vernarbung zu erzielen, scheue man sich dann nicht, eine teilweise Excision des verlagerten Tarsus vorzunehmen, weil sonst sehr entstellende und störende Lidverkrümmungen die Folge sind. In seltenen Fällen streift der verletzende Gegenstand das Lid so flach, daß nur der äußere Lidrand mit dem Wimpernbesatz abgerissen wird. Dann ist eine schwere kosmetische Schädigung der Endausgang, den man durch das Einpflanzen von Haaren mildern muß. Esser hat dazu eine komplizierte Methode angegeben. Man kann sich aber auch anders helfen.

Einem 51jährigen Manne wurden durch Handgranatenwurf schwere Gesichtswunden. Zerstörung des linken Augapfels und eine glatte Abreißung des gleichseitigen Oberlidrandes zugefügt. Nachdem sich die Lidwunde völlig wieder überhäutet hatte, spaltete ich die

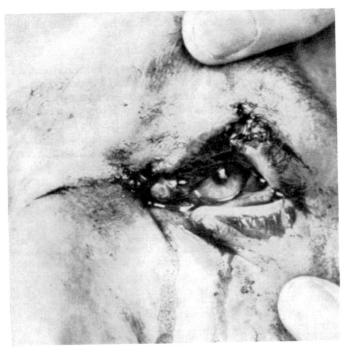

Abb. 10. Schwerste, ganz frische Zerreißung des oberen und unteren Lides.
(Beobachtung von O. Thies.)

Reste des Lides durch einen tiefen Schnitt in der Längsrichtung. Darauf wurde aus der Augenbraue ein schmaler keilförmiger Lappen herausgeschnitten, der an beiden Enden mit dem Mutterboden brückenartig in Verbindung blieb. Er wurde in den geschaffenen, klaffenden Spalt an dem ehemaligen freien Lidrande eingepflanzt und heilte gut ein. Nach 10 Tagen konnten die Verbindungen mit der Augenbrauengegend gelöst werden. Das einzige Unangenehme an dem sonst kosmetisch zufriedenstellend ausgefallenen Ergebnis war das ungleichmäßige Wachsen der Pseudo-Wimpern, die regelmäßig mit der Schere gestutzt werden mußten.

Die völlige Abreißung der Lider von ihrem Übergang in die Haut der Nase setzt der Behandlung deswegen größere Hindernisse entgegen, weil, namentlich am unteren Lide, die Beteiligung der Tränenwege besondere Aufgaben stellt. Der Modus des Zustandekommens dieser Verletzungen ist gemeinhin der, daß ein hakenförmiger Fremdkörper in die Lidspalte eindringt und das Lid abreißt, sei es, daß der menschliche Körper in schneller Bewegung ist oder der Haken zerrt. Außerdem können Granatsplitter, sowie Explosionen und Platzpatronenschüsse das Lid glatt abschälen. Ab und zu werden sogar beide Lider in dieser

Art verletzt. Die einfache Vereinigung der meist gut aneinander legbaren Wundflächen mittels durchgreifender Nähte läßt oft im Stich, so daß plastische Operationen nachfolgen müssen.

Durch Tritt mit dem Stiefelabsatz wurde eine vollkommene Zerreißung des Ober- und Unterlides des linken Auges herbeigeführt derart, daß das obere Lid in seiner ganzen Dicke senkrecht gespalten wurde, während das untere von seiner nasalen Insertion ganz getrennt erschien. Die Conjunctiva war medial zerfetzt (Abb. 10). Sorgfältige Vernähung der Wunden von innen und außen (ungefähr 30 Suturen) führte zur völligen Wiederherstellung der Form und Gebrauchsfähigkeit der Lider (Beobachtung von O. THIES).

Bei Abreißung eines Lides allein hat sich mir das Verfahren der Verankerung des angefrischten äußersten Zipfels des Lidlappens in eine Tasche des anderen Lides derselben Seite bestens bewährt. Sind beide Lider abgerissen, so empfiehlt sich die Loslösung je eines Lappens aus der Haut beider Lider und Einpflanzung und Vernähung in einer zu diesem Zwecke angelegten Wunde in der Haut der Nase (SCZYMANOWSKY, v. PFLUGK). Einzelheiten bringt der Ergänzungsband.

Tränenorgane. Die Beteiligung der Tränenwege kann durch Verlegung ihres Lumens infolge von Narbenzügen so schweres Tränenträufeln nach sich ziehen, daß die Exstirpation der conjunctivalen, ja unter Umständen auch der orbitalen Tränendrüse ausgeführt werden muß. In der Literatur sind zwar Berichte enthalten, daß es gelungen wäre, mit Hilfe einer Plastik die Tränenwege wieder herzustellen; aber diese Möglichkeit dürfte sich wohl auf große Ausnahmen beschränken. Andererseits können Infektionen, die sich an die Verletzung der Tränenwege anschließen, zu dauernder, schwerer Reizung des Auges Anlaß geben.

Einem Tuchmacher drang ein an einer rotierenden Maschine vorstehendes Stahlstück in den inneren Lidwinkel ein und zerriß beide Lider des rechten Auges. Nach Vernähung heilten die Wunden, doch blieb ein hartnäckiger Reizzustand zurück. Es fand sich eine geringe Ptosis, außerdem waren strahlige feine Narbenzüge in der Gegend des inneren Lidwinkels, eine Vernarbung der Tränenröhrchen und vor allen Dingen eine äußerst heftige Conjunctivitis mit Absonderung vorhanden. Als Ursache wurde schließlich ein völlig von Granulationen ausgekleideter Tränensack ausfindig gemacht, nach dessen Entfernung jede Reizung verschwand.

Ptosis. Eine schwere Folge von Hieb- und Stichverletzungen des Oberlids ist die Durchtrennung des Levator palpebrae superioris oder des ihn versorgenden Oculomotoriusastes in seinem Verlaufe unterhalb der Augenbraue. Hierdurch wird eine völlige Lähmung der Hebung des Oberlids ausgelöst. Zwar steht der Weg offen, durch Vornahme der Ptosisoperation nach HESS oder MOTAIS den Zustand zu bessern; aber es empfiehlt sich mehr, bei reiner Nervenlähmung die Verbindung des an sich gesunden Musculus levator palpebrae mit dem normal innervierten Musculus frontalis herzustellen.

1. Ein 38jähriger Soldat kam mehrere Wochen nach Verletzung mit einem 6 mm-Geschoß in Behandlung. Es war Ptosis bei gleichzeitiger völliger Sehnervenatrophie vorhanden. Da die Entstellung sehr auffallend war, wurde ein Längsschnitt unterhalb der Braue mit Durchtrennung des Orbicularis ausgeführt, der Levator frei präpariert und sein oberes Ende in eine Tasche eingepflanzt, die im Musculus frontalis angelegt wurde. Danach konnte das Auge regelrecht geöffnet und geschlossen werden.

2. Ein 29jähriger Mann suchte 3 Jahre nach Kriegsende meine Hilfe auf, weil eine Granatsplitterverletzung eine fast völlige Ptosis links hinterlassen hatte, wodurch die Funktion des unversehrt gebliebenen Auges behindert war. Auch in diesem Falle wurde, wie oben beschrieben, operiert mit dem Ausgang, daß zwar der kosmetische Erfolg nicht besonders gut ausfiel, aber das Auge wie früher am Sehakte teilnahm.

Für geringere Grade der Ptosis genügt ein ungefähr 1,5 cm breiter Horizontalschnitt unterhalb der Augenbraue durch die Haut, Verlängerung der Wunde an den Enden durch je einen senkrechten Schnitt, der bis zum Lidrande führt. Ablösung des dadurch begrenzten Hautlappens, dessen Basis am Lidrande bleibt. Man hebt dann das Lid etwas über die gewünschte Höhe und näht den Lappen durch schräg von unten nach oben verlaufende Suturen ein. Der oben überschießende Teil des Lappens wird abgeschnitten und schließlich auch die horizontale Schnittwunde geschlossen.

Die typischen Ptosisoperationen werden im Ergänzungsbande geschildert.

Über die Behandlung des En- und Ectropiums nach Verletzungen ist im Kapitel von den Verbrennungen das Nötige gesagt (S. 523).

Besonders häßliche Entstellungen schließen sich manchmal an **Zerreißungen der Gegend des äußeren Lidwinkels** unter Mitbeteiligung der Conjunctiva bulbi an.

Längere Zeit nach einer Holzsplitterverletzung bot ein 49jähriger Mann folgenden Befund. Zwischen beiden Lidrändern des rechten Auges hatte sich eine 3 mm breite Narbenmasse gebildet, die vom äußeren Lidwinkel auf die Conjunctiva bulbi übergriff und wulstförmig bis zum äußeren Hornhautrande reichte. Die Beweglichkeitsbehinderung äußerte sich durch gekreuzte Doppelbilder, sobald der Blick nach links gewendet wurde. Auf operativem Wege wurde die Narbe herausgelöst und der in der Conjunctiva entstandene Defekt durch eine Bindehautplastik gedeckt. Zwar gelang es so, die Beweglichkeit des Bulbus wieder zu gewinnen; aber ein Ankyloblepharon mußte in Kauf genommen werden.

Der vollständige Verlust der Lider ist ein im Frieden wohl seltenes Ereignis. Doch hat der Krieg so manchen Fall in ärztliche Behandlung geführt. Eine Fülle von Veröffentlichungen hat sich daran geknüpft, indem alle möglichen Methoden des Lidersatzes ausgedacht und vorgenommen worden sind. Bemerkenswert ist der Vortrag von KUHNT bei Gelegenheit der Kriegstagung der Heidelberger Ophthalmologen-Gesellschaft 1916 und sein Beitrag in dem Handbuche von SCHJERNING. Auch in dem Atlas der Kriegsverletzungen von A. v. SZILY und der Monographie von ESSER über die Plastiken sind die Methoden zusammengestellt. Besondere Beachtungen verdienen die Plastiken von IMRE jun., der durch Verpflanzung von halbmondförmigen, gestielten Lappen hervorragende Erfolge erzielt hat. Selbstverständlich wird unser operatives Vorgehen wesentlich von dem Umstande abhängen, ob der Bulbus noch sehtüchtig erhalten ist oder nicht. Manchmal kann es sich nur darum handeln, für eine Prothese den nötigen Halt zu schaffen.

Die *teilweisen Liddefekte* kann man in zwei Gruppen teilen, je nachdem die Wundränder mehr senkrecht oder wagerecht liegen. Die letzte Möglichkeit ist meist günstiger, weil dann in der Regel der Tarsus soweit erhalten ist, daß man beim Ersatz je nach der Lage der Lücke mit gestielten Lappen aus der Nachbarschaft auskommt, während man bei den größeren senkrecht durch das Lid reichenden zum gleichzeitigen Ersatze der Lidplatte gezwungen ist. Hier kommt vor allen Dingen die von BÜDINGER angegebene Plastik unter Verwendung von Ohrknorpel-Hautlappen in Betracht. Zumeist heilt die eingepflanzte Partie glatt ein. Freilich wird man bei Nachuntersuchungen nach Jahren manchmal dadurch unangenehm überrascht, daß allmählich die mit vieler Mühe aufgebaute Rekonstruktion der Lidteile durch Schrumpfung wieder verloren gegangen ist.

Der *völlige Verlust des Lides* ist unten wesentlich häufiger als oben, weil der vorspringende Rand des Stirnbeins einen besseren Schutz gewährt. Kommt es zu einer Abreißung des Oberlids, so ist damit fast immer eine schwere Verletzung des Bulbus verbunden. Die operative Behandlung richtet sich danach, ob noch Reste des Lides und der Bindehaut stehen geblieben sind oder nicht. In besonders günstigen Fällen kann man mit der Einpflanzung eines großen Ohrknorpellappens auskommen, zumal wenn es gelingt, den etwa noch vorhandenen Levator mit ihm in Verbindung zu bringen. KUHNT hat vorgeschlagen, das Oberlid durch ersetzbare Teile des unteren wieder herzustellen. Ist alles weggerissen, so ist die Verwendung von Lappen aus der Stirn und Schläfe nicht anzuraten, weil sie zu dick und schwer sind. Eher kann ein Versuch mit ungestielten Lappen nach der Methode von KRAUSE gemacht werden. Im ganzen reichen jedoch die Ergebnisse der Oberlidplastiken nicht an diejenigen des Unterlidersatzes heran.

Die *Vollplastiken des Unterlides* sind in der Auswahl der Methode abhängig von 1. dem Zustand der verbliebenen Bindehaut, d. h. davon, ob der Rest zur inneren Auskleidung des an die Stelle des Lides zu setzenden Lappens ausreicht; 2. der Beschaffenheit der Wangen- und Stirnhaut. Sind die vorstehend genannten Bedingungen im günstigen Sinne erfüllt, so kommt in erster Linie die schon seit einem Jahrhundert erprobte und durch die Asepsis viel sicherer gestaltete Anwendung des FRICKEschen Lappens in Frage, d. h. die Gewinnung eines dem unteren Lide nachgebildeten Lappens aus der Haut der Wange am äußeren und seine Befestigung am inneren Lidwinkel. Ist noch genügend Bindehaut zur Verfügung, so kann man die Rückseite des Lappens mit ihr füttern und die Wiederbildung der unteren Übergangsfalte dadurch anstreben, daß man mit 3 Zügelnähten, die unterhalb des Jochbogens auf die äußere Haut ausmünden, die Bindehaut nach unten zu verankert.

Eine andere nützliche Methode ist diejenige der Rotation der Wange nach ESSER. Sie besteht in einer Umschneidung der Wangenhaut in einem temporal-konvexen Bogen, ausgiebiger Mobilisierung des entstehenden Lappens und Verschieben seines äußeren Teiles durch Drehung nach innen, worauf die neugebildete untere Lidkante mit der Bindehaut vernäht wird. Fehlt diese, so kann eine geschickte Einrollung des Lappens nach der Augenhöhle zu sie ersetzen.

Verbieten die Zustände der Wange eine Entnahme von Haut, so kann man an der Stelle des FRICKEschen Lappens einen solchen aus der Stirn nehmen, der am Nasenansatz nach unten geschlagen wird.

Die Zerreißungen der Lidbindehaut allein haben nur geringe Bedeutung. Nur in dem Falle, daß auch die gegenüberliegende Bulbusbindehaut mitverletzt ist, sind die Folgen durch die drohende Verwachsung beider Blätter (Symblepharon) unangenehmer. Hier gilt es, sorgfältig zu nähen und womöglich durch Unterminieren und Verschieben der Wundränder ihre korrespondierende Lage aufzuheben. Die schwereren Fälle werden bei der Schilderung der Verbrennungen mit erwähnt.

Fremdkörper im Fornix conjunctivae. Wenn plötzlich eine starke Reizung des Auges auftritt, muß stets daran gedacht werden, daß ein in dem oberen Teile des Bindehautsackes sitzender Fremdkörper die Ursache ist. Zumeist kann man ihn dann schon bei einfacher Umkehrung des oberen Lides im Bereiche der Conjunctiva tarsi auffinden, doch darf man sich nicht damit begnügen, wenn hier nichts Auffälliges zu bemerken ist. Man muß vielmehr in jedem Falle durch nochmaliges Umstülpen des umgeschlagenen Lides (am besten mit Hilfe des DESMARRESschen Lidhalters) auch die obere Übergangsfalte absuchen. Mit Vorliebe verstecken sich hier Getreidegrannen. Der in ländlichen Gegenden praktizierende Arzt erkennt oft schon an dem heftigen Reizzustande des Auges und an der schnell eingetretenen Schwellung des Oberlides den wahren Sachverhalt auf den ersten Blick. Freilich nimmt die Lidschwellung manchmal in kurzer Zeit solche Ausmaße an, daß es längere Bemühungen kostet, bis man das Ende der Granne mit der Pinzette fassen und den Fremdkörper herausziehen kann. Ähnliches gilt von eingebohrten Tannennadeln, den Flügeldecken kleiner Insekten mit ihren scharfen Rändern und ähnlich beschaffenen Gegenständen.

Hingegen setzen die mehr **staubförmigen Fremdkörper** nur eine vorübergehende Entzündung. Häufig begegnet man allerdings der Behauptung, daß noch monatelang nach solchen alltäglichen Ereignissen auftretende Reizzustände mit diesen in Zusammenhang ständen. Doch sind derartige Angaben, die meist

zur Erlangung einer Rente vorgebracht werden, nur mit größter Vorsicht aufzunehmen.

Kunstdüngerverletzungen der Bindehaut stellen freilich eine Ausnahme dar,
insofern das Eindringen dieses staubförmigen Materials wirklich schwere und
langdauernde Entzündungserscheinungen der Conjunctiva entfachen kann. Sie
sind im Kapitel Verbrennungen (S. 536) besprochen.

b) Verletzungen der Augenhöhle [1].

Die Augenhöhle ist mit ihrem Inhalte durch ihre knöcherne Umgebung so
geschützt, daß sie, abgesehen von den tangentialen und Querschüssen nur von
Fremdkörpern erreicht werden kann, die von vornher eindringen. Hierbei
richtet sich die Einwirkung mehr oder weniger *stabförmiger Gegenstände* zunächst
nach ihrem Umfange und ihrer scharfkantigen Beschaffenheit, selbstverständlich
auch nach dem Grade ihrer Verschmutzung. Schwächere, lange und dünne
Fremdkörper brechen leicht ab, und ihre in der Augenhöhle zurückbleibenden
Teile werden dann oft durch die darüber sich wieder schließenden Weichteile
dem Anblicke entzogen. Der Arzt hat daher die Verpflichtung, bei der ersten
Untersuchung der Wunde sich davon zu überzeugen, daß kein Fremdkörper
in der Orbita stecken geblieben ist, wobei der Nachteil schwer wiegt, daß die
Röntgenplatte z. B. einen Holzsplitter nicht aufzeigt. Zu beachten ist, ob der
Augapfel nach irgendeiner Richtung hin verdrängt ist, unter Umständen mit
Berücksichtigung der Lage der auftretenden Doppelbilder. Eine vorsichtige
Sondierung nach Auseinanderziehen oder Erweiterung der Eintrittsöffnung ist
bei auftauchendem Verdachte anzuraten. Bei allen Verletzungen durch Fremdkörper, die mit Erde in Berührung gekommen sein könnten, ist die prophylaktische Anwendung von Tetanus-Antitoxin notwendig. Die häufigste Form
derartiger Verletzungen stellt das Eindringen einer Stock- oder Schirmspitze dar.

Nicht geringere Beachtung verdient die Möglichkeit, daß der Fremdkörper
die Orbitalwandung durchstoßen und dadurch eine Wunde erzeugt hat, die
in offener Verbindung mit den Nebenhöhlen der Nase oder dem Schädelbinnenraum steht. Namentlich die perforierenden Verletzungen des Orbitaldaches
erfordern eine breite Eröffnung der Augenhöhle zwecks Revision der in der
Tiefe gesetzten Folgen (siehe auch Bd. 3, S. 129).

Vielfach sind **Muskelstörungen** die Folge, welche teilweise durch direktes
Abreißen der Insertionen vom Bulbus entstehen und dann durch eine Wieder-
annähung beseitigt werden können, teilweise aber auch nur vorübergehend
vorhanden sind und auf einer Überdehnung der Muskeln beruhen. Verfasser
beobachtete einen solchen Vorgang nach dem Stoß mit einer Regenschirmstange
und war überrascht, als die Freilegung des in Frage kommenden Muskels seine
Intaktheit ergab. Handmann schildert zwei ähnliche Fälle. Hingegen hat
Berger von 5 wirklichen Muskelzerreißungen nach Eindringen spitzer Fremdkörper in die Augenhöhle berichtet. Folgende Beobachtung von Caspar sei
angeführt:

Nach Eindringen eines spitzen Hakens in die Orbita oben innen hing aus der sichtbaren
Bindehautwunde ein wurstförmiges Gebilde heraus, dessen mikroskopische Untersuchung
Muskelgewebe klarstellte. Die Doppelbilder sprachen für eine Schädigung des Musculus
obliquus superior.

Eine andere Möglichkeit ist dadurch gegeben, daß die Muskellähmung mit
einer Blutung in die Orbita zusammenhängt; hierfür spricht der Fall von
Gutzeit.

---

[1] A. Birch - Hirschfeld hat auf S. 103—133 des 3. Bandes des Handbuchs die Verletzungen der Augenhöhle ausführlich geschildert. Deswegen wird im Rahmen der vorliegenden Darstellung nur das Notwendigste gebracht.

Eine Heugabel drang einem Patienten durch die Oberlippe in die Augenhöhle, wodurch die Lähmung sämtlicher Augenmuskeln verursacht wurde. Der Grund war darin zu suchen, daß die Spitze der Gabelzinke den Weg in die Fissura orbitalis superior gefunden und die dort durchtretenden Nervi oculomotorius, abducens und trochlearis durch eine nachfolgende Blutung komprimiert hatte. Als diese resorbiert war, stellte sich auch die Beweglichkeit des Auges wieder her.

Eine sehr schwere Folge des Eindringens von schmutzigen Fremdkörpern ist die **eiterige Entzündung des Inhaltes der Orbita.** Entweder handelt es sich um einen isolierten Absceß, der sich um einen steckengebliebenen Fremdkörper bildet, oder um die Entstehung zerstreuter Eiterherde bzw. eine eitrige Infiltration des Gewebes in diffuser Form. Die klinisch wahrnehmbaren Symptome sind dann Schwellung der Lider, glasiges Ödem der geröteten Bindehaut, Vortreibung des Augapfels sowie auf dem Augenhintergrunde unter Umständen Stauungserscheinungen an den Gefäßen im Gebiete der Netzhaut und des Sehnerveneintrittes. In seltenen Fällen ist auch eine Vortreibung der Netzhaut infolge Eindellung der Lederhaut von rückwärts beobachtet worden. Liegt ein isolierter Absceß vor und kann man ihn aus der Richtung, nach der das Auge verdrängt ist, evtl. auch aus den entstehenden Doppelbildern lokalisieren, so ist eine Incision am Platze. Vorher wird man versuchen, den Fremdkörper mittels einer Röntgenaufnahme der Lage nach festzustellen, um mit dem Einschnitte die Entfernung des Gegenstandes sicherer zu erreichen. Wenn aber eine diffuse Durchsetzung der gesamten Orbita mit Eiterherden zustande gekommen ist, wird wohl immer die Exenteratio orbitae den Endausgang bilden. Freilich besteht trotzdem die Gefahr, daß sich eine eiterige Meningitis oder allgemein septische Zustände anschließen.

Manchmal freilich verträgt die Orbita selbst verunreinigte Fremdkörper auffallend gut. Ich beobachtete folgenden Fall:

Ein Patient bot 8 Tage nach einer Verletzung in der Gegend der Carunkel eine mit schmutzigen Rändern umrahmte Wunde dar. Außerdem bestand sehr starke Verdrängung des Bulbus nach außen. Ich ging mit einer Kornzange ein und holte eine fast 2 cm im Durchmesser haltende Hohlkugel heraus, die mit Tabaksaft angefüllt war. Daraufhin trat Heilung ein, und der Enderfolg war zwar ein Zurücksinken des Augapfels, Lähmung verschiedener Muskeln und eine Kommunikation der Orbita mit der Nase, trotzdem aber Erhaltenbleiben der vollen Sehschärfe.

Die **völlige Ausreißung und Luxation des Augapfels** sind im Anschluß an das Eindringen von Fremdkörpern recht seltene Ereignisse. BIRCH-HIRSCHFELD hat eine Reihe derartiger Verletzungen zusammengestellt, unter ihnen auch solche durch den Zangenlöffel bei der Geburt. Ich selbst sah einen Fall nach Eindringen eines Ziegenhornes in die Augenhöhle eines Kindes. Der Ausgang war günstig.

Ausreißungen des Sehnerven sind mehrfach gesehen worden.

Eine 18jährige Landarbeiterin erlitt einen Heugabelstich in der Gegend des inneren Lidwinkels. Neben Exophthalmus bestanden schwere Gehirnerscheinungen. Die Hornhaut war klar, die Pupille reaktionslos. Der Hintergrund war von einer großen Blutung bedeckt, die sich erst nach mehreren Monaten aufsaugte. Schließlich sah man an Stelle der Sehnervenscheibe eine stark unregelmäßig gestaltete, zum Teil von Pigment durchsetzte Narbe, an die sich ausgedehnte strahlige Entartungen der Netzhaut anschlossen.

ST. DE MARTIN beschreibt eine so starke Ausreißung des Nerven samt Bulbus, daß ein Teil der gekreuzten Fasern auch des anderen Sehnerven mit lädiert wurden, und ein hemianopisches Gesichtsfeld sowie eine teilweise Abblassung der anderen Papille eintrat. Die Ursache war ein Fall auf einen Zahn der Mähmaschine gewesen.

Isolierte Verletzungen des Sehnerven kommen beim Eindringen feiner spitzer Fremdkörper (z. B. Stricknadeln) vor. Wird der Nervenstrang proximal der Eintrittsstelle der Zentralgefäße getroffen, so kann man zunächst nur eine

Beeinträchtigung der direkten Pupillenreaktion und des Sehvermögens feststellen. Erst allmählich wird die teilweise oder völlige Abblassung der Papille
kenntlich. Wenn aber durch eine weiter distal gelegene Verletzung die Zentralgefäße mitgetroffen sind, dann fällt sofort eine weiße Verfärbung des Sehnerven
und eine ischämische Trübung der Netzhaut auf. Auch das Bild der Embolie
der Zentralarterie kann durch eine solche Verletzung zustande kommen. Die
Art der Entwicklung eines derartigen Zustandes konnte Michel anatomisch
aufklären. Es handelte sich bei seinem Patienten um das Eindringen eines
Bambusstabes in die Orbita mit nachfolgendem Tetanus. Der Patient starb,
und es zeigte sich, daß die Arterienwand im Nerven eingerissen war.

Exophthalmus pulsans gelangt zur Beobachtung, wenn ein Aneurysma
spurium in der Orbita entsteht. Verfasser sah folgenden Fall:

Ein 8½jähriges Mädchen verletzte sich durch den Stich mit einer Stricknadel, welche
das Oberlid nasal vom Augapfel durchbohrte. 7 Monate später war der Bulbus vorgetrieben
und zeigte eine Pulsation, die bei Carotiskompression verschwand. Die Opticusscheibe
war sehr stark venös hyperämisch, der obere Ast der Zentralarterie stark geschlängelt.

Hubert Sattler erklärt den Fall als den einzig bislang sichergestellten
von Aneurysma spurium der Orbita. Auch Hamann veröffentlicht eine der
vorstehenden gleiche Beobachtung, wobei die Verletzung durch ein Drahtende
erfolgte. Trotzdem ist C. H. Sattler jun. der Meinung, daß ein pulsierender
Exophthalmus kaum auf diese Art entstehen könne.

Den Übergang zu den Schußverletzungen bilden die Beobachtungen über das
Eindringen von Eisensplittern durch die Orbita in den Bulbus (Hirschberg
und Cramer).

Die **Friedensschußverletzungen der Augenhöhle** sind vielfach Querschüsse
beim Selbstmordversuch, dann Verwundungen bei der Jagd und infolge von
Spielereien, vor allem mit Teschings. Hirschberg hat bereits 1891 nachgewiesen,
daß der Schuß in die Schläfe nur die Hälfte der Selbstmörder tötet, während
$1/3$ die Tat mit Blindheit bezahlt.

Bei *vollständiger Zerreißung der Sehnerven* findet man kurz nach der Verletzung eine starke Schwellung der Lider, Vortreibung des Augapfels, Chemosis
conjunctivae, reflektorische Pupillenstarre, Ischämie der Netzhaut und Amaurose.
Ist die Durchtrennung des Opticus nur eine teilweise, dann kommt es auch
nur zu partieller Atrophie. *Streifschüsse* führen Schwartenbildungen mit nachfolgender Pigmentierung des Fundus herbei. Verfasser sah als erster die
später von Kuhnt und Haab beschriebene Lochbildung der Macula auftreten. Selbstverständlich werden auch Bewegungsbeschränkungen des Bulbus
beobachtet, sei es, daß die Muskulatur verletzt wird oder Narbenbildungen
im Muskeltrichter aus Blutergüssen hervorgehen.

Bei den *Verletzungen der Orbita durch Schrotschuß* muß man stets daran
denken, daß die Kugeln von der Erde abgeprallt sein und Tetanusbacillen mitgerissen haben können. Deshalb empfiehlt sich der Sicherheit halber eine Injektion von Tetanusantitoxin. Relativ häufig sitzen die Projektile unter dem
Periost und machen dann kaum Störungen. Ist der Opticus mitgetroffen, so
kommen dieselben Folgezustände in Betracht, die S. 479 im Anschluß an die
isolierten Verletzungen des Sehnerven beschrieben sind. Verfasser hat einen
eigentümlichen Fall beschrieben, bei dem ein röntgenologisch in der Gegend des
Foramen opticum orbitae festgestelltes Schrotkorn eine stärkere Schwachsichtigkeit und ein zentrales Skotom verursacht hatte.

Ein anderes Mal hatten die Körner einen merkwürdigen Weg insofern genommen, als durch eine einzige Einschußöffnung in dem temporalen Abschnitte
der Sclera des rechten Auges zwei Körner eingedrungen waren, von denen das
eine im Auge verblieben war, während das andere durch die rückwärtige Nasen-

höhle bis in die Orbita der anderen Seite verfolgt werden konnte, ohne daß der linke Bulbus eine Verletzung davongetragen hatte. Das zweite Schrotkorn wurde ganz zufällig bei der Röntgenaufnahme gefunden.

Als Beispiel einer schweren Verletzung durch Teschingsschuß sei der folgende Fall angeführt:

Ein Dachdecker wurde durch eine 6 mm-Kugel aus einer Entfernung von 2 m in die Gegend der Carunkel des rechten Auges getroffen. Der vordere Bulbusabschnitt war unverletzt. An der Papille und Macula ließ sich nichts Krankhaftes finden, doch zeigte die Retina oben und innen einen von Ödem umgebenen Riß und davor eine Glaskörperblutung. Eine Durchbohrung des Bulbus durch das Geschoß konnte indessen ausgeschlossen werden. $S = \frac{1}{6}$. Im Gesichtsfeld wurde ein Einsprung von unten außen her festgestellt. Als die ersten Verletzungsfolgen an den Lidern und der Orbita abgeklungen waren, wurde eine Lähmung des Musculus rectus superior offenbar. Ein halbes Jahr später hatte die Kugel sich gesenkt, und nunmehr kam noch eine Lähmung des Musculus rectus medialis hinzu. In der Netzhaut entwickelte sich an der Stelle des Risses eine ausgedehnte Narbenbildung; auch die Maculagegend zeigte allmählich Andeutungen einer Entartung. Infolgedessen fand sich ein zentrales absolutes Skotom. $S = \frac{1}{4}-\frac{1}{3}$. Da es sich um keinen Berufsunfall handelte und eine Rente nicht in Frage kommen konnte, arbeitete der Mann trotz des Doppelsehens als Dachdecker weiter!

Die **Kriegsverletzungen der Orbita** haben eine ungemein große Literatur erzeugt. BIRCH-HIRSCHFELD ist auf diese Verwundungen ausführlich eingegangen (siehe Band 3 des Handbuches, S. 127), so daß hier nur Grundsätzliches anzuführen bleibt. Namentlich haben ADAM und BRÜCKNER die Theorie der Geschoßwirkung gefördert. Neben diesen sind CORDS, PLOCHER, LIEBERMANN, GILBERT und A. v. SZILY zu nennen.

Man unterscheidet Transversalschüsse, Sagittalschüsse, Schrägschüsse sowie (bei allen Formen als besondere Abart) Steckschüsse.

Die *Transversalschüsse* sind in der Regel mit einer weitgehenden Zertrümmerung der äußeren Orbitalwand verbunden, deren Bruchstücke auf den Inhalt der Augenhöhle drücken und entsprechende Folgen setzen. Man kann annehmen, daß die seitlich eindringenden Schüsse ungefähr doppelt so häufig sind als die aus anderen Richtungen kommenden. Wenn der Schuß die Orbita von oben oder unten trifft, so sind wohl immer Nebenhöhlen der Nase beteiligt; die Behandlung sowie die Prognose wird dann von den Zuständen bestimmt, die in diesen vorliegen. In erster Linie gilt dies von der Mitbeteiligung der Stirnhöhle und der dann häufigen offenen Kommunikation mit dem Schädelbinnenraum. LINCK hat die in Frage kommenden Komplikationen eingehend beschrieben (siehe Band 3 des Handbuches, S. 220).

Die *sagittalen Schüsse* sind selbstverständlich nach Art des verletzenden Projektils, der Richtung und lebendigen Kraft des Geschosses, sowie der Explosionswirkung außerordentlich mannigfaltig. Wenn sie nicht tödlich sind, überwiegt als Folge der Abschwächung der Flugkraft der Steckschuß. Über seinen Einfluß auf den Inhalt der Orbita sind auf S. 481 die nötigen Angaben zu finden. Natürlich ist für die Verdrängung und Vortreibung des Bulbus, den Druck auf den Sehnerven und die Bewegungsbeschränkungen die Größe und die Lage des steckengebliebenen Geschosses maßgebend. Eine vollständige Zerstörung des Augapfels ist häufiger, wenn es sich um die Wirkung von Granatsplittern als von Gewehrgeschossen handelt.

Die *Schrägschüsse* unterscheiden sich nur gradweise von den auf S. 492 geschilderten Selbstmörderschüssen in die Schläfe. Nach den durch ballistische Experimente gewonnenen Filmaufnahmen und den Erfahrungen mit Schüssen, welche auf Gebilde mit einer der Augenhöhle ähnlichen Beschaffenheit abgegeben wurden, kommt unbedingt eine explosionsartige Wirkung auf die flüssigkeitsdurchtränkten Gewebe in Frage, so daß sogar ein Herausschleudern des Augapfels die Folge sein kann.

Gar nicht selten sind Querschüsse durch den ganzen Gesichtsschädel. Sie können alle Grade von glattem, folgenlosem Durchtritt von Schläfe zu Schläfe bis zur Zerstörung beider Sehnerven infolge Zerreißung durchlaufen. In einer bestimmten Entfernung wirkt das moderne Geschoß wie ein Messer.

Allgemeingültige Regeln für die *Behandlung der Orbitalsteckschüsse* lassen sich nicht aufstellen. Kleinere, fest eingeheilte Splitter, die keine Erscheinungen hervorrufen, läßt man am besten unangetastet; größere, welche einen Druck auf den Sehnerven oder die Augenmuskelnerven ausüben, muß man jedoch zu entfernen trachten. Wenn ein Projektil den Bulbus durch Verdrängung bedroht, ist unter Umständen die Vornahme der seitlichen Eröffnung der Orbita nach KRÖNLEIN angezeigt.

Schwerere Infektionen schließen sich zumeist an die Schußverletzungen der Orbita nicht an, wenn diese allein in Mitleidenschaft gezogen ist; denn das gefürchtete Mitreißen von Kleidungsfetzen kommt in dieser Körperregion kaum vor. Wohl aber spielen *pralle Durchblutungen* eine Rolle, die manchmal recht lange Zeit zur Aufsaugung brauchen.

Um den **Sitz des Fremdkörpers** *in der Augenhöhle genau festzustellen* zu können, sind Röntgenaufnahmemethoden und Apparate erdacht worden, die mannigfachen Zwecken dienen und zum Teil recht kompliziert sind. Zu nennen ist das SWEETsche und das stereographische Verfahren. Indessen genügt es für die allgemeine Praxis, wenn man zwei sorgfältig eingestellte Aufnahmen, die eine in frontaler, die andere in sagittaler Richtung vornimmt [1].

Bedauerlicherweise sind die Mehrzahl der in Frage kommenden Fremdkörper nicht magnetisch. Aber auch eiserne, magnetische Splitter lassen sich wegen der besonderen Verhältnisse der Weichteile der Orbita meist recht schwer herausziehen, so daß viele Mißerfolge unterlaufen.

2. Die Folgen der scharfen Verletzungen am Augapfel als Ganzes.

Die **Zertrümmerung des ganzen Augapfels** ist ein so häufiges Ereignis bei den schweren Verletzungen der Orbita, daß es angezeigt erscheint, auf diese einzugehen, bevor wir uns der Besprechung der Verletzungen der einzelnen Augenhäute zuwenden.

Bei der ersten Untersuchung einer frischen Wunde hat der Arzt zu entscheiden, ob er die Erhaltung des Augapfels verantworten kann, wenn er auch erblindet ist, oder ob es richtig ist, bei der Wundversorgung ihn gleich zu entfernen. Der Entschluß liegt dann ganz klar, wenn aus einer klaffenden Wunde der Bulbuswandung der Augeninhalt in Fetzen heraushängt. Würde man sich bemühen, einen solchen Augapfel zu erhalten, so wäre doch nur eine starke Schrumpfung und schließlich die Notwendigkeit, ein Kunstauge zu tragen, die Folge. Wird ein sofortiges Eingreifen nötig, so ist es besser, die Bulbusreste behutsam aus der Wunde herauszuschälen (Enucleatio bulbi); denn bei der (bessere kosmetische Resultate versprechenden) Exenteratio bulbi gelingt es in solchen Fällen nicht immer, alles Material der Uvea aus der Bulbuskapsel zu entfernen, wodurch nur zu leicht die Gefahr einer sympathischen Ophthalmie des anderen Auges heraufbeschworen wird. Manchmal ist die Bindehaut so stark chemotisch, daß es sich empfiehlt, die glasigen Wülste mit dem Spatel in die Orbita zurückzudrängen und nach erfolgter Enucleatio bulbi die Lidspalte temporär zu vernähen. Sonst bildet sich das Ödem der vor der Lidspalte liegenden Bindehaut infolge der abschnürenden Wirkung des Lidschließmuskels nur ganz langsam zurück. Freilich ist eine Enucleatio bulbi nur dann ratsam, wenn man sicher ist, daß keine Infektion vorliegt. Sonst ist die Eröffnung des

---

[1] Näheres siehe Kapitel Untersuchungsmethoden Bd. 2 des Handbuches.

Scheidenraumes des Opticus ein gefährliches Beginnen. Wenn eine Eiterung im Anzuge oder Panophthalmitis schon ausgebrochen ist, bleibt nur die Exenteratio bulbi die Operation der Wahl. Sie ist hingegen dringendst zu widerraten, wenn infolge einer später sich entwickelnden schleichenden Iridocyclitis ein operatives Eingreifen nötig wird; denn dann steigt die Gefahr, daß Uvealteile zurückbleiben und die Quelle für eine sympathische Ophthalmie bilden. F. Schieck hat 1908 über einen solchen Fall berichtet, und an seinen Vortrag hat sich eine lebhafte Aussprache angeschlossen.

Ist die Verletzung des Bulbus derartig, daß man mit der Erhaltung seiner Form rechnen darf, so muß man dessen eingedenk sein, daß ein blindes Auge für den Träger viel vorteilhafter ist als das immer als Fremdkörper wirkende und leicht zu Absonderung Anlaß gebende Kunstauge.

Unter Umständen können sich an infizierte Augenverletzungen auch schwere *septische Allgemeinzustände* anschließen. Einen solchen Fall hat Deggeler beschrieben.

Bei einem 43jährigen Mann kam es im Gefolge einer Eisensplitterverletzung und Magnetextraktion zu einer eiterigen Uveitis. Eine Operation wurde abgelehnt. Nach einem Monat trat eine Drüsenschwellung am Halse und oberhalb der Clavicula auf. Außerdem stellte sich eine entzündliche Affektion am rechten Fuße ein. Im Blute wurden Staphylokokken nachgewiesen. Es gelang noch den Fall zur Heilung zu bringen.

Die *Bindehautplastik* von Kuhnt, die die Bedeckung perforierender Wunden der Cornea mit einem schützenden Gewebe zum Ziel hat, gestaltet die Prognose zweifellos günstiger, so daß jetzt mehr Bulbi erhalten werden können als früher. Auch verdient der Rat von Peters (c) Beachtung, daß die Wundränder energisch *kauterisiert* werden sollen, wenn Zweifel an der Reinheit des eingedrungenen Fremdkörpers bestehen. Man scheue sich nicht, mit der Glühschlinge unter Umständen tief in den Glaskörper einzudringen. Selbstverständlich ist bei Vorliegen einer Dakryocystoblennorrhöe der Tränensack zu entfernen. Sobald sich die ersten Anzeichen einer eingetretenen Infektion melden, ist der Versuch anzuempfehlen, durch die parenterale Eiweißtherapie (Injektion von abgekochter Milch, Caseosan, Novoprotin u. dgl. in die Glutäen) noch eine Wendung zum Besseren zu erzwingen.

Im allgemeinen sind *drei Möglichkeiten* vorhanden. Entweder tritt glatte Heilung ein, so daß das verletzte Auge bald reizfrei wird, oder es taucht eine Eiterung auf, die entweder zu Exsudatbildungen in den Kammern oder im Glaskörper führt und schließlich in Panophthalmitis ausgehen kann, oder die so gefürchtete schleichende Iridocyclitis mit der bedrohlichen Gefahr einer sympathisierenden Entzündung schließt sich an und zwingt zur Enucleatio bulbi.

Nach vollzogener Entfernung des Augapfels, welche die besten kosmetischen Resultate dann liefert, wenn in den Tenonschen Raum Fett aus dem Oberschenkel implantiert wird, ist selbstverständlich das Tragen eines gutpassenden künstlichen Auges notwendig. Wird dies unterlassen und der Bindehautsack nicht genügend gepflegt, so kommt es leicht zu einer völligen Abflachung der Übergangsfalten, wodurch das Tragen einer Prothese überhaupt unmöglich gemacht wird. Es müssen dann erst plastische Operationen wieder den nötigen Halt für die Ränder des Kunstauges schaffen. Denselben Veränderungen sieht man sich oft dann gegenübergestellt, wenn mit der Verletzung eine schwere Verbrennung der Bindehaut verbunden war.

3. Die Folgen der scharfen Verletzungen an der Lederhaut nebst Auswirkung auf die Uvea.

Recht häufig wird die Lederhaut durchbohrt. Hier kommen Stich-, Fremdkörper- und Schußverletzungen in Frage. Immer handelt es sich dabei um schwere Unfälle, da gewöhnlich die inneren Augenhäute und der Glaskörper mitbetroffen werden. Sowohl die mechanische Auswirkung an den empfindlichen inneren Augenteilen als auch die Möglichkeit der Ansiedelung von Infektionserregern innerhalb des Bulbus sind die gefürchteten Folgen.

Da die Bindehaut auf der Sclera verschieblich ist, kommt es leicht vor, daß die durchdringenden Wunden in beiden Membranen sich nicht miteinander decken. Infolgedessen muß in allen Fällen, die die Möglichkeit einer durchdringenden Verletzung nicht ausschließen, sorgsam danach gesucht werden, ob nicht außer der Läsionsstelle in der Bindehaut noch eine Öffnung in der Sclera vorhanden ist. Diese Notwendigkeit wird allerdings in denjenigen Fällen sehr erschwert, in denen eine Blutung unter die Bindehaut erfolgt ist.

Hat man das Auge genau, auch unter Zuhilfenahme starker Vergrößerungen, äußerlich und innerlich untersucht, die Sehschärfe festgestellt und die Projektion geprüft, dann gilt unsere besondere Fürsorge der Diagnose, ob im Inneren des Auges noch ein Fremdkörper oder Teile eines solchen verweilen. Wenn sich dabei auch nur die entfernte Möglichkeit herausstellt, daß ein Eisensplitter im Bulbus enthalten ist, wird man das Sideroskop und den großen Magneten zu Rate ziehen. Viel schwieriger liegen die Verhältnisse, wenn es sich um Splitter handelt, denen keine magnetische Eigenschaft zukommt. Dann bleibt nichts weiter übrig, als eine Aufnahme mit Röntgenstrahlen in frontaler und sagittaler Richtung unter Vorsetzen einer zur Festlegung des Hornhautscheitels dienenden Schalenprothese[1]. Aber auch die genauere Lokalisierung mit Hilfe dieser Methode oder auf dem Wege einer stereoskopischen Röntgenaufnahme ermöglicht nur selten die Entfernung des nicht magnetischen Splitters selbst. Solange noch ein Einblick in das Augeninnere offen steht, kann man versuchen, den Splitter unter Leitung des Augenspiegels mit einer Pinzette zu fassen und durch die Lederhautwunde herauszuziehen.

Welche Folgen die Unterlassung einer genauen Nachforschung nach dem Verweilen eines Splitters im Auge nach sich ziehen kann, beweist folgende Beobachtung.

Ein 18jähriger Mann hatte das Unglück, durch eine im Gewehrlauf explodierende Patrone am rechten Auge verletzt zu werden. Es fand sich, als ich den Patienten einige Zeit später zu Gesicht bekam, eine verheilte lange und eingezogene Wunde in der Sclera. Der zuerst konsultierte Arzt erklärte, daß ein Fremdkörper im Auge nicht zurückgeblieben sei. Da mir die Sache trotzdem verdächtig vorkam, ließ ich eine Röntgenaufnahme machen, und nun zeigte sich auf der Platte der Schatten eines großen Fremdkörpers, welcher genau einem Defekte in der mittlerweile herbeigeschafften Patronenhülse entsprach. Der Patient, welcher vordem eine Entfernung seines Auges abgelehnt hatte, entschloß sich nun seine Einwilligung zu geben. Trotz der sofort vorgenommenen Enucleation kam es aber 8 Tage später zum Ausbruch einer sympathischen Ophthalmie des linken Auges, die trotz aller Bemühungen mit der Erblindung dieses Auges endete.

Hat man mit aller Sicherheit festgestellt, daß ein Fremdkörper im Auge nicht zurückgeblieben sein kann, so muß die Wunde versorgt werden, damit sie sich gut schließt. Wenn ihre Ausdehnung nur gering ist, genügt die Naht der Bindehaut über ihr. Sind jedoch die Ränder größerer und klaffender Lederhautwunden zu vereinigen, dann empfiehlt es sich nach dem Vorgehen von Pichler die Wunde durch die Vernähung mit Menschenhaaren zu schließen. Diese können ruhig liegen bleiben, so daß die Bindehaut sekundär über der Lederhaut vernäht werden kann. Im Jahre 1921 habe ich über den günstigen Ausgang einer solchen Operation berichtet. Einen neuerdings vorgekommenen Fall möchte ich hier anfügen.

Durch eine Verletzung mit einem Metallsplitter war eine klaffende Rißwunde in der Sclera vom Ciliarkörper bis zum inneren Lidwinkel entstanden. Ein Einblick in das Augeninnere war nicht möglich, doch konnte der Splitter selbst aus der Wunde herausgezogen

---

[1] Näheres findet sich im Kapitel Untersuchungsmethoden in Bd. 2 des Handbuches.

werden. Das Sehvermögen war auf das Zählen von Fingern in 1 m Abstand gesunken. Zunächst wurden in Narkose alle vorgefallenen Teile sorgsam abgetragen und nach Glättung der Wundränder 5 Haarnähte durch die Sclera gelegt. (Eine wesentliche Erleichterung der nicht einfachen Haarnaht gewährt das Verknoten der gleich lang genommenen beiden Haarenden, damit das Nahtmaterial nicht fortwährend aus dem Nadelöhr herausrutscht.) Die Bindehaut wurde mit Seide darüber vernäht. Daraufhin trat glatte Heilung ein. Die zuvor gesunkene Spannung des Auges stieg wieder bis zur Norm, und schließlich erreichte die Sehschärfe die Höhe von $^5/_{10}$. Allerdings bestand infolge Lähmung des Musculus obliquus superior Doppeltsehen.

Aber auch, wenn zunächst ein günstiger Heilungsverlauf zu verzeichnen ist, drohen später noch mannigfache Gefahren. So kann es zu einer Einziehung der Lederhautnarbe und daran anschließend zu einer allgemeinen Verkleinerung des Augapfels mit nachfolgender Netzhautablösung kommen. Ebenso besteht die Möglichkeit, daß sich mit der Zeit die Kennzeichen einer schleichenden Iridocyclitis geltend machen, die wegen der Gefahr der sympathischen Ophthalmie doch noch die Entfernung des Auges bedingen.

Der folgende Fall beweist, daß selbst lange Zeit nach einer Verletzung der Lederhaut eine Netzhautablösung eintreten kann.

Ein 29jähriger Arbeiter erlitt durch glühendes Eisen eine Verwundung der Bindehaut-Lederhaut im temporalen Abschnitte der Lidspalte. Nach vollendeter Heilung war am äußersten Linsenrande temporal eine Gruppe von feinen punktförmigen Trübungen sichtbar. Der Glaskörper zeigte eine hauchige Trübung. Deswegen war das Netzhautzentrum nicht klar zu spiegeln; aber man konnte den gelben Fleck erkennen. $S = {}^6/_{32}$. Nach 2 Jahren war die Katarakt reif geworden, so daß eine Extraktion erfolgen mußte. Der Patient sah mit Starglas $^2/_{10}$. Ein halbes Jahr später war jedoch Netzhautablösung hinzugetreten, welche nicht auf Rechnung des operativen Eingriffes gesetzt werden konnte, sondern mit den Vorgängen in Zusammenhang stand, welche im Glaskörper durch die Verletzung verursacht worden waren.

Scleralcysten sind hin und wieder nach Lederhautverletzungen zur Beobachtung gelangt. Sie entstehen dadurch, daß im Augenblicke der Durchbohrung Epithel mit in die Wunde hineingerissen wird, so daß eine exakte Vereinigung der Ränder unmöglich gemacht wird. Im vorliegenden Bande hat F. Schieck (S. 195) diese Veränderungen geschildert.

Doppelte Durchbohrungen der Sclera durch eine Stichverletzung sind nicht so selten. Lauber hat einen Fall veröffentlicht, in dem trotz dieses Vorganges das Sehvermögen erhalten blieb. Er hat aus der Literatur noch eine Reihe weiterer Fälle zusammengestellt.

Die *durchbohrenden Schußverletzungen der Sclera* sind bei den Glaskörperverletzungen mit abgehandelt. Ab und zu ereignet es sich, daß matte Geschosse, vor allem Schrotkugeln zwar die Sclera durchbohren, aber nicht mehr die Kraft haben, die inneren Augenhäute zu durchdringen. Oft sind trotzdem die Folgen schwer, indem Iritis, Netzhautzerreißungen und Glaskörperblutungen ausgelöst werden. Merkwürdig sind die Wege, welche auch größere Geschosse nehmen können, wenn sie von der einreißenden Sclera abprallen und weiter gleiten. Eine solche Beobachtung füge ich an.

Ein Soldat hatte eine Einschußwunde in der nasalen Bindehaut und einen Spalt in der Lederhaut. Indessen deckte die Röntgenplatte die Lage des Geschosses selbst in der Stirnhöhle auf. Zunächst war infolge einer starken Glaskörperblutung nichts von den Vorgängen im Augeninneren zu sehen. Später zeigte sich eine hintere Poltrübung der Linse und im senkrechten Meridian ein schmales Feld von Netzhaut- und Aderhautentartung. Trotzdem betrug das Sehvermögen $^3/_{18}$.

4. Folgen an der Hornhaut und am vorderen Augenabschnitte.

a) Direkte Folgen an der Hornhaut.

Wunden der Hornhaut sind wegen ihrer großen Häufigkeit und ihrer für das Sehvermögen schädlichen Folgen von größter praktischer Bedeutung.

Der **Hornhautfremdkörper** dürfte unter ihnen wiederum sowohl für den Augenarzt, als auch für den Allgemeinarzt die Hauptrolle spielen. Theoretisch ist zu bedenken, daß bei der Kleinheit der hier in Frage kommenden Splitter eine erhebliche lebendige Kraft dazu gehören muß, um sie überhaupt in das Gewebe der Hornhaut eindringen zu lassen. Nur die große Geschwindigkeit der kleinen Teilchen vermag den Vorgang zu erklären. Daher sind es vor allem spezifisch schwere Materialien, deren Splitter diese Durchschlagskraft erreichen. Es ist auch bekannt, daß vor allem die Eisen- und die Steinindustrie die Hauptgelegenheit für diese Art von Verletzungen abgeben. Neben den beim Hämmern und Behauen abspringenden Splittern kommen die beim Schärfen des Werkzeugs abfliegenden Schmirgelpartikel vor allem in Frage. Ferner stellen in der Steinbruch- und Bergwerksarbeit beim Sprengen frei werdende Pulver- und Sandteilchen ein größeres Kontingent.

Hingegen ermangelt das Hineinfliegen kleiner Fremdkörper ins Auge, wie es im täglichen Leben so häufig vorkommt, der lebendigen Kraft, so daß die Teilchen zwar auf der Hornhautoberfläche haften bleiben, aber meist nicht tiefer eindringen. Eine typische derartige Verletzung ist das Einwehen von Käferflügeldecken und Samenhüllen, welche mit Vorliebe sich in der Nähe des Limbus festsetzen, das Auge heftig reizen und unter Umständen eine oberflächliche Gewebsnekrose veranlassen. Manchmal werden solche Fremdkörper erstaunlich lange ertragen, obgleich sie in der Regel gut sichtbar sind.

Die Prognose dieser Verletzungen richtet sich in optisch-funktioneller Hinsicht nach der befallenen Hornhautpartie sowie nach dem Grade der Verschmutzung oder einer leicht möglichen sekundären Infektion des vom Epithel entblößten Gebietes. Muß man doch damit rechnen, daß bereits jeder durch das Epithel und die Bowmansche Membran hindurchgedrungene Fremdkörper eine Narbe hinterläßt, die freilich zumeist nur bei Betrachtung mit der Lupe oder dem Hornhautmikroskop nachgewiesen werden kann. Auch wenn ein solch kleiner Schaden die Corneamitte einnimmt, leidet die Sehschärfe nicht in meßbarer Weise; aber eine Häufung derartiger kleiner Insulte, wie sie besonders in der Steinindustrie nicht selten zur Beobachtung gelangt, hat doch schließlich einen verschlechternden Einfluß auf das Sehvermögen. Durch die strengen Vorschriften des Schutzbrillentragens und die Verbesserung der Maßnahmen zur Verhütung, zu denen vor allem die Absaugevorrichtungen des Staubes gehören, haben diese Läsionen erheblich abgenommen.

Die **Pulververletzungen** liegen in dieser Hinsicht ungünstiger. Hier muß man die Wirkungen des alten Schwarzpulvers von den neuen chemischen Erzeugnissen, wie Dynamit und Romperit, wohl unterscheiden. Die einzelnen Schwarzpulverkörner verbrennen bei der Entflammung nicht und verletzen dabei die Cornea wie Fremdkörper im wesentlichen durch Auftreffen. Allerdings sind die kleinen Partikelchen heiß, so daß sie zunächst die Umgebung grau verfärben und einbrennen. Da unter Umständen die ganze Hornhautoberfläche von kleinen Pulverpartikelchen bedeckt sein kann und die Trübung nur teilweise zurückzugehen pflegt, ist stets mit einer mehr oder weniger hohen Beeinträchtigung des Sehvermögens zu rechnen. Man tut gut, zunächst nur Vaseline in den Bindehautsack dick einzustreichen und einen Verband anzulegen. Unter diesem stoßen sich in der Regel oberflächlicher gelegene Pulverkörner spontan ab. Indessen soll man nicht zu lange Zeit verstreichen lassen, bis die Fremdkörper von selbst sich loslösen, sondern aktiv eingreifen und sie vorsichtig mit Nadel und Messerchen herausheben, soweit dies möglich ist, ohne daß unnötige Defekte gesetzt werden.

Bei jeder derartigen Verletzung ist es aber dringend geboten, sobald es die Umstände erlauben, die Augen an der Spaltlampe genau daraufhin zu untersuchen, ob nicht etwa ein mitgerissener Fremdkörper eine, wenn auch minimale perforierende Wunde gesetzt hat; denn damit ändert sich die Prognose manchmal sehr wesentlich (Möglichkeit einer Cataracta traumatica, sekundären Iridocyclitis, sympathisierenden Uveitis und anderer Komplikationen mehr).

Ein Knabe hatte einen Explosivkörper gefunden und diesen in Brand gesteckt. Plötzlich explodierte die ganze Pulvermasse und brachte ihm starke Verletzungen im Gesicht und an den Augen bei. Die Haut der Lippen, der Wangen, der Nase, der Lider und der Stirn zeigte Verbrennungen 1. und besonders 2. Grades (Abb. 11). Die Hornhaut beider Augen war mit Pulverkörnchen und Pulverschleim völlig durchsetzt, ebenfalls oberflächlich verbrannt. Wimpern und Augenbrauen waren abgesengt.

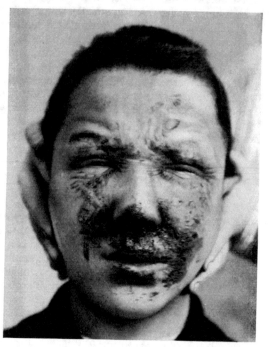

Kurzschneiden der verbrannten Wimpern mit der Schere und sorgfältige Entfernung der Pulverkörner aus der Hornhaut, sowie Abschabung derselben. Weiterbehandlung mit Salben und Verbänden. Nach einer Woche war völlige Heilung mit beiderseits S = $^5/_5$ eingetreten (Beobachtung von Thies).

Wenn *Dynamit* in einiger Entfernung vom Auge zur Explosion kommt, so daß zwar die Wirkung nicht genügt, um Zerreißungen der Augenkapsel herbeizuführen, aber staubförmiges Material mit ziemlicher Kraft in die Lidspalte hineingeschleudert wird, findet man oft massenhaft kleine Teilchen von Kieselgur auf und in der Hornhaut. Sie sind kleiner als die Schwarzpulverkörner und in der Regel nicht von einem Brandschorfe umgeben. Dafür sind sie meist viel zahlreicher und wirken dann

Abb. 11. Explosionsverletzung durch Pulver. (Beobachtung von O. Thies).

durch die Menge der kleinen Narben ungünstig auf das Sehvermögen.

Wesentlich leichter gestalten sich zumeist die Verletzungen mit *Romperit,* welches zum Sprengen von Gestein und Baumstümpfen verwendet wird. Diese Masse verbrennt unter Freiwerden feinster spießförmiger Körper, die auf der Hornhaut nur unbedeutende Verletzungen hervorrufen und vor allem keine Brandnarben erzeugen. Auch besteht im Vergleich zu dem Schwarzpulver, das in der Gesichtshaut dauernde und nicht wegzubringende blaue Verfärbungen herbeiführt, der Unterschied, daß die nach Romperiteinwirkung zu beobachtenden zahllosen Hautwunden sehr rasch und ohne Narbenbildung abheilen und unsichtbar werden.

Die *unreine Beschaffenheit der Fremdkörper* kann alle Grade der Entzündung vom einfach rauchig getrübten Hofe bis zum Ulcus corneae serpens (S. 254) und Ringabsceß (S. 279) heraufbeschwören.

Da die *Verkupferung der Hornhaut* meist im Gefolge des Verweilens eines Kupfersplitters im Glaskörper eintritt, ist dieser Zustand weiter unten (S. 514) erwähnt. Außerdem ist die Veränderung von F. Schieck auf S. 371 ausführlich beschrieben.

Zur **Entfernung der Fremdkörper** sind eine Anzahl von Instrumenten (Nadeln, Meißel, scharfe Löffel) geschaffen worden, von denen keines mich voll befriedigt hat. Seit Jahren benutze ich eine etwas hakenförmig umgebogene, größere Diszissionsnadel, die besonders dazu geeignet ist, tiefer sitzende Fremdkörper nach Abkratzung der davor liegenden Schichten herauszuhebeln. Viele glühend eindringende Metallpartikel erzeugen einen Rostring, der mit entfernt werden muß, weil sonst von ihm erhebliche Reizerscheinungen ausgehen können. Manchmal tut man gut, die eine Ecke der verrosteten Partie mit einer feinen Pinzette ohne Haken zu fassen und abzuziehen. Man erspart dann unnötigen Substanzverlust durch Abkratzen. Da Epitheldefekte dabei unvermeidbar sind, empfiehlt es sich, einen Verband anzulegen und den Patienten am nächsten Tage zur Kontrolle wieder zu bestellen. Selbstverständlich erfordert in solchen Fällen die Beschaffenheit des Tränensackes erhöhte Aufmerksamkeit.

Stichverletzungen mit nadelartigen Instrumenten heilen meist ohne Behandlung folgenlos aus.

Nur die **Wespen- und Bienenstiche** der Hornhaut verdienen eine besondere Beachtung, weil sie meist eine tiefe Hornhauttrübung mit rauchigem Hofe, eine sehr starke Verschmälerung und Verfärbung der Iris, ja sogar eine starke Iridocyclitis mit Hypopyon hervorrufen können (Huwald, Koyanagi, Joskita, Barczinsky). Man hat auch in seltenen Fällen eine starke Drucksteigerung, in anderen wieder eine auffallende Hypotonie gefunden.

Versuche an Kaninchen haben ergeben, daß das Gift des Insektenstachels eine hochgradige Sphincterlähmung, sowie eine abnorme Wucherung des Endothels der Hornhaut und eine Depigmentierung der Iris mit Katarakt hervorruft.

Merkwürdigerweise pflegen Verletzungen durch einen *Vogelschnabel* — gleichgültig, ob die Hornhaut oder andere Teile des Auges getroffen sind — auffallend schlecht zu heilen. Man muß deshalb stets mit der Prognose vorsichtig sein.

Die **Erosion der Hornhaut** stellt eine durch Fremdkörperverletzungen häufig bedingte umschriebene Abschabung des Epithels dar. Man kann die Ausmaße der Entblößung von der Deckschicht durch Einträufeln von Fluorescin (siehe S. 217) sehr schön darstellen. Wo das Epithel fehlt, erscheint die Hornhaut grün gefärbt. In diesem Zusammenhange sei darauf hingewiesen, daß kleine Epitheldefekte leicht einen durch das spezifische Virus bedingten Herpes corneae simplex nach sich ziehen können. Dann ist der Epitheldefekt zum Teil die Folge der eingetretenen Infektion (siehe S. 284).

Die *rezidivierende Hornhauterosion* ist im Abschnitt von den Hornhauterkrankungen ausführlich geschildert (siehe S. 389). Hier sei nur erwähnt, daß vielfach kleine Kratzwunden den Anlaß ihrer Entstehung geben können. Eine Herabsetzung der Empfindlichkeit der Hornhaut ist fast regelmäßig die Begleiterscheinung.

Wie der Herpes corneae, so kann auch die ebenfalls von dem spezifischen Virus unter Umständen verursachte *Keratitis disciformis* (siehe S. 293) die Folge einer Verletzung sein.

Ob eine *Keratitis parenchymatosa* durch eine scharfe Verletzung der Hornhaut verursacht werden kann, ist eine Streitfrage, welche verschieden beantwortet wurde. Das Nähere ist auf S. 303 nachzulesen.

b) Komplikationen.

Während *oberflächliche glattwandige Hornhautverletzungen* relativ gutartig sind und bei Fehlen einer Infektion unter Verband rasch heilen, liegen die Verhältnisse ernster, wenn die Verletzung *gequollene Wundränder* hinterlassen hat. Nicht allein ist dann die Gefahr größer, daß eine Infektion zustande kommt, sondern es schmiegen sich auch die Wundränder nicht so gut aneinander. Vor

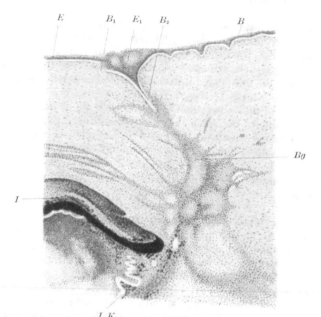

Abb. 12. In Heilung begriffene perforierende Verletzung der Hornhaut. Vergr. 25:1. *E* intaktes
Epithel. *E₁* Epithelwucherung, welche die Einkerbung an der Vorderfläche der Narbe ausfüllt;
B unverletzte Bowmansche Membran, teilweise in Falten liegend. Bei *B₁* ist die Membran durchtrennt. Bei *B₂* steigt sie als tiefe Falte zur Narbe herab. *Bg* Bindegewebe, welches den Wundschluß
des Parenchyms bewirkt; *I* in die tiefen Teile der Wunde vorgefallene und mit dem Pupillarrand
in die Narbenstelle eingeheilte Iris; *L.K* in Windungen gelegte vordere Linsenkapsel.
(Sammlung J. v. Michel.)

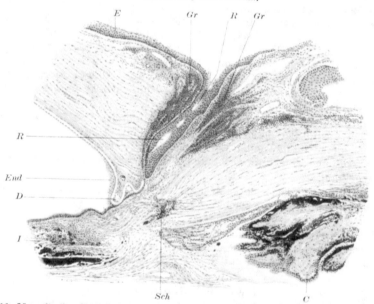

Abb. 13. Mangelhafter Schluß einer perforierenden Hornhautwunde. Die glatte Vereinigung der
Wundränder ist durch die Zwischenlagerung einer Schwarte, die von dem Ciliarteil der Iris (*I*)
einstrahlt, verhindert worden. Das Epithel (*E*) gleitet in Form einer tiefen Rinnenbildung (*R*)
blindsackartig in die Narbe hinunter, während auch die Descemetsche Membran (*D*), deren Endothel
(*End*) teilweise gewuchert ist, von rückwärts her in den Wundkanal mit Windungen hineinreicht.
C Corpus ciliare; *Gr* Granulationsgewebe in der Nachbarschaft der Narbe. Man sieht an dem
Präparat, wie leicht eine solche Narbenbildung wieder platzen kann. (Sammlung J. v. Michel.)

allem aber muß man genau daraufhin untersuchen, ob *bei durchdringenden Verletzungen der Hornhaut nicht etwa Teile der Regenbogenhaut oder auch bei Eröffnung der Linsenkapsel gleichzeitig Kapselteile* in der Wunde liegen (Abb. 12 und 13). Wird ein solches Ereignis übersehen, so kann eine verschleppte Heilung der Wunde die Folge sein, und namentlich auch die Gefahr einer leicht nachgebenden Narbe , sowie der sympathischen Ophthalmie hinzutreten. Ist die Wunde gesäubert und von etwa dazwischen gelagerten Teilen des Augeninnern befreit, so schließt man sie durch Übernähung mit Bindehaut nach dem Vorgehen von KUHNT. Manche Augenärzte begnügen sich mit der exakten Vereinigung der Wundränder durch eine Naht oder verzichten sogar auf diese, wenn die Ränder gut aneinander liegen.

Ein Patient verunglückte auf dem Wege von der Jagd dadurch, daß sein Auto gegen einen Prellstein fuhr und sich überschlug, wobei er selbst aus dem Wagen heraus gegen

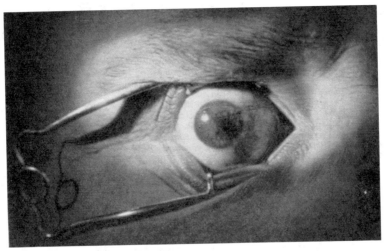

Abb. 14. Schwere, perforierende Hornhaut-Lederhautwunde. (Beobachtung von O. THIES.)

einen anderen Prellstein geschleudert wurde. Am folgenden Tage suchte er den praktischen Arzt auf, war aber erst am 2. Tage zu bewegen in fachärztliche Behandlung zu gehen.

Es bestand im medialen Teile des rechten Augapfels eine Hornhaut-Lederhautwunde von 9 mm Länge, in der ein großer Irisprolaps lag, der bereits schmutzig infiziert war (Abb. 14).

Dieser Prolaps wurde ambulant sauber abgetragen, die Wunde durch 6 Nähte geschlossen. Die Heilung verlief glatt und führte zur Erhaltung normalen Sehvermögens. Mit —2 dptr cyl. Axe 0^0 S $= {}^5/_5$. Das Auge dient trotz des Unfalls als Zielauge bei der Jagd! (Beobachtung von O. THIES.)

Wenn eine sog. „*cystoide Vernarbung*" zustande kommt, handelt es sich meist darum, daß Irisgewebe in die Wunde eingelagert war und einen festen Wundschluß des Hornhautparenchyms verhinderte. Ab und zu entstehen auf diese Art dünnwandige Blasen, welche mit der Vorderkammer in Verbindung stehen. Die Bedeutung dieser höchst unwillkommenen Zustände liegt 1. in der Herbeiführung eines erheblichen unregelmäßigen Astigmatismus, 2. in der Möglichkeit, daß die Stelle nachgibt und eine Staphylombildung langsam einsetzt, sowie 3. in der Gefahr des spontanen oder durch eine kleine Verletzung verursachten Platzens der dünnen Decke. Hieran kann sich eine außerordentlich schnelle Vereiterung des Augeninneren anschließen.

Ähnlich verhält es sich mit längere Zeit bestehen bleibenden *Keratocelen* (siehe S. 225). Kommt es zum Bersten der DESCEMETschen Haut, die in einem solchen Falle die Wandung der Blase bildet, dann ist ebenfalls eine Infektion des Augeninneren möglich. Manchmal schließt sich auch der Zustand einer sog. „Hornhautfistel" an. Infolge des dauernden Abflusses des Kammerwassers wird der Bulbus sehr weich, doch beobachtet man auch ab und zu Glaukom, wohl verursacht durch die Aufhebung des Kammerwinkels.

Aus dem Gesagten ergibt sich, daß man weder eine cystoide Vernarbung, noch eine dauernd bestehen bleibende Keratocele sich selbst überlassen darf. Vielmehr ist ein operatives Vorgehen oder Kauterisation der verdünnten Stelle nötig.

Die *Iriscysten,* d. h. in die Vorderkammer eingelagerte Blasen mit sehr dünnen Wandungen sind seltene Folgen von durchbohrenden Hornhautverletzungen. Im Kapitel über die Erkrankungen der Uvea hat W. GILBERT die Genese und die Therapie dieser Gebilde eingehend besprochen (siehe Bd. 5, S. 96 f.).

Bei den *Corneoscleralcysten* unterscheidet man Bildungen mit und ohne Beteiligung der Iris. Die Wandungen dieser Cysten sind die Gewebsteile der Horn- und Lederhaut (FRÜCHTE und SCHÜRENBERG). Ich sah einen Fall, der folgendermaßen verlief.

Ein 8jähriger Knabe erlitt im Herbst 1917 eine durchbohrende Verletzung der Hornhaut mit einem erheblichen Irisvorfall. Dieser wurde auspräpariert und die Wunde mit Bindehaut übernäht. Innerhalb von 3 Wochen war eine glatte Heilung zu verzeichnen. Der Bindehautlappen hatte sich von der Hornhaut gut zurückgezogen. Indessen kam der Patient nach 4 Jahren wieder, weil sich eine fast walnußgroße Cyste der nasalen Bulbuswand gebildet hatte, welche vom Limbus bis zur Carunkel reichte. Die Bindehaut war über der Blase verschieblich. Ich präparierte die Conjunctiva ab und sah nun die ziemlich derbe halbdurchsichtige Cystenwand vor mir. Vorsichtigerweise legte ich zunächst einige Fäden durch den Boden der Blase und trug dann die vordere Wandung in großem Umfang ab. Hierbei zeigte es sich, daß die Cyste anscheinend mit dem Augeninneren nicht in Verbindung stand; denn auch die hintere Wand wurde von der Sclera gebildet. Offenbar war seinerzeit zwischen der Hornhaut und der deckenden Bindehaut ein feiner Hohlraum entstanden, aus dem sich die Cyste dann entwickelte.

Einen fast gleichartigen Fall hat SHODA in seiner Arbeit über subconjunctivale Implantationscysten beschrieben (siehe Abb. 117 S. 195). Hier findet sich die ganze Literatur.

Wenn *Fremdkörper so tief in das Hornhautgewebe eingedrungen sind, daß sie bis in die vordere Kammer reichen,* muß man von Fall zu Fall verschieden vorgehen, wenn man sie entfernen will. Am leichtesten gelingt dies bei eisernen Splittern, insofern sie sich mit dem Riesenmagneten wieder herausziehen lassen. Ist der Wundkanal bereits in den oberflächlichen Hornhautschichten wieder geschlossen, so empfiehlt es sich in der Zugrichtung des Magneten einen Einschnitt in das Gewebe der Hornhaut zu machen, der bis nahe an den Splitter heranführt. Der Magnet vollendet dann die Extraktion.

Viel schwieriger gestaltet sich die *Entfernung nicht magnetischer Metallsplitter,* wie sie im Kriege häufig als Fremdkörper aus Kupfer und seinen Legierungen, Aluminium und ähnlichem beobachtet wurden. In gleicher Weise kommen auch scharfe Steinsplitter, Glas- und Holzteilchen in Betracht. Am besten ist es, die darüber liegenden Hornhautlamellen in der Richtung des Splitters zu spalten, um ihn dann mit einer feinen Pinzette fassen zu können. Wenn die Gefahr besteht, daß bei dieser Operation der Splitter in die vordere Kammer gleitet und im Kammerwinkel verschwindet, kann man am unteren Limbus das Blatt einer breiten Lanze einstechen und den Fremdkörper auffangen. Unter Senkung des Stieles läßt sich der Fremdkörper dann mit der Lanze aus dem Auge entfernen.

Das *Eindringen von Wimperhaaren* durch eine Hornhautwunde in die vordere Kammer ist ein verhältnismäßig seltenes Ereignis. Es soll das Zustandekommen von Iriscysten erleichtern.

c) Infizierte Verletzungen der Hornhaut.

Man unterscheidet auch hier oberflächliche und tiefgreifende Verletzungen. Von den oberflächlichen sind diejenigen von großer Bedeutung, welche ein *Ulcus corneae serpens* hervorrufen, insofern ein vorausgegangener Epitheldefekt die Bedingung ist. Da dieses Krankheitsbild im vorliegenden Bande (S. 254) von F. SCHIECK ausführlich beschrieben ist, möchte ich hier nur die für die Unfallehre wichtigsten Tatsachen erwähnen. Meist ist die Ursache dieser Geschwürsart eine Infektion mit Pneumokokken, die häufig einer Tränensackeiterung entstammen. Freilich wissen die Patienten, welche ein Ulcus serpens bekommen, manchmal gar nicht, daß sie eine Hornhautverletzung erlitten haben. Trotzdem muß man aber nach einer solchen forschen, weil die Pneumokokken durch intaktes Hornhautepithel nicht eindringen können. Vor allem ist festzustellen, ob die Verletzung im Betriebe oder außerhalb der Tätigkeit eingetreten ist, weil dies für die Unfallrente von großer Bedeutung ist. Bei den landwirtschaftlichen Arbeitern, sowie bei den Bergleuten läßt sich meist kaum herausbekommen, ob es sich um einen Betriebsunfall gehandelt hat oder nicht. Ferner ist zu bedenken, daß ein Ulcus serpens auch auf andere Weise als durch einen Unfall zustande kommen kann, z. B. nach spontaner Abstoßung des Epithels über alten Narben, bei Glaukom, Herpes corneae, Trichiasis und anderen krankhaften Momenten. Eine ebenso wichtige Frage ist die nach der Dauer der zwischen der angeschuldigten Verletzung und dem Ausbruch des Geschwürs verstrichenen Zeit. Selbstverständlich wird in dieser Beziehung der Virulenzgrad des betreffenden Pneumokokkenstammes von ausschlaggebender Bedeutung sein. Ich habe einmal einen vollkommen typischen Fall von Ulcus serpens bereits nach 22 Stunden entstehen sehen, nachdem eine durch Zeugen festgestellte leichte Ritzung der Hornhautoberfläche durch einen Kiefernadelzweig festgestellt worden war. Nach meinen Erfahrungen müssen auch die Pneumokokkenstämme regionär recht verschieden sein; denn ich sah in Köln lange nicht die schweren Fälle, die in Kottbus häufig sind.

Die Behandlung ist im Kapitel der Hornhauterkrankung eingehend besprochen. Ich möchte nur darauf hinweisen, daß jedes Ulcus serpens in Krankenhauspflege genommen werden muß. Wenn es sich herausstellt, daß die Pneumokokken aus dem Eiter des Tränensacks stammen, so ist dieser möglichst schnell zu exstirpieren. Liegt doppelseitige Tränensackeiterung vor, so empfiehlt es sich auch den anderen Sack herauszunehmen. Ich kenne einen Fall, in dem die Unterlassung dieser Maßregel ein Ulcus serpens später auch auf dem zweiten Auge herbeiführte und der Patient doppelseitig erblindete. Die nachstehende Beobachtung legt den Gedanken nahe, daß im Anschluß an ein Ulcus serpens sich rasch eine Linsentrübung entwickeln kann.

Eine 66jährige Landarbeiterin hatte ein zentrales Hornhautgeschwür und stellte sich ein Vierteljahr später mit einem dichten Leukoma adhaerens der Hornhautmitte wieder vor. Ich führte eine Iridektomie aus und konnte feststellen, daß hinter der Trübung eine völlig kataraktöse Linse vorhanden war. Vorher war die Linse bis zum Eintritt des Geschwürs durchsichtig gewesen, genau wie auch die des anderen Auges transparent war.

OHM nennt wegen der Häufigkeit des Vorkommens im Bergbau das Ulcus serpens auch „das Geschwür der Bergarbeiter".

Das *Diplobacillengeschwür* sowie die Ansiedelung von Schimmelpilzen auf der Hornhaut (siehe S. 271) sind ebenfalls häufig durch Verletzungen verursacht.

Bei *Kesselklopfern* (Arbeitern, die den an der Innenwand der Dampfkessel sich absetzenden Kesselstein entfernen) kommen durch die abspringenden erdigen und salzigen Partikelchen *besondere Formen des Hornhautgeschwürs* zustande. Sie sind dadurch ausgezeichnet, daß sie kreisrund und von reichlichem weißen Exsudat bedeckt sind, dabei aber keine Keime enthalten. Somit dürfte nicht eine Infektion, sondern lediglich die chemische Wirkung des Kesselsteins die Ulceration veranlassen. Eine mäßige Iritis mit Hypopyon begleitet das Geschwür, welches meist rasch unter einfacher Behandlung zum Abheilen kommt.

Das *Ulcus serpens fulminans* (siehe S. 269), wie es LINDNER beschrieben hat, führt schnell zu schwerster Zerstörung der Hornhaut. Es ist anscheinend sehr selten und kann sich an Traumen anschließen.

1. Ein 22jähriger Mann erlitt eine Stichverletzung der Hornhaut. Am Tage darauf war die Bindehaut chemotisch und ein kleiner Substanzverlut vorhanden, hinter dem ein tiefliegender Infiltrationsring zur Entwicklung gekommen war. Am nächsten Tage hatte die Infiltration stark zugenommen. Die Iris war schmutzig grün verfärbt und im Pupillargebiet lag ein dichtes Exsudat. Daraufhin wurde das Ulcus kauterisiert. Bald nachher kam es zu einem Irisvorfall. Von der Perforationsstelle aus strahlten dichte Trübungen in das Hornhautgewebe hinein. Es gelang jedoch das Auge zu retten, indem eine Sehschärfe von $^5/_{20}$ wieder gewonnen wurde.

2. Eine 42jährige Frau erlitt eine oberflächliche Verletzung des Hornhautepithels. Bis zum 3. Tage verlief alles gut. Erst als sich die Patientin mit der schmutzigen Hand im Auge herumgerieben hatte, zeigte sich die ganze Hornhaut eiterig infiltriert. Kauterisation und Kammerpunktion waren wirkungslos. Ich entschloß mich daher zu einer Übernähung der ganzen Hornhaut mit Conjunctiva. Das Resultat war ein dichtes Leukom und praktische Blindheit.

Der *Ringabsceß* (siehe S. 279) ist zweifellos der schwerste Folgezustand einer Hornhautverletzung, kann aber auch auf metastatischem Wege und von der vorderen Kammer aus zustande kommen.

Die *Infektion von Hornhautverletzungen, welche in die Tiefe dringen oder die Membran durchbohren,* unterscheidet sich in ihrem Verlaufe wesentlich von den bislang besprochenen Möglichkeiten. Auch, wenn die Pneumokokken die Infektionsträger sind, bildet sich unter diesen Bedingungen kein Ulcus serpens (W. UHTHOFF und TH. AXENFELD). Vielmehr sind die Wundränder gelb infiltriert und gequollen. Dabei ist die Iris schwer entzündet, und in der vorderen Kammer sammelt sich ein dickes Hypopyon an. Das Bild kann mehr oder weniger schnell in das einer Panophthalmitis übergehen.

Bei einem 7jährigen Jungen war die Hornhaut durch einen Gabelzinken doppelt durchbohrt. Der Einstich zeigte eine schwere Infiltration, der Ausstich einen kleinen Irisvorfall. Gleichzeitig waren Hypopyon und Cataracta traumatica vorhanden. Der Irisprolaps wurde excidiert. Es entstand jedoch ein Linsenabsceß, der entleert werden mußte. Daraufhin entwickelte sich ein Pupillarabschluß mit sekundärem Glaukom. Eine Iridektomie beseitigte die Drucksteigerung, jedoch bildete sich in dem geschaffenen Kolobom eine neue Exsudatmasse. Wiederum kam es zu einer Napfkucheniris, die abermals eine Iridektomie bedingte. Endlich mußte noch der Nachstar durchschnitten werden, worauf ein Sehvermögen von Fingerzählen in 2 m festgestellt wurde.

Manchmal kann man durch eine Milcheinspritzung die Eiterung bannen. BIRCH-HIRSCHFELD rühmt den Einfluß der Bestrahlung mit ultraviolettem Lichte.

Besondere Fälle zeichnen sich dadurch aus, daß nach einer Verletzung der Hornhaut sich ein selbständiger Krankheitsprozeß in Form von rückfällig werdenden Reizungen mit Schüben von Gefäßneubildungen ausbildet. Als Beispiel gebe ich folgende Krankengeschichte:

Ein 28jähriger Schmied erschien im Jahre 1921 mit einem heftig entzündeten rechten Auge. Innerhalb einer oberflächlichen Macula sah man ein frisches unbedeutendes Infiltrat. Nachdem dieses abgeheilt war, schossen zahlreiche neue feine Infiltrate auf, die besonders am Limbus saßen und nach Abklingen immer neuen Eruptionen Platz machten. Die Tuberkulinprobe war negativ. Eine Störung der Empfindlichkeit der Hornhautoberfläche war nicht vorhanden. Bakteriologisch war nichts nachzuweisen. Der Prozeß dauerte über 2 Monate und wurde durch Staphareinspritzungen anscheinand günstig beeinflußt. Dieser

Zustand suchte den Mann seit dieser Zeit in jedem Jahre monatelang heim. Auch das
Ausbrennen des in der Regel zuerst auf der alten Macula corneae auftretenden Infiltrates
hatte auf den Gesamtverlauf des einzelnen Anfalls keinen wesentlichen Einfluß. Nicht
immer trat dabei die Gefäßentwicklung in den Vordergrund, zum Teil fehlte sie auch
Schließlich stellte es sich heraus, daß die zu den immerwährenden Rückfällen Anlaß gebende
Hornhauttrübung die Folge eines traumatischen Geschwürs war; nur hatte der Patient
bislang niemals von dem Ereignis gesprochen. Bei dem Fehlen jedes anderen nachweisbaren Grundes und der Tatsache, daß die Erkrankung immer nur das ehedem verletzte
Auge befiel, scheint ein ursächlicher Zusammenhang zwischen der primären Verletzung
und den rezidivierenden Infiltraten höchst wahrscheinlich.

d) Die Folgen an der vorderen Uvea.

Die anatomische Lage der Iris und des Corpus ciliare macht es selbstverständlich, daß eine isolierte scharfe Verletzung ausgeschlossen ist. Sie können
nur gleichzeitig mit der Hornhaut oder Lederhaut in Mitleidenschaft gezogen
werden. Über den *Irisvorfall* ist schon oben das Nötige gesagt (S. 465). Die
Riß- und Schnittwunden der Iris heilen meist glatt, wenn auch stets Dehiscenzen
zurückbleiben, so daß bei starker Vergrößerung mit der Spaltlampenapparatur
ihre Folgen immer feststellbar sind. Dagegen führt die *Durchtrennung des
Sphincter pupillae* regelmäßig zu einer Entstellung der Pupille. Sie bleibt
dauernd und stört je nach der Breite des im Pupillarsaum klaffenden Spaltes
mehr oder weniger die Aufgabe der Regenbogenhaut als Blende zu dienen.

Fremdkörper, welche in das Irisgewebe eingedrungen sind, können oft nur
schwer entfernt werden; denn die lockere faserige Struktur der Regenbogenhaut
läßt ein Fassen mit der Pinzette ohne eine schwere Läsion des Gewebes nicht zu.
Eiserne Splitter müssen wegen der Gefahr der Siderosis bulbi unbedingt herausgezogen werden (s. S. 516). Dies geschieht am besten, indem man mit der Lanze
einen Einschnitt am gegenüberliegenden Limbus ausführt und den flachen Ansatz
des Hirschbergschen Handmagneten in die Nähe des Splitters bringt. Trotz
dieser Vorsichtsmaßregel läßt es sich nicht immer vermeiden, daß der Splitter
in dem Irisgewebe festhakt und Teile desselben mitherausgerissen werden.
Manchmal ist zur Entfernung des Fremdkörpers die Vornahme einer Iridektomie
unerläßlich. Wenn es sich um ganz kleine eiserne Splitter handelt, kann man
auch den Versuch machen, die magnetisch gemachte Lanzenspitze bis an den
Fremdkörper heranzuschieben und ihn mit dem Instrument herauszuziehen.

Wenn *Kupfersplitter* (vielfach Teile von Zundhütchen und Geschossen)
direkt in die Iris oder das Corpus ciliare eindringen, entwickelt sich in der Regel
eine stürmische Iridocyclitis serofibrinosa, die lediglich durch die in Lösung
übergehenden Kupfersalze bedingt ist und nach gelungener Entfernung des
Fremdkörpers sich völlig zurückbilden kann. Bei längerem Verweilen von
Kupferpartikeln in der vorderen Uvea werden dauernde Reizerscheinungen
wachgehalten, deren Endergebnis meist eine Phthisis bulbi dolorosa und damit
Enucleatio bulbi ist.

Pulverkörner haben nur selten die Kraft, daß sie nach Durchdringen der
Hornhaut bis in die Iris gelangen. Zuweilen veranlassen sie hier exsudative
Prozesse, mitunter werden sie reaktionslos vertragen oder auch resorbiert,
indem mit Hilfe von Exsudatzellen die Teilchen fortgeschafft werden.

Beim Steinsprengen flogen einem 26jährigen Arbeiter Pulverkörner gegen das Auge.
Einige durchschlugen die Hornhaut und setzten sich in der unteren Irishälfte fest. Die
Folge war eine erhebliche fibrinöse Ausschwitzung an der betreffenden Stelle. Der Versuch,
die Fremdkörper mit der Pinzette zu fassen und ohne Verstümmelung der Membran zu
entfernen, mißlang, weil schon eine feste Verbindung mit dem Gewebe eingetreten war.
So mußte ich mich dazu entschließen, mittels einer knopflochförmigen Iridektomie die Fremdkörper zu beseitigen.

Infizierte Verletzungen der Iris können alle Stadien von der leichten Iritis mit rasch lösbaren Verklebungen des Pupillarrandes bis zu den schwersten fibrinösen und eitrigen Entzündungen hervorrufen. Schon innerhalb weniger Stunden kommen unter Umständen so feste Anheftungen der Iris an der Linsenkapsel zustande, daß die Mydriatica machtlos sind. Stets ist der Versuch anzuraten, durch eine parenterale Eiweißkörpertherapie (Einspritzung von Milch und Eiweißpräparaten in die Glutaeen) die ausgebrochene Infektion einzudämmen. Auch die altbewährte Quecksilberinunktionskur sowie intravenöse Elektrokollargoleinspritzungen sind bei länger anhaltenden Prozessen anzuraten. Selbstverständlich erfordert aber jede mit einer dauernden Reizung des vorderen Uvealtractus einhergehende perforierende Verletzung die genaueste Beobachtung im Hinblick auf die Möglichkeit der Entwicklung einer sympathisierenden Entzündung. Diese Erkrankung ist im vorliegenden Bande in dem Kapitel von REIS (S. 599) ausführlich geschildert.

Als Folgezustand einer perforierenden Verletzung des vorderen Augenabschnittes wird hin und wieder eine *Neuritis nervi optici* mit stärkerer Schwellung der Papille angetroffen. Die Ursache ist in der Wirkung der toxischen Produkte der im Auge befindlichen Keime zu suchen, während eine der echten Stauungspapille gleichende rein ödematöse Anschwellung der Sehnervenscheibe zustande kommen kann, wenn der Augenbinnendruck längere Zeit erheblich absinkt. Dann liegt lediglich ein physikalisches Moment als auslösende Ursache vor (siehe Band 5, S. 697).

Die **Raupenhaarverletzung** ruft neben dem Eindringen der nadelartigen Haare in die Hornhaut Knötchenbildungen in der Episclera und ebensolche mit heftigen Entzündungserscheinungen einhergehende Prozesse in der Iris hervor. Der Zustand ist als Ophthalmia nodosa bekannt und in diesem Bande auf S. 121 näher beschrieben.

Ähnlich verhält es sich mit der Verletzung durch *Klettenstacheln* (KRAUPA), *Strohblumenteilen* (MANFRED KARBE).

5. Die scharfen Verletzungen der Linse.

Eine jede Kontinuitätstrennung der Linsenkapsel, welche dem Kammerwasser Zugang zu den Linsenfasern gewährt, führt zu einer Trübung und Aufquellung der Linsensubstanz (siehe auch O. WEISS, Bd. 2 des Handbuches), sofern noch genügend Rindenschicht vorhanden ist. Deswegen gehören die scharfen Verletzungen der Linse nicht nur wegen ihrer Häufigkeit, sondern auch wegen der schweren Folgen für das Sehvermögen zu den wichtigsten Augenunfällen. Je nachdem, ob in jugendlichen Jahren die quellenden Linsenfasern sich spontan aufsaugen oder ob ein (in späteren Jahren stets notwendiger) operativer Eingriff erfolgt, kommt es dabei über kurz oder lang zur Linsenlosigkeit (Aphakie) mit ihren optischen Folgen, oder, wenn aus irgendwelchen Gründen die getrübte Linse im Auge verbleibt, zu schwerer Sehstörung.

Cataracta traumatica. Der *Ablauf der Veränderungen* an der Linsensubstanz ist je nach den vorliegenden Verhältnissen ein sehr verschiedener. Bei jugendlichen Personen kann trotz kleiner Hornhautwunde und Vorliegens eines wenig umfangreichen Kapselrisses schon innerhalb der ersten 24 Stunden die Linse einer völligen Trübung anheimfallen. Bald treten aus der Kapselwunde graue flockige Massen, die aufquellenden Linsenfasern aus. Sie sind eine Zeit lang im Kammerwasser suspendiert, fallen häufig auch zu Boden, so daß sie den unteren Kammerwinkel anfüllen, und werden allmählich resorbiert, indem sie in immer kleinere Partikelchen aufgelöst werden. Innerhalb weniger Wochen kann auf diese

Art eine völlig klare Pupille wieder erlangt werden, in der nur noch zarte Kapselreste vorhanden sind, ohne daß eine sonderliche Reizerscheinung den Heilungsverlauf stört. Nicht selten — vor allem bei Stichverletzungen mit minimaler
perforierender Hornhautwunde — kommt es dann vor, daß der Arzt bei irgendeiner Gelegenheit den aphakischen Zustand des Auges feststellt, ohne daß der
Patient etwas davon weiß. Da die Unfallgesetze den Arbeiter bei eingetretener
Verletzung veranlassen, alsbald ärztliche Hilfe in Anspruch zu nehmen, handelt
es sich in solchen Fällen zumeist um Frauen und Kinder.

Je geringer die eindringende Gewalt und je kleiner die Kapselwunde ist,
desto langsamer vollzieht sich im allgemeinen der Prozeß der Trübung und
Quellung der Linsensubstanz. Manchmal erfolgt die Vollendung des kataraktösen
Zustandes in Schüben, oder es bleibt hin und wieder überhaupt bei einer partiellen
und stationär werdenden Trübung. So vermag sich aus Anlaß einer durchdringenden Linsenkapselverletzung ab und zu bei alten Leuten ein Zustand
zu entwickeln, der demjenigen des gewöhnlichen Altersstars sehr nahe kommt.

Die *operative Behandlung* richtet sich nach dem Alter des Verletzten, nach der
Ausdehnung der Hornhaut- und Linsenkapselwunde, sowie nach der Schnelligkeit, mit welcher die Linsentrübung und -quellung einsetzt. Wird man gezwungen, operativ einzugreifen, so genügt bei jugendlichen Personen bis zum
Beginn der 30er Jahre der einfache Lanzenschnitt zur Extraktion. Bei älteren
Patienten hängt die Wahl der Methode davon ab, ob die Verletzung eine stärkere
Zertrümmerung des dann schon erheblichen Linsenkerns nach sich gezogen hat,
oder ob dieser durch seinen Umfang den Lappenschnitt mit dem Schmalmesser
notwendig macht. Im allgemeinen wird man wohl abwarten, bis die Cataracta
traumatica möglichst total geworden ist. Doch ist man nicht selten zu einem
früheren Eingreifen gezwungen, wenn der Quellungsprozeß stürmisch vor sich
geht und ein sekundäres Glaukom (siehe S. 509) droht oder ausbricht.

Findet die Operation in einem Stadium statt, in dem die Linsenfasern noch
nicht vollständig in getrübte Massen umgewandelt sind, so gelingt es meist
nicht, in *einer* Sitzung alle Linsenteile zu entfernen. Die noch durchsichtigen
Partien entziehen sich durch ihre Klebrigkeit der Einwirkung des massierenden
Löffels und bleiben im Auge, so daß bald die Pupille wiederum von Linsen-
flocken angefüllt wird. Wenn die Neigung zur Aufsaugung dieser Reste nur
gering ist, macht sich oft genug ein zweiter oder auch ein mehrfach wiederholter
Eingriff nötig.

Andererseits kommen bei älteren Leuten auffallend spröde Formen vor,
insofern bei der Operation die Linse in Stücke bricht. Dann will es manchmal
nicht gelingen, die letzten Bröckel herauszustreichen, wenn man nicht durch
eine zu gewaltsame Massage eine schwere Schädigung des Auges in Kauf nehmen
will. Derartige Reste können dann eine monatelange Reizung des Bulbus heraufbeschwören, der man ziemlich machtlos gegenübersteht. Nicht immer ist der
Endausgang günstig; sondern es schließt sich auch manchmal ganz allmählich
eine Phthisis bulbi an.

Ferner muß man bei der Festsetzung des Operationstermins darauf Rücksicht nehmen, daß bei vielen Wundstaren eine Iritis vorhanden ist, die nicht
auf einer Infektion beruht, sondern durch den Reiz der quellenden Linsen-
flocken bedingt wird. Sie äußert sich ab und zu in der Form der sog. Iritis
serosa, d. h. durch das Auftreten von Beschlägen an der Hornhauthinterfläche.
Infolge der komplizierenden Iritis kommt man dann unter Umständen in eine
schwierige Lage. Einesteils möchte man die Ursache der Iritis durch Ablassen
der quellenden Linsenmassen beseitigen und andererseits muß man mit dem
operativen Eingriff eine Steigerung der Reizerscheinungen an der Regenbogenhaut in Kauf nehmen, deren rasche Heilung nur zu oft nicht gelingen will.

Wenn man jedoch völlige Sicherheit darüber gewinnen kann, daß die Irisreizung mechanisch bedingt ist, empfiehlt sich immer die Ablassung der Fasermassen.

Sind bei der Verletzung Iristeile vorgefallen, dann soll man zunächst den Prolaps excidieren und die Wunde durch Bindehautdeckung versorgen, die Cataracta traumatica aber zunächst sich selbst überlassen. Je mehr man ein verletztes Auge in den ersten Tagen durch Eingriffe irritiert, desto schwerer wird es später, ein Urteil darüber zu fällen, ob die Entzündungssymptome die Anzeichen einer einsetzenden sympathisierenden Iridocyclitis sind oder nicht.

Sowohl bei der ersten Wundversorgung als auch bei einer nachfolgenden Linsenextraktion ist mit besonderer Sorgfalt darauf zu achten, daß nicht etwa *Linsenkapselteile in der Wunde* liegen bleiben und einen exakten Wundschluß verhindern, weil solche Ereignisse die Gefahr der sympathischen Ophthalmie steigern (siehe S. 602).

Die Möglichkeit der Komplikation mit einem *Sekundärglaukom*, das im Laufe der sich entwickelnden Cataracta traumatica einsetzt, wurde schon oben gestreift. Der Zustand ist durch mechanische Ursachen bedingt, indem entweder die quellenden Linsenmassen die Iriswurzel vortreiben und den Kammerwinkel zupressen oder abgebröckelte Linsenfasern das Filter des Kammerwinkels verstopfen. Freilich müssen noch andere, und zwar unbekannte Momente mitspielen; denn sonst wäre es nicht zu verstehen, daß in scheinbar ganz gleichen Fällen das eine Mal Glaukom hinzutritt, das andere Mal nicht.

Wird die Fürsorge für das Auge vernachlässigt, so kann es bei älteren Leuten sogar zur Erblindung durch Glaukom kommen. Indessen ist auch die Länge der Zeit, welche das Auge ein solches Sekundärglaukom auszuhalten vermag, durchaus verschieden.

Ein 50jähriger Patient erlitt eine Eisensplitterverletzung mit einem kleinen Irisprolaps. Es gelang, den Fremdkörper zu entfernen, wobei sich eine periphere Excision eines Stückchen Iris mit Erhaltung der Sphincterpartie nötig machte. Unter einem Vorwand verließ der Patient die Klinik, kam mehr als 4 Wochen später, sichtlich abgemagert und mit rasenden Schmerzen wieder, die schon längere Zeit bestanden hatten. Der Bulbus war steinhart und zeigte schwerstes akut entzündliches Glaukom. Darauf wurde zweimalige Extraktion notwendig. Endresultat: Normaler Augenhintergrund, klare Pupille; mit Starglas Sehschärfe = $^5/_{20}$.

Nicht immer ist eine Starbildung die unausbleibliche Folge einer Linsenverletzung. *Feinste aseptische Stich- und Splitterverletzungen können von einem sofortigen Verkleben der Kapselöffnung gefolgt sein, so daß der Zutritt von Kammerwasser zur Linsensubstanz unmöglich gemacht wird.* Namentlich wird eine solche günstige Wendung dann beobachtet, wenn der Ort der Kapselverwundung hinter der Iris liegt und diese die Stelle bedecken kann.

Ein 12jähriger Knabe erlitt eine Verletzung durch den Stich mit einer Stopfnadel. Die Hornhaut trug eine perforierende Wunde. Die Linsenkapsel zeigte eine feine Läsionsstelle und einen in die Fasermassen hinein führenden Stichkanal, der eine rosettenartige Trübung der Linsensubstanz nahe der Hinterfläche veranlaßt hatte. Nach 14 Tagen war nur noch die Kapselnarbe sichtbar; aber man suchte vergebens nach dem Stichkanal und der umgebenden Trübung. Eine Kontrolluntersuchung nach einem Jahre ergab, daß die Linse völlig durchsichtig geblieben war.

Vogt konnte an der Spaltlampe die Aufhellung einer derartigen Rosettenkatarakt der hinteren Corticalis nach einer Nadelstichverletzung schrittweise beobachten. Er fand außerhalb der Perforationsstelle eine völlig gleichmäßige Trübung, die nur eine sehr dünne Faserschicht einnahm und der Richtung der Fasern und der Nähte der Linse folgte. Ihre Ränder waren aufs feinste gefiedert, wodurch die Naht- und Faserzeichnung bis in alle Einzelheiten zur Darstellung gebracht wurde. Sehr deutlich war die Zusammensetzung der Trübung aus kleinsten kataraktösen Tröpfchen. Diese resorbierten sich allmählich, indem an ihre Stelle kleinste schwarze Lücken traten. Innerhalb von 6 Wochen war

der Aufsaugungsprozeß vollendet, und es blieb nur die unmittelbar an den
Stichkanal angrenzende Fasermasse in Form einer geringen lokalen Starbildung
getrübt.

Fremdkörper der Linse[1] sind vielfach beobachtet worden und haben eine
besondere Bedeutung. Im allgemeinen geben sie genau so zu einer Katarakt
Anlaß, wie jede andere mit Eröffnung der Linsenkapsel einhergehende Verletzung; doch sind nicht selten Ausnahmen von dieser Regel anzutreffen. So
sah ich einen Fall, in dem ein größerer hakenförmiger Splitter schon 6 Jahre
lang in der Linse steckte, ohne daß eine allgemeine Linsentrübung eingetreten
war. Selbst nachdem der Splitter herausgezogen worden war, wurde die
Linse noch ein halbes Jahr später klar gefunden. Somit ist auch unter
diesen Umständen (z. B. nach Entfernung kleinster Eisensplitter mit dem
Magneten) die Möglichkeit gegeben, daß sich die Kapselwunde sofort schließt,
ohne daß eine Katarakt eintritt. Ja, in der Linse lange Zeit eingeheilt
gewesene eiserne kleine Fremdkörper sind nach einem feinen Einschnitt in die
Kapsel auf magnetischem Wege entfernt worden, ohne daß eine Trübung nachfolgte (Elschnig).

Wenn *Eisensplitter geraume Zeit in der Linse verweilen,* kann durch die
Linsenflüssigkeit eine Lösung des oxydierten Metalls bedingt werden. Dann
ist eine eigentümliche Braunfärbung und bröckelige Beschaffenheit der Linsensubstanz die Folge. H. Sattler erklärt diese Erscheinung so, daß aus der Oxy-
dierung des Eisens eine lösliche und diffusionsfähige Ferriverbindung hervorgeht, weil die Fällung der Oxyde durch die Globuline der Linse verhindert wird.
So kann die Verbindung des gelösten Oxyds mit den Eiweißstoffen der Linse
eine Art Gerbung und Verhärtung der Linsenmasse erzeugen. Ein solcher
Vorgang vermag zur vollständigen Auflösung der Eisensplitter Anlaß zu geben,
wenn diese besonders klein sind. Die Theorie ist chemisch bestätigt worden;
denn in einem von mir in toto entfernten „Eisenstar" war keine Spur des Eisens
mehr nachweisbar.

Eine andere merkwürdige Folge im Anschluß an eingeheilte Eisensplitter
haben zuerst Cramer, dann Vossius beschrieben. Sie besteht in einer unter
heftigen Schmerzen eintretenden *extremen Mydriasis mit Aufhebung jedweder
Reaktion der Pupille,* ohne daß sich am Augenbinnendruck etwas ändert oder die
Lichtempfindung leidet. Cramer nahm eine Dilatatorreizung durch einen der
Irishinterfläche anliegenden verrosteten Splitter an. Nach Entfernung der
Linse und des Splitters kehrte die normale Pupillenreaktion zurück. In einem
anderen Falle war mit der sekundären Mydriasis eine akute Druckerniedrigung
verbunden (siehe auch die Krankengeschichte S. 516).

Bleisplitter können in der Linse ganz reaktionslos einheilen, und ihre Anwesenheit setzt gewöhnlich nicht andere als mechanisch, d. h. durch die perforierende Wunde selbst bedingte Veränderungen.

3 Jahre nach einer schweren, aber günstig verlaufenen Extraktion einer Cataracta
traumatica, die durch das Eindringen von Bleispritzern bedingt war, fand sich in der Pupille
ein hellgraues, unregelmäßig gestaltetes Gebilde, welches an einem dünnen Faden hin und
her pendelte. Es lag der Durchschlagsstelle in der Hornhaut unmittelbar gegenüber und
konnte nach der Anamnese nur ein Bleipartikelchen sein. Sonst waren keine Zeichen einer
Einwirkung des Metallteils vorhanden.

Kupfer wird in der Linse — im Gegensatz zu den schweren, chemisch bedingten
Eiterungen, die es innerhalb der feuchten Medien des Auges hervorzurufen
pflegt — eine Zeitlang gut vertragen. Th. Leber erklärt dies durch den Mangel
an Gefäßen. Allerdings sah Hirschberg nach jahrelanger Ruhe eine stürmisch
fortschreitende Quellung der Linse.

---

[1] Siehe auch A. Jess, Fremdkörper der Linse. Bd. 5 des Handbuches S. 284.

Die *sonnenblumenartige Kupfertrübung der Linse* (ERTL 1907) ist nicht die Folge der Anwesenheit eines Kupferteilchens in der Linse selbst, sondern kommt bei Sitz des Splitters in der Tiefe des Auges ebenso zustande (siehe auch JESS, Linse, Bd. 5 des Handbuches, S. 288). Bei sonst äußerlich regelrechtem Auge sieht man an der Linsenvorderfläche eine gelbgrüne, scheibenförmige Trübung, von der aus nach allen Seiten verschieden breite Radien nach dem Linsenäquator zu ausstrahlen. Trifft das Büschel des Spaltlampenlichtes in diffuser Beleuchtung schräg auf die Linsenkapsel auf, so erglänzt die ganze Oberfläche der verfärbten Partie in den schönsten Regenbogenfarben. Hingegen verschwindet das Phänomen vollkommen bei jeder Art der Untersuchung im durchfallenden Lichte, weshalb die Affektion „Scheinkatarakt" genannt worden ist. Die später möglich gewordene pathologisch-anatomische Kontrolle hat indessen erwiesen, daß die Ursache doch eine organische Veränderung der Linsenstruktur ist. Schon auf der Schnittfläche des angefertigten Paraffinblocks sah JESS mit unbewaffnetem Auge einen unmeßbar dünnen, grünlichen Streifen, der sich im Schnittpräparate bei 500facher Vergrößerung als eine feine zwischen Kapsel und Epithel gelegene gelbliche Zone darstellte, die sich in zahllose kleine, runde und schollige Teilchen auflösen ließ. Im Dunkelfelde erstrahlte der Streifen infolge der Lichtbeugung in Regenbogenfarben. Der Nachweis, daß es sich um eine Einlagerung von Kupfersalzen handelte, sowie der Befund, daß auch weiter rückwärts solche Partikel angetroffen wurden, veranlaßte JESS anzunehmen, daß durch das unregelmäßige Aufliegen und die Bewegung der Iris das im Kammerwasser sicher in Lösung vorhandene Kupfer eine sternartige Imprägnierung der Linsenvorderfläche setzt. In einem Fall wurde die Pupille dauernd in Atropinmydriasis gehalten, und es entstand dann keine radiäre Streifung, sondern nur ein dem Pupillarrand entsprechender Ring.

Übrigens kann diese „*Chalcosis lentis*" auch eine Drucksteigerung nach sich ziehen. DWORJETZ fand bei einem 24jährigen Patienten ein chronisches Glaukom mit Exkavation der Papille und einem Druck von 34 mm Hg.

Septisch infizierte Fremdkörper rufen beim Eindringen in die Linse einen sog. „*Linsenabsceß*" hervor. Man erkennt ihn an der eigenartig geblähten Form des eitrigen Infiltrats. Soweit die hintere Linsenkapsel von der Verletzung verschont ist, kann sie dank ihrer erheblichen Widerstandsfähigkeit eine geraume Zeit den Durchbruch der Abscedierung in den Glaskörper verhindern. Man darf deswegen den Versuch machen, den Eiterherd in die vordere Kammer zu entleeren, natürlich mit immer zweifelhaftem Erfolge.

Cataracta secundaria. Über den nach Verletzungen sich entwickelnden *Nachstar* ist nicht viel zu sagen; denn er gleicht den auch bei spontanen Linsentrübungen nach Resorption oder Extraktion zurückbleibenden Kapseltrübungen. Nur ist der Prozeß bei dem Wundstar insofern vielseitiger, als entzündliche Reaktionen und Schwartenbildungen zum Teil mitspielen, so daß die operative Behandlung mittels Diszission oder Capsulotomie unter Umständen von einem neuen Schub der Iridocyclitis gefolgt wird. Vorsicht erscheint daher stets geboten.

Aphakie. Nach günstigem Verlaufe und gelungener Entfernung der getrübten Linse ergibt sich als unmittelbare Verletzungsfolge durch die *Aphakie* gewöhnlich eine hochgradige *Anisometropie*. Damit ist fast stets die *Aufhebung des binokularen Sehaktes* verbunden. Nicht gerade selten kommt es, wenigstens anfänglich, auch zur Wahrnehmung von *Doppelbildern*. Früher sah man die Erscheinung als durch die verschiedene Bildgröße begründet an (DONDERS). Wahrscheinlich liegt die Ursache der Diplopie auch darin, daß bei dem notwendigen Ausgleich mit starken Konvexgläsern die *prismatische Wirkung* und die durch sie bedingte Blickwinkelverschiedenheit zwischen beiden Augen stören (siehe Beitrag

ERGGELET Bd. 2 dieses Handbuches). Man pflegt daher in solchen Fällen entweder ein korrigierendes Starglas gar nicht zu verordnen oder läßt es nur stundenweise tragen, damit die regelrechte Fixation und normale Ruhelage des aphakischen Auges nicht verloren geht. Gemeinhin werden die anfänglich störenden Doppelbilder mit der Zeit psychisch unterdrückt; doch gibt es auch Fälle, in denen die Diplopie hartnäckig bleibt.

Ein 25jähriger Maschinist erlitt durch ein platzendes Wasserstandglas eine einseitige Katarakt mit nachbleibender Aphakie bei runder Pupille und voller Sehschärfe unter korrigierendem Konvexglas. Die Starbrille wurde überhaupt nicht vertragen; aber auch ohne vorgesetztes Glas waren die Doppelbilder so unangenehm, daß er seine Arbeit als Schlosser nicht mehr verrichten konnte. Der Zustand änderte sich im Laufe von 3 Jahren nicht und erforderte eine Rente, die über die übliche von 20—25% hinausging.

Verfasser hat sich während eines Menschenalters besonders um die nach Aphakie bleibenden Folgezustände gekümmert und ist zu der Überzeugung gelangt, daß der *grundsätzliche Verzicht auf die Verordnung eines einseitigen Starglases ein Fehler ist*. Der binokulare Sehakt ist eine vor allem psychische Funktion, die bei den verschiedenen Menschen durch Störungen seitens eines Auges durchaus nicht die gleiche Behinderung erfährt. Es hat sich vielmehr ergeben, daß eine ganze Anzahl Aphakischer das einseitige Starglas nicht nur für die Ferne gut verträgt, sondern es auch mit der Zeit als ein unentbehrliches Hilfsmittel für die Naharbeit nicht missen will. Nimmt man die Prüfung am HERINGschen Fallapparat vor, so ist man manchmal erstaunt, wie gering die Fehler sind, ja hin und wieder wird die Prüfung auch ganz fehlerlos bestanden. Dem Verfasser sind einige Mechaniker bekannt, die eine einseitige Korrektion des aphakischen Auges dauernd bei der Nahearbeit tragen, obwohl gerade dieser Beruf große Anforderungen an die Zusammenarbeit beider Augen stellt. Nichts ist falscher als in dieser ganzen Frage von theoretischen Erwägungen auszugehen. Vielmehr muß man von Fall zu Fall individualisieren (MARZOLPH).

Außer der Schwierigkeit, welche in der starken Differenz des Brechungszustandes der beiden Augen liegt, verdient noch ein weiteres Moment unsere Beachtung: Die Neigung zum Auftreten von Auswärtsschielen infolge der Aufhebung des binokularen Sehaktes. CORDS hat in Band 3 des Handbuches auf S. 555 diese Frage behandelt.

6. Die Folgen am Glaskörper und den inneren Augenhäuten einschließlich der Schuß- und Fremdkörperverletzungen.

Die gallertige Beschaffenheit des Glaskörpers erleichtert leider recht oft die Ansiedelung und die Vermehrung von Infektionskeimen, so daß alles darauf ankommt, ob bei einer durchtrennenden Verletzung der inneren Augenhäute eine Infektion eintritt oder nicht. ADOLF JESS hat in Band 5 des Handbuches die traumatischen Veränderungen des Glaskörpers (S. 361) ausführlich dargelegt, so daß ich hier nur das Hauptsächlichste bringen möchte. Neben der Gefahr des Weitergreifens einer im Glaskörperraum zustande kommenden Infektion und der dadurch möglichen Panophthalmitis spielen vor allen Dingen schleichende Entzündungsprozesse eine Hauptrolle, welche den Anlaß zu einer später einsetzenden Netzhautablösung (siehe F. SCHIECK, Erkrankungen der Netzhaut, Bd. 5 des Handbuches, S. 471) geben können.

Ein *schwerer* **Glaskörperverlust** ist ebenfalls bedenklich, weil damit die Druckverhältnisse an der Außenfläche und Innenfläche der Netzhaut grob geändert werden, wodurch eine Netzhautablösung eintreten kann. Freilich besitzt der Glaskörper ein sehr großes Regenerationsvermögen, so daß selbst bei einem stark entspannten Auge die Prognose gelegentlich der ersten Untersuchung im unmittelbaren Anschluß an den Unfall kaum zu stellen ist. Ob der Rat, den

Verlust möglichst rasch durch Auffüllung mit physiologischer Kochsalzlösung zu ersetzen, wirklich den oft zu sehenden Erfolg bedingt, oder ob die Natur sich von selbst hilft, ist schwer zu entscheiden.

Ein 10jähriger Knabe erlitt eine Steinwurfverletzung des Auges, die einen so starken Glaskörperverlust nach sich zog, daß der Bulbus nicht mehr die Form einer Kugel, sondern diejenige eines flachen tellerförmig tief in der Augenhöhle liegenden Gebildes angenommen hatte. Sicher mußte bedeutend mehr als ein Drittel der Glaskörpermasse ausgeflossen sein. Die Hornhaut war in einem größeren Bezirk am Limbus abgerissen. Teile der Regenbogenhaut sowie der Linse lagen in der Wunde. Ich sah mich veranlaßt, die Iris ausgedehnt zu excidieren und die Linse herauszulassen, bevor die Wunde versorgt wurde. Das Augeninnere war blutig imbibiert. Unter Bindehautdeckung gestaltete sich der Heilungsverlauf auffallend günstig. Nach 2 Monaten war die Wunde fest geschlossen, das Auge reizlos, seine Gestalt und Spannung normal. Allerdings lag noch Blut im Glaskörperraum, doch war die Projektion des Lichtes tadellos. Das Endresultat ist unbekannt geblieben.

Verunreinigte, eiserne Splitter sind bei weitem die häufigste Ursache eines *Glaskörperabscesses* und bringen oft sowohl dem Kranken wie dem Arzt eine schwere Enttäuschung trotz wohlgelungener Magnetoperation. Nur ausnahmsweise bildet sich um den Absceß eine dichte Hülle, welche seine weitere Ausdehnung verhindert. Besonders gefährlich sind in dieser Hinsicht, weniger durch die Infektionsgefahr, als durch die Giftwirkung der chemischen Substanzen diejenigen Splitter, welche aus Kupfer oder Kupferlegierungen bestehen.

Da der Glaskörper einen guten Nährboden für *Tetanusbacillen* darstellt, ist die vorsorgliche Einspritzung von Tetanusantitoxin stets geboten, sobald die Möglichkeit besteht, daß der verletzende Körper mit Erde oder Pferdemist in Berührung gekommen sein könnte. Hier sind vor allem Verletzungen mit der Peitschenschnur zu nennen.

In seltenen Fällen beobachtet man, daß mit dem schnell hineinfliegenden Fremdkörper Luft mitgerissen wird, die dann in Form einer oder mehrerer frei schwebender Bläschen sichtbar wird. Man erkennt diese Komplikation daran, daß vor dem Augenhintergrunde kugelige, an der Vorderfläche das Licht stark reflektierende Perlen liegen, die an den Seiten eine zunehmende Schattierung zeigen und von einem schwarzen Saume umgeben sind. Sie verschwinden in wenigen Tagen und haben keine besondere Bedeutung.

Die inneren Augenhäute zeigen im Gegensatz zu den Folgezuständen nach stumpfen Traumen beim Eindringen von spitzen Fremdkörpern nur uncharakteristische Wunden, soweit man sie bei der fast unvermeidlichen Blutung überhaupt im frischen Zustande zu Gesicht bekommt. Je nadelähnlicher die Fremdkörper sind, desto günstiger kann man im allgemeinen die Prognose stellen, vorausgesetzt, daß keine Infektion hinzutritt. Allerdings ist man niemals sicher, daß nicht noch spät eine schleichende Iridocyclitis mit dichten Glaskörpertrübungen zur Entwicklung gelangt oder eine Amotio retinae die Spätfolge darstellt.

Splitter im Bulbus. Wenn wir die Anwesenheit eines Splitters innerhalb der inneren Augenhäute und des Glaskörpers vermuten, ist es unsere erste Aufgabe, die *Natur des Fremdkörpers aufzuklären.* Man darf dabei auf die Angaben des Patienten keinen unbedingten Wert legen; denn hier spielen zufällige Mitwirkungen manchmal eine merkwürdige Rolle. Zumeist läßt sich das gebrauchte Werkzeug oder das bearbeitete Material nicht mehr zur Stelle schaffen, um zu kontrollieren, ob frische Defekte an ihm vorhanden sind. Da es sich in der Regel darum handelt, daß mit einem eisernen Instrumente gearbeitet wurde, stellen die weitaus größte Mehrzahl aller intraokularen Fremdkörper **Eisensplitter** dar. Deshalb sind zur Diagnose das Sideroskop, der Riesenmagnet und die Röntgenplatte heranzuziehen. Wenn wir mit dem Augenspiegel eine Läsion der Netzhaut sehen, so gilt es zu entscheiden, ob eine etwa feststellbare

Blutung den fraglichen Splitter einhüllt oder nur als Folgezustand des Aufprallens aufzufassen ist. Dann muß auch danach gesucht werden, ob nicht eine *doppelte Durchbohrung* der Augapfelwandung vorliegt.

Heute dürfte das *Röntgenverfahren wohl die maßgebende Methode zum Nachweis eines intraokularen Splitters* darstellen, die namentlich bei Verwendung stereoskopischer Aufnahmen (SWEET, HASSELWANDER) Vorzügliches leistet [1]. Zur Festlegung des Hornhautscheitels dient die von WESSELY angegebene dünne, auf das Auge zu legende Schale. Einen weiteren Fortschritt hat die von A. VOGT empfohlene skeletfreie Aufnahmetechnik gebracht.

Namentlich erfordern 'diejenigen Fälle besondere Vorsichtsmaßregeln bei der Deutung des Röntgenbildes, die die Frage offen lassen, ob der Splitter im Bulbus oder außerhalb seiner Wandungen sitzt.

Eine *doppelte Durchbohrung,* d. h. das Verlassen des Augapfels durch den Splitter nach völliger Durchquerung ist nicht gerade selten. In günstig gelagerten Fällen sieht man außer der ohne weiteres feststellbaren Einschlagöffnung der Horn- oder Lederhaut mit dem Spiegel im Bereiche der inneren Augenhäute eine zweite Wunde. Natürlich ist diese Beobachtung nur dann möglich, wenn der Glaskörper genügend klar geblieben ist.

Öfters wird die Tatsache festgestellt, daß *ein im Auge eingeheilter Splitter allmählich seine Lage durch Wanderung verändert.*

Das weitere Schicksal des Auges ist aber nicht nur von der Art des Splitters, sondern auch von seiner sterilen oder nicht sterilen Beschaffenheit abhängig. Hier gilt das schon oben über den Verlauf einer intraokularen Infektion Gesagte.

Was die *chemisch-physikalische Eigenschaft der Fremdkörper* anlangt, so sind kleine Bleisplitter am wenigsten gefährlich. Sie können auch in der Netzhaut reaktionslos einheilen. Feine Schrotkugeln (Vogeldunst) werden unter Umständen ebenfalls vertragen. Freilich ist man nie sicher, ob nicht mit der Zeit eine allmählich einsetzende Schrumpfung des Augapfels die Prognose trübt. SCHERZER hat die Literatur über das Schicksal solcher Augen zusammengestellt.

Recht merkwürdig ist es, daß die Aderhaut **Bleisplitter** durchaus nicht so gut verträgt, wie die Netzhaut und der Glaskörper. Wie HERTEL zeigen konnte, besteht hier die Möglichkeit, daß sich die Splitter in allerfeinste Teilchen auflösen. Dann bilden sich um sie herum entzündliche Herde, so daß man vor die Frage gestellt ist, ob nicht eine sympathisierende Entzündung mitwirkt. **Aluminiumsplitter** verhalten sich ähnlich.

Kupfer mit seinen Legierungen (Messing u. dgl.) spielt bei den Verletzungen des Glaskörpers dann eine besondere Rolle, wenn Teile davon im hinteren Augenabschnitte stecken bleiben. Durch Tierversuche hat TH. LEBER nachgewiesen, daß die Oxydationsprodukte des Kupfers in den Augenflüssigkeiten gelöst werden und eine chemisch bedingte, also sterile Eiterung erzeugen. Hin und wieder kommt es zwar zu einer Einkapselung der Splitter, doch vermögen die Salze trotzdem durch die einhüllenden Gewebe hindurch in die Nachbarschaft zu diffundieren. Einen derartigen lehrreichen Fall beschreibt WILLY WEISS:

Ein 22jähriger Mann erlitt am 24. 6. 23 eine durchdringende Verletzung des rechten Auges, indem ein kleiner Kupfersplitter am nasalen unteren Hornhautrande eindrang. Der vordere Augenabschnitt war unberührt geblieben, doch fand sich 3 Tage später im unteren Drittel des Glaskörpers ein Bluterguß und daran grenzend eine Netzhautablösung. Der Splitter war in einem Exsudatfleck eingebettet. $S = {}^5/_{30}$. Die Trübung des Glaskörpers nahm rasch zu. Es kam auch zu einer nachträglichen Blutung in den Glaskörper. Am 16. 6. 23 wurde der Patient entlassen. Das Auge war reizlos, etwas weich, der Glaskörper

---

[1] Näheres ist im Kapitel A. BRÜCKNER, Untersuchungsmethoden in Bd. 2 des Handbuches nachzulesen. Dort sind auch die Methoden der Markierung der Lage des Bulbus angegeben.

noch trübe, der vordere Bulbusabschnitt normal. S = Handbewegungen. Ein Vierteljahr später flammte ein stürmischer Reizzustand des verletzten Auges auf. Fibrinöses Exsudat in der Vorderkammer, Iritis, gelber Reflex aus der Gegend der hinteren Linsenkapsel, dichte Glaskörpertrübung. S.: Unsicherer Lichtschein. 4½ Monate nach der Verletzung Enucleation. Pathologisch-anatomischer Befund: Der Kupfersplitter war im unteren Drittel des Glaskörpers in ein erbsengroßes, weißgrünlich gefärbtes Exsudat eingebettet, das zum Teil organisiert war. Totale Netzhautablösung. Gelöstes Kupfer wurde mikrochemisch nachgewiesen in der DESCEMETSchen Membran, zwischen Linsenkapsel und Kapselepithel, in den innersten Netzhautschichten und in der stark mit Entzündungsprodukten durchsetzten, vorderen Glaskörperbegrenzung.

Durch die Imprägnierung mit den gelösten Kupfersalzen kommt es vom Glaskörper aus zu der schon erwähnten Sonnenblumenkatarakt (S. 511). Wenn der Glaskörper klar genug bleibt, kann man die Kupferablagerung in der Netzhaut [Chalcosis retinae (A. VOGT)] in Gestalt eines goldgelben Reflexes in der

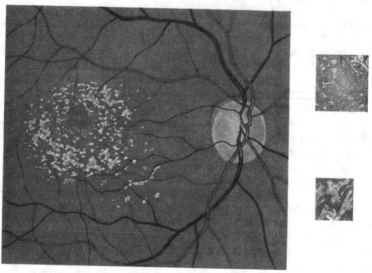

Abb. 15. Chalcosis retinae des linken Auges. (Nach H. K. MÜLLER.)
Rechts oben: im rotfreien Licht. Rechts unten: vergrößerte Wiedergabe der einzelnen Netzhautherde.

Gegend der Netzhautmitte und ähnliche Streifen entlang den Netzhautgefäßen sehen. Es sind auch gelbe, unregelmäßig gestaltete Netzhautherde in kranzförmiger Anordnung um die Macula herum beobachtet worden (Abb. 15). Die Entwicklung dieser Krankheitsbilder braucht indessen Jahre.

Ähnliche Vorgänge spielen sich in der Hornhaut ab. Die Hornhautverkupferung (Chalcosis corneae) ist in diesem Bande S. 371 ausführlich besprochen.

Zink- und nicht zu große **spitzige Glaspartikel** können einheilen. Manchmal führen sie zur Bildung kleiner Granulationsknoten in ihrer Umgebung. Bei den Fremdkörpern aus Glas ist außerdem ihre Durchlässigkeit für Röntgenstrahlen recht hinderlich für die Diagnose und Lokalisierung.

Die operative Entfernung *aller nicht magnetischer Splitter* aus der Tiefe des Auges macht große Schwierigkeiten. Aber es ist unter den zahllosen Kriegsverletzungen doch hin und wieder gelungen, auch solche Splitter herauszuholen.

Nach Erweiterung der perforierenden Wunde oder Anlegung eines neuen Meridionalschnittes geht man unter Leitung des Augenspiegels auf den Fremdkörper oder die ihn umhüllende Trübung mit der Pinzette zu und sucht ihn zu fassen.

ENGELBRECHT hat sich dabei der skeletfreien Röntgenaufnahme mit Draht-
kreuzprothese erfolgreich bedient, CORDS die Operation unter Leitung des
Röntgenschirms vorgenommen. Man kann auch die SACHSsche Durchleuchtungs-
lampe benutzen, um einen Schatten des Fremdkörpers auf der Augapfelwandung zu erzeugen, besonders bei Schrotkörnern und Körpern ähnlicher Größe.

Die **Eisensplitter** sind selbstverständlich dadurch besonders gefährlich,
daß sie bei längerem Verweilen eine *Siderosis bulbi* nach sich ziehen. Schon
oben (S. 506) wurde auf diese Möglichkeit hingewiesen. BUNGE hat als erster
dieses Krankheitsbild beschrieben. Schon A. v. GRAEFE beobachtete als
Folgezustände des Verweilens von Eisen im Auge bronzegelbe und rostbraune
Punkte auf der vorderen Linsenkapsel in kranzförmiger Anordnung. Allmählich kommt es zu einer zunächst grünlichen, dann gelblichbraunen Verfärbung
und Entartung der Iris (HIRSCHBERG). Daran schließt sich eine Netzhaut-
degeneration, die vor allem in der Gegend des hinteren Poles Platz greift
und mit Herabsetzung der Lichtempfindung (Hemeralopie) und Einengung
des Gesichtsfeldes verbunden ist. Als Ursache ist die Einlagerung von Eisen-
salzen in die nervösen Teile der Membran erwiesen. Unter Umständen
schließen schwere Glaskörpertrübungen und das Hinzutreten einer Netzhautablösung den unheilvollen Verlauf ab. Mit der Spaltlampe kann man die Kennzeichen der sich entwickelnden Siderosis noch früher feststellen. A. VOGT sah
1. eine Gelbfärbung des Hornhautparenchyms, 2. das Auftreten von Pigmentlinien ähnlich dem FLEISCHERschen Ringe (siehe S. 243 dieses Bandes), 3. bräunliche Pünktchen im Kammerwasser, 4. subkapsuläre Stäubchen von Eisen an
der ganzen Linsenvorderfläche, 5. auffallend große, lebhaft rote Pigmentklümpchen im Glaskörper. Die siderotischen Veränderungen der Linse hat
A. JESS in Bd. 5, S. 286 beschrieben.

Nach meinen Erfahrungen können die rostartigen Einlagerungen nach
Entfernung des eisernen Fremdkörpers anscheinend wieder völlig verschwinden.
Indessen gewährt erst eine längere Beobachtung die Sicherheit, daß die Netzhaut
nicht doch noch nachträglich Schaden leidet.

Ein 17jähriger Arbeiter erlitt eine Fremdkörperverletzung, der zunächst keine Bedeutung
beigelegt wurde. Erst nach 4 Monaten trat er wegen einer Verfärbung der Iris in augenärztliche Behandlung. Einer feinen parazentralen Hornhautnarbe entsprach eine zarte
Trübung in der vorderen und hinteren Linsenkapsel. Die Iris war rostfarben, die Pupille
stark erweitert und reaktionslos. In Fortsetzung der durch die Hornhaut- und Linsen-
kapselnarben gezogenen Linie fand sich eine unregelmäßig pigmentierte Stelle des Augenhintergrundes, in der ein heller Körper eingebettet war. Mehrmalige Versuche mit dem
Riesenmagneten mißlangen. Nach weiteren 2 Monaten hatte sich auf der vorderen Linsenkapsel ein Kranz von rostroten Fleckchen gebildet. Außerdem zeigte sich die Linse nunmehr vollständig getrübt. Da die Projektion prompt war, erfolgte eine lineare Extraktion,
die, ohne Reste zu hinterlassen, gelang. Nach einem Jahre waren nur noch die leichte sidero-
tische Verfärbung der Iris und die unregelmäßig pigmentierte Stelle des Fundus zu sehen.
+ 11,0 dptr S = $^5/_5$. In diesem Falle mußte angenommen werden, daß der Splitter durch
Verrostung aufgelöst worden war (Beobachtung von O. THIES).

Günstiger in bezug auf die Wiederherstellung der Funktion sind mehr entzündliche Veränderungen des Augenhintergrundes im Anschluß an Eisen-
splitterverletzungen, wenn die typischen Symptome im vorderen Bulbusabschnitt fehlen. Als Beispiel führe ich folgende Beobachtung an.

Ein 19jähriger Arbeiter erlitt am 14. August 1923 einen Betriebsunfall und kam im
Oktober des Jahres in die Sprechstunde. Es bestand eine völlige Lähmung des Sphincter
pupillae und der Akkommodation. Die Sehschärfe war normal. Da auch der Augenhintergrund keine Veränderungen aufwies, konnte mit der Möglichkeit eines Fremdkörpers nicht
gerechnet werden, zumal der Patient über den Hergang der Verletzung nur sehr unsichere
Angaben machte. Eine Ursache für die Lähmung war nicht festzustellen. 4 Wochen lang
wurde vergeblich versucht, therapeutisch einzuwirken. Da trat plötzlich eine schwere Sehverschlechterung ein. Die Papille erschien gerötet und die Netzhaut zwischen den Gefäßen

gestreift. In der Mitte des Hintergrundes lag eine deutliche Trübung der Netzhaut mit einer davor befindlichen zarten Glaskörperwolke. Beim nochmaligen Absuchen der Fundusperipherie wurde nunmehr ganz unten ein kleiner, grauer, von glänzenden gelben, punktförmigen Exsudaten umgebener Körper sichtbar, der mittels des Sideroskopes als ein Eisensplitter festgestellt wurde. Seine Entbindung durch Meridionalschnitt gelang. 6 Wochen später waren die Entzündungserscheinungen an der Papille und Netzhaut verschwunden, der Glaskörper wieder klar und das Sehvermögen normal. Das Bett des Splitters war dauernd an einer circumscripten, starken Täfelung des Fundus kenntlich.

Die Entfernung der intraokularen Eisensplitter geschieht seit der Einbürgerung der Methode durch Hirschberg (e) mittels des Elektromagneten. Von diesem Autor stammt der sog. Handmagnet, von O. Haab der Riesenmagnet, welcher vielfache Verbesserungen erfahren hat. Der Handmagnet hat den Vorteil, daß man ihn mit seiner Spitze durch einen Schnitt am Limbus in die vordere Kammer einführen kann. Hingegen empfiehlt sich die Anwendung des großen Magneten dann, wenn man den Splitter in der vorderen Kammer nicht sieht und die Hornhautwunde so liegt, daß man hoffen kann, durch die starke Zugwirkung des Instrumentes den eingedrungenen Fremdkörper auf demselben Wege wieder herauszubringen, den er sich gebahnt hatte. Haab hat uns zuerst gelehrt, mit dem Riesenmagneten durch geeignete Stellungen des Auges einen Splitter aus dem hinteren Bulbusabschnitt um den Linsenäquator herum in die vordere Kammer zu ziehen, ohne daß eine Cataracta traumatica die Folge zu sein braucht. Freilich kann ich seine Ansicht, daß der Meridionalschnitt wegen der Gefahr späterer Netzhautablösung zu verwerfen sei, nicht im vollen Ausmaße billigen. Dann dürfte man keine Sklerotomie und keine Glaskörperabsaugung machen. Man wird sich auch zu einem solchen Vorgehen entschließen müssen, wenn der Versuch, den Splitter um den Linsenäquator herumzuleiten, nicht von Erfolg gekrönt ist. Dies kommt vielleicht deswegen vor, weil der Fremdkörper oft in kurzer Zeit innige Verbindungen mit den Gewebsteilen eingeht. Augstein und Hertel sind derselben Meinung. Hertel empfiehlt, den Schnitt nicht unmittelbar am Splittersitz anzulegen, sondern eine Stelle zu wählen, die dem ungefähr gegenüberliegenden Meridian angehört. Bei einer solchen Anordnung werden die Kraftlinien des Magneten besser ausgenutzt. Eliasberg hat geraten, einen Schnitt im Limbus durch Hornhaut und Iris direkt nach hinten zu legen, um den Ansatz des Magneten durch den geschaffenen 0,5 cm langen Schlitz einzuführen. Freilich muß hierbei eine ziemliche Schädigung des Glaskörpers, vor allem in dem empfindlichen und für eine sekundäre Netzhautablösung maßgebenden vorderen Teile in Kauf genommen werden.

Die nähere Schilderung der Magnetoperationsmethoden und der dazu konstruierten Apparate kann hier nicht gegeben werden. Es sei auf den Ergänzungsband des Handbuches verwiesen.

Eine Statistik der Bonner Augenklinik (aus den Jahren 1918—1928) umfaßt 92 Fälle von Magnetextraktionen aus dem Bulbusinneren (Schmidt). Von diesen gingen 52% teils durch Enucleation, teils durch Erlöschen der Funktion verloren. Von den übrigen 48% hatten 19% keine nennenswerte Schädigung. 43% kamen frisch, 47% erst nach 4 Tagen und länger in Behandlung. Dabei war der Endausgang beider Gruppen ungefähr gleich.

Literatur.

Scharfe Verletzungen.

Adam: Weiterer Beitrag zur Mechanik der orbitalen Querschußverletzungen. Ber. ophthalm. Ges. Heidelberg **1920**, 262. — Asmus: Die Anwendung des Sideroskops. 70. Vers. dtsch. Naturf. Düsseldorf 1898. — Augstein, R.: (a) Über Extraktion von Eisensplittern aus dem hinteren Bulbusabschnitt bei Kindern. Klin. Mbl. Augenheilk. **52**, 524 (1914). (b) Gefäßstudien an Hornhaut und Iris. Z. Augenheilk. 8, 317 u. 454 (1902). — Axenfeld, Th.: (a) Weitere Erfahrungen über intraokulare Strahlentherapie. Ber. ophthalm. Ges. Heidelberg **1918**, 12. (b) Die Bakteriologie in der Augenheilkunde. Jena 1908.

Baenziger, Th. u. W. Silberschmidt: Zur Ätiologie der Panophthalmie nach Hacken-splitterverletzung. Ber. ophthalm. Ges. Heidelberg 1902, 217. — Barczinsky, S.: Zur Kenntnis der Augenverletzungen durch Bienenstich. Klin. Mbl. Augenheilk. 69, 769 (1922). — Behr, C.: Über die im Anschluß an perforierende Bulbusverletzung auftretende Stauungspapille. Klin. Mbl. Augenheilk. 50 I, 56 (1912). — Birch Hirschfeld, A.: (a) Die Krankheiten der Orbita. Graefe-Saemisch' Handbuch der gesamten Augenheil-kunde, 2. Aufl. (b) Zur Strahlenbehandlung des Ulcus serpens. Klin. Mbl. Augenheilk. 77, 184 (1926). — Brückner, A.: (a) Kriegsschädigungen des Auges. Jkurse ärztl. Fortbildg 1915. (b) Symblepharonbildung und Ulcus corneae. Z. Augenheilk. 27, 505 (1912). — Bunge: Über Siderosis bulbi. Ber. internat. med. Kongr. Berlin 1890 IV, 10, 151.

Caspar, L.: Isolierte Verletzung des Musculus obliquus superior. Klin. Mbl. Augenheilk. 47 I, 613 (1909). — Cords, R.: (a) Prognose und Therapie der Stirn-Orbita-Schüsse. Z. Augenheilk. 34, 133 (1915). (b) Fremdkörperextraktion aus dem Augapfel unter Leitung des Röntgenschirms. Z. Augenheilk. 37, 67 (1917). — Cramer, E.: (a) Über anderweitige Verwendung der Kuhntschen Operation des Blepharitisectropiums. Z. Augenheilk. 25, 459 (1911). (b) Entfernung eines durch die Augenhöhle in den Augapfel eingedrungenen Eisensplitters. Mschr. Unfallheilk. 1907. (c) Zu den Verletzungen der Augenhöhle. Mschr. Unfallheilk. 1897. (d) Unterlidplastik ohne weithergeholte Lappen. Z. Augenheilk. 46, 297 (1921). (e) Erfahrungen mit der Pichlerschen Haarnaht. Klin. Mbl. Augenheilk. 68, 237 (1922). (f) Wiederherstellung der zerstörten Bindehautsäcke beider Augen durch Stentsplastik. Z. Augenheilk. 42, 116 (1919). (g) Beitrag zum klinischen Verhalten intra-okulärer Eisensplitter. Z. Augenheilk. 2, 96 (1899). (h) Weiterer Beitrag zum klinischen Verhalten intraokulärer Eisensplitter. Z. Augenheilk. 7, 144 (1902). (i) Beitrag zu den Erfahrungen über den Ringabsceß der Hornhaut. Klin. Mbl. Augenheilk. 48 I, 620 (1910). (k) Ein Fall von völliger Heilung der Verrostung des Augapfels. Klin. Mbl. Augenheilk. 40 II, 48 (1902).

Eliasberg, Miron: Der lineare Irisschnitt — Iridotomia limbaris — oder allgemeine Methode zum Eingehen in den Glaskörperraum. Klin. Mbl. Augenheilk. 73, 757 (1924). — Elschnig, A.: Zur Therapie der Eisensplitter in der Linse. Klin. Mbl. Augenheilk. 49 I, 35 (1911). — Engelbrecht: Zur Entfernung von nicht magnetischen Fremdkörpern aus dem Innern des Auges. Graefes Arch. 94, 329 (1917). — Eppenstein, A.: Zur Frage der traumatischen Ätiologie des Herpes corneae. Klin. Mbl. Augenheilk. 61, 323 (1918). — Erggelet, H.: Versuche zur beidäugigen Tiefenwahrnehmung bei hoher Ungleichmäßigkeit. Klin. Mbl. Augenheilk. 66, 685 (1921). — Ertl, Franz: Fremdkörper (Kupfersplitter im Glaskörper). Linsenbilder in Regenbogenfarben. Z. Augenheilk. 31, 322 (1907). — Esser: (a) Die Rotation der Wange und allgemeine Bemerkungen bei chirurgischer Gesichts-plastik. Leipzig: F. C. W. Vogel. (b) Neue Wege für chirurgische Plastik durch Heran-ziehung der zahnärztlichen Technik. Bruns' Beitr. 103, H. 4 (1916). (c) Epitheleinlage als conjunctivaler Ersatz. Klin. Mbl. Augenheilk. 63, 374 (1919).

Fertig, A.: Zur Frage der traumatischen Keratitis parenchymatosa und ihrer Begut-achtung in der Unfallpraxis. Z. Augenheilk. 44, 166 (1920). — Franke, E.: Erkrankungen des Epithels der Hornhaut. Klin. Mbl. Augenheilk. 44, 64 (1906). — Früchte, Wilhelm: Über Iriscysten, besonders ihre Therapie. Klin. Mbl. Augenheilk. 44 II, 42 (1906). — Früchte, Wilhelm u. Gustav Schürenberg: Über Corneoscleralcysten. Klin. Mbl. Augenheilk. 44 II, 404 (1906). — Fuchs, Ernst: (a) Ringförmige und scheibenförmige Keratitis. Klin. Mbl. Augenheilk. 39 I, 514 (1901). (b) Über Ringabsceß der Cornea. Graefes Arch. 56, 1 (1903).

Gamper: Die traumatische Ätiologie des Herpes corneae febrilis. Klin. Mbl. Augenheilk. 58, 224 (1917). — Graefe, A. v.: Cataracta traumatica und chronische Chorioiditis durch einen fremden Körper in der Linse bedingt. Graefes Arch. 6 I, 134 (1860). — Grüter: Experimentelle und klinische Untersuchungen über den sog. Herpes corneae. Ber. ophthalm. Ges. Heidelberg 1920, 162. — Gutzeit, R.: Totale rechtsseitige Ophthalmoplegie durch Forkenstich in die linke Seite der Oberlippe. Z. Augenheilk. 47, 42 (1922).

Haab, O.: (a) Die Verwendung sehr starker Magnete zur Entfernung von Eisensplittern aus dem Auge. Ber. ophthalm. Ges. Heidelberg 1892, 163. (b) Über die Magnetoperation. Ber. ophthalm. Ges. Heidelberg 1911, 2. — Handmann: Über 2 Fälle von traumatischer Augenmuskeldehnung. Klin. Mbl. Augenheilk. 71, 221 (1923). — Harman, N. Bishop: Case of traumatic arterio-venous lesion of the Orbit. Proc. rcy. Soc. Med. 17, sect. oph-thalm. 3 (1924). Ref. Zbl. Ophthalm. 13, 333. — Hasselwander: Die Bedeutung röntgeno-graphischer und röntgenoskopischer Methoden für die Fremdkörperlokalisation. Münch. med. Wschr. 1917, 696. — Hertel, E.: (a) Über Fremdkörperverletzungen im Kriege. Ber. ophthalm. Ges. 1916, 117. (b) Über Siderosis bulbi, insbesondere nach Kriegsver-letzungen. Arch. Augenheilk. 91, 147 (1922). (c) Über Magnetleistungen und Versuche, sie zu steigern. Klin. Mbl. Augenheilk. 62, 529 (1919). — Hirschberg, Julius: (a) Eine seltene Orbitalverletzung. Zbl. prakt. Augenheilk. April 1906. (b) Das Auge und der

Revolver. Berl. klin. Wschr. **1891**, Nr 38. (c) Kupfer im Auge. Dtsch. med. Wschr. **1894**, Nr 44. (d) Papillitis bei Erkrankungen des vorderen Augenabschnitts. EULENBERGS Encyclopädie 2. (e) Über Verfärbung der Regenbogenhaut. Zbl. prakt. Augenheilk. **1896**, 257. (f) Der Elektromagnet in der Augenheilkunde. Leipzig: Veit & Co. 1885. — HUWALD, GEORG: Klinische und histologische Befunde bei Verletzung der Cornea durch Bienenstiche. Graefes Arch. **60**, 46 (1904).

JESS, A.: (a) Linsentrübung bei Kupfer- und Messingsplittern im Auge. Klin. Mbl. Augenheilk. **62**, 464 (1919). (b) Das histologische Bild der Kupfertrübung der Linse. Ein Beitrag zur Frage der Linsenernährung. Klin. Mbl. Augenheilk. **68**, 433 (1922). (c) Hornhautverkupferung in Form des FLEISCHERschen Pigmentrings bei der Pseudosklerose. Klin. Mbl. Augenheilk. **69**, 218 (1922). — JOSKIDA, J.: Waspsting keratitis with special color changes in the iris. Amer. J. Ophthalm. **3**, 393 (1920). — JUNIUS: (a) Zur Frage der Keratitis disciformis. Z. Augenheilk. **46**, 179 (1921). (b) Über Keratitis disciformis. Graefes Arch. **105**, 177 (1921).

KARBE, MANFRED: Ein Fall von Ophthalmia nodosa der Bindehaut bei einem Kinde, hervorgerufen durch Spielen mit Strohblumen. Arch. Augenheilk. **93**, 160 (1923). — KNAPP, PAUL: Zur Frage der Keratitis traumatica infolge Einwirkung von Gasen. Schweiz. med. Wschr. **53**, 702 (1922). — KOYANAGI, Y.: Über die Entstehung des Glaukoms und der Katarakt nach Wespenstich. Klin. Mbl. Augenheilk. **65**, 854 (1920). — KRAUPA: Verletzung des Auges durch Klettenstacheln. Prag. med. Wschr. **1913**, 651. — KUBORN: Zur röntgenologischen Differenzierung intra- oder extrabulbär sitzender Geschoßsplitter. Klin. Mbl. Augenheilk. **61**, 326 (1918). — KUHNT, HERMANN: (a) Plastische Operationen an Lidern und Bindehaut bei Kriegsverletzungen. v. SCHJERNINGS Handbuch der ärztlichen Erfahrungen im Weltkrieg. Bd. 5, S. 449. 1922. (b) Plastische Operationen der Orbita bei Augenverletzungen im Kriege. Ber. ophthalm. Ges. Heidelberg **1916**, 233.

LAUBER, HANS: Drei merkwürdige Fälle von Augenverletzungen. Z. Augenheilk. **32**, 365 (1914). — LEBER, TH.: Beobachtungen über Wirkung ins Auge gedrungener Metallsplitter. Graefes Arch. **30 I**, 243 (1884). — LIEBERMANN, L. v. jr.: Röntgenlokalisation von Fremdkörpern, besonders im Auge und in der Orbita. Münch. med. Wschr. **1915**, 1413. — LINDNER, K.: Ulcus serpens fulminans. Z. Augenheilk. **52**, 61 (1924). — LÖWENSTEIN, A.: Übertragungsversuche mit dem Virus des fieberhaften Herpes. Klin. Mbl. Augenheilk. **64**, 15 (1920).

MARCOTTY, A. H.: Über knötchenförmige Erkrankung der Bindehaut durch Raupenhaare mit tiefen Veränderungen in der Haut. Klin. Mbl. Augenheilk. **68**, 166 (1922). — MARZOLPH, GUSTAV: Über den Einfluß des Tragens von Starbrillen auf die Erwerbsfähigkeit. Klin. Mbl. Augenheilk. **55**, 488 (1915). — MICHEL, J. v.: Über die anatomischen Veränderungen bei Verschluß der Arteria centralis retinae infolge direkter Verletzung der Augenhöhle. Z. Augenheilk. **21**, 116 (1909). — MÜLLER, H. K.: Verkupferung beider Augen usw. Klin. Mbl. Augenheilk. **86**, 453 (1931).

OHM, J.: Das Wundgeschwür der Bergleute und seine Behandlung. Z. Augenheilk. **56**, 1 (1925).

PETERS:, A. (a) Über traumatische Hornhauterkrankungen mit besonderer Berücksichtigung der Abhebung des Epithels. Ber. ophthalm. Ges. Heidelberg 1903, 104. (b) Über traumatische Hornhauterkrankungen (Erosionen, Keratitis disciformis und Ulcus serpens) und ihre Beziehungen zum Herpes corneae. Graefes Arch. **57**, 93 (1904). (c) Über intraokulare Galvanokaustik. Rostock: H. Berlin 1903. — PFALZ, G.: Über traumatische Conjunctivitis. Klin. Mbl. Augenheilk. **49 I**, 605 (1911). — VON PFLUGK: Diskussionsbemerkung. Klin. Mbl. Augenheilk. **67**, 114 (1921). — PICHLER, ALEXIUS: Die Haarnaht. Klin. Mbl. Augenheilk. **65**, 700 (1920). Nachtrag ebenda **66**, 921 (1921). — PINCUS, WILLI: Tetanus nach perforierender Augenverletzung mit Zurückbleiben eines Fremdkörpers. Zbl. prakt. Augenheilk. **35**, 353 (1911). — PLOCHER, R.: Über orbitale Steckschüsse, ihre Symptomatologie, Prognose und Therapie. Klin. Mbl. Augenheilk. **56**, 27 (1916). — PURTSCHER: Ausziehung von Kupfersplittern aus dem Glaskörper. Zbl. prakt. Augenheilk. **22**, 129 (1898).

SANDER, EMIL: Beitrag zur Keratitis disciformis. Klin. Mbl. Augenheilk. 78, Beil.-H. 181 (1927). — SATTLER, H.: Zur operativen Behandlung der Eisenkatarakt. Ber. 9. Internat. Ophthalm. Kongreß. Utrecht **1899**, 433. — SCHERZER, IVICA: Beitrag zur Kasuistik der Schrotverletzungen des Auges. Klin. Mbl. Augenheilk. **59**, 431 (1917). — SCHIECK: Bietet die Exenteratio bulbi einen hinreichenden Schutz gegen den Eintritt der sympathischen Ophthalmie? Ber. ophthalm. Ges. Heidelberg 1908, 355. — SCHMIDT, K.: Erfolge der intraokularen Eisensplitterextraktionen der Bonner Augenklinik in den Jahren 1918/28. Klin. Mbl. Augenheilk. **82**, 530 (1929). — SCHMIDT-RIMPLER, H.: Beobachtungen bei einseitiger Katarakt und Aphakie. Klin. Mbl. Augenheilk. **49 I**, 692 (1911). — SHODA, MASAO: Über subconjunctivale Implantationscysten. Klin. Mbl. Augenheilk. **73**, 223 (1924). — ST.-MARTIN, DE: Arrachement de l'oeil et du nerf optique droites; hémianopsie temporale gauche. Annales d'Ocul. **160**, 173 (1923). — STOCK, W.: Experimentelle Untersuchungen über

Lokalisation endogener Schädlichkeiten, besonders infektiöser Natur im Auge usw. Klin.
Mbl. Augenheilk. 41 I, 81 u. 228 (1903). — Stocker, F.: Zur Frage der infektiösen Natur des
Herpes corneae febrilis. Klin. Mbl. Augenheilk. 65, 298 (1920). — Sweet: Der Wert und
die Methode einer genauen Lokalisation metallischer Fremdkörper im Auge mit Hilfe der
Röntgenstrahlen. Arch. Augenheilk. 37, 273 (1898). — Szily, A. v : Atlas der Kriegs-
augenheilkunde, 16. Kap. Stuttgart: Ferdinand Enke 1918.
        Uthoff, W. u. Th. Axenfeld: Weitere Beiträge zur Bakteriologie der Keratitis des
Menschen, besonders der eitrigen. Graefes Arch. 44, 172 (1897).
        Vogt, A.: (a) Die Diagnose der Cataracta complicata bei Verwendung der Gullstrand-
schen Spaltlampe. Klin. Mbl. Augenheilk. 62, 593 (1919).   (b) Ein Fall von Siderosis
bulbi am Spaltlampenmikroskop. Klin. Mbl. Augenheilk. 66, 269 (1921). — Vogt, A. u.
Knüsel: Zwei Fälle von Kupferkatarakt, der eine mit Chalcosis retinae. Klin. Mbl. Augenheilk. 69, 119 (1922). — Vossius, A.: Über die Siderosis bulbi. Ber. ophthalm. Ges. Heidelberg 1901, 170.
        Weiss, Willy: Zur Entstehung der Verkupferung des Auges durch intraokuläre Kupfer-
splitter. Graefes Arch. 117, 114 (1926). — Wirtz, R.: Züchtung des Tetanusbacillus und
sieben anderer Keime aus dem Eiter einer Panophthalmie nach Peitschenschlagverletzung.
Klin. Mbl. Augenheilk. 46, 606 (1908).

III. Die Bedeutung der Verletzungen für das Auftreten der sympathischen Ophthalmie oder von tuberkulösen und luetischen Erkrankungen.

1. Zusammenhang zwischen Verletzung und sympathischer Ophthalmie.

Die Lehre von der sympathischen Ophthalmie ist im vorliegenden Bande
von Reis in einem besonderen Kapitel behandelt. Es sei mir daher nur gestattet,
meine eigenen Beobachtungen auf Grund der Erfahrung eines Menschenlebens
hier zusammenzufassen.

Ich halte es für unmöglich, eine für alle Fälle gültige Theorie über die Entstehung der Erkrankung zu geben, und glaube, daß man der Wirklichkeit am
nächsten kommt, wenn man für die gewöhnlichen Erkrankungen dieser Art die
Ursache in einer nicht erkennbaren und nur in der Uvea möglichen Infektion
sieht. Sie erzeugt eine schleichende Iridocyclitis in dem verletzten Auge und
bedroht das andere durch die Möglichkeit der Metastasierung des infektiösen
Prozesses. Dabei soll nicht geleugnet werden, daß vereinzelte Fälle besser
und nur unter Zuhilfenahme der Lehre von der Anaphylaxie erklärt werden
können. Hingegen habe ich niemals Gelegenheit gehabt, mich davon zu überzeugen, daß eine endogene Entstehung wahrscheinlich sei.

Nach meinen Erfahrungen dürfte eine *längere Berührung der freiliegenden
Uvea mit der Luft* das Zustandekommen der Infektion begünstigen. Namentlich
zu fürchten sind Verletzungen, die den Ciliarkörper in Mitleidenschaft ziehen,
vielleicht weil hier das Uvealgewebe am dicksten und blutreichsten ist. Die
Formen, unter denen sich der Kontakt des Uvealtractus mit der Außenwelt
vollzieht, sind im allgemeinen durch folgende Zustände gegeben: mangelhafter Verschluß und später tiefe Einziehung der ciliaren Wunden, Vorfall
von Iris und Ciliarkörper, Einklemmung von Zipfeln der Linsenkapsel und von
Uvealgewebe in die Wunden (besonders nach Operationen), Einheilung von
Fremdkörpern im Augeninneren, Einlagerung von Irisgewebe in perforierte
Hornhautgeschwüre sowie Stehenbleiben von Resten des Gewebes nach vollzogener Exenteratio bulbi.

Die *sympathische Ophthalmie nach Kontusionen und subconjunctivalen Bulbus-
rupturen* (sowie nach den hier nicht in Rede stehenden intraokularen Tumoren)
nehmen eine Sonderstellung ein, weil sie geeignet sind, die Lehre von der ektogenen Entstehung der sympathisierenden Uveitis zu erschüttern. Indes ist

für eine Reihe dieser Fälle trotzdem das Hineingelangen von Keimen der Außenwelt dann möglich, wenn man feinste Einrisse in der Bindehaut anschuldigt. Hierfür spricht die Erfahrung von RIBSTEIN, daß sich die stärkste zellige Infiltration stets in der Nähe der Rupturstelle und unter der Bindehaut findet. SCHIECK hat dieselbe Anschauung vertreten, während PETERS bei Fällen mit intakter Bindehaut endogene (infektiöse oder anaphylaktische) Einflüsse annimmt. Näheres findet sich im Kapitel REIS: Sympathische Ophthalmie (siehe diesen Band S. 605).

2. Das Auftreten luetischer und tuberkulöser Entzündungen nach Augenverletzungen.

Angesichts der Verbreitung tuberkulöser Erkrankungen im menschlichen Organismus sowie der außerordentlichen Häufigkeit tuberkulöser Prozesse im Uvealtractus könnte man meinen, daß Augenverletzungen hin und wieder den Anlaß geben könnten, daß eine tuberkulöse Infektion des Auges sich anschließt. Indessen sind nur sehr wenige einschlägige Fälle veröffentlicht worden, und auch bei diesen herrscht Zweifel darüber, ob es sich um eine wirkliche Tuberkulose gehandelt hat. Wir wissen, daß die sympathisierende Augenentzündung anatomische Bilder schafft, welche denjenigen der Tuberkulose der Uvea ungemein ähnlich sind. Somit läßt die histologische Untersuchung im Stiche, wenn sie allein Beweiskraft haben soll. Maßgebend wäre deshalb der Nachweis von Tuberkelbacillen, eine Bedingung, welche selbst bei sicheren tuberkulösen Veränderungen der inneren Augenhäute bekanntlich nur ganz selten erfüllt werden kann. ORTH hat für die allgemeine Pathologie die Frage der Auslösung einer tuberkulösen Infektion durch eine vorangegangene Verletzung untersucht und ist zu dem Resultat gekommen, daß ein solches Geschehen außerordentlich selten ist.

Am ehesten wird man geneigt sein, eine — dann ektogene — Infektion mit Tuberkelbacillen bei Wunden der Bindehaut und Hornhaut für möglich zu halten. Die hier in Frage kommenden näheren Umstände sind im Kapitel über die Bindehauttuberkulose (siehe diesen Band S. 94) geschildert. Es sei auch darauf hingewiesen, daß unter Umständen die Conjunctivitis PARINAUD durch das Eindringen von tierpathogenen Tuberkuloseerregern erzeugt werden kann (siehe S. 90).

Was die stumpfen Traumen des Bulbus anbelangt, so könnte natürlich nur eine endogene Infektion in Frage kommen, wie sie nach den bekannten Versuchsergebnissen von W. STOCK und W. C. FINNOFF durchaus möglich erscheint. ZOLLINGER hat in einer eingehenden Studie hierzu Stellung genommen. Die Versicherungsträger sind indessen im allgemeinen geneigt, einen solchen Zusammenhang als nicht erwiesen abzulehnen.

Die Aufstellung von ZOLLINGER gibt einen anschaulichen Einblick in die geltend gemachten Zusammenhänge zwischen einer Verletzung und einem tuberkulösen Leiden des Auges.

Bei der Kreisagentur Aarau der staatlichen schweizerischen Unfallversicherung wurden in den Jahren 1918 bis 1924 85 638 Unfälle angemeldet, von denen in 175 Fällen eine Tuberkulose festzustellen war, die durch das Trauma entstanden sein sollte. Hierunter betrafen 38 Fälle Augenleiden, und zwar handelte es sich 27mal um eine skrofulöse Keratitis, 1mal um eine tuberkulöse Episkleritis, 8mal um tuberkulöse Iritis, 1mal um Glaskörperblutung, 1mal um Netzhauttuberkulose. Bei der *skrofulösen Keratitis* wurden zumeist kleine Fremdkörperverletzungen angegeben. ZOLLINGER steht auf dem unbedingt richtigen Standpunkt, daß die skrofulöse Erkrankung unter keinen Umständen direkte Unfallsfolge ist, sondern daß es sich nur um das Aufflackern eines Prozesses handeln kann, der auf konstitutionellen Zuständen fußt. Im Anschluß an ein oberflächliches Hornhauttrauma sieht man tatsächlich hin und wieder einen neuen Schub des Leidens auftreten oder eine Verschlimmerung eines schon bestehenden einsetzen. Die schweizerischen Gesetze schließen in einem solchen Falle die Möglichkeit ein, eine Teilrente zu gewähren. Doch ist zur Anerkennung einer Unfallfolge zu verlangen, daß 1. das Trauma wirklich bewiesen ist, 2. die Schädigung Unfallcharakter hat (der oft angeschuldigte „kühle" Luftzug genügt nicht), 3. die Verletzung eine objektiv nachweisbare Veränderung (wie Erosio corneae) gesetzt hat und 4. die skrofulöse Erkrankung in die Erscheinung tritt, bevor die Läsion vollständig vernarbt ist.

Soll eine *Impftuberkulose der Bindehaut* auf traumatischer Basis angenommen werden, so ist vor allem der Nachweis zu erbringen, daß die tuberkulöse Erkrankung an der Stelle der Conjunctiva entstanden ist, die auch der Sitz Verletzung war. Zollinger fordert außerdem, daß die Tuberkulose nicht früher als 6 Wochen nach dem Trauma ausbricht. Dieses Intervall erscheint indessen zu lang bemessen, wenn der Autor auch meint, daß die Tierexperimente hier nicht maßgebend seien. Ferner verlangt er, daß die Infektionsquelle (Zusammenwohnen mit einem an offener Tuberkulose leidenden Menschen oder dergleichen) klar gestellt werden kann. Hingegen hält er die von J. Igersheimer als typisch erklärte Anschwellung der präauricularen Lymphdrüsen (s. S. 95 dieses Bandes) für nicht unbedingt nötig.

Bezüglich der tuberkulösen Keratitis parenchymatosa werden Anhaltspunkte aufgestellt, die im wesentlichen der eventuell auf traumatische Ursachen zurückgeführten kongenital luetischen Form angepaßt sind.

Viel klarer liegen die Fälle einer Episcleritis und Scleritis tuberculosa traumatica. Hier gelten die Normen analog der Bindehauttuberkulose.

Bei den durchbohrenden Verletzungen der Augenwandung käme natürlich in erster Linie ebenfalls eine ektogene Infektion in Frage, indem wir annehmen, daß zufällig anwesende Tuberkelbacillen mit dem Eintritt der Verletzung oder später den Weg in das Augeninnere finden. J. Meller hat einen Fall beobachtet, in dem 2 Monate nach einer perforierenden Scleralverletzung in dem erblindeten Bulbus eine Schwartenbildung gefunden wurde, welche alle Gewebe miteinander verlötete und anatomisch Granulationsgewebe mit typischen Tuberkelknötchen enthielt. Zwar gelang der Nachweis von Tuberkelbacillen nicht; aber trotzdem hat sich Meller für die Diagnose einer Tuberkulose entschieden. Größere Wahrscheinlichkeit besitzen auch die Fälle von Jacques und Duclos. Ein von F. Schieck beobachteter Fall, welcher in der Dissertation von Block näher beschrieben ist, sei hier kurz angeführt.

Eine oberflächliche Splitterverletzung, welche glatt heilte, zog 4 Wochen später eine schwere Entzündung der Iris mit Hypopyon nach sich. Bei 5 mg Alttuberkulin ergab die Kochsche Probe eine deutliche lokale Reaktion. Daraufhin wurde eine Behandlung mit Neutuberkulin eingeleitet und hierauf erfolgte endgültige Heilung.

Während in diesem Falle auch eine endogene Infektion möglich ist, spricht die Beobachtung von Jocqs und Duclos mehr für einen ektogenen Modus der Infektion. Hier hatte 15 Tage nach einer oberflächlichen Hornhautsplitterverletzung eine Iritis serosa eingesetzt, der bald schwere Granulationswucherungen in der Iris folgten. Bei der histologischen Untersuchung fanden sich subepitheliale Tuberkel der Hornhaut sowie bereits verkäste tuberkulöse Herde in der Iris und dem Strahlenkörper. Im Gegensatz dazu war der hintere Augenabschnitt frei.

Was für die Tuberkulose gilt, kann natürlich auch für die Lues in Betracht kommen. Doch besteht ein großes Mißverhältnis zwischen der Häufigkeit der Syphilis und luetischen Prozesse im Anschluß an Augenverletzungen. Igersheimer läßt in seiner Monographie wenigstens theoretisch die Möglichkeit zu, daß ein Trauma eine syphilitische Augenerkrankung auslöst. Es müßte aber gefordert werden, daß diese spätestens 2—4 Wochen nach dem Ereignis auftritt und auf die betroffene Seite beschränkt bleibt.

Die Frage, unter welchen Umständen man eine auf kongenitaler Lues beruhende Keratitis parenchymatosa mit einem Trauma in Verbindung bringen kann, hat F. Schieck auf S. 303 dieses Bandes ausführlich behandelt.

Literatur.

Beziehungen der Verletzungen zur sympathischen Ophthalmie, Tuberkulose, Lues.

BARKAN, HANS: Industrial trauma in relation to the development of ocular tuberculosis, syphilis and neoplasm. Arch. of ophthalm. **51**, 103 (1922). — BLOCK, FR. W.: Posttraumatische Tuberkulose des Auges. Klin. Mbl. Augenheilk. **67**, 581 (1921).

FINNOFF, W. C.: Changes found in eyes of rabbits following injection of living tubercle bacilli into the common carotid artery. Amer. J. Ophthalm. **7**, 81 (1924).

HESSBERG, R.: Lues und Augenverletzungen. Z. Augenheilk. **51**, 227 (1923).

IGERSHEIMER, J.: Experimentelle und klinische Untersuchungen zur Bindehauttuberkulose. Klin. Mbl. Augenheilk. **69**, 226 (1922).

JOCQS et DUCLOS: Tuberculose oculaire secondaire á un accident du travail. Clin. ophtalm. 1916, März

MELLER, J.: Intraokulare Tuberkulose nach durchbohrender Verletzung. Klin. Mbl. Augenheilk. **59**, 370 (1917). — MERZ-WEYGANDT: Ein Trauma als Ursache einer beiderseits auftretenden Sclerokeratitis tuberculosa. Klin. Mbl. Augenheilk. **76**, 412 (1926).

ORTH, JOHANNES: Trauma und Tuberkulose. Z. Tbk. **31**, 2 (1919).

PERLMANN: Cyclitis serosa im Anschluß an Trauma. (Ver:lg Rhein.-westf. Augenärzte.) Klin. Mbl. Augenheilk. **46 I**, 309 (1908). — PETERS, A.: Die sympathische Augenerkrankung. Graefe-Saemisch' Handbuch der gesamten Augenheilk., 3. Aufl., 1919.

RIBSTEIN: Über sympathische Ophthalmie nach subconjunctivaler Scleralruptur. Inaug.-Diss. Straßburg 1915.

SCHIECK, F.: Das Auftreten der sympathischen Ophthalmie trotz erfolgter Präventivenucleation usw. Graefes Arch. **95**, 322 (1918). — STOCK, W.: Tuberkulose als Ätiologie der chronischen Entzündungen des Auges und seiner Adnexe, besonders der chronischen Uveitis. Graefes Arch. **66**, 1 (1907).

ZOLLINGER: Beiträge zur Frage der Beziehungen zwischen tuberkulösen Erkrankungen der Augen und Unfällen. Klin. Mbl. Augenheilk. **78**, 624 (1927). (Hier die Literatur.)

IV. Verbrennungen und Verätzungen, sowie Erkältungsschädlichkeiten.

Man muß einen Unterschied machen zwischen den Verbrennungen und Verätzungen der Lidhaut einschließlich des Tarsus und denjenigen der Binde- und Hornhaut.

1. Die Verbrennungen.

Die Einwirkung hoher Hitzegrade (durch kochende Flüssigkeiten, geschmolzenes Metall, direkte Einwirkung einer Flamme) bringt an der *Lidhaut* Veränderungen hervor, welche denen der allgemeinen Körperdecke entsprechen. Hier interessiert vor allem der sog. dritte Grad der Verbrennung wegen der nachfolgenden Substanzverluste. Sie bewirken teils durch die einsetzende Schrumpfung der Haut schwere Entstellungen und Verziehungen der Lider, teils hinterlassen sie Defekte, deren Beseitigung auf plastischem Wege zu den schwierigsten Aufgaben gehört.

Ein Arbeiter war damit beschäftigt, flüssiges Eisen in eine Form zu gießen. Plötzlich spritzte ein Teil der glühenden Eisenmasse ihm ins linke Auge. Es fand sich eine Verbrennung dritten Grades am Lidrande unten, sowie in der Hälfte der unteren Übergangsfalte. In dieser wurde ein ungefähr linsengroßes Stück Eisen eingebettet angetroffen. Es wurde unschwer entfernt. Die Conjunctiva mobilis war im ganzen Umfange chemotisch angeschwollen, so daß die Cornea von einem glasigen Walle überlagert war (Abb. 16). Unter Behandlung mit Salben und Umschlägen kam es zur Heilung, doch konnte nicht verhindert werden, daß ein partielles Symblepharon zustande kam. Es wurde mittels einer Lippenschleimhautplastik operativ behoben. Das Auge blieb gebrauchsfähig. (Beobachtung von O. THIES.)

Wenn eine Verbrennung frisch in Behandlung kommt, kann man meist noch nicht den Umfang abschätzen, welchen die zu erwartende Schrumpfung der Gewebe annehmen wird; denn dieser richtet sich nach der Ausdehnung und Tiefe der zur Abstoßung gelangenden Teile. Ist diese vollzogen, so soll man sobald als möglich die Hautwunden mit Thierschschen Lappen decken. Selbstverständlich muß man jedoch darüber Sicherheit haben, daß in der Tiefe die Reinigung der Defekte von nekrotisierendem Gewebe vollendet ist, weil sonst eine sekundäre Eiterung das Anheilen der Lappen verhindert.

Diese Gefahr und der Umstand, daß die oft erst nach mehreren Monaten einsetzenden, derben Narbenzüge der tieferen Teile den anfangs befriedigenden Effekt wieder illusorisch machen, läßt anderen Methoden den Vorzug. Wenn es gelingt, von der Backe, von der Schläfe oder von der Stirn aus gestielte Lappen zu bekommen, so sollte dieses Operationsverfahren vor allem gewählt werden. Verbieten die oft sehr ausgedehnten Verbrennungsnarben dieses Vorgehen, so ist es besser, derbe, ungestielte Krausesche Lappen zu überpflanzen, die von der Innenseite des Oberschenkels oder Oberarms genommen werden.

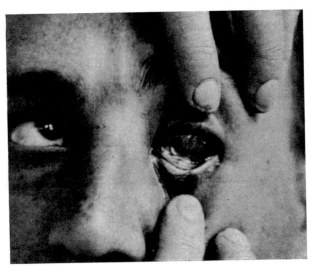

Abb. 16. Verbrennung durch flüssiges Eisen. (Beobachtung von O. Thies.)

Die *thermischen Schädigungen der Bindehaut und Hornhaut* weichen in manchen Punkten von denen der Lidhaut ab. Halten sie sich in dem Rahmen der *Verbrennungen ersten Grades,* so zeigt sich eine starke, mit Schleimabsonderung einhergehende Conjunctivitis und eine graue Trübung des Hornhautepithels. Meist genügt ein Verband mit Noviformsalbe, um in wenigen Tagen eine völlige Heilung zu erzielen. Merkwürdig ist, daß eine besondere Art von Verbrennung, diejenige mit flüssigem *Weißmetall* (Zinn $83^0/_0$, Kupfer $5,6^0/_0$, Antimon $11,1^0/_0$), trotz der hohen Temperatur und der schweren Folgen an der äußeren Haut innerhalb des Bindehautsackes meist nur Veränderungen des obigen Typus nach sich zieht. Steinarbeiter benutzen dieses Material, um eiserne Bolzen in den Steinen zu befestigen. Wenn die ausgemeißelten Löcher nicht vor dem Eingießen des heißen Metalls gehörig austrocknen, spritzt dieses in die Augen. Es entsteht ein völliger Überzug mit dünnem Metall auf der Hornhaut, ohne daß diese schwer geschädigt wird, da die geringe Flüssigkeitsmenge des Bindehautsackes durch Verdampfen eine Hülle bildet und das Gewebe schützt.

Einem 45jährigen Arbeiter spritzte heiße Metallkomposition ins rechte Auge. Bei geschlossenen Lidern zeigte das Auge keine Besonderheiten. Beim vorsichtigen Auseinanderziehen der Lider sah man fast die ganze Hornhaut und einen Teil der Lederhaut oben innen von einer hellglänzenden, am Rande zackigen und dem Augapfel vollkommen sich anschmiegenden Metallschale bedeckt, die sich ohne Mühe abheben ließ. Die Hornhaut war nur leicht erodiert, die Bindehaut etwas angesengt. Völlige Heilung mit voller Sehschärfe. (Beobachtung von A. Esser und M. Albert.)

Selbstverständlich kann es aber auch zu den schwersten Zerstörungen kommen.

Als Beispiel sei die Beobachtung von G. Dinger angeführt.

Einem 53jährigen Arbeiter geriet glühendes Weißmetall in das rechte Auge. Bei der bald danach erfolgten Untersuchung lagen zahlreiche, silberweiße Metallpartikelchen auf der Gesichtshaut. Das Oberlid des rechten Auges war stark vorgewölbt und straff über eine harte Unterlage gespannt. Diese wurde als ein Metallausguß des oberen Teils des Bindehautsacks mit der Pinzette herausgezogen (s. Abb. 17). Die gesamte Conjunctiva war weiß verschorft, die Cornea gleichmäßig milchig trübe. S = Handbewegungen. Die verbrannte Hornhaut zerfiel und machte am 7. Tage die Exenteratio bulbi nötig.

Blei und Zinn haben im geschmolzenen Zustande viel seltener eine relativ unbedeutende Wirkung.

Der völlige Ausguß beider Conjunctivalsäcke mit *heißem Teer* bewirkte im Falle von O. Thies (b) nur eine leichte Hornhautschädigung mit Zurückbleiben zartester Trübungen.

Die *Verbrennungen zweiten Grades* rufen an der Bindehaut glasige bis weiße, prall gespannte, nicht schmerzhafte Schwellungen, an der Hornhaut ausgedehnte Epithelabhebungen hervor. Meist ist die Gefahr der Nekrose nicht besonders groß, doch kann es an der Hornhaut zu dauernden Schädigungen der oberflächlichen Schichten kommen.

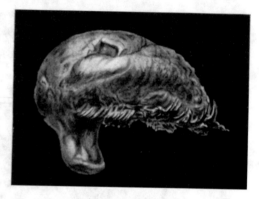

Abb. 17. Vollkommener Ausguß des oberen Conjunctivalsacks durch Weißmetall. Natürliche Größe. Ansicht von vorn. An der Basis sind eingeschmolzene, teilweise von Metall überzogene Wimpern sichtbar. (Nach G. Dinger.)

Einem 38jährigen Arbeiter drang heißer Dampf in die Lidspalte des linken Auges und bewirkte neben einer glasigen Bindehautschwellung eine Art Verschiebung und Ablösung des ganzen Hornhautepithels. Trotz 3—4maliger Abrasio corneae traten immer wieder neue Epithelablösungen auf. Erst eine zeitweise Übernähung der ganzen Hornhaut mit mobilisierter Bindehaut brachte endgültige Heilung. Indessen blieb eine ziemlich dichte Hornhauttrübung zurück.

Die *Verbrennungen dritten Grades* setzen tiefe Substanzverluste und führen zu Pseudopterygien (siehe S. 359), Ankylo- und Symblepharon (siehe S. 13). Man tut gut, durch Einstreichen zäher Salben (oder Paraffinum liquidum, Olivenöl) einem Zusammenwachsen der beiden Blätter der Bindehaut von vornherein entgegenzuarbeiten. Eventuell könnte man auch den Vorschlag von Weihmann befolgen und die Hornhaut mit einer dünnen Glasschale bedecken.

Sehr empfehlenswert sind zur Bekämpfung schwerer Verwachsungen durch sich bildende Narbenzüge die von Ad. Müller Söhne in Wiesbaden hergestellten halben und ganzen Glasschalen (nach Bartels). Sie können durch Suturen befestigt werden.

2. Die Verätzungen.

a) Allgemeines.

Die Schädigungen durch chemische Substanzen, die sogenannten Verätzungen, kommen zustande durch die Einwirkung von Säuren, Basen, Anilinfarbstoffen, ätherischen Ölen, spirituösen Flüssigkeiten u. a.

Wesen einer Verätzung. Unter einer Verätzung versteht man eine Veränderung des Körpergewebes, welche durch die lokale Einwirkung der betreffenden chemischen Stoffe hervorgerufen wird. Bei denjenigen chemischen Vorgängen, die im Momente der Berührung mit Wasser eine große Wärmeentwicklung entfalten, kommen auch thermische Schädigungen mit in Betracht. Das typische Beispiel für diese Doppeleigenschaft liefert der ungelöschte Kalk (Ätzkalk). Das Spezifische einer chemischen Verätzung liegt indessen nicht in der Hitzeentwicklung, sondern in den chemischen Umsetzungen, denen das lebende Gewebe durch die von außen einwirkende Substanz unterworfen wird.

Man hat sich diese chemischen Umsetzungen früher wohl relativ zu einfach vorgestellt; sie sind aber, wenn wir die neueren physikalisch-chemischen Anschauungen auf die Pathogenese der sich hier abspielenden Prozesse anwenden wollen, sehr viel komplizierter. Die chemisch wirksamen Gruppen, wie z. B. bei den Laugen das Radikal OH, greifen das Gewebe wohl sicher auf die Weise an, daß die Dispersität der Eiweißmoleküle verändert wird. Bei der Einwirkung von Basen kann vor allem die Quellbarkeit des Gewebes erheblich ansteigen. Derartige Metamorphosen werden dadurch herbeigeführt, daß dem Gewebe bestimmte Substanzen entzogen werden oder daß sich das Radikal an Eiweißmoleküle anlagert und ihren kolloidalen Zustand alteriert. Es sind also zum Teil irreversible chemische und physikalisch-chemische Vorgänge, welche die Folgezustände auslösen, die wir nach Verätzungen zu sehen bekommen. Genauere Analysen der stattfindenden Umsetzungen stehen noch aus. Insbesondere scheint die Frage nach der Bedeutung der Wasserstoffionen-Konzentration, die ja den Charakter einer chemischen Substanz in der Richtung einer basisch-neutralen oder sauren Reaktion bedingt, noch nicht in Angriff genommen zu sein. Ebensowenig wissen wir darüber, inwieweit Differenzen der einzelnen morphologischen Bestandteile der Gewebe in dieser Beziehung von Bedeutung sind.

Nur im ersten Stadium der Verätzung bekommen wir die reinen Wirkungen der chemischen Substanz zu Gesicht. Sehr schnell pflegen sich reaktive Erscheinungen, wie Exsudation, Zellemigration und dergleichen einzustellen, die das ursprüngliche Bild verwischen.

Eine zusammenfassende Darstellung der Verätzungen gibt WAGENMANN im Handbuch von GRÄFE-SAEMISCH. Neben vielen anderen Autoren seien an dieser Stelle außerdem die Arbeiten von O. THIES genannt, der in den letzten Jahren seine Erfahrungen als Augenarzt eines großen chemischen Industriegebietes in der Literatur niedergelegt hat.

Allgemeine Folgen. Wie bei den Verbrennungen gibt es auch bei den Verätzungen drei Grade der Veränderungen: 1. Rötung, 2. Blasenbildung, 3. Nekrose. Die Folgezustände zu 2. und 3. sind nach Einwirkung gewisser Substanzen aber viel nachhaltiger und intensiver, als bei der Verbrennung. Bei dieser liegt eine zeitliche Begrenzung der thermischen Schädigung vor, während bei jenen die Wirkung oft noch nachdauert. Man hat deshalb im Gegensatz zu den Verbrennungen nicht nur zwischen Intensität und Dauer der Wirkung zu unterscheiden, sondern diese hängt vielmehr ab: 1. Von der Konzentration der ätzenden Substanz, 2. von der in das Auge geratenen Menge, 3. von der speziellen chemischen Zusammensetzung, 4. von der Dauer der Einwirkung, und 5. von dem Druck, unter dem die Substanz in das Auge geschleudert wird.

Allen ätzenden Substanzen ist in ihrer Wirkung auf die Gewebe gemeinsam, daß sie, wie schon erwähnt, hier neben einer etwa vorhandenen thermisch bedingten eine chemische Alteration verursachen. Es können dabei die Augen direkt betroffen sein oder, wenn der Lidschluß rechtzeitig erfolgte, nur die

Lider. Oft aber werden die Haut des ganzen Gesichtes, der Lider und die Augen gleichzeitig verätzt. Unerfahrene lassen sich mitunter durch den im Beginn des Krankheitsverlaufes nicht so schweren Eindruck der Veränderungen über die Gefahr, die solchen Verätzungen inne wohnt, täuschen.

Lider. Die Einwirkung der verätzenden Substanzen auf die *Lidhaut* ist sehr verschieden. Während die trockene Haut gegenüber den Alkalien, welche zu ihrer Wirkung der Verbindung mit Wasser bedürfen, größeren Widerstand entgegensetzt und eine gegen das Gesicht gespritzte Kalkmasse rasch abgewaschen

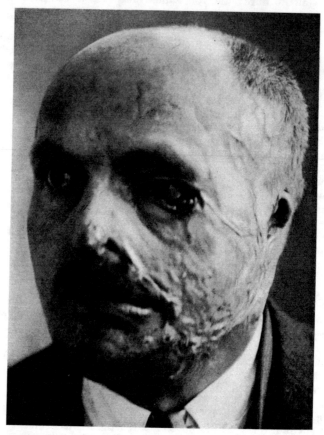

Abb. 18. Schwere Verätzung der Gesichtshaut mit Lauge. Traumatisches Ectropium des Unterlides.
(Beobachtung von O. THIES.)

werden kann, kommt es durch Säurewirkung zu höchst unangenehmen Veränderungen der Haut der Lider und ihrer Nachbarschaft. Doch vermag die intensive Einwirkung von Laugen ebenfalls zu schweren Verätzungen zu führen. Sehr leicht entwickeln sich später dicke wulstige oder flache strahlige Narben, die oft durch eine auffallend weiße Farbe die Verunstaltung des Gesichts erhöhen und durch Stellungsanomalien der Lider (Ectropium) ihre Rolle als Schutzorgane wesentlich beeinträchtigen.

Ein 15jähriger Arbeiter stürzte mit einem offenen *Schwefelsäuregefäß*, dessen Inhalt ihm ins Gesicht spritzte. Nach kurzer Zeit entstanden Narbenwülste auf der Stirn und dem Kopfe, der Nasenlippenfalte und der Nase. Auch die Oberlider trugen Wülste, welche allmählich schneeweiß wurden und die Schlußfähigkeit der Lidspalte beeinträchtigten.

Es wurde deshalb die Einpflanzung ungestielter Lappen aus dem Oberarm nötig, die tadellos einheilten und den Schluß der Lidspalte wieder ermöglichten. Im Laufe langer Jahre verlor sich die schwere Entstellung des Gesichts allmählich, indem sich die dicken Wülste abflachten.

Ein Arbeiter wurde durch einen unglücklichen Zufall von einer großen Menge *Kalilauge* an der ganzen linken Kopfhälfte getroffen. Es kam zu schweren Verätzungen der linken Kopfseite, des linken Ohrs, der Augenlider, der Nase, der Lippen, der Wange und des Halses. Nach 3—4monatiger Behandlung hatten sich derbe Narbenstränge an Stelle der nekrotisch zerfallenen Teile gebildet. Die Nase und das linke Ohr waren zum Teil arg verunstaltet. Durch Narbenzüge auf der Backe war ein hochgradiges Ectropium des Ober- und Unterlides eingetreten (Abb. 17). Dieses wurde im 5. Monat nach der Verätzung operiert, indem die gewucherte Partie exzidiert und dann eine Plastik durch Lappenverschiebung aus der Schläfe her ausgeführt wurde. Der Erfolg war bezüglich des Auges äußerst zufriedenstellend. Der Lidapparat ist zur Zeit vollkommen wieder hergestellt und schlußfähig. Die Entzündung des Augapfels infolge Klaffens der Lidspalte ist verschwunden. Der Mann ist wieder im Betriebe tätig. (Beobachtung von O. THIES.)

Conjunctiva, Cornea. Von weit größerer Bedeutung und Vielseitigkeit als die Veränderungen an den Lidern sind die Folgen chemischer Verätzungen an der Hornhaut und Bindehaut. Die leichten Schädigungen *ersten Grades* verursachen nur Rötung und Entzündung der Conjunctiva, die in einigen Tagen abzuklingen pflegen, namentlich dann, wenn die Ausspülung des Bindehautsackes sofort nach der Einwirkung der ätzenden Substanz erfolgen kann. Die Verätzungen *zweiten Grades* bewirken eine starke glasige Schwellung aller Bindehautabschnitte, insbesondere der Conjunctiva bulbi und der unteren Übergangsfalte, die meist am stärksten betroffen wird. Die anderen Teile des Bindehautsackes sind wegen der versteckten Lage der oberen Übergangsfalte und der im Moment des Lidschlusses einsetzenden Aufwärtswendung des Bulbus verhältnismäßig geschützt. Ferner kommt es zu einer *oberflächlichen Blasenbildung der Hornhaut,* auf der bald weiße Häutchen in kleinen Fetzen erscheinen, wenn die Blasen geplatzt sind. Eine starke dunkle Rötung der Conjunctiva kommt häufig bei Säuren und Laugen vor. Handelt es sich um Einwirkungen von Kalk und Ammoniak, dann ist die Verfärbung heller, grauweißlich; eine schwerere Verätzung mit Höllensteinlösung erzeugt einen bläulichen Ton. Damit ist auch meist schon der *dritte Grad* der Schädigung, die Nekrose von Bindehaut und Hornhaut vorhanden.

Besonders gefährlich wird der Zustand, wenn die Verätzung in der Nähe des Limbus in die Tiefe gegriffen hat, was man an einer ominösen Weißfärbung der Bindehaut und Episclera erkennt, die sich von der stark geröteten Nachbarschaft bald scharf absetzt (siehe Abb. 282, S. 384). Der Grund ist darin zu suchen, daß die Gefäße verödet sind und damit auch das Randschlingengefäßsystem seine Funktion einstellt. Wenn auch zunächst die Hornhaut wieder klarer wird oder von vornherein halbwegs durchsichtig geblieben ist, so darf man sich über den schweren Endausgang nicht täuschen; denn im Verlaufe von einigen Wochen stellt sich plötzlich der Beginn einer Nekrose der Hornhaut ein, so daß es zur Abstoßung von Gewebe kommt, ja eine Perforation schnell um sich greifen kann. Abb. 283, S. 384 zeigt den Endausgang einer Kalkverätzung. Hier war die Nekrose auf die Hornhautoberfläche beschränkt geblieben, hatte aber eine völlige Bedeckung mit langsam hinaufgewachsener Bindehaut nach sich gezogen.

Die Verätzungen durch Säuren.

Die Verätzungen mit Säuren (vor allem Mineralsäuren), insonderheit auch mit denen der Phenolgruppe, bieten in mancher Hinsicht ein Bild dar, das von dem der Verätzung durch Basen abweicht. Ihre Einwirkung erstreckt sich nicht auf die gesamte Hornhaut, indem die Chemikalien diese rasch durchdringen und vernichten, sondern wir beobachten eine viel oberflächlichere und örtlich beschränkte Veränderung. Durch *Eiweißfällung kommt es zu Schorfbildungen,* die die Weiterverbreitung der Säure hindern. Ihre Wirkung ist beendigt mit dem Augenblick der Gerinnung. Erst, wenn sekundäre Infektionen Platz greifen, gesellt sich eine Iritis, unter Umständen mit Hypopyon, hinzu. Andererseits ist die Gefahr, daß eine *Linsentrübung nachfolgt,* selbst bei der Einwirkung nur geringer Mengen von Mineralsäuren eine größere. SIEGRIST sieht in einer besonderen Empfindlichkeit der Linsenepithelien gegen Säure die Ursache. Man muß eine solche schon für gegeben halten, wenn man bedenkt, wie minimal die Quantität ist, die durch die Hornhaut hindurch zu diffundieren vermag.

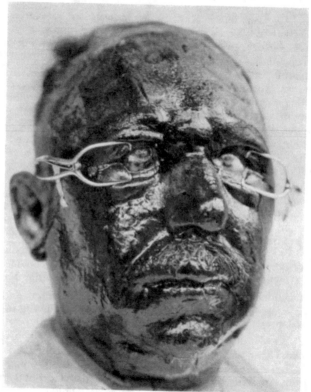

Abb. 19. Schwerste Verätzung durch Salzsäure. (Beobachtung von O. THIES.)

In schwereren Fällen, z. B. in der von FEHR beschriebenen Attentatsverletzung mit roher Salzsäure, ist der Eintritt der Katarakt natürlich beschleunigt. EILERS sah eine Art Granulombildung der Hornhaut nach Säureverätzung.

Die vielfachen *Versuche, die Wirkung der Säuren durch Anwendung basischer Mittel aufzuheben,* sind über Laboratoriumsexperimente nicht recht hinausgekommen. Da die durch Säuren bewirkte Eiweißfällung im Reagensglase durch den geringsten Überschuß von Kalilauge sofort gelöst wird, kann man eine primäre Säuretrübung der Kaninchenhornhaut durch ein Bad mit $1/2$%iger Kalilauge wieder aufhellen. Wenn man die Lösung kurzdauernd und nur einmal anwendet, ist dieses Verfahren unschädlich. Mit einer solchen Anordnung werden die Gewebe von der Säure befreit, während selbst ausgiebige Ausspülungen mit Wasser dieses Ziel nicht erreichen (LEWIN und GUILLERY).

Eine von der gewöhnlichen Einwirkung flüssiger Säuren ganz abweichende Form ist dann gegeben, wenn *Fluorwasserstoffsäure explodiert,* ein in der Glasindustrie vielfach zum Ätzen benutzter Stoff. Chemische Gründe zwingen dazu, die Säure nur in Gummiflaschen zu transportieren, weil sich sonst in kürzester Zeit die Kieselsäure aus dem Glase löst und dabei gasförmiges Siliciumfluorid entsteht. Folgende Beobachtung sei angeführt:

Einem Arbeiter wurde unter Mißachtung der bestehenden Vorschrift die angeforderte Flußsäure in einer Glasflasche mit Stöpsel ausgehändigt, die nach wenigen Minuten explodierte. Es fanden sich Zerstörungen der Haut der Schädelvorderseite bis auf den Knochen des rechten Oberlides, großer Teile der Gesichtshaut und der Nase sowie der Hände. Außerdem war eine erhebliche Trübung der rechten Hornhaut vorhanden. Es bedurfte einer vielmonatigen chirurgischen Behandlung, um den Mann wieder in einen menschenwürdigen Zustand zu versetzen.

Ein Arbeiter war in einem chemischen Betriebe unter Anwendung aller Schutzmaßnahmen damit beschäftigt ein Gemisch von kochendem Wasser, *Salzsäure* und gemahlenem Eisen herzustellen. Beim Einschütten der Eisenfeilspäne trat plötzlich eine Explosion ein, die die schützende Wand im Nu entfernte und ihm das ganze Gemisch ins Gesicht warf. Es kam zu einer völligen Verbrennung und Verätzung des ganzen Gesichts und der vorderen Kopfhälfte. Eine dreifache Wirkung war festzustellen: Verbrühung, Verätzung und Inkrustation mit Eisenspänchen. Nach Cocainisierung der Augen waren diese zu öffnen. Man sah Bindehaut, Lederhaut und Hornhaut beiderseits völlig übersät und tief durchsetzt mit Eisenspänchen, die Zwischenpartien der Hornhaut grau getrübt (Abb. 19). Mühevolle Entfernung von Hunderten größerer und kleinerer Spänchen in verschiedenen Sitzungen. Infolge Unterernährung der Hornhaut durch die vollkommen zerstörte Bindehaut (Randschlingennetz) kam es zur völligen Einschmelzung beider Hornhäute innerhalb von 10 Tagen, so daß die doppelseitige Exenteration notwendig wurde. (Beobachtung von O. Thies.)

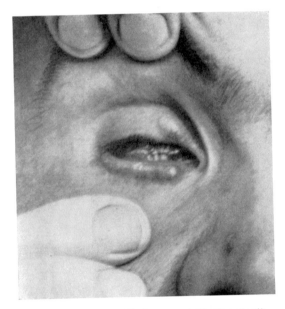

Abb. 20. Totales Symblepharon nach Verätzung mit Natronlauge. (Beobachtung von O. Thies.)

Die Verätzungen durch Basen.

Die Schädigungen durch *Alkalilaugen* bieten von denen der Säureverätzungen ein in mancher Hinsicht abweichendes Verhalten; denn diese Substanzen verflüssigen das Körpereiweiß beim Eindringen in die Gewebe. Es geht bei schwacher Konzentration der Base in Lösung, so daß ein weicher Ätzschorf entsteht. Ein solcher Vorgang bedeutet, daß die chemische Substanz auch in den nächsten Tagen noch weiter in die Umgebung der zuerst getroffenen Partie sowie in die Tiefe vorzudringen vermag. Somit liegt die Möglichkeit einer nachträglichen Vergrößerung des Zerstörungswerks vor. Der grundsätzliche Unterschied gegenüber den Säuren wird damit klar.

Im Tierversuch ist der Typus der Wirkung von Säuren einerseits und von Alkalien andererseits wiederholt nachgeprüft worden, neuerdings auf Veranlassung Hertels durch Yoshimoto. Auch diese Experimente führten in ihren histologischen Ergebnissen den Unterschied deutlich vor Augen: „Die Laugenverätzung ist intensiver und extensiver; die Reparationsvorgänge setzen sehr spät ein."

Einige Beispiele schwerer Laugenverätzungen mögen folgen:

1. In einem chemischen Betriebe war eine Verätzung des rechten Augapfels durch Natronlauge erfolgt. Sie war so schwer, daß es nicht gelang das Auge zu erhalten. Trotz aller Bemühungen erfolgte innerhalb von 10 Tagen die totale Einschmelzung sämtlicher Augenhäute. Es kam dabei zu einer völligen Verwachsung der Augenlider mit dem Restinhalt der Augenhöhle. Die untere und die obere Übergangsfalte waren ganz aufgehoben. Ein Auseinanderziehen der Lider war auch mit Gewalt nicht möglich und das Tragen einer Prothese ausgeschlossen (Abb. 20). (Beobachtung von O. THIES.)

2. Ein Arbeiter verunglückte in einem chemischen Großbetriebe bei Dessau. Er war damit beschäftigt, eine eingefrorene Leitung von Natronlauge wieder herzustellen. Dabei

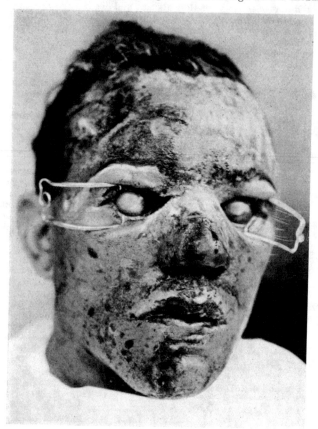

Abb. 21. Schwerste Verätzung mit Natronlauge. (Beobachtung von O. THIES.)

hatte er den Hahn offen gelassen. Plötzlich löste sich der in der Leitung sitzende Pfropf und mit mehrfachem Atmosphärendruck schoß ihm die Natronlauge entgegen. Er wurde durch die Wucht rücklings in einen Bottich geschleudert und blieb dort bewußtlos liegen, wobei ihm die Natronlauge ständig aufs Gesicht tropfte. So fand man ihn nach etwa fünf Minuten vor. Die ganze vordere Kopfhälfte und das ganze Gesicht waren aufs schwerste verätzt. Die Bindehaut beider Augen war sehr stark gerötet und geschwollen, jedoch um die Hornhautpartie unheimlich weiß erscheinend; ein Zeichen dafür, daß hier bereits eine Tiefennekrose erfolgt war. Beide Hornhäute waren vollkommen getrübt und boten das typische Bild „gekochter Fischaugen" (Abb. 21). Am 10. Tage mußte das linke Auge exenteriert werden, da eine völlige Einschmelzung erfolgt war. Es gelang aber, das rechte Auge über das kritische Stadium hinweg zu bringen. Ein Zufall fügte es, daß eine ganz schmale Partie klarer Hornhaut am Hornhautrande, etwa bei Uhrzeigerstellung 2, erhalten geblieben war. Hier wurde nach ¹/₂ Jahre eine Iridektomie ausgeführt. So hat Patient

34*

wenigstens soviel Sehvermögen, daß er Fingerbewegungen in $^1/_2$—1 m vor dem Auge erkennen kann. Er ist natürlich völlig erwerbsunfähig. (Beobachtung von O. THIES.)

3. Unter einem Druck von 3 Atmosphären schoß einem Arbeiter Natronlauge ins Gesicht, seine Schutzbrille viele Meter weit fortschleudernd. Abb. 22 a ist am zweiten

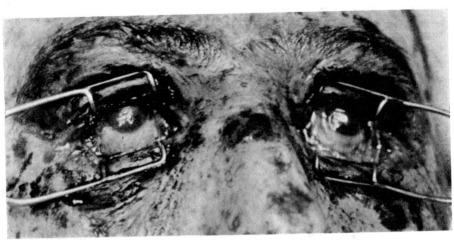

Abb. 22 a. Schwerste Verätzung mit Natronlauge am 2. Tage. (Beobachtung von O. THIES.)

Tage aufgenommen. Schwerste Verätzung 2. und 3. Grades im Gesicht und aller Augenlider. Totalnekrose der Bindehaut. Totaltrübung beider Hornhäute mit Substanzverlusten. Das typische Bild „gekochter Fischaugen". Abb. 22 b, vom 6. Tage: Sämtliche 4 Lider sind nekrotisch abgefallen. Die Nekrose der Bindehaut schreitet in die Tiefe fort. In

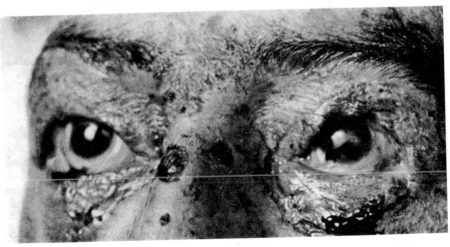

Abb. 22 b. Verätzung mit Natronlauge. Derselbe Fall wie Abb. 22a, jedoch am 6. Tage.
(Beobachtung von O. THIES.)

beiden Hornhäuten bilden sich Infiltrate. Abb. 22 c am 8. Tage: An Stelle der nekrotisch zerfallenen Lider sieht man häßliche, schmutzige, leicht blutende Granulationen. Die Nekrose der Bindehaut ist weiter in die Tiefe fortgeschritten. Beide Hornhäute haben sich vollkommen abgestoßen. *Rechts* ist die Linse bereits mitentfernt, *links* liegt sie noch völlig bloß da. Exenteration beiderseits. Die Reste der Augenlider sind vollkommen miteinander und nach der Tiefe hin verwachsen, so daß an Stelle der Augen zwei tiefe Hautdellen liegen (Beobachtung von O. THIES).

Eine seltene Erscheinung *nach Einwirkung von Lauge ist das Dazutreten eines Glaukoms*. Im allgemeinen herrscht die Ansicht vor, daß die Ursache in einer Verlegung der Abflußwege des Kammerwassers zu suchen sei; aber so einfach scheinen die Dinge doch nicht zu liegen. Auf der einen Seite sehen wir die Drucksteigerung sehr früh auftreten (im Falle von KÜHN bereits nach zwei Tagen) und auf der anderen Seite kommen doch unzählige Fälle schwerster Verätzungen ohne sekundäres Glaukom vor. Meines Erachtens muß daher noch ein anderes unbekanntes Moment hinzukommen, wenn eine Drucksteigerung die Folge sein soll.

Allgemeine Richtlinien für die Therapie. Bei allen Verätzungen, die frisch in Behandlung kommen, ist zu empfehlen, die Verklebung der beiden Conjunctivalblätter durch $^1/_2$—1 stündliche Einträufelung eines isolierenden

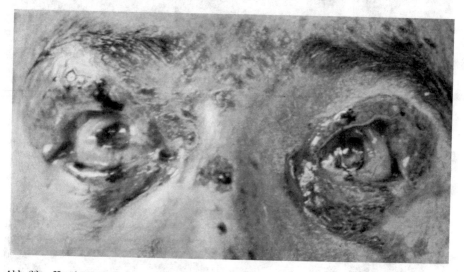

Abb. 22c. Verätzung mit Natronlauge. Derselbe Fall, wie Abb. 22a und b, jedoch am 8. Tage.
(Beobachtung von O. THIES.)

„Schmiermittels" zu verhüten. Man kann hierzu Paraffinum liquidum, Olivenöl oder dergleichen verwenden. Wesentlich ist dabei der niedrige Schmelzpunkt, weswegen sich Vaseline, das meist erst bei höherer Temperatur flüssig wird, hierzu weniger eignet. Die spröde Masse gelangt nicht so vollkommen in alle Taschen des Conjunctivalsackes.

Bei Laugenverätzungen ist es überdies zweckmäßig, in den ersten Tagen durch mehrfaches Einträufeln einer 5%igen Tanninlösung die Neutralisierung des im Gewebe befindlichen Alkali anzustreben (ALFRED VOGT).

Prophylaxe. In industriellen Betrieben ist durch strenge Kontrolle (in der Schweiz namentlich durch die Unfallversicherungsanstalt, im mitteldeutschen Industriegebiet z. B. dank der verständnisvollen Zusammenarbeit von Fabrikleitern und Fabrikärzten) eine erhebliche Abnahme der Zahl schwerer Verätzungen erreicht worden. Aufklärung über Sauberkeit bei der Arbeit, Vermeidung von Wischen der Augen mit schmutzigen Tüchern und Händen, zwangsweises Tragen von Schutzbrillen haben diese befriedigenden Resultate erreicht. Gute Dienste leistet auch die Instruktion über die Gefährlichkeit der Verätzungen. Natürlich werden sich unglückliche Zufälle nie ganz ausschalten lassen.

In den Fabrikräumen müssen zweckmäßig Flüssigkeiten zum sofortigen Ausspülen der Augen bereit stehen, da, wie die Versuche von YOSHIMOTO gezeigt haben, gerade die Spülung innerhalb der ersten Minuten für den Enderfolg ausschlaggebend ist. Vor allen Dingen kommt die mechanische Entfernung der chemischen Substanzen in Betracht, weniger die Anwendung neutralisierender Flüssigkeiten, die nicht immer zur Hand sind. In einem chemischen Betrieb in Dessau ist auf Anregung von THIES stets Milch als Spülmittel vorhanden. Selbstverständlich muß durch eine entsprechende Organisation dafür Sorge getragen sein, daß der Augenarzt in kürzester Zeit die Spezialbehandlung des Verletzten übernehmen kann.

Bekanntlich tritt RUDOLF DENIG dafür ein, daß man bei Verätzungen der Gegend des Randschlingennetzes am Limbus corneae möglichst frühzeitig Lippenschleimhaut auf die Sclera implantiert. Der Erfolg ist bei oberflächlicher Schädigung glänzend, doch kann natürlich nicht erwartet werden, daß der Lappen auch dann glatt anheilt, wenn die Sclera selbst tief verätzt ist. In solchen Fällen empfiehlt THIES, erst den Vernarbungsprozeß gänzlich abzuwarten, indem man symptomatisch eine Behandlung mit Salbenumschlägen und Säuberung einleitet. Wenn die Demarkation deutlich wird und die Vernarbung einsetzen will, kann man die Lippenschleimhautplastik nachholen; freilich geht damit wertvolle Zeit verloren.

b) Spezielle Verätzungsarten.

Ammoniak. Während bei den Verätzungen durch Alkalilaugen mit einem verhältnismäßig hohen Prozentsatz glatter Heilungen und günstiger Ausgänge selbst in schweren Fällen gerechnet werden darf, gilt das von dem Ammoniakverätzungen nicht. Hier ist die Zahl der Verluste ungewöhnlich groß. Auch bei im Wasser gelösten Ammoniak (Salmiakgeist) ist die Gefahr einer schweren Schädigung stets zu bedenken. Die Verätzungen mit konzentriertem Ammoniak ereignen sich vor allem bei Bedienung der Kältemaschinen.

WAGENMANN hat 23 Ammoniakverätzungen aus der Literatur von 1841 bis 1910 zusammengestellt; THIES berichtet über 8 Fälle allein aus den Jahren 1923—1926. Von diesen führten 6 zu doppelseitiger Erblindung.

Symptome. Die erste auf den Unfall unmittelbar folgende entzündliche Reaktion pflegt nach 1—2 Tagen abzuklingen, und es tritt anscheinend ein normaler Zustand wieder ein. Indessen entwickeln sich nach weiteren 7—10 Tagen schwere Folgezustände. Meist schmelzen trotz aller Behandlung und Sorgfalt Bindehaut und Hornhaut unter einem typischen Krankheitsbilde ein. Der Grund liegt in der wasserentziehenden Wirkung des Ammoniaks auf die Gewebe. Bei sehr schwerer Verätzung kann aber auch in kürzester Zeit nach dem Trauma eine vollständige Trübung der Hornhaut eintreten, so daß der Eindruck von „gekochten Fischaugen" zustande kommt. Ein übles Vorzeichen bei Ammoniakverätzung ist die völlige Anästhesie der Hornhaut.

In weniger schweren Fällen entwickelt sich neben der Hornhautschädigung eine Iritis mit bluthaltigem Hypopyon, dazu manchmal eine Katarakt.

Wie eine Beobachtung aus der Prager Klinik lehrt, kann auch Salmiakgeist die vollständige Einschmelzung der Hornhaut herbeiführen, sofern er in genügender Menge ins Auge gelangt. Ein Hausmädchen hatte aus Rache ein Attentat auf den Hausherrn verübt. Am 2. Tage waren die Augen reizfrei, am 8. begann die Einschmelzung der Gewebe, die binnen einer Woche beendet war.

Ein englischer Zahnarzt wollte einem ohnmächtigen Patienten Salmiakgeist zu riechen geben und spritzte sich selbst aus Versehen etwas ins Auge. Nach 3 Wochen mußte es exenteriert werden.

Tierversuche haben diese klinischen Beobachtungen bestätigt (LEHMANN, GUILLERY, PICHLER, KUWAHARA). PICHLER konnte bereits 10 Minuten nach dem Einträufeln das Ammoniak im Kammerwasser nachweisen.

Erdalkalien. Sehr schwer sind die Verätzungen mit *Strontiumoxyd* (SrO), das bei Zusatz von Wasser laugenartigen Charakter gewinnt (SrOH$_2$). Es wird in einem mitteldeutschen Großbetrieb viel verwendet. Bei Mischung mit Wasser entwickeln sich unter zischendem Geräusch große Mengen von Gasblasen. Die Folgezustände am Auge sind noch schwerer, als die der Alkalilaugen. Es treten aber keine Inkrustationen wie bei Kalk ein.

Ungelöschter Kalk (Ätzkalk; CaO), **gelöschter Kalk** (CaOH$_2$). Diese Verätzungen können ebenfalls sehr schwer verlaufen. Beide Substanzen besitzen stark basischen Charakter und verhalten sich daher ähnlich wie die Alkalilaugen. Da es sich um feste Partikel handelt, die häufig im Bindehautsack längere Zeit liegen bleiben, bis sie vom Arzte entfernt werden, wird es verständlich, daß auch hier eine tiefgreifende Wirkung eintritt, obwohl das Eiweiß des Gewebes mit dem Kalk eine Verbindung eingeht und eine gewisse Demarkierung durch

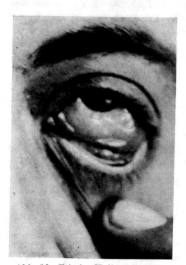

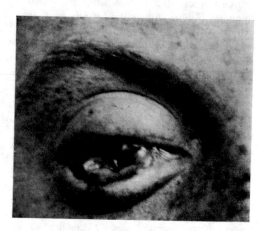

Abb. 23. Frische Kalkverätzung.
(Beobachtung von O. Thies.)

Abb. 24. Schwere Kalkverätzung im Stadium der Wucherung von Granulationsgewebe.
(Beobachtung von O. Thies.)

Kalkalbuminat bedingt wird. Längeres Verweilen der Kalkbröckel im Bindehautsack führt zu tiefen Geschwürsbildungen, bei Beteiligung der Hornhaut zu schweren und meist irreparablen Trübungen. Die Cornea kann namentlich bei massiver Einwirkung ungelöschten Kalkes porzellanweiß verfärbt sein (s. Abb. 272, S. 384 dieses Bandes). In der Bindehaut finden sich Kalkniederschläge. Überdies ist bei ungelöschtem Kalk auch die thermische Wirkung mit in Rechnung zu setzen.

Ein Arbeiter war beim Nachputzen einer Zimmerdecke beschäftigt. Beim Hinaufsehen an diese fiel ihm etwas ins linke Auge.

In der unteren Übergangsfalte lag ein kleines Stückchen alter Deckenkalk. Die ganze Bindehaut war hochgradig glasig geschwollen und entzündet. Die unverletzte Hornhaut lag in der Tiefe wie hinter einem Wall (Abb. 23). Nach Entfernung des Kalkrestes und Reinigung erfolgte in wenigen Tagen Restitutio ad integrum. (Beobachtung von O. Thies.)

Die im wesentlichen aus *Ätzkalk* bestehende Masse, welche die Maler zur Beseitigung von Farbanstrichresten verwenden, ist im allgemeinen ungefährlich, wenn sie als eine Art Salbe gebraucht wird. Sie wirkt aber dann im höchsten Maße zerstörend, wenn sie sich mit Wasser mischt. Ich sah in einem solchen Falle nicht nur eine völlige Wegätzung des vorderen Augenabschnittes, der Lider mitsamt dem Tarsus, sondern auch größerer Teile des Augenhöhleninhaltes.

Über die *Pathogenese* der Zustände im Gebiete der Hornhaut ist das Nähere auf S. 383 dieses Bandes nachzulesen. Auch die Therapie ist dort besprochen. Es sei nur hier darauf hingewiesen, daß in den Fällen einer Verödung des Randschlingengefäßsystems die von RUDOLF DENIG empfohlene Implantation von Lippenschleimhaut an Stelle der verätzten Bindehaut die besten Aussichten liefert, um die gefährdete Hornhaut zu retten.

An der Stelle der Verätzungen der Bindehaut können sich auch schwere Granulationen bilden, wie nachstehender Fall zeigt:

Beim Bauen war ein Arbeiter mit dem Löschen von Kalk beschäftigt, wobei ihm Kalk ins rechte Auge spritzte. Die Reste des Materials waren sorgfältig entfernt und das Auge sachgemäß behandelt worden. Es kam trotzdem zu einer schweren Wucherung der verätzten Bindehautpartien, die als Narbenpterygium von allen Seiten die getrübte Hornhaut überzogen (Abb. 24). Jeder Versuch, diese Wucherungen operativ zu beseitigen, scheiterte. Der letzte bestand darin, den Augapfel und die sämtlichen Wucherungen operativ zu entfernen und durch eine Plastik mit einem dünnem KRAUSESchen Lappen vom Arm eine brauchbare Augenhöhle für eine Prothese herzustellen. Die Heilung verlief anfangs glatt. Nach 3—4 Wochen aber setzten erneut die Wucherungen ein, die unaufhaltsam den Lappen überwucherten und eine vollkommen entstellende, zerklüftete Augenhöhle schufen (Beobachtung von O. THIES).

Chlorcalcium (CaCl$_2$) verursacht ein auffallend trockenes Aussehen der Bindehaut, wenn es in wasserfreiem Zustande in den Conjunctivalsack hineingelangt. Seine Auflösung in dem Bindehautsekret bringt eine Erwärmung mit sich. Im Falle von A. PICHLER war eine sehr heftige, aber ausheilende akute Conjunctivitis eingetreten, wohl vor allem dadurch bedingt, daß der Stoff in heißem Zustande in beide Augen geschleudert worden war. Nach Aussage der Chemiker soll Chlorcalcium sogar in 30—50%iger Lösung für die Augen unschädlich sein.

Carbid (CaC$_2$) wandelt sich in Verbindung mit Wasser zu Ca(OH)$_2$ um, indem sich Acetylen entwickelt. Derselbe Vorgang kommt zustande, wenn Carbid ins Auge spritzt, da sofort vermehrte Tränenabsonderung eintritt. Die Folgezustände sind denen bei Kalkverätzungen ähnlich.

In einem Falle schwerer Carbidverätzung ergab sich durch Anwendung von Quarzlicht ein befriedigender Heilverlauf. Die Bindehaut war in ganzer Ausdehnung betroffen und die Hornhautoberfläche schneeweiß gefärbt. Nach 6—8 Bestrahlungen füllten sich die nekrotisierenden Stellen wieder mit Blut; die Hornhaut begann sich aufzuhellen. Schließlich wurde unter weiterer Anwendung des Verfahrens eine Sehschärfe von $^5/_{15}$ erzielt.

Kunstdünger. Die Verätzungen beruhen wohl in der Hauptsache auf dem Gehalt der Präparate an *Superphosphat*, und zwar auf einer basischen Wirkung dieses Stoffes. *Thomasmehl* besteht in der Hauptsache aus Phosphorsäure (17,5%), Kalk (50%, davon 12% in freiem Zustande) und Kieselsäure (7,5%), außerdem aus geringen Mengen von Schwefel und Schwefelsäure. Die Prüfung am Kaninchenauge ergab, daß auch größere Mengen dieses Mittels vom Bindehautsack vertragen werden und die Hornhaut nicht angreifen. *Kainit* (in der Hauptsache schwefelsaure Magnesia) macht höchstens Hornhauterosionen, die bald wieder heilen.

Hingegen ist das Superphosphat höchst schädlich. Es besteht zu 60% aus saurem phosphorsauerem Calcium (CaH$_4$PO$_4$)$_2$ und etwa 2% Phosphorsäure-Anhydrid (2,21%); außerdem sind noch 11 andere chemische Körper zugesetzt, die jedoch ungefährlich sind. Schon das Einstreuen geringer Mengen von saurem phosphorsauerem Calcium in den Bindehautsack von Kaninchen genügt, um intensiv bläulichweiße Trübungen des Hornhautparenchyms zu erzeugen, die von Vascularisation und nekrotisierenden Prozessen gefolgt werden. Das Phosphorsäure-Anhydrid hat ganz deletäre Wirkungen; selbst kleine Mengen bringen unter Verbrennungserscheinungen an der Cornea der Bindehaut und den Lidern starke Ätzwirkungen mit bläulichweißer Trübung zustande, die keiner Aufhellung fähig sind (R. AUGSTEIN).

Ein landwirtschaftlicher Arbeiter war beim Düngerstreuen von Superphosphat beschäftigt. Er hatte die Windrichtung nicht beachtet, so daß ihm etwas ins ungeschützte linke Auge flog. Es fand sich lebhafte Injektion des Auges, sowie in der Übergangsfalte eine Partie mit Verätzung 3. Grades. Die Reste des Düngemittels wurden sorgfältig entfernt. Unter üblicher Salbenbehandlung trat völlige Heilung nach 10 Tagen ein (Abb. 25). (Beobachtung von O. THIES.)

Ein Arbeiter streute 5 Zentner Thomasmehl, Superphosphat und Kainit mit der Hand aus. Der Wind trieb ihm wiederholt den Staub des Düngemittels ins Auge. Am Abend des 1. Tages schmerzten die Augen; in den nächsten Tagen steigerte sich die Entzündung. Trotzdem blieb er bei dieser Beschäftigung, bis er am 8. Tage nicht mehr fähig war, allein zu gehen. Bei der fachärztlichen Untersuchung 3 Wochen später waren die 4 Augenlider prall geschwollen, die Haut blutend und verätzt. Beiderseits war die Hornhaut vollständig trübe, bläulichweiß verfärbt, teilweise weggeschmolzen, die Iris prolabiert. Der Endausgang bestand in Erblindung links und so intensiven Leukomen rechts, daß trotz vorgenommener optischer Iridektomie nur Finger in nächster Nähe gezählt wurden (AUGSTEIN).

Diese Erfahrung lehrt, daß die mit dem Streuen von Kunstdünger beauftragten Arbeiter unbedingt mit gut angepaßten Schutzbrillen ausgerüstet werden müssen. Man soll auch bei der Auswahl der in Kunstdüngerfabriken Beschäftigten alle Personen ablehnen, die Anzeichen von einer überstandenen skrofulösen Kerato-Conjunctivitis darbieten. THIES sah bei einem Arbeiter, der solche Folgezustände aufwies, durch die Tätigkeit in der Fabrik die alte Keratitis so heftig wieder aufflammen, daß rasch Perforation der Hornhaut mit Irisprolaps eintrat.

Anilinfarben. Mit dem Ausbau der Farbstoffchemie haben die Anilinfarben auch für den Augenarzt insofern Bedeutung gewonnen, als eine nicht unbeträchtliche Anzahl dieser Verbindungen Gefahren für die Bindehaut

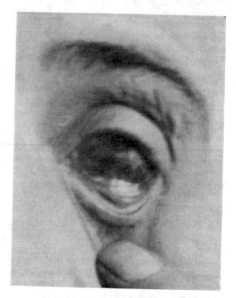

Abb. 25. Frische Verätzung der Bindehaut durch Kunstdünger. (Beobachtung von O. THIES.)

und vor allem die Hornhaut in sich schließt. Man war auf diese zuerst in Basel aufmerksam geworden, da sich die Fälle häuften, daß den Arbeitern der dortigen chemischen Fabriken Farbstoffpartikel ins Auge flogen und eine mehr oder weniger schwere Entzündung hervorriefen. ARTHUR GRÄFLIN nahm diese Erfahrungen zum Ausgangspunkt von Tierversuchen, die später durch Y. KUWAHARA und besonders A. VOGT ergänzt worden sind.

Es hat sich herausgestellt, daß es zwei Gruppen von Anilinfarbstoffen gibt, die sich chemisch wohl voneinander halten lassen. Schädlich sind diejenigen Anilinverbindungen, die den Charakter von wasserlöslichen Mineralsalzen haben und aus schwachen *Basen* mit irgendwelchen organischen und anorganischen Säuren bestehen. Sie zerfallen in gelöstem Zustande leicht, wobei sich die Säuren trennen. Dies wird durch die Tränenflüssigkeit im Bindehautsacke herbeigeführt, welche die Säure dann wegspült. Indessen gewinnt nun die freiwerdende Base, die schwer löslich an Ort und Stelle bleibt, Herrschaft über das Gewebe, indem sie die Eiweißstoffe angreift. VOGT hat diese Beobachtung zu der Lehre erweitert, daß *überhaupt eine Base für die Augapfelschleimhaut schädlicher ist als die gleichstarke Säure; denn sie verflüssigt durch Bindung an die Eiweißkörper die Baustoffe des Gewebes.* Damit ist die Gefahr verknüpft, daß die Base ungehindert in die Tiefe dringt (s. auch S. 530).

Zur *Gruppe der schädlichen Farben* gehören Kresylviolett, Methylviolett, Viktoriablau, Malachitgrün, Safranin, Auramin, Rhodamin B, Rhodamin 6 G, Prune sowie Methylenblau. Hingegen sind Kongo, Tartrazin, Direktblau, Direktschwarz und Wasserblau *unschädlich*. Sie sind zur Gruppe der neutralen Anilinfarben zu rechnen. Im Tierversuche erwiesen sich bei Einstäuben der Farbpulver in den Bindehautsack Kresylviolett, Viktoriablau und Malachitgrün (Gräflin), ebenso Methylviolett (Kuwahara) als besonders gefährlich. Sie erzeugten Hornhautgeschwüre mit Hypopyon und fast regelmäßig Panophthalmitis.

Die menschliche Bindehaut ist anscheinend widerstandsfähiger. Zwar sind in der Literatur genug Fälle geschildert, in denen es zu einer intensiven Chemosis conjunctivae, zu Hornhautinfiltraten und einem dem Ulcus corneae serpens ähnlichen Prozesse kam; es sind jedoch wohl Berichte über dichte zurückbleibende Narben, aber nicht über einen Ausgang in totale Vereiterung des Auges veröffentlicht worden.

Die Tintenstiftverletzungen sind den Schädigungen durch Anilinfarbstoffen gleichzustellen; denn die Fabrikate bestehen aus einer Mischung von feiner Tonerde, Kaolin, Graphit und Methylviolett. Meist liegt die Ursache zugrunde, daß beim Anspitzen des Stiftes Farbmaterial abspringt und in das Auge fliegt. Ernster noch sind die Fälle, in denen die Spitze abbricht und in die obere Übergangsfalte gerät, wo sich die Bröckel eingraben, oder die Verletzung gleichzeitig zu einer direkten Verwundung der Cornea führt. Das tiefer eindringende Methylviolett erzeugt nämlich eiternde Gewebsnekrosen, wie dies Erdheim bei Tintenstiftverletzungen der Hand und des Nagelbettes beobachtete und im Tierexperiment erwies.

Schwere Folgezustände nach Abspringen von Farbstoffpartikeln haben unter anderen E. Enslin und H. Oloff beschrieben. Sie waren mit einer Reizung, ja sogar ernsten organischen Veränderungen des vorderen Uvealtractus verbunden, ohne daß eine perforierende Wunde vorlag oder ein Hornhautgeschwür durchgebrochen wäre. Eine heftigere Iritis scheint ein prognostisch ungünstiges Zeichen zu sein (Oloff). Schwerere Fälle beobachteten auch Hessberg und Horay.

Ein Kind stieß sich beim Fallen eine Tintenstiftspitze durch das Lid hindurch in die Orbita. Die Spitze brach ab und führte rasch eine Einschmelzung des ganzen Augapfels herbei (Hessberg).

Einem Lokomotivführer drang die Spitze eines Tintenstiftes unter die Bindehaut des Bulbus. Es gelang nicht, aus der zerfetzten Wunde alle Teilchen des Stiftes zu entfernen. Langsam setzte eine Nekrose der verwundeten Partie ein. Im Anschluß daran trübte sich die Hornhaut und entwickelte sich eine Iritis. Trotz Excision der dunkelviolett verfärbten und mit einem Belag bedeckten abgestorbenen Gebiete der Bindehaut nach 14 Tagen breiteten sich die Infiltrationen der Cornea weiter aus; es bildeten sich tiefe Geschwüre, und die Heilung geschah nur unter Hinterlassung sehr dichter Narben (Horay).

In der Würzburger Klinik wurde kürzlich eine Tintenstiftverletzung beobachtet, die dadurch ausgezeichnet war, daß am zweiten Tage die Iris sich blau färbte, obgleich der Stift keine Wunde am Auge oder an der Bindehaut gesetzt hatte. Die Iris blieb einen Tag lang violett. Ein Schaden entstand nicht.

Die *Therapie* muß selbstverständlich darauf abzielen, möglichst schnell den gefährlichen Farbstofff aus dem Bindehautsack zu entfernen. Eine genaue Revision der Übergangsfalten ist dabei unerläßlich, damit nicht etwa in ihnen Bröckel zurückgelassen werden. Findet man Partikel, welche sich bereits eingefressen haben, so müssen sie mit dem scharfen Löffel abgekratzt werden. Vogt empfiehlt in frischen Fällen 5—10%ige Tanninlösung einzuträufeln. weil dieses Mittel mit den basischen Anilinfarbstoffen eine unlösliche Verbindung eingeht. Comberg prüfte im Tierversuch die therapeutische Wirkung von Alkohol und Säuren und fand, daß 10%ige alkoholische und alkoholfreie

Lösungen von $1-\frac{1}{2}\%$iger Essigsäure zwar keine zuverlässigen, aber immerhin noch die besten Resultate geben. MYLIUS reinigt zunächst den Bindehautsack durch ausgedehnte Spülungen mit indifferenten Lösungen und betupft dann nur die verätzten Stellen mit Essigsäure-Alkohol, bis Farblosigkeit eintritt.

Die Einwirkung von **Indigoblau** auf das Auge unterscheidet sich von derjenigen der genannten Anilinfarbstoffe dadurch, daß es weder in Wasser, noch in verdünnten Alkalien löslich ist. In einem von R. KRÄMER beschriebenen Falle war die intensive Blaufärbung der Bindehaut dadurch veranlaßt worden, daß der Farbstoff sich in einem Reduktionszustand des synthetischen Indigoblau zu Indigoweiß befand, das bei Oxydation durch die Luft wieder zu Indigoblau

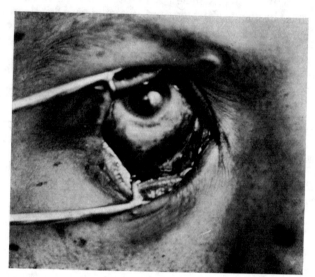

Abb. 26. Verätzung durch Silbernitrat. (Beobachtung von O. THIES.)

regeneriert wird. Die Lösung enthält $0,638\%$ Natronlauge und 4% Soda. Auch in diesem Falle färbte sich, wahrscheinlich auf dem Wege über das Randschlingengefäßsystem, die Iris (vor allem ihr Ciliarteil) blau. Die Färbung selbst setzte auch blaue Flecken in den tiefsten Epithelschichten und oberflächlichen Lamellen der Hornhaut; aber schließlich verschwanden die Verfärbungen sämtlich, ohne Schaden zu hinterlassen. Dabei wurde das in feinsten Körnchen ausgefallene Indigoblau sichtlich durch die Blutgefäße abtransportiert. Somit verhält sich der Farbstoff ähnlich der Tusche.

Silbernitrat. Salpetersaures Silber erzeugt im Gewebe Niederschläge, wenn es in dünner Lösung längere Zeit in den Bindehautsack eingeträufelt wird (Argyrose; s. diesen Bd. S. 165) und führt bei Anwendung stärkerer Konzentration zu schweren Verätzungen. Bekannt ist auch der sog. Argentumkatarrh der Neugeborenen, der ab und zu nach Eintropfen bei der CREDÉschen Prophylaxe auftritt.

In einem chemischen Betriebe spritzte einem Arbeiter *konzentrierte Silbernitratlösung* ins rechte Auge, die ganze untere Bindehaut und ebenfalls die Hornhaut verätzend. Anfangs bestand eine hochgradige Chemose der Bindehaut mit bläulichweißer Verfärbung. Die tiefliegende Hornhaut war wie eine Mattscheibe anzusehen. Am 4. Tage war die Hornhaut bereits verhältnismäßig klar und spiegelte vollkommen. Es war, wie Abb. 26 zeigt, zu einer Abgrenzung der schwer verätzten Bindehautpartie unterhalb der Hornhaut gekommen. Unter geeigneter Behandlung gelang es, Verwachsungen der Bindehautblätter zu vermeiden und die Hornhaut wieder aufzuhellen. Das Auge ist wieder vollkommen gebrauchsfähig geworden. (Beobachtung von O. Thies.)

Perhydrol (H_2O_2), das bei der Blutstillung während Operaticnen in $2^0/_0$iger Lösung Anwendung findet, darf nicht in die Lidspalte geraten, weil sonst die Hornhaut angegriffen wird und Substanzverluste bekommt. Eine $3^0/_0$ige oder $5^0/_0$ige Lösung erzeugt an der Hornhaut junger Kaninchen Trübungen, die später zu Hornhautektasicn führen (C. H. Sattler). Schon $1^0/_0$ige Lösung reizt die Bindehaut stark. Andererseits wird eine $1—3^0/_0$ige Lösung benutzt, um Hornhautgeschwüre zu behandeln. Die Flüssigkeit wird dann mit einer Capillarpipette auf die erkrankte Stelle gebracht (H. Huss).

Lysol vermag ebenfalls schwere Verätzungen herbeizuführen. Im Anschluß an eine Lysolverletzung kam es nach der Beobachtung von Martha Kraupa-Runk zur Zerstörung des ganzen Augapfels.

Alkoholische Lösungen in starker Konzentration machen Reizung der Bindehaut und durch Wasserentziehung Hornhauttrübung.

1. Ein junger Apotheker hatte sich versehentlich absoluten Alkohol ins Auge gespritzt. Die Bindehaut war chemotisch, blutete leicht, während die Cornea einen ausgedehnten Epitheldefekt trug, der sich nach einigen Tagen, ohne Trübungen zu hinterlassen, wieder überhäutete. (Beobachtung von O. Thies.)

2. Einem auswärtigen Kollegen war das Mißgeschick zugestoßen, daß ihm die Helferin statt mit Kochsalzlösung eine mit Alkohol gefüllte Spritze zu einer subconjunctivalen Injektion in die Hand gab. Er inzidierte sofort die durch die Einspritzung aufgehobene Bindehaut und erreichte damit, daß kein weiterer Schaden angerichtet wurde (Mitteilung von O. Thies).

Die ätherischen Öle, z. B. **Terpentin,** vermögen dann schwerste Zerstörungen anzurichten, wenn sie mit großer Gewalt in die Lidspalte dringen. Ich sah in einem solchen Falle weitgehende Nekrosen der Lider samt Tarsus und tiefe Hornhautinfiltrate. Auch das Pfefferminzöl kann schwere Schädigungen setzen (Becker). Mollenberg hat drei Fälle veröffentlicht, in denen durch terpentinhaltige Schuhputzmittel das Auge schwer geschädigt wurde.

3. Die Kälteeinwirkung.

Die *Einflüsse einer Erkältung* auf das Auge bedürfen deswegen einiger Worte, weil sowohl die gebildeten wie die ungebildeten Patienten nur zu leicht angeben, daß ein kalter Luftzug das Auge getroffen und zur Erkrankung gebracht habe. Hierbei muß man sorgfältig trennen, ob ein sicher erwiesener Kälteeinfluß vorgelegen hat oder der vielgestaltige Symptomenkomplex der sog. ,,rheumatischen Augenerkrankungen" gemeint ist. Bei der Beurteilung beider Formen ist größte Zurückhaltung am Platze, vor allem dann, wenn es sich um Rentenansprüche handelt. Aus der Gutachterpraxis des Verfassers seien folgende Erlebnisse angeführt:

Ein Gehirnsarkom, welches Stauungspapille und später den Tod herbeiführte, wurde als Militärdienstbeschädigung anerkannt, weil in der Kantine dauernd ,,Zug" herrschte. In einem anderen Falle wurde bei einem Bodenaufseher, der beim Tragen von Säcken stark geschwitzt hatte, eine schwere Chorioiditis disseminata mit Glaskörpertrübungen für eine Unfallsfolge erklärt.

Andererseits darf aber nicht geleugnet werden, daß eine *direkte Kälteeinwirkung hin und wieder die auslösende Rolle einer Augenerkrankung* spielen kann. Man wird den Standpunkt von Schade, der das Wesen der Erkältung in einer physikalisch-chemischen Änderung der Kolloidverhältnisse des betroffenen Gewebes (Gelose) sieht, auch auf das Auge anwenden dürfen. Bei weniger starker Einwirkung ist die Umwandlung reversibel, d. h. die in einen festen Zustand übergegangenen Kolloide können wieder in den flüssigen zurückkehren. Man muß auch in Betracht ziehen, daß eine *Kälteschädigung einer Infektion den Weg ebnen kann,* wodurch gerade manches Krankheitsbild in der Ophthalmologie seine Erklärung findet. In diesem Sinne soll in den nachfolgenden Zeilen zwischen direkten und indirekten Kälteschädigungen unterschieden werden.

Direkte Schädigungen. Beweiskräftige Feststellungen, daß der Umstand der Aussetzung des Auges gegenüber Kälteeinflüssen Erkrankungen hervorrufen kann, sind im Kriege erbracht worden. Zum Beispiel hat man bei Fliegern, die in großer Höhe unter stärkster Kältewirkung standen, eine Hornhauttrübung innerhalb der Lidspaltenzone angetroffen, welche nach Rückkehr in normale Wärmeverhältnisse sich wieder spurlos verlor.

Nicht so überzeugend ist die Anschuldigung des Einflusses der Kälte bei Beobachtungen, welche v. HERRENSCHWAND während des österreichischen Winterkrieges im Gebirge erhoben hat. Hier handelte es sich um Soldaten, die in 2000 m Höhe den Unbilden der Stürme, der Blendung und der Kälte ausgesetzt waren. Außer den bekannten Einwirkungen auf die Lider und die Bindehaut (Gletscherbrand) kam es noch zu schweren Hornhautentzündungen. Diese waren nur innerhalb eines sehr schmalen horizontalen Bezirkes aufgetreten, was sich dadurch erklärt, daß die starke Blendung die Mannschaften zwang, die Lidspalte zu verengen. Es fanden sich längliche Epitheldefekte und daran anschließend weiße, tiefer gelegene Trübungen, aus denen sich eine muldenförmige Eindellung entwickelte. Die Erkrankung brauchte längere Zeit bis zu ihrer völligen Heilung. Eine Schädigung durch ultraviolette Strahlen dürfte dabei wohl mitgewirkt haben.

Indirekte Schädigungen. KRÜCKMANN hat ein besonderes Krankheitsbild als „Iritis rheumatica" geschildert (siehe Bd. 5 des Handbuches, S. 29). Bei der umstrittenen Ätiologie der rheumatischen Erkrankungen fragt es sich jedoch, ob man hier ohne weiteres Erkältungsschädlichkeiten als gegeben annehmen darf. Ich möchte nach meinen eigenen Erfahrungen über eine leichte Form von Iritis dies nicht ganz in Abrede stellen.

In einem außerordentlich nassen und kalten Sommer mußten die Landleute im Spreewald die ganze Heuernte aus völlig überschwemmten Wiesen einbringen und dabei viele Stunden des Tages bis über die Kniee im Wasser stehen. Es kamen dabei verhältnismäßig sehr viele Fälle doppelseitiger Iritis zur Beobachtung, die einen besonders leichten Charakter trugen; denn es handelte sich um schnell lösbare hintere Synechien, die kaum eine Spur hinterließen. Ähnliches habe ich niemals wieder gesehen.

Die Streitfrage, ob eine retrobulbäre Neuritis mit Erkältungsschädlichkeiten in Beziehung gebracht werden darf, ist schon lange erörtert worden und auch heute noch nicht endgültig gelöst (siehe Beitrag RÖNNE, Bd. 5, S. 705 und LINCK, Bd. 3, S. 179). Man wird diese Möglichkeit jedenfalls so lange nicht ausschließen dürfen, als man zugibt, daß akute Nervenentzündungen anderer Gebiete (wie z. B. des Facialis) durch Erkältungen, z. B. nach stundenlanger Fahrt bei scharfem Winterwind, zustande kommen können. Dasselbe gilt von den ab und zu beobachteten totalen oder partiellen Lähmungen des Oculomotorius. Es sei darauf hingewiesen, daß das deutsche Reichsversicherungsamt solche Fälle sogar als Unfall anerkannt hat, obgleich die gesetzliche Definition eines plötzlichen betriebsfremden Ereignisses nicht vorlag. Als Beweis dafür sei das Urteil angeführt, das in meinem Abriß der Unfall- und Invaliditätskunde des Sehapparates 1912, S. 151 ausführlich abgedruckt ist.

Ein Schlosser hatte sich bei Ausbesserungsarbeiten auf einem im Dock liegenden Dampfer, die sich über zwei Tage hinzogen, angeblich erkältet und am dritten Tage Schmerzen im linken Auge bekommen. Es war eine typische retrobulbäre Neuritis akut zum Ausbruch gekommen. Die Anerkennung eines Betriebsunfalles wurde folgendermaßen konstruiert: „Im vorliegenden Falle liefern die begleitenden Umstände völlig genügenden Anhalt dafür, daß die Erkältung tatsächlich durch eine plötzliche Einwirkung schädlicher Temperaturunterschiede entstanden ist. Der Kläger war, nachdem er bisher nur in einer geschützten Werkstatt gearbeitet hatte, gezwungen seine Arbeiten bald in der heißen Kajüte, bald in Regen und Sturm an der Außenwand des Schiffes zu verrichten. Gerade die Art und der Ort der Betriebsarbeit, welche bei außergewöhnlich großen Temperaturunterschieden vorgenommen werden mußte, setzten den Kläger in erhöhtem Maße der Gefahr der Erkältung aus".

Namentlich die Sehnervenleiden werden von den Patienten recht häufig als Erkältungsfolge betrachtet, wobei immer wieder das Ziel deutlich wird, die Erkältung selbst als erlittenen Unfall hinzustellen.

Wie in dem Abschnitt über die Sehnervenerkrankungen von Henning Rönne ausgeführt wird (Bd. 5, S. 705), kommen aber außer den unter Umständen mit Erkältungen zusammenhängenden Leiden der Nebenhöhlen alle möglichen andere Ursachen (Vergiftung, multiple Sklerose und anderes) in Betracht. Hier ist das Ergebnis der Röntgenaufnahme der Nebenhöhlen ausschlaggebend.

Wenn nur eine „genuine Opticusatrophie" vorliegt, muß man die Einwirkung von Erkältungsschädlichkeiten von vornherein ablehnen. Hier begegnen wir sogar bei ausgesprochen tabischen Prozessen immer wieder dem Versuche, auf Grund einer Erkältung als Unfall eine Rente zu erlangen.

Literatur.

Verbrennungen, Verätzungen, Kälteeinwirkungen.

Augstein, R.: Über Erblindungen bei der Arbeit mit künstlichen Düngemitteln durch zufälliges Einstreuen in die Augen. Klin. Mbl. Augenheilk. **45** II, 563 (1907).

Becker: Pfefferminzölschädigung des Auges. Klin. Mbl. Augenheilk. **81**, 386 (1928). — Bergmeister, Rudolf: Tintenstiftverletzung des Auges. Z. Augenheilk. **23**, 183 (1910). — Comberg: Demonstration zur Frage der Säure-Alkoholwirkung bei den Tintenstiftverletzungen des Auges. Klin. Mbl. Augenheilk. **80**, 685 (1928).

Denig, Rudolf: Transplantation von Mundschleimhaut bei verschiedenen Erkrankungen der Hornhaut und bei Verbrennungen und Verätzungen des Auges. Graefes Arch. **118**, 729 (1927). — Dinger, G.: Vollkommener Ausguß des oberen Conjunctivalsacks durch Weißmetall. Klin. Mbl. Augenheilk. **76**, 705 (1926).

Eilers: Scheidewasserverätzung der Cornea. Inaug.-Diss. Rostock 1920. — Enslin, Eduard: Beiträge zu den Verletzungen des Auges durch Tintenstift. Z. Augenheilk. **16**, 520 (1906). — Erdheim: Über Verletzung mit Tintenstiften. Arch. klin. Chir. **1914**, H. 1. — Esser, A. u. M. Albert: Überschalung des vorderen Bulbusabschnittes durch heißes Metall. Klin. Mbl. Augenheilk. **77**, 157 (1926).

Fehr: Linsentrübung nach Salzsäureverätzung. Zbl. prakt. Augenheilk. April **1911**. — Gérard: Du pronostic des brûlures chimiques de l'oeil plus spécialement des brûlures par la baryte. Clin. ophthalm. **15**, 251 (1926). — Gräflin, Arthur: Experimentelle Untersuchungen über den schädlichen Einfluß von pulverförmigen Anilinfarben auf die Schleimhaut des Kaninchenauges. Z. Augenheilk. **10**, 193 (1903).

Herrenschwand, V.: (a) Über Schädigung der Hornhaut im Hochgebirgskrieg. Zbl. prakt. Augenheilk. **1916**, 161. (b) Zwei weitere Fälle von Schädigung der Hornhaut im Hochgebirgskrieg durch Kälteeinwirkung. Wien. klin. Wschr. **1918**, 456. — Hessberg: Ein weiterer Fall von Augenerkrankung mit einem künstlichen Düngemittel. Münch. med. Wschr. **1908**, 1745. — Horay, Gustav: Fall von Tintenstiftverletzung des Auges mit schwerem Ausgang. Klin. Mbl. Augenheilk. **80**, 205 (1928).

Krämer, Richard: Indigoblaufärbung des lebenden Auges. Klin. Mbl. Augenheilk. **73**, 155 (1924). — Kraupa-Runk, Martha: Über Lysolverätzung des Auges. Klin. Mbl. Augenheilk. **76** 698 (1926). — Krückmann, E.: (a) Die Erkrankungen des Uvealtractus. Graefe-Saemisch' Handbuch der gesamten Augenheilkunde, 2. Aufl. 1908. (b) Bemerkungen über rheumatische Erkrankungen und Wärmewirkungen am vorderen Augenabschnitt. Ber. ophthalm. Ges. Heidelberg **1911**, 16. — Kühn: Drucksteigerung in beiden Augen nach Verätzung mit Natronlauge. Diss. Rostock 1920. Klin. Mbl. Augenheilk. **65**, 948 (1920). — Kümmell, R.: Drucksteigerung bei Verätzungen und Verbrennungen. Arch. Augenheilk. **72**, 261 (1912). — Kuwahara, Y.: Experimentelle und klinische Beiträge über die Einwirkung von Anilinfarben auf das Auge. Arch. Augenheilk. **49**, 157 (1904).

Lewin, L. u. H. Guillery: Die Wirkungen von Arzneimitteln und Giften auf das Auge. Bd. 2, S. 730. Berlin 1913.

Mylius: Diskussionsbemerkung zum Vortrag Comberg. Klin. Mbl. Augenheilk. **80**, 686 (1928).

Oloff, Hans: Über Tintenstiftverletzungen des Auges. Münch. med. Wschr. **63**, 1138 (1916).

Pichler, A.: (a) Ammoniakverätzung des Auges und der Haut. Z. Augenheilk. **23**, 297 (1910). (b) Verbrennung der Augen durch Chlorcalcium. Klin. Mbl. Augenheilk. **72**, 137 (1924).

Reichsversicherungsamt. Prozeßliste 6229 (1903).

SATTLER, C. H.: Hornhautschädigung durch Anwendung von Perhydrollösung als blutstillendes Mittel bei Operationen in der Nachbarschaft des Auges. Klin. Mbl. Augenheilk. 68, 160 (1922). — SCHADE: Das Wesen der Erkältung. Münch. med. Wschr. 1920, Nr 1. — SIEGRIST: Konzentrierte Alkali- und Säurewirkung auf das Auge. Z. Augenheilk. 43, 176 (1920).

THIES, O.: (a) Schwerste Ammoniakverätzung beider Augen. Klin. Mbl. Augenheilk. 70, 769 (1923). (b) Völliger Ausguß der Conjunctivalsäcke und maskenartige Überziehung des ganzen Gesichtes mit Teer. Klin. Mbl. Augenheilk. 77, 549 (1926).

VOGT, ALFRED: (a) Weitere experimentelle und klinische Untersuchungen über den schädlichen Einfluß von künstlichen Anilinfarben auf das Auge. Z. Augenheilk. 13, 117 und 226 (1905). (b) Experimentelle Untersuchungen über die Bedeutung der chemischen Eigenschaften der basischen Anilinfarbstoffe für die schädliche Wirkung auf die Augenschleimhaut. Z. Augenheilk. 15, 58 (1905).

WOLLENBERG, ALBRECHT: Verätzungen der äußeren Augenhäute durch terpentinhaltige Schuhputzmittel. Klin. Mbl. Augenheilk. 78, 410 (1927).

YOSHIMOTO, RYOTSUI: Über experimentelle Säure- und Laugenverletzungen des Auges. Arch. Augenheilk. 99, 188 (1928).

V. Die Schädigungen des Auges durch Einwirkung von strahlender Energie und Elektrizität.

Eine Schädigung durch strahlende Energie oder Elektrizität ist einerseits dadurch möglich, daß diese lokal am Auge angreifen oder auf dem Umwege über die Beteiligung des Gesamtkörpers indirekt das Auge in Mitleidenschaft ziehen.

Schädigungen durch strahlende Energie.

Bekanntlich nehmen die sichtbaren elektromagnetischen Wellen nur einen kleinen Ausschnitt aus dem Gebiete der durch Wellen verschiedener Länge wirksamen strahlenden Energie ein. Die Physiologie der Lichtwahrnehmung hat in den letzten Jahrzehnten einen großen Aufschwung genommen, dessen Ergebnis im Band 2 des Handbuches eingehend geschildert ist. Deshalb sei an dieser Stelle die Einwirkung der strahlenden Energie nur in der Beziehung erörtert, daß sie im Sinne der Unfallgesetzgebung als ein zeitlich begrenztes schädigendes Ereignis anzusprechen ist; diejenigen Folgezustände, welche mit einer dauernden Beeinflussung durch Strahlen zusammenhängen, sind als Gewerbekrankheiten auf S. 548 angeführt, soweit sie überhaupt versicherungstechnisch von Bedeutung sind. Hingegen findet der Leser im Kapitel „Physikalische Therapie" (Band 2 des Handbuches) die Anwendung der strahlenden Energie zu therapeutischen Zwecken dargestellt.

Im allgemeinen gilt der Satz, daß *eine biologische Wirkung strahlender Energie nur dann möglich ist, wenn sie von dem lebenden Gewebe absorbiert wird* (DRAPER-GROTTHUSsches Gesetz). Deshalb sind alle Strahlen, die durchgelassen oder reflektiert werden, hierzu nicht imstande. Die Frage, welche Gewebe des Auges die Fähigkeit besitzen, Strahlen gegebener Wellenlänge spezifisch zu absorbieren, ist in der letzten Zeit wiederholt zwar diskutiert, aber noch nicht endgültig entschieden worden, wofür das Problem der Entstehung des Glasbläserstars (s. S. 550) wohl das beste Beispiel liefert. Zweifellos spielt auch die Intensität und die Dauer der Einwirkung eine maßgebende Rolle, so daß schließlich die Strahlen jeder Wellenlänge unter der Voraussetzung stärkster Energie ein Gewebe des Auges zu schädigen vermag. Die Durchlässigkeit, bzw. Reflexion für elektromagnetische Wellen verschiedener Längen ist dabei aber spezifisch in dem Sinne verschieden, daß eine *erhöhte* Absorptionsfähigkeit für *bestimmte* Wellenlängen besteht. Eine Ausnahme machen vielleicht nur die langen HERTZschen Wellen, wie sie bei der Radiotelegraphie in Betracht kommen.

Wie dem auch sei, wir wissen nur, daß bestimmte Wellenlängenbezirke zweifellos bei hoher Intensität und längerer Dauer der Einwirkung schwerste Schädigungen des Auges verursachen können.

Ältere Versuche von WIDMARK am Ende des vorigen Jahrhunderts haben ihre Fortsetzung durch BIRCH-HIRSCHFELD, HERTEL, A. VOGT, neuerdings durch GOLDMANN und andere Autoren erfahren.

Ophthalmia nivalis, Ophthalmia electrica. Die Einwirkung sichtbarer Strahlen ist bei der Intensität, die das Sonnenlicht in mittleren Breiten und in den Niederungen entfaltet, für das Auge und seine Umgebung nicht schädlich. Bei gesteigerter Intensität, wie im Hochgebirge, wo namentlich der Anteil an der ultravioletten Strahlung steigt, können Verbrennungen der Haut des Gesichts und der Lider eintreten, welche unter dem Symptomenkomplex des *Gletscherbrandes* bekannt sind. Dabei handelt es sich um Folgezustände, die wir auch nach Einwirkung überdosierter Bestrahlungen mit der Quecksilberdampflampe (künstlichen Höhensonne) eintreten sehen. Bei der meist nur kurz dauernden Bestrahlung durch den elektrischen Flammenbogen, z. B. beim elektrischen Schweißen, pflegt die Lidhaut nicht geschädigt zu werden, trotzdem eine recht hohe Intensität der strahlenden Energie erreicht wird. Mitunter kommt es jedoch zu Reizerscheinungen seitens der Conjunctiva und Cornea, die sich je nach der Intensität bis zu 12 Stunden nach der Einwirkung einstellen. Am Hornhautepithel finden sich multiple kleinste Schädigungen, die sich mit Fluorescin teilweise färben; es bestehen starker Tränenfluß, conjunctivale Hyperämie und mäßige ciliare Reizung. Dabei sind die Schmerzen sehr erheblich, so daß ausnahmslos die Anwendung anästhesierender Mittel nötig wird. Hierbei vermeidet man gern das Cocain, weil es von sich aus das Epithel angreift. Hingegen ist das Panthesin als 1—2%ige Salbe empfehlenswert. In 12—24 Stunden pflegen die Erscheinungen vollständig abzuklingen, ohne daß eine dauernde Schädigung zurückbleibt.

Ähnliche Folgezustände sind bei Filmschauspielern beobachtet worden, die sich während der Aufnahme der intensiven Belichtung durch die „Filmsonne" aussetzen müssen. CHURGINA hat vor und nach der Aufnahme die Augen von 205 Personen untersucht und dabei Veränderungen bei einem großen Teil namentlich in Form der charakteristischen oberflächlichen Hornhauttrübung festgestellt. Allerdings soll allmählich eine Gewöhnung an die Intensität des Lichtes eintreten. Viele Schauspieler schützen sich durch Einträufeln von Aqua zeozoni. In den anderen Fällen kann man die Gefahr einer Schädigung durch Schutzbrillen ausschalten, die auch nach den Seiten dicht abschließen. Da für die Alteration vorwiegend die ultravioletten Strahlen anzuschuldigen sind, genügen meist schon dunkelgraue Glasbrillen, die diese Strahlengattung absorbieren. Näheres über die Schutzbrillen findet sich im Kapitel: „Hygiene des Auges" Band 2 des Handbuches.

Schädigung der inneren Augenhäute. Hat die strahlende Energie die brechenden Medien durchsetzt und längere Zeit auf eine umschriebene Stelle der Netzhaut eingewirkt, wie z. B. bei direkter Betrachtung des elektrischen Flammenbogens, Beobachten der Sonne mit ungeschütztem Auge, so kommt es zu Ausfällen in der Gegend des Fixationspunktes des Gesichtsfeldes. Man kann diese Störungen, welche einer *Schädigung der Macula* entsprechen, meist mit dem gewöhnlichen Spiegel nicht erkennen. Indessen hat uns die Einführung des rotfreien Lichtes durch A. VOGT gelehrt, daß feine Veränderungen in der Pigmentierung und in der Anordnung der Foveareflexe sichtbar werden (siehe Beitrag F. SCHIECK, Bd. 5, S. 552). Ich habe auch einmal eine länger andauernde Lähmung der Akkommodation gesehen, wobei der Sphincter pupillae intakt war. In einem anderen Falle war eine leichte Verschleierung der Netzhautmitte vorhanden, auf der einen Seite wohl sogar eine kleine Blutung. Der 19jährige Kranke wurde blind ins Zimmer geführt, doch wich diese schwere Funktionsstörung bereits nach zwei subconjunctivalen Kochsalzeinspritzungen, so daß wohl eine psychische Komponente mit im Spiele war.

PAUL KNAPP sah im Anschluß an die Blendung durch eine Kurzschlußflamme von 150 000 Kerzenstärken die Entwicklung feingestippter chorioretinaler Herdchen in der Gegend der Macula.

Auch bei *Blendungen mit Sonnenlicht* kommen Verbrennungen der Netzhautmitte vor, wie die Erfahrungen nach unvorsichtigen Beobachtungen einer Sonnenfinsternis immer wieder zeigen. Ich selbst sah im Anschluß an dieses Ereignis im Jahre 1912 25 Netzhautschädigungen, bei denen die meisten Patienten über eine Verzerrung des Bildes der Außenwelt klagten. Positive Skotome mit der deutlichen Empfindung eines auf dem fixierten Gegenstande liegenden Schattens waren nicht selten. ZADE beobachtete bei Fliegern nach Sonnenblendung Ringskotome. Wenn man rotfreies Licht anwendet, kann man mit dem Augenspiegel feinste Defekte in der Fovea centralis aufdecken. Sie können mit Veränderung der Farbengrenzen im Gesichtsfelde und mit Störung der Adaptation verbunden sein.

Daß nicht nur die sichtbaren Strahlen, sondern bei entsprechender Intensität auch das kurzwellige ultrarote Licht Schädigungen der Netzhaut machen können, zeigen die Versuche von A. VOGT und seinen Schülern. Allerdings haben die neuesten Untersuchungen von GOLDMANN gelehrt, daß es sich hier nicht um eine spezifische Absorption in der Netzhaut selbst handeln dürfte, sondern Wärmeschädigungen der Aderhaut bzw. des Pigmentepithels die Hauptrolle spielen, so daß die Netzhaut erst sekundär in Mitleidenschaft gezogen wird.

ROY berichtet von einer einseitigen Erblindung, hervorgerufen durch die intensive Strahlung eines elektrischen Schmelzofens, welcher ein Arbeiter 8 Minuten lang mit ungeschützten Augen ausgesetzt war. Wenige Stunden nach dem Hineinsehen entwickelte sich eine Entzündung; hieran schloß sich einige Tage später eine Sehstörung des rechten Auges. 3 Tage später konnte man narbige Veränderungen in der Netzhaut nahe der Papille sowie in der Maculagegend bei Verengerung der Arterien und Atrophie der Nervenfasern nachweisen. Die Funktion war bis auf das Erkennen von Lichtschein erloschen.

Ganz ähnlich verhielt sich ein Fall von THIES. Ein Schmied hatte mit Schweißapparaten gearbeitet, ohne die Augen mit einer Brille geschützt zu haben. Zunächst kam es auch hier zu einer äußerlichen Entzündung und dann zur allmählichen Abnahme des Sehvermögens. deren Grundlage sich mehr und mehr ausprägende chorioretinitische Herde in der Macula mit frischen Glaskörpertrübungen waren. 18 Tage später war der Befund folgender: Beiderseits Veränderungen in der Macula. an einzelnen Stellen auch in der Peripherie entlang den ungleichmäßige Füllung zeigenden Gefäßen.

Die Beobachtung ist wohl zweifellos als eine Folge der Strahleneinwirkung aufzufassen, wobei auch die ultraroten Strahlen mitgespielt haben.

Schließlich ist noch ein Fall von Iritis wahrscheinlich mit der Schädigung durch strahlende Energien in Zusammenhang zu bringen.

Ein sonst ganz gesunder Chemiker, der in einer Kunstseidenfabrik den Spinnprozeß durch ein Schauglas zu beobachten hatte, mußte immer bei Öffnung dieses Fensters die ihm entgegenströmende Hitze des Schachtes und die direkte Einwirkung der gegenüberliegenden Lichtquelle auf die Augen ertragen. Er erkrankte an einer Iritis, die dadurch recht eigenartig aussah, daß am Pupillenrande kleine Pfröpfchen aufsaßen. Die Untersuchung auf Syphilis und Tuberkulose ergab ein negatives Resultat. Beim Aussetzen der Tätigkeit schwanden die krankhaften Erscheinungen von selbst (Beobachtung von O. THIES).

Diese Iritis ist wohl in demselben Sinne zu erklären, wie die Alterationen der Iris, welche A. VOGT und GOLDMANN in ihren Tierversuchen als Folgen der Hitzewirkung durch Bestrahlung mit ultraroten Strahlen erhielten.

Schädigung durch die (kurzwelligen) Röntgen- und Radiumstrahlen sind bei länger dauernder wiederholter Einwirkung möglich (BIRCH-HIRSCHFELD).

Namentlich scheint eine sekundäre Keratitis mit Glaukom durch Störungen in Randschlingennetze eintreten zu können. Nach kurzdauernder bzw. einmaliger Einwirkung intensiver Röntgenbestrahlungen auf die ungeschützten Augen sind gelegentlich ebenfalls schwere Affektionen beobachtet worden.

Bei allen den verschiedenen Strahlenarten ist man bei entsprechender Prophylaxe in der Lage, Schädigungen mit mehr oder weniger großer Sicherheit auszuschließen. Über die Läsionen der Linse ist in dem Kapitel über die Berufskrankheiten Seite 550 näheres gesagt.

Schädigungen durch Elektrizität.

Im vorhergehenden Abschnitte sind die möglichen Folgezustände beschrieben worden, welche bei der Einwirkung von elektrischem Lichte eintreten können. Im folgenden sollen nun diejenigen Schädigungen besprochen werden, welche bei Berührung mit hochgespannten *elektrischen Strömen* oder nach einem einmaligen Schlage (*Kurzschluß* hochgespannter Leitungen, *Blitz*) auf den Körper eintreten. Dabei braucht das Auge selbst gar nicht vom Strome getroffen zu sein, und dennoch sind mehr oder weniger schwere Erkrankungen möglich. Man wird wohl annehmen müssen, daß dann Stromschleifen auch bis zu ihm gelangt sind.

Wenn die Augen in Mitleidenschaft gezogen werden, ist nicht nur der meßbare Grad des Stromes (nach Volt und Ampère) maßgebend, sondern es kommt besonders darauf an, welchen Widerstand der betroffene Körperteil und seine Umgebung dem Strome bietet. So ist es erklärlich, daß schon ein Strom von 65 Volt unter Umständen tödlich wirkt, während das 10fache dieser Spannung ertragen werden kann. Haab hat als erster eine Beobachtung erhoben, in der eine *milchige Trübung der Netzhautmitte* entstanden war, die am Rande von einer großen Anzahl weißgelblicher Flecke umgeben wurde. Hier lag ein relatives Skotom mit starker Herabsetzung der zentralen Sehschärfe vor. Nach zwei Monaten war alles wieder verschwunden. Jellinek sah nach Einwirkung eines Stromes von 5000 Volt, der von den Fußsohlen aus in den Körper eindrang, das Bild eines einseitigen Hornerschen Symptomenkomplexes verbunden mit reflektorischer Pupillenstarre. Die Affektion hielt drei Wochen an. Bei diesem Fall ist merkwürdig, daß anscheinend die Stromeinwirkung sich auf die schmale Stelle des Halsrückenmarkes beschränkt hat.

Selbst wenn der Strom die empfindlichen Augenteile direkt berührt, braucht nicht unbedingt eine Verbrennung einzutreten. Hierfür ist der Fall von Guist beweisend.

Nach Einwirkung eines Wechselstroms von 220 Volt auf das Gesicht eines 11jährigen Mädchens stellten sich 6 Stunden lang Bewußtlosigkeit und Krämpfe ein. Es fand sich eine bogenförmige Hautabschürfung, die über die linken Augenlider hinweglief, ohne daß die Wimperhaare verbrannt waren. Die Lider und die Bindehaut waren geschwollen. Die Hornhaut ließ im Lidspaltenbereich eine bandförmige blau-graue Trübung erkennen, über der das Epithel gestippt war. Dabei war die Hornhautoberfläche unempfindlich. Im Laufe von 10 Tagen bildete sich an der getrübten Hornhautstelle eine kleine gelbgraue Nekrose.

Die Starbildung nach Starkstromverletzung (*Cataracta electrica*) kommt seit Vermehrung der Überlandzentralen häufiger zur Beobachtung. Fast immer beginnt die Linsentrübung unter der vorderen Kapsel, und es können viele Monate und Jahre bis zur Reife vergehen. Wahrscheinlich handelt es sich um die Folgen einer mechanischen und elektrolytischen Einwirkung auf die Kapselepithelien. Leonardi will osmotische Prozesse anschuldigen, welche dort zustande kommen, wo am Linsenäquator die Epithelzellen in Linsenfasern übergehen.

Auch der *Blitz* kann die Hornhaut, die Linse, die inneren Augenhäute und den Sehnerven schädigen.

Bei einer 35jährigen Frau fand ich nach Verletzung durch Blitzstrahl eine diffuse, ziemlich tiefliegende Hornhauttrübung. Gleichzeitig war die Gegend der Netzhautmitte in eine unscharf begrenzte schwefelgelbe Zone verwandelt. Es blieben sehr schwere Sehstörungen zurück.

Die Blitzschädigungen der Linse verhalten sich ähnlich denen nach Einwirkungen des Starkstroms. Jedoch beobachtet man nicht, daß die Trübungen unter der vorderen Kapsel beginnen. In einer Reihe der Fälle bleibt die Starbildung in Form feinster weißlicher Tröpfchen stationär, doch wurden auch oft Totalstare beobachtet, vielfach nur auf der Seite, auf der der Blitz eingetreten war.

Literatur.

Elektrizität. Strahlende Energie.

Churgina, E.: Zur Frage der Lichtwirkung auf das Auge im Kinobetrieb. Russk. Oftalm. **9**, 441 (1929). Ref. Zbl. Ophthalm. **22**, 78.

Goldmann, Hans: Kritische und experimentelle Untersuchungen über den sog. Ultrarotstar der Kaninchen und den Feuerstar. Graefes Arch. **125**, 313 (1930). — Guist: Ein Fall von elektrischer Strommarke der Hornhaut. Klin. Mbl. Augenheilk. **71**, 775 (1923).

Haab, O.: Traumatische Maculaerkrankung bewirkt durch den elektrischen Strom. Klin. Mbl. Augenheilk. **35**, 213 (1897).

Jellinek, St.: Einseitige Pupillenstarre und Horners Symptomenkomplex nach elektrischem Trauma. Z. Augenheilk. **46**, 142 (1921). — Jess, A.: Dauerschädigung der Gesamtnetzhaut nach Sonnenblendung. Klin. Mbl. Augenheilk. **64**, 203 (1920).

Knapp, Paul: Beiderseitige Maculaerkrankung nach Kurzschluß. Z. Augenheilk. **28**, 440 (1913).

Leonardi, E.: (a) Oftalmia fotoeletrica. Padova 1927. (b) La cataratta elettrica. Lettura oftalm. **1927**, H. 281. Ref. Zbl. Ophthalm. **20**, 603.

Roy, J. N.: L'éblouissement électrique. Quelques considérations médico-legales. Annales d'Ocul. **165**, 433 (1928).

Zade: Über Blendung im Fliegerdienst. Ber. ophthalm. Ges. Heidelberg **1916**, 222.

VI. Der Einfluß der Augenverletzungen auf Psyche und Nervensystem.

In Band 7 des Handbuches ist ein besonderes Kapitel (Weber-Runge) den Neurosen gewidmet, soweit sie mit Augenleiden zusammenhängen oder das Auge betreffen. Deswegen ist hier nur eine kurze Darstellung dieser Fragen am Platze.

Eigentliche Psychosen im direkten Anschluß an Augenverletzungen sind äußerst selten. Ich beobachtete eine 14 Tage anhaltende vollständige Verwirrtheit nach einer Augenverletzung bei einem 14jährigen Patienten und heftigste Delirien nach einer Kalkverletzung bei einem 9jährigen Jungen, die $2^1/_2$ Tage andauerten.

Früher wurde als ein sicheres Augenzeichen für die *traumatische Neurose* eine konzentrische Gesichtsfeldeinschränkung betrachtet. Es hat sich aber herausgestellt, daß es sich hier nicht um eine Krankheit, sondern nur um eine seelische Reaktion auf den Verletzungsreiz handelt, deren Stärke und Art von der angeborenen psychischen Beschaffenheit des Verletzten wesentlich mehr abhängt als von der Stärke und Art der Verletzung. Rentenbegehrungsideen beeinflussen im hohen Grade diese Reaktion. Der beste Beweis ist die von Reichardt hervorgehobene Tatsache, daß alle sog. traumatisch-neurotischen Erscheinungen sofort aufhören, wenn die Rentenwünsche im Sinne des Verletzten erledigt sind.

Die Erkenntnis dieser Zusammenhänge hat sich dermaßen durchgesetzt, daß das Reichsversicherungsamt im Jahre 1926 zu dem Entschluß gekommen ist, die sog. „Unfallneurosen" als solche nicht mehr zu entschädigen, da es nicht die Aufgabe sein kann, *subjektive* Empfindungen und Rentenwünsche, die sich an einen Unfall knüpfen, sondern nur *objektive* tatsächliche Körperschädigungen für die Rente in Rechnung zu stellen.

Einem solchen Vorgehen kann man ärztlicherseits im allgemeinen wohl zustimmen, jedoch ist der Vorbehalt zu machen, daß es immer Ausnahmefälle geben wird. Bei psychisch Vorbelasteten kann die Reaktion so stark sein, daß die Schädigung nicht nur subjektiv, sondern auch objektiv festzustellen ist. Siehe dazu die in der Schweiz gültigen Bestimmungen, welche auf S. 568 angeführt sind.

Die *hysterische Schwachsichtigkeit,* welche sich an Verletzungen anschließt, und seltenere hysterische Augenerkrankungen, wie sie sich sogar nach ganz unbedeutenden Hornhautverletzungen einstellen können, sind ebenfalls keine Krankheiten sui generis, sondern nur Ausflüsse einer Selbst- oder Fremdsuggestion in Verbindung mit der Unfallreaktion bei psychopathisch Veranlagten. Dabei ist die Grenze zur bewußten oder unbewußten Simulation schwer zu ziehen. Man muß das ganze Krankheitsbild eben so erklären, daß der somatisch auf dem angeblich blinden Auge durchaus provozierte Reiz psychisch unterdrückt wird. Deshalb ist die Unterscheidung zwischen einer hysterischen und bewußt simulierten Erblindung durchaus nicht leicht. Wenn wir gleichzeitig mit der Erblindung eine einseitige Mydriasis und Pupillenstarre sehen, die nicht durch Atropin künstlich hervorgerufen sind, wird freilich das Vorliegen einer hysterischen Erblindung besser erkannt werden können. Man kann die artefizielle Mydriasis durch Atropin dadurch feststellen, daß auch die konsensuelle Reaktion der erweiterten Pupille aufgehoben ist, während sie bei der echten hysterischen Mydriasis auslösbar bleibt. Ausnahmen sind im Beitrage RUNGE-WEBER, Bd. 7 ausgeführt.

Literatur.

Einfluß der Augenverletzungen auf Psyche und Nervensystem.

REICHARDT: Der gegenwärtige Stand der Lehre von den traumatischen Neurosen. Z. Bahnärzte Jan. 1922.

II. Die Berufskrankheiten des Auges.

Die Grenze zwischen Unfällen und Verletzungen einerseits und den Berufskrankheiten andererseits ist keineswegs scharf. Deswegen hat, soweit das Deutsche Reich in Frage kommt, die Behörde von der durch die Reichsversicherungsordnung dem ehemaligen Bundesrate gegebenen Ermächtigung, die Entschädigungspflicht auch auf bestimmte Berufskrankheiten auszudehnen, erst recht spät (1925) Gebrauch gemacht. Im Laufe der Entwicklung der deutschen Unfallrechtsprechung hatte man schon früher oft genug aus Gründen der Gerechtigkeit den eigentlich nur als „zeitlich scharf begrenztes, betriebsfremdes Ereignis" definierten Unfallbegriff so ausgelegt, daß eine nach dem logischen Sprachgebrauch unzweifelhafte Berufskrankheit dem Patienten die Vorteile des Unfallverfahrens verschaffte. Da sich hieraus mannigfache Schwierigkeiten ergaben, hat die Gesetzgebung nicht nur Deutschlands, sondern auch vieler anderer Staaten die Konsequenz gezogen und eine Reihe von Berufskrankheiten unter die entschädigungspflichtigen Leiden aufgenommen.

Im allgemeinen kann man wohl den *Begriff der Berufskrankheit* im Gegensatz zu dem des Unfalls dahin umgrenzen, daß „eine Berufskrankheit die Folge einer länger dauernden Einwirkung betriebsüblicher, als Schädigung wirkender Einflüsse" ist. Das Reichsversicherungsamt vertritt folgenden Standpunkt: „Alle Schädigungen der Gesundheit, die das allmählich sich vorbereitende, wenn auch plötzlich in die Erscheinung tretende Endergebnis wiederholter gesundheitsschädlicher Einflüsse eines Betriebes darstellen, sind als sog. „Gewerbekrankheiten" anzusehen". Dieser immerhin weit umfassende Begriff kann für unsere Zwecke nach zwei Richtungen gegliedert werden, insofern die Einwirkung entweder eine *organische* oder eine *funktionelle* Veränderung an den Augen herbeiführt.

1. Organische Veränderungen.

Die organischen Veränderungen kann man wieder danach einteilen, ob die Schädigung direkt auf die Gewebe des Auges oder indirekt durch den Gesamtkörper auf das Auge wirkt.

a) Direkte organische Veränderungen.

Lider, Cornea, Conjunctiva. Zunächst wollen wir diejenigen *Schädlichkeiten* besprechen, *welche an die Bedeckungen des Auges von außen her herantreten.* Sie betreffen vor allem Reizungen und Einwirkungen auf die *Hornhaut und Bindehaut.* Im allgemeinen wird die Beschäftigung in einem solchen Betriebe, der die Augen mechanisch reizt, nicht lange fortgesetzt. Doch gibt es schleichende Schädigungen, welche ganz allmählich die Augenhüllen ernstlich benachteiligen, ohne daß die Arbeiter sich gezwungen sehen, die Beschäftigung aufzugeben. In dem Kapitel über die Erkrankungen der Bindehaut und Hornhaut hat F. SCHIECK schon diese Einwirkungen geschildert. Es handelt sich um Silberniederschläge (Argyrosis conjunctivae et corneae; dieser Band S. 165), Naphthalinschädigungen (S. 387), Folgen der Dimethylsulfate und anderer chemischer Agentien mehr.

Gleichwohl ist es notwendig, auch im Kapitel von den Berufskrankheiten kurz auf die hauptsächlichsten Typen der Schädigung einzugehen, weil sie vom Standpunkte der sozialen Gesetzgebung aus besondere Bedeutung haben.

Arbeiter, welche sich ständig vor *Kesseln, Feuern, glühenden Schmelzmassen* aufhalten müssen, leiden ebenso wie solche in *Kühlräumen* häufig an chronischen Entzündungen der Lid- und Bindehaut, die dann leicht zu Stellungsanomalien der Lider und infolge des starken Tränenflusses zu Ekzem der Wangenhaut führen. Bei Landarbeitern und anderen Kategorien von Personen, die sich vor den Unbilden der Witterung nicht schützen können, beobachtet man öfters ein besonderes Hervortreten des *Lidspaltenfleckes* (Pinguecula, s. S. 167) und die Bildung von *Flügelfellen* (*Pterygium,* s. S. 359). Andererseits sieht man bei Tischlern und Möbelpolierern häufig Reizungen der Conjunctiva und Cornea.

SAMOILOFF macht darauf aufmerksam, daß bei diesen Berufen eine allmähliche Herabsetzung der Empfindlichkeit der Hornhautoberfläche eintritt. Diese kann deswegen gefährlich werden, weil dann kleine Fremdkörperverletzungen, wie sie namentlich beim Drechslerhandwerk oft genug vorkommen, nicht bemerkt werden und erst zur Behandlung gelangen, wenn eine Entzündung sich angeschlossen hat.

In Wollfabriken, Kürschnereien und ähnlichen Betrieben trifft man häufig langdauernde lästige Entzündungen, die durch das *Eindringen von Haaren* in die Lidspalte bedingt sind. Bei Hutmachern kommt eine Art Keratitis dadurch zustande. Manche Gärtner leiden fortwährend an einer Conjunctivitis, die durch die *Härchen von Primeln* wachgehalten wird (s. auch S. 121). Eine ebensolche Rolle können *Raupenhaare* bei landwirtschaftlichen Arbeitern spielen (s. S. 121). *Teer-* und *Pechstaub* ziehen bei disponierten Personen ebenfalls eine chronische Conjunctivitis nach sich.

MJASCHNIKOW beschreibt Veränderungen bei Arbeitern in Glimmergruben, indem *Glimmersplitterchen* ins Auge gelangten und hier eine Hornhautreizung verbunden mit Conjunctivitis und Blepharitis auslösen. Ähnliche Schädigungen sieht man bei Personen, die in *Zementfabriken* und *Glasschleifereien* beschäftigt sind.

Die Einwirkung von Gasen. Die Erfahrungen des Krieges haben die Aufmerksamkeit darauf gelenkt, daß die Einwirkung der sog. Kampfgase an den Augen

Veränderungen setzt, deren Folgen im Rahmen der Entschädigungsvorschriften Berücksichtigung verdienen. Teils handelt es sich um beabsichtigte Einwirkungen des Gases, teils auch um zufällig eintretende Zustände. Hier kommen in Frage äußerst heftige Reizungen des vorderen Bulbusabschnittes, hochgradige Lichtscheu, starkes Tränen, Lidkrampf und oberflächliche Hornhauttrübungen. Es sind auch Fälle leichter Iritis beobachtet worden. Im allgemeinen haben sich diese Erscheinungen rasch verloren, doch machen die betreffenden Patienten noch jetzt häufig Ansprüche auf eine Rente, indem sie eine chronische Lidrand- und Bindehautentzündung oder chronische Affektionen der Hornhaut (Keratitis und Narben) auf eine einmalige Gaseinwirkung zurückführen. Diesen Angaben gegenüber ist berechtigte Zurückhaltung geboten.

Während des Krieges wurden in den chemischen Betrieben, die *Kampfgase* herstellten, viele Augenschädigungen gesehen. Indessen spielen hierbei nach den Beobachtungen von Thies auch individuelle Dispositionen 'eine große Rolle. Somit gelten dieselben Vorsichtsmaßregeln, die für die Auswahl der Arbeiter in Düngerfabriken nötig sind (s. S. 537).

Augenschädigungen durch Dämpfe von *denaturiertem Spiritus (Methylalkohol), Salpetersäure, Salzsäure,* Gase von *Brom, Chlor* usw. kommen in den betreffenden Betrieben häufig vor. Hessberg sah durch *Naphthalindämpfe* schwere Hornhautgeschwüre entstehen.

Die *Schwefelwasserstoffdämpfe,* wie sie vor allem im Betriebe der Zuckerfabriken frei werden, verursachen leicht starke conjunctivale Rötung, ciliare Injektion und manchmal auch Hornhauttrübungen, die sich an der Spaltlampe als feine, mit Fluorescin färbbare Erosionen des Epithels herausstellen (Rochat). Vielleicht wirkt schweflige Säure mit. Alle die Folgezustände entwickeln sich nicht sofort, sondern erst nach längerer Zeit, wobei wieder diejenigen Individuen besonders gefährdet sind, die schon früher einmal eine äußere Augenkrankheit durchgemacht haben.

In Baumwollfärbereien kann es auch durch die *Dämpfe von Oxydationsprodukten des Anilins* (Chinone) zu einer Maceration der Hornhautoberfläche mit Braunfärbung kommen, wodurch die Sehschärfe erheblich herabgesetzt wird (Senn).

Iris. Erkrankungen der Iris als primäre Folgen einer Berufstätigkeit sind kaum beobachtet worden. Höchstens kommt es nach den Erfahrungen von Thies zu Reizungen, wenn die Augen andauernder greller Beleuchtung ausgesetzt sind.

Linse. Einwirkungen der strahlenden Energie rufen recht häufig Veränderungen an der Linse hervor.

Der Glasbläserstar ist in Deutschland neuerdings als eine entschädigungspflichtige Berufserkrankung anerkannt. Die Affektion selbst ist im Rahmen der Erkrankungen der Linse von A. Jess in Band 5, S. 294 eingehend abgehandelt. Da der Verfasser indessen durch seine langjährige Beobachtung von Glasmacherstaren bereits seit dem Jahre 1907 zu dieser Frage Stellung nehmen konnte und bei der Festsetzung der gesetzlichen Bestimmungen mitbeteiligt war, sei es gestattet, bemerkenswerte Einzelheiten hervorzuheben.

Die *Entstehung* der Affektion erklärt sich aus der Arbeitsweise des Glasbläsers.

Während der ganzen Arbeitsdauer steht er vor der Öffnung eines Ofens, so um seine senkrechte Körperachse gedreht, daß er die linke Kopfseite dem glühenden Glasbrei zuwendet, weil er das Glasbläserrohr über die linke Hand laufen läßt. Nur für den Augenblick, in dem er die auf dem Boden stehende Form mit dem Fuße öffnet und den an der Spitze des Rohrs haftenden Glasbrei hineindrückt, um ihn dann aufzublasen, ist die linke Gesichtshälfte etwas weniger den Strahlen der glühenden Glasmasse und des glühenden Ofens ausgesetzt.

Deshalb tritt die Erkrankung der Linse in der Regel bei Rechtshändern zuerst links, bei Linkshändern zuerst rechts auf, eine Beobachtung, welche für die Theorie der Entstehung des Glasbläserstars von großer Bedeutung ist. Meist beginnt die Entwicklung der Erkrankung des anderen Auges erst dann, wenn der Bläser durch die Abnahme des Sehvermögens des ersten Auges gezwungen wird, sich dem anzupassen. Recht häufig beobachtet man gleichzeitig eine *braunrote Verfärbung der Haut der Jochbeingegend* und hier wiederum bei Rechtshändern zuerst links.

Es sei mir gestattet, kurz auch auf die *technische Seite des Vorkommens des Glasmacherstares* einzugehen; denn hier spielen die einzelnen Arten des Glasblasens eine erhebliche Rolle. Zunächst hängt die Häufigkeit der Strahlentrübung und der rotbraunen Verfärbung der Wange ab: 1. Von dem Ofen, 2. von der Öffnung in ihm, 3. von dem Umstand, ob eine oder mehrere Handgriffe bei jedem Einzelstück ausgeführt werden müssen, und 4. von der Dauer der Tätigkeit. Man unterscheidet bezüglich der Öfen „Hafen" und „Wannen". Die „Hafen" sind wesentlich kleiner, haben geringere Hitze und senden deswegen wohl auch weniger schädliche Strahlen aus. An den „Wannen", welche so groß sind, daß an einer Apparatur 70 Mann gleichzeitig beschäftigt sein können, erreicht die Hitze bis zu 1400° C.

Sicher lassen diese auch entsprechend größere Strahlenmengen austreten. Außerdem bereitet der Schmelzer die Glasmassen für den Hafen in der Nacht vor, so daß der Bläser in einer achtstündigen Arbeitszeit die Masse ausschöpft und diese infolge der stetigen Verminderung immer weniger Strahlen ausschickt. Bei den Wannen ist dies ganz anders; denn hier läuft die geschmolzene Masse von hinten immer wieder von neuem zu. Es ist klar, daß damit eine ständige Gleichmäßigkeit der ausgesandten Strahlenmenge verbunden ist. Die Öffnungen der Öfen schwanken von 15 × 15 cm bis zu 30 × 50 cm. Auch hierin liegt sicher ein wesentliches Moment begründet, welches die Häufigkeit der Erkrankung in ihren Schwankungen erklärt.

Während bei den einfachsten Erzeugnissen nur ein einziger Handgriff zu verrichten ist, erfordern kompliziertere Fabrikate eine mehrfache Behandlung im Strahlenbereich des Ofens. So sind einzelne Arbeiter (sog. „Fertigmacher"), z. B. nur damit beschäftigt, Ränder anzuschmelzen. Diese Leute sind besonders gefährdet.

Die Dauer der Arbeit am Ofen ist recht erheblich verschieden. So leistet z. B. der Tafelglasmacher das Auswalzen der großen Hohlkugel fern von dem Ofen. Infolgedessen kommen Star und rotbraune Verfärbung der Backe bei dieser Art von Glasarbeitern viel seltener vor. Wie verschieden die Verbreitung des Glasmacherstares in den einzelnen Betrieben ist, zeigte die von mir 1924 vorgenommene systematische Untersuchung der Augen von 40 „Kolbenmachern" (Bläsern elektrischer Birnen) in den Osramwerken. Die Leute befanden sich im Alter von 24—56 Jahren und wurden bei weiter Pupille untersucht. Zum Teil waren sie schon vorher in anderen Glasbläserbetrieben beschäftigt worden. Nur in einem Falle fand sich eine typische Strahlenkatarakt, und zwar am linken Auge eines 50jährigen. Weniger deutlich waren zwei Trübungen bei jüngeren Leuten, die schon früher als Hohlglasmacher gearbeitet hatten. Da bei der Anfertigung der Birnen nur ein „Hafen" mit enger Öffnung und niedriger Temperatur (900°) in Frage kommt, hatte kein einziger die rotbraune Verfärbung der Wange; aber 12 gaben an, daß sie während ihrer früheren Tätigkeit als Hohlglasmacher die Verfärbung gehabt, im Laufe der Jahre aber wieder verloren hätten.

Somit kommt *der typische Glasmacherstar eigentlich nur im Betriebe der Hohlglasbläserei* vor. Statistiken, welche nicht auf die Verschiedenheiten der Einzelbetriebe eingehen, haben daher einen nur geringen Wert.

Die Frage, ob ähnliche Starbildungen auch in anderen Betrieben, welche Öfen mit hohen Temperaturen benötigen, angetroffen werden, läßt sich nach unseren heutigen Kenntnissen wie folgt beantworten.

SCHNYDER-Solothurn hat mir freundlicherweise mitgeteilt, daß in einem Eisenwalzwerk, in dem die „Schweißer" Eisenbarren bei Temperaturen von 1400—1500° schmelzen, unter 31 Arbeitern 5 eine typische Strahlenkatarakt, und zwar verbunden mit der noch zu besprechenden Ablösung der Zonulalamelle hatten. Hingegen waren diejenigen Arbeiter von dem Leiden verschont geblieben, welche den Zustand des glühenden Eisens durch eine verglaste Öffnung nur beobachteten oder an Maschinen beschäftigt waren, welche das Hantieren mit den Eisenbarren automatisch erledigten. Übrigens hat SCHNYDER seine Erfahrungen später veröffentlicht.

Auch die Kettenmacher und Blechwalzer können einen dem Glasmacherstar gleichartigen hinteren Polstar bekommen. Der Bericht des englischen Komitees erkennt auch diese Krankheit als Berufsschädigung an. Allerdings sollen nach HEALY bei den Blechwalzern die Trübungen im hinteren Polgebiet eine mehr besenreiserartige Verteilung zeigen.

Die Anwendung der *Spaltlampe* hat auch für die Erforschung des Glasbläserstars befruchtend gewirkt. Es ist sowohl die Diagnose erleichtert worden, als auch die Möglichkeit nun gegeben, die Entstehung des typischen Bildes von den ersten Anfängen an zu beobachten. Aus der vortrefflichen, das ganze Material literarisch, pathologisch-anatomisch, klinisch und technologisch umfassenden Monographie KRAUPAS sei folgendes hervorgehoben.

Der hintere Polstar wird auch von ihm als die einzig sicher erweisbare Form des Leidens anerkannt. Zuerst tauchen aus krümeligen Elementen zusammengesetzte „Polpünktchen" auf, welche zwischen den hinteren Kapsel- und Abspaltungsstreifen liegen. Diese fließen allmählich in eine „Polscheibe" zusammen, die aus einem mehr oder weniger getrübten Mittelfeld besteht. In diese ziehen mehrere breite „Trübungshöfe" hinein. Die Scheiben sind nach vorn fast vollkommen scharf abgegrenzt, doch verliert sich diese deutliche Absetzung in den einzelnen Fällen rasch, so daß eine gleichmäßig dichte Schalentrübung entsteht.

Pathogenese. Die isolierten Augen- und Hauterscheinungen, welche auf die Art der Ausführung der Arbeit hinweisen, lassen berechtigte Zweifel aufkommen, ob die hohe Außentemperatur von etwa 45—50⁰ die alleinige Ursache der Veränderung bildet. Zunächst wäre es kaum erklärlich, daß die Hitzegrade nur die eine Gesichtshälfte schädigen sollten, während die andere verschont bleibt. Dann handelt es sich bei der rotbraunen Verfärbung der Haut auch nicht etwa um eine oberflächliche Verbrennung, sondern um eine schützende Pigmententwicklung in den obersten Hautschichten bei meist regelrechter Beschaffenheit des Epithels. Ferner wäre gar nicht einzusehen, warum bei lediglicher Hitzewirkung nicht die vordersten, sondern zuerst die hinteren Rindenschichten der Linse erkranken. Wir kennen eine spezielle Veränderung der Linsenkapsel, die auf der Folge von Hitze beruht und die weiter unten noch beschrieben werden wird (Ablösung der Zonulalamelle), vermissen aber diese Symptome beim Glasbläserstar. In dieser Hinsicht muß auch hervorgehoben werden, daß zwar die Arbeiter an Hochöfen, Gießereien, Walzwerken und vor Kesseln unter Umständen eine Linsentrübung bekommen, diese aber der gewöhnlichen Katarakt gleicht und nicht die Kennzeichen des Glasbläserstars darbietet. Nach meinen eigenen Erfahrungen, welche sich auf eine jahrelange Tätigkeit in einem Industriebezirk gründen, möchte ich *stark bezweifeln, ob die Starbildungen bei Feuerarbeitern überhaupt mit der beruflichen Tätigkeit zusammenhängen und nicht vielmehr auf dieselbe Stufe wie die gewöhnlichen Stare zu stellen sind.* Auf eine Anfrage hat Herr Kollege Wilbrand in Hamburg ebenso wie Herr Professor Behr daselbst geantwortet, daß sie bei Heizern der Seedampfer nicht den Eindruck gewonnen haben, als wenn die Arbeit vor dem Feuer die Linse schädigte. In demselben Sinne hat sich Herr Kollege Hessberg in Essen auf Grund seiner Erfahrung bei der Krankenkasse der Kruppschen Werke ausgesprochen. Das in England mit der Frage betraute „Glassworkers cataract committee" steht auf demselben Standpunkt.

Alle diese Gründe zwingen zu der Annahme, daß *die von der glühenden Glasmasse ausgehenden Strahlen die Ursache des Glasmacherstares bilden.*

Hiermit erklärt sich auch die Tatsache, daß der hintere Linsenpol die ersten Krankheitserscheinungen aufweist, indem man sich gut vorstellen kann, daß die im gewissen Sinne stärkere Konzentration der durch die Hornhaut und Linse gebrochenen Strahlen hier besonders zum Ausdruck kommt. Die Art dieser Wirkung entzieht sich freilich noch gänzlich unserer Kenntnis.

Best hat eine andere Deutung gesucht, die manches für sich zu haben scheint. Er sieht die Ursache für die Entstehung des Glasbläserstars in den hinteren Rindenschichten der Linse darin, daß der hintere Pol am weitesten von allen Zufuhr- und Abfuhrwegen entfernt liegt und ihm sowohl die die Linsenperipherie schützende Iris als auch das die vorderen Linsenteile bespülende Kammerwasser fehlt. Erst später schreitet dann die Trübung von hinten nach vorn hin fort. Da man den Glasbläserstar verhältnismäßig früh findet, meint Best, daß die Arbeit vor der glühenden Glasmasse die Starbildung um 1—2 Jahrzehnte früher eintreten lasse.

Auf die Ansicht von GOLDMANN, der auf den Verlauf der Linsenfasern Rücksicht nimmt, sei noch besonders hingewiesen.

Die Frage, ob *kurz- oder langwellige Strahlen* den eigentümlichen Krankheitsprozeß hervorrufen, kann mit den notwendigen Einschränkungen das Experiment entscheiden. Freilich ist zu bedenken, daß eine ganz andere Bedingung geschaffen wird, wenn man Strahlen stärkster Intensität für mehr oder weniger kurze Zeit durch ein Lichtfilter isoliert auf die lebende oder tote Linse einwirken läßt, oder wenn das ganze Auge 20 Jahre und länger der von der Glasmasse ausgehenden Gesamtstrahlung ausgesetzt wird. Immerhin muß hervorgehoben werden, daß es *bislang nicht gelungen* ist, *durch den Einfluß isolierter ultravioletter Strahlen einen typischen Glasmacherstar im Versuche an Tieren zu erzeugen* (TRÜMPY). Wichtig ist aber, daß CARL VON HESS bei diesen Versuchen eine Linsenkapselschädigung erhielt, von der er wörtlich sagt: „Die Wirkung des ultravioletten Lichtes machte sich ausschließlich im Pupillengebiet bemerkbar."

VOGT in Zürich und JESS in Gießen haben mit ihrer Schule sehr bemerkenswerte Ergebnisse für die Strahlenforschung zutage gefördert. Sie sind von JESS im Band 5 des Handbuches S. 294 wiedergegeben. Hier möchte ich nur wenige Punkte herausheben. HANS MÜLLER hat an Kaninchenaugen eine Bestrahlung mit den *ultraroten* Strahlen kürzerer Wellenlänge in der Dauer von 5—30 Minuten ausgeführt und sah eine Lähmung des Sphincter pupillae, eine Trübung des Kammerwassers, bleibende Entfärbung der Iris, Ringbildung auf der vorderen Fläche der Linse und endlich Trübungen in der Linsensubstanz selbst. Je nach der Richtung, in der die Strahlen einfielen, machten sich Veränderungen auf der vorderen temporalen oder nasalen Fläche, meist in Form von auffallend weißen Flecken, geltend. Es ist sehr bemerkenswert, daß im Tierexperiment die dichtesten vorderen Trübungsstellen nicht innerhalb der Pupille, sondern in den Partien auftreten, welche von der Iris während der Bestrahlung bedeckt sind. In den hinteren Linsenbezirken tauchten mehrmals ebenfalls Trübungen auf; sie waren aber erst zu sehen, als die vorderen sich mehr aufgehellt hatten. Sehr gute Abbildungen der auf diese Weise erzeugten Trübungen der vorderen Corticalis findet man in dem Atlas der Spaltlampenmikroskopie von A. VOGT.

Wenn auch die zahlreichen Veröffentlichungen der Züricher Schule sich nicht mit dem eigentlich klinischen Problem des Glasmacherstars beschäftigen, so geht doch aus vielen in den Arbeiten verstreuten Bemerkungen die Ansicht hervor, daß *ultrarote Strahlen eines bestimmten Wellenlängenbereichs die Veranlassung des Glasmacherstars* sind. Somit kehrt hier die Anschuldigung einer Hitzewirkung wieder, die ich auf Grund einer großen klinischen Erfahrung als alleinige Ursache unbedingt in Abrede stellen muß. Die von dieser Klinik genannten Prozentzahlen (40—50%) stimmen durchaus nicht mit den im allgemeinen gültigen Verhältnissen überein. Sie sind zu hoch gegriffen.

Freilich muß zugegeben werden, daß die Wärmestrahlen bei dem großen quantitativen Anteil, den sie in der Gesamtstrahlung ausmachen, in irgendeiner Weise mit zu der Entstehung der Startrübung beitragen. Vielleicht sind sie schuld daran, daß die bei der Operation festzustellende Brüchigkeit der vorderen Linsenkapsel herbeigeführt wird. Auch mögen sie bei der Abspaltung der Zonulalamelle eine Rolle spielen. Es erscheint aber wohl sicher, daß der Gegensatz zwischen den Ergebnissen der Experimente und den klinischen Beobachtungen zur Zeit nicht überbrückt werden kann. Namentlich der Umstand, daß die hinter der Iris liegenden Bezirke unter Einwirkung der ultraroten Strahlen im Tierversuch am meisten leiden, läßt sich nicht klinisch erklären. Wahrscheinlich sind Einflüsse physikalischer Art bei der Entstehung des Glasmacherstars am Werke, die uns zur Zeit noch ganz unbekannt sind. Hierbei ist auch die Beobachtung maßgebend, daß an einzelnen Orten die Starbildung, trotz anscheinend gleicher Bedingungen, nicht angetroffen wird. Eine von mir erbetene sorgfältige Untersuchung der Strahlenemission der glühenden Glasmasse durch das physikalische Institut in Jena, für welche ich auch hier verbindlichsten Dank sage, hat jedenfalls keine Anhaltspunkte für die Erklärung des merkwürdigen Umstandes ergeben, daß manchenorts die Entwicklung eines Glasbläserstars ausbleibt.

Somit muß der Schluß gezogen werden, daß man nur im allgemeinen die strahlende Energie als Quelle für die Entstehung des Leidens anzusehen hat, aber die näheren Umstände noch nicht genügend geklärt sind.

In meinem Referat vor der mitteldeutschen augenärztlichen Vereinigung im Jahre 1927 (CRAMER, c) habe ich auf einen Punkt hingewiesen, der vielleicht die Lösung des Rätsels in sich schließt. Die Dermatologen haben nämlich gefunden, daß eine Schutzpigmentierung, wie sie neben der Linsentrübung in der geschilderten rotbraunen Verfärbung der Wangenhaut zutage tritt, nur dann zur Ausbildung gelangt, wenn eine Mischung von reichlichen ultraroten Strahlen mit einer geringen Menge ultravioletter Strahlen zur Einwirkung kommt. Eine gleiche physikalische Ursache könnte man wohl auch für den Glasbläserstar annehmen.

Man könnte meinen, daß die im Vorstehenden geschilderten Anschauungen über den reinen Glasbläserstar durch die Studie von WICK erschüttert seien. Er untersuchte systematisch die Augen von 158 Glasbläsern bei weiter Pupille und fand bei 47 Arbeitern Linsentrübungen der verschiedensten Art (Kernstar, Star in Speichenform, unregelmäßige Flecken der Linse und hinterer Polstar). Nur in einem Viertel der Fälle war diese letzte Form, welche doch bisher als allein charakteristisch angesehen wurde, anzutreffen. Auch in der Aufstellung von WICK überwog die Erkrankung des linken Auges. Die braunrote Verfärbung der Wange fehlte. Der Autor gibt allerdings keine bestimmte Erklärung für das Zustandekommen dieser Starformen, welche doch sehr erheblich von denjenigen abweichen, welche man bislang für typisch hielt.

Meiner Ansicht nach können diese Untersuchungen nicht so gewertet werden, daß die Annahme einer Trübung des hinteren Pols als Berufserkrankung hinfällig würde; denn wenn man in Mydriasis untersucht, dann findet man überhaupt relativ häufig periphere Linsentrübungen, ohne daß dabei die Einwirkung der strahlenden Energie in Betracht kommen könnte.

Eine neue Wendung hat die Frage durch die Veröffentlichung des schon oben erwähnten englischen Komitees erhalten, insofern nicht eine direkte Strahlenwirkung auf die Linse selbst, sondern eine durch die strahlende Energie bedingte Schädigung der Iris und des Ciliarkörpers angenommen wird, welche auf die Ernährung der Linse einen verderblichen Einfluß ausübt.

Die von dem Verfasser geäußerte Skepsis, bzw. die Ansicht des englischen Komitees hat durch die jüngst erschienenen Mitteilungen von GOLDMANN eine, wie es scheint, überzeugende Bestätigung gefunden. An der Hand einer kritischen Betrachtung des Ergebnisses der Experimente von VOGT und seiner Schule und auf Grund eigener Tierversuche kommt er zu dem Resultate, daß der Wärmestar nicht durch eine spezifische Absorption der Linse für diese Strahlen verursacht wird, sondern durch eine Fortleitung derjenigen Wärme entsteht, die in der Iris absorbiert wird. Analog sind auch die Schädigungen in der Netzhaut indirekter Natur, wenn sie im Anschluß an die Betrachtung greller Lichtquellen zustandekommen, indem die Wärmestrahlen durch Absorption in der Aderhaut, bzw. in dem Pigmentepithel erst durch Wärmekonvektion die Netzhaut alterieren (siehe auch S. 544). Die Bezeichnung „Ultrarotstar" gewinnt dadurch eine ganz andere Bedeutung.

Als experimentelles Analogon zu den Schädigungen der Linse bei den Feuerarbeitern würden die kürzlich mitgeteilten Beobachtungen von MEESMANN anzusehen sein. Die langdauernde Bestrahlung von Kaninchenaugen im fokalen Lichtbüschel einer durch vorgesetzte Rubingläser gefilterten Bogenlampe rief Trübungsformen der Linsen hervor, welche von den Enden der Linsenfasern der hinteren Nähte ausgingen.

Was nun die *Vorkehrungsmaßregeln zur Verhütung des Glasbläserstares* anlangt, so ist zunächst erwiesen, daß die Einführung des automatischen Herstellungsverfahrens die Krankheit zum Verschwinden bringen wird. Man könnte auch daran denken, die Arbeiter mit geeigneten Brillen, z. B. aus Euphos- oder Enixanthosglas auszustatten. Ein Urteil würde man aber über die Wirksamkeit erst gewinnen können, wenn jahrelange Beobachtungen vorliegen. Es sei auch auf die VOGTsche Wärmeschutzbrille (R. LINCKE) hingewiesen.

Die Ablösung der Zonulalamelle[1] gehört ebenfalls zum Bilde der Berufsschädigung im Betriebe der Glasmacher. KRAUPA hat diese Veränderung zuerst beobachtet und ihr den Namen „Lamellierung der Vorderkapsel" gegeben. Später hat ELSCHNIG die Erscheinung als „Ablösung der Zonulalamelle" beschrieben. Anatomisch besteht dieser Kapselteil in einer ektodermalen Bildung, welche dieselbe Bauart wie die Zonulafasern hat und aus dieser sich fortsetzt, indem er räumlich von der darunterliegenden, aus Linsenepithelien entstandenen Vorderkapsel getrennt ist (ARCHIMEDE BUSACCA). ELSCHNIG (wie SCHNYDER nach Untersuchungen bei Eisenarbeitern) schildert das Krankheitsbild wie folgt: „An der Linsenvorderfläche liegt ein polygonales, an den Rändern goldgelb glitzerndes, bei Augenbewegungen leicht zitterndes, außerordentlich dünnes, wasserklares Häutchen, die Ränder leicht nach vorn gerollt, besonders oben, so daß das ganze Gebilde anscheinend nur an der Mittelpartie der Linse haftet und konkav ausgehöhlt sich gegen die vordere Kammer erhebt". Er glaubt, daß es nicht durch die Lichtwirkung, sondern durch die Wärmestrahlen erzeugt wird.

Die Veränderung ist selten und von der eigentlichen Starbildung unabhängig; denn sie wird bei Glasmachern auch dann gefunden, wenn die Linsen klar sind.

Bei der operativen Behandlung des Glasmacherstares hat sich ergeben, daß der gesamte Prozeß auf die Beschaffenheit der Linsenkapsel einen ungemein starken, in der Linsenpathologie einzigartig dastehenden Einfluß im Sinne einer erhöhten Zerreißlichkeit ausübt, wie ich dies in meiner Arbeit 1907 (CRAMER, b) schon dargelegt habe. Diese Änderung der Widerstandsfähigkeit geht soweit, daß bei etwa vorgenommener präparatorischer Iridektomie schon die leichte Massage mit dem Spatel genügt, um die Kapsel zum Platzen zu bringen. In einem von mir beobachteten Falle führte dieses Ereignis dazu, daß die Linsenmassen sehr rasch die vordere Kammer ausfüllten und eine sekundäre Drucksteigerung hervorriefen. Ja, sogar die Iridektomie ohne Berührung der Kapsel und die Ausführung des Schnittes mit dem Schmalmesser kann genügen, um während der Operation ein Reißen der Kapsel herbeizuführen und die Linsenmasse vorzeitig austreten zu lassen.

Offenbar sind die Ablösung der Zonulalamelle und die Zerreißlichkeit der Linsenkapsel zusammengehörige Ereignisse.

Die Einwirkung übermäßigen Lichtes. Es ist bekannt, daß das Arbeiten mit den autogenen Schweißapparaten und ihrer grellen weißen Flamme imstande ist, *heftige Blendungserscheinungen* hervorzurufen. Deshalb müssen die Arbeiter dabei dunkle Gläser in geeigneten, an die Gesichtshaut sich anschmiegenden Fassungen tragen. Dann sind ernste Schädigungen ausgeschlossen. Größere Gefahren birgt die Anwendung des elektrischen Schweißens mit dem Lichtbogen. Als diese Apparatur in einem Werke eingeführt wurde, dessen Arbeiter ich zu versorgen hatte, versagten zunächst alle Schweißer schon nach kurzer Dauer infolge stärkster Blendungserscheinungen, auch wenn dunkle Brillen getragen wurden. Allmählich trat aber, vor allem bei Gebrauch geeigneter grünroter Masken eine Anpassung an die Lichtmenge ein, so daß Schädigungen nicht mehr bekannt wurden. Einzelne Arbeiter wenden auch gern zur Milderung der Blendung die Einträufelung von Aqua zeozoni in den Bindehautsack an (siehe auch oben S. 544).

---

[1] Siehe auch die Darstellung bei JESS, Bd. 5 des Handbuchs, S. 295.

Eine andere Art der Blendungsschädigung äußert sich in dem *Auftreten von Gesichtsfeldstörungen*. Man wurde im Kriege durch die Beschwerden der Flieger und Fliegerabwehrschützen darauf aufmerksam und kann dieselben Belästigungen auch bei Telegraphenbauarbeitern feststellen, die gezwungen sind, dauernd ins Helle zu sehen. Zade hat zuerst (1915) bei dem Personal einer Fliegerabteilung oftmals schmale, periphere Ringskotome sowie unvollständige, sichelförmige Ausfälle in der Peripherie des Gesichtsfeldes nachgewiesen. Allerdings bedarf es bei der geringen Breite der Skotome einer sehr sorgfältigen Untersuchung mit feinsten Marken, nachdem man vorher die Patienten durch Einüben mit gröberen Proben auf die Angaben dressiert hat. Es dürfte dabei keinem Zweifel unterliegen, daß man hier etwas durchaus anderes vor sich hat, als es die zentrale Schädigung der Netzhaut durch die Sonnenblendung, z. B. bei Beobachtung einer Sonnenfinsternis, darstellt (s. S. 545). Vielmehr kann nur die längerdauernde Einwirkung des diffusen hellen Himmelslichtes in Frage kommen. Daraufhin hat man sog. Fliegerbrillen konstruiert und die Blendung behoben. Damit verschwanden auch die Skotome, so daß dem Befunde eine ernstliche Bedeutung nicht innewohnt.

Künstliche Lichtquellen, wie sie vor allem bei *der Aufnahme von Kinofilmen* in Form starker Jupiterlampen gebraucht werden, können an den Augen der Schauspieler erhebliche Reizzustände und eine Art follikulärer Bindehautentzündung, ja Blepharitis mit leichten Lidödemen hervorrufen. Abreibungen mit Alaun beseitigt die Erscheinungen (Adam) (siehe auch das Kapitel über die Schädigungen durch strahlende Energie S. 543).

β) Indirekte organische Veränderungen.

Unter dieser Bezeichnung fasse ich die Veränderungen des Auges zusammen, welche durch Aufnahme eines schädigenden Agens in die Körpersäfte und durch ähnliche Umstände herbeigeführt werden.

Blei, auf dem Atmungswege aufgenommen, bewirkt trotz der Häufigkeit von Bleivergiftungen nur selten Augenstörungen. Doch sind Lähmungen äußerer Augenmuskeln und Sehnervenentzündungen mit nachfolgender neuritischer Atrophie beobachtet worden.

Schwefelkohlenstoff (ein zum Vulkanisieren des Kautschuks benutzter Stoff) verursacht leicht eine retrobulbäre Neuritis mit temporaler Abblassung der Papille. Die Erscheinungen entwickeln sich langsam. Gleichzeitig besteht eine Empfindungslosigkeit der Bindehaut und Hornhaut. Alle diese Zustände werden auf das Einatmen der Dämpfe zurückgeführt. Seitdem man gegen die Einwirkung dieses chemischen Produktes Schutzmaßnahmen getroffen hat, hat man nichts mehr von solchen Erkrankungen gehört.

Schwefelwasserstoff kann, wie Hoppe bei den Arbeitern einer Schwefelfabrik feststellte, äußerst heftige Reizungen der Augen in Form höchstgradiger Lichtscheu, stärksten Tränens, Hyperästhesie der Hornhaut und zarter Epitheltrübungen an ihrer Vorderfläche hervorrufen. Dabei ist auffallend, daß diese Folgezustände erst mehrere Stunden nach Verlassen des mit Schwefelwasserstoffgasen erfüllten Raumes sich einzustellen pflegen. Hoppe hat Versuche mit dem Kondensat der Dämpfe am eigenen Auge angestellt und gefunden, daß eine direkte Ätzwirkung nicht in Frage kommen kann. Somit bleibt nur der Schluß übrig, daß die Einatmung der Gase an den Reizerscheinungen schuld ist. Rochat hat ähnliche Erscheinungen, vermehrt durch feine Erosionen des Hornhautepithels, bei Arbeitern einer Zuckerfabrik gesehen, in welcher ein stark schwefelhaltiges Kanalwasser benutzt wurde. Allerdings glaubt Rochat an eine direkte Einwirkung des Wassers auf die Augen (siehe auch S. 550).

In der Kunstseidenindustrie sind ebenfalls oberflächliche Hornhautentzündungen, vielleicht auch durch Schwefel-Kohlenstoff bedingt, beobachtet worden (siehe auch die Schilderung im Abschnitt „Erkrankungen der Conjunctiva und Cornea" S. 386).

Das *Dinitrobenzol*, ein bei der Munitionsfabrikation gebrauchter Sprengstoff, macht neben häufigen Allgemeinstörungen (Anämie mit Blaufärbung der Lippen, Ohnmachtsanfälle, Erbrechen) auch eine Schädigung des Sehnerven. Die Augenerscheinungen steigern sich von einer leichten Verschleierung der Papillengrenzen zu starken Hyperämien, die mit Exsudaten einhergehen, und können schließlich eine ausgesprochene Neuritis retrobulbaris hervorrufen, bei der besonders die Grünempfindung geschädigt ist. Die Aufnahme des Giftes erfolgt durch die Hautporen und bewirkt eine schwere Veränderung des Blutbildes. Die roten Blutkörperchen gehen eine hämoglobinurische Entartung ein, das Blut wird teerartig und gewinnt eine erhöhte Neigung zum Gerinnen (CORDS).

Auch das *Trinitrotoluol* ruft eine Schädigung des Sehnerven in Form einer langsam entstehenden Neuritis retrobulbaris hervor, kann aber auch ganz akut bei ausgesprochener Trübung und Rötung der Papille eine Sehstörung bis zum völligen Verlust der Lichtempfindung herbeiführen, die wie bei akuter retrobulbärer Neuritis völlig rückbildungsfähig ist.

Die *indirekten Kampfgaseinwirkungen* sind durch eine Beeinträchtigung der Blutbeschaffenheit zu erklären. Man beobachtet Netzhaut- und Glaskörpertrübungen, partielle und totale Thrombosen und Embolien der Zentralgefäße, die auf einer außergewöhnlich raschen Gerinnung und Steigerung der Viscosität des Blutes beruhen. Hiermit hängt eine wesentliche Verlangsamung des Blutstroms und eine Schädigung des Endothels der Blutgefäße zusammen (ASCHOFF). Mit Ausnahme der Gefäßverschlüsse sind die Netzhautveränderungen reversibel.

Der *Methylalkohol* bringt durch Einatmen eine gewerbliche Erkrankung des Auges hervor, welche allerdings viel seltener ist als die durch das Trinken von verfälschtem Branntwein bedingte. Methylalkohol wird nämlich in chemischen Betrieben zur Lösung verschiedener Substanzen verwendet und kann durch Einatmung rasch zunehmende Entartungserscheinungen des Sehnerven nach sich ziehen, die wie bei dem Trinkgenuß nach mehreren Wochen eine vollständige Atrophie bedingen. Ausnahmsweise bleiben einige Fasern leitungsfähig, so daß ein geringes Sehvermögen gerettet wird.

Die durch das *Ankylostomum duodenale bedingte Anämie*, eine Berufskrankheit, welche jahrelang unter den Berg- und Tunnelarbeitern, sowie in Ziegeleibetrieben eine große Rolle gespielt hat, vermag schwere Erscheinungen am Auge herbeizuführen. NIEDEN hat in Deutschland zuerst die Aufmerksamkeit auf die Augensymptome gerichtet, die er in 7—8% der schweren Fälle antraf.

Es handelt sich im wesentlichen um eine hochgradige Anämie des Augenhintergrundes, die sich bis zu einer porzellanweißen Abblassung der Papille steigern kann. Ähnlich wie bei der perniziösen Anämie laufen auch Blutungen in Streifen- und Punktform entlang den Gefäßen mit unter. Mikroskopisch fanden sich Endothelentartungen und Verfettungen der Intima. Als Ursache nimmt PHINIZY-CALHOUN, ebenso wie für die von ihm beobachtete Bildung von Rindenstar, toxische Produkte der Würmer neben den Folgen der Blutentziehung durch ihr Saugen an. Er sah auch Blutungen der Bindehaut.

Die durch die toxischen Produkte der Parasiten herbeigeführten Zustände können durch die Vergiftung mit dem überdosierten Wurmmittel noch verschlechtert werden. Vereinzelt sind bei Leuten, welche eine ausgesprochene Idiosynkrasie gegen *Filix Mas* hatten, Todesfälle bei schwerer Schädigung der Netzhaut und des Sehnerven beobachtet worden. In einem besonders heftigen

Krankheitsfalle sah STÜLP aus dem Fundus einen Reflex, wie man ihn sonst nur beim amaurotischen Katzenauge gewohnt ist. Es stellte sich heraus, daß der ganze Augenhintergrund von einem schneeweißen Ödem bedeckt war. Derselbe Autor konnte feststellen, daß unter 22000 Wurmkuren 4mal absolute dauernde und 20mal vorübergehende Erblindung zu verzeichnen war.

Der Streit, ob diese Erkrankungsfolgen im Sinne der Gesetzgebung eine Rentenschädigung bedingt, ist neuerdings dahin entschieden worden, daß diese Zustände unter die entschädigungspflichtigen Berufskrankheiten in Deutschland aufgenommen worden sind. Übrigens ist durch eingreifende hygienische Anordnungen die Ankylostomiasis jetzt aus den Betrieben verschwunden.

Von sonstigen *beruflichen Infektionskrankheiten* sei hier noch die Ansteckung mit Maul- und Klauenseuche genannt (siehe diesen Band S. 156). Die Erkrankungen der Cornea bei Strahlenpilzinfektionen sind S. 274 geschildert.

2. Funktionelle Veränderungen.

Der **Nystagmus der Bergarbeiter** ist in dem Kapitel von CORDS über die Pathologie der Augenmuskeln (Bd. 3, S. 641) und dem von BARTELS über die Beziehungen zwischen Auge und Ohr (Bd. 3, S. 717) ausführlich beschrieben. Hier interessiert nur, daß, soweit die Verordnung des deutschen Arbeitsministers vom 12. Mai 1925 in Frage kommt, diese Erkrankung nicht in die Reihe der Berufserkrankungen aufgenommen ist, eine Zusatzbestimmung aber erwartet wird. Es bleibt noch zu erörtern, ob *Unfälle* den *Anlaß zum Ausbruch des Nystagmus* geben können. Mehrfach hat man selbst alltägliche Augenunfälle beschuldigt, daß sie eine Verschlimmerung von schon bestehendem Nystagmus oder sogar das Auftreten eines bisher latenten Zitterns herbeigeführt haben sollten. OHM hat einen solchen Zusammenhang geleugnet, BIELSCHOWSKY für möglich erklärt.

Myopie. Ob es eine *Berufs- oder Arbeitsmyopie gibt*, ist eine schwer zu entscheidende Frage. Man könnte angesichts der modernen Anschauung über das Wesen der Kurzsichtigkeit als eines vererbten Zustandes im Zweifel sein, ob überhaupt noch die Berechtigung besteht, von einer „Berufsmyopie" zu sprechen. Dabei will ich das Problem der Schulkurzsichtigkeit übergehen; aber ich möchte auf eine Erfahrung hinweisen, die ich selbst bei Tuchstopferinnen gesammelt habe.

Diese Arbeiterinnen haben die Aufgabe, die im Webprozeß ausgesprungenen Faden auf das sorgfältigste nachzuziehen.

Als einziger Augenarzt der Tuchindustriestadt Kottbus habe ich seiner Zeit auf die ungemeine Häufigkeit der „abnormen Akkommodationsanspannung" bei diesen Stopferinnen hingewiesen und in einem eingeforderten Berichte den Zustand als „Berufskrankheit" bezeichnet. Später habe ich systematisch alle Tuchstopferinnen der Fabriken untersucht und über meine Befunde auf dem 15. Internationalen Kongreß in Lissabon 1906 einen Vortrag gehalten. Unter 100 Stopferinnen von 15—51 Jahren hatten 69 Kurzsichtigkeit (von 0,75—9,0 dptr), zum Teil verbunden mit Astigmatismus. Dabei konnte aus den Krankenjournalen eine Zunahme der Kurzsichtigkeit über das durchschnittliche Alter, nämlich an Stelle des 20. bis zum 23. Lebensjahr, nachgewiesen werden. In zwei Fabriken waren genau 74%, in einer dritten 64,7% kurzsichtig. Im Gegensatz zur früheren Beobachtung war jedoch die Zahl der an abnormer Akkommodationsanspannung leidenden Frauen, soweit eine Untersuchung dieses Zustandes ohne Atropinisierung maßgebend ist, bedeutend kleiner geworden. Das mag damit zusammenhängen, daß eine erhebliche Verbesserung der Beleuchtung eingeführt worden war. Während früher bei offenen, flackernden Gasflammen gearbeitet wurde, hatte die eine Fabrik, welche 74% Kurzsichtige aufwies, Gasglühlicht, die andere mit 64% Kurzsichtigen elektrisches Licht.

Es unterlag keinem Zweifel, daß der starke Gegensatz des Prozentverhältnisses zwischen der Myopie dieser Stopferinnen und der Anzahl der Kurzsichtigen der sonstigen Bevölkerung die Annahme berechtigt erscheinen ließ, diese Myopie für eine Berufskrankheit zu erklären. Freilich war zu bedenken, daß die übrigen 21% der Arbeiterinnen, welche emmetropisch und hypermetropisch waren, unter denselben ungünstigen Bedingungen gearbeitet hatten. Damals suchte ich die STILLINGsche Theorie zur Erklärung heranzuziehen. Sie ist mittlerweile durch die Untersuchungen von STEIGER und den Ausbau der MENDELschen Lehre überholt worden. Leider konnte ich damals genaue Feststellungen über die Refraktion der Aszendenz nicht erlangen, so daß diese Frage offen bleiben muß. Trotzdem möchte ich einige Worte darüber hinzufügen, *ob nicht die Möglichkeit vorliegt, daß eine andauernde, unter schlechten äußeren Bedingungen verlangte Naharbeit die Entstehung oder wenigstens die Verschlimmerung einer durch Vererbung gegebenen Myopie erzeugen kann.*

Neuerdings verneint man vielfach, daß äußere Einflüsse überhaupt eine Kurzsichtigkeit auslösen können. STEIGER sagt: „Welchen Variabilitätsgrad die einzelnen optischen Konstanten und welche gegenseitige Kombination derselben ein menschliches Auge später erhält, ist durch die Vererbung und durch das ontogenetische Kausalgesetz schon bei der Geburt bestimmt". Ähnlich faßt CLAUSEN seine Ansicht zusammen, indem er schreibt: „Die bisherige Anschauung von der Kurzsichtigkeit durch Naharbeit ist nicht mehr länger aufrecht zu erhalten. Die Bedeutung der Vererbung für die Entwicklung der Kurzsichtigkeit findet immer mehr Anerkennung. Die Kurzsichtigkeit folgt in ihrem Erbgang den MENDELschen Regeln und stellt ein recessives Leiden dar. Es ist hinfort nicht mehr angängig, die Schule für die Entstehung der Kurzsichtigkeit, an der sie vollständig unschuldig ist, verantwortlich zu machen. Der Begriff der Schul- und Arbeitskurzsichtigkeit muß aufgegeben werden."

Wenn ich auch anerkenne, daß das Freibleiben einer Anzahl von Arbeiterinnen trotz der gleichen ungünstigen Bedingungen sich durch den Vererbungsfaktor besser erklären läßt als durch andere Annahmen, so glaube ich doch sagen zu dürfen, daß *meine eigenen Erfahrungen den Standpunkt der vollen Ausschließung des Einflusses der Naharbeit nicht unterstützen.* Ich möchte dies kurz wie folgt begründen.

1. Bei 100 regellos, nur dem Krankenjournal folgend, herausgegriffenen weiblichen Personen im Alter von 15—51 Jahren (aus dem Milieu, aus dem die Stopferinnen herstammten) fand sich Myopie, zum Teil mit Astigmatismus in 26 Fällen, rein myopischer Astigmatismus in 9, Hypermetropie mit Astigmatismus in 33, reiner hyperopischer Astigmatismus in 7 und Emmetropie in 25 Fällen. Vergleicht man damit die oben angegebenen Prozentsätze, welche ich bei den Stopferinnen gefunden habe, so stellen diese die dreifache Zahl von Myopien dar. Dabei ist doch im Ernst nicht zu glauben, daß, wie STEIGER es von den Schriftsetzern annimmt, sich nur die Kurzsichtigen zu dieser Fabrikbeschäftigung drängen. Somit glaube ich zum Allermindesten behaupten zu dürfen, daß die hohe Zahl der kurzsichtigen Stopferinnen, wie diejenige der Schriftsetzer, ein Beweis dafür ist, daß eine etwa latent vorhandene erbliche Veranlagung durch die intensive Naharbeit so beeinflußt wird, daß eine wirkliche Achsenverlängerung und damit Myopie entsteht.

2. Ein noch sicherer Beweis für meine Behauptung ist der Umstand, daß die Zahl der kurzsichtigen Stopferinnen mehr und mehr abgenommen hat. Da es ausgeschlossen ist, daß sich das Erbgut der Kreise, aus denen die Stopferinnen stammen, verändert hat, kann nur eine Besserung der Arbeitsbedingungen die Minderung der Kurzsichtigkeit herbeigeführt haben. Diese Änderung der äußeren Einflüsse ist tatsächlich gegeben, indem die Beleuchtungseinrichtungen sehr wesentlich den hygienischen Anforderungen angepaßt und auch die Art der Arbeit weniger anstrengend für die Augen geworden sind.

Aus dem Vorstehenden darf ich den Schluß ziehen, daß *man von einer Myopie als Berufskrankheit bei Leuten mit anstrengender Naharbeit auch dann festhalten muß, wenn man den erblichen Faktor mitberücksichtigt.* CLAUSEN hat mittlerweile ebenfalls seinen Standpunkt insofern geändert, als er 1928 in Heidelberg erklärt hat: „Anders steht es mit jenen Augen, die eine hereditär myopische Anlage in sich bergen. Hier können Umwelteinflüsse durchaus den zur Myopie führenden Prozeß weitgehend modifizieren".

Literatur.

Berufskrankheiten.

ADAM: Augenveränderung bei Filmschauspielern. Ber. dtsch. ophthalm. Ges. Jena 1922, 226. — ASCHOFF: Über anatomische und histologische Befunde bei Gasvergiftung. Berlin, Reichsdruckerei 1917.
BEST: Glasmacherstar. Klin. Mbl. Augenheilk. 78, 64 (1927). — BIELSCHOWSKY, A.: Betrachtungen über die Entstehung des Augenzitterns der Bergleute, insbesondere über den Einfluß von Allgemeinerkrankungen und Unfällen. Z. Augenheilk. 43, 264 (1920). — BIRCH-HIRSCHFELD, A.: Zur Beurteilung der Schädigung des Auges durch kurzwelliges Licht. Z. Augenheilk. 21, 385 (1909). — BLIND: Ein Fall von Gewerbeargyrie der Conjunctiva und Cornea. Z. Augenheilk. 60, 216 (1926). — BÜCKLERS, MAX: Histologische

Untersuchungen über die Schädigungen des Auges durch kurzwellige ultrarote Strahlen. Graefes Arch. **117**, 1 (1926). — Busacca, Archimede: (a) Die Zonulalamelle und ihre Pathologie. Zbl. Ophthalm. **18**, 433 (1927). (Hier die Literatur.). (b) Anatomische und klinische Beobachtungen über die Zonulalamelle und ihre Ablösung von der Linse. Klin. Mbl. Augenheilk. **83**, 737 (1929).

Calhoun: Commitee on glassworkers cataract. Rep. of the chief. Insp. of factories for 1921. Brit. J. Ophthalm. **5**, 464 (1921). — Clausen, W.: Das Wesen der Kurzsichtigkeit im Lichte neuerer Forschungen. Naturwiss. **11**, 441 (1923). — Cords: (a) Augenschädigungen bei Munitionsarbeiten. Ber. ophthalm. Ges. Heidelberg 1918, 127. (b) Über den Berufsstar. Z. Augenheilk. **60**, 251 (1926). — Cramer, E.: (a) Die Arbeitsmyopie der Tuchstopferinnen. Klin. Mbl. Augenheilk. **44** II, 60 (1906). (b) Entstehung und klinische Besonderheiten des Glasmacherstars. Klin. Mbl. Augenheilk. **45** I, 47 (1907). (c) Morphologie und klinische Entwicklung des Glasmacherstars. Klin. Mbl. Augenheilk. **78**, 99 (1927).

Elschnig, Anton: Ablösung der Zonulalamelle bei Glasbläsern. Klin. Mbl. Augenheilk. **69**, 732 (1922) und **70**, 325 (1923).

Finsen: Anwendung konzentrierter chemischer Lichtstrahlen. Leipzig 1899.

Ginella, Arnold: Experimentelle Untersuchungen über Starerzeugung mittels ultraroter Strahlen, denen Rot beigemischt ist. Graefes Arch. **114**, 483 (1924). — Goldmann, Hans: Kritische und experimentelle Untersuchungen über den sog. Ultrarotstar der Kaninchen und den Feuerstar. Graefes Arch. **125**, 313 (1930).

Hess, Carl von: (a) Über die Wirkung ultravioletter Strahlen auf die Linse. Münch. med. Wschr. **1906**, 1788. (b) Über Schädigungen des Auges durch Licht. Arch. Augenheilk. **75**, 127 (1913). — Hoppe: Über sekundäre Augenentzündungen durch Schwefelwasserstoff. Z. Augenheilk. **43**, 195 (1920).

Jess, A. und Koschella: Über den Einfluß des ultravioletten Lichts auf die Cysteinreaktion der Linse. Graefes Arch. **111**, 370 (1923). — Junius, Paul: Die Probleme der Vererbung und der Erwerbung der Kurzsichtigkeit. Z. Augenheilk. **44**, 262 (1920).

Kranz, H. W.: Experimentelle Untersuchungen über den Einfluß relativ kurzwelliger ultraroter Strahlen auf das Auge mit besonderer Berücksichtigung der Cysteinreaktion der Linse. Klin. Mbl. Augenheilk. **74**, 56 (1925). — Kraupa, Ernst: Der Glasbläserstar. Arch. Augenheilk. **98**, Erg.-H., 85 (1928). (Hier die gesamte Literatur). — Kubik, J.: Ablösung der Zonulalamelle bei Glasbläsern. Klin. Mbl. Augenheilk. **70**, 327 (1923).

Lederer, Rudolf: Die vorzeitige Presbyopie der Feuerarbeiter. Klin. Mbl. Augenheilk. **82**, 656 (1929). — Lincke, R.: Eine Wärmeschutzbrille. Z. ophthalm. Opt. **13**, 100 (1925). — Meesmann: Experimentelle Ultrarotkatarakt, durch langdauernde schwachdosierte Strahlen erzielt. Ophthalm. Ges. Heidelberg 1930, 348. — Meyer, Fritz: Experimentelle Untersuchungen über die Verhütung des Ultrarotstars durch Eisenoxydulgläser. Graefes Arch. **115**, 473 (1925). — Müller, Hans: Experimentelle Untersuchungen über Schädigungen des Auges durch Ultrarotstrahlen. Graefes Arch. **114**, 503 (1924).

Nieden: Augenstörungen bei Anchylostomiasis und bei ihrer Therapie. Dtsch. med. Wschr. **1903**, 353.

Ohm, Joh.: Augenzittern der Bergleute und Unfall. Z. Augenheilk. **45**, 82 (1921). — Phinizi-Calhoun, F.: Augenkomplikationen bei Anchylostomiasis, unter besonderer Berücksichtigung der Kataraktentstehung. J. amer. med. Assoc. **1912**. Ref. Z. Augenheilk. **29**, 93.

Reis: Sehnervenerkrankung durch Trinitrotoluol. Z. Augenheilk. **47**, 199 (1922). — Rochat, F.: Schädigung der Hornhaut durch Schwefelwasserstoff. Klin. Mbl. Augenheilk. **70**, 152 (1923). — Rollet: La cataracte des verres. Gaz. Hôp. **1929** I, 646; Ref. Zbl. Ophthalm. **22**, 122. — Rotter, F.: Ablösung der Zonulalamelle bei Glasbläsern mit einem neuen Spaltlampenbild. Klin. Mbl. Augenheilk. **76**, 74 (1926).

Samojloff, A. J.: (a) Über die Schädigung der Hornhaut durch Metallstaub. Ophthalm. Ges. Heidelberg 1927, 282. (b) Über die Schädigung des Auges, besonders die Herabsetzung der Hornhautsensibilität durch die Drechslerarbeit. Klin. Mbl. Augenheilk. **77**, 523 (1926). — Schanz, Fritz u. Karl Stockhausen: (a) Über die Wirkung der ultravioletten Strahlen auf das Auge. Graefes Arch. **69**, 452 (1908). (b) Zur Ätiologie des Glasmacherstars. Ebenda **73**, 553 (1910). — Schlaepfer, Hans: Experimentelle Untersuchungen über die Absorption des Ultrarot durch Kammerwasser, Linse und Glaskörper des Rindes. Graefes Arch. **119**, 22 (1927). — Schnyder, Walter F.: Untersuchungen über die Morphologie der Strahlenkatarakt und Mitteilung über das Vorkommen von Glasbläserstar-artigen Linsentrübungen bei Eisenarbeitern. Graefes Arch. **116**, 471 (1926). — Senn: Typische Hornhautschädigungen bei Färbern. Korresp.bl. Schweiz. Ärzte **1897**, 161. — Sichel, Alan W.: So-called glassworkers-cataract occuring in other occupations, with a report of two cases. Brit. J. Ophthalm. **7**, 161 (1923). — Steiger: Die Entstehung der sphärischen Refraktionen des menschlichen Auges. Berlin 1913. — Steindorff, K.: Argyrosis corneae als Berufskrankheit. Klin. Mbl. Augenheilk. **78**, 51 (1927). — Stoewer: Glasbläser- und Feuerstar als Gewerbekrankheit. Klin. Mbl. Augenheilk. **78**, 96 (1927). — Stuelp: Dauernde Erblindung durch Extr.

filicis maris bei der Anchylostomaabtreibung der Bergleute. Klin. Mbl. Augenheilk. 42 II, 142 (1904). — Subal: Berufsschädigung der Bindehaut und Hornhaut durch Silber. Klin. Mbl. Augenheilk. 68, 647 (1922).

Trümpy, Eugen: Experimentelle Untersuchungen über die Wirkung hochintensiven Ultravioletts und Violetts auf das Auge unter besonderer Berücksichtigung der Linse. Graefes Arch. 115, 495 (1925).

Vogt, A.: Weitere experimentelle Untersuchungen über die schädigende Wirkung umschriebener Spektralbezirke auf den vorderen Bulbusabschnitt. Schweiz. med. Wschr. 55, 425 (1925). (b) Erkrankungen des Auges durch die ultravioletten Strahlen greller Lichtquellen und Schutz gegen dieselben durch ein neues, in dünnen Schichten farbloses Glasmaterial. Arch. Augenheilk. 60, 161 (1918).

Wick, W.: (a) Zur Frage der Starbildung bei Glasbläsern. Graefes Arch. 109, 224 (1922). (b) Bemerkungen zur Arbeit von E. Kraupa. Arch. Augenheilk. 99, 512 (1928).

Zade: (a) Über Blendung im Fliegerdienst. Ophthalm. Ges. Heidelberg 1916, S. 222. (b) Ringskotome im Telegraphendienst. Z. Augenheilk. 43, 681 (1920).

III. Die Rentenfestsetzung.

I. Die Rentenefstsetzung bei den Folgen der Unfälle und der Berufserkrankungen.

Einleitung.

Seitdem öffentliche und private Versicherungen sich mit der Entschädigung der Unfallsfolgen beschäftigen, ist das Interesse der Augenärzte an dieser Frage aufs höchste in Anspruch genommen worden, und eine lebhafte Mitarbeit bei der Erörterung der im Laufe der Zeit auftretenden Rentenprobleme hat auch von ihrer Seite eingesetzt. Anfänglich galt es, reichlich theoretisierende Anschauungen zu überwinden. Allmählich ist aber eine gewisse Stabilität der Entscheidungen der Gerichte und eine ziemlich weitgehende Übereinstimmung der Meinungen eingetreten, so daß im Anschluß an diesen Beharrungszustand die Zahl der Veröffentlichungen auf diesem Gebiete recht erheblich abgesunken ist. Indessen macht sich neuerdings wieder eine regere Anteilnahme der Fachgenossen bemerkbar, weil man mehr und mehr auf die Berufsschädigung des Auges in gewissen Betrieben aufmerksam wurde und diese in Deutschland in das Bereich der ersatzpflichtigen Gesundheitsschäden einbezog.

1. Die theoretischen Grundlagen für die Rentenfestsetzung.

Der Unfallbegriff ist in den meisten Ländern durch Gesetzesbestimmungen nicht festgelegt, so daß in der Praxis nur die Rechtsprechung zu einer gewissen Übereinstimmung geführt hat. Auf Grund der gefällten Entscheidungen kann man die Definition wie folgt geben: *Ein Betriebsunfall ist ein vom Willen des Erleiders unabhängiges, auf eine kürzere Zeit zusammengedrängtes, betriebsfremdes Ereignis bzw. eine diese Bedingungen erfüllende ungewöhnliche Steigerung betriebsüblicher Anstrengungen.* Zu diesen Anlässen treten als entschädigungspflichtige Erkrankungen noch die *Berufskrankheiten* hinzu, z. B. nach den Vorschriften in Deutschland, in England, in der Schweiz und in Österreich.

Was die Höhe der Abgeltung des Schadens anlangt, so hat man den Gedanken, sie nach der *Art* der einzelnen Arbeiterkategorien abzugrenzen, aufgegeben und ist vielmehr dazu übergegangen, jeden Fall besonders, also individuell zu behandeln.

Allerdings überwiegt zur Zeit noch die *theoretische* Beurteilung der in Frage stehenden Augenschäden, insofern die zahlenmäßig feststellbare Verminderung des Sehvermögens und die graphische Registrierung des Gesichtsfeldes, selbstverständlich unter Berücksichtigung etwa zurückgebliebener Entzündungszustände und der Zusammenarbeit beider Augen den Gerichten zu

Anhaltspunkten dienen. Die Möglichkeit, die Leistungen von Leuten als Vergleich heranzuziehen, die mit denselben Augenveränderungen behaftet sind, aber auf eine Rente infolge Fehlens der Grundbedingungen keinen Anspruch erheben können, wird im allgemeinen nicht ausgenutzt.

Als Regel gilt, daß *Erwerbsminderungen*[1], die zahlenmäßig geringer als 10% zu bewerten sind, in Deutschland nicht entschädigt werden. Ebenso sind *Minderungen einer bereits bewilligten Rente* um 5% im allgemeinen ausgeschlossen. Angesichts des Umstandes, daß in Deutschland durch das „Abänderungsgesetz zum Versorgungsgesetz" für die deutschen Kriegsbeschädigten die untere Grenze der Rentengewährung auf 25% hinaufgesetzt worden ist, dürfte es freilich nicht ausgeschlossen sein, daß auch die Unfallgesetzgebung mit der Zeit diesem Grundsatz zustreben wird. Sind doch viele Sachverständige der Meinung, daß die kleinen Renten nicht nur wertlos, sondern auch geeignet sind, die verderblich wirkende Rentensucht zu steigern.

An die Stelle der Rente kann in denjenigen Fällen, die unzweifelhaft klar liegen und einen endgültig abgeschlossenen Verlauf aufweisen, die *Abfindung* treten. Allerdings haben die immer wiederholten Bemühungen zahlreicher medizinischer Unfallschriftsteller, den Versicherungsträgern und den Gerichten klar zu machen, daß die einmalige Ablösung kleiner laufender Entschädigungen, die nur als ein ganz angenehmes Schmerzensgeld hingenommen werden, im Volksmunde jedoch vielfach „Schnapsrenten" genannt werden, als eine durchaus nützliche Einrichtung einzuführen ist, in Deutschland den Wall des Beharrungsvermögens der Behörden nicht zu durchbrechen vermocht, während in der Schweiz und in Italien diese Maßnahme bereits recht gebräuchlich geworden ist.

Trotz dieser bislang unerfüllt gebliebenen Forderungen haben jedoch die mannigfachen theoretischen Erörterungen des Rentenproblems insofern eine Wandlung geschaffen, als man sich *von dem starren Festhalten an der zahlenmäßigen Bewertung des Sehvermögens und der übrigen feststellbaren Funktionen des Auges mit der Zeit abgekehrt hat.* So kann man heute neben der exakten Einschätzung der Leistungsfähigkeit des oder der Augen die folgenden Richtlinien bei der Beurteilung eines Schadenfalls gelten lassen.

Zu bedenken ist: 1. die Konkurrenzfähigkeit auf dem Arbeitsmarkte, 2. die Tatsache, daß die volle, für die gewerbliche Tätigkeit nötige Sehschärfe niedriger angenommen werden kann als die an den Sehprobentafeln wissenschaftlich verlangte, und daß 3. die Ansprüche an die Höhe der Sehschärfe und an den doppeläugigen Sehakt bei den verschiedenen Berufen durchaus ungleich und innerhalb der Berufe wieder bei den einzelnen Personen verschieden sind.

Zu den einzelnen Punkten dieser Grundsätze sei erwähnt, daß die Konkurrenzfähigkeit vor allem dann in Betracht gezogen werden muß, wenn die hinterlassenen Unfallsfolgen äußerlich in einem Maße sichtbar sind, daß dadurch die Erlangung eines Arbeitspostens erschwert wird. Alle *entstellenden Veränderungen* des Auges bedürfen somit einer besonderen Berücksichtigung. Freilich schließen sich die Gerichte ab und zu in dieser Hinsicht den Anschauungen des Arztes nicht an. Als Beispiel sei nachstehende Erfahrung mitgeteilt.

Ein seit längerer Zeit einseitig an einem inneren Augenleiden Erblindeter, der am Augenäußeren nicht eine sichtbare Veränderung zeigte, zog sich durch einen Unfall eine die ganze Hornhaut bedeckende und dadurch auffallende Trübung zu. Trotzdem stellte sich das Gericht auf den Standpunkt, daß diese Veränderung keine Rente bedinge; denn das Auge sei schon vor dem Unfall blind gewesen, und ein Arbeitgeber werde wegen der kleinen Entstellung des Auges nicht daran Anstoß nehmen, den Mann in eine landwirtschaftliche oder industrielle Beschäftigung (als Weber) einzustellen.

---

[1] Es ist in den folgenden Ausführungen unter 100%-Vollrente nicht der Ersatz des vollen Arbeitsverdienstes zu verstehen, da in Deutschland nur 2/3 des Lohns (in der Schweiz 3/4) als Grundlage angenommen werden. (Hilflosenrente siehe S. 573).

Zu der Konkurrenzfähigkeit gehört auch der unter Umständen erforderlich werdende *Berufswechsel.* Selbstverständlich muß hier die in der ursprünglichen und in der neugewählten Tätigkeit zu erlangende Lohnhöhe mit in Rechnung gesetzt werden.

Bezüglich der *für die gewerbliche Beschäftigung erforderlichen Sehschärfe* kann man im allgemeinen annehmen, daß die Hälfte des wissenschaftlich als Norm gültigen Visus genügen dürfte.

Die Bewertung der *Fehler* im *binokularen Sehakt* richtet sich nach seiner Bedeutung für den speziellen Beruf und nach der Gewöhnung. Unter Hinweis auf das Kapitel Raumsinn (DITTLER, Band 2 des Handbuches) kann man für die Praxis die extreme Stellungnahme von PFALZ nicht zur Richtschnur nehmen, der auch dann noch das Vorliegen einer Erwerbsminderung leugnet, wenn die Sehschärfe des einen Auges unter $^1/_{10}$ gesunken ist und nur eine Mitwirkung beim doppeläugigen Sehakt zutage tritt; denn eine solche Auffassung wird der Ursache der Einschränkung des Sehvermögens des einen Auges (z. B. Hornhaut- flecken, Wundastigmatismus) ebensowenig gerecht, wie dem psychologischen· Einfluß, der durch die einseitige Sehschwäche ausgelöst wird. Zwar soll damit nicht geleugnet werden, daß angesichts der wirklichen Leistungsfähigkeit eines derart Beschädigten diese Anschauung in der Regel tatsächlich berechtigt ist; aber es geht trotzdem nicht an, den ursächlichen Verhältnissen so wenig Rech- nung zu tragen, solange die Gewohnheit der mehr theoretischen Beurteilung vorherrscht.

Leider lassen uns auf diesem Gebiete auch die Untersuchungsmethoden im Stich. Zwar hat man eine recht erhebliche theoretische Arbeit aufgewendet, um durch Prüfung des binokularen Sehaktes mit den verschiedenen Stereoskopto- metern ein sicheres Urteil über das *Maß* des verloren gegangenen oder durch Gewöhnung wiedergewonnenen Tiefenschätzungsvermögens zu gewinnen, doch ist das erstrebte Ziel keineswegs erreicht worden. Meist müssen wir uns mit der einfachen Erfahrungstatsache begnügen, daß stets, allerdings in verschiedenem Umfange, mit der Zeit auch von dem Einäugigen gewohnheitsmäßig ein gewisser Grad von Tiefenschätzungsvermögen wieder erworben wird. Ein solcher Befund wird heute in steigendem Maße als „erhebliche Besserung" gewertet.

Das *Verhalten des nicht verletzten anderen Auges* spielt in der Rentenfest- setzung natürlich auch eine große Rolle. Diese Frage erlangt noch eine ver- mehrte Bedeutung, wenn nach geschehener Entscheidung dieses Auge eine Ver- schlechterung seiner Leistungsfähigkeit erfährt, und zwar durch Momente, die von der Verletzung selbst unabhängig sind. Auf die Klärung der hier in Betracht kommenden „*eventuellen Unfallfolgen*" (PFALZ) ist von ärztlicher und juristischer Seite in zahlreichen Arbeiten viel Mühe verwandt worden, und doch ist noch keine Einigung erfolgt. Das deutsche Reichsversicherungsamt hat sich z. B. bis jetzt nicht dazu entschließen können, bei nachträglich ein- getretenen, durch den Unfall nicht bedingten Verschlechterungen des anderen Auges die Entschädigungspflicht auch für diese Erwerbsbeschränkung zu be- jahen. Die Anschauung der Ärzte ist ebenfalls geteilt. Soweit die *Stellung- nahme des Verfassers* in Betracht kommt, dürfte sie in folgenden Sätzen zu formulieren sein:

Die Entschädigung für den Verlust oder die Verschlechterung eines Auges muß unbestritten um so höher angesetzt werden, je mehr seine Sehkraft v o r dem Un- falle besser war als die des nicht verletzten Auges. In einem solchen Falle ist also ein von dem Unfall unabhängiger krankhafter Zustand des nichtverletzten Auges entscheidend für die Höhe der Rente. Ist dieser Zustand einer Veränderung im Sinne einer Verschlimmerung unterworfen, wie dies z. B. bei einer katarak- tösen Linsentrübung und einer Opticusatrophie oftmals anzunehmen ist, so

erfordert es die Logik, daß auch diesem Fortschreiten des krankhaften Verhaltens in der Bemessung der Rentenhöhe Rechnung zu tragen ist. Alterserscheinungen, die als solche klar erkennbar sind, sind aber in dieser Hinsicht ausgenommen.

Im Rahmen dieser Erörterungen sei auf die 1927 erschienene juristische und rechtsphilosophische Arbeit von Faul hingewiesen. Er verficht auf Grund der Anwendung des „adäquaten Kausalitätsbegriffs" von v. Kries die Notwendigkeit der Entschädigung der „eventuellen Unfallsfolgen". Der genannte Begriff liegt nämlich dann vor, wenn der Eintritt des Erfolges durch den dafür verantwortlich gemachten Umstand *begünstigt* wurde. Seiner Ansicht nach müssen in Ansehung des sozialen Charakters der zivilen und militärischen Unfallsfürsorge an diesem Begriff möglichst geringe Anforderungen gestellt werden.

Jedenfalls dürfte eine rein theoretisch-juristische Überlegung, die zur grundsätzlichen Verneinung der Entschädigungspflicht der „eventuellen Unfallsfolgen" gelangt, nicht dem sozialen Sinne der deutschen Reichsversicherungsordnung entsprechen, wie auch Siegrist für die Gesetzgebung der Schweiz ihre Berücksichtigung fordert.

Das plötzliche Auftreten schwerer Augenstörungen während der betriebsüblichen Arbeit ist ebenfalls vielfach ein Streitobjekt zwischen den Versicherten und den Versicherungsträgern. Namentlich sind hier zwei Affektionen zu nennen: Die Netzhautablösung und (seltener) die Embolie der Zentralarterie. Menschlich ist die Behauptung des ursächlichen Zusammenhangs des Leidens mit der Arbeit oder mit einer — dem Gedankengang des Betroffenen naheliegenden — besonderen Anstrengung völlig erklärlich, so daß dem Arzte hieraus keine leichte Aufgabe erwächst, wenn er sich gutachtlich zu äußern hat.

Was die **Netzhautablösung** anlangt, so findet der Leser in dem Beitrag F. Schieck (Bd. 5, S. 475 des Handbuchs) eine ausführliche Schilderung der Momente, die man zu berücksichtigen hat; denn die Stellungnahme zu dem Problem ist eng damit verbunden, welche Theorie für die Pathogenese des Leidens überhaupt als maßgebend betrachtet wird. Im Abschnitte über die Folgen der stumpfen Verletzungen an der Netzhaut ist auch bereits die Frage nach der Disposition zum Eintritt des Leidens gestreift (S. 476).

Zunächst ist zu erforschen, ob eine schwere körperliche Anstrengung anerkannt werden kann oder nur die betriebsübliche Kraftaufwendung vorgelegen hat. In der Entscheidung dieser Frage liegt vor allem die Stellungnahme, ob ein „Unfall" überhaupt in Rede steht.

Wenn schon Sachverständige von Ruf — freilich wohl mit Unrecht — sich grundsätzlich dem Bestreben widersetzt haben, das Auftreten einer Amotio retinae mit schweren körperlichen Anstrengungen in Verbindung zu bringen, so erscheint es von vornherein ausgeschlossen, daß man eine unter Umständen zwar ungewöhnlich verstärkte, aber doch zu der Art des Betriebes gehörende, also *betriebsübliche* Kraftleistung als Ursache für die Entstehung des Leidens in einem bis dahin gesunden Auge gelten läßt. Aber auch bei einem durch krankhafte Vorgänge (Dehnungsfolgen der Bulbuskapsel bei höherer Myopie) zur Netzhautablösung disponierten Auge erscheint es nicht gerechtfertigt, einen Zusammenhang mit der Arbeit im Betriebe dann zu konstruieren, wenn der Kranke lediglich während der üblichen Beschäftigung die Wahrnehmung machen mußte, daß ein Schaden an seinem Auge sich eingestellt hat. Man muß vielmehr *folgende Richtlinien* berücksichtigen:

1. Aus rechtlichen Gründen kann man den Versicherungsträger nicht dafür haftbar machen, daß der Versicherte mit mangelhaften, d. h. zu Erkrankungen neigenden Augen Arbeit geleistet hat.

2. Aus wissenschaftlichen Gründen bleibt mit wenigen Ausnahmen die Frage offen, ob die Amotio in ihren ersten peripher gelegenen Anfängen nicht schon *längst vorher* da gewesen war und nur rein zufällig während der Tätigkeit im Betriebe sich so vergrößert hatte, daß nunmehr der Patient den pathologischen Zustand bemerkte.

Deshalb ist die genaue protokollarische Aufnahme der äußeren Umstände notwendig, die in zweifelhaften Fällen dadurch ergänzt werden muß, daß man sich die geleistete Arbeit von einer dritten Person vorführen läßt oder sich persönlich davon überzeugt, welche Kraftanstrengung die Art der beschuldigten Beschäftigung erfordert.

So erinnert sich der Verfasser eines Gutachtens, das die Entscheidung verlangte, ob der schon früher auf einem Auge durch myopische Netzhautablösung Erblindete im Rechte war, wenn er den Eintritt desselben Leidens auf seinem anderen Auge auf das zu seinen täglichen Obliegenheiten gehörende Heben eines Riemenspanners schob. Die Vornahme der Arbeit durch den Gutachter selbst erwies, daß es sich nicht im mindesten um eine ungewöhnliche Anstrengung gehandelt hatte. Der bedauernswerte Patient wurde daraufhin mit seinen Ansprüchen in allen Instanzen abgewiesen.

Trotz aller Bedenken hat aber die Entscheidung des deutschen Reichsversicherungsamtes mehr und mehr die während der Arbeit eingetretenen Netzhautablösungen als entschädigungspflichtigen Unfall anerkannt. Dies dürfte damit zusammenhängen, daß die strikte Ablehnung einer traumatischen Entstehung der gewöhnlichen Amotio durch TH. LEBER im Sinne seiner Lehre von der Präretinitis verlassen werden mußte, und der Richter ebenso wie der Arzt in dem Bestreben, einem Berechtigten die Rente nicht vorzuenthalten, lieber die wissenschaftliche begründete Stellungnahme zugunsten eines allgemein menschlichen Mitleides opfert. Gerade die neuesten Arbeiten auf dem Gebiete der Pathogenese der Amotio räumen ja dem „Netzhautriß" (siehe Bd. 5 S. 461) eine maßgebende Rolle ein. Im Zusammenhang damit ist denn auch auf keinem Gebiete der Retinalerkrankungen wohl eine solche von Grund auf neue Orientierung der Meinungen erfolgt, wie auf dem der Netzhautablösung. Immerhin sollte man *am folgenden Prinzip festhalten*:

Wenn eine Netzhautablösung zeitlich in unmittelbarem oder späterem Zusammenhange mit einer klar erwiesenen stumpfen oder durchdringenden Verletzung auftritt, so ist sie im Sinne des Gesetzes entschädigungspflichtig, ganz gleich, ob das Auge vorher emmetropisch oder höher myopisch war. Freilich wird man bei der Rentenbemessung darauf Rücksicht nehmen müssen, daß ein höher kurzsichtiges Auge in seiner Funktion schon vorher mehr oder weniger geschädigt war. Wenn es sich aber um den Eintritt einer Amotio im Gefolge einer starken Kraftanstrengung handelt, dann kann ein Unfall nur unter der Bedingung anerkannt werden, daß die Sehstörung in kurzer Zeit nach dem Ereignis auftrat, und wirklich nachgewiesen wurde, daß eine Kraftleistung erfolgte, die das übliche Maß weit übersteigt.

Hinsichtlich der **Embolie der Zentralarterie** ist die Frage schwerer zu entscheiden, ob die während der Arbeit plötzlich zustande kommende Erblindung oder die Gesichtsfeldstörung durch die betriebsübliche Beschäftigung veranlaßt wurde. Unkritische Gutachter und die Gerichte, vor allem aber die Laien sind geneigt, die bei der Arbeit aufgewendete Anstrengung als den letzten Anstoß zu betrachten, der die Blutzufuhr zu der Netzhaut absperrt. Der folgende Fall sei zur Erläuterung wiedergegeben:

Ein über 60 Jahre alter Stuhlbauer (d. h. ein Angestellter, dem die Beseitigung der während des Betriebes an den mechanischen Webstühlen eintretenden Unregelmäßigkeiten obliegt) empfand, während er in liegender Stellung einen in Unordnung geratenen Draht mit ausgestrecktem Arm zu erfassen suchte, plötzlich eine Verdunkelung vor seinem linken Auge. Der Grund war eine Embolie des Hauptstammes der Zentralarterie. Der zuerst zugezogene Arzt sprach die Vermutung aus, daß möglicherweise die in ungewohnter Stellung geleistete Arbeit den Anstoß zu dem Ereignis gegeben habe, wodurch dieses selbst als Unfall anerkannt werden müßte. Indessen stellte die Behörde fest, daß die Verrichtung der Arbeit im Liegen durchaus eine betriebsübliche sei; aber der Vertrauensarzt gab seiner Meinung dahin Ausdruck, daß die Anstrengung wegen des Zurückschnellens des Drahtes eine ungewöhnliche gewesen wäre und ein gewisser Zusammenhang mit der Augenschädigung nicht ausgeschlossen werden könnte.

Ich wurde zur gutachtlichen Äußerung veranlaßt und ging von der Tatsache aus, daß das Eintreten einer Embolie durch eine plötzliche erhebliche Steigerung des Blutdrucks beschleunigt werden kann. Die eingehende persönliche Kenntnisnahme von der höchst einfachen Manipulation, die der Patient ausgeführt hatte, überzeugte mich jedoch davon, daß eine irgendwie nennenswerte Anstrengung damit überhaupt nicht verbunden war. Außerdem war der Patient schon lange herzleidend, so daß dieser Zustand allein schon die Möglichkeit einer Embolie erklärte. Deswegen kam ich zu einem ablehnenden Urteil. Indessen erkannte das Oberversicherungsamt auf Grund der mündlichen Darlegungen des Mannes über das Ausmaß der geleisteten Anstrengung den Zusammenhang der Embolie mit der Beschäftigung im Betriebe an und verurteilte die Berufsgenossenschaft zur Zahlung der Einäugigenrente.

Die Berufsgenossenschaft beruhigte sich mit dieser Entscheidung nicht, zumal gewerbliche Sachverständige anerkannten, daß die Art der geleisteten Arbeit kaum anstrengender als die übliche Beschäftigung eines Stuhlbauers sei. Zum zweiten Male zur Begutachtung aufgefordert erklärte ich, daß Bücken oder die Veranlassung mehrerer rascher Atemzüge eine Blutdrucksteigerung herbeiführen, wie sie jederzeit von Arbeitern dieser Gattung in Kauf genommen werden müßte. Nehme man an, daß ein Embolus im Blute geschwommen hätte, so sei das Ereignis, daß er sich in der Zentralarterie gefangen habe, ein rein zufälliges gewesen. Viel wahrscheinlicher sei es, daß es sich um eine arteriosklerotische Erkrankung der Intima der Arterie handelte, die eine allmähliche Verengung des Lumens zustande gebracht habe, so daß jeden Augenblick ohne äußere Einflüsse die vollständige Unwegsamkeit des Gefäßrohrs erwartet werden konnte. Diesen Standpunkt machte sich dann das Reichsversicherungsamt als letzte Instanz zu eigen und hob das Urteil des Oberversicherungsamtes auf. In der Begründung wurde gesagt, daß man in Fällen, in denen mit Sicherheit auch ohne äußeren Anlaß ein bestimmtes Ereignis in Kürze erwartet werden könne, selbst ein beschleunigendes Moment nicht als rentenpflichtige Ursache ansehen dürfe.

Einfluß des Alters. Das *jugendliche Alter einer verletzten Person* erheischt eine besondere Berücksichtigung, weil *in jungen Jahren die Gewöhnung an die Unfallsfolgen rascher eintritt* und sich oftmals derart steigert, daß die Behinderung ganz ausgeglichen wird. Da aber nach dem Gesetze eine einmal verliehene Rente für ,,glatte Verluste" zwar herabgesetzt, aber nicht ganz entzogen werden kann, bildet die Entschädigung oft genug für das ganze Leben einen willkommenen Zuschuß, fast ein reines Geschenk. Man muß diese Möglichkeit daher bei dem Vorschlag gelegentlich der endgültigen Rentenfestsetzung von vornherein in Rechnung stellen.

Umgekehrt sind *Heranwachsende im Nachteil, welche während der Lehrlingszeit einen dauernden Unfallschaden davon tragen,* da ihre Rente nach dem in der Regel sehr niedrigen Arbeitsverdienst der Jugendlichen berechnet werden muß und zeitlebens so bleibt. Offenbar besteht hier eine Lücke im Gesetze, insofern vorgesehen werden sollte, daß die Entschädigung bei Erreichung des Alters für den Normallohn und der Selbständigkeit erhöht wird. Es ist z. B. eine unbegreifliche Ungerechtigkeit, daß ein 16jähriger Maurerhandlanger, der vollen Lohn verdient, bei Verlust eines Auges die ungeschmälerte Einäugigenrente bekommt, während ein gleichalteriger Maurerlehrling in Ansehung seiner geringen Bezahlung nur wenige Pfennige erhält und unter Umständen sogar seinen Beruf aufgeben muß.

Mit *zunehmendem Alter* wird die Gewöhnung an die Unfallsfolgen erschwert. Bei den Rentenvorschlägen muß man deshalb darauf Rücksicht nehmen, wobei es bedauerlich ist, daß uns keine Methode zur Verfügung steht, um die Verminderung der Anpassungsfähigkeit gegenüber dem Jugendlichen objektiv zu messen.

Nach den Vorschriften der Reichsversicherungsordnung wird für die land- und forstwirtschaftlichen Unfälle die Rente nicht vom Individuallohn wie bei der Industrie (siehe Anmerkung auf S. 562), sondern von einem Durchschnitts-

lohn berechnet, der für alle Altersstufen gleich ist. Dabei ist es durch ein Über-
einkommen der Versicherungsträger mit den Gerichten Gewohnheit geworden,
daß der Gutachter gezwungen wird, lediglich das Maß der Arbeitsunfähigkeit
im Augenblicke des Unfalls festzustellen. Danach wird die Rente berechnet.
Der Unternehmer muß aber trotzdem für jeden Arbeiter denselben nach der
geleisteten Grundsteuer festgesetzten Berufsgenossenschaftsbeitrag zahlen,
gleichgültig ob ein Gänsemädchen, eine rüstige Frau und ein altes Mütterchen
in Frage kommt.

2. Rentenlehre im einzelnen.

Einseitige Schäden bei praktisch sehtüchtigem und regelrechtem anderen Auge.

Für die schweren *Lid- und Orbitalrandverletzungen* lassen sich zahlenmäßige
Grenzen nicht festsetzen. Zu beachten ist der Grad der Entstellung; denn
hiervon hängt die Schädigung der Konkurrenzfähigkeit ab, die wiederum nur
ganz individuell geschätzt werden kann.

Eine völlige *Lähmung des Levator palpebrae superioris,* die das eine Auge
vom Sehakt ausschließt, wird, solange sie besteht, mit 25—$33^1/_3^0/_0$ bewertet
werden, gleich dem Verluste des Auges (Entstellung!). Man wird aber von
Fall zu Fall entscheiden müssen und unter Umständen auch eine niedrigere
Rente vorschlagen.

Pulsierender Exophthalmus wird in irgendwie schweren Fällen Vollrente
bedingen; in leichteren kann man den Satz je nach dem erkennbaren Maß der
tatsächlich geleisteten Arbeit abstufen, muß jedoch mindestens $50^0/_0$ festsetzen.

Einseitige Erblindung infolge Opticusatrophie (Splitterbruch im Canalis
opticus) ist, wenn nicht andauernde Gehirnsymptome eine höhere Rente erfordern, etwas geringer zu bewerten, als wenn das Auge fehlt. Hier fällt die
Beeinträchtigung der Konkurrenzfähigkeit fort. (Näheres darüber siehe Verlust
des Auges S. 568.)

Augenmuskellähmungen bedingen eine Bewertung, die sich nach dem Grade
der Toleranz richtet. Die vielfach zu hörende Ansicht, es müsse stets eine Entschädigung wie für einseitigen Augenverlust gewährt werden, weil der binokulare
Sehakt aufgehoben ist, hat nur dann eine Berechtigung, wenn infolge unüber-
windlichen Doppelsehens und Schwindels das eine Auge durch eine Klappe
oder ein dunkles Glas verschlossen werden muß. Gibt es doch sogar Fälle,
in denen der HERINGsche Fallversuch bestanden wird. Die Feststellung der
Lage der Doppelbilder im Raume ist für die Abschätzung der Erwerbsfähigkeit
weniger wertvoll als die direkte Beobachtung des Kranken. Man überzeugt
sich davon, wie er seinen Kopf hält und dreht, wie er ein Buch zum Lesen in
die Hand nimmt, und von anderen charakteristischen Bewegungen mehr.
Unzweifelhaft tritt mit geringen Ausnahmen im Laufe der Zeit durch psychische
Unterdrückung des Trugbildes eine vermehrte Gewöhnung ein, die eine Herabsetzung der Rente rechtfertigt. Auf der anderen Seite ist zu bedenken, daß
durch Ausbildung einer Kontraktur des Antagonisten die Schielstellung des
gelähmten Auges zunehmen kann, und der Zustand sich dadurch verschlimmert.
Man tut gut, auf diese Möglichkeit bei dem Gutachten einzugehen. Leichtere
Fälle von **Muskellähmungen** bedingen $15^0/_0$, schwerste können eine über die
Einäugigenrente weit hinausgehende Schätzung nötig machen, da die subjektiven Störungen auch bei Verschluß des kranken Auges manchmal fortbestehen und die Arbeit erschweren.

Einseitiger Augenverlust.

In der Regel wird für den Verlust eines Auges eine Rente von 25—33$^1/_3$% festgesetzt. Wenn es nur auf tatsächliche Entscheidungsgründe ankäme, müßte einem Verletzten, dessen Beruf geringere Ansprüche an den doppeläugigen Sehakt stellt, eine niedrigere Rente zustehen als einem anderen, der auf die Leistung beider Augen angewiesen ist. Man hat auch früher einen Unterschied zwischen „qualifizierten" und „nichtqualifizierten" Arbeitern gemacht. Während des Krieges ist aber plötzlich eine andere Anschauung durchgedrungen, indem das „Gefährdungsprinzip" zugrunde gelegt wurde. Demzufolge soll *jeder,* der der *Gefahr,* „durch abspringende Eisen- oder Steinsplitter verletzt zu werden, besonders ausgesetzt ist", die höhere Rente von 33$^1/_3$% bekommen.

In den ersten 10 Jahren, die der Inkraftsetzung des deutschen Versicherungsgesetzes folgten, war die Anschauung maßgebend, daß ein Einäugiger ganz besonders Gefahr liefe, auch sein zweites Auge zu verlieren. Diese Fiktion bildete einen Teil der Gründe für die Entschädigung, die man als Folge der eingetretenen Einäugigkeit feststellte. Indessen hat die langjährige Erfahrung gezeigt, daß diese Theorie mit der Praxis nicht im Einklang steht. Ich habe in einem Menschenalter nur 4 Fälle zu sehen bekommen, in denen Einäugige durch Verletzung des zweiten Auges völlig erblindeten. Darunter befanden sich merkwürdigerweise 3 Landwirte.

Im Jahre 1899 hat das Reichsversicherungsamt allen mittlerweile gesammelten Erfahrungen Rechnung getragen und ausgesprochen, daß „Rente im Sinne des Unfallversicherungsgesetzes keine Risikoprämie" ist. Daß eine solche Stellungnahme die einzig mögliche ist, geht auch aus der Überlegung hervor, daß der einäugige Rentenbezieher wohl nie das Geld für den Fall der Erblindung des zweiten Auges aufspart. Endlich wird beim Eintritt des traurigen Ereignisses infolge eines neuen Berufsunfalls die Entschädigung doch auf 100% erhöht.

Eine neue Generation, die vielleicht wieder mehr Interesse der theoretischen Seite der Unfallversicherung entgegenbringt, wird wohl zu einer anderen Stellungnahme gelangen.

Die schweizerische Unfallversicherungsanstalt in Luzern („Suval") hat aus diesen Erwägungen die Schlußfolgerung gezogen, daß von den üblichen 25—33$^1/_3$%, welche für einseitige Erblindung gewährt werden, ein wesentlicher Teil, bis zu 15% und mehr auf das erhöhte Erblindungsrisiko des anderen Auges entfallen. Tatsächlich konnte SIDLER-HUGUENIN in Zürich durch unauffällige Beobachtung der Augenverletzten an ihrer Arbeitsstelle den Nachweis erbringen, daß 90% von den 300 daraufhin Geprüften kurze Zeit nach dem Unfalle wieder denselben Lohn verdienen wie ihre Mitarbeiter. Die „Suval" erklärt auch, daß die Entschädigung in Geld auf das Maß des wirklich eingetretenen Schadens, nämlich der Störung der körperlichen Integrität, zu beschränken sei. Sie händigt daher dem einäugig Gewordenen nur eine tatsächliche Rente von 10% aus und gibt ihm für die restlichen 15% einen Garantieschein darüber, daß für den Fall des Verlustes des zweiten Auges durch einen Betriebsunfall weitere 70%, bei Eintritt des unglücklichen Ereignisses aus anderer Ursache 50% Zusatzrente gezahlt werden (E. HEGG, E. AMMANN)[1]. SIEGRIST teilt mit, daß die „Suval" sogar nur 10% als Ersatz für die reine körperliche Schädigung ausgeworfen wissen will. Sie steht damit im Widerspruche mit der anderen großen schweizerischen Versicherungsanstalt (der militärischen), die neben der Beeinträchtigung der Erwerbsfähigkeit (Verlust am wirklichen Erwerb) auch die schwere Minderung der körperlichen Integrität (Konkurrenzbehinderung auf dem Arbeitsmarkt, vermehrtes Schonungsbedürfnis, Einfluß auf die Psyche) berücksichtigt. Er begrüßt den Schritt der „Suval" als einen großen sozialen Fortschritt, weil damit dem Verletzten für die Zukunft des Schicksals seines zweiten Auges eine Sicherheit gegeben wird. Jedoch hält er eine Rente für den Totalverlust (Enucleation) eines Auges mit 10% für zu niedrig. Gibt es doch tatsächlich einseitig Erblindete, die wegen ihrer Verletzung den vollen Lohn nicht mehr erreichen. Die Schweizerische Augenärztegesellschaft hat einen Kommissionsantrag angenommen, daß die Schädigung der körperlichen Integrität bei einseitiger Erblindung mit 20%, bei Enucleation mit 25% abgegolten werden soll.

---

[1] Die Bestimmung ist neuerdings wieder geändert worden.

Schon oben wurde auf die Unmöglichkeit hingewiesen, die unzweifelhaft auch nach dem Verlust eines Auges eintretende *Gewöhnung* in ihrem Ausmaße objektiv festzustellen. Im allgemeinen legt man besonders auf die Wiederkehr eines genügenden Tiefenschätzungsvermögen den größten Wert. TH. AXENFELD hat für diese Zwecke das Stereoskoptometer von PFALZ empfohlen. Aber weder diese Methode noch die KÖLLNERsche Richtungslokalisation, noch die ASCHERsche Flächenvergleichung sind soweit zuverlässig, daß man auf Grund des Untersuchungsergebnisses allein in die Lage versetzt wird, danach die Abstufung der Rente zu bemessen. Mehr Wert hat die Erfahrung der Praxis. Eine ausgedehnte Statistik hat erwiesen, daß der bei weitem überwiegende Teil der Einäugigen nicht entfernt die Erwerbsbeschränkung erleidet, die in dem Prozentsatz, wie er zur Zeit gilt, zum Ausdrucke kommt. Trotzdem hat das Reichsversicherungsamt die Herabsetzung der Einäugigenrente unter 25% auch in den Fällen abgelehnt, in denen eine wesentliche Erhöhung des Einkommens in der Zeit nach dem Unfalle erweisbar ist. Gewiß ist dieser Standpunkt für den Rentenempfänger sehr vorteilhaft und auch für den ärztlichen Gutachter bequem; doch führt er in Einzelheiten zu einem geradezu grotesken Mißverhältnis zwischen Verdienst und Rentengewährung, das man wohl auch unter Anwendung aller nötigen Kautelen zugunsten einer gerechten Behandlung des Verletzten vermeiden könnte.

Wenn nur *einseitige Erblindung ohne Verlust des Augapfels* vorliegt, sollte man wenigstens eine geringere Rente zulassen; denn hier kommt die Unbequemlichkeit des Tragens einer Prothese in Wegfall. Verfasser hat stets für diesen Standpunkt gekämpft, hat damit aber ebensowohl Zustimmung als auch Widerspruch geerntet. Eine endgültige Entscheidung des Reichsversicherungsamtes, die die Frage prinzipiell regelt, fehlt. Hingegen geht die Berechtigung einer solchen Stellungnahme daraus hervor, daß das Reichsversicherungsgesetz *den Verlust eines blinden Auges* als entschädigungspflichtig anerkannt hat.

Teilweiser Verlust des Sehvermögens eines Auges.

Von der Festsetzung der Rentenhöhe für den völligen Verlust eines Auges hängt selbstverständlich der Maßstab ab, der für die teilweisen Ausfälle der Augenfunktion im Anschluß an Unfälle Gültigkeit hat. Hier kommen vor allem die **Hornhauttrübungen** in Frage, die nach Verletzungen und traumatischen Geschwüren (Ulcus serpens) zurückbleiben. Oft genug wird dabei der Gutachter vor die wichtige Aufgabe gestellt, ein Urteil darüber zu fällen, ob es sich um frische oder schon vor dem Unfall vorhanden gewesene Trübungen handelt. Wenn der Unfall mit seinen Folgen noch nicht zulange zurückliegt, ist dies leichter als später. Daher spielt die Sorgsamkeit bei der ersten Untersuchung für die Rentenfestsetzung eine wichtige Rolle. Freilich sind anfänglich die nach Verletzungen zurückbleibenden Reizerscheinungen mit zu berücksichtigen, die einen derartigen Grad erreichen können. daß ohne Rücksicht auf das feststellbare Sehvermögen zunächst Renten gewährt werden müssen, die an die Abgeltung der Einäugigkeit heranreichen. Sind diese Irritationen abgeklungen, so richtet sich der Rentenvorschlag nach dem Umstande, ob das endgültig erhaltene Sehvermögen einen gewerblich wirklich brauchbaren Wert hat oder ob nur ein Funktionsrest vorhanden ist, der hinsichtlich der Grenzen des binokularen Gesichtsfeldes und der Orientierung im Raume Mithilfe leistet. Bei einem Sehvermögen von $^1/_{10}$—$^1/_5$ sind im allgemeinen Renten von 15%, von $^1/_4$—$^1/_3$ von 10% am Platze. Dabei muß man aber auch der Art der Beschäftigung Rechnung tragen und bedenken, daß Feinarbeiter, wie Musterweber, Dessinateure, Graveure, Feinmechaniker u. dgl. durch einen unregelmäßigen Astigmatismus z. B. erheblich mehr gestört werden als die in gröberer Arbeit beruflich Tätigen. In der Praxis haben in der Tat zumeist nur die genannten Feinarbeiter einen wirklichen Lohnausfall, so daß sie mit Recht eine Entschädigung durch die Rente verdienen. Dasselbe gilt bei höheren Graden von Sehstörung für diejenigen Lohnempfänger, die in gefährlicher Nähe von Maschinen beschäftigt sind. Zwar ist auch hier die Erhaltung eines doppeläugigen Gesichtsfeldes von Wert. Man wird zu einer Rente von 20%, vielleicht auch 25% gelangen.

Tätowierung oder optische Iridektomie sind in geeigneten Fällen immer vorzuschlagen. Freilich ist es schwer vorherzusagen, um wieviel die Sehschärfe vermehrt werden wird. Der Vergleich des Sehens mit weiter Pupille gegenüber dem sonstigen Sehvermögen gibt hier nur recht unsichere Anhaltspunkte dafür, ob die zu erwartende Rentenherabsetzung die Kosten lohnt. *Lücken in der Iris* (Kolobome, Löcher, Iridodialyse, Sphincterrisse) geben nur bei optisch sehr anspruchsvollen Arbeiterkategorien Veranlassung zur Rentengewährung.

Eine **Sphincter- und Akkommodationslähmung** erheischt eine Rente, wenn Nacharbeiter in Betracht kommen, namentlich dann, wenn trotz Verordnung von Gläsern zum Ersatz der Akkommodation ein stereoskopisches Sehen nicht erreicht wird. Bei außergewöhnlich weiter Pupille sind für einzelne Berufe auch die manchmal recht unangenehmen Blendungserscheinungen zu bedenken.

Ein Flugzeugführer erlitt durch ein Hagelkorn während eines Hagelschauers, welchen das Flugzeug durchqueren mußte, einen Schlag gegen das rechte Auge. Die Folge war ein Sphincterriß, Hyphaema und Ausheilung unter Bildung mehrerer hinterer Synechien bei Festlegung der Pupille in unregelmäßiger Mydriasis. Durch die Blendung beim Fliegen war der Patient gezwungen, seinen verantwortungsvollen Beruf aufzugeben (Beobachtung von F. Schieck).

Wenn das vorstehende Geschehnis in seinen Auswirkungen wohl einen äußerst seltenen Fall betrifft, so ist es doch beweisend dafür, wie individuell verschieden die einzelnen Berufe liegen.

Ein **vollständiger Wundstar** (Cataracta traumatica) erfordert für die Dauer seines Bestehens bis zur operativen Beseitigung die Rente für einseitige Erblindung. Weigert sich der Träger sich operieren zu lassen, so kann man die Höhe der Entschädigung etwas niedriger halten, weil der Verletzte durch eigenes Wollen die Besserung der Sehleistung verhindert.

Einseitige Aphakie hat von jeher zu schwierigen Entscheidungen Anlaß gegeben. Mit einer weiter unten erwähnten Ausnahme ist die Sehleistung ohne Starbrille zugrunde zu legen. In Analogie zu den Richtlinien, die für Hornhautflecke aufgestellt wurden, kann es sich daher im allgemeinen nur um die Bewertung des doppeläugigen Gesichtsfeldes handeln. Je größere Anforderung der jeweilige Beruf an die optische Leistung beider Augen stellt, desto mehr treten als Folgezustand der starken Anisometropie, des Verlustes der Akkommodationsfähigkeit und der Aufhebung des stereoskopischen Sehens, unter Umständen auch der lästigen Doppelbilder asthenopische Beschwerden ernster Bedeutung auf. So ist es gerechtfertigt, in derartigen Fällen die Rente der Einäugigkeit (bis zu 25%) zu gewähren. Bei nicht anspruchsvollen Berufen genügt ein Satz von $10-15\%$. Zumeist wird man diese Höhe vorschlagen. Über die Korrektur der einseitigen Aphakie ist schon S. 511 das Nötige gesagt worden. Die Träger einer einseitigen Starbrille, die sich so daran gewöhnt haben, daß sie diese gar nicht entbehren können, haben sachlich keinen Anspruch auf Rente, bekommen aber doch 10%, wenn man die heutigen Gepflogenheiten der Rechtsprechung als Norm nimmt. Schweizerische Statistiken betonen die sehr geringe tatsächliche Erwerbseinbuße der einseitig Aphakischen.

Tritt, wie dies oft zu verzeichnen ist, infolge der Aufhebung des binokularen Sehaktes *Divergenzschielen* ein, so müssen die Sätze etwas erhöht werden.

Vielfach ist die Frage zu entscheiden, ob bei einem Patienten, der wegen der großen Anforderungen seines Berufes bei Aphakie zunächst die Vollrente für Einäugige erhalten hat, eine Herabsetzung der Rentenhöhe erfolgen kann, wenn Gewöhnung eingetreten ist. Die Frage ist zu bejahen, weil erfahrungsgemäß mit der Zeit die zentrale Empfindung des unklaren und störenden Bildes des aphakischen Auges immer schwächer wird, und damit gleichzeitig die Beteiligung des staroperierten Auges an dem doppeläugigen Sehakt steigt.

Die Verhältnisse der Rentengewährung für den *Glasmacherstar* als Berufskrankheit (siehe S. 550) sind bisher durch Erfahrungen noch nicht genügend geklärt. Theoretisch läßt sich sagen, daß bis zur Einführung der Entschädigungspflicht, d. h. solange eine Rente nicht in Aussicht stand, die einseitig von Linsentrübungen befallenen Arbeiter weiter im Betriebe blieben, bis die Erkrankung auch auf dem zweiten Auge soweit vorgeschritten war, daß das Sehvermögen nicht mehr ausreichte. Die Rente erscheint auch in Wirklichkeit erst von diesem Momente als berechtigt. Gibt der Erkrankte seine Arbeit bereits zu einem früheren Zeitpunkt auf, so müßte er entsprechend dem Verlust an Sehvermögen des einen Auges entschädigt werden. Für den nicht gerade seltenen Fall, daß ein Glasmacher nach vollzogener Staroperation weiter arbeitet, kommt eine Erwerbsminderung insofern in Frage, als ein Grund durch den Übergang zu einer schlechter bezahlten Beschäftigung gegeben ist.

§ 8 der Verordnung über die Entschädigung von Berufskrankheiten enthält die Möglichkeit, daß ein Erkrankter, der zwecks Besserung seines Zustandes eine Zeitlang die Arbeit unterläßt, zu der ihm zustehenden Erwerbsunfähigkeitsrente noch eine Übergangsrente bis zur Hälfte der Rente für volle Erwerbsunfähigkeit bekommen kann. Ob man diesen Paragraphen auch auf den Glasmacherstar anwenden kann, wird die Rechtsprechung zu entscheiden haben. Nach der Natur der Linsentrübung des Glasbläsers kann es als ausgeschlossen gelten, daß eine einmal eingetretene Katarakt auch bei gänzlicher Aufgabe der Beschäftigung zurückgeht. Hingegen ist mit Sicherheit beobachtet worden, daß ein Wechsel in der Beschäftigung (z. B. Übergang von Blasen von Hohlglas zum Blasen elektrischer Birnen) einen völligen Stillstand in der Entwicklung des Leidens ermöglicht.

Die **Erkrankungen des Augeninneren** lassen sich bis auf wenige Ausnahmen nicht schematisch in eine Rententabelle eingliedern. Optisch höher Anspruchsvolle werden bereits durch Glaskörpertrübungen, welche die Netzhaut beschatten, erheblich behindert. Ebenso ist der Einfluß von Gesichtsfeldeinschränkungen bei Netzhaut- und Sehnervenaffektionen individuell verschieden zu beurteilen. Vollständige Netzhautablösungen bedingen selbstverständlich die Rente für einseitige Erblindung. Auch die teilweisen sind hoch zu bewerten, weil zur Verhinderung des Fortschreitens Schonung nötig ist, soweit anstrengende Arbeiten in Frage kommen. Ein weiteres erschwerendes Moment liegt dann vor, wenn hohe Kurzsichtigkeit vorhanden ist (siehe S. 564), da schon verhältnismäßig geringe äußere Einwirkungen den Eintritt des Verhängnisses auch auf dem anderen Auge auslösen können, weshalb erhöhte Vorsicht geboten ist. Die Belastung der Versicherungsträger durch die im Betriebe tätigen höher Myopen ist somit eine ziemlich große. In der Schweizer Gesetzgebung wird diesen Verhältnissen dadurch Rechnung getragen, daß für den Fall der nur teilweisen Veranlassung des Leidens durch den Betriebsunfall eine entweder der Höhe oder der Zeitdauer nach beschränkte Rente gegeben wird. Die deutsche Versicherungsordnung sieht diese Möglichkeit nicht vor. Zentrale Netzhautstörungen und am hinteren Pol liegende Aderhautrisse setzen den gewerblichen Wert des Auges auf die Erhaltung des doppeläugigen Gesichtsfeldes herab und erheischen je nach den Ansprüchen des Berufs 15—20% Entschädigung. Peripher liegende Prozesse bedeuten praktisch in der Regel gar nichts, weil selbst erhebliche periphere Gesichtsfeldeinsprünge kaum empfunden werden.

Ähnliches gilt von eingeheilten Fremdkörpern, wenn sie nicht durch Reizerscheinungen einen höheren Rentensatz bedingen.

Die Gefahr einer etwa möglichen sympathischen Ophthalmie wird nicht berücksichtigt, obwohl die Reichsversicherungsordnung die Steigerung der Rente auf Grund des Gefährdungsprinzips vorsieht. Eine solche Maßnahme würde nur die Rentenempfänger veranlassen, zwecks Beibehaltung einer höheren Rente die notwendige Entfernung des verletzten Auges zu verweigern.

Doppelseitige Störungen sowie einseitige Schädigungen bei mangelhafter Beschaffenheit des anderen Auges.

Von doppelseitigen Störungen kommen die Hemianopsie, die doppelseitige Erblindung sowie die doppelseitige Aphakie in erster Linie in Betracht.

Die Auswirkung einer Hemianopsie ist je nach dem Berufe, nach der Ausdehnung der Defekte und ihrem Sitze verschieden. *Quadrantenhemianopsien,* die das Zentrum unberührt lassen, sind zwar mit einer gewissen Verlangsamung in der Orientierung verknüpft, machen aber keine besonderen Kopfdrehungen nötig, um das Bild der Außenwelt auf sehende Netzhautstellen zu bringen. Verfasser hat jahrelang einen solchen Kranken behandelt, der seine Arbeit als Ofensetzer, wenn auch mit subjektivem Unbehagen, tatsächlich unbehindert fortsetzte. Das Gefühl der Unbequemlichkeit ist als dauernde Unfallfolge zu bewerten und unter Umständen mit 15—20% zu entschädigen.

Die typischen *homonymen Hemianopsien* sind wesentlich störender, und zwar die mit Ausfall der rechten Gesichtsfeldhälfte mehr, falls der Kranke, wie gewöhnlich, rechtshändig ist. Im Gutachten bedarf der Begriff der Hemianopsie stets einer eingehenden Erläuterung, weil der Laie sich das Wesen des Funktionsausfalles meist so vorstellt, daß der Kranke alle Gegenstände nur halb sieht. Wenn daher noch die mündlich geschilderten Klagen recht lebhaft vorgetragen werden, ist es kein Wunder, daß bis 100% Rente bewilligt worden sind. Der Augenarzt wird indessen die Notwendigkeit für eine hohe Rente nur für die erste Zeit anerkennen. Freilich gehört guter Wille dazu, daß sich der Kranke auf die neuen Gesichtsfeldverhältnisse umstellt und einübt. Sobald die Übergangszeit verstrichen ist, kann eine entsprechende Rentenminderung vorgeschlagen werden. Zumeist beziehen sich die Klagen weniger auf Behinderung bei der Arbeit als auf die Schwierigkeit, sich auf belebten Straßen zurecht zu finden und auf das späte Erkennen derjenigen Gefahren, die von der ausgefallenen Gesichtsfeldseite nahen. Namentlich die Erfahrungen mit den Kriegsverletzten haben uns vielfach Gelegenheit gegeben, den Einfluß der Hemianopsie auf die Erwerbsfähigkeit zu studieren, und man ist inne geworden, daß man die Folgen früher überschätzt hat. Verfasser hat mehrfach einen höheren technischen Beamten begutachtet, der seine berufliche Tätigkeit, welche mit vielem Zeichnen belastet war, fast unbehindert weiter führen konnte. Auch eine Reihe von Naharbeitern befinden sich nach seinen Erfahrungen in derselben Lage. Wesentlich schwerer sind Leute behindert, welche sich zwischen Maschinen bewegen müssen. Sie sind fast regelmäßig zum Berufswechsel gezwungen. Man gibt im allgemeinen dem Patienten mit homonymer Hemianopsie eine Rente, welche etwas über derjenigen der Einäugigen liegt. Nur wenn Kategorien von Berufen der letzterwähnten Art in Frage kommen, wird man 50—60% Rente gewähren müssen.

Selbstverständlich muß man auch einen *Unterschied machen zwischen denjenigen Fällen von Hemianopsie, bei denen das Gesichtsfeld eine Aussparung des*

Maculabezirkes zeigt, und denen, die eine scharfe senkrechte Trennungslinie zwischen der erhaltenen und ausgefallenen Hälfte aufweisen. Die oben angeführten Zahlen haben nur Gültigkeit für die erste Form der Hemianopsie.

Die Bemühungen BRAUNSCHWEIGS, mit Hilfe von Prismenbrillen die auf die blinde Hälfte fallenden Strahlen zum Teil auf die sehenden abzulenken, sind ebenso wie der Vorschlag IGERSHEIMERS (Spiegelbrillen) theoretisch wohl begründet. Nur über die Prismenbrille habe ich persönliche Erfahrungen. Sie gehen dahin, daß die Leute sie mehr zur Erleichterung der Orientierung als zur Arbeit benutzen.

Die doppelseitige Erblindung bedingt zum mindesten die Vollrente[1]. Es kann aber auch die Frage zur Entscheidung kommen, ob der Erblindete die teilweise oder sogar volle „Hilfslosenrente" bekommen muß. Sie besteht in einer Steigerung der Entschädigung bis zur Höhe des vollen Arbeitsverdienstes. Hier muß man von Fall zu Fall urteilen und sich nach den tatsächlichen Feststellungen richten. Ein jüngerer, in der Familie lebender Erblindeter gewöhnt sich erfahrungsgemäß so an den Zustand, daß man von einer Hilflosigkeit im Sinne des Gesetzes kaum sprechen kann. Wenn der Blinde aber gezwungen ist, sich fremder Wartung anzuvertrauen und der Hilfe anderer zu bedienen, dann muß eine Rentenerhöhung vorgeschlagen werden. Dasselbe gilt, wenn hinzutretende anderweitige Körperschädigungen ungewöhnliche Pflegeleistungen seitens der Angehörigen erfordern. 80—90% des Arbeitsverdienstes (im Verhältnis der 66,6% betragenden „Vollrente") sind mehrfach vom Reichsversicherungsamt bewilligt worden.

Doppelseitiger Linsenverlust ist ein gewerblich seltenes, im Kriege öfters beobachtetes Ereignis. Hier liegen ebenfalls die Verhältnisse ganz verschieden.

1. Ein junger Unteroffizier, der nach beiderseits vollzogener Wundstaroperation mit den Brillen volle Sehschärfe hatte, konnte im Ausbildungsdienst belassen werden, während er den Aufgaben im Gelände nicht gewachsen war. Freilich gewann der Patient eine außerordentliche Geschicklichkeit im Gebrauche seiner Brillen.

2. Ein höherer Schüler machte trotz beiderseitigen Linsenverlustes das Abgangsexamen und bestand später die theologischen Prüfungen. Beide Augen arbeiteten so gut zusammen, daß der Patient den HERINGschen Fallversuch bestand.

Somit ist bei den Berufsarten, deren Ausübung einen ständigen Wechsel zwischen Fern- und Nahbrille nicht erfordern, kaum eine nennenswerte Erwerbsbeschränkung vorhanden. Wenn hingegen der Verletzte bald weit abgelegene, bald nahe Gegenstände fixieren muß, bedeutet die Verlangsamung der Arbeitsleistung trotz guter Sehschärfe etwa 30% Entschädigung.

Bei allen übrigen zu dieser Kategorie gehörigen Fällen ist wegen der unendlichen Vielgestaltigkeit der Bedingungen keine Möglichkeit gegeben, irgendwelche gleichförmigen Richtlinien für die Abschätzung der Erwerbsfähigkeit aufzustellen. Selbstverständlich ist der Verlust oder die Schädigung eines Auges um so höher zu bewerten, je mehr das verbliebene an Brauchbarkeit dem verletzten Auge, das verloren ging, unterlegen war. Hier kommt alles darauf an, daß man Anhaltspunkte gewinnt, welche ein Urteil über den Zustand beider Augen vor dem Unfall ermöglichen. Früher war in dieser Hinsicht das Ergebnis der militärischen Musterungen und der Schießleistungen eine brauchbare Unterlage.

Es ist jedoch ein Denkfehler, wenn man bei Verlust eines Auges und Vorhandensein einer höheren Kurzsichtigkeit auf dem verbliebenen lediglich diesen Umstand für die Gewährung einer über dem Durchschnitt liegenden Rente heranzieht. Erst wenn der Nachweis geführt werden kann, daß das verlorene Auge

---

[1] In Deutschland 2/3 des Arbeitslohnes; siehe Anm. S. 562.

gar nicht oder nur gering kurzsichtig war, ist eine solche Stellungnahme richtig. Wenn beide Augen vor dem Unfall ungefähr die gleiche Kurzsichtigkeit hatten, war ja der Patient schon längst an das geringe Sehvermögen seiner Augen gewöhnt, und an diesem Zustand wurde durch den Verlust des einen kurzsichtigen Auges nichts geändert.

Die von den Versicherungsträgern bei dem Schadenfall eines Patienten mit zwei vordem mangelhaften Augen vielfach gewünschte zahlenmäßige Angabe über die schon vor dem Unfall vorhanden gewesene Minderung der Erwerbsfähigkeit bringt den Arzt oft in eine recht unangenehme Lage. Sehr leicht fällt nämlich die theoretische Berechnung auf Grund der ermittelten oder geschätzten Höhe der ehemaligen Sehschärfe beider Augen niedriger aus, als es der Gutachter nach der Gesamtlage des Falles für richtig halten möchte. Wenn z. B. die Sehleistung beider Augen so gering war, daß eine Erwerbsfähigkeit von insgesamt nur 20% unter allgemeinen Bedingungen noch vorhanden war, so würde der Verlust eines Auges theoretisch ein Drittel dieses Prozentsatzes, jedenfalls nicht mehr als 10% bedeuten, ein Satz, der sicher zu niedrig gegriffen ist. Ich habe mich in solchen Fällen immer auf folgenden Standpunkt gestellt:

Wenn der Verletzte trotz schwerer Veränderungen an den Augen seine Arbeit verrichten konnte und ein Auge einbüßte, so hat man bei der Bemessung der Rente kein Recht, zunächst die ursprüngliche Erwerbsminderung, welche theoretisch errechnet werden kann, zugrunde zu legen und die Entschädigung nur in Prozenten des Restes anzuerkennen. Vielfach ist meinem Vorschlage auch in dieser Hinsicht stattgegeben worden. Während bei Industriearbeitern die verdiente Lohnhöhe für die Leistungsfähigkeit des Verletzten vor dem Unfall eine gute Maßgabe gewährt, liegen die Dinge bei den in der Land- und Forstwirtschaft beschäftigten Personen wesentlich anders, weil eben zu diesen Berufen von vornherein nicht eine besondere Höhe der Sehschärfe erforderlich ist.

Als Beispiel für die Möglichkeit, daß sich bei zu theoretischer Berechnung große Ungerechtigkeiten ergeben können, diene folgende Beobachtung.

Eine 39jährige verwitwete Taglöhnerin hatte in der Kindheit eine Augenerkrankung durchgemacht, an der das rechte Auge erblindet war. Sie war deshalb ihr ganzes Leben darauf angewiesen gewesen, mit dem linken Auge allein ihre Arbeit zu leisten und hatte diese auch gut ausführen können. Sie zog sich dann eine Verletzung des blinden rechten Auges zu, die sie vernachlässigte, bis der Ausbruch einer sympathischen Ophthalmie des linken Auges sie zum Arzte führte. Eine Erblindung auch dieses Auges konnte nicht verhütet werden. Die Berufsgenossenschaft stellte sich auf den Standpunkt, daß im Augenblick des Unfalls nur noch eine Arbeitsfähigkeit von 75% vorlag und setzte auf Grund dieser Annahme die Rente fest.

Für die Berechnung der Rentenhöhe bei Vorliegen von doppelseitigen Augenschäden sind *eine Reihe von Tabellen aufgestellt worden, die alle daran kranken, daß sie nur zu einer schematischen Beurteilung verführen,* welche nirgends weniger als gerade in diesen Fällen angebracht erscheint. Ich ziehe es vor, einige gutachtliche Schätzungen, welche die Genehmigung der Versicherungsträger erlangten, hier als Beispiele folgen zu lassen[1]. Am Schlusse des Kapitels soll indessen eine Übersicht über die in Vorschlag gebrachten Tabellen gegeben werden.

1. Ungelernter Arbeiter. Rechtsseitige Sehnervenentartung nach Bruch des Canalis opticus. Sehschärfe $= \frac{1}{15}$, links Linsentrübung mit halber Sehschärfe. Rente 20%.

2. Forstarbeiter. Große zentrale Hornhautnarbe rechts. Verwachsungen der Iris. Schwere alte Bindehautentzündung. Sehvermögen $= \frac{1}{6}$ knapp. Links: Sekundärglaukom mit Erblindung. Rente 75%.

3. Ungelernter Arbeiter. Rechts: Operierter Wundstar. Links: Astigmatismus mit Beeinträchtigung der Sehschärfe. Es wurde eine Rente von 20% gegeben, weil nachgewiesen werden konnte, daß das rechte Auge vor dem Unfall ebenso astigmatisch gewesen war wie das linke.

---

[1] Es sei auch auf die aus 2300 Gutachten gezogene Erfahrung LUD. SCHMEICHLERS verwiesen.

4. 64jährige Frau. Rechtes Auge durch Unfall erblindet. Am linken Auge Cataracta senilis provecta. Sehschärfe = $^1/_3$. Die Behauptung, daß das verletzte Auge das wesentlich bessere Auge gewesen sei, konnte nicht widerlegt werden. Man durfte zwar annehmen, daß auch dieses Auge einen beginnenden Star gehabt hat. Eine Schätzung der Sehschärfe war jedoch nicht möglich, da bekanntlich in der Entwicklung des Stares große Unterschiede zwischen rechts und links vorkommen. Es wurde eine Schädigung durch den Unfall um 40% angenommen; aber als Gesamterwerbsfähigkeit vor dem Unfall wurde nicht der Satz von 100, sondern nur von 75% zugrunde gelegt.

5. 60jähriger Arbeiter. Links Hornhautgeschwür durch Unfall mit Abheilung in Form eines Leukoms. Sehschärfe = Fingerzählen in 5 m. Nachher trat eine vom linken Auge unabhängige Hornhautentzündung des rechten Auges auf, welche infolge von unausgleichbarem Astigmatismus die Sehschärfe auf denselben Grad heruntersetzte wie die des linken Auges. Hier wurde nur die Einbuße an Sehvermögen auf dem linken Auge in Anschlag gebracht, und die Erkrankung des rechten Auges gelangte nicht zur Berücksichtigung. Übrigens bezog der Patient trotz seiner starken Sehverschlechterung auch weiterhin den Lohn eines gleichalterigen Arbeiters, wobei allerdings wohl das Mitleid des Arbeitgebers den Ausschlag gab.

6. 55jähriger Kutscher. Rechts frische Hornhautnarbe durch Unfall. Sehvermögen rechts angeblich nur $^3/_{20}$. Links feine alte Narben der Hornhaut und unregelmäßiger Astigmatismus. Sehschärfe des linken Auges $^1/_{20}$. Da Patient nicht wußte, wie der Gang der Untersuchung war, gelang es festzustellen, daß er bei Offenbleiben beider Augen $^6/_{20}$ sah. Mit dem Stereoskop wurde dann einwandfrei bestimmt, daß das rechte Auge das viel besser sehende war, so daß die Sehschärfe von $^6/_{20}$ diesem zukam.

Da infolge der Schwachsichtigkeit des linken Auges das rechte, verletzte Auge als das allein früher brauchbare gelten mußte, wurde die Rente auf 35% festgesetzt.

7. 72jährige Frau. Nach Ulcus serpens zentral gelegene, halbdurchsichtige Hornhautnarbe, dabei jedoch fast völlig reifer Altersstar. Links Aphakie nach Staroperation. Mit Brille Sehschärfe = $^4/_{15}$. Urteil: Patientin ist zur Zeit so gut wie völlig arbeitsunfähig, weil sie mit dem Gebrauch der Starbrille noch nicht genügend vertraut ist. Derselbe Zustand würde aber auch vorliegen, wenn das rechte Auge kein Unfall getroffen hätte. Da das rechte Auge an Star erblindet war, diese Erkrankung aber nicht mit dem Unfall in Zusammenhang steht, kommt nur die Entschädigung für die Hornhauttrübung in Frage. Es mußte deshalb ein Satz geschätzt werden, welcher die Sehstörung durch die Hornhautnarbe bei Vorliegen einer klaren Linse berücksichtigte. Es werden 25% Entschädigung in Vorschlag gebracht; aber diese Rentenhöhe muß auf eine schon vorher vorhanden gewesene Herabsetzung der Arbeitsfähigkeit auf 40% bezogen werden.

8. 52jähriger Kaufmann. Beide Hornhäute tragen alte fleckige Trübungen. Durch einen Unfall schwere zentrale Hornhautentzündung mit entsprechender Narbe des rechten Auges. Sehvermögen: Fingerzählen in 2 m Entfernung. Das linke Auge erkennt nur die Finger in 1,5 m Abstand. Es ist somit das rechte Auge vor dem Unfall das bessere gewesen. Mit diesem hatte er seine kaufmännischen Arbeiten erledigen können, eine Leistung, die nunmehr unmöglich geworden ist. Deshalb wurde zunächst eine Rente von 33% festgesetzt, die ein Jahr später infolge von wesentlicher Aufhellung der Trübung des rechten Auges auf 10% ermäßigt werden konnte.

9. 53jährige Frau. Netzhautablösung des rechten Auges durch Unfall mit Herabsetzung des Sehvermögens auf das Erkennen von Handbewegungen. Das linke Auge hat höhere Myopie mit Astigmatismus und sieht nur $^2/_5$. Da das rechte Auge das bessere war und die Patientin mit dem Sehvermögen dieses Auges ihr Brot durch Handarbeit hatte verdienen können, wurde eine Rente von 75% der landwirtschaftlichen Durchschnittsvollrente vorgeschlagen und bewilligt.

10. Ein 40jähriger Bauer erlitt eine Herabsetzung des Sehvermögens des rechten Auges durch ein Ulcus serpens im Anschluß an einen Unfall. Sehvermögen: $^1/_{15}$. Links bestand schon von früher her eine angeborene Startrübung und Herabsetzung des Sehvermögens auf $^1/_{15}$. Das rechte Auge war vor dem Unfall das allein brauchbare gewesen. Obgleich die Sehschärfe beider Augen zusammen wohl noch zur Ausführung der gewöhnlichen landwirtschaftlichen Arbeiten auslangte, wurde eine Rente von 40% festgesetzt.

Im Anschluß an die voranstehenden Beispiele der Abschätzung von Unfallrenten unter den verschiedenen Bedingungen sei noch eine Zusammenstellung von Tabellen gebracht, die als Richtlinien vorgeschlagen worden sind. Man sieht aus ihnen, wie stark die Ansichten auseinandergehen und wie nötig es ist, sich von einem zwar recht bequemen, aber irreführenden Schematismus frei zu halten.

Für die Zwecke der deutschen Augenärzte dürfte der von MAX MASCHKE errechnete Rententarif die beste Grundlage bieten, weil der Satz der Einäugigen-Rente von 25% maßgebend ist, wie es die Rechtsprechung des Reichsversicherungsamts als Minimum vorsieht.

Rententarif nach Maschke.

S =	5/7,5 1-2/3 0,66	5/10 1/2 0,5	5/15 1/3 0,33	5/20 1/4 0,25	5/25 1/5 0,2	5/35 1/7 0,15	5/50 1/10 0,1	1/15 1/15 0,075	1/20 1/20 0,05	0 0 0
1—2/3	0	0	5	10	10*	15	15*	20	20*	25
1/2	0	5	10	10*	15	20	25	25	30	35
1/3	5	10	25	25*	30	30*	35	40	45	55
1/4	10	10*	25*	40	40*	45	50	55	60	65
1/5	10*	15	30	40*	55	60	65	70	75	80
1/7	15	20	30*	45	60	70	75	80	85	90
1/10	15*	25	35	50	65	75	85	90	95	105
1/15	20	25	40	55	70	80	90	95	100	115
1/20	20*	30	45	60	75	85	95	100	110	125
0	25	35	55	65	80	90	105	115	125	125

Erklärung: Der Tarif bezieht sich auf *ungelernte* Arbeiter und hat Geltung gleichgültig, ob ein oder beide Augen vom Unfall betroffen sind. Die drei obersten wagerechten Kolonnen enthalten die Sehschärfe des einen Auges (nach der 5 m-Skala, Bruchteilen von 1 und in Dezimalen), die erste senkrechte Kolonne von links die Sehschärfe des anderen Auges. Die Sterne hinter den Zahlen kennzeichnen Mittelwerte zwischen zwei benachbarten Zahlen. Qualifizierte Arbeiter mit höheren Ansprüchen an die Leistungsfähigkeit der Augen sind mit einer um 5—10% höheren, auffällige Entstellungen mit einer um 5% höheren, körperliches Gebrechen oder hohes Alter mit einer um 5—10% höheren und Blendungserscheinungen, Reizzustände, Tränen mit einer bis zu 10% höheren Rente zu entschädigen. Die 100% übersteigenden Sätze sind dadurch erklärt, daß in Deutschland die Vollrente nur 2/3 des Lohns ausmacht.

Eine andere Art der Berechnung findet sich in der von Schleich veranlaßten Inauguraldissertation von Müller, die für die landwirtschaftlichen Unfälle im besonderen gilt. Hier wird als Ausgangspunkt die *Summe der Sehschärfe beider Augen* gewählt.

Rententarif nach Schleich-Müller.

Sehschärfe beider Augen rechts + links	% Erwerbsfähigkeit	% Erwerbsbeschränkung
1,4	95	5
1,3	90	10
1,2	85	15
1,1	80	20
1,01—1,05	80—75	20—25
1,05—1,0	75	25
0,9	70	30
0,8	65	35
0,7	60—55	40—45
0,6	50	50
0,5	45	55
0,4	40	60
0,3	35—30	65—70
0,2	30—25	70—75
0,1	25—20	75—80
0,05	15	85
0,02	10—5	90—95
unter 0,02	0	100

Es ist A. Wagenmann zuzustimmen, daß die in der vorstehenden Tabelle angeführten Zahlen für ungelernte landwirtschaftliche Arbeiter recht hoch sind.

Von Groenouw stammen 2 Tabellen, von denen die erste auf solche Personen Anwendung finden soll, die an die zentrale Sehschärfe *höhere* Anforderungen stellen, während die zweite bei Berufsarten gilt, die *geringere* Ansprüche bedingen.

Tabelle 1 von Groenouw für Berufe mit *höheren* Ansprüchen.

Grad der wissenschaftlichen Sehschärfe	bei erhaltenem peripheren Sehen						bei völligem Verlust des zentralen und peripheren Sehens eines Auges
	1,0—0,6	0,5	0,4	0,3	0,2	0,1 und weniger	
1,0—0,6	0	0	5—10	10—15	10—20	10—25	20—33
0,5	0	20	25	25—30	30—35	30—40	35—45
0,4	5—10	25	40	40—50	45—50	50—55	50—60
0,3	10—15	25—30	40—45	60	60—65	65—70	70—75
0,2	10—20	30—35	45—50	60—65	80	80—85	85—90
0,1	10—25	30—40	50—55	65—70	80—85	100	100
oder weniger	20—33	35—45	50—60	70—75	85—90	100	100

Tabelle 2 von Groenouw für Berufe mit *geringen* Ansprüchen.

Grad der wissenschaftlichen Sehschärfe	bei erhaltenem peripheren Sehen						bei völligem Verlust des zentralen und peripheren Sehens eines Auges
	1,0—0,5	0,4	0,3	0,2	0,1	0,05	0,02 und weniger	
1,0—0,5	0	0	5—10	10—15	10—20	10—20	10—25	20—33
0,4	0	20	25	25—30	30—35	30—40	30—40	40—50
0,3	5—10	25	40	40—50	50	50—55	50—55	55—60
0,2	10—15	25—30	45—50	60	65	65—70	65—70	70—75
0,1	10—20	30—35	50	65	80	85	85	85—90
0,05	10—20	30—40	50—55	65—70	85	90	95	95
0,02	10—25	30—40	50—55	65—70	85	95	100	100
oder weniger	20—33	40—55	55—60	70—75	85—90	95	100	100

In Frankreich wurde die doppelseitige Erblindung infolge von Verletzungen bei der Arbeit mit 133% entschädigt; nach dem Gesetze vom 31. März 1919 gilt aber für doppelseitig erblindete Kriegsbeschädigte der Satz von 125%. Die von A. Druault berechneten Tafeln nehmen auf beide Arten der Invalidität Bezug. Einseitige Erblindung bis zu $S = \frac{1}{100}$ wird mit 30%, einseitige Herabsetzung der Sehschärfe auf 0,1 mit 20% eingestellt. Es ergeben sich die folgenden Tabellen:

Tabelle 1 von Druault für Kriegsbeschädigungen in Frankreich.

Visus	1	3/4	2/3	1/2	1/3	1/4	1/5	1/6	1/8	1/10	1/12	1/15	1/20	1/50	1/100
1	0	2	3	5	7	9	10	12	14	15	16	18	20	25	30
3/4	2	8	9	10	13	15	16	18	19	21	22	24	25	31	36
2/3	3	9	11	13	16	17	19	20	22	23	25	26	28	34	38
1/2	5	10	13	19	21	23	25	26	28	29	30	32	34	40	44
1/3	7	13	16	21	30	32	33	34	36	38	39	40	42	48	53
1/4	9	15	17	23	32	38	39	40	42	44	45	46	48	54	59
1/5	10	16	19	25	33	39	44	45	47	48	49	51	53	59	63
1/6	12	18	20	26	34	40	45	49	51	52	53	55	56	62	67
1/8	14	19	22	28	36	42	47	51	56	58	59	61	62	68	73
1/10	15	21	23	29	38	44	48	52	58	62	64	65	67	73	77
1/12	16	22	25	30	39	45	49	53	59	64	67	69	71	77	81
1/15	18	24	26	32	40	46	51	55	61	65	69	74	75	81	86
1/20	20	25	28	34	42	48	53	56	62	67	71	75	81	87	92
1/50	25	31	34	40	48	54	59	62	68	73	77	81	87	106	111
1/100	30	36	38	44	53	59	63	67	73	77	81	86	92	111	125

Die Sektion für Augenheilkunde der American medical Association hat 1922 ebenfalls Richtlinien für die Begutachtung der Beschränkung der Erwerbsfähigkeit ausgearbeitet. Der Bericht der Majorität des eingesetzten Komitees legt 3 Faktoren zugrunde: A = zentrale Sehschärfe, B = Gesichtsfeld, C = binokulares Sehen. Hat ein Auge den Faktor A, B, C verloren, so ist für dieses 100% Schädigung anzunehmen. Verlust des Faktors C mit Auftreten von Doppelbildern gibt eine Schädigung dieses Auges von 50%. Hierbei sind 100 bzw. 50% auf die Höhe der Rente bezogen, die für den Verlust eines Auges gewährt wird. Sind beide Augen verletzt, so werden die Faktoren A und B für beide Augen einzeln berechnet und der Verlust von C in Form eines Zuschlages von 25% hinzugezählt. Die Entschädigung für eine Gesichtsfeldeinengung beginnt bei 60° mit 2% und steigt bis 25% bei Einschränkung auf 5°. Wenn durch den Unfall eine Refraktionsdifferenz von mehr als 4 dptr entstanden ist, so wird die Sehschärfe des geschädigten Auges als maßgebend betrachtet, die mit einem Glase erreicht wird, das um 4 dptr von der Refraktion des anderen Auges abweicht. Beispiel: Ein Arbeiter, dessen Beschäftigungsbereich über eine Armlänge von ihm entfernt ist, bekommt Cataracta traumatica und hat mit Starbrille S = $^{20}/_{20}$, mit + 4,0 dptr aber nur S = $^{20}/_{200}$, also erwerbliche Blindheit dieses Auges; es geschieht die Rentenfestsetzung wie folgt: Verlust der Sehschärfe für die Ferne wird mit 50% bewertet, Verlust des binokularen Sehens mit 25% Zuschlag, so daß die Rente 75% von dem Satze des Totalverlustes dieses Auges ausmacht.

Giuseppe Ario geht von der Ansicht aus, daß eine Sehschärfe, die wissenschaftlich mit $^{7}/_{10}$ gemessen wird, gewerblich für alle Berufe genügt. Er setzt S = $^{7}/_{10}$ in seinen Tabellen gleich 1° als niederste Stufe der Erwerbsbeschränkung ein, S = $^{6}/_{10}$ bedingen dann 2°, S = $^{0,5}/_{10}$ 8°. In den zahlreichen errechneten Tabellen ist indessen nur die Verminderung des Sehvermögens des einen oder beider Augen berücksichtigt.

Blindheit. Eine weitere und für die Begutachtung wichtige Frage ist die nach der Definition des Begriffs „Blindheit"; denn es ist klar, daß dieser nicht mit dem wissenschaftlichen Begriff „Amaurose" identisch ist, wenn es sich

Tabelle 2 von DRUAULT für Arbeitsunfälle in Frankreich.

Visus	1	$^3/_4$	$^2/_3$	$^1/_2$	$^1/_3$	$^1/_4$	$^1/_5$	$^1/_6$	$^1/_8$	$^1/_{10}$	$^1/_{12}$	$^1/_{15}$	$^1/_{20}$	$^1/_{50}$	$^1/_{100}$
1	0	2	4	6	10	12	14	16	18	20	21	22	23	27	30
$^3/_4$	2	6	7	10	14	17	19	21	24	27	28	29	30	35	39
$^2/_3$	4	7	8	11	16	19	21	24	27	29	30	31	33	38	42
$^1/_2$	6	10	11	15	20	24	27	29	33	36	37	38	40	46	51
$^1/_3$	10	14	16	20	26	31	34	37	42	45	46	48	50	57	63
$^1/_4$	12	17	19	24	31	36	40	43	48	52	53	55	58	65	71
$^1/_5$	14	19	21	27	34	40	44	47	53	57	58	60	63	72	78
$^1/_6$	16	21	24	29	37	43	47	51	56	61	63	65	68	77	83
$^1/_8$	18	24	27	33	42	48	53	56	62	67	69	72	75	85	92
$^1/_{10}$	20	27	29	36	45	52	57	61	67	72	75	77	80	91	99
$^1/_{12}$	21	28	30	37	46	53	58	63	69	75	77	79	83	93	101
$^1/_{15}$	22	29	31	38	48	55	60	65	72	77	79	82	85	96	105
$^1/_{20}$	23	30	33	40	50	58	63	68	75	80	83	85	89	100	109
$^1/_{50}$	27	35	38	46	57	65	72	77	85	91	93	96	100	113	123
$^1/_{100}$	30	39	42	51	63	71	78	83	92	99	101	105	109	123	133

um die Erwerbsfähigkeit handelt. TH. AXENFELD (b) sieht praktische Blindheit dann für gegeben an, wenn $S = ^1/_{25}$ bis $^1/_{20}$ beträgt, unter Umständen auch bei höherer Sehschärfe für den Fall, daß Störungen des Gesichtsfeldes, des Lichtsinns und andere Komplikationen mehr erschwerend ins Gewicht fallen. Die Chikagoer augenärztliche Gesellschaft hat vorgeschlagen die Grenze zu erweitern, indem der Zustand der erwerblichen Blindheit dann angenommen werden soll, wenn die Sehschärfe auf $^{20}/_{220}$ herabgesetzt ist (FRANCK ALLPORT). Das Komitee der ophthalmologischen Sektion der American medical Association hat festgesetzt, daß erwerbliche Blindheit für die Ferne bei $S = ^{20}/_{220}$, für die Nähe bei $S = ^{14}/_{154}$ beginnt, indem als Maßstab für die Arbeitsentfernung die Länge des Armes gilt.

Literatur.

Rentenfestsetzung bei Unfällen und Berufserkrankungen.

ALLPORT, FRANCK: Workmens compensation with especial reference to loss of vision. J. amer. med. Assoc. 74, 166 (1920). Ref. Zbl. Ophthalm. 3, 221. — AMMANN, E.: Zur Invalidenrente der Einäugigen. Schweiz. med. Wschr. 50, 426 (1920). Ref. Zbl. Ophthalm. 3, 326. — ASCHER: (a) Versuche zu einer Methode, die sekundären Motive der Tiefenlokalisation messend zu beobachten, nebst Bemerkungen über die Gewöhnung an das einäugige Sehen. Graefes Arch. 94, 275 (1917). (b) Zur Frage der Gewöhnung an das einäugige Sehen (Zusammenfassung der Untersuchungen mit dem Flächenvergleichapparat von 1912 bis 1923). Klin. Mbl. Augenheilk. 71, 322 (1923). — AXENFELD, TH.: (a) Bestimmung und Bewertung der Angewöhnung im augenärztlichen Gutachten. Klin. Mbl. Augenheilk. 51 I, 83 (1913). (b) Die Unfallentschädigung in der Augenheilkunde. 10. Internat. Ophthalm.-Kongreß Luzern 1904.

BLACK, NELSON M.: Suggestion for a uniform method of estimating loss of visual efficiency following industrial eye injuries. Trans. amer. ophthalm. Soc. **19**, 363 (1921). Ref. Zbl. Ophthalm. **8**, 141. — BRAUNSCHWEIG, P.: Ein Hilfsmittel für Hemianopiker. Klin. Mbl. Augenheilk. **65**, 535 (1920).

CRAMER, E.: Rentenwesen bei landwirtschaftlichen Augenunfällen. Mschr. Unfallheilk. **1901.**

DRUAULT, A.: Construction des tables d'invalidité par abaissement de l'acuité visuelle des deux yeux. Arch. d'Ophtalm. **1920,** 162.

FAUL: Die Rente der Einäugigen nach dem Verluste des zweiten Auges. Mschr. Arb.- u. Angest.versich. **15,** 49 u. 105 (1927). Ref. Zbl. Ophthalm. **18,** 239.

GROENOUW: Anleitung zur Berechnung der Erwerbsfähigkeit bei Sehstörungen. Wiesbaden: J. F. Bergmann 1896.

HEGG, E.: Das erhöhte Erblindungsrisiko der Einäugigen und die Bemessung der Invalidenrente. Schweiz. med. Wschr. **1920,** 304. Ref. Zbl. Ophthalm. **3,** 221.

IGERSHEIMER: Gesichtsfeldverbesserung bei Hemianopikern. Graefes Arch. **100,** 357 (1919).

KAUFMANN: Handbuch der Unfallmedizin. Stuttgart 1893. — KOELLNER: Ein neues Gesetz der Richtungslokalisation und seine Bedeutung für die Frage der Angewöhnung Einäugiger. Ber. ophthalm. Ges. Heidelberg **1920,** 142.

Majority report of the committee on estimating compensation for eye injuries. Trans. Sect. Ophthalm. amer. med. Assoc. **73,** 337 (1922). Ref. Zbl. Ophthalm. **9,** 156. — MASCHKE, MAX: Die augenärztliche Unfallpraxis. Wiesbaden 1899. — MÜLLER: Über Abschätzung der Erwerbsbeschränkung durch Schädigung des Sehorgans bei Unfallverletzten der landwirtschaftlichen Berufsgenossenschaft. Inaug.-Diss. Tübingen 1901.

OVIO, GIUSEPPE: Formole e tavole delle incapacità lavorative per infortunio oculare. Ann. Oftalm. **56,** 865 (1928).

PERLMANN: Beiderseitiger Linsenverlust und seine Begutachtung. Z. Augenheilk. **45,** 162 (1921). — PFALZ: Reelle und eventuelle Unfallsfolgen. Z. Augenheilk. **2,** 516 (1891). Reports of the committee on estimating for eye injuries. Sect. on ophthalm. amer. med. Assoc. St. Louis **1922,** 335. Ref. Zbl. Ophthalm. **8,** 242.

SCHMEICHLER, LUD.: Begutachtung von Augenverletzungen. Berlin: S. Karger 1927. — SIEGRIST: Zur neuen Praxis der „Suval" bei der Entschädigung der Einäugigkeit. Schweiz. med. Wschr. **51,** 801 (1921). Ref. Zbl. Ophthalm. **7,** 245. — SIDLER-HUGUENIN: Über die wichtigsten Faktoren, die für die Beurteilung der Erwerbseinbuße nach Augenverletzungen maßgebend sind. Schweiz. med. Wschr. **50,** 283 (1920). Ref. Zbl. Ophthalm. **3,** 131.

VERWEY, A.: Prüfungsvorschläge für eine allgemein gültige Bestimmung der beruflichen Anforderungen an das Sehvermögen und des Verlustes an Arbeitsvermögen. Nederl. Tijdschr. Geneesk. **64,** 1542 (1920). Ref. Zbl. Ophthalm. **4,** 251.

II. Invalidität.

Zum Unterschiede von der Entschädigung der Unfallsfolgen hat die Invalidenversicherung die Aufgabe, für die Unterstützung von Personen Sorge zu tragen, welche durch Alter oder körperliche oder geistige Gebrechen an der Erwerbung des Lebensunterhaltes verhindert sind. Somit können alle schweren Leiden des Sehorgans, vor allem, wenn sie doppelseitig auftreten, zur Invalidität führen.

Nach der deutschen Gesetzgebung lautet die Definition folgendermaßen: „Invalide ist derjenige, welcher nicht mehr imstande ist, auf dem ganzen Arbeitsmarkt unter Berücksichtigung seiner körperlichen und geistigen Fähigkeiten ein Drittel desjenigen zu verdienen, was gleichartige Gesunde verdienen." Aus dieser Fassung ergibt sich, daß es sich, ebenfalls zum Unterschied von der Unfallversicherung nicht darum handelt, ob eine Person noch in der Lage ist, in dem gewählten Berufe weiter tätig zu sein, sondern ob sie auf dem allgemeinen Arbeitsmarkt, also auch unter Berufswechsel, noch ihr teilweises Auskommen findet oder nicht. Ausdrücklich schreibt das deutsche Gesetz vor, daß der örtliche Mangel an solchen besser geeigneten Berufen oder die Schwierigkeiten, einen neuen Beruf zu finden, keinen Grund für die Anerkennung der eingetretenen Invalidität abgeben.

Deswegen ist die Aufgabe des Augenarztes, der die Entscheidung über das Vorliegen einer Invalidität zu treffen hat, oft genug schwierig. Gilt es doch neben der Beurteilung der Leistungsfähigkeit der Augen auch den ganzen körperlichen und geistigen Zustand des Rentenbewerbers mit zu berücksichtigen. Zum Teil wird der Ophthalmologe hier der Mithilfe des praktischen Arztes und anderer Fachdisziplinen nicht entraten können.

Kein einziger Grad von Sehschwäche oder Augenstörung (mit Ausnahme von Erblindung und sehr schweren Schäden) bietet ein objektives Erkennungszeichen dafür, daß jemand im Sinne des Gesetzes invalide ist; denn es geht aus den vielfältigen Berichten und den Erfahrungen des einzelnen Arztes mit Sicherheit hervor, daß es in jedem in Frage kommenden Beruf oder bei notwendig werdendem Berufswechsel Leute gibt, welche ihre körperliche Minderwertigkeit durch Energie überwinden. Ja sogar die doppelseitige Erblindung macht hin und wieder hiervon keine Ausnahme. Auf der anderen Seite genügen schon verhältnismäßig geringe Sehstörungen, um psychisch schlaffe Menschen invalide zu machen. Deshalb hat die für die Unfallheilkunde so außerordentlich viel bearbeitete Frage nach den Grenzen der für das Minimum einer Erwerbsleistung maßgebenden Sehschärfe bei der Erörterung der Grundlagen für die Anerkennung der Invalidität keinen Zweck. Es fehlt eben bei der Verschiedenartigkeit der früheren und neu zu wählenden Berufe, sowie der einzelnen Invaliditätsgründe an jeder wirklich brauchbaren Vergleichsmöglichkeit, während bei der Lehre von der Unfallentschädigung sich bei den einzelnen Berufsgenossenschaften eine gewisse Spruchpraxis mit der Zeit herausgebildet hat.

Im folgenden will ich daher nur einzelne, häufiger wiederkehrende Veränderungen herausgreifen, die erfahrungsgemäß als Anlaß für die Erlangung einer Invalidenrente herangezogen werden.

Der operierte Star wird von manchen Ärzten als Grund für Anerkennung der Invalidität angesehen. Indessen trifft dies nur im beschränkten Umfang zu. Wenn die Sehschärfe mit Hilfe der Brillen eine gute ist, liegt die Hauptschwierigkeit darin, daß der Staroperierte für den Fall des Wechsels der Arbeitsentfernung dem Zwange unterliegt, dauernd die Fern- mit der Nahbrille zu vertauschen. Unter Umständen bedingt dieser Zustand die *Beruf*sinvalidität, eine *allgemeine* Invalidität jedoch nicht; denn der Patient kann gezwungen werden, sich eine Beschäftigung zu suchen, welche eine stets gleichbleibende Arbeitsentfernung gewährleistet. Freilich ist schon die Notwendigkeit, eine auch dem Laien auffallende Brille mit dicken Gläsern zu tragen, oft genug ein recht erschwerendes Hindernis für die Erlangung eines Arbeitspostens. Hinzu tritt die individuelle Verschiedenheit nach Alter, Charakter, Energie und allgemein körperlicher Leistungsfähigkeit. So kommt es hin und wieder vor, daß der Arzt sich veranlaßt sieht, ohne Vorliegen von Simulation oder üblem Willen des Patienten selbst dann eine gesetzliche Invalidität anzuerkennen, wenn die Sehschärfe mit den Stargläsern gut ist.

Die von GROENOUW veranlaßte, sehr instruktive Zusammenstellung von MARZOLPH lehrt indessen, daß dies nur Ausnahmen sind.

Ganz anders liegen die Fälle, in denen der Beruf erlaubt, eine gleichmäßige Arbeitsentfernung einzuhalten. Dann wird man nur recht selten, z. B. bei relativ hohem Alter, sehr niedriger Sehschärfe und anderen Bedingungen den Staroperierten für invalide erklären müssen. Ein gutes Beispiel für diese Verhältnisse bieten die Erfahrungen mit den infolge Glasmacherstars operierten Arbeitern. Nach vollzogener Operation führen diese, allerdings sehr gut bezahlten Personen, welche sich meist noch im rüstigen Mannesalter befinden, ihre Arbeit wie früher weiter, teilweise sogar unter Verzicht auf die Brille. Dasselbe gilt von einer Reihe von Handwerkern. Hierbei kann es empfehlenswert sein, besonders für die nötige Entfernung berechnete Arbeitsbrillen tragen zu lassen

(z. B. im Tischlerhandwerk). Hingegen arbeiten Schuhmacher und vielfach auch Schlosser mit der gewöhnlichen Star-Lesebrille.

Das große Heer der landwirtschaftlichen und Handarbeiter kann jedenfalls mit der Starbrille soviel leisten, daß der Umstand der Linsenlosigkeit keinen Grund für die Gewährung einer Invalidenrente abgibt.

Einseitige Aphakie kann nur ganz ausnahmsweise Veranlassung zur Invalidität werden, nämlich dann, wenn anderweitige Körperfehler einen Berufswechsel unmöglich machen.

Hochgradige Kurzsichtigkeit ist ebenfalls ein Moment, das vielfach bei der Erlangung einer Rente als Behinderungsgrund für die Erwerbsfähigkeit angeführt wird. Hier ist zu bedenken, daß die Kurzsichtigkeit kein Leiden darstellt, welches sich rasch entwickelt, und daß die Antragsteller ihr ganzes Arbeitsleben hindurch sich mit dem Zustand abgefunden haben, bis der Zeitpunkt naht, in dem die gesetzlichen Vorbedingungen zur Erlangung einer Rente auf Grund der Beitragsleistung erfüllt sind. Freilich ist anzuerkennen, daß diese Arbeiter schon vielfach vorher nicht den vollen Lohn verdienen konnten. Man vermag sich auch als Emmetropischer nur schwer in die Lage eines hochgradig Kurzsichtigen hineinzuversetzen. Immerhin lehrt die Erfahrung, daß solche Leute an die geringe Sehschärfe für die Ferne so gewöhnt sind, daß man — bei normaler Funktion der Netzhautmitte — Bedenken tragen muß, Invalidität anzunehmen. Natürlich liegen die Dinge ganz anders, wenn die Netzhautmitte erkrankt und das zentrale Sehen verloren gegangen ist.

Der Einfluß *anderer Brechungs- und Akkommodationsfehler* auf die Herbeiführung von Invalidität tritt gegenüber dem der Myopie in den Hintergrund; aber im gewissen Umfange muß er ja anerkannt werden. So können *höhere Grade des Astigmatismus,* vor allem des hypermetropischen bei zunehmendem Alter stärkere Beschwerden machen, die nicht immer durch Brillenverordnung zu beseitigen sind.

Innere Augenleiden geben ebenfalls vielfach Anlaß zur Verleihung einer Invalidenrente. Bei der Feststellung des Sehvermögens, die in solchen Fällen manchmal recht schwierig ist, empfiehlt es sich, gerade bei Rentenbewerbern eine gewisse Skepsis zu wahren; denn der Einfluß z. B. peripherer Erkrankungen des Augenhintergrundes auf die Höhe des Sehvermögens läßt sich nur schätzungsweise feststellen. Man ist im Gegensatz zu den Erkrankungen des vorderen Augenabschnittes hier nur zu sehr auf die Angaben des Patienten angewiesen. In Frage kommen Netzhautablösung, Chorioiditis disseminata in den verschiedenen Formen, sowie Retinitis pigmentosa. Die anderen Erkrankungen des Augenhintergrundes, welche hier eine Rolle spielen, betreffen im wesentlichen Glaskörpertrübungen und die Folgezustände der Sehnervenleiden, des Glaukoms und anderer Erkrankungen mehr.

Hemianopikern wird man die Rente in der Regel gewähren müssen.

Chronische entzündliche Erkrankungen des vorderen Bulbusabschnittes geben nicht selten zur Anerkennung der Invalidität Veranlassung, weil zu der eventuellen Beeinträchtigung des Sehvermögens noch die Behinderung durch den ständigen Reizzustand hinzukommt. Hier handelt es sich um immer wieder aufflackernde Hornhautinfiltrationen auf dem Boden einer alten skrofulösen Keratitis, um rückfällig werdende Keratitis parenchymatosa, schließlich auch um Stellungsanomalien der Lider, welche zu dauerndem Tränen und conjunctivalen Beschwerden Anlaß geben. Ferner ist ein zunehmender Keratoconus Grund zur Anerkennung der Rente.

Schwierig ist es allerdings in allen diesen Fällen, die von der Behörde gestellte Frage nach dem Beginn der Invalidität zu beantworten. Dann wird man sich im wesentlichen auf die Angaben der Versicherten oder ihrer Arbeitgeber verlassen müssen.

Einige Worte sind noch über die Möglichkeit zu sagen, daß eine **Besserung des Zustandes,** sei es durch Behandlung oder spontan, die Bedingungen für den Rentenbezug nicht mehr gegeben erscheinen läßt. Der Gesetzgeber hat hier die Bestimmung getroffen, daß eine Rente auch auf Zeit vorgeschlagen werden kann. Man wird dann eine Nachuntersuchung in einem gewissen Intervall empfehlen. Wenn der Versicherungsträger die Behandlung des Patienten zum Zwecke der Heilung des Leidens anordnet, pflegt stets ein abschließendes Gutachten verlangt zu werden.

Einige instruktive Beispiele für die Begutachtung wegen etwa vorhandener Invalidität seien hier angeführt:

1. Eine 28jährige Arbeiterin hat hohe Kurzsichtigkeit mit zentralen Aderhautherden. Mit einem Glase von — 22 dptr wird ein Sehvermögen von nur $^1/_7$ erreicht. Da die starken Gläser nicht getragen werden können, wird Invalidität anerkannt, und ihr Beginn mit der Niederlegung der Arbeit festgesetzt.

2. Ein 50jähriger Arbeiter (früher Tischler) hat beiderseits eine alkoholische Intoxikationsamblyopie und infolge zentraler Skotome ein Sehvermögen von nur Fingerzählen in $2^1/_2$ m. Durch Behandlung konnte das Sehvermögen auf ungefähr $^5/_{10}$ gebracht werden. Für die Nähe verneinte der Patient mit den entsprechenden Altersbrillen überhaupt etwas sehen zu können. Das Urteil lautete: Maßgebend ist das Sehvermögen für die Ferne, aus der sich das für die Nähe unmittelbar ergibt. Es handelt sich um Aggravation, und infolgedessen ist die Rente abzulehnen.

3. Eine 25jährige Frau hatte nachweislich vor $1^1/_2$ Jahren nach Korrektur ihrer Kurzsichtigkeit mit — 8,0 dptr $^6/_{15}$ bzw. $^6/_{10}$ Sehschärfe. Sie will nunmehr nur noch $^1/_7$ sehen können. Irgendwelche objektiven Veränderungen, die eine so starke Abnahme des Sehvermögens erklären könnten, fehlen. Invalidität wird abgelehnt.

4. Bei einem 53jährigen imbezillen Besenbinder wurden beiderseits schleifende Wimpern entfernt und der dadurch bedingt gewesene Reizzustand beseitigt. Bei Gelegenheit dieses Eingriffes trat ein epileptischer Anfall auf, weswegen davon Abstand genommen wurde, eine gleichzeitig bestehende Tränensackeiterung zu beheben. Die Hornhäute trugen mäßige Trübungen, doch konnte bei der geistigen Beschaffenheit des Mannes die Höhe des Sehvermögens nicht festgestellt werden Urteil: Invalidität wird abgelehnt, weil die geringen Veränderungen den Patienten an seiner bislang ausgeübten Beschäftigung nicht behindern können.

5. Ein 27jähriger einäugiger ehemaliger Tischler war wegen der auf dem einzigen Auge bestehenden Kurzsichtigkeit von 12 dptr von einem Arzte für die Rente vorgeschlagen worden. Der Patient ging daraufhin in einen anderen Beruf (Ankerwickler) über und verdiente den üblichen Wochenlohn. Er behauptete, nur im Sommer bei den langen Tagen und der guten Beleuchtung den Verdienst zu haben, während er bei künstlichem Lichte nicht arbeiten könne. Urteil: Die Gewährung der Rente ist abhängig von der Ermittlung des wirklichen Arbeitsverdienstes.

6. Eine 61jährige Lumpensammlerin behauptete, ihre Tätigkeit nicht mehr ausüben zu können, weil sie die Lumpen nicht mehr zu unterscheiden vermöchte. Es fand sich rechts normale Sehschärfe, aber Alterssichtigkeit, links ein mit Astigmatismus und Amblyopie verbundener Strabismus. Urteil: Die Rente wird abgelehnt, weil die Frau an den Zustand von Jugend an gewöhnt ist, und der Zwang, eine Altersbrille zu tragen, keinesfalls den Grund für die Gewährung einer Invalidenrente in sich schließt.

Literatur.

Invalidität.

MARZOLPH, GUSTAV: Über den Einfluß des Tragens von Starbrillen auf die Erwerbsfähigkeit. Klin. Mbl. Augenheilk. **55,** 488 (1915).

III. Simulation und Übertreibung.

Als eine recht unerwünschte Nebenwirkung der sozialen Gesetzgebung kam eine Welle von Simulation und Übertreibung über unser Land, die dem ernsthaften Gutachter geradezu seine Aufgabe verbitterte. Besonders unerfreulich waren diejenigen Fälle, in denen der Patient voll Dankbarkeit für die geleistete Hilfe vom Arzt schied, um ein Vierteljahr später, nachdem er von Erfahrenen belehrt worden war, denselben Helfer in der Not infam anzulügen. Hierbei waren anfänglich nicht etwa die Industriearbeiter die Schlimmsten, sondern die in viel gesicherteren Umständen lebenden Landbewohner.

Dieser Mißstand hat eine große Fülle von Methoden zur Entlarvung von Simulanten und Aggravanten hervorgerufen, die sich zum Teil komplizierter Apparate bedienen. Doch muß Verfasser bekennen, daß er im allgemeinen in einem Menschenalter mit reichlicher Tätigkeit auf dem Gebiete des Gutachterwesens meist ohne sie ausgekommen ist, weshalb im nachfolgenden das Hauptgewicht darauf gelegt ist, die Kontrolluntersuchungen mit den in aller Hände befindlichen Hilfsmitteln zu schildern.

Eingehende Darstellungen aller Methoden enthalten die Zusammenstellungen von Wick-Roth und Groenouw. (Siehe auch das Kapitel Untersuchungsmethoden von A. Brückner in Bd. 2 des Handbuches).

Das *psychologische Moment* spielt bei der Beurteilung und Überführung von Simulanten unstreitbar die Hauptrolle, und zwar ebensowohl für den Arzt als auch für den Kranken. Dem Gutachter darf kein zu lebhaftes Temperament eigen sein; denn er muß bis zum letzten Augenblick die Ruhe bewahren und die aus dem Gang der Untersuchung gewonnene subjektive Überzeugung, daß der Patient unwahre Angaben macht, möglichst lange für sich behalten, unter Umständen auch überhaupt sich nichts merken lassen. Eine vorzeitig getane, unbedachte Äußerung verstärkt nur den Widerstand der Gegenpartei. Außerdem kann es zu leicht vorkommen, daß man mit einem vor völligem Abschluß der Untersuchung aus einer gewissen Nervosität heraus gefälltem Urteil dem wirklichen Patienten Unrecht tut.

Bei den Kranken ist sorgfältig zu unterscheiden, ob man einen bewußten, raffinierten Betrüger oder einen harmlosen Patienten vor sich hat, der aus Gewohnheit die Klagen gewaltig übertreibt. Derartige Leute sind nur schwer dazu zu bringen, die in ihrem Zustand liegenden Schwierigkeiten zu überwinden und sie davon zu überzeugen, daß ihre hinsichtlich des Grades der zurückgebliebenen Schäden einmal festgesetzte Meinung auf falschen Vorstellungen beruht. Ganz besonders gilt dies bei den Ansprüchen auf die Invalidenrente. Hier wird sogar versucht, den Gutachter durch die Drohung einzuschüchtern, daß die Ablehnung des Antrages seiner Praxis schaden würde.

Die erste Gruppe der Simulanten hat im Laufe der Jahre sichtlich an Zahl abgenommen, seitdem mehr und mehr bekannt worden ist, daß die Methoden, welche dem Augenarzt zur Entlarvung zur Verfügung stehen, die Sicherheit gewähren, die wirkliche Höhe des Sehvermögens und des Zustandes des Auges objektiv zu kontrollieren. Einige Bestrafungen wegen Betrugs haben außerdem als Warnung gewirkt. Um so häufiger begegnen wir auch jetzt noch der zweiten Gruppe.

Eine weitere Erschwerung der psychologischen Beurteilung liegt in der Entscheidung, ob es sich im Einzelfall um eine **hysterische Amblyopie oder bewußte Simulation** handelt. Die Tatsache, daß die früher anerkannten Stigmata ihre Bedeutung für die Diagnose der Hysterie mehr und mehr verloren haben, sowie der Umstand, daß die Amblyopie die einzige Äußerung des Leidens sein kann, steigern noch die Schwierigkeit. Eine geschickte, von passenden Handlungen begleitete Suggestion läßt aber wenigstens einen Schluß zu, ob eine tatsächliche Sehverminderung vorliegt oder nicht. Als solche Manipulationen sind Druck auf den Nervus supraorbitalis, subconjunctivale Kochsalzeinspritzung ohne vorangegangene Anästhesierung und Ähnliches sehr wirkungsvoll (siehe dazu auch Weber-Runge, Neurosen und Psychosen, Bd. 7 des Handbuches).

Man kann *in unserem Fach* **fünf Arten von Simulation** unterscheiden: 1. die Behauptung einseitiger Erblindung, 2. die Vorspiegelung unverhältnismäßig hoher Schwachsichtigkeit auf einem verletzten Auge, 3. das Vorgeben von Sehverschlechterung auf dem nicht verletzten Auge seit dem Unfall, 4. die unwahre Angabe, daß ein in der Tat vorhandenes Augenleiden Unfallsfolge sei, 5. die Behauptung, daß schwere Leiden anderer Körperorgane auf einen Augenunfall zurückzuführen seien.

Die Grundlage aller Entlarvungsmethoden muß unbedingt die genaueste Feststellung des objektiven Befundes sein, wobei alle nur möglichen Untersuchungsmethoden heranzuziehen sind. Hierauf beruht die subjektive Einschätzung des Gutachters betreffend die Höhe der zu erwartenden Angaben des Patienten über die Sehschärfe, das Gesichtsfeld und die anderen Funktionsleistungen. Im allgemeinen wird man vor allem, wenn Trübungen der brechenden Medien in Frage kommen, sich daran halten können, ob das Bild des Augenhintergrundes ganz klar ist oder mehr oder weniger verschleiert und verzerrt erscheint. Selbstverständlich müssen etwa vorhandene Brechungsfehler vorher objektiv festgestellt werden. Namentlich soll man sich am Ophthalmometer davon überzeugen, ob ein höherer Grad von unregelmäßigem Astigmatismus vorhanden ist, der unter Umständen auch von einer das Pupillargebiet der Hornhaut nicht in Mitleidenschaft ziehenden peripher gelegenen Trübung herrühren kann. Freilich gehört zu einer richtigen Schätzung der zu fordernden Höhe der Funktion des geschädigten Auges schon eine gereifte Erfahrung des Untersuchers. Man kann aber wohl behaupten, daß bereits die eingehende Aufnahme des objektiven Befundes mit Hilfe der uns zur Verfügung stehenden Apparate zumeist den Simulanten oder Aggravanten unsicher macht. Wenigstens die naiven Patienten dieser Gattungen sind in der Regel über all das, was man mit ihnen vornimmt, erstaunt und bequemen sich unter dem Eindruck der Überlegenheit der ophthalmologischen Methoden dazu, Angaben zu machen, die der Wahrheit näher kommen.

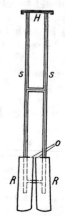

Abb. 27. Die Röhren von GRATAMA. Schematische und verkleinerte Abbildung. $R-R$ sind die Röhren, die bei $O-O$ einen Schlitz zeigen, durch den die Augen hindurch sehen. An dem hinteren Ende (H) des Holzgestells $S-S$ sind die Sehproben angebracht. Dadurch, daß die Schlitze $O-O$ ganz nasal verschoben sind, kann das rechte Auge nur die linke, und das linke Auge nur die rechte Hälfte der Probetafel sehen. (Nach O. THIES.)

Im einzelnen sei auf folgende Maßnahmen hingewiesen. Wird *einseitige Erblindung simuliert* (**erste Form der Simulation**), so kommt alles darauf an, daß man den Patienten vollkommen im unklaren darüber läßt, mit welchem Auge er sieht, wenn man von ihm Angaben verlangt. Die einfachste Untersuchungsmöglichkeit bietet in dieser Hinsicht das *Stereoskop*, in welchem Bilder zur Betrachtung vorgelegt werden, die sich gegenseitig ergänzen. Hierzu eignen sich die bekannten Serien von Tafeln, welche zur Prüfung des binokularen Sehaktes und des Fusionsvermögens der Schielenden dienen. Nur muß man dabei acht geben, daß der Patient sich nicht durch schnelles Schließen des einen und des anderen Auges darüber orientiert, was man von seinem angeblich blinden Auge verlangt. Auch die sog. Röhren von GRATAMA, die zuerst KOSTER-LEIDEN und jüngst OSKAR THIES wieder empfohlen hat, sind recht brauchbar (Abb. 27, 28, 29). Sie beruhen auf dem Prinzip, daß man sich beim Blick durch die Röhren nicht von dem Gedanken frei machen kann, daß man mit dem rechten Auge die rechten Bilderproben, mit dem linken die linken sieht, obgleich durch eine einfache, sinnreiche Anordnung das Umgekehrte der Fall ist. Dem Patienten kann man ruhig den Apparat in die Hand geben, so daß er sich völlig sicher fühlt, wenn es gilt, das rechte oder das linke Bild angeblich nicht sehen zu können. Um so vernichtender ist die Entlarvung.

Eine andere Methode ist das unbemerkte Vorsetzen eines starken Konvexglases vor das angeblich allein sehtüchtige Auge und die Untersuchung der binokularen Sehschärfe an den Sehprobetafeln. Man macht immer wieder die

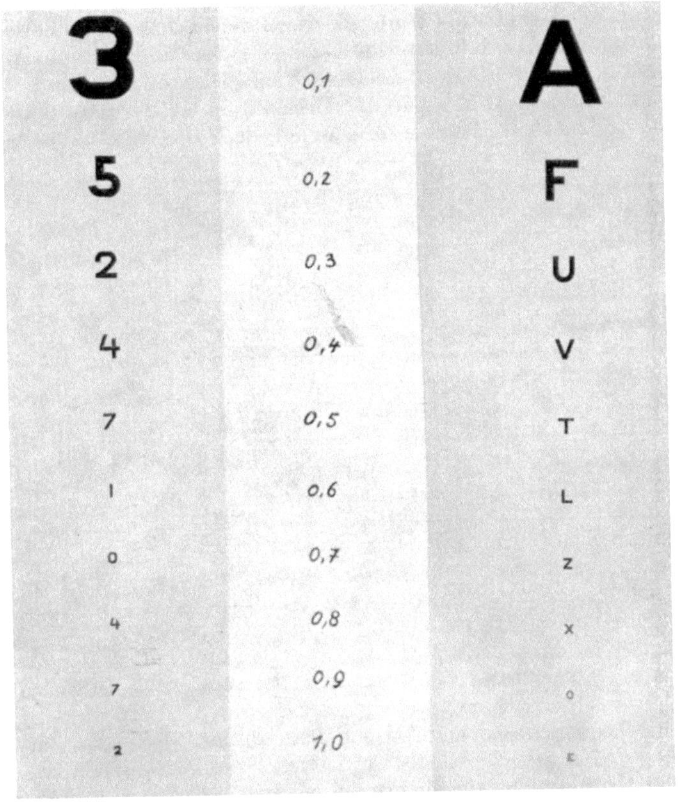

Abb. 28. Die zu den Röhren von Gratama gehörenden Sehproben.

Erfahrung, daß diese eigentlich recht plumpe Anordnung von dem Patienten nicht durchschaut wird.

Ferner kann man vor dem „guten" Auge ein Prisma mit horizontal stehender Kante so halten, daß übereinander stehende monokulare Doppelbilder erzeugt werden. Es ist dies der Fall, wenn die Prismenkante unmittelbar die Pupille halbiert. Behauptet der Patient, daß er keine Doppelbilder empfindet, dann macht er falsche Angaben. Man kann ihn dieser mit Leichtigkeit überführen, wenn man ihn auffordert, das blinde Auge zuzuhalten und sich davon zu überzeugen, daß sein sehtüchtiges Auge es ist, welches doppelt sieht. Sobald das angeblich blinde Auge wieder offen ist, schiebt man das Prisma unmerklich nach oben. Wenn der Patient nun auch weiterhin doppelt sieht, handelt es sich um binokulare Diplopie, und die Überführung ist gelungen.

Eine andere Methode ist ebenso einfach. Man benutzt rote Buchstaben, die auf einem Blatte aufgeschrieben oder gedruckt sind und schiebt, während der Patient liest, ein rotes Glas vor das sehende Auge. Liest der Patient trotzdem weiter, so dankt er dies dem angeblich blinden Auge, weil das vorgesetzte rote Glas die roten Buchstaben auslöscht, wenn man die Farbe entsprechend ausgesucht hat.

Die zweite Form der Simulation überragt alle anderen an Häufigkeit. Hier sind die *Hornhauttrübungen* der wichtigste Faktor. Man hat schon viel darüber gearbeitet, welchen Einfluß Hornhautflecken auf das Sehvermögen haben. Während früher, abgesehen von dem unregelmäßigen Astigmatismus, die Lehre herrschte, daß es darauf ankommt, ob die innerhalb des Pupillargebietes der Hornhaut liegenden Trübungen durchsichtig oder undurchsichtig sind, und darauf achtete, ob die Flecken scharfe Grenzen haben, ist man später dazu übergegangen, mehr Gewicht auf die Beschaffenheit der Hornhautoberfläche zu legen. Besonders PFALZ hat hervorgehoben, daß je rauher und unregelmäßiger

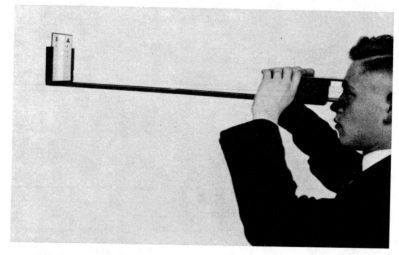

Abb. 29. Die Röhren von GRATAMA in Gebrauch. (Nach O. THIES.)

die Epitheldecke ist, desto mehr das Sehen unklar wird. In der Tat kann man immer wieder die Beobachtung machen, wie verschieden die Störungen sind, welche Hornhautflecken hervorrufen, und an den Resultaten der Sehprüfung bei Kranken, die kein Interesse an falschen Angaben haben, genügend Erfahrung sammeln. Ähnliche Schwierigkeiten bestehen bei herd- und strichförmigen Linsentrübungen und im Glaskörper fixierten Flocken.

Gibt der zu Untersuchende nun nicht das Maß von Sehschärfe an, welches der Arzt auf Grund der Schätzung erwarten müßte, so kommt alles darauf an, durch *Abwechslung der Lesetafeln* und *Darbietung immer neuer Leseproben* den Aggravanten in Verwirrung zu bringen, damit er nicht mehr weiß, welche Größe der Buchstaben und Zahlen ihm dargeboten wird. In dieser Hinsicht sind eine ganze Reihe von Probetafeln konstruiert worden, zum Teil mit dem Prinzip, die verschiedenen Zeichen nicht nach der Größe geordnet in Linien, sondern durcheinander gewürfelt anzubringen.

In der Würzburger Augenklinik bedient man sich mit Erfolg der neuen ZEISSschen Sehproben, die in Spiegelschrift auf Milchglas von rückwärts erleuchtet und mit einem Spiegel betrachtet werden. Diesen Spiegel kann man auf einer Schiene verschieblich montieren lassen, so daß ohne Wissen des Patienten zwischen zwei Untersuchungsperioden die Entfernung geändert zu

werden vermag. Da bei Gebrauch von Spiegelproben schon sowieso die Lese-
entfernung doppelt eingesetzt werden muß, genügt eine relativ kleine Änderung in der Entfernung des Spiegels, um die in Betracht kommende Distanz
wesentlich zu beeinflussen.

Bereits bei der Besprechung der Rentenfestsetzung wurde erwähnt, daß
Krankheiten des inneren Auges in ihrem Einfluß auf die Leistungsfähigkeit des
Organs nur sehr schwer abzuschätzen sind. Das macht sich natürlich beim
Verdacht auf Simulation recht unangenehm geltend. Auch flottierende Glaskörpertrübungen sind wegen des dauernden Wechsels der beschatteten Netzhautpartie äußerst vorsichtig zu beurteilen. Man wird in einem solchen Fall bei
Leuten mit höheren Ansprüchen an die Funktion der Augen von vornherein
eine erhebliche Erschwerung der Verwendung der Augen bei der Arbeit in Rechnung zu setzen haben.

Nicht weniger wichtig ist es oft, die Entscheidung zu treffen, ob eine *Veränderung an den inneren Augenhäuten frisch oder das Resultat eines längst abgelaufenen Prozesses* ist. Außerdem ist dringend anzuraten, die *Beschaffenheit
der Macula,* womöglich im aufrechten Bilde bei rotfreiem Lichte, genau zu
studieren, weil zarte Veränderungen an dieser Stelle zu leicht übersehen werden.
Wir wissen jetzt, daß die Netzhautmitte gerade bei Verletzungen der verschiedensten Form und Stärke in Mitleidenschaft gezogen werden kann (siehe
F. Schieck, Erkrankungen der Netzhaut, Bd. 5, S. 551).

Die dritte Art der Simulation kommt sehr oft vor. Damit man später einen
zuverlässigen Anhaltspunkt über die Funktion des nichtverletzten Auges hat,
ist es unbedingt geboten, wenn irgend möglich, schon bei der ersten Untersuchung nach dem Unfall die Sehschärfe dieses Auges zu prüfen und zu notieren.
Hierauf ist schon in der Einleitung (S. 437) hingewiesen worden.

Der Augenarzt wird eine *tatsächliche Schädigung eines unverletzten Auges
im Anschluß an das Trauma des anderen* nur dann gelten lassen, wenn 1. die
Anzeichen einer *sympathischen Ophthalmie* vorliegen, 2. ein *objektiv nachweisbarer
Reizzustand* durch das Verhalten des verletzten Auges auf der gesunden Seite
wachgehalten wird, und 3., wenn *nach monatelanger Atropinisierung des verletzten Auges eine gewisse und an eine kurze Dauer gebundene Akkommodations-
schwäche des gesunden Auges* besteht.

Alle übrigen angeblichen Sehstörungen, denen man immer wieder begegnet,
entbehren jeder objektiven Grundlage und sind nicht anzuerkennen. Vor allem
gilt das von der tausendfältig wiederholten Behauptung, daß seit dem Verlust
oder der Erblindung eines Auges das andere durch Überanstrengung schlechter
geworden sei. Es ist nicht nur durch zahllose Untersuchungen bei ehrlichen
Patienten die Unrichtigkeit dieser Angabe erwiesen worden, sondern man kann
im Gegenteil oft genug feststellen, daß das gesund gebliebene, aber vordem
aus irgendwelchen Ursachen schwachsichtig gewesene Auge durch den Zwang
zur Arbeit mit der Zeit eine bessere Sehschärfe gewinnt.

Die vierte Art der Simulation erfordert zu ihrer Aufdeckung in erster Linie
eine gründliche Kenntnis der Verschiedenheit in den Merkmalen einer traumatischen oder spontan entstandenen Erkrankung. Ferner ist es nötig, eine scharfe
Kritik hinsichtlich des Einflusses anzulegen, welchen wirklich vorhandene
traumatische Erscheinungen neben schon vorher dagewesenen Veränderungen
ausüben. Hier sei folgende Beobachtung als Beispiel erwähnt.

Ein Maurer hatte eine unbedeutende Kalkverletzung der Hornhaut erlitten. Die angegebene hochgradige Sehschwäche hatte dem Vorgutachter als Grund gedient, eine Rente
von erheblicher Höhe vorzuschlagen. Bei einer Nachuntersuchung wurde aber festgestellt,
daß schon lange vor dem Unfall eine Amblyopie dieses Auges in Zusammenhang mit einer
temporalen Atrophie der Papille nach retrobulbärer Neuritis vorgelegen hatte.

Der vorstehende Fall ist deshalb bemerkenswert, weil man umgekehrt zu leicht bei nicht genügend aufmerksamer Untersuchung Gefahr läuft, einen Nebenumstand zu übersehen und eine Simulation anzunehmen, die gar nicht vorliegt.

Die fünfte Art der Simulation ist naturgemäß viel seltener als die bisher besprochenen. Jeder erfahrener Augenarzt wird aber im Laufe seiner Tätigkeit solchen Fällen begegnet sein. Hierfür diene folgendes Beispiel:

Einem Patienten mußte 1906 das linke Auge exenteriert werden, nachdem es eine Verletzung mit einem Stock erlitten hatte. 8 Jahre später behauptete der Mann, daß er seit der Operation täglich schwerste Schwindelanfälle habe, die sich zur Bewußtlosigkeit steigerten. Die Beobachtung im Krankenhause ergab einwandfrei das Lügenhafte dieser Angabe.

Zum Schlusse sei noch folgendes bemerkt. Es ist natürlich für den Gutachter sehr angenehm, wenn man unter dem Zwange der angewandten Untersuchungsmethoden sich der Simulant schließlich dazu bequemt, Angaben zu machen, welche der Wahrheit näher kommen. In der Mehrzahl der Fälle wird man diesen Enderfolg aber nicht erreichen. Dann muß man im Gutachten nach Möglichkeit die eigene gewonnene Überzeugung und Schätzung der Funktion begründen. Je nach dem Vertrauen, welches der Arzt als Gutachter genießt, wird ihm dann der Versicherungsträger oder auch das Gericht Folge leisten.

Literatur.

Simulation und Übertreibung.

BJERKE: Verwendung von reduzierten Optotypen zur Entlarvung von Simulation. Z. ophthalm. Opt. **5**, 55 (1917).

GROENOUW: Über Simulation von Augenleiden und deren Entlarvung. Dtsch. med. Wschr. **1907**, 968.

KOSTER, GZN. W.: Die Röhren von GRATAMA zur Entdeckung der Simulation von Blindheit oder Schwachsichtigkeit eines Auges nebst einer Verbesserung dieses Apparates. Graefes Arch. **64**, 502 (1906).

PFALZ: Über die Beziehungen von Hornhauttrübungen zur Sehschärfe. Ber. Ophthalm. Ges. Heidelberg **1908**, 17.

THIES, OSKAR: Eine wenig bekannte, aber sehr zweckmäßige Simulantenfalle. Graefes Arch. **123**, 691 (1930).

WICK-ROTH: Über Simulation von Blindheit und Schwachsichtigkeit und die Mittel ihrer Entlarvung. S. Karger Berlin 1907.

Die sympathische Erkrankung des Auges.

Von

W. REIS - Bonn.

Mit 25 Abbildungen.

Die Erkrankung, die in diesem Kapitel abgehandelt werden soll, nimmt in der Lehre von den Augenkrankheiten eine besondere Stellung ein. Ist sie doch in der gesamten menschlichen Pathologie das einzige Beispiel dafür, daß an einem paarigen Organ die Erkrankung des einen Partners, die sich in der Regel an eine durchbohrende Verletzung anschließt, auch auf den anderen Partner einen krank machenden Einfluß auszuüben vermag, und daß der Entwicklung dieses gleichartigen Krankheitsprozesses auf dem zweiten Auge nur durch die rechtzeitige Entfernung des verletzt gewesenen ersterkrankten Auges vorgebeugt werden kann.

Das *Mitleiden* (σύν und πάϑος), die *sympathische Erkrankung* des zweiten bis dahin gesunden Auges *mit* und *in Abhängigkeit* von dem verletzt gewesenen ersterkrankten Auge spielt sich in Form eines auf beiden Augen ganz gleichartigen, anatomisch wohl charakterisierten *organischen* Krankheitsprozesses ab. Es ist dies die sympathische Erkrankung sensu strictiori, die *sympathische Augenentzündung* (Ophthalmia sympathica) im eigentlichen Sinne des Wortes.

Mit diesem also durch wohldefinierte *materielle* Gewebsveränderungen gekennzeichneten Krankheitsprozeß der sympathischen Entzündung wird vielfach ein Komplex von rein *funktionellen* Störungen des zweiten Auges zusammengeworfen, die gleichfalls nach Verletzung des einen Auges beobachtet werden, manchen Begleiterscheinungen der beginnenden echten Entzündung entsprechen, aber von dieser scharf unterschieden werden müssen. Dieser Symptomenkomplex wird als *sympathische Reizung* bezeichnet.

A. Die sympathische Reizung (Mitreizung).

Unter *Reizzustand* eines Auges verstehen wir eine Anzahl von Erscheinungen und Störungen, die regelmäßige Begleitsymptome einer schmerzhaften Entzündung des Augapfels, speziell im vorderen Augapfelabschnitt, darstellen und die *objektiv* durch *Gefäßinjektion, vermehrtes Tränen,* sowie *Lidkrampf, subjektiv* durch *Lichtscheu, Empfindlichkeit, Schmerzen* im Auge und seiner Umgebung gekennzeichnet sind. Diese Erscheinungen gehen von einer *Reizung der sensiblen Fasern des I. Trigeminusastes* (Ramus ophthalmicus) aus, die dann reflektorisch einen vermehrten Blutzufluß (Übergang auf zentrifugalleitende vasomotorische Trigeminusfasern), Tränen (Übergang auf den Nervus lacrimalis trigemini) und den ungewollten Lidschluß (Übergang auf die Facialiskern) bewirken.

Bei Vorhandensein eines solchen schmerzhaften Reizzustandes auf einem Auge nach Verletzung des vorderen Bulbusabschnittes, insbesondere auch im Verlaufe einer traumatischen Iridocyclitis können nun ganz die *gleichen Erscheinungen*, wenn auch wohl stets in viel geringerer Intensität auf dem *anderen* unverletzten Auge auftreten und hier lange Zeit bestehen, ohne je zu materiellen Gewebsveränderungen, zu echter Entzündung zu führen: *Sympathische Reizung.*

Symptome. Ihr auffälligstes und am ehesten hervortretendes Merkmal ist die *Empfindlichkeit* des Auges, die sich vor allem durch *Lichtscheu* zu erkennen gibt. Diese ist in der Regel nicht hochgradig, so daß das Auge beispielsweise im leichtverdunkelten Zimmer frei geöffnet werden kann, während es unter Abwehrbewegung des Kopfes unwillkürlich geschlossen wird, sobald das Gesicht dem hellen Fenster zugewandt wird. Bisweilen löst schon, ganz wie bei der sogenannten nervösen Asthenopie, das Betrachten eines hellen, metallisch glänzenden Gegenstandes ein Gefühl von Blendung aus. Gleichzeitig besteht auch eine gewisse Schmerzhaftigkeit im Auge selbst und in seiner Umgebung, und schon die leichte Betastung des Augapfels wird als unangenehm empfunden. Eine mehr oder weniger ausgeprägte Druckempfindlichkeit in der Gegend der Incisura supraorbitalis ist dabei nicht selten nachweisbar.

Während bei körperlicher und geistiger Ruhe der Reizzustand geringer ist und ganz schwinden kann, pflegt die Beschäftigung der Augen, zumal jede Akkommodationsanstrengung, die Belästigungen zu steigern, so daß beispielsweise das Lesen nach wenigen Zeilen oder gar Worten unmöglich werden kann. Dabei treten dann auch die durch die Empfindlichkeit und Schmerzhaftigkeit reflektorisch ausgelösten Erscheinungen am Auge in erhöhtem Maße hervor. Es zeigen sich tonisch-klonische Krämpfe im Orbicularis, die sich in nicht so ganz seltenen Fällen zu *krampfhaftem Lidschluß* (Blepharospasmus) steigern. Dabei wird auch niemals ein stärkerer Feuchtigkeitsgehalt des Bindehautsackes vermißt. Mitunter kommt es zu starkem *Tränenfluß.* Am wenigsten ausgeprägt erscheint die *vermehrte Gefäßfüllung* des Augapfels; sie zeigt sich entweder als stärkere Füllung der Bindehautgefäße oder auch als — in der Regel nur angedeutet — pericorneale Injektion.

Als weiteres Symptom dieses Krankheitsbildes spielte in früheren Jahren eine besondere Rolle die sog. *sympathische Amaurose* oder *Amblyopie*, auch *Reflexamaurose* genannt, weil man von der Anschauung ausging, daß diese, durch Herabsetzung der Sehschärfe und vor allem durch Gesichtsfeldeinschränkung gekennzeichnete Funktionsbehinderung des Auges, für die ein auffälliger Wechsel hinsichtlich des Grades der Störung, sowie ihre suggestive Beeinflußbarkeit charakteristisch sind, durch eine Reizung sensibler Trigeminusäste ausgelöst werde. Gerade diese Fälle sind meist auch mit oft lange dauerndem intensivem Lidkrampf vergesellschaftet, und in ihrem Verlaufe wird nicht selten gleichzeitig über abnorme sensorische Empfindungen besonders auffälliger Art, wie starkes Flimmern, Photopsien u. ähnliches geklagt. Heute wissen wir, daß eine solche Reflexamblyopie oder -Amaurose nicht existiert. Sie ist — was Schmidt-Rimpler beispielsweise schon vor 25 Jahren gelehrt hat — ein Symptom der *Hysterie* und deckt sich mit dem, was wir heute als hysterische Amblyopie (Anaesthesia retinae) bezeichnen (s. Bd. 6 dieses Handbuchs). Diese ausgeprägten schweren Fälle werfen aber auch ein Licht auf die Entstehung des Symptomenkomplexes der sympathischen Reizung überhaupt.

Pathogenese. Ein Teil der Autoren nimmt an, daß von dem verletzten Auge aus reflektorisch eine „*Übertragung*" des Reizes auf dem Wege der Ciliarnerven auf das gesunde andere Auge stattfinde und hier die sensiblen und motorischen Reizerscheinungen hervorrufe. Dabei weist man mit Vorliebe auf die alltäglich zu machende Erfahrung hin, daß bei Anwesenheit eines Fremdkörpers unter dem

Oberlid oder auf der Hornhaut, oder bei Erosion der Hornhaut eines Auges nicht selten auch auf dem anderen Auge Empfindlichkeit, leichtes Tränen und dgl. wahrzunehmen sind. Diese sensible Reizübertragung soll auf dem Wege der Ciliarnerven erfolgen und z. B. im Trigeminuskerngebiet durch Übergang auf *beide* Facialiskerne den Lidkrampf auch im anderen Auge bewirken. Somit springe ein zentripetal im Gehirn anlangender Reiz auf eine zentrifugale Leitung über.

Diese Annahme ist indes durch die neueren experimentellen Untersuchungen an verschiedenen Tierarten (Kaninchen, Hund, Affe) fraglich geworden, die keinerlei Unterlage für die Annahme einer solchen Reizübertragung von einem Auge auf das andere ergeben haben. Gegenüber den älteren, mit unzureichenden Methoden angestellten Versuchen von MOOREN und RUMPF, GRÜNHAGEN und JESNER, deren Ergebnisse vor allem zugunsten jener Auffassung von der Übertragung eines Reizes durch die Ciliarnerven von einem Auge auf das andere angeführt werden, haben die neuen, mit modernen Hilfsmitteln vorgenommenen exakten Untersuchungen, die zuerst WESSELY mittels der Methode der Bestimmung des Eiweißgehaltes des Kammerwassers, dann PAUL RÖMER auf serologischen Wege (Nachweis spezifischer Antikörper im Kammerwasser) ausgeführt haben, einwandfrei dargetan, daß eine *reflektorische Reizübertragung von einem Auge auf das andere am Versuchstiere* objektiv nicht festzustellen ist.

Ebenso haben die dann von ELSCHNIG mit einer Methode von außerordentlicher Feinheit angestellten Versuche, nämlich unter Verwendung des PULFRICH-schen Refraktometers zur Bestimmung des Eiweißgehaltes des Kammerwassers, das die Erkennung auch kleinster Schwankungen in der Zusammensetzung des Kammerwassers ermöglicht, in einwandfreier Weise ergeben, daß am Versuchstier bei Reizung eines Auges sich keinerlei Veränderung des Kammerwassers des zweiten Auges zeigt, daß somit von einer Reizübertragung, einer Beeinflussung des zweiten Auges wenigstens im Sinne einer Einwirkung auf seine Zirkulationsverhältnisse nicht die Rede sein kann.

Gegenüber diesen Versuchen und der daraus mit einem gewissen Schein der Berechtigung gezogenen Folgerung, daß die lokalisierende Wirkung der sympathischen Reizung, d. h. eine durch sie begünstigte Ansiedlung zirkulierender Mikroorganismen im zweiten Auge damit endgültig erledigt sei, hat allerdings AXENFELD ganz zutreffend bemerkt, daß bislang nur der *tierexperimentelle Beweis* fehle, und darauf hingewiesen, daß überhaupt beim Tier der Symptomenkomplex der sympathischen Reizung nicht hervorzurufen sei. Man wird AXENFELD sicherlich darin beistimmen müssen, wenn er es als keineswegs widerlegt, sondern als sehr wohl denkbar bezeichnet, daß die als ,,sympathische Reizung" bezeichnete vasomotorische nervöse Irritation des zweiten Auges, wie sie sich beim Menschen findet, lokalisierend wirken und eine Disposition zur Haftung zirkulierender Keime schaffen könne. Aber bei den erwähnten Tierversuchen hat es sich ja zunächst auch nur um die Feststellung gehandelt, ob und auf welchem Wege etwa ein Reizzustand von einem Auge auf das andere ,,übertragen" werden könne; und da ist doch eben auf Grund der neueren exakten experimentellen Untersuchungen am Versuchstier, die eine ,,Reizübertragung" von einem Auge auf das andere als absolut unerwiesen ergeben haben, der Schluß zumindest recht naheliegend, daß auch *beim Menschen eine einfache, durch die Ciliarnerven vermittelte Übertragung eines Reizes vom verletzten Auge auf das gesunde andere Auge nicht* vorkommt[1]. Es muß also wohl

---

[1] Die Herausgeber halten eine solche Schlußfolgerung für unbedingt zu weitgehend; denn es fehlt der Nachweis, daß jede nervöse Reizung mit einer Veränderung der Zusammensetzung des Kammerwassers verbunden sein muß.

noch etwas anderes mit im Spiele sein, das beim Menschen und zwar bei ihm allein, das Vorkommen der „sympathischen Reizung", die dem Tierauge fremd ist, erst möglich macht. Dieses „andere" ist wahrscheinlich in *psychischen Vorgängen* beim Menschen zu erblicken.

An der Spitze derjenigen Autoren, die eine nervöse Reizübertragung ablehnen, steht Peters, der in einer eingehenden kritischen Erörterung des ganzen bislang vorliegenden Tatsachenmaterials zu dieser Frage Stellung genommen hat und dabei zu dem Ergebnis gekommen ist, *daß eine sympathische Reizung* in dem bisherigen Sinne *als selbständige Krankheitsform überhaupt nicht existiere.* Um auch nach außen hin jede Verwandtschaft und eine Verquickung oder Verwechslung dieses Symptomenkomplexes mit der sympathischen Entzündung durch den ähnlich klingenden Namen abzuweisen, hat er für jenen die Bezeichnung „*Mitreizung*" des anderen Auges vorgeschlagen, eine Benennung, die durchaus zu empfehlen ist und allgemein angenommen zu werden verdient. Nach Peters *sind es zwei ursächliche Grundlagen* die das gesamte Symptombild der Mitreizung des anderen Auges hervorrufen können: einmal eine sehr häufig vorkommende *präexistente, gesteigerte Empfindlichkeit im Trigeminusgebiet,* speziell im Bereich des Supraorbitalis eines oder beider Augen mit Irradiation der Schmerzempfindung in die Umgebung, z. B. in die Irisnerven; und zweitens eine *gewisse nervöse Anlage,* eine *neuropathische Konstitution* (neurasthenischer oder hysterischer Gesamtzustand).

Dieser letzteren kommt meines Erachtens dabei die Hauptrolle zu und es sind wohl im wesentlichen Vorgänge *psychogener Natur,* die den Erscheinungen der sog. Mitreizung des zweiten Auges zugrunde liegen. Das erscheint nach der einleuchtenden Darstellung von Peters schon für die alltäglichen, banalen Fälle von Mitreizung bei Hornhautfremdkörper, Epithelerosion u. dgl. durchaus plausibel. Erst recht trifft es meines Erachtens für die schwereren Fälle zu, in denen eine traumatische Iridocyclitis nach Bulbusperforation oder etwa ein phthisischer Augapfelstumpf die Reizquelle darstellt. Nur auf folgendes sei da hingewiesen: Die Kenntnis, daß nach durchbohrender Verletzung eines Auges auch dem zweiten Auge unter Umständen Gefahr drohen kann, ist doch auch in Laienkreisen nicht wenig verbreitet und die Furcht davor keineswegs gering. Dazu kommt nun, daß der erfahrene und gewissenhafte Arzt in einem Falle durchbohrender Verletzung mit Entzündung des einen Auges in begreiflicher Sorge um das andere auch diesem besondere Aufmerksamkeit schenkt, es immer und immer wieder sorgfältig beobachtet und eingehend untersucht. Das kann wiederum dazu beitragen, die Angst und Besorgnis des Kranken um sein zweites Auge zu unterhalten und zu steigern und so die entsprechenden hypochondrischen Vorstellungen mehr und mehr auf dieses zu fixieren. Braucht es da wunder zu nehmen, daß suggestible Kranke schließlich mit den oben beschriebenen Erscheinungen am zweiten Auge reagieren, die das Bild der „Mitreizung" darstellen!

Außer dieser durch Peters eingehend begründeten Auffassung von dem Zustandekommen der Mitreizung, die sonach nicht einfach vom ersten Auge aus reflektorisch „übertragen" wird, sondern zu deren Entstehung Vorgänge zentralen Ursprungs wesentlich, ja ausschlaggebend mitwirken, drängt sich natürlich noch die Frage auf, ob nicht Umstände unbekannter Art in Auswirkung dieses Zusammenhangs die Lokalisation irgendwelcher im Organismus zirkulierender Schädlichkeiten (Keime) im zweiten Auge begünstigen. Die Möglichkeit einer solchen läßt sich natürlich nicht ausschließen.

Doch sei nicht unterlassen zu bemerken, daß Meller das Vorhandensein einer „sympathischen Irritation" im weiteren Sinne der Abhängigkeit einer Erkrankung des zweiten Auges vom Zustande des ersten Auges anzunehmen geneigt ist insofern, „daß zwar das zweite Auge unter dem Einfluß irgendeiner

Körpererkrankung in Entzündung gerate, aber nur deswegen, weil es infolge
der Affektion des ersten Auges *sensibilisiert* war, in ihm der Boden zu einer
Entzündung vorbereitet wurde", sei es, daß man annehme, eine Ciliarreizung
habe den Boden im zweiten Auge präpariert, sei es, daß *anaphylaktische
Zustände*, dafür verantwortlich zu machen seien. Jedenfalls gibt er an, eine
Reihe Beobachtungen gemacht zu haben, die für eine größere Empfänglichkeit
des bis dahin gesunden Auges für Iridocyclitis nach einer besonders den Uveal-
trakt des ersten Auges betreffenden Schädigung (meist Verletzungen, auch
operative) zu sprechen scheinen.

Hierbei handelt es sich also doch wohl um eine mehr spekulative Auffassung,
für die jedenfalls bisher überzeugende Belege noch nicht erbracht sind.

An der hier vertretenen Auffassung von dem Wesen und Zustandekommen
der Mitreizung können auch die neuesten Ergebnisse nicht irre machen, die
A. FEIGENBAUM bei seinen Untersuchungen und Versuchen über den Einfluß
der Belichtung und Verdunklung auf den intraokularen Druck erhalten hat.
Hierbei war ermittelt worden, daß die durch Belichtung eines Auges auf diesem
zu erzielende *Drucksenkung* auch von einem *gleichsinnigen Druckabfall* auf dem
anderen Auge gefolgt ist, selbst wenn dieses verdunkelt bleibt (obwohl sonst
Verdunklung direkt drucksteigernde Wirkung ausübt). Es handelt sich dabei
nach dem Verfasser wahrscheinlich um einen auf dem Wege der Vasomotoren
erfolgenden reflektorischen Vorgang, und der Angriffspunkt der Strahlenenergie
wird in den Gefäßnerven der Capillaren der Iris oder des Ciliarkörpers oder
beider gesucht. *Einseitige* Reizung des Nervus sympathicus ruft also, wie auch
Thiel ausgeführt hat, eine *gleichsinnige Reaktion* auf *beiden* Augen hervor. Diese
Ergebnisse beziehen sich indes ausschließlich auf eine reflektorische Beeinflussung des *Augendruckes* und bringen keinen Beweis dafür, daß eine Reizübertragung auch den Symptomenkomplex hervorruft, den wir sympathische
Reizung oder Mitreizung nennen. Bei ihr liegt vielmehr eine *emotionelle Gefäß-
reaktion* vor, genauer gesagt *vasomotorische Reaktionen auf psychischer Grundlage*,
wie A. KROGH die entsprechenden Erscheinungen der Haut (z. B. affektive
Röte) bezeichnet, die auf einer reflektorischen Erschlaffung des sympathischen
Tonus der kleinen Hautgefäße (Capillaren, Venulae, Arteriolen) beruhen.

Beziehungen der Mitreizung zur sympathischen Entzündung. Die Zeit liegt
noch nicht lange zurück, in der man sympathische Reizung, alias Mitreizung
und sympathische Entzündung nur als *graduell* verschieden ansah und die
Reizung als den Vorläufer der Entzündung ansprach. Heute wissen wir, daß
die beiden Zustände wesensverschieden und scharf auseinander zu halten sind,
und daß ein Übergang der sympathischen Reizung in sympathische Entzündung
nicht vorkommt. Eine „neurotische Entzündung" in dem Sinne, wie es z. B.
BACH vertreten hat, der die Entzündung aus der Nervenreizung hervorgehen ließ,
existiert nicht. Die Erfahrung hat einmal gezeigt, daß selbst sehr ausgeprägte
Reizerscheinungen auf dem zweiten Auge lange Zeit bestehen können, ohne daß
es zur Entzündung kommt. Hiermit stimmt überein, daß in den Fällen von
bloßer sympathischer Irritation des zweiten Auges die anatomische Untersuchung des blinden Auges, das im Innern in der Regel derbe Schwarten, manchmal mit Verknöcherung enthält, niemals den typischen Befund der sympathisierenden Entzündung ergab, woraus E. FUCHS, der über solche Untersuchungen
berichtet hat, den Schluß zieht, daß es wahrscheinlich niemals zur sympathischen Entzündung gekommen sein würde. Anderseits sind auch die Fälle
durchaus nicht selten, in denen sich (echte) sympathische Entzündung ganz
schleichend, ohne irgendwelche vorausgegangene Reizerscheinungen entwickelt,
so daß, wie SCHMIDT-RIMPLER schreibt, „der Beginn selbst unter sorgfältiger
Überwachung übersehen werden kann". Dazu kommt weiterhin als besonders

erschwerend für die Beurteilung, daß die sympathische Entzündung auch ihrerseits zunächst mit ganz den gleichen äußeren Reizerscheinungen einsetzen kann, wie sie die Mitreizung kennzeichnen. Und schließlich ist auch mit dem Nebeneinandervorkommen, bzw. einer rein zeitlichen Aufeinanderfolge beider Zustände, der Mitreizung und der beginnenden sympathischen Entzündung zu rechnen, deren Symptome sich dann z. T. decken und ineinander übergehen können, ohne daß ein engerer innerer Zusammenhang zwischen beiden Prozessen zu bestehen braucht.

Da sonach irgendwelche Reizerscheinungen auf dem zweiten Auge, besonders bei solchen Krankheitszuständen des ersten, verletzten Auges, die erfahrungsgemäß zur echten sympathischen Entzündung führen können (traumatische Iridocyclitis) hinsichtlich ihrer Bedeutung zunächst gar nicht sicher und zuverlässig bewertet und eingeschätzt werden können, so werden in solchen Fällen selbst die geringsten Reizerscheinungen des zweiten Auges alarmierend wirken und den Arzt vorsichtig machen müssen, indem sie stets in erster Linie daran denken lassen, daß es sich dabei nicht etwa um bloße harmlose Mitreizung, sondern bereits um die ersten Äußerungen einer drohenden, oder vielmehr schon in beginnender Entwicklung begriffenen sympathischen Entzündung handeln kann. Man wird daher rechtzeitig mit besonderer Sorgfalt, unter Umständen nach gehöriger Atropinisierung, unter Heranziehung aller modernen Hilfsmittel (Lupenspiegel, Spaltlampe, Hornhautmikroskop) das Auge zu untersuchen haben. Das Ergebnis wird maßgebend für das weitere therapeutische Handeln sein.

Die Therapie der Mitreizung hat vor allem den Ausgangspunkt, die Quelle zu beseitigen, aus der letzten Endes jene Störungen entspringen. Dazu dient jede Maßnahme, die den schmerzhaften Reizzustand des ersten Auges beseitigt oder mildert. So sehen wir alltäglich, wie die Entfernung eines Fremdkörpers in der Hornhaut oder unter dem Oberlid, wie die Ausheilung einer Hornhautabschürfung u. a. auch die Mitreizung des zweiten Auges zum Schwinden bringt — wesentlich dadurch, daß sie mit der Schmerzbeseitigung die Patienten beruhigt und ihnen die Sorge um das Auge nimmt. Das gleiche gilt für die weitaus ernster zu nehmenden Fälle, in denen ein durch traumatische Iridocyclitis erblindetes Auge, ein phthisischer Bulbusstumpf die Reizquelle darstellt.

Unter dem Einfluß der Vorstellung, daß die Reizung des zweiten Auges durch direkte Überleitung von dem ersterkrankten Auge aus erfolge, hat man an erblindeten Augen die Ausschaltung der Reizquelle dadurch zu erreichen gesucht, daß man die Nervenverbindung vom ersten Auge über das Zentralorgan nach dem anderen hin durch eine Nervendurchschneidung hinter dem Augapfel zerstörte. Diese Operationsmethode, die *Neurotomia optico-ciliaris*, bzw. die *Resectio optico-ciliaris*, die, wie der Name besagt, in einer extraokularen Durchschneidung des Sehnerven und sämtlicher hinterer Ciliarnerven besteht, und die O. Schirmer vor 25 Jahren als Ersatzmethode für die Eukleation erblindeter oder geschrumpfter Augäpfel warm empfohlen hatte, ist heute veraltet und so gut wie gänzlich verlassen; und das mit Recht. Gerade in diesen gar nicht seltenen Fällen, wo es sich darum handelt, ein rebellisch gewordenes erblindetes und meist auch geschrumpftes Auge unschädlich zu machen, das als Quelle einer sympathischen Neurose, einer Mitreizung des zweiten Auges in Betracht kommt, ist vielmehr zur Beseitigung dieser *allein die Wegnahme des erblindeten Augapfels* am Platze. Und zwar ist die Enucleatio bulbi hier eben aus dem Grunde unter allen Umständen angezeigt, weil derartige geschrumpfte Augäpfel häufig nicht nur bloße Mitreizung, sondern auch sympathische Entzündung erzeugen können, deren Ausbruch nur durch die rechtzeitige Wegnahme des Augapfelstumpfes vorgebeugt wird. Das oft schlagartige Schwinden der bloßen Mitreizung des zweiten Auges, wie es nach der Enucleation phthisischer, schmerzhafter Augapfelstümpfe beobachtet werden kann, wird von den einen als ein durch Aufhören des Nervenreizes bedingter, von den anderen als ein *suggestiver* Effekt erklärt. Mitreizung des anderen Auges bei leerer Augenhöhle, in der vielfach bestimmte Schleimhautbezirke oder einzelne Narbenstränge von den Kranken als besonders druckempfindlich bezeichnet werden, dürfte wohl ausnahmslos auf Hysterie zurückzuführen und dementsprechend zu behandeln sein. Überhaupt werden neben der nächsten Forderung einer *Beseitigung* oder *Unschädlichmachung der lokalen Reizquelle* häufig bestimmte *psycho-therapeutische Einwirkungen* in Frage kommen. Hierher gehört als unterstützende Maßnahme auch die *Nervenmassage*, sowie die Anwendung des *konstanten Stromes*, den beispielsweise E. FUCHS noch neuerdings auch zur Behandlung der nervösen Asthenopie warm empfohlen hat. PETERS weist, seiner Auffassung von der Natur der Mitreizung entsprechend, besonders nachdrücklich auf die Berücksichtigung des Allgemeinzustandes (nervöse Veranlagung; neurasthenisch-hypochondrische Zustände; Hysterie) hin; er rät nach etwa vorhandenen Störungen an Nase und Nasennebenhöhlen zu fahnden, die eventuell zu beseitigen sind, und betont die Wichtigkeit, stets auch an präexistente neuralgische Zustände zu denken, die eine Mitreizung vortäuschen könnten.

Literatur.

Sympathische Reizung.

AXENFELD: Notizen zur sympathischen Ophthalmie. Klin. Mbl. Augenheilk. **47 I**, Beil.-H. 117 (1909).

BACH: Experimentelle Studien und kritische Betrachtungen über die sympathische Ophthalmie. Graefes Arch. **42 I**, 241 (1896).

ELSCHNIG: Studien zur sympathischen Ophthalmie **VIII**, Graefes Arch. **88**, 401 (1914).

FEIGENBAUM, A.: (a) Über den Einfluß der Belichtung und Verdunklung auf den intraokularen Druck normaler und glaukomatöser Augen. Klin. Mbl. Augenheilk. **80**, 596 (1928). (b) Reizübertragung von einem Auge zum andern durch einen Vasomotorenreflex (die Dunkel-Hellreaktion als Axonreflex). 13. internat. ophthalm. Kongr. Amsterdam 1929. — FUCHS, E.: (a) Zur Therapie der nervösen Asthenopie. Klin. Mbl. Augenheilk. **58**, 359 (1917). (b) Über sympathisierende Entzündung. Graefes Arch. **61**, 365 (1905).

GRUENHAGEN, A. u. JESNER: Über Fibrinproduktion nach Nervenreizung. Zbl. prakt. Augenheilk. **4** 181 (1880).

KROGH, A.: Anatomie und Physiologie der Capillaren, 2. Aufl. Berlin: Julius Springer 1929.

MELLER, J.: Über Fälle von sympathischer Ophthalmie ohne charakteristischen Befund im ersten Auge. Graefes Arch. **88**, 313 (1914). — MOOREN u. RUMPF: Über Gefäßreflexe am Auge. Zbl. med. Wiss. **1880**, Nr 19.

PETERS: Die sympathische Augenerkrankung. GRAEFE-SAEMISCH: Handbuch der gesamten Augenheilkunde, 3. Aufl. 1919.

RÖMER: Arbeiten aus dem Gebiete der sympathischen Ophthalmie. Graefes Arch. **55**, 302 u. **56**, 439 (1903).

SCHIRMER: Sympathische Augenerkrankung. GRAEFE-SAEMISCH: Handbuch der gesamten Augenheilkunde, 2. Aufl., Bd. 6, 2. Abt. 1905. — SCHMIDT-RIMPLER: Augenheilkunde und Ophthalmoskopie, 7. Aufl. Leipzig 1901, 541.

THIEL, R.: Reflektorische Augendruckschwankungen nach Reizung des Sympathicus. Vereinig. Mitteldtsch. Augenärzte 30. Tagg Dez. 1928. Ref. Klin. Mbl. Augenheilk. **82**, 110 (1929).

WESSELY: Experimentelle Untersuchungen über Reizübertragung von einem Auge zum anderen. Graefes Arch. **50**, 123 (1900).

B. Die sympathische Entzündung.
(Sympathische Ophthalmie).

Nach durchbohrender Verletzung eines Augapfels, die eine Entzündung des Augeninneren und zwar der Gefäßhaut im Gefolge hat, ereignet es sich nicht so ganz selten, daß — meist nach Ablauf einiger Wochen bis Monate — auf dem bis dahin völlig gesunden anderen Auge gleichfalls eine *Entzündung des Uvealtractus* einsetzt, die, einmal ausgebrochen, nun als selbständige Erkrankung weiter verläuft und in der Regel einen überaus ungünstigen Ausgang nimmt. Dieses Leiden, dessen Ausbruch nur durch die rechtzeitige Entfernung des verletzten, ersterkrankten Auges verhütet werden kann, nennen wir als *sympathische Augenentzündung*, als *sympathische Ophthalmie*. Das von ihr befallene Auge heißt das sympathisch erkrankte oder *sympathisierte*, während das verletzt gewesene Auge, welches jenen bislang rätselhaften krankmachenden Einfluß auf das bis dahin gesunde zweite Auge ausübt, als das *sympathisierende* Auge bezeichnet wird.

Geschichte. Wenn auch vereinzelte literarische Vermerke, die auf die Kenntnis dieses Leidens schließen lassen, selbst aus dem Altertum, vor allem aber aus der frühen Neuzeit (so bei GEORG BARTISCH) vorliegen, so hebt doch die eigentliche Geschichte dieser verderblichen Erkrankung erst mit dem Beginn des vergangenen Jahrhunderts an, wie uns der unlängst verstorbene Polyhistor und Altmeister der Geschichte der Augenheilkunde JULIUS HIRSCHBERG in einer überaus anziehend geschriebenen und höchst lesenswerten Abhandlung hierüber an Hand der Quellen geschildert hat. So findet sich, wie HIRSCHBERG berichtet, in DEMOURs 1818 erschienenem Lehrbuch überhaupt zum ersten Male der Hinweis darauf, daß nach Verwundung *eines* Auges das zweite Auge, wie es wörtlich heißt, *sympathisch* erkranke. v. AMMON gibt (1835/38) bereits eine klare Beschreibung einzelner selbstbeobachteter Krankheitsfälle von *Iritis sympathica*. Vor allem waren es englische Augenärzte [WARDROP (1818), GUTHRIE (1823)], die in den eisenindustriereichen Bezirken ihres Landes mit ihren häufigen schweren Augenverletzungen auch das Auftreten sympathischer Augenentzündung beobachten konnten, die dann im Jahre 1840 durch WILLIAM MACKENZIE eine klare und erschöpfende Schilderung gefunden hat.

Die neueste Zeit hat hierauf in einer Fülle von Arbeiten den weiteren Ausbau der Lehre von dieser Krankheit, über deren Ursache auch jetzt noch ein rätselhaftes Dunkel ruht, gefördert und vor allem durch die histologischen Untersuchungen von ERNST FUCHS und seiner Schule unsere Kenntnisse von der anatomisch-histologischen Grundlage der Erkrankung, die ihre Trennung von anderen Entzündungsformen im Augeninnern ermöglichen, ganz wesentlich bereichert.

Vorkommen. Die sympathische Augenentzündung ist eine *relativ seltene* Erkrankung. Zwar besitzen wir keine zuverlässigen Unterlagen darüber, wie oft nach durchbohrender Verletzung des Augapfels in diesem sich jener gefährliche Zustand etabliert, der das andere Auge durch sympathische Entzündung in Mitleidenschaft zu ziehen vermag. Denn gerade durch die rechtzeitige Enucleation schwer verletzt gewesener Augen, die nicht zur Ruhe kommen wollen, und unter denen sicherlich manches sympathiefähige Auge sich befindet, verhüten wir ja den Ausbruch der sympathischen Entzündung auf dem zweiten Auge und begeben uns dadurch des einzig sicheren Kriteriums für das Vorliegen eines übertragungsfähigen Prozesses in dem ersten Auge, das die durchbohrende Verletzung erlitten hatte. Ältere Statistiken über die Häufigkeit der sympathischen Entzündung sind auch aus dem Grunde nicht zu verwerten, weil sie sympathische Reizung und sympathische Entzündung nicht auseinanderhalten. Immerhin besitzen wir aus neuerer Zeit eine Reihe von statistischen Angaben von großen Kliniken, die uns eine Vorstellung davon vermitteln, wie oft unter einer größeren Zahl von perforierenden Verletzungen des Augapfels, die ja die eigentliche Quelle jenes tückischen Leidens sind, tatsächlich der Ausbruch einer sympathischen Entzündung beobachtet worden ist.

So berichtet KITAMURA aus der Breslauer Klinik, daß im Laufe von 10 Jahren (1897 bis 1907) unter 577 Fällen von perforierender Verletzung 17 Fälle von sympathischer Entzündung gefolgt gewesen sind, was einem Prozentsatz von 2,94 % entspricht. Eine Fortsetzung der Statistik aus derselben Klinik über die folgenden 15 Jahre von 1908 bis 1923 gibt HENTSCHEL, wonach unter 980 perforierenden Verletzungen 24mal sympathische Ophthalmie beobachtet worden ist, das sind 2,45%.

STEINDORFF, der das Material der Klinik HIRSCHBERGS aus einem Zeitraum von 35 Jahren (1869 bis 1904) bearbeitet hat, führt 30 Fälle von sympathischer Entzündung unter 1291 perforierenden Verletzungen an, das sind 2,32%.

In der Tübinger Klinik wurden in den 12 Jahren von 1896 bis 1908 unter 1150 perforierenden Verletzungen, wie WEIGELIN mitteilt, 12 Fälle von sympathischer Ophthalmie beobachtet, was etwa 1% ausmacht.

Aus der Leipziger Klinik gibt DOMANN eine Übersicht über die durchbohrenden Verletzungen in den Jahren 1905 bis 1912. Ihre Zahl ist 387; darunter waren 12 Fälle von sympathischer Entzündung gefolgt, was 3,1% ausmacht.

Ich selbst sah an der Bonner Klinik in den 12 Jahren von 1898 bis 1910 unter rund 500 perforierenden Verletzungen 6mal sympathische Entzündung ausbrechen (1,2% der Verletzungen).

Nimmt man den Durchschnitt aus diesen Zahlen, so ergibt sich, daß bei einer Gesamtzahl von über 3500 perforierenden Verletzungen in 2,18% der Fälle sympathische Entzündung beobachtet worden ist.

Männer erkranken häufiger an sympathischer Ophthalmie als Frauen, was sich durch den größeren Anteil der Männer an perforierenden Verletzungen erklärt. Kinder scheinen mehr gefährdet als Erwachsene. Allerdings ist auch der Prozentsatz der perforierenden Verletzungen bei Kindern durchgehends ein sehr beträchtlicher (siehe S. 435.) Doch ergeben einzelne Statistiken eine unverhältnismäßig starke Beteiligung von Kindern an der sympathischen Entzündung, was zum Teil wohl darauf zurückzuführen ist, daß Kinder nicht klagen und über subjektive Beschwerden keine zuverlässigen Angaben machen, so daß man bei ihnen noch leichter von dem Ausbruch der Erkrankung überrascht werden kann, als es bei Erwachsenen der Fall ist. DOMANN berechnet für Erwachsene den Anteil an sympathischer Entzündung auf 2,1% der perforierenden Verletzungen; für Kinder dagegen auf 5,8% (nicht 3,8%, wie es in seiner Publikation irrtümlich heißt). Ich selbst sah in 12 Jahren an der Bonner Klinik unter insgesamt 29 Fällen von sympathischer Ophthalmie (von denen 21 Fälle mit ausgebrochener Krankheit von auswärts zugegangen waren) 15 Kinder im Alter bis zu 14 Jahren; davon gehörten 9 der ersten Lebensdekade an.

Bemerkenswert ist, daß STEINDORFF an Hand des Verletzungsmaterials der HIRSCHBERGschen Klinik aus den Jahren 1869 bis 1904 zu dem Ergebnis kommt, daß die sympathische Entzündung nach perforierenden Verletzungen vor 35 Jahren beinahe 3mal so oft vorgekommen ist wie jetzt (i. J. 1905). Die Abnahme der Häufigkeit wird auf die wirksame Vorsorge, nämlich die möglichst frühzeitige Enucleation zurückgeführt. Daneben spielt aber auch wohl die Prophylaxe der sympathisierenden Entzündung im verletzten Auge, die Bewahrung desselben vor der Uvealentzündung durch die Beachtung der Antiseptik und Aseptik, der sorgfältige Wundschluß eine Rolle. Hierfür spricht vor allem auch das viel spärlichere Auftreten von sympathischer Ophthalmie nach operativen Eingriffen, nach denen die Gefahr der sympathischen Erkrankung, wie DOMANN gezeigt hat, 15mal geringer ist als nach spontanen Verletzungen (unter 3820 bulbuseröffnenden Operationen 8 Fälle von sympathischer Ophthalmie = 0,21%).

Diesen sowohl auf das verletzte Auge als auch auf seinen Partner sich erstreckenden prophylaktischen Maßnahmen muß es auch zugeschrieben werden, daß trotz der enormen Zahl perforierender Verletzungen im Weltkriege die Zahl der Fälle von sympathischer Entzündung überraschend klein geblieben ist. Während im Russisch-Japanischen Kriege nach einer Bemerkung von Oguchi sympathische Ophthalmie „zahlreich beobachtet" wurde (nach Masugi in 5,5% der Augenverletzungen), sind in der deutschen Literatur aus dem Weltkriege bisher nur 13 Fälle mitgeteilt. Allerdings darf man sehr bezweifeln, ob alle Fälle erfaßt wurden, und das um so mehr, als beispielsweise von den 8 Fällen, die Schieck gelegentlich seiner Rundfrage im Jahre 1916 ermittelt hatte, nicht weniger als die Hälfte allein aus meiner Abteilung an der Korps-Augenstation Bonn mitgeteilt sind, der sie mit bereits fertig entwickelter Erkrankung zugegangen waren (cf. Inaug.-Diss. von Kümpel, Bonn 1920). Wir selbst haben unter mehr als 2000 perforierenden Verletzungen, die wir in den 4 Kriegsjahren zu behandeln hatten, keinen Fall von sympathischer Ophthalmie erlebt. Eine Rundfrage von Morax aus dem Jahre 1917 hat in der französischen Armee 35 Fälle von sympathischer Ophthalmie nach Verletzung ergeben; weiter 3 nach Operation. In 14 der Fälle war der Verlauf schwer. Man wird daher Wissmann, dem Bearbeiter des Bonner Materials an Kriegsverletzungen des Auges beistimmen müssen, der der Ansicht zuneigt, daß auch bei den anderen großen Zentralstellen die eingehende Bearbeitung der Kriegsverletzungen noch manche Fälle zutage fördern dürfte, so daß wir erst nach Jahren ein abschließendes Urteil gewinnen können.

I. Die Erkrankungen, welche zur sympathisierenden Entzündung führen.

a) Die Verletzungen und Erkrankungen mit Eröffnung der Bulbuskapsel.

1. Die perforierenden Verletzungen.

Bei der Entstehung der sympathischen Augenentzündung spielen *durchbohrende Verletzungen* des Augapfels die Hauptrolle. Sie sind die weitaus häufigste Ursache, der gegenüber die anderen krankhaften Prozesse, in deren Verlaufe bisweilen auch sympathische Entzündung beobachtet wird, an zahlenmäßiger Bedeutung ganz zurücktreten. Es ist jedoch nicht etwa die Verletzung an sich, die mechanische Schädigung der Gewebe als solche, die jenen verderblichen Einfluß auf das andere Auge ausübt. Wir sehen ja glücklicherweise in zahlreichen Fällen durchbohrende Wunden, die selbst in großer Ausdehnung die Augapfelwand durchtrennt haben, mit Wundstarbildung und Vorfall der Binnengewebe kompliziert sind, glatt verheilen und ohne nachteilige Folgen für das andere Auge dauernd zur Ruhe kommen. Es ist vielmehr die an eine durchbohrende Verletzung sich anschließende *chronische Entzündung im Augeninneren*, der die Fähigkeit zukommt, nach einiger Zeit auch das andere, unverletzte Auge zu befallen.

Indes ist keineswegs jede traumatische Entzündung der Binnengewebe hierzu befähigt. Gerade die nach durchbohrender Verletzung am häufigsten auftretende Entzündungsform, die auf einer Infektion mit den gewöhnlichen Eitererregern beruht, die von E. Fuchs sogenannte *Endophthalmitis septica* pflegt *nicht* auf das andere Auge als sympathische Entzündung überzugehen. Bei ihr werden durch toxische Einwirkung etwa von seiten eines im Glaskörperraum befindlichen eiterigen Infektionsherdes auf die innersten Augenhäute, die Netzhaut und den retinalen Überzug des Ciliarkörpers, diese am meisten verändert gefunden, während die Beteiligung des Uvealtractus dabei ganz zurücktritt. Die sympathische Ophthalmie kommt vielmehr nur dann zur Entwicklung, wenn im Innern des verletzten Auges sich ein *Entzündungsprozeß von ganz besonderem Charakter* etabliert hat, der als parenchymatöse Uveitis *in der Gefäßhaut selbst* seinen Sitz hat und diese allein in spezifischer Weise verändert, wohingegen die Netzhaut hieran überhaupt nicht oder nur ganz unwesentlich Teil nimmt. Diese letztere Entzündungsform, die zweifellos auch *mikrobischen* Ursprungs ist und auf einer Infektion des verletzten Auges mit einem noch unbekannten spezifischen Erreger beruht, bezeichnen wir mit E. FUCHS, dessen umfassenden histologischen Untersuchungen wir die Klarlegung dieser Verhältnisse verdanken, als *sympathisierende Entzündung*. Sie kann, wie die anatomische Untersuchung verletzter Augäpfel gezeigt hat, für sich allein, isoliert, in ganz reiner Form vorhanden sein und eine beträchtliche Verdickung der

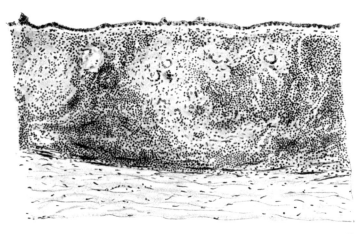

Abb. 1. Beträchtliche Verdickung der Aderhaut durch die spezifische Infiltration in einem schweren Fall reiner sympathisierender Entzündung.

Gefäßhaut bewirken (vgl. Abb. 1). Am häufigsten wird sie indes zusammen mit den Erscheinungen und Veränderungen einer nach perforierender Verletzung ja so häufig auftretenden Endophthalmitis septica angetroffen, so daß also in der Regel, wie wir annehmen müssen, eine Mischinfektion vorliegt.

Die Häufigkeit des Zusammenvorkommens legt die Vermutung nahe, daß die Endophthalmitis septica, insbesondere ihre leichtere Form, das Auftreten der sympathisierenden Entzündung irgendwie begünstigt, indem sie ihr — vielleicht durch eine besondere Art von Gewebsschädigung oder durch Symbiose der Erreger — erst den Boden vorbereitet. Je schwerer und ausgeprägter die endophthalmitischen Erscheinungen nach einer durchbohrenden Verletzung sind, um so geringer wird jedoch erfahrungsgemäß die Gefahr einer sympathischen Entzündung des anderen Auges. Bei der intensivsten Form eitriger Entzündung der Binnengewebe des Augapfels, bei der Panophthalmitis, die eben eine totale Einschmelzung der inneren Augenhäute bewirkt, kommt sympathische Ophthalmie so gut wie niemals vor.

Klinische Symptome der sympathisierenden Entzündung. Leider gibt uns die klinische Beobachtung gar kein zuverlässiges Mittel an die Hand zur Feststellung, ob die im Innern eines verletzten Auges sich abspielenden entzündlichen Vorgänge der Art sind, daß eine sympathische Erkrankung des zweiten Auges befürchtet werden muß. Selbst ein Forscher wie E. FUCHS mit seiner unvergleichlichen

Erfahrung bekennt sich vollkommen außerstande, ein verletztes Auge daraufhin zu beurteilen, ob die klinischen Voraussetzungen der sympathisierenden Entzündung vorhanden sind oder nicht. Wir können nur soviel sagen, daß ein nach durchbohrender Verletzung des Augapfels sich einstellender chronischer Entzündungszustand nach dieser Richtung sehr verdächtig ist: Anstatt einer Rückbildung der Reizerscheinungen, wie sie bei glattem, reaktionslosem Wundverlauf selbst nach sehr ausgedehnter perforierender Augapfelverletzung sich einstellt, tritt nach einiger Zeit unter Zunahme der Empfindlichkeit eher eine Verstärkung der entzündlichen Veränderungen ein. Die ciliare Injektion des Augapfels wird ausgeprägter; die Pupille wird enger, und Mydriatica zeigen nur mehr ungenügende oder gar keine Wirkung. Unter Verfärbung des Irisstromas kommt es zu zunehmender Bildung von hinteren Synechien bis zum völligen Pupillarverschluß. Lupenuntersuchung läßt bisweilen schon frühzeitig das Vorhandensein feiner Beschläge der Hornhauthinterwand nachweisen; doch sind solche keineswegs die Regel. Glaskörpertrübungen verschleiern den Augenhintergrund, an dem sich unter Umständen neuritische Veränderungen der Sehnervenscheibe nachweisen lassen. Der meist schon von vornherein vorhandenen Druckempfindlichkeit der Ciliarregion gesellt sich eine tiefe Vascularisation der Hornhautperipherie und allmählich eine Spannungsabnahme des Augapfels hinzu. Schließlich entwickelt sich leichte Atrophia bulbi. Ein solcher Entzündungszustand im Augeninnern, der natürlich zahlreiche Varianten zuläßt, wird den Arzt besorgt um das zweite Auge machen müssen, und je schleppender die Entwicklung dieses Krankheitsbildes, je chronischer der Verlauf, um so größer die Gefahr, daß die Entzündung auch das andere, unverletzte Auge befällt.

Es ist jedoch nicht so, daß diese Gefahr nur droht bei Vorhandensein eines mehr oder weniger stark ausgeprägten Reizzustandes auf dem verletzten Auge; dieses kann vielmehr wieder vollständig zur Ruhe kommen und dann doch, selbst nach Jahr und Tag, bei absoluter äußerer Reizlosigkeit plötzlich zu sympathischer Entzündung des anderen Auges Anlaß geben. SCHIRMER hat die sympathische Natur der Erkrankung in diesen Fällen geleugnet. Doch zu Unrecht. Das Freibleiben des vorderen Abschnittes der Uvea, die eben zunächst nur in ihrem rückwärtigen Anteile, in der Aderhaut von der sympathisierenden Infiltration befallen war, wie es in einzelnen Fällen die anatomische Untersuchung einwandfrei hat nachweisen lassen, macht das Fehlen eines äußerlichen Reizzustandes in einem solchen, dennoch sympathiefähigen Auge durchaus verständlich.

Da die nach einer perforierenden Verletzung auftretende Entzündung der Uvea, die als sympathische Erkrankung auch das andere Auge befallen kann, wie wir annehmen müssen, durch *spezifische Erreger* verursacht wird, so liegt es auf der Hand, daß über das Eintreten oder Ausbleiben der Entzündung im Einzelfalle in erster Linie das Vorhandensein oder Fehlen des noch unbekannten Infektionserregers entscheidet, mag er von außen in das Auge hineingelangen oder, wie MELLER will und mit gewichtigen Gründen belegt hat, es auf endogenem Wege infizieren. Indes sind die Ausdehnung und besonders die Lage der durchbohrenden Wunde doch wohl nicht ganz bedeutungslos. Schon MACKENZIE hat vor allem zerrissene Wunden eines Auges für besonders geeignet erklärt, sympathische Entzündung im anderen Auge zu erregen. Eine große durchbohrende Wunde der Augapfelwandung und starke Gewebszertrümmerung begünstigen möglicherweise die Ansiedlung des Erregers, und von altersher sind gerade perforierende Verletzungen der Ciliarkörpergegend wegen der Gefahr einer sympathischen Entzündung, die selbst nach einer kleinen Stichverletzung dieser Stelle auftreten kann, nicht mit Unrecht besonders gefürchtet. Worauf die erhöhte Gefährdung bei Verletzung dieser Region beruht, ist nicht bekannt.

Es wäre denkbar, daß gerade hier ein leichteres Haften des spezifischen Virus erfolgt (vgl. z. B. den Infektionsmodus bei den Übertragungsversuchen mit Herpesvirus durch v. SZILY).

Das Verbleiben eines Fremdkörpers im Augeninnern, der keimfrei eingedrungen war, ist nach Urteil mancher erfahrener Beobachter hinsichtlich etwa vorliegender Gefährdung des zweiten Auges belanglos. SCHIRMER z. B. erklärt ausdrücklich, daß die Uvealentzündung, welche aseptisch eingedrungene Splitter erzeugen, niemals sympathische Entzündung hervorruft. MELLER hält jedoch diesen Satz für unbewiesen. Unter 387 Fällen von perforierender Verletzung, über die DOMANN aus der Leipziger Klinik berichtet hat, waren 12 Fälle an sympathischer Ophthalmie erkrankt. Von diesen war nur in 3 der Fremdkörper im Bulbus zurückgeblieben, während das unter den beobachteten Perforationen überhaupt etwa 230mal der Fall war. Das spricht nicht für eine im verletzten Auge durch Zurückbleiben eines Splitters geschaffene erhöhte Disposition zur Erkrankung des anderen Auges.

Auch der Bildung einer *Knochenschale* in phthisischen Augapfelstümpfen, die man früher als eine Ursache sympathischer Entzündung angesehen hat, kommt eine solche Bedeutung nicht zu. Die sogen. Verknöcherung der Aderhaut beruht ja, genauer gesagt, auf einer Knochenbildung in den Schwarten, wie sie nach schwerer Endophthalmitis im Innern geschrumpfter Augäpfel angetroffen werden. Die durch die Endophthalmitis und ihre Folgezustände bewirkte Gewebsschädigung der Uvea ist es in Wahrheit, die eine gewisse Disposition zur sympathisierenden Entzündung schafft und die bei Vorhandensein der spezifischen Krankheitsursache im Organismus noch nach Jahr und Tag zum Auftreten der sympathisierenden Entzündung und damit auch der Erkrankung des zweiten Auges Gelegenheit geben kann. Die Bildung von Knochengewebe an sich, die einen sekundären, akzessorischen Vorgang in solchen Augapfelstümpfen darstellt, mag er zeitweise von Reiz- und Entzündungserscheinungen begleitet sein oder nicht, muß als belanglos angesehen werden.

2. Die Operationen.

Die überragende Bedeutung der durchbohrenden Verletzung für die Entstehung sympathischer Augenentzündung kommt auch darin zum Ausdruck daß dieses fatale Ereignis nicht so ganz selten nach absichtlich gesetzten Wunden, nach *operativer Eröffnung der Bulbuswand* beobachtet wird, wenn auch im Hinblick auf die so große Zahl von Bulbusoperationen überhaupt ihre Zahl glücklicherweise doch eine recht geringe ist. Hier steht in erster Linie die *Starextraktion.*

MACKENZIE selbst hat, wie er seiner Zeit ausdrücklich bemerkte, nie erfahren, daß eine Staroperation dieses Leiden herbeigeführt hätte. Aber, wie HIRSCHBERG hierzu anführt: „Je länger man beobachtet, desto mehr Enttäuschungen hat man auch auf diesem Gebiet erlebt." So hat denn schon CRITCHETT 1863 in seinem Heidelberger Vortrag über sympathische Ophthalmie mitgeteilt, daß eine solche 2mal nach Staroperation beobachtet worden sei. MILLES konnte über 11 Fälle von sympathischer Entzündung nach Kataraktextraktion berichten, die allein in den Jahren 1880/81 in MOORFIELDS Hospital zur Beobachtung kamen mit Ausgang in Erblindung des sympathisch erkrankten Auges, während die Sehschärfe des operierten Auges in einzelnen Fällen dauernd gut blieb. Die Zahl der Fälle, die von den einzelnen Stellen berichtet wird, schwankt beträchtlich. Beispielsweise führt STEINDORFF aus dem Material HIRSCHBERGs unter insgesamt 42 Fällen von sympathischer Ophthalmie, die im Laufe von 35 Jahren beobachtet worden sind, nur 2 Fälle von sympathischer

Ophthalmie nach Operation des Altersstars an, von denen überdies eine im Ausland gemacht worden war. SCHIRMER, der bis 1905 rund hundert Beobachtungen aus der Literatur gesammelt hatte, gibt an, daß er selbst unter 550 Extraktionen im Laufe von 7 Jahren nur einmal sympathische Ophthalmie beobachtet habe. In der Leipziger Klinik ist, wie DOMANN mitteilt und schon oben angeführt ist, im Laufe von $6^1/_2$ Jahren bei insgesamt 3820 bulbuseröffnenden Operationen in 8 Fällen, also in $0,21\%$ sympathische Ophthalmie aufgetreten (nach Starextraktion). Dazu kamen noch 3 Fälle, die anderwärts operiert worden waren, zur Behandlung in die Klinik. Der Autor schätzt somit die Gefahr der sympathischen Ophthalmie nach Operation 15mal geringer als nach spontanen Verletzungen, was er auf Rechnung der Antiseptik und Aseptik setzt. Dagegen sah TREACHER COLLINS bei 518 Extraktionen in $0,94\%$ sympathische Ophthalmie ausbrechen. Nach KITAMURA ist sie in der Breslauer Klinik an eigenem Material in 10 Jahren (1897 bis 1907) nur einmal nach Staroperation beobachtet worden; in den darauffolgenden 15 Jahren (1908 bis 1923) wurden dort, wie HENTSCHEL mitteilt, 12 Fälle nach Kataraktoperation gesehen, die sämtlich anderwärts ausgeführt waren.

In der Regel dürfte es sich dabei um verunglückte Staroperationen gehandelt haben. Nach rite ausgeführter Extraktion ist sympathische Ophthalmie sehr selten. Immerhin ist sie auch schon einmal nach ganz glatt verlaufenem Eingriff eingetreten, wie z. B. in einem von E. FUCHS erwähnten Falle.

Auch hier sind es nicht etwa, wie man bisweilen angenommen hat, einfach mechanische Momente, wie Einklemmung eines Iriszipfels in die Operationsnarbe, Einheilung eines Kolobomschenkels, oder von Kapselresten und dadurch verursachte Zerrung am Strahlenkörper, die den zum Übergang auf das zweite Auge geeigneten Prozeß im staroperierten Auge erzeugen. Vielmehr ist es lediglich die *spezifische Erkrankung des Uvealtractus*, die klinisch unter dem Bilde der postoperativen Iridocyclitis auftritt, der die Fähigkeit zukommt, auch das zweite Auge als sympathische Ophthalmie zu befallen.

Doch möchte ich jenen mechanischen Vorgängen, wie z. B. Einklemmung von uvealem Gewebe in die Operationsnarbe, nicht alle und jede Bedeutung absprechen. Anatomische Untersuchungen von schwerverletzten Augäpfeln mit beispielsweise ausgedehnter Iriseinheilung, die wegen eines heftigen, durch nichts zu beseitigenden Reizzustandes schließlich enukleiert worden waren, haben mir zu meiner großen Überraschung mehrfach gezeigt, daß nicht etwa, dem heftigen äußeren Reizzustande entsprechend, starke entzündliche Veränderungen auch im Augeninneren vorhanden waren, wie nach dem klinischen Bilde erwartet werden mußte, sondern daß die Binnengewebe geradezu ganz frei von entzündlichen Veränderungen waren. Über ähnliche Beobachtungen hat auch GILBERT berichtet. Es ist nicht ohne weiteres in Abrede zu stellen, daß ein hartnäckiger derartiger, durch Zerrung der eingeklemmten Iris mechanisch bedingter und unterhaltener Reizzustand eines Auges bei längerer Dauer doch lokalisierend wirken könnte und vielleicht eine Disposition zu einer endogenen Infektion schaffte, die imstande wäre, auch auf das zweite Auge überzugehen. Das Vorhandensein einer solchen Uveitis von spezifischem Charakter im operierten Auge ist jedenfalls auch in diesen Fällen von sympathischer Ophthalmie nach Starextraktion die unumgängliche Voraussetzung dafür, daß auch das zweite Auge in Mitleidenschaft gezogen wird. Daß dieses ominöse Ereignis häufiger nach der modifizierten Linear-Extraktion v. GRAEFES beobachtet worden ist, wird wohl zutreffend auf die periphere Schnittführung in der gefährlichen Nähe des Ciliarkörpers bei dieser Methode zurückgeführt, die überhaupt mehr die Gefahr der Iritis oder Cyclitis in sich birgt. Doch ist auch nach Extraktion mit Lappenschnitt sympathische Ophthalmie beobachtet worden.

Häufiger ist sympathische Ophthalmie nach operativen Eingriffen aufgetreten, die teilweise gerade eben wegen dieser Gefahr jetzt gänzlich aufgegeben sind, so besonders nach *Iridodesis* (zu optischen Zwecken bei Schichtstar). Auch nach *Staphylomabtragung* nach Critchett, bei der die Fäden durch Lederhaut und Strahlenkörper gelegt werden, ist sie mitunter erlebt worden. Nach der früher vielfach geübten *Reklination* der getrübten Linse hat z. B. Mooren sie mehrfach gesehen. Vereinzelte Fälle sind nach *Iridektomie, Sklerotomie* und *Sklerektomie*, sowie nach Elliotscher *Trepanation* berichtet. So hat erst kürzlich H. Schönenberger 3 Fälle, die mit dieser ernsten Komplikation nach *Trepanation* der Züricher Klinik zugegangen waren, beschrieben und die Ergebnisse der histologischen Untersuchung mitgeteilt, die in 2 Fällen die klinische Diagnose bestätigte. Trousseau hat einmal nach Tätowierung eines alten Leucoma adhaerens sympathische Ophthalmie erlebt. Wiederholt hat man die Erfahrung machen müssen, daß die *Abtragung eines Irisprolapses* bald darnach von sympathischer Ophthalmie gefolgt war; über ein solches Erlebnis bei einem siebenjährigen Knaben hat beispielsweise Schieck berichtet, wo das verletzte Auge nach anfänglich reaktionslosem Wundverlauf in der 4. Woche von schwerer sympathisierender Uveitis in reiner Form befallen wurde, die bereits 6 Tage später auch auf dem anderen Auge zum Ausbruch kam. Vacher, der sympathische Ophthalmie nur nach *operierten* Prolapsen erlebt haben will, trägt daher niemals einen Irisprolaps ab. Umgekehrt haben Gruening-Marple bei einem 5jährigen Kinde mit ausgedehnter Hornhautwunde und großem Irisvorfall bei *konservativer* Behandlung nach 3 Wochen sympathische Ophthalmie erlebt, die, wie sie glauben, bei früher Abtragung des Irisprolapses verhütet worden wäre. Diese Ansicht ist natürlich irrig, da das ausschlaggebende Moment für die Entwicklung einer sympathischen Ophthalmie eben die spezifische Uveitis im verletzten Auge darstellt und diese, wie vielfache Erfahrung gezeigt hat, schon durch die perforierende Verletzung allein, sei es durch ektogene Infektion sei es auf endogenem Wege zur Entfaltung kommen kann.

3. Das Hornhautgeschwür.

Wie nach traumatischer und operativer Eröffnung des Bulbus, so kann auch nach *spontaner Perforation* der Augapfelwandung infolge Durchbruchs eines *Hornhautgeschwürs* sympathische Ophthalmie auftreten. Doch ist dieses Ereignis glücklicherweise selten. Immerhin werden in der Zusammenstellung von Kitamura 5 Fälle im Anschluß an Hornhautgeschwüre erwähnt. Auch andere Autoren berichten über derartige Beobachtungen nach Geschwürsperforation, so z. B. Steindorff (2 Fälle), Weigelin (1 Fall), Hentschel (1 Fall), zuletzt Lindemann aus der Jenaer Klinik (1 Fall). In der Regel handelte es sich um *Ulcus corneae serpens*, oder *gonorrhoisches Hornhautgeschwür*. E. Fuchs sah unter 35 Fällen von sympathischer Opthalmie diese 3mal nach perforiertem Ulcus corneae auftreten; 2 davon waren typische Ulcera serpentia. Das Hornhautgeschwür führt, wie E. Fuchs betont, nur dann zu sympathisierender Entzündung, wenn sich an dasselbe eine Iridocyclitis anschließt. Aber trotz der Häufigkeit einer solchen bei großem Geschwür ist nach Fuchs die sympathisierende Entzündung dabei ein seltenes Ereignis. Es ist eben gar nicht jene, ich möchte sagen, banale Entzündung, die das Pneumokokken- oder Diplobacillen- usw. Geschwür der Hornhaut fast regelmäßig begleitet und die auf Toxinwirkung von seiten der in der Hornhaut angesiedelten Mikroorganismen, der Geschwürserreger beruht, die imstande ist, auf das andere Auge als sympathische Ophthalmie überzugehen; es muß vielmehr erst ein ganz *spezifischer Prozeß* in der Uvea des Auges, das eine Geschwürperforation durchgemacht hat, sich niedergelassen haben. und dieser ist es, der dann als selbständige Krankheit, vielleicht vermöge einer besonderen Affinität seiner Erreger zum Uvealgewebe in Bälde auch auf das zweite gesunde Auge als sympathische Entzündung übergeht.

Eine 44jährige Bauersfrau suchte die Bonner Poliklinik (unter SAEMISCH) auf mit einem seit etwa 14 Tagen bestehenden Ulcus serpens des *rechten* Auges, das den unteren äußeren Quadranten der Hornhaut einnahm und von hohem Hypopyon und starker Chemosis begleitet war. Dem dringenden Rat zu klinischer Behandlung folgte sie nicht, sondern stellte sich erst 3 Monate später wieder vor, nachdem sie einige Tage zuvor unter Kopf- und Augenschmerzen auch eine Abnahme der Sehkraft des anderen bis dahin gesunden, linken Auges wahrgenommen hatte. Die Untersuchung ergab auf diesem eine durch zahlreiche Beschläge der DESCEMETSchen Membran, zirkuläre hintere Synechien und diffuse Trübung des Glaskörpers gekennzeichnete sympathische Entzündung, während das rechte Auge an Stelle des Ulcus corneae ein die ganze Hornhaut einnehmendes Narbenstaphylom erkennen ließ. Die Untersuchung des enukleierten rechten Auges deckte eine die gesamte Aderhaut betreffende ganz charakteristische Infiltration auf von der weiter unten zu beschreibenden typischen Struktur, die zu einer beträchtlichen Verdickung der Aderhaut geführt hatte (cf. Abb. 5).

Mehrfach findet sich in derartigen Fällen vermerkt, daß eine ausnehmend starke Injektion von hartnäckigem Verhalten den Geschwürsprozeß überdauert habe. Das war beispielsweise auch besonders auffallend in der nachfolgenden Beobachtung, bei der es nach der Querspaltung eines Ulcus corneae serpens zum Ausbruch von sympathischer Entzündung gekommen war.

50jähriger Mann; ausgedehntes tiefes Ulcus serpens des rechten Auges, seit 4 Wochen bestehend, das die ganze äußere und untere Hälfte der Hornhaut einnimmt, oben-außen bereits gereinigt, im unteren Abschnitt nach innen progredient ist. An der Hornhauthinterwand dickes eitriges Exsudat. Am folgenden Tag *Keratotomie* in horizontaler Richtung von außen nach innen. Fassen und Entleeren des Exsudates mit Pinzette. Darauf *prompter Stillstand* des Geschwürsprozesses. Kein Hypopyon mehr. Aber noch 4 Wochen später ist das Auge immer noch auffällig stark gereizt mit besonders starker pericornealer Injektion. 8 Wochen nach der Keratotomie *Entlassung.* Hornhaut zum großen Teil in ein vascularisiertes Leukom umgewandelt, mit dessen Hinterfläche der untere Abschnitt der Iris verwachsen ist. *Auge noch immer lebhaft pericorneal injiziert.* 5 Wochen nach der Entlassung Wiederaufnahme wegen heftiger, seit angeblich 8 Tagen bestehender sympathischer Entzündung des linken Auges, das zahlreiche Beschläge der DESCEMETSchen Membran, zirkuläre hintere Synechien und dichte Glaskörpertrübung aufwies. Patient, der die Enucleation des rechten erblindeten Auges verweigert, wird auf Wunsch entlassen. Ausgang unbekannt.

Die Vermutung liegt nahe, daß jener hartnäckige Reizzustand und die lebhafte Injektion, die in diesen Fällen die Vernarbung des Geschwürsprozesses in so auffälliger Weise überdauern, einen direkten Hinweis darauf enthalten, daß sich in diesen Augen ein besonderer, von der das Ulcus serpens regelmäßig begleitenden Iridocyclitis verschiedener Entzündungsprozeß von selbständigem Charakter entwickelt hat. Anderseits ist aber auch die Möglichkeit nicht auszuschließen, daß ein solcher hartnäckiger Reizzustand zunächst gar nicht spezifisch bedingt zu sein braucht, sondern von dem jeweiligen Geschwürsprozeß selbst mit seiner regelmäßigen Uvealbeteiligung abhängig ist, daß er aber bei längerer Dauer disponierend wirken kann und unter gegebener Voraussetzung die — vielleicht endogene — Ansiedelung der spezifischen Schädlichkeit in der Uvea des Ulcus-Auges zu begünstigen vermag. Hierüber ist zur Zeit Sicheres noch nicht bekannt.

b) Die Verletzungen und Erkrankungen ohne Eröffnung der Bulbuskapsel.

1. Die subconjunctivale Bulbusruptur.

Außer den bisher besprochenen Gruppen von Fällen, denen allen gemeinsam ist, daß eine Eröffnung der Augapfelwandung die Entwicklung einer bestimmten Entzündungsform in der Uvea nach sich zieht, die dann auch auf das andere

unverletzte Auge als sympathische Ophthalmie übergeht, sind, wenn auch
sehr viel seltener, Fälle von sympathischer Ophthalmie beobachtet worden,
in denen das erste Auge nicht durch eine durchbohrende Wunde (bzw. Geschwürsperforation), sondern unter dem Bilde einer *subconjunctivalen Ruptur
der Lederhaut* verletzt gewesen war. Derartige, durch Einwirkung stumpfer
Gewalt auf den Augapfel verursachte Verletzungen, bei denen die Bindehaut
über der Rupturstelle der Lederhaut intakt gefunden worden war, die Wunde
also einer ektogenen Infektion nicht zugängig sein konnte und doch sympathische Ophthalmie entstand, sind in der Tat von einer Anzahl zuverlässiger
Beobachter mitgeteilt (KITAMURA, WEIGELIN, DOMANN, HUSSELS u. a.).
J. SCHNABEL hat, wie LAUBER erwähnt, nach stumpfen nicht perforierenden
Verletzungen sympathische Ophthalmie beobachtet. Wenn auch für manche
sonst noch in der Literatur angeführte Fälle von sympathischer Ophthalmie
nach subconjunctivaler Ruptur der Lederhaut der Einwand gewiß berechtigt
sein mag, daß mikroskopisch kleine Einrisse der Bindehaut oder eine abnorme
Durchlässigkeit der gedehnten, mit feinen Epitheldefekten versehenen Conjunctiva vorgelegen und einem Eindringen spezifischer Erreger von außen her den
Weg bereitet haben könnten, so scheint mir dieser Einwand doch durchaus
nicht für alle mitgeteilten Beobachtungen zulässig. Man wird vielmehr für einzelne
sorgfältig verfolgte Fälle von wirklich subconjunctivaler Ruptur der Lederhaut
die Möglichkeit in Erwägung ziehen müssen, daß auf dem durch die Gewebs-
zerstörung im Augeninnern vorbereiteten Boden eine endogene Ansiedelung
der spezifischen Noxe erfolgt war, die dann das Bild der z. B. von WEIGELIN
und HUSSELS auch histologisch einwandfrei nachgewiesenen charakteristischen
Uvealerkrankung, eben der sympathisierenden Entzündung erzeugt hatte.

Für eine bestimmte Sondergruppe dieser Verletzungsform, nämlich die
subconjunctivale Linsenluxation, hält ASK die Gefahr der sympathisierenden
Ophthalmie für besonders groß. Wenn man diese Ansicht auch nicht teilt —
und in der vorliegenden Literatur hierüber findet sich für sie keine Stütze —
so muß man doch durchaus der Forderung dieses Autors beipflichten, daß die
von den Augenärzten früher geübte Methode des wochenlangen Abwartens bei der
Behandlung dieser Verletzung zugunsten eines zeitigeren aktiven Einschreitens
(Beseitigung der luxierten Linse) aufzugeben ist. Denn jede Maßnahme, die,
wie die frühzeitige Beseitigung der unter die Bindehaut luxierten Linse, eine
rasche glatte Wundheilung fördert und damit die Rückbildung des traumatischen Reizzustandes eines so verletzten Auges begünstigt, wirkt, wie wir
annehmen dürfen, auch prophylaktisch, und ist geeignet zur Verhütung einer
sympathischen Ophthalmie beizutragen.

2. Die intraokularen Tumoren.

Wie eine Anzahl einwandfreier Beobachtungen ergeben haben, kann es auch
bei Vorhandensein einer *Geschwulst im Augeninnern*, eines *Aderhautsarkoms*,
gelegentlich zum Auftreten *sympathischer Entzündung* im anderen Auge kommen,
und zwar auch in Fällen, in denen ein operativer Eingriff — etwa zur Beseitigung der Drucksteigerung bei okkultem Tumor — nicht stattgefunden hatte,
und auch eine Perforation der Bulbuskapsel durch den Tumor noch nicht erfolgt war. Derartige Beobachtungen, wie sie beispielsweise von E. FUCHS,
MELLER u. a. beschrieben sind, haben von jeher den Autoren Kopfzerbrechen
gemacht, da sie ja in schroffem Widerspruch zu der überkommenen Anschauung
stehen, daß eine Bulbusperforation die unumgängliche Voraussetzung für die Entstehung der auf das andere Auge übergehenden sympathisierenden Entzündung
sei. Da in jenen Fällen von Aderhautsarkom die spezifische Entzündung im

Sarkomauge nur *endogen*, auf dem Wege der Blutbahn zur Entwicklung gekommen sein kann, entsteht für die Verfechter einer ektogenen Infektion eine Schwierigkeit. Mehrfach, z. B. von WEIGELIN, ist deswegen die Vermutung geäußert worden, es könne sich in diesen Augen mit intraokularem Sarkom um eine *spontane* endogene Iridocyclitis chronica unter dem anatomischen Bilde der sympathisierenden Entzündung gehandelt haben und die nachträgliche Erkrankung des zweiten Auges sei zufällig aus derselben Ursache heraus entstanden, stelle also einfach eine spätere Manifestation der gleichen Krankheitsursache dar. Ja, RUGE nennt gar die Anerkennung der sympathischen Entzündung auf Grund eines Chorioidealsarkoms einen logischen Fehler, da ja die Hauptbedingung für das Zustandekommen einer sympathischen Entzündung doch die Eröffnung der Bulbuskapsel sei, die dem hypothetischen Entzündungserreger die Möglichkeit gebe, in das Augeninnere zu gelangen. Mit der Annahme einer endogenen Infektion werde der Lehre von der sympathischen Entzündung das einzige Kennzeichen entzogen, das sie von den chronischen Uveitiden dunklen Ursprungs trenne.

Dem hat indes MELLER entgegengehalten, es sei schlechterdings gar nicht einzusehen, warum das keine sympathische Ophthalmie sein solle, wenn man ein Auge durch ein nicht perforierendes Aderhautsarkom, das zu einer Iridocyclitis geführt hatte, zugrunde gehen und dann das andere Auge an einer Iridocyclitis erblinden sehe, und nun bei der histologischen Untersuchung genau dieselben spezifischen, charakteristischen Veränderungen finde, wie man das in den anerkannten Fällen von sympathischer Ophthalmie in beiden Augen gewohnt sei, nachdem das eine Auge eine perforierende Verletzung erlitten habe. Ein Choriodealsarkom könne, wie er weiter ausführt, nekrotisch werden, die heftigsten Entzündungserscheinungen hervorrufen und zur Schrumpfung kommen: solange nicht in dem Auge die typische Erkrankungsform der sympathisierenden Entzündung zum Ausbruch gekommen sei, werde es keine sympathische Ophthalmie des anderen Auges geben. Gerade eine derartige Beobachtung von sympathischer Ophthalmie bei Aderhautsarkom hat MELLER zum Gegenstand einer eingehenden kritischen Betrachtung über die Entstehung der sympathisierenden Entzündung im ersten Auge gemacht und in scharfsinnigen Ausführungen an Hand des bisher vorliegenden Tatsachenmaterials die *Wahrscheinlichkeit* einer *endogenen Entstehung der sympathisierenden Entzündung überhaupt*, auch in verletzten Augen, begründet. Hierauf wird weiter unten noch etwas näher einzugehen sein (S. 630).

In einem Auge mit Aderhautsarkom vermag die spezifische Noxe der sympathisierenden Entzündung erst Fuß zu fassen, nachdem zuvor eine *Gewebsschädigung* der Uvea eingetreten ist, wie sie in der Regel durch eine mehr oder weniger ausgebreitete *Nekrose* des Tumors bedingt wird. Diese führt nicht nur zu direktem Zerfall des Geschwulstgewebes selbst, sondern wirkt auch heftig entzündungserregend und vermag so auch die von der Geschwulst noch nicht ergriffenen Aderhautpartien schwer zu schädigen und unter Umständen eine Nekrose des gesamten inneren Augenhäute herbeizuführen. Erst auf dem so vorbereiteten Boden einer Uvealschädigung kann es dann bei Vorhandensein der spezifischen Noxe im Organismus zu Ansiedelung im Tumorgewebe selbst, wie in der noch tumorfreien Uvea kommen. Die Abbildungen 23, 24 u. 25 zeigen Partien aus einem teilweise nekrotisierten Flächensarkom der Aderhaut (Abb. 22) bei einem 62jährigen, das zur sympathischen Ophthalmie des anderen Auges geführt hatte, und lassen die Herde charakteristischer sympathisierender Infiltration innerhalb des Tumorgewebes erkennen. In diesem von mir untersuchten und beschriebenen Falle war etwa 2 Monate vor Ausbruch der sympathischen Ophthalmie gegen Drucksteigerung eine Sclerotomia anterior vorgenommen worden. Diesem operativen Eingriff kann jedoch keinerlei Bedeutung für das Auftreten der sympathisierenden Entzündung im Sinne der bisherigen Anschauung beigelegt werden, da, wie die exakte histologische Untersuchung zeigt, der ganze vordere Bulbusabschnitt bis über die Ora serrata hinaus frei von zelliger Infiltration gefunden wurde, und die charakteristischen Herde sympathisierender Entzündung erst weiter hinten in der Aderhaut und zerstreut, isoliert im Tumorgewebe nachgewiesen wurden. Trotz des vorausgegangenen operativen Eingriffes ist daher in diesem Falle kein Anlaß gegeben, eine ektogene Infektion anzunehmen. Vielmehr kann man mit MELLER in der operativen Eröffnung der Bulbuskapsel lediglich ein weiteres gewebsschädigendes Moment erblicken, das zu der durch den Tumor bewirkten Uvealschädigung hinzukam und die endogene Ansiedlung der spezifischen sympathisierenden Noxe begünstigen half.

3. Die idiopathische Iridocyclitis.

Die Literatur enthält — so von E. FUCHS, KITAMURA, BOTTERI, WEIGELIN, BROWN, MELLER — eine Anzahl von Mitteilungen über *spontane Iridocyclitis unbekannter Ätiologie* mit einem der sympathisierenden Entzündung überaus ähnlichen histologischen Befunde. In zwei der Fälle war die Erkrankung auf ein Auge beschränkt geblieben; viermal waren beide Augen nacheinander erkrankt. Das Intervall zwischen der Erkrankung beider Augen war in einzelnen Fällen auffällig groß (bei KITAMURA 4 Jahre, bei WEIGELIN gar 16 Jahre). In anderen Fällen (z. B. MELLER, 2. Fall) erkrankten beide Augen ziemlich rasch nacheinander. Der Verlauf war ein schwerer. Viermal war eine Iridektomie vorgenommen worden; doch hatte die Iridocyclitis schon vorher bestanden, so daß auch in diesen Fällen die Erkrankung nicht auf das operative Trauma zurückgeführt werden kann. In den Fällen von KITAMURA und WEIGELIN hatte eine operative Eröffnung des Auges überhaupt nicht stattgefunden. Die Bewertung dieser Fälle als „spontane sympathisierende Entzündung" bzw. als sympathische Ophthalmie bei spontaner endogener Iridocyclitis des ersten Auges ist begreiflicherweise recht umstritten.

MELLER, der diese Frage eingehend erörtert hat, vertritt die Auffassung, daß die bisher beobachteten Fälle von idiopathischer Iridocyclitis mit dem histologischen Bilde der sympathisierenden Entzündung, auch soweit sie sich nur auf ein Auge beschränke, doch wahrscheinlich mit der echten sympathischen Erkrankung, die auch das zweite Auge heimsuche, identisch seien. Das Beschränktbleiben auf ein Auge falle aus dem Grunde nicht so sehr ins Gewicht, weil auch Fälle von perforierender Verletzung bekannt seien, die wegen Gefahr der drohenden sympathischen Ophthalmie enukleiert worden waren und die auch tatsächlich das charakteristische Bild der sympathisierenden Entzündung aufwiesen, ohne daß jedoch das zweite Auge erkrankt wäre. Die Möglichkeit einer Entstehung der sympathisierenden Entzündung in diesen Fällen idiopathischer Erkrankung erklärt er sich durch die Annahme, daß das betreffende ersterkrankte Auge schon vorher nicht uvealgesund gewesen sei — er hatte in einem seiner Fälle eine alte Retinochorioiditis nachweisen können —, so daß die im Körper vorhandene spezifische Noxe in der bereits geschädigten Gefäßhaut Fuß zu fassen vermochte. Daneben sei aber auch mit der Möglichkeit zu rechnen, daß bei besonders starker Intensität der spezifischen Krankheitsnoxe diese auch einmal ein uvealgesundes Auge befalle.

Daß bei dieser Auffassung und Deutung der Dinge der Begriff der sympathischen Entzündung in dem bisher gültigen Sinne von Grund aus umgestürzt wird, braucht nicht erst noch besonders gesagt zu werden. MELLER spricht es denn auch mit dürren Worten aus, wir müßten uns von der landläufigen Auffassung frei machen, daß bei der sympathischen Ophthalmie die Krankheitskeime direkt aus dem ersten Auge in das zweite, sei es auf der Sehnervenbahn, sei es auf dem Blutwege überwanderten; eher sei daran zu denken, daß beide Augen in gewisser Hinsicht unabhängig von einander von der im Körper vorhandenen Krankheitsnoxe ergriffen würden.

Es ist begreiflich, daß eine solche revolutionierende Anschauung und Lehre, die übrigens von E. FUCHS, wie aus einzelnen Äußerungen hervorgeht, nicht geteilt wird, nicht ohne Widerspruch bleiben konnte. So ist F. SCHIECK dagegen aufgetreten. Insbesondere hat aber E. VON HIPPEL in einer ausführlichen kritischen Studie, die an Hand eigener Untersuchungen vor allem die anatomische Differentialdiagnose zwischen tuberkulöser und sympathisierender Uveitis zum Gegenstand hat, nachdrücklich gegen jene Anschauung Stellung genommen. Mit guten Gründen kämpft er gegen den Versuch an, die Fälle, bei welchen die Erkrankung des ersten Auges zweifellos endogener Natur, das zweite aber gesund geblieben war, auf Grund des anatomischen Befundes als sympathisierende Uveitis zu diagnostizieren. Der Begriff der sympathisierenden Uveitis sei, wie gewiß mit Recht betont wird, gar nicht zu umgrenzen, wenn *beide* Bedingungen, die Eröffnung des ersten und die Erkrankung des zweiten Auges fehlen dürfen. In eingehender Begründung vertritt E. v. HIPPEL dann den Standpunkt, daß in jenen umstrittenen Fällen in erster Linie eine *tuberkulöse* Uveitis anzunehmen sei, eine Auffassung, die bei dem derzeitigen Stand der Dinge den vorhandenen Schwierigkeiten am besten Rechnung trägt und die jedenfalls auch in den bisherigen Ergebnissen der anatomischen Untersuchung eine nicht zu unterschätzende Stütze findet. Diese vorsichtige Zurückhaltung gegenüber jenen Fällen wird so lange am Platze sein, bis die weitere Forschung durchschlagendere Gründe für das tatsächliche Vorkommen einer durch sog. idiopathische Iridocyclitis verursachten sympathischen Ophthalmie — diese im alten klassischen Sinne verstanden — beigebracht haben wird.

4. Andere Erkrankungen.

Da das *Glaukom* erfahrungsgemäß in den meisten Fällen beide Augen nacheinander befällt, ist man früher der Meinung gewesen, daß ein Glaukom des einen Auges auf sympathischem Wege die gleiche Erkrankung des anderen Auges auslösen könne. Eine derartige Beziehung zwischen der Erkrankung beider Augen besteht indes nicht. Das Glaukom als eine Störung im Flüssigkeitswechsel des Auges ist überhaupt nicht imstande, eine sympathische Erkrankung des anderen herbeizuführen, da eine solche stets eine Iridocyclitis von bestimmtem Gepräge auf dem ersterkrankten Auge zur Voraussetzung hat. Ebensowenig vermag eine echte sympathisierende Entzündung des einen Auges auf dem anderen als sympathische Erkrankung primär ein glaukomatöses Leiden auszulösen. Es kann — in seltenen Fällen — lediglich zu einem „Glaukom im sympathisch erkrankten Auge" kommen, d. h. zu einem Sekundärglaukom infolge der Iridocyclitis, wie es sich im Verlaufe einer solchen auch sonst entwickeln kann.

Bei Vorhandensein eines *Cysticercus* im Augeninnern tritt schließlich eine Netzhautabhebung und eine durch die toxischen Stoffwechselprodukte des Parasiten bedingte Iridocyclitis ein mit Ausgang in Atrophia bulbi. Die Entzündungserscheinungen können sehr heftig sein und vielfach rezidivieren. Doch soll dabei, wie gelehrt wird, sympathische Ophthalmie nicht auftreten. Es muß jedoch dahingestellt bleiben, ob das zutrifft, oder ob nicht doch einmal dabei sympathische Entzündung des anderen Auges sich entwickeln kann, da bei Vorhandensein der spezifischen Erreger im Organismus, deren Ansiedlung in der

Uvea nach der Anschauung Mellers durch eine vorausgegangene Schädigung derselben ermöglicht wird, jene sich wohl auch einmal in der durch intraokularen Cysticercus schwergeschädigten Uvea eines Auges auf endogenem Wege würden einnisten und dann auch auf das andere Auge übergehen können.

Auch bei *Herpes zoster ophthalmicus* ist verschiedentlich Erblindung durch sympathische Ophthalmie des anderen Auges beschrieben worden. Doch halten diese Fälle, die Meller daraufhin einer Analyse unterzogen hat, der Kritik nicht stand. Tatsächlich existiert kein einwandfreier Fall von sympathischer Ophthalmie nach Herpes zoster. Doch sind diese Fälle von Zoster-Entzündung nach anderer Richtung hin sehr bemerkenswert. Meller hat nämlich bei der Untersuchung derartiger Augäpfel festgestellt, daß die bei Zoster auftretende Iritis bzw. Uveitis ein pathologisch-anatomisches Bild bieten kann, das größte Ähnlichkeit mit dem histologischen Bilde der sympathisierenden Entzündung besitzt. Er stellt die Art der reaktiven Entzündung, die auf die in Zusammenhang mit einer von ihm bei Herpes zoster nachgewiesenen Perineuritis ciliaris auftretende, nicht selten bis zur Nekrose sich steigernde Gewebsschädigung folgt, zu dieser in bestimmte Beziehung und glaubt auf Grund seiner Befunde, daß gerade Gewebsschädigungen leichterer Natur eine *reaktive Entzündung von tuberkuloidem Charakter* nach sich ziehen. Sein Schüler Edeskuty spricht von einer „Nachahmung" des Bildes der sympathischen Ophthalmie auch im klinischen Sinne in den Fällen, in denen, wenn auch nur ganz ausnahmsweise, der Herpes zoster sich auf beiden Augen etabliert, also beide Augen an Iridocyclitis erkrankt sind.

Diese Ähnlichkeit der histologischen Befunde verdient ganz besondere Beachtung im Hinblick auf die neuerlichen Übertragungsversuche des von menschlichem Herpes corneae stammenden, in der Kaninchenhornhaut angereicherten Herpesvirus in das Augeninnere durch Überimpfung in eine Ciliarkörpertasche, wobei v. Szily nicht nur eine schwere plastische Uveitis im primär geimpften Auge erhielt, sondern nach etwa 14 Tagen die gleiche Erkrankung auch spontan auf dem anderen Auge auftreten sah.

Literatur.

Die Erkrankungen, welche zur sympathisierenden Entzündung führen.

Axenfeld: Sympathische Ophthalmie. Erg. Path. Wiebaden 1898 u. 1901. — Ask: Zur Behandlung der Linsenluxation. Klin. Mbl. Augenheilk. **51 II**, 331 (1913).

Botteri: Idiopathische Iridochorioiditis unter dem Bilde einer sympathisierenden Entzündung. Graefes Arch. **69**, 172 (1908). — Brown, E. V. L.: Über eine besondere Art proliferierender Chorioiditis. Graefes Arch. **82**, 300 (1912).

Domann: Kritischer Bericht über Fälle von sympathischer Ophthalmie. Beitr. Augenheilk. **9** (1912).

Edeskuty: Über primäre Irisnekrose. Z. Augenheilk. **55**, 38 (1925).

Fuchs, E.: (a) Über sympathisierende Entzündung. Graefes Arch. **61**, 365 (1905). (b) Über Ophthalmia sympathica. Graefes Arch. **70**, 465 (1909). (c) Anatomische Veränderungen bei Entzündung der Aderhaut. Graefes Arcn. **58**, 391 (1904).

Gilbert: Untersuchungen über die Ätiologie und pathologische Anatomie der schleichenden traumatischen intraokularen Entzündungen, sowie über die Pathogenese der sympathischen Ophthalmie. Graefes Arch. **77**, 199 (1910). — Gruening-Marple: Ref. Zbl. Augenheilk. **1899**.

Hentschel: Ein Beitrag zur sympathischen Ophthalmie. Klin. Mbl. Augenheilk. **71**, 434 (1923). — Hippel, E. v.: Über tuberkulöse, sympathisierende und proliferierende Uveitis unbekannter Ätiologie. Anatomische Untersuchungen zur Differentialdiagnose dieser Erkrankungen. Graefes Arch. **92**, 421 (1927). — Hirschberg: Geschichte der Augenheilk. Neuzeit. Graefe-Saemischs Handbuch der gesamten Augenheilkunde, Bd. 14, 4. Abt. 1914. — Hussels: Sympathische Ophthalmie nach subconjunctivaler Bulbusruptur. 3. Verslg d. hess.-nass. Augenärzte, Marburg 1914. Ref. Klin. Mbl. Augenheilk. **55**, 221 (1914).

KITAMURA: Beiträge zur Kenntnis der sympathischen und sympathisierenden Entzündung mit histologischen Untersuchungen sympathisierender Augen. Klin. Mbl. Augenheilk. **45 II,** 211 (1907).

LAUBER: Ophthalm. Ges. Wien, Sitzg 16. Juni 1909, Diskussion zu MELLER: Über intraokulares Sarkom und sympathisierende Entzündung. Ref. Z. Augenheilk. **22,** 270 (1909). — LINDEMANN: Sympathische Ophthalmie nach Ulcus serpens. Vereinigg mitteldtsch. Augenärzte. Ref. Klin. Mbl. Augenheilk. **74,** 775 (1925).

MELLER: (a) Intraokulares Sarkom und sympathisierende Entzündung. Graefes Arch. **72,** 167 (1909). (b) Zur Frage einer spontanen sympathisierenden Entzündung. Z. Augenheilk. **30,** 369 (1913). (c) Zur Klinik und pathologischen Anatomie des Herpes zoster Uveae. Z. Augenheilk. **43,** 450 (1921). (d) Perineuritis und Periarteritis ciliaris bei Herpes zoster ophthalmicus. Z. Augenheilk. **50,** 2 (1923). — MILLES, W. J.: Über sympathische Augenentzündung nach Linsenextraktion. Roy. Lond. ophthalmic hosp. rep. **10,** Part. 3 (1882). Ref. Zbl. prakt. Augenheilk. **1882.**

OGUCHI: Augenverletzungen im japanischen Heere während des letzten Krieges. Beitr. Augenheilk. **9,** H. 83 (1913).

REIS: Zur Frage nach dem histologischen und ätiologischen Charakter der sympathisierenden Entzündung. Graefes Arch. **80,** 69 (1911). — RUGE: Kritische Bemerkungen über die histologische Diagnose der sympathisierenden Augenentzündung nach FUCHS. Graefes Arch. **65,** 135 (1906).

SCHIECK: Die Verhütung der sympathischen Ophthalmie bei Kriegsverletzungen. Ber. 40. Verslg. ophthalm. Ges. Heidelberg **1916,** 160. (b) Eigentümlich verlaufende sympathische Ophthalmie. Verein d. Augenärzte von Ost- u. Westpreußen, Sitzg 1. Dez. 1912. Ref. Z. Augenheilk. **29,** 196 (1913). (c) Das Auftreten der sympathischen Ophthalmie trotz erfolgter Präventivenucleation und seine Bedeutung für die Lehre von der Entstehung der Krankheit. Graefes Arch. **95,** 322 (1918). — SCHÖNENBERGER, H.: Sympathische Ophthalmie nach ELLIOTscher Trepanation mit histologischem Befund. Graefes Arch. **125,** 29 (1930). — STEINDORFF: Über Häufigkeit und Heilbarkeit der sympathischen Augenentzündung. Beitr. Augenheilk. Festschrift für HIRSCHBERG. Leipzig 1905. — v. SZILY: Experimentelle endogene Infektionsübertragung von Bulbus zu Bulbus. Klin. Mbl. Augenheilk. **72,** 593 (1924).

TREACHER COLLINS: Cit. bei A. PETERS: Die sympathische Augenerkrankung. GRAEFE-SAEMISCHs Handbuch der gesamten Augenheilkunde, 3. neubearbeitete Aufl. 1919.

WEIGELIN: Zur Frage der pathologisch-anatomischen Diagnosenstellung der sympathischen Ophthalmie. Graefes Arch. **75,** 411 (1910). — WISSMANN: Die Kriegsverletzungen des Augapfels. Erlangen 1925.

II. Das Intervall zwischen der Erkrankung beider Augen.

Der Zeitraum, der zwischen der Erkrankung beider Augen liegt, zeigt ganz außerordentliche Unterschiede. Nach E. FUCHS sind 14 Tage ungefähr der kürzeste Termin, an dem man nach einer perforierenden Verletzung sympathische Entzündung des anderen Auges erwarten kann. Das kleinste in der Literatur verzeichnete Intervall beträgt 10 Tage. Andererseits sind auch Fälle von sehr langem Zwischenraum von der Verletzung bis zum Ausbruch der sympathischen Ophthalmie bekannt geworden.

So hat WEEKS (zit. bei LUBARSCH-OSTERTAG) über eine derartige Beobachtung berichtet: auf einem vor 42 Jahren an perforiertem Ulcus corneae erblindeten Auge, das die ganze Zeit über reizlos gewesen war, stellte sich Entzündung ein, die bald darauf von einer solchen auch des anderen Auges gefolgt war. Nach der Enucleation kam es allmählich zur Heilung. Auch HENTSCHEL erwähnt neuerdings kurz einen derartigen Fall von sympathischer Ophthalmie, die 40 Jahre nach perforierender Verletzung eines Auges zum Ausbruch gekommen war und in Erblindung ausging. Ein Intervall von 29 Jahren hatte in einem von E. FUCHS mitgeteilten Fall vorgelegen. Bemerkenswert ist, daß auch in diesen Fällen von abnorm langem Intervall zwischen Verletzung und Ausbruch der Erkrankung des zweiten Auges regelmäßig auch auf dem verletzten Auge, das nach langer Ruhezeit wieder rebellisch geworden war, histologisch *frische entzündliche Veränderungen* der Uvea angetroffen werden. Ja, das sympathisierende

Auge kann, wie der Fall von E. FUCHS beweist, äußerlich reizfrei sein und doch — und zwar dann nur in der Aderhaut — die frischen Entzündungsherde von typischer Struktur aufweisen. Auf die Bedeutung dieses Befundes für die Auffassung von der Entstehung des Prozesses auf endogenem Wege, wie MELLER will, wird später noch zurückzukommen sein (S. 631).

Nach SCHIRMER liegt die gefährlichste Zeit zwischen der 6. und 12. Woche nach dem Trauma. Auf jeden Fall ist, ganz allgemein gesagt, nach den Erfahrungen von E. FUCHS soviel sicher, daß die Übertragung auf das zweite Auge nicht sehr lange auf sich warten läßt, sobald einmal die sympathisierende Entzündung genügend ausgebildet ist. Daß diese letztere schon in der kurzen Zeit von 3 Wochen nach dem Trauma voll entwickelt sein kann, haben histologische Untersuchungen einwandfrei ergeben, wenn auch im allgemeinen der mikroskopische Befund im verletzten Auge vor Ablauf von 14 Tagen nach der Verletzung negativ zu sein pflegt.

Den von manchen Autoren früher angestellten Überlegungen über die Inkubationszeit des hypothetischen Erregers muß so lange jeder Wert abgesprochen werden, als wir über den *Zeitpunkt des Eintritts der Erreger in das verletzte Auge* noch so völlig im unklaren sind, wie es tatsächlich der Fall ist. Auch wenn wir, was bisher stets als selbstverständlich galt, eine *ektogene* Entstehung der Erkrankung annehmen, so braucht doch das Eindringen des Erregers keineswegs notwendig mit dem Zeitpunkt der Verletzung zusammenzufallen; vielmehr kann ja die Einwanderung erst kürzere oder längere Zeit später stattgefunden haben. Und wenn gar, wie MELLER ausgeführt hat, die spezifische Infektion des verletzten Auges auf *endogenem* Wege erfolgt, so fehlt ja erst recht jede Unterlage zur sicheren Bestimmung des Termines der Infektion, so daß jede Erörterung über die Inkubationsdauer als müßig angesehen werden muß. Nach diesem Autor sind wir aber auch über den wirklichen Eintritt der Erkrankung im zweiten Auge, über das zeitliche und namentlich das ursächliche Verhältnis zum Auftreten der spezifischen Erkrankung im ersten Auge noch ganz im unklaren. Einzelne Beobachtungen scheinen sogar dafür zu sprechen, daß hin und wieder eine *gleichzeitige* oder fast *gleichzeitige* Erkrankung beider Augen vorkommt durch gleichzeitige Infektion beider Uveae, indem, wie SCHIECK ausführt, eine perforierende Verletzung des Augapfels die spezifische Noxe nicht nur in diesem deponiert, sondern sie gleichzeitig auch in die eröffnete Blutbahn einimpft und so auf dem Wege der Blutbahn direkt der Uvea des zweiten Auges zuführt. Ich selbst habe einen Fall gesehen und beschrieben, in dem gar der Ausbruch der sympathischen Ophthalmie auf dem zweiten Auge der manifesten Entzündung auf dem verletzten Auge vorausgegangen war.

Im Hinblick auf die Tatsache, daß trotz der unbestreitbaren Schutzwirkung der rechtzeitigen Enucleation eines erblindeten sympathiefähigen Auges nicht so ganz selten noch nach vollzogener Operation sympathische Ophthalmie zum Ausbruch kommen kann, ist es von Wichtigkeit zu wissen, innerhalb welcher Zeit auch noch nach der Enucleation eines verletzten und erblindeten Auges mit einem Ausbruch der Erkrankung auf dem zweiten Auge gerechnet werden muß. MELLER, der diese Frage an Hand der von JAMPOLSKY aus der Wiener Klinik berichteten 7 Fälle von post enucleationem ausgebrochener sympathischer Ophthalmie mit besonderer Berücksichtigung der histologischen Befunde am verletzten Auge behandelt hat, sah den Ausbruch der sympathischen Ophthalmie zwischen 3 und 38 Tagen nach vollzogener Enucleation. SCHIECK kommt unter Heranziehung des gesamten in der Literatur hierüber niedergelegten Materials zu dem Ergebnis, daß als spätester Termin 53 Tage nach der Enucleation zu gelten habe. Doch handelt es sich bei diesem langen Zeitraum um ganz seltene

Ausnahmefälle. Im allgemeinen darf man nach Ablauf von 4 bis höchstens 5 Wochen post enucleationem sich der Sorge um das Schicksal des zweiten Auges enthoben fühlen.

Literatur.

Das Intervall zwischen der Erkrankung beider Augen.

Fuchs, E.: Über Ophthalmia sympathica. Graefes Arch. 70, 465 (1909).

Jampolsky: Sympathische Ophthalmie nach der Enucleation. Z. Augenheilk. 32, 233 (1914).

Lubarsch-Ostertag: Ergebnisse der allgemeinen Pathologie. Ergänzungsband Patholog. Anatomie des Auges I, S. 269. Wiesbaden 1901.

Meller: Über den histologischen Befund in sympathisierenden Augen bei Ausbruch der sympathischen Ophthalmie nach der Enucleation. Graefes Arch. 89, 58 (1914). 2. Aufl., S. 64.

Reis: Zur Frage nach dem histologischen und ätiologischen Charakter der sympathisierenden Entzündung. Graefes Arch. 80, 105 (1911).

Schieck: Das Auftreten der sympathischen Ophthalmie trotz erfolgter Präventivenucleation und seine Bedeutung für die Lehre von der Entstehung der Krankheit. Graefes Arch. 95, 373 (1918). — Schirmer: Sympathische Augenerkrankung. Graefe-Saemischs Handbuch der gesamten Augenheilkunde, 2. Aufl., Bd. 6. 1905.

III. Das klinische Bild am sympathisierten Auge.

a) Die Uveitis sympathica totalis.

Die sympathische Augenentzündung ist ausschließlich eine Erkrankung des Uvealtractus, und zwar wird fast stets der *gesamte Uvealtractus* befallen, wenn auch natürlich der Anteil seiner verschiedenen Abschnitte an den entzündlichen Veränderungen im Einzelfalle außerordentlichen Schwankungen unterliegt.

Der Beginn der Entzündung pflegt in der Regel durch eine zunächst ganz leichte, bisweilen nur eben gerade angedeutete *ciliare Injektion* eingeleitet zu werden, die dann bei Manipulieren am Auge sich steigert und vor allem bei Belichtung desselben deutlicher hervortritt. Doch kann die pericorneale Injektion, die meist von einer leichten Empfindlichkeit gegen Licht begleitet ist, auch vollständig fehlen. Vor allem in den Fällen, in denen der Prozeß vorzugsweise, wenn nicht gar zunächst ausschließlich, den hinteren Abschnitt des Uvealtractus befallen hat, werden nennenswerte äußere Reizerscheinungen nicht beobachtet, ja bisweilen vermissen wir auch jede Andeutung von pericornealer Injektion. Mitunter wird gleich schon zu Beginn über leichte Schmerzen in oder über dem Auge geklagt, die vor allem bei der Naharbeit sich einstellen. Auch wird hin und wieder halbseitiger Kopfschmerz als erstes subjektives Symptom der beginnenden Erkrankung angegeben. Häufiger sind dagegen Klagen über Sehstörungen, über eine Wolke, einen Nebel oder leichten Schleier vor dem Auge.

Die *objektive* Untersuchung läßt dann fast regelmäßig schon *Beschläge der Hornhauthinterwand* nachweisen. Diese können zunächst überaus fein und spärlich sein, ja es braucht anfänglich nur eine erst an der Spaltlampe aufdeckbare zarte Betauung der hinteren Hornhautfläche vorzuliegen. Vielfach finden sich aber bereits in diesem Frühstadium, zumal im unteren Abschnitt der Hornhaut, feine Präcipitate, die auch unschwer mit der Lupe festzustellen sind. Mitunter erscheint dann schon das Oberflächenepithel der Hornhaut im unteren Abschnitt ganz zart gestippt. Im weiteren Verlaufe pflegen die Präcipitate an Zahl, Größe und Ausdehnung zuzunehmen und später, auf dem

Höhepunkte des voll entwickelten Prozesses findet man nicht selten die Hornhauthinterwand übersät mit zum Teil großen speckigen Beschlägen.

Kammerwasser, Iris und Pupille brauchen in ihrem Verhalten anfangs
zunächst keine auffälligeren Veränderungen erkennen zu lassen. Doch wird
meist schon sehr bald eine leichte Trübung des Kammerwassers festgestellt;
auch die Regenbogenhaut büßt manchmal frühzeitig die zarte Zeichnung
ihres Reliefs ein und wird leicht verfärbt. Die Pupille läßt sich im Anfang durch
Mydriatika bisweilen noch gut und gleichmäßig erweitern und zwar auch dann,
wenn schon einzelne zarte hintere Synechien aufgetreten waren, die durch Atropin
leicht gesprengt werden. Nicht so selten kommt es darauf aber in Mydriasis
wieder zu frischen Verklebungen und Verwachsungen des Pupillenrandes der Iris
mit der Linsenkapsel. Diese „Synechien in Mydriasis" stellen im allgemeinen
ein ungünstiges Symptom dar. Mit Zunahme der Veränderungen am Irisstroma
wird die Pupille immer enger und die hinteren Synechien nehmen immer mehr
zu. Selbst reichliche Anwendung pupillenerweiternder Mittel bleibt ohne Effekt.
Allmählich gewinnt die Regenbogenhaut ein geschwollenes, verdicktes, schwam-
miges Aussehen, und ein zartes Pupillarexsudat wie eine flächenhafte Verlötung
der Iris mit ihrer Unterlage verraten die Schwere des im Irisstroma sich abspielenden entzündlichen Prozesses. In ganz malignen Fällen verdickt sich die
Iris, die dann leicht gebuckelt aussehen kann, so hochgradig, daß Vorder- und
Hinterkammer von einem gleichmäßigen Granulationsgewebe ausgefüllt werden
(cf. Abb. 4 u. 20), ganz ähnlich wie bei konglobierter Tuberkulose der Regenbogenhaut und des Strahlenkörpers. Hypopyon oder Pseudohypopyon ist nur
in ganz vereinzelten Fällen gesehen worden.

Die Spannung des Augapfels kann vielfach schwanken. Eine leichte Hypotonie im Beginn der Erkrankung ist gar nicht selten und weist auf die Beteiligung des Strahlenkörpers an dem entzündlichen Prozesse hin. In anderen
Fällen wird schon frühzeitig eine leichte Zunahme des intraokularen Druckes
festgestellt, die meist vorübergehend ist (Iritis obturans; SCHIECK). Ausgesprochenes Glaukom im Frühstadium kommt nur ausnahmsweise zur Beobachtung, während es in späteren Stadien keineswegs ganz selten gesehen wird und
dann von ominöser, ja infauster Bedeutung ist.

Als weiteres wesentliches Zeichen einer Beteiligung des Strahlenkörpers,
bzw. des vorderen Aderhautabschnittes an dem Entzündungsprozeß wird in
nicht wenigen Fällen schon sehr frühzeitig eine Veränderung des Glaskörpers
festgestellt, meist in Form einer bald zarteren, bald dichteren diffusen, oder
auch kleinflockigen Trübung, die das Bild des Augenhintergrundes mehr oder
weniger verschleiert erscheinen läßt. Bisweilen mag sogar der zarte Glas-
körperschleier den Erscheinungen am vorderen Augapfelabschnitt vorausgehen.
Soweit die Medientrübung noch eine Untersuchung des Augenhintergrundes
gestattet, ergibt der Augenspiegelbefund oft schon frühzeitig eine ausgesprochene
Beteiligung der Sehnervenscheibe an dem entzündlichen Prozesse unter dem
Bilde einer bisweilen stark ausgeprägten Neuritis nervi optici. Mit dem weiteren Fortschreiten der Erkrankung, die dann auch eine zunehmende Verlegung
der inzwischen immer enger gewordenen Pupille durch eine entzündliche Ausschwitzung bewirkt und den Glaskörper zunehmend stärker trübt, wird der
Einblick in die tiefen Teile des Augapfels schließlich unmöglich gemacht.

Der Höhepunkt der Erkrankung kann wochenlang anhalten. Zwar unterliegt der Prozeß auch während dieser Periode vielfachen Schwankungen, indem
an eine zeitweise Besserung und vorübergehende Rückbildung der entzündlichen
Erscheinungen, wie sie zumal im Anschluß an bestimmte allgemeintherapeu-
tische Maßnahmen sich einstellen kann, immer wieder neue, oft sogar verstärkte
Attacken von Entzündung mit Verschlimmerung des gesamten Zustandes

sich anschließen. Gerade diese *Hartnäckigkeit* des Krankheitsprozesses, das vielfach *Wechselvolle* seines Verlaufes und die *Neigung zu Rückfällen* auch dann, wenn die Erkrankung überwunden erscheint, geben der sympathischen Augenentzündung in den ausgeprägten, schweren Fällen eine besonders charakteristische Note. Es kann weiterhin zu Trübung der Linse kommen; in einzelnen Fällen entwickelt sich, äußerlich schon gekennzeichnet durch den düsteren Ring der gestauten episcleralen Gefäße und eine hochgradige Retraktion der Iris in kurzer Zeit ein Zustand von *Glaucoma fere absolutum dolorosum,* der bei der Unmöglichkeit, dagegen operativ wirksam anzugehen, jede Hoffnung auf Besserung zunichte macht. Häufiger noch wird der Augapfel schließlich allmählich weicher; es kommt zu *Netzhautabhebung,* über deren einen Entstehungsmodus gerade in diesen schweren Fällen infolge Schrumpfung eines der Pars ciliaris retinae aufgelagerten Exsudates die Abb. 3 (S. 625), die den Anfang dieses Vorganges demonstriert, klaren Aufschluß gibt. Die Projektion wird unsicher, die Wahrnehmung des Lichtscheins sinkt, und es tritt Ausgang in dauernde Erblindung durch *Atrophia bulbi* ein. In der Regel hält das erblindete Auge sich ruhig. Mitunter entwickelt sich aber eine solche Schmerzhaftigkeit, daß schließlich, um Ruhe zu schaffen, auch das sympathisch erkrankte Auge — meist ein verkleinerter Stumpf — enukleiert werden muß.

b) Die Iritis serosa sympathica.

Der Ausgang in Erblindung, der für die ganz schweren Fälle von sympathischer Ophthalmie leider wohl die Regel bildet und mit dem bei der Unmöglichkeit, in den ersten Anfängen der Erkrankung eine auch nur annähernd zuverlässige Voraussage zu stellen, zunächst in jedem Falle gerechnet werden muß, ist nun doch keineswegs ohne vielfache Ausnahmen. Glücklicherweise kommen gar manche auch ernstere Fälle mit einem mehr oder weniger großen Sehrest schließlich zur Ausheilung. Ferner kann, wie LEBER hervorhebt, die sympathische Erkrankung in allerdings seltenen Fällen von vornherein einen gutartigen Charakter haben und frühzeitig zu voller Rückbildung kommen. Fälle von leichtem Verlauf gehen bisweilen, ohne eine Spur der durchgemachten Erkrankung zu hinterlassen, mit voller Funktion in Heilung aus.

Diese gutartigen, milde verlaufenden Fälle hat man früher als besondere Gruppe zusammengefaßt und als *Iritis serosa sympathica* (MAUTHNER) bezeichnet. Sie sollte lediglich durch feine, von meist sehr geringer pericornealer Rötung begleitete Beschläge der Hornhauthinterwand gekennzeichnet sein bei fehlenden oder doch kaum merklichen Veränderungen an der Iris selbst (Cyclitis chronica). Vielfach wäre sie mit leichter Drucksteigerung vergesellschaftet (Iritis obturans; SCHIECK) und ginge trotz hartnäckigen Verlaufes, wenn auch unter mannigfachen leichten Schwankungen, schließlich stets in Heilung aus. Es hat sich jedoch bald gezeigt, was HIRSCHBERG bereits im Jahre 1879 gegenüber MAUTHNER betont hat, daß keine scharfe Grenze zwischen dieser milden Form, der Iritis serosa sympathica und den schweren Fällen der Uveitis totalis besteht, daß vielmehr fließende Übergänge vorkommen. Schon das häufige Auftreten von Glaskörpertrübungen in Fällen von Iritis serosa und die keineswegs seltene Beteiligung der Papille dabei sind bemerkenswert. Sind diese doch sicherlich nicht immer nur als Ausdruck einer rein toxischen Fernwirkung von einem lediglich im vorderen Bulbusabschnitt lokalisierten Entzündungsherd her zu bewerten, vielmehr weisen sie darauf hin, daß auch diese Form des Krankheitsprozesses sich nicht lediglich auf die vordere Uvea beschränkt, sondern daß auch die tieferen Teile des Uvealtractus dabei beteiligt sind. So erklärt es sich denn auch, daß das Krankheitsbild der Iritis serosa sympathica im weiteren Verlaufe in die schwere Form der

Uveitis totalis übergehen kann, und der spätere Verlauf die auf Grund des milden Beginnes anfänglich gestellte günstige Prognose Lügen straft. Es handelt sich also nur um *graduelle* Unterschiede in der Schwere des Krankheitsprozesses, um Verschiedenheiten in der Ausdehnung und Ausprägung der krankhaften Vorgänge, die, wie auch sonst, in der Menge und Virulenz der hypothetischen Erreger einerseits, in der individuellen Reaktionsfähigkeit des befallenen Organismus anderseits ihre Erklärung finden. Das hat SCHIRMER schon vor 35 Jahren erkannt, indem er mit Recht hervorhob, daß „in ätiologischer Hinsicht ein essentieller Unterschied zwischen der Uveitis fibrinosa und der Uveitis serosa nicht besteht." Die gleiche Auffassung vertritt auch PETERS, indem er nur Unterschiede in quantitativer Hinsicht gelten läßt.

Neuerliche Untersuchungen an der Spaltlampe (VOGT, MELLER) machen es wahrscheinlich, daß nach perforierenden Verletzungen eines Auges flüchtige, ohne auffällige Reizerscheinungen einhergehende gutartig verlaufende Erkrankungen im vorderen Abschnitte des Uvealtractus am anderen Auge *viel häufiger* vorkommen, als sie bisher beobachtet sind. Die Veränderungen sind eben so fein, daß sie sich selbst bei Lupenbetrachtung dem Nachweis entziehen und nur durch die Spaltlampe mit ihrer starken Vergrößerung aufgedeckt werden können. Daher muß die regelmäßige Anwendung dieser Untersuchungsmethode zur fortgesetzten Kontrolle des zweiten Auges überhaupt in Fällen von perforierender Verletzung dringend gefordert werden, nachdem SCHIECK erstmalig gezeigt hat, wie mit dieser verfeinerten Methodik (86fache lineare Vergrößerung) „uns Frühstadien der sympathischen Ophthalmie kenntlich werden, welche bislang klinisch nicht diagnostizierbar waren".

Ebenso wie nach histologischen Untersuchungen von MELLER in Augen mit sympathisierender Entzündung, auch in solchen, in denen diese spezifische Erkrankung nur mit geringer Endophthalmitis im vorderen Bulbusabschnitt vergesellschaftet ist, nicht selten eine ausgeprägte, nicht so sehr durch Zellinfiltration als vielmehr durch starke ödematöse Durchtränkung des Sehnervenkopfes gekennzeichnete Neuritis nervi optici angetroffen wird, ist, wie oben bemerkt, auch im sympathisch erkrankten Auge eine *Entzündung der Papille und der angrenzenden Netzhaut* bisweilen schon als Frühsymptom nachzuweisen. Sie ist in der Regel als Ausdruck einer Fernwirkung der spezifischen Entzündung anzusprechen, die sich im benachbarten Aderhautabschnitt niedergelassen hat und gleichzeitig auch in einer zunehmenden Trübung des Glaskörpers äußert, welch letztere meist schon bald den ophthalmoskopischen Nachweis der so auffälligen Papillenveränderungen unmöglich macht.

c) Die Papilloretinitis sympathica.

In seltenen Fällen sollte, wie SCHIRMER lehrte, die Entzündung des Sehnervenkopfes und der angrenzenden Netzhaut auch ohne Erkrankung der Uvea, also als selbständige Erkrankung auftreten können, die sonach ein Gegenstück zu der Uveitis sympathica darstellen würde. Während diese auf einer Überwanderung der spezifischen *Mikroorganismen* selbst in das zweiterkrankte Auge zurückgeführt wurde, sollte die isolierte Entzündung des Sehnervenkopfes, die *Papilloretinitis sympathica* lediglich *toxischen Ursprungs* sein. Sie werde durch Einwirkung der vermutlich auf der Sehnervenbahn in das zweite Auge gelangten Stoffwechselprodukte von seiten der nur im ersterkrankten Auge vorhandenen Mikroorganismen hervorgerufen. Als für sie charakteristisch wurde außer dem milden Verlaufe ihre, bei Unwirksamkeit jeder sonstigen therapeutischen Maßnahme, sofortige rasche Rückbildung nach der Enucleation des ersterkrankten Auges angegeben.

Jene Lehre SCHIRMERs von der Papilloretinitis sympathica, die anfänglich allgemeine Anerkennung gefunden hatte, ist neuerdings ernstlich erschüttert worden. Vor allem hat ELSCHNIG auf Grund einer eigenen Beobachtung, bei der zunächst das Vorliegen einer sympathischen Papilloretinitis angenommen worden war, während als wahre Ursache der Sehnervenerkrankung durch exakte rhinologische Untersuchung eine Nebenhöhlen- (Keilbein-) Affektion nachgewiesen werden konnte, die gesamten Fälle SCHIRMERs sowie die später publizierten Beobachtungen einer kritischen Sichtung unterzogen. Hierbei ist er zu dem Ergebnis gelangt, daß vollgültige Beweise für die Existenz einer isolierten Papilloretinitis sympathica im Sinne SCHIRMERs bisher nicht erbracht sind. Vor allem wird auf die Notwendigkeit einer genauen Allgemeinuntersuchung (Lues!) sowie einer exakten Untersuchung der Nasennebenhöhlen durch einen erfahrenen Rhinologen in derartigen Fällen hingewiesen. Auch MELLER bezeichnet es als zweifelhaft, ob die Papilloretinitis sympathica SCHIRMERs in das Krankheitsbild der echten sympathischen Ophthalmie hineingehört oder nicht. Er glaubt die Neuritis nicht als eine primäre Affektion des Sehnerven ansprechen zu sollen, sondern hält sie für einen Ausdruck einer Erkrankung der Aderhaut, wie es ihn histologische Untersuchungen an Augäpfeln mit sympathisierender Entzündung auch für die Beteiligung des Sehnervenkopfes in diesen verletzten Augen gelehrt haben. Ein auf diesem Gebiete so erfahrener Forscher wie THEOD. LEBER kommt bei kritischer Überprüfung des bisherigen Tatsachenmaterials gleichfalls zu dem Schlusse, daß auch diejenigen Fälle von Papilloretinitis, die sich klinisch als isolierte sympathische Erkrankung darstellen, doch wahrscheinlich als *von einer sympathischen Chorioiditis abhängig* anzusehen sind, die wegen ihres raschen Ablaufes und ihrer frühzeitigen Rückbildung *klinisch latent* geblieben und ophthalmoskopisch nicht nachweisbar gewesen sei.

Hiernach ist das Krankheitsbild der Papilloretinitis sympathica als selbständiger Prozeß und als Gegenstück der sympathischen Iridocyclitis zu streichen. Es bleibt als einzige Form der sympathischen Entzündung lediglich die Erkrankung des Uvealtractus, die *Uveitis sympathica*, die in Ausdehnung und Schwere mannigfach variieren kann und im Einzelfalle die angrenzenden Gewebe, insbesondere auch Netzhaut und Sehnervenkopf, derart zu beteiligen und in Mitleidenschaft zu ziehen vermag, daß deren Veränderungen dann das klinische Bild beherrschen und so eine selbständige Erkrankung dieser Abschnitte vortäuschen können.

d) Die Periphlebitis retinalis; Neuritis retrobulbaris.

Untersuchungen der Wiener Schule (MELLER und sein Schüler ECHEVERRIA) haben uns dann gezeigt, daß an dem sympathisierenden Krankheitsprozeß auch die *Netzhaut* in bestimmter Form viel häufiger beteiligt ist als man früher angenommen hat. Von MELLER ist auf Grund histologischer Untersuchungen an sympathisierenden, von begleitender Endophthalmitis freien Augen der Nachweis geliefert worden, daß die zellige Infiltration um die Gefäße der Netzhaut, die bekannten dichten Rundzellenmäntel um die Netzhautvenen herum, nicht Ausdruck einer bloßen unspezifischen allgemeinen Reizung des Augeninnern durch die in der Regel nebenher vorhandene Endophthalmitis sind, sondern daß die periphlebitische Infiltration der Netzhaut bisweilen einen *spezifischen* sympathisierenden Charakter aufweist (typische Epitheloidzellenknötchen), der sie dem uvealen Krankheitsprozeß wesensgleich macht. MELLER wie ECHEVERRIA betrachten daher diese Netzhautveränderungen von spezifischem Bau als Zeichen der Fortleitung des uvealen Krankheitsprozesses auf dem Wege der perivasculären

Lymphbahnen der Netzhautvenen und erblicken in diesem Befunde wohl mit Recht auch einen gewichtigen Hinweis auf die Natur der dem Prozeß der sympathisierenden Entzündung zugrunde liegenden Krankheitsnoxe, die nur eine geformte Schädlichkeit sein könne, ähnlich dem Tuberkuloseerreger. Zu dieser *Periphlebitis retinalis sympathicans* (MELLER) wird es vor allem bei ausgeprägter Erkrankung im vorderen Abschnitt der Aderhaut kommen, wo die hier in der Ora serrata-Gegend so dünne Netzhaut leicht durchbrochen und in ganzer Dicke von der uvealen Infiltration durchsetzt werden kann.

Es liegt auf der Hand, daß der ophthalmoskopische Nachweis solcher Vorgänge an der Netzhaut und überhaupt von Veränderungen an den tiefen Membranen sowohl im verletzten als auch im sympathisch erkrankten Auge durch die in der Regel schon früh einsetzende zunehmende Trübung der brechenden Medien, vor allem des Glaskörpers sehr erschwert, ja vielfach ganz unmöglich gemacht wird. Um so bemerkenswerter ist es daher, daß in Fällen, in denen ausnahmsweise die Durchsichtigkeit der brechenden Medien gewahrt bleibt, in der Tat auch ophthalmoskopisch eine Beteiligung der Netzhaut am Krankheitsprozeß nachgewiesen werden kann. So hat KRAILSHEIMER aus der Breslauer Klinik über einen Fall von sympathischer Ophthalmie berichtet, in dem durch 9 Monate hindurch mit dem Augenspiegel neben Schwellung und Trübung des Sehnervenkopfes und zahlreichen chorioidealen Herden das Auftreten von streifen- und punktförmigen *Blutungen* im Verlaufe der Netzhautgefäße beobachtet werden konnte, die wieder zum Teil resorbiert wurden, während an anderen Stellen, besonders in der Nähe der Papille neue punktförmige Blutungen auftraten. Mit Recht hebt der Verfasser die Bedeutung dieser Beobachtung hervor, die zeige, daß der Prozeß auch die retinalen Gefäße mit ergriffen habe. Auch STARGARDT erwähnt in seinem Falle, der durch Netzhautablösung ausgezeichnet war, mehrfach kleine frische Blutungen der Retina.

Man kann sich leicht vorstellen, daß auf diesem Wege einer spezifischen Perivasculitis der Netzhaut, die also *die* Form darstellt, unter der diese sonst gegen das Befallenwerden von der uveitischen Infiltration quasi immune Membran an dem Krankheitsprozeß der sympathischen Entzündung teilnimmt, schließlich auch der *Sehnerv* ergriffen werden kann. In der Tat hat denn auch MELLER in einem Falle einen knötchenförmigen Krankheitsherd von spezifischem Bau im *Opticusstamme* selbst über $1/2$ cm hinter der Lamina cribrosa angetroffen, der nach Ansicht des Autors auf dem Wege der Fortleitung der spezifischen Noxe entlang den Lymphscheiden der Zentralgefäße in den Sehnerv gelangt sei *(Neuritis retrobulbaris sympathicans)*. Ausgedehnte systematische histologische Untersuchungen, die von ADALB. FUCHS über die Beteiligung des Sehnerven angestellt worden sind, haben dann diesen Befund bestätigt und erweitert und tatsächlich in einem hohen Prozentsatz der Fälle eine Mitbeteiligung des Sehnerven vor allem in Form von Lymphocyteninfiltraten seiner Pialscheide nachweisen können, die von hier entlang den Septen gegen das Sehnervengewebe selbst vordringen *(Perineuritis s. Meningitis optica* und *Neuritis nervi optici interstitialis)*. Ferner sind dabei mehrfach *Knötchen* an und im Opticus angetroffen worden. Nach diesem Autor ist auch an die Möglichkeit zu denken, daß die Krankheitsnoxe von der Chorioidea entlang den Ciliargefäßen und dem ZINNschen Gefäßkranz nach der Pia mater fortgeleitet wird und von hier aus mit dem von SCHIECK beschriebenen Lymphstrom in die Achse des Sehnerven gelangt.

Man wird daher auch damit rechnen dürfen, daß einmal in einem bestimmten Falle bei Sitz eines umschriebenen Krankheitsherdes im Bereiche des Papillomacularbündels eine teilweise Atrophie des Sehnerven zurückbleiben wird, die bei genügender Klarheit der Medien mit dem Augenspiegel nachweisbar sein würde. Bisher ist ein einwandfreier Fall der Art im Schrifttum nicht mitgeteilt. Der früher vielfach als Beleg für das Vorkommen einer sympathischen Atrophia papillae nervi optici simplex angeführte Fall von ROSENMEYER, den noch SCHIRMER in der zweiten Auflage des Handbuchs von GRAEFE-SAEMISCH eingehend besprochen und als sekundäre Opticusdegeneration nach bakterieller Neuritis retrobulbaris gedeutet hatte, ist später von anderer Seite bei kritischer Nachprüfung des Befundes als Simulant überführt worden. Es bestand bei ihm weder ein Zentralskotom noch überhaupt eine Abblassung der Sehnervenscheibe.

Auch die Netzhautmitte wird bisweilen in Mitleidenschaft gezogen. ADALBERT FUCHS sah in einem post operationem ausgebrochenen Falle von sympathischer Ophthalmie bei einem 9jährigen Knaben nach Aufhellung der Glaskörpertrübungen periphere chorioiditische Herdchen und 3 Wochen später unter dem Bilde feiner schwarzer Pünktchen eine Erkrankung der Macula lutea auftreten, die er als spezifische sympathische Erkrankung auffaßt. Beteiligung der Maculagegend in Form von Sprenkelung der Netzhautmitte u. dgl. wird auch sonst mehrfach erwähnt. Hierbei dürfte es sich wohl vorwiegend, speziell in den Fällen, in denen eine entsprechende Störung des zentralen Sehens vermißt wurde, um feine *chorioidale* Veränderungen in der Gegend der Netzhautmitte gehandelt haben.

e) Die Chorioretinitis sympathica.

Nicht selten lassen sich, zumal nach günstigem Ausgang der Erkrankung, mit dem Augenspiegel Veränderungen an der *Aderhaut* nachweisen in Form von zahlreichen kleinen rundlichen oder unregelmäßigen hellen Herdchen und Fleckchen von gelblichem Farbton, die oft einen zentralen Pigmentpunkt aufweisen. Sie liegen zerstreut über dem Augenhintergrund, bisweilen gruppiert beisammen und kommen auch in der Maculagegend vor. Diesen zuerst von HIRSCHBERG, dann von CASPAR aus der Bonner Klinik beschriebenen charakteristischen Veränderungen, die HAAB als *Chorioretinitis sympathica* bezeichnet, liegen, wie auch LEBER annimmt, der sie als Folgezustand der Chorioiditis betrachtet, sehr wahrscheinlich die bekannten sog. DALÉNschen *Herde* zugrunde (s. Abb. 13, S. 634), die nach den Befunden bei der histologischen Untersuchung sympathisierender Augen auf knötchenartiger umschriebener Wucherung des Pigmentepithels der Netzhaut beruhen. Sie sind demnach mit den Drusen der Glaslamelle wesensgleich, an die sie auch, wie HAAB schon bemerkte, im ophthalmoskopischen Aussehen erinnern.

Außer diesen kleinfleckigen Veränderungen des Augenhintergrundes, die hier am häufigsten anzutreffen sind, werden im Stadium der Rückbildung des Prozesses bisweilen auch teils vereinzelte, teils zahlreiche zerstreute größere Aderhautherde beobachtet, die ganz denen der Chorioiditis disseminata entsprechen. Ein sehr charakteristischer derartiger Befund ist von SCHIECK mitgeteilt und abgebildet worden. Hier hatte sich die zunächst im vorderen Bulbusabschnitt lokalisierte Erkrankung in der zweiten Krankheitswoche erheblich gebessert, als nun plötzlich eine Erkrankung der Papille und Retina in Erscheinung trat, die von dem Autor mit Recht als sekundäre Erkrankung dieser Gewebsabschnitte nach Chorioiditis sympathica gedeutet wird.

Als Gegenstück zu diesem Falle von SCHIECK kann ich über eine eigene Beobachtung berichten (mitgeteilt in der Inaug.-Diss. von KÜMPEL) in der der *Beginn* und die *erste Entwicklung* der sympathischen Ophthalmie im *hinteren Uvealabschnitt* unter dem Bilde einer *frischen herdförmigen Aderhautentzündung* erfolgt war, an die sich dann erst im weiteren Verlaufe das Übergreifen des schweren entzündlichen Prozesses von bösartigem Charakter auf den vorderen Bulbusabschnitt anschloß.

Es handelt sich um einen 23jährigen Soldaten N., der am 20. November 1915 beim Schanzen durch ein gegen das *rechte* Auge geschnelltes Stück Bindedraht eine kleine durchbohrende Verletzung am unteren Hornhautrande mit Vorfall von Regenbogenhaut und Glaskörper erlitten hatte. Das *linke* Auge war gesund und hatte volle Sehschärfe. Am folgenden Tage wurde im Feldlazarett der Vorfall abgetragen. In den nächsten Tagen entwickelte sich starke Iritis, und der Glaskörper wurde immer trüber. Das Auge blieb druckempfindlich, und als auch die Lichtprojektion schlecht geworden, wurde am 10. Dezember in Chloroformnarkose die Enucleation vollzogen. In den ersten Tagen danach starke Magenschmerzen und Erbrechen (Ulcus ventriculi?). Am 27. Dezember nach der Heimat abtransportiert bemerkte N. zum *erstenmale* auf dem bis dahin gesunden *linken* Auge eine *Sehstörung*, die in den folgenden 2 Tagen auffällig zunahm.

Bei der Aufnahme in die Korps-Augenstation Bonn am 29. Dezember abends fand ich auf dem *linken* Auge, das leicht gereizt und etwas lichtempfindlich war und leicht tränte, außer geringer pericornealer Injektion im vorderen Abschnitt nichts von krankhaften Veränderungen. Die Hornhaut war klar. Die mittelweite, runde Pupille spielte prompt auf Lichteinfall. Die Linse war klar, der Glaskörper von wesentlichen Trübungen frei. Die gut gefärbte Papille lag vollkommen im Niveau ihrer Umgebung, war nicht geschwellt und ihre Begrenzung ganz deutlich. Ihre ganze Umgebung, auch die Maculagegend, zeigte zarte diffuse Trübung der Retina, der Retina-Chorioidea. Von diesem zarttrüben Untergrund hoben sich zahlreiche unscharf begrenzte, graugelbliche, rundliche, zum Teil fast kreisrunde Herde ab in der Größe von gut $\frac{1}{2}$ bis $\frac{1}{4}$ P. D., welche die Papille umgaben und dicht an diese herantraten. Sie gehörten durchgehends den tieferen Schichten der Aderhaut an und entsprachen in Aussehen, Form, Farbton und Begrenzung ganz den Herden, wie sie auch sonst bei *frischer* Chorioiditis disseminata im Beginn dieser Erkrankung angetroffen werden. In der Mehrzahl erschienen die Herde ganz distinkt; an anderen Stellen schienen sie etwas zu konfluieren. Sie erstreckten sich an Zahl abnehmend bis in die Peripherie des Augenhintergrundes und fanden sich vor allem entlang den retinalen Gefäßstämmen und in ihrer nächsten Umgebung gruppiert, die, besonders die venösen, leicht geschlängelt erschienen und auf dem trüben Untergrund besonders deutlich hervortraten. Am weitesten reichten die Herde unter der Maculagegend her entlang der Arteria temporalis inferior nach unten-außen, wo sie in Form besonders zahlreicher und dichtstehender, aber verhältnismäßig kleiner graugelblicher Fleckchen endeten bzw. in das normale Fundusrot übergingen.

Visus: 5/30 leicht exzentrisch nach unten. Diagnose: Frische akute *Retinochorioiditis disseminata circumpapillaris.*

Trotz sofort eingeleiteter entsprechender Therapie traten schon 2 Tage später unter starken Reizerscheinungen und Druckempfindlichkeit der Ciliarkörpergegend *zarte Beschläge* der Hornhauthinterwand auf; die Iris wurde in der Zeichnung verwaschen, der Glaskörper trüber und in der ganzen Umgebung der Papille, deren Grenzen nun stark verwaschen schienen, entwickelte sich eine ziemlich gleichmäßige graulich-gelbliche Infiltration der tiefen Häute. Vis. 1/36. Noch 2 Tage später war der Hintergrund nicht mehr zu erkennen. Intensive ciliare Injektion; dichte Beschläge der DESCEMETschen Membran; zartes scheibenförmiges Pupillarexsudat. Vis. 3/500. In den nächsten Tagen noch weitere Verschlechterung. Die vordere Augenkammer wurde von gelatinösem Exsudat erfüllt. Feinere Einzelheiten der Iris, die im ganzen etwas nach rückwärts retrahiert war, ließen sich nicht mehr erkennen. Nur die Iriswurzel erschien von einem Kranz gelblicher, zum Teil konfluierter Knötchen durchsetzt, die von der Kammerbucht aus vascularisiert waren. Es kam zu Drucksteigerung. Zeitweise bestand auch Verdacht auf Netzhautablösung, und nach vorübergehender Besserung und mannigfachen Schwankungen war doch trotz aller erdenklichen, überhaupt in Frage kommenden therapeutischen Maßnahmen schließlich der Ausgang in völlige Erblindung unter Entwicklung von Cataracta complicata accreta nicht aufzuhalten.

In diesem Falle hatte die sympathische Ophthalmie zunächst als reine frische disseminierte Chorioiditis eingesetzt, an die sich dann die Erkrankung des vorderen Bulbusabschnittes unter dem Bilde einer schweren fibrinösen Iridocyclitis mit Knötchenbildung in der Iriswurzel anschloß. Die Beobachtung ist wiederholt gemacht worden, daß gerade im sympathisch erkrankten Auge, besonders in Fällen von *schwerem* Verlaufe, die parenchymatöse Uveitis, die anatomisch den Krankheitsprozeß charakterisiert, mit Erscheinungen exsudativer Entzündung vergesellschaftet sein kann, die an sich nicht zum Wesen der sympathisierenden Entzündung im pathologisch-anatomischen Sinne gehört. Der vorstehende Fall gibt hierfür einen besonders anschaulichen und überzeugenden Beleg, indem nach Übergreifen des zuerst in der Tiefe begonnenen herdförmigen Entzündungsprozesses auf den vorderen Bulbusabschnitt die exsudativen Vorgänge in Vorder- und Hinterkammer kurze Zeit geradezu das klinische Bild beherrschten.

f) Die Amotio retinae.

Daß in manchen relativ gutartig verlaufenden Fällen exsudative Vorgänge von seiten der Aderhaut mitwirken und das klinische Bild unter Umständen wesentlich beeinflussen, geht aus dem vorübergehenden Vorkommen von *Netzhautablösung* im sympathisch erkrankten Auge hervor, die wohl nur durch eine exsudative Chorioiditis verursacht sein kann. So hat schon SCHIECK in seinem oben (S. 619) erwähnten bemerkenswerten Falle zur Erklärung der vorübergehend vorhanden gewesenen starken Schlängelung sämtlicher Retinalgefäße und der von ihm beobachteten Unregelmäßigkeit des Netzhautniveaus auf die Möglichkeit eines Ergusses zwischen Aderhaut und Netzhaut hingewiesen. TH. LEBER berichtet über einen von ihm verfolgten Fall, in dem nicht nur im verletzten Auge, an dem später der typische histologische Befund sympathisierender Entzündung nachgewiesen wurde, Netzhautablösung aufgetreten war, sondern auch das sympathisch erkrankte zweite Auge neben Iritis und starker Papillenschwellung *Netzhautablösung* zeigte, die nach einigen Wochen allmählich vollständig zurückging, so daß er kein Bedenken trägt, sie als Folge einer chorioiditischen Exsudation anzusprechen. In einem von STARGARDT publizierten Falle, den ich mit beobachtet habe, war es 5 Wochen nach durchbohrender Verletzung des rechten Auges, das am 26. Tage enukleiert worden war, zu einer durch Papilloretinitis sympathica und einzelne umschriebene Aderhautherde gekennzeichneten Erkrankung der hinteren Uvea des zweiten Auges gekommen. Sie blieb ausschließlich auf diesen Abschnitt beschränkt. Im weiteren Verlauf, etwa 2 Wochen später, trat erst oben Netzhautablösung in flacher Form, und nach deren innerhalb von 10 Tagen erfolgten Rückbildung unten *äquatoriale Netzhautablösung* von eigentümlichem Aussehen auf. Sie stellte zeitweise eine pralle, leicht wogende Blase dar, die große Ähnlichkeit mit einer von mir vor Jahren beobachteten und in Heilung ausgegangenen Netzhautablösung bei akuter Nephritis hatte. Die sympathische Erkrankung, die ausschließlich auf den hinteren Uvealabschnitt beschränkt blieb, heilte mit voller Sehschärfe aus, nachdem die Netzhautablösung, die zweifellos durch Exsudation von seiten der Aderhaut hervorgerufen war, bereits innerhalb weniger Tage gänzlich zur Rückbildung gekommen war. Auch QUINT hat in einem von ihm konsultativ gesehenen Falle schwerster sympathischer Chorioiditis, die unter Salvarsananwendung ausheilte, ausgedehnte Netzhautablösung angetroffen, die völlig zurückging. Ähnliche Beobachtungen sind von japanischer Seite (AYKIA), sowie neuerdings von PASCHEFF mitgeteilt.

Besonders beachtenswert erscheint die Feststellung, die AXENFELD in einem Falle machen konnte, wonach die sympathische Erkrankung des zweiten Auges auch mit einer *einfachen Netzhautablösung beginnen kann*, ohne daß etwa 14 Tage lang ein anderer Befund nachzuweisen wäre. Erst dann kam es zu einer leichten Neuritis nervi optici, an die sich unter vollständiger und dauernder Rückbildung der Netzhautablösung eine chronische fibrinöse Uveitis anschloß.

Von dieser prognostisch gutartigeren Form der Netzhautablösung im sympathisch erkrankten Auge, die wohl stets auf einer primären Exsudation von seiten der spezifisch erkrankten Chorioidea beruht und die in frühem Stadium der Erkrankung auftritt, ist jene schon oben kurz erwähnte Form scharf zu trennen, die in dem Spätstadium des chronisch verlaufenden uvealen Krankheitsprozesses zur Beobachtung kommt. Sie ist prognostisch absolut infaust, da sie auf

Schrumpfung cyclitischer Auflagerungen auf die Netzhautinnenfläche beruht, wie es die Abb. 2 veranschaulicht, die den ersten Beginn der sich vorbereitenden peripheren Ablösung der Art (im sympathisierenden Auge) demonstriert. Diese Fälle gehen wohl ausnahmslos in Erblindung und Atrophia bulbi aus.

g) Das Glaucoma secundarium.

Von einer ominösen Bedeutung ist die im Verlaufe der sympathischen Ophthalmie, vorzugsweise im vorgerückten Stadium, bisweilen sich entwickelnde irreparabele Drucksteigerung, das *Sekundärglaukom*. Vorübergehende leichte Zunahme des Binnendruckes ist ja, wie auch sonst bei Iritis überhaupt, nicht

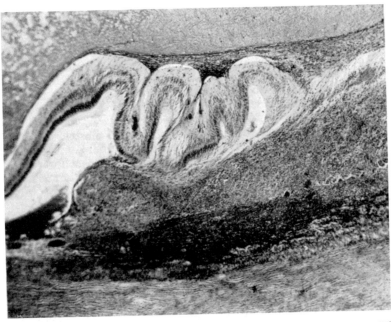

Abb. 2. Netzhautpartie dicht hinter der Ora serrata von dem in Abb. 4 abgebildeten Fall. Fältelung und beginnende Ablösung (Abziehung) der Netzhaut durch Schrumpfung eines ihrer Innenwand aufgelagerten organisierten Exsudates bei gleichzeitiger Abdrängung der Netzhaut durch die massive spezifische Infiltration der vorderen Uvea. (Vergr. 38fach).

selten und durch entsprechende Maßnahmen medikamentöser Art, wobei bald Mydriatica, bald Miotica am Platze sind, zu beherrschen. Das in malignen Fällen von Ophthalmia sympathica im Spätstadium sich bisweilen in ganz kurzer Frist entwickelnde Glaukom, das sich dem Erfahrenen durch den düsterviolett aussehenden Kranz der gestauten episcleralen Venen um die Hornhaut herum, durch die auf einen schmalen Saum retrahierte atrophische Regenbogenhaut und die maximal erweiterte Pupille auf den ersten Blick zu erkennen gibt, widersteht meist jeder Behandlung. Vereinzelt ist bei Jugendlichen starke Refraktionszunahme beobachtet worden, die auf eine Dehnung der Augapfelwandung infolge der längeren Drucksteigerung zurückgeführt wird, so von Hirschberg und von Alberti. Temporäre Änderung des Refraktionszustandes (Brechungszunahme), die mit dem Rückgang der Entzündungserscheinungen wieder schwand, wurde von Marchesani beobachtet, der auch die Möglichkeiten ihrer Entstehung näher erörterte. Er hält es für am wahrscheinlichsten, daß Veränderungen im Corpus ciliare infolge der Entzündung oder deren toxische Produkte eine Erschlaffung der Zonula bewirken, die eine stärkere Wölbung der Linse und damit ihre höhere Brechkraft im Gefolge habe.

h) Die Veränderungen an anderen Organen.

Im Gegensatz zu dem meist schweren und hartnäckigen Augenleiden, das den Kranken begreiflicherweise auch seelisch bedrückt und besorgt macht, steht das körperliche *Allgemeinbefinden*, das fast durchweg ungestört ist. Anderweitige Organerkrankungen sind nur ganz ausnahmsweise beobachtet worden. Vereinzelt wird über Kopfschmerzen und leichte Temperatursteigerung berichtet.

DOMANN sah bei einem 14 jährigen Knaben mit dem Ausbruch der sympathischen Ophthalmie eine *frische Mitralinsuffizienz* auftreten, ohne daß dafür eine besondere Ursache vorhanden war, so daß er die Frage aufwirft, ob nicht der Erreger der sympathischen Ophthalmie oder dessen Toxine bei dieser Herzaffektion im Spiele seien. STARGARDT fand in dem oben näher berichteten Falle (mit Netzhautablösung) *Milzschwellung* und das Auftreten von *Albumen* im Urin und erwähnt auch eine frühere Beobachtung, wonach der Beginn der Erkrankung von *Albuminurie* begleitet war, die sich mit einem einige Wochen später eingetretenen Rückfall wieder einstellte. Die Beobachtungen sind jedoch zu selten, als daß nicht ein zufälliges Nebeneinandervorkommen ohne inneren Zusammenhang in Betracht zu ziehen wäre. Immerhin wird man in jedem Falle von sympathischer Ophthalmie auch dem gesamten körperlichen Zustande Beachtung schenken und stets eine sorgfältige Allgemeinuntersuchung vornehmen lassen.

Lebhafte Aufmerksamkeit erregte seinerzeit die zunächst auch von anderen Untersuchern bestätigte Mitteilung von GRADLE über das Auftreten von *Lymphocytose* bei beginnnender sympathischer Entzündung, da man mit dem Nachweise einer solchen Vermehrung der Lymphocyten im Blute ein wertvolles Anzeichen für eine drohende sympathische Ophthalmie zu erhalten hoffte. Sorgfältige Untersuchungen von KÄTHE GIESE und A. BRÜCKNER haben jedoch den Nachweis erbracht, daß diese Verschiebung des Blutbildes nicht etwas für sympathisierende Entzündung Spezifisches ist, sondern lediglich Ausdruck und Reaktion der blutbereitenden Organe auf entzündliche posttraumatische Prozesse am Auge überhaupt, in der ein Warnungszeichen für eine drohende sympathische Entzündung nicht erblickt werden kann.

Merkwürdig sind die Fälle, die das gleichzeitige Vorkommen einer doppelseitigen *Taubheit* oder *Schwerhörigkeit* labyrinthären Ursprungs bei sympathischer Ophthalmie betreffen. PETERS hat unter Beibringung einer eigenen Beobachtung hierüber zusammenfassend berichtet und die Fragen, die sich hier aufwerfen, erörtert.

Literatur.

Das klinische Bild am sympathisierten Auge.

ALBERTI, A.: Zur Kasuistik der sympathischen Ophthalmitis. Beitr. Augenheilk. **5**, 47 (1902). — AXENFELD, TH.: Notizen zur sympathischen Ophthalmie. Klin. Mbl. Augenheilk. **47 I**, Beil.-H. 113 (1909). — AYKIA: Ein seltener Fall von sympathischer Ophthalmie mit Komplikation von Netzhautablösung, welche in Heilung überging. Ref. Klin. Mbl. Augenheilk. **66**, 951 (1921).

DOMANN: Kritischer Bericht über Fälle von sympathischer Ophthalmie. Beitr. Augenheilk. **9** (1912).

ECHEVERRIA, M.: Zur Kenntnis der Periphlebitis retinalis sympathicans. Z. Augenheilk. 48, 203 (1922). — ELSCHNIG: Studien zur sympathischen Ophthalmie. VI. Über Papilloretinitis, Neuritis retrobulbaris und Amblyopia sympathica. Graefes Arch. 81, 356 (1912).

FUCHS, A.: Über die Fortleitung der sympathisierenden Entzündung in den Sehnerven. Z. Augenheilk, 56, 275 (1925).

GIESE, KÄTHE u. A. BRÜCKNER: Blutbild und Augenerkrankungen. Graefes Arch. 98, 279 (1919). — GRADLE, HARRY, S.: Über die diagnostische und prognostische Bedeutung der Lymphocytose bei Iridocyclitis traumatica. Heidelberg. Ber. 1910, 238.

HIRSCHBERG: (a) Anmerkung zum Referat über MAUTHNER: Die sympathischen Augenleiden. Zbl. prakt. Augenheilk. 3 (1879). (b) Sympathische Erblindung, dauernd geheilt. Zbl. prakt. Augenheilk. 15 (1891).

KRAILSHEIMER, R.: Beitrag zur Klinik und pathologischen Anatomie der sympathischen Ophthalmie. Dtsch. med. Wschr. 1914, Nr 7.

LEBER, TH.: Die Krankheiten der Netzhaut. Handbuch der gesamten Augenheilkunde. 2. Aufl., Bd. 7, II. Teil, II. Hälfte.

MARCHESANI, O.: Beiträge zur sympathischen Ophthalmie. Z. Augenheilk. 57, 44 (1925) Festschr. für FRIEDR. DIMMER. — MAUTHNER: Die sympathischen Augenleiden. Ref. Zbl. prakt. Augenheilk. 2 (1878). — MELLER, J.: (a) Über den histologischen Befund in sympathisierenden Augen bei Ausbruch der Entzündung nach der Enucleation. Graefes Arch. 89, 39 (1915). (b) Über die Periphlebitis retinalis sympathicans. Verh. außerordentl. Tag. ophthalm. Ges. Wien. Berlin 1921, 424. (c) Über flüchtige sympathische Ophthalmie. Wien. med. Wschr. 75, Nr 45 (1925).

PASCHEFF: Uveitis proliferans sympathica et Chorioiditis exsudativa serosa sympathica mit totaler Netzhautablösung und vollständiger Heilung. Heidelberg. Ber. 1928, 315. — PETERS, A.: Sympathische Ophthalmie und Gehörstörungen. Klin. Mbl. Augenheilk. 50 II, 433 (1912).

SCHIECK: (a) Das Auftreten der sympathischen Ophthalmie trotz erfolgter Präventivenucleation und seine Bedeutung für die Lehre von der Entstehung der Krankheit. Graefes Arch. 95, 322 (1918). (b) Über Chorioretinitis sympathica. Heidelberg. Ber. 1907, 349. — STARGARDT, K.: Über einen ungewöhnlichen Fall von sympathischer Ophthalmie nach Kriegsverletzung. Z. Augenheilk. 39, 12 (1918).

IV. Die pathologische Anatomie der sympathisierenden Entzündung.

a) Die Ergebnisse der Kasuistik.

Sympathisierende Entzündung und Endophthalmitis septica. Der sympathisierenden Entzündung ist ein sehr charakteristischer anatomischer Befund eigen, der schon lange die Aufmerksamkeit der Untersucher erregt hat. Bereits vor fast 40 Jahren hat W. A. BRAILEY darauf hingewiesen, daß in den ganz unzweifelhaften und schweren Fällen dieser Krankheit die Uveitis bestimmte pathologische Eigenschaften zeige, wodurch sie sich *histologisch* von anderen Entzündungsformen unterscheide. Spätere Untersuchungen von SCHIRMER, AXENFELD, RUGE u. a. haben diese Befunde bestätigt, erweitert und vervollständigt. Schließlich hat dann E. FUCHS in seinen grundlegenden Arbeiten über die anatomischen Veränderungen bei Entzündung der inneren Augenhäute eine scharfe Trennung der Form von posttraumatischer Entzündung, die auf das andere Auge als sympathische Ophthalmie übergeht, d. i. der „*sympathisierenden Entzündung*" von der eiterigen (oder plastischen) Entzündung der inneren Augenhäute, von der „*Endophthalmitis septica*", wie er sie bezeichnet, durchgeführt. Er konnte die Probe aufs Exempel machen, indem er aus seiner Sammlung von Schnittserien verletzter Augen, die er zunächst ohne Kenntnis der Krankengeschichten durchmustert hatte, 35 Bulbi mit einem bestimmten anatomischen Befunde heraussuchte, um dann bei nachträglicher Durchsicht der zugehörigen Krankenblätter festzustellen, daß ausnahmslos in allen diesen Fällen eine sympathische Entzündung des anderen Auges aufgetreten war.

Bei der Endophthalmitis septica, d. i. der Entzündung der inneren Augenhäute nach perforierender Verletzung, die durch die gewöhnlichen Eitererreger
bedingt ist, wobei der entzündungserregende Reiz meist vom Glaskörperraum
ausgeht und auf die inneren Augenhäute wirkt, ist, wie Fuchs gezeigt hat, in
erster Linie und hauptsächlich die *Netzhaut* selbst bzw. der *retinale Überzug*
des *Ciliarkörpers* betroffen, während die Aderhaut erst sekundär und vielfach nur vorübergehend in Mitleidenschaft gezogen wird. Dabei kommt es
nicht selten zu ausgiebiger Exsudation auf die vordere und hintere Fläche der

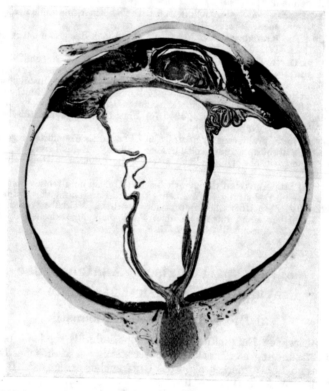

Abb. 3. Übersichtsbild. 35jährige Frau. Sympathisierende Entzündung nach Ruptur am Hornhaut-
Lederhautbord durch Stoß gegen den Stiel einer Bratpfanne. *Ausbreitung der charakteristischen
Infiltration über den gesamten Uvealtractus.* Totale Netzhautabhebung; Fältelung der abgehobenen
Netzhaut durch Organisation und Schrumpfung eines cyclitischen bzw. präretinalen Exsudates in
der Ora serrata-Gegend. Enucleation 8 Wochen nach der Verletzung, 1 Woche nach Ausbruch der
sympathischen Ophthalmie, die zur Erblindung führte.

Aderhaut, die zu — später mitunter verknöchernder — Schwartenbildung
Anlaß geben kann.

Dagegen ist bei der hier in Rede stehenden posttraumatischen Entzündungsform, die so große Neigung zeigt, als sympathische Ophthalmie auf das andere
Auge überzugehen, und die wir mit E. Fuchs als die sympathisierende Entzündung bezeichnen, die *Uvea selbst* von einer bald mehr diffusen, bald mehr
knötchenförmigen Infiltration durchsetzt, die eine oft beträchtliche Verdickung
dieser Membran bewirkt, so daß man geradezu von einer *parenchymatösen
Uveitis* sprechen kann. Schon dem unbewaffneten Auge, besser noch bei Lupenbetrachtung der Schnittpräparate macht sich diese Verdickung der Gefäßhaut
auffällig bemerkbar, wie die Übersichtsbilder Abb. 3, 4, 5 zeigen.

Frühstadium der sympathisierenden Entzündung. Als *früheste Veränderungen* treten in der Uvea umschriebene kleine Ansammlungen von *Lymphocyten* auf (Abb. 6). Diese Lymphocytenherde sind wahrscheinlich *histiogenen* Ursprungs, d. h. sie entstehen durch Vermehrung präformierter Elemente im Gewebe selbst. Ob und inwieweit auch eine Emigration von Lymphocyten aus den Blutgefäßen dabei eine Rolle spielt, ist noch nicht entschieden. A. BRÜCKNER hat zwar bei mikroskopischer Untersuchung eines verletzten Auges den Nachweis erbracht, daß die lymphocytären Elemente des menschliches Blutes aus den Gefäßen der Netzhaut (Venen und Capillaren) ins Gewebe auszuwandern vermögen,

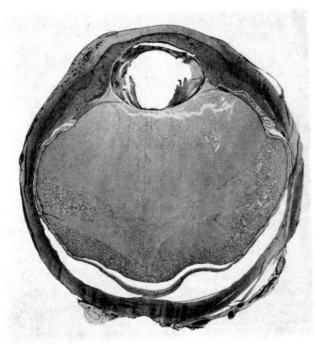

Abb. 4. Übersichtsbild. 16jähriger Junge. Sympathisierende Entzündung nach durchbohrender Verletzung der Hornhaut-Lederhautgrenze. Ausbruch der sympathischen Entzündung 6½ Wochen nach der Verletzung. Enucleation 3 Monate nach Ausbruch der s. O. Ausbreitung der charakteristischen Infiltration über den gesamten Uvealtractus mit tumorartiger Granulombildung im Bereiche von Iris und Corpus ciliare; keine Exsudation bzw. nur ganz minimale derartige Veränderungen. Beginnende Netzhautabhebung in der Ora serrata-Gegend (Fältelung). Im Präparat ist die Netzhaut im hinteren Abschnitt durch Schrumpfung des eiweißreichen Glaskörpers während der Härtung des Bulbus artefiziell von der Unterlage abgezogen. Maligner Verlauf. Erblindung.

und zieht daraus den Schluß, daß die sog. kleinzellige Infiltration überhaupt zu einem erheblichen Teil auf emigrierte einkernige Blutelemente zurückgeführt werden muß, ohne jedoch bestreiten zu wollen, daß daneben auch die Wucherung lokaler Gewebszellen (der sog. Adventitialzellen MARCHANDs) eine Rolle spiele. Auch G. LENZ, der diese Frage eingehend erörtert, gelangt zu dem Ergebnis, daß die infiltrierenden Zellen in den Anfangsstadien ausschließlich durch Auswanderung aus der Blutbahn in das Gewebe gelangen; in den fortgeschrittenen Stadien komme wahrscheinlich dazu eine Lymphocytenbildung im Gewebe selbst durch die leukocytoiden Zellen MARCHANDs. E. FUCHS dagegen neigt mehr der Auffassung zu, daß die Lymphocyten zuerst außerhalb der Gefäße auftreten und dann allmählich von außen nach innen die Gefäßwand durchsetzen und zerstören, um so schließlich in das Lumen der Gefäße einzubrechen (Abb. 7). Diese lymphocytäre Infiltration kann durch Vergrößerung der Einzelherde

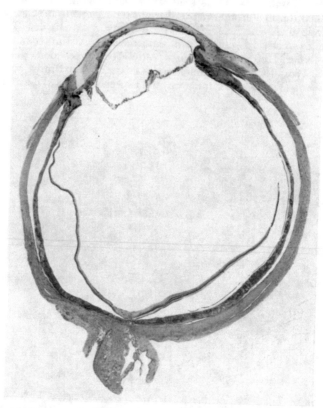

Abb. 5. Übersichtsbild. 44jährige Bäuerin. Sympathisierende Entzündung nach Ulcus corneae serpens perforatum; Staphyloma corneae. Ausbreitung der charakteristischen Infiltration über den gesamten Uvealtractus. Besonders schwer ist die Ciliarkörpergegend der einen Seite sowie der hintere Abschnitt der Aderhaut befallen. Maligner Verlauf. Erblindung.

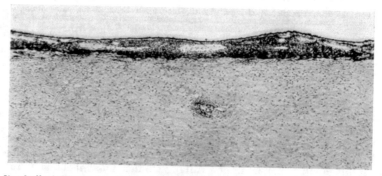

Abb. 6. Rundzelleninfiltrate der Aderhaut. Pigmentepithel, Glasmembran, Choriocapillaris intakt. Innere Scleralschichten kernreicher als normal. (Vergr. 36fach.)

sowie durch Auftreten von immer wieder neuen Herden zwischen den früheren schließlich die Aderhaut in weiter Ausdehnung einnehmen, wobei die Chorio-capillaris und die Lamina elastica intakt bleiben.

Ausnahmsweise kann selbst bei längerem Bestande des Prozesses die entzündliche Veränderung in der Uvea auf diesem frühen Stadium der Lymphocyteninfiltration stehen bleiben. Die Regel dürfte indes sein, daß dieses Stadium, das dem Vorhandensein einer aktiven Krankheitsnoxe, der frischen Ansiedlung der spezifischen Keime entspricht, rasch durchlaufen wird und daß es bald zu einer Weiterentwicklung der Infiltration in der Uvea kommt, die das histologische Bild merklich ändert.

Vollbild der sympathisierenden Entzündung. Durch *Proliferation* der fixen Gewebszellen des Stromas der Aderhaut, der Chromatophoren, entwickeln sich die sog. *epitheloiden* Zellen, die in lockeren Ansammlungen und kleinen Häufchen die dichte lymphocytäre Infiltration hier und da durchsetzen und die beim Durchmustern der gefärbten Schnittpräparate oft schon mit bloßem

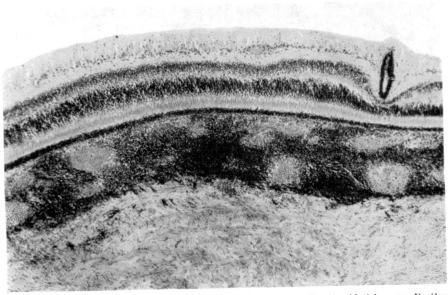

Abb. 7. Große konfluierende Rundzellenherde der Aderhaut (dunkel) mit zahlreichen von Erythrocyten prall angefüllten Gefäßen (hell). Einbruch der Infiltrate in das Gefäßlumen. Lederhaut und Netzhaut frei. Rechts oben in der Abbildung eine Netzhautvene mit periphlebitischer Infiltration. 15jähriger Knabe. Durchbohrende Hornhautverletzung; knapp 2½ Monate später Ausbruch der s. O. des anderen Auges. (Beobachtung von Prof. Ohm in Bottrop.) (Vergr. 60fach.)

Auge als zerstreute kleine hellere Stellen zu erkennen sind. Außer den Chromatophoren sind auch die endothelialen Belagzellen der elastischen Lamellen der Aderhaut sowie die Gefäßendothelien, wie schließlich die Pigmentepithelien als die Mutterzellen der sog. Epitheloiden anzusprechen. Ihre Aufgabe ist die Unschädlichmachung der Krankheitsnoxe, die Eliminierung der Keime, die von ihnen phagocytiert, aufgeschlossen und abgebaut werden.

In diesen hellen Nestern der Epitheloiden werden dann auch vielfach *Riesenzellen* angetroffen, die aus ihnen hervorgegangen sind und deren Auftreten mit der Phagocytose in engem Zusammenhang steht. Schließlich erscheint die Aderhaut in weiter Ausdehnung in ein charakteristisches *Granulationsgewebe* umgewandelt, das große Ähnlichkeit mit dem der Tuberkulose besitzt. Es hat sich das entwickelt, was man als das „*Vollbild*" der sympathisierenden Entzündung bezeichnet — s. Abb. 8 (Flachschnitt) u. Abb. 9 — und dessen Nachweis in einem Augapfel, der nach durchbohrender Verletzung hatte entfernt werden

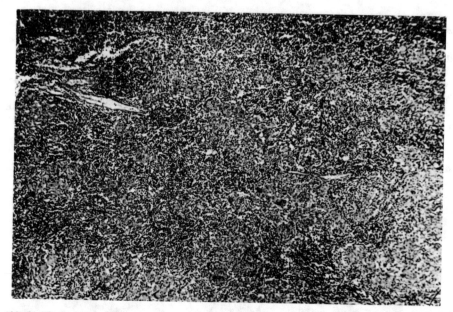

Abb. 8. Flachschnitt durch ein Aderhautstückchen des in Abb. 3 abgebildeten Falles. Diffuses Granulationsgewebe aus konfluierten Herden epitheloider Zellen mit vereinzelten Riesenzellen. Dazwischen allenthalben Lymphocyten, zum Teil in losen Ansammlungen. (Vergr. 60fach.)

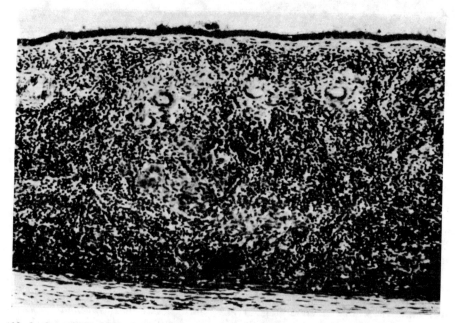

Abb. 9. Querschnitt durch die Chorioidea desselben Falles aus der Gegend zwischen Äquator und hinterem Pol mit dem *Vollbild* der sympathisierenden Entzündung: Lymphocyteninfiltrate mit eingestreuten hellen Nestern von epitheloiden Zellen und Riesenzellen. (Vergr. 160fach.) Trotz stärkster Ausprägung der spezifischen Infiltration sind Pigmentepithel und Tabula vitrea samt Choriocapillaris unbeteiligt.

müssen, nach allen bisherigen Erfahrungen so gut wie ausnahmslos eine sichere *histologische Diagnose* auf sympathisierende Entzündung gestattet.

Die Entwicklung dieses Vollbildes der sympathisierenden Entzündung, das Auftreten *tuberkuloider Gewebsstrukturen,* wie sie im verletzten Auge regelmäßig schon angetroffen werden, sobald die sympathische Ophthalmie ausgebrochen war, müssen wir nach den experimentellen Untersuchungen von LEWANDOWSKY und nach den Studien von KYRLE an Hauttuberkuliden mit MELLER als Hinweis darauf betrachten, daß eine bestimmte *Abwehrreaktion* des befallenen Gewebes am verletzten Auge gegen den Infekt zwecks Eliminierung der Keime eingesetzt hat, daß die fraglichen Erreger unschädlich gemacht, abgebaut werden und zerfallen. So wird es, wie MELLER mit Recht anführt, ganz verständlich einmal, daß ein färberischer Nachweis, um den sich so manche Untersucher abgemüht haben, nun nicht mehr gelingen kann, und weiter, daß auch die vielfachen Übertragungsversuche mit Gewebsmaterial aus sympathisierenden Augen in diesem Stadium erfolglos bleiben müssen.

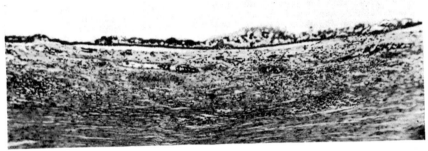

Abb. 10. Umbau der Aderhaut: Umwandlung des Granulationsgewebes (im regressiven Stadium) in straffes Bindegewebe (Narbengewebe) mit stellenweise stärkerem Rundzellengehalt. (Vergr. 60fach.)

Vernarbung. Die schließliche Eliminierung ist natürlich auch von einer *Rückbildung* der tuberkuloiden Gewebsstrukturen in der Aderhaut gefolgt. Diese erfährt einen Umbau, indem die epitheloiden Zellen, die zu Fibroblasten werden, sich allmählich in kernreiches junges Bindegewebe umwandeln (vgl. Abb. 10), das zuletzt einem derben Fasergewebe Platz macht. Es ist bemerkenswert, daß in den mikroskopischen Präparaten ein und desselben Falles oft die verschiedenen Stadien des Prozesses *nebeneinander* angetroffen werden, daß neben dem *Vollbild* der sympathisierenden Infiltration auch schon Stellen von ausgesprochener *narbiger Umwandlung* der Aderhaut, aber auch frische Lymphocytenherde sich vorfinden, was dafür spricht, daß eine wiederholte, zeitlich auseinanderliegende Aussaat der Krankheitsnoxe stattgefunden hatte. Dabei verdient hervorgehoben zu werden, daß nicht selten Erscheinungen einer weit gediehenen Rückbildung ganz hinten in der Aderhaut, fernab von der etwa am Hornhautrande, also ganz vorne gelegenen Stelle der durchbohrenden Verletzung angetroffen werden, während im vorderen Abschnitte noch floride proliferierende Entzündung besteht.

Ektogene oder endogene Infektion? Derartige Befunde, wonach der sympathisierende Entzündungsprozeß im hinteren Abschnitt der Aderhaut älter ist als in der vorderen Uvea, können in der Tat den Gedanken nahe legen, der von MELLER so nachdrücklich und mit scharfsinnigen Erwägungen vertreten wird, daß *auch im verletzten Auge* die spezifische Entzündung nicht ektogenen Ursprungs ist, sondern daß die Noxe *endogen,* auf dem Wege der Blutbahn die Gefäßhaut befällt.

Die Frage des Primäraffektes. Da die durchbohrenden Verletzungen, die die weitaus häufigste Ursache der sympathisierenden Entzündung darstellen, in der Regel den vordersten Augapfelabschnitt betreffen, mußte es, nachdem einmal der mikrobische Ursprung allgemeine Annahme gefunden hatte, von vorneherein eigentlich selbstverständlich erscheinen, daß dem Prozeß eine *ektogene* Infektion zugrunde liege, so daß man auch bei der histologischen Untersuchung des Augapfels unschwer den Weg müßte nachweisen können, den die Infektion von der Eingangspforte des unbekannten Erregers in der durchbohrenden Wunde nach der Tiefe hin genommen habe. Diese Auffassung hat REDSLOB geglaubt durch den Nachweis eines „*Primäraffektes*" zu erbringen, wie er die spezifisch veränderte Uvealinfiltration bezeichnet, die er bei der histologischen Untersuchung eines Augapfels mit sympathisierender Entzündung in einem Falle von subconjunctivaler Scleralruptur im Bereiche der vorgefallenen Iris nachweisen und die er von dieser Stelle aus kontinuierlich nach der Tiefe hin verfolgen konnte. Auch MARCHESANI ist der Ansicht, daß die noch unbekannte Noxe an der Stelle der Eröffnung des Bulbus in diesen ihren Eingang finde.

Demgegenüber hat FLIRI an Hand eines sorgfältig untersuchten, klinisch ganz ähnlichen Falles von indirekter Scleralruptur, in dem aber die vorgefallene Iris von der Infiltration vollkommen frei geblieben und durch eine ganz gesunde Uvealpartie von den im *hinteren* Uvealabschnitt zerstreut gelegenen spezifischen Knötchen getrennt war, die sonach gar nicht durch Ausbreitung einer Infektion von der Wunde aus in continuo entstanden sein konnten, gezeigt, daß eine spezifische Reaktion an der Eingangspforte, ein „Primäraffekt" im Sinne von REDSLOB manchmal ganz fehlt und oft genug vermißt wird. Nach den Erfahrungen der Wiener Klinik kann, wie FLIRI weiter bemerkt, von einem zeitlich und dem Grade nach überwiegenden Befallensein der mit der Wunde in Zusammenhang stehenden Uvea durch die spezifische Infiltration überhaupt nicht die Rede sein. Häufiger finde sich diese mehr weniger fern der Wunde im hinteren Abschnitt der Uvea und zwar in Form getrennter kleiner Herde, die, was MELLER wiederholt betont hat, weit eher an eine Entstehung durch Aussaat auf dem Wege der Blutbahn denken läßt. War es doch auch E. FUCHS selbst schon aufgefallen, daß neben Stellen, wo die Iris die stärkste Infiltration zeigte, andere Fälle nach Ruptur usw. beobachtet werden konnten, in denen die Aderhaut ebenso, ja noch mehr infiltriert gefunden wurde als der vordere Abschnitt der Uvea. Er nimmt allerdings eine Ausbreitung von vorne nach hinten an und denkt an die Möglichkeit einer besonderen Disposition der Aderhaut für diese Erkrankung.

Auch am zweiten, sympathisierten Auge, an dem ja eine ektogene Infektion gar nicht in Frage kommt, sondern in das der Entzündungsreiz auf endogenem Wege hineingelangt, wird mitunter eine ganz bizarre Verteilung der spezifischen Infiltration beobachtet, so beispielsweise in Form eines breiten Infiltrationsringes um die Linse herum, wie es WEIGELIN beschrieben hat, der diesen Befund mit Recht als „besonders auffallend" an einem Auge bezeichnet, bei dem ja eine Schädigung des vorderen Augapfelabschnittes von außen her gar nicht stattgefunden hatte.

Bei dem heutigen Stande unseres Wissens muß die Frage, ob ektogene Infektion vorliegt, oder ob diese, wie MELLER will, auch am verletzten Auge auf endogenem Wege erfolgt, noch als offen bezeichnet werden. E. v. HIPPEL hält dafür, daß beide Infektionsmöglichkeiten einander nicht auszuschließen brauchten, wenn er auch erklärt, vorläufig dieser Theorie MELLERs nicht folgen zu können. Übrigens hat auch schon A. PETERS vor Jahren entgegen der Annahme der meisten Autoren, die die Erkrankung des *ersten* Auges auf eine ektogene Infektion nach Operation und Trauma zurückführten, diese Annahme als noch in der Luft schwebend bezeichnet und es für nicht ausgeschlossen erklärt, „daß die Erreger durch das Trauma und andere Reize, aus der Blutbahn stammend, in dem Auge zur Ansiedlung veranlaßt werden". Beachtung verdient, daß E. FUCHS selbst jedoch erst vor wenigen Jahren sich noch zur ektogenen Infektion bekannt hat.

Nachdem er auseinandergesetzt hat, daß die meisten proliferierenden Entzündungen entstehen, wenn der Entzündungsreiz dem Gewebe durch das Blut zugeführt wird und wenn er derartig ist, daß er eine lymphogene Reaktion (Produktion einkerniger Rundzellen) verursacht, wie es für die syphilitische und die tuberkulöse Entzündung zutreffe, betont er, daß die traumatischen Fälle infiltrierender Iritis, bei denen man wegen des gleichen anatomischen Befundes auch eine ähnliche Ursache voraussetzen möchte, sich dieser Erklärung nicht fügen. „*Die sympathisierende Entzündung entsteht auch durch Eindringen eines Entzündungsreizes von außen*[1] und ist doch eine proliferierende Entzündung, und dieselbe

---

[1] Von mir gesperrt.

Entzündungsform besteht in dem sympathisierten Auge, wohin doch der Entzündungsreiz auf endogenem Wege gelangt. Hier stellen sich also dem Verständnis bisher noch nicht überwundene Schwierigkeiten entgegen."

Die Verteilung der spezifischen Veränderungen auf die einzelnen Abschnitte des Uvealtractus wechselt in den verschiedenen Fällen sehr. In manchen wird die *gesamte Uvea* von der charakteristisch aufgebauten Infiltration in fast gleichmäßiger Ausprägung dicht durchsetzt gefunden, wie es beispielsweise die Abbildungen 3, 4 und 5 zeigen, die man geradezu als Schulfälle der reinen und voll entwickelten, nahezu über die gesamte Gefäßhaut sich erstreckenden

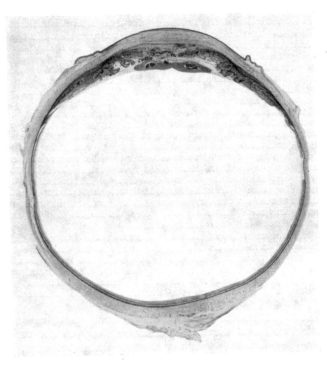

Abb. 11. Übersichtsbild. 3½jähriges Mädchen. Rechter Augapfel; Enucleation 9 Monate nach durchbohrender Verletzung durch Holzstück, 6 Wochen nach Ausbruch der s. O. des linken Auges. Fast ausschließliche Lokalisation der sympathisierenden Infiltration in Iris und Ciliarkörper.

sympathisierenden Entzündung bezeichnen kann. Mitunter erweist sich die Aderhaut, die nicht so ganz selten, speziell in ihrem hinteren Abschnitt, isoliert befallen wird, von der spezifischen Infiltration nur ganz unbedeutend betroffen — völlig verschont bleibt sie wohl nie — und diese nimmt so gut wie ausschließlich nur den vorderen Abschnitt der Gefäßhaut, *Iris und Ciliarkörper* (Abb. 11) oder auch selbst *nur die Iris* (Abb. 12) ein, welche hier isoliert in ein kompaktes granulomartiges Gewebe von tuberkuloidem Bau umgewandelt ist. Dabei braucht, wie schon E. FUCHS bemerkt hat, die Schwere der sympathischen Entzündung im zweiten Auge durchaus nicht der Intensität der typischen Infiltration in der Uvea des sympathisierenden Auges zu entsprechen. Die Fälle, von denen die Abbildungen 11 und 12 stammen, sind auf dem zweiten Auge ebenso völlig erblindet wie die erstgenannten der Abbildungen 3, 4 und 5.

Die Zeit, welche die spezifische Infiltration zu ihrer Entwicklung bedarf, unterliegt ebenfalls außerordentlichen Schwankungen. Einzelne Beobachtungen haben, wie MELLER ausführt, gezeigt, daß bereits ein Zeitraum von drei Wochen genügt, um das histologische Bild der sympathisierenden Entzündung zur höchsten Entwicklung zu bringen. In anderen Fällen kann nach dem gleichen Autor eine sympathisierende Entzündung ein Jahr alt oder noch älter sein, ohne daß es zur Ausprägung des charakteristischen Vollbildes gekommen wäre. Die individuelle Reaktionsfähigkeit des Organismus spielt eben dabei eine große Rolle.

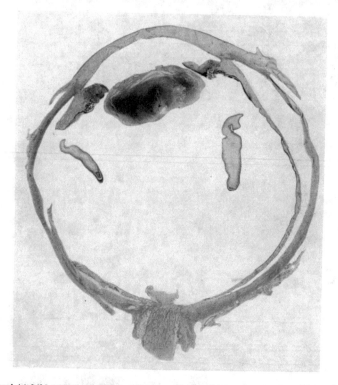

Abb. 12. Übersichtsbild. 19jähriger Mann. Linker Augapfel; Enucleation 3¹/₂ Monate nach kleiner durchbohrender Wunde der Ciliarkörpergegend, die bereits knapp 6 Wochen später zu s. O. des rechten Auges von ganz malignem Verlauf geführt hatte. Die schweren granulomartigen Veränderungen beschränken sich ausschließlich auf die Iris. Die Aderhaut weist lediglich einzelne kleine lockere Ansammlungen von Lymphocyten auf.

Seltene Befunde. Da Glashaut und Pigmentepithel auch bei langem Bestande der spezifischen Infiltration in der Aderhaut in der Regel unversehrt bleiben, ist die entzündliche Zellwucherung auf die Gefäßhaut beschränkt, und ein Hinauswachsen über ihre innere Oberfläche mit Bildung freier Wucherungen auf dieser in Form flacher hügelartiger Buckel wird nur in seltenen Ausnahmefällen gesehen (vgl. Abb. 14 und 15). Bei Vorhandensein alter Schwarten als Folge einer gleichzeitig stattgehabten Endophthalmitis wuchert jedoch die Infiltration aus der Aderhaut gerne in die Schwarte hinein. Ebenso pflegt es, wie E. FUCHS weiter gezeigt hat, in der Ciliarkörpergegend zu einem Hinauswachsen durch die Schicht der unpigmentierten Zylinderzellen, die ganz besonders widerstandsfähig sind, nur dann zu kommen, wenn diese Sperre durch eine vorausgegangene schwere Iridocyclitis bereits zerstört war,

wobei dann die sympathisierende Infiltration aus dem Ciliarkörper in die auf-
gelagerte cyclitische Schwarte hineinwuchert.

Fibrinausscheidung fehlt in der Regel ganz, und plastische Entzündung gehört nach E. Fuchs nicht zum Wesen der sympathisierenden Prozesses. Wo sie
doch angetroffen wird, sei sie unabhängig davon und Teilerscheinung einer begleitenden endophthalmitischen Veränderung. Nur ausnahmsweise soll sie bei
besonders schweren Fällen vorkommen. Weitere Untersuchungen haben indes
gezeigt, daß auch bei ganz reinen Fällen von sympathisierender Entzündung
plastische Exsudation auftreten kann, wie die Befunde am zweiten sympathisch
erkrankten Auge ergeben haben, bei denen eine Mischinfektion, eine Endophthalmitis nicht im Spiele sein konnte.

Als Dalénsche Herde werden sehr häufig bei der histologischen Untersuchung
sympathisierender Augen umschriebene Wucherungen des Pigmentepithels
der Netzhaut angetroffen. Sie gehören gleichfalls nicht der sympathisierenden

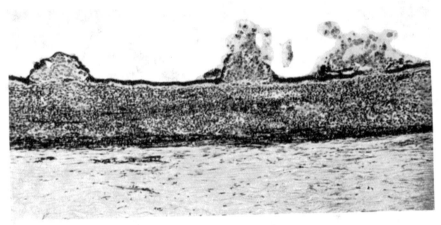

Abb. 13. Drei Dalénsche Herde aus Abb. 3. (Vergr. 70fach.)

Entzündung als solcher zu, sondern sind nach E. Fuchs lediglich Ausdruck einer
Reizung dieser Zellenlage, die möglicherweise von der subretinalen Flüssigkeit ausgeht. Sie können daher auch bei den verschiedensten Entzündungsformen des Augeninneren angetroffen werden und lassen sich ebenso durch
experimentelle Erzeugung innerer Augenentzündung mittels geformter und unge-
formter Entzündungserreger hervorrufen. Die Abb. 13 demonstriert drei Dalénsche Herde in verschiedenen Entwicklungsstadien und verdeutlicht klar ihren
Aufbau aus gewucherten Pigmentepithelien.

Die Netzhaut selbst ist an dem Prozeß der sympathisierenden Entzündung
in der Regel nur in der uncharakteristischen Form einer *Periphlebitis* beteiligt,
die histologisch durch Rundzellenmäntel um die Venen herum gekennzeichnet
ist (vgl. Abb. 7). Bisweilen kann diese periphlebitische Infiltration, wie bereits
im klinischen Teil (S. 617) ausgeführt worden ist, einen *spezifischen* histologischen
Bau (Epitheloidzellenknötchen) aufweisen und muß dann mit Meller als *Fortleitung* des uvealen Krankheitsprozesses in die Netzhaut auf dem Wege der
perivasculären Lymphbahnen angesehen werden. Dagegen kommt es nur ganz
ausnahmsweise vor, daß die sympathisierende Infiltration *direkt in die Netzhaut* einbricht, wie es die Abbildung 14 zeigt. Hier ist die spezifische Infiltration
der Aderhaut, die mit den aus den Pigmentepithelien hervorgegangenen, der
Lamina elastica breitbasig aufsitzenden flachen Knoten von Granulationsgewebe

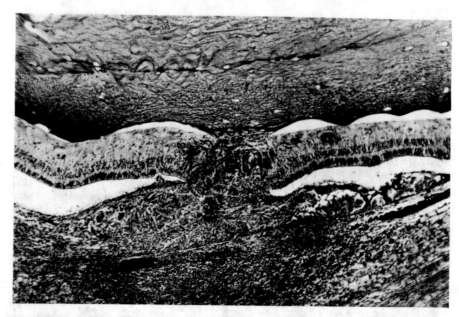

Abb. 14. Einbruch des spezifischen Granulationsgewebes der Aderhaut *in die Netzhaut.* (Vergr. 60fach.)

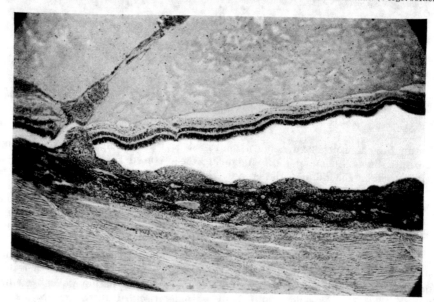

Abb. 15. Mehrere DALÉNsche Herde, bzw. aus dem Pigmentepithel hervorgegangene flache Knoten von Granulationsgewebe. Einer davon (in der Abbildung links) ist durch die Netzhaut, deren Kontinuität hier unterbrochen ist — die Lücke im Präparat ist artefiziell — durchgewachsen und beginnt sich im Glaskörper auszubreiten. (Vergr. 30fach.)

verschmolzen ist, an umschriebener Stelle nach Verwachsung mit der Netzhaut in diese hinein durchgebrochen, die sie als isolierter Knoten in ganzer Dicke durchsetzt. An einer andern Stelle (Abb. 15) hat sich ein solcher durch die Netzhaut hindurch gewachsener Zellknoten, der im wesentlichen aus gewucherten

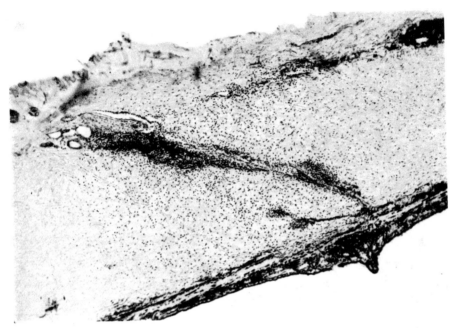

Abb. 16. Hinteres Emissarium (Nerv) mit ihm entlang nach außen sich fortsetzender lymphocytärer Infiltration. (Vergr. 36fach.)

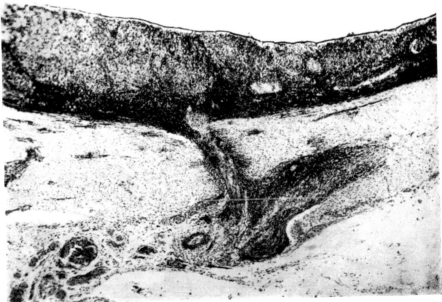

Abb. 17. Durchwachsen der sympathisierenden Infiltration aus der Aderhaut entlang einem Gefäß und Nerven durch die Lederhaut nach außen. (Vergr. 36fach.)

Pigmentepithelien hervorgegangen ist, die ihrerseits wieder mit der Zellmasse der Aderhaut in Verbindung stehen, bis auf die Netzhautinnenfläche ausgebreitet, um im Glaskörperraum weiterzuwuchern.

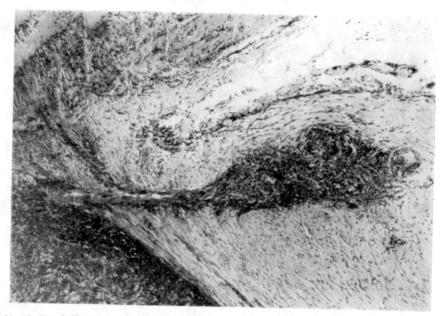

Abb. 18. Durch Herauswuchern aus der Aderhaut entlang einem Gefäß entstandener extrabulbärer bzw. scleraler Knoten von charakteristischem Aufbau hart am Intervaginalraum des Sehnerven. (Vergr. 75fach.)

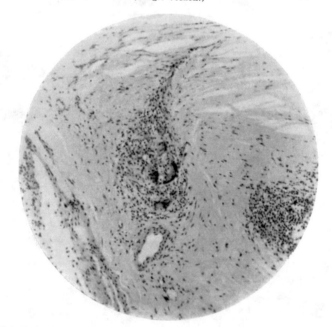

Abb. 19. Zwei isolierte mikroskopisch kleine Knötchen sympathisierender Infiltration extrabulbär am Übergang der Lederhaut in die Duralscheide des Sehnerven.

Suprachorioidea. So wenig die sympathisierende Infiltration im allgemeinen Neigung zeigt, über die retinale Oberfläche der Aderhaut nach innen durchzubrechen, so lebhaft ist ihre Tendenz von der Suprachorioidea aus auf dem Wege der scleralen Emissarien, den Wirbelvenen sowie den Ciliargefäßen und -nerven entlang nach außen hin zu wachsen. Die Abb. 16 zeigt, wie die lymphocytäre Infiltration ein die Lederhaut schräg durchsetzendes hinteres Emissarium (Nerv) bis hart an die äußere Oberfläche der Augapfelwandung begleitet. In Abb. 17 sieht man das spezifische Granulationsgewebe aus der Aderhaut entlang einem Blutgefäß und einem Nerven durch die Lederhaut hindurch nach außen wachsen. Abb. 18 endlich demonstriert einen hinten in der Lederhaut dicht am Intervaginalraum des Sehnerven gelegenen vereinzelten Knoten von riesenzellhaltigem Granulationsgewebe, der offenbar durch Verschleppung der spezifischen Noxe aus der Aderhaut entlang einem feinen Ast einer hinteren kurzen Ciliararterie (Zweig des Zinnschen Gefäßkranzes) entstanden ist. So trifft man schließlich ganz isoliert liegende mikroskopisch kleine Knötchen der Art auch

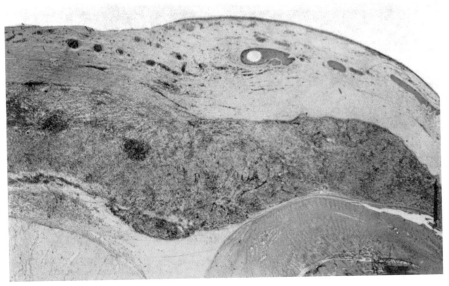

Abb. 20. Iris und Ciliarkörper des in Abb. 4 abgebildeten Falles in tumorartiges Granulationsgewebe umgewandelt. (Vergr. 18fach).

extrabulbär, wie es z. B. Abb. 19 an einer Stelle zeigt, wo die Sclera in die Duralscheide des Sehnerven übergeht. Auf das Vorkommen von knötchenförmigen Herden und Lymphocyteninfiltraten im *Opticusstamm* selbst, deren Häufigkeit A. Fuchs nachgewiesen hat, ist bereits im klinischen Teil hingewiesen worden (S. 618).

Geschwulstartiges Auftreten. Von dem hier gezeichneten histologischen Bilde der ausgeprägten reinen Schulfälle sympathisierender Entzündung kommen nun Abweichungen nach zwei Richtungen hin vor. Einmal kann die Entwicklung der spezifischen Infiltration einen sehr großen Umfang annehmen, so daß Iris und Ciliarkörper in ein *tumorartiges* Granulationsgewebe umgewandelt werden, wie es beispielsweise Abb. 20 (von dem in Abb. 4 wiedergegebenen Falle stammend) zeigt, und das, wie bei konglobierter Tuberkulose schließlich die vordere und hintere Augenkammer ganz erfüllen kann. In allerdings sehr seltenen Fällen hat dieses Granulationsgewebe, ohne sich an die Emissarien gebunden zu halten, die Augapfelwandung durchwuchert und Knoten unter der Bindehaut gebildet. O. Schirmer hat eine derartige Beobachtung am zweiterkrankten, sympathisierten Auge gemacht und abgebildet. Auch bei E. Fuchs findet sich ein

Fall sympathisierender Entzündung — auf Grund des histologischen Befundes als solcher diagnostiziert — beschrieben, in dem es frühzeitig zur Entstehung eines großen extraokularen Knotens gekommen war. Da hier indes eine sympathische Ophthalmie ausgeblieben war, kann man immer den Einwand erheben, daß es sich um Tuberkulose gehandelt habe, indem ein bereits an Tuberkulose erkranktes Auge von einer durchbohrenden Verletzung betroffen worden war.

Eine gewisse Tendenz zu aggressivem Wachstum kann jedoch bei der sympathisierenden Entzündung der spezifischen Infiltration nicht abgesprochen werden; denn sie zeigt entschieden Neigung, die Gefäßwand zu zerstören und in die Lichtung der Gefäße einzubrechen. Die Abb. 21 demonstriert, wie ein Knoten des Granulationsgewebes in ein Gefäßlumen (Vene oder Riesencapillare) einbricht und es z. T. ausfüllt, nachdem die Wand breit durchwachsen worden ist.

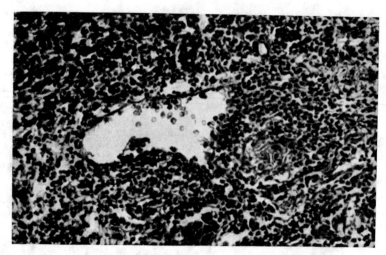

Abb. 21. Einbruch eines Knotens von Granulationsgewebe in ein Aderhautgefäß (Vene oder Riesencapillare); innerhalb des Gefäßlumens neben dem eingebrochenen Zellknoten einzelne von ihm abgebröckelte Zellen und rote Blutkörperchen. (Vergr. 230fach). Präparat von QUINT, Solingen.

Grenzfälle zu einfacher Uveitis. Andererseits kommt es vor — und das ist viel häufiger —, daß die spezifischen Veränderungen der Uvea nur wenig ausgeprägt sind, vor allem aus dem Grunde, weil sie sehr häufig mit den Erscheinungen einer nach durchbohrenden Verletzungen ja so gewöhnlichen eiterigen Infektion, einer Endophthalmitis vergesellschaftet gefunden werden, wodurch ihr Bild verwischt wird. Es gibt, wie S. RUGE zuerst ganz zutreffend mit Nachdruck betont hat, *Grenzfälle*, die keine sichere Entscheidung zulassen, ob sie der sympathisierenden oder der einfachen chronisch fibrinös-plastischen Entzündung angehören. Auch GILBERT hat gefunden, daß die sympathisierende Entzündung nicht stets scharf von den anderen schleichenden traumatischen Uveitiden zu unterscheiden ist, so daß, vor allem bei klinisch zweifelhafter Diagnose auch nicht immer durch den histologischen Befund volle Klarheit geschaffen werden könne.

Dazu kommt noch, daß nach Beobachtungen von HERTEL auch chronisch einwirkende *metallische Reize* (z. B. Bleisplitter im Augeninnern) Veränderungen in der Aderhaut hervorrufen können, die durchaus an die bei der sympathisierenden Entzündung anzutreffenden erinnern. Ferner darf nicht übersehen werden, daß, wie E. FUCHS selbst schon bemerkt hat, auch eine *spontane chronische Iridocyclitis* einen anatomischen Befund zu liefern vermag, der von der sympathisierenden Entzündung nicht mit Sicherheit unterschieden werden kann. Ich verweise hierzu auf die Ausführungen im klinischen Teil (S. 608).

Differentialdiagnose gegenüber der Tuberkulose. Die von den Untersuchern immer wieder hervorgehobene Ähnlichkeit des histologischen Bildes der sympathisierenden Entzündung mit dem der Tuberkulose mußte natürlich den Gedanken nahe legen, daß diese bei der Entstehung der sympathisierenden Entzündung eine Rolle spiele. Vor allem hat PETERS diese Möglichkeit zur Diskussion gestellt, es aber von sich gewiesen, deswegen Tuberkulose und

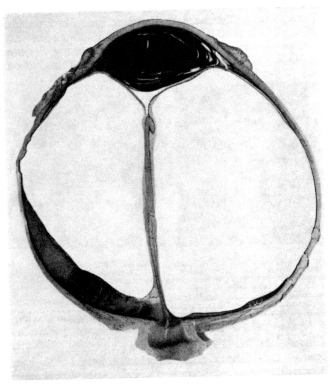

Abb. 22. Übersichtsbild. 65jähriger Mann. Linker Augapfel mit Flächensarkom der Aderhaut und sympathisierender Entzündung. Totale Netzhautabhebung; Glaucoma secundarium absolutum. Schwerer Verlauf der sympathischen Entzündung des rechten Auges.

sympathische Ophthalmie identifizieren zu wollen. MELLER, der einen eingehenden Überblick über die Frage der Beziehungen zwischen Tuberkulose und sympathisierender Entzündung gegeben hat, kam jedoch bei kritischem Vergleiche der histologischen Bilder beider Erkrankungen speziell auch unter Heranziehung der feineren histologischen Details zu dem Schlusse, daß der Unterschied zwischen beiden keinem Zweifel unterliegen könne, und betont, daß die beiden Erkrankungen klinisch gemeinsamen Umstände nicht ausreichten, um einen Zusammenhang zwischen beiden wahrscheinlich zu machen.

Demgegenüber ist E. v. HIPPEL in ausführlicher Erörterung der Frage einer anatomischen Differentialdiagnose zwischen tuberkulöser und sympathisierender Entzündung unter Hinweis auf die Vielgestaltigkeit des anatomischen Aussehens der Tuberkulose zu dem Ergebnis gelangt, daß alle die von MELLER angeführten Unterschiede nicht durchgreifend sind, um Tuberkulose ausschließen zu können. Er hält zwar, speziell aus *klinischen Erwägungen* heraus, ebenso wie MELLER, einstweilen Tuberkulose und sympathisierende Uveitis für wesensverschiedene Krankheitsprozesse, betont aber, daß man in vielen Fällen die Diagnose einer sympathisierenden Entzündung histologisch erst als gesichert ansehen könne durch die *Verbindung des anatomischen Befundes mit dem klinischen Verlaufe* des Falles.

MELLER hat dieser kritischen Stellungnahme E. v. HIPPELs bis zu einem gewissen Grade beigepflichtet, andererseits aber auch verlangt, bei Fällen akuter oder chronischer Uveitis mit der positiven Diagnose „Tuberkulose", sofern diese nur aus dem histologischen Bilde gewonnen werden sollte, ebenso zurückhaltend zu sein. Wenn der Bacillennachweis ausstehe und die Überimpfung negativ verlaufen sei, dann fehle eben der Beweis. Er hält die Frage des Zusammenhanges der Tuberkulose mit der sympathisierenden Entzündung für noch nicht endgültig entschieden. Wie erst unlängst sein Schüler URBANEK unter Hinweis

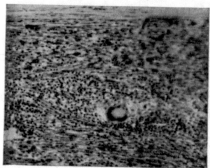

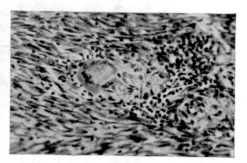

Abb. 23. Herd sympathisierender Infiltration (Rundzellen, epitheloide und Riesenzellen) innerhalb des Sarkomgewebes von dem in Abb. 22 abgebildeten Falle.

Abb. 24. Ähnlicher Herd wie Abb. 23 von einer anderen Stelle des Aderhauttumors.

auf eine sehr merkwürdige Beobachtung ausgeführt hat, „wissen wir auch heute noch nicht, welche Beziehungen zwischen sympathischer Ophthalmie und tuberkulöser Uveitis herrschen".

Sympathische Ophthalmie nach Aderhautsarkom. Wie bereits im klinischen Teil ausgeführt ist, sind Fälle von *Aderhautsarkom* bekannt, die zur Entstehung von sympathischer Ophthalmie geführt haben, wobei auch im Sarkomauge die typische Infiltration nachgewiesen wurde, die ja nur durch Eindringen der Noxe auf endogenem Wege hineingelangt sein konnte. Gerade eine Beobachtung der Art ist für MELLER Anlaß gewesen, seine Theorie von der endogenen Entstehung der sympathisierenden Entzündung überhaupt aufzustellen, die er, mag sie auch noch manches Hypothetische enthalten, doch in sehr bestechender Weise zu begründen verstanden hat. Die Abb. 22 zeigt einen Schnitt durch ein von mir untersuchtes und beschriebenes Auge mit *Flächensarkom der Aderhaut*, das zu einer schwer verlaufenen sympathischen Ophthalmie geführt hatte. Hier sind innerhalb des Tumorgewebes selbst zerstreut kleine Nester und Inseln sympathisierender Infiltration vorhanden, die, aus Rundzellen, epitheloiden und Riesenzellen aufgebaut, zum Teil das ausgesprochene „Vollbild" der spezifischen Entzündung darstellen (Abb. 23, 24 und 25).

Die pathologische Anatomie des sympathisierten Auges. Die bisher gegebene Schilderung des histologischen Bildes der sympathisierenden Entzündung gründet sich auf die entsprechenden anatomischen Befunde an den *verletzten* Augen, die in großer Zahl zur Untersuchung gekommen sind. Die Literatur enthält aber auch eine ganze Anzahl (mehr als ein Viertelhundert) Mitteilungen über das Ergebnis der mikroskopischen Untersuchung sympathisch erkrankter Augen — aus neuerer Zeit nenne ich LENZ, WAGENMANN, WEIGELIN, PÖLLOT, KRAILS-HEIMER, MELLER, JAEGER —, die übereinstimmend den Beweis erbracht haben, daß der Prozeß im zweiterkrankten, sympathisierten Auge, das ihn ja in besonders reiner Form aufweist, histologisch übereinstimmt mit den Veränderungen, wie sie im sympathisierenden Auge angetroffen werden.

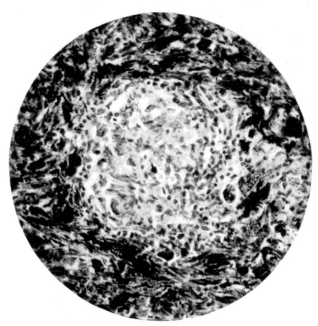

Abb. 25. Ähnlicher Herd wie Abb. 23 aus einer anderen Stelle des hier stark pigmentierten Aderhautsarkoms.

Auch im zweiten Auge ist bald die Aderhaut, bald die Iris und der Ciliarkörper der Hauptsitz der Veränderung. Selbst in den Fällen, in denen das sympathisch erkrankte Auge erst Jahre nach Ausbruch der Entzündung zur Enucleation gekommen war, ergab die histologische Untersuchung *frische Infiltration*, die beispielsweise in einem von MELLER publizierten Falle, in dem die Erkrankung des zweiten Auges schon vor 8 Jahren ausgebrochen war, das histologische Bild geradezu beherrschte. Dieses Verhalten entspricht ja ganz dem, das auch im verletzten Auge mit sympathisierender Entzündung nahezu regelmäßig angetroffen wird, wenn die Verletzung erst nach Jahren von sympathischer Ophthalmie gefolgt war. Es hat immer wieder die besondere Aufmerksamkeit der Untersucher erregt. Diese merkwürdige Tatsache, daß die sympathische Entzündung manchmal noch viele Jahre nach durchbohrender Verletzung zum Ausbruch kommt, zusammen mit dem Umstande, daß in diesen Fällen im verletzten Auge stets eine ganz frische sympathisierende Infiltration gefunden wird, ist von MELLER als gewichtige Stütze seiner Auffassung von der *endogenen* Entstehung der spezifischen Entzündung auch im verletzt gewesenen Auge herangezogen worden.

E. Fuchs selbst hatte seinerzeit kein Hindernis in der Annahme erblickt, daß ein chronischer Entzündungsprozeß jahrelang in einem Auge bestehen könne, wie wir es z. B. bei chronischen Infektionskrankheiten, Tuberkulose, Syphilis usw. sehen, hatte aber gleichzeitig auch seine Verwunderung darüber geäußert, daß man da nicht viel häufiger bei der histologischen Untersuchung verletzter Augen den Befund einer sympathisierenden Entzündung antreffe ohne sympathische Entzündung. Denn da letztere manchmal erst nach Jahren der Verletzung folge, müsse man annehmen, daß während dieser ganzen Zeit der Prozeß der sympathisierenden Entzündung im verletzten Auge in chronischer Weise fortbestehe und dann auch anatomisch nachweisbar sein müßte, wenn das Auge zu irgendeiner Zeit vor Ausbruch der sympathischen Entzündung enukleiert werde. Und doch begegne man diesem Befunde so selten. In einer neueren Arbeit spricht er die Ansicht aus, daß eine noch jahrelang nach Ablauf der frischen Entzündung in der *Aderhaut* angetroffene frische Lymphocyteninfiltration sich nicht frisch gebildet habe, sondern noch von der Zeit der früheren frischen Entzündung her fortbestehe; er lehnt den Gedanken ab, daß etwa von der Zeit der frischen Entzündung her Bakterien in der Aderhaut lebensfähig zurückgeblieben seien, um sich nach längerer Pause wieder zu betätigen. E. v. Hippel indes erblickt keine besondere Schwierigkeit in der Annahme, daß der hypothetische Erreger der sympathischen Ophthalmie, wenn er bakterieller Natur sei, sich jahrelang im Auge halten und unter noch unbekannten Voraussetzungen wieder frische Entzündung hervorrufen könne.

Merkwürdig ist, was Jaeger anführt, daß bei einem hohen Prozentsatz der sympathisch erkrankten Augen, die schließlich zur Enucleation kamen, die sympathisierende Entzündung im ersten Auge durch eine *Staroperation* verursacht worden war. Die histologische Untersuchung gerade von sympathisch erkrankten Augen hat auch mehrfach Gelegenheit gegeben, bemerkenswerte Veränderungen an der Netzhaut aufzuzeigen. Jaeger fand z. B. eine ausgesprochene Periphlebitis retinalis, wie sie zuerst Meller an sympathisierenden Augen nachgewiesen hat. Pöllot erwähnt in seinem Fall außer kleinzelliger Infiltration um die stark erweiterten Netzhautgefäße auch einen deutlichen Schwund der Stäbchen und eine auffallende Atrophie der mittleren und äußeren Netzhautschichten, stellenweise mit konsekutiver Gliawucherung. Diese Veränderungen betrachtet er nicht als sekundäre Schädigung der Netzhaut von der schwererkrankten Aderhaut aus, sondern er glaubt sie als primäre Schädigung von den Netzhautgefäßen aus durch das die sympathische Entzündung erregende Agens deuten zu sollen. Auch Lenz beschreibt Gefäßveränderungen in der Retina des sympathisch erkrankten Auges, die er auf capillarembolische Prozesse bezieht, und erblickt in diesem Befunde eine Stütze für die Annahme von der metastatischen Entstehung der sympathischen Ophthalmie. In einem kürzlich von L. Schreiber demonstrierten Fall, in dem das ersterkrankte Auge erhalten geblieben war, das zweiterkrankte infolge schwerster Iritis mit Sekundärglaukom erblindete Auge dagegen kaum 3 Monate nach Ausbruch der sympathischen Ophthalmie wegen unerträglicher Schmerzen enukleiert werden mußte, wurden bei der histologischen Untersuchung auch eine *Periarteriitis retinalis* angetroffen, sowie degenerative Veränderungen der äußeren Netzhautschichten mit Untergang der Stäbchen und Zapfen, obwohl die Choriocapillaris intakt, und überhaupt die Aderhaut von nennenswerten Entzündungserscheinungen frei war.

Literatur.

Feststellung der Befunde.

Axenfeld, Th.: Demonstration zur diagnostischen Verwertbarkeit des Tuberkels. 26. Verslg ophthalm. Ges. Heidelberg **1897**, 259.

Brailey, W. A.: On the pathology of sympathetic ophthalmitis. Verh. internat. med. Kongr. London **1881**. Ref. Zbl. prakt. Augenheilk. 5 (1881). — Brückner, A.: Zur Frage der Emigration einkerniger Blutzellen, zugleich ein Beitrag zur pathologischen Anatomie der sympathisierenden Entzündung ohne sympathische Ophthalmie. Z. Augenheilk. **38,** 139 (1917).

Dalén: Zur Kenntnis der sog. Chorioiditis sympathica. Mitt. Augenklin. Karolin. med. chir. Inst. Stockholm **1904**, H. 6.

Fliri, A.: Zur Frage eines Primäraffektes der sympathisierenden Erkrankung. Z. Augenheilk. **55**, 27 (1925). — Fuchs, E.: (a) Anatomische Veränderungen bei Entzündung der Aderhaut. Graefes Arch. **58**, 391 (1904). (b) Über lymphocytäre Infiltration in der Aderhaut. Graefes Arch. **115**, 584 (1925). (c) Über chronische infiltrierende Iritis. Graefes Arch. **116**, 168 (1925).

Gilbert, W.: Untersuchungen über die Ätiologie und pathologische Anatomie der schleichenden traumatischen intraokularen Entzündungen usw. Graefes Arch. **77**, 199 (1910).

Hertel, E.: Etwas über Fremdkörperverletzungen und sympathische Ophthalmie. Ver.igg mitteldtsch. Augenärzte, Sitzg. 30. Nov. 1924, Ref. in Klin. Mbl. Augenheilk. **74**, 225 (1925). — Hippel, E. v.: Über tuberkulöse, sympathisierende und proliferierende Uveitis unbekannter Ätiologie usw. Graefes Arch. **92**, 421 (1917).

Jäger, E.: Ein histologisch untersuchter Fall von sympathischer Augenerkrankung (sympathisiertes Auge). Klin. Mbl. Augenheilk. **78**, 613 (1927).

Krailsheimer, R.: Beitrag zur Klinik und pathologischen Anatomie der sympathischen Ophthalmie. Dtsch. med. Wschr. 1914, Nr 7. — Kyrle, J.: Über die tuberkuloiden Gewebsstrukturen der Haut. Arch. f. Dermat. **125** (1919).

Lenz, G.: Zur Histologie und Pathogenese der sympathischen Ophthalmie. Klin. Mbl. Augenheilk. **45** II, Beil.-H., 229 (1907). — Lewandowsky: Experimentelle Tuberkulide. Sitzg. biol. Abt. ärztl. Ver. Hamburg, 24. März 1914. Ref. Münch. med. Wschr. **1914**, Nr 17.

Marchesani, O.: Beiträge zur sympathischen Ophthalmie. Z. Augenheilk. **57**, 44 (1925), Festschrift für Friedrich Dimmer. — Meller, J.: (a) Über Fälle von sympathischer Ophthalmie ohne charakteristischen Befund im ersten Auge. Graefes Arch. **88**, 282 (1914). (b) Über den histologischen Befund in sympathisierenden Augen bei Ausbruch der sympathischen Ophthalmie nach der Enucleation. Graefes Arch. **89**, 39 (1915). (c) Über Nekrose bei sympathisierender Entzündung. Graefes Arch. **89**, 248 (1915). (d) Über sympathische Ophthalmie. Antrittsvorlesung bei Übernahme der I. Augenklinik in Wien. Wien. klin. Wschr. 1919, Nr 5. (e) Über den anatomischen Befund beider Augen eines Falles von sympathischer Ophthalmie nebst Bemerkungen über tuberkuloide Gewebsstrukturen. Graefes Arch. **102**, 122 (1920).

Peters, A.: (a) Tuberkulose und sympathische Ophthalmie. Z. Augenheilk. **3**, 385 (1900). (b) Die Erkrankungen des Auges im Kindesalter. Bonn 1910. — Pöllot, W.: Ein Fall von sympathischer Ophthalmie mit dem anatomischen Befunde beider Augen. Graefes Arch. **81**, 264 (1912).

Redslob: Contribution à l'étude de la pathologie et de la pathogénie de l'ophthalmie sympathique. Annales d'Ocul. **158** (1921). — Ruge, S.: Pathologisch-anatomische Untersuchungen über sympathische Ophthalmie usw. Graefes Arch. **57**, 264 (1904). (b) Kritische Bemerkungen über die histologische Diagnose der sympathischen Augenentzündung nach Fuchs. Graefes Arch. **65**, 135 (1907).

Schirmer, O.: Sympathische Augenerkrankung. Graefe-Saemischs Handbuch der gesamten Augenheilkunde. 2. Aufl., Bd. 6, 2. Abt. — Schreiber, L.: Zur pathologischen Anatomie der sympathischen Ophthalmie. Ber. 48. Verslg ophthalm. Ges. Heidelberg **1930**, 433.

Urbanek, J.: Die Bedeutung der Tuberkulose für die entzündlichen Erkrankungen des Uvealtractus. Z. Augenheilk. Beih. 12 (1929).

Wagenmann, A.: Über den mikroskopischen Befund eines Falles von sympathischer Ophthalmie, bei dem beide Bulbi in einem frühen Stadium zur Untersuchung kamen. Graefes Arch. **74**, 489 (1910). Festschrift für Th. Leber. — Weigelin, S.: Zur Frage der pathologisch-anatomischen Diagnosenstellung der sympathischen Ophthalmie. Graefes Arch. **75**, 411 (1910).

b) Die experimentellen Untersuchungen.

Die Kenntnis des histologischen Bildes der sympathisierenden Entzündung gibt uns das wertvollste Hilfsmittel und überhaupt eine zuverlässige Unterlage an die Hand zur vergleichenden Beurteilung der Ergebnisse mannigfacher Bemühungen, *auf experimentellem Wege* dem Wesen der sympathisierenden Entzündung näher zu kommen und ihre Ursache zu ergründen. Sein Nachweis kann, wie Weigelin mit Recht bemerkt und wie z. B. ein Fall von Axenfeld (Beginn der sympathischen Ophthalmie mit einfacher seröser Netzhautablösung) gezeigt hat, unter Umständen auch für die *Unfallversicherung* von Bedeutung sein (wenn es sich darum handelt zu entscheiden, ob die Erkrankung des zweiten Auges als Unfallfolge anzusprechen ist). Der experimentellen Forschung hat sich in neuerer Zeit vor allem Guillery zugewandt, der als erster in zahlreichen, immer wieder variierten Tierversuchen bestrebt gewesen ist, auf *abakteriellem Wege*, durch Einbringen von **Fermenten** (Trypsin, Papayotin, Fermenten aus Bakterien und Hefen) in das Augeninnere eine chronische Entzündung der Uvea zu erzeugen, die nach seiner Auffassung klinisch wie anatomisch eine weitgehende Übereinstimmung mit dem Krankheitsbilde der sympathisierenden Entzündung zeigen sollte. Bei kritischem Vergleich dieser Untersuchungsergebnisse mit dem histologischen Bilde der sympathisierenden Entzündung konnte ich indes dartun, daß unbeschadet der oft weitgehenden Übereinstimmung mancher Einzelbefunde das anatomische Gesamtbild der experimentell erzeugten Veränderungen eine *grundsätzliche Verschiedenheit* von der sympathisierenden Entzündung aufweist, daß jene in das Gebiet der „primären *Hyalitis*" (nach der Terminologie von STRAUB) gehöre und als *Endophthalmitis septica* im Sinne von E. FUCHS angesprochen werden müsse. Dieser von mir im einzelnen begründeten Auffassung hat sich A. v. SZILY in seiner bekannten Monographie angeschlossen, und sie ist auch von A. FUCHS und J. MELLER auf Grund ausgedehnter Studien an eigenem Versuchsmaterial vollinhaltlich bestätigt worden.

Spätere vielfache Versuche von GUILLERY, die **tuberkulotoxische** Entstehung der sympathischen Ophthalmie zu erweisen, haben zwar sicher sehr bemerkenswerte Feststellungen über *Ferngiftwirkung* von einem Auge aus auf das zweite zutage gefördert; doch ist aus diesen Versuchsergebnissen nicht ohne weiteres ein Rückschluß auf die Verhältnisse bei der sympathischen Augenentzündung des Menschen zu ziehen. Ihre allgemeinere Bedeutung scheint vielmehr nach dem Urteil von W. RIEHM auf dem Gebiete der *Anaphylaxielehre* zu liegen, indem sie einen erneuten Beweis für die *antigene Natur des Tuberkelbacillengiftes* erbracht und unsere Kenntnis von der Ausbreitung und Lokalisierung allergischer Prozesse erweitert haben. Die neuesten sehr eingehenden experimentellen Untersuchungen, die zwecks kritischer Nachprüfung der GUILLERYschen Anschauungen von FR. POOS und F. SARTORIUS angestellt worden sind, haben denn auch diese Forscher zu einer ganz andersartigen, von GUILLERYs Auffassung vollständig abweichenden Deutung seiner experimentellen Ergebnisse geführt. Sie lehnen auf Grund ihrer Befunde eine tuberkulotoxische Entstehung der sympathischen Ophthalmie im Sinne GUILLERYs ab, bezeichnen die Veränderungen im primär geschädigten Auge nicht, wie dieser will, als sympathisierende Entzündung, sondern als toxische *Endophthalmitis*, und erblicken in der „Mitreaktion" des zweiten Auges lediglich ein Teilsymptom einer allgemeinen toxischen Schädigung des gesamten reticulo-endothelialen Systems durch kleine Giftmengen, die mit den Vorgängen bei der sympathischen Ophthalmie des Menschen nichts zu schaffen haben.

Der zuerst von A. ELSCHNIG in zahlreichen Abhandlungen verfochtene Gedanke, daß der sympathischen Ophthalmie nicht eine spezifische Infektion zugrunde liege, sondern daß **anaphylaktische Zustände** dabei eine Rolle spielen, ist unabhängig von ihm auch von R. KÜMMELL geäußert und zum Ausgangspunkt experimenteller Untersuchungen gemacht worden. Durch Auslösung lokaler bzw. allgemeiner Anaphylaxie ohne jede Mitwirkung von Bakterien lediglich durch den bei der Anaphylaxie eintretenden Eiweißabbau wurde eine Entzündung der Uvea hervorgerufen, die weitgehende Ähnlichkeit mit der sympathisierenden Entzündung haben sollte. Diese Versuche sind von A. FUCHS und J. MELLER auf breitester Grundlage und mit mannigfachen Variationen wiederholt und die anatomischen Bilder der so erzeugten *anaphylaktischen Uveitis* zu den histologischen Befunden bei der sympathisierenden Entzündung des Menschen in kritischen Vergleich gesetzt worden. Das Ergebnis dieser Studien wird dahin zusammengefaßt, daß die Ophthalmia anaphylactica einen Entzündungstypus nach Art der Endophthalmitis septica darstellt, der sich grundsätzlich von dem charakteristischen histologischen Befunde der sympathisierenden Entzündung beim Menschen unterscheidet, wie das vorher auch schon A. v. SZILY auf Grund eigener experimenteller Untersuchung ebenfalls hatte feststellen können. Eine Gleichstellung dieser Versuchsergebnisse mit den Befunden am Menschen ist daher unstatthaft, und soweit daraus Schlüsse auf die Natur und das Wesen der sympathischen Ophthalmie gezogen worden sind, müssen diese als unbegründet und hinfällig bezeichnet werden. F. SCHIECK hat denn auch darauf hingewiesen, daß allein schon die klinische Erfahrung, wonach die rechtzeitige Präventivenucleation eines verletzten Auges unbestritten den denkbar besten Schutz gegen den Ausbruch sympathischer Ophthalmie gewählt, mit der Auffassung dieser als einer anaphylaktischen Entzündung schlechterdings unverträglich ist.

Herpesvirus und sympathische Ophthalmie. Einen Markstein auf dem Wege der experimentellen Erforschung der sympathischen Ophthalmie stellen die bekannten Untersuchungen dar, mit denen A. v. SZILY im Jahre 1924 hervortrat. Es war ihm gelungen, was bis dahin noch niemand einwandfrei fertiggebracht hatte, beim Versuchstier das Bild der sympathischen Ophthalmie hervorzurufen. Unter Beschreitung eines prinzipiell neuen Weges und Anwendung einer besonderen Impftechnik konnte v. SZILY durch Übertragung eines ultravisiblen Virus, des *Herpesvirus*, in eine Ciliarkörpertasche beim Kaninchen zum ersten Male eine schwere, histologisch durch *Lymphocyteninfiltration* und *Nester epitheloider Zellen* gekennzeichnete *Uveitis* erzeugen, die nach einer *Inkubationsdauer von etwa 14 Tagen unabhängig von einer Encephalitis in gleichartiger Form auch auf dem zweiten Auge auftrat.* Die Entstehung dieser häufig zur doppelseitigen Erblindung führenden unzweifelhaften „*sympathischen Ophthalmie" beim Tiere*, die bis zu 2 Jahren am Leben erhalten und beobachtet werden konnten, erfolgt, wie auch weitere Untersuchungen durch K. VELHAGEN jr. und TETSUO ABE bestätigt haben, nur durch kontinuierliche Überleitung des Virus vom geimpften auf das zweite Auge *auf dem Wege der Ciliarnerven und vor allem der Sehnerven.* Die von dem letzgenannten Forscher erbrachten etwas abweichenden histologischen Befunde erklären sich nach v. SZILY zur Genüge durch dessen Abweichungen im Impfmodus wie auch im Impfmaterial.

Hinsichtlich der Frage, ob der noch unbekannte Erreger der sympathischen Ophthalmie beim Menschen etwas mit dem Herpesvirus zu schaffen habe, hat sich v. SZILY selbst von vornherein mit der größten Zurückhaltung geäußert. Nach dem Urteil von GRÜTER führen die bisherigen experimentellen Ergebnisse und die klinischen Beobachtungen zum Schluß, daß das Herpesvirus nicht der Erreger der sympathischen Ophthalmie ist. Überimpfungsversuche mit Impfmaterial aus sympathisierenden Augen, die MARCHESANI, MEESMANN und VOLMER sowie UNDELT vorgenommen haben, sind ohne Erfolg geblieben, so daß wohl im Herpesvirus der Erreger der sympathischen Ophthalmie beim Menschen nicht gesucht werden kann. Doch ist, wie v. SZILY bemerkt, bei der Bewertung dieser negativen Ergebnisse von Impfungen mit Uveamaterial große Vorsicht am Platze; sie bewiesen weder etwas für noch gegen die Rolle des Herpeserregers.

Literatur.

Experimentelle Untersuchungen.

ABE, TETSUO: Experimente über die durch Herpesvirus erzeugte sympathische Ophthalmie (v. SZILY) unter besonderer Berücksichtigung der Fortleitungsbahn. Graefes Arch. **117**, 375 (1926).

ELSCHNIG, A.: Studien zur sympathischen Ophthalmie. Graefes Arch. **75**, 459 (1910); **76**, 509 (1910); **78**, 549 (1911) u. **81**, 340 (1912).

FUCHS, A. u. J. MELLER: Studien zur Frage einer anaphylaktischen Ophthalmie. Graefes Arch. **87**, 280 (1914).

GRÜTER, W.: Der Verbreitungsmodus des Herpesvirus im Tierkörper und seine Bedeutung für das Problem der sympathischen Ophthalmie. Arch. Augenheilk. **95**, 180 (1925).

GUILLERY, H.: (a) Über Fermentwirkungen am Auge und ihre Beziehungen zur sympathischen Ophthalmie. Arch. Augenheilk. **68**, 242 (1911). (b) Experimentelle Sympathisierung des Kaninchenauges. Arch Augenheilk. **94**, 143. (c) Weitere Erfolge in der Sympathisierung des Kaninchenauges. Arch. Augenheilk. **97**, 125. (d) Experimentelle sympathische Ophthalmie bei extrabulbärem T. B. Herd. 48. Verslg Ver. rhein.-westfäl. Augenärzte, März 1926. Ref. Klin. Mbl. Augenheilk. **76**, 566 (1926).

KÜMMELL, R.: (a) Über anaphylaktische Erscheinungen am Auge. Graefes Arch. **77**, 393. (b) Experimentelles zur sympathischen Ophthalmie. Graefes Arch. **79**, 528 (1911).

MEESMANN, A. u. W. VOLMER: Zur Frage nach der Ursache der sympathischen Ophthalmie. Arch. Augenheilk. **98**, 271.

POOS, FR. u. F. SARTORIUS: Experimentelle Untersuchungen zur Frage einer tuberkulotoxischen Genese der sympathischen Ophthalmie (GUILLERY). Graefes Arch. **124**, 565 (1930).

REIS, W.: Kritisches über „experimentelle sympathisierende Entzündung". Klin. Mbl. Augenheilk. **49**, 625 (1911). — RIEHM, W.: Anaphylaxie und Keratitis parenchymatosa. Klin. Mbl. Augenheilk. **82**, 648 (1929).

SCHIECK, F.: Ist die sympathische Ophthalmie eine anaphylaktische Entzündung? Z. Augenheilk. **34**, 245 (1915). — SZILY, A. v.: (a) Die Anaphylaxie in der Augenheilkunde. Stuttgart 1914. (b) Experimentelle endogene Infektionsübertragung von Bulbus zu Bulbus. Ber. 44 Verslg dtsch. ophthalm. Ges. Heidelberg **1924**, u. Klin. Mbl. Augenheilk. **61—72**, 593 (1924). (c) Ergebnisse der Infektionsüberleitung von Bulbus zu Bulbus mit Herpesvirus (experimentelle sympathische Ophthalmie beim Kaninchen) unter besonderer Berücksichtigung des Impfmodus, der Übertrittswege und der Spätstadien. Klin. Mbl. Augenheilk. **78** (1927). Beil.-H., Festschrift für TH. AXENFELD **11**.

UNDELT, J.: Ein Fall von Heilung einer sympathischen Ophthalmie nach interkurrentem Scharlach mit experimentellen Beiträgen zur Beziehung des Herpesvirus zur sympathischen Ophthalmie. Klin. Mbl. Augenheilk. **76**, 825 (1926).

VELHAGEN, K. jr.: Experimente mit Herpesvirus zur Frage der Infektionsübertragung von Bulbus zu Bulbus. Graefes Arch. **119**, 325 (1927).

V. Die Ätiologie.

Die vorstehenden Ausführungen über experimentelle Untersuchungen haben uns bereits mitten in die Frage hineingeführt nach der *Ursache* der sympathischen Entzündung und nach dem Wege ihrer Übertragung.

Ciliarnerventheorie. Schon WILLIAM MACKENZIE hatte es als nicht unwahrscheinlich bezeichnet, daß die Blutgefäße und die Ciliarnerven des verletzten und entzündeten Auges die Mittler seien, die dem zweiten Auge den gleichen Zustand übertrügen; für das Wahrscheinlichste hielt er es aber, daß der Entzündungszustand des verletzten Auges von der Netzhaut durch den entsprechenden *Sehnerven* über das Chiasma entlang dem Sehnerven des entgegengesetzten Auges zu diesem „reflektiert" werde. Unter dem Einflusse von HEINRICH MÜLLER, der die Theorie aufgestellt hatte, ein im verletzten Auge vorhandener Reizzustand der Ciliarnerven werde von diesen nach Art eines Reflexes auf die Ciliarnerven des anderen Auges übertragen und steigere sich hier zur Entzündung, blieb diese „*Ciliarnerventheorie*" etwa 20 Jahre hindurch in der Augenheilkunde herrschend.

Theorie von der infektiösen Metastase und Wanderung. R. BERLIN (1880) und TH. LEBER (1881) stellten die Ansicht auf, daß die sympathische Ophthalmie infektiöser Natur und mikroparasitären Ursprungs sei. Während BERLIN die Erkrankung des zweiten Auges mit einer Metastase, einer Übertragung der Keime auf dem Wege der Blutbahn erklärte und auch H. SNELLEN den Standpunkt vertrat, daß die sympathische Ophthalmie als eine metastatische spezifische Entzündung anzusehen sei, wobei die an das Aderhautgewebe adaptierten

parasitären Entzündungselemente auf dem Wege der dilatierten Lymphbahnen
übergeführt würden, sprach TH. LEBER sich für die Fortpflanzung des sympathischen Prozesses längs des Sehnerven aus. In ausgedehnten anatomischen und
experimentellen Untersuchungen hat dann R. DEUTSCHMANN, der das Ergebnis
seiner zahlreichen Arbeiten hierüber in einer bekannten Monographie über die
„Ophthalmia migratoria" zusammengefaßt hat, sich bemüht, den Nachweis
für eine Überwanderung von Bakterien aus dem verletzten Auge in das andere
Auge auf der Opticusbahn zu erbringen und ist auch ganz neuerlich noch für
diese seine Auffassung vom Wege der Infektionsüberleitung von Bulbus zu
Bulbus eingetreten. Auch F. DEUTSCHMANN, der später diese Untersuchungen
wieder aufgenommen hat, will durch Verimpfung von Chorioidealstückchen aus
sympathisierenden menschlichen Augen auf Affen und Kaninchen bei diesen
echte sympathische Ophthalmie hervorgerufen haben, und zwar durch einen
von ihm als Erreger angesprochenen grampositiven Diplococcus, dessen Übertragung vom ersten Auge auf das zweite in den Lymphscheiden des Opticus
hinauf zum Chiasma und von da in den Lymphscheiden des zweiten Opticus
hinab zur Orbita erfolgen soll. Gegen die Beweiskraft der von R. DEUTSCH-
MANN zur Begründung seiner Migrationstheorie angestellten Tierexperimente
wurden sehr bald von den verschiedensten Seiten schwerwiegende Einwendungen
erhoben.

Modifizierte Ciliarnerventheorie. Als SCHMIDT-RIMPLER 1892 wieder auf
die alte, geeignet modifizierte Ciliarnerventheorie als noch immer beste Erklärung zurückgriff, gewann diese sog. „Vermittlungstheorie" („modifizierte
Ciliarnerventheorie") in weiten Kreisen der Augenärzte Anhänger. Nach SCHMIDT-
RIMPLER „gibt die Reizung der Ciliarnerven in dem verletzten Auge durch
eine reflektorisch eingeleitete Störung in der Blutzirkulation und Ernährung
einzig und allein die Disposition zur sympathischen Entzündung des anderen
Auges ab" und bereitet so den Boden vor, auf dem die im Körper vorhandenen
entzündungserregenden Schädlichkeiten, seien sie bakterieller oder chemischer
Natur, Fuß fassen und ihren Einfluß ausüben können.

Gegen die Stichhaltigkeit auch dieser modifizierten Ciliarnerventheorie
SCHMIDT-RIMPLERs wurden indes schon vom rein klinischen Standpunkte aus
bald ernste Bedenken laut, und die zu ihrer Begründung angeführten tierexperimentellen Ergebnisse und daraus gezogenen Schlüsse hielten späterer, von verschiedensten Forschern mit verfeinerter Methodik vorgenommenen Nachprüfung nicht stand.

Metastasentheorie von BERLIN-ROEMER. In dieser Zeit der Ungewißheit
und des Zweifels trat zu Anfang unseres Jahrhunderts PAUL RÖMER mit einer
Reihe von Arbeiten hervor, in denen er auf breitester Grundlage die Frage
der Entstehung der sympathischen Ophthalmie nach allen Richtungen hin
kritisch beleuchtete und mit dem ganzen Rüstzeug der modernen Bakteriologie
der BERLINschen Theorie von der spezifischen Metastase wieder neues Leben
einhauchte. Diese Theorie von BERLIN-RÖMER, die den Vorgang der Übertragung
auf das zweite Auge in mancher Hinsicht des Rätselhaften entkleidete, indem sie
ihn nur als einen Spezialfall der Verschleppung von Entzündungserregern in
das Augeninnere unter die allgemeinen und grundsätzlichen Prozesse der Pathologie einreihte, hat sich dann in den weitesten Kreisen der Fachgenossen Anerkennung und Geltung verschafft und wird auch heutzutage noch von der
Mehrzahl der Autoren vertreten. Besonders E. FUCHS und J. MELLER haben
sich für sie eingesetzt.

Auch der Metastasentheorie blieben indes ernsthafte Einwendungen nicht
erspart; vor allem wurde eine besondere Schwierigkeit für sie darin erblickt,

daß sie als Erreger eine spezifische Noxe voraussetzt, die für den übrigen Organismus harmlos und nur für das Auge, genauer gesagt für die Uvea des Auges pathogen sei.

Theorie der antigenen Wirkung des Uveagewebes. So lag es bei der fortschreitenden Entwicklung unserer Kenntnisse über die Antikörperreaktionen in gewissem Sinne nahe, die Lehre von der *Überempfindlichkeit* auch für ein besseres Verständnis der sympathischen Ophthalmie nutzbar zu machen. Es waren A. ELSCHNIG und unabhängig von ihm R. KÜMMELL, die hierüber eingehende Untersuchungen und Versuche angestellt haben. ELSCHNIG nimmt an, daß der Gewebszerfall in dem durch ein Trauma schwer geschädigten ersten Auge zur Resorption von Uveagewebe in antigener Form und dadurch zu einer Überempfindlichkeit der übrigen durch das Trauma nicht betroeffnen Teile der Uvea des ersten wie der normalen Uvea des zweiten Auges führe. Konstitutionelle Momente, eine im Organismus vorhandene somatische Anomalie, sei es organische Erkrankung oder Autointoxikation im weitesten Sinne des Wortes, speziell die gastrointestinale, fänden bei der bestehenden lokalen Überempfindlichkeit der Uvea einen Angriffspunkt und führten zu jener Entzündung der Uvea *beider* Augen, die wir als sympathische bezeichnen. Die Lehre ELSCHNIGs hat von klinischen Gesichtspunkten aus eine lebhafte Kritik vor allem durch E. v. HIPPEL erfahren, der diese Theorie als unzureichend gestützt erklärt. Doch hat ELSCHNIG sich noch neuerdings ausdrücklich zu seiner Theorie bekannt.

Gewissermaßen einen Vorläufer dieser anaphylaktischen Theorie ELSCHNIGs stellt die von S. GOLOWIN 1904 aufgestellte Hypothese von der autocytotoxischen Entstehung der sympathischen Ophthalmie dar. Wie GOLOWIN annimmt, komme es bei Verletzungen eines Auges in der Ciliarkörpergegend mit oder ohne Hilfe von Bakterien zu einem Zerfall von Ciliarkörperzellen, deren Resorption zur Bildung von Giften (Autocytotoxinen) führe. Diese gelangten mit dem Blutkreislauf in das andere Auge und riefen eine spezifisch schädigende Wirkung auf das Zellprotoplasma der Iris und des Ciliarkörpers hervor, womit die Bedingungen zur Entstehung der sympathischen Ophthalmie gegeben seien, indem zufällig im Blutkreislauf zirkulierende Mikroorganismen sich nun hier festsetzen könnten. Diese Hypothese ist wie die ganze Theorie von den Autocytotoxinen Episode geblieben. Eine noch letzthin von MARCHESANI vorgenommene Nachprüfung der Versuche hat kein positives Ergebnis gebracht.

Dagegen haben weitere Untersuchungen des letztgenannten Forschers aus jüngster Zeit, die große Beachtung verdienen, zu einer bemerkenswerten Fortentwicklung der ELSCHNIGschen Anschauungen geführt. Im Tierexperiment gelang es MARCHESANI, dem wir auch eine zusammenfassende kritische Darstellung der gesamten tierexperimentellen Forschungen der letzten Jahre verdanken, durch *wiederholte* Infektion eines Auges mit Bacillus subtilis eine herdförmige Entzündung der Aderhaut des zweiten Auges zu erzeugen. Die *wiederholte Infektion* führt nach diesem Forscher zur Ausbildung eines Zustandes von *Allergie*, von Überempfindlichkeit gegen die eingebrachten Keime. Da die Sensibilisierung vom Boden des Uveaeiweißes ausgeht, das nach ELSCHNIG organspezifischen Charakter hat, erklärt es sich, daß im gesamten übrigen Körper lediglich das *zweite Auge* und hier *ausschließlich die Uvea* Krankheitserscheinungen aufweist. Die Überlegungen MARCHESANIs führen zu dem Schlusse, daß der sympathischen Ophthalmie eine *Wundinfektion* zugrunde liegt (vielleicht durch saprophytische Keime!), die auf dem Wege der Blutbahn auch das zweite Auge ergreift, dessen Uvea sich in einem allergischen Zustande befindet: also gewissermaßen eine Neuauflage der alten Vermittlungstheorie in modernem Gewande. Auch RIEHM hat neuerdings über Versuche berichtet, die beweisen sollen, daß, wenn artfremdes Eiweiß (z. B. Bakterien), das antigen wirkt, in die Uvea eines Auges eindringt, ein lokaler (cellulärer) anaphylaktischer Zustand von der Uvea des einen auf die Uvea des anderen Auges übertragen werden kann und hier die Grundlage zum Ausbrechen einer anaphylaktischen Entzündung abgibt.

Die Dinge sind noch im Fluß und die ganze Frage ist noch nicht spruchreif. Immerhin scheint soviel aus den neueren experimentellen Untersuchungen und Arbeiten hervorzugehen, daß, wie MARCHESANI zum Schlusse seiner Arbeit äußert, für das Zustandekommen der Entzündungserscheinungen, die wir als sympathische Ophthalmie bezeichnen, nicht allein ein Erreger anzuschuldigen ist, sondern daß auch dem Zustande des befallenen Gewebes eine bedeutende Rolle eingeräumt werden muß.

Zu dieser Folgerung führt auch die unlängst erschienene wichtige Arbeit von W. RIEHM aus der Würzburger Klinik, die diese Probleme zum Gegenstand gewählt und für die Immunitätsforschung überhaupt bedeutsame Ergebnisse gezeitigt hat.

Der Autor knüpft an Gedankengänge von DOLD und RADOS an, die sich gegen den Kernpunkt der Theorie ELSCHNIGs gewandt hatten, indem sie die Möglichkeit leugneten, daß der Organismus gegen körpereigenes Uveagewebe anaphylaktisch werden könne. Während ELSCHNIG die sympathische Ophthalmie als eine anaphylaktische Entzündung aufgefaßt hatte, bei der das *organspezifische Uveaeiweiß* als Antigen wirke, waren im Gegensatz hierzu DOLD und RADOS ausgehend von der Annahme, daß durch Vorbehandlung eines von zwei paarig angelegten Organen mit *artfremdem* Eiweiß auch das andere unbehandelte in höherem Grade überempfindlich gemacht werde als der übrige Organismus, zu der Auffassung gelangt, daß bei der sympathischen Ophthalmie eine *elektive Sensibilisierung* gegenüber einem *artfremden Antigen* (Bakterieneiweiß) vorliege.

Hier setzen die Untersuchungen von W. RIEHM ein, der in zahlreichen Experimenten am Versuchstier die *Gesetzmäßigkeit* der elektiven Sensibilisierung nachwies und zu dem Schlusse kommt, daß sich bei jeder Form von sympathischer Ophthalmie echt anaphylaktische, ausschließlich gegen körper*fremdes* Antigen gerichtete Vorgänge abspielen.

RIEHM unterscheidet nämlich zwei Formen von sympathischer Ophthalmie, denen beiden das Eindringen eines Antigens in die Uvea des ersten Auges gemeinsam ist, was zu einer anaphylaktischen Uveitis beider Augen führt.

In den seltenen Fällen von sympathischer Ophthalmie, die im Anschluß an den Zerfall eines Aderhautsarkoms auftritt, handelt es sich um eine anaphylaktische Entzündung, die gegen *Tumorgewebe*, also gegen ein zwar körpereigenes, aber pathologisches Gewebe gerichtet ist, das in immunisatorischer Hinsicht schließlich wie *artfremdes* Gewebe wirkt. Dagegen liegt eine Sensibilisierung gegen normales Uveagewebe hier nicht vor. Bei dieser Form ist das Ergriffensein der Uvea des zweiten Auges ausschließlich durch das Phänomen der elektiven Sensibilisierung bedingt.

Für die nach durchbohrender Augapfelverletzung auftretenden Fälle von sympathischer Ophthalmie, von deren infektiöser Natur er überzeugt ist, nimmt RIEHM im Gegensatz zu MARCHESANI, der in Anlehnung an ELSCHNIG bei der durch Wundinfektion verursachten sympathischen Ophthalmie die spezifische Affinität des Erregers zum Uveagewebe entbehren zu können glaubt, folgendes Verhalten an:

Die nach perforierender Bulbusverletzung auftretende sympathische Ophthalmie wird durch einen unbekannten Erreger verursacht, dessen Stoffwechselprodukten gegenüber der Organismus anaphylaktisch reagiert, ähnlich wie gegenüber dem Tuberkelbacillus oder der Spirochäte. Da sich die durch den unbekannten Erreger vermittelte Infektion bzw. anaphylaktische Reaktion ausschließlich in der Uvea äußert, während z. B. die tuberkulöse Infektion alle möglichen Gewebe angreifen kann, so muß dieser unbekannte Erreger spezifische Affinität zum Uveagewebe besitzen, speziell für die Uvea pathogen sein. Die Ausbreitung der Infektion erfolgt auf dem Blutwege. Jede Metastase kann nur in der Uvea des anderen Auges Fuß fassen.

RIEHM kombiniert somit die Theorien von DOLD und RADOS bzw. von RÖMER, während er die ELSCHNIGsche Theorie ablehnt.

Gegen die Schlußfolgerungen, die GUILLERY, MARCHESANI und RIEHM aus den Ergebnissen ihrer experimentellen Untersuchungen gezogen haben, sind indes bei kritischer Nachprüfung durch v. SZILY schwerwiegende Einwände erhoben worden. Er konnte beispielsweise auch bei Injektion in die *leere* Augenhöhle auf dem Auge der gegenüberliegenden Seite die gleichen Befunde erzielen, und erhielt sie ebenso an *beiden* Augen, wenn er bei entsprechender Dosierung die direkte Einführung des Impfstoffs in die Blutbahn vornahm. Nach seiner Auffassung beruhen die Veränderungen in erster Linie auf einer *Capillargift-wirkung*, und können nicht als „sympathische Ophthalmie" beim Tiere angesprochen werden. Auch sein Schüler JGA betont die *primär-toxische* Wirkung der artfremden Sera, deren wiederholte Injektionen eine deutliche kumulative Wirkung zeige. Von einer „elektiven Sensibilisierung" könne dagegen nicht gesprochen werden, und eine spezifische Beziehung von Auge zu Auge, eine „Sympathie" im Sinne einer gegenseitigen materiellen Beeinflussung müsse in Abrede gestellt werden, nachdem sich gezeigt hat, daß ganz ähnliche Erscheinungen am Auge hervorgerufen werden, wenn zur parenteralen Einführung artfremden Serums nicht der Augapfel selbst diene, sondern die Injektion nach Enucleation eines Auges in die leere Augenhöhle erfolge.

Literatur.

Ätiologie.

BERLIN, R.: Über den antomischen Zusammenhang der orbitalen und intrakraniellen Entzündungen. Slg. klin. Vortr. **1880**, Nr 186.

DEUTSCHMANN, F.: Zur Pathogenese der sympathischen Ophthalmie 1911 u. 1912. Graefes Arch. **78**, 414 79, 500 u. 81, 35. — DEUTSCHMANN, R.: (a) Über die Ophthalmia migratoria. Hamburg u. Leipzig 1889. (b) Über Infektionsüberleitung von Bulbus zu Bulbus. Graefes Arch. **119**, 347 (1927).

ELSCHNIG, A.: Zur Frage der sympathischen Ophthalmie. Klin. Mbl. Augenheilk. **80**, 289 (1928).

GOLOWIN, S.: (a) De l'importance des cytotoxines dans la pathologie oculaire et en particulier dans la pathogenèse de l'inflammation sympathétique. Arch. d'Ophtalm. **35**, 98 (1905). (b) Hypothese der autocytotoxischen Entstehung von Augenerkrankungen. Klin. Mbl. Augenheilk. **47**, 150 (1909).

HIPPEL, E. v.: Über ELSCHNIGS Theorie der sympathischen Ophthalmie. Graefes Arch. **79**, 451 (1911).

IGA, F.: Über Herdreaktionen an den unberührten Augen nach parenteraler Zufuhr von artfremdem Serum. Klin. Mbl. Augenheilk. **84**, 449 (1930).

LEBER, TH.: Bemerkungen über die Entstehung der sympathischen Augenerkrankungen. Graefes Arch. **27 I**, 325 (1881).

MACKENZIE, W.: Zit. bei HIRSCHBERG, Geschichte der Augenheilkunde. Handbuch von GRAEFE-SAEMISCH, 2. Aufl., Bd. 14, 4. Abt. 1914. — MARCHESANI, O.: Die sympathische Ophthalmie im Lichte experimenteller Forschungen. Arch. Augenheilk. **100/101**, 606 (1929). — MÜLLER, H.: Anatomische Beiträge zur Ophthalmologie. Graefes Arch. **2** (1858).

RIEHM, W.: (a) Über die experimentelle Erzeugung von sympathischer Ophthalmie. Verh. physik.-med. Ges. Würzburg, N. F. **53**, H. 2 (1929). (b) Über die Bedeutung der Anaphylaxie für den klinischen Ablauf der sympathischen Ophthalmie, der Tuberkulose und der organgebundenen Infektionskrankheiten. Graefes Arch. **123**, 361 (1930). — RÖMER, P.: Arbeiten aus dem Gebiet der sympathischen Ophthalmie. I. Die sympathische Ophthalmie als Metastase. Graefes Arch. **55**, 302 (1903). (b) Über die Aufnahme von Infektionserregern in das Blut bei intraokularen Infektionen. Arch. Augenheilk. **55**, 313 (1906).

SCHMIDT-RIMPLER, H.: Beitrag zur Ätiologie und Prophylaxe der sympathischen Ophthalmie. Graefes Arch. **38** (1892). — SNELLEN, H.: Die Natur der sympathischen Augenentzündung, insbesondere die Art und Weise ihrer Übertragung. Internat. med. Kongr. London 1880. Ref. Zbl. prakt. Augenheilk. **5** (1881). — SZILY, A. v.: Die Rolle der Infektion, der Toxine und der Anaphylaxie bei der „Sympathischen Ophthalmie" im Tierversuch. Ber. 13. Intern. Ophthalmol. Kongress Amsterdam 1929.

VI. Die Diagnose.

Die sympathische Ophthalmie ist eine Entzündung des Uvealtractus, die klinisch von manchen Uvealentzündungen anderer Herkunft nicht unterschieden werden kann. Insbesondere die Tuberkulose vermag ganz das gleiche Krankheitsbild zu erzeugen. Es gibt im gesamten klinischen Aussehen kein Merkmal, das gerade für die sympathische Augenentzündung charakteristisch wäre und nur dieser zukäme. Die klinische Diagnose ist daher, wie Meller betont, „nur eine Vermutungsdiagnose und nur die Krankengeschichte des Falles und die begleitenden Umstände, aber nicht das klinische Aussehen der befallenen Iris an sich machen sie mehr oder weniger wahrscheinlich". Selbst der anatomische Befund des ersterkrankten Auges, so überaus häufig er auch durch den Nachweis bestimmter, die sympathisierende Entzündung kennzeichnender histologischer Veränderungen die klinische Diagnose der Erkrankung des zweiten Auges auf sympathische Ophthalmie zu erhärten vermag, gibt ja nicht ausnahmslos und in jedem Falle ein einwandfreies Resultat (Grenzfälle!). Dann ist es eben erst der Gesamtverlauf, die Tatsache als solche (S. 597), daß nach durchbohrender Verletzung eines Auges einige Zeit später das andere Auge an Iridocyclitis erkrankt ist, die uns berechtigt, einen engen ursächlichen Zusammenhang dieser Erkrankung mit der Verletzung des ersten Auges, die Abhängigkeit jener von dieser anzunehmen und die Diagnose auf sympathische Ophthalmie zu stellen.

Diese gewinnt um so mehr an Wahrscheinlichkeit, wenn die Erkrankung des zweiten Auges erst nach Ablauf des sog. Mindestintervalls von 14 Tagen nach der Verletzung, etwa in dem nach Schirmer kritischsten Zeitraum von 6 bis 12 Wochen zum Ausbruch gelangt ist. Zwar kann sympathische Ophthalmie sich noch Jahre nach einer durchbohrenden Verletzung entwickeln. Doch wird man bei einer erst viele Jahre später auftretenden Erkrankung des zweiten Auges dieser Diagnose besonders kritisch gegenüberstehen müssen. In einem solchen Falle, der in forensischer Hinsicht bedeutungsvoll werden kann, wird man von einer histologischen Untersuchung des verletzten ersterkrankten Auges, das wohl stets erblindet und geschrumpft ist, unter Umständen auch wertvolle Fingerzeige und Aufschlüsse über die Natur der Erkrankung des zweiten Auges erhalten können.

Selbstverständliche Voraussetzung für die Zulässigkeit einer Diagnose auf sympathische Erkrankung ist natürlich stets, daß es sich bei der Erkrankung des zweiten Auges um eine entzündliche Erkrankung des Uvealtractus handelt, deren möglichst frühzeitige Erkennung im allerersten Beginn ja für die Behandlung von größter Wichtigkeit ist. Hier gewinnt die Untersuchung mit der Spaltlampe besondere Bedeutung, indem sie uns, wie zuerst F. Schieck gezeigt hat, Frühstadien der sympathischen Ophthalmie kenntlich macht, die bislang klinisch nicht diagnostizierbar waren. Auch A. Vogt hat an Hand einer derartigen Beobachtung den hohen Wert der Spaltlampenuntersuchung betont, die durch Nachweis einer Betauung der Hornhauthinterwand und der vorderen Linsenkapsel mit feinsten Beschlägen die Diagnose schon zu einer Zeit ermöglichte, in der entzündliche Veränderungen mit den sonst üblichen Methoden noch nicht nachzuweisen waren. Ähnliche Erfahrungen sind von J. Meller mitgeteilt. Es liegt auf der Hand, daß die möglichst frühzeitige Erkennung der im Anzuge befindlichen, in der ersten Entwicklung begriffenen Erkrankung, der wir dann gleich mit den erforderlichen therapeutischen Maßnahmen begegnen können, von größter Bedeutung für die Prognose der Erkrankung ist.

VII. Die Prognose.

Die sympathische Augenentzündung zählt mit Recht auch heute noch zu den gefürchtetsten Erkrankungen, da sie das Augenlicht aufs schwerste bedroht. Ihre Prognose ist stets zweifelhaft, indem der Ausgang im Einzelfall von vornherein gar nicht vorausgesehen werden kann. Zwar soll, wie Schirmer schon vor 30 Jahren bemerkt hat, die sympathische Ophthalmie heute wesentlich leichter auftreten als in den früheren Zeiten; auch STEINDORFF ist bereits vor einem Vierteljahrhundert bei Überprüfung der Fälle HIRSCHBERGS aus einem Zeitraum von 35 Jahren zu dem Ergebnis gelangt, daß der Verlauf entschieden günstiger geworden und die Häufigkeit der Heilung zugenommen habe. Ebenso wird ganz neuerdings wieder von MARCHESANI, der an der Innsbrucker Klinik in 6 Jahren 9 Fälle beobachten konnte, die Häufigkeit gutartigen Verlaufes hervorgehoben (milder Verlauf und Ausgang in Heilung bei 7 Fällen). Zum Teil verdanken wir das wohl sicher außer der sorgfältigeren Prophylaxe (Präventivenucleation), die die Erkrankung überhaupt viel seltener gemacht hat, der frühzeitigeren Erkennung und einer wirksameren Behandlung. Doch sieht man auch heutzutage hin und wieder einmal einen ganz malignen Verlauf. Überhaupt darf man sich in keinem Falle auch bei anfänglich geringfügigen Erscheinungen und zunächst scheinbar gutartigem Krankheitsablauf in trügerische Sicherheit wiegen lassen. Bei der ganz außerordentlichen Neigung der meist ungemein hartnäckigen Erkrankung zu Rezidiven ist man vor höchst unliebsamen Überraschungen nie sicher und man kann auch in anscheinend aussichtsreichem Falle einen recht trüben Endausgang erleben. Bisweilen schleppt sich die Erkrankung mit kürzeren oder längeren Remissionen über viele Jahre hin. So konnte ich einen Fall über 20 Jahre hindurch verfolgen, der zunächst mit voller Sehschärfe geheilt schien, dann aber fast alljährlich einen Rückfall seiner chronischen Uveitis erlitt, von denen ein jeder trotz jedesmaliger energischer Behandlung eine Verschlechterung der Sehschärfe hinterließ, so daß das Endergebnis schließlich nahezu gänzliche Erblindung war. In den Fällen von reiner Cyclitis chronica (Iritis serosa) ist der Verlauf in der Regel schneller und günstiger als in den Fällen, die frühzeitig Neigung zu reichlicherer entzündlicher Ausschwitzung mit drohendem Pupillarverschluß aufweisen. Auch starke Verdickung und schwammige Beschaffenheit der Iris weisen auf schwere Erkrankung hin und lassen einen ungünstigen Ausgang befürchten. Vorzeitige operative Eingriffe am sympathisch erkrankten Auge, insbesondere Iridektomie, wirken direkt ungünstig, verschlimmern den Zustand und verschlechtern die Prognose. Die Länge des zeitlichen Intervalls zwischen Erkrankung des ersten und zweiten Auges ist, wie STEINDORFF gezeigt hat, für die Vorhersage nicht von Bedeutung.

Anderseits sind auch definitive Heilungen mit Erhaltung der Sehkraft glücklicherweise keine Ausnahmefälle mehr, während MACKENZIE noch bekennen mußte, er habe noch nie ein Auge von sympathischer Entzündung genesen sehen. Vereinzelt ist es nicht nur auf dem verletzten, sondern auch auf dem sympathisch erkrankten zweiten Auge zu dauernder Ausheilung mit voller Sehschärfe gekommen, wie es z. B. AXENFELD berichtet hat.

Einen höchst merkwürdigen Fall von teilweiser Wiederherstellung des Sehvermögens auf dem durch sympathische Ophthalmie infolge Cataracta complicata erblindeten Auge habe ich seinerzeit als Assistent der Bonner Klinik gesehen:

Dort stellte sich im Juli 1907 wieder ein Kranker zwecks Brillenbestimmung vor, der im Jahre 1891 als 6jähriger Knabe beim Spielen im Dunkeln mit dem rechten Auge heftig gegen eine Türklinke gerannt und sich eine quer verlaufende bis in die Lederhaut reichende Berstung der Hornhaut im oberen Drittel mit Vorfall von Regenbogenhaut, Strahlenkörper und Glaskörper zugezogen hatte. Nach Abtragung der vorgefallenen Gewebe erfolgte Vernarbung; der Knabe kam 3 Wochen später zur Entlassung. 6 Wochen nach der Verletzung wurde er wiedergebracht mit Iridocyclitis sympathica des anderen Auges, deren weitere Entwicklung auch durch die sofortige Enucleation des verletzten und erblindeten Auges und die angeschlossene energische Behandlung nicht beeinflußt wurde. Es kam weiterhin zu starker Drucksteigerung und schließlich zu völliger Erblindung, nachdem noch totale Linsentrübung hinzugetreten war.

Juli 1907 stellte sich der nun 22jährige mit folgendem überraschenden Befunde vor: Reizloses linkes Auge mit beginnender, nasal und temporal nahe dem Limbus sehr stark ausgeprägter Bandtrübung der Hornhaut. Kein Beschlag; tiefe Vorderkammer. Pupille spielt deutlich auf Licht. Iris sieht eigentümlich atrophisch, wie getigert aus infolge einer ganzen Anzahl von radiär gestellten länglichen dunkeln Fleckchen (Stromaatrophie). Durchleuchtung mit SACHSscher Lampe zeigt multiple Pigmentdefekte der Iris, besonders ausgedehnt oben. *Linse total getrübt, etwas geschrumpft und nach innen und etwas oben disloziert, wo sie der inneren Augapfelwandung fest und unverrückbar anhaftet. Hierdurch ist die ganze äußere Hälfte des engen Pupillargebietes aphakisch geworden, frei und ganz schwarz und gestattet bequemen Einblick in die Tiefe.* Glaskörper klar. Papille deutlich zu sehen, sieht auffällig blaß aus; keine Exkavation. Auf Scopolamineinträufelung mäßige Erweiterung der Pupille, so daß man zumal im unteren Fundusabschnitt zahlreiche disseminierte kleine Aderhautherdchen feststellen kann in Form rundlicher oder auch etwas unregelmäßig gestalteter Pigmentflecke, die von ganz schmaler heller atrophischer Zone umgeben sind. Mit einem Starglase von 8,0 dptr, das Patient schon 8 Jahre trägt, Visus 15/200.

Hier war also neben einer leichten Schrumpfung der total getrübten Linse vor allem eine Lageveränderung, eine spontane Dislozierung nach innen-oben erfolgt, und bei der absoluten Unbeweglichkeit der verlagerten Linse muß man annehmen, daß eine feste Verbindung zwischen ihrer äquatorialen Partie oben-innen und der benachbarten Ciliarkörpergegend bestand, die möglicherweise als Folge umschriebener Exsudation in diesem Abschnitte zustande gekommen war. Allmähliche Schrumpfung des Exsudates hatte dann die Lageveränderung der getrübten Linse bewirkt und einen Teil des gänzlich verlegten Pupillenfeldes freigegeben. Auch QUINT (mündliche Mitteilung) hat einen Fall von sympathischer Ophthalmie beobachtet, in dem es auf dem erblindeten Auge durch *Spontanresorption* der getrübten Linse, wie sie beispielsweise von CZERMAK (bei Altersstar), von SEGGEL (bei Retinitis pigmentosa) u. a. mehrfach beschrieben worden ist, zur Wiederherstellung des Sehvermögens gekommen war.

VIII. Die Prophylaxe.

Wenn je für eine Erkrankung der Satz uneingeschränkte Geltung hat, daß Verhüten leichter ist als Heilen, dann gilt das für die sympathische Ophthalmie. Ihr vorzubeugen ist eine Aufgabe, die schon gleich mit Übernahme der Behandlung des verletzten Auges gestellt wird und die von vornherein ernste Berücksichtigung heischt. Eine durch das verletzende Instrument etwa verursachte Infektion des Augeninnern ist möglichst im Keime zu ersticken und zu bekämpfen durch Heranziehung aller der allgemeinen und lokalen Maßnahmen, die uns hierfür zu Gebote stehen. Nützlich erweist sich dabei vor allem die ausgiebige Anwendung der parenteralen Eiweißtherapie (Reizkörpertherapie), die auch bei Bekämpfung einer etwa aufgetretenen endogenen Entzündung sehr wirksam sein kann. Im übrigen sei auf das entsprechende Kapitel über Behandlung durchbohrender Wunden des Augapfels verwiesen (Beitrag CRAMER S. 496). Nach A. ELSCHNIG ist als vorbeugende Maßnahme auch bei jeder frischen Augenverletzung dem *Allgemeinzustand* sorgfältige Beachtung zu schenken, und es sind speziell gastro-intestinale Störungen durch entsprechende diätetische Maßnahmen zu beseitigen. Zur Verhütung einer Sekundärinfektion ist bei penetrierenden Wunden von der KUHNTschen Bindehautplastik ausgiebige Anwendung zu machen, die das geeignetste Mittel darstellt, nicht nur eine nachträgliche Verunreinigung und Infektion der Wunde fernzuhalten, sondern auch die möglichst rasche Vernarbung zu fördern und so das verletzte Auge schnellstens in einen Zustand von Reizlosigkeit zu überführen. Damit wird vielleicht doch ein Gefahrenmoment ausgeschaltet, das sonst zur Haftung etwa im Kreislauf zirkulierender Keime würde führen können. Auch der durch *rein mechanische Momente* (Einklemmung von Iris, Strahlenkörper, Glaskörper in eine durchbohrende Wunde der Augapfelwandung) verursachte und unterhaltene, oft sehr heftige und hartnäckige Reizzustand (vgl. oben S. 603) wird durch entsprechende Wundversorgung mit nachfolgender Bindehautplastik am ehesten hintangehalten.

Das sicherste Mittel, die sympathische Augenentzündung zu verhüten, ist die rechtzeitige Entfernung des verletzt gewesenen entzündeten Auges, dessen Sehvermögen endgültig verloren ist. Diese Forderung der *prophylaktischen Enucleation*, die zuerst von GEORGE CRITCHETT auf dem Heidelberger Ophthalmologenkongreß 1865 erhoben worden ist, wird auch heute von den erfahrensten Augenärzten der ganzen Welt vertreten. Es unterliegt gar keinem Zweifel, daß es gerade der sorgfältigen Befolgung dieses Grundsatzes zu danken ist, wenn die sympathische Ophthalmie gegen früher heutzutage seltener vorkommt, und daß speziell im Weltkriege, wie SCHIECK mit Recht hervorgehoben hat, gemessen an der ungeheuren Zahl von Augenverletzungen die Zahl der Erkrankungen an sympathischer Ophthalmie eine so geringe geblieben ist. Dieser Überzeugung von der Wirksamkeit der operativen Prophylaxe hatte schon vor einem Vierteljahrhundert STEINDORFF Ausdruck gegeben, der an dem Material der HIRSCHBERGschen Klinik 1905 den Nachweis führen konnte, daß die sympathische Ophthalmie nach perforierenden Verletzungen vor 35 Jahren beinahe dreimal so oft vorkam wie jetzt. Diese Herabdrückung der Erkrankungsziffer komme auf Rechnung der möglichst frühzeitigen Enucleation, die die Krankheit immer seltener werden lasse.

Als Präventivoperation ist lediglich die *Enucleation* am Platze, die, an sich ein gefahrloser Eingriff, bei rechtzeitiger Ausführung einen nahezu absoluten Schutz vor Ausbruch der sympathischen Entzündung gewährleistet. Keine andere Methode vermag sie zu ersetzen oder eine annähernd gleiche Schutzwirkung zu entfalten. Von den früher geübten Ersatzmethoden scheiden die Neurotomia bzw. Neurektomia optico-ciliaris, die auf Grund unzutreffender theoretischer Vorstellungen und Voraussetzungen über das Zustandekommen der sympathischen Ophthalmie ersonnen worden waren und die mit Recht längst verlassen sind (s. S. 595), überhaupt aus.

Zur Beseitigung des sympathiegefährlichen verletzten und blinden Auges könnte höchstens noch die *Exenteratio bulbi* in Betracht gezogen werden, die jedoch keinen genügenden Schutz abgibt. Ihr Indikationsgebiet ist die eiterige Entzündung des Augeninhaltes, die hochgradige Endophthalmitis septica, bzw. die Panophthalmitis, bei der ja die Gefahr einer sympathischen Entzündung gering ist bzw. ganz wegfällt. In den sympathiegefährlichen Fällen von chronischer Iridocyclitis nach durchbohrender Verletzung kann die technisch saubere Ausführung und die unbedingt erforderliche vollständige Beseitigung des Augeninhaltes, ohne daß Uveareste zurückblieben, vor allem dem weniger Geübten eher mißlingen, während die Enucleation auch von der Hand eines weniger Erfahrenen viel leichter kunstgerecht ausgeführt wird. Wie gefährlich ein zurückgebliebener auch nur minimaler Rest von Uvealgewebe werden kann, zeigt der von SCHIECK mitgeteilte Fall eines 67jährigen Patienten mit perforierender Limbusverletzung, bei dem der behandelnde Augenarzt 7 Wochen nach der Verletzung die Exenteratio bulbi ausgeführt hatte, worauf etwa $^1/_2$ Jahr später sympathische Entzündung des anderen Auges eintrat mit schwerem Verlauf und desolatem Ausgang. Der enukleierte Exenterationsstumpf, der druckschmerzhaft war, beherbergte in seinem Innern einen kleinen Rest von Aderhautgewebe, der, wie die mikroskopische Untersuchung ergab, einen für sympathisierende Entzündung charakteristischen Entzündungsherd zeigte. Auch SCHMIDT-RIMPLER (Diskussion zu SCHIECK) hat eine analoge Beobachtung gemacht, und von H. SNELLEN sind gleich zwei Fälle derart bekannt gegeben worden, bei denen gleichfalls in der später enukleierten Lederhautkapsel Reste

von Uvealgewebe nachgewiesen wurden, die bei der mikroskopischen Untersuchung das Bild der sympathisierenden Entzündung darboten.

Die Möglichkeit eines solchen unglücklichen Ereignisses ist selbst bei kor-
rekter und technisch einwandfreier Ausführung der Exenteration zuzugeben.
Wie im Kapitel über die pathologische Anatomie ausgeführt worden ist, hat
ja die sympathisierende Infiltration eine ausgesprochene Neigung entlang den
Emissarien durch die Lederhautkapsel hindurch nach außen zu wuchern,
und vereinzelt, wie z. B. in einem von E. Fuchs mitgeteilten Falle, ist sogar
eine extrabulbäre Knotenbildung von charakteristischem Aufbau gesehen worden.
So ist es denkbar, daß auch bei einer von kundiger Hand vorgenommenen
totalen Ausräumung des Bulbusinnern, das selbst ganz sauber erscheint, doch
noch intrasclerale Reste von spezifischer Infiltration zurückgeblieben sein
können, die dann den Ausgangspunkt für eine sympathische Entzündung
abzugeben vermögen. Solche Erwägungen lassen die *Forderung begründet erscheinen, als Präventivoperation ausschließlich die Enucleatio bulbi vorzunehmen.*

Voraussetzung ist selbstverständlich ihre kunstgerechte Ausführung, wozu
auch erforderlichenfalls ein sorgfältiges Absuchen nach etwa ausgestreuten
Uvealresten gehört. Mayweg (Diskussion zu Schieck) hat z. B. einen Fall
erlebt, in dem es am 17. Tage nach der Verletzung (Berstung der Lederhaut durch
Kuhhornstoß) zu sympathischer Ophthalmie gekommen war, obwohl am 10. Tage
die Enucleation vorgenommen worden war. Die Revision ergab dann, daß
ein Stückchen des vorgefallenen Ciliarkörpers in der stark sugillierten Bindehaut übersehen worden und zurückgeblieben war. Eine ganz ähnliche Beobachtung ist von Snellen mitgeteilt worden. Gerade bei den Schußverletzungen
im Kriege mit ausgedehnter Zerreißung und oft totaler Zertrümmerung des
Augapfels, von denen wir Hunderte von Fällen auf der Korps-Augenstation
in Bonn zu behandeln gehabt, ist von uns auf das sorgfältigste Herauspräparieren der ausgestreuten Uvealfetzen stets das größte Gewicht gelegt worden.
Dem glaube ich es zuschreiben zu sollen, daß wir dabei niemals einen Fall von
sympathischer Ophthalmie erlebt haben.

Hin und wieder kann man aber auch nach rite ausgeführter Enucleation des
verletzten Auges doch noch von dem Ausbruch der sympathischen Ophthalmie
überrascht werden. Wenn diese Fälle auch in der Regel gutartiger verlaufen
als diejenigen, in denen die Erkrankung vor der Wegnahme des Augapfels
eingetreten war, so gibt es doch auch Ausnahmen hiervon. Nach den Untersuchungen von Meller ist es so gut wie sicher, daß in den Fällen, in denen die
Erkrankung des zweiten Auges schon wenige Tage nach der Enucleation ausbricht, die Übertragung doch schon vorher erfolgt war und der spezifische Prozeß
sich im zweiten Auge bereits niedergelassen hatte, ohne sich durch äußere
klinische Merkmale oder selbst durch Sehstörungen zu erkennen zu geben. In
diesen Fällen war die Enucleation nicht mehr zeitig genug erfolgt. Einen überzeugenden Beleg hierfür hat der bekannte Fall von Schieck erbracht. Dieser
Autor hat die ganze Frage in einer erschöpfenden Abhandlung von allen Seiten
beleuchtet und zum ersten Male den Nachweis erbracht, daß ein mit den bisherigen klinischen Untersuchungsmethoden als entzündungsfrei zu bezeichnendes
Auge doch bei Untersuchung an der Spaltlampe bereits Frühstadien der sympathischen Entzündung erkennen ließ, die eben bislang klinisch nicht zu
diagnostizieren waren. Eine in solchem Stadium nur scheinbarer Gesundheit
des zweiten Auges vorgenommene Enucleation des verletzten Auges kann natürlich nicht mehr präventiv wirken, da ja der Krankheitsprozeß des zweiten Auges,
wenn er erst überhaupt einmal Fuß gefaßt hat, als selbständige Erkrankung
seinen weiteren Weg geht und durch Enucleation des verletzten Auges in seinem
Verlaufe dann nicht mehr wesentlich beeinflußt wird.

In den seltenen Fällen, in denen die sympathische Ophthalmie ausbrach, obwohl das verletzte Auge sehr früh entfernt worden war, ist nach SCHIECK auch an die Möglichkeit einer unmittelbar bei Gelegenheit des Traumas erfolgten gleichzeitigen doppelseitigen Infektion zu denken. Dann läge eben gar keine „sympathische" Ophthalmie im eigentlichen Sinne des Wortes vor.

Sind einmal nach der Entfernung des Augapfels 4 Wochen verstrichen, so kann man sich der Sorge vor einer sympathischen Erkrankung des zweiten Auges enthoben fühlen. Eine erst später als 7 Wochen nach der Enucleation auftretende Entzündung der Uvea kann, wenn der Eingriff technisch einwandfrei ausgeführt war und keine Uvareste zurückgelassen waren, nicht mehr als sympathische Ophthalmie angesprochen und mit der Verletzung des ersten Auges in Zusammenhang gebracht werden, sondern stellt eine unabhängig von der Verletzung aus anderen Ursachen heraus entstandene selbständige neue Erkrankung dar.

Der Wert der rechtzeitigen Präventivenucleation als des einzigen sicheren Schutzmittels gegen den Ausbruch der sympathischen Augenentzündung wird durch das Vorkommen von post enucleationem entstandener sympathischer Ophthalmie nicht erschüttert. Nach wie vor müssen wir es uns zur Regel machen, ein verletztes Auge mit posttraumatischer Iridocyclitis, das auch nach Ablauf von 14 Tagen bis 3 Wochen nach der Verletzung nicht zur Ruhe kommen will, sondern gereizt, schmerzhaft und druckempfindlich bleibt, als sympathiefähig anzusprechen und auf seine Entfernung zu dringen, wenn es erblindet ist oder doch seine irreparable Erblindung nach der Ausdehnung und dem Charakter der gesetzten Veränderungen mit Bestimmtheit erwartet werden kann.

Wie aber sollen wir uns verhalten, wenn das verletzte und gereizte Auge, das wir für sympathiegefährlich halten müssen, noch einen *Rest von Sehkraft* hat? Hier können sich Situationen ergeben, die auch dem Erfahrensten schwere Sorgen bereiten. Schon CRITCHETT hat diese Frage aufgeworfen und als das Richtigste bezeichnet, „solche Fälle unter genauester Beobachtung zu halten, so daß man beim ersten Herannahen der Gefahr tätige Maßregeln ergreifen kann." Doch wird man da, wie HIRSCHBERG in einer Fußnote zu dem Zitat bemerkt, mit Gegenmaßregeln zu spät kommen, da die sympathische Ophthalmie ohne Vorboten plötzlich ausbricht. Und doch kann zunächst in solchen Fällen das Abwarten das einzig Richtige sein. Denn verfällt der anfänglich noch vorhandene Sehrest im Laufe der Beobachtung immer mehr, so wird einem der Entschluß zur Enucleation erleichtert. In anderen Fällen erholt sich während der Beobachtung das verletzte Auge schließlich doch wieder und beruhigt sich, so daß man der Sorge um das zweite Auge ledig wird. Die Umstände des jeweiligen Falles, sein Verhalten gegenüber den getroffenen therapeutischen Maßnahmen, der Gesamteindruck, den man von dem ganzen Verlaufe gewinnt, werden für die Entschlüsse des behandelnden Arztes maßgebend sein müssen. Bindende Vorschriften lassen sich da überhaupt nicht geben.

In vorbeugender Hinsicht ist schließlich noch aufs nachdrücklichste die zuletzt von L. HEINE ausgesprochene Warnung zu unterstreichen, an erblindeten Augen, die wieder rebellisch geworden sind, *grundsätzlich nicht zu operieren* oder sie sonstwie palliativ zu behandeln, sondern nur die Enucleation vorzunehmen. HEINE hält es unter Hinweis auf einen sehr lehrreichen Fall der Art, wo ein nach Kontusion (vor Jahren) allmählich durch Glaukom erblindetes Auge wegen akuter Erscheinungen iridektomiert worden war und 5 Wochen später sympathische Ophthalmie ausbrach, für möglich, daß eine sympathisierende Entzündung zumal in einem glaukomatösen Auge mit stagnierendem Stoffwechsel lange Zeit latent bleiben kann, dann aber durch eine entlastende Operation in gefährlichster Weise mobilisiert wird. Der betreffende Fall würde auch zugunsten der Theorie MELLERs von der endogenen Entstehung der sympathisierenden Entzündung angesprochen werden können, da die histologische Untersuchung die Iris fast völlig frei von Entzündungen zeigte (also kein „Primäraffekt" im Sinne von REDSLOB!) (s. S. 631), dagegen schwere spezifische Veränderungen der Chorioidea aufdeckte.

Literatur.

Diagnose, Prognose, Prophylaxe.

AXENFELD, TH.: Notizen zur sympathischen Ophthalmie. Völlige Heilung des sympathisierenden und des sympathisch erkrankten Auges. Klin. Mbl. Augenheilk. 47 II, Beil.-H. 115 (1909).

CRITCHETT G.: s. J. HIRSCHBERG. Geschichte der Augenheilkunde. Handbuch der gesamten Augenheilkunde von GRAEFE-SAEMISCH, 2. Aufl., Bd. 14, 4. Abt. 175 (1914).

HEINE, L.: Einige langdauernde Krankenbeobachtungen von Tuberkulose, Lues und sympathischer Ophthalmie. Klin. Mbl. Augenheilk. 71, 70 (1923).

MELLER, J.: (a) Über flüchtige sympathische Ophthalmie. Wien. med. Wschr. 75, Nr 45 (1925). (b) Über den histologischen Befund in sympathisierenden Augen bei Ausbruch der sympathischen Ophthalmie nach der Enucleation. Graefes Arch. 89 39 (1914). (c) Über den anatomischen Befund beider Augen usw. Graefes Arch. 102, 122 (1920).

SCHIECK, F.: (a) Bietet die Exenteratio bulbi einen hinreichenden Schutz gegen den Eintritt der sympathischen Ophthalmie. Ber. 35. Verslg ophthal. Ges. Heidelberg 1908, 355. (b) Die Verhütung der sympathischen Ophthalmie bei Kriegsverletzten. Ber. 40. Verslg ophthalm. Ges. Heidelberg 1916, 160. (c) Das Auftreten der sympathischen Ophthalmie trotz erfolgter Präventivenucleation und seine Bedeutung für die Lehre von der Entstehung der Krankheit. Graefes Arch. 95, 322 (1918). — SCHIRMER, O.: Sympathische Augenerkrankung. Graefe-Saemischs Handbuch der gesamten Augenheilkunde. 2. Aufl., Bd. 6, 2. Abt. (1905). — SNELLEN, H. jr.: Niederl. ophthalm. Ges., Sitzg 5. Juni 1910. Ref. Klin. Mbl. Augenheilk. 48 II, 631 (1910) — STEINDORFF, K.: Über Häufigkeit und Heilbarkeit der sympathischen Augenentzündung. Beitr. Augenheilk. Festschrift für JUL. HIRSCHBERG. Leipzig: Veit & Co. 1905.

VOGT, A.: Weitere Ergebnisse der Spaltlampenmikroskopie des vorderen Bulbusabschnittes. 8. Abschnitt. Über die pathologisch veränderte Iris. Graefes Arch. 111, 91 (1923).

IX. Die Therapie.

Ist die sympathische Ophthalmie erst einmal ausgebrochen, so kann von der Enucleation des verletzten Auges eine Schutzwirkung auf das erkrankte zweite Auge oder eine Hemmung ihrer Fortentwicklung nicht mehr erwartet werden. Dessen Erkrankung geht nun ihren Weg als ganz selbständiger Prozeß weiter und wird in ihrem Verlaufe durch die Fortnahme des verletzten Auges im allgemeinen nicht, jedenfalls nicht wesentlich beeinflußt. Doch wird man auch dann noch das verletzte ersterkrankte Auge, zumal wenn es stärker gereizt oder weich, druckschmerzhaft und erblindet sein sollte, verkleinert oder gar stärker geschrumpft ist, zu entfernen haben, einmal, um durch Beseitigung einer Reizquelle dem erkrankten zweiten Auge möglicherweise doch noch etwas zu nützen; zum andern, um durch Ausschaltung des primären Infektionsherdes etwaige weitere Nachschübe der spezifischen Noxe in die Blutbahn und damit in das zweite Auge hintanzuhalten. Doch ist die Enucleation, wie gesagt, nur dann zulässig, wenn das Auge eben für immer vollständig erblindet ist, d. h. keinen Lichtschein mehr besitzt oder seine Lichtprojektion schon seit längerem schlecht ist. Dagegen würde bei schon ausgebrochener sympathischer Ophthalmie die Enucleation des verletzten Auges, das einen auch noch so geringen Sehrest besitzt, ein schwerer Mißgriff sein, der sich verhängnisvoll würde auswirken können. Sind doch, worauf schon CRITCHETT hingewiesen hat, Beobachtungen bekannt, in denen die Ausschälung nicht gemacht worden war und das verletzt gewesene Auge schließlich einige Sehkraft behielt, während das sympathisch erkrankte Auge unheilbar erblindete. Eine besonders eindrucksvolle und instruktive Beobachtung der Art hat KRAILSHEIMER aus der Breslauer Klinik mitgeteilt, wo das 6 Monate nach einer Staroperation des linken Auges sympathisch erkrankte und durch Hinzutreten von Glaukom vollkommen blind gewordene rechte Auge enukleiert werden mußte, während das staroperierte linke Auge mit sympathisierender Iridocyclitis zur Ruhe kam und nach Nachstardiszission mit Starglas von 12,0 dptr eine Sehschärfe von $^5/_{10}$ behielt.

Medikamentöse Therapie. Zur *Behandlung* der ausgebrochenen sympathischen Entzündung, die *auf friedlichem Wege* zu geschehen hat, stehen uns eine beträchtliche Anzahl von Mitteln und Maßnahmen zu Gebote, deren energische und zielbewußte Anwendung bei entsprechender Geduld und Ausdauer des Patienten glücklicherweise doch in einer ganzen Anzahl von Fällen recht befriedigende Ergebnisse zu zeitigen vermag. Daß eine erfolgreiche Bekämpfung eines so bedrohlichen Leidens nur bei *stationärer* Behandlung unter ständiger ärztlicher Aufsicht durchgeführt werden kann, versteht sich von selbst, und die bekannte Neigung des Leidens, vorübergehende Remissionen mit nachfolgenden neuen akuten Schüben zu beantworten, macht es zur ernsten Pflicht, die Krankenhausbehandlung über eine genügend lange Dauer hin auszudehnen und auch nach der Entlassung den Kranken unter sorgfältiger Kontrolle zu halten.

Für die **lokale Behandlung** kommen alle die Anwendungen in Frage, die bei akuter oder chronischer Iridocyclitis überhaupt am Platze sind. Hier gilt es in erster Linie, der Ausbildung von hinteren Synechien entgegenzuwirken, oder bestehende Verklebungen durch Einträufelung *pupillenerweiternder Mittel* zu sprengen, wozu vorwiegend Atropin in 1%iger Lösung (bzw. in Salbenform) und 0,2%iges Scopolamin verwandt wird. Als besonders energisches Mydriaticum kommt Suprareninlösung (1 oder 2 Teilstriche zu 9 bzw. 8 Teilstrichen einer 1%igen Cocainlösung) eingeträufelt oder subconjunctival eingespritzt in Betracht. Unterstützt wird die Wirkung der Mydriatica durch *Blutentziehungen* an der Schläfe mittels Heurteloup oder trockener Schröpfköpfe. Zur lokalen Bekämpfung der Entzündung dient die Anwendung *feuchter Wärme*, am einfachsten in Form feuchtwarmer Überschläge oder eines mehrere Stunden liegen bleibenden feuchtwarmen Verbandes. Bequemer und sauberer ist die Benutzung der Elektro-Thermophore; besonders zweckmäßig erscheint die von R. CORDS angegebene elektrische Augenwärmedose.

Nach Rückgang der akuten Entzündungserscheinungen, ebenso in den von Anfang an mehr chronisch verlaufenden Fällen kann von der lymphtreibenden und stoffwechselbeschleunigenden Wirkung des *Dionin* in 2 bis 5%iger Lösung in Tropfen oder Salbenform Gebrauch gemacht werden. Ähnlich wie dieses lokale Resorbens wirken *subconjunctivale Injektionen* von 2 bis 4%iger Kochsalzlösung, deren den Stoffwechsel anregende Wirkung sich besonders in den späteren Stadien speziell zur Aufhellung des Glaskörpers nützlich erweist. Statt des NaCl findet auch 2% Natr. jodat.-Lösung zu subconjunctivalen Injektionen Verwendung, von der WEIGELIN sehr günstige Wirkung sah.

Ungleich größere Bedeutung als diesen rein symptomatisch eingestellten lokalen Anwendungen am Auge selbst kommt indes der **Allgemeinbehandlung** zu, die zur Aufgabe hat, den Organismus in seinem Kampfe gegen die örtliche Erkrankung zu unterstützen. Zwar steht uns eine eigentliche kausale, spezifisch wirkende Therapie nicht zu Gebote, da uns die Ursache der sympathischen Augenentzündung noch unbekannt ist. Doch verfügen wir zur therapeutischen Beeinflussung des Gesamtorganismus über eine Anzahl von Heilmitteln und Heilverfahren, die, wenn sie auch in dem einen Falle versagen, doch in einem anderen wieder eine unverkennbare Wirkung zeigen, so daß eine übertriebene Skepsis, wie sie hier und da in der Beurteilung der üblichen Therapie hervortritt, nicht begründet erscheint. Das schlimmste wäre es, bei einer

vielfach so schweren und hartnäckigen Erkrankung die Hände fatalistisch in den
Schoß zu legen. Vielmehr ist im Interesse des Kranken und seiner Beruhigung
ein gewisser therapeutischer Optimismus für den Arzt am Platze.

Eines der ältesten und mit Recht meist angewandten Mittel ist das *Queck-*
silber, das am zweckmäßigsten mittels der altbekannten *Schmierkur* einzuverleiben ist. Allerdings sind so hohe Dosen von 6 bis 8 g pro die, wie sie SCHIRMER
für die akuten und schweren Fälle empfohlen hatte, zu vermeiden und auch an
Stelle der durchschnittlichen Gaben von 3 bis 4 g täglich sind geringere Mengen,
täglich höchstens 2 g graue Salbe zu verabfolgen, die auch für schwere Fälle
voll ausreichend sind. Gerade diese Applikationsform der Inunktionen muß als
besonders wirksam angesprochen werden, da nach LUDW. MERK hierbei zu der
anregenden Wirkung des Mittels als solchen auch die durch das mechanische
Einreiben bewirkte Stimulierung der Hauttätigkeit hinzutritt, wodurch die
Bildung von Abwehrstoffen seitens der als Schutzorgan anzusprechenden Haut
unterstützt und begünstigt wird.

Von anderen Schwermetallen ist speziell das *Silber*, das schon früher als
Kollargol zur allgemeinen Desinfektion des Organismus besonders bei septischen
Erkrankungen Verwendung gefunden hatte, neuerdings vor allem von SCHLÖSSER
in Form des *Elektrargol* zu intramuskulären oder intravenösen Injektionen gegen
sympathische Ophthalmie empfohlen worden und zwar mit so übertriebenem
Optimismus, daß SCHIECK mit Recht warnend dagegen aufgetreten ist. PETERS
hat von Elektrokollargol in einzelnen Fällen Gutes gesehen und rät bei der Un-
schädlichkeit des Mittels und seiner guten Verträglichkeit zu weiteren Versuchen
damit. Andere, z. B. WESSELY und HENTSCHEL, sahen davon keinen Erfolg.
BEST und HERTEL, die das Mittel in vielen Fällen posttraumatischer Augenentzündung überhaupt prophylaktisch angewendet haben, äußern sich über seine
Wirksamkeit hierbei mit Zurückhaltung; in zwei anderwärts beobachteten Fällen
von ausgebrochener sympathischer Ophthalmie habe seine Anwendung keine
Besserung erzielt und den ungünstigen Ausgang nicht abwenden können.

Nächst dem Quecksilber finden *Salicylpräparate* ausgiebige Verwendung. Bereits um die Wende der 70er und 80er Jahre von TH. LEBER bei Iritis mit Erfolg
angewandt, wurde das Natrium salicylicum und zwar in hohen Dosen —
durchschnittlich 10 g beim Erwachsenen — gegen sympathische Ophthalmie zuerst von GIFFORD 1899 empfohlen und später (1910) von neuem in
Erinnerung gebracht, nachdem inzwischen auch LINDAHL sowie WIDMARK
bei Anwendung durchschnittlicher Tagesdosen von 4 bis 6 g, in schweren Fällen
vereinzelt von 8 bis 9 g über gute, z. T. ausgezeichnete Erfolge berichtet hatten.
Doch scheitert die Verabfolgung solch massiver Dosen, die, zumal bei der
Darreichung per os (Einzeldosis 3 bis 5mal täglich 2 g) außer lebhaften Magen-
beschwerden und Appetitlosigkeit bisweilen auch leichte Delirien im Gefolge
haben und die zweckmäßiger als Einläufe (z. B. von 10 g Natr. salicyl. auf 250 ccm
Wasser) per rectum einzuverleiben sind, oft schon bald an dem unüberwind-
lichen Widerstand der Patienten. Gegen die Behandlung mit solch großen Dosen
von Natr. salicyl. sind von HEINE Bedenken geäußert worden, der danach eine
chronische Nephritis gesehen zu haben glaubt.

Als ein in großen Dosen verträglicheres Präparat hat später W. STOCK das
Benzosalin empfohlen (täglich bis zu 20 g) und über 2 Fälle von sympathischer
Ophthalmie berichtet, die bei Anwendung dieses Mittels ausheilten. Auch
STARGARDT hat in dem auf S. 621 erwähnten ungewöhnlichen Falle von sympathischer Ophthalmie nach Kriegsverletzung, der durch früh aufgetretene,
in Heilung ausgegangene Netzhautablösung ausgezeichnet war, vom Benzosalin,
das in Dosen von erst 5 g, dann 8 g mehrere Monate hindurch ohne Beschwerden
genommen wurde, sofortigen Umschwung im Krankheitsbilde mit Ausgang in

Heilung gesehen. Die größere Verträglichkeit dieses Präparates in hohen Dosen wird auch von ASMUS hervorgehoben.

Ein begrüßenswerter Fortschritt ist in der *intravenösen Salicyltherapie* zu erblicken, wie sie STOCK neuerdings mit *Atophanyl* warm empfohlen hat. Die Atophanylkur (etwa 14 Tage lang täglich eine Ampulle intravenös) kann, gleichfalls nach dem Vorschlage von STOCK, ergänzt oder verbunden werden mit der täglichen intravenösen oder intramuskulären Einspritzung von *Urotropin* (in Form des sog. *Zylotropin*), das als inneres Antisepticum wirkt und das 4 bis 5 bis 8 Tage lang gegeben wird. Wird letzteres Mittel schlecht vertragen (unangenehme Blasenreizungen, die aber nach Absetzen des Mittels wieder verschwinden), so wird nur Atophanyl weiter gegeben. Über einen guten Ausgang unter ausschließlicher Anwendung dieser beiden Mittel in einem allerdings von Anfang an leichteren Falle von sympathischer Ophthalmie hat noch unlängst WIEGMANN berichtet. Eine Panacee stellen aber auch diese Mittel nicht dar.

Auch das *Salvarsan* ist mit wechselndem Erfolge angewandt worden. Von STOCKER rührt eine Mitteilung über einzelne bemerkenswerte Beobachtungen bei in der Schweiz interniert gewesenen Kriegsgefangenen. PALICH-SZÁNTÓ hat mit intravenösen Neosalvarsaninjektionen in 3 Fällen von schwerer sympathischer Entzündung eine prompte Heilung erreicht. Verabfolgt wurden — verteilt auf 6 Wochen — 6 Injektionen in steigender Dosis von 0,15 bis 0,9 g. Ebenso ist von SIEGRIST und von QUINT in je einem Falle, in dem eine Lues wohl sicher nicht vorgelegen hatte, eine verblüffende Wirkung gesehen worden. Von anderen wiederum, so von FLEISCHER, FLEMMING, STARGARDT liegen Angaben über erfolglose Anwendung des Mittels vor.

Die viel erörterte Frage der Beziehungen zwischen Tuberkulose und sympathischer Ophthalmie mußte den Gedanken nahe legen, zur Behandlung der letzteren das *Tuberkulin* heranzuziehen. BERNHEIMER hatte bei einem neunjährigen Kinde, das 5 Wochen nach perforierender Verletzung an einer post enucleationem ausgebrochenen sympathischen Ophthalmie erkrankt war, die das Sehvermögen bis auf Fingerzählen vernichtet hatte, im Laufe einer viereinhalb Monate dauernden Tuberkulinbehandlung (mit Bacillenemulsion) eine fast vollständige Rückbildung der Entzündung mit Sehschärfe von $^6/_{12}$ erreicht. Ebenso war in einem von ZIRM berichteten Falle einer schweren sympathischen Ophthalmie, die nach Kataraktextraktion (aus kosmetischen Rücksichten) eines durch Unfall amaurotischen Auges bei einer Sechzehnjährigen mit alter Spitzenaffektion entstanden war, erst durch konsequente Tuberkulinbehandlung eine rapide Besserung erzielt und Hebung der Sehschärfe von Fingerzählen in 1 m auf $^6/_{20}$ erreicht worden. Doch hat eine im Jahre 1916 erfolgte Nachuntersuchung des Falles von BERNHEIMER durch dessen Nachfolger MELLER dann ergeben, daß inzwischen durch schwere sympathische Iridocyclitis doch Erblindung eingetreten war. Es hatte sich also nur um eine vorübergehende Besserung zur Zeit der Tuberkulinkur gehandelt.

MELLER selbst hat, wie er dieser seiner Richtigstellung zufügt, *nie einen Einfluß einer Tuberkulinbehandlung auf den Verlauf der sympathischen Ophthalmie* feststellen können. Hierin darf man ein gewichtiges Argument zugunsten der Auffassung erblicken, die in der sympathischen Ophthalmie einen andersartigen, ätiologisch von der tuberkulösen Iridocyclitis verschiedenen Prozeß sieht, bei welcher die spezifische therapeutische Wirksamkeit der Tuberkulinbehandlung ja außer Zweifel steht, und auch von einem Kliniker wie MELLER aufs nachdrücklichste hervorgehoben worden ist.

Wo doch etwa einmal ein günstiger Effekt von Tuberkulininjektionen beobachtet wird, ist dieser wohl im Sinne der *parenteralen Eiweißtherapie* zu deuten, wie das auch wohl für die Versuche ZUR NEDDENS mit Rekonvaleszenten-Serum

gilt und für die vereinzelt angestellten Versuche mit unspezifischen Sera
überhaupt. Zur Ausführung dieses Heilverfahrens empfehlen sich am meisten
die *intramuskulären Milchinjektionen* (5 bis 10 ccm, alle paar Tage eine Spritze),
die ganz allgemein in der Behandlung der Uvealentzündungen, zumal der
akuten Iritis und Iridocyclitis ausgiebige Verwendung verdienen, da sie unbestreitbar nicht selten ganz Vorzügliches leisten. In einem Falle von sympathischer
Ophthalmie bei einem 5jährigen Jungen konnte z. B. Heine mit wenigen Milch-
spritzen Heilung erzielen.

　　Worin das wirksame Prinzip dieses Verfahrens der Proteinkörpertherapie
besteht, das als „Protoplasmaaktivierung" im Sinne Weichhardts als Anreiz
der Zellen zu vermehrter Tätigkeit gedeutet wird, ist nicht bekannt. Vielleicht spielt das dadurch erzeugte „Heilfieber" dabei doch eine nicht geringe
Rolle[1]. Ist doch schon mehrfach Heilung sympathischer Augenentzündung nach
Dazwischentreten einer *akuten fieberhaften Erkrankung* beobachtet worden. Den
frappantesten Fall der Art hat Ahlström beschrieben, der bei einem Fünf-
undzwanzigjährigen eine schwere sympathische Ophthalmie, die das Sehvermögen auf quantitative Lichtempfindung herabgesetzt hatte, nach *Malaria*,
deren Fieberanfälle jedesmal von einem auffälligen Rückgang der Augenentzündung gefolgt waren, mit fast normalem Sehvermögen dauernd ausheilen
sah. Unlängst noch ist dann auch von Undelt eine Beobachtung bei einem
8jährigen Kinde bekannt gegeben worden, dessen sympathische Ophthalmie
nach einem *interkurrenten Scharlach* in schnellem Tempo mit voller Sehschärfe
ausheilte. Ähnliche Beobachtungen hat man vereinzelt noch nach Angina,
Erysipelas und Maserninfektion gemacht. Durch systematische Erprobung
fiebererzeugender Mittel (z. B. des *Phlogetan*) würde sich dieses Heilprinzip
für die Behandlung der sympathischen Ophthalmie sicher noch weiter ausbauen
lassen. Über derartige Versuche mit *Pyrifer*, einem aus Eiweißstoffen einer
apathogenen Bakterienart hergestellten Mittel hat kürzlich G. v. Volkmann
aus der Kieler Klinik kurz Mitteilung gemacht. Mit den neuen Untersuchungen
über die Wirkung der Reizkörpertherapie aufs Auge, die wir v. Szily verdanken,
ist zum ersten Mal der experimentelle Nachweis erbracht, daß die Reizkörper
auch am normalen Auge eine lokale Wirkung auf die Gewebe ausüben, die sich
als Entzündung (Hyperämie, Exsudation, Lymphocytenauswanderung) äußert,
und die vielleicht erst durch im Organismus selbst gebildete Stoffe hervorgerufen
wird.

　　An der Grazer Klinik hat Schneider an 2 Fällen sympathischer Ophthalmie
die Behandlung mit intravenöser Verabfolgung Preglscher Jodlösung, eines
wässerigen Lösungsgemenges verschiedener Jodverbindungen erprobt und zur
Nachprüfung angeregt.

　　Bei der Seltenheit der Erkrankung, die dem einzelnen Beobachter nur ausnahmsweise einmal — glücklicherweise — Gelegenheit zu therapeutischen
Versuchen verschafft, wird es der gesammelten Erfahrung einer größeren Zahl
von Fachgenossen bedürfen, um über den Wert oder Unwert eines neuen Heil-
mittels zur Bekämpfung dieses heimtückischen Leidens ein zuverlässiges Urteil
zu gewinnen.

　　Operative Therapie. Der Behandlung einer sympathischen Entzündung auf
friedlichem Wege wird man sich mit um so größerer Sorgfalt zu widmen haben,
als einem operativen Vorgehen bei dieser Erkrankung die allerengsten Grenzen
gesetzt sind. Die anfänglich geübte operative Vielgeschäftigkeit, insbesondere
die angestrebte Bekämpfung der einmal ausgebrochenen Entzündung mittels

---

[1] Eine ausführlichere Darstellung der möglichen Wirkungsarten der Proteinkörpertherapie findet der Leser im Abschnitt Schieck, Erkrankungen der Bindehaut (im vorliegenden Band des Handbuchs S. 49).

der sog. „antiphlogistischen" Iridektomie hat gewiß ein gut Teil Mitschuld daran, daß früher in so vielen Fällen die Erkrankung besonders bösartig verlaufen und in Erblindung ausgegangen ist. Mehr und mehr hat sich denn auch bald die Erkenntnis durchgesetzt, daß bei bestehendem Reizzustande operative Eingriffe unbedingt zu vermeiden sind, da sie ausnahmslos ein heftiges Wiederaufflackern des Krankheitsprozesses auslösen und stets von einer beträchtlichen Verschlechterung des Zustandes gefolgt sind, die das Schicksal des Auges definitiv besiegeln kann. „Ich habe im allgemeinen so schlechte Erfahrungen mit der Operation sympathisierter Augen gemacht, daß ich solche nur ausführe, wenn die Augen jahrelang entzündungsfrei geblieben sind", so hat E. Fuchs selbst bekannt. Er erwähnt einen Fall, in dem er 24 Jahre nach Ausbruch der sympathischen Entzündung eine Kataraktextraktion vornahm, worauf es zu einem Nachschub der Entzündung kam und das Auge sich erst nach längerer Zeit beruhigte. Nach einer Nachoperation resultierte dann aber schließlich doch gutes Sehvermögen.

Jedenfalls sind alle operativen Eingriffe zu *optischen Zwecken* grundsätzlich möglichst lange hinauszuschieben und ihre Ausführung ist erst dann überhaupt in Erwägung zu ziehen, wenn das Auge sich geraume Zeit, am besten Jahre lang ruhig verhalten hat. Dies gilt vorzüglich für die *Iridektomie*, die bei Vorhandensein einer gerade diesen Krankheitsprozeß so häufig kennzeichnenden Flächensynechie ja schon rein technisch in der Regel ganz ergebnislos bleiben muß und die auch bei Pupillarverschluß infolge mehr weniger zirkulärer hinterer Synechien durch sehr unangenehme Komplikationen, wie z. B. Blutung in die Vorderkammer, die sich nicht resorbieren will, in ihrer Wirkung illusorisch gemacht werden kann. Dazu kommt die in jedem Falle eines operativen Eingriffes zu gewärtigende Gefahr eines Aufflackerns des Entzündungsprozesses mit frischer Exsudation und neuer Verlegung des Pupillargebietes.

Erst recht verbietet sich ein vorzeitiger *Eingriff am Linsensystem*, der noch eine viel größere Belastung für ein so schwer krank gewesenes, labiles Auge darstellt. Abwarten ist bei Starbildung im sympathisch erkrankt gewesenen Auge zunächst oberstes Gebot. Sind später die Vorbedingungen für ein operatives Eingreifen erfüllt, so kommt als Methode der Wahl die Extraktion nach Wenzel in Frage, wie sie gegen Cataracta accreta nach Iridocyclitis mit Flächenverwachsung der Iris angewandt wird, wobei zugleich schon mit der Ausführung des Hornhautschnittes mit dem Schmalmesser auch ein Bogenschnitt in der Iris und retroiritischen Schwarte angelegt wird. (Über die Einzelheiten der Ausführung vgl. das Kapitel „Operationen" im Ergänzungsband dieses Handbuchs.) Ein von Hirschberg ausgearbeitetes und von ihm in 2 Fällen mit gutem Erfolge geübtes Verfahren der *Operation des sympathischen Weichstars* besteht darin, daß nach Lanzenschnitt mit einer kleinen Kapselpinzette die im Gebiet der verengten Pupille frei liegende verdickte Vorderkapsel herausgezogen und daran unmittelbar anschließend nach Einführung eines Spatels die Linse zum größten Teil entleert wird, worauf einige Wochen später eine Nachstardurchschneidung, erforderlichenfalls auch wieder einige Zeit später eine Iriszerschneidung nachgeschickt wird. Das Verfahren, das nach Hirschberg diese Starbildung sicherer und rascher heilt als jedes andere, verdient gewiß in geeigneten Fällen versucht zu werden, wenn sich auch im Einzelfalle dabei wohl ernste Schwierigkeiten ergeben und der technischen Ausführbarkeit beträchtliche Hindernisse erwachsen können. Auch ist einer der beiden von Hirschberg so operierten Patienten, dessen tückische Krankheit durch 20 Jahre von ihm hatte verfolgt werden können und bei dem sich die erlangte befriedigende Sehkraft 6 bis 8 Jahre lang gehalten hatte, dann schließlich im Anschluß an ein ganz belangloses Trauma doch erblindet.

Die Forderung, operative Eingriffe am sympathisch erkrankten Auge möglichst lange hinauszuschieben, erfährt eine Einschränkung durch die Notwendigkeit, eine im Verlaufe der Entzündung auftretende Drucksteigerung mit allen Mitteln zu bekämpfen. In erster Linie wird man auch hier mit friedlichen Maßnahmen, rein medikamentös auszukommen suchen, wobei neben den pupillenverengernden Mitteln, evtl. im Wechsel mit einem Mydriaticum, besonders auch die Behandlung nach HAMBURGER mittels des *Glaukosans* versucht zu werden verdient. Verlangt starke Schmerzhaftigkeit oder bedrohlicher Funktionsverfall bei schwerem Sekundärglaukom eine unverzügliche Herabsetzung des gesteigerten Druckes, so wird man die Gefahr einer von operativen Eingriffen drohenden Verschlimmerung der Entzündung in Kauf nehmen müssen und vorerst durch *Punktion der Vorderkammer* oder durch *Sklerotomie*, evtl. auch durch *Glaskörperpunktion* (Sclerotomia posterior) eine Entlastung des Augapfels und einen Ausgleich in den Spannungsverhältnissen zu schaffen suchen. Auch zu einem der *trepanierenden* Verfahren wäre eher zu greifen, bevor man sich entschließt, die Regenbogenhaut selbst anzugehen und eine Iridektomie auszuführen, die aber in dem einen oder anderen Falle zuletzt doch nicht zu umgehen sein wird.

In ganz desolaten Fällen von Erblindung an sympathischer Ophthalmie kann unerträgliche Schmerzhaftigkeit den Gedanken nahe legen, auch dieses Auge, das meistens schon verkleinert ist, zu entfernen, um dem bedauernswerten Kranken Ruhe zu verschaffen. Doch wird sich die Notwendigkeit dieses Eingriffs heutzutage bei Anwendung der intraorbitalen Alkoholinjektion nach GRÜTER wohl meist umgehen lassen.

Literatur.

Therapie.

AHLSTRÖM, G.: Sympathische Ophthalmie während einer interkurrenten Fieberkrankheit vollkommen geheilt. Zbl. prakt. Augenheilk. **1904**, 199. — ASMUS: Zwei Fälle von sympathischer Ophthalmie. Z. Augenheilk. **45** 211 (1921).

BERNHEIMER, ST.: Zur Behandlung der sympathischen Ophthalmie. Arch. Augenheilk. 701 (1911). — BEST, F.: Elektrargol bei den Kriegsverletzungen des Auges. Ber. 41. Verslg ophthalm. Ges. Heidelberg **1918**, 196.

CORDS, R.: Eine elektrische Augenwärmedose. Klin. Mbl. Augenheilk. **76**, 90 (1926). — CRITCHETT, G.: Siehe HIRSCHBERG (c).

FLEISCHER, B.: Über zwei Versuche mit Salvarsan bei sympathischer Ophthalmie. Klin. Mbl. Augenheilk. **49** I, 384 (1911). — FUCHS E.: Über sympathisierende Entzündung. Graefes Arch. **61**, 365 (1905).

GIFFORD, H.: Über die Behandlung der sympathischen Ophthalmie mit großen Dosen Natron salicyl. oder Aspirin. Klin. Mbl. Augenheilk. **48** I, 588 (1910). — GRÜTER, W.: Orbitale Alkoholinjektion zur Beseitigung der Schmerzhaftigkeit erblindeter Augen. Ber. 41. Verslg ophthalm. Ges. Heidelberg **1918**, 85.

HEINE, L.: Einige langdauernde Krankenbeobachtungen von Tuberkulose, Lues und sympathischer Ophthalmie. Klin. Mbl. Augenheilk. **71**, 70 (1923). — HENTSCHEL, F.: Ein Beitrag zur sympathischen Ophthalmie. Klin. Mbl. Augenheilk. **71**, 434 (1923). — HERTEL, E.: Diskussion zu BEST. — HIRSCHBERG, J.: (a) Die Operation des sympathischen Weichstars. Z. prakt. Augenheilk. **1901**, 109. (b) Ein Fall von sympathischer Augenentzündung 20 Jahre lang beobachtet. Z. prakt. Augenheilk. **1918**, 107. (c) Geschichte der Augenheilkunde. GRAEFE-SAEMISCHs Handbuch der gesamten Augenheilkunde. 2. Aufl., Bd. 14, 4. Abt.

KRAILSHEIMER, R.: Beitrag zur Klinik und pathologischen Anatomie der sympathischen Ophthalmie. Dtsch. med. Wschr. **1914**, Nr 7.

LEBER, TH.: Über das Vorkommen von Iritis und Iridochorioiditis bei Diabetes mellitus und bei Nephritis, nebst Bemerkungen über die Wirkung der Salicylsäure bei inneren Augenentzündungen. Graefes Arch. **31** IV, 183 (1885). — LINDAHL, K.: Über die Behandlung der sympathischen Ophthalmitis mit Natr. salicylicum. Mitt. Augenklin. Carolin med.-chir. Inst. Stockholm **1904**, H. 6.

Meller, J.: (a) Über sympathische Ophthalmie. Wien. klin. Wschr. 1919, Nr 5 (Antrittsvorlesung in Wien). (b) Welche Bedeutung hat die Tuberkulose für die Iridocyclitis? Wien. klin. Wschr. 1926, Nr 12. — Merk, L.: Über den Wert der Schmierkur. Med. Klin. 13 (1917).

zur Nedden, M.: Bakteriologische Blutuntersuchungen bei sympathischer Ophthalmie und anderen Formen von Iridochorioiditis. Graefes Arch. 62, 193 (1905).

Palich-Szántó, O.: Zur Therapie der sympathischen Ophthalmie. Klin. Mbl. Augenheilk. 69, 799 (1922). — Peters, A.: Die sympathische Augenerkrankung. Graefe-Saemischs Handbuch der gesamten Augenheilkunde, 3. Aufl. 1919.

Quint: Zit. bei Siegrist. (Als briefliche Mitteilung.)

Schieck, F.: Die Verhütung der sympathischen Ophthalmie bei Kriegsverletzungen. Ber. 40. Verslg ophthalm. Ges. Heidelberg 1916, 160. — Schlösser: Kriegsbriefe aus der Kriegslazarettabteilung des I. Bayr. Armeekorps 4. Brief. Münch. med. Wschr. 1914, Nr 49. Schneider, R.: Die Preglsche Jodlösung in der Augenheilkunde. Z. Augenheilk. 57, 121 (1925). Festschrift für Dimmer. — Siegrist, A.: Salvarsan gegen die sympathische Augenentzündung. Klin. Mbl. Augenheilk. 51 II, 657 (1913). — Stargardt, K.: Über einen ungewöhnlichen Fall von sympathischer Ophthalmie nach Kriegsverletzung. Z. Augenheilk. 39, 12 (1918). — Stock, W.: (a) Über Benzosalin bei sympathischer Ophthalmie. Klin. Mbl. Augenheilk. 49 II, 483 (1911). (b) Über die Behandlung des Glaukoms, vorwiegend des iritischen Glaukoms. Fortbildungsvortr. Klin. Mbl. Augenheilk. 81. 690 (1928). — Stocker: Ges. schweiz. Augenärzte. Sitzg. 25. u. 26. Mai 1918. Ref. Klin. Mbl. Augenheilk. 61, 468 (1918). — Szily, A. v.: Experimentelle Untersuchungen über die Wirkung der Reizkörpertherapie aufs Auge. Klin. Mbl. Augenheilk. 85, 21 (1930).

Undelt, J.: Ein Fall von Heilung einer sympathischen Ophthalmie nach interkurrentem Scharlach, mit experimentellen Beiträgen zur Beziehung des Herpesvirus zur sympathischen Ophthalmie. Klin. Mbl. Augenheilk. 76, 825 (1926).

Volkmann, J. v.: Über Fieberbehandlung verschiedener Augenleiden mit einem neuen unspezifischen Fiebermittel (Pyrifer). Z. Augenheilk. 65, 10 (1928).

Weigelin, S.: Zur Frage der pathologisch-anatomischen Diagnosenstellung der sympathischen Ophthalmie. Graefes Arch. 75, 411 (1910). — Wessely, K.: 3 Fälle von sympathischer Ophthalmie. Münch. med. Wschr. 1917, Nr 50. — Widmark, J.: Über die Behandlung der sympathischen Augenentzündung mit Natron salicylicum. Mitt. Augenklin. Carolin med.-chir. Inst. Stockholm 1908, H. 9. — Wiegmann, E.: Ein Beitrag zur Kasuistik der sympathischen Ophthalmie. Klin. Mbl. Augenheilk. 81, 853 (1928).

Zirm, E.: Sympathische Affektion nach Starextraktion und Tuberkulinbehandlung. Arch. Augenheilk. 71, 314 (1912).

Die Physiologie und Pathologie des Augendruckes.

Von

RUDOLF THIEL-Berlin.

Mit 19 Abbildungen.

Im Beitrag „Ernährungs- und Zirkulationsverhältnisse des Sehorgans" wird von WEISS der intraokulare Flüssigkeitswechsel und die Entstehung des Augendruckes unter rein physiologischen Gesichtspunkten dargestellt (Bd. 2). In diesem Abschnitt soll dagegen unter Berücksichtigung der klinischen und experimentellen Untersuchungen der letzten Jahre die Physiologie und Pathologie des Augendruckes vom Standpunkt des Klinikers aus besprochen werden. Ist doch die Kenntnis vom Wesen des normalen Augendruckes und seiner Abhängigkeit von verschiedenen lokalen und allgemeinen Faktoren Voraussetzung für die Beurteilung und Therapie pathologischer Drucksteigerungen.

I. Die physiologische Höhe des Augendruckes.

Die Höhe des Augendruckes ergibt sich aus dem Verhältnis des Augapfelinhaltes zum Fassungsvermögen und zur Spannung der Augapfelhülle. Da individuelle Verschiedenheiten im Bau und in der Gewebsstruktur des Auges vorkommen, kann dieses Verhältnis nicht in allen Fällen gleich sein. Hieraus folgt, daß für die Höhe des Augendruckes kein bestimmter Zahlenwert als normal angenommen werden kann. Es läßt sich vielmehr durch vergleichende tonometrische Messungen für die physiologische Höhe des Augendruckes nur ein Durchschnittswert errechnen, von dem Abweichungen nach oben und unten möglich sind. Die Kenntnis der Grenzen des Bereiches, in dem physiologische Druckwerte überhaupt liegen können, ist aber für die Entscheidung, ob ein mit dem Tonometer gemessener Wert noch als physiologisch oder bereits als pathologisch anzusehen ist, von ausschlaggebender Bedeutung. Als obere Grenze gelten, wie die Tabelle 1[1] zeigt, 25—35, als untere 13—22 mm Hg. H. K. MÜLLER bearbeitete neuerdings das von GJESSING durch Druckmessungen an 2180 Augen gewonnene Material nach den Regeln der Variationsstatistik. Er errechnete 13—36 *mm Hg* (Zeigerausschläge 9,5 bis 1,8 bei einem Gewicht von 5,5 des SCHIÖTZ-Tonometers) als *Bereich aller physiologisch möglichen intraokularen Druckhöhen.* Wenn auch die außerhalb dieser Grenzen liegenden Werte zweifellos als pathologisch anzusehen sind, so ist hiermit jedoch nicht gesagt, daß jeder in diesem Gebiet liegende Wert unbedingt physiologisch sein muß. *Die häufigsten Werte für den Druck gesunder Augen finden sich zwischen 21—27 mm Hg (physiologisch normale Druckhöhe).*

---

[1] Die Tabelle ist der Arbeit von H. K. MÜLLER entnommen. Die Werte sind einheitlich nach der Eichkurve III von SCHIÖTZ 1924 umgerechnet.

Tabelle 1. Die hauptsächlichsten Angaben über die untere und obere Grenze des intraokularen Druckes gesunder Augen.

Jahr	Name des Untersuchers	Zahl der unter-suchten Augen	Untere Grenze in mm Hg	Obere Grenze in mm Hg
1908	SCHIÖTZ	—	19	30
1910	LANGENHAN	60	22	32
1910	MARPLE	94	19	29
1910	RUATA	—	19	25
1910	STOCK	100	15,5	31 (32)
1910	WEGNER	100	17	35
1911	BIETTI	—	17	32
1911	HEILBRUN	64	15,5	32
1911	OEDING	—	17	34
1912	LÜBS	—	17,5	30,5
1912	TOCZYSKI	30	15,5	30
1915	PISSARELLO	30	13	35
1916	HINE	26	24	34,5
1917	CRIDLAND	1001	16	28
1917	ELSCHNIG	—	19	25
1918	BADER	160	16	28
1921	GJESSING	2180	13	35
1928	ANDREZEN	447	12	35

Die Höhe des Augendruckes ist unabhängig von dem Geschlecht und der Refraktion (P. KNAPP, LANGENHAN, GJESSING, BRUNS, RUATA). Auch Temperaturschwankungen, Veränderungen des Feuchtigkeitsgehaltes der Luft und des Luftdruckes sind ohne Einfluß (GUGLIANETTI, BARDANZELLU).

Einen breiten Raum nehmen die Untersuchungen über das Verhalten des normalen Augendruckes in den verschiedenen Lebensaltern ein. Auf Grund ihrer Messungen mit dem SCHIÖTZschen Tonometer kommen MIYASHITA, LANGENHAN, MARPLE, RUATA, HEILBRUN, BIETTI, GJESSING u. a. zu der Ansicht, daß der intraokulare Druck durch das Altern des Menschen keine Änderung erfährt. Dagegen fanden WEGNER, P. KNAPP, TOCZYSKI, BADER, BLIEDUNG ein allmähliches Absinken des Augendruckes im Verlaufe des Lebens.

Tabelle 2. Augendruck und Lebensalter.

Name des Untersuchers	Augendruck	Lebensjahre
WEGNER	24 mm Hg 21 ,, ,, 18 ,, ,,	1.—25. 25.—50. 50.—75.
KNAPP	23,45 mm Hg 22,57 ,, ,, 21,27 ,, ,,	1.—25. 25.—50. 50.—75.
TOCZYSKI . . .	18,60 mm Hg 17,48 ,, ,, 17,17 ,, ,,	1.—25. 25.—50. 50.—75.
BADER	20,5 mm Hg 19,5 ,, ,, 16,5 ,, ,,	1.—10. 10.—20. 60.—80.

Der verminderte Füllungszustand des Auges infolge degenerativer seniler Veränderungen der intraokularen (Aderhaut-) Gefäße soll nach Bader und Bliedung diesen Druckabfall erklären.

Nun ist jedoch bei allen diesen Untersuchungen zu berücksichtigen, daß mit dem Schiötzschen Tonometer der absolute Wert des Augeninnendruckes überhaupt nicht bestimmt werden kann, da die Ausschläge des Tonometerzeigers auch von der Beschaffenheit der Bulbushüllen abhängig sind. An frischtoten Menschenaugen konnte nämlich Wessely nachweisen, daß die Tonometerwerte von Augen mit unelastischer starrer Sclera bei gleichem Manometerdruck wesentlich höher waren als diejenigen von Kontrollaugen mit nachgiebiger Sclera. Eine Abnahme der Elastizität der Bulbushüllen tritt aber tatsächlich im Alter ein, worauf neuerdings wieder Kalfa und H. K. Müller aufmerksam gemacht haben. Müller fand bei Untersuchungen an Leichenaugen, daß bei manometrisch erzeugtem gleichen intraokularen Druck im jugendlichen Auge der Tonometerzapfen tiefer einsinkt als in dem älterer Individuen. Diese Altersrigidität der Sclera ließe eigentlich erwarten, daß am gesunden (lebenden) Auge älterer Menschen höhere Tonometerwerte als bei Jugendlichen gefunden würden. Wenn dies nicht der Fall ist, sondern — wie oben erwähnt — gleiche oder sogar niedrigere Werte gemessen wurden, so ist dies nur auf ein Absinken des intraokularen Druckes selbst im Alter zurückzuführen.

Die Fehler, die bei der üblichen Tonometeruntersuchung durch die Elastizitätsverminderung der Sclera hervorgerufen werden, hat Müller berechnet und besondere Tonometereichkurven für die verschiedenen Lebensalter vorgeschlagen.

II. Die regelmäßigen Schwankungen des Augendruckes.

Der Binnendruck eines Auges zeigt keine konstante Höhe, sondern ist regelmäßigen Schwankungen unterworfen.

Die respiratorischen und pulsatorischen Veränderungen des Blutdruckes in den intraokularen Gefäßen kommen in entsprechenden rhythmischen Schwankungen des Augendruckes zum Ausdruck. Diese sind an den oszillatorischen Bewegungen des Zeigerhebels des Schiötzschen Tonometers erkennbar. Der feinere Ablauf der pulsatorischen Druckschwankungen kann aber nur mit besonders konstruierten Apparaten, auf die an anderer Stelle näher eingegangen wird (s. S. 676), nachgewiesen werden. Die Methoden sind jedoch noch nicht soweit ausgebaut, daß sie in der Praxis verwendbar sind.

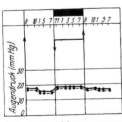

Abb. 1. Druckkurve gesunder Augen. Keine nennenswerten Schwankungen[1].

Die zweite Form der regelmäßigen Schwankungen sind die sog. *Tagesschwankungen*. Bei fortlaufenden tonometrischen Messungen am Tage und in der Nacht findet sich ein innerhalb von 24 Stunden regelmäßig wiederkehrendes An- und Absteigen des Augendruckes. Er ist morgens höher als am Abend. Im gesunden Auge sind die Differenzen allerdings nur gering (2—3 mm Hg) (Abb. 1).

In der Regel verlaufen die Druckkurven beider Augen parallel zueinander. Bei Rechtshändern soll nach Marx der Druck im linken Auge höher sein, da

---

[1] **Zeichenerklärung:** ——— Rechtes Auge. - - - - - - - Linkes Auge. ▬▬▬ Nachtzeit. Zeit der Bettruhe. Zeitpunkt der Verabreichung der Medikamente am Tage ist durch ↓, in der Nacht durch ⤓ markiert. Messungen am Tage um 8, 10, 1, 5, 7 Uhr.

das Rechtshändertum angeblich durch einen höheren Blutdruck in der linken Arteria carotis bedingt wird.

Zwischen dem Verlauf der Druckkurven des gesunden und glaukomkranken Auges besteht kein prinzipieller, sondern nur ein gradueller Unterschied. Im Glaukomauge können nämlich die Tagesschwankungen 20 mm Hg und mehr betragen (Abb. 2). Unmittelbar nach dem Aufstehen am Morgen sinkt der Augendruck zunächst steil, dann allmählich flach ab, um am Nachmittage seinen tiefsten Stand zu erreichen. In den ersten Nachtstunden steigt er wieder langsam, zwischen 3—5 Uhr morgens steil an.

Wird die absolute Höhe des Augendruckes im Glaukomauge durch Arzneimittel oder Operationen herabgesetzt, so bleiben die Tagesschwankungen zwar im allgemeinen bestehen, ihre Amplitude wird jedoch kleiner (Abb. 3).

Eine *Umkehr der Druckkurve,* d. h. niedriger Druck morgens, hoher abends, ist bisher nur sehr selten beobachtet worden. Meist handelt es sich um Fälle

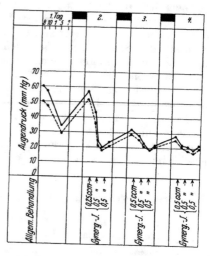

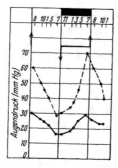

Abb. 2. Glaucoma simplex r. u. l.: Typische Tages- und Nachtschwankungen. Höchster Druck am Morgen vor dem Aufstehen. Die Druckkurven beider Augen laufen einander parallel.

Abb. 3. Glaucoma simplex r. u. l.: Große Druckschwankungen innerhalb von 24 Stunden, die nach Herabsetzung des Druckes durch Gynergen kleiner werden.

von Sekundärglaukom bei Netzhautablösung, die durch entzündliche Veränderungen infolge einer Retinitis Coats (Raeder) oder durch Narbenschrumpfung des Glaskörpers verursacht wurde (Thiel, Feigenbaum) (s. auch Beitrag „Glaukom" S. 823).

Über die *Ursachen der Tagesschwankungen* des Augendruckes gehen die Meinungen auseinander. Man erblickt sie teils in der durch die horizontale Körperlage während des Schlafes bedingten Veränderung der Blutverteilung (Masslennikoff, Köllner, Hagen, Thiel), teils in einem Wechsel der osmotischen Konzentration des Blutes durch die Nahrungsaufnahme (Pissarello, Köllner), teils in dem Fehlen der pumpenden Wirkung der Akkommodation (Vaidya) und der Ruhigstellung der äußeren Augenmuskeln während des Schlafes (Sallmann).

Aus den regelmäßigen Schwankungen erkennen wir die Abhängigkeit des Augendruckes von verschiedenen lokalen und allgemeinen Faktoren. Welche hier in Betracht kommen, und wie sich ihr Einfluß auf den Augendruck auswirkt, soll im folgenden näher ausgeführt werden.

III. Augendruck und Augapfelhülle.

A. Sclera.

Jede Verengerung der Scleralhülle führt durch Raumbeschränkung zu einer Steigerung, jede Erweiterung zu einem Absinken des intraokularen Druckes. Normalerweise besitzt die Augapfelwandung eine gewisse Elastizität, wie die pulsatorischen Schwankungen der Hornhaut zeigen (s. S. 676). Eine Abnahme dieser Elastizität erfolgt im Alter (WESSELY, BADER, KALFA, H. K. MÜLLER u. a.), kann aber auch durch entzündliche Prozesse hervorgerufen werden. Man hat diesen Vorgängen für die Entstehung des Glaukoms Wert beigemessen, ohne eindeutige Beweise hierfür erbringen zu können (s. auch Beitrag „Glaukom" S. 769). Daß jedoch die Beschaffenheit der Bulbushülle den Augendruck zu beeinflussen vermag, ergibt sich aus den experimentellen Untersuchungen über Quellungsvorgänge der Sclera.

Wird ein eviszeriertes Rinderauge in eine schwache Säurelösung gebracht, so steigt der Druck in der Scleralkapsel zunächst steil, dann langsamer an, um allmählich wieder abzusinken. Die Kompression des Augapfelinhaltes, die die Drucksteigerung bedingt, soll nach RUBEN durch Schrumpfung der Sclera erfolgen, während VON FÜRTH und HANKE sowie HEESCH sie auf eine Dickenzunahme der Sclera durch Quellung zurückführen. Diese erfolgt am hinteren Pol stärker als am vorderen (NAKAMURA, HEESCH). Aus den Untersuchungen von HEESCH ergibt sich weiterhin die interessante Tatsache, daß der Glaskörper ein mechanisches Hindernis für den Druckausgleich im Innern des Auges darstellt. An einem enukleierten Auge wurde in der Cornea und an der Stelle des Sehnerveneintrittes je eine Capillare befestigt und das so präparierte Auge der Quellung unterworfen. Selbst nach breiter Eröffnung der Vorderkammer fand beim Quellungsversuch noch ein deutlicher Druckanstieg am hinteren Pol statt.

Nach neueren Untersuchungen von HERTEL und F. P. FISCHER bestehen weitgehende Unterschiede im kolloidalen System von Augen mit Drucksteigerung und Druckerniedrigung. Bei der Bestimmung des Wassergehaltes der Skleren von Augen mit pathologisch gesteigertem oder herabgesetztem Druck war in Fällen von Hypertonie eine deutliche Erniedrigung des prozentualen Wassergehaltes der Skleren nachweisbar. Die Untersuchung der Hornhäute lieferte keinen eindeutigen Befund. Auch die Wasserbindung ist, wie die Bestimmung der Brechungsindices nach Wasserentziehung bewies, in Augen mit erhöhtem Druck wesentlich anders als bei Druckerniedrigung. Die Unterschiede in der Anordnung der Interferenzringe, die bei Bestrahlung der Horn- und Lederhaut mit monochromatischem Röntgenlicht darzustellen sind, sprechen für das Bestehen feiner Strukturveränderungen der Skleren in dem Sinne, daß die Elementarteilchen in den Hüllen der Augen mit Druckerhöhung anders gelagert und geartet sind als in denen mit Druckerniedrigung.

B. Muskeln und Lider.

1. Über den *Einfluß der Augenbewegungen auf den Augendruck* liegen Untersuchungen von A. VON HIPPEL und GRÜNHAGEN, LEVINSOHN u. a. vor. Erst durch die exakten Untersuchungen von WESSELY und LEDERER konnte jedoch die Frage entschieden werden, inwieweit durch *Kontraktion der äußeren Augenmuskeln* der Druck im Augeninnern verändert wird.

Beim Affen wurden die Augenmuskelnerven an der Hirnbasis gereizt. Die Aufzeichnung des Augendruckes geschah mit einem Registriermanometer, das mit einer feinen sagittal in die Vorderkammer eingeführten Kanüle in Verbindung stand. Mit demselben Apparat wurden gleichzeitig Augenbewegungen und Reizmarkierung aufgenommen. Es ergab sich, daß jede Muskeltätigkeit eine mit der Bewegung des Augapfels synchron verlaufende Steigerung des intraokularen Druckes bewirkte. Diese war in Augen mit herabgesetzter Tension besonders deutlich ausgesprochen, bei vermehrter geringer.

Die Reizung des Nervus trochlearis rief nur eine mäßige, die des Nervus abducens und des Nervus oculomotorius eine wesentlich stärkere Druckerhöhung hervor (Abb. 4). Zahlenmäßig war das Verhältnis $1/_2 : 2^1/_2 : 5$.

Auch im Menschenauge verursachten ausgiebige Blickwendungen eine schnell vorübergehende Steigerung des intraokularen Druckes um 2—10 mm Hg. Die Blickwendungen in den vier Hauptrichtungen hatten einen verschieden starken

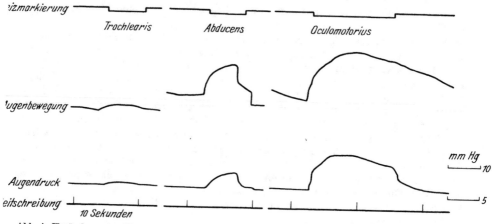

Abb. 4. Veränderungen des Augendruckes nach Reizung des Nervus trochlearis, Nervus abducens und Nervus oculomotorius. Versuch am Affen. Kurve im Verhältnis 1,8:1 verkleinert.
(Nach K. WESSELY: Arch. Augenheilk. 81, 108, Abb. 4.)

Erfolg. Augenbewegungen beim Lesen ließen dagegen keinen deutlichen Einfluß auf den Augendruck erkennen. Es zeigten sich zwar in der Lesekurve leichte wellenförmige Erhebungen, die jedesmal den gleichen Zeitraum von 5 Sekunden umfaßten, nach WESSELY jedoch wahrscheinlich Ausdruck der Atemwellen des Blutdruckes sind.

Über den *Einfluß der Akkommodation und Konvergenz* auf die Höhe des Augendruckes liegen zahlreiche Beobachtungen vor. Im normalen Auge soll durch Akkommodation der Augendruck steigen, im Glaukomauge dagegen sinken (GRÖNHOLM). Auch MONTAGNE und COLOMBO fanden bei starker Konvergenz im normalen Auge eine deutliche Drucksteigerung, während HESS und HEINE, LEVINSOHN sowie TESSIER Veränderungen des Augendruckes während der Akkommodation nicht nachweisen konnten. Dieser Widerspruch in den Ergebnissen ist wohl in erster Linie auf Fehler der Meßmethode zurückzuführen. Das SCHIÖTZsche Tonometer gibt genaue Werte nur dann, wenn es senkrecht auf der Hornhaut steht. Um den Druck eines in Konvergenzstellung befindlichen Auges zu messen, ist man jedoch genötigt, das Tonometer auf die Randpartien der Hornhaut oder auf die Lederhaut aufzusetzen.

Für die Abhängigkeit des Augendruckes vom Tonus der äußeren Augenmuskeln sprechen weiterhin die experimentellen Untersuchungen von SALVATI und ISHIKAWA, die nach der Tenotomie ein Absinken des Augendruckes beobachteten. Nach Durchschneidung aller vier Musculi recti trat ebenso wie nach der des Musculus rectus superior oder inferior allein stets ein deutlicher Druckabfall (6—18 mm Hg) ein. Nach kurz dauerndem Druckanstieg (bis 10 mm Hg) folgte wiederum eine Hypotonie. Der Augendruck erreichte erst nach 7—14 Tagen seine ursprüngliche Höhe.

Wie die Drucksteigerung nach Kontraktion bzw. die Drucksenkung nach Tenotomie der äußeren Augenmuskeln zustande kommt, ist im einzelnen noch unbekannt. Wahrscheinlich wird jede Lageveränderung des Augapfels, der einen elastischen, mit Flüssigkeit gefüllten Ball darstellt, eine Formänderung seiner Wandung und damit eine plötzliche Erhöhung des intraokularen Druckes hervorrufen (Wessely). Ob diese Formänderung in erster Linie durch den Druck des sich kontrahierenden Muskels bzw. seines Antagonisten auf den Augapfel (Ishikawa) oder durch die Zugwirkung der Muskeln, die ihn gegen das Orbitalpolster anpressen (Lederer), erfolgt, ist nicht mit Sicherheit zu entscheiden. Das Maß der Drucksteigerung wird durch das Verhältnis zwischen Wandspannung und den der Bewegung entgegenstehenden äußeren Widerständen bestimmt. Je praller der Augapfel gespannt ist, und je leichter er in seinem Lager gleitet, desto weniger wird eine Lageveränderung den intraokularen Druck beeinflussen. Bei erhöhtem Augeninnendruck wird daher die Bewegung des Augapfels zu einer geringeren Drucksteigerung als bei herabgesetzter Tension führen (Wessely).

2. Durch den *Druck der Lider* wird der Augapfel in seine Höhle gedrängt und in seiner Lage gehalten. Die Spannung zwischen Lidern und Augapfel (sog. Lidbulbusdruck) und ihre Erhöhung bei Kontraktion der Lidmuskulatur wurde von Birch-Hirschfeld direkt gemessen. Durch die Zunahme des Lidbulbusdruckes wird, wie die klinische Erfahrung lehrt, eine Steigerung des intraokularen Druckes bedingt. Bekanntlich führt bei bulbuseröffnenden Operationen schon der Versuch des Patienten, die Lider zusammenzukneifen, häufig zum plötzlichen Abfluß von Glaskörper.

Von Comberg und E. Stoewer wurde die Abhängigkeit des Augeninnendruckes vom Tonus der Lidmuskulatur tonometrisch bestimmt. Beim krampfartigen Lidschluß betrug die intraokulare Drucksteigerung 60—70 mm Hg. Sogar der Versuch des Lidschlusses, der durch das Einlegen eines Desmarresschen Lidhalters unter das Ober- oder Unterlid teilweise verhindert wurde, rief noch eine Drucksteigerung bis 55 mm Hg hervor. Auch nach Einlegen beider Lidhalter entstand durch den Lidschlußversuch allein eine wenn auch geringe Erhöhung des intraokularen Druckes. Durch Novocaineinspritzung in den Lidmuskel wurde die druckerhöhende Wirkung des Lidschlusses ausgeschaltet.

Nach längerer Kompression des Augapfels durch die Lider kommt es dagegen durch Auspressen von intraokularer Flüssigkeit zu einer Herabsetzung des Augendruckes. Bonnefon beobachtete nach einer 1 Minute dauernden Kontraktion der Lidmuskulatur ein Absinken des intraokularen Druckes von 26—28 auf 19—20 mm Hg. Nach Ablauf von 5 Minuten war die ursprüngliche Druckhöhe wieder erreicht. In gleicher Weise erklärt sich die tensionserniedrigende Wirkung der Massage und des Druckverbandes (Grönholm, P. Knapp u. a.).

IV. Augendruck und intrakranieller Druck.

Im Tierversuch wurde nach Verminderung des Druckes im Schädelinnern eine Abflachung und Exkavation der Papille (Noiszewsky, Szymanski und Wladyczko) (s. Pathogenese der Stauungspapille, Bd. 5, S. 652—655), bei starker Herabsetzung des intraokularen Druckes dagegen das Auftreten einer Stauungspapille beobachtet (Parker, Kyrieleis).

SZYMANSKI und WLADYCZKO berichten sogar über 3 Fälle von Stauungspapille, bei denen der Steigerung des Lumbaldruckes eine Erhöhung des Augendruckes parallel ging. Von anderer Seite wird dagegen eine direkte Abhängigkeit des Augendruckes von Schwankungen des Liquordruckes verneint. Nach
Herabsetzung des Liquordruckes durch Lumbalpunktion waren Veränderungen
des Augendruckes nicht einwandfrei nachweisbar (CASOLINO, FABRICIUS-JENSEN,
BLOCK und OPPENHEIMER u. a.). Lokale Steigerungen in dem einen System
haben also keinen Einfluß auf die Höhe des Druckes im anderen. Dagegen
findet sich eine weitgehende Übereinstimmung in den pulsatorischen und respiratorischen Schwankungen des intrakraniellen und intraokularen Druckes.
Veränderungen der osmotischen Konzentration des Blutes durch Injektion
hyper- oder hypotonischer Salz- oder Zuckerlösungen riefen einen gleichsinnigen
Anstieg bzw. Abfall des Augen- und Liquordruckes hervor (MARX, FREMONT-
SMITH und FORBES).

V. Augendruck und lokaler Blutdruck.

Die Abhängigkeit des Augendruckes vom Blutdruck in den intraokularen
Gefäßen läßt sich nur durch exakte Messung beider Größen beweisen. Im
Tierversuch sind zwar für einzelne Gefäßabschnitte, z. B. die Vortexvenen,
bestimmte Druckwerte ermittelt worden; für Untersuchungen am Menschenauge
kommen jedoch die angewandten manometrischen Methoden nur in Ausnahmefällen in Frage. Es ist daher als wesentlicher Fortschritt anzusehen, daß es in
den letzten Jahren gelungen ist, ebenso wie den intraokularen auch den Druck
in den Gefäßen des Auges durch unblutige Verfahren zu bestimmen. Wenn
auch die Untersuchungen noch nicht als abgeschlossen betrachtet werden dürfen
und Einwände gegen einzelne Methoden vielleicht berechtigt sind, so liefern
sie doch jetzt schon brauchbare Vergleichswerte. Eine Besprechung der einzelnen
Methoden, ihrer Fehlerquellen und insbesondere der Ergebnisse erscheint an
dieser Stelle zum Verständnis der noch zu erörternden Theorien über die Entstehung des Augendruckes gerechtfertigt. Die Methoden ermöglichen weiterhin
eine Funktionsprüfung der intraokularen Gefäße, die bei Allgemeinerkrankungen
(Hypertonie, Nephritis usw) prognostisch bedeutsam sein kann.

A. Die Methoden zur Bestimmung des Blutdruckes in den intra- und extraokularen Gefäßen[1].

1. Die blutigen Verfahren.

In neuerer Zeit nahmen WEISS und LULLIES direkte manometrische Messungen des
Druckes in den *extraokularen Gefäßen* vor. Durch Einführen einer endständigen Kanüle
wurde von WEISS der Druck in der Vena vorticosa des Kaninchenauges bestimmt. LULLIES
maß auf gleiche Weise beim Hunde die Höhe des Druckes in den Venen des Scleralrandes.
Einer anderen bemerkenswerten Versuchsanordnung bediente sich DUKE-ELDER zur
direkten manometrischen Messung des Gefäßdruckes. Als Versuchstier diente der Hund.
Eine mit einem Manometer verbundene feine Glaskanüle wurde in ein Gefäß des intrascleralen Venenplexus eingeführt, ohne daß die Blutzirkulation unterbrochen wurde. Der
Druck in der Vene entsprach demjenigen Manometerdruck, bei dem das Einströmen des
Blutes in die Kanüle aufhörte.

Dieselbe Methode wurde auch zur Bestimmung des Druckes in den *intraokularen Gefäßen*
angewandt. Unter Leitung des Augenspiegels wurde die Kanüle in einen Ast der Zentralarterie des Katzenauges eingeführt. Die Kanüle war an ein Quecksilbermanometer angeschlossen, das ganze System mit einer isotonischen Methylenblaulösung gefüllt. Der
Manometerdruck wurde solange erhöht, bis die Farbstofflösung gleichmäßig in die Arterie

---

[1] Eingehende Darstellung und Kritik siehe Beitrag „Untersuchungsmethoden" Bd. 2.

überlief. Der systolische Arteriendruck war dann erreicht, wenn beim allmählichen Senken des Druckes im Manometersystem eine periodische Unterbrechung des Farbstoffeinlaufes in die Arterie eintrat. Der diastolische Arteriendruck war gleich demjenigen Manometerdruck, bei dem eine Umkehr der Strömungsrichtung beobachtet wurde.

Besondere Beachtung verdienen die Versuche von LULLIES und GULKOWITSCH. Die Messung des Blutdruckes in den Netzhautarterien erfolgte indirekt durch optische Registrierung der pulsatorischen Schwankungen des Augeninhaltes. Der intraokulare Druck wurde mittels einer in das Augeninnere eingeführten Kanüle, die mit einem Manometer in Verbindung stand, willkürlich verändert. Im Augenblick des Maximums der Pulsamplitude soll der Augendruck dem diastolischen Druck in den Netzhautarterien entsprechen, während der systolische Druck durch das Aufhören der Pulsationen gekennzeichnet wird.

2. Die unblutigen Verfahren.

a) Intraokulare Gefäße.

Bestimmung des Blutdruckes in den Gefäßen der Netzhaut. Das Verfahren von BAILLIART beruht darauf, durch äußere Belastung des Augapfels den Druck im Augeninnern solange zu steigern, bis bei der ophthalmoskopischen Beobachtung eine Pulsation bzw. Kompression

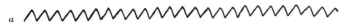

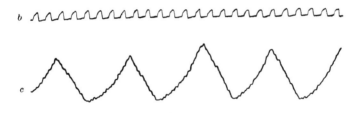

Abb. 5. Normales Auge (Druck 18 mm Hg).
a Hornhautpuls, *b* Carotispuls, *c* Atembewegungen, *d* Zeitschreiber ($^1/_5$ Sek.).
[Nach R. THIEL: Ber. dtsch. ophthalm. Ges. 47, 203, Abb. 2 (1928).]

der *Arteria centralis retinae* erkennbar wird. Zur Belastung verwendet BAILLIART einen kleinen federnden Stempel (Dynamometer), der im Lidspaltenbereich auf den Musculus rectus externus aufgesetzt wird. Der Stempeldruck wird im Moment des Auftretens (diastolischer Arteriendruck) und Wiederverschwindens des Arterienpulses (systolischer Druck) abgelesen. Aus der Höhe des vor dem Versuch tonometrisch bestimmten Augeninnendruckes und dem ermittelten Stempeldruck kann die Höhe des künstlich gesteigerten intraokularen Druckes berechnet werden, die dem diastolischen und systolischen Blutdruck entspricht. Da bei längerer Belastung der Augeninnendruck absinkt, müssen die Versuche möglichst rasch ausgeführt werden. Aus dem gleichen Grunde ist zwischen die einzelnen Messungen eine Pause von mindestens 5 Minuten einzuschalten.

Durch die einseitige Belastung des Augapfels wird zuweilen eine stärkere Deformation der Hornhaut im Sinne eines Astigmatismus hervorgerufen, die die Ophthalmoskopie erschwert. Weiterhin ist gegen die Methode einzuwenden, daß die individuell verschiedene Elastizität der Sclera und Hornhaut unberücksichtigt bleibt.

Diesen Nachteil will BLIEDUNG dadurch vermeiden, daß er bei seiner Versuchsanordnung den Augapfel allseitig gleichmäßig komprimiert. Eine zylindrische Kapsel, die vorn eine Glasplatte trägt, wird luftdicht auf den Orbitalrand aufgesetzt. Der Luftdruck in der Kapsel kann mit Hilfe eines Gebläses, das mit einem RECKLINGHAUSENSchen Tonometer in Verbindung steht, willkürlich erhöht werden. Vor jedem Versuch wird der Augendruck mit dem SCHIÖTZschen Tonometer gemessen. Nach Anlegen des Apparates wird unter gleichzeitiger Beobachtung des Augenhintergrundes der Luftdruck in der Kapsel zunächst solange erhöht, bis die Zentralarterie blutleer erscheint. Dann wird er allmählich wieder verringert und der Zeigerstand am RECKLINGHAUSENSchen Tonometer in dem Augenblick abgelesen, in dem das Blut wieder in die Arterie einzuströmen beginnt (systolischer Druck), sowie beim Aufhören des intermittierenden Einströmens (diastolischer Druck).

Zur Bestimmung des Blutdruckes in den *Netzhautcapillaren* wurde von DIETER eine entoptische Methode angegeben. Die Bewegung der Blutkörperchen wird den Versuchspersonen dadurch sichtbar gemacht, daß sie aus einer Entfernung von 15—20 cm auf eine

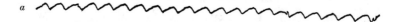

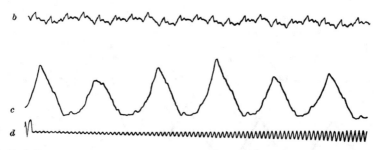

Abb. 6. Embolie der Arteria centralis retinae. Mitralinsuffizienz. Trotz der Unterbrechung des Kreislaufes in der Retina ist ein Hornhautpuls nachweisbar.
a Hornhautpuls, *b* Carotispuls, *c* Atembewegungen, *d* Zeitschreiber.
[Nach R. THIEL: Ber. dtsch. ophthalm. Ges. 47, 203, Abb. 4 (1928).]

mattierte, von hinten durch gefiltertes (Uviolgläser) Bogenlicht beleuchtete Glasscheibe blicken. Der intraokulare Druck wird durch Federdruck gegen die Sclera rasch erhöht, bis die entoptisch wahrnehmbare Strömung in den Netzhautcapillaren plötzlich stillsteht. Der in diesem Augenblick gemessene Federdruck soll dem Capillardruck entsprechen.

Statt des DIETERschen Apparates kann zur Belastung auch das BAILLIARTsche Dynamometer benutzt werden (F. P. FISCHER).

Bestimmung des Blutdruckes in den Gefäßen der Uvea. Die gleichen Methoden, die BAILLIART und BLIEDUNG zur Messung des Netzhautarteriendruckes angegeben haben, können auch zur Bestimmung des Druckes in den *Aderhautgefäßen* dienen. Ihre Anwendung ist jedoch dadurch sehr beschränkt, daß sie an das immerhin seltene Vorhandensein sichtbarer Aderhautarterien gebunden ist.

Von BAILLIART wurde daher eine neue Methode ausgearbeitet (Oszillometrie). Er ging von der Beobachtung aus, daß der Zeigerhebel des SCHIÖTZschen Tonometers pulsatorische Schwankungen zeigt. Sie sollen vorwiegend durch die rhythmische Füllung der Aderhautgefäße bedingt sein. Die Schwankungen sind abhängig vom Grad der Belastung des Augapfels. Ist der Augendruck normal, so werden die größten Schwankungen des Zeigers bei einer Belastung mit den Gewichten 7,5—10 g gefunden. Bei allgemeiner Hypertonie ist dagegen ein Gewicht von 15 g erforderlich. Eine Messung der absoluten Höhe des Blutdruckes in den Aderhautarterien ist mit dieser Methode zwar nicht möglich, doch kann annähernd bestimmt werden, ob der Druck wesentlich vom Normalwert abweicht.

43*

In der gleichen Richtung gehen auch die Versuche von Thiel, unter völliger Wahrung physiologischer Bedingungen die Blutzirkulation in den Aderhautgefäßen durch graphische Registrierung der pulsatorischen Schwankungen der Hornhaut zu bestimmen. Die Hornhautpulskurve des Menschenauges verläuft synchron mit der Kurve des Carotispulses (Abb. 5). Respiratorische Schwankungen des allgemeinen Blutdruckes äußern sich in beiden Kurven gleichsinnig. Durch Unterbrechung der Netzhautzirkulation (Embolie der Zentralarterie) wird die Hornhautpulskurve in keiner Weise beeinflußt (Abb. 6). Dagegen ist sie abhängig von der Höhe des intraokularen Druckes. Mit steigendem Augendruck

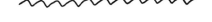

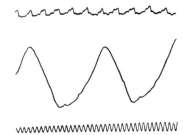

<table>
<tr><td>Abb. 7a. Bei hohem Augendruck (ohne Pilo-
carpin = 48 mm Hg) zeigt der Hornhautpuls
keine nennenswerten Schwankungen.
[Nach R. Thiel: Ber. dtsch. ophthalm. Ges.
47, 202, Abb. 3 (1928).]</td><td>Abb. 7b. Untersuchung desselben Auges nach
Drucknormalisierung durch Pilocarpin(21mm Hg).
Deutliche Pulsation der Hornhaut.
[Nach R. Thiel: Ber. dtsch. ophth. Ges. 47, 202,
Abb. 3 (1928).]</td></tr>
</table>

erreicht die Pulsamplitude zunächst ein Maximum (diastolischer Druck), wird dann allmählich kleiner, um beim Überschreiten des systolischen Druckes ganz zu erlöschen (Abb. 7a und 7b). Zu entsprechenden Ergebnissen kommt auch W. Wegner, der sich zur Übertragung der Pulsschwankungen der Bulbushülle der Bliedungschen Kapsel bediente.

b) Extraokulare Gefäße.

Die unblutigen Methoden von Bailliart und Bliedung erfüllen nach Seidel nicht alle Anforderungen, die an eine exakte Meßmethode zu stellen sind. Der Druck, der einen vorübergehenden oder dauernden Verschluß einer Arterie hervorruft, entspricht nicht dem physiologischen Blutdruck in diesem Gefäß, da der Blutdruck durch Rückstauung aufwärts von der Kompressionsstelle steigt. Aus diesem Grunde erhält man bei der Belastung mit dem Dynamometer zu hohe Werte für den Druck in den Netzhautgefäßen, da in Wirklichkeit der Druck im nächsthöheren Gefäßstamm, d. h. in der Arteria ophthalmica gemessen wird. Dieser Fehler soll bei der von Seidel ausgearbeiteten Pelottenmethode ausgeschaltet sein.

Als Ort der Druckmessung wird von ihm das Verzweigungsgebiet einer *vorderen perforierenden Ciliararterie* auf der Sclera kurz vor ihrem Eintritt in den Augapfel gewählt. Die Kompression wird nicht auf die Arterie selbst, sondern möglichst punktförmig auf einen Seitenast ausgeübt. Rückstauung und Erhöhung des Gefäßdruckes werden dadurch vermieden. Zur Druckübertragung wird eine kleine Pelotte benutzt, deren Grundfläche durch ein Goldschlägerhäutchen abgeschlossen ist. Sie steht mit einem einschenkeligen Wassermanometer mit zwischengeschalteter Druckflasche in Verbindung. Das ganze System ist mit isotonischer Ringerlösung gefüllt. Der beim ersten temporären Zusammenklappen der Arterie abgelesene Manometerdruck ist nur wenig höher als der diastolische Blutdruck in der vorderen Ciliararterie. Der systolische Blutdruck ist beim dauernden

Zusammenklappen bzw. beim ersten Durchschlagen der Pulswelle durch die leer gedrückte Arterie erreicht. Da der Druck im intraokularen Gefäßabschnitt niedriger sein muß als im extraokularen, so ist der mit der Pelottenmethode gemessene Wert der oberen Grenze des physiologischen Druckes in den intraokularen Arterien gleichzusetzen.

Mit derselben Methode nahm SEIDEL Druckmessungen an den *Ciliarvenen* und den extraokularen Austrittsstellen der *Vortexvenen* vor.

B. Die Ergebnisse der Messungen des Blutdruckes in den intra- und extraokularen Gefäßen.

Die nach den verschiedenen Verfahren ausgeführten Messungen des Blutdruckes in den intra- und extraokularen Gefäßen haben bisher zu keinen einheitlichen Ergebnissen geführt.

1. Intraokulare Gefäße.

Nach den manometrischen Untersuchungen von DUKE-ELDER beträgt der diastolische Druck in der *Zentralarterie* der Katze 59—69 mm Hg, der systolische 83—94 mm Hg. Von LULLIES und GULKOWITSCH wurden am Kaninchenauge 54—70 mm Hg für den diastolischen, 92—108 mm Hg für den systolischen Arteriendruck gemessen.

BAILLIART und MAGITOT fanden beim Menschen in den Netzhautarterien einen diastolischen Druck von 30—35, einen systolischen von 70—80 mm Hg. Normalerweise war das Verhältnis des Netzhautarteriendruckes zum allgemeinen Blutdruck 45:100, bei allgemeiner Hypertonie 50:100. Messungen an erkrankten Augen ergaben unabhängig von der Höhe des bestehenden allgemeinen Blutdruckes wechselnde Werte. So war z. B. bei der Stauungspapille der systolische Druck in den Retinaarterien meist normal, der diastolische erhöht, der allgemeine Blutdruck unverändert. In Fällen von Angiosklerose der Netzhaut war trotz wechselnden allgemeinen Blutdruckes der lokale Blutdruck in der Regel niedrig. Beim Glaukom fand sich immer der systolische wie der diastolische Druck in den Netzhautarterien erhöht, der allgemeine Blutdruck normal oder erhöht.

Von zahlreichen Untersuchern wurden mit dem BAILLIARTschen Dynamometer Bestimmungen des Blutdruckes in den Netzhautarterien vorgenommen. Die von ihnen gefundenen Werte schwanken zwischen 30—60 für den diastolischen, 50—100 mm Hg für den systolischen Druck (vgl. Tabelle 3).

Die Druckmessungen, die BLIEDUNG an den Netzhautarterien von Knaben und Männern mit gesunden emmetropischen, myopischen und hyperopischen Augen (± 2 dptr) vornahm, zeigen folgende Durchschnittswerte für den systolischen und diastolischen Druck:

Bis zum 15.	Lebensjahr	96—64 mm Hg	
„ „ 20.	„	101—71	„ „
„ „ 25.	„	101—70	„ „
„ „ 35.	„	107—68	„ „
„ „ 45.	„	106—70	„ „
„ „ 55.	„	112—74	„ „
„ „ 68.	„	117—75	„ „

Mit fortschreitendem Lebensalter steigt also der Druck in der Arteria centralis retinae ebenso wie in der Arteria brachialis. Die Körperhaltung hat keinen Einfluß auf die Höhe des Druckes in den Netzhautarterien (SALVATI).

Weitgehende Übereinstimmung herrscht bei allen Untersuchern über die Höhe des Druckes in der *Vena centralis retinae*. Da schon eine leichte Kompression des Augapfels mit dem Finger genügt, um ein sofortiges Kollabieren der

Zentralvene auf der Papille hervorzurufen, kann der Druck in den Netzhautvenen nur wenig höher als der intraokulare Druck sein. Seidel schätzt daher den Blutdruck in den Netzhautvenen auf etwa 20—25 mm Hg, Bailliart bei einem Augendruck von 20 mm Hg auf 18—22 mm Hg. Auch nach den experimentellen Untersuchungen von Duke-Elder kann nur eine geringe Differenz zwischen der Höhe des intraokularen und des Netzhautvenendruckes bestehen. Nach Aufschlitzen der Wand einer Retinavene auf der Papille beobachtete er nämlich, daß der Blutaustritt aus dem Gefäß in den Glaskörper nur sehr langsam vor sich ging.

Für den Druck in den *Netzhautcapillaren* berechnete Dieter aus 54 Messungen einen Durchschnittswert von 51,5 mm Hg. Adrenalin, Cocain, Pilocarpin und Eserin bedingten eine Senkung, Atropin und Amylnitrit eine Steigerung des Capillardruckes. F. P. Fischer fand dieselben Werte (50 mm Hg).

Baurmann glaubt jedoch, daß durch die Beobachtung der entoptischen Blutbewegung die physiologische Höhe des Capillardruckes nicht bestimmbar ist, da ein Stillstand im Capillarsystem erst dann wahrscheinlich sei, wenn der intraokulare Druck den diastolischen Arteriendruck erreicht hat. Nach seinen Untersuchungen an einem physikalischen Versuchsmodell beträgt die Höhe des Capillardruckes 45—50 mm Hg.

Auch Seidel und Serr lehnen Dieters Methode ab. Der Druck, bei dem die entoptisch wahrgenommene Blutbewegung sistiert, entspricht nicht dem Blutdruck in den Capillaren, sondern dem systolischen Arteriendruck. Die Höhe des Capillardruckes liegt nach Seidel zwischen der des Druckes in den vorderen Ciliararterien und des physiologischen intraokularen Druckes. Der mittlere Capillardruck soll daher etwa 30 mm Hg sein.

Der Druck in den *Arterien der Aderhaut* entspricht dem in den Netzhautarterien (Bailliart, Bliedung). Bei der manometrischen Bestimmung des Druckes in den *Vortexvenen* des Kaninchens fand Weiss einen Druck von 33—63 mm Hg, Sondermann von 55—62 mm Hg. Er war stets höher als der Augendruck und stand zu ihm im Verhältnis von 12 : 10, 13 : 10, 14 : 10, 19 : 10 (Weiss).

Seidel und Duke-Elder erheben gegen die von Weiss erhaltenen Werte den Einwand, daß durch das Einführen einer endständigen Kanüle eine Stauung des Venenblutes und damit eine Druckerhöhung hervorgerufen wird. Auch soll durch die Lebersche Kanüle in der Vorderkammer, die zur Messung des intraokularen Druckes dient, reflektorisch eine Blutdrucksteigerung zustandekommen. Mit der Pelottenmethode fanden Seidel und Hiroishi in den Vortexvenen des Kaninchens nur einen Druck von 10—15 mm Hg. Weiss erklärt dagegen den Widerspruch in den Meßergebnissen dadurch, daß der Druck im intrabulbären Abschnitt der Vortexvenen höher ist als an ihren extraokularen Austrittsstellen aus der Sclera, an denen Seidel seine Messungen vornahm.

Auf Grund physikalischer Berechnungen kommt Baurmann zu ähnlichen Ergebnissen wie Weiss. Bei einem Augendruck von 20—25 mm Hg ist der Druck in den intraokularen Venen mindestens 30—35 mm Hg.

Mit der Dynamometermethode stellte Leplat in den *Irisarterien* des Hundes einen diastolischen Druck von 50—65, einen systolischen von 80—90 mm Hg fest. Seine Beobachtungen stimmen mit den Messungen von Bailliart und Magitot überein, die den Blutdruck in den Arterien der Netzhaut und Regenbogenhaut bei der Katze gleich hoch fanden (diastolischer Druck = 45, systolischer = 100 mm Hg).

In den blutführenden Gefäßen einer persistierenden Pupillarmembran maß A. Vossius die Geschwindigkeit des Blutes und bestimmte gleichzeitig den Druck mit dem Bailliartschen Dynamometer. Er schätzt den physiologischen Druck in den Irisarterien beim Menschen auf 50 mm Hg.

Tabelle 3. Blutdruck in den intraokularen Gefäßen des Augapfels.

Name des Untersuchers	Diastolischer Druck	Systolischer Druck	Methode
1. Netzhautarterien.			
ABRAMOWICZ	45—55	70—90 M.	Dynamometer
BAILLIART-MAGITOT	30—35	70—80 M.	,,
BAURMANN	49,7 (55,1)	—	,,
BLIEDUNG	64—75	96—117 M.	—
CLAUDE-LAMACHE	30—35	60—70 M.	Dynamometer
DUKE-ELDER	59—69	83—94 K.	Manometer
DUVERGER-BARRÉ	50—60	80—100 M.	Dynamometer
GAUDISSART	30	70—80 M.	,,
LEBENSOHN	30—35	65—75 M.	,,
LIDA-ADROGUÉ	40—50	80—100 M.	,,
LULLIES	54—70	92—108 Kn.	Manometer
RASVAN	30—35	65—70 M.	Dynamometer
SALVATI	32—50	60—70 M.	,,
SAMOJLOFF	35	60—70 M.	,,
SCHIÖTZ	50—56	70—80 M.	Tonometer
SERR	30—35	50—70 M.	Dynamometer
SMITH	40—50	70—90 M.	,,
STASINSKY	30—35	67—70 M.	,,
VELTER	35	65 M.	,,
WEISS	50—70	80—110 Kn.	Manometer
2. Netzhautvenen.			
BAILLIART	18—22 M.		
SEIDEL	20—25 M.		
3. Netzhautcapillaren.			
BAURMANN	45—50 M.		entoptisch
DIETER	51,5 ,,		,,
FISCHER	50 ,,		,,
LIDA-ADROGUÉ	69—71 ,,		,,
SEIDEL	30 ,,		,,
4. Aderhautvenen.			
SAMOJLOFF	23—28 M. (optico-ciliare Vene)		Dynamometer
SONDERMANN	55—62 Kn. (Vortexvene)		Manometer
WEISS	33—63 Kn. (Vortexvene)		Manometer
HIROISHI	10—15 Kn. (Vortexvene extra-okular) 15—18 H., K.		Pelotte
SEIDEL	10—15 Kn. (Vortexvene extra-okular)		,,
5. Irisarterien.			
BAILLIART-MAGITOT	45	100 K.	Dynamometer
LEPLAT	50—65	80—90 H.	,,
VOSSIUS	—	50 M.	,,

Erklärung der Abkürzungen siehe Tabelle 4, S. 680.

2. Extraokulare Gefäße.

In den *vorderen Ciliararterien* des Menschen beträgt nach SEIDEL der diastolische Druck 30—45, der systolische 55—75 mm Hg. SERR und SAMOJLOFF bestätigen SEIDELs Ergebnisse. Dagegen maß BAURMANN mit einer Modifikation der Pelottenmethode wesentlich höhere Werte für den arteriellen Blutdruck (diastolisch 46—50, systolisch 70—95 mm Hg).

In den *vorderen Ciliarvenen* herrscht nach Seidel, Hiroishi und Duke-Elder beim Menschen ein Druck von 10—14 mm, beim Kaninchen von 7 bis 10 mm Hg.

Nach den manometrischen Untersuchungen von Lullies und Duke-Elder übertrifft der Druck im Schlemmschen Kanal stets den intraokularen Druck. Lullies fand beim Hund einen Venendruck von durchschnittlich 29 mm Hg (intraokularer Druck 23 mm Hg), Duke-Elder von 23,5—28 mm Hg. Im Gegensatz hierzu nimmt Seidel bedeutend niedrigere Werte an. Der Druck im Schlemmschen Kanal soll gleich demjenigen in den vorderen Ciliarvenen (11—15 mm Hg) sein, da sie seine direkten Abflußstraßen darstellen.

Tabelle 4. Blutdruck in den extraokularen Gefäßen des Augapfels.

Name des Untersuchers	Diastolischer Druck	Systolischer Druck	Methode
1. Vordere Ciliararterien.			
Baurmann	46—60	70—95 M.	Pelotte
Samojloff	27—30	80—85 M.	,,
Seidel	30—45	55—75 M.	,,
Serr	30—45	55—75 M.	,,
2. Vordere Ciliarvenen.			
Hiroishi		{ 7—11 Kn. { 10—15 H., K.	Pelotte ,,
Seidel		{ 10—14 M. { 7—11 Kn.	,, ,,
III. Intrasclerale Venen (Schlemmscher Kanal).			
Duke-Elder		23,5—28 H.	Manometer
Lullies		29 H.	,,
Seidel		10—15 K.	Pelotte

Zeichenerklärung: M. Mensch; H. Hund; K. Katze; Kn. Kaninchen. Sämtliche Werte sind in mm Hg angegeben.

C. Die Bedeutung des lokalen Blutdruckes für den Augendruck.

Die Höhe des Blutdruckes in den intraokularen Gefäßen ist nach Th. Leber ein maßgebender Faktor für die Höhe des Druckes im Augeninnern, da die Flüssigkeitsmenge im Glaskörper und in den Augenkammern durch Filtration aus den Capillarschlingen des Ciliarkörpers entsteht. Voraussetzung hierfür ist, daß der Capillardruck höher als der intraokulare Druck ist. Leber schätzt den Blutdruck in den Capillaren des Ciliarkörpers auf 50 mm Hg.

Seidel hat als erster darauf hingewiesen, daß dem hydrostatischen Druckgefälle zwischen Blutbahn und Augeninnerm der kolloidosmotische Druck der Bluteiweißkörper mit einer Kraft von 30 mm Hg entgegenwirkt (s. auch S. 689).

Auf diese Erkenntnis gründet sich die heute herrschende Ansicht, daß die *Höhe des Augendruckes der Differenz zwischen dem Druck in den intraokularen Capillaren und dem osmotischen Druck der Blutkolloide entspricht. Maßgebend ist allein der Druck in den Capillaren der Uvea,* da durch sie der Flüssigkeitsaustausch in erster Linie stattfindet.

Für die Gültigkeit dieser Theorie ist allerdings der Nachweis erforderlich, daß der Capillardruck tatsächlich um etwa 30 mm Hg höher ist als der normale intraokulare Druck. Die Schwierigkeit besteht darin, daß mit den heute geübten

Methoden der Druck in den Aderhautcapillaren selbst noch nicht exakt bestimmt werden kann.

DIETER glaubt sich berechtigt, den von ihm mit der entoptischen Methode ermittelten Druck in den Netzhautcapillaren dem der Aderhautcapillaren gleichzusetzen. Die aus 54 Messungen bei normalem Augendruck gewonnenen Durchschnittswerte zeigen, daß die Differenz zwischen Capillardruck (51,5) und kolloidosmotischem Druck (31,7) gleich dem tonometrisch gemessenen Augendruck (19,8 mm Hg) ist. Diese gesetzmäßigen Beziehungen haben auch in pathologischen Fällen nachweislich volle Gültigkeit. Normalerweise erfolgt die Regulation des Capillardruckes in den präcapillaren Arteriolen und den Capillaren selbst. Störungen dieses Regulationsmechanismus, die entweder auf einer Minderwertigkeit des intraokularen Gefäßapparates, einer Labilität des vegetativen Nervensystems oder anatomischen Veränderungen der Gefäßwand beruhen können, führen zur Erhöhung des intraokularen Druckes. In der Tat ist nach DIETER beim primären Glaukom stets eine absolute oder relative Steigerung des Capillardruckes nachweisbar. Als Ursache der Hypotonie beim Coma diabeticum ist dagegen eine Senkung des intraokularen Capillardruckes anzunehmen, die auf einer sichtbaren Erweiterung der Capillaren beruht.

Die gleiche Erklärung für die Entstehung des Augendruckes gibt auch DUKE-ELDER. Der intraokulare Druck wird bestimmt durch den hydrostatischen Druck in den Capillaren minus der Differenz des osmotischen Druckes zwischen Capillarblut und Kammerwasser. Den Blutdruck in den Capillaren der Uvea berechnet er auf Grund seiner manometrischen Untersuchungen auf 50—55 mm Hg. Um dieses Niveau oszilliert der Capillardruck beständig im Rhythmus des Pulses. Durch diese pulsatorischen Schwankungen wird die Gleichgewichtslage der hydrostatischen und osmotischen Kräfte vorübergehend gestört, so daß es zu einer Flüssigkeitsströmung kommt, die in einem Augenblick glaskörperwärts, im nächsten gefäßwärts gerichtet ist. Dieser sog. „Druckzirkulation" verdankt die intraokulare Flüssigkeit ihre ständige Erneuerung. Jede Veränderung des Blutdruckes in den Capillaren muß also notwendigerweise Schwankungen des Augendruckes zur Folge haben.

Die Höhe des Capillardruckes, dessen Regulation selbständig durch nervöse oder hormonale Einflüsse erfolgt, ist in weitgehendem Maße unabhängig von der des allgemeinen Blutdruckes. Hierdurch erklärt sich die klinische Beobachtung, daß bei hohem allgemeinen Blutdruck (z. B. Arteriosklerose) ein normaler oder sogar herabgesetzter Augendruck gefunden werden kann (s. S. 688).

SEIDEL und SERR dagegen lehnen jede Bedeutung des lokalen Blutdruckes für die Entstehung des Augendruckes ab. Ihrer Ansicht nach kann der Blutdruck in den Capillaren der Uvea höchstens 30 mm Hg betragen. Er wird daher in seiner Einwirkung auf den Augendruck durch den mit gleicher Kraft entgegenwirkenden kolloidosmotischen Druck des Blutes völlig kompensiert. Für die Entstehung des Augendruckes wird eine aktive sekretorische Tätigkeit der Ciliarepithelien verantwortlich gemacht, da durch sie allein die Produktion der intraokularen Flüssigkeit erfolgen soll.

Die Abhängigkeit des Augendruckes vom Blutdruck in den Capillaren der Uvea sucht SONDERMANN neuerdings entwicklungsgeschichtlich zu erklären und durch anatomische Untersuchungen zu beweisen. Der Augendruck übertrifft bei weitem den im übrigen Körper herrschenden Gewebsdruck. Ähnliche Verhältnisse finden sich nur noch im Nierenglomerulus, dessen erhöhter Gewebstonus durch eine Abflußbehinderung des venösen Blutes bedingt wird. In gleicher Weise kommt es auch zur Erhöhung des Capillardruckes in der Uvea. Durch die zunehmende, schon in der Fetalzeit einsetzende Verfestigung der

Sclera werden die durch sie hindurchtretenden Venen komprimiert. Die Folge der eintretenden Stauung ist eine stärkere Füllung der Venen und eine Erhöhung des Blutdruckes in ihnen. In der Tat konnte er durch Messung mit einer endständigen Kanüle in der von Sclera bedeckten Vena vorticosa des Kaninchens einen Druck von 55—62 mm Hg messen. Da sich der Capillardruck nicht wesentlich vom Venendruck unterscheidet, nimmt er einen Durchschnitts-capillardruck in der Uvea von 58—60 mm Hg an. Nach Abzug des kolloidosmotischen Druckes des Blutes von 30 mm Hg resultiert hieraus ein Durchschnittsaugendruck von 28—30 mm Hg (berechnet nach Schiötz III).

Die ausschlaggebende Bedeutung des lokalen Blutdruckes für die Höhe des Augeninnendruckes ergibt sich ferner aus der bekannten Tatsache, daß der

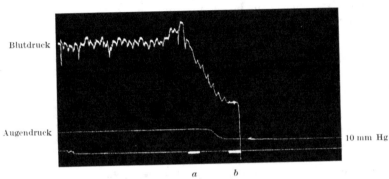

Abb. 8. Veränderungen des intraokularen Druckes bei Verblutung (Katze). Bei *a* Eröffnung der Arteria femoralis. Blutdruck und Augendruck fallen gleichsinnig ab. Bei *b* Eröffnung der Arteria abdominalis. Plötzliches Absinken des Blutdruckes auf Null, Tod des Tieres, Augendruck bleibt auf 10 mm Hg. (Nach W. St. Duke-Elder: Recent advantages in ophthalmology 1927, 165, Abb. 35.)

Augendruck beim Töten des Versuchstieres nicht auf Null sinkt, sondern unabhängig von der Blutzirkulation eine Höhe von 10 mm Hg behält. Dieser Restdruck, der sich beim Aufbewahren des enukleierten Augapfels im Serum mehrere Tage halten läßt, stellt den wirklichen Druck des Kammerwassers dar. Die Differenz zwischen ihm und dem normalen Augendruck wird durch den lokalen Blutdruck bedingt (Magitot, Duke-Elder u. a.). (Abb. 8.)

In diesem Zusammenhang sind weiterhin die Beobachtungen über das Verhalten des intraokularen Druckes nach *Massage des Augapfels* und *Punktion der Vorderkammer* zu erwähnen. Unmittelbar nach einer länger dauernden Belastung (250 g; 5 Minuten) mit dem Dynamometer wird der Augapfel breiweich, die Vorderkammer flach, die Pupille eng. Im Verlaufe von 5—10 Minuten erreicht der Augendruck seine ursprüngliche Höhe wieder, überschreitet sie weiterhin, so daß nach 10—12 Minuten eine Druckhöhe von 40—50 mm Hg zu beobachten ist. Im Verlaufe der folgenden Stunden fällt der Druck unter starken Schwankungen auf seinen Ausgangswert (Magitot). Ein ähnlicher Verlauf der Druckkurve ist auch nach Punktion der Vorderkammer festzustellen (Magitot, Seidel u. a.). Wird im Tierversuch der Augendruck durch Kammerpunktion auf Null gesenkt, so beginnt er nach 5—10 Minuten erst langsam, dann schneller bis zu einer Höhe von 40—50 mm Hg ·zu steigen *(hypertonische Reaktion)*. Unter Druckschwankungen von 5—10 mm Hg kehrt der Augendruck innerhalb von 40—60 Minuten wieder auf seinen ursprünglichen Wert zurück (Abb. 9). Gleiche Druckschwankungen treten auch nach Vorderkammerpunktion des Menschenauges auf (Magitot, Kronfeld). Nur sinkt der Druck nach dem steilen primären Anstieg langsamer ab und erreicht erst nach 6 Stunden seine Normallage. Die Schwankungen des Augendruckes beruhen nach MAGITOT auf einer Änderung des örtlichen Blutdruckes infolge reaktiver Kontraktion der intraokularen Gefäße. Nach Unterbindung der Arteria carotis bleibt nämlich die hypertonische Reaktion aus.

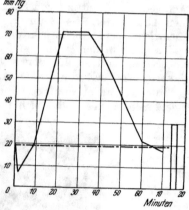

SEIDEL erklärt dagegen die hypertonische Reaktion durch eine Filtration von eiweißhaltigem Serum. Durch die nach Kammerpunktion eintretende starke hyperämische Erweiterung der intraokularen Gefäße und die maximale Herabsetzung des Augendruckes wird das hydrostatische Druckgefälle zwischen den intraokularen Capillaren und dem Augeninnern vergrößert. Die normalerweise für Bluteiweiß so gut wie undurchgängigen Gefäßwände werden durch die Erweiterung für Eiweiß durchlässiger. Durch die Eiweißvermehrung im Augeninnern wird aber das osmotische Druckgefälle zwischen ihm und den Blutgefäßen aufgehoben. Die sich an die Punktion anschließende mehrere Tage dauernde Drucksenkung führt SEIDEL auf eine Funktionsschädigung des sezernierenden Ciliarepithels zurück. Auch SAMOJLOFF und BONNEFON nehmen als Ursache des primären Druckanstieges eine Filtration von Blutserum durch die Zellmembran der nach der Punktion erweiterten Capillaren und kleineren Arteriolen an.

Abb. 9. Hypertonische Reaktion: Druckanstieg im Katzenauge (Tonometermessung) 10 Minuten nach Entnahme von 0,1 ccm Kammerwasser. (Nach E. SEIDEL: ABDERHALDENS Handbuch der biologischen Arbeitsmethoden, Abt. V, Teil 6, S. 1125, Abb. 444.)

VI. Augendruck, Füllungszustand und Wanddurchlässigkeit der intraokularen Gefäße.

A. Der Füllungszustand der intraokularen Gefäße.

Der Füllungszustand der Netzhautgefäße spielt für die Höhe des intraokularen Druckes eine untergeordnete Rolle. Entscheidend ist der Blutgehalt der Aderhaut,

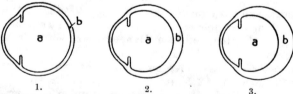

Abb. 10. Schematische Darstellung der Beziehungen zwischen den den Augendruck beeinflussenden Faktoren: *a* Augeninhalt (Kammerwasser, Linse, Glaskörper), *b* Schwellkissen der Aderhaut, 1. Zustand bei Quellung des Glaskörpers oder Anämie der Aderhaut, 2. Normales Verhältnis, 3. Schwellung des Aderhautkissens durch Gefäßerweiterung.
(Nach W. ST. DUKE-ELDER: Recent advantages in ophthalmology 1927, 164, Abb. 34.)

die infolge ihres schwammartigen Baues mit einem Corpus cavernosum verglichen werden kann. Eine Hyperämie dieses Schwellkissens wird durch Raumbeschränkung innerhalb der starren Augapfelhülle zur Steigerung, eine Anämie dagegen zum Abfall des Augendruckes führen (Abb. 10).

Es ist das Verdienst WESSELYs, die Abhängigkeit des intraokularen Druckes von Kaliberschwankungen der Augeninnengefäße experimentell bewiesen zu haben. Er benutzte zu seinen Versuchen einerseits Mittel, die eine Erweiterung, andererseits solche, die eine Verengerung der peripheren Gefäße hervorrufen. Aus seinen Versuchen ergibt sich, daß die Erweiterung der intraokularen Gefäße ein Ansteigen, ihre Verengerung ein Absinken des Augendruckes zur Folge hat.

Nach Einatmung von Amylnitrit steigt der Augendruck, wie die graphische Registrierung (Abb. 11) erkennen läßt, an, während der Blutdruck absinkt (Wessely, Kochmann und Römer, Bailliart und Bollack). Der gegensinnige Verlauf der Augendruck- und Blutdruckkurve beruht auf den gleichen Ursachen, nämlich der Erweiterung der peripheren Gefäße. Durch die Verbreiterung des Strombettes wird der allgemeine Blutdruck geringer. Die Hyperämie der Chorioidea führt dagegen durch Raumbeschränkung in der geschlossenen Bulbuskapsel zur Tensionszunahme. Auch nach Anwendung von Antipyreticis und Coffein, die bekanntlich eine Erweiterung der Hirngefäße hervorrufen, ist ein Ansteigen des Augendruckes zu beobachten (Abb. 12). Bei Glaukomkranken soll man daher mit der Verordnung größerer Dosen dieser Arzneimittel vorsichtig sein (s. auch Beitrag „Glaukom" S. 807).

Ganz besondere Beachtung verdienen die Tierversuche Wesselys mit Adrenalin, da sie die Grundlage für die moderne Adrenalintherapie des Glaukoms geschaffen haben. Nach Injektion von $1/_{20}$ mg Adrenalin in die Ohrvene des Kaninchens konnte er — obwohl in der Regel der Augendruck der Steigerung des allgemeinen Blutdruckes parallel geht (s. S. 686) — gelegentlich auch ein deutliches Absinken des Augendruckes feststellen. Die Ursache dieser Druckschwankungen ist in der vasoconstrictorischen Wirkung des Adrenalins zu suchen. Die Verengerung der peripheren Gefäße führt zur Erhöhung des allgemeinen Blutdruckes. Die gleichzeitig einsetzende Vasoconstriction im Augeninnern kann aber so vollständig sein, daß sie die Wirkung dieser allgemeinen Blutdrucksteigerung nicht nur auszugleichen, sondern sogar überzukompensieren vermag (Abb. 13). Gleiche Erwägungen spielen auch bei der Adrenalinbehandlung des Glaukoms eine Rolle.

Auch den Mioticis wird ein Einfluß auf den Füllungszustand der Augeninnengefäße zugeschrieben. Hieraus soll sich nach Ansicht einiger Autoren ihre drucksenkende Wirkung erklären. Da sich im Abschnitt „Glaukomtherapie" (s. S. 781) eine ausführliche Darstellung der Wirkungsweise des Adrenalins und der Miotica findet, wird an dieser Stelle auf eine eingehende Besprechung verzichtet.

Eine mechanische Behinderung des Blutzuflusses oder -abflusses kann durch Änderung des Füllungszustandes der Augeninnengefäße den intraokularen Druck ebenfalls weitgehend beeinflussen. So beobachtete Bonnefon nach raschem Abschnüren des Kaninchenhalses eine vollständige Anämie der intraokularen Gefäße und gleichzeitig ein Absinken des Augendruckes. Mit dem Nachlassen der Abschnürung kehrte auch der Augendruck auf seinen Ausgangswert zurück. Umgekehrt kam es bei langsamer Abdrosselung der Halsgefäße zu einer vorübergehenden venösen Stase, die sich in einem kurzen Anstieg des Augendruckes auswirkte. Ebenso hatte die Unterbindung der Vena jugularis superior und profunda eine Steigerung, die der Arteria carotis eine Erniedrigung des intraokularen Druckes derselben Seite zur Folge (Mazzei).

Zu den gleichen Ergebnissen kommt Verderame, der nach retrobulbärer Injektion verschiedener Flüssigkeiten (physiologische Kochsalzlösung, destilliertes Wasser, Paraffin, Paraffinöl) beim Tier und Menschen regelmäßig mit dem durch die Injektion bedingten Exophthalmus eine Drucksteigerung auftreten sah. Ihre Dauer war abhängig von der Resorbierbarkeit der injizierten Stoffe.

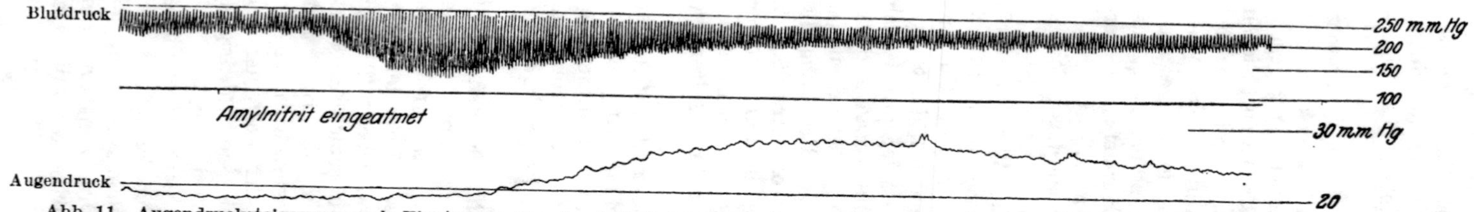

Blutdruck

250 mm.Hg
200
150
100

30 mm Hg
20

Augendruck

Amylnitrit eingeatmet

Abb. 11. Augendrucksteigerung nach Einatmung von Amylnitrit (curaresierte Katze). Aufnahme mit Registriermanometer. (Nach K. WESSELY: Arch. Augenheilk. 78, 265, Abb. 12.)

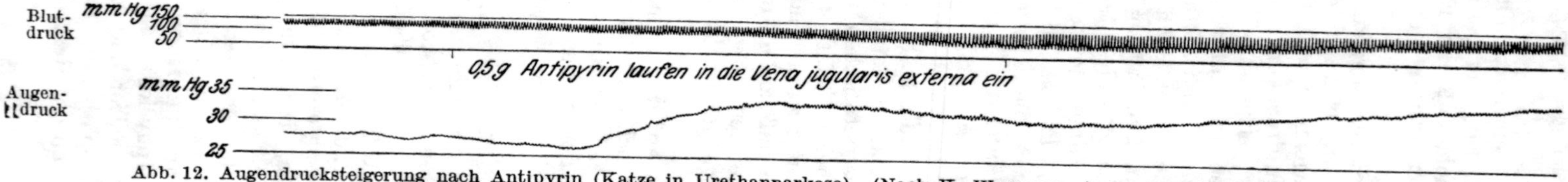

Blut-druck mm Hg 150
100
50

0,5 g Antipyrin laufen in die Vena jugularis externa ein

Augen-druck mm Hg 35
30
25

Abb. 12. Augendrucksteigerung nach Antipyrin (Katze in Urethannarkose). (Nach K. WESSELY: Arch. Augenheilk. 78, 268, Abb. 13.)

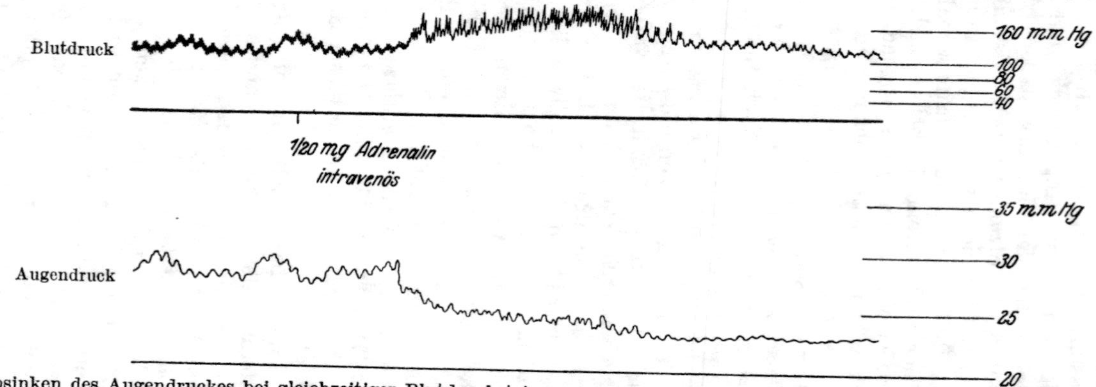

Blutdruck

160 mm Hg
100
80
60
40

$1/20$ mg Adrenalin intravenös

Augendruck

35 mm Hg
30
25
20

Abb. 13. Absinken des Augendruckes bei gleichzeitiger Blutdrucksteigerung nach intravenöser Injektion von $1/20$ mg Adrenalin (curaresierte Katze). (Nach K. WESSELY: Arch. Augenheilk. 78, 263, Abb. 11.)

Auch die zur Frühdiagnose des Glaukoms empfohlene Stauung der Venae
jugulares (s. auch Beitrag ,,Glaukom'' S. 719) dürfte vorwiegend durch die
passive Hyperämie der Augeninnengefäße drucksteigernd wirken (Thiel,
Schoenberg).

B. Wanddurchlässigkeit der intraokularen Gefäße.

Für die Entstehung und Zusammensetzung des Kammerwassers ist die
Beschaffenheit der Gefäßwände insbesondere der Capillaren von ausschlaggebender
Bedeutung, da durch sie der Flüssigkeitsaustausch zwischen der Blutbahn und
dem Augeninnern stattfindet. Eine Erhöhung der Wanddurchlässigkeit kann infolge Übertretens von eiweißhaltigem Serum zur Drucksteigerung führen, wie die
Beobachtungen nach Vorderkammerpunktion (hypertonische Reaktion) (s. S. 682)
und nach subconjunctivaler Injektion hypertonischer Kochsalzlösung (Wessely,
Samojloff u. a.) lehren. Andererseits ist es wohl vorstellbar, daß nach Abdichtung der Gefäßwände der Flüssigkeitsdurchtritt vermindert wird und dadurch
ein Absinken des Augendruckes erfolgt. In dieser Richtung bewegen sich die
tierexperimentellen Untersuchungen Kleibers. Er fand nach subconjunctivaler
oder intraokularer Injektion von Kalksalzen, denen bekanntlich eine gefäß-
abdichtende Wirkung zugeschrieben wird, eine deutliche Herabsetzung des
Augendruckes. Als Nebenwirkung entstand bei der Injektion von $4^0/_0$igem
Calciumchlorid in die Vorderkammer eine intraokulare Entzündung. Diese
soll nach Gala, der gleiche Versuche anstellte, die Ursache des Druckabfalles
sein. Kleiber teilt diese Ansicht nicht, da der Druckabfall unmittelbar nach
der Injektion eintrat, bevor noch die intraokulare Entzündung nachweisbar war.
Wahrscheinlich handelt es sich um eine Abdichtung der Gefäßwand und eine
direkte Einwirkung des Calciums auf die Endothelzellen der Capillarwand und
die Ciliarepithelien. Auch Rochat und Steyn stellten nach intravenöser Kalk-
injektion einen Druckabfall im Auge fest, den sie auf die manometrisch nachgewiesene Verminderung der Flüssigkeitsabsonderung zurückführen.

VII. Augendruck und allgemeiner Blutdruck.

Der Augendruck steht in gesetzmäßigen Beziehungen zum allgemeinen Blutdruck. Im Tierversuch konnte Wessely durch gleichzeitige graphische Registrierung des manometrisch gemessenen Augendruckes und des Blutdruckes
in der Arteria carotis zeigen, daß sich normalerweise in der Kurve des Augenpulses jede Schwankung des Blutdruckes ausprägt. Arhythmien, Atemschwan-
kungen, Steigerung und Senkung des allgemeinen Blutdruckes sind auch in der
Augendruckkurve nachweisbar (Abb. 14). Wird einem Kaninchen Adrenalin
in die Ohrvene injiziert, so steigt der Augendruck gleichsinnig mit der Erhöhung
des allgemeinen Blutdruckes an (Wessely, Mazzei, Ogawa) (Abb. 15). Eine
Erniedrigung des Blutdruckes durch Injektion von Natriumnitritlösung hatte
dagegen auch einen Abfall des Augendruckes zur Folge (Mazzei).
Die gleiche Abhängigkeit des Augendruckes vom allgemeinen Blutdruck
läßt sich auch beim Menschen nachweisen. Horovitz bestimmte kurz vor und
nach der Entbindung Blutdruck und Augendruck. Die unmittelbar nach der
Entbindung auftretende Steigerung des allgemeinen Blutdruckes machte sich
in einer gleichzeitigen Erhöhung des intraokularen Druckes geltend. Der starke
Blutverlust bei der Entbindung hatte keinen wesentlichen Einfluß auf den
Augendruck.
Entsprechende Ergebnisse hatten auch die Untersuchungen von Wessely
und Horovitz an Fieberkranken. Wurden vor und nach einem Fieberanfall

(Malaria, Milchinjektion) Temperatur, Blutdruck und Augendruck gemessen, so zeigte sich, daß der bei rasch steigendem Fieber eintretenden Blutdrucksenkung ausnahmslos ein Abfall des Augendruckes parallel ging. Der Einfluß

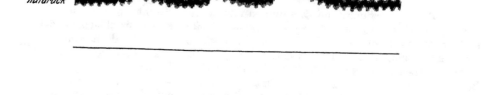

Abb. 14. Parallelgehen der Augendruck- mit der Blutdruckkurve (curaresierte Katze). (Nach K. WESSELY: Arch. Augenheilk. 78, 261, Abb. 9.)

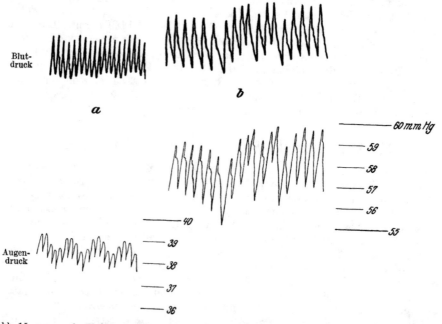

Abb. 15. *a* normale Blutdruck- und Augendruckschwankungen beim Kaninchen, *b* Steigerung des Blutdruckes und Augendruckes nach Injektion von 0,05 mg Adrenalin in die Ohrvene des Kaninchens. Vergrößerung 4:1. (Nach K. WESSELY: Arch. Augenheilk. 78, 254, Abb. 5.)

des allgemeinen Blutdruckes auf den Augendruck scheint demnach im Fieber gegenüber dem der sonst wirksamen Faktoren (Blutverteilung, Kaliberveränderung der intraokularen Gefäße) zu überwiegen. BRUNS, der an normalen Augen im fieberfreien Stadium und im Milchfieber tonometrische Messungen vornahm, fand in der Mehrzahl der Fälle die Tension im Fieber unverändert.

Nach Erhöhung des Blutdruckes durch Anspannen der Brust- und Bauchpresse maßen Comberg und Stoewer neben einer geringen Protrusio bulbi eine deutliche Steigerung des intraokularen Druckes. Ähnliche Beobachtungen machte Mazzei im Tierexperiment.

Aus den vorliegenden Untersuchungen ergibt sich also, daß *plötzliche grobe Schwankungen des allgemeinen Blutdruckes meßbare Veränderungen des Augeninnendruckes verursachen* können. Die normale Funktion der Gefäßregulatoren ermöglicht im gesunden Auge einen weitgehenden Ausgleich dieser Schwankungen. Das Glaukomauge hat dagegen diese Anpassungsfähigkeit eingebüßt, sei es, daß sein Gefäßsystem primär minderwertig angelegt oder im Verlauf der Erkrankung sekundär geschädigt ist. Infolgedessen führen im Glaukomauge bereits Schwankungen des allgemeinen Blutdruckes, die im gesunden Auge keinerlei meßbare Erhöhungen des intraokularen Druckes hervorrufen, zu einer nachweisbaren Drucksteigerung. Hierauf gründen sich die Vorschläge, willkürlich erzeugte Schwankungen des Blutdruckes und der Blutverteilung als sog. Belastungsproben zur Frühdiagnose des Glaukoms heranzuziehen (Thiel, Löhlein, Wegner) (vgl. Abschnitt „Glaukom" S. 719).

Die weiterhin für die Pathogenese des Glaukoms wichtige Frage, ob mit der Erhöhung des Blutdruckes im Alter ein Anstieg des Augendruckes einhergeht, ist verschieden beantwortet worden. Während Wischnewsky ungefähr in der Hälfte seiner Beobachtungen an Gesunden und Glaukomkranken eine Übereinstimmung zwischen intraokularem und allgemeinem Blutdruck feststellen konnte, vermißte Viguri bei seinen Untersuchungen an Patienten in verschiedenen Lebensaltern einen unmittelbaren Einfluß des Blutdruckes auf den Augendruck. Bliedung fand sogar trotz Ansteigens des Blutdruckes im Alter ein Absinken des Augendruckes, das er auf die nachlassende Gefäßfunktion zurückführt.

Bei Allgemeinerkrankungen, die durch eine dauernde Erhöhung des Blutdruckes gekennzeichnet sind (z. B. Nephrosklerose, essentielle Hypertonie) bleibt der Augendruck unverändert. Ursache der allgemeinen Blutdrucksteigerung ist in diesen Fällen eine Kontraktion der peripheren Gefäße. Diese führt aber gleichzeitig zu einer Verminderung des Füllungszustandes der intraokularen Gefäße, durch die der Einfluß der Blutdrucksteigerung kompensiert wird. So beobachtete Bruns bei regelmäßiger Druckkontrolle an 69 Patienten mit einem Blutdruck von 150 bis über 200 mm Hg niemals eine Erhöhung der Tension (s. auch Abschnitt „Glaukom").

VIII. Augendruck und Blutbeschaffenheit.

Während Leber die Auffassung vertrat, daß der Augendruck durch den Blutdruck erzeugt werde und an seiner Entstehung andere Kräfte nicht beteiligt seien, wissen wir heute, daß neben den hydromechanischen auch osmotische Kräfte wirksam sind.

Das Kammerwasser stellt eine eiweißarme isotonische Flüssigkeit dar, die von dem eiweißreichen Blute durch die semipermeable Membran der Capillarwände getrennt ist (Blut-Kammerwasserschranke). Nach den Gesetzen der Osmose üben die Bluteiweißkörper auf eine eiweißfreie Lösung eine wasseranziehende Kraft von 25—30 mm Hg aus. Dieser kolloid-osmotische Druck wirkt dauernd dem hydrostatischen Druckgefälle, das zwischen Blutbahn und Augeninnerm besteht, entgegen (Seidel, Baurmann, Dieter, Duke-Elder u. a.). Der kristalloid-osmotische Druck des Blutes spielt für die Entstehung und Höhe des Augendruckes nur eine untergeordnete Rolle. Da die Gefäßwand für Kristalloide permeabel ist, gleichen sich nämlich Konzentrationsunterschiede zwischen Blut und Kammerwasser, wie sie z. B. nach Nahrungsaufnahme eintreten, durch Diffusion sehr rasch aus. *Die Höhe des normalen Augendruckes ergibt sich also aus der Höhe des Blutdruckes in den intraokularen Capillaren minus dem kolloid-osmotischen Druck des Blutes.* Für Schwankungen des Augendruckes sind dagegen neben der wechselnden Höhe des Blutdruckes Veränderungen sowohl des kristalloid- als auch des kolloid-osmotischen Druckes des Blutes verantwortlich zu machen.

Diese Erkenntnis verdanken wir in erster Linie den experimentellen Untersuchungen HERTELs. Die osmotische Konzentration des Blutes lebender Kaninchen wurde durch Injektion folgender kristallinischer und kolloidaler Stoffe verändert: Kochsalz ($10^0/_0$; $2,5^0/_0$; $0,9^0/_0$; $0,45^0/_0$), Glaubersalz ($10^0/_0$; $0,45^0/_0$),

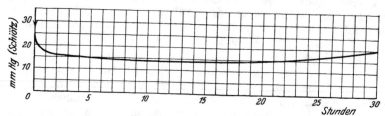

Abb. 16. Einfluß der Veränderungen des kolloid-osmotischen Druckes des Blutes auf den Augendruck: Abfall des Augendruckes nach Injektion von 4 g in 10 ccm physiologischer Kochsalzlösung gelöstem Gummiarabicum in die Ohrvene des Kaninchens.
(Nach W. DIETER: Arch. Augenheilk. 96, 193, Kurve 1.)

soda-, phosphor-, salicyl-, buttersaures Natrium, Traubenzucker, Harnstoff, Wasser, Gelatine, Hühnereiweiß, Eigelb, Menschen-, Pferde- und Kaninchenserum.

In allen Fällen, in denen die eingespritzte Kochsalzmenge pro Minute und Kilo Körpergewicht ein bestimmtes Maß (0,028 g) überschritt, trat stets eine Erweichung der Augen ein. Die Konzentration der injizierten Lösung an sich war hierbei unwesentlich. Wurden kleinste Salzmengen (0,009 g pro Minute und Kilo) injiziert, so wurde dagegen eine Drucksteigerung beobachtet. Dasselbe gilt für alle anderen Na-Salze, gleichgültig ob in anorganischer oder organischer Bindung, und ob ihre Reaktion neutral, basisch oder sauer war. Die gleichen Veränderungen des Augendruckes entstanden auch nach Injektion der oben genannten kolloidalen Stoffe. Stets waren sie unabhängig von Schwankungen des allgemeinen Blutdruckes. Ihre Ursache ist allein in der Veränderung der Blutbeschaffenheit zu suchen (Abb. 16). *Eine Erhöhung der osmotischen Konzentration führt immer zum Druckabfall, eine Verminderung zur Drucksteigerung* (DIETER, WEEKERS, TRETTENERO, MAZZOLA, DUKE-ELDER, OGAWA, FREMONT-SMITH).

Auch bei Menschen mit gesunden oder glaukomatös erkrankten Augen konnte HERTEL nach Erhöhung der osmotischen Konzentration des Blutes durch perorale (20—30 g) oder intravenöse ($10^0/_0$) Kochsalzgaben ein starkes Erweichen der Augen beobachten. Im Selbstversuch vermochte er durch forcierte Kochsalzgaben den Augendruck bis auf 4 mm Hg zu senken.

Krankheitszustände, die mit einer Veränderung der Blutbeschaffenheit einhergehen, müssen also einen Anstieg oder Abfall des Augendruckes hervorrufen. So ist die im Coma diabeticum auftretende Herabsetzung des intraokularen Druckes ebenso wie diejenige bei experimenteller Hyperglykämie durch die erhöhte osmotische Konzentration des Blutes zu erklären. Wolff und de Jongh lehnen sie dagegen als Ursache der Augendrucksenkung ab, da sie eine solche sowohl im Coma diabeticum (Hyperglykämie) als auch bei Insulinkrämpfen (Hypoglykämie) nachwiesen. Im Tierversuch fanden sie ferner eine Verminderung der Tension auch beim Auftreten von Krämpfen, die durch andere Gifte, z. B. Strychnin, Cocain ausgelöst waren. Durch die Krämpfe soll im Blut ein gewisser Stoff (Antitonin) entstehen, der die Hypotonie hervorruft und mit dem beim Coma diabeticum gefundenen identisch ist.

Aus seinen Beobachtungen über den Einfluß der osmotischen Konzentration des Blutes auf den Augendruck folgert Hertel, daß beim Glaukomkranken eine Störung der Blutkonzentration im Sinne einer Herabsetzung des Salzgehaltes vorhanden sein muß. Bei gemeinsam mit H. Citron vorgenommenen Untersuchungen ergab sich in der Tat eine Verminderung des Salzgehaltes im Blute Glaukomkranker. Er betrug durchschnittlich 0,72% gegenüber dem normalen

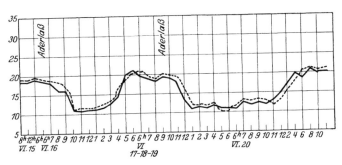

Abb. 17. Einfluß des Aderlasses auf den Augendruck.
(Nach N. Blatt: Graefes Arch. 123, 224, Abb. 2.)

Wert von 1,13%. Hertel empfiehlt daher zur Allgemeinbehandlung Glaukomkranker unter anderem vermehrte Salzzufuhr. Zahlreiche Untersucher (Trettenero, Weekers, Pletnewa, Sander-Larsen, Duke-Elder) berichten über günstige Erfolge, die sie mit der Injektion hypertonischer Salz- und Zuckerlösungen zur Herabsetzung akuter Drucksteigerungen erzielten (s. auch Beitrag „Glaukom" S. 790).

Auf eine Veränderung der Blutbeschaffenheit ist auch die Wirkung des Aderlasses zurückzuführen, über die Blatt kürzlich experimentelle und klinische Untersuchungen anstellte. Wurde beim Kaninchen durch Venaesectio Blut aus den Ohrgefäßen entnommen, so trat eine Drucksenkung in beiden Augen ein, die um so stärker war und um so länger anhielt, je größer die Menge des abgeflossenen Blutes und je höher der Augendruck vor dem Versuch waren. Nach Wiederholung des Aderlasses war die Drucksenkung zwar nicht ausgeprägter, aber von längerer Dauer (Abb. 17). Die plötzliche Verminderung der Menge des kreisenden Blutes nach dem Aderlaß wird durch ein Einströmen von Flüssigkeit aus allen Geweben des Körpers in die Blutbahn ausgeglichen. Hierdurch kommt es zur Veränderung der osmotischen Konzentration des Blutes, durch die die Flüssigkeitsbewegung zur Blutbahn weiterhin noch unterstützt werden soll. Das Abströmen von Flüssigkeit aus dem Auge führt durch Volumenverminderung seines Inhaltes zur Herabsetzung des intraokularen Druckes.

IX. Augendruck, innere Sekretion und vegetatives Nervensystem.

A. Endokrine Drüsen.

Die Blutbeschaffenheit soll nach Hertel ihre Konstanz dem regelnden *Einfluß der innersekretorischen Drüsen,* insbesondere der *Schilddrüse* verdanken. Im Tierversuch zeigte sich, daß nach Verfütterung von Schilddrüsenpräparaten subcutan injizierte Salzlösungen rascher resorbiert wurden und der Augendruck schneller als bei dem Kontrolltier absank. Nach Exstirpation der Schilddrüse lagen die Verhältnisse umgekehrt. Auch bei Basedowkranken beobachtete Hertel eine Herabsetzung des intraokularen Druckes, die nach erfolgreicher Operation ausgeglichen wurde. Bei Hypofunktion der Schilddrüse dagegen (Myxödem) fand sich häufig eine Erhöhung des Augendruckes, jedoch ohne Glaukomerscheinungen. In anderen Fällen, in denen tatsächlich ein Glaukom bestand, konnte durch Darreichung von Schilddrüsentabletten ein Absinken des Augendruckes erzielt werden.

Die Arbeiten Hertels gaben Anregung zu weiteren Untersuchungen über die Abhängigkeit des Augendruckes vom endokrinen System. Csapody maß bei 17 Kropfkranken vor und nach der Strumektomie den Augendruck. Die Resektion einer vergrößerten Schilddrüse zog keine Veränderung des intraokularen Druckes nach sich, wenn es sich um alte degenerierte Kröpfe handelte, deren Entfernung keine Funktionsstörung hervorrief. Dagegen verminderte sich die Tension nach der Operation bei Sympathicotonikern und Basedowkranken. Bei Menschen mit normalem Gleichgewicht des vegetativen Systems rief die operative Hypothyreose eine Erhöhung des Augendruckes hervor. Auch Bruns, A. Fuchs und Lamb betonen die Abhängigkeit des Augendruckes von der Schilddrüsenfunktion. Insbesondere hat Passow neuerdings darauf hingewiesen, daß der von ihm festgestellten Verschiebung des Kalium-Calciumspiegels im Blute Glaukomkranker eine Überfunktion der Schilddrüse zugrunde liegt (siehe auch Abschnitt „Glaukom" S. 776).

Diese klinischen Beobachtungen werden durch das Tierexperiment bestätigt (Accardi). Nach Totalexstirpation der Schilddrüse beim Kaninchen stieg der Augendruck innerhalb der nächsten (1.—6.) Tage an, um dann allmählich wieder zur Norm zurückzukehren. Nach subcutaner Injektion von Endothyreoidin erfolgte nur in einem Falle eine kurzdauernde geringe Drucksenkung.

Neben der Schilddrüse muß auch den übrigen Drüsen mit innerer Sekretion, vor allem der *Hypophyse* und den *Geschlechtsdrüsen,* ein Einfluß auf den Augendruck zugesprochen werden. Beim Hyperpituitarismus (Tumoren der Hypophyse) werden ebenso wie bei der Osteomalacie ausgesprochen niedrige Werte beobachtet (Imre, Freytag). Während der Schwangerschaft finden sich große Abweichungen des Augendruckes von der Norm. Bei den Frauen, die Zeichen einer Hyperfunktion der Hypophyse bieten, ist der Druck in der Regel stark herabgesetzt, in den anderen Fällen liegt er an der oberen Grenze des Normalen und darüber (Imre). Nach den Untersuchungen von Mariotti sollen die Tonometerwerte bei schwangeren Frauen niedriger sein als bei nicht schwangeren, aber sich noch innerhalb der physiologischen Breite bewegen. Dagegen steigt nach Rizzo der Augendruck gegen Ende der Schwangerschaft und im Wochenbett langsam an. Exstirpation der Ovarien hat keine Gleichgewichtsstörung des Augendruckes zur Folge (Cucchia). Während der Menstruation beobachteten Salvati und Marx eine Zunahme des intraokularen Druckes.

Wenn es durch entsprechende Therapie gelingt, die Gleichgewichtsstörung im endokrinen System zu beseitigen, kehrt auch der Augendruck meist auf seine normale Höhe zurück. Imre empfiehlt daher ebenso wie Hertel zur Behandlung pathologischer Drucksteigerungen Organpräparate, und zwar neben den Schilddrüsen- in erster Linie Hypophysenpräparate.

Die experimentellen Untersuchungen über den Einfluß von Hypophysenpräparaten auf den Augendruck haben zu keinem einheitlichen Ergebnis geführt. Nach Injektion in die Vorderkammer sah Mariotti eine deutliche Drucksteigerung, während die subcutane, intravenöse und subconjunctivale Injektion in der Regel keinen Einfluß auf den Augendruck ausübte. Samojloff beobachtete beim Kaninchen nach Einspritzen von Pituitrin unter die Bindehaut im Gegensatz zu Funaishi einen deutlichen Abfall des Augendruckes. Nach subconjunctivaler Anwendung von Pituglandol sah er ebenfalls eine Augendrucksenkung, jedoch mit nachfolgender Drucksteigerung. Die widersprechenden Ergebnisse erklärt Accardi mit der Verschiedenheit der benutzten Präparate. Die Verwendung eines Extraktes aus der ganzen Drüse (Endohypophysin) hat eine andere Wirkung auf den Augendruck als diejenige eines Extraktes aus dem Hinterlappen (Endopituitrin).

Aus den klinischen und experimentellen Untersuchungen ergibt sich, daß zweifellos ein Einfluß des endokrinen Systems auf den intraokularen Druck besteht. Wenn sich eine absolute Gesetzmäßigkeit bislang noch nicht beweisen läßt, so ist dies wohl daraus zu erklären, daß bei den engen Wechselbeziehungen, die zwischen den einzelnen innersekretorischen Drüsen bestehen, die Dysfunktion einer Drüse auch hemmend oder fördernd auf die Tätigkeit der anderen Drüsen einwirkt. Bei jeder innersekretorischen Störung handelt es sich daher mehr oder weniger um pluriglanduläre Affektionen, die wir vielleicht auch nach weiterer Verfeinerung unserer Untersuchungstechnik kaum bis ins einzelne werden verfolgen können.

B. Vegetatives Nervensystem.

Die *Abhängigkeit des Augendruckes von nervösen Einflüssen* ist seit langem bekannt. Schon von Donders wurde der Gedanke ausgesprochen, daß die von ihm als Ursache des Glaukoms angenommene Hypersekretion nervös bedingt sei. Nachdem man anfangs die Entstehung pathologischer Drucksteigerungen auf Funktionsstörungen des *Trigeminus* zurückführen zu können glaubte, ist neuerdings durch zahlreiche experimentelle Untersuchungen und klinische Erfahrungen (z. B. Exstirpation des Ganglion cervicale supremum beim Glaukom nach Abadie) erwiesen, daß die *Regelung des intraokularen Druckes in erster Linie eine Aufgabe des sympathischen Nervensystems ist.* Lange Zeit war die Frage umstritten, auf welchem Wege die Schwankungen des Augendruckes nach Lähmung bzw. Reizung des Sympathicus zustande kommen. Man hat an eine vermehrte Sekretion intraokularer Flüssigkeit durch Erregung der im Sympathicus verlaufenden sekretorischen Nervenfasern gedacht (Laqueur), andererseits jedoch auch die Drucksteigerung als Folge der bei Reizung des Sympathicus auftretenden allgemeinen Blutdrucksteigerung (Adamück) und lokalen Hyperämie (Abadie) angesehen.

Wir kennen heute die Bedeutung des lokalen Blutdruckes, des Füllungszustandes und der Wanddurchlässigkeit der intraokularen Gefäße für den Augendruck. Diese Faktoren unterstehen aber gerade dem regulierenden Einfluß des Sympathicus. Wird dieser ausgeschaltet, so bewirkt, wovon man sich im Tierversuch leicht überzeugen kann (Adler, Jackson und Landis), eine akute Steigerung des allgemeinen Blutdruckes eine bedeutend stärkere Erhöhung des Augendruckes als bei erhaltener Sympathicusfunktion. Somit wird verständlich, daß Tonusschwankungen im sympathischen System durch

Vermittlung der oben genannten drei Faktoren Augendruckschwankungen erzeugen können. In zahlreichen Arbeiten der letzten Jahre ist besonders diese Frage eingehend erörtert worden.

Die Reizung des *Halssympathicus* bedingt im Tierauge (Kaninchen, Katze) eine deutliche Herabsetzung des Augendruckes, der ein kurzdauernder Druckanstieg vorangehen kann (ROCHAT, OGAWA). Die Druckherabsetzung soll durch Verengerung der intraokularen Gefäße entstehen. Der anfängliche Druckanstieg wird auf Abflußbehinderung der intraokularen Flüssigkeit innerhalb der Orbita oder eine Kompression des Bulbus infolge Kontraktion der glatten Muskulatur zurückgeführt. Eine andere Deutung für die transitorische Drucksteigerung gibt NICATI. Bei der Sympathicusreizung tritt eine vorübergehende Kontraktion des Aderhautgefäßmuskelpolsters ein. Da es an der Ora serrata

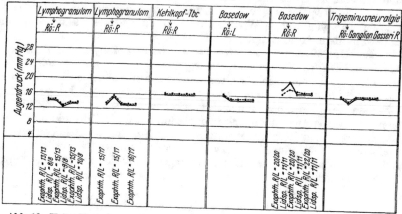

Abb. 18. Keine Veränderung des Druckes normaler Augen nach Röntgenbestrahlung des Ganglion cervicale supremum.

befestigt ist, wird der Augeninhalt nach vorn und auf einen kleineren Raum zusammengedrängt. Eine Verengerung der Netzhaut- und Irisgefäße und gleichzeitiges Absinken des intraokularen Druckes konnten MAGITOT und BAILLIART nach Reizung des durchschnittenen Sympathicus am Ganglion cervicale supremum direkt beobachten. Nach Resektion desselben Ganglions war dagegen eine Gefäßerweiterung und Druckerhöhung nachweisbar. Im Gegensatz hierzu fand BISTIS nach faradischer Reizung des Halssympathicus beim Kaninchen eine Steigerung des Augendruckes. Er erklärt sie durch Hyperämie im Augeninnern infolge Erregung der im Sympathicus verlaufenden vasodilatatorischen Fasern.

Nach Reizung des Halssympathicus beim gesunden und glaukomkranken Menschen, über die THIEL kürzlich berichtete, zeigt sich in der Regel nach kurzdauerndem Druckanstieg ein zuweilen mehrtägiger Druckabfall. Die Schwankungen waren im gesunden Auge angedeutet, im glaukomatösen dagegen deutlich ausgeprägt (Abb. 18, 19). Die Reizung erfolgte durch Röntgenbestrahlung des Ganglion cervicale supremum. Gleiche Veränderungen des Augendruckes wurden beobachtet, wenn mechanisch das Ganglion sphenopalatinum und thermisch das Trommelfell gereizt wurde. (Das sympathische Ganglion sphenopalatinum steht ebenso wie der Plexus tympanicus des Trommelfelles durch Nervenfasern in direkter Beziehung zum sympathischen Plexus caroticus.) Die Schwankungen des intraokularen Druckes werden wahrscheinlich in erster Linie durch Kaliberveränderungen der intraokularen Gefäße bedingt. Vielleicht

kommt daneben aber auch noch eine Erhöhung oder Erniedrigung der Gefäßwanddurchlässigkeit in Frage, die, wie die Untersuchungen von ASHER und
KAJIKAWA, WESSELKIN, H. K. MÜLLER und PFLIMLIN u. a. ergaben, ebenfalls
durch das sympathische Nervensystem geregelt wird.

Wichtiger als der Nachweis der Druckschwankungen überhaupt erscheint
die Tatsache, daß bei einseitiger Reizung des Sympathicus der Druck beider
Augen in gleichsinniger Weise verändert wird. Wahrscheinlich wird der Reiz
durch Vermittlung des Plexus caroticus internus bzw. cavernosus beiden Augen
gleichzeitig zugeleitet. Ebenso erklärt WEEKERS den gleichzeitigen Druckanstieg in beiden Augen, den er
im Tierexperiment nach Kauterisation der Sclera eines Auges beobachtete, als fortgeleitete vasomotorische sog. „konsensuelle oph-
thalmotonische Reaktion".

Auch nach experimenteller Kontusion eines Auges treten Drucksteigerung und Eiweißvermehrung
in beiden Augen auf. Es handelt
sich zweifellos um eine direkte Reizübertragung von einem Auge auf
das andere, da die Reaktion im
zweiten Auge ausbleibt, wenn die
Nervenleitung hinter dem Augapfel,
die den sog. Axonreflex (MAGITOT)
vermittelt, durch retrobulbäre Injektion von Novocain und Dionin
unterbrochen wird (LEPLAT). Gelegentlich konnte ich auch bei
Menschen mit traumatischer Hypotonie eines Auges eine mehrtägige
Herabsetzung des intraokularen
Druckes im nicht verletzten Auge
feststellen. VOM HOFE beobachtete
nach experimenteller Hypotonie

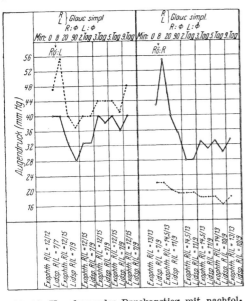

Abb. 19. Kurzdauernder Druckanstieg mit nachfolgender steiler Drucksenkung in beiden Augen nach
einseitiger Röntgenbestrahlung des Ganglion cervicale
supremum bei Glaukomkranken. Exophthalmus und
Erweiterung der Lidspalte auf der bestrahlten Seite.

eines Auges durch Injektion kleinster Mengen physiologischer Kochsalzlösung
in den Glaskörper ebenfalls eine Drucksenkung im zweiten Auge.

Die Regulierung des Tonus der intraokularen Gefäße erfolgt wahrscheinlich
auch unabhängig vom Halssympathicus direkt durch die *in der Uvea gelegenen
sympathischen Ganglienzellen*. Infolgedessen können im gesunden Auge grobe
Veränderungen des allgemeinen Blutdruckes und der Blutverteilung reflektorisch ausgeglichen werden, wodurch eine gewisse Konstanz des Augendruckes
gewährleistet wird. Durch traumatische Schädigung dieser sympathischen
Aderhautganglien kommt es zur Paralyse des Aderhautgefäßpolsters (Aderhautkolik), die eine Verlangsamung der Zirkulation durch Erweiterung der Gefäße
und somit eine Drucksteigerung verursacht (MAGITOT, NICATI, LEPLAT).

Bei einem Kranken mit posttraumatischem Glaukom fand THIBERT eine deutliche Abhängigkeit des Augendruckes von der Körperhaltung. Durch das Trauma
sollen die druckregulierenden Ganglien die Fähigkeit eingebüßt haben, den Füllungszustand der intraokularen Gefäße der wechselnden Blutverteilung anzupassen.

Auch *zentrale Störungen* können einen Einfluß auf die Höhe des intraokularen Druckes ausüben. So beobachteten KAHLER und SALLMANN bei cerebralen Hemiplegien stets einen mehr oder minder beträchtlichen Unterschied

in der Druckhöhe beider Augen. Der Augendruck war auf der gelähmten Seite niedriger, obwohl der Blutdruck auf dieser Seite höher war als auf der gesunden. Diese Inkongruenz zwischen Blutdruck und Augendruck einerseits und der Druckunterschied zwischen beiden Augen kann nur durch Störung der zentralen vasomotorischen Bahnen des Auges erklärt werden.

Nach teilweiser Exstirpation einer Kleinhirnhemisphäre beim Kaninchen sahen PAPILIAN und CRUCEANU im Auge der nicht operierten Seite eine Drucksteigerung auftreten, während der Druck im Auge auf der operierten Seite unverändert oder herabgesetzt war.

Literatur.

Augendruck.

ABADIE: (a) Considération sur la pathologie du grand sympatique. Clin. ophtalm. **12**, 303 (1923). (b) Traitement médical du glaucome. Bull. Acad. Méd. **97**, 380 (1927). (c) Sur un symptôme objectif du glaucome qui éclaire sa pathogénie. Bull. Soc. Ophtalm. Paris **1927**, 528. (d) Traitement médical du glaucome. Clin. ophtalm. **16**, 248 (1927). — ACCARDI, V.: (a) Ricerche sperimentali intorno all' influenza di alcune ghiandole endocrine sulla pupilla e sulla tensione oculare. Boll. Ocul. **3**, 235 (1924). (b) Intorno alla influenza di alcuni estratti ipofisarii sulla tensione oculare e sul diametro pupillare. Ricerche sperim. Boll. Ocul. **5**, 167 (1926). — ADAMÜCK: Zit. nach SCHMIDT-RIMPLER: Glaukom und Ophthalmomalacie. Graefe-Saemisch' Handbuch der gesamten Augenheilkunde, 2. Aufl., Bd. 6, S. 1. — ADLER, F. H., E. M. LANDIS u. C. L. JACKSON: The tonic effect of the sympathetic on the ocular blood vessels. Arch. of Ophthalm. **53**, 239 (1924). — ASHER, L.: Der Einfluß der Gefäßnerven auf die Permeabilität der Gefäße, insbesondere derjenigen der vorderen Kammer des Auges. Klin. Wschr. **1**, 1559 (1922).

BADER, A.: (a) Über Differentialtonometrie, eine Erweiterung der klinischen Augendruckmessung. Med. Klin. **1917**, 35. (b) Sklerokorneale Differentialtonometrie. Arch. Augenheilk. **83**, 168 (1918). — BAILLIART, P.: (a) Quelques variations de la tension artérielle intraoculaire. Annales d'Ocul. **155**, 267 (1918). (b) La circulation rétinienne dans le glaucome. Annales d'Ocul. **159**, 432 (1922). — BAILLIART et BOLLACK: De l'action comparée de certaines substances médicamenteuses sur la tension intra-oculaire et sur la pression artérielle. Annales d'Ocul. **158**, 641 (1921). — BAILLIART et MAGITOT: Recherches sur les vaso-moteurs oculaires et sur la pression sanguine comparée des vaisseaux de l'iris et de la rétine. C. r. Soc. Biol. Paris **84**, 386 (1921). — BARDANZELLU, T.: Ricerche sulla tensione oculare in occhi normali di soldati alle manovre alpine invernali. Boll. Ocul. **8**, 1281 (1923). — BAURMANN, M.: (a) Streitfragen aus dem Gebiet des intraokularen Flüssigkeitswechsels. Graefes Arch. **116**, 96 (1925). (b) Vergleichende Blutdruckmessungen an den Gefäßen der Augen. Klin. Mbl. Augenheilk. **76**, 874 (1926). (c) Vergleichende Blutdruckmessungen an den Gefäßen des Auges. Graefes Arch. **118**, 118 (1927). — BIETTI: Ann. Ottalm. **61**, 573 (1912). Zit. nach BADER: Arch. Augenheilk. **83**, 168. — BIRCH-HIRSCHFELD: (a) Zur Bedeutung und Messung der Lidbulbusspannung. Z. Augenheilk. **49**, 70 (1922). (b) Der Druck des Lides auf den Bulbus, seine Bedeutung und Messung. Ophthalm. Ges. Heidelberg (Jena) **43**, 238 (1922). — BISTIS, J.: Contribution expérimentale sur le rôle du sympathique dans le glaucome. Internat. Kongr. Amsterdam **2**, 496 (1929). — BLATT, N.: Aderlaß und Glaukom. Graefes Arch. **123**, 219 (1929). — BLOCK, E. BATES and K. H. OPPENHEIMER: A comparative study of intraspinal pressure, blood pressure and intraocular tension. Arch. of Neur. **11**, 444 (1924). Ref. Zbl. Ophthalm. **13**, 395. — BONNEFON: (a) Nouvelles recherches expérimentales sur la physiologie de l'ophtalmotonus. Annales d'Ocul. **159**, 840 (1922). (b) Recherches expérimentales sur la physiologie de l'ophtalmotonus. C. r. Soc. Biol. Paris **87**, 203 (1922). Ref. Zbl. Ophthalm. **8**, 352. (c) L'action de l'adrénaline dans le glaucome, les hypertensions par vasoconstriction. Annales d'Ocul. **160**, 470 (1923). (d) Les pouvoirs physiologiques de l'injection rétrobulbaire d'adrénaline sur l'oeil décomprimé. C. r. Soc. Biol. Paris **90**, 427 (1924). Ref. Zbl. Ophthalm. **13**, 143. (e) La vaso-constriction rétro-bulbaire. Ses effets physiologiques sur l'oeil humain normal. Ses effets variables dans les hypertensions oculaires. C. r. Soc. Biol. Paris **91**, 1214 (1924). Ref. Zbl. Ophthalm. **14**, 792. — BRUNS, CHR.: Beiträge zur Tonometrie. Klin. Mbl. Augenheilk. **71**, 90 (1923).

CASOLINO: La pressione endoculare in rapporto all' estrazione di liquido cefalo rachidiano. Ann. Ottalm. **43**, 554 (1914). Ref. Klin. Mbl. Augenheilk. **54**, 342. — COLOMBO, G. L.: Studio sulle variazioni normali e patologiche della tensione oculare e sulle cause che le determinano. Boll. Ocul. **2**, 229, 329, 417, 549, 617 (1923). — COMBERG, W. u. E. STOEWER: Die augendrucksteigernde Wirkung verschiedener Muskelaktionen und ihre Bedeutung für klinische Verhältnisse. Z. Augenheilk. **58**, 92 (1925). — CSAPODY, I. DE:

Recherches sur la relation entre la tension oculaire et ia fonction de la glande thyroidienne chez l'homme. Arch. d'Ophtalm. **4**, 171 (1923). — Cucchia, A.: Studio sui rapporti fra glaucoma e ormoni sessuali. Ann. Ottalm. **56**, 117 (1928).

Dieter, W.: (a) Über den Zusammenhang zwischen osmotischem Druck, Blutdruck, insbesondere Capillardruck und Augendruck nach neuen experimentellen und klinischen Untersuchungen. Arch. Augenheilk. **96**, 179 (1925). (b) Über intraokulare Blutdruckmessungen und ihre Bedeutung für die Erforschung des Glaukomproblems. Arch. Augenheilk. **99**, 678 (1928). — Donders: Zit. nach Schmidt-Rimpler: Glaukom und Ophthalmomalacie. Graefe-Saemisch' Handbuch der gesamten Augenheilkunde, 2. Aufl., Bd. 6, S. 1. 1908. — Duke-Elder, W. S.: (a) Osmotic therapy in glaucoma. Brit. J. Ophthalm. **10**, 30 (1926). (b) The reaction of the intraocular pressure to osmotic variation in the blood. Brit. J. Ophthalm. **10**, 1 (1926). (c) The venous pressure of the eye and its relation to the intra-ocular pressure. J. of Physiol. **61**, 409 (1926). Ref. Zbl. Ophthalm. **17**, 892. (d) The arterial pressure in the eye. J. of Physiol. **62**, 1 (1926). Ref. Zbl. Ophthalm. **18**, 81. (e) The ocular circulation: Its normal pressure relationships and their physiological significance. Brit. J. Ophthalm. **10**, 513 (1926). (f) The nature of the intraocular fluids. London 1927. (g) Recent advances in ophathlmology. London 1927.

Fabricius-Jensen, H.: Der Einfluß der Lumbalpunktur auf den intraokularen Druck. Acta ophthalm. (Københ.) **4**, 36 (1926). — Feigenbaum, Arieh: Über den Einfluß der Belichtung und Verdunkelung auf den intraokularen Druck normaler und glaukomatöser Augen. Klin. Mbl. Augenheilk. **80**, 577 (1928). — Fischer, F. P.: (a) Über die Beschaffenheit der äußeren Bulbushüllen bei abnormem intraokularen Druck. Arch. Augenheilk. **103**, 1 (1930). (b) Über die Beeinflussung des Blutumlaufes in der Netzhaut. Arch. Augenheilk. **96**, 97 (1925). — Fremont-Smith, Frank and Henry S. Forbes: Intra-ocular and intracranial pressure. An experimental study. Arch. of Neur. **18**, 550 (1927). Ref. Zbl. Ophthalm. **19**, 621. — Freytag, G. Th.: Über den Augendruck bei Störungen der inneren Sekretion. Klin. Mbl. Augenheilk. **72**, 515 (1924). — Fuchs, A.: Glaucoma. Bull. ophthalm. Soc. Egypt. **23** (1924). Ref. Zbl. Ophthalm. **14**, 793. — Funaishi, Sh.: Über die direkten Wirkungen einiger endokriner Präparate auf den Augendruck des Kaninchens. Namman-Igakukai-Zasshi (jap.) **12**, 476 (1924). Ref. Zbl. Ophthalm. **15**, 410. — Fürth, O. von u. V. Hanke: Studien über Quellungsvorgänge am Auge. Z. Augenheilk. **29**, 252 (1913).

Gala: Die örtliche Anwendung des Calciums und sein Einfluß auf den Augendruck. Bratislav. lék. Listy (tschech.) **2**, 367 (1923). Ref. Zbl. Ophthalm. **11**, 376. — Gjessing, Harald G. A.: Über Tonometrie. Graefes Arch. **105**, 221 (1921). — Grönholm, V.: Untersuchungen über den Einfluß der Pupillenweite und der Akkommodation und der Konvergenz auf die Tension glaukomatöser und normaler Augen. Arch. Augenheilk. **67**, 136 (1910). — Guglianetti, L.: Sul comportamento della tensione del globo oculare in alta montagna. Arch. Ottalm. **21**, 382 (1914).

Hagen, S.: Glaucoma pressure curves. Acta ophthalm. (Københ.) **2**, 199 (1925). — Heesch, K.: Druckverhältnisse im Auge. Arch. Augenheilk. **97**, 546 (1926). — Heilbrun, K.: Über bisher mit dem Schiötzschen Tonometer erzielte Resultate (nach eigenen und fremden Untersuchungen). Graefes Arch. **79**, 261 (1911). — Hertel, E.: (a) Experimentelle Untersuchungen über die Abhängigkeit des Augendrucks von der Blutbeschaffenheit. Graefes Arch. **88**, 197 (1914). (b) Klinische Untersuchungen über die Abhängigkeit des Augendruckes von der Blutbeschaffenheit. Graefes Arch. **90**, 309 (1915). (c) Einiges über Augendruck und Glaukom. Klin. Mbl. Augenheilk. **64**, 390 (1920). (d) Intraokularer Druck und die äußeren Bulbushüllen. Ophthalm. Ges. Heidelberg **46**, 36 (1927). — Hertel, E. u. H. Citron: Über den osmotischen Druck des Blutes bei Glaukomkranken. Graefes Arch. **104**, 149 (1921). — Hess, C. u. L. Heine: Arbeiten aus dem Gebiet der Akkommodationslehre. IV. Experimentelle Untersuchungen über den Einfluß der Akkommodation auf den intraokularen Druck, nebst Beiträgen zur Kenntnis der Akkommodation bei Säugetieren. Graefes Arch. **46** II, 243 (1898). — Hippel, A. von u. Grünhagen: Über den Einfluß der Nerven auf die Höhe des intraokularen Druckes. Graefes Arch. **14** III, 219 (1868); **15** I, 265 (1869); **16** I, 27 (1870). — Hiroishi, H.: Über das Verhältnis zwischen Augendruck und Blutdruck in den episkleralen Venen und Wirbelvenen. Graefes Arch. **113**, 212 (1924). — Hofe, K. vom: Hypertonie und kompensatorische Hypotonie am Auge. Arch. Augenheilk. **102**, 315 (1929). — Horovitz, D.: Über die Beziehungen zwischen Augendruck und Blutdruck beim Menschen. Arch. Augenheilk. **81**, 143 (1916).

Imre, jun., J.: (a) Beiträge zur Frage der Regulierung des intraokularen Druckes. Orv. Hetil. (ung.) **64**, 291 (1920). Ref. Zbl. Ophthalm. **4**, 14. (b) The influence of the endocrine system on intraocular tension. Endocrinology **6**, 213 (1922). Ref. Zbl. Ophthalm. **8**, 351. (c) Einige Bemerkungen zur Mitteilung von G. Th. Freytag: Über den Augendruck bei Störungen der inneren Sekretion. Klin. Mbl. Augenheilk. **73**, 206 (1924). (d) Die Erscheinungen der innersekretorischen Störungen am Auge, mit besonderer

Berücksichtigung des Glaukoms. Orv. Hetil. (ung.) **68**, 273 (1924). Ref. Zbl. Ophthalm. **14**, 394. — ISHIKAWA, F.: Über die Einwirkung der Tenotomie der Augenmuskeln auf den intraokularen Druck, nebst Bemerkungen über die Existenz der vorderen Ciliararterien beim Kaninchen. Graefes Arch. **119**, 386 (1927).

JONGH, S. E. DE u. L. K. WOLFF: Über einen Stoff, der bei Einspritzung in eine Ader Herabsetzung der Spannung des Auges zur Folge hat. Nederl. Tijdschr. Geneesk. **68**, 2703 (1924). Ref. Zbl. Ophthalm. **14**, 610.

KAHLER, H. u. L. SALLMANN: Über das Verhalten des Augendruckes bei cerebralen Hemiplegien. (Ein Beitrag zur Frage nach den Beziehungen zwischen Blutdruck und Augendruck.) Wien. klin. Wschr. **36**, 883 (1923). — KAJIKAWA, J.: Untersuchungen über die Permeabilität der Zellen. X. Mitt. Der Einfluß der Gefäßnerven auf die Permeabilität der Gefäße, insbesondere derjenigen der vorderen Kammer des Auges. Biochem. Z. **133**, 391 (1922). Ref. Zbl. Ophthalm. **9**, 320. — KALFA, S.: (a) Elastometrie des Auges. Allruss. Kongr. Leningrad, 5. VI. 1928. Ref. Zbl. Ophthalm. **20**, 314. (b) Über die Elastizitätsmessung des Auges. Russk. oftalm. Ž. (russ.) **8**, 250 (1928). Ref. Zbl. Ophthalm. **20**, 777. — KLEIBER, G.: Über die Wirkung örtlich angewandter Kalksalzlösungen auf den Augendruck. Arch. Augenheilk. **91**, 288 (1922). — KNAPP, P.: Über den Einfluß der Massage auf die Tension normaler und glaukomatöser Augen. Klin. Mbl. Augenheilk. **50** I, 691 (1912). — KOCHMANN, M. u. P. RÖMER: Über die Abhängigkeit des Augendruckes vom Blutdruck und die Ursache der intraokularen Drucksteigerung nach Kochsalzreiz. Vortrag med. Ver. Greifswald, 7. Febr. 1914. Ref. Zbl. Ophthalm. **1**, 120. — KÖLLNER, H.: (a) Über die regelmäßigen täglichen Schwankungen des Augendruckes und ihre Ursache. Arch. Augenheilk. **81**, 120 (1916). (b) Über Augendruckschwankungen beim Glaukom und ihre Abhängigkeit vom Blutkreislauf. Münch. med. Wschr. **1918**, 229. (c) Über den Augendruck beim Glaucoma simplex und seine Beziehungen zum Kreislauf. Arch. Augenheilk. **83**, 135 (1918). — KRONFELD: Die Punktion der Vorderkammer bei Glaukom. Klin. Mbl. Augenheilk. **83**, 822 (1929). — KYRIELEIS, W.: Über Stauungspapille. Graefes Arch. **121**, 560 (1929).

LAMB, R. S.: Glaucoma. Trans. amer. ophthalm. Soc. **24**, 105 (1926). — LANGENHAN: Ophthalmotonometrie. Graefe-Saemisch' Handbuch der gesamten Augenheilkunde, 2. Aufl., Bd. 4, S. 606. 1904. — LAQUEUR: Zit. nach SCHMIDT-RIMPLER: Glaukom und Ophthalmomalacie. Graefe-Saemisch' Handbuch der gesamten Augenheilkunde, 2. Aufl., Bd. 6, S. 1. 1908. — LEBER, TH.: Die Zirkulations- und Ernährungsverhältnisse des Auges. Graefe-Saemisch' Handbuch der gesamten Augenheilkunde, 2. Aufl., Bd. 2, S. 2. 1903. — LEDERER, R.: Der Binnendruck des experimentell und willkürlich bewegten Auges. Arch. Augenheilk. **72**, 1 (1912). — LEPLAT, G.: (a) La pression artérielle dans les vaisseaux de l'iris et ses modifications sous l'influence des collyres. Annales d'Ocul. **157**, 693 (1920). (b) De la circulation sanguine intraoculaire et de son importance en clinique. Le Scalpel **75**, 345 (1922). Ref. Zbl. Ophthalm. **8**, 11. (c) Etude des modifications provoquées dans les deux yeux par une contusion oculaire unilatérale. C. r. Soc. Biol. Paris **87**, 982 (1922). Ref. Zbl. Ophthalm. **9**, 404. (d) De l'influence des soustractions sanguines locales sur la physiologie oculaire. Recherches expérimentales. Annales d'Ocul. **160**, 348 (1923). — LEVINSOHN, G.: (a) Über den Einfluß der äußeren Augenmuskeln auf den intraokularen Druck. Graefes Arch. **76**, 129 (1910). (b) Zur Frage der intraokularen Drucksteigerung bei den Bewegungen des Auges. Arch. Augenheilk. **73**, 151 (1913). — LIDA, E. u. E. ADROGUÉ: (a) Der Blutdruck in der Arteria centralis retinae. Semana méd. (span.) **33**, 1129 (1926). Ref. Zbl. Ophthalm. **18**, 142. (b) Über den Blutdruck in den Retinacapillaren. Semana méd. (span.) **33**, 225 (1926). Ref. Zbl. Ophthalm. **17**, 451. — LÖHLEIN, W.: Diskussionsbemerkung. Ophthalm. Ges. Heidelberg **38**, 159 (1913). — LULLIES, H.: Der Druck in den Venen des Scleralrandes. Pflügers Arch. **199**, 471 (1923). — LULLIES, H. u. L. GULKOWITSCH: Beiträge zur Lehre vom Flüssigkeitswechsel des Auges. Schr. Königsberg. gelehrte Ges. Naturwiss. Kl. **1**, H. 2. Berlin 1924. Ref. Zbl. Ophthalm. **13**, 463.

MAGITOT, A.: (a) Sur quelques variations traumatiques de la tension oculaire. Annales d'Ocul. **154**, 667 (1917). (b) Sur quelques variations traumatiques de la tension oculaire. Annales d'Ocul. **155**, 1 (1918). (c) Hypertension oculaire par irritation expérimentale de l'iris. C. r. Soc. Biol. Paris **86**, 582 (1922). Ref. Zbl. Ophthalm. **8**, 131. (d) La tension oculaire après ponction de la chambre antérieure. C. r. Soc. Biol. Paris **86**, 844 (1922). Ref. Zbl. Ophthalm. **8**, 352. (e) Recurrence nerveuse et réflexes axoniques en ophtalmologie. Annales d'Ocul. **164**, 897 u. **165**, I (1928). (f) Sur les sources multiples de l'humeur aqueuse. Annales d'Ocul. **165**, 481 (1928). — MAGITOT et BAILLIART: La pression comparée dans les vaisseaux de l'iris et de la rétine. Recherches sur l'action des vaso-moteurs oculaires. Annales d'Ocul. **158**, 81 (1921). — MARIOTTI, C.: Studio intorno l'influenca della gravidanza sulla tensione oculare. Lett. oftalm. **2**, 395 (1925). Ref. Zbl. Ophthalm. **16**, 228. — MARPLE: Ophthalm. Record **1910**, 467. Zit. nach BADER. Arch. Augenheilk. **83**, 168. — MARX, E.: (a) Über den Druckunterschied zwischen beiden Augen. Nederl. Tijdschr. Geneesk. **67**, 1082 (1923). Ref. Zbl. Ophthalm. **10**, 283. (b) L'influence de la menstruation et de la

698   R. Thiel: Physiologie und Pathologie des Augendruckes.

grossesse sur la tension oculaire. Annales d'Ocul. **160**, 873 (1924). (c) Simultaneous registration of intraocular and intraspinal pressure under various conditions. Trans. ophthalm. Soc. U. Kingd. **45**, 531 (1925). — Masslennikoff, A.: Schwankungen des intraokularen Druckes im normalen und pathologischen Auge. Diss. Petrograd 1923 (russ.). Ref. Zbl. Ophthalm. **11**, 377. — Mazzei, A.: Rapporti tra la tensione oculare e le pressioni arteriosa, venosa, endothoracica. Arch. Ottalm. **27**, 83 (1920). — Mazzola, U.: Influenza di soluzioni di diversa concentrazione sulla tensione endoculare, sull' indice di refrazione e sul contenuto di azota dell' umor acqueo. Boll. Ocul. **3**, 757 (1924). — Miyashita: Zit. nach Bader. Arch. Augenheilk. **83**, 168. — Montagne: Some observations with the Schiötz Tonometer on the normal eye. Ophthalmoscope, Juli 1916. — Müller, H. K.: (a) Zur Messung des intraokularen Druckes. Ophthalm. Ges. Heidelberg **48**, 147 (1930). (b) Über die Grenzwerte der mit dem Tonometer von Schiötz gemessenen Druckhöhen gesunder Augen. Arch. Augenheilk. **104**, 89 (1931). — Müller, H. K. u. R. Pflimlin: Über den Einfluß des Sympathicus auf den Eiweißgehalt des Kammerwassers. Arch. Augenheilk. **100/101**, 91 (1929).

Nakamura, K.: Studien über Quellungsvorgänge am Auge. Arch. Augenheilk. **96**, 131 (1925). — Nicati, Armand F.: L'ophthalmotonus, fonction contractile autonome de la choroide vasculaire, réflexe de contre-coeur. Physiologie et pathologie. Mesures comparatives entre la tension oculaire et la pression artérielle. Arch. d'Ophtalm. **37**, 449 (1920). — Noiszewski, K.: (a) Glaukom und intrakranieller Druck. Polska Gaz. lek. **1**, 335, 382, 404 (1922). Ref. Zbl. Ophthalm. **8**, 288. (b) Hydrostatik und Hydrodynamik der intraokulären Flüssigkeit und des Liquor cerebrospinalis. Klin. oczna (poln.) **7**, 65 (1929). Ref. Zbl. Ophthalm. **22**, 679.

Ogawa, M.: (a) Gegenseitige Beziehungen des intraokularen, des arteriellen und des venösen Druckes bei der Einwirkung verschiedener Pharmaca. Fol. jap. pharmacol. **5**, 263 (1927). Ref. Zbl. Ophthalm. **19**, 215. (b) Über den Einfluß der Sympathicus- sowie Vagusreizung auf den intraokularen Druck des Kaninchens. Fol. jap. pharmacol. **6**, 147 (1927). Ref. Zbl. Ophthalm. **19**, 653. (c) Über die Veränderungen des arteriellen, des venösen und des intraokularen Druckes bei intravenöser Infusion von iso- und hypertonischer Kochsalzlösung sowie von Wasser. Fol. jap. pharmacol. **6**, 1 (1927). Ref. Zbl. Ophthalm. **19**, 770.

Papilian, V. et Cruceanu, H.: L'influence du cervelet sur les fonctions organovégétatives de l'oeil. C. r. Soc. Biol. Paris **92**, 1081 (1925). Ref. Zbl. Ophthalm. **16**, 292. — Parker, Walter R.: The mecanism of the papilloedema. Trans. amer. Acad. Ophthalm. a. Otol. **77** (1924). Ref. Zbl. Ophthalm. **15**, 166. — Passow, A.: (a) Neue klinische und physiologisch-chemische Befunde bei Glaukomkranken. Ophthalm. Ges. Heidelberg **47**, 187 (1928). (b) Beitrag zur Glaukomgenese als Konstitutionsproblem. Internat. Ophthalm. Kongr. Amsterdam **1**, 61 (1929). — Pissarello, C.: (a) La curva giornaliera della tensione nell' occhio normale e nell' occhio glaucomatoso. Giorn. roy. Accad. Med. Torino **77**, 61 (1914). (b) Die tägliche Druckkurve im normalen und glaukomatösen Auge und der Einfluß verschiedener Faktoren (Miotica, Iridektomie, Derivantia, Mahlzeiten [nach Messungen mit dem Tonometer von Schiötz]). Ref. Klin. Mbl. Augenheilk. **59**, 687 (1915). — Pletnewa, N. A.: Zur Frage der Blutkonzentration bei Glaukom. Russk. ophthalm. Ž. **2**, 7 (1923). Ref. Zbl. Ophthalm. **11**, 472.

Raeder, J. G.: Einige Fälle von Invertierung der intraokularen Druckschwankung bei Netzhautablösung mit Sekundärglaukom. Klin. Mbl. Augenheilk. **74**, 424 (1925). — Rizzo, A.: La tensione oculare nella gravidanza. Giorn. Ocul. **6**, 82 (1925). — Rochat, G. F.: Sur l'augmentation de la pression intraoculaire par excitation du nerf sympathique chez le lapin. Arch. néerl. Physiol. **2 IV**, 545 (1918). — Rochat, G. F. u. J. S. Steyn: The influence of calcium chloride on the production of ocular fluid and on ocular pressure. Brit. J. Ophthalm. **8**, 257 (1924). — Roscin, V.: Beiträge zur Lehre vom Glaukom. Arch. Oftalm. (russ.) **3**, 464 (1928). Ref. Zbl. Ophthalm. **19**, 771. — Ruata: Augendruck und Blutdruck. Jber. Ophthalm. 1911, 113. Zit. nach Peters. Das Glaukom. Graefe-Saemisch' Handbuch des gesamten Augenheilkunde. Berlin 1930. — Ruben, L.: Beiträge zur Lehre vom Augendruck und vom Glaukom. Graefes Arch. **86**, 258 (1913).

Sallmann, L.: Über die Tagesdruckkurve und über Belastungsproben als Hilfsmittel in der Glaukomdiagnose. Internat. Ophthalm. Kongr. Amsterdam **2**, 482 (1929). — Salvati: (a) L'influence de la menstruation sur la tension oculaire. Annales d'Ocul. **160**, 568 (1923). (b) L'influence des muscles moteurs sur l'ophtalmotonus. Annales d'Ocul. **161**, 699 (1924). (c) La pression artérielle rétinienne en position assise et couchée. Annales d'Ocul. **165**, 917 (1928). — Samojloff, A. J.: (a) Vergleichende Manometrie des Auges bei Injektionen hypertonischer Kochsalzlösungen. Russk. ophthalm. Ž. **2**, 165 (1923). Ref. Zbl. Ophthalm. **11**, 56. (b) Experimentelle Untersuchungen des intraokularen Druckes. Russk. ophthalm. Ž. **3**, 313 (1924). Ref. Zbl. Ophthalm. **14**, 393. (c) Experimentelle Untersuchungen des intraokularen Druckes. V. Mitt. Über die Wirkung der Hypophysispräparate auf den intraokularen Druck. Russk. ophthalm. Ž. **5**, 722 (1926). Ref. Zbl. Ophthalm. **19**, 216. (d) Sur la tension dans les veines chorioidiennes. Annales d'Ocul. **163**, 689 (1926). —

SANDER-LARSEN, S.: Interne Behandlung des Glaukoms. Ugeskr. Laeg. (dän.) 85, 603 (1923). Ref. Zbl. Ophthalm. 11, 244. — SCHOENBERG, M. J.: The artificial induction of ocular hypertension by compression of the jugular veins. Its physiologic aspect: An interpretation. Arch. of Ophthalm. 1, 681 (1929). — SEIDEL, E.: (a) Weitere experimentelle Untersuchungen über die Quelle und den Verlauf der intraokularen Saftströmung. XX. Mitt. Über die Messung des Blutdruckes in dem episkleralen Venengeflecht, den vorderen Ciliar- und den Wirbelvenen normaler Augen (Messungen am Tier- und Menschenauge). Graefes Arch. 112, 232 (1923). (b) XXII. Mitt. Über die Messung des Blutdruckes in den vorderen Ciliar-arterien des menschlichen Auges. Graefes Arch. 114, 157 (1924). (c) Zur Blutzirkulation im Ciliargefäßsystem. Ophthalm. Ges. Heidelberg 44, 79 (1924). (d) Prinzipielles zur Blutdruckmessung in den intraokularen Arterien. Graefes Arch. 116, 537 (1926). (e) Methoden zur Untersuchung des intraokularen Flüssigkeitswechsels. Abderhaldens Handbuch der biologischen Arbeitsmethoden. Abt. V, Teil 6, 10/19. 1927. — SERR, H.: (a) Über die Entstehung des Augendruckes, besonders im Hinblick auf den intraokularen Capillardruck. Graefes Arch. 116, 692 (1926). (b) Über den Blutdruck in den intraokularen Gefäßen. Oph-thalm. Ges. Heidelberg 46, 21 (1927). — SONDERMANN, R.: Beitrag zur Entstehung, Physiologie und Pathologie des Augendrucks. Arch. Augenheilk. 102, 111 (1929). — SZYMÀNSKI, J. u. S. WLADYCZKO: Experimentelles einfaches Glaukom. Klin. oczna (poln.) 3, 145 (1925). Ref. Zbl. Ophthalm. 16, 729.

TESSIER, G.: (a) La tensione endoculare dell'occhio normale nell'accomodazione e con-vergenza. Ann. Ottalm. 57, 799 (1929). (b) L'oftalmotono durante l'accomodazione e la convergenza nel glaucoma e nel distacco di retina. Lett. oftalm. 7, 272 (1930). Ref. Zbl. Ophthalm. 24, 82. — THIBERT: Un cas singulier de glaucome traumatique avec exagération de l'hypertonie dans le décubitus. Clin. ophtalm. 24, 200 (1920). — THIEL, R.: (a) Klinische Untersuchungen zur Glaukomfrage. Graefes Arch. 113, 329 (1924). (b) Die physiologischen und experimentell erzeugten Schwankungen des intraokularen Druckes im gesunden und glaukomatösen Auge. Arch. Augenheilk. 96, 331 (1925). (c) Zur medikamentösen Behand-lung des Glaukoms. Berl. Fortbildgskurs Augenärzte, S. 66. Berlin 1925. (d) Hornhaut-pulsation, Blutdruck und Augendruck. Ophthalm. Ges. Heidelberg 47, 198 (1928). (e) Re-flektorische Augendruckschwankungen nach Reizung des Sympathicus. Klin. Mbl. Augen-heilk. 82, 109 (1929). (f) Zur graphischen Registrierung der Hornhautpulsation. Klin. Wschr. 8, 738 (1929). — TOCZYSKI, F.: Über die an normalen und glaukomatösen Augen mit SCHIÖTZschem Tonometer gewonnenen Untersuchungsresultate. Klin. Mbl. Augen-heilk. 50 I, 727 (1912). — TRETTENERO, A.: Azione del saccarosio sulla tensione endo-culare. Ann. Ottalm. 51, 932 (1923).

VAIDYA, J. H.: A point in favour of Professor ARTHUR THOMSONS theory of the pro-duction of glaucoma. Brit. J. Ophthalm. 5, 172 (1921). — VERDERAME, F.: Ricerche speri-mentali sui rapporti fra esoftalmo e tensione endoculare. Boll. Ocul. 6, 64 (1927). — VIGURI, V. A.: Augendruck und Blutdruck. An. Soc. mexic. Oftalm. y Otol. 4, 114 (1923). Ref. Zbl. Ophthalm. 15, 590. — VOSSIUS, A.: Persistierendes blutführendes Pupillarmembran-gefäß. Ein Beitrag zur Frage des Blutdruckes in den intraokularen Gefäßen. Graefes Arch. 104, 320 (1921).

WEEKERS, L.: (a) Modifications experimentales de l'ophtalmotonus. Réaction ophtal-motonique consensuelle. Arch. d'Ophtalm. 41, 641 (1924). (b) Les effets des injections d'eau distillée sur la tension oculaire. Arch. d'Ophtalm. 41, 65 (1924). — WEGNER: Ein weiterer Beitrag zur Tonometrie sowie Bestimmung des intraokularen Druckes am nor-malen Auge mit dem Tonometer von SCHIÖTZ in bezug auf die verschiedenen Lebensalter. Arch. Augenheilk. 68, 290 (1911). — WEGNER, W.: (a) Massagewirkung und Stauungs-versuche am normalen und glaukomatösen Auge. Z. Augenheilk. 55, 381 (1925). (b) Gra-phische Registrierung der pulsatorischen Bulbusschwankungen. Klin. Wschr. 7, 2290 (1928). — WEISS, O.: (a) Der Druck in den Wirbelvenen des Auges. Z. Augenheilk. 43, 141 (1920). (b) Der Flüssigkeitswechsel im Auge. Pflügers Arch. 199, 462 (1923). — WESSEL-KIN, P. N.: Zur Frage der Bedingungen, durch die der Übertritt des Trypanblaues in das Kammerwasser des Auges beeinflußt wird. Z. exper. Med. 64, 203 (1929). — WESSELY, K.: (a) Beiträge zur Lehre vom Augendruck. Verslg ophthalm. Ges. Heidelberg 38, 116 (1912). (b) Die Kurve des Augendruckes. Verh. Ges. dtsch. Naturforsch. 85. Verslg Wien 1914 II, 687. (c) Weitere Beiträge zur Lehre vom Augendruck. Arch. Augenheilk. 78, 247 (1915). (d) Über den Einfluß der Augenbewegungen auf den Augendruck. Arch. Augenheilk. 81, 102 (1916). (e) Die Beziehungen zwischen Augendruck und allgemeinem Kreislauf. Arch. Augenheilk. 83, 99 (1918). — WESSELY, K. u. J. HOROVITZ: Das Verhalten des Augen-druckes im Fieber. Arch. Augenheilk. 89, 113 (1921). — WISCHNEWSKI: Über die Beziehung zwischen dem allgemeinen Blutdruck und Intraokulardruck. Ophthalm. Ges. Petrograd, 21. Dez. 1922. Ref. Zbl. Ophthalm. 11, 56. — WOLFF, L. K. u. S. E. DE JONGH: (a) Über eine augendruckerniedrigende Substanz. Klin. Wschr. 4, 344 (1925). (b) Über eine Substanz, die imstande ist, den Augendruck herabzusetzen. II. Biochem. Z. 163, 428 (1925). (c) Über augendruckerniedrigende Mittel beim Glaukom. III. Klin. Wschr. 4, 2489 (1925).

Das Glaukom.

Von

Rudolf Thiel-Berlin.

Mit Benutzung eines Manuskriptes von

Hans Köllner † -Würzburg[1].

(Mit 88 Abbildungen.)

Vorbemerkungen.

Glaukom oder grüner Star ist ein Sammelbegriff für alle Erkrankungen des Auges, deren Hauptsymptom eine Erhöhung des intraokularen Druckes ist.

Jede Steigerung des intraokularen Druckes darf jedoch nicht als Glaukom bezeichnet werden, da auch im gesunden Auge der Druck keine konstante Höhe besitzt, sondern unter dem Einfluß der Blutzirkulation und Atmung ständig Schwankungen unterworfen ist (s. Beitrag „Physiologie und Pathologie des Augendruckes").

Die klinischen Beobachtungen haben fernerhin ergeben, daß sich gelegentlich ein Auge einem mäßig erhöhten Druck (z. B. bei angeborener Pulmonalstenose, Pulmonalsklerose) anzupassen vermag, ohne Schaden zu leiden. Man ist daher erst dann berechtigt, von einem Glaukom, d. h. von einer Krankheit, zu sprechen, wenn sich anatomische Veränderungen eingestellt haben, die die Funktion des Auges dauernd oder vorübergehend beeinträchtigen.

Die Ursachen einer pathologischen Drucksteigerung können verschiedener Natur sein. Die Fälle, in denen das Glaukom auf eine nachweisbare — gleichzeitig bestehende oder vorangegangene — Erkrankung des Auges zurückzuführen ist, werden als *Sekundärglaukom* bezeichnet. Als Beispiele dieses Krankheitstypus seien erwähnt: die mechanische Behinderung des Flüssigkeitswechsels durch ringförmige hintere Synechien im Gefolge einer Iritis oder der Verschluß der Pupille durch quellende Linsenmassen.

Dem Sekundärglaukom gegenüber steht das *primäre Glaukom*. Bei ihm ist eine anderweitige Augenerkrankung als Ursache nicht nachweisbar. Wenn

---

[1] Für den Abschnitt „Glaukom" lag ein Entwurf von Professor H. Köllner † vor, der bereits 1914 begonnen, aber noch nicht redaktionell vereinheitlicht war. Da gerade im letzten Jahrzehnt die Kenntnis des Glaukoms durch eine Fülle neugewonnener Erfahrungen wesentlich bereichert und vertieft wurde, hätte Köllner für das jetzige Erscheinen des Handbuches seinen Entwurf sicherlich einer vollständigen Neubearbeitung unterzogen. Der Tod hat ihm die Feder vorzeitig aus der Hand genommen.

Die Neubearbeitung wurde mir übertragen. Es ergab sich die Notwendigkeit einer Umgruppierung des ganzen Stoffes. Mehrere Kapitel (insbesondere Diagnose und Therapie der einzelnen Glaukomformen) mußten völlig neu gestaltet, andere ergänzt und den heutigen Anschauungen entsprechend vervollständigt werden.   Rudolf Thiel.

es uns auch dank zahlreicher klinischer und experimenteller Arbeiten der letzten Jahre gelingt, die zur Drucksteigerung führenden Faktoren in vielen Fällen näher zu analysieren, so ist die eigentliche Entstehungsweise des primären Glaukoms doch noch keineswegs geklärt. Die fortschreitende Kenntnis von der Genese des Glaukoms wird vielleicht später eine Trennung der einzelnen Formen nach ätiologischen Gesichtspunkten ermöglichen. Die Grenzen zwischen primärem und sekundärem Glaukom werden sich dann wahrscheinlich mehr und mehr zugunsten des letzten verschieben.

I. Das primäre Glaukom.

Allgemeine Einteilung. *Das primäre Glaukom ist kein einheitliches Krankheitsbild.* Seine einzelnen Formen werden durch die *Höhe des intraokularen Druckes,* die *Lokalisation* und den *Grad der pathologisch-anatomischen Veränderungen* und die dadurch bedingten *Funktionsstörungen* in typischer Weise bestimmt.

Diese drei Hauptsymptome stehen in direkter Beziehung zueinander. Ob die anatomischen Veränderungen die Ursache der Drucksteigerung oder umgekehrt deren Folge sind, kann nach dem augenblicklichen Stand unserer Kenntnisse nicht immer entschieden werden. In den meisten Fällen wird es sich um einen Circulus vitiosus handeln. Die Funktionsstörung ist in erster Linie abhängig von dem Grade und der Lokalisation der anatomischen Veränderungen. Ist der vordere Bulbusabschnitt betroffen, so entstehen in der Regel nur vorübergehende Störungen, während die irreparablen Schädigungen des hinteren Bulbusabschnittes auch bleibende Funktionsausfälle bedingen.

Entsprechend dem wechselnden Bilde dieses Symptomenkomplexes lassen sich folgende *Typen des primären Glaukoms* herausheben:

A. *Glaucoma acutum inflammatorium,*
B. *Glaucoma chronicum simplex,*
C. *Glaucoma chronicum inflammatorium,*
D. *Glaucoma absolutum und degenerativum.*

Die scharfe Trennung dieser einzelnen klinischen Bilder wird sich nicht immer streng durchführen lassen, da Übergänge zwischen ihnen vorkommen. So kann sich z. B. aus einem Glaucoma chronicum simplex ein Glaucoma chronicum inflammatorium entwickeln. Eine gewisse Schematisierung erscheint mir jedoch zweckmäßig, weil ohne genaue Begriffsbestimmung — eine allgemein anerkannte Nomenklatur fehlt noch immer — eine Verständigung z. B. über therapeutische Vorschläge sehr erschwert, wenn nicht überhaupt unmöglich ist.

A. Das Glaucoma acutum inflammatorium.
(Akuter Glaukomanfall.)
1. Das allgemeine Krankheitsbild.

Dem akuten Glaukomanfall gehen häufig vorübergehende Drucksteigerungen (sog. Prodromalanfälle) voraus. Sie können als leichte Glaukomanfälle angesehen werden, da sie von den gleichen Symptomen begleitet sind, durch die der eigentliche Anfall gekennzeichnet wird. Von ihm unterscheiden sie sich nur dadurch, daß die subjektiven Beschwerden im allgemeinen geringer, die objektiv wahrnehmbaren Veränderungen weniger stark ausgeprägt sind. Sie sollen deshalb nicht gesondert besprochen werden.

Unter den subjektiven Beschwerden stehen Schmerzen und Sehstörungen an erster Stelle. Die Kranken klagen über einen unbestimmbaren Druck in und hinter dem Auge, der sich bis zu unerträglichen, bohrenden *Schmerzen* steigern kann. Es entsteht die Empfindung, als ob der Augapfel bersten und aus seiner Höhle gedrängt würde. Die Schmerzen beschränken sich meist nicht nur auf das Auge, sondern strahlen auch im Bereich des ersten Trigeminusastes über die Stirn in den Hinterkopf aus, können sogar hier allein lokalisiert sein. Zuweilen wird auch das Verzweigungsgebiet des zweiten und dritten Astes mitergriffen, wodurch unangenehme Sensationen im Kiefer und in den Zähnen ausgelöst werden. *Störungen des Allgemeinbefindens* können sich hinzugesellen: Frost- und Fiebergefühl, Pulsverlangsamung, Übelkeit und Erbrechen (s. auch S. 353 in diesem Bande).

Die *Sehstörungen* sind sehr charakteristisch und für die Diagnose außerordentlich wichtig. Die Kranken bemerken einen Schleier vor den Augen (*Nebelsehen*) und farbige Ringe um Lichtquellen (*Regenbogenfarbensehen*).

Die *Sehschärfe*, deren Abnahme im Prodromalanfall so geringgradig sein kann, daß sie einem unaufmerksamen Patienten entgeht, pflegt im akuten Anfall in wenigen Stunden bis auf Fingerzählen in geringer Entfernung zu sinken. Gelegentlich kommt neben einer Störung der *Dunkeladaptation Funken-* und *Blitzesehen* vor. Doch sind diese beiden letzten Symptome für die Diagnose des Glaukoms nur beschränkt zu verwerten, da sie sich in gleicher Weise auch bei anderen Augenerkrankungen (z. B. Netzhautablösung) finden.

Das Auge bietet im akuten Anfall *Zeichen einer heftigen Entzündung.* Die Lider. sind häufig ödematös geschwollen, die Bindehaut ist injiziert. Auffallend ist eine Erweiterung der episcleralen Gefäße. Zuweilen besteht ein geringgradiger Exophthalmus. Höchst charakteristisch sind die Veränderungen der Hornhaut und Regenbogenhaut. Die Hornhaut ist meist in ganzer Ausdehnung gleichmäßig hauchig getrübt, ihre Oberfläche deutlich gestichelt, die Berührungsempfindlichkeit herabgesetzt oder aufgehoben. Die vordere Augenkammer ist durch die Vordrängung der Linse und Regenbogenhaut fast stets stark abgeflacht, das Kammerwasser getrübt. Die Regenbogenhaut hat ein schmutziges und verwaschenes Aussehen, so daß ihre Zeichnung nur noch undeutlich erkennbar ist. Die Pupille ist unregelmäßig verzogen („entrundet"), weiter als auf dem gesunden Auge und zeigt eine verlangsamte und wenig ausgiebige Reaktion auf Lichteinfall.

Es besteht eine *Hyperämie der Sehnervenpapille.* Die Arterien der Netzhaut zeigen oft deutliche Pulsation, die Venen erscheinen infolge Stauung geschlängelt und erweitert. In der Regel verhindert jedoch die Hornhauttrübung eine genaue Untersuchung des Augenhintergrundes.

Schon bei vorsichtiger Betastung des Auges mit dem Finger verrät sich die *hochgradige intraokulare Drucksteigerung.* Das Auge fühlt sich steinhart an.

Im Prodromalanfall brauchen nicht alle besprochenen Veränderungen nachweisbar zu sein. Am konstantesten ist die hauchige Hornhauttrübung. Die Abflachung der Vorderkammer überdauert gelegentlich den Anfall, doch pflegt sie nur bei häufiger Wiederkehr der Prodromalanfälle ausgesprochen zu sein. Ihre Beurteilung wird dadurch erschwert, daß im Alter und besonders in hypermetropischen Augen die Vorderkammer überhaupt flacher ist. Ebenso kann eine gewisse Entrundung und Reflexträgheit der Pupille auch in der anfallsfreien Zeit vorhanden sein.

Dies ist in kurzen Umrissen das wohl charakterisierte Krankheitsbild. Bei seiner Wichtigkeit und im Hinblick auf die Frage der Genese des akuten Glaukoms ist es notwendig, auf die einzelnen Symptome näher einzugehen.

2. Die einzelnen Symptome.

a) Der Augendruck beim Glaucoma acutum inflammatorium.

Durch die regelmäßigen systematischen Messungen des Augendruckes normaler und glaukomkranker Augen ist die *Druckkurve* auch des *akuten inflammatorischen Glaukoms* festgelegt (KÖLLNER, THIEL, LÖHLEIN u. a.). Wird der Augendruck nach dem Vorschlage von THIEL regelmäßig am Tage und in der Nacht mehrmals gemessen, so kann man schon während der Zeit *vor dem eigentlichen Anfall unregelmäßige Schwankungen* nachweisen. Es kommt zu vorübergehenden Drucksteigerungen, die zunächst weitere Symptome nicht hervorzurufen brauchen (Prodromalanfälle). *Im akuten Anfall* selbst *steigt der Augendruck* innerhalb weniger Stunden von physiologischer Höhe *steil an* (Abb. 1).

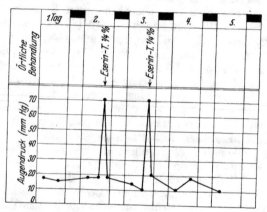

Abb. 1. Akuter Glaukomanfall am 2. und 3. Beobachtungstag.
Nach Einträufelung von ¹/₄%igem Eserin Drucksturz auf subnormalen Wert[1].

Es können Tonometerwerte von 80—100 mm Hg und darüber gemessen werden. Der relativ niedrige Blutdruck in den intraokularen Venen, insbesondere der Aderhaut, vermag sich dieser plötzlichen Erhöhung des auf ihnen lastenden intraokularen Druckes nicht anzupassen. Durch die einsetzende Kompression entsteht eine völlige Stase (*Glaucoma haemostaticum*, HEERFORDT).

Die Lösung des akuten Anfalles erfolgt gelegentlich spontan (THIEL). Sie geht dann ebenso wie nach therapeutischen Eingriffen (KÖLLNER, THIEL, VOM HOFE) *in Gestalt eines Drucksturzes* vor sich. Dabei kann die Tension sogar zu subnormalen Werten (unter 10 mm Hg) absinken. Innerhalb einiger Tage kehrt der Druck auf seine physiologische Höhe zurück. Meist stellen sich jedoch nach kurzer Zeit wieder unregelmäßige Schwankungen ein, bis es zum Ausbruch eines neuen Anfalles kommt (Abb. 2).

Die durch den Drucksturz hervorgerufenen subnormalen Werte sind wohl in erster Linie auf eine Verringerung des Augeninhaltes durch Abfluß des während des Anfalles im Bulbus gestauten Blutes und Rückgang des Stauungsödems zurückzuführen (HEERFORDT). Vielleicht spielt auch eine Elastizitätsänderung der Bulbuswandungen im Anfall eine Rolle (KÖLLNER, VOM HOFE), so daß hinterher die gedehnte Scleralhülle für den Inhalt vorübergehend zu groß ist.

---

[1] *Zeichenerklärung:* —— Rechtes Auge. ------- Linkes Auge. ▬▬ Nachtzeit.
⊤⊥ Zeit der Bettruhe. R. Pilo-S. = Pilocarpinsalbe rechtes Auge. L. Pilo-T. = Pilocarpintropfen linkes Auge. Gynergen-I. = Gynergeninjektion. Zeitpunkt der Verabreichung der Medikamente am Tage ist durch ↓, in der Nacht durch × markiert. Messungen am Tage um 8, 10, 1, 5 und 7 Uhr.

Auch *im zweiten gesunden Auge* werden gelegentlich *geringe Drucksteigerungen* beobachtet, die gleichsinnig mit denen des erkrankten Auges verlaufen. KÖLLNER sieht als gemeinsame Ursache für die Druckschwankungen in beiden Augen die von ihm beobachteten gleichzeitigen *Schwankungen des Blutdruckes* an (s. Abb. 2). Nach den neueren Untersuchungen von FEIGENBAUM, VOM HOFE und THIEL ist es wahrscheinlicher, daß eine reflektorische Reizübertragung

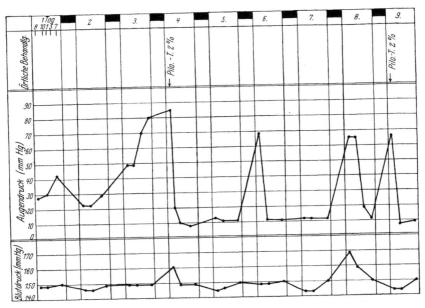

Abb. 2. Unregelmäßige Schwankungen des Augendruckes vor dem akuten Anfall am 4. Beobachtungstag. Nach Pilocarpin Drucksturz auf subnormalen Wert. Spontane Lösung des akuten Anfalles am 6. und 8. Beobachtungstag. Gleichsinnige Schwankungen des Blutdruckes.

von einem Auge auf das andere die Ursache der Druckschwankungen im gesunden Auge ist (s. Beitrag „Physiologie und Pathologie des Augendruckes" [WEEKERS, BESSO u. a.]).

b) Die sichtbaren Veränderungen am Auge beim Glaucoma acutum inflammatorium.

Bindehaut. Neben einer *ödematösen Durchtränkung* der Bindehaut fallen feinste *punktförmige Blutungen* auf. Beide Erscheinungen sind eine Folge der während des akuten Glaukomanfalles im Auge herrschenden venösen Stase. Die Hyperämie betrifft auch das Randschlingennetz, das häufig durch zahlreiche Anastomosen mit den Gefäßen der Conjunctiva und Episclera verbunden ist. Die *vorderen Ciliararterien* sind *geschlängelt* und *erweitert.* Offenbar erfolgt durch die Behinderung des Blutzuflusses in das unter hohem Druck stehende Augeninnere eine Rückstauung des einströmendes Blutes. Gelegentlich sieht man auch eine Verlangsamung und sogar Umkehr des Blutstromes, unter Umständen eine ampullenförmige Erweiterung der Arterie vor ihrem Eintritt in das Scleralloch (HEERFORDT, KOEPPE) (s. S. 722). Auch die *vorderen Ciliar-venen zeigen eine vermehrte Blutfüllung,* da sie kompensatorisch für die komprimierten Vortexvenen eintreten. Durch sie fließt nunmehr das gesamte Blut aus der Regenbogenhaut, dem Ciliarkörper und vorderen Abschnitt der Aderhaut ab.

Die Unterscheidung zwischen Arterien und Venen, die besonders bei kleinen Gefäßen und anastomosierenden Verzweigungen nicht immer leicht ist, gelingt am besten durch den Kompressionsversuch (HEERFORDT). Man drückt ein Gefäß vorsichtig eine Strecke weit blutleer und beobachtet im Spaltlampenlicht mit der Binokularlupe, von welcher Richtung her es sich mit Blut füllt, und ob diese Füllung blitzschnell (Arterie) oder langsam (Vene) vor sich geht.

Hornhaut. Die charakteristische *Trübung der Hornhaut* wird in erster Linie *durch Epithelveränderungen bedingt*. In den leichten Anfällen des Prodromalstadiums ist die Trübung nur angedeutet und liegt vorzugsweise in der Hornhautmitte. Bei gewöhnlicher Belichtung kann die Hornhaut sogar vollkommen klar erscheinen. Mit starker Lupenvergrößerung sieht man jedoch auch in diesen Fällen bereits feine Epithelabhebungen (VOGT). Im akuten Anfall dagegen ist die Hornhautoberfläche fast in ganzer Ausdehnung glanzlos. Die Stichelung ist schon mit unbewaffnetem Auge sichtbar; das Reflexbild ist unscharf, aber gleichmäßig und nicht verzerrt wie bei Narbenbildungen der Hornhaut.

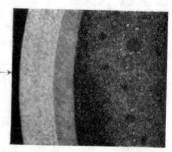

Abb. 3. Epithelbetauung der Hornhaut. In dem von der braunen Iris reflektierten Lichte sind vacuolenähnliche Gebilde von ungleicher Größe zu erkennen. (VOGT, A.: Lehrbuch und Atlas der Spaltlampenmikroskopie, 2. Aufl., Teil I, Tafel 40, Abb. 312.)

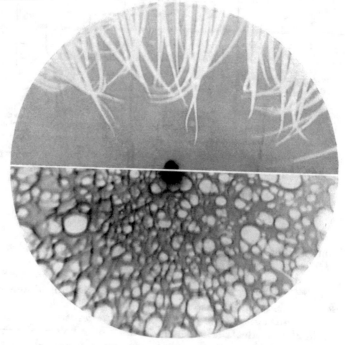

Abb. 4. Reflexbild der Hornhautoberfläche: Normale Hornhaut (oben), Stichelung beim akuten Glaukom (unten). [Nach F. P. FISCHER: Ber. dtsch. ophthalm. Ges. 46, 32, Abb. 1 (1927) u. 47, 277, Abb. 8 (1928).]

Im Spaltlampenlicht erkennt man zahllose feinste unregelmäßige Erhebungen im Epithel (Abb. 3). Stellenweise sind auch kleine *Epithelbläschen* vorhanden. Sie heben sich dunkel und klar von ihrer trüben Umgebung ab, da durch die

Flüssigkeitsansammlung in ihnen ihre Oberfläche glatt gespannt ist. Bei länger dauernder Drucksteigerung kommt es auch zu größeren derartigen Blasen (Keratitis vesiculosa bzw. bullosa). Mit dem Absinken des Druckes pflegt die Stippung des Epithels wieder vollständig zu verschwinden. Feinste Unregelmäßigkeiten des Epithels lassen sich auch mit der von F. P. Fischer ausgearbeiteten Methode zur Darstellung der Hornhautoberfläche im Reflexbild nachweisen (Abb. 4; vgl. auch Untersuchungsmethoden Bd. 2 des Handbuches).

Ebenso wie das Epithel ist auch die *Hornhautgrundsubstanz infolge ödematöser Durchtränkung* mehr oder weniger stark *getrübt* (s. S. 765). Das Ödem verschwindet nicht unmittelbar nach dem Drucksturz. Reste können gelegentlich noch lange Zeit hinterher sichtbar sein. Andererseits beobachtet man aber bei starker Steigerung des Augendruckes auch eine diffuse Trübung der Hornhautgrundsubstanz, die sofort nach seinem Absinken zurückgeht. Bei druckentlastenden Operationen kann man sich oft davon überzeugen, wie im Momente des Kammerwasserabflusses die Hornhaut klar wird. In diesen Fällen wird die parenchymatöse Trübung nicht durch anatomische Veränderungen bedingt. Experimentell kann man diese Erscheinung in jedem Tierauge durch Fingerdruck herbeiführen. Sie läßt sich durch eine wenn auch nur geringe Formänderung der Hornhaut erklären. Unter dem Einflusse des gesteigerten intraokularen Druckes wird die die normale Durchsichtigkeit gewährende Lamellenstruktur der Hornhautgrundsubstanz so geändert, daß ein größerer Teil des auffallenden Lichtes reflektiert wird (Silex, s. auch Weiss, Bd. 2 des Handbuches).

Auch eine *gitterige Streifentrübung* in den tieferen Hornhautschichten, ähnlich wie sie bei Hornhautentzündungen gesehen wird, begleitet nicht selten schwere Anfälle.

Die *Berührungsempfindung der Hornhaut* ist während des akuten Anfalles völlig *aufgehoben,* im Prodromalanfall dagegen bisweilen nur in kleinen Bezirken herabgesetzt. Die sensiblen Nerven der Hornhaut stammen aus den Ciliarnerven. Diese treten am hinteren Augenpol in die Lederhaut ein und verlaufen zwischen Leder- und Aderhaut nach vorn. Durch diese Lage sind sie in hohem Maße der Belastung durch den Augeninnendruck ausgesetzt. Bei anhaltender intraokularer Drucksteigerung kann es daher durch Kompression zu Leitungsstörungen kommen. Auch die Ciliarneuralgien im akuten Anfall sind in gleicher Weise zu erklären.

Vorderkammer. Die *Tiefe der Vorderkammer* ist fast immer *verringert.* Es finden sich alle Übergänge zwischen einer mäßigen Abflachung im Prodromalstadium bis zu der auf der Höhe des Anfalles beobachteten vollständigen Aufhebung, bei der die Regenbogenhaut in ganzer Ausdehnung der Hinterfläche der Hornhaut anliegen kann. Meist ist jedoch noch eine geringe Flüssigkeitsschicht in der Mitte der Vorderkammer vorhanden. Beim Rückgang des Anfalles stellt sich die Vorderkammer wieder her, bleibt aber häufig seichter. Die Abflachung ist die Folge der Drucksteigerung im hinteren Bulbusabschnitt, durch die das Linsen-Irisdiaphragma nach vorn gedrängt und gleichzeitig eine entsprechende Menge Kammerwasser ausgepreßt wird.

Regenbogenhaut. Infolge der Hornhauttrübung ist die genaue Beobachtung der Regenbogenhaut oft sehr erschwert. Der behinderte Blutabfluß durch die Venae vorticosae bedingt eine Rückstauung im Gefäßgebiet der Iris und des Ciliarkörpers. Die Folgen sind *Stauungshyperämie* und *Stauungsödem.* Die Gefäße treten deutlich in der schmutzig grau-grünlich verfärbten Regenbogenhaut hervor, deren Oberflächenzeichnung infolge der serösen Durchtränkung verwaschen erscheint.

Durch die Stauung kommt es ferner zur *fibrinösen Exsudation in das Kammerwasser,* die sich im Spaltlampenlicht als opake Trübung erkennen (Tyndallkegel) und auch durch einen vermehrten Übertritt von Fluorescinnatrium ins Kammer-wasser nachweisen läßt (s. S. 721). Der Eiweißgehalt ist daher stets erhöht (0,213—0,457% [Franceschetti und Wieland]). Nicht selten bilden sich auch feine *Niederschläge auf der Hornhauthinterfläche* und *hintere Synechien.* Diese sind ebenfalls als Folge der venösen Stauung und nicht als Ausdruck einer echten Entzündung anzusehen. Die Differentialdiagnose gegenüber einer Iritis kann durch die Synechien zuweilen sehr erschwert werden. Sie entgehen der Beobachtung leichter als bei einer Iritis, da im glaukomatösen Auge die Horn-hauttrübung den Einblick behindert und die Gefahr der Drucksteigerung eine künstliche Erweiterung der Pupille, durch die die Zacken des Pupillenrandes deutlicher wird, verbietet.

Mit dem Rückgang des Glaukomanfalles gewinnt die Regenbogenhaut wieder ihr normales Aussehen. Auf ihrer Oberfläche sind jedoch zahlreiche wahrschein-lich aus dem Pigmentepithel stammende dunkelbraune Körnchen wahrnehmbar. Sie lassen sich mit Hilfe der Gonioskopie (s. S. 724) auch im *Kammerwinkel* nachweisen. Nach schweren Anfällen, auch wenn sie nur 1—2 Tage gedauert haben, bleiben nicht selten umschriebene atrophische Stellen in der Iris zurück. Diese liegen mit Vorliebe im Pupillarteil und sind an ihrer bläulich-grauen Farbe, die durch die Rarefikation des Irisstromas bedingt wird, leicht zu erkennen (Hirschberg).

Pupille. *Ein typisches Zeichen des akuten Glaukomanfalles ist die Erweiterung und Entrundung der Pupille.* Der dadurch deutlicher hervortretende Reflex der senilen Linse und des getrübten Glaskörpers (s. unten) verleiht der Pupille zuweilen einen grünlichen Farbton, dem die Krankheit ihren Namen ($\gamma\lambda\alpha\upsilon\varkappa\acute{o}\varsigma$ = grün) verdankt. Nur ausnahmsweise findet man die Pupille ebensoweit wie auf dem gesunden Auge. Zu den größten Seltenheiten gehört es, wenn sie enger ist (Schmidt-Rimpler, Santos-Fernandez). In diesen Fällen kann die Differentialdiagnose zwischen akutem Glaukomanfall und akuter Iritis sehr erschwert sein.

Die Erweiterung der Pupille ist im Einzelfalle sehr verschieden, erreicht aber im akuten Anfall nicht den Grad, der bei einer Atropinmydriasis vorhanden zu sein pflegt. Die Ursache dieser Pupillenstörung ist nicht in der Drucksteige-rung allein zu suchen, wovon man sich durch künstliche Erhöhung des Augen-drucks im Tierversuch leicht überzeugen kann (Heine). Sie wird wahrscheinlich durch die Anlagerung der Iriswurzel an die Hornhauthinterfläche, vielleicht auch durch Reizung des Sympathicus (Schnabel) bedingt.

Nach dem Anfall bleibt zuweilen auch bei wieder eintretender Vertiefung der Vorderkammer eine gewisse *Entrundung der Pupille* bestehen. Sie ist nach den oben beschriebenen atrophischen Stellen der Regenbogenhaut hin verzogen. Die Pupillenreaktion ist hier nicht so ausgiebig und erfolgt wurmförmig, da sich der Musculus sphincter iridis infolge der Schädigung seiner motorischen Innervation (Arlt) oder der Muskelzellen selbst träger kontrahiert.

Linse. Eine *seröse Durchtränkung der Linsensubstanz* nehmen sowohl Jacobson als auch Schmidt-Rimpler an. Daher schreitet eine bereits bestehende Katarakt nach Glaukomanfällen oft schneller fort. Wird die Linse stark nach vorn gepreßt, so kann es auch zu *Dislokationen* kommen.

Glaskörper. Die Untersuchung des Augenhintergrundes im akuten Glaukom-anfall wird nicht nur durch die diffuse Trübung der Hornhaut und des Kammer-wassers, sondern auch durch eine *verminderte optische Durchlässigkeit des Glas-körpers* erschwert. Auf der Höhe des Anfalles erhält man im durchfallenden Licht zuweilen nur einen grauroten Reflex. Unter dem Einflusse der akuten Druck-steigerung kommt es zu *Strukturveränderungen des Glaskörpergerüstes.* Nach dem Abklingen des Anfalles lassen sich gelegentlich teils diffuse, teils aber

auch geformte Trübungen des Glaskörper erkennen (Schmidt-Rimpler). Auch
die schon erwähnte Pigmentzerstreuung sieht man im Spaltlampenlicht nicht
nur im Bereich der Vorder-
kammer und Regenbogenhaut,
sondern auch in den vorderen
Glaskörperschichten.

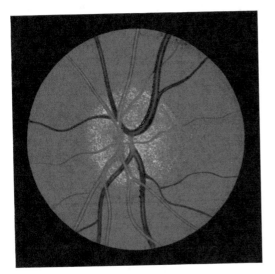

Augenhintergrund. Gelingt es
in oder kurz nach dem Anfall
ein Bild des Augenhintergrundes
zu erhalten, so findet man fast
immer eine beträchtliche *Hyperämie des Sehnervenkopfes*. Seine
Grenzen sind unscharf, die Netzhautvenen erweitert (Abb. 5).
Es handelt sich auch hier nur
um Teilerscheinungen des allgemeinen intraokularen Stauungsödems, nicht um eine echte
Neuritis.

Eine *glaukomatöse Exkavation*
fehlt stets beim ersten Anfall,
auch wenn er bereits mehrere
Tage bestanden hat. Zu ihrer
Ausbildung ist eine längere Zeit
erforderlich. Ihr Vorhandensein

Abb. 5. Hyperämie und Ödem der Papille am Tage nach
einem akuten Glaukomanfall.

ist also der Beweis dafür, daß entweder bereits eine Reihe von Drucksteigerungen vorangegangen sind, oder daß es sich überhaupt um ein chronisches
Glaukom mit akuten Anfällen (Glau-
coma chronicum inflammatorium)
handelt.

Eine häufige Erscheinung während des Anfalles ist die *Pulsation
der Arterien auf der Papille*, die
auch durch eine trübe Hornhaut
noch deutlich zu erkennen sein
kann. Sie ist folgendermaßen zu
erklären: Der auf den Gefäßen
lastende hohe Augeninnendruck
setzt der Pulswelle einen stärkeren
Widerstand entgegen. Das Blut
strömt daher nur noch in der Sy-
stole in die Arterien ein, während
sie in der Diastole blutleer bleiben.
Hierdurch erhält der Arterienpuls
ein höchst charakteristisches „sprin-
gendes" Aussehen. Das Auftreten
eines solchen intermittierenden Ar-

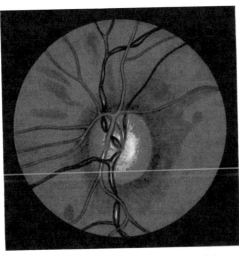

Abb. 6. Rosenkranzartige Erweiterung
der Netzhautvenen im akuten Glaukomanfall.

terienpulses ist — bei Ausschluß
von Herzklappenfehlern (z. B.

Aorteninsuffizienz) — stets ein sicheres Zeichen für eine akute Steigerung des
Augendruckes.

In jedem Auge läßt er sich durch willkürliche Erhöhung des intraokularen Druckes
(z. B. durch Kompression des Augapfels mit dem Finger) in gleicher Weise hervorrufen,

im glaukomatösen Auge leichter als im drucknormalen (v. GRAEFE). Für eine diagnostische Verwertung ist dieses Symptom jedoch zu unsicher. Ein absoluter Wert für die Höhe des Augendruckes, die zur Erzielung eines Arterienpulses notwendig ist, läßt sich nicht angeben. Maßgebend ist im Einzelfalle das Verhältnis zwischen dem Augeninnendruck und dem Blutdruck in den intraokularen Arterien (vgl. Physiol. u. Pathol. des Augendruckes).

Im akuten Anfall ist der Blutdruck in den Arterien der Netzhaut oft so stark erhöht, daß das Gefäßrohr hart gespannt wird. An den Kreuzungsstellen werden infolgedessen die nachgiebigen Venen komprimiert. Sie erscheinen rosenkranzartig erweitert, seltener völlig blutleer. Nach Rückgang der Drucksteigerung zeigen die Venen wieder ihr normales Kaliber (Abb. 6).

c) Die Funktionsstörungen beim Glaucoma acutum inflammatorium.

Ein außergewöhnlich rasches oder frühzeitiges *Hinausrücken des Nahepunktes* zeigt sich zuweilen schon dann, wenn alle anderen Symptome des Glaukoms noch vermißt werden. Da das Glaukom erst im 5. oder 6. Dezennium aufzutreten pflegt und vorwiegend hypermetropische Augen befällt, in denen sich die Alterssichtigkeit früher als im emmetropischen Auge bemerkbar macht, werden die presbyopischen Beschwerden in ihrer Bedeutung oft verkannt. *In jedem Falle von schnell fortschreitender Presbyopie soll an ein latentes Glaukom gedacht werden.*

Ob die frühzeitige Presbyopie auf einer abnormen Verringerung der Akkommodationsbreite oder einer Veränderung der Brechkraft beruht, ist noch umstritten. Gelegentlich wurde als Vorbote der Anfälle eine ausgesprochene Akkommodationsparese beobachtet (CABONNE). SCHMIDT-RIMPLER ist geneigt, als Ursache der vorzeitigen Presbyopie eine ungenügende Erschlaffung der Zonula infolge vermehrten Glaskörperdruckes anzunehmen.

Bei den flüchtigen ·Drucksteigerungen des Prodromalstadiums macht sich die Sehstörung in der Regel nur bei herabgesetzter Beleuchtung z. B. im halbdunklen Zimmer bemerkbar. Hier erscheinen dem Kranken alle Gegenstände verschwommen, wie in Nebel oder Rauch gehüllt. Die Zeichen der Sehprobentafel werden undeutlich, mehr grau als schwarz wahrgenommen. Meist werden gleichzeitig *Regenbogenfarben* gesehen. Die farbigen Ringe sind konzentrisch um die Lichtquelle angeordnet und zeichnen sich durch große Farbenpracht und eine gewisse Konstanz ihres Durchmessers aus. Um die Lichtquelle liegt zuerst ein dunkler Hof, an den sich meist ein roter Ring von 5,5—8° Durchmesser anschließt. Darauf folgen die anderen, den stärker brechbaren Strahlen entsprechenden Farben, von denen Grün und Blau oder Violett besonders hervortreten. Weitere Farbenringe können sich nach außen anreihen.

Die Farbenringe entstehen durch Beugungserscheinungen, die nach den früheren Ansichten und nach neueren Untersuchungen auf dem Hornhautödem beruhen (ELLIOT, DUKE-ELDER). KOEPPE erklärt sie durch Strukturveränderungen des Glaskörpergerüstes. Das Hornhautödem ist auch die Ursache des Nebelsehens, da das ins Auge einfallende Licht diffus zerstreut wird.

Mit der Entwicklung des akuten Anfalles pflegt eine rasche *Abnahme der Sehschärfe* einherzugehen. Sie sinkt innerhalb weniger Stunden nicht selten bis auf Fingerzählen in nächster Nähe. In vereinzelten Fällen kann sogar die Lichtempfindung schwinden (Glaucoma fulminans).

Mag die Sehstörung noch so hochgradig sein, nach Abklingen des Anfalles kann sie wieder normaler oder fast normaler Sehschärfe Platz machen. Eine Wiederherstellung der Funktion ist selbst dann noch möglich, wenn zur Zeit des Anfalles auch Lichtschein nicht mehr sicher erkannt wurde (LANDESBERG). Man darf also auch in schweren Fällen die Prognose nicht von vornherein ungünstig stellen. Voraussetzung ist allerdings, daß die Normalisierung des Druckes — spontan oder durch therapeutische Maßnahmen — erfolgt, bevor irreparable anatomische Veränderungen (s. u.) eingetreten sind.

Die schnelle Besserung einer selbst hochgradigen Herabsetzung des Sehvermögens wird verständlich, wenn man ihre Ursache berücksichtigt. In allen
leichteren und mittelschweren Fällen wird sie durch verminderte optische Durchlässigkeit der brechenden Medien insbesondere der Hornhaut bedingt. Dazu
gesellen sich bei schweren Anfällen noch Zirkulationsstörungen in der Netzhaut.
Der Arterienpuls zeigt, daß die Blutzufuhr zur Netzhaut behindert ist. Auch im
gesunden Auge tritt bei Druck auf den Bulbus Verdunkelung des Sehfeldes auf,
noch bevor es zum sichtbaren Arterienpuls kommt. Man kann also geradezu
von einer ischämischen Funktionsstörung sprechen (DONDERS, SCHNABEL,
SCHMIDT-RIMPLER). Beim sogenannten Glaucoma fulminans wird die Erblindung des Auges offensichtlich durch völlige Unterbrechung der Netzhautzirkulation herbeigeführt. Dies wird auch dadurch bewiesen, daß nach Ablauf des
Anfalles die Netzhautgefäße verdünnt gefunden werden (RYDEL). Die experimentellen Untersuchungen von EBBECKE ergeben ebenfalls, daß die Sehstörungen
bei der intraokularen Drucksteigerung durch die mangelhafte Durchblutung
der Netzhaut verursacht sind; VON GRAEFE dachte an eine Schädigung
der Netzhaut durch Stauungsödem. Inwieweit neben den vasomotorischen
Störungen noch die direkte Druckschädigung der nervösen Netzhautelemente
eine Rolle spielt, wie sie SCHMIDT-RIMPLER annimmt, ist noch unentschieden.
Eine Druckatrophie des Sehnerven bildet sich nach akuten Anfällen in der
Regel nicht aus.

In jedem Falle von Glaukomverdacht soll eine sorgfältige *Prüfung des Gesichtsfeldes* vorgenommen werden. Die Außengrenzen sind im Prodromalstadium
immer normal. Dagegen findet man gelegentlich trotz Fehlens anderer objektiver
Symptome bereits *vom blinden Fleck ausgehende Skotome*, auf die besonders
BJERRUM und neuerdings nach weiterer Verfeinerung der Untersuchungstechnik
IGERSHEIMER aufmerksam gemacht haben. Sie können als einfache Vergrößerung
des blinden Fleckes nach oben und unten in Erscheinung treten (SEIDEL),
aber auch ausgedehntere Defekte ganz wie beim Glaucoma simplex bilden
(s. Abb. 28) (s. auch Beitrag Untersuchungsmethoden Bd. 2). Mit dem Abklingen der Drucksteigerung pflegen die Skotome zu verschwinden. Nur nach
wiederholten vorübergehenden Anfällen sind sie auch in der anfallsfreien Zeit
nachweisbar.

Ist bei der stark herabgesetzten Sehfunktion im akuten Anfall eine Untersuchung des Gesichtsfeldes überhaupt noch möglich, so findet man eine *konzentrische Einengung*. Der Nachweis von Skotomen gelingt auf der Höhe des Anfalles
nicht, doch lassen sie sich meist mit Wiederherstellung der Sehschärfe nach
dem Anfalle feststellen.

3. Beginn, Verlauf und Ausgang des Glaucoma acutum inflammatorium.

Der akute Glaukomanfall setzt entweder plötzlich ohne Vorboten ein, oder
es gehen ihm kleinere Attacken (Prodromalanfälle) voran. Die *Dauer und
Stärke der Prodromalanfälle* ist sehr verschieden. Zuweilen enden sie spontan
nach einigen Minuten, häufiger während jedoch sie mehrere Stunden. Ganz
leichte Anfälle machen dem Kranken kaum Beschwerden. Im anfallsfreien
Intervall braucht das Auge keine Zeichen einer Erkrankung zu bieten.

In unbestimmten Abständen pflegen sich die Anfälle zu wiederholen. Das
Prodromalstadium erstreckt sich daher über einen verschieden langen Zeit-
raum, zuweilen über mehrere Jahre. Bei JAVAL z. B. trat erst nach 10jährigem
Bestehen des Prodromalstadiums eine teilweise Sehnervenexkavation auf.
JACOBSON beobachtete ein Prodromalstadium von 28jähriger Dauer. In

seltenen Fällen kommt es sogar überhaupt nicht zu einem ausgeprägten Glaukom. Bei jugendlichen Patienten sind Prodromalanfälle vor dem eigentlichen Glaukomausbruch häufiger, und das Prodromalstadium pflegt länger anzudauern als bei älteren Leuten (LAQUEUR, LÖHLEIN u. a.). Vielleicht spielt hier die größere Nachgiebigkeit der Sclera gegenüber der Drucksteigerung eine maßgebende Rolle.

Gehen die Prodromalanfälle nicht mehr spontan zurück, so entwickelt sich allmählich ein chronisch inflammatorisches Glaukom (s. Abschnitt C, S. 741). Das Auge bleibt injiziert, die Vorderkammer flach, die Pupille weit und entrundet, und unter dem Einflusse dauernder Drucksteigerung bildet sich eine glaukomatöse Exkavation aus. *Viel häufiger jedoch endet das Prodromalstadium mit einem akuten Glaukomanfall.* Der Rückgang desselben erfolgt nur in den seltensten Fällen spontan. Suchen die Kranken keinen Arzt auf, so kann der Druck schon nach dem ersten Anfall dauernd hoch bleiben und das Auge infolge zunehmender Sehnervenexkavation erblinden. Bei entsprechender Behandlung ist die Prognose jedoch meist günstig, wenn der Anfall der erste oder einer der ersten ist. Die Injektion geht zurück, die Trübung der brechenden Medien schwindet, die Sehschärfe bessert sich, und das Auge bietet ein annähernd normales Aussehen. Freilich bleiben die Vorderkammer häufig flach und die Pupillenreaktion durch die (S. 707) beschriebene Irisatrophie dauernd gestört.

Die Anfälle sind nur selten vereinzelt. Sie wiederholen sich bei der nächsten Gelegenheit (s. u.). Gelingt es nicht, sie durch entsprechende Therapie zu beseitigen, so bleibt auch in der Zwischenzeit der Augendruck dauernd erhöht. Dieser Übergang in das Glaucoma chronicum inflammatorium, das unter zunehmender Sehnervenexkavation zur Erblindung führt, muß bei jedem akuten Anfall befürchtet werden.

Meist wird zunächst nur ein Auge vom akuten Glaukomanfall betroffen, das zweite erkrankt jedoch fast immer früher oder später ebenfalls. *Es müssen daher schon beim Krankheitsbeginn beide Augen sorgfältig auf Glaukomsymptome untersucht werden.* Gelegentlich ist auch beobachtet worden, daß beide Augen gleichzeitig einen Glaukomanfall erlitten.

In der Regel wird der *Glaukomanfall durch Gelegenheitsursachen ausgelöst.* An erster Stelle stehen alle *Veränderungen der Blutzirkulation.* Daher bilden die häufigste Veranlassung zum Glaukomanfall heftige Gemütsbewegungen, Exzesse im Essen und Trinken, auf der anderen Seite Überhungerung, nervöse Schlaflosigkeit, starke Körperanstrengungen oder Überarbeitung (s. S. 806). Viele Kranke kennen die Ursache für ihre Anfälle und suchen sie zu vermeiden.

Aus dem gleichen Grunde sind Mittel, die eine *Hyperämie im Augeninnern* oder nur einen vorübergehenden gefäßerweiternden Reiz bedingen, ebenfalls imstande, einen Anfall herbeizuführen. Besonders wichtig ist, daß auch die Druck herabsetzenden Mittel Eserin und Pilocarpin eine Erweiterung der intraokularen Blutgefäße hervorrufen (THIEL). Der Druckherabsetzung geht daher nicht selten eine Erhöhung der Tension voran (WESSELY), die unter Umständen genügt, um einen Anfall auszulösen (SCHMIDT-RIMPLER, LEPLAT, KÖLLNER u. a.). Gleiche Beobachtungen wurden sogar nach Einträufelung einer 2%igen Holokainlösung gemacht (PLASTININ, GJESSING).

Weiterhin kommt *als anfallauslösende Ursache* die *Pupillenerweiterung* in Frage. Sie führt infolge mechanischer Verlegung des Kammerwinkels durch die Iriswurzel und Verkleinerung der resorbierenden Irisvorderfläche zur Behinderung des Kammerwasserabflusses und damit zur akuten Drucksteigerung. Allerdings muß noch eine besondere Disposition des Auges angenommen werden, da beim normalen Auge und auch im allgemeinen beim Glaucoma simplex der Augendruck durch die Pupillenerweiterung nicht wesentlich beeinflußt wird. Auch dem erfahrenen Arzt kann das Mißgeschick zustoßen, in einem anscheinend gesunden

Auge durch die zu diagnostischen Zwecken vorgenommene Einträufelung eines Mydriaticums einen Glaukomanfall hervorzurufen. *Grundsätzlich sind bei allen glaukomverdächtigen Augen Atropin, Homatropin und Scopolamin zu vermeiden.* Zur diagnostischen Pupillenerweiterung sollte nur Cocain (1—2%), eine Cocain-Suprarenin- oder Ephetonin-Homatropin-Lösung (Merck, Darmstadt) angewandt werden, deren Wirkung von kürzerer Dauer ist und durch nachfolgende Pilocarpin- oder Eseringaben aufgehoben werden kann.

Auffallend ist die *Abhängigkeit der akuten Glaukomanfälle von der Jahreszeit.* Sie treten vorzugsweise in den Wintermonaten Januar und Dezember auf.

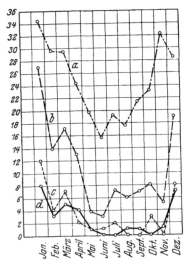

Abb. 7. Häufung der akuten Drucksteigerungen in den Wintermonaten. a Luftdruck (Differenz zwischen Monatsmaximum und -minimum); b Zahl der Fälle von Glaucoma acutum eines Auges; c von Glaucoma acutum des zweiten Auges; d von Glaucoma chronicum inflammatorium.

Gruppiert man die zur Beobachtung gelangenden Fälle nach den Monaten, so prägt sich dies deutlich aus (Steindorff, Bauer, Geisler, F. Rohner) (Abb. 7). Eine befriedigende Erklärung für diese Erscheinung fehlt noch. Vielleicht ist sie auf eine mangelhafte Anpassungsfähigkeit des intraokularen Gefäßsystems an schnell wechselnde Luftdruck- und Temperaturschwankungen zurückzuführen. Auch Änderungen der Luftelektrizität (Ionengehalt), deren Bedeutung für den menschlichen Organismus sich aus den jüngsten Versuchen von Dessauer ergibt, können möglicherweise für die jahreszeitlich bedingten Schwankungen des Augendruckes verantwortlich gemacht werden.

Offenbar bestehen auch *Beziehungen zwischen dem Ausbruch des akuten Glaukomanfalles und den physiologischen Tagesschwankungen des Augendruckes.* Namentlich wird die Abend- und Nachtzeit bevorzugt, in der auch normalerweise der intraokulare Druck anzusteigen pflegt (Abb. 9). Leichte Anfälle können morgens unmittelbar nach dem Aufstehen wieder abklingen, so daß der Arzt in der Sprechstunde einen normalen Augendruck findet. Lenken subjektive Beschwerden des Patienten (Kopfschmerzen, Nebel- und Regenbogenfarbensehen) den Verdacht auf ein Glaukom, so sind unter allen Umständen Frühmessungen (s. S. 718) vorzunehmen.

4. Die Diagnose und Differentialdiagnose des Glaucoma acutum inflammatorium.

Die Diagnose des akuten Glaukomanfalles ist leicht zu stellen, wenn die charakteristischen objektiven Symptome: Trübung der Hornhaut, Abflachung der Vorderkammer, Entrundung und Erweiterung der Pupille, Steigerung des intraokularen Druckes nachweisbar sind. Fehlt die eine oder andere der oben genannten Veränderungen, oder tritt sie besonders in den Vordergrund, so sind diagnostische Irrtümer immerhin möglich.

Schwierig ist die Diagnose, wenn die Kranken *im anfallsfreien Intervall oder Prodromalstadium* zum Arzt kommen. Dann können typische Veränderungen am Auge gänzlich fehlen oder nur angedeutet sein. Der Arzt ist in diesen Fällen hauptsächlich auf die Vorgeschichte angewiesen, d. h. auf die genaue Beschreibung der subjektiven Beschwerden durch den Kranken.

Das *Sehen von Regenbogenfarben* ist nicht unbedingt beweisend für eine glaukomatöse Erkrankung, da farbige Ringe um Lichtquellen häufig auch aus anderen Ursachen auftreten. Bei *Bindehautkatarrhen* kann das auf der Hornhautoberfläche befindliche Sekret ebenfalls Beugungserscheinungen bedingen. Doch lassen sich die so entstandenen Farbenringe durch Wischen mit dem Lide oder Auswaschen des Bindehautsackes rasch beseitigen. Außerdem ist der Durchmesser dieser Ringe wesentlich kleiner (2,5° für Rot nach KOEPPE). Auch bei beginnender *Trübung der Linsenfasern* entstehen ähnliche Farbenringe, ebenso durch Beugung des Lichtes an den Randpartien der *normalen Linse* bei erweiterter Pupille. Bei Verengerung derselben verschwinden sie wieder, wovon man sich im Experiment durch Vorsetzen einer Lochblende leicht überzeugen kann. Die Wahrnehmung der Farbenringe beim Glaukom ist dagegen unabhängig von der Pupillenweite. Diese lentikularen Farbenringe haben für Rot einen Durchmesser von etwa 3,5—4° und sind stets viel schwächer als beim Glaukom (KOEPPE). Man soll sich beim Verdacht auf eine glaukomatöse Erkrankung die Farbenringe vom Patienten aufzeichnen lassen. Bei gleichzeitiger Angabe der Entfernung, in der sie beobachtet werden, läßt sich ihr Durchmesser leicht ermitteln. Dieser soll beim Glaukom für Rot 5,5—8° betragen.

Das *Nebelsehen* kann ebenfalls bei Bindehautkatarrhen durch eine dünne Sekretschicht auf der Hornhautoberfläche hervorgerufen werden. Die Differentialdiagnose dürfte hier jedoch keine Schwierigkeiten bieten.

Bilden *Schmerzen* das einzige Symptom, so wird man oft im Zweifel sein, ob sie durch eine intraokulare Drucksteigerung bedingt sind. Einen Anhaltspunkt kann die Angabe der Kranken gewähren, daß die Schmerzen besonders in den frühen Morgenstunden einsetzen, also zu einer Zeit, in der der Augendruck am höchsten ist. Bei näherem Befragen erfährt man dann auch häufig, daß zur gleichen Zeit Regenbogenfarben gesehen werden.

Nicht entschuldbar ist es, wenn bei Klagen über Kopfschmerzen die Untersuchung des Auges unterbleibt und der Arzt sich, wie es leider häufig vorkommt, mit der Diagnose Trigeminusneuralgie, Migräne oder dgl. zufrieden gibt.

Die *Differentialdiagnose* zwischen einem akuten Glaukomanfall und einer *akuten* (z. B. rheumatischen) *Iritis* kann schwierig sein, da auch bei dieser Erkrankung im Anfangsstadium vorübergehend geringe Drucksteigerungen auftreten (s. Abschnitt Sekundärglaukom S. 814). Im Gegensatz zum Glaukom pflegt jedoch bei der Iritis die Pupille auf der erkrankten Seite fast immer enger zu sein, die Verfärbung und die Hyperämie der Iris im Vordergrund zu stehen. Die Vorderkammer ist tiefer, die Exsudation als Ausdruck der Entzündung massiger. Durch die diffuse Trübung des Kammerwassers wird leicht eine solche der Hornhaut vorgetäuscht. Nur in seltenen Fällen kommt es infolge des begleitenden Ödems auch bei der Iritis zu einer Stippung des Hornhautepithels. Andererseits werden auch beim Glaukomanfall hintere Synechien beobachtet.

Obwohl also gewisse Symptome, die in gleicher Weise bei beiden Erkrankungen auftreten, manchmal zu Irrtümern Anlaß geben können, wird es im Einzelfalle doch meist gelingen, die Diagnose zu sichern, wenn die genaue Untersuchung des Auges durch eine entsprechende allgemeine Untersuchung (Wa.-, Tbc.-, Blutsenkungsreaktion) und Berücksichtigung der Vorgeschichte ergänzt wird.

Fast unmöglich ist jedoch oft die Unterscheidung zwischen einem akuten Glaukomanfall und einer *Iritis serosa* (s. Bd. 5 des Handbuchs, Beitr. GILBERT, S. 12). Bei ihr ist die Exsudation (Synechienbildung) und Hyperämie der Iris nur gering. Dagegen ist eine erhebliche Drucksteigerung die Regel, so daß man auch von einer *Iritis glaucomatosa* spricht. Ob die Drucksteigerung das

Primäre und die Veränderungen der Iris nur Folge einer venösen Stauung sind, oder ob umgekehrt die Iritis als primäre Erkrankung anzusehen ist, läßt sich oft nicht beurteilen. Einen Anhaltspunkt für die Entscheidung, die für die Therapie folgenschwer ist, bieten Vorgeschichte und Entwicklung der Erkrankung. Prodromalanfälle gehen einer Iritis serosa nicht voraus. Im Gegensatz zum Glaukomanfall ist bei der Iritis serosa die Vorderkammer so gut wie niemals abgeflacht, sondern eher vertieft. Obwohl die Pupille weiter zu sein pflegt als bei der fibrinösen Form der Iritis, erreicht sie doch nicht den Grad der Erweiterung wie im akuten Glaukomanfall. Die Beschläge auf der Hornhauthinterfläche sind bei der Iritis serosa meist massiger. Glaskörpertrübungen treten erst später bei Mitbeteiligung des Ciliarkörpers auf.

Ist im Glaukomanfall die Hornhauttrübung sehr stark, so kann er unter Umständen bei flüchtiger Betrachtung mit einer *Keratitis parenchymatosa* verwechselt werden, zumal auch bei dieser Tensionserhöhungen vorkommen. Ein Arterienpuls spricht, wenn ein Einblick überhaupt möglich ist, immer für ein Glaukom, da weder bei der Iritis serosa noch bei der Keratitis parenchymatosa sehr hohe Drucksteigerungen aufzutreten pflegen. (Siehe auch Beitrag Schieck in diesem Bande S. 315.)

Bei jedem Glaukomanfall sollte eine diasclerale Durchleuchtung vorgenommen werden, da auch *intraokulare Tumoren* (z. B. der Aderhaut) im fortgeschrittenen Stadium plötzliche Drucksteigerungen bedingen können (s. S. 823). Solange ein Einblick in das Augeninnere noch möglich ist und der Tumor nicht im Bereiche des Ciliarkörpers sitzt, wird die Diagnose durch den Augenspiegelbefund und die Prüfung des Gesichtsfeldes zu stellen sein. Bei Trübung der brechenden Medien entscheidet die diasclerale Durchleuchtung.

In letzter Linie ist bei der Differentialdiagnose noch an *Netzhautablösung, Thrombose der Vena centralis retinae, Echinococcus* zu denken, da diese Erkrankungen ebenfalls mit akuten Drucksteigerungen einhergehen können. Eine Verwechslung mit dem akuten Glaukomanfall dürfte aber wohl kaum möglich sein, so lange ein ophthalmoskopischer Befund erhoben werden kann. Gelingt dies nicht mehr, so wird die Angabe über die Art der Entwicklung des Leidens zur Klärung der Diagnose dienen.

Literatur.

Glaucoma acutum inflammatorium (der akute Glaukomanfall).

Arlt, F.: Zur Lehre vom Glaukom. Wien 1884.
Bauer, L.: Über den Einfluß von Temperatur und Jahreszeit auf den Ausbruch des akuten primären Glaukomanfalles. Inaug.-Diss. Tübingen 1903. — Bjerrum, J.: Ein Zusatz zur gewöhnlichen Gesichtsfelduntersuchung und über das Gesichtsfeld bei Glaukom. Verh. 10. internat. med. Kongr. Berlin 4 II, 66 (1890).
Cabanne: La paralise de l'accommodation chez le glaucoma. Arch. d'Ophtalm. 30, 274 (1910).
Dessauer, F.: Zehn Jahre Forschung aus dem physikalisch-medizinischen Grenzgebiet. Leipzig: Georg Thieme 1930. — Donders, F. C.: Über die sichtbaren Erscheinungen der Blutbewegung im Auge. Arch. f. Ophthalm. 1 II, 75 (1855). — Duke-Elder, W. S.: Pathological diffraction halos. Brit. J. Ophthalm. 11, 342 (1927).
Ebbecke: Entoptische Versuche über Netzhautdurchblutung. Pflügers Arch. 186, 220 (1921). — Elliot, R. H.: The mists and halos of glaucoma. Amer. J. Ophthalm. 6, 1 (1923).
Fabritius, A.: Erbrechen und Pulsverlangsamung bei akutem Glaukom. Klin. Mbl. Augenheilk. 80, 668 (1928). — Feigenbaum, A.: Über den Einfluß der Belichtung und Verdunkelung auf den intraokularen Druck normaler und glaukomatöser Augen. Klin. Mbl. Augenheilk. 80, 577 (1928). — Fernandez, Santos: La contraccion de la pupila en el glaucoma. Arch. Oftalm. hisp.-amer. 1905, 321. Ref. Jber. Ophthalm. 36, 611. — Fischer, F. P.: (a) Über die Darstellung der Hornhautoberfläche und ihrer Veränderungen im Reflexbild. München: J. F. Bergmann 1928. (b) Über die Darstellung der kranken Hornhaut im Reflexbild. Verslg ophthalm. Ges. Heidelberg 47, 261 (1928). — Franceschetti, A. u. H. Wieland: Quantitative Bestimmung des Eiweißgehaltes der intraokularen Flüssigkeiten mit dem Nephelometer. Arch. Augenheilk. 99, 45 (1928).

GEISLER, P.: Über den Einfluß von Temperatur und Jahreszeit auf den Ausbruch des akuten primären Glaukomanfalles. Münch. med. Wschr. **1903**, 1819. — GJESSING, H. G. A.: Akuter Glaukomanfall ausgelöst durch Holokain-Zinkeinträufelung? Klin. Mbl. Augenheilk. **53**, 379 (1914). — GRAEFE, A. v.: (a) Notiz über die Pulsphänomene auf der Netzhaut. Graefes Arch. 1 I, 382 (1854). (b) Vorläufige Notiz über das Wesen des Glaucoma. Graefes Arch. 1 I, 371 (1854). (c) Beiträge zur Pathologie und Therapie des Glaukoms. Graefes Arch. 15 III, 108 (1869).

HEERFORDT, C. F.: (a) Betrachtungen und Untersuchungen über die Pathogenese des Glaukoms. Über lymphostatisches und hämostatisches Glaukom. Graefes Arch. **78**, 413 (1911). (b) Beobachtungen über die normalen vorderen Ciliargefäße und über Artbestimmung derselben. Graefes Arch. **87**, 514 (1914). (c) Über Glaukom III. Bemerkungen über die glaukomatöse Erweiterung der perforierenden vorderen Ciliargefäße. Graefes Arch. **87**, 494 (1914). (d) Über Glaukom V. Ist venöse Stase die Ursache der hämorrhagisch-fibrinösen Transsudation aus der Tunica vasculosa des Auges, die die fistelbildenden Operationen gegen chronisches Glaukom häufig kompliziert? Graefes Arch. **89**, 484 (1915). — HEINE, L.: Über den Einfluß des intraarteriellen Druckes auf Pupille und intraokularen Druck. Klin. Mbl. Augenheilk. **40** I, 25 (1902). — HIRSCHBERG: Der umschriebene Schwund im kleinen Kreis der Iris bei Drucksteigerung. Zbl. prakt. Augenheilk. **1907**, 162. — HOFE, K. VOM: (a) Hypotonie beim sog. primären Glaukom. Arch. Augenheilk. **99**, 410 (1928). (b) Über kompensatorische Erscheinungen bei der Regulierung des Augendruckes. Klin. Mbl. Augenheilk. **83**, 347 (1929).

IGERSHEIMER, J.: (a) Ein neuer Weg zur Erkenntnis krankhafter Vorgänge in der Sehbahn. Verslg ophthalm. Ges. Heidelberg **40**, 343 (1916). (b) Zur Pathologie der Sehbahn. Graefes Arch. **96**, 1 (1918).

JACOBSON, J.: (a) Klinische Beiträge zur Lehre vom Glaukom. Graefes Arch. **29** III, 1 (1883). (b) Klinische Beiträge zur Lehre vom Glaukom. Graefes Arch. **30** I, 165 (1884).

KÖLLNER, H.: (a) Über die regelmäßigen täglichen Schwankungen des Augendruckes und ihre Ursache. Arch. Augenheilk. **81**, 120 (1916). (b) Über den Augendruck beim Glaucoma simplex und seine Beziehungen zum Kreislauf. Arch. Augenheilk. **83**, 135 (1918). (c) Über den Augendruck beim akuten Glaukomanfall. Arch. Augenheilk. **86**, 114 (1920). (d) Beobachtungen über die druckherabsetzende Wirkung der Miotica beim Glaucoma simplex. Z. Augenheilk. **43**, 381 (1920). (e) Über den Einfluß der Pupillenweite auf den Augendruck beim Glaucoma simplex. Arch. Augenheilk. **88**, 58 (1921). — KOEPPE, L.: (a) Klinische Beobachtungen mit der Nernstspaltlampe und dem Hornhautmikroskop. 5. Mitt. Graefes Arch. **93**, 173 (1917). (b) Klinische Beobachtungen mit der Nernstspaltlampe und dem Hornhautmikroskop. 7. Mitt. Graefes Arch. **94**, 117 (1917). (c) Klinische Beobachtungen mit der Nernstspaltlampe und dem Hornhautmikroskop. 14. Mitt. Graefes Arch. **97**, 198 (1918). (d) Die Gittertheorie des glaukomatösen Regenbogenfarbensehens im Lichte der stereomikroskopischen Erforschung der lebenden Augenmedien an der GULLSTRANDschen Nernstspaltlampe. Klin. Mbl. Augenheilk. **65** II, 556 (1920).

LANDESBERG: Glaucoma fulminans. Heilung ohne Gesichtsfeldbeschränkung mit gut erhaltenem Sehvermögen. Arch. Augen- u. Ohrenheilk. **3** I, 65 (1873). — LAQUEUR, L.: Über Glaukom bei jugendlichen Individuen. Arch. Augenheilk. **21**, 91 (1890). — LEPLAT: Un glaucome aigu, produit par l'ésérine et guéri par l'atropine. Clin. ophthalm. **43** (1908). — LÖHLEIN, W.: (a) Das Glaukom der Jugendlichen. Graefes Arch. **85**, 393 (1913). (b) Die Druckkurve des glaukomatösen Auges in ihrer Bedeutung für Diagnose, Prognose und therapeutische Indikationsstellung. Klin. Mbl. Augenheilk. **77**, 909 (1926).

PLASTININ: Akutes Glaukom nach Holokaininstillation. Z. Augenheilk. **31**, 550 (1914).

ROHNER, M.: Beitrag zur Statistik des primären Glaukoms. Schweiz. med. Wschr. **57**, 780 (1927). — RYDEL, L.: Ein Beitrag zur Lehre vom Glaukom. Graefes Arch. **18**, 1 (1872).

SCHMIDT-RIMPLER, H.: Glaukom. Graefe-Saemisch' Handbuch der gesamten Augenheilkunde, 2. Aufl., Bd. 6, 1. Abt. 1908. — SCHNABEL, J.: (a) Über Glaukom und Iridektomie. Arch. Augenheilk. **5**, 50 (1876). (b) Beiträge zur Lehre vom Glaukom. Arch. Augenheilk. **15**, 310 (1885). — SEIDEL, E.: Beiträge zur Frühdiagnose des Glaukoms. Graefes Arch. **88**, 102 (1914). — SILEX, P.: Über das Wesen der glaukomatösen Hornhauttrübung. Arch. Augenheilk. **42**, 125 (1901). — STEINDORFF, K.: Über den Einfluß von Temperatur und Jahreszeit auf den Ausbruch des akuten primären Glaukomanfalles. Dtsch. med. Wschr. **52**, 929 (1902).

TERRIEN, F. et P. Veil: De certains glaucomes soi-disant primitifs. Arch. d'Ophtalm. **46**, 333 (1929). — THIEL, R.: (a) Die medikamentöse Beeinflussung des Augendruckes. Verslg ophthalm. Ges. Heidelberg **44**, 118 (1924). (b) Klinische Untersuchungen zur Glaukomfrage. Graefes Arch. **113**, 329 (1924). (c) Experimentelle und klinische Untersuchungen über den Einfluß des Adrenalins auf den Augendruck beim Glaukom. Arch. Augenheilk. **96**, 34 (1925). (d) Die physiologischen und experimentell erzeugten Schwankungen des intraokularen Druckes im gesunden und glaukomatösen Auge. Arch. Augenheilk. **96**, 331

(1925). (e) Zur medikamentösen Behandlung des Glaukoms. Berl. Fortbildgskurs Augenärzte, Okt. 1925, 66. Berlin 1926. (f) Reflektorische Augendruckschwankungen nach
Reizung des Sympathicus. Klin. Mbl. Augenheilk. 82, 109 (1929).

   Vogt, A.: Die Sichtbarkeit des lebenden Hornhautendothels. Graefes Arch. 101, 123
(1920).

   Wessely, K.: Zur Wirkungsweise des Eserins. Zbl. prakt. Augenheilk. 37, 303 (1913).

B. Das Glaucoma chronicum simplex.

1. Das allgemeine Krankheitsbild.

Beim Glaucoma simplex ist der Augendruck in der Regel dauernd höher
als im gesunden Auge. Während in diesem eine vollkommene Regulierung
des Zu- und Abflusses der intraokularen Flüssigkeit sowie des Blutes stattfindet, ist das feine Zusammenspiel der druckregelnden Faktoren beim Glaucoma simplex gestört. Auf alle Einflüsse (z. B. Kreislaufschwankungen), die
eine Erhöhung des intraokularen Druckes bedingen, reagiert das Glaukomauge in demselben Sinne, jedoch in stärkerem Ausmaße als ein gesundes Auge
(vgl. Abb. 12, S. 719). Ein gewisses Gleichgewicht im Flüssigkeitswechsel ist
also noch erhalten, so daß akute Drucksteigerungen nicht auftreten. Man bezeichnet das Glaucoma simplex wegen des Fehlens der venösen Stauungserscheinungen auch als *kompensiertes Glaukom* (Elschnig), *kreislaufkompen-
siertes Glaukom* (Wessely) oder *Glaucoma lymphostaticum* (Heerfordt).

   Die *subjektiven Beschwerden* sind *im Beginn der Erkrankung sehr gering
oder fehlen vollständig.* Schmerzen, Nebel- und Regenbogenfarbensehen pflegen
nicht aufzutreten. Der dauernd erhöhte Druck ruft allmählich eine Exkavation
und Atrophie des Sehnerven hervor. Erst die hierdurch bedingte Abnahme des
Sehvermögens führt den Kranken zum Arzt. Geht sie sehr langsam vor sich,
so wird sie anfangs kaum bemerkt und meist auf die gleichzeitig einsetzende
bzw. zunehmende Alterssichtigkeit zurückgeführt. Ist nur ein Auge ergriffen,
so wird oft die Sehstörung erst durch Zufall, z. B. gelegentlich eines Unfalles,
entdeckt, nicht selten wenn das Auge bereits nahezu erblindet ist.

   *Äußerlich unterscheidet sich ein an einem Glaucoma simplex erkranktes Auge
kaum von einem gesunden,* da die Veränderungen im vorderen Bulbusabschnitt
sehr gering und nur mit verfeinerter Untersuchungstechnik nachzuweisen sind.
Es sind in erster Linie das ophthalmoskopische Bild des Sehnerveneintrittes
sowie die funktionelle Störung, die neben dem Verhalten des Augendruckes
die Symptomatologie beherrschen.

2. Die einzelnen Symptome.

a) Der Augendruck beim Glaucoma simplex.

Die *Höhe des Augendruckes* beim Glaucoma simplex ist individuell sehr verschieden. Am häufigsten finden sich Werte zwischen 30—50 mm Hg. Doch
kommen Abweichungen von diesen Mittelwerten sowohl nach oben wie nach unten
vor. Selten sind die Fälle, in denen die obere Grenze des physiologischen Augendruckes[1] nicht überschritten wird und trotzdem die typischen glaukomatösen Veränderungen am Sehnerven nachweisbar sind. Man hat diese Form des Glaukoms
auch als ,,Glaukom ohne Hochdruck" bezeichnet (Elschnig, Magitot). Köllner
glaubt deshalb, daß die Größe der Tonometerwerte diagnostisch nicht als ausschlaggebend zu verwerten ist. Gerade in letzter Zeit ist es jedoch gelungen,
bei einigen Fällen von ,,Glaukom ohne Hochdruck" im späteren Verlauf der

---

[1] Siehe Beitrag ,,Physiologie und Pathologie des Augendruckes", diesen Band S. 666.

Erkrankung doch Drucksteigerungen zu beobachten (VOM HOFE) oder bei normal bleibendem Druck eine anderweitige Entstehungsursache der Sehnervenexkavation nachzuweisen (THIEL) (s. S. 739).

Der Übergang von normaler zu pathologischer Druckhöhe vollzieht sich beim Glaucoma simplex langsam und schleichend. Plötzliche Drucksteigerungen wie beim akuten Glaukomanfall treten nicht auf. Im Verlauf von mehreren Jahren steigt der Augendruck allmählich an, bis er seine endgültige Höhe erreicht hat.

Graphisch dargestellt würde sich also eine flach ansteigende und dann fast horizontal verlaufende Kurve ergeben. In ihr sind kleine Zacken erkennbar, die den *regelmäßigen Tages- und Jahresschwankungen*

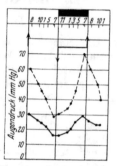

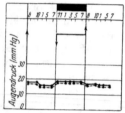

Abb. 8. Tagesdruckkurve gesunder Augen. Keine nennenswerten Druckschwankungen.

Abb. 9. Glaucoma simplex rechts und links. Typische Tages- und Nachtschwankungen. Höchster Wert am Morgen vor dem Aufstehen. Die Druckkurven beider Augen laufen gleichsinnig.

des Augendruckes entsprechen. Die Kenntnis der Tages- und Jahreskurve des Augendruckes ist für Prognose und Therapie des Glaucoma simplex sowie für die Differentialdiagnose von ausschlaggebender Bedeutung. *Zur Beurteilung eines Glaukoms gehört eine Tagesdruckkurve wie zu der einer Infektionskrankheit die Temperaturkurve.*

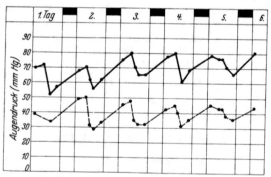

Abb. 10. Glaucoma simplex rechts und links: Ausgiebige regelmäßige Tagesschwankungen. Vorübergehender kurzer Druckanstieg in den Vormittagsstunden.

Die Tagesdruckkurve beim Glaucoma simplex. Wird der *Augendruck* fortlaufend während des Tages und der Nacht (je 5mal) gemessen, so zeigt er *im normalen Auge* innerhalb von 24 Stunden *keine nennenswerten Schwankungen* (Abb. 8).

Im Glaukomauge dagegen sind die *Druckunterschiede sehr ausgeprägt.* Sie können bis zu 20 mm Hg und darüber betragen. Wie die Abb. 9 zeigt, erreicht der Augendruck seinen *höchsten Wert in den Morgenstunden zwischen 5—7 Uhr.* Nach dem Aufstehen beginnt er entweder sofort (Abb. 9) oder nach vorübergehendem kurzen Druckanstieg (Abb. 10) steil abzusinken. Daran schließt sich ein allmählicher Abfall, der individuell verschieden stark ausgeprägt sein kann, bis zum Spätabend an. In der Nacht erhebt sich der Druck wieder in zwei Stufen, einer flachen in den ersten Nachtstunden bis etwa 3 Uhr und einer steil ansteigenden bis zum höchsten Wert zwischen 5—7 Uhr morgens (Thiel). Der Verlauf dieser Kurve ist für das Glaucoma simplex typisch, wie die Untersuchungen an einem umfangreichen klinischen Material ergaben (Löhlein, Misulina u. a.).

Die *Ursache dieser regelmäßigen Tagesschwankungen* sieht Köllner in der wechselnden Blutverteilung im Körper und dem dadurch bedingten wechselnden Füllungszustand der intraokularen Gefäße. In der Hauptsache kommen zweifellos die unter dem Einflusse der Verdauung einsetzende Änderung des Blutdrucks und die Blutverschiebung in das große abdominale Gefäßgebiet in Betracht (Köllner, Pissarello). Das Pupillenspiel ist dagegen ohne Einfluß auf die Tagesschwankungen.

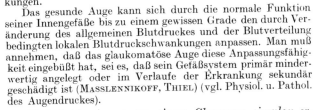

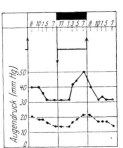

Abb. 11. Glaucoma simplex r.: Zweistufiger Abfall des Augendruckes am Tage, zweistufiger Anstieg in der Nacht. Gesundes (?) Auge l.: Die großen Druckdifferenzen zwischen den Morgen- und Abendmessungen sind Zeichen einer Glaukombereitschaft.

Das gesunde Auge kann sich durch die normale Funktion seiner Innengefäße bis zu einem gewissen Grade den durch Veränderung des allgemeinen Blutdruckes und der Blutverteilung bedingten lokalen Blutdruckschwankungen anpassen. Man muß annehmen, daß das glaukomatöse Auge diese Anpassungsfähigkeit eingebüßt hat, sei es, daß sein Gefäßsystem primär minderwertig angelegt oder im Verlaufe der Erkrankung sekundär geschädigt ist (Masslennikoff, Thiel) (vgl. Physiol. u. Pathol. des Augendruckes).

Sind *beide Augen an einem Glaucoma simplex erkrankt*, so verlaufen ihre *Druckkurven einander gleichsinnig.* Sie überschneiden sich in der Regel nicht, da sich der Druck des zuerst erkrankten Auges meist jahrelang auf einem höheren Niveau hält als der des zweiten Auges (s. Abb. 10).

Bei *einseitiger Erkrankung* zeigt das *zweite Auge nur geringe Tagesschwankungen,* die sich von denen eines normalen Auges nicht unterscheiden. In vielen Fällen läßt sich bei fortlaufender regelmäßiger Druckkontrolle jedoch auch in diesen scheinbar gesunden Augen ein *Ansteigen des Druckes während der Nachtstunden* feststellen. Dies ist das erste Zeichen einer bereits bestehenden aber noch latenten glaukomatösen Erkrankung (Abb. 11).

Aus dem Verlaufe der Tagesdruckkurve beim Glaucoma simplex ergibt sich also, daß eine einmalige Messung am Tage, besonders wenn sie am Spätnachmittage vorgenommen wird, keinesfalls als ausreichend angesehen werden darf. Der Augendruck kann im Verlaufe des Tages so weit absinken, daß in den Spätnachmittagsstunden unter Umständen normale Werte gemessen werden. Es ist daher die Forderung aufzustellen, daß in *jedem Falle von Glaukom oder Glaukomverdacht der Augendruck mindestens zweimal täglich gemessen wird. Die erste Messung soll möglichst zeitig am Morgen* (bis 7 Uhr), am besten *vor dem Aufstehen des Patienten.* vorgenommen werden.

Eine Aufzeichnung der gemessenen Werte in Kurvenform erleichtert den Überblick über das Krankheitsbild außerordentlich. Ferner sollte in keinem Falle versäumt werden, neben den in Millimeter Hg umgerechneten Werten den gefundenen Tonometerausschlag und das benutzte Gewicht zu notieren, da diese auch bei Revision der Tonometerkurven unveränderliche Vergleichswerte darstellen.

Steht dem Arzt ein Krankenhaus zur Verfügung, so sollte er alle Glaukomkranken oder -verdächtigen zur mehrtägigen Druckkontrolle (5—6 Tage) aufnehmen. Während dieser Zeit wird vor Anwendung irgendeines Medikamentes der Druck beider Augen drei Tage lang kontrolliert (sog. Normaltage nach Löhlein). Von dieser Regel ist auch dann nicht abzuweichen, wenn bei der Aufnahme hohe Werte (50—60 mm Hg) gemessen wurden. Nur auf diese Weise kann der Arzt Kenntnis von dem Ablauf der Druckkurve gewinnen, die sowohl für die Prognose wie die Therapie ausschlaggebend ist. Erst nach den Normaltagen ist die Wirkung der Medikamente auf den Augendruck zu prüfen (s. Abschnitt Therapie).

Wurde bei bestehendem Glaukomverdacht in den ersten drei Tagen keine für ein Glaukom typische Druckkurve gefunden, so kann durch *Anwendung sog.* **Belastungsproben** die Klärung der Diagnose erfolgen. Sie bezwecken vor allem die Anpassungsfähigkeit des Auges an willkürlich erzeugte Schwankungen des allgemeinen Blutdruckes und Veränderungen der Blutverteilung zu prüfen.

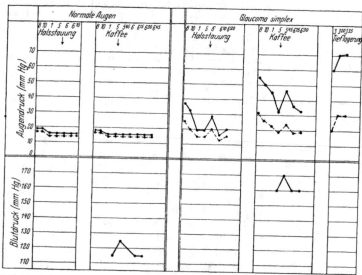

Abb. 12. Normale Augen: Eine Steigerung des Augendruckes kann weder durch Halsstauung noch durch Coffein erzeugt werden. — Glaukomaugen: Einfluß der Halsstauung. Glaucoma simplex r.: Druckanstieg um 10 mm Hg nach einstündigem Liegen der Staubinde. Nach dem Lösen der Binde Abfall unter den Ausgangswert. Gesundes (?) Auge l.: Der Anstieg des Augendruckes um 6 mm Hg weist auf eine glaukomatöse Disposition hin. Einfluß des Coffeins. Glaucoma simplex r. und l.: Nach Kaffee um 5 Uhr nachmittags tritt mit gleichzeitiger Erhöhung des Blutdruckes eine Steigerung des Binnendruckes beider Augen ein. Diese Drucksteigerung ist um so größer, je höher der Anfangsdruck des Auges war. Einfluß der Tieflagerung. Glaucoma absolutum r.: Druckanstieg nach Tieflagerung des Kopfes. Gesundes (?) Auge l.: Druckanstieg um 10 mm Hg deutet auf eine latente Glaukomerkrankung hin.

Während das intraokulare Gefäßsystem des normalen Auges derartige Schwankungen auszugleichen vermag, ohne daß es zu nachweisbaren Steigerungen des Augendruckes kommt, ist dieser Regulationsmechanismus im glaukomatösen Auge schon gestört, bevor andere grobe Funktionsausfälle auftreten.

In der Praxis lassen sich Belastungsproben in folgender Weise leicht durchführen:

Eine allgemeine Blutdrucksteigerung kann durch *Coffeingaben*, am einfachsten in Form von starkem schwarzen Kaffee (45 g auf 150 ccm Wasser) oder auch durch intravenöse Injektion von 0,2 g Coffein. natr.-salicyl. erzielt werden (LÖHLEIN, THIEL, WEGNER, LAUBER). Beim Glaukomkranken geht der Blutdrucksteigerung eine Erhöhung des Augendruckes parallel (Abb. 12).

Eine venöse *Stauung der Kopfgefäße* wird durch Anlegen einer Halsstaubinde erzeugt. Hierzu eignet sich besonders die von LEEGE eingeführte Staubinde[1], deren wesentlicher Vorteil darin besteht, daß die Vv. jugulares

---

[1] Fabrikant: B. Braun-Melsungen.

komprimiert werden, ohne daß gleichzeitig ein Druck auf den Kehlkopf ausgeübt wird. Die Kranken empfinden während der Dauer des Versuches keinerlei Beschwerden beim Schlucken oder Sprechen. Der Augendruck wird vor Anlegen und nach einstündigem Liegen der Staubinde gemessen. Eine Drucksteigerung um mehr als 5—6 mm Hg während dieser Zeit spricht für eine latente glaukomatöse Erkrankung. Zur Kontrolle wird 10 Minuten nach Lösen der Binde der Druck nochmals gemessen. Meist ist er dann unter den Ausgangswert abgesunken. Von diesem Versuche sind Patienten in vorgerücktem Lebensalter und mit schwerer Arteriosklerose auszuschließen.

Dieselbe Einschränkung gilt auch für die Anwendung der *Tieflagerung des Kopfes* als Belastungsprobe (THIEL, WEGNER). Der Patient wird auf einem wagerechten Untersuchungstisch gelagert, der Augendruck gemessen und danach der Tisch so verstellt, daß der Oberkörper des Kranken um 20—30° nach unten

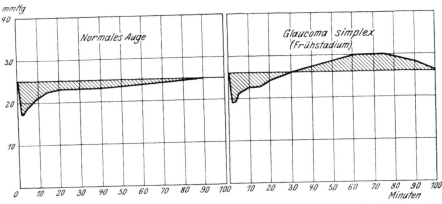

Abb. 13. Druckkurve nach Massage. (Nach DIETER: Arch. Augenheilk. 99, 692, Abb. 1 und 2.)

geneigt ist. Nach 10—15 Minuten wird der Augendruck in dieser Stellung gemessen. Für die Verwertung einer hierbei gefundenen Drucksteigerung gilt das bereits oben Gesagte (s. Abb. 12).

Eine in der Praxis leicht durchführbare Belastungsprobe stellt die *Massage des Augapfels* durch Beschwerung mit dem SCHIÖTZschen Tonometer dar. Im normalen Auge beträgt nach zwei- bis dreimaligem Tonometrieren die Tensionsabnahme regelmäßig 3—4 mm Hg und wird erst nach 30—45 Minuten ausgeglichen (WEGNER). Im Glaukomauge oder glaukombereiten Auge bleibt dagegen beim wiederholten Tonometrieren der Augendruck unverändert (POLAK-VAN GELDER). Eine genau dosierbare Form der Massage ist das dauernde Aufsetzen des Tonometers nach WEGNER. Wird das gesunde Auge 3—5 Minuten lang durch ein Tonometer mit dem Gewicht 5,5 belastet, so sinkt der Augendruck mindestens um $1/3$—$1/2$ seines ursprünglichen Wertes. Im Gegensatz hierzu ist beim glaukomkranken oder glaukombereiten Auge die Druckherabsetzung viel geringer, auch dann wenn die Massagewirkung durch das Aufsetzen größerer Gewichte verstärkt wird. Beim Glaukomauge kehrt ferner nach Aufhören der Belastung der Druck schneller auf seinen Ausgangswert zurück und kann ihn sogar überschreiten (P. KNAPP, DIETER, WEGNER) (Abb. 13).

Auch der *Dunkel-Hellversuch*, d. h. die wechselnde Beschattung und Belichtung eines Auges, kann zur Frühdiagnose des Glaukoms Verwendung finden (SEIDEL, SERR, THIEL, SALLMANN u. a.). Nach einstündiger Beschattung eines Auges, die entweder im Dunkelzimmer oder durch Vorsetzen einer lichtdicht abschließenden Brille erzielt werden kann, steigt der Augendruck an, nach darauffolgender starker Belichtung (Blicken gegen hellen Himmel oder eine künstlich beleuchtete weiße Wand) sinkt er rasch auf seinen Ausgangswert oder darunter ab. Während ebenso wie nach den oben genannten Belastungsproben auch in diesem Falle der Druck im gesunden Auge keine nennenswerten Schwankungen zeigt, beträgt die Drucksteigerung im glaukomkranken oder glaukomverdächtigen Auge 10—40 mm Hg (Abb. 14).

Einen Kausalzusammenhang zwischen der durch die wechselnde Belichtung bedingten Pupillenveränderung und den Schwankungen des Augendruckes, den SEIDEL und SERR annehmen, lehnt FEIGENBAUM auf Grund neuerer Untersuchungen ab (s. Physiol. und Pathol. des Augendruckes). Nur bei ausgesprochen flacher Vorderkammer, wo die anatomischen Verhältnisse im Kammerwinkel besonders ungünstig liegen, kann die Erweiterung der Pupille nach Beschattung — dasselbe gilt für die Wirkung der Mydriatica — neben anderen Faktoren (Pigmentverstopfung des Kammerwinkels) drucksteigernd wirken (KÖLLNER).

Im gewissen Sinne sind auch die *Adrenalinmydriasis* (s. S. 776), der Nachweis des *Übertrittes von Fluorescinnatrium in die Vorderkammer* und der von SCHMIDT empfohlene MARXsche *Trinkversuch* als Belastungsproben anzusehen.

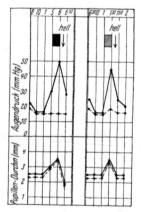

Abb. 14. Glaucoma simplex r.: Steiler Druckanstieg in der Dämmerung (■). Prompter Drucksturz nach 10 Minuten langer Helladaptation. In gleicher Weise kann durch willkürliche Verdunkelung (▨) eine Steigerung, durch Belichtung ein Abfall des Augendruckes hervorgerufen werden. Gesundes Auge l.: Nur angedeutete Schwankungen.

THIEL beobachtete nach peroraler Darreichung von 2 g Fluorescinnatrium (Uranin) an Glaukomkranke eine Grünfärbung des Kammerwassers, die er in erster Linie auf eine erhöhte Durchlässigkeit der intraokularen Gefäße zurückführt. Die Ausscheidung des Fluorescins fand in die Hinterkammer statt, der Durchtritt um den Pupillarsaum herum in die Vorderkammer. Die Menge des Fluorescins im Kammerwasser war um so größer, und der Übertritt erfolgte um so rascher, je höher der Augendruck während des Versuches war. Auch in glaukomverdächtigen Augen war im Gegensatz zu normalen, bei denen Fluorescin im Kammerwasser höchstens in Spuren nachweisbar war, die Fluorescinausscheidung positiv. Da die Einnahme des Fluorescins eine erhebliche, oft mehrere Stunden anhaltende Verfärbung der Haut bedingt, wird der Versuch in der Praxis nur in wenigen Fällen durchführbar sein.

Dasselbe gilt auch für den MARXschen Trinkversuch. Nach zweitägiger Vorbereitung (gemischte Kost, täglich 1000 ccm Flüssigkeit) muß der Kranke innerhalb von 2—4 Minuten einen Liter Wasser trinken. Neben regelmäßiger Bestimmung des Hämoglobingehaltes des Blutes wird in ½stündigen Zwischenräumen das spezifische Gewicht des Harns bestimmt und der Augendruck regelmäßig kontrolliert. Dauer des Versuches 4—4½ Stunden. Beim Glaukomkranken mit normalem internen Befund fand sich ein atypischer Verlauf der Diurese in Form verlangsamter Flüssigkeitsausscheidung und verzögerten Wiederanstiegs des spezifischen Gewichtes. Der Augendruck stieg während des Trinkversuches im glaukomkranken und glaukomdisponierten Auge stark an, im normalen blieb er dagegen unverändert. SCHMIDT nimmt als Ursache eine allgemeine Capillarendothelstörung beim Glaukomkranken an.

Die Jahresdruckkurve beim Glaucoma simplex. Bei Besprechung des akuten Glaukomanfalles wurde bereits darauf hingewiesen, daß die Anfälle in den Wintermonaten häufiger auftreten als in der warmen Jahreszeit. Auch beim Glaucoma simplex scheint der Wechsel der Jahreszeiten einen gewissen Einfluß auf die Höhe des Augendruckes zu haben. Wenn man Kranke, die an einem Glaucoma simplex leiden, Jahre hindurch regelmäßig mehrmals wöchentlich kontrolliert, so findet man, daß der Augendruck in den Monaten November—Januar ein etwas höheres Niveau als in den übrigen Monaten hat. Die Ursache der Jahresschwankungen ist noch unbekannt. Vielleicht spielt der in den Wintermonaten besonders schnelle Wechsel des Luftdruckes und der Temperatur eine gewisse Rolle.

b) Die sichtbaren Veränderungen am Auge beim Glaucoma simplex.

Im Gegensatz zum akuten Glaukomanfall treten beim Glaucoma simplex die Veränderungen im vorderen Bulbusabschnitt gegenüber denen des Augenhintergrundes weit zurück. Die intraokularen Gefäße vermögen sich dem langsamen Ansteigen des Augendruckes anzupassen, so daß lokale Zirkulationsstörungen und Stauungserscheinungen lange Zeit fehlen. Die *Bindehaut* und *Hornhaut* zeigen daher keine Abweichungen von der Norm.

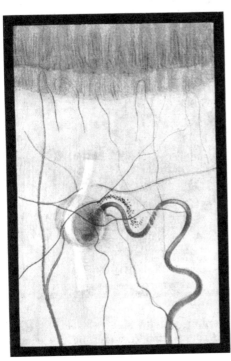

Abb. 15. Cystenartige Aufblähung der Bindehaut über dem erweiterten Emissarium einer vorderen Ciliararterie.

Lederhaut. Bei lang anhaltender Druckerhöhung ist eine *Erweiterung der Emissarien für die vorderen Ciliargefäße* um das Doppelte bis Dreifache zu erkennen. Die Bindehaut, die normalerweise glatt über das Emissarium hinweggespannt ist, wird halbkugelig zu einer kleinen umschriebenen Cyste aufgebläht. Sehr häufig findet sich dunkelbrauner Pigmentstaub an der Innenwand dieser Cyste und im subconjunctivalen Gewebe als feiner Saum entlang der Ciliararterie (Abb. 15). Es ist wahrscheinlich, daß der im Glaukomauge erhöhte Druck das Emissarium allmählich erweitert und die nachgiebige Conjunctiva darüber sackförmig vorgewölbt hat (Thiel).

Vorderkammer. Im Anfangsstadium der Erkrankung ist die Vorderkammer fast immer normal tief. Eine geringe Abflachung hat nur beschränkte diagnostische Bedeutung, da in presbyopischen und hyperopischen Augen, die vorzugsweise vom Glaukom befallen werden, die Vorderkammer überhaupt relativ flach ist. Bei längerem Bestehen des Glaukoms wird jedoch die Vorderkammer erheblich seichter, da das Iris-Linsendiaphragma infolge des gesteigerten Druckes im Glaskörper näher an die Hornhaut heranrückt. Schließlich kann es zum völligen Verschluß des Kammerwinkels kommen. Meist haben sich in diesem Stadium bereits Zirkulationsstörungen eingestellt. Das Glaucoma simplex (compensatum) ist in ein Glaucoma chronicum inflammatorium (incompensatum) übergegangen.

Entwickelt sich das Glaukom im frühen Lebensalter, etwa vor dem 35. Lebensjahre (sog. Glaucoma juvenile), so findet man in einem Teil der Fälle trotz beträchtlicher Drucksteigerung die Kammer tiefer als normal. Haag sah unter 67 Fällen von Glaukom im jugendlichen Alter in 55% eine normal tiefe, in 18% eine vertiefte und in 26% eine abgeflachte Vorderkammer. Ähnliche Zahlen gibt auch Löhlein an. Die Kammertiefe steht zweifellos in Beziehung zur Refraktion der Augen: bei flacher Vorderkammer überwiegt die Hypermetropie, während eine tiefe Kammer sich überwiegend in myopischen Augen findet (s. S. 749).

Pupille. Ihre Weite und Reaktion ist beim Glaucoma simplex mit seltenen Ausnahmen anfangs normal. Keineswegs braucht die Drucksteigerung als solche, selbst wenn sie sehr hohe Grade erreicht, Störungen hervorvorzurufen (experimentelle Untersuchungen von BARTELS und HEINE). Bei einseitiger Erkrankung kann man sich hiervon durch die Prüfung der direkten und konsensuellen Reaktion leicht überzeugen.

Ist bei normal tiefer Vorderkammer die Pupille erweitert oder ihre Reaktion beeinträchtigt, so müssen stets Strukturveränderungen im Irisgewebe angenommen werden. Erst nach Abflachung der Vorderkammer durch Veröding des Kammerwinkels tritt eine unregelmäßige Erweiterung der Pupille ein, deren Reaktion mehr und mehr erlischt.

Bei Lupenvergrößerung sieht man zuweilen schon frühzeitig die feineren Oscillationen nicht mehr so prompt erfolgen und wurmförmige Kontraktionen auftreten, ohne daß gröbere Gewebsveränderungen der Iris nachweisbar sind. Die Ursache dieser Innervationsstörung ist noch unbekannt. Vielleicht ist sie auf Alterationen im vegetativen Nervensystem zu beziehen. Nach Einträufeln von Adrenalin in den Bindehautsack wird sehr häufig beim Glaucoma simplex eine deutliche Mydriasis beobachtet (KNAPP, SCHOENBERG, THIEL, MAZZEI; s. auch Glaukomtheorien S. 776).

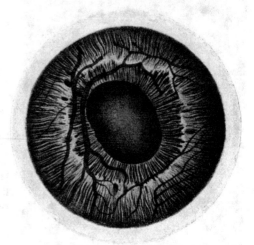

Abb. 16. Glaucoma simplex.
Gefäßneubildung auf der Irisvorderfläche.

Regenbogenhaut. Im Beginn der Erkrankung findet sich gelegentlich eine mehr oder weniger starke Rarefizierung des Stromas, eine Veränderung, die jedoch ebenso im gesunden Auge älterer Individuen normalerweise anzutreffen ist. Bei lange anhaltendem hohen Druck kommt es auch beim Glaucoma simplex zu *Zirkulationsstörungen im Augeninnern* und zu *sekundären Veränderungen* an der Regenbogenhaut. Sie erscheint atrophisch, verdünnt, der Pupillarrand zugespitzt. Auf der Vorderfläche treten zuerst im Gebiete der Krause feine *neugebildete Blutgefäßchen* auf, denen sich schließlich stärker erweiterte Venen auf der ganzen Iris zugesellen können (Abb. 16). Die feine *Bindegewebsschicht*, die mit diesen Gefäßen die Irisvorderfläche überzieht, verrät sich anfangs nur durch eine Erweiterung und Trägheit der Pupille, später ist sie auch an der Spaltlampe als graue Schicht erkennbar (vgl. auch Glaucoma chronicum inflammatorium, s. S. 742).

Eine besondere Besprechung verdienen die *Pigmentierungen der Regenbogenhaut und des Kammerwinkels*, da sie für die Theorien der Glaukomgenese eine Rolle spielen (s. S. 771). Ihr Nachweis gelingt am besten durch die Beobachtung mit dem Hornhautmikroskop im Spaltlampenlicht (KOEPPE).

Schon auf der normalen Regenbogenhaut kann man verschieden getönte Pigmentpunkte erkennen. Die hellbraunen entstammen dem Stroma, die dunkelbraunen dem Pigmentepithel. Besonders der untere Rand des Pupillarsaumes wird infolge Abnutzung durch das Pupillenspiel häufig depigmentiert (s. Beitrag GILBERT Bd. 5, S. 86). Der abgescheuerte feine Pigmentstaub schlägt sich in der Nachbarschaft auf der Vorderfläche der Regenbogenhaut nieder. Die Unterscheidung dieses Pigmentes vom helleren Stromapigment gelingt besser, wenn man nach dem Vorschlage Koeppes vor die Spaltlampe ein Blaufilter vorschaltet.

Im glaukomatösen Auge ist die Pigmentzerstreuung oft sehr beträchtlich (Abb. 17). Dieselben dunklen Pigmentstäubchen, die sich auf der Irisvorderfläche finden, dringen auch in die Tiefe des Stromas ein und sind vorzugsweise in den Lymphräumen um die Gefäße anzutreffen. In extremen Fällen erscheint bei diaskleraler Durchleuchtung das Pigmentepithel ausgedehnt atrophisch (Abb. 18).

Der Pigmentstaub wird aber nicht nur in die Regenbogenhaut verschleppt, sondern schlägt sich vor allem auch im Kammerwinkel, auf der Hornhauthinterfläche und der Linsenvorderfläche nieder. Koeppe mißt dieser Pigmentzerstreuung für die Entstehung des Glaukoms große Bedeutung bei und hält sie auch in denjenigen Fällen, in denen andere glaukomatöse Symptome noch fehlen, für den

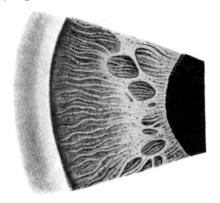

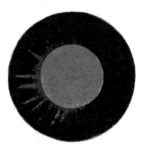

Abb. 17. Pigmentzerstreuung auf der Irisvorderfläche.   Abb. 18. Atrophie des Pigmentblattes.

Vorläufer der Erkrankung („Präglaukom"). Wenn auch in gewissen Fällen diesem Symptom vielleicht eine Bedeutung im Sinne einer drohenden Glaukomgefahr nicht abzusprechen ist, so erscheint doch im allgemeinen sein diagnostischer Wert wegen der großen Variabilität recht zweifelhaft. Übrigens tritt die Pigmentzerstreuung häufig erst im späteren Verlaufe des Glaukoms auf. Besonders nach operativen Eingriffen sieht man Pigmentniederschläge in großer Ausdehnung auf allen die Vorderkammer begrenzenden Geweben. Erwähnt sei noch, daß die Pigmentkörnchen auch unter der Bindehaut in den perivasculären Lymphscheiden der vorderen Ciliargefäße nachweisbar sein können (Koeppe, vgl. Abb. 15).

Der **Kammerwinkel** ist bei gewöhnlicher Untersuchung bekanntlich nicht sichtbar. Nur mit einer besonderen Technik gelingt es, die Bucht zwischen Hornhaut und Regenbogenhaut der Betrachtung zugänglich zu machen (Gonioskopie nach Salzmann, Koeppe) (s. Untersuuungsmethoden Bd. 2). Im Anfangsstadium fehlen hier für das Glaukom charakteristische Veränderungen. Eine geringe Atrophie der den sichtbaren Ciliarkörperteil überziehenden Gewebsbälkchen und eine Einschwemmung von Pigmenttrümmern in den Kammerwinkel sind lediglich eine Alterserscheinung, die sich in gleicher Weise auch in normalen Augen findet (Koeppe, Yoshida). Gelegentlich nimmt allerdings diese Pigmentierung des Kammerwinkels einen so hohen Grad an, daß bei Betrachtung mit der Binokularlupe die Hinterfläche der Hornhaut in der Nähe des Limbus vollkommen braun erscheint. Daß durch eine derartige Verstopfung des Maschenwerkes des Ligamentum pectinatum eine Abflußbehinderung des Kammerwassers bedingt und dadurch eine Drucksteigerung begünstigt werden kann, ist sehr wahrscheinlich.

Nach längerem Bestehen des Glaucoma simplex erkennt man auch bei der Gonioskopie das allmähliche *Vorrücken der Iriswurzel* unter dem Einflusse der Drucksteigerung in einer Verschmälerung des sichtbaren Ciliarkörperstreifens. Später kommt es durch Verlötung der Iriswurzel mit der Hornhauthinterfläche zur *Ausbildung peripherer Synechien* (SALZMANN, KOEPPE, TRONCOSO). Diese Veränderungen des Kammerwinkels sind jedoch, wie nochmals betont werden soll, nicht die Ursache, sondern Folge der Drucksteigerung.

Augenhintergrund. *Exkavation und Atrophie des Sehnerven sind die wichtigsten Folgeerscheinungen der dauernden Druckerhöhung beim Glaucoma simplex.* Durch

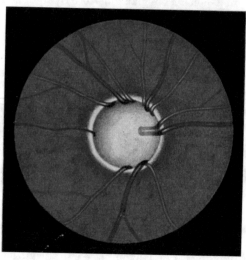

Abb. 19. Glaukomatöse Exkavation. Abknickung der Gefäße am Papillenrand. Schattenbildung in den Randpartien der Papille. Vollständige Atrophie, Halo glaucomatosus. (Nach H. KÖLLNER: Der Augenhintergrund bei Allgemeinerkrankungen, S. 38, Abb. 13.)

sie wird der allmähliche Verfall des Sehvermögens bis zur völligen Erblindung herbeigeführt. Gleichzeitig sind sie für die Diagnose des Glaucoma simplex von größter Bedeutung; denn sie bilden neben der Steigerung des Augendruckes das einzig sichere objektive Symptom.

Das *ophthalmoskopische Bild der ausgebildeten Exkavation und Atrophie* ist äußerst charakteristisch und eindeutig. Die Papille ist allseitig scharf begrenzt und grau-weiß bis grünlich-grau verfärbt. (Der Farbton hängt natürlich bis zu einem gewissen Grade von der Lichtquelle ab, die zum Augenspiegeln verwendet wird). Die Löcher der Lamina cribrosa erscheinen als graue Tüpfel besonders deutlich. Im ganzen Umkreis ist die Papille bis an den Rand steil exkaviert. Dieser hängt oft noch etwas über, so daß man wie in einen Topf hineinsieht, dessen Öffnung enger als sein Boden ist. Im umgekehrten Bilde deutet sich dem Untersucher die Aushöhlung durch einen Schatten an, den die überhängende Wandung auf den Grund wirft. Dieser Schlagschatten hat infolge des Kontrastes zum Rot des Fundus einen eigentümlichen grünen Farbton, der am Papillenrand am kräftigsten ist (Abb. 19).

Fast immer ist die Papille von einem gelblichen oder rötlich-weißen Ring *(Halo glaucomatosus)* umgeben. Er ist überall gleich breit und unterscheidet sich dadurch vom Conus myopicus, der in der Hauptsache auf der temporalen Seite der Papille gelegen ist. Häufig findet sich eine mehr oder weniger deutliche Pigmentation besonders an seinem unregelmäßig gezackten äußeren Rand.

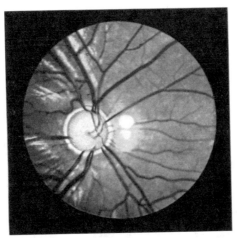

Abb. 20. Glaucoma simplex. Randständige Exkavation der Papille erkennbar an der rechtwinkligen Abknickung der Netzhautgefäße am Papillenrand. Nasale Verdrängung des Gefäßstammes. (Photographische Aufnahme mit der Zeiß-Nordensonschen Netzhautkamera.)

Die anatomische Untersuchung zeigt, daß der Halo glaucomatosus durch Dehnung und Atrophie des Chorioideagewebes entstanden ist (s. S. 758).

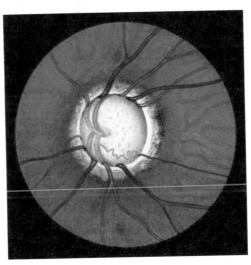

Abb. 21. Glaucoma simplex. Randständige Exkavation. Breiter grünlicher Schlagschatten. Bajonettförmige Abknickung der Gefäße am Papillenrand, Gefäßknäuel im Papillentrichter.

Die *Blutgefäße auf der Papille* haben ihren Verlauf in auffallender Weise geändert. Der Stamm der Arteria und Vena centralis retinae ist von der Papillenmitte so stark seitlich verdrängt, daß die Aufteilung in seine oberen und unteren Äste erst am nasalen Papillenrand erfolgt *(nasale Verdrängung)*.

Die Arteria und Vena temporalis retinae ziehen von hier aus nicht mehr senkrecht nach oben bzw. nach unten, sondern zunächst bogenförmig parallel dem nasalen Papillenrande (Abb. 20). Zuweilen sieht man an der temporalen Wand der Papillenexkavation kleine Gefäßknäuel, die durch variköse Erweiterung der zur Macula verlaufenden Gefäße entstanden sind. Häufig sind diese auch ganz verschwunden oder weit nasalwärts abgedrängt (s. Abb. 21).

Während ihres Verlaufes an der Wand der steilen Exkavation werden die Gefäße durch den überhängenden Papillenrand größtenteils verdeckt. Erst dort, wo sie in die Netzhaut umbiegen, sind sie wieder vollkommen sichtbar. Da sie infolge der nasalen Verdrängung schräg an der Wand der Exkavation emporsteigen, erscheint ihr retinaler Abschnitt gegenüber dem im Papillentrichter noch sichtbaren Teil seitlich verschoben (*bajonettförmige Abknickung* Abb. 21).

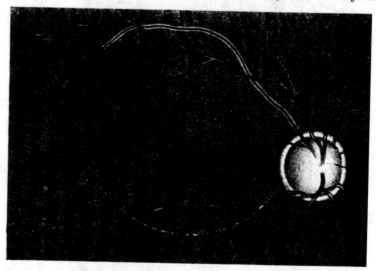

Abb. 22. Glaukomatöse Exkavation. Obliteration der Vena temporalis superior (an der weißen Einscheidung erkennbar). Kollateralkreislauf zwischen der Vena temporalis superior und inferior. (Nach H. KÖLLNER: Der Augenhintergrund bei Allgemeinerkrankungen, S. 105, Abb. 31.)

Bei flacher Exkavation sind die Gefäße jedoch in ihrem ganzen Verlaufe auf der Papille zu verfolgen und nur am Papillenrand abgeknickt. Die Venen sind an dieser Stelle meist ampullenförmig erweitert und zeigen oft sehr deutliche Pulsation. Bei stärkerer Drucksteigerung wird auch ein springender Arterienpuls beobachtet (vgl. S. 708). Am Grunde der Exkavation erscheinen die Gefäße undeutlicher und blasser als in der Netzhaut, so daß die Venen von den Arterien nur schwer zu unterscheiden sind.

Die Abknickung der Gefäße am Papillenrand führt zu einer Verengerung der Arterien und einer Erweiterung und Schlängelung der Venen in der Netzhaut. Durch die venöse Stauung können kleinere Blutungen sowohl in die Netzhaut als auch in das Papillengewebe erfolgen. Sie haben aber durchaus nicht die gleiche ungünstige prognostische Bedeutung wie die massigen Blutungen beim sog. Glaucoma haemorrhagicum, das sich im Anschluß an eine Thrombose der Zentralvene entwickelt.

Im Laufe der Erkrankung kommt es auch *durch sekundäre Wandveränderung* zum *Gefäßverschluß*. Zuweilen tritt nur eine Obliteration einzelner Venenstücke ein. Man sieht dann die eine oder andere Vene bis zu einer Verzweigungsstelle dünn und eingescheidet. Korkzieherartig gewundene *Anastomosen* mit einer Nachbarvene ermöglichen die Blutabfuhr aus dem betreffenden Gebiet (Abb. 22). Auch nahezu sämtliche Arterien und Venen der Netzhaut können obliterieren und erscheinen dann als weiße Stränge im Fundus (Abb. 23).

Der Schlagschatten auf der Papille und der veränderte Gefäßverlauf können, so wichtige Anhaltspunkte sie auch für die Diagnose bilden, doch täuschen. Den sicheren Beweis für die Aushöhlung des Sehnervenkopfes bietet im umgekehrten Spiegelbild allein die *parallaktische Verschiebung*.

Wenn man die Spiegellinse in der Frontalebene hin und her bewegt, geht das Bild des Augenhintergrundes mit[1]. Die dem Beobachter näher gelegenen Teile müssen sich dabei stärker verschieben als die weiter zurückliegenden, der Rand

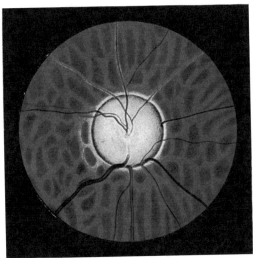

Abb. 23. Randständige glaukomatöse Exkavation und Atrophie der Papille. Obliteration der Arteria und Vena temporalis superior.

der Papille also mehr als ihr nach hinten ausgehöhlter Boden. Infolgedessen scheint der Papillenrand jedesmal im Sinne der Verschiebung der Linse über den Boden hinüberzugleiten. Beobachtet man dabei die Entfernung des Papillenrandes von einem am Boden der Exkavation verlaufenden Gefäß, so wird sie sich abwechselnd vergrößern und verringern (Abb. 24). Einzelne Gefäße werden verdeckt und wieder sichtbar. Bei genügender Erfahrung kann man aus dem Grade der parallaktischen Verschiebung die Tiefe der Exkavation ungefähr schätzen.

Eine *genaue Messung* ist jedoch *nur im aufrechten Bilde* möglich. Man stellt auf ein und dasselbe Gefäß zuerst am Papillenrande, dann am Boden der Exkavation ein. Aus den am Refraktionsaugenspiegel in beiden Stellungen abgelesenen Dioptrienzahlen ergibt sich der Niveauunterschied. Bei nicht zu großen Refraktionsfehlern entsprechen 3 Dioptrien einer Exkavation von 1 mm Tiefe. Unterschiede von 6—8 dptr sind beim Glaucoma simplex keine Seltenheit. Mit den binokularen Augenspiegeln (GULLSTRANDsches Ophthalmoskop, WESSELYs Demonstrationsaugenspiegel) ist die Vertiefung der Papille direkt stereoskopisch wahrnehmbar. Die notwendige Erweiterung der Pupille wird in der S. 712 beschriebenen Weise mit Cocain oder Ephetonin vorgenommen.

---

[1] Siehe Untersuchungsmethoden Bd. 2.

Viel schwieriger ist dagegen die *Beurteilung des ophthalmoskopischen Bildes der beginnenden Exkavation,* d. h. wenn diese erst einen Teil der Papille einnimmt oder noch flach ist.

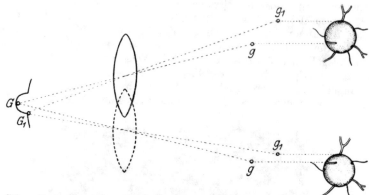

Abb. 24. Schematische Darstellung des Strahlenganges bei der parallaktischen Verschiebung im umgekehrten Bild: Bei der Bewegung der Linse nach abwärts scheint sich im Bilde der obere Rand der glaukomatös exkavierten Papille mit dem Gefäß (g₁) schneller zu bewegen als der Grund mit dem Gefäß (g), so daß der Abstand zwischen g und g₁ abnimmt.
(Nach H. KÖLLNER: Der Augenhintergrund bei Allgemeinerkrankungen, S. 9, Abb. 4.)

Die Form der glaukomatösen Exkavation ist abhängig von dem Bestehen einer physiologischen Exkavation und deren Größe. *War ursprünglich eine physiologische Exkavation in der Mitte der Papille vorhanden, so wird sich diese unter dem Einfluß des gesteigerten Augendruckes erweitern. Beim beginnenden Glaucoma simplex braucht daher nur eine sehr große physiologische Exkavation sichtbar zu sein* (Abb. 25). Die Diagnose „Glaukom" kann durch den Augenspiegelbefund allein nicht gestellt werden, sondern nur unter genauer Beobachtung der Tagesdruckkurve und durch die Funktionsprüfung (Gesichtsfeld!). *Bei jeder auffallend großen physiologischen Exkavation soll immer an ein beginnendes Glaukom gedacht werden.* Ich kenne mehrere Fälle, bei denen sich trotz einer zunächst als physiologisch bezeichneten Exkavation nach einiger Zeit Gesichtsfelddefekte nachweisen

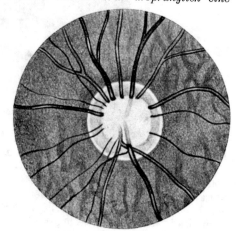

Abb. 25. Große physiologische Exkavation.
(Nach H. KÖLLNER: Der Augenhintergrund bei Allgemeinerkrankungen, S. 14, Abb. 6.)

ließen und schließlich die Exkavation randständig wurde. Häufig wird der Fehler gemacht, daß bei einer randständigen glaukomatösen Exkavation der Halo zur Papille gerechnet und infolgedessen eine physiologische Exkavation angenommen wird. Das normale Papillengewebe ist jedoch rötlich, der Halo dagegen immer gelblich. Die physiologische Exkavation ist auch immer rein weiß und hat nicht den eigentümlichen grünlichen Randschatten.

Um die Größenzunahme der Exkavation zu verfolgen, ist, wenn photographische Aufnahmen nicht möglich sind, in regelmäßigen Abständen die Anfertigung von Skizzen zu empfehlen. Aus ihnen soll der Durchmesser der Exkavation

im Verhältnis zum erhaltenen Papillenrand ersichtlich sein. Hierbei ist besonders
auf den temporalen Rand zu achten. Diesen erreicht die glaukomatöse Exkavation in der Regel schon frühzeitig. Sie kann hier bereits recht steil in die Tiefe
gehen, während am nasalen Rande noch eine Sichel von rötlichem Papillengewebe erhalten ist (Abb. 26).

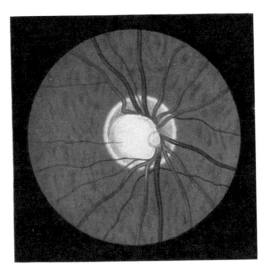

Abb. 26. Beginnende glaukomatöse Exkavation.

*Wenn vor der Erkrankung keine physiologische Exkavation bestand, ist die
glaukomatöse Exkavation meist muldenförmig flach und erreicht gleichzeitig den
nasalen und temporalen Papillenrand* (Abb. 27). Die scharfe rechtwinkelige
Abknickung der Gefäße fehlt, sie gehen allmählich in die Tiefe. Die Unterscheidung von einer normalen Papille ist nicht immer leicht, da auch im Alter

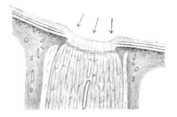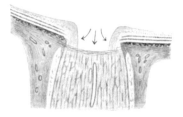

Abb. 27. Schematische Darstellung der Entstehung der Exkavation.

die Papille häufig — wohl infolge einer Erschlaffung der Lamina cribrosa —
eine flache Einsenkung zeigt (senile Exkavation).

Trotz ausgesprochen glaukomatöser Drucksteigerung kann in allerdings
seltenen Fällen eine tiefe Exkavation dauernd vermißt werden. Der Sehnerv
wird zwar atrophisch, aber die Gefäße auf der Papille bleiben annähernd in der
Netzhautebene und knicken nicht winkelig am Rande ab. Die parallaktische
Verschiebung ist nur gering. Es entsteht so ein Bild, das dem der nicht glaukomatösen atrophischen Exkavation ähnlich ist (s. S. 738). Die anatomischen
Untersuchungen haben ergeben, daß in derartigen Fällen die Exkavation

entweder durch vermehrtes Stützgewebe ausgefüllt oder verdeckt sein kann, seltener daß zwar die Sehnervenfasern unter der Druckwirkung zugrunde gegangen sind, aber die widerstandsfähige Lamina cribrosa nur wenig nach hinten ausgewichen ist.

Eine besondere Besprechung verdient die *Entwicklung der glaukomatösen Exkavation im myopischen Auge.* Hier liegen die Verhältnisse in mehrfacher Hinsicht anders. Die durch den Schrägstand der Papille entstandenen Niveauunterschiede, die Verziehung der Netzhautgefäße durch die Dehnung des Bulbus und die in diesen Fällen schon normalerweise vorhandene Ausdehnung der physiologischen Exkavation bis an den temporalen Rand erschweren die Beurteilung oft sehr. Eine derartige noch physiologische Exkavation wird zuweilen für glaukomatös gehalten. Andererseits wird eine bereits glaukomatöse Exkavation leicht übersehen, da der Papillenrand noch nicht überall erreicht ist, die charakteristische Gefäßverdrängung nicht so hervortritt und der grünlich-graue Schatten an der Wand der Exkavation fehlt. Hinzukommt, daß die Beobachtung der parallaktischen Verschiebung und vor allem die Messung der Aushöhlung im aufrechten Bild bei exzessiven Myopiegraden sehr erschwert sein kann (AXENFELD). Auch hier wird die Entscheidung, ob ein Glaucoma simplex vorliegt oder nicht, nur durch sorgfältige Funktionsprüfung (in erster Linie Gesichtsfeldbestimmung) zu treffen sein.

Die *Entstehung der glaukomatösen Sehnervenexkavation* wird im Abschnitt Pathologische Anatomie (S. 758) eingehend erörtert werden. Wenn auch der Vorgang im einzelnen verschieden gedeutet wird, so werden Exkavation und Atrophie doch allgemein als Folgen der intraokularen Drucksteigerung angesehen. Durch diese wird die am wenigsten widerstandsfähige Stelle des Bulbus, die Lamina cribrosa, nach rückwärts ausgebuchtet. Die Druckwirkung äußert sich anfangs in der Mitte der Papille am stärksten. Hat die Lamina erst einmal eine konkave Form angenommen, so wirkt der Druck mehr und mehr auch auf die seitlichen Teile der Exkavation ein und erzeugt schließlich jene tiefen topfförmigen Aushöhlungen der Papille.

Die Zeit, die *bis zur Ausbildung einer ophthalmoskopisch sichtbaren Exkavation* verstreicht, ist nur schwer zu beurteilen. Ein ungefährer Anhalt läßt sich durch die Beobachtung von Sekundärglaukomen gewinnen, bei denen der Beginn der Drucksteigerung zeitlich genau festzulegen ist. HESS fand eine Exkavation bereits nach 11 Tagen. Keinesfalls aber kann eine derartige Zeitangabe irgendwie verallgemeinert werden, da die anatomischen Verhältnisse am Sehnerveneintritt individuell sehr verschieden sind. Es gibt Fälle, bei denen die Papille lange Zeit einem hohen intraokularen Druck Widerstand zu leisten vermag. So beobachtete ich einen Patienten, bei dem sich auf dem Auge mit niedrigerem Druck schnell eine tiefe Exkavation ausbildete, während sie auf dem Auge mit dem höheren Druck dauernd relativ flach blieb. Es besteht also kein gesetzmäßiger Parallelismus zwischen Druckhöhe und Tiefe der Exkavation. In der Regel ist allerdings beim doppelseitigen Glaukom die Exkavation und der Verfall des Sehvermögens auf dem Auge mit höherem Druck weiter fortgeschritten als auf dem anderen. Die extremste Aushöhlung findet sich daher fast immer dann, wenn ein hoher Druck sehr lange Zeit eingewirkt hat. Ist eine tiefere Exkavation erst einmal vorhanden, so pflegt der Untergang der Sehnervenfasern auch dann noch fortzuschreiten, wenn ein vorher gesteigerter Augendruck unter dem Einflusse der Behandlung normalisiert oder selbst auf subnormale Werte herabgesetzt wird. Oft hat man den Eindruck, als ob alle stärkeren Schwankungen des Augendruckes einen besonders ungünstigen Einfluß hätten.

Eine *spontane Rückbildung der Exkavation* während des Fortbestehens der Drucksteigerung ist sehr selten, wird aber, wie anatomische Befunde zeigen, doch gelegentlich beobachtet. Häufiger sieht man diese *Rückbildung* dagegen *nach druckentlastenden Operationen*. Die vorher nach hinten gepreßten Blutgefäße können wieder vollkommen das Niveau der Netzhaut erreichen, so daß eine tiefe Exkavation scheinbar restlos schwindet (AXENFELD, BECKER u. a.). Die Rückbildung erfolgt durch Aufquellung und ödematöse Durchtränkung des auf der Lamina cribrosa innerhalb der Exkavation liegenden Restes von Nerven- und Gliagewebe, wobei gliöse Wucherungen und auch entzündliche Infiltration auftreten (HOLTH, BEHR, s. S. 764). Eine Rückkehr der nach hinten gedrängten Lamina in ihre ursprüngliche Lage ist nicht wahrscheinlich (SALUS), kommt aber in Frühfällen zweifellos vor (BEHR).

Das Fehlen einer ophthalmoskopisch sichtbaren Exkavation braucht also nicht immer gegen das Bestehen einer glaukomatösen Atrophie zu sprechen, besonders dann nicht, wenn eine typische Funktionsstörung vorhanden ist.

c) Die Funktionsstörungen beim Glaucoma simplex.

Beim Glaucoma simplex ist die Funktionsstörung in erster Linie eine Folge der Exkavation der Papille, bzw. der Atrophie der Sehnervenfasern. Diese haben die Eigentümlichkeit, bündelweise zugrunde zu gehen. Dadurch entstehen charakteristische **Gesichtsfelddefekte.**

Im Beginn der Erkrankung und auch bei teilweise ausgebildeter Exkavation sind die Außengrenzen des Gesichtsfeldes meist noch erhalten, dagegen zeigen sich schon frühzeitig *vom blinden Fleck ausgehende Skotome*, deren Verlauf der bogenförmigen Ausbreitung der Nervenfasern entspricht (sog. Nervenfaserdefekte). Sie umgreifen das Zentrum des Gesichtsfeldes halbmondförmig nach oben oder unten, zuweilen auch nach oben und unten (Abb. 28) (BJERRUM). In diesen Fällen treffen sie schließlich in der nasalen Hälfte des Gesichtsfeldes zusammen und werden so zu einem Ringskotom. Derartige Skotome können auch nach anderen Richtungen hin zu einer Vergrößerung des blinden Fleckes führen oder ohne Zusammenhang mit ihm in der Peripherie des Gesichtsfeldes nachweisbar sein (SIMON).

Die übliche Untersuchung des Gesichtsfeldes am Perimeter ist für den Nachweis feinerer Skotome nicht ausreichend. Man bedient sich besser des Kampimeters, bei dem das Objekt nicht radiär, sondern senkrecht auf die Grenzen der Gesichtsfeldausfälle bewegt wird.

Nach dem von BJERRUM angegebenen Verfahren wird der Patient in einer Entfernung von einem Meter vor einen schwarzen Vorhang oder eine schwarze Tafel gesetzt, die gleichmäßig hell beleuchtet sein sollen. Als Objekte dienen kreisrunde weiße Scheibchen von 3—5 mm Durchmesser, die an einem schwarzen, dem Patienten unsichtbaren Stäbchen befestigt sind. Das Gesichtsfeld läßt sich bei einer Entfernung von einem Meter bis zu einem Umkreis von 45° Radius absuchen. Die gefundenen Gesichtsfeldausfälle können mit dunkler Farbe oder Nadeln auf dem Vorhang markiert werden.

Ein schnelles Auffinden der Skotome in der Praxis ermöglicht die Überblicksperimetrie nach SALZER. Dem dunkeladaptierten Patienten werden beim Betrachten einer schwarzen Scheibe mit leuchtenden Punkten oder eines Schirmes, auf den verschiedne Raster projiziert werden, zentral oder parazentral gelegene Skotome sofort erkennbar. Das Gesichtsfeld kann mit dieser Apparatur bis auf 30° untersucht werden. Zum Nachweis peripherer Defekte dient eine Kugelkalotte von 20 cm Radius, deren Ausschnitt die leuchtende Scheibe freiläßt und auf deren Innenseite Breiten- und Längengrade mit Leuchtfarbe eingezeichnet sind. (Weitere Verfahren, Fehlerquellen usw. s. Abschn. Untersuchungsmethoden Bd. 2.)

Der Nachweis derartiger Nervenfaserdefekte hat für die Diagnose des Glaucoma simplex entscheidende Bedeutung, vor allem dann, wenn es fraglich ist, ob eine Exkavation noch als physiologisch zu bezeichnen ist und der Augendruck sich an der Grenze normaler Werte bewegt. KÖLLNER und SEIDEL fanden auch bei ophthalmoskopisch noch vollkommen normaler Papille bereits parazentrale Skotome. WESSELY empfiehlt die Aufnahme der Skotome für Farben, in erster

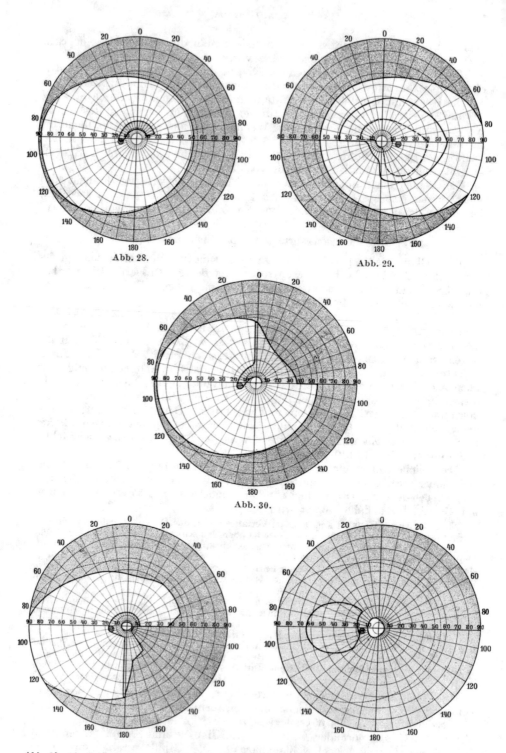

Abb. 28. Abb. 29.

Abb. 30.

Abb. 28—32. Typische Formen der Gesichtsfelddefekte beim Glaucoma simplex (——— blau, ---- rot).

Linie für Rot. Beim Glaukom sollen nicht selten erhebliche vom blinden Fleck ausgehende Skotome für Rot schon dann vorhanden sein, wenn sie für Weiß noch nicht nachweisbar sind.

Da die Nervenfaserbündel, die die Macula lutea umkreisen, in der temporalen Netzhauthälfte in einer horizontalen Linie (Raphe) enden, bedingt ein größerer Faserausfall einen horizontal scharf begrenzten Defekt in der nasalen Gesichtsfeldhälfte, den sogenannten „nasalen Sprung" (Rönne) (Abb. 30 u. 31). Der Gesichtsfeldausfall liegt häufiger im oberen als im unteren Quadranten (Proksch) oder erstreckt sich, — sind beide betroffen —, über die ganze nasale Hälfte. Auch der nasale Sprung läßt sich am besten mit senkrechter Objektführung am Kampimeter nachweisen.

Die für die glaukomatöse Atrophie so charakteristische *nasale Gesichtsfeldeinengung* entsteht demnach aus den vom blinden Fleck ausgehenden Skotomen. Seltener beginnt sie in der Peripherie, bevor Skotome nachweisbar sind. Das erste Zeichen kann eine Einschränkung der Außengrenzen des Gesichtsfeldes für Farben sein (Abb. 29). Immer wird die nasale Gesichtsfeldhälfte bevorzugt. Nur ausnahmsweise findet sich der Beginn zuerst in der temporalen Gesichtsfeldhälfte. Wird das papillomaculare Bündel frühzeitig betroffen, so entwickeln sich zentrale Skotome.

Der fortschreitende Verfall des Gesichtsfeldes ist dadurch gekennzeichnet, daß sich die vom blinden Fleck ausgehenden Nervenfaserdefekte entweder mehr nach der Peripherie oder nach dem Zentrum ausdehnen. Im ersten Falle entstehen kleine hochgradig konzentrisch eingeengte Gesichtsfelder, die temporalwärts bis zum blinden Fleck reichen. Verfällt dagegen das Zentrum zuerst, so bleibt ein exzentrischer Gesichtsfeldteil in der temporalen Hälfte erhalten. Schließlich wird nur noch in diesem temporalen Gesichtsfeldteil Lichtempfindung wahrgenommen, bis das Sehvermögen gänzlich erlischt. Es ist erstaunlich, wie lange manchmal auch bei tiefer Exkavation die Nervenfasern noch funktionsfähig bleiben, so daß keine oder nur geringe Gesichtsfeldstörungen auftreten, bis plötzlich relativ schnell der Verfall zunimmt.

Die *Gesichtsfelddefekte können sich* bis zu einem gewissen Grade *zurückbilden,* wenn die Drucksteigerung behoben wird. Dies gilt besonders für die vom blinden Fleck ausgehenden Skotome (Seidel, Samojloff, de Logu u. a.). Im allgemeinen muß aber bei allen Ausfällen mit einem Dauerzustand gerechnet werden.

Die **Sehschärfe** sinkt durchaus nicht gleichzeitig mit der Vergrößerung der Exkavation. Ob sie schnell verfällt oder lange Zeit gut erhalten bleibt, ist von der Beschaffenheit des papillo-macularen Bündels abhängig. Dieses kann noch völlig unversehrt sein, während die die Gesichtsfeldperipherie versorgenden Nervenfasern längst zugrunde gegangen sind. Daher wird oft auch bei tiefer Exkavation und trotz konzentrisch eingeengten Gesichtsfeldes noch eine normale Sehschärfe gefunden. *Die Sehschärfe allein gewährt daher niemals einen Anhaltspunkt dafür, ob der Funktionsverfall (Sehnervenatrophie) Fortschritte macht oder nicht.* Umgekehrt können die papillo-macularen Fasern auch bei noch erhaltener Gesichtsfeldperipherie frühzeitig leiden und innerhalb weniger Tage eine relativ gute Sehschärfe rasch bis auf Wahrnehmung von Handbewegungen absinken.

Auch mit der Höhe der Drucksteigerung geht die Abnahme der Sehschärfe nicht immer parallel. Oft ist bei hohem Augendruck das Sehvermögen lange Zeit ungestört, während bei verhältnismäßig niedrigem Druck der Verfall unaufhaltsam fortschreitet.

Die *Ursache der Funktionsstörung* ist in erster Linie in dem Schwunde der Nervenfaserbündel, die am Rande der steil exkavierten Papille abgeknickt werden, zu suchen. Das beweist ohne weiteres die Anordnung der mit dem blinden Fleck in Zusammenhang stehenden Gesichtsfeldausfälle. Auch der kavernöse Schwund des Sehnerven (s. S. 759) spielt hierbei eine entscheidende Rolle. Eine direkte Schädigung der Netzhaut, etwa infolge mangelhafter Blutzirkulation, kommt erst in zweiter Linie in Betracht. Daß vorzugsweise die Fasern betroffen werden, die die temporale Netzhauthälfte versorgen und die Macula umkreisen, dürfte auf der Anordnung der Nervenfaserbündel beruhen. Sie folgen im großen und ganzen dem Verlauf der Hauptgefäßstämme. Da diese in der nasalen Papillenhälfte emporkommen, werden sie bei der zunehmenden Vertiefung der Exkavation, die hauptsächlich in der Mitte erfolgt, mit ihren sämtlichen Verzweigungen nasalwärts gedrängt (s. o.). Die gleiche seitliche Verdrängung wie die temporalen Gefäßäste erfahren auch die temporalwärts laufenden Nervenbündel. Sie werden demnach am meisten und frühesten geschädigt, während das papillo-maculare Bündel, das direkt vom Papillenrande zum hinteren Pol zieht, durch die Druckwirkung so gut wie gar keine Ortsveränderung erleidet.

Unter dem Einflusse der Drucksteigerung kann die *Hornhautwölbung* in dem Sinne verändert werden, daß der senkrechte Meridian allmählich eine schwächere Krümmung erhält als der horizontale. Dementsprechend findet man auch beim Glaukom eine ungewöhnlich hohe Zahl von *inversem Astigmatismus* (etwa $50^0/_0$ gegen $2,2^0/_0$ in gesunden Augen [Martin, Pfalz, Eissen]). Diese Änderung der Hornhautkrümmung ist nur geringgradig (ausnahmsweise bis zu 5 dptr), tritt nicht regelmäßig auf und steht nicht im einfachen Verhältnis zur Höhe des Augendruckes. Auch dürften individuelle Verschiedenheiten eine Rolle spielen. Daher ist der Versuch, durch Messung des Astigmatismus eine optische Methode zur Bestimmung des Augendruckes zu erhalten, fruchtlos geblieben.

Die **Gesamtrefraktion** kann ebenfalls durch die Steigerung des intraokularen Druckes beeinflußt werden. *Die Zunahme der Brechkraft* des Auges erklärt sich zum Teil aus dem Vorrücken der Linse, das an der allmählichen Abflachung der Vorderkammer erkennbar ist. Werden Miotica angewandt, so kann eine Myopie nicht nur durch den Akkommodationskrampf vorgetäuscht werden, sondern auch dadurch, daß die Patienten durch die enge, wie ein stenopäisches Loch wirkende Pupille imstande sind, in der Nähe nunmehr ohne Altersbrille zu lesen.

Die beim *Glaukom der Jugendlichen* auffallend häufig beobachtete *Achsenmyopie* dürfte wahrscheinlich durch die intraokulare Drucksteigerung bedingt oder doch wenigstens begünstigt werden (Löhlein, Plocher). Wegen der erhöhten Rigidität der Bulbushülle tritt eine Achsenverlängerung im Alter nur ausnahmsweise auf.

Ob für die viel geringfügigere *Abnahme der Brechkraft* eine Abflachung der Hornhaut verantwortlich gemacht werden kann, ist noch zweifelhaft. In diesen Fällen müßte sich der Radius der Cornea vergrößern, indem das Auge bestrebt ist, Kugelform anzunehmen. Experimentelle Untersuchungen an frisch enukleierten Menschenaugen ergaben jedoch bei künstlicher Drucksteigerung keine Formänderung des vorderen Bulbusabschnittes (Koster).

Der **Farbensinn** ist beim Glaucoma simplex oft lange Zeit auffallend gut erhalten. Gelegentlich nimmt er aber auch gleichzeitig mit der Sehschärfe ab. Die hierbei auftretenden Störungen entsprechen der bei der Sehnervenatrophie vorhandenen sog. progressiven Rotgrünblindheit.

Die **Dunkeladaptation** ist beim Glaucoma simplex meist verzögert, die Lichtschwelle erhöht (Igersheimer, Waite, Derby und Kirk, Moeller, Tschenzow). Nach den neueren Untersuchungen von Feigenbaum ist die Störung der Dunkeladaptation abhängig von dem im Auge herrschenden Druck.

Nach Rückgang der Drucksteigerung, z. B. durch medikamentöse oder operative Maßnahmen, kann sie sich weitgehend zurückbilden. Die Funktion der Dunkeladaptation ist unabhängig von der des zentralen und peripheren Sehens. Gute Sehschärfe und normales Gesichtsfeld brauchen erhebliche Störungen der Dunkeladaptation nicht auszuschließen und umgekehrt.

Die Ursache der Adaptationsstörung soll eine Schädigung der Sinneselemente oder ihrer Leitungsbahnen durch Ernährungsstörungen sein.

3. Beginn, Verlauf und Ausgang des Glaucoma simplex.

Meist entwickelt sich das Glaucoma simplex ohne Schmerzen, Drucksymptome oder äußere Entzündungserscheinungen, so daß der Kranke den Beginn seines Leidens nicht bemerkt. Die Abnahme der Sehkraft ist das erste Zeichen, das ihn auf eine Erkrankung seiner Augen aufmerksam macht. Daher ist es nicht verwunderlich, daß der Arzt das Glaucoma simplex oftmals erst im fortgeschrittenen Stadium zu sehen bekommt.

Das Glaucoma simplex ist ein ausgesprochen progressives Leiden, das ohne Behandlung fast immer zur Erblindung des erkrankten Auges führt. Die Ursache der Erblindung ist die durch die intraokulare Drucksteigerung bedingte Exkavation und Atrophie des Sehnerven. Der Untergang der Sehnervenfasern ist nicht so sehr von der Höhe wie von der Dauer der intraokularen Drucksteigerung abhängig. Die lang anhaltende mittelstarke Drucksteigerung beim Glaucoma simplex schadet mehr als die vorübergehende hohe Drucksteigerung im akuten Glaukomanfall. Leider läßt sich die Erblindung häufig auch durch die Behandlung nur aufhalten, aber nicht verhindern. Besonders wenn die Aushöhlung des Sehnerven schon weit fortgeschritten ist, kommt auch nach dauernder Beseitigung der Drucksteigerung der Verfall des Sehvermögens oft nicht zum Stillstand (s. auch Abschnitt Therapie).

Die Zeit, innerhalb der die völlige Erblindung eintritt (Glaucoma absolutum S. 744), ist sehr verschieden. In besonders schweren Fällen genügen wenige Monate, meist verstreichen jedoch mehrere Jahre. Daneben gibt es aber auch Glaukomfälle, bei denen es durch die Behandlung gelingt, eine nennenswerte Verschlechterung des Sehvermögens und selbst des Gesichtsfeldes durch Jahrzehnte hindurch zu verhindern, so daß man wohl von einem Stationärbleiben der Krankheit sprechen darf. Der Verlauf läßt sich im Einzelfalle niemals voraussagen, da die Höhe des intraokularen Druckes ebensowenig wie der ophthalmoskopische Befund einen Maßstab für den Fortschritt der Sehnervenatrophie zu bieten vermag.

Die Erblindung tritt allmählich ein, ohne daß jemals am Auge Schmerzen oder äußerlich sichtbare Veränderungen bemerkt werden. Es können sich aber auch späterhin Zirkulationsstörungen hinzugesellen, so daß es zu akuten Drucksteigerungen kommt. Aus dem Glaucoma simplex („compensatum") entwickelt sich das Glaucoma chronicum inflammatorium („incompensatum"). An dem erblindeten Auge pflegen sich im Endstadium Degenerationserscheinungen einzustellen (Glaucoma degenerativum).

Bei einseitigem Glaukom muß auch dem zweiten scheinbar gesunden Auge ganz besondere Aufmerksamkeit gewidmet werden, denn in der Mehrzahl werden beide Augen — wenn auch gelegentlich erst nach großem Intervall — befallen. Meist verläuft die Erkrankung des zweiten Auges in der gleichen Weise wie die des ersten, eine Beobachtung, die ja auch bei der Erkrankung anderer paarig angelegter Organe gemacht wird. Nur ausnahmsweise beginnt die Erkrankung des zweiten Auges mit einem akuten Glaukomanfall.

Die häufigste *Komplikation* bilden, wie schon erwähnt (s. S. 727), *Thrombosen oder Obliterationen der Netzhautvenen*. Eine *Netzhautablösung* ist außerordentlich selten, da die Erhöhung des intraokularen Druckes ihrer Entstehung im allgemeinen entgegenwirkt. Tritt sie auf, so pflegt damit durch Abnahme des intraokularen Druckes der glaukomatöse Prozeß zum Stillstand zu kommen. Für das Sehvermögen des Auges ist damit allerdings nichts gewonnen. Ausnahmsweise wird jedoch auch trotz der Netzhautablösung ein Fortbestehen der Drucksteigerung beobachtet. Diese Fälle dürfen jedoch nicht mit den sekundären Drucksteigerungen bei idiopathischer Netzhautablösung verwechselt werden (siehe Sekundärglaukom S. 822 und F. Schieck, Netzhauterkrankungen, Bd. 5 des Handb. S. 462).

4. Die Diagnose und Differentialdiagnose des Glaucoma simplex.

Für die Diagnose des Glaucoma simplex ist der Nachweis der intraokularen Drucksteigerung, der Exkavation und Atrophie der Sehnervenpapille und der Funktionsstörung entscheidend. Diese Symptome sind im einzelnen bereits besprochen worden. In der Praxis begegnet man leider immer wieder solchen Fällen, bei denen wegen des Fehlens sichtbarer Veränderungen im vorderen Augenabschnitt ein Glaukom nicht diagnostiziert worden ist. Die Erhöhung des Augendruckes wird bei der palpatorischen Prüfung übersehen und der beginnende Verfall des Sehvermögens auf einen Altersstar zurückgeführt, der durch einen stärkeren Reflex der Linse bei weiter Pupille leicht vorgetäuscht wird. Auch der praktische Arzt muß wissen, daß ohne sorgfältige Augenspiegeluntersuchung, Gesichtsfeldprüfung und Messung des intraokularen Druckes mit dem Tonometer[1] ein Glaukom niemals ausgeschlossen werden darf.

Die größten Schwierigkeiten kann auch dem erfahrensten Arzte die *Frühdiagnose des Glaucoma simplex* bieten. Sind Drucksteigerung und Gesichtsfeldausfälle — insbesondere vom blinden Fleck ausgehende Skotome — einwandfrei nachweisbar, so wird die Diagnose, auch wenn sichtbare Veränderungen am Sehnerven fehlen, doch leicht zu stellen sein. Finden sich bei der ersten Untersuchung ein normaler Tonometerwert, normales Gesichtsfeld und normaler Sehnerv, so spricht dies niemals gegen ein beginnendes Glaucoma simplex. Das Resultat einer einzelnen am Nachmittage vorgenommenen Druckmessung ist wegen der großen Tagesschwankungen des Augendruckes keinesfalls ausschlaggebend. Es muß gefordert werden, daß *in allen zweifelhaften Fällen eine mehrtägige Druckkontrolle vorgenommen wird*, bei der der Druck regelmäßig zwei- bis fünfmal täglich, *mindestens* jedoch *am Vor- und Nachmittage*, mit dem Tonometer gemessen wird. Ergibt auch die mehrtägige Druckkontrolle Tonometerwerte, die an der oberen Grenze des Normalen liegen, so können die Belastungsproben (s. S. 719) als diagnostisches Hilfsmittel herangezogen werden.

Differentialdiagnostische Irrtümer entstehen vor allem *bei der Deutung des ophthalmoskopischen Bildes*. Die Abgrenzung der beginnenden glaukomatösen von einer großen physiologischen Exkavation, sowie von den Veränderungen des Sehnervenkopfes im Alter und bei Myopie ist S. 730—731 bereits eingehend besprochen.

Besondere Erwähnung verdienen in diesem Zusammenhang noch die *angeborenen Grubenbildungen des Sehnerven* (s. auch Beitrag Rönne, Bd. 5, S. 630). Sie finden sich meist auf der temporalen Hälfte der Papille, erscheinen dunkel, grau oder grünlich und haben ein beträchtliche Tiefe (Abb. 33). In den seltenen Fällen, in denen sie den größeren Teil der Papille einnehmen, kann

---

[1] Die palpatorische Bestimmung des Augendruckes gibt nach H. K. Müller Fehler bis 33%!

ein Bild entstehen, das dem der glaukomatösen Exkavation sehr ähnlich ist (A. Fuchs). Die Funktion des Auges ist jedoch bei dieser Bildungsanomalie ungestört. Die Gesichtsfeldbestimmung und die Messung des intraokularen Druckes sichern in zweifelhaften Fällen die Diagnose.

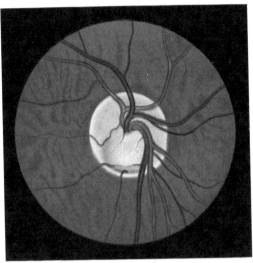

Abb. 33. Angeborene Grubenbildung der Papille.

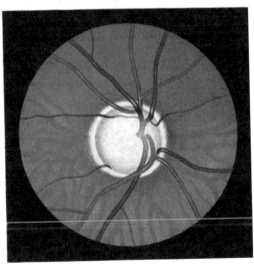

Abb. 34. Atrophische Exkavation bei deszendierender Sehnervenatrophie.

Viel schwieriger ist dagegen die Differentialdiagnose zwischen der glaukomatösen und der *atrophischen Exkavation* (Abb. 34; s. auch Rönne, Bd. 5, S. 629—631). In der Regel vermag das Verhalten der Blutgefäße als diagnostischer Anhaltspunkt zu dienen. Bei der atrophischen Exkavation gehen sie allmählich in die Tiefe, während sie bei der glaukomatösen am Rande steil abknicken. Doch gibt es nach beiden Seiten hin Ausnahmen. In seltenen Fällen haben zweifellos auch atrophische Exkavationen einen steil abfallenden Rand und täuschen hierdurch eine glaukomatöse Exkavation vor. Schmidt-Rimpler, Rönne und E. von Hippel beobachteten die Entstehung einer randständigen Exkavation mit Abknickung der Gefäße bei deszendierender Atrophie des Sehnerven. Elschnig bestreitet jedoch auf Grund seiner anatomischen Untersuchungen die Entstehung einer ophthalmoskopisch sichtbaren Exkavation bei Sehnervenatrophie. Jede randständige Exkavation mit Abknickung der Gefäße ist seiner Ansicht nach glaukomatös, unabhängig davon, ob eine Drucksteigerung vorhanden ist oder nicht („Glaukom ohne Hochdruck"). In neuester Zeit gelang es mir, durch stereoskopische Röntgenaufnahmen des Schädels nachzuweisen, daß es sich bei einer großen Zahl der Fälle von sog. Glaukom ohne Hochdruck um ein Pseudoglaukom infolge deszendierender Sehnervenatrophie durch Druckwirkung der arteriosklerotischen Arteria carotis interna bzw. der Gefäße des Circulus arteriosus Willisii handelt. Die Differentialdiagnose wird besonders erschwert, da Gesichtsfelddefekte im nasalen oberen Quadranten sowie Ringskotome bestehen, die durchaus denen beim Glaucoma simplex ähneln. Charakteristisch ist jedoch, daß das Leiden meist mit einem zentralen Skotom beginnt, aus dem heraus sich die oben beschriebenen Gesichtsfelddefekte entwickeln. Auch vom Hofe kommt zu einer ähnlichen Anschauung und glaubt, daß durch Gefäßsklerose retrolaminäre Zerfallsherde entstehen, die ein Zurückweichen der Lamina cribrosa zur Folge haben.

Literatur.

Glaucoma chronicum simplex.

Axenfeld, Th.: (a) Über Rückbildung der glaukomatösen Exkavation. Verslg ophthalm. Ges. Heidelberg **36**, 49 (1910). (b) Hochgradige Myopie und Glaukom. Verslg ophthalm. Ges. Heidelberg **42**, 102 (1920).

Bartels, M.: Über Blutgefäße des Auges bei Glaukom und über experimentelles Glaukom durch Versperrung von vorderen Blutbahnen. Z. Augenheilk. **14**, 105, 258 u. 458 (1905). — Becker, Fritz: Zur Beeinflussung der Topographie des Sehnervenkopfes nach Elliot-Trepanation. Klin. Mbl. Augenheilk. **81**, 387 (1928). — Behr, C.: Über anatomische Veränderungen und Rückbildungen der Papillenexkavation im Verlaufe des Glaukoms. Klin. Mbl. Augenheilk. **52 I**, 790 (1914).

Derby, G., J. Herbert Waite and E. B. Kirk: Further studies on the light sense in early glaucoma. Dep. of ophth., Harvard med. school a. teaching serv., Massachusetts eye a ear infirm., Boston. 62. ann. meet, Hot Springs, 14.—16. Juni 1926. Trans. amer. ophthalm. Soc. **24**, 92 (1926). Ref. Zbl. Ophthalm. **18**, 548. — Derby, George S., Paul A. Chandler and M. E. O'Brien: The light sense in early glaucoma. The smallest difference in brightness perceptible to the light adapted eye (light difference). Arch. of Ophthalm. **1**, 692 (1929). Ref. Zbl. Ophthalm. **22**, 326. — Derby, George, S., I. Herbert Waite and E. B. Kirk: Further studies on the light sense in early glaucoma. Arch. of Ophthalm. **55**, 575 (1926). — Dieter, W.: Über intraokulare Blutdruckmessungen und ihre Bedeutung für die Erforschung des Glaukomproblems. Arch. Augenheilk. **99**, 678 (1928).

Eissen, W.: Hornhautkrümmung bei erhöhtem intraokularen Drucke. Graefes Arch. **34 II**, 1 (1888). — Elschnig, A.: (a) Über physiologische, atrophische und glaukomatöse Exkavation. Verslg ophthalm. Ges. Heidelberg **34**, 2 (1907). (b) Über Glaukom. Graefes Arch. **120**, 94 (1928).

Feigenbaum, A. (a): Über den Einfluß der Belichtung und Verdunklung auf den intraokularen Druck normaler und glaukomatöser Augen. Klin. Mbl. Augenheilk. **80**, 577 (1928). (b) Über vorübergehende und dauernde Störungen der Dunkeladaptation beim Glaukom. Klin. Mbl. Augenheilk. **80**, 596 (1928). — Fuchs, A.: On pseudoglaucoma. Brit. J. Ophthalm. **12**, 65 (1928).

Haag: Das Glaukom der Jugendlichen. Klin. Mbl. Augenheilk. **54**, 133 (1915). — Heerfordt, C. F.: Betrachtungen und Untersuchungen über die Pathogenese des Glaukoms. Über lymphostatisches und hämostatisches Glaukom. Graefes Arch. **78**, 413 (1911). — Heine, L.: Über den Einfluß des intraarteriellen Druckes auf Pupille und intraokularen Druck. Klin. Mbl. Augenheilk. **40 I**, 25 (1902). — Hess, C.: (a) Über einige seltenere Fälle von Glaukom und über die Wirkung der Akkommodation beim primären Glaukom. Verslg ophthalm. Ges. Heidelberg **26**, 41 (1897). (b) Diskussion Sattler. Arch. Augenheilk.

35 IV, 340 (1897). — Hippel, E. v.: Die Krankheiten des Sehnerven. Graefe-Saemisch' Handbuch der gesamten Augenheilkunde, 2. Aufl. 1921. — Hofe, K. vom: Klinisches über die glaukomatöse Exkavation ohne Drucksteigerung. Arch. Augenheilk. **100/101**, 414 (1929). — Holth: Anatomische Untersuchung der Operationsnarben und der aplanierten Papillenexkavation nach erfolgreichen Glaukomoperationen (Iridencleisis, Sclerectomia limbalis nach Holth oder Elliot, Sclerecto-Iridencleisis). Verslg ophthalm. Heidelberg **39**, 355 (1913). — Igersheimer, J.: Zur Pathologie der Sehbahn III. Das Verhalten der Dunkeladaptation bei Erkrankungen der optischen Leitungsbahn. Graefes Arch. **98**, 67 (1919).

Knapp (a): The action of adrenalin on the glaucomatous eye. Trans. amer. ophthalm. Soc. **19**, 69 (1921). (b) The action of the adrenalin on the glaucomatous eye. Arch. of Ophthalm. **50**, 556 (1921). — Knapp, P.: Über den Einfluß der Massage auf die Tension normaler und glaukomatöser Augen. Klin. Mbl. Augenheilk. **50 I**, 691 (1912). — Köllner, H.: (a) Über die regelmäßigen täglichen Schwankungen des Augendruckes und ihre Ursache. Arch. Augenheilk. **81**, 120 (1916). (b) Über den Augendruck beim Glaucoma simplex und seine Beziehungen zum Kreislauf. Arch. Augenheilk. **83**, 135 (1918). (c) Über Augendruckschwankungen beim Glaukom und ihre Abhängigkeit vom Blutkreislauf. Münch. med. Wschr. **1918**, 229. (d) Über den Einfluß der Pupillenweite auf den Augendruck beim Glaucoma simplex. Arch. Augenheilk. **88**, 58 (1921). — Koeppe L.: (a) Fortschritte in der Glaukomdiagnostik. Münch. med. Wschr. **1917**, 1113. (b) Klinische Beobachtungen mit der Nernstspaltlampe und dem Hornhautmikroskop, 3. Mitt. Graefes Arch. **92**, 341 (1917). (c) Klinische Beobachtungen mit der Nernstspaltlampe und dem Hornhautmikroskop, 13. Mitt. Arch. Augenheilk. **97**, 34 (1918). — Koster, W.: Über die Beziehung der Drucksteigerung zu der Formveränderung und der Volumzunahme am normalen menschlichen Auge, nebst einigen Bemerkungen über die Form des normalen Bulbus. Graefes Arch. **52**, 402 (1901).

Lauber, Hans: Die Verfeinerung der Diagnose und Prognose des Glaukoms auf Grund moderner Untersuchungsverfahren. Ref. Zbl. Ophthalm. **20**, 246 (1928). — Löhlein, W.: (a) Das Glaukom der Jugendlichen. Graefes Arch. **85**, 393 (1913). (b) Die Druckkurve des glaukomatösen Auges in ihrer Bedeutung für Diagnose, Prognose und therapeutische Indikationsstellung. Klin. Mbl. Augenheilk. **77**, 909 (1926). — Logu, A. de: Rapporto fra campo visivo ed acutezza visiva nel glaucoma primitivo. Lett. oftalm. **5**, 3 (1928).

Magitot, A.: La symptomatologie du glaucome et le problème pathogénique. Annales d'Ocul. **166**, 356, 439, 565 u. 609 (1929). — Martin, G.: Étude d'ophthalmométrie clinique. Annales d'Ocul. **93**, 223 (1885). — Masslennikoff, A.: Schwankungen des intraokularen Druckes im normalen und pathologischen Auge. Dissert. Petrograd (russ.) (1923). Ref.: Zbl. Ophthalm. **11**, 377. — Mazzei, A.: Buftalmo e disordini endocrini (Osp. civ. Nola). Boll. Ocul. **4**, 588 (1925). — Misulina, A.: Zur Frage über die Schwankungen des intraokularen Druckes am glaukomatösen und gesunden Auge. Sitzung Leningrad 5. 6. 1928 (russ.) Ref. Zbl. Ophthalm. **22**, 210. — Moeller, H. U.: Dark vision in glaucoma. Act. ophthalm. (Københ.) **3**, 170 (1925). — Müller, H. K.: Über die Fehlergröße der digitalen Bestimmung des intraokularen Druckes und ihre Bedeutung für diese Methode. Arch. Augenheilk. **102**, 668 (1930).

Pfalz: Ophthalmometrische Untersuchungen über Cornealastigmatismus. Graefes Arch. **31 I**, 201 (1885). — Pissarello, C.: (a) La curva giornaliera della tensione nell'occhio normale e nell' occhio glaucomatoso e influenca di fattori diversi (miotici, iridectomia, iridosclerotomia, derivativi, pasti) determinata con il tonometro di Schiötz. Ann. di Ottalm. **44** (1915). Ref. Klin. Mbl. Augenheilk. **59**, 687. (b) La curva giornaliera della tensione nell' occhio normale e nell' occhio glaucomatoso. Giorn. roy. Accad. Med. Torino **77**, 61 (1914). Ref. Zbl. Ophthalm. **2**, 218. — Plocher, R.: Beitrag zum juvenilen familiären Glaukom. Klin. Mbl. Augenheilk. **60 I**, 592 (1918). — Proksch, M.: Beitrag zum Glaukomgesichtsfeld. Z. Augenheilk. **61**, 344 (1927). — Polak-van Gelder, R. E.: Untersuchungen mit dem Tonometer von Schiötz. Klin. Mbl. Augenheilk. **49 II**, 592 (1911). — Rönne, H.: Über das Gesichtsfeld beim Glaukom. Klin. Mbl. Augenheilk. **47 I**, 12 (1909).

Sallmann, L.: Über die Tagesdruckkurve und über Belastungsproben als Hilfsmittel in der Glaukomdiagnose. XIII. Intern. Ophth. Kongreß Amsterdam **2**, 482 (1929). — Salzer, F.: Überblicksperimetrie. Klin. Mbl. Augenheilk. **78**, 7 (1927). — Salzmann, M.: (a) Die Ophthalmoskopie der Kammerbucht. Z. Augenheilk. **31**, 1 (1914). (b) Die Ophthalmoskopie der Kammerbucht. Z. Augenheilk. **34**, 26 (1915). — Salus, R.: Die Zyklodialyse nebst Bemerkungen über den Rückgang der glaukomatösen Exkavation. Klin. Mbl. Augenheilk. **64 I**, 433 (1920). — Samojloff, A. J.: Études scotométriques de l'oeil hypertendu. Annales d'Ocul. **161**, 523 (1924). — Schmidt, K.: (a) Untersuchungen über allgemeine und lokale Capillarendothelstörungen bei Glaucoma simplex. Med. Klin. **24**, 859 (1928). (b) Untersuchungen über Capillar-Endothelstörungen bei Glaucoma simplex. Arch. Augenheilk. **98**, 569 (1928). — Schmidt-Rimpler, H.: Druckexkavation und Sehnervenatrophie. Arch. Augenheilk. **59**, 1 (1908). — Schoenberg: The Knapp adrenalin mydriasis reaction in direct descendants of patients with primary glaucoma. Trans. amer. ophthalm. Soc. **22**, 53 (1924). —

SEIDEL, E.: (a) Beiträge zur Frühdiagnose des Glaukoms. Graefes Arch. 88, 102 (1914). (b) Methoden zur Untersuchung des intraokularen Flüssigkeitswechsels. ABDERHALDENS Handbuch der biologischen Arbeitsmethoden, Abt. V, Teil 6, S. 1019. 1927. (c) Zur Methodik der klinischen Glaukomforschung. Graefes Arch. 119, 15 (1928). — SERR, H.: (a) Zur Mechanik der Augendruckschwankungen beim primären Glaukom. Verslg ophthalm. Ges. Heidelberg 45, 22 (1925). (b) Augendruckkurven. Verslg ophthalm. Ges. Heidelberg 46, 398 (1927). (c) Zur Frage des Kausalzusammenhanges zwischen Pupillenweite und Augendruck. Graefes Arch. 121, 3 (1928). — SIMON, R.: Über periphere Skotome bei Glaukom. Zbl. prakt. Augenheilk. 20, 102 (1896).

THIEL, R. (a) Ein Beitrag zur Frage der Fluorescein-Natrium-Ausscheidung durch den Ciliarkörper des Menschen. Klin. Mbl. Augenheilk. 68, 244 (1922). (b) Klinische Untersuchungen zur Glaukomfrage besonders über Druckschwankungen und über Austritt des Fluorescein-Natriums in das Kammerwasser des gesunden und kranken Auges. Klin. Mbl. Augenheilk. 70, 766 (1923). (c) Die medikamentöse Beeinflussung des Augendruckes. Verslg ophthalm. Ges. Heidelberg 44, 118 (1924). (d) Klinische Untersuchungen zur Glaukomfrage. Graefes Arch. 113, 329 (1924). (e) Untersuchungen zum Flüssigkeitswechsel am lebenden Menschenauge. Graefes Arch. 113, 347 (1924). (f) Die physiologischen und experimentell erzeugten Schwankungen des intraokularen Druckes im gesunden und glaukomatösen Auge. Arch. Augenheilk. 96, 331 (1925). (g) Experimentelle und klinische Untersuchungen über den Einfluß des Adrenalins auf den Augendruck beim Glaukom. Arch. Augenheilk. 96, 35 (1925). (h) Experimentelle und klinische Untersuchungen über den Einfluß des Ergotamins (Gynergens) auf den Augendruck beim Glaukom. Klin. Mbl. Augenheilk. 77, 753 (1926). (i) Zur medikamentösen Behandlung des Glaukoms. Berl. Fortbildgskurs Augenärzte, Okt. 1925, 66. Berlin 1926. (k) Pathologische Veränderungen im Bereiche der vorderen Ciliargefäße beim Glaukom (Spaltlampenbeobachtung). Verslg ophthalm. Ges. Heidelberg 47, 466 (1929). (l) Glaukom ohne Hochdruck. Verslg ophthalm. Ges. Heidelberg 48, 133 (1930). — TRONCOSO, M. U.: Gonioscopy in glaucoma. (Contribut. to ophth. science Jackson birthday-Bd. S. 74—86). Ref. Zbl. Ophthalm. 17, 128 (1928). — TSCHENZOW, A. G.: Zur Dunkeladaptation des Auges beim Glaukom. Ref. Zbl. Ophthalm. 11, 123 (1922).

WEGNER, W.: (a) Massagewirkung und Stauungsversuche am normalen und glaukomatösen Auge. Z. Augenheilk. 55, 381 u. 389 (1925). (b) Ein neues frühdiagnostisches Symptom beim Glaucoma simplex. Arch. Augenheilk. 103, 303 (1930). (c) Die provokatorischen Methoden in der Frühdiagnose des Glaucoma simplex. Zbl. Ophthalm. 24, 1 (1930). — WAITE, J. H., G. S. DERBY and E. B. KIRK: The light-sense in early glaucoma, particularly the achromatic scotopic threshold at the macula. Trans. ophthalm. Soc. U. Kingd. 45, 801 (1925). — WESSELY, K.: (a) Über die Bedeutung der Farbenperimetrie beim Glaukom. Klin. Mbl. Augenheilk. 79 II, 811 (1927). (b) Glaukom. Neue dtsch. Klin. 4, 241 (1929).

YOSHIDA, Y.: Über die Pigmentation des Lig. pectinatum bei Japanern. Graefes Arch. 118, 796 (1927).

C. Das Glaucoma chronicum inflammatorium.

1. Das allgemeine Krankheitsbild.

Das Glaucoma chronicum inflammatorium nimmt eine Mittelstellung zwischen den bis jetzt beschriebenen zwei Extremen, dem Glaucoma acutum inflammatorium einerseits und dem Glaucoma chronicum simplex andererseits, ein.

Vom Glaucoma simplex unterscheidet es sich dadurch, daß es nicht schleichend verläuft, sondern daß lokale Zirkulationsstörungen auftreten, die zu akuten Drucksteigerungen führen. Diese können sehr milde verlaufen und sich ähnlich den Prodromalanfällen lediglich durch eine vorübergehende Trübung und Stippung der Hornhaut bemerkbar machen. Fälle mit derartig geringgradigen Inkompensationserscheinungen werden häufig — aber zu Unrecht — noch dem Glaucoma simplex zugerechnet.

Andererseits kann das Bild des akuten Glaukomanfalles mit seinen charakteristischen subjektiven und objektiven Symptomen vorhanden sein, und nur die glaukomatöse Exkavation zeigt an, daß sich hinter dem Anfall ein chronischer Prozeß verbirgt. So kann das Glaucoma chronicum inflammatorium je nach der Stärke der Anfälle mehr dem Glaucoma simplex oder dem Glaucoma acutum ähneln.

2. Die einzelnen Symptome.

a) Der Augendruck beim Glaucoma chronicum inflammatorium.

Der Augendruck ist wie beim Glaucoma simplex dauernd erheblich gesteigert. Im Gegensatz zu diesem treten jedoch akute Drucksteigerungen auf, die zweifellos nicht allein vom Wechsel des allgemeinen Blutdruckes und der Blutverteilung abhängen, sondern durch Zirkulationsstörungen infolge anatomischer Veränderungen im Auge selbst bedingt werden. Diese sind vorwiegend in der Regenbogenhaut und im Kammerwinkel lokalisiert.

Die *Tagesdruckkurve des Glaucoma chronicum inflammatorium* zeigt *große Differenzen zwischen dem Morgen- und Abendwert*. Während der Nacht steigt zuweilen der Augendruck so stark an, daß der Kranke am Morgen mit Kopfschmerzen erwacht, Regenbogenfarben und Nebel sieht. In den Vormittagsstunden gehen diese subjektiven Erscheinungen mit dem spontanen Abfall des Augendruckes zurück. Im Verlaufe der Krankheit werden diese spontanen Abfälle jedoch immer seltener, der Augendruck gewinnt allmählich ein höheres Niveau. Meist bildet sich gleichzeitig ein Kollateralkreislauf durch die vorderen Ciliarvenen aus („Medusenhaupt" s. unten). Stärkere akute Drucksteigerungen pflegen sich dann nicht mehr einzustellen, da durch die Besserung der Zirkulationsverhältnisse im Auge eine venöse Stase nicht so leicht auftreten kann.

b) Die sichtbaren Veränderungen am Auge beim Glaucoma chronicum inflammatorium.

Die Veränderungen erstrecken sich sowohl auf den vorderen als auch auf den hinteren Bulbusabschnitt. Infolge der dauernden Erhöhung des intraokularen

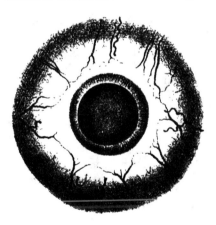

Abb. 35. „Medusenhaupt" beim Glaucoma chronicum inflammatorium.

Druckes kommt es zur Ausbildung einer *typischen glaukomatösen Exkavation und Atrophie der Papille*. Da sie bereits ausführlich beim Glaucoma simplex beschrieben sind (s. S. 725), erscheint eine Besprechung an dieser Stelle nicht mehr notwendig.

Am *vorderen Bulbusabschnitt* entstehen entsprechend dem wechselnden Verhalten des Augendruckes sowohl vorübergehende als bleibende anatomische Veränderungen. Während der akuten Steigerung des Augendruckes finden sich die typischen Zeichen des akuten Glaukomanfalles: Trübung und Stippung der Hornhaut mit Herabsetzung ihrer Sensibilität, Abflachung der Vorderkammer, Trübung des Kammerwassers, Pupillenerweiterung. Mit dem Rückgang der akuten Drucksteigerung gewinnt die Hornhaut ihr normales Aussehen wieder. Da jedoch auch nach Abklingen des Anfalles der Druck noch dauernd erhöht bleibt, kommt es wie beim Glaucoma simplex allmählich zu degenerativen Veränderungen der Regenbogenhaut und des Kammerwinkels.

Die *Regenbogenhaut* büßt ihren lockeren schwammartigen Bau ein und wird von jungem Bindegewebe durchzogen. Bei der Untersuchung mit dem Hornhautmikroskop erscheint sie deshalb schmutzig grau. Die narbige Umwandlung und Atrophie des Irisgewebes kann zur Verödung ihrer dünnwandigen Venen führen. Da beim Glaukom gelegentlich eine Verengerung der Vortexvenen vorhanden ist (s. S. 755), muß der venöse Abfluß aus der Uvea vorwiegend durch die Venen der Iris und des Ciliarkörpers erfolgen. Die Funktion der sklerosierten Irisgefäße wird von den Venen der neugebildeten Bindegewebsschicht auf der Irisvorderfläche übernommen. Der Blutabfluß in die Venen des Ciliarkörpers wird durch die Verwachsung der Regenbogenhaut mit der Hinterfläche der Hornhaut behindert (Wurzelsynechie). Hierdurch werden gleichzeitig die Venen der Bindegewebsschicht ins Gebiet der vorderen Ciliarvenen verlagert. Dieser Vorgang wird noch unterstützt durch die frühzeitig einsetzende *Atrophie und das Vorrücken des Ciliarkörpers*. Seine Venen werden gleichfalls den Durchtrittsstellen der vorderen Ciliarvenen genähert. So kommt es zur Ausbildung eines *Kollateralkreislaufes durch die vorderen Ciliarvenen*. Sie treten unter der atrophisch gewordenen Bindehaut als einzelne stark gefüllte Gefäße in höchst charakteristischer Weise hervor und ergeben mit ihren Anastomosen ein Bild, das entsprechend dem venösen Kollateralkreislauf am Abdomen bei Verlegung der Pfortader als *Medusenhaupt* bezeichnet wird (HEERFORDT, KÖLLNER, Abb. 35).

c) Die Funktionsstörungen beim Glaucoma chronicum inflammatorium.

Die *Sehschärfe* ist infolge der glaukomatösen Exkavation und Atrophie *hochgradig herabgesetzt*. Während der akuten Drucksteigerungen kann sie durch die Trübung der brechenden Medien vorübergehend bis auf Wahrnehmung grober Gegenstände absinken.

Die Veränderungen des *Gesichtsfeldes*, des *Farbensinnes* und der *Adaptation* entsprechen denen, die beim Glaucoma simplex auftreten.

3. Beginn, Verlauf und Ausgang des Glaucoma chronicum inflammatorium.

Das Glaucoma chronicum inflammatorium entwickelt sich entweder direkt aus dem Stadium der Prodromalanfälle heraus oder bildet den Endausgang des Glaucoma acutum inflammatorium. Auf der anderen Seite kann auch ein rein schleichend verlaufendes Glaucoma simplex allmählich in ein inflammatorisches übergehen, wenn infolge lokaler Zirkulationsstörungen akute Drucksteigerungen auftreten. Es finden sich also gleitende Übergänge zwischen den einzelnen Typen des primären Glaukoms.

Die *Prognose* ist wie bei jedem Glaukom nie mit absoluter Sicherheit zu stellen. Sie ist nur in den Fällen günstig, die sich aus einem Prodromalstadium entwickelt haben und rechtzeitig zur Behandlung kommen. Es gelingt dann häufig, den Augendruck auf lange Zeit zu normalisieren und dadurch einen weiteren Verfall des Sehvermögens zu verhindern. Wesentlich zweifelhafter ist der therapeutische Erfolg, wenn sich das Glaucoma chronicum inflammatorium aus einem Glaucoma simplex entwickelt hat.

Bleibt das Auge sich selbst überlassen, so erblindet es allmählich infolge der zunnehmenden Atrophie des Sehnerven und erfährt hochgradige degenerative Veränderungen.

4. Die Diagnose und Differentialdiagnose des Glaucoma chronicum inflammatorium.

Eine Verwechslung des chronisch inflammatorischen Glaukoms mit dem *Glaucoma simplex* läßt sich, obwohl das ophthalmoskopische Bild und die Funktionsstörung bei beiden Erkrankungen gleich sind, unter genügender Berücksichtigung der Anamnese und genauer Kontrolle der Druckkurve leicht vermeiden. Das Auftreten von Schmerzanfällen sowie der Nachweis akuter Drucksteigerungen sind stets beweisend für ein Glaucoma chronicum inflammatorium.

Andererseits ist in den Fällen, in denen ein Patient mit einer akuten Drucksteigerung zur Beobachtung kommt, der ophthalmoskopische Befund für die Differentialdiagnose entscheidend. Ist eine Exkavation des Sehnerven nachweisbar, so handelt es sich niemals um ein echtes Glaucoma acutum inflammatorium, sondern stets um ein Glaucoma chronicum inflammatorium, bei dem gerade ein akuter Anfall aufgetreten ist.

Die für die Behandlung so wichtige Frage, ob das Glaucoma chronicum inflammatorium nun aus einem Glaucoma acutum heraus entstanden ist oder das Endstadium eines Glaucoma simplex bildet, ist nicht immer mit Sicherheit zu entscheiden. Einen Anhaltspunkt kann die Anamnese bieten. Hat sich die Erkrankung des Auges anfangs nur durch eine allmählich fortschreitende Abnahme des Sehvermögens bemerkbar gemacht, und haben sich Schmerzanfälle, Regenbogenfarben- und Nebelsehen erst später hinzugesellt, so sind die akuten Drucksteigerungen wahrscheinlich durch Zirkulationsstörungen bei einem bestehenden Glaucoma simplex ausgelöst worden. Aus dem kompensierten hat sich ein inkompensiertes Glaukom entwickelt. Meist ist dann auch das zweite Auge bereits an einem Glaucoma simplex erkrankt.

D. Das Glaucoma absolutum und Glaucoma degenerativum.

Glaucoma absolutum: Ist das Sehvermögen vollkommen vernichtet, so pflegt man von einem Glaucoma absolutum zu sprechen. In einem Teil der Fälle kann es noch das Krankheitsbild des Glaucoma simplex bieten. Viel häufiger ist es aber vor der Erblindung schon zu Zirkulationsstörungen und Degenerationserscheinungen gekommen. Man sieht dann unter der atrophisch verdünnten Bindehaut auf der porzellanartig bläulich-weißen Sclera die erweiterten Gefäße des Medusenhauptes sich abheben. Die *Vorderkammer* ist durch die Anlagerung der Iriswurzel und das Vorrücken des Linsendiaphragmas hochgradig abgeflacht. Auf der *Regenbogenhaut* tritt ein dichtes Netz neugebildeter Venen hervor. Das auf ihrer Oberfläche entstandene Bindegewebe führt durch Narbenschrumpfung schließlich zu einem *Ectropium des Pigmentblattes* und zu einer hochgradigen *Pupillenerweiterung*, die auch durch Eserin und Pilocarpin nicht mehr beeinflußt wird. Die Pupillenreaktion auf Licht und Konvergenz ist meist schon vorher nahezu erloschen. Da der Narbenzug in der Iris nicht überall gleichmäßig erfolgt, wird die Pupille verzogen (entrundet). An einzelnen Stellen bilden sich durch Übergreifen des Bindegewebes von der Irisoberfläche auf die Linsenkapsel hintere Synechien aus.

Unter dem Einfluß des dauernd erhöhten Druckes gibt die Sclera oft an umschriebenen Stellen nach, so daß es hier zu buckeligen *Scleralstaphylomen* kommt. Prädilektionsstellen sind vor allem die Gegend des Ciliarkörpers (Ciliarstaphylome Abb. 36) und des Äquators (Äquatorialstaphylome Abb. 37). Die letzten sitzen fast stets nur im horizontalen Meridian. Wahrscheinlich bedingen an dieser Stelle die schrägen Durchtrittskanäle der Vortexvenen eine gewisse Schwäche des Gewebswiderstandes. Die Scleralstaphylome können einem durchbrechenden Melanosarkom der Aderhaut unter Umständen sehr ähnlich sehen. Es soll daher stets auch an die Möglichkeit dieser Geschwulst gedacht werden. Ist der Einblick ins Augeninnere behindert, so führt die diasclerale Durchleuchtung die Entscheidung leicht herbei.

Die ophthalmoskopische Untersuchung ist besonders deshalb erschwert, weil sich meist auch eine *Trübung der Linse* (Cataracta glaucomatosa) einstellt.

Gewöhnlich entwickelt sie sich in der Form des einfachen Altersstars mit hartem Kern. Später schrumpft die Linse und zeigt dann das typische Bild der Cataracta complicata mit Kalkeinlagerungen, wie sie auch nach intraokularen Entzündungen angetroffen wird.

Glaucoma degenerativum: Allmählich treten an der *Hornhaut*, die längst ihre Sensibilität eingebüßt hat, Degenerationserscheinungen auf. Ihre Oberfläche wird matt und unregelmäßig gestichelt. Das Epithel hebt sich in großen Blasen von der Unterlage ab, die bei fokaler Beleuchtung inmitten des getrübten Hornhautepithels als durchsichtige dunkle Stellen erscheinen (s. auch Abb. 132, S. 208 des Bandes). Sie können platzen und zur *Geschwürsbildung* führen. Im Lidspaltenbereich entwickelt sich nicht selten eine *bandförmige Degeneration* (s. diesen Band S. 405). Vom Limbus sprossen Gefäße in die zum Teil ihres Epithels beraubte Cornea ein *(Pannusbildung)*.

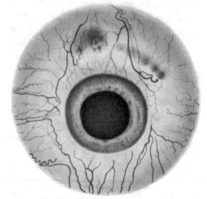

Abb. 36. Ciliarstaphylome beim Glaucoma absolutum.

In diesem Zustand verharrt das Auge manchmal jahrelang. Häufig entwickelt sich jedoch eine *Keratitis neuroparalytica* oder durch Infektion der Epitheldefekte ein schweres *Ulcus serpens*. Das Auge büßt dadurch oft seine Form ein und schrumpft. Der verkleinerte, hypotonische Augapfel wird durch den Druck der geraden Augenmuskeln zusammengepreßt *(Bulbus quadratus)*.

Auch eine *spontane glaukomatöse Phthisis bulbi* mit totaler Netzhautablösung und Glaskörperschrumpfung wird beobachtet.

Eine weitere Komplikation stellen endlich *Blutungen* aus den großen Aderhautgefäßen dar, die zunächst subchorioidal erfolgen, aber auch das ganze Augeninnere ausfüllen können (Hämophthalmus [GRAEFENBERG]). Diese Blutungen gehen unter heftigsten Schmerzen vor sich. Die durch sie bedingte akute Drucksteigerung führt unter Umständen zur *Spontanperforation* des Auges. Sie erfolgt an einer bereits vorher aufgelockerten Stelle der Hornhaut, häufiger noch im Bereich eines Scleralstaphyloms,

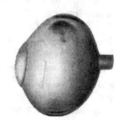

Abb. 37. Äquatorialstaphylom beim Glaucoma absolutum.

soll aber auch bei scheinbar unversehrter Bulbushülle stattfinden. Gelegenheitsursachen sind in Gestalt von Pressen, Reiben oder Schneuzen manchmal nachzuweisen. Die Blutung, bei der der Inhalt des Auges aus der Perforationsstelle herausgeschleudert wird, kann mehrere Stunden anhalten. Mit der nachfolgenden Schrumpfung des Auges hat auch hier der glaukomatöse Prozeß sein Ende erreicht.

Literatur.

Glaucoma chronicum inflammatorium, absolutum, degenerativum.

GRAEFENBERG: Hämophthalmus bei Glaukom. Arch. Augenheilk. **46**, 38 (1906).

HEERFORDT, C. F.: Bemerkungen über die glaukomatöse Erweiterung der vorderen Ciliargefäße. Graefes Arch. **87**, 494 u. 514 (1914).

KÖLLNER, H.: Das Medusenhaupt und der venöse Blutabfluß aus Iris und Corpus ciliare beim chronischen Glaukom. Arch. Augenheilk. **91**, 181 (1922).

E. Das Vorkommen des primären Glaukoms.
Die glaukomatöse Veranlagung.

Das primäre Glaukom ist vorzugsweise eine *Erkrankung des höheren Lebensalters*. Nach den Untersuchungen von Löhlein und Rohner nimmt die Zahl der Neuerkrankungen, auf den Altersaufbau der Bevölkerung bezogen, bis zum Ende des 8. Lebensjahrzehntes zu (Abb. 38).

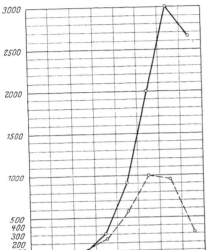

Frauen erkranken etwas *häufiger als Männer*. Das Verhältnis dürfte etwa 6 : 5 (Priestley - Smith) oder 5 : 4 (Schmidt-Rimpler) betragen. Luque fand unter 300 Kranken 207 Frauen. Auch die *Rasse* spielt eine gewisse Rolle. Es ist mehrfach darauf hingewiesen worden, daß Juden relativ oft erkranken (Literatur s. Clausen). Im Orient soll das Glaukom überhaupt häufiger als in Europa (Brugsch), die Zahl der Erkrankungen unter Negern größer als bei Weißen sein (Moura).

Die *Erblichkeit* des primären Glaukoms ist seit langem bekannt. Aus zahlreichen Mitteilungen ergibt sich, daß es sich beim Glaukom der Erwachsenen wahrscheinlich um einen dominanten Vererbungstyp handelt (Abb. 39). (Siehe auch Beitrag Franceschetti, Bd. 1, S. 713 dieses Handbuchs).

Bei dem im ersten und zweiten Jahrzehnt auftretenden Glaukom — *Glaucoma juvenile* — konnte Löhlein in mehr als 15% aller Fälle eine Vererbung nachweisen. Nicht selten erkranken die Nachkommen in einem früheren Lebensalter als ihre Vorfahren. Schon von Graefe hat auf diese „Anticipation" hingewiesen. Er fand in mehreren Familien, in denen bei Groß-

Abb. 38. Vorkommen des primären Glaukoms in den einzelnen Lebensjahrzehnten. Gestrichelte Linie: Absolute Verteilung von 3204 Fällen von primärem Glaukom nach Jahrzehnten. Ausgezogene Linie: Wahrscheinlichkeitsziffer für die Glaukomerkrankungen in den verschiedenen Lebensjahrzehnten, berechnet aus dem prozentualen Anteil jeder Dekade an der Gesamtbevölkerung einerseits und der Gesamtzahl der Glaukomfälle andererseits. (Nach Löhlein: Graefes Arch. 85, 396, Tab. 1.)

eltern und Eltern das Glaukom im 6. oder 5. Jahrzehnt aufgetreten war, die ersten Krankheitszeichen bei den Kindern schon in den dreißiger Jahren. Von späteren Untersuchern wurde dieser Vorgang mehrfach bestätigt.

Die Form des Glaukoms pflegt in der Regel innerhalb einer Familie nicht zu wechseln, d. h. man findet entweder durchgehend ein inflammatorisches Glaukom oder ein Glaucoma simplex. Man hat hieraus den Schluß gezogen, daß beiden Formen verschiedene ursächliche Momente zugrunde liegen. Es ist wohl anzunehmen, daß eine örtliche oder allgemeine Disposition zum Glaukom vererbt wird und daß es erst unter dem Einfluß weiterer Faktoren ererbter oder erworbener Art zur Entstehung der Erkrankung kommt. Ein abschließendes Urteil läßt sich aber über diese Fragen noch nicht gewinnen, da die bis jetzt vorliegenden statistischen Untersuchungen über den Erbgang beim primären Glaukom nicht den Anforderungen der modernen Vererbungsforschung genügen.

In der Mehrzahl der Fälle werden beide Augen vom Glaukom befallen. Häufig entwickelt sich das Leiden zunächst nur auf einem Auge. Das zweite erkrankt erst später, manchmal erst nach Jahren. Es ist jedoch in jedem Falle als disponiert zum Glaukom anzusehen und demgemäß — wie schon oben (S. 718) hervorgehoben wurde — unter ständiger Kontrolle des Augendruckes und der Funktion zu halten. Der *Krankheitsverlauf pflegt auf beiden Augen gleich zu sein*. Diese Beobachtung verdient bei der Behandlung des zweiten Auges berücksichtigt zu werden.

Die Annahme, daß bestimmte *Allgemeinerkrankungen* eine *erhöhte Glaukombereitschaft bedingen*, hat sich bisher nicht mit Sicherheit beweisen lassen. Man hat in erster Linie an solche Erkrankungen gedacht, die das *Gefäßsystem* betreffen oder die *Blutzusammensetzung* verändern (s. auch Beitrag „Physiologie und Pathologie des Augendruckes"). Den krankhaften Störungen im kardiovasculären System wurde daher besondere Aufmerksamkeit geschenkt.

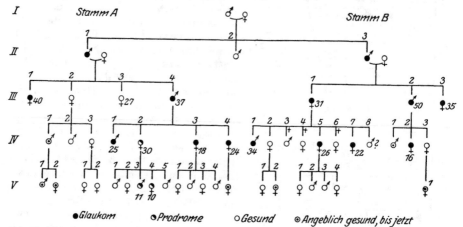

Abb. 39. Vererbung des primären Glaukoms. (Nach PLOCHER: Klin. Mbl. Augenheilk. 60 I, 532.)

Häufig ist das Vorkommen von Arteriosklerose, nervösen Herzbeschwerden und Labilität im Gefäßsystem für die intraokulare Drucksteigerung verantwortlich gemacht worden (SALZER, LUQUE u. a.). Wie diese Erkrankungen im einzelnen den intraokularen Druck beeinflussen, ist vorläufig noch kein völlig gelöstes Problem. Ihre Bedeutung für die Genese der glaukomatösen Drucksteigerung wird vielfach erheblich überschätzt. Im allgemeinen kommen sie als alleinige Ursache des Glaukoms kaum in Betracht, vielmehr müssen noch anatomische Veränderungen im Auge selbst angenommen werden (HORNIKER). Man darf auch nicht vergessen, daß das Glaukom vorzugsweise eine Erkrankung des höheren Lebensalters ist, bei welchem Störungen des Zirkulationsapparates überhaupt häufig sind. In erster Linie gilt das für die *Arteriosklerose* und die *arterielle Hypertonie*. Zwar sind bei systematischen Untersuchungen Glaukomkranker durchschnittlich höhere Blutdruckwerte gemessen worden als bei Normalen (GILBERT, KÜMMELL), doch sind diese Befunde durchaus nicht konstant (ELSCHNIG). Keinesfalls darf im Hinblick auf die Abhängigkeit des Augendruckes vom Blutdruck erwartet werden, daß einem hohen Blutdruck stets eine erhöhte Tension des Auges entspricht. Das gesunde Auge vermag sich durch die normale Funktion seiner Gefäßregulatoren einer dauernden Hypertonie anzupassen. Dazu kommt, daß die starrwandigen Arterien der Fortpflanzung des Blutdruckes bis in die feinen Gefäßverzweigungen einen großen Widerstand entgegensetzen (WESSELY). So findet man gerade beim Greise mit hohen Blutdruckwerten oft einen niedrigeren Augendruck als bei jugendlichen Individuen. Auch spielt für die krankhafte Blutdrucksteigerung, wie sie z. B. bei der Schrumpfniere besteht, besonders die Verengerung der kleinen Arterien der Peripherie die größte Rolle. Da von diesen aber letzten Endes die Höhe des Augendruckes abhängt, wird verständlich, daß auch trotz hohen Blutdruckes in den großen Arterien des Körpers der Augendruck niedrig sein kann. In der Tat ist denn auch gerade bei *Nierenkranken* mit starker arterieller Hypertonie der Augendruck fast immer normal oder gar herabgesetzt. Ein Glaukom gehört bei ihnen zu den Ausnahmen (Redslob). Hirschberg, Carlotti, Charlin, Arnoux, Luque u. a. weisen auf das häufige Zusammentreffen von Glaukom und *Lues* hin. Wenn es auch an und für sich möglich ist, daß *syphilitische Gefäßerkrankungen* zu einer Drucksteigerung führen, so ist doch bisher weder klinisch noch anatomisch der Beweis erbracht, daß die Lues in der Ätiologie des primären Glaukoms eine größere Rolle spielt als andere Erkrankungen, die auch zu einer Schädigung der Gefäßwände führen (Tuberkulose, Alkohol-Tabakabusus [Golowin, Fracassi u. a.]). Man ist deshalb nicht berechtigt, von einem Glaucoma syphiliticum zu sprechen (Igersheimer, s. hier auch Literatur). Etwas anderes ist es, wenn sich ein Glaukom an eine Keratitis parenchymatosa, luetische Uvealerkrankungen, Thrombose der Zentralvene usw. anschließt. Es handelt sich aber in diesen Fällen um Sekundärglaukome.

Die Behinderung des venösen Abflusses aus dem Auge durch *Störungen im kleinen Kreislauf* (z. B. Herzklappenfehler, Lungenemphysem) kann eine Erhöhung des Augendruckes bewirken. Als Ursache des Glaukoms kommt aber auch dieser Faktor kaum in Frage. So vermißt man denn bei den angeborenen Herzfehlern das Glaukom als Komplikation, wenngleich gelegentlich verhältnismäßig hohe Tonometerwerte (bis 30 mm Hg) gefunden werden. Nur in extremen Fällen lokaler Behinderung des venösen Abflusses (z. B. bei Einströmen arteriellen Blutes in die Venen, pulsierendem Exophthalmus) wird eine erhebliche Steigerung des Augendruckes gefunden (Elschnig; s. Sekundärglaukom S. 825).

Eine besondere Besprechung verdienen die in der *Menopause* auftretenden *allgemeinen Kreislaufstörungen*. Es ist verständlich, daß die akuten Blutdruckschwankungen Steigerungen des intraokularen Druckes hervorrufen können, wie wir sie bereits als Gelegenheitsursachen für das Auftreten akuter Glaukomanfälle kennengelernt haben. Ihre Bedeutung für die Entwicklung chronischer Glaukome ist jedoch keineswegs erwiesen. Das zeitliche Zusammentreffen von Menopause und Glaukomausbruch ist schon dadurch begründet, daß das Glaukom meist zwischen dem 40. und 50. Lebensjahr in Erscheinung tritt. Die Zahl der Neuerkrankungen ist jedoch im späteren Alter, wenn die Blutwallungen bereits geschwunden sind, noch größer, während auf der anderen Seite bei vorzeitiger Menopause die Entwicklung eines Glaukoms bisher nicht beobachtet wurde (Schmidt-Rimpler, Cucchia).

Die Untersuchungen über die Abhängigkeit des Augendruckes von der *osmotischen Konzentration des Blutes* haben ergeben, daß die experimentelle Hyperglykämie eine Herabsetzung des Druckes zur Folge hat (s. auch Beitrag „Physiologie und Pathologie des Augendruckes"). Daher wird das *Glaukom bei Diabetikern* relativ selten angetroffen. Dies verdient hervorgehoben zu werden, weil gerade beim Diabetes mellitus häufig eine starke Pigmentansammlung im Kammerwinkel besteht (Hanssen), ein Faktor, dem für die Glaukomgenese (S. 771) besonderer Wert beigemessen wird (s. auch Beitrag Gilbert, Bd. 5 dieses Handbuchs, S. 88).

In diesem Zusammenhang muß auch die *innere Sekretion* erwähnt werden, an deren Bedeutung für den Flüssigkeitsaustausch zwischen Blut und Geweben wohl nicht mehr zu zweifeln ist. Wenn auch in dieser Hinsicht das Auge nicht ohne weiteres dem Unterhautzellgewebe gleichzustellen ist, so ist doch die

Möglichkeit eines Einflusses der inneren Sekretion auf die Höhe des Augendruckes durchaus nicht von der Hand zu weisen. Nach unseren heutigen Erfahrungen spielt besonders die *Dysfunktion der Thyreoidea* eine Rolle (HERTEL, WESSELY, IMRE, CSAPODY u. a.) (s. auch Beitrag „Physiologie und Pathologie des Augendruckes"). Inwieweit hierdurch allein ein Glaukom entstehen kann, mag dahingestellt bleiben.

Unsere Kenntnisse von den *lokalen Veränderungen und Abweichungen im Bau des Auges,* die zum primären Glaukom führen, sind noch sehr lückenhaft. *Hypermetropische* Augen erkranken entschieden häufiger an einem Glaukom als *myopische.* Eine eindeutige Erklärung hierfür zu geben, ist freilich nicht leicht. Man wird in erster Linie an die durch die Hypertrophie des Ciliarmuskels veränderten Verhältnisse der Kammerbucht und eine dadurch bedingte Erschwerung des Kammerwasserabflusses denken (LEVINSOHN), ohne daß man sich freilich ein klares Bild von den Beziehungen zu machen vermag (s. Glaukomtheorien). Natürlich muß immer berücksichtigt werden, daß sich die Hypermetropie des glaukomatösen Auges auch erst unter dem Einflusse einer Drucksteigerung ausgebildet haben kann. Ebenso verdankt ja die beim Glaucoma juvenile vorhandene Myopie ihre Entstehung offensichtlich der intraokularen Drucksteigerung (LÖHLEIN, A. KNAPP, DENTI). Eine Statistik, die diese Momente nicht berücksichtigt, muß demnach immer ein unrichtiges Bild geben, inwieweit durch Refraktionsanomalien die Entwicklung eines Glaukoms begünstigt wird. Aus diesem Grunde wird auf die Wiedergabe von Zahlen verzichtet.

Eine erhöhte Glaukomdisposition scheinen Augen mit *kleinen Hornhäuten* zu haben (PRIESTLEY - SMITH). Bei ihnen mag vielleicht die flache Vorderkammer und der abweichende Bau des Kammerwinkels die eigentliche Ursache sein (s. auch Beitrag SCHIECK, dieser Band S. 240). Zweifellos bedingen auch individuelle Verschiedenheiten im Bau des Kammerwinkels (KUBIK) und in der Lage des SCHLEMMschen Kanals eine gewisse Glaukomdisposition. Man hat schließlich den Augen mit reichem Pigmentgehalt eine besondere Neigung zum Glaukom zugesprochen (SICHEL, GALLOIS u. a.). Die *Dunkeläugigkeit* ist jedoch bei Glaukomkranken nicht so vorherrschend, daß ihr eine nennenswerte Bedeutung zukäme.

Literatur.

Vorkommen des primären Glaukoms. Glaukomatöse Veranlagung.

ARNOUX, M.: Le glaucome dans ses rapports avec le syphilis. Clin. ophtalm. **13,** 440 (1924).

BRUGSCH: Über die Prädisposition zum Glaukom. Internat. Kongr. Washington **1887.**

CARLOTTI: Glaucome et syphilis. Clin. ophtalm. **12,** 428 (1923). — CHARLIN, C.: (a) L'état vasculaire des glaucomateux. Étude clinique de 75 malades. Annales d'Ocul. **158,** 861 (1921). (b) L'état vasculaire des glaucomateux (étude de 100 malades de glaucome primitif). Internat. Congr. ophthalm. Washington **1922,** 383. (c) Die Ätiologie des Glaukoms, eine Folge von Veränderungen des Gefäßsystems bei den Glaukomkranken. (Klinische Beobachtung von 100 Kranken). Klin. Mbl. Augenheilk. **70,** 123 (1923). — CLAUSEN, W.: Vererbungslehre und Augenheilkunde. Zbl. Ophthalm. **13,** 1 (1925). — CSAPODY, I. VON: Beiträge zur Beziehung zwischen Augendruck und Schilddrüsenfunktion. Klin. Mbl. Augenheilk. **70,** 111 (1923). — CUCCHIA, A.: Studio sui rapporti fra glaucoma e ormoni sessuali. Ann. Ottalm. **56,** 117 (1928).

DENTI, A. v.: Miopia e glaucoma. Lett. oftalm. **5,** 351 (1928).

ELSCHNIG, A.: Beiträge zur Glaukomlehre. Graefes Arch. **92,** 101 u. 237 (1917).

FRACASSI: Teoria sulla patogenesi del glaucoma. Atti Congr. Soc. ital. Oftalm. **1925,** 42.

GALLOIS, JEAN: Glaucome et pigmentation oculaire. Bull. Soc. Ophtalm. Paris **1928,** 276. — GILBERT, W.: Beiträge zur Lehre vom Glaukom. Graefes Arch. **82,** 389 (1912). — GOLOWIN, S.: Zur Pathogenese des Glaukoms. Klin. Med. (russ.) **5 II,** 253 (1924). Ref. Zbl. Ophthalm. **15,** 410.

Hanssen, R.: Beitrag zur Histologie des Glaukoms. Klin. Mbl. Augenheilk. **61**, 509 (1918). — Hertel, E.: (a) Über Veränderung des Augendruckes durch osmotische Vorgänge. Klin. Mbl. Augenheilk. **51** II, 351 (1913). (b) Klinische Untersuchungen über die Abhängigkeit des Augendruckes von der Blutbeschaffenheit. Graefes Arch. **90**, 309 (1915). (c) Weiterer Beitrag zur Lehre vom Augendruck. Verslg ophthalm. Ges. Heidelberg **41**, 57 (1918). (d) Blut- und Kammerwasseruntersuchungen bei Glaukom. Verslg ophthalm. Ges. Heidelberg **41**, 73 (1920). — Hirschberg: Lues und Glaukom. Zbl. prakt. Augenheilk. **1919**, 129. — Horniker, E.: Klinische Untersuchungen über Wechselbeziehungen zwischen allgemeinem Blutdruck einerseits und Glaukom und Zirkulationsstörungen im Auge andererseits auf Grund von bilateralen Blutdruckmessungen. Graefes Arch. **121**, 347 (1928).

Igersheimer, J.: Syphilis und Auge. Berlin 1918. — Imre, jr. J.: (a) Die regulatorische Wirkung der endokrinen Drüsen auf den intraokularen Druck. Arch. Augenheilk. **88**, 155 (1921). (b) Die Erscheinungen der innersekretorischen Störungen am Auge, mit besonderer Berücksichtigung des Glaukoms. Orvosi Hetil. (ung.) **68**, 273 (1924). Ref. Zbl. Ophthalm. **14**, 394. (c) On the endocrine origin of primary glaucoma. Arch. of Ophthalm. **53**, 205 (1924).

Knapp, A.: Glaucoma in myopic eyes. Trans. amer. ophthalm. Soc. **23**, 61 (1925). — Kubik, J.: Zur Anatomie der Kammerbucht. Verslg ophthalm. Ges. Heidelberg **41**, 20 (1920). — Kümmell: Über Glaukom und Erkrankungen des kardiovasculären Systems. Zbl. Ophthalm. **1**, 35 (1914).

Levinsohn, G.: Zur Pathogenese des Glaukoms. Klin. Mbl. Augenheilk. **61**, 174 (1918); **68**, 471 (1922); Dtsch. med. Wschr. **48**, 340 (1922). — Löhlein, W. (a): Das Glaukom der Jugendlichen. Graefes Arch. **85**, 393 (1913). (b) Über Gesichtsfelduntersuchungen bei Glaukom und ihren differentialdiagnostischen Wert. Arch. Augenheilk. **76**, 165 (1914). — Luque, E. C.: (a) Das Alter und Geschlecht der Glaukomkranken. Rev. méd. Chile **56**, 851 (1928). Ref. Zbl. Ophthalm. **21**, 388. (b) Die Gefäßveränderungen beim Glaukom. III. Arch. Oftalm. hisp.-amer. **30**, 453 (1929). Ref. Zbl. Ophthalm. **22**, 421. (c) Der luetische Glaukomkranke. Arch. Oftalm. hisp.-amer. **30**, 545 (1929). Ref. Zbl. Ophthalm. **22**, 422. (d) Klinische Beurteilung des Glaukoms in Jugend, Reifealter und Senium (300 Fälle). Arch. Oftalm. hisp.-amer. **30**, 381 (1929). Ref. Zbl. Ophthalm. **22**, 212. (e) Über Glaukom in der Jugend, Reife und im Alter. Rev. méd. Chile **57**, 169 (1929). Ref. Zbl. Ophthalm. **22**, 86.

Moura: Internat. Kongr. Washington **1887**.

Pflüger, L.: Diskussionsbemerkung. 7. internat. Ophthalm.-Kongr. Heidelberg **1888**, 276. — Priestley-Smith: Glaucome. Philadelphia u. London 1900.

Redslob, E.: Hypertension artérielle et glaucome aigu. Rapports entre la pression artérielle et le tonus oculaire. Méd. d'Alsace et de Lorraine **5**, 181 (1926). Ref. Zbl. Ophthalm. **17**, 317. — Rohner, M.: Beitrag zur Statistik des primären Glaukoms. Schweiz. med. Wschr. **57**, 780 (1927).

Salzer, F.: Glaukom als Kreislaufstörung. Münch. med. Wschr. **75**, 768 (1928). — Schmidt-Rimpler, H.: Glaukom und Ophthalmomalacie. Graefe-Saemisch' Handbuch der gesamten Augenheilkunde, 2. Aufl., Bd. 6, S. 1. 1908. — Sichel: Mémoires sur le glaucome. Annales d'Ocul. **5**—**7** (1841).

Wessely, K.: Die Beziehungen zwischen Augendruck und allgemeinem Kreislauf. Arch. Augenheilk. **83**, 99 (1918).

F. Die Pathologische Anatomie und Histologie des primären Glaukoms.

Die pathologisch-anatomischen Untersuchungen glaukomatöser Augen haben wiederholt Verwirrung geschaffen, weil Befunde als Ursache der Drucksteigerung und damit des primären Glaukoms angesehen wurden, die in Wirklichkeit erst deren Folge waren. Das ist verständlich, da meist nur schmerzhafte Augen mit absolutem Glaukom enukleiert werden, während sich nur sehr selten Gelegenheit bietet, unbehandelte Augen im Frühstadium des Glaukoms mikroskopisch zu untersuchen.

Die Entscheidung darüber, welche Veränderungen als Ursache und welche als Folgeerscheinung des Glaukoms gedeutet werden müssen, ist bei lange bestehendem bzw. absolutem Glaukom nicht leicht, wenn nicht überhaupt unmöglich. Vor allem gilt dies von der nachgiebigen Iris und dem Corpus ciliare, dem

Kammerwinkel und den Blutgefäßen der Uvea (z. B. Vortexvenen), die unter dem Einflusse einer dauernden Drucksteigerung Verlagerungen und Gewebsveränderungen erleiden. Es sind dies aber gerade diejenigen Teile des Auges, die für die Genese des Glaukoms die entscheidende Rolle spielen, da sie die normale Höhe des intraokularen Druckes aufrechterhalten.

1. Das chronische Glaukom.

Hornhaut. Die unter dem Einflusse der glaukomatösen Drucksteigerung eintretenden Hornhautveränderungen sind in der Hauptsache Folge einer venösen Stase, die sich am ausgeprägtesten beim akuten Glaukom findet. Sie werden daher bei diesem geschildert werden (s. S. 764).

Lederhaut. Von einigen Autoren wird der Lederhaut eine besondere Bedeutung für die Entstehung des Glaukoms beigemessen (s. S. 769). Teils wurden aber die gewöhnlichen *Altersveränderungen* als ,,Disposition zum Glaukom" angesehen, teils eine besondere *Erkrankung* der Lederhaut angenommen. Die ersten sind unbestritten. Im Alter wird die Sclera zellärmer, die Bindegewebszüge werden dichter und Kalkeinlagerungen treten auf (Literatur bei SCHMIDT-RIMPLER und STRANSKY). Dem entspricht auch die klinisch nachweisbare Zunahme der Sclerarigidität im Alter, die besonders bei Operationen auffällt (BURNHAM). Vor allem in den

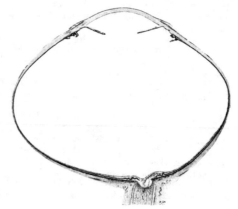

Abb. 40. Äquatorialstaphylom beim Glaucoma absolutum.

inneren Sclerallagen der Glaukomaugen hat man eine Verdichtung und ein mehr homogenes Aussehen der Lamellen, mehrfach auch das Auftreten von Fett festgestellt (ARLT). Stets handelte es sich aber um weit vorgeschrittene Glaukome. Da genauere Untersuchungen der Scleren jugendlicher Augen mit beginnendem Glaukom nicht in ausreichender Zahl vorliegen, fehlt bisher der Beweis, daß die genannten Strukturveränderungen als Erscheinung einer primären Scleritis zu deuten sind. Meist dürfte es sich vielmehr auch hier um Folgeerscheinungen der Drucksteigerung handeln. Dasselbe gilt für die Verdünnung der Sclera, die — im Gegensatz zu der bei Myopie — vorzugsweise den vorderen und äquatorialen Teil des Auges betrifft (ISCHREYT) (Abb. 40). Aus umschriebenen Scleralverdünnungen entstehen schließlich die charakteristischen Staphylome (s. Abb. 36 u. 37).

Kammerwinkel. Die anatomischen Befunde im *Anfangsstadium* des Glaucoma simplex haben in Übereinstimmung mit den klinischen Untersuchungen ergeben, daß der Kammerwinkel offen und frei von Verwachsungen und anderen entzündlichen Erscheinungen ist (RÖNNE, HOLTH). Die verhältnismäßig geringfügigen Veränderungen, die hier festgestellt wurden, betreffen in der Hauptsache eine gewisse *Verdichtung* und *Verdickung des Ligamentum pectinatum* und eine oft hochgradige *Einschwemmung von Pigment* in seine Maschenräume.

Das Pigment entstammt zum größten Teil zweifellos dem Pigmentepithel der Ciliarfortsätze und der Iris. Das Stromapigment der Iris kann sich ebenfalls daran beteiligen, besonders bei braunen Regenbogenhäuten (KOEPPE). Die Pigmenttrümmer, sowohl freies Pigment als auch ganze Zellen, werden nicht nur in den Kammerwinkel verschleppt, sondern finden sich auch auf der Hornhauthinterfläche und in der Iris (Abb. 41 u. 42).

Die ätiologische Bedeutung dieser Pigmentverstopfung, die sich klinisch mit besonderen Hilfsmitteln nachweisen läßt, wird noch erörtert werden. Sie bildet weder einen konstanten Befund beim Glaukom, noch ist ihr Vorkommen auf das Glaukom beschränkt. Gleiche Bilder sieht man nämlich häufig als Alterserscheinung in gesunden Augen (Hanssen, Yoshida, Kubik). Auch die leichte Lädierbarkeit des Pigmentepithels bei Diabetikern ist jedem Ophthalmologen (Staroperation) bekannt. Da das Glaukom aber gerade beim Diabetes eine äußerst seltene Komplikation ist, wird man hinsichtlich der ätiologischen Bedeutung der Pigmentverstopfung des Kammerwinkels zurückhaltend sein müssen.

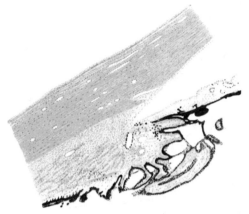

Abb. 41. Kammerwinkel eines gesunden Auges.

Die oben erwähnte *Verdichtung des Ligamentum pectinatum* ist zwar als eine Ursache der Drucksteigerung angesehen worden, doch ist es wahrscheinlicher, daß wir es auch hier mit einer Folgeerscheinung zu tun haben, indem die Lamellen durch den erhöhten Druck zusammengepreßt werden.

Einen charakteristischen Befund im *Spätstadium* des Glaukoms stellt die *Verwachsung der Iriswurzel mit der Hornhaut* (glaukomatöse Wurzelsynechie,

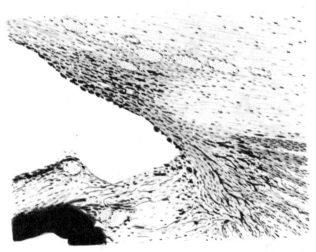

Abb. 42. Pigmentverstopfung des Kammerwinkels bei einem Glaucoma simplex.

periphere Synechie) und der *vollständige Verschluß des Kammerwinkels* dar. Die Iriswurzel liegt dem Ligamentum pectinatum und der Hornhauthinterfläche ein Stück weit an und kann hier schließlich zu einem dünnen Gewebsrest atrophieren (Abb. 43). Die Breite der Wurzelsynechie ist verschieden groß. Anfangs ist an manchen Stellen der Zugang zum Kammerwinkel noch frei, bei längerem Bestehen kommt es zu einem Verschluß in der ganzen Zirkumferenz und einer untrennbaren Verlötung der Regenbogenhaut mit der Membrana Descemeti. Diese Verwachsung steht in direkter Beziehung zu immer gleichzeitig nachweisbaren Veränderungen der Regenbogenhaut. Klinisch finden sich in diesen Fällen eine flache Vorderkammer, weite und träge Pupille, sowie ein beginnendes Ectropium des Pigmentblattes. Die Wurzelsynechien wurden früher als primäre Entzündungen gedeutet (KNIES), doch unterliegt es wohl jetzt keinem Zweifel mehr, daß es sich lediglich um eine Spätfolge der intraokularen Drucksteigerung handelt (Druckdifferenz zwischen Hinter- und Vorderkammer [ELSCHNIG]). Ein Verschluß der Kammerbucht als Ursache des primären Glaukoms erscheint auch deshalb unwahrscheinlich, weil bei sekundärem

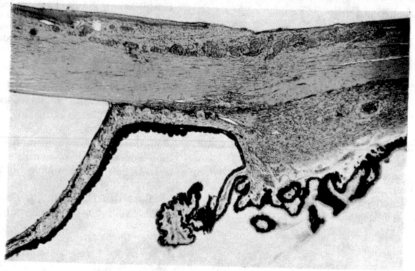

Abb. 43. Wurzelsynechie, blindsackartiger Verschluß des Kammerwinkels.

Glaukom infolge Abflußbehinderung im Kammerwinkel fast stets eine tiefe Vorderkammer gefunden wird (s. Iritis serosa, „obturans"; Beitrag GILBERT, Bd. 5, S. 48).

Regenbogenhaut. Die schon klinisch mit der Lupe festzustellende *Pigmenteinschwemmung in die Regenbogenhaut* wird nicht nur auf der Oberfläche, sondern auch in den tieferen Schichten gefunden. Dunkelbraune Pigmentbröckel sah KOEPPE in den intrastromalen Saftspalten der Iris und in den Lymphscheiden der Venenadventitia. Besonders dicht lag das Pigment in der Gegend der vorderen Grenzschicht. Es soll aus den zerfallenen Klumpenzellen des Stromas und dem Pigmentepithel stammen, in dem von HANSSEN starke Rarefikation und Vakuolenbildung beobachtet wurden.

In fortgeschrittenen Fällen, vor allem beim chronisch entzündlichen Glaukom, treten weitgehende Veränderungen im ganzen Irisgewebe auf. Sie zeigen sich zuerst in einer herdförmigen Atrophie des Musculus sphincter pupillae. Allmählich verliert jedoch die ganze Regenbogenhaut ihre normale lockere schwammartige Struktur. An Stelle der zugrunde gegangenen Stromazellen treten zahlreiche Fibroblasten, die wahrscheinlich aus den Gefäßscheiden stammen. Später wird die Vorderfläche der Regenbogenhaut von einem Narbengewebe bedeckt, das vom Pupillarsaum bis in den Kammerwinkel reicht und von zahlreichen neugebildeten Capillaren durchsetzt ist (Abb. 44). Durch seine Kontraktion wird das Pigmentblatt um den Pupillarsaum auf die Vorderfläche herumgezogen (Abb. 45).

Ciliarkörper. Im Frühstadium des Glaukoms zeigt das Corpus ciliare keine Abweichung vom normalen Befund. Erst mit der Anpressung der Iriswurzel an

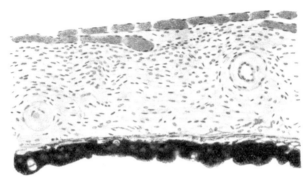

Abb. 44. Beginnende Sklerosierung der Iris (zahlreiche Fibroblasten), hochgradige Vascularisation der bindegewebigen Membran auf der Oberfläche.

die Hornhauthinterfläche stellen sich charakteristische Lage- und Formveränderungen ein. Der Ciliarkörper rückt mit der Iriswurzel nach vorn. Durch Atrophie der Muskulatur und ihre Umwandlung in sklerotisches Bindegewebe wird er flacher, seine Fortsätze dünner und ausgezogen (vgl. Abb. 46).

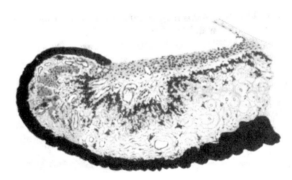

Abb. 45. Schwielenbildung auf der Irisvorderfläche mit Ectropium des Pigmentblattes und des Musculus sphincter pupillae. (Nach A. Elschnig: Glaukom. im Handbuch der speziellen pathologischen Anatomie und Histologie, Bd. 11/1, S. 900, Abb. 27.)

Auch die *Gefäße der Iris und des Ciliarkörpers* bieten im Anfangsstadium keine Besonderheiten. Wandverdickungen sind im Alter physiologisch und nehmen beim Glaukom im allgemeinen höhere Grade erst dann an, wenn es zu dem erwähnten atrophischen Prozeß im Iris- und Ciliarkörpergewebe gekommen ist. Das Lumen der Irisgefäße wird durch Sklerose allmählich verschlossen. Ihre Funktion übernimmt das Capillarnetz der neugebildeten Bindegewebsschicht auf der Irisvorderfläche. Durch die Anlagerung der Iriswurzel an die Hornhaut, das Vorrücken und die Atrophie des Ciliarkörpers werden die Venen der Iris und des Ciliarkörpers, die normalerweise an dessen Innenfläche zu den Vortexvenen ziehen, nunmehr direkt an das Abflußgebiet der vorderen Ciliarvenen angeschlossen. Man kann den Übergang in diese im mikroskopischen Präparat verfolgen (Abb. 46). Der unter dem Einflusse der intraokularen Drucksteigerung erhöhte Blutdruck in den Venen des Augeninnern begünstigt diesen Weg. So entsteht ein Kollateralkreislauf durch die erweiterten vorderen Ciliarvenen, die das schon oben beschriebene Bild (s. Abb. 35) des Medusenhauptes bieten.

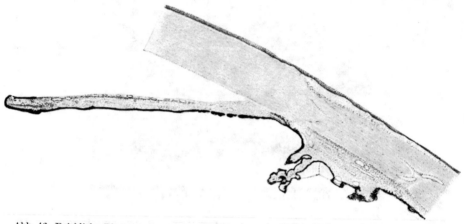

Abb. 46. Reichliche Bindegewebsneubildung mit Gefäßen auf der Irisvorderfläche. Breite Wurzelsynechie. Verlagerung des atrophischen Ciliarkörpers nach vorn. Ein erweitertes Gefäß, das den Blutabfluß in die vorderen Ciliarvenen vermittelt, passiert die verschmälerte Iriswurzel. (Nach KÖLLNER: Arch. Augenheilk. 91, 191, Abb. 8.)

Aderhaut. Bei längerem Bestehen der Drucksteigerung kommt es durch Obliteration und Thrombosenbildung zur Verödung der Gefäße insbesondere der Capillaren und dadurch zur zunehmenden Verdünnung der Aderhaut. Beim Aufschneiden enukleierter Glaukomaugen fand STRAUB, daß sich die Aderhaut nicht so elastisch wie in normalen Augen zusammenzog.

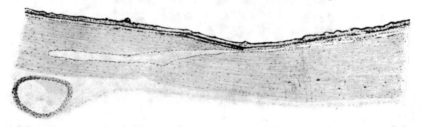

Abb. 47. Glaucoma simplex mit Medusenhaupt. Längsschnitt durch eine Vortexvene, deren Lumen stellenweise hochgradig verengert ist. (Nach KÖLLNER: Arch. Augenheilk. 91, 188, Abb. 5.)

Ferner sieht man nicht selten eine weitgehende Verlegung des Lumens der Vortexvenen durch Endothelwucherung. Sie scheinen oft bis zu einem feinen Spalt verengt (BIRNBACHER und CZERMAK, MAGITOT und BAILLIART). Durch diese Veränderungen soll eine Behinderung des venösen Abflusses und damit durch Stauung eine Steigerung des intraokularen Druckes entstehen (STELLWAG u. a.), wie es ähnlich auch nach der experimentellen Unterbindung oder Verschorfung der Vortexvenen der Fall ist (LEBER, ADAMÜCK, WEBER u. a.). Diese Annahme hat sich aber als irrig erwiesen. Nach HEERFORDT findet eine Verengerung des Lumens der Vortexvenen im Scleralkanal durch das Hineinpressen' der inneren Sclerallamelle in den schrägen Durchtrittskanal statt. Für diese Theorie der Klappenwirkung haben jedoch THOMSEN und ELSCHNIG keinen Anhaltspunkt finden können. Ein völliger Verschluß der Venen ist bisher auch nicht beobachtet worden. Es bleibt stets noch ein feines Lumen für den Blutdurchtritt frei (Köllner [Abb. 47]).

Linse: Beim chronischen Glaukom alter Leute beobachteten Vogt und Reh-steiner verschiedentlich eine typische Veränderung der Linsenkapsel. Auf ihrer Vorderfläche fand sich in der Peripherie ein Kranz feingekörnter ober-flächlicher Trübungen, die in radiären Streifen angeordnet waren und sich

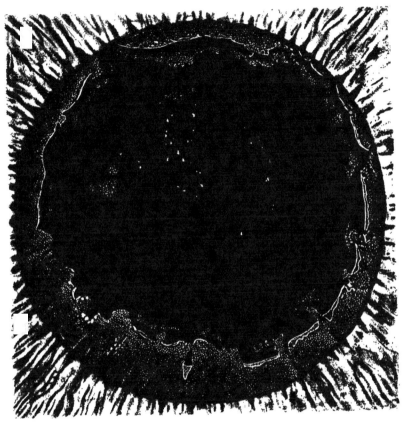

Abb. 48. Hellblauer Pupillensaumfilz mit Häutchenbildung auf der Linsenvorderkapsel.
(Nach A. Vogt: Klin. Mbl. Augenheilk. 75, Taf. 4, Abb. 9.)

nach der Mitte zu scharf abgrenzten. Es handelt sich um ein feines Häut-chen, das ursprünglich wahrscheinlich die ganze vordere Linsenkapsel überzogen hatte, durch das Pupillenspiel jedoch zum Teil abgescheuert worden war. In manchen Fällen war ein ähnliches, jedoch helleres homogenes Häutchen auch im mittleren Pupillarbereich erkennbar, das ebenso wie das periphere häufig am Rande eingerissen und umgekrempelt war (Abb. 48).

Teilweise bleibt das durch das Pupillenspiel abgescheuerte Häutchen auf der rauhen Oberfläche des Pupillarsaumes haften und bildet hier, seltener auf dem dicht angrenzenden Stroma der Regenbogenhaut, einen feinen, lichthellblauen Filz aus wolligen Fetzchen und Flöckchen ungleicher Größe. Vogt erklärt das Linsenhäutchen als eine Degeneration des vordersten Blattes der Linsen-kapsel, die in höherem Alter, vor allem aber bei anhaltender Drucksteigerung ihre Elastizität verliert, spröde und brüchig werden kann. Die primären Ursachen, die zum Zerfall der Linsenkapsel führen, sind unbekannt. Die Folge der Kapselzerstörung ist ein Glaukom, das VOGT als Glaucoma capsulocuticulare bezeichnet.

PILLAT, HANDMANN und WOLLENBERG konnten gleiche Beobachtungen auch an nicht glaukomatösen Augen machen. HANDMANN glaubt, daß neben einer Abschilferung der vorderen Linsenkapsel Auflagerungen von degenerativem Material, das aus der Iris stammt, für die Bildung des Pupillarsaumfilzes und des Linsenhäutchens in Frage kommen.

Nach den mikroskopischen Untersuchungen von BUSACCA sollen der Pupillarsaumfilz und die Auflagerungen auf der Linsenvorderkapsel aus Niederschlägen aus dem Kammerwasser entstanden sein.

Eine *Verkleinerung des zirkumlentalen Raumes* zwischen Linse und Ciliarkörper ist oft als Ursache des Glaukoms angeschuldigt worden (PRIESTLEY-SMITH, LEVINSOHN u. a.). Tatsache ist, daß als Alterserscheinung eine Vergrößerung der Linse und der Ciliarfortsätze beobachtet wird. Es ist jedoch kaum

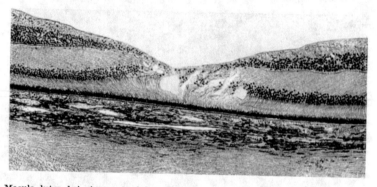

Abb. 49. Macula lutea bei einem absoluten Glaukom. (Nach A. ELSCHNIG: Glaukom. Handbuch der speziellen pathologischen Anatomie und Histologie, Bd. 11/1, S. 946 ,Abb. 67.)

möglich, im Schnittpräparat zu beurteilen, ob die Ciliarfortsätze ungewöhnlich vergrößert sind oder nicht, da sie individuell sehr verschieden ausgebildet sein können. Der Nachweis einer häufigen auffälligen Verschmälerung des zirkumlentalen Raumes im Glaukomauge ist bisher überhaupt noch nicht erbracht, wohl aber hat HESS beobachtet, daß ein Glaukom auch bei weitem zirkumlentalen Raum vorkommen kann.

Die im Endausgang des Glaukoms beobachtete *Katarakt* unterscheidet sich nicht wesentlich von der senilen. Eine Besprechung erscheint daher an dieser Stelle überflüssig.

Netzhaut. Die Veränderungen der Netzhaut und des Sehnerven finden sich in gleicher Weise beim primären, sekundären und experimentellen Glaukom. Sie sind also nicht Ursache, sondern Folgeerscheinung der intraokularen Drucksteigerung oder richtiger des Mißverhältnisses zwischen Augendruck und Widerstandsfähigkeit des Gewebes.

Die *Netzhaut* atrophiert ziemlich gleichzeitig mit dem Sehnerven. Die ersten Erscheinungen machen sich an den Ganglienzellen bemerkbar. Sie nehmen an Zahl ab, büßen ihre chromatische Substanz ein, schrumpfen und erscheinen teilweise vakuolisiert. Nicht selten treten auch hier und da Kavernen auf, die denen im Sehnerven ähneln (SCHREIBER, HANSSEN, MELANOWSKI, ICHIKAWA). Auch eigentümliche zonenweise Degeneration der Netzhaut wurde beobachtet (BEHR). Die Prädilektionsstelle ist die Maculagegend (HEINE [Abb. 49]). Beim fortgeschrittenen Glaukom mit vollständiger Sehnervenatrophie ist die Schicht der Ganglienzellen und der Nervenfasern immer geschwunden, die beiden

übrigen Zellschichten (innere und äußere Körnerschicht) sind meist noch gut
erkennbar. An den Außengliedern der Stäbchen und Zapfen sind mehrfach
Schrägstellungen und Verbiegungen im Sinne S-förmiger Verkrümmungen beschrieben worden (E. von Hippel, Ischreyt u. a.), die Elschnig jedoch auf eine
fehlerhafte Technik (unzweckmäßige Härtung) zurückführt. An den *Netzhautgefäßen* sahen Gilbert, Hanssen, Melanoswki, Pastore u. a. hyperplastische
Verdickungen der Intima und fettige Degeneration, die teilweise zu einem
völligen Verschluß ihrer Lichtung geführt hatten. In der Umgebung der Gefäß-
querschnitte fanden sich zahlreiche kleine aneurysmatische Ausbuchtungen der
Wand, die prall mit Blutkörperchen gefüllt waren.

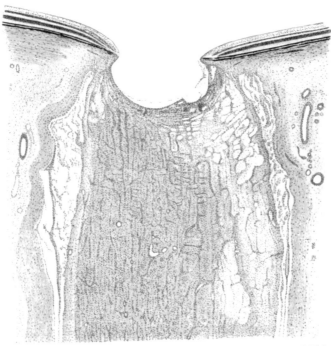

Abb. 50. Vollständige Exkavation mit überhängendem Rand. Kompression und Ektasie der Lamina
cribrosa. Spärliche Reste des prälaminaren Sehnervengewebes. Ausgedehnter kavernöser Schwund
im retrolaminaren Sehnervenabschnitt (Schnabelsche Kavernen).

Das *Pigmentepithel*, das lange Zeit unverändert bleibt, ist nur im Stadium
des absoluten Glaukoms mit der oft unregelmäßig verdickten Lamina elastica
fest verklebt. Defekte des Pigmentepithels zeigen sich vor allem im Bereiche
des *Halo glaucomatosus*. Unmittelbar am Papillenrand fehlt es völlig. Es folgt
eine ringförmige Zone unregelmäßig gestalteter und pigmentloser Zellen, die
allmählich in das normale Pigmentepithel übergeht. Die darunter liegende Aderhaut ist infolge Schwundes der Capillarschicht und Sklerose der großen Gefäße
stark verdünnt. Nach Elschnig gleicht das anatomische Bild des Halo glaucomatosus der zirkumpapillären Atrophie in senilen Augen. Jedoch fehlt die
Wucherung des Pigmentepithels am Rande, die bei dieser die Regel ist.

Sehnerv. Viel wichtiger sind die Veränderungen an der Sehnervenpapille,
die zur Ausbildung der *glaukomatösen Exkavation* führen.

Der Streit über die Entstehung der glaukomatösen Exkavation kann auch
heute noch nicht als abgeschlossen angesehen werden. Es stehen sich im wesent-

lichen zwei Ansichten gegenüber. Von der einen Seite (a) wird die mechanische Verdrängung der Lamina durch den erhöhten intraokularen Druck als das Primäre angesehen, die Atrophie der Nervenfasern als Folge (H. Müller, Birnbacher und Czremak, E. Fuchs, Stock u. a.). Von der anderen Seite (b) wird dagegen das Einsinken der Lamina auf den vorangegangenen kavernösen Schwund des Sehnerven zurückgeführt (Schnabel, Elschnig, Ichikawa u. a.).

a) Die Beurteilung, ob eine beginnende glaukomatöse Exkavation vorliegt oder nicht, ist im Präparat nicht immer leicht, da die normalen anatomischen Verhältnisse sehr wechselnd sind. Die Tiefe der physiologischen Exkavation ist abhängig von der Stärke, der Lage und der Durchbiegung der Lamina cribrosa nach hinten. Nach innen besteht die Lamina hauptsächlich aus Bindegewebe; Glia und Bindegewebe gehen ineinander über (E. Fuchs).

Im Beginn der Drucksteigerung werden die zarten gliösen Balken der Lamina cribrosa, die normalerweise in der Ebene der inneren Scleralfläche liegen oder konvex nach vorn den Sehnervenkopf durchsetzen, zurückgedrängt, während der bindegewebige Anteil der Lamina in seiner normalen Lage verharrt. Die gliösen Balken verfallen allmählich mit den dazwischen befindlichen Nervenfasern der Degeneration. Dadurch bilden sich Hohlräume im Papillengewebe, deren Wand aus Resten der Nervenfasern und Glia besteht (Schnabelsche Kavernen). Solange die bindegewebige Lamina in ihrer normalen Lage bleibt, äußert sich die Zerstörung der gliösen Anteile in einer Vergrößerung der physiologischen Exkavation, oder es kommt eine gleichmäßige Einsenkung des ganzen Sehnervenkopfes zustande. Der Prozeß kann längere Zeit auf diesen vorderen Teil der Lamina beschränkt bleiben. Es sind dies offensichtlich diejenigen Fälle, bei denen die glaukomatöse Atrophie ophthalmoskopisch einer einfachen Atrophie bzw. atrophischen Exkavation sehr ähnelt. Unter dem Einflusse dauernder Druckbelastung tritt — bei widerstandsfähiger Lamina allerdings nicht immer — auch eine Ausbuchtung des bindegewebigen Anteils der Lamina cribrosa hinzu, so daß schließlich jene tiefen kesselförmigen Exkavationen mit überhängendem Rand entstehen (Abb. 50). Mit der Zunahme der Exkavation ist eine Erweiterung des Scleralkanals in den äußeren, eine Verengerung in den inneren Abschnitten verbunden. Gewöhnlich geht mit der Verdrängung der Lamina auch eine Sklerosierung und Verdichtung ihrer Bälkchen einher, die vielleicht als eine Reaktion des Gewebes auf den Druck zu deuten ist. In manchen Fällen bleibt die Verdichtung aus, oder das Gewebe kann wieder der Resorption anheimfallen. Unter dem anhaltenden Druck vergrößern sich die vorhandenen oder in Bildung begriffenen Lücken. Es treten taschenförmige Einstülpungen der Exkavation in den Sehnervenstamm auf, die von zartem Gliagewebe ausgefüllt werden. Die Zwischenräume der Lamina, durch die die Nervenfasern hindurchziehen, verschmälern sich, die Sehnervenfasern selbst degenerieren und werden durch Glia ersetzt (Fuchs).

Hinter der Lamina erscheint der Sehnerv aufgetrieben und erheblich dicker als normalerweise. Die Ursache hierfür ist die Verkürzung des Sehnerven durch die Verdrängung der Lamina in den Sehnervenstamm und die Volumenzunahme der Nervenbündel durch gleichmäßige ödematöse Aufquellung. Durch die Degeneration der Nervenfasern bilden sich maschenartige, mit Flüssigkeit gefüllte Hohlräume (Schnabelsche Kavernen), die dem Sehnerven ein schwammartiges Aussehen verleihen (Abb. 51 u. 52).

Auch Stock führt die Entstehung der glaukomatösen Exkavation auf eine Ausbuchtung der Lamina cribrosa nach hinten zurück. Die Sehnervenfasern werden über die scharfe Kante des Scleralsporns bis zum Zerreißen gespannt, da sie — retrolaminär durch ihre Markscheiden dicker — durch die Löcher der Lamina cribrosa nicht nachschlüpfen können. Durch Dehnung und Abriß

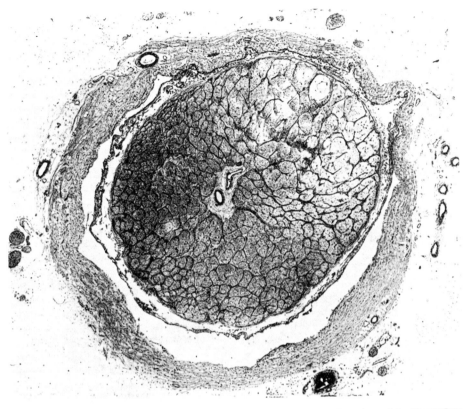

Abb. 51. Frontalschnitt durch den Sehnerven etwa 2,5 mm hinter dem Augapfel. Kavernöser Sehnervenschwund. (Nach FLEISCHER: 37. Verslg ophthalm. Ges. Heidelberg 1911, Tafel 19, Fig. 3.)

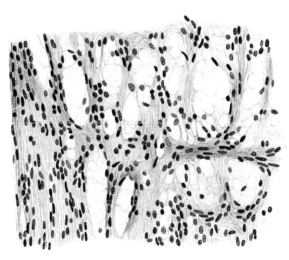

Abb. 52. Kavernöser Schwund der Sehnerven. (SCHNABELsche Kavernen.) Vergr. 200:1.

der Sehnervenfasern kommt es zur lacunären Atrophie des Sehnerven (Abb. 53). Diese ist nach STOCK nicht unbedingt spezifisch für das Glaukom, da er sie auch nach Dehnung der Sehnervenfasern in hochgradig myopischen Augen beobachtete. STOCKS Ansicht schließen sich auf Grund ihrer experimentellen Untersuchungen KOYANAGI und TAKAHASHI sowie MITA an.

Ähnlich äußert sich auch CATTANEO, der zwischen prä- und retrolaminaren Kavernen unterscheidet. Beim Zurückweichen der Lamina cribrosa werden die Sehnervenfasern durch den erhöhten intraokularen Druck an die Wand der Exkavation gepreßt und atrophieren. Die so entstehenden prälaminaren Kavernen sind daher nur die Folge, nicht die Ursache der Exkavation. Die

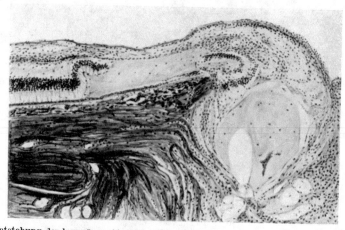

Abb. 53. Entstehung der lacunären Atrophie. Die Netzhaut ist an der temporalen Seite 1 mm von der Papille entfernt zerrissen, die Nervenfaserschicht ist an der Rißstelle sehr dünn, die innere Grenzmembran in einzelne Fasern auseinandergezogen. Der abgerissene Teil der Netzhaut ist um den Sporn der Sclera herum zum Teil in die Papille gezogen, die mit Bindegewebe ausgefüllt ist. (Nach STOCK: Klin. Mbl. Augenheilk. 78, Festschrift TH. AXENFELD, S. 62.)

retrolaminaren Kavernen, die CATTANEO auch in nicht glaukomatösen Augen beobachtete, sollen durch den Zerfall der Sehnervenfasern infolge Eindringens pathologisch veränderter Flüssigkeit bedingt werden.

b) ELSCHNIG und ICHIKAWA sehen mit SCHNABEL die Kavernenbildung als eine spezifische Eigentümlichkeit des Glaukoms und als die eigentlich primäre Veränderung bei der Ausbildung der Exkavation an. ELSCHNIG unterscheidet zwischen den Fällen mit plötzlicher Drucksteigerung und solchen mit langsam zunehmendem Druck.

Die akut einsetzende Drucksteigerung bewirkt eine reaktive Druckvermehrung in den zuführenden Arterien und Capillaren des Sehnerven. Durch erhöhte Transsudation aus den Capillaren und vor allem durch Eindringen von Flüssigkeit aus dem Glaskörper kommt es zur neuritisartigen Schwellung der Papille und nachfolgender Aufquellung und Auflösung der Sehnervenfasern. Auch die gliösen Laminabalken zerfallen (typisches Bild des kavernösen Schwundes; Abb. 54). Mit der Aufquellung der Nervenfasern im prälaminaren Sehnervenabschnitt geht eine gleichartige im retrolaminaren einher, die ebenfalls zu einem ausgedehnten kavernösen Schwund führen kann. Beim Versagen der reaktiven Druckvermehrung im Sehnerven werden die Laminabalken und die Sehnervenfasern in ihrer Längsrichtung zusammengepreßt. Schließlich wird das ganze atrophische intraokulare Sehnervenstück in den extraokularen Teil hineingedrückt.

Bei langsamer Steigerung des Augendruckes (Glaucoma simplex) steht dagegen der kavernöse Schwund der Sehnervenfasern im Vordergrund und kann zur typischen glaukomatösen Exkavation führen, ohne daß die oben geschilderten Zeichen der Kompression nachweisbar sind. Die verdünnten und gefäßarmen Balken der Lamina cribrosa pflegen erst dann ihre Lage zu verändern, wenn im retrolaminaren Sehnervenabschnitt ebenfalls Kavernen aufgetreten sind. Die

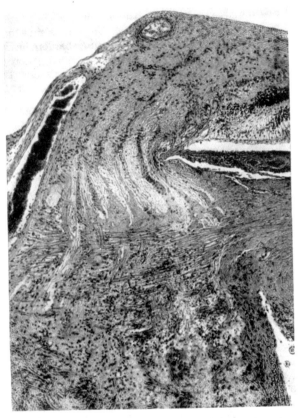

Abb. 54. Neuritisartige Schwellung des Papillen- und angrenzenden Netzhautgewebes. Kavernöser Schwund in den prälaminaren, weniger in den intra- und retrolaminaren Sehnervenbündeln. Keine Lageanomalie der Laminabalken. (Nach A. Elschnig: Glaukom, im Handbuch der speziellen pathologischen Anatomie und Histologie, Bd. 11/1, S. 919, Abb. 34.)

Flüssigkeit in ihnen scheint unter einem gewissen Druck zu stehen, denn der Sehnerv kann an der Stelle der Kavernen aufgetrieben und verbreitert sein. Die Kavernenbildung findet sich nur im gefäßhaltigen Teil des Sehnerven. Proximal von der Eintrittsstelle der Zentralgefäße unterscheidet sich die Degeneration, die sich bis zum Chiasma und darüber hinaus erstrecken kann, in keiner Weise von der einer einfachen Sehnervenatrophie z. B. bei Tabes. Im Spätstadium des Glaukoms wird oft durch Glia- und Bindegewebswucherung ein Abschluß des Sehnerven gegen den Glaskörper geschaffen, so daß der Abfluß der Glaskörperflüssigkeit in ihn hinein aufgehoben wird und die Hohlräume dann zusammenfallen.

Die Erklärung Elschnigs, daß die angeborene mangelhafte Abgrenzung des Sehnervenkopfes das Eindringen von Glaskörperflüssigkeit, die zur Auflösung der Sehnervenfasern führt, begünstigt, ist nicht unwidersprochen geblieben. Es wurde besonders auf die unter dem Einfluß der intraokularen Drucksteigerung entstehenden Zirkulationsstörungen hingewiesen. Durch die Behinderung des arteriellen Zu- und venösen Abflusses erfolgt nach FLEISCHER eine vermehrte Transsudation von Flüssigkeit in den Sehnerven. Durch die dauernde Lymphstase kommt es zur Degeneration der nervösen Elemente und dadurch zur Höhlenbildung. Auch GILBERT erklärt die Kavernen durch Maceration infolge eines Stauungsödems aus den Zentralgefäßen des Sehnerven.

Nach LAGRANGE und BEAUVIEUX führt der Verschluß einzelner Arterienäste zu Ernährungsstörungen und somit zu Erweichungsherden im Nervengewebe. Durch den erhöhten Druck werden die Sehnervenfasern gegen den Rand der Papille gedrängt, die dem Scleralsporn benachbarten Äste der Arteriae ciliares posteriores und die Arterien der Lamina cribrosa komprimiert. Die hieraus

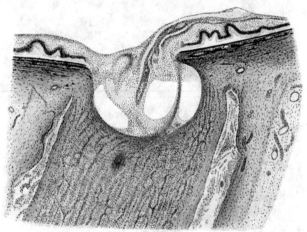

Abb. 55. Ausfüllung der Exkavation durch neugebildetes Bindegewebe.

folgende Ischämie bedingt kleine Erweichungsherde im Sehnerven. Durch Einschmelzung ihrer Scheidewände vereinigen sich die kleinen Erweichungsalveolen zu SCHNABELschen Kavernen. Beim primären Glaukom, bei dem eine Sklerose der intraokularen Gefäßwände anzunehmen ist, wird die Wirkung der Druckischämie durch eine Verödung der Gefäße der Lamina cribrosa und der retrolaminaren Äste der Arteria centralis erhöht. Die SCHNABELschen Kavernen vermindern die Widerstandsfähigkeit der Lamina cribrosa. Da der erhöhte intraokulare Druck den Ersatz der in ihrem Bereich zugrunde gegangenen Nervenfasern durch Wucherung von Gliagewebe verhindert, sinkt die Lamina bis zur Grenze ihrer Dehnungsfähigkeit nach hinten.

Aus den oben geschilderten Befunden ergibt sich, daß für die Entstehung der glaukomatösen Exkavation noch keine einheitliche Erklärung gefunden ist. Es handelt sich wahrscheinlich um ein Zusammenspiel verschiedener Kräfte. An erster Stelle steht meines Erachtens die dauernde Belastung des Sehnervenkopfes durch den gesteigerten intraokularen Druck, die sowohl eine mechanische Schädigung der Nervenfasern und der Lamina cribrosa als auch Zirkulationsstörungen durch Kompression der Gefäße zur Folge hat. Aus dem mikroskopischen Befund wird eine restlose Klärung dieser Frage überhaupt nicht zu erwarten sein, da je nach dem Stadium der Krankheit der eine oder andere Faktor überwiegt und die Zahl der im Beginn eines primären Glaukoms untersuchten Augen sehr gering ist.

Eine *Rückbildung der Papillenexkavation* im Verlaufe des Glaukoms wird nicht selten beobachtet (KRUKENBERG, DA GAMO-PINTO, AXENFELD u. a.). BEHR unterscheidet drei verschiedene Formen.

Bei vollständigem oder weit fortgeschrittenem Schwund der Sehnervenfasern setzt vom Grund und von den Seiten der Exkavation her eine Wucherung von Gliagewebe mit Neubildung von Gefäßen ein, die oft so stark ist, daß sie in den Glaskörper vordringt und ein der Stauungspapille ähnliches Bild entstehen läßt (Abb. 55). In dem neugebildeten Gewebe werden vielfach hyaline Entartung, Cystenbildung usw. angetroffen. Die Ursache der Wucherung ist weder aus dem klinischen noch dem anatomischen Bilde zu ermitteln. Zur zweiten Gruppe rechnet BEHR diejenigen Glaukomfälle, bei denen der größte Teil der Nervenfasern nicht atrophiert ist. Bei ihnen kommt es zur Ausfüllung der Exkavation durch eine Auflockerung des vor der Lamina cribrosa liegenden Papillengewebes durch kleinzellige Infiltration und entzündliches Ödem. Die dritte Gruppe umfaßt diejenigen Glaukomaugen, deren Druck durch Operation normalisiert ist. Das durch den vorher herrschenden erhöhten Augendruck zusammengepreßte Papillengewebe erfährt durch die Druckentlastung und ödematöse Durchtränkung eine Wiederentfaltung und Auflockerung. Gleichzeitig rückt die Lamina mehr oder weniger in ihre normale Lage zurück.

Bei den *Veränderungen an den Zentralgefäßen* handelt es sich vorwiegend um Alterserscheinungen (BARTELS), teilweise auch um sekundäre Prozesse unter dem Einflusse der glaukomatösen Sehnervenatrophie. Die Äste der Zentralgefäße legen sich der Wand der Exkavation an oder sind brückenförmig vom Rande zum Boden derselben gespannt. Es kann zum Zerfall des Gefäßbindegewebes, besonders der Venen kommen, so daß die Glia unmittelbar an das Gefäßendothel angrenzt oder sogar in das Lumen der Gefäße zapfenförmig hineinwuchert (VERHOEFF, SCHEERER).

Die kleinen Gefäße in den Balken der Lamina und an der Wand des Scleralkanals fand SCHEERER bis auf einzelne Capillaren völlig geschwunden. Andere erschienen auffallend erweitert und bildeten mit den Pialvenen einerseits, den Zentralvenen andererseits einen Kollateralkreislauf.

Die *Sehnervenscheiden* sind an den Stellen, wo durch Kavernenbildung der Sehnerv aufgebläht erscheint, verdünnt und gefäßarm. GALLENGA beschreibt auch Bindegewebswucherungen und stellenweise hyaline Degeneration der Pia und der von ihr in den Sehnerven ziehenden Septen. Auch an der Arachnoidea sind neben Gefäßverödungen, Verdickungen und Wucherungen des Epithelbelags der Septen, die später hyaliner Degeneration verfallen, wahrnehmbar.

2. Das akute Glaukom.

Die anatomischen Untersuchungen von Augen, die an einem akuten Glaukom[1] erkrankt waren, bestätigten im allgemeinen die klinischen Befunde.

Hornhaut. Die Stichelung beruht zweifellos auf einem *Ödem des Epithels.* Ein Teil der Epithelzellen, besonders in den mittleren Schichten, ist von kleinen Vakuolen durchsetzt, aufgequollen und vergrößert, während ein anderer Teil kleiner und geschrumpft erscheint. In den tieferen Schichten ist der Zusammenhang zwischen den gequollenen Fußzellen und der BOWMANschen Membran gelockert, so daß an einzelnen Stellen das ganze Epithel blasenförmig abgehoben

---

[1] Daß sich einige Male hinter dem akuten Anfall noch ein chronisches Glaukom verbarg, ist hier belanglos.

ist (Abb. 56). Der Blaseninhalt besteht aus geronnenen Eiweißmassen, Zelldetritus und vereinzelten Lymphocyten. In der Regel sind die feinen Nervenkanälchen erweitert und deutlicher sichtbar als normal.

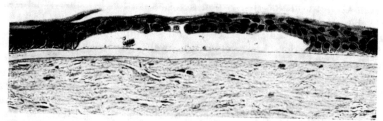

Abb. 56. Blasenförmige Abhebung des wenig degenerierten Epithels. Hornhautkörperchen unregelmäßig gelagert, neugebildete Gefäße sichtbar. (Nach A. Elschnig: Glaukom, im Handbuch der speziellen pathologischen Anatomie und Histologie, Bd. 11/1, S. 876, Abb. 2.)

Eine Folge langdauernder Drucksteigerung sind *degenerative Veränderungen des Epithels*. Unter die Bowmansche Membran dringen kernreiches Bindegewebe und Gefäßsprossen vom Limbus corneae her ein und führen zur Entstehung eines *Pannus degenerativus* (Abb. 57 u. 58). Gelegentlich kann sich auf der Bowmanschen Membran eine lamelläre oder homogene Auflagerung finden (E. Fuchs).

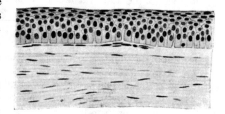

Abb. 57. Beginnende Bindegewebsbildung an der Bowmanschen Membran.

Im Gegensatz zu der besonders von E. Fuchs vertretenen Ansicht, daß die glaukomatösen Epithelveränderungen auf einem Ödem beruhen, das durch Diffusion von Kammerwasser bis in die vordersten Hornhautschichten hervorgerufen wird, kommt Elschnig zu dem Schluß, daß das Primäre die Schädigung der Hornhautnerven ist, die neben sensiblen auch trophische Fasern führen. Schon durch geringe trophische Störungen werden Änderungen im Wasserhaushalt der Epithelzellen bewirkt, die das rasche Entstehen und Wiederverschwinden glaukomatöser Epitheltrübungen verständlich machen.

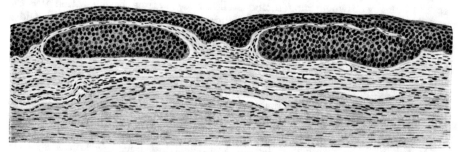

Abb. 58. Unregelmäßige Schichtung des Hornhautepithels.

Eine ödematöse Durchtränkung der *Hornhautgrundsubstanz*, die Fuchs beschreibt, konnte Elschnig nicht nachweisen.

Das *Endothel* der Membrana Descemeti ist rarefiziert und unregelmäßig angeordnet. Bei der Verklebung der Iris mit der Hornhautinterfläche kommt es im Bereiche der Kammerbucht zu mächtigen Wucherungen des Endothels. Risse der Membrana Descemeti wurden nicht beobachtet.

Vorderkammer. *Charakteristisch für den akuten Glaukomanfall ist das Vor-*
rücken des nachgiebigen Iris-Linsendiaphragmas. Die Vorderkammer ist abgeflacht, der Kammerwinkel sehr spitz, die Iriswurzel der Hornhaut genähert.
Sie kann ihr entweder ganz anliegen oder so, daß der ursprüngliche Kammerwinkel blindsackartig frei bleibt und davor die Iris mit der Hornhaut einen
neuen Kammerwinkel bildet (Abb. 59). Es sei jedoch ausdrücklich hervorgehoben, daß auch nach sehr starker Drucksteigerung der Kammerwinkel
gelegentlich streckenweise frei gefunden wurde (Birnbacher).

Sehr häufig sieht man feinere und gröbere *Pigmentkörnchen im Liga-*
mentum pectinatum, in den Fontanaschen *Räumen* und kranzförmig um den

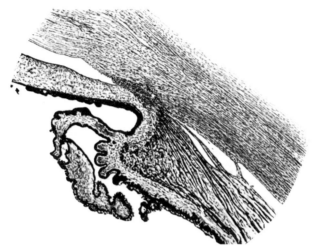

Abb. 59. Kammerwinkel beim Glaucoma acutum inflammatorium. Blindsackartiger Verschluß der
Kammerbucht durch lückenhafte Verklebung der Iriswurzel mit der Hornhauthinterfläche. Bildung
einer „neuen Kammerbucht", die im Querschnitt die Gestalt eines spitzen Keiles hat.
(Nach A. Elschnig: Arch. Augenheilk. **33**, Erg.-H., S. 196, Fig. 4.)

meist offenen Schlemmschen *Kanal* und seine abführenden Venen (Hanssen,
Thomsen).

Das Vorrücken des Iris-Linsendiaphragmas darf als Folge einer schnellen
Volumenzunahme in Glaskörper und Hinterkammer aufgefaßt werden. Im
anatomischen Präparat lassen sich Veränderungen des Glaskörpers nicht nachweisen (Birnbacher-Czermak).

Uvea. Auf der *Regenbogenhaut* sah Elschnig in seinem Falle keine Ober-
flächenentzündung. Die Ciliarfortsätze wurden wiederholt aufgetrieben und
hyperämisch angetroffen. (Auf die Schwierigkeiten in der Beurteilung wurde
bereits hingewiesen, s. S. 757.) Aber sie berühren durchaus nicht immer die
Irishinterfläche (Elschnig), so daß die Ansicht Birnbachers, die Regenbogenhaut werde erst durch die geschwellten Ciliarfortsätze nach vorn gepreßt,
zweifellos irrig ist. Eine gewisse Verlagerung tritt häufig dadurch ein, daß sie
mit der Iriswurzel nach vorn gezogen und etwas nach außen gedreht werden.

Die *Blutgefäße der Aderhaut* zeigen nichts Pathologisches. Die häufig beobachtete wechselnde Größe der Gefäßdurchmesser ist wahrscheinlich auf die
Veränderungen zurückzuführen, die die Aderhaut bei der Formalinhärtung des
Bulbus erfährt. An den Vortexvenen fand Heerfordt eine beträchtliche Kompression an ihren Durchtrittsstellen durch die Sclera.

Die **Netzhaut** in der Umgebung der *Papille* und diese selbst sind ödematös durchtränkt. Im ophthalmoskopischen Bild kommt dies durch eine neuritisartige Schwellung der Papille zum Ausdruck (s. Abb. 5).

Entzündliche Veränderungen, die häufig als Ursache des akuten Glaukomanfalles angeschuldigt werden, finden sich im allgemeinen nur angedeutet. Im Augeninnern werden gelegentlich Rundzellenanhäufungen um die Aderhautgefäße angetroffen (BIRNBACHER, ELSCHNIG, ZIRM). Ebenso sieht man auch außerhalb des Auges zuweilen eine mäßige Infiltration in der Umgebung der Nerven und Gefäße, an den Muskelansätzen und im orbitalen Zellgewebe (E. FUCHS). Diese können jedoch keineswegs als fortgeleitete Entzündung, sondern nur als Begleiterscheinung der venösen Stase aufgefaßt werden.

Literatur.

Pathologische Anatomie und Histologie des primären Glaukoms.

ADAMÜCK, E.: De l'étiologie du glaucome. Annales d'Ocul. **58**, 5 (1867). — ARLT, F. VON: Zur Lehre vom Glaukom. Wien 1884. — AXENFELD, TH.: (a) Kavernöse (lakunäre) Sehnervenatrophie und multiple Dehiscenzen der Sclera bei hochgradiger Myopie. Verslg ophthalm. Ges. Heidelberg **32**, 303 (1905). (b) Über Rückbildung der glaukomatösen Exkavation. Verslg ophthalm. Ges. Heidelberg **36**, 49 (1910).

BAILLIART et MAGITOT: Le régime circulatoire du glaucome. Annales d'Ocul. **162**, 729 (1925). — BARTELS, M.: Über Blutgefäße des Auges bei Glaukom und über experimentelles Glaukom durch Versperrung von vorderen Blutbahnen. Z. Augenheilk. **14**, 105, 258 u. 458 (1905). — BEHR, C.: Anatomische Veränderungen und Rückbildungen der Papillenexkavation im Verlaufe des Glaukoms. Klin. Mbl. Augenheilk. **52**, 790 (1914). — BIRNBACHER, A.: Beitrag zur Anatomie des Glaucoma acutum. Festschrift der K. K. Universität Graz, 1890. — BIRNBACHER, A. u. W. CZERMAK: (a) Beiträge zur pathologischen Anatomie des Auges. I. Graefes Arch. **32** II, 1 (1885). (b) Beiträge zur pathologischen Anatomie und Pathogenese des Glaukoms. II. Graefes Arch. **32** IV, 1 (1886). — BURNHAM, G. H.: Clinical remarks upon some varieties of glaucoma, especially with reference to prognosis and treatment. Amer. J. Ophthalm. **4**, 358 (1921). — BUSACCA, A.: Su alcune formazioni del bordo pupillare dell' iride e della cristalloide anteriore. Sperimentale **81**, 312 (1927). Ref. Zbl. Ophthalm. **19**, 175.

CATTANEO, D.: (a) Contributo allo studio delle alterazioni del nervo ottico e della papilla nel glaucoma. Soc. ital. Oftalm. Ref. Zbl. Ophthalm **17**, 563 (1925). (b) Contributo allo studio delle alterazioni del nervo ottico e della papilla nel glaucoma. Ann. Ottalm. **54**, 65 (1926).

ELSCHNIG, A.: (a) Zur pathologischen Anatomie des Glaukoms. Klin. Mbl. Augenheilk. **78**, 93 (1927). (b) Zur Entstehung der glaukomatösen Exkavation. Verslg ophthalm. Ges. Heidelberg **46**, 65 (1927). (c) Über Glaukom. Graefes Arch. **120**, 94 (1928). (d) Glaukom. HENKE-LUBARSCHs Handbuch der speziellen pathologischen Anatomie und Histologie, XI. 1928. S. 873.

FLEISCHER, B.: (a) Über einen Fall von Glaukoma simplex, doppelseitig anatomisch untersucht, mit SCHNABELschen Kavernen. Verslg ophthalm. Ges. Heidelberg **37**, 283 (1911). (b) Über das Wesen der SCHNABELschen Kavernen und ihre Bedeutung für die Entstehung der glaukomatösen Exkavation. Verslg ophthalm. Ges. Heidelberg **38**, 110 (1912). — FUCHS, E.: (a) Über die Trübung der Hornhaut bei Glaukom. Graefes Arch. **27** III, 66 (1881). (b) Vordere Synechie und Hypertonie. Graefes Arch. **69**, 254 (1908). (c) Über die Lamina cribrosa. Graefes Arch. **91**, 435 (1916). (d) Über sekundäre Scleritis und Episcleritis. Verslg ophthalm. Ges. Heidelberg **40**, 365 (1916).

GALLENGA, C.: Delle alterazioni delle guaine del nervo ottico nel glaucoma. Boll. Ocul. **6**, 607 (1927). — DA GAMA-PINTO: Über glaukomatöse Exkavation der Lamina cribrosa ohne Exkavation der Papille. Klin. Mbl. Augenheilk. **40** I, 251 (1902). — GILBERT, W.: (a) Beiträge zur Lehre vom Glaukom. II. Pathologische Anatomie. Über Vorstufen und Frühstadien des kavernösen Gewebsschwundes beim Glaucoma haemorrhagicum und Glaucoma simplex. Graefes Arch. **90**, 76 (1915). (b) Notiz über Miliaraneurysmen der Netzhaut bei Glaucoma absolutum. Arch. Augenheilk. **85**, 74 (1919).

HANDMANN, M.: Über 3 Fälle von Pupillensaumfilz und Häutchenbildung auf der vorderen Linsenkapsel im Alter. Klin. Mbl. Augenheilk. **76**, 482 (1926). — HANSSEN, R.: Beitrag zur Histologie des Glaukoms. Klin. Mbl. Augenheilk. **61**, 509 (1918). — HEERFORDT, C. F.: Über Glaukom. Betrachtungen und Untersuchungen über die Pathogenese des Glaukoms. Über lymphostatisches und hämostatisches Glaukom. Graefes Arch. **78**,

413 (1911). — HEINE, L.: Beiträge zur Anatomie der Macula lutea. Arch. Augenheilk. 97, 278 (1926). — HESS, C. VON: (a) Über individuelle Verschiedenheiten des normalen Ciliarkörpers. Arch. Augenheilk. 67, 341 (1910). (b) Beiträge zur Lehre vom Glaukom. Arch. Augenheilk. 84, 81 (1919). — HIPPEL, E. VON: (a) Zur pathologischen Anatomie des Glaukoms, nebst Bemerkungen über Netzhautpigmentierung vom Glaskörperraum aus. Graefes Arch. 52, 498 (1901). (b) Über die SCHNABELsche Lehre von der Entstehung der glaukomatösen Exkavation. Graefes Arch. 74, 101 (1910). — HOLTH, S.: Anatomische Untersuchung der Operationsnarben und der aplanierten Papillenexkavation nach erfolgreichen Glaukomoperationen. Verslg ophthalm. Ges. Heidelberg 39, 355 (1913).

ICHIKAWA: Über die SCHNABELschen Kavernen. Graefes Arch. 87, 429 (1914). — ISCHREYT, G.: (a) Über die Dicke der Sclera an Augen mit Primärglaukom. Arch. Augenheilk. 47, 335 (1903). (b) Die Beziehungen zwischen Glaukom und Myopie. Arch. Augenheilk. 64, 165 (1909). (c) Von dem Eintritt entzündlicher Erscheinungen beim Glaucoma simplex. Arch. Augenheilk. 70, 319 (1912).

KNIES, M.: Über das Glaukom. Graefes Arch. 22 III, 163 (1876). — KÖLLNER, H.: Das Medusenhaupt und der venöse Blutabfluß aus Iris und Corpus ciliare beim chronischen Glaukom. Arch. Augenheilk. 91, 181 (1922). — KOEPPE, L.: Klinische Beobachtungen mit der Nernstspaltlampe und dem Hornhautmikroskop. 3. Mitteilung. Über die Bedeutung des Pigmentes für die Entstehung des primären Glaukoms und über die Glaukomfrühdiagnose mit der GULLSTRANDschen Nernstspaltlampe. Graefes Arch. 92, 341 (1917). — KOYANAGI, Y.: (a) Nochmals über die Entstehung der Sehnervenkavernen in nicht glaukomatösen Augen beim Menschen. Klin. Mbl. Augenheilk. 81, 499 (1928). (b) Über die Verlagerung der Netzhaut in der Papille bei Glaukom. Klin. Mbl. Augenheilk. 82, 317 (1929). — KOYANAGI, Y. u. T. TAKAHASHI: Kavernöse Sehnervenatrophie bei Orbitaltumoren. Graefes Arch. 115, 596 (1925). — KRUKENBERG: Glaukomatöse Exkavation der Lamina cribrosa ohne Exkavation der Papille bei einem Glaucoma inflamm. acutum. Klin. Mbl. Augenheilk. 38, Beil.-H. 37 (1900). — KUBIK, J.: Zur Anatomie der Kammerbucht. Verslg ophthalm. Ges. Heidelberg 42, 20 (1929).

LAGRANGE et BEAUVIEUX: Anatomie pathologique et pathogénie de l'excavation glaucomateuse. Arch. d'Ophtalm. 42, 129 (1925). — LEBER, TH.: Studien über den Flüssigkeitswechsel im Auge. Graefes Arch. 19 II, 87 (1875). — LEVINSOHN, G.: (a) Beitrag zur pathologischen Anatomie und Pathogenese des Glaukoms. Arch. Augenheilk. 62, 131 (1908). (b) Zur Entstehung des Glaukoms durch Pigmentinfiltration der vorderen Abflußwege des Auges. Z. Augenheilk. 40, 344 (1918).

MELANOWSKI, W. H.: Beitrag zur pathologischen Anatomie des Glaukoms. Klin. oczna (poln.) 1, 24 (1923). Ref. Klin. Mbl. Augenheilk. 71, 809. — MITA, H.: Experimentelle Untersuchung über die Kavernenbildung in dem übermäßig gedehnten Sehnerven. Graefes Arch. 123, 258 (1929). — MÜLLER, H.: Über Glaukom. Sitzgsber. physik.-med. Ges. Würzburg, 8. März. Gesammelte und hinterlassene Schriften, Bd. 1, S. 340. 1856.

PASTORE: Contributo allo studio delle alterazioni retiniche nel glaucoma. Saggi Oftalm. 3, 204 (1928). Ref. Zbl. Ophthalm. 20, 339. — PILLAT, A.: Senile Degeneration der vorderen Linsenkapsellamelle. Z. Augenheilk. 58, 443 (1926). — PRIESTLEY-SMITH: On the pathology and treatment of glaucoma. London 1891.

REHSTEINER, K.: Beitrag zur Kenntnis des Linsenkapselhäutchenglaukoms (Glaucoma capsulocuticulare). Klin. Mbl. Augenheilk. 82, 21 (1929). — RÖNNE, H.: Zur pathologischen Anatomie des Glaucoma simplex. Klin. Mbl. Augenheilk. 51 II, 505 (1913).

SCHEERER, R.: Zur pathologischen Anatomie der Veränderungen der Netzhautzentralgefäße bei der sog. Thrombose der Zentralvene und Embolie der Zentralarterie mit besonderer Berücksichtigung ihrer Beziehungen zu anderweitigen Veränderungen am Sehnervenkopf bei Glaukom und verwandten Zuständen. I. Über Veränderungen der Zentralvene bei glaukomatösen und ödematösen Zuständen des Sehnervenkopfes und über Kollateralenbildung im Bereich des vorderen Endes des Zentralvenenstammes. Graefes Arch. 110, 292 (1922). — SCHMIDT-RIMPLER, H.: Glaukom und Ophthalmomalacie. GRAEFE-SAEMISCH' Handbuch der gesamten Augenheilkunde, 2. Aufl., Bd. 6, Abt. 1. 1908. — SCHNABEL, J.: (a) Beiträge zur Lehre vom Glaukom. Arch. Augenheilk. 15, 311 (1885). (b) Das glaukomatöse Sehnervenleiden. Arch. Augenheilk. 24, 273 (1892). (c) Die Entwicklungsgeschichte der glaukomatösen Exkavation. Z. Augenheilk. 14, 1 (1905). — SCHREIBER, L.: Über Degeneration der Netzhaut und des Sehnerven. Graefes Arch. 64, 237 (1906). — STELLWAG, CARION VON: Über Binnendrucksteigerung und Glaukom. Abh. prakt. Augenheilk. Wien 1882, 152. — STOCK, W.: (a) Über die kavernöse Sehnervenatrophie bei Myopie. Klin. Mbl. Augenheilk. 46 I, 324 (1908). (b) Die Entstehung der lacunären Atrophie bei Glaukom. Klin. Mbl. Augenheilk. 78, Beil.-H. 61 (1927). — STRANSKY: Anomalien der Scleralspannung. Wien: Franz Deuticke 1912. — STRAUB, M.: Beitrag zur pathologischen Anatomie des Glaukoms. Graefes Arch. 34 III, 195 (1888).

THOMSEN, H.: Anatomische Untersuchung eines kürzlich entstandenen akuten inflammatorischen Glaukoms (nicht operiert). Klin. Mbl. Augenheilk. **60**, 339 (1918).

VERHOEFF: The effect in chronic glaucoma on the central retinal vessels. Arch. of Ophthalm., März **1913**. — VOGT, A.: (a) Ein neues Spaltlampenbild des Pupillengebietes: Hellblauer Pupillensaumfilz mit Häutchenbildung auf der Linsenvorderkapsel. Klin. Mbl. Augenheilk. **75**, 1 (1925). (b) Ein neues Spaltlampenbild: Abschilferung der Linsenvorderkapsel als wahrscheinliche Ursache von senilem, chronischem Glaukom. Schweiz. med. Wschr. **56**, 413 (1926). (c) Neue Fälle von Linsenkapselglaukom (Glaucoma capsulare). Klin. Mbl. Augenheilk. **84**, 1 (1930).

WEBER, A.: Die Ursachen des Glaukoms. Graefes Arch. **23**, 1 (1877). — WOLLENBERG, A.: Zur Kenntnis der sog. Häutchenbildung auf der vorderen Linsenkapsel. Klin. Mbl. Augenheilk. **77**, 128 (1926).

YOSHIDA, Y.: Über die Pigmentation des Lig. pectinatum bei Japanern. Graefes Arch. **118**, 796 (1927).

ZIRM, E.: Ein Beitrag zur Anatomie des entzündlichen Glaukoms. Graefes Arch. **41 IV**, 115 (1895).

G. Die Genese des primären Glaukoms. Glaukomtheorien.

Die Höhe des intraokularen Druckes ist abhängig von der Spannung der Augapfelhülle und dem Volumen des Augapfelinhaltes. Beide Größen sind individuell verschieden, jedoch stets auf ein bestimmtes Verhältnis zueinander abgestimmt.

Die Drucksteigerung im Glaukomauge ist die Folge einer Raumbeschränkung im Augeninnern, die entweder durch Veränderung der Augapfelhülle oder Vermehrung des Augapfelinhaltes entsteht. Die Veränderung der Augapfelhülle beruht in erster Linie auf einer Elastizitätsabnahme der Lederhaut. Eine Volumenzunahme des Inhaltes kann einerseits durch Vermehrung der intraokularen Flüssigkeit infolge behinderten Abflusses (Retention) oder vermehrten Zuflusses (Hypersekretion), andererseits durch eine Vergrößerung der intraokularen Gewebe bedingt werden. Bei den gefäßlosen Organen (Linse und Glaskörper) handelt es sich vorwiegend um eine erhöhte Bindung von Flüssigkeit, bei den gefäßhaltigen — insbesondere dem schwammartigen Gefäßpolster der Uvea — um eine übermäßige Gefäßfüllung. Flüssigkeitsbindung und Hyperämie können sowohl auf lokale anatomische Veränderungen als auch auf allgemeine Störungen zurückgeführt werden.

1. Abnahme der Elastizität der Lederhaut als Ursache der glaukomatösen Drucksteigerung.

Die Augapfelhülle vermag sich infolge ihrer Dehnbarkeit einer Volumenzunahme des Augapfelinhaltes innerhalb gewisser Grenzen anzupassen, ohne daß es dabei zur Drucksteigerung kommt (TH. LEBER). Die Elastizität der Lederhaut nimmt aber mit dem Alter ab. Dies geht aus anatomischen Untersuchungen hervor (COCCIUS, ARLT), läßt sich aus mancherlei klinischen Erfahrungen (BURNHAM) ableiten und ist auch tonometrisch nachgewiesen (BADER). Schon COCCIUS und v. GRAEFE haben diesem Moment für die Genese des Glaukoms eine besondere Bedeutung zugesprochen.

Das Mißverhältnis zwischen der Flüssigkeitsmenge im Augeninnern und der Bulbuskapsel, das zum Glaukom führen soll, wird auf einen Elastizitätsverlust der Lederhaut zurückgeführt, der teils als Altersprozeß, teils als Folge entzündlicher Vorgänge (Scleritis indurativa) gedeutet wurde (WICHERKIEWICZ). Wiederholte vorübergehende Drucksteigerungen sollen schließlich eine Scleraindurationen verursachen (STRANSKY). Da sie wahrscheinlich durch einen vermehrten Abfluß kompensiert werden würden, nahm man eine gleichzeitige Abflußbehinderung durch die Scleraschrumpfung an. Das Corpus ciliare — für die verkleinerte Corneoscleralkapsel zu voluminös — preßt die Iriswurzel bei Druckschwankungen

leichter gegen die Hornhaut (Koster). Selbst Reizung der Ciliarnerven mit
nachfolgender Hypersekretion soll dadurch hervorgerufen werden. Am wahrscheinlichsten ist, daß mit zunehmender Rigidität der Lederhaut bzw. der
ganzen Augengewebe der Ausgleich physiologischer Druckschwankungen unvollkommener wird (Stellwag, Kuschel), so daß der Ausbruch eines Glaukoms
begünstigt wird.

Ein exakter Beweis für die Schrumpfung der Augenhüllen ist ebensowenig
erbracht wie für die Annahme, daß die Rigidität der Lederhaut im jugendlichen Glaukomauge größer als im gesunden Auge ist. Köllner konnte auch
mit Hilfe der Differentialtonometrie nach Bader keinen Anhaltspunkt dafür
gewinnen. Da andere einwandfreie Methoden zur Bestimmung der Elastizität
der Sclera nicht bekannt sind — ausreichende Erfahrungen mit der kürzlich
mitgeteilten Versuchsanordnung von Vogelsang und H. K. Müller liegen noch
nicht vor —, sind die Ansichten mehr oder weniger hypothetischer Natur.

2. Die Abflußbehinderung der intraokularen Flüssigkeit als Ursache der glaukomatösen Drucksteigerung (Retentionstheorien).

Die Frage, wo der Hauptabflußweg der intraokularen Flüssigkeit zu suchen
ist, ist seit Jahren heiß umstritten worden. Es ist hier nicht der Ort, das Für
und Wider eingehend zu erörtern (s. Weiss, Flüssigkeitswechsel, Bd. 2 des
Handbuches). Die Anschauung Lebers, daß der *Kammerwinkel* als Abflußweg
in erster Linie in Betracht kommt, wird sowohl durch neuere experimentelle
Untersuchungen (Wessely, Seidel, Serr) als auch durch klinische Beobachtungen über den Einfluß der Miotica auf den Druck glaukomatöser Augen
(Köllner, Seidel) gestützt. Von anderer Seite wird die Resorptionsfähigkeit
der *Regenbogenhaut* in den Vordergrund gestellt (Weiss, Koeppe, Hamburger
u. a.). Die Untersuchungen von Magnus und Stübel über die Lymphwege
des Auges[1] führen vielleicht zu der Erkenntnis, daß es sich um keinen unüber-
brückbaren Gegensatz handelt. Die Lymphspalten in der Regenbogenhaut und
im Kammerwinkel sollen in direkter Verbindung stehen und gemeinsam in ein
lymphatisches Kranzgefäß im Kammerwinkel münden. Dieser spielt also auch
hier noch die Hauptrolle für die Flüssigkeitsabfuhr aus der Vorderkammer,
ohne daß damit der Regenbogenhaut ihre Bedeutung als Resorptionsorgan
genommen ist.

Zweifellos kann durch Behinderung des Kammerwasserabflusses ein Glaukom
entstehen. Bestimmte Formen des Sekundärglaukoms beruhen auf einer rein
mechanischen Verlegung der Abflußwege. Auch die verschiedenen Versuche,
experimentell ein Glaukom zu erzeugen, wurden in der Weise vorgenommen,
daß die Abflußwege durch eingeführte Fremdstoffe verstopft oder durch mechanische und chemische Insulte zur Verödung gebracht wurden.

Ein *experimentelles Glaukom* wurde beobachtet, nachdem man in die Vorderkammer
Olivenöl (Weber), Glaskörper (Bajardi), abgetötete Bakterienkulturen (Leber), elektro-
lytisches Eisen (Erdmann), Farbstoffe (Hamburger, Seidel), Lipoid (Weintraub),
Sarkomzellen (Nakayama) hineinbrachte. Die gleichen Erfolge wurden erreicht durch
mechanische Läsion des Kammerwinkels (Bentzen), Brennen des Limbus (Schöler),
Ätzen mit Säuren (Heisrath u. a.). Über allen diesen teilweise sehr eingreifenden und
immer unphysiologischen Versuchen steht das Verfahren Wesselys, der ein experimen-
telles Glaukom lediglich durch Discission der Linse hervorrufen konnte. Die quellenden
Linsenmassen pressen die Iriswurzel an die Hornhauthinterfläche und verlegen so die
Abflußwege.

---

[1] Von anatomischer Seite sind die Befunde von Magnus und Stübel als Kunst-
produkte angesprochen werden (s. Eisler, Anatomie des Auges, Bd. 1 des Handbuches,
S. 98). Meines Erachtens ist diese Frage auf Grund der mikroskopischen Belege von
Stuebel und eigener Beobachtungen noch nicht entschieden.

Durch die genannten Methoden lassen sich nur solche Glaukomformen erzeugen, die streng genommen als Sekundärglaukome anzusehen sind, da die Ursache der Drucksteigerung auf erkennbare Veränderungen der Augengewebe zurückzuführen ist.

Abflußbehinderung im Kammerwinkel. Versuche am enukleierten Glaukomauge haben gezeigt, daß in weit fortgeschrittenen Fällen von primärem Glaukom die Filtration aus der Vorderkammer verlangsamt ist (BENTZEN und LEBER, SEIDEL). Hierfür spricht vielleicht auch die klinische Erfahrung, daß nach wiederholtem Aufsetzen des Tonometers der Druck im glaukomatösen Auge nicht so schnell absinkt wie im normalen (s. S. 720).

Die Verlegung des Kammerwinkels, auf die in diesen Fällen die Entstehung des Glaukoms zurückgeführt wird, wird durch verschiedene Faktoren bedingt. Die einfachste Vorstellung ist die eines *mechanischen Verschlusses des Kammerwinkels* durch die angepreßte Iriswurzel. Hierfür muß eine gewisse Disposition angenommen werden, da er im normalen Auge nicht zu erfolgen pflegt. Als begünstigende Momente kommen in erster Linie Veränderungen in Betracht, wie wir sie beim akuten Glaukom finden: flache Vorderkammer durch geringe Hornhautwölbung einerseits, große Linse andererseits, anatomische Veränderungen im Kammerwinkel, Vordrängen der Regenbogenhaut durch Hypertrophie des Ciliarkörpers und Schwellung der Ciliarfortsätze. Hier genügt schon eine geringe *Pupillenerweiterung* durch Mydriatica (SUTPHEN, RUSSKOWSKI, DESAI u. a.) oder nach Dunkelaufenthalt (SEIDEL, SERR), um durch Verlegung des Kammerwinkels eine plötzliche Drucksteigerung auszulösen. Im gleichen Sinne wirkt das *Vorrücken des Iris-Linsendiaphragmas*, wenn z. B. durch vasomotorische Einflüsse ein Überdruck im hinteren Bulbusabschnitt entsteht.

Als Ursache des chronischen Glaukoms, insbesondere des Glaucoma simplex, kommt dagegen die mechanische Verlegung des Kammerwinkels nicht in Frage. Sie ist vielmehr als Folge der Drucksteigerung anzusehen, unter deren Einfluß das Iris-Linsendiaphragma allmählich vorrückt und die Iriswurzel an die Hornhauthinterfläche gepreßt wird. Hierdurch können dann akute Drucksteigerungen ausgelöst werden (Glaucoma chronicum inflammatorium).

Sehr naheliegend war die Auffassung, daß *entzündliche Vorgänge* im vorderen Bulbusabschnitte zur Verklebung und Verwachsung der Iriswurzel mit der Hornhaut führen und dadurch die Drucksteigerung hervorrufen (KNIES, DE VRIES, GOLDENBURG u. a.). Man stützte sich hierbei vorwiegend auf anatomische Befunde enukleierter Augen. Wie wir sahen, sind die Veränderungen im Kammerwinkel in diesen Fällen jedoch ausnahmslos sekundär, d. h. erst als Folge langdauernder Drucksteigerung entstanden.

In neuerer Zeit glaubte man, die Entstehung des primären Glaukoms auf eine *Verstopfung der Poren der Abflußwege durch corpusculäre Elemente* zurückführen zu können. Für manche Formen des Sekundärglaukoms ist eine derartige Ursache außer Frage gestellt (z. B. Glaukom durch quellende Linsenmassen, durch ein Hypopyon beim Ulcus serpens).

Beim primären Glaukom ist durch klinische und anatomische Untersuchungen häufig eine starke *Einschwemmung von Pigment in das Ligamentum pectinatum* nachgewiesen worden (LEVINSOHN, KOEPPE u. a.). Daß hierdurch der Abfluß des Kammerwassers behindert werden kann, darf als sehr wahrscheinlich angesehen werden.

Andererseits muß aber betont werden, daß nicht selten eine Pigmenteinschwemmung in den FONTANASchen Raum auch in nicht glaukomatösen Augen (z. B. beim Diabetes) angetroffen wird. HANSSEN fand bei der Untersuchung gesunder Augen mit stark pigmentierter, in einigen Fällen sogar mit heller Regenbogenhaut viel Pigment im Kammerwinkel. Auch YOSHIDA sieht in der

Pigmentansammlung im Kammerwinkel keinen Beweis für die Pigmenttheorie. Seiner Ansicht nach ist die Pigmentanhäufung im Kammerwinkel eine Alterserscheinung. Sie beginnt bei Japanern früher als bei Europäern. Die Zahl der Glaukomkranken ist jedoch in Japan keineswegs höher, sondern eher niedriger als in Europa. In vielen Fällen von Glaucoma simplex ist eine Pigmentzerstreuung nennenswerten Grades überhaupt nicht nachweisbar oder tritt erst im Verlaufe der Erkrankung, besonders nach operativen Eingriffen auf. Als einzige Ursache des primären Glaukoms ist also eine derartige mechanische Verstopfung der Abflußporen sicherlich nicht aufzufassen.

Schließlich ist auch an *Erkrankungen der Abflußwege im* FontanA*schen Raum* selbst gedacht worden, deren Funktionsschädigung durch anatomische Untersuchungen nicht immer nachgewiesen zu werden braucht. In diesem Sinne ist z. B. eine primäre Sklerose der Balken des Ligamentum pectinatum (Hendersen, Scalinci) oder eine Erkrankung des Endothels des Schlemmschen Kanals (Seidel) angenommen worden. Hierbei ist auch zu berücksichtigen, daß die Binnenmuskulatur des Auges durch ihre Kontraktion die Flüssigkeitsabfuhr erleichtert (Küsel, Fortin), so daß bei vorhandener Rigidität des Ligamentum pectinatum ihre Wirkung abgeschwächt wird. Herbert führt das Glaukom auf eine ungenügende Entfaltung des Ligamentum pectinatum zurück, das normalerweise durch elastische Fasern, die zu den ringförmig verlaufenden Bündeln des Ciliarmuskels ziehen, offen gehalten wird. Im glaukomatösen Auge soll der Ursprung des Ciliarmuskels weit hinten liegen und nur ein schmaler Strang elastischer Fasern die Verbindung mit dem Ligament herstellen.

Seidel nimmt an, daß für die Abflußbehinderung der intraokularen Flüssigkeit und damit für die Entstehung des Glaukoms in den meisten Fällen mehrere oder alle genannten Faktoren in Betracht kommen. Er setzt dem normalen „porösen" den glaukomatösen „abgedichteten" Bulbus gegenüber.

Verschluß der Abflußwege in der Regenbogenhaut. Koeppe sieht die Ursache des primären Glaukoms in einer *Verlegung der Abflußwege des Kammerwassers durch Pigmenteinschwemmung in die Regenbogenhaut.* Bei der mikroskopischen Betrachtung der lebenden Regenbogenhaut konnte er eine staubförmige Verteilung von Pigment in ihren oberflächlichen und tieferen Schichten nachweisen. Hierdurch sollen ihre Lymphwege und Saftspalten verstopft und die Resorption des Kammerwassers behindert werden[1].

Einzelne Fälle von primärem Glaukom scheinen in der Tat ihre Entstehung einer starken Pigmentzerstreuung auf der Regenbogenhaut und im Kammerwinkel zu verdanken (Jess, Kaminskaja-Pavlova, Schieck, Brooser, Grosz u. a.). Die allgemeine Gültigkeit der Pigmenttheorie für die Ätiologie und Frühdiagnose des Glaukoms („Präglaukom" im Sinne Koeppes) muß nach unseren heutigen klinischen Erfahrungen (Vogt, Birch-Hirschfeld, Seregin und Kapciovskaja u. a.) jedoch abgelehnt werden.

Neben der Pigmenteinschwemmung sind in letzter Zeit auch *degenerative Veränderungen der Regenbogenhaut* als Ursache des Glaukoms beschrieben worden. Ob die beobachtete Arteriosklerose der Iris- und Ciliargefäße (Pesme, Alajmo) und die Atrophie des Irisstromas (Addario, Frank-Kamenetzki) primäre Veränderungen darstellen oder als Folge der Drucksteigerung aufzufassen sind, mag dahingestellt bleiben. Die anatomisch gefundenen Veränderungen (s. S. 753), denen Ulrich früher irrtümlicherweise eine große ätiologische Bedeutung beigemessen hat, sind sämtlich sekundär.

---

[1] Die Beobachtung über Pigmentzerfall und Depigmentation der Iris nach Sympathicusläsion hat zu der Annahme geführt, daß die Pigmentzerstreuung möglicherweise als trophoneurotische Störung aufzufassen ist (Koeppe, Bistis).

Eine **Behinderung des Flüssigkeitsaustausches zwischen Hinter- und Vorderkammer** ruft bekanntlich eine Drucksteigerung hervor (z. B. Sekundärglaukom nach Pupillarverschluß). In ähnlicher Weise hat man auch die Ursache des Primärglaukoms (insbesondere des akuten Glaukomanfalles) in einer mechanischen Flüssigkeitsretention hinter dem Iris-Linsendiaphragma erblicken wollen. Die Annahme einer glaukomatösen Disposition (Hypertrophie des Ciliarkörpers, Zunahme des Linsendurchmessers im Alter und bei Hyperopie, Verengerung des zirkumlentalen Raumes) entspricht diesem Gedankengang einer Behinderung des Flüssigkeitsdurchtrittes in die Vorderkammer (PRIESTLEY - SMITH, LEVINSOHN, CURRAN, BAENZIGER). Ich will nicht alle Möglichkeiten erschöpfen, die theoretisch hierfür in Betracht kommen. Die tatsächlichen Unterlagen dafür sind bis jetzt sehr gering. Daß eine Enge des zirkumlentalen Raumes nicht die Regel bildet, wurde schon erwähnt.

3. Die Vermehrung der Kammerwasserproduktion[1] als Ursache der glaukomatösen Drucksteigerung (Hypersekretionstheorien).

Unter normalen Bedingungen wird jeder vermehrte Zufluß von Augenflüssigkeit durch verstärkten Abfluß weitgehend ausgeglichen. Eine dauernde Erhöhung des intraokularen Druckes durch vermehrten Zufluß allein ist also nur in ganz extremen Fällen denkbar. Für gewöhnlich ist stets noch eine gewisse Abflußbehinderung vorauszusetzen. In diesem Sinne ist eine reine Hypersekretion als Ursache des Glaucoma simplex (WEGNER) wenig wahrscheinlich. Anders liegen die Verhältnisse beim akuten Glaukomanfall. Wir sahen schon, daß bei ihm eine Zunahme des Druckes hinter dem Iris-Linsendiaphragma unter Umständen nicht schnell genug ausgeglichen und dadurch die Iriswurzel an die Hornhaut angepreßt wird. So kann auch eine Hypersekretion einen akuten Glaukomanfall auslösen.

Als Ursache der Hypersekretion hat man — von venöser Stauung abgesehen — an eine Störung der Gefäßinnervation (Trigeminus, Sympathicus [WEGNER, MOOREN, ABADIE, A. v. HIPPEL und GRÜNHAGEN]), an entzündliche Vorgänge — eine Chorioiditis hat schon v. GRAEFE angenommen — und an arteriosklerotische Gefäßerkrankungen (JAEGER, v. AMMON u. a.) gedacht. Die verschiedenen Ansichten sind hiermit keineswegs erschöpft (ausführliche Literatur s. bei SCHMIDT-RIMPLER).

4. Die Volumenvermehrung der intraokularen Gewebe als Ursache der glaukomatösen Drucksteigerung.

Glaskörper. Ähnlich wie die Entstehung des Ödems durch gesteigerte Flüssigkeitsbindung der Gewebe glaubte M. H. FISCHER die intraokulare Drucksteigerung durch *Quellung kolloidaler Substanzen des Glaskörpers infolge Säureanhäufung* erklären zu können. Er stützte sich dabei vornehmlich auf die Beobachtung, daß die Tension von Augen, die in Säurelösungen gelegt werden, ansteigt. Die FISCHERsche Annahme einer Säurequellung des Glaskörpers als Ursache des Glaukoms hat sich als unrichtig erwiesen; denn die Säurequellung erstreckt sich nur auf die Bulbuswandung, während der Glaskörper kaum dabei beteiligt ist (RUBEN, FUERTH und HANKE). Auch durch die Untersuchungen HERTELs, der beim Glaukom keine Übersäuerung des Kammerwassers, wohl aber bei Hypotonie (z. B. im Coma diabeticum) feststellen konnte, scheint die Theorie FISCHERs widerlegt.

---

[1] Ob die Vermehrung des Kammerwassers durch Sekretion oder Filtration entsteht, ist in diesem Zusammenhang bedeutungslos (s. WEISS, Flüssigkeitswechsel, Bd. 2).

Kürzlich ist dies Problem durch MEESMANN wieder aufgerollt worden. Seiner Ansicht nach liegt dem primären Glaukom eine *Alkalose* des *Blutes* und des *Kammerwassers* zugrunde. Durch sie soll es zur Quellung der Linse und des Glaskörpers kommen. Einen weiteren Beweis für seine Theorie sieht MEESMANN darin, daß bei Azidose des Blutes (z. B. Coma diabeticum, Schwangerschaft) Augendrucksteigerungen sehr selten beobachtet werden. MEESMANNs Untersuchungen haben der Kritik nicht standhalten können.

SEIDEL, SCHMELZER, SCHMERL, KADLICKY, GALA fanden niemals eine Alkalose im Blute Glaukomkranker. Auch durch experimentell erzeugte Blutalkalose mittels peroraler Gaben von doppeltkohlensaurem Natron oder Hyperventilation war es SEIDEL, WEGNER und ENDRES nicht möglich, eine Augendrucksteigerung hervorzurufen (s. auch Beitrag „Physiologie und Pathologie des Augendruckes").

Eine *Vergrößerung des Glaskörpervolumens* ist nach RAEDER und NORDENSON die Ursache des Glaukoms. Das gesamte Iris-Linsendiaphragma wird der Hornhauthinterfläche genähert, die Vorderkammer abgeflacht und die Bildung von Iriswurzelsynechien begünstigt. Die Zunahme des Glaskörpervolumens wird durch eine *erschwerte Filtration von Glaskörperflüssigkeit in die Hinterkammer* verursacht, indem entweder die Glaskörpergrenzmembran undurchlässiger geworden ist oder der Glaskörper abnorme Bestandteile (Eiweiß) enthält, die die Filtration behindern. Auch eine *vermehrte Wasserbindungsfähigkeit* des Glaskörpers ist nicht ausgeschlossen. NORDENSON gelang es im Experiment, die verminderte Durchlässigkeit der Glaskörpergrenzmembran von Glaukomaugen nachzuweisen. Die beiden Hauptformen des chronischen Glaukoms werden durch die Glaskörpertheorie folgendermaßen erklärt: Solange das Iris-Linsendiaphragma dem Glaskörperdruck standhält, lastet er wesentlich auf dem hinteren Bulbusabschnitte und führt zur Exkavation (Glaucoma simplex). Ein Nachgeben des Diaphragmas in die Vorderkammer hinein, bedingt einen Verschluß des Kammerwinkels durch die Iriswurzel und ruft Dekompensationserscheinungen hervor (Glaucoma chronicum inflammatorium).

Auch nach VERHOEFF ist die Ursache des Glaukoms die Volumenzunahme des Glaskörpers und die sekundäre Iriswurzelsynechie. Die Volumenvermehrung entsteht durch Behinderung des Flüssigkeitsaustausches durch die vordere Glaskörpermembran, deren Durchlässigkeit mit dem Alter abnimmt. Hierdurch wird eine Retention von Mucin im Glaskörper bedingt, dessen Quellung zu einer weiteren Volumenvermehrung beiträgt.

Man hat schließlich auch eine *Behinderung des Abflusses aus dem Glaskörper in den Sehnerven* in Betracht gezogen (STILLING, FISHER). Aber das Vorhandensein dieses hinteren Filtrationsweges wird von BEHR bestritten. Jedenfalls fehlen für seine Bedeutung als glaukomauslösendes Moment sichere Anhaltspunkte.

Aderhaut. Der anatomische Aufbau der Aderhaut, die mit einem Corpus cavernosum verglichen werden kann, läßt es verständlich erscheinen, daß durch dauernde oder vorübergehende vermehrte Füllung der Gefäße eine starke Volumenzunahme des Aderhautgefäßpolsters geschaffen wird, die durch Raumbeschränkung innerhalb der starren Bulbushülle zur Drucksteigerung führt.

Eine plötzlich einsetzende Hämostase soll nach HEERFORDT die Ursache des akuten Glaukomanfalles sein. Er nimmt wie DONDERS an, daß sich alle Typen des primären Glaukoms aus dem Glaucoma chronicum simplex entwickeln. Dieses bezeichnet er als „lymphostatisches Glaukom", da es durch Abflußbehinderung der intraokularen Flüssigkeit bedingt wird. Die Tensionserhöhung beim lymphostatischen Glaukom führt zu einer Verengerung der Blutgefäße im Augeninnern. Sie trifft vorzugsweise die Sinus der Vortexvenen, deren Wand eingeknickt wird. Hierdurch kommt es zu einer starken Behinderung des Blutabflusses aus der Aderhaut. Begünstigend wirkt noch der schräge Durchtritt der Vortexvenen durch die Sclera. Der innere Scleralsporn wird unter dem Einfluß des erhöhten intraokularen Druckes klappenartig gegen die äußere Wand gedrückt, so daß ihr Lumen vollständig verschlossen wird. Die plötzliche Blutstauung ruft den akuten Glaukomanfall hervor („hämostatisches Glaukom"). Durch Auftreten eines Stauungsödems kann weiterhin die Drucksteigerung noch verstärkt werden.

Auch BAILLIART und MAGITOT erklären das Glaukom als ein Ödem infolge Behinderung des Blutabflusses aus dem Auge. Bei vergleichenden Blutdruckmessungen fanden sie im Glaukomauge eine beträchtliche Steigerung des Druckes in den abführenden Venen, die durch endophlebitische oder arteriosklerotische Prozesse verursacht sein soll. Derartige Veränderungen an den Vortexvenen wurden durch mikroskopische Untersuchungen häufig nachgewiesen (BIRNBACHER-CZERMAK, ELSCHNIG, ZIRM, s. Pathologische Anatomie S. 755). Auch durch Unterbindung der Vortexvenen kann experimentell eine Drucksteigerung erzielt werden (KOSTER). Die infolge der Stauung verlangsamte Zirkulation führt nach KADLICKY zur kolloid-chemischen Veränderung des Glaskörpers, die durch Quellung desselben zur Drucksteigerung Anlaß gibt.

Ebenso wie durch Abflußbehinderung kann auch durch abnorme *Gefäßneubildung* eine Blutüberfüllung der Aderhaut entstehen. Hierdurch wird der ursächliche Zusammenhang zwischen *Naevus flammeus* und *Glaukom* erklärt (ELSCHNIG, NAKAMURA, SALUS, ZAUN, VITA, GINZBURG, YAMANAKA, DE HAAS, KRAUSE, HUDELO, JAHNKE u. a.).

Neben entzündlich degenerativen Schädigungen des Aderhautgefäßsystems bedingen vor allem die *Störungen der vasomotorischen Innervation* Veränderungen der Blutzirkulation. Der *Füllungszustand* sowohl wie die *Wanddurchlässigkeit* der Aderhautgefäße unterliegt dem regulierenden Einflusse des *Sympathicus* (s. auch Beitrag „Physiologie und Pathologie des Augendruckes").

Durch *Dysfunktion* des *Sympathicus* erklären PICHLER, MAIDEN, HUGHES, ALMEIDA, FUCHS, SCALINCI, ANDRADE und DUMAS den akuten Glaukomanfall nach psychischen Erregungen. Der im Shock auftretenden plötzlichen Blutdrucksteigerung vermögen sich die intraokularen Gefäße nicht anzupassen.

Eine funktionelle Minderwertigkeit des intraokularen Gefäßapparates, die durch Labilität des vegetativen Nervensystems oder anatomische Veränderungen der Gefäßwand bedingt werden kann, ist nach DIETER die Ursache aller Formen des primären Glaukoms. Die Selbstregulation der Capillaren versagt. Die Folge ist ein Ansteigen des Capillardruckes, von dessen Höhe der Augendruck abhängig ist (s. auch Beitrag „Physiologie und Pathologie des Augendruckes").

Nach HAMBURGER liegt dem Glaukom eine *Gefäßneurose* zugrunde, die sich in einer *Erschlaffung der symthisch innervierten Vasoconstrictoren und einer passiven Hyperämie* äußert.

Dies beweist nach seiner Ansicht die erfolgreiche Behandlung des Glaukoms mit Adrenalin oder der dosierbaren Entzündung (Ätzung des Hornhautrandes mit dem Höllensteinstift). Durch das Adrenalin wird der Sympathicus erregt, der normale Gefäßtonus wiederhergestellt und das Schwellkissen der Aderhaut ausgepreßt. Hierdurch wird die zur Drucksteigerung führende Raumbeschränkung im Augeninneren aufgehoben. Durch die Reizung mit dem Höllensteinstift wird eine aktive Hyperämie im vorderen Bulbusabschnitte erzeugt, durch die das rückwärtige uveale Blutkissen entlastet wird. Die Folge ist eine Drucksenkung. HAMBURGERs Ansicht ist nicht unwidersprochen geblieben. Bei

akuten intraokularen Entzündungen wird häufig eine Drucksteigerung beobachtet, die auf die aktive Hyperämie der Augeninnengefäße zurückzuführen
ist (Masslennikoff, van der Hoeve; s. auch Sekundärglaukom).

Von zahlreichen Autoren wurde dagegen eine *Tonussteigerung im sympathischen Nervensystem* Glaukomkranker nachgewiesen, die von ihnen als wichtiger
Faktor für die Entstehung des Glaukoms angesehen wird.

Das Glaukom beruht nach Abadie auf einer *Störung des Sympathicus*, durch
die es zu einer *Erweiterung der intraokularen Gefäße und Hypersekretion* kommen
soll. Hierauf gründet sich seine Allgemeinbehandlung der Glaukomkranken
mit gefäßverengernden Mitteln (Adrenalin, Ergotin), sowie die operative Entfernung des Ganglion cervicale supremum.

A. Knapp, Mazzei, Thiel, Vannas und Thomasson fanden nach Einträufeln
von Adrenalin in den Bindehautsack eine Erweiterung der Pupille um 1—6 mm
(Loewische Reaktion). Die Untersuchungen von Schoenberg ergaben, daß
diese *positive Adrenalinreaktion* sogar bei 50% der Nachkommenschaft Glaukomkranker nachweisbar ist.

Für das Bestehen einer Sympathikotonie spricht nach Thiel auch der
Druckabfall im Glaukomauge, der nach Injektion des den Sympathicus lähmen-
den Ergotamins hervorgerufen wird (s. Therapie S. 791). Auch die lang-
anhaltende Drucksenkung nach Adrenalin ist auf eine Lähmung des Sympathicus
zurückzuführen (Thiel, Bailliart).

Die Herabsetzung des Cholin- und Kaliumgehaltes, die Vermehrung des
Blutzuckers sowie des Calcium- und Jodspiegels, die Passow im Blute Glaukomkranker feststellte, weisen ebenso wie die Steigerung des Grundumsatzes auf
gewisse *Beziehungen des primären Glaukoms zur Thyreotoxikose* und das *Bestehen einer Konstitutionsanomalie im Sinne einer vegetativen Stigmatisierung*
hin. Die Veränderung der Gleichgewichtslage im vegetativen Nervensystem
soll durch Störungen der inneren Sekretion bedingt werden (Lagrange, Imre,
Paltracca, L. Müller u. a.).

Rückblick. Die Arbeiten der letzten Jahre haben zweifellos unsere Kenntnis
vom Wesen des Glaukoms vertieft und erweitert. Es ist gelungen, eine Zahl
lokaler und allgemeiner Faktoren nachzuweisen, die für die Ätiologie des primären
Glaukoms eine ausschlaggebende Rolle spielen. Meines Erachtens stehen Störungen im Regulationsmechanismus des intraokularen Gefäßapparates im Vordergrund. Sie können durch Veränderung der Weite und Wanddurchlässigkeit
der Gefäße zu Störungen der Zirkulation (Erhöhung des Blutdruckes, vermehrte
Gefäßfüllung, venöse Stase, CO_2-Anreicherung) und des Flüssigkeitsaustausches
zwischen Blut und Gewebe (Gewebsquellung, Verstopfung der Abflußwege
der intraokularen Flüssigkeit) führen. Da die Regulation der intraokularen
Gefäße vorwiegend dem Einflusse des Sympathicus untersteht, ergeben sich
engste Beziehungen zum vegetativen und endokrinen System. Ob die Störung
der vasomotorischen Innervation zentral bedingt ist (Vasomotorenzentrum)
oder in den Umschaltstellen der Leitungsbahnen (sympathische Ganglien) oder
den sympathischen Zentren im Auge selbst zu suchen ist, ist nicht zu entscheiden.

Zusammenfassend läßt sich sagen, daß die eigentliche Entstehungsursache
des primären Glaukoms auch heute noch unbekannt ist, so daß das Glaukom-
problem nicht als gelöst betrachtet werden kann.

Literatur.

Die Genese des primären Glaukoms. Glaukomtheorien.

Abadie, Ch.: (a) Des glaucomes secondaires. Clin. ophtalm. **10**, 73 (1921). (b) Considérations sur la pathologie du grand sympathique. Clin. ophtalm. **12**, 303 (1923).

(c) Traitement médical du glaucome. Clin. ophtalm. **16**, 248 (1927); Bull. Acad. Méd. **97**, 380 (1927). (d) Sur un symptôme objectif du glaucome qui éclaire sa pathogénie. Bull. Soc. Ophtalm. Paris **1927**, 528. Ref. Zbl. Ophthalm. **19**, 837. — ADDARIO LA FERLA, G.: Sui rapporti patogenetici tra glaucoma cronico semplice e stato ipercolesterinemico. (A proposito di un caso di glaucoma C. S. unilaterale in soggetto con xantelasma simmetrico e steatosi a settore dell' iride corrispondente.) Lett. oftalm. **2**, 549 (1925). Ref. Zbl. Ophthalm. **16**, 536. — ALAJMO, B.: Studio dell' occhio glaucomatoso vivente alla lampada a fessura. Considerazioni sulla patogenesi del glaucoma. Boll. Ocul. **4**, 201 (1925). — ALMEIDA, G. DE: Plötzlich nach Erregung eintretender Glaukomanfall, expulsive Blutung bei Staroperation. Brazil. med. (port.) **1**, 15 (1923). Ref. Zbl. Ophthalm. **10**, 458. — ANDRADE, G. DE: État glaucomateux soudain émotif. Prodrome de l'hémorragie expulsive dans l'opération de la cataracte. Annales d'Ocul. **161**, 771 (1924).

BADER, A.: Sclerocorneale Differentialtonometrie, eine Prüfung der Elastizitätsverhältnisse der Bulbuswandung, mit besonderer Berücksichtigung des Verhaltens des Altersstarauges bei der Operation. Arch. Augenheilk. **83**, 168 (1918). — BÄNZIGER, TH.: Die Mechanik des akuten Glaukoms und die Deutung der Iridektomiewirkung bei demselben. Verslg ophthalm. Ges. Heidelberg (Jena) **43**, 43 (1922). — BAILLIART, P.: (a) Rôle du sympathique et de l'adrénaline en pathologie oculaire. Clin. ophtalm. **16**, 253 (1927). (b) Le rôle du sympathique en pathologie oculaire. 40. Congr. Soc. franç. Ophtalm. Paris, 9. Mai 1927. Bull. Soc. franç. Ophtalm. **40**, 1 (1927). — BAILLIART et MAGITOT: Le régime circulatoire du glaucome. Annales d'Ocul. **162**, 729 (1925). — BAJARDI: Sul glaucoma secondario dopo la discissione di pseudocataracta. R. Accad. Med. Torino, Juli 1896. — BENTZEN: Über experimentelles Glaukom beim Kaninchen und über die Bedeutung des Kammerwinkels für den intraokularen Druck. Graefes Arch. **41** IV, 42 (1895). — BIRCHHIRSCHFELD: Zur Frage der Glaukomtherapie. Z. Augenheilk. **47**, 190 (1922). — BISTIS, J.: (a) Nouvelles recherches expérimentales sur l'hétérochromie sympathique. Bull. Soc. Ophtalm. Paris **1927**, 217. (b) Neue experimentelle Untersuchungen über die Sympathicusheterochromie. Verslg ophthalm. Ges. Heidelberg **46**, 360 (1927). (c) Le rôle du sympathique dans le glaucome. Arch. d'Ophtalm. **47**, 96 (1930). — BROOSER, B.: Beobachtungen am KOEPPEschen Augenmikroskop über Pigmentwanderung bei Glaukom. Klin. Mbl. Augenheilk. **70**, 543 (1923). — BURNHAM, G. H.: Clinical remarks upon some varieties of glaucoma, especially with reference to prognosis and treatment. Amer. J. Ophthalm. **4**, 358 (1921).

CURRAN, E. J.: A new operation for glaucoma involving a new principle in the aetiology and treatment of chronic primary glaucoma. Arch. of Ophthalm. **49**, 131 (1920).

DESAI: A case of congestive glaucoma after the use of homatropin and eserin. Brit. J. Ophthalm., Juni **1919**. — DIETER, W.: (a) Über den Mechanismus von Gefäßreaktionen im Auge. Dtsch. med. Wschr. **51**, 1781 (1925). (b) Über den Zusammenhang zwischen osmotischem Druck, Blutdruck, insbesondere Capillardruck und Augendruck nach neuen experimentellen und klinischen Untersuchungen. Arch. Augenheilk. **96**, 179 (1925). (c) Über intraokulare Blutdruckmessungen und ihre Bedeutung für die Erforschung des Glaukomproblems. Arch. Augenheilk. **99**, 678 (1928). — DUMAS, G., A. LAMACHE et J. DUBAR: Variations de la tension artérielle rétinienne sous l'influence de l'émotion. C. r. Soc. Biol. Paris **96**, 159 (1927).

ELSCHNIG, A.: (a) Anatomische Untersuchungen zweier Fälle von akutem Glaukom. Arch. Augenheilk. **33**, Erg.-H., 183 (1896). — (b) Beiträge zur Glaukomlehre: 4. Naevus vasculosus mit gleichseitigem Hydrophthalmus. Z. Augenheilk. **39**, 189 (1918).

FISCHER, M. H.: Das Ödem. Dresden 1910. — FISHER, J. H.: Intra-ocular lymphpaths. Trans. ophthalm. Soc. U. Kingd. **45**, 288 (1925). — FORTIN, E. P.: Die Kontraktion des Ciliarmuskels öffnet den SCHLEMMschen Kanal. Semana méd. (span.) **1929** II, 209. Ref. Zbl. Ophthalm. **22**, 517. — FRANK-KAMENETZKIJ, S.: Eine eigenartige hereditäre Form von Glaukom. Russk. oftalm. Ž. **4**, 205 (1925). Ref. Zbl. Ophthalm. **16**, 229. — FUCHS: Glaucoma. Bull. ophthalm. Soc. Egypt. **1924**, 23 (1924). Ref. Zbl. Ophthalm. **14**, 793.

GALA, A. u. J. MELKA: Aktuelle Reaktion im Blute. Augendruck, Glaukom. Ref. Zbl. Ophthalm. **19**, 652 (1928). — GINZBURG, J.: Glaukom und Feuermal mit Akromegalie. Klin. Mbl. Augenheilk. **76**, 393 (1926). — GOLDENBURG, M.: Closure of the drainage angle. Amer. J. Ophthalm. **11**, 290 (1928). — GRÓSZ, V.: Diskussionsbemerkung. Klin. Mbl. Augenheilk. **70**, 543 (1923).

HAAS, H. L. DE: Glaukom bei Naevus flammeus. Nederl. Tijdschr. Geneesk. **1928** II, 4326 (1928). — HAMBURGER, C.: (a) Beiträge zur Ernährung des Auges. Verslg ophthalm. Ges. Heidelberg **39**, 119 (1913). (b) Experimentelle Glaukomtherapie. Med. Klin. **19**, 1224 (1923). (c) Neue Wege zur Behandlung des Glaukoms. Med. Klin. **20**, 274 (1924). (d) Prioritätsansprüche zur Adrenalintherapie des Glaukoms. Klin. Mbl. Augenheilk. **72**, 741 (1924). (e) Glaukom und allgemeine Medizin. Dtsch. med. Wschr. **51**, 186 (1925). (f) Demonstrationen zur Theorie und zur Praxis der Glaukombehandlung. Z. Augenheilk. **60**, 112 (1926). — HANSEN, R.: Beitrag zur Histologie des Glaukoms. Klin. Mbl. Augenheilk. **61**, 509 (1918). — HEISRATH: Zur Frage nach den Ursachen des Glaukoms (vorläufige

Mitteilung). Zbl. med. Wiss. 1879, 769. — Herbert, H.: A new glaucoma theory. Trans. ophthalm. Soc. U. Kingd. 45, 333 (1925). — Hertel, E.: (a) Einiges über Augendruck und Glaukom. Klin. Mbl. Augenheilk. 64 390 (1919). (b) Blut- und Kammerwasseruntersuchungen bei Glaukom. Verslg ophthalm. Ges. Heidelberg 42, 73 (1920). — Hoeve, J. van der: Glaukom infolge von Verbrennung des Auges mit Carbid. Nederl. Tijdschr. Geneesk. 70, 209 (1926). Ref. Zbl. Ophthalm. 17, 318. — Hudelo, A.: Glaucome et naevus facial. Annales d'Ocul. 166, 889 (1929). — Hughes: Akuter Glaukomanfall, verursacht durch Holokain. Ref. Klin. Mbl. Augenheilk. 60, 124 (1917).

Imre, J. jr.: (a) Die Erscheinungen der innersekretorischen Störungen am Auge, mit besonderer Berücksichtigung des Glaukoms. Orv. Hetil. (ung.) 68, 273 (1924). Ref. Zbl. Ophthalm. 14, 394.. (b) On the endocrine origin of primary glaucoma. Arch. of Ophthalm. 53, ·205 (1924).

Jahnke, W.: Histologischer Befund bei Glaukom und gleichseitigem Naevus flammeus faciei. Z. Augenheilk. 1931. — Jess, A.: (a) Zur Frage des Pigmentglaukoms. Klin. Mbl. Augenheilk. 71, 175 (1923). (b) Glaukom bei Verkupferung des Auges. Klin. Mbl. Augenheilk. 72 128 (1924).

Kadlicky, R.: (a) Pathogenese des Glaukoms. Bratislav. lék. Listy 1, 313 (1922). Ref. Zbl. Ophthalm. 9, 287. (b) Aktuelle Reaktion im Blut nach Insulin bei Normalen und Glaukomkranken. Čas. lék. česk. 67, 168 (1928). Ref. Zbl. Ophthalm. 19, 651. — Kaminskaja-Pavlova, S.: Über Pigmentglaukom. Arch. Oftalm. (russ.) 1, 279 (1925). Ref. Zbl. Ophthalm. 17, 451. — Knapp, A.: The action of adrenalin on the glaucomatous eye. Trans. amer. ophthalm. Soc. 19, 69 (1921); Arch. of Ophthalm. 50, 556 (1921). — Knies, M.: Über die vorderen Abflußwege des Auges und die künstliche Erzeugung von Glaukom. Arch. Augenheilk. 28, 193 (1894). — Koeppe, L.: (a) Das stereomikroskopische Bild des lebenden Kammerwinkels an der Gullstrandschen Nernstspaltlampe beim Glaukom. Verslg ophthalm. Ges. Heidelberg 42, 87 (1920). (b) Die Mikroskopie des lebenden Kammerwinkels im fokalen Lichte der Gullstrandschen Nernstspaltlampe. II. Teil. Die spezielle Anwendungstechnik der Methode und die normale Histologie des lebenden Kammerwinkels im fokalen Licht. Graefes Arch. 101, 238 (1920). — Krause, K.: Naevus flammeus und Glaukom. Diss. Berlin 1930.

Lagrange, F.: (a) Du glaucome et de son traitement chirurgical. Presse méd. 30, 541 (1922). (b) Traitement du glaucome. Son heure chirurgicale, choix du procédé opératoire. Bull. Acad. Méd. 98, 8 (1927). Ref. Zbl. Ophthalm. 19, 839. — Lagrange, H.: (a) Glaucome et troubles endocriniens. Presse méd. 32, 300 (1924). (b) Derangements of the organo-vegetative nervous system and of the endocrinian system in essential glaucoma. Brit. J. Ophthalm. 9, 398 (1925). — Leber, Th.: Die Entstehung der Entzündung und die Wirksamkeit der entzündungserregenden Schädlichkeiten. Leipzig 1891. — Levinsohn, G.: (a) Zur Entstehung des Glaukoms durch Pigmentinfiltration der vorderen Abflußwege des Auges. Z. Augenheilk. 40, 344 (1918). (b) Zur Pathogenese des Glaukoms. Klin. Mbl. Augenheilk. 61, 174 (1918); 68, 471 (1922).

Magnus, G. u. A. Stübel: Zur Kenntnis der Lymphgefäße des Auges. Verslg ophthalm. Ges. Heidelberg 43, 36. Jena 1922. — Maiden: Some causative factors in glaucoma as observed in the London hospitals during the present hostilities. Ophthalm. Rec., April 1917. — Maslennikov, A. I.: Über den intraokularen Druck bei entzündlichen Prozessen der Augen. Ref. Zbl. Ophthalm. 16, 729 (1925). — Masslennikoff, A.: Schwankungen des intraokularen Druckes im normalen und pathologischen Auge. Ref. Zbl. Ophthalm. 11, 377 (1923). — Mazzei, A.: Buftalmo e disordini endocrini. Boll. Ocul. 4, 588 (1925). — Meesmann, A.: (a) Über die Abhängigkeit des intraokularen Druckes von der Wasserstoffionenkonzentration des Kammerwassers. Arch. Augenheilk. 94, 115 (1924). (b) Beiträge zur physikalischen Chemie des intraokularen Flüssigkeitswechsels unter normalen und pathologischen Verhältnissen, insbesondere beim Glaukom. Arch. Augenheilk. 97, 1 (1925). (c) Die Abhängigkeit des intraokularen Druckes von der aktuellen Reaktion des Blutes. Klin. Wschr. 4, 1214 (1925). — Müller, H. K.: Die Messung des intraokularen Druckes. Verslg ophthalm. Ges. Heidelberg 147 (1930). — Müller, L.: Hypophyse und Auge. Wien. klin. Wschr. 37, 1270 (1924).

Nakamura, B.: Angeborener halbseitiger Naevus flammeus mit Hydrophthalmus und Knochenverdickung derselben Seite. Klin. Mbl. Augenheilk. 69 II, 312 (1922). — Nakayama, N.: Vergleichende Untersuchungen über das Verhalten der Tension bei intraokularen Geschwülsten. Graefes Arch. 118, 311 (1927). — Nordenson, J. W.: (a) Über die Ursachen der Verengerung der vorderen Augenkammer beim primären Glaukom. Uppsala Läk.för. Förh. 29, 1 (1924). Ref. Zbl. Ophthalm. 12, 229. (b) On the depth of the anterior chamber of the eye after injections of fluid into the vitreous body. Acta ophthalm. (Københ.) 1, 311 (1924). (c) Die Glaskörpertheorien des primären Glaukoms. Uppsala Läk.för. Förh. 31, 289 (1926). Ref. Zbl. Ophthalm. 17, 652.

Paltracca, E.: Nuove vedute sulla etiologia del glaucoma. Ann. Fac. Med. Perugia 26, 253 (1921). Ref. Zbl. Ophthalm. 7, 395. — Passow, A.: (a) Neuere Bestrebungen in der medikamentösen Therapie des Glaukoms. Klin. Mbl. Augenheilk. **78**, 78 (1927). (b) Neue klinische und physiologisch-chemische Befunde bei Glaukomkranken. Verslg ophthalm. Ges. Heidelberg **47**, 187 (1928). (c) Über Beziehungen des Gesamtorganismus zum primären Glaukom. Arch. Augenheilk. **103**, 111 (1930). — PESME, P.: Étude au microscope cornéen et à la lampe à fente d'un iris de glaucomateux. Arch. d'Ophtalm. **41**, 429 (1924). — PICHLER: Glaukomanfall in der Schlacht. Arch. Augenheilk. **82**, 194 (1917). — PRIESTLEY-SMITH: Glaucoma. NORRIS and OLIVER: System of diseases of the eye, Vol. 3, p. 629. Philadelphia u. London 1900.

RAEDER, J. G.: (a) Untersuchungen über die Lage und Dicke der Linse im menschlichen Auge bei physiologischen und pathologischen Zuständen, nach einer neuen Methode gemessen. II. Die Lage der Linse bei glaukomatösen Zuständen. Graefes Arch. **112**, 29 (1923). (b) Die Pathogenese des Altersglaukoms und dessen systematische Einteilung. Ref. Zbl. Ophthalm. **14**, 239 (1924). — RUSZKOWSKI, J.: Zur Kasuistik akuter Glaukomanfälle bei normalem intraokularem Druck. Klin. oczna (poln.) **2**, 175 (1924). Ref. Zbl. Ophthalm. **15**, 117.

SALUS, R.: Glaukom und Feuermal. Klin. Mbl. Augenheilk. **71 II**, 305 (1923). — SCALINCI, N.: (a) Intraokulare Flüssigkeit und Glaukom. Ref. Klin. Mbl. Augenheilk. **55 II**, 170 (1914). (b) Il glaucoma „emotivo". Morgagni **23**, 3 (1924). (c) Su di una genesi endocrinopatica del glaucoma primario. Giorn. Ocul. **5**, 33 (1924). (d) Il glaucoma „emotivo". Ann. Ottalm. **54**, 235 (1926). — SCHIECK, F.: Die Anschauung von der Entstehung gewisser Glaukomformen durch Pigmentverschiebung. Verslg ophthalm. Ges. Heidelberg **41**, 68 (1918). — SCHMELZER, H.: (a) Experimentelle Blutalkalosis und Augendruck. Graefes Arch. **118**, 195 (1927). (b) Über die aktuelle Blutreaktion bei Glaukomkranken. Graefes Arch. **118**, 1 (1927). — SCHMERL, ERNST: Zur Frage der aktuellen Blutreaktion Glaukomkranker. Arch. Augenheilk. **98**, 565 (1928). — SCHÖLER: Experimentelle Studien über Flüssigkeitsausscheidung aus dem Auge. Graefes Arch. **25 IV**, 63 (1879). — SCHOENBERG, MARK, J.: The Knapp adrenalin mydriasis reaction in direct descendants of patients with primary glaucoma. Trans. amer. ophthalm. Soc. **22**, 53 (1924). — SEIDEL, E.: Methoden zur Untersuchung des intraokularen Flüssigkeitswechsels. ABDERHALDENs Handbuch der biologischen Arbeitsmethoden, Abt. 5, Teil 6, S. 1019. 1927. — SEREGIN, D. u. R. KAPCIOVSKAJA: Über die Bedeutung der Pigmentzerstreuung in der Glaukompathogenese. Ref. Zbl. Ophthalm. **22**, 520 (1929). — SERR: Augendruckkurven. Verslg ophthalm. Ges. Heidelberg **46**, 398 (1927). — SERR, H.: Zur Mechanik der Augendruckschwankungen beim primären Glaukom. Verslg ophthalm. Ges. Heidelberg **45**, 22 (1925). — SUTPHEN: A case of glaucoma following use of atropin with unusual complications. Ann. of Ophthalm., Okt. **1916**.

THIEL, R.: (a) Die medikamentöse Beeinflussung des Augendruckes. Verslg ophthalm. Ges. Heidelberg **44**, 118 (1924). (b) Experimentelle und klinische Untersuchungen über den Einfluß des Adrenalins auf den Augendruck beim Glaukom. Arch. Augenheilk. **96**, 34 (1925). (c) Experimentelle und klinische Untersuchungen über den Einfluß des Ergotamins (Gynergens) auf den Augendruck beim Glaukom. Klin. Mbl. Augenheilk. **77**, 753 (1926). — THOMASSON, A. H.: The value of scotometry in the diagnosis and treatment of glaucoma. Arch. of Ophthalm. **57**, 160 (1928).

ULRICH, R.: (a) Über künstliches Glaukom bei Kaninchen. Diskussion LEBER. Verslg ophthalm. Ges. Heidelberg **21**, 80 (1891). (b) Über experimentelles Glaukom bei Kaninchen. Arch. Augenheilk. **25**, 1 (1892).

VANNAS, M.: Klinische Untersuchungen über die Einwirkung des Adrenalins bei Glaukom. Acta ophthalm. **4**, 339 (1927). — VERHOEFF, F. H.: The pathogenesis of glaucoma. Arch. of Ophthalm. **54**, 20 (1925). — VITA, A.: Idroftalmo e nevo vascolare congenito. Soc. Ital. di Oftalm. Roma, 27.—30. Okt. 1925. Ref. Zbl. Ophthalm. **17**, 555. — VOGELSANG: Zur Elastometrie des Auges. Verslg ophthalm. Ges. Heidelberg **46**, 61 (1927). — VOGT, A.: Atlas der Spaltlampenmikroskopie. Berlin: Julius Springer 1921. — VRIES, W. M. DE: (a) Sluiting van den oogkammerhoeg bij glaucoom. Nederl. Tijdschr. Geneesk. **1**, 449 (1906). Zit. nach SCHMIDT-RIMPLER: Glaukom. GRAEFE-SÄMISCH'Handbuch der gesamten Augenheilkunde 2. Aufl., Bd. 6, 1. Abt. 1908. (b) Ontstaan van glaucoma. Nederl. Tijdschr. Geneesk. **1**, 1288 (1906). Zit. ebenda.

WEBER, A.: Die Ursachen des Glaukoms. Graefes Arch. **23 I**, 1 (1877). — WEGNER, W. u. G. ENDRES: Über die Abhängigkeit des intraokularen Druckes von der H-Ionenkonzentration des Blutes. Z. Augenheilk. **64**, 43 (1928). — WEINTRAUB: Ein Fall von Sekundärglaukom, bedingt durch Verstopfung des Kammerwinkels mit lipoiden Substanzen. Z. Augenheilk. **61**, 187 (1927). — WEISS, O.: Herkunft und Schicksal der Augenflüssigkeiten. Dtsch. med. Wschr. **51**, 21 u. 63 (1925). — WESSELY, K.: Die physiologischen und anatomischen Grundlagen der neueren Glaukomoperationen. Verslg ophthalm. Ges. Heidelberg **35** (1922). Wien 1921. — WICHERKIEWICZ: Glaucoma simplex. Ätiologie und Therapie. Med. kronika lék. (poln.) **2** (1914). Ref. Zbl. Ophthalm. **1**, 80.

Yamanaka, T.: Naevus flammeus mit gleichseitigem Glaukom. Klin. Mbl. Augenheilk. 78, 372 (1927). — Yoshida, Y.: Über die Pigmentation des Lig. pectinatum bei Japanern. Graefes Arch. 118, 796 (1927).
Zaun, W.: Über die Beziehungen zwischen Naevus flammeus und angeborenem Glaukom. Klin. Mbl. Augenheilk. 72 I, 57 (1924). — Zirm, E.: Ein Beitrag zur Anatomie des entzündlichen Glaukoms. Graefes Arch. 41, IV, 115 (1895).

H. Die konservative Behandlung des primären Glaukoms.

Da die Entstehungsursache des primären Glaukoms unbekannt ist, gibt es keine kausale, sondern nur eine symptomatische Therapie. Das Ziel aller Behandlungsmethoden ist die Beseitigung der intraokularen Drucksteigerung, da sie die Organfunktion am meisten gefährdet. Selbst wenn es gelingt, den Augendruck dauernd oder für längere Zeit auf normalem Wert zu halten, so kann man doch nicht von einer Heilung im eigentlichen Sinne sprechen. Trotz Regelung des intraokularen Druckes bleiben andere maßgebende Faktoren bestehen (z. B. Gefäßwanderkrankungen, Störungen der Gefäßinnervation), die weiterhin ihren schädlichen Einfluß ausüben.

Die Behandlung des primären Glaukoms kann entweder auf *konservativem* oder *operativem* Wege erfolgen. An dieser Stelle soll nur die konservative Therapie ausführlich geschildert werden[1]. Viele Mittel stehen uns hier zur *örtlichen* und *allgemeinen* Anwendung zur Verfügung, so daß die unbedingt zu fordernde streng individuelle Behandlung in jedem Falle durchgeführt werden kann.

Allgemeine Grundsätze der Behandlung. *Die konservative Behandlung stellt an Arzt und Patienten hohe Anforderungen. Der Augenarzt sollte einen Glaukomkranken niemals über die Schwere seines Leidens hinwegtäuschen, sondern ihn von Anfang an darauf aufmerksam machen, daß die konservative Behandlung nur unter dauernder ärztlicher Kontrolle und bei sorgfältiger und gewissenhafter Erfüllung aller ärztlicher Vorschriften durchführbar ist.*

Als Fehler möchte ich es bezeichnen, wenn — wie es so häufig geschieht — der Kranke nach Feststellung der Diagnose mit einem Medikamente sich selbst überlassen wird. Der Arzt muß sich in jedem Falle an Hand einer genauen Druckkurve erst selbst von der Wirksamkeit des Mittels überzeugen, das er verordnet. Zweckmäßig ist es fernerhin, wenn der Kranke in Gegenwart des Arztes die verordneten Tropfen oder Salben richtig benutzen lernt.

Die ärztliche Kontrolle im Verlauf der Erkrankung erstreckt sich nicht nur auf die Messung des Augendruckes, sondern auch auf die Prüfung der Funktion (Sehschärfe und Gesichtsfeld) und die Untersuchung des Augenhintergrundes[2]. Die Druckmessungen haben anfangs mindestens zweimal täglich, später je nach dem Verhalten des Druckes in kürzeren oder längeren regelmäßigen Abständen zu erfolgen. Nicht dringend genug kann darauf hingewiesen werden, daß man sich nicht nur mit der Tensionsmessung in der Sprechstunde begnügen, sondern in Abständen von etwa $^1/_4$ Jahr eine Tagesdruckkurve unter besonderer Berücksichtigung der Frühmessungen um 7 oder 8 Uhr anlegen soll.

Verbieten die Lebensverhältnisse des Kranken die Verordnung zur vorgeschriebenen Tageszeit auszuführen, den Arzt regelmäßig zur Kontrolle aufzusuchen, oder stellen sich unangenehme Begleiterscheinungen ein, die ihn in seinem Beruf hindern, so ist dies eine Indikation zur frühzeitigen Operation.

---

[1] Operative Therapie s. Ergänzungsband.
[2] Unzulänglich erscheint es mir, wenn, wie mancherorts üblich, die Messung des Augendruckes und die Prüfung der Funktion vom Pflegepersonal vorgenommen wird. — Die Untersuchung des Augenhintergrundes muß in allen Fällen ausgeführt werden, selbst auf die Gefahr hin, daß beim Aussetzen der Miotica vorübergehend eine Drucksteigerung eintritt.

1. Die örtliche Behandlung.

a) Die Miotica Pilocarpin und Eserin.

Wirkungsweise: Trotz neuerer Vorschläge zur örtlichen Behandlung des Glaukoms gebührt den Mioticis Eserin und Pilocarpin seit ihrer Einführung durch LAQUEUR und WEBER (Eserin 1876, Pilocarpin 1877) unzweifelhaft immer noch die erste Stelle.

Pilocarpin und Eserin bewirken eine Reizung der parasympathischen Endapparate des Nervus oculomotorius. Nach Einträufeln einer 1%igen Eserinlösung kommt es durch *Kontraktion des Musculus sphincter pupillae* in 20 Minuten zu einer hochgradigen Verengerung der Pupille. Gleichzeitig beginnt sich auch der *Musculus ciliaris* zu kontrahieren. Geringste Konvergenz- und Akkommodationsimpulse führen zu seiner maximalen Kontraktion. Bei anhaltender Eserin- (Pilocarpin-) Wirkung wird die Einstellung des Auges für die Ferne unmöglich. Es treten vorübergehende Sehstörungen im Sinne einer Myopie auf. Durch den Ciliarmuskelkrampf schieben sich die Ciliarfortsätze vor die Ebene des Linsenäquators. Die Linse selbst kann bei Bewegungen des Auges stark schlottern.

Einen Einfluß des Pilocarpins auf den *Ciliarkörper* als Sekretionsorgan nimmt SEIDEL an. Bei der mikroskopischen Untersuchung der Ciliarepithelien fiel nach Anwendung von Pilocarpin vor allem eine beträchtliche Vermehrung der intracellulären Vakuolen auf, die SEIDEL als Ausdruck einer gesteigerten sekretorischen Tätigkeit der Ciliarepithelien ansieht.

Die *intraokularen Gefäße* sollen unter Pilocarpin Kaliberschwankungen zeigen. VON HESS fand bei der entoptischen Beobachtung der Netzhautzirkulation eine Verengerung der zirkumfovealen Capillaren, während A. v. HIPPEL und GRÜNHAGEN keine Veränderung der Weite der Netzhautgefäße feststellen konnten. Im normalen Menschenauge sah KADLICKY nach Pilocarpin und Eserin eine Vergrößerung der pulssynchronen Schwankungen des Zeigers am SCHIÖTZschen Tonometer. Er schließt daraus, daß nach Einträufeln der Medikamente das mit jedem Pulsschlage ins Auge geworfene Blutvolumen vergrößert wird (aktive Hyperämie des Uvealtraktus). Gleiche Beobachtungen machte SAMOJLOFF bei der optischen Registrierung der pulsatorischen Schwankungen des Augendruckes im normalen Kaninchenauge.

Eine Erweiterung der Irisgefäße albinotischer Tiere nach Anwendung von Pilocarpin nahm THIEL bei Untersuchung im rotfreien Licht wahr. Auch KOLLER weist auf die gefäßerweiternde Wirkung der Miotica hin. Eine weitere Stütze findet diese Ansicht durch die experimentellen Untersuchungen von K. SCHMIDT, der nach Einspritzung von Pilocarpin in den Glaskörper des Kaninchenauges trotz bedeutender Drucksenkung eine Gewichtszunahme des enukleierten Auges fand. Hieraus folgt, daß durch Pilocarpin eine Blutüberfüllung hervorgerufen wird.

Bei Durchströmungsversuchen am überlebenden isolierten Auge fiel GOLOWIN nach Zusatz von Pilocarpin oder Eserin zur Ringerlösung eine Abnahme der Tropfenzahl auf, die nur durch Gefäßkontraktion zu erklären ist. MOISEJUK-KOSTOJANZ weisen dagegen darauf hin, daß der Einfluß des Pilocarpins auf die Gefäße nicht konstant ist. Sie fanden bei der gleichen Konzentration sowohl eine Gefäßverengerung als auch eine Erweiterung nach vorangegangener Verengerung.

Der normale Augendruck wird, wie WESSELY im Tierversuch zeigen konnte, durch die Miotica folgendermaßen verändert. Es tritt anfangs eine unbedeutende Drucksteigerung von 2—3 mm Hg ein, der nach 5 bis 10 Minuten eine Drucksenkung folgt. Im Verlaufe von 12 bis 20 Stunden kehrt der Augendruck wieder zu seinem Ausgangswert zurück. Neuerdings machten OGAWA und SAMOJLOFF gleiche Beobachtungen im Tierversuch, FRANKOWSKA am kindlichen Auge. PUSCARIU und CERKEZ sahen nach Einträufeln einer 1%igen Pilocarpinlösung in das normale Kaninchenauge keine Veränderung des Augendruckes, dagegen ein deutliches Absinken desselben, wenn nach künstlicher Drucksteigerung (durch Kauterisation, Kontusion, Chloräthyl) subconjunctival Pilocarpin injiziert wurde. Den Druckabfall führen sie auf eine vasomotorische Wirkung des Arzneimittels und die gleichzeitig bedingte Erhöhung der Zelldurchlässigkeit zurück.

Im *Glaukomauge* bewirken die Miotica eine Senkung des intraokularen Druckes um durchschnittlich 22—25% seines ursprüngliches Wertes (SAMOJLOFF).

Ein Urteil über den Verlauf der Druckkurve nach Anwendung von Pilocarpin und Eserin ist nur dann möglich, wenn zu bestimmten Tageszeiten
regelmäßig gemessen wird. Hierüber liegen nur vereinzelte systematische Untersuchungen vor. THIEL, ODINZOV und NEJMAN sahen, daß die Amplitude der
Tagesschwankungen kleiner wurde. LÖHLEIN teilt die Ergebnisse der Pilocarpinbehandlung von 114 Augen mit primärem Glaukom mit. Die Untersuchungen
wurden nach einem einheitlichen Plan durchgeführt. Nur in wenigen Ausnahmen
(akuter Glaukomanfall) wurde der Augendruck durch Pilocarpin nicht beeinflußt.
Bei 36 Augen sank der Druck vorübergehend unter 26 mm Hg. Der niedrigste
Wert wurde meist erst am zweiten Behandlungstage beobachtet. Die Wirkung
war jedoch zeitlich sehr beschränkt, am ersten behandlungsfreien Tage war sie
oft schon wieder abgeklungen. Einen primären Druckanstieg, wie er im gesunden Auge beobachtet wird, konnte LÖHLEIN nie nachweisen.

Erklärung der Wirkungsweise. LAQUEUR und WEBER führten das Absinken
des Augendruckes nach Pilocarpin und Eserin auf einen vermehrten Abfluß
der intraokularen Flüssigkeit zurück. Durch die Pupillenkontraktion wird die
Iriswurzel von der Hornhauthinterfläche abgezogen und der Zugang zum
SCHLEMMschen Kanal erleichtert. In neuerer Zeit haben KÖLLNER, SEIDEL
und SCHMELZER die gleiche Ansicht vertreten, während HAMBURGER die drucksenkende Wirkung der Miotica durch die Entfaltung der resorbierenden Irisvorderfläche erklärt. Nach KUESEL und FORTIN beruht die Wirkung der Miotica
nicht auf der Verengerung der Pupille, sondern auf der Kontraktion des Ciliarmuskels. Durch diese wird nämlich das Maschenwerk der FONTANAschen Räume
erweitert, der SCHLEMMsche Kanal geöffnet und somit die Abflußmöglichkeit
des Kammerwassers verbessert. Gleichzeitig wird die arterielle Blutzufuhr
durch Kompression der durch den Muskel hindurchtretenden langen Ciliararterien vermindert und der venöse Abfluß durch Erweiterung der Chorioidal-
venen beschleunigt.

Aus seinen oben erwähnten Beobachtungen an den Uveagefäßen schließt
THIEL, daß durch Pilocarpin und Eserin die zuführenden und vor allem die
abführenden Gefäße erweitert werden. Das enge Strombett wird breiter, eine
bestehende Stase beseitigt, eine schnellere Durchströmung mit O_2-haltigem
Blut gewährleistet. Hieraus erklärt sich wahrscheinlich die Druckerniedrigung bei Glaukomfällen mit mangelhaft entwickeltem SCHLEMMschen Kanal,
Fehlen der Regenbogenhaut, Verschluß der Pupille (s. Abb. 74). Jedoch ist
es nicht angängig, die Senkung des Augendruckes allein auf die veränderte
Füllung der Gefäße zurückzuführen. Vielmehr handelt es sich um ein feines
Zusammenspiel zahlreicher Kräfte (Vergrößerung der resorbierenden Irisvorderfläche, Freilegung des Kammerwinkels, Erleichterung des Abflusses
zum SCHLEMMschen Kanal). Diese können einander ergänzen, sich abschwächen
und dadurch den Augendruck richtunggebend beeinflussen.

Verordnung und Dosierung der Miotica. Das Pilocarpinum hydrochloricum
wird $1/2$—$2^0/_0$ig in wässeriger Lösung oder als Salbe verordnet, das stärker wirkende
Eserinum salicylicum $1/4$—$1/2^0/_0$ig. Eserinlösungen werden durch Umwandlung
in Ruber-Eserin leicht rot. Schuld hieran ist in erster Linie die Alkalisierung
des Glases, begünstigend wirken Licht, Luft und Wärme (WÖLFFLIN). Die
Verordnung in gefärbten Gläsern allein verhindert das Rotwerden nicht, ein
Zusatz von Säure ist zweckmäßig. Durch die Verfärbung soll die Wirksamkeit
des Eserins nicht beeinträchtigt werden.

In Salbenform oder in öliger Lösung verweilen die Medikamente länger im
Bindehautsack und üben daher eine nachhaltigere Wirkung aus. Viele Kranke
klagen, wenn Eserin als Salbe oder in Form des Physostols verordnet wird,
über heftige Ciliarneuralgien, die durch die tonische Kontraktion des Musculus

ciliaris ausgelöst werden. Pilocarpinsalbe wird im allgemeinen beschwerdefrei vertragen. Es empfiehlt sich jedoch immer, die Kranken darauf aufmerksam zu machen, daß nach dem Einträufeln von Pilocarpin oder Eserin oder nach dem Einstreichen der Salbe für kurze Zeit Kopfschmerzen auftreten und das Sehvermögen infolge der einsetzenden Myopie vorübergehend verschlechtert werden kann. Ängstliche und nervöse Kranke sind durch Korrektion dieser geringen Myopie von der Gefahrlosigkeit der Behandlung leicht zu überzeugen. Eine Behinderung im Beruf wird durch den Gebrauch der Miotica wohl nur in den allerseltensten Fällen hervorgerufen. Der Arzt hat es durch geschickte *Verteilung der Einzelgaben* in der Hand, die unangenehmen Begleiterscheinungen der Behandlung für die Zeit angestrengter beruflicher Tätigkeit auszuschalten. Eine *Störung des Allgemeinbefindens* oder *anatomische Veränderungen der Augen*, die die Ausführung einer nach dem Versagen der Miotica vorzunehmenden Operation erschweren oder wirkungslos machen, werden auch nach jahrelangem Gebrauch des Pilocarpins oder Eserins nicht beobachtet.

Rezepte.

Pilocarpin. hydrochlor.　0,05—0,2
Aquae dest.　　　　　ad 10,0

Eserin. salicyl.　　　　0,02—0,05
Aquae dest.　　　　　ad 10,0

Eserin. salicyl.　　　　0,05
Acid. boric.　　　　　0,1
Acid. sulfuric.　　　　gtt. I
Aquae dest.　　　　　ad 10,0

Eserin. salicyl.　　　　0,02—0,05
Solut. Hydrarg. bichlor.
　(1 : 1000)　　　　ad 10,0
　(vor Operationen)

Pilocarpin. hydrochlor.　0,1—0,2
Eserin. salicyl.　　　　0,02—0,05
Aquae dest.　　　　　ad 10,0

Pilocarpin. hydrochlor.　0,1—0,2
Paraffin. liquid.　　　　1,0
Vasel. amer. alb. puriss. ad 10,0

Eserin. salicyl.　　　　0,05
Adip. lanae anhydr.
Aquae dest.　　　　　āā 1,0
Vasel. amer. alb. puriss. ad 10,0

Physostol (1 Originalflasche).

b) Adrenalin.

Wirkungsweise: Nach Einträufelung von Adrenalin in den Bindehautsack des Tieres und Menschen wird eine maximale *Kontraktion der Bindehautgefäße* beobachtet. Nach wiederholter Instillation von Adrenalintropfen tritt beim Kaninchen gelegentlich eine geringe Mydriasis ein, während sie beim Hund und der Katze ausbleibt. Beim Menschen ruft Einträufeln von Adrenalin in der Regel nur dann eine *Pupillenerweiterung* hervor, wenn die Nervenendapparate des den Musculus sphincter pupillae versorgenden Parasympathicus gelähmt oder die des Sympathicus übermäßig erregt sind. Dies ist z. B. beim Morbus Basedow oder Diabetes mellitus der Fall. Auch beim Glaukomkranken wurde von A. KNAPP, SCHOENBERG, THIEL u. a. (s. S. 776) eine Adrenalinmydriasis festgestellt.

Der Angriffspunkt des Adrenalins ist nach WESSELY in den Muskelzellen des Musculus dilatator selbst oder in den in ihm gelegenen sympathischen Ganglienzellen zu suchen.

Nach subconjunctivaler Adrenalininjektion beim Kaninchen verengern sich die *Gefäße der Iris und des Ciliarkörpers* maximal. Die EHRLICHsche Linie bleibt aus, der Eiweißgehalt des zweiten Kammerwassers ist geringer (WESSELY).

Beim albinotischen Kaninchen konnte ophthalmoskopisch ein Abblassen des Augenhintergrundes beobachtet werden. Die Kontraktion der *Netzhaut- und Aderhautgefäße* macht nach einigen Stunden einer reaktiven Dilatation Platz (UNGERER, WESSELY, BOTHMAN und COHEN).

WESSELY hat das Verdienst, als erster den Einfluß des Adrenalins auf den *Augendruck* experimentell geprüft zu haben. Sowohl nach subconjunctivaler Injektion wie nach wiederholtem Einträufeln des Adrenalins sank im *Tierversuch* der Augendruck um 3—4 mm Hg. Seine Beobachtungen wurden unter anderem von UNGERER, SAMOJLOFF, FEDERICI bestätigt. SAMOJLOFF unterscheidet zwei Phasen: die Drucksenkung und den allmählichen Wiederanstieg.

Vor dem Druckabfall konnte er zuweilen eine kurz dauernde Drucksteigerung messen, die er auf direkte Reizwirkung der eingelegten Suprarenintabletten oder der Injektion zurückführt.

Nach subconjunctivaler Adrenalininjektion beim Menschen fand HAMBURGER eine starke Herabsetzung des normalen Augendruckes, die 5—6 Tage anhielt. THIEL dagegen konnte nach Anwendung von Suprareninsalbe keine wesentliche *Beeinflussung des normalen Augendruckes* feststellen. RÖMER, KREBS FEDERICI sowie SAMOJLOFF beobachteten Drucksenkungen mit oder ohne präliminare Steigerungen.

Schon vor den experimentellen Untersuchungen WESSELYs hatte DARIER nach Einträufelung von Nebennierenextrakten eine Drucksenkung im *Glaukomauge* beobachtet und das Adrenalin wegen seiner resorptionsverzögernden Wirkung zur Kombination mit Mioticis empfohlen.

Von zahlreichen Untersuchern wurden in den nächsten Jahren günstige klinische Beobachtungen über die druckherabsetzende Wirkung des Adrenalins allein oder in Verbindung mit Mioticis beschrieben. Frühzeitig warnten jedoch bereits MAC CALLAN, JESSOP, SENN vor dem uneingeschränkten Gebrauch des Adrenalins, da sie akute Drucksteigerungen auftreten sahen.

Die ersten systematischen Messungen des Augendruckes nach Adrenalineinträufelung in das gesunde und Glaukomauge nahm RUBERT mit dem MAKLAKOFFschen Tonometer vor. Er beschreibt eine Dreiphasenwirkung des Adrenalins, die sich in einer anfänglichen Druckerniedrigung, einer kurz dauernden Drucksteigerung und einer beim Glaukom oft mehrere Tage anhaltenden Drucksenkung äußerte.

Einen gewissen Abschluß bekamen die Untersuchungen über die Wirkung des Adrenalins auf den Augendruck durch die Versuche ERDMANNs. Nach subconjunctivaler Injektion, die er als erster zur Behandlung des Glaukoms anwandte, beobachtete er eine tonometrisch nachweisbare länger andauernde Druckherabsetzung. Er empfiehlt das Adrenalin bei der Behandlung des Glaucoma simplex zwecks Verlängerung und Verstärkung der Wirkung der Miotica, ferner als Mydriaticum allein oder in Kombination mit Cocain zur Sprengung frischer Synechien. Da er jedoch auch beim Glaucoma simplex gelegentlich nach subconjunctivaler Injektion Drucksteigerungen auftreten sah, warnt er wie RUBERT vor ihrer Anwendung beim inflammatorischen Glaukom.

Diese therapeutischen Vorschläge ERDMANNs (1914) blieben unbeachtet. Erst in den Jahren 1921—1925 wurde von verschiedenen Seiten wiederum das Adrenalin als Therapeuticum beim Glaukom vorgeschlagen (A. KNAPP, FROMAGET 1921, HAMBURGER 1923, THIEL 1924, GRADLE 1925).

HAMBURGERs unermüdlichen Bemühungen, die Anwendung des Adrenalins zu erleichtern und zu verbessern, ist es in erster Linie zu verdanken, daß sich die Adrenalintherapie des Glaukoms in kurzer Zeit durchgesetzt hat.

Aus der umfangreichen Literatur über die Wirkung des Adrenalins im glaukomatösen Auge können hier nur die Arbeiten Berücksichtigung finden, in denen die Ergebnisse systematischer Messungen des Augendruckes und der Pupillenweite niedergelegt sind.

Der *Ablauf der Druckkurve unter Einwirkung des Adrenalins* gestaltet sich nach THIEL beim Glaucoma simplex folgendermaßen. Nach Feststellung des Augendruckes zwischen 7—8 Uhr morgens wurde dreimal Adrenalinsalbe eingestrichen (8, 9, 10 Uhr). Der Augendruck wurde weiterhin fortlaufend in regelmäßigen Abständen gemessen. 1. Phase: Die Pupille erweitert sich nach zwanzig bis dreißig Minuten um mehrere Millimeter, um nach zwei bis drei Stunden ihr Erweiterungsmaximum zu erreichen. Während dieser Zeit bleibt der Augendruck in der Regel noch auf seiner ursprünglichen Höhe. Zuweilen fällt er um einen nur geringen Betrag ab, der der typischen Vormittagssenkung zwischen 8—11 Uhr entspricht. Nicht selten kommt es allerdings auch während der Pupillenerweiterung zu einer akuten Drucksteigerung. 2. Phase: Vom Mittag an fällt der Druck steil ab, um in den ersten Nachtstunden, seltener erst am nächsten Vormittage seinen tiefsten Stand zu erreichen. 3. Phase: Während sich die Pupille langsam wieder zu verengern beginnt und meist nach 72 Stunden ihre ursprüngliche Weite wieder erreicht hat, erhebt sich der Augendruck nur langsam. Am zweiten und dritten Tage nach der Behandlung lassen sich noch nicht die gewohnten Tagesschwankungen nachweisen. Die abklingende Wirkung des Mittels in den folgenden Tagen ist durch die zunehmenden Unterschiede zwischen Morgen- und Abendwerten des Augendrucks gekennzeichnet. Der allmähliche Druckanstieg kann bei den einzelnen Kranken außerordentlich verschieden lange dauern, meistens drei bis vier Tage, seltener zwei bis drei Wochen (s. Abb. 62, S. 796).

Nach der subconjunctivalen Injektion (STELLA, VANNAS, ZAMKOWSKIJ) ist der Ablauf der Druckkurve bis auf geringe zeitliche Differenzen im wesentlichen derselbe.

Schon in seiner ersten Veröffentlichung wies HAMBURGER darauf hin, daß auch *am nicht behandelten zweiten Auge* eine deutliche *Drucksenkung* bemerkbar sein kann. Diese Beobachtung wurde unter anderem von BIELSCHOWSKY, RÖMER und KREBS, KADLICKY, EPPENSTEIN, STELLA, ZAMKOWSKIJ, FEDERICI, DOMINGUEZ, VANNAS bestätigt. Die Drucksenkung des unbehandelten Auges beträgt nach VANNAS nicht mehr als 6 mm Hg und ist nur von kurzer Dauer (RENTZ). STELLA sah neben der Drucksenkung auch eine leichte Mydriasis auftreten. Die gleichsinnige Reaktion des zweiten Auges wird auf die Wirkung des in den allgemeinen Kreislauf aufgenommenen Adrenalins zurückgeführt.

Frühzeitig wurde bereits auf *unangenehme Begleiterscheinungen nach subconjunctivaler Anwendung des Adrenalins* aufmerksam gemacht. Herzklopfen, Ohnmachten, Erbrechen, Erkalten der Extremitäten, in seltenen Fällen Kollaps wurden beobachtet (RENTZ, FEDERICI, SAMOJLOFF, ZAMKOWSKIJ, ELSCHNIG). ROSENBERG sah 2 bis 3 Minuten nach der Suprarenininjektion eine Blutdrucksteigerung, die etwa 10 Minuten anhielt. Doch bezweifelt VANNAS den Kausalzusammenhang, da er auch nach Injektion von physiologischer Kochsalzlösung Blutdrucksteigerungen maß. Für Patienten mit degenerativ-entzündlichen Erkrankungen des Herzens oder der Gefäße durch Arteriosklerose oder Lues dürfte aber eine derartige Allgemeinreaktion immerhin eine gewisse Gefahr bedeuten. Sie sind deshalb ebenso wie Basedow-, Diabeteskranke und Sympathikotoniker von der Adrenalinbehandlung auszuschließen.

Gegenüber den allgemeinen sind die *lokalen Schädigungen nach der Suprarenininjektion* bedeutungslos. An den Einstichstellen wurden kleine umschriebene Nekrosen der Bindehaut beobachtet, die jedoch ohne Behandlung rasch abheilten (STELLA, ZAMKOWSKIJ).

Beim Ersatz der Suprarenininjektion durch Einträufelung von Glaukosan (HAMBURGER; s. S. 787) sollen allgemeine schädliche Nebenwirkungen ausgeschlossen werden. Auch nach Anwendung des Suprarenins in Salbenform wurden weder Störungen des Allgemeinbefindens noch lokale Schädigungen beobachtet (LÖHLEIN, THIEL). Immerhin ist zu bedenken, daß bei dauerndem Gebrauch des Adrenalins die Möglichkeit besteht, daß durch die anhaltende Mydriasis — besonders bei einer an sich schon flachen Vorderkammer — die Iriswurzel an die Hornhauthinterfläche gepreßt wird und die Kammerbucht allmählich verödet. Diese lokalen Veränderungen können den Erfolg einer später unumgänglichen Operation — sei es einer Iridektomie, sei es einer Trepanation nach ELLIOT — stark beeinträchtigen, wenn nicht überhaupt ganz in Frage stellen.

Erklärung der Wirkungsweise. Die *Drucksteigerung im Beginne der Adrenalin-wirkung* kann zwanglos durch die vorher einsetzende Pupillenerweiterung erklärt werden. Sie bedingt bei flacher Vorderkammer einen teilweisen oder völligen Verschluß des Kammerwinkels, schafft also die gleichen Verhältnisse, die die Drucksteigerung nach Atropin oder Homatropin auslösen.

Schwieriger ist die Frage zu beantworten, wie die *Drucksenkung* zustande kommt. Die Ansichten hierüber sind geteilt. Der *Beginn der Drucksenkung* ist zweifellos auf die gefäßkontrahierende Wirkung des Adrenalins (WESSELY, THIEL) zurückzuführen. Es entsteht eine Drosselung der arteriellen Zufuhr, durch die eine Entlastung des vorher gestauten Aderhautgefäßpolsters erfolgt (KNAPP, FROMAGET, HAMBURGER, THIEL, VANNAS). Bei Wägung der in diesem Stadium entfernten Augen konnte in der Tat eine deutliche Gewichtsabnahme festgestellt werden; bei Enucleation zu einem späteren Termin fand sich dagegen eine ausgesprochene Gewichtszunahme trotz der bestehenden deutlichen Drucksenkung (SCHMIDT).

Die *lang dauernde Drucksenkung* ist wahrscheinlich durch die sekundäre Gefäßparalyse bedingt (THIEL, BAILLIART, HAMBURGER, UNGERER), durch die der venöse Abfluß aus der Uvea erleichtert wird. Die Dauerwirkung des Adrenalins ist also möglicherweise mit der des Pilocarpins in Parallele zu setzen. Durch beide Mittel wird eine schnellere Durchströmung des uvealen Gefäßsystems mit O_2-haltigem Blut und so eine Verbesserung des Stoff-austausches bedingt.

SEIDEL, SERR, SCHMELZER lehnen die Wirkung des Adrenalins auf die Gefäße als Ursache der Augendrucksenkung ab. Durch das Adrenalin soll eine Oxy-dationshemmung in den Ciliarepithelien erzeugt werden, die zu vorübergehender Lähmung ihrer Sekretion und damit zu einer länger dauernden Senkung des Augendruckes führt.

Verordnungsweise und Dosierung. *Subconjunctivale Adrenalininjektion nach* HAMBURGER (1923). Zur Injektion werden $1/4$—$1/2$ ccm der im Handel käuflichen Lösung des Suprareninum hydrochloricum syntheticum (L-Suprarenin 1 : 1000) nach vorheriger Holokain-Anästhesie am Hornhautrande unter die Bindehaut gespritzt. Durch einen Zusatz von Eserin sollen akute Drucksteigerungen vermieden werden (s. u. Glaukosantropfen). In der Leipziger Klinik werden 0,4 ccm der Stammlösung mit einem Tropfen $1/4\,^0/_0$igen Eserins und einem Tropfen $5\,^0/_0$igen Cocains gemischt und in Intervallen von 5—10 Minuten je ein Teilstrich subconjunctival injiziert (F. P. FISCHER). Die oben erwähnten unangenehmen Nebenerscheinungen von seiten des Herz- und Gefäßsystems veranlaßten HAM-BURGER, die subconjunctivale Adrenalininjektion wieder aufzugeben und eine Kombination des Suprarenins mit einer seiner Vorstufen bei der synthetischen Darstellung zu empfehlen.

Subconjunctivale Injektion von Glaukosan (HAMBURGER 1925). Das neue Präparat, das unter dem Namen Glaukosan in den Handel kam, besteht aus der rechtsdrehenden optischen Isomere des Suprarenins (D-Suprarenin) und dem Methylaminoacetobrenzkatechin, der letzten Vorstufe bei der synthetischen Darstellung des Suprarenins. Die Anwendung geschieht in der gleichen Weise wie beim L-Suprarenin. Es soll auch die gleiche drucksenkende und pupillen-erweiternde Wirkung haben, aber keine Steigerung des intraokularen Druckes oder Störungen des Allgemeinbefindens hervorrufen. Obwohl ARCHANGELSKY und WEGNER die drucksenkende Wirkung dieses „Rechts-Glaukosans" bestätigen, hat seine Anwendung doch keine weitere Verbreitung gefunden, da gelegentlich auch nach Injektion dieses Mittels akute Drucksteigerungen auftreten (PLETNEVA).

Glaukosantropfen (Links-Glaukosan) (HAMBURGER). Im Jahre 1926 empfahl HAMBURGER unter dem Namen Glaukosantropfen (L-Glaukosan) eine Kombination des L-Suprarenins (in 20facher Konzentration der üblichen Stammlösung) mit einem Zusatz von 2%igem Methylaminoacetobrenzkatechin. Die Lösung wird wegen der leichten Zersetzlichkeit des Suprarenins an der Luft in Tropfampullen geliefert, die zu einer Sitzung ausreichen. Die Anwendung geschieht nach HAMBURGER folgendermaßen: Die Einträufelung erfolgt im Verlaufe einer Stunde 3 bis 5mal. Der Patient soll dabei möglichst liegen oder wenigstens den Kopf stark zurückbiegen. Zwei Tropfen werden bei geschlossenen Lidern in den inneren Lidwinkel geträufelt, die Lider vom Arzt geöffnet und durch Bewegungen des Augapfels die Lösung 20 bis 30 Sekunden lang möglichst mit allen Teilen des Auges in Berührung gebracht. Unter keinen Umständen darf die Lösung injiziert werden.

Den Vorzug der Glaukosaneinträufelung sieht HAMBURGER darin, daß weder Allgemeinerscheinungen (Blutdrucksteigerungen) noch lokale Schädigungen auftreten. Flüchtige Hornhauttrübungen (Krystallniederschläge) sollen ohne Bedeutung sein (HAMBURGER, MOSKARDI). Demgegenüber betonen jedoch EGTERMEYER und MOCK, daß es besonders bei arteriosklerotischen Patienten infolge der maximalen Gefäßkontraktion zu Ernährungsstörungen der Hornhaut kommen kann.

Da auch nach Anwendung des Glaukosans vielfach akute Drucksteigerungen gesehen wurden (BÖHM, HEROLD, JAENSCH, NONAY, PLETNEVA, STOCK), empfiehlt HAMBURGER nur zwei bis drei Tropfen des Links-Glaukosans einzuträufeln und nach dem Vorschlage GIFFORDs vor und nach der Glaukosananwendung Eserin zu benutzen. Auch sollen in einer Sitzung niemals beide Augen gleichzeitig behandelt werden. Kommt es trotz dieser Vorsichtsmaßregel zu einer akuten Drucksteigerung, so sind nach HAMBURGER die von HERTEL angegebene intravenöse Injektion von 10 ccm 10/%iger Kochsalzlösung und subcutane Morphineinspritzungen anzuwenden.

Adrenalinbehandlung nach THIEL (1924). Das Suprareninum bitartaricum wird in Salbenform in einer Konzentration von 1 : 100 — 1 : 1000 verordnet. Als Salbengrundlage dienen Vaseline und Paraffinöl. Die Salbe wird dreimal täglich, am besten in den frühen Vormittagsstunden, mit je einer Stunde Abstand eingestrichen. Ein Schutzverband sorgt dafür, daß sie nicht vorzeitig aus dem Bindehautsack abfließt. Weder lokale noch allgemeine Störungen wurden hiernach gesehen (LÖHLEIN). Der Abfall des Augendruckes war genau so stark wie nach der subconjunctivalen Adrenalininjektion. Akute Drucksteigerungen beobachtete THIEL unter 98 Fällen zweimal, LÖHLEIN unter 92 viermal. Die geringe Zahl der von beiden Autoren gefundenen Drucksteigerungen erklärt sich daraus, daß nach dem Vorschlage THIELs eine strenge Auswahl unter den zu behandelnden Patienten getroffen wurde. Da der Angriffspunkt des Adrenalins im Auge an den Gefäßen zu suchen ist, schließt THIEL von der Adrenalinbehandlung alle diejenigen Kranken aus, bei denen Störungen der Gefäßfunktion durch degenerative oder entzündliche Erkrankungen der Gefäßwand anzunehmen sind. Es scheiden daher von vornherein das Glaucoma haemorrhagicum, absolutum und chronicum inflammatorium aus. Wenn es auch möglich ist, durch die angeführten Belastungsproben (s. S. 719) eine gewisse Einsicht in die Funktion der intraokularen Gefäße zu erlangen, so sind diese Untersuchungsmethoden noch viel zu grob, um mit Sicherheit jede Störung der Gefäßfunktion nachzuweisen, die eine Drucksteigerung im Augeninnern begünstigt.

Als weiteres Gefahrenmoment kommt die durch das Adrenalin hervorgerufene maximale Mydriasis in Betracht. Die Menge des resorbierten Adrenalins muß daher so groß bemessen werden, daß sofort nach Beginn der Behandlung mit einer schnell einsetzenden Kontraktion der Uveagefäße gerechnet werden kann, bevor durch die Mydriasis ein Verschluß der Kammerbucht eintritt.

Adrenalinbehandlung nach Gradle (1925). Als Ersatz der subconjunctivalen Adrenalininjektion verwendet Gradle einen mit 0,4—0,5 ccm Suprarenin getränkten Tampon, den er für $2^{1}/_{2}$ Minuten in die obere Übergangsfalte einlegt. Gifford berichtet über günstige Erfolge mit dieser Behandlungsmethode.

c) Das Histamin.

Das Histamin (β-Imidazolyläthylamin) entsteht bei der Zersetzung der Eiweißkörper im Pilzstoffwechsel des Mutterkorns oder in seinen Extrakten aus der Aminosäure Histidin (Meyer-Gottlieb). Dieter benutzte als erster das Histamin bei vergleichenden Messungen über die Beziehungen zwischen Augendruck und Capillardruck. Nach subconjunctivaler Injektion von 0,5—1,0 mg Histamin beim Glaukomkranken fand er in der ersten Stunde nach der Injektion eine starke Senkung des allgemeinen Blutdruckes, während der intraokulare Capillardruck und der Augendruck eine starke Steigerung erfuhren. An diese Drucksteigerung schloß sich ein Absinken unter den Ausgangswert an. Vom Hofe sah nach Injektion von 0,8—1,0 ccm einer $10^{0}/_{0}$igen Lösung des Histamins beim Kaninchen eine kurz dauernde, etwa $1^{1}/_{2}$stündige Pupillenverengerung, aber keine Veränderung des Augendruckes.

Im Tierversuch stellte Hamburger fest, daß nach Einträufelung eines Tropfens einer $10^{0}/_{0}$igen Lösung des Histamins ins Auge der Katze der Blutdruck momentan absinkt. Die Pupille des Kaninchens und der Katze reagierte nicht, dagegen trat nach Einträufelung eines Tropfens einer konzentrierten wässerigen Lösung von Histamin beim Menschen eine maximale Verengerung der Pupille ein, auch dann, wenn diese vorher durch Atropin oder Skopolamin erweitert war. Zugleich entstand Hitzegefühl im Kopf, starke Reizung und Schwellung der Bindehaut und der Augenlider. Nach 3—6 Stunden pflegten diese Erscheinungen abzuklingen. Ein Absinken des Blutdruckes trat unmittelbar nach dem Einträufeln auf, betrug aber in einem Falle nur 12, im anderen 5 mm Hg. Die Wirkung einer intramuskulären Injektion von $^{1}/_{4}$—$^{1}/_{2}$ ccm Histamin (Imido-Roche) ist beim Menschen individuell sehr verschieden. Maßgebend scheint die Beschaffenheit des vegetativen Nervensystems. Menschen mit normalem vegetativen System zeigten keinerlei Reaktion, während bei ausgesprochener Labilität eine Rötung des Gesichtes, Steigerung des Hirndruckes, und des Druckes in den Netzhautarterien bei gleichzeitiger Augendrucksenkung beobachtet wurde (Dubar, Lamache und Eye).

Hamburger empfiehlt das Histamin[1] zur Verengerung der weiten Pupille im akuten Glaukomanfall. Von der $10^{0}/_{0}$igen Lösung wird nach vorheriger Anästhesie durch Holokain am liegenden Patienten ein Tropfen in die Nasenecke der geöffneten Lidspalte gebracht. Der Arzt soll die Lider auseinanderhalten. Durch Bewegungen des Auges ($^{1}/_{2}$ Minute lang) wird für eine gleichmäßige Verteilung des Medikamentes gesorgt. Von der $2^{0}/_{0}$igen Lösung kann man

---

[1] Die Lösung (2; 7 oder $10^{0}/_{0}$) wird in sterilen Ampullen von der Firma Woellm, Spangenberg, unter dem Namen *Aminglaukosan* in den Handel gebracht.

unbedenklich zwei Tropfen einträufeln und dies nach einigen Minuten wiederholen.

FEHR, MELLER, ELSCHNIG (zitiert nach HAMBURGER) konnten keine sichere Wirkung beim akuten Glaukom feststellen, ARCHANGELSKY fand unter 10 Fällen 3mal sogar eine Steigerung des Augendruckes. Auch ELLET und RYCHENER sahen in 6 Fällen von akutem Glaukom ein Versagen des Aminglaukosans. MOSCARDI beobachtete nur in 2 von 5 Fällen ein geringes Absinken des Augendruckes. Dagegen empfehlen CASTRESANA und GAPEJEFF, das Mittel versuchsweise vor der Operation anzuwenden.

Nach dem Vorschlage DUKE-ELDERs kann das Histamin zur Unterstützung der Eserinwirkung herangezogen werden. Die auftretenden heftigen Entzündungserscheinungen — DUKE-ELDER beobachtete unter anderem eine Hypopyon-Keratitis — lassen jedoch den Gebrauch des Histamins, solange weitere klinische Erfahrungen nicht vorliegen, nicht unbedenklich erscheinen.

d) Die sonstigen therapeutischen Eingriffe.

Die **Radium- und Röntgenbehandlung** hat beim primären Glaukom bisher keine positiven Ergebnisse gezeigt. In 3 Fällen von chronisch-entzündlichem Glaukom beobachtete CORBETT nach Radiumbestrahlung des Auges eine deutliche Herabsetzung der Tension bei gleichzeitiger Besserung der Sehschärfe. Ähnlich günstige Resultate wurden aber von anderen Autoren (SCHEERER, [Röntgenstrahlen], WICKHAM und DEGRAIS [Radium], KUMER und SALLMANN [Radium]) nicht erzielt. Erwähnt sei in diesem Zusammenhang, daß LEDERER nach Inhalieren von radiumemanationshaltiger Luft regelmäßig beim akuten und chronischen Glaukom einen deutlichen Abfall des Augendruckes feststellte. Nachprüfungen von KUMER und SALLMANN blieben jedoch ergebnislos[1].

Orbitale Alkoholinjektion. Zur Beseitigung der Schmerzhaftigkeit erblindeter Augen empfahl GRUETER die retrobulbäre Injektion von 90%igem Alkohol. SCHEFFELS konnte in 3 Fällen von schmerzhaftem absoluten Glaukom durch die orbitale Alkoholinjektion den Augapfel, der sonst der Enucleation verfallen wäre, erhalten. Auch JAENSCH berichtet über günstige Erfolge.

Nach Cocainisierung, circumcornealer und retrobulbärer Suprarenin-Novokain-Anästhesie werden je 1 ccm Alkohol von innen unten und oben außen in die Gegend des hinteren Augenpols injiziert. Unmittelbar nach der Injektion tritt ein kurz dauernder sehr heftiger Schmerz ein, nach 20—30 Minuten völlige Empfindungslosigkeit. Starke Chemosis, pralles Lidödem und Exophthalmus entstehen ebenfalls gleich nach der Injektion, bilden sich aber meist im Verlaufe einer Woche vollkommen zurück. Dagegen besteht häufig mehrere Wochen lang eine totale Augenmuskellähmung. Als Nachteil des Verfahrens ist die Herabsetzung der Berührungsempfindlichkeit der Hornhaut und die Verminderung der Widerstandsfähigkeit gegen Infektionen — besonders herpetiformer Natur — anzusehen. Bei einseitiger Erblindung hält GRUETER die Injektion wegen der Gefahr einer sympathischen Entzündung für nicht indiziert.

Alkoholinjektion in das Ganglion Gasseri. Da die orbitale Alkoholinjektion nicht mit Sicherheit zu einer dauernden Beseitigung der Schmerzen führt und in der Mehrzahl der Fälle Augenmuskellähmungen hinterläßt, bevorzugt ALEXANDER die Alkoholinjektion in das Ganglion Gasseri. Ihr Vorteil ist

---

[1] Ob die Röntgenbestrahlung der Schilddrüse (KRASSO) oder des Ganglion cervicale supremum (ZIEGLER, SALINGER und THIEL) für therapeutische Zwecke in Frage kommt, läßt sich zur Zeit noch nicht entscheiden.

die dauernde Schmerzbeseitigung ohne kosmetische Entstellung. Die Gefahr
der Keratitis neuroparalytica ist auch bei diesem Verfahren vorhanden (s. diesen
Band S. 354).

Weitere Verfahren. Zur Unterstützung der Wirkung der Miotica und nach
fistelbildenden Operationen wird die *Massage* des Augapfels vorgeschlagen, die
jedoch niemals die medikamentöse Therapie oder die Operation selbst ersetzen
kann (Murawleskin, Hallet). Shahan und Post berichten über günstige
Erfolge mit *Hitzeapplikation* (Thermophor), Cantonnet empfiehlt die *Iontophorese* als Hilfsmittel in der Glaukombehandlung. Klinische Erfahrungen
liegen über diese Behandlungsmethoden ebensowenig vor wie über die kürzlich
angegebene *dosierbare Entzündung* (Reizung mit dem Höllensteinstift) von
Hamburger.

2. Die Allgemeinbehandlung.

*Die Allgemeinbehandlung des Glaukomkranken wird im wesentlichen nur
zur Unterstützung der örtlichen Therapie herangezogen oder dient als Vorbereitung zur Operation.* Die Eingriffe richten sich vorwiegend darauf, Änderungen
des Blutdruckes und der Blutbeschaffenheit oder Störungen im organo-vege-
tativen System zu beseitigen.

Blutdruck und Blutverteilung. Eine plötzliche Herabsetzung des allgemeinen
Blutdruckes ist in den Fällen von akutem Glaukom angezeigt, bei denen eine
Blutdrucksteigerung der Steigerung des Augendruckes parallel oder vorangeht
(s. Abb. 2, S. 704). Ein *Aderlaß* von 300—400 ccm vermag in diesen Fällen die Wirkung der Miotica wesentlich zu unterstützen (Blatt). Durch Anwendung von
Senffußbädern abends vor dem Schlafengehen wird eine Änderung der Blutverteilung im Sinne einer verminderten Durchblutung der Kopf- und Hirngefäße
geschaffen.

Eine *chronische Hypertonie* sollte in allen Fällen behandelt werden. Hierzu
sind in erster Linie *Jodpräparate* geeignet: Jod-Calcium-Diuretin, Dijodyl, Jodisan,
Jodtropon u. a. Beim *klimakterischen Hochdruck* sind *Organpräparate* (Ovobrol,
Ovoglandol, Ovowop, Klimakton, Transannon usw.) vorzuziehen.

In Fällen von arteriosklerotischem Kopfschmerz, Schwindel, Ohrensausen
trat nach Anwendung von Pacyl[1] (s. S. 792) oder folgender Kombination aus
Calc.- Diuret. (0,3), Luminal (0,01), Dionin (0,01) eine sehr deutliche Besserung
der subjektiven Beschwerden ein.

Bei Glaukomkranken mit ausgeprägter *Labilität der Vasomotoren* (Frauen
im Klimakterium, konstitutionellen Vasomotorikern) hat sich mir die Verordnung der *Sedativa* als sehr nützlich gezeigt. Durch Dämpfung des Vaso-
motorenzentrums gelingt es, einen günstigen Einfluß auf die pathologischen
Schwankungen des Augendruckes auszuüben. In einigen Fällen konnte sogar
eine akute Drucksteigerung beseitigt oder ein Anfall im Entstehen unterdrückt
werden. An erster Stelle sind hier die *Baldrianpräparate* zu nennen. Eine
bequemere Anwendungsform als Tinctura valeriana oder Baldriantee stellen das
geschmack- und geruchlose Neobornyval, die Valylperlen und das Validol dar. Von
den sogenannten *Tagesberuhigungsmitteln* sind besonders Abasin, Sedobrol und
Bromural zu empfehlen. Auch Sandoptal oder Sedormid können in schwachen
Dosen verwandt werden, bedingen aber zuweilen eine leichte Müdigkeit.

Osmotische Konzentration des Blutes. Bei seinen Tierexperimenten konnte
Hertel sich davon überzeugen, daß Erhöhung der osmotischen Konzentration
des Blutes zu einem starken Absinken des Augendruckes führt. Da er auch bei

---

[1] Einen direkten Einfluß des Medikamentes auf den Augendruck, über den Wessely
und Passow berichten, konnte ich nicht feststellen.

einigen Glaukomkranken eine Herabsetzung des Salzgehaltes im Blute fand, glaubt er, daß die veränderte osmotische Konzentration für die Entstehung des Glaukoms mit verantwortlich zu machen ist. Er empfiehlt daher zur Glaukomtherapie eine Regelung des Wasser- und Salzstoffwechsels durch vermehrte Salzzufuhr. Da die perorale Darreichung von Kochsalz (20—30 g am Tage) häufig auf Schwierigkeiten stößt, ist die intravenöse Injektion von 10 ccm einer 10%igen Kochsalzlösung bei gleichzeitiger Einschränkung der Flüssigkeitszufuhr zweckmäßiger. Er beobachtete danach bei Glaukomkranken ein starkes Absinken des Augendruckes. Von zahlreichen Autoren wurde der Wert der hypertonischen Kochsalzlösung bestätigt. WEEKERS, GIFFORD, NEWCOMB und VERDON, LAMBERT und WOLFF, WILSON halten die Kochsalzinjektion besonders zur Druckregulierung beim akuten Glaukomanfall vor der Operation für ratsam (s. Abb. 66). HAMBURGER wandte sie mit Erfolg zur Beseitigung einer akuten Drucksteigerung nach Glaukosanbehandlung an. Zu erwähnen ist noch, daß auch 30%ige Kochsalzlösungen vorgeschlagen und benutzt wurden (WEEKERS, DUKE-ELDER). Einen Ersatz für eine länger dauernde Salzbehandlung bietet eine Kissinger Kur (HERTEL). Dieselbe drucksenkende Wirkung wie die hypertonischen Salzlösungen haben auch hochprozentige (25%) Traubenzuckerlösungen (Ampullen zu 25 und 50 ccm; Merck-Darmstadt.).

Organo-vegetatives System. Die Regulierung der Konstanz der Blutbeschaffenheit ist nach HERTEL die Aufgabe der *endokrinen Drüsen*, insbesondere der Schilddrüse (s. auch Beitrag Physiologie und Pathologie des Augendruckes). Da er bei Hyperfunktion der Schilddrüse (Morbus Basedowi) meistens eine Herabsetzung des Augendruckes, bei Myxödem jedoch eine Steigerung desselben fand, schlägt er zur Druckregulierung beim Glaukom *Schilddrüsenpräparate* vor. Bei einem Glaukomkranken mit myxödematöser Degeneration war der Augendruck während einer 16monatlichen Behandlungsdauer mit Thyreoidintabletten dauernd reguliert. Außer den Schilddrüsenpräparaten hält IMRE auch die *Hypophysenextrakte* für geeignet zur Behandlung des Glaukoms.

Neuere Untersuchungen über die lokale Anwendung von Hypophysenpräparaten (Hypophysin, Pituitrin), über die KAPUSCINSKI, TARATIN und GAPEJEFF berichtet haben, können noch nicht als abgeschlossen betrachtet werden und seien deshalb hier nur erwähnt.

Zur Allgemeinbehandlung der Glaukomkranken schlägt ABADIE neben der operativen Entfernung des *Ganglion cervicale supremum* gefäßverengernde Mittel vor, da nach seiner Ansicht das Glaukom durch eine Störung *des Sympathicus* (intraokulare Gefäßerweiterung, Hypersekretion) bedingt wird. Er benutzt neben der örtlichen Anwendung von Adrenalin und Pilocarpin folgende Kombination von Adrenalin, Ergotin und Chlorcalcium: bei Erwachsenen per os täglich 3mal 10 Tropfen Adrenalin (1:1000), ferner 0,2 g Ergotin (2 Pillen je 0,1 g) und außerdem Chlorcalcium.

Von der Überlegung ausgehend, daß der Entstehung des Glaukoms eine Tonussteigerung im sympathischen Nervensystem zugrunde liegt (s. S. 776), führte THIEL das *Ergotamintartrat (Gynergen)* in die Glaukomtherapie ein.

Das von STOLL aus dem Mutterkorn isolierte Alkaloid Ergotamin soll nach den Untersuchungen von ROTHLIN den sympathischen Reiz hemmen oder lähmen. Bei Untersuchungen am Tierauge beobachtete THIEL nach intravenöser Ergotamininjektion eine Lähmung der sympathischen Endapparate der Irismuskulatur. Fluorescinnatrium erschien in der Vorderkammer des Auges, dem Ergotamin subconjunctival injiziert war, später und in geringerer Konzentration als in der des nicht behandelten Auge. Wasserblau wurde dagegen stärker in das Kammerwasser des injizierten Auges ausgeschieden. Die Untersuchungen stimmen mit dem Befund nach Durchschneidung des Halssympathicus durchaus überein, d. h. das Ergotamin bewirkt durch Lähmung der sympathischen Innervation eine Herabsetzung der Permeabilität der Gefäßwände. (Auch das Ergotoxin besitzt die Fähigkeit, die Permeabilität der hämato-ophthalmischen Barriere herabzusetzen [FRADKIN und ZVEREV].)

R. W. Hess sah nach Ergotamintartrat eine Miosis im Tierauge, die durch Lähmung der sympathischen Nervenendapparate bei gleichzeitiger Reizung des Parasympathicus bedingt sein soll. Nach Poos stellt das Ergotamin für das Kaninchenauge ein Sympathicusreizmittel, für das Katzenauge ein Parasympathicusreizmittel dar, während das Menschenauge eine Zwischenstellung einnimmt. Im Tierversuch fanden Römer und Krebs nach Gynergen eine Senkung des Augendruckes.

Im normalen Menschenauge tritt nach subcutaner oder peroraler Darreichung von Ergotamin nur eine geringe Drucksenkung von 2—4 mm Hg ein (Thiel). Im Glaukomauge wurden stärkere Drucksenkungen erzielt. Voraussetzung für die Wirkung des Mittels ist allerdings die erhaltene Funktion der Augeninnengefäße. Daher ist das Glaucoma simplex unter den sogenannten primären Glaukomen für die Gynergenbehandlung am geeignetsten. Über günstige Erfolge mit dem Ergotamin berichten ferner Heim, Stoewer, Hildesheimer, Paderstein, Glavan, Wiener, Popovici, Manolescu und Abermann-Abramovici, Kaáli, während Hagen keine sichere Wirkung sah.

Das Ergotamin hat sich besonders als wirksames Mittel zur Unterstützung der örtlichen Behandlung mit Mioticis erwiesen. Da bei Überdosierung Pulsverlangsamung, Kribbeln in den unteren Extremitäten, Schwindel und Erbrechen auftreten können, geht Thiel bei der Verordnung des Ergotamins folgendermaßen vor: 0,25 ccm Gynergen werden subcutan injiziert, der Augendruck vor und mehrmals nach der Injektion bei gleichzeitiger Kontrolle des Pulses gemessen. Die Patienten sollen nach der Injektion eine Stunde ruhig liegen. Treten Zeichen der eben genannten Beschwerden nicht auf, so kann die Behandlung mit Gynergen eingeleitet werden. Um die Reinwirkung des Gynergens festzustellen, empfiehlt es sich, vor Beginn der Behandlung für 1—2 Tage alle Medikamente wegzulassen. Darauf werden in den ersten Tagen morgens, mittags und abends je 0,5 ccm Gynergen injiziert oder bei ambulanter Behandlung statt der 3. Injektion 2 Tabletten zu 0,001 g per os (s. Abb. 64, S. 798) genommen[1].

In den folgenden Tagen können weitere Injektionen durch Tabletten ersetzt werden. Die perorale Darreichung von 3 Tabletten entspricht ungefähr der Wirkung einer subcutanen Injektion von 0,5 ccm. Zweckmäßig wird die Behandlung nach ungefähr 4 Wochen auf 14 Tage unterbrochen; sie kann dann wiederholt werden. Bei mehreren Patienten waren auch nach monatelanger regelmäßiger Darreichung keinerlei Nebenerscheinungen festzustellen.

Da die Tonussteigerung des Sympathicus auch durch Reizung seines Antagonisten kompensiert werden kann, benutzte Heim das den Parasympathicus erregende *Cholin*. Auf eine breitere Basis wurde die Cholintherapie jedoch erst durch die experimentellen und klinischen Untersuchungen Passows gestellt, der im gleichen Jahre über seine ersten Untersuchungen berichtete. Er verwandte das Cholinderivat *Pacyl* (1 Tablette = 5 mg). Bei peroraler Darreichung wirkt das Cholin stärker und anhaltender drucksenkend als nach subcutaner Injektion und scheint vor allem in Kombination mit Pilocarpin und Eserin vorzügliche Dienste zu leisten. Unter 58 mit Pacyl behandelten Patienten, denen bis zu 48 mg per os verabreicht wurden, gelang es 13mal, eine Augendrucksenkung durch das Mittel allein zu erreichen. In 35 Fällen wurde in Kombination mit den Mioticis ebenfalls eine sichere Wirkung des Pacyls festgestellt, 23mal blieb sie aus oder war unsicher. Regelmäßig war bei den gut reagierenden Fällen ein hoher Blutdruck vorhanden, der gleichfalls in günstigem Sinne zu beeinflussen war. Unangenehme Nebenerscheinungen machten sich auch nach monatelangem Gebrauch nicht bemerkbar, im Gegenteil war zweifellos eine

---

[1] Das Ergotamin wird von der Firma Sandoz in Ampullen zu $\frac{1}{2}$ und 1 ccm sowie in Tabletten in den Handel gebracht. In 1 ccm sind 0,0005 g, in 1 Tablette 0,001 g Ergotamintartrat enthalten.

gute Wirkung auf das Allgemeinbefinden festzustellen. Weitere klinische Erfahrungen mit der kombinierten Cholin-Mioticatherapie liegen noch nicht vor.

Eine *Verminderung der Gefäßwanddurchlässigkeit* bezwecken die Versuche von WEEKERS mit *Chlorcalcium.* Er sah in einigen Fällen von chronischem Glaukom nach täglichen Gaben (20—30 Tage lang) von 3 g Chlorcalcium per os ein geringes Absinken der Tension. GALA konnte sich von der drucksenkenden Wirkung der subconjunctivalen Afenilinjektion am Glaukomauge nicht überzeugen und warnt wegen der gelegentlich beobachteten Druckanstiege vor weiteren therapeutischen Versuchen.

Ich möchte das *Calcium* in Kombination mit *Clauden* nicht wegen der dadurch bedingten zweifelhaften Drucksenkung, sondern zur Vorbeugung gegen intraokulare Blutungen vor der Glaukomoperation (Iridektomie beim akuten Glaukomanfall) empfehlen. Am Tage vor der Operation werden 5—10 ccm Calcium-Sandoz oder 1 ccm Sanocalcin und 2—10 ccm Clauden intramuskulär injiziert. Dasselbe eine Stunde vor der Operation. Statt der Injektionen können auch 3mal täglich 1—2 Tabletten Clauden und Sanocalcin eingenommen werden.

3. Die spezielle Behandlung der verschiedenen Formen des primären Glaukoms.

Die Therapie der verschiedenen Glaukomformen soll an Hand einzelner selbst beobachteter Fälle dargestellt werden. Zur besseren Übersicht sind die entsprechenden Augendruckkurven beigefügt. Eine systematische Glaukombehandlung läßt sich am besten beim Glaucoma simplex durchführen. Es soll daher mit ihm begonnen werden.

a) Die Behandlung des Glaucoma chronicum simplex.

Vor Beginn der Behandlung soll der Augendruck 2—3 Tage lang 3—5mal täglich gemessen werden (Normaltage). Nachdem sich der Arzt von der Wirksamkeit der Medikamente (z. B. Pilocarpin oder Adrenalin) im Einzelfalle überzeugt hat, werden sie zunächst in solchen Mengen verordnet, daß mit einer sicheren Wirkung zu rechnen ist. In den folgenden Tagen wird bei regelmäßiger Druckkontrolle die *Dosis allmählich heruntergesetzt*, bis die *kleinste Arzneimittelmenge ermittelt ist, durch die der intraokulare Druck dauernd d. h. auch nachts normalisiert wird.* Frühmessungen vor dem Aufstehen sind hierzu unerläßlich. Diese Verordnungsweise bezweckt, beim Wiederanstieg des Augendruckes nach Gewöhnung an das Medikament eine gewisse *Reserve* zur Verfügung zu haben.

Eine weitere Aufgabe besteht darin, die *Verteilung der Einzelgaben* so vorzunehmen, daß der Kranke in seiner Berufstätigkeit und Lebensführung nicht allzu sehr behindert wird. Ein Wechsel in der Verordnung sollte, solange das einmal ausprobierte Mittel wirksam ist, nicht vorgenommen werden. Vor dem Übergang zu einem anderen Medikament oder zu einer kombinierten Behandlung (z. B. Pilocarpin-Adrenalin oder Pilocarpin-Gynergen) ist es zweckmäßig, das neue Mittel erst wieder in der oben angegebenen Weise auszuprobieren (Kurve 64, S. 798). In den ersten 3 Kontrolltagen findet sich meist hinreichend Zeit, zwischen den Messungen die Untersuchung des Gesichtsfeldes am Perimeter und an der Bjerrumtafel vorzunehmen und eine interne Untersuchung zu veranlassen.

Beispiel für die Pilocarpinbehandlung des Glaucoma chronicum simplex:
52jähriger Mann, Glaucoma simplex beider Augen. Die Messung des Augendruckes während der ersten 3 Tage ergab beiderseits typische Tagesschwankungen: Anstieg während der Nacht und allmählicher Abfall bis zum Abend. Der Druck schwankte im rechten Auge zwischen 48—55 mm Hg, im linken zwischen 45—53 mm Hg.
Am 4. Tage nach der zweiten Messung um 10 Uhr rechts 3 Tropfen Pilocarpin (2%) im Abstande von je einer halben Stunde: Der Augendruck sank bis zum Abend auf 27 mm Hg. Am folgenden, dem 5. Tage, hat er sich jedoch wieder zum ursprünglichen Wert erhoben.

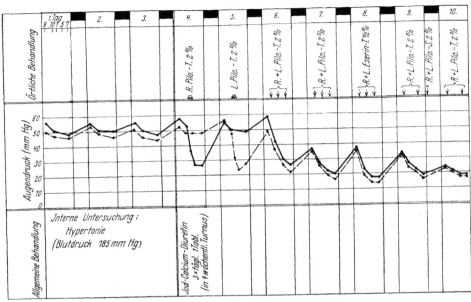

Abb. 60.

Prüfung der Pilocarpinwirkung am linken Auge: Der Druck sank auch hier bis zum Spätabend auf 23 mm Hg, um über Nacht wieder steil anzusteigen. Am 6. und 7. Tage beiderseits 3mal täglich eine 2%ige Pilocarpinlösung, am 8. Tage zum Vergleich eine ½%ige Eserin-Lösung. Das Druckniveau hielt sich den ganzen Tag über auf normalem Wert.

Da jedoch in der Nacht wieder ein steiler Anstieg auf über 30 mm Hg erfolgte, wurde folgende Verordnung getroffen: Beiderseits 2mal täglich morgens und nachmittags Pilo-

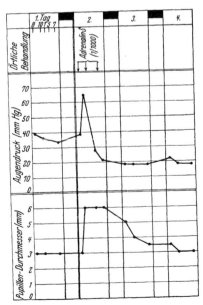

Beispiel I: Abb. 61.

carpintropfen (2%), abends Pilocarpinsalbe (2%) vor dem Schlafengehen. Die Frühmessungen ergaben, daß hierdurch die nächtlichen Druckanstiege verhindert wurden.

Der Patient wurde bislang 3½ Jahre auf diese Weise behandelt, ohne daß eine Verschlechterung des Sehvermögens oder des Gesichtsfeldes eingetreten ist. Da sich bei der inneren Untersuchung eine Erhöhung des Blutdruckes auf 185 mm Hg ergab, wurde außerdem Jod-Calcium-Diuretin verordnet.

Beispiele für die Adrenalinbehandlung des Glaucoma chronicum simplex.

58 jähriger Mann, Glaucoma simplex rechts. Tagesschwankungen zwischen 35—38 mm Hg. Pupillendurchmesser 3 mm. Am 2. Tage wurde dreimal Adrenalinsalbe (1 : 1000) eingestrichen. Nach der ersten Verabreichung erweiterte sich die Pupille auf 6 mm, gleichzeitig stieg der Augendruck von 38 auf 65 mm Hg an. Subjektive Beschwerden traten nicht auf. Es folgte ein steiler Druckabfall auf 28 mm am Nachmittag, 22 mm Hg am Abend. Die Pupillenweite blieb dabei unverändert. Am 3. Tage betrug der Druck 18 mm und hielt sich den ganzen Tag auf dieser Höhe. Die Pupille verengerte sich schnell und hatte am 4. Tage bei noch normalem Augendruck wieder ihren ursprünglichen Durchmesser.

Das Beispiel zeigt, daß die Adrenalinbehandlung keineswegs gefahrlos ist, da mit der Pupillenerweiterung eine akute Drucksteigerung eintreten kann.

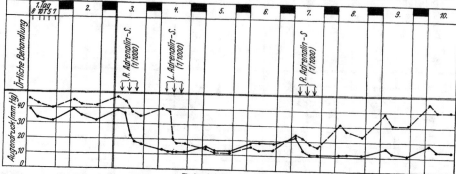

Beispiel II: Abb. 62.

57jähriger Mann, seit drei Jahren wegen eines Glaucoma simplex in ständiger Beobachtung. Der Druck im linken Auge schwankte zwischen 40—46, der im rechten Auge zwischen 31—38 mm Hg. Die Wirkung des Adrenalins auf jedes Auge wurde gesondert geprüft. Am 3. Tage rechts dreimal Adrenalinsalbe (1 : 1000). Keine Drucksteigerung. Der Druckabfall begann am Mittag, erreichte erst am Nachmittag des folgenden Tages seinen niedrigsten Wert. Gleichzeitig am linken Auge größere Tagesschwankung als am vorangegangenen Tage (Adrenalinwirkung am zweiten Auge). Am 4. Tage links dreimal Adrenalinsalbe (1 : 1000). Der Verlauf der Druckkurve gleicht der des rechten Auges. Niedrigster Wert erst am folgenden Tage. Um die Dauer der Adrenalinwirkung festzustellen, wurde das linke Auge in den nächsten Tagen nicht weiter behandelt, während ins rechte Auge am 7. Tage erneut Adrenalinsalbe eingestrichen wurde. Hierdurch ließ sich der Druck weiterhin normalisieren. Im unbehandelten linken Auge stieg er dagegen mit steilen Tagesschwankungen an, bis er am 10. Tage wieder seinen Ausgangswert erreicht hatte.

Die Therapie konnte auf Grund dieser Beobachtung in der Weise fortgesetzt werden, daß 2mal wöchentlich Adrenalinsalbe in beide Augen eingestrichen wurde.

Die Adrenalinbehandlung war in diesem Falle besonders deshalb angezeigt, weil der Patient nach Anwendung der Miotica eine starke Zunahme seiner Myopie bemerkte, die ihn beruflich sehr behinderte. Um einer Verwachsung des Kammerwinkels vorzubeugen, wurde dennoch die Behandlung abwechselnd mit Adrenalin (4 Wochen) und Pilocarpin (1 Woche) durchgeführt.

Rückblick. Die Frage, die zweifellos seit den letzten Jahren im Vordergrund der konservativen Behandlung des Glaucoma simplex steht: ,,Ist das Adrenalin den Mioticis überlegen?'' muß mit Nein entschieden werden.

Die Bedeutung der Miotica beruht darin, daß sie fast in allen Fällen des Glaucoma simplex druckerniedrigend wirken und ohne Gefahr für das Auge und das Allgemeinbefinden des Patienten jahrelang benutzt werden können. Die nach Anwendung der Miotica auftretenden subjektiven Beschwerden (Ciliarneuralgie, Akkommodationskrampf) sind in den meisten Fällen geringfügig, jedenfalls gegenüber dem therapeutischen Nutzen belanglos. Die relativ kurze Dauer der Pilocarpin- (Eserin-) Wirkung stellt sicherlich einen gewissen Nachteil dar. Da jedoch ihre Wirkungsdauer sehr regelmäßig ist, gelingt es durch zweckmäßige Verteilung der Einzelgaben leicht, den Druck fortlaufend auf dem gleichen Niveau zu halten.

Der Vorteil der *Adrenalinbehandlung* besteht nach HAMBURGER in erster Linie darin, daß das Adrenalin auch noch in solchen Fällen druckherabsetzend wirkt, in denen die Miotica versagen. Ferner soll die drucksenkende Wirkung der Miotica durch eine vorausgeschickte Adrenalinbehandlung gesteigert werden (HAMBURGER, MANS, RENTZ). Die exakten Untersuchungen von VANNAS und besonders von LÖHLEIN haben jedoch gezeigt, daß beides keineswegs der

Fall ist. Das Adrenalin ist also den Mioticis nicht überlegen, im Gegenteil, es bietet sogar gewisse Nachteile.

Trotz sorgfältigster Auswahl der Patienten können akute Drucksteigerungen auftreten (LÖHLEIN, GIFFORD, THIEL, VANNAS), die unter Umständen einen operativen Eingriff notwendig machen. Es verbietet sich deshalb von vornherein die Anwendung des Mittels bei Einäugigen (NONAY) sowie die gleichzeitige Behandlung beider Augen.

Die Wirkungsdauer des Adrenalins ist ferner im Gegensatz zu der des Pilocarpins individuell sehr verschieden und unberechenbar. Das Medikament sollte daher dem Patienten nicht zum selbständigen unbeaufsichtigten Gebrauch verordnet werden, da sich von vornherein weder beurteilen läßt, wie lange die Drucksenkung überhaupt anhält, noch ob im Verlaufe der Behandlung nicht doch gelegentlich Drucksteigerungen auftreten.

Der therapeutischen Anwendung des Adrenalins sind auch dadurch engere Grenzen gezogen, daß Glaukomkranke mit hochgradiger Arteriosklerose, Lues, Störungen im vegetativen Nervensystem von der Behandlung auszuschließen sind.

Ob eine Dauerbehandlung mit Adrenalin allein überhaupt ohne Schaden für das Auge und das Allgemeinbefinden des Patienten durchführbar ist, läßt sich zur Zeit noch nicht entscheiden. Immerhin ist zu bedenken, daß durch die dauernde Mydriasis Verwachsungen im Kammerwinkel begünstigt werden. Auch ist zu berücksichtigen, daß sich vielleicht unter dem Einfluß des Adrenalins allmählich Schädigungen am intraokularen Gefäßsystem einstellen (entsprechend dem Auftreten von Arteriosklerose im Tierexperiment), durch die das Adrenalin seinen Angriffspunkt verliert.

Die *Miotica* können also heute noch in der Therapie des primären Glaukoms bzw. des Glaucoma simplex als die *Mittel der Wahl* gelten. Vielleicht wird sich in Zukunft eine *kombinierte Pilocarpin-Adrenalin-Behandlung* durchsetzen. Durch Einschaltung von Adrenalingaben in eine Pilocarpinbehandlung läßt sich die kurz dauernde Wirkung des Pilocarpins durch die länger anhaltende des Adrenalins günstig unterstützen, während die Gefahr der intraokularen Drucksteigerung auf ein Minimum herabgesetzt wird.

In etwa $1/3$ der Fälle gelingt es erfahrungsgemäß, durch die medikamentöse Behandlung des Glaucoma simplex für längere Zeit den weiteren Funktionsverfall aufzuhalten (SCHLEICH, SCHMIDT-RIMPLER). Alle Statistiken haben jedoch nur einen beschränkten Wert, da die Zahl der günstigen Erfolge mit der Beobachtungsdauer abnimmt. Gelegentlich stellt sich gleich im Beginn der Pilocarpinbehandlung eine gewisse Besserung der Sehschärfe ein, die durch die stenopäische Wirkung der engen Pupille bedingt ist. Auch die vom blinden Fleck ausgehenden Skotome können infolge der Druckentlastung kleiner werden oder ganz verschwinden.

b) Die Behandlung des Glaucoma chronicum inflammatorium.

Beispiel für die Pilocarpin-Eserinbehandlung des Glaucoma chronicum inflammatorium:
62jähriger Patient, rechtes Auge Glaucoma chronicum simplex, linkes Auge Glaucoma chronicum inflammatorium.

Das linke Auge zeigt keine oder nur angedeutete Tagesschwankungen. Nach 2 Kontrolltagen wurde am 3. Tage im Anschluß an die 2. Messung 3mal im Abstande von je 30 Minuten Pilocarpin durch den Arzt eingeträufelt. Der Augendruck sank von 75 auf 60 mm Hg ab, um gegen Abend bereits wieder anzusteigen. Am 4. Tage wird fünfmal eine Lösung von $2^0/_0$igem Pilocarpin und $1/_2^0/_0$igem Eserin eingeträufelt. Es gelang, einen Abfall des Druckes auf 50 mm Hg herbeizuführen. Steiler Anstieg in der folgenden Nacht. Nachdem am 5. Tage durch die gleiche Behandlung der Druck wiederum auf 50 mm Hg gesenkt war, wurde abends um 11 Uhr eine $2^0/_0$ige Pilocarpinsalbe eingestrichen. Es zeigte sich jedoch bei der Frühmessung am nächsten Morgen, daß der Augendruck, wenn auch nicht so stark wie in der Nacht vorher, doch immerhin noch erheblich angestiegen war. Wurde dagegen statt der Pilocarpinsalbe 1%iges Physostol benutzt (Abend des 6. Tages), so blieb der nächtliche Druckanstieg aus. Durch diese Behandlung gelang es, zunächst den Augendruck zu normalisieren.

Die weitere Aufgabe bestand darin, mit der Zahl der Einträufelungen zurückzugehen, ohne eine erneute Drucksteigerung zu provozieren. Die Messung am 22. und 30. Tage bewies, daß ein 2maliges Einträufeln der Eserin-Pilocarpinlösung und die Anwendung von Physostol vor dem Schlafengehen ausreichte. Auch nach ½ Jahr zeigte diese Therapie nach wie vor den gleichen Erfolg.

Am rechten Auge wurde die Wirksamkeit des Pilocarpins am 4. Tage durch 3maliges Einträufeln einer 2%igen Lösung geprüft. Es gelang ohne Schwierigkeiten, den Augendruck zu normalisieren und ihn durch Anwendung von Pilocarpinsalbe oder Physostol vor dem Schlafengehen dauernd auf normalem Wert zu halten. Die Wirkung des Physostols war so stark, daß auf die Pilocarpin - Eserineinträufelungen am Tage ganz verzichtet werden konnte.

Da die interne Untersuchung eine Erhöhung des Blutdruckes auf 195 mm Hg ergab, wurde am 3. und 22. Tage ein Aderlaß von 300 ccm vorgenommen. Vor dem Schlafengehen heiße Senffußbäder. Weiterhin wurde wegen starken Schwindelgefühls, Kopfschmerzen und Ohrensausen, Pacyl und die S. 790 erwähnte Kombination von Calcium-Diuretin, Luminal und Dionin verordnet.

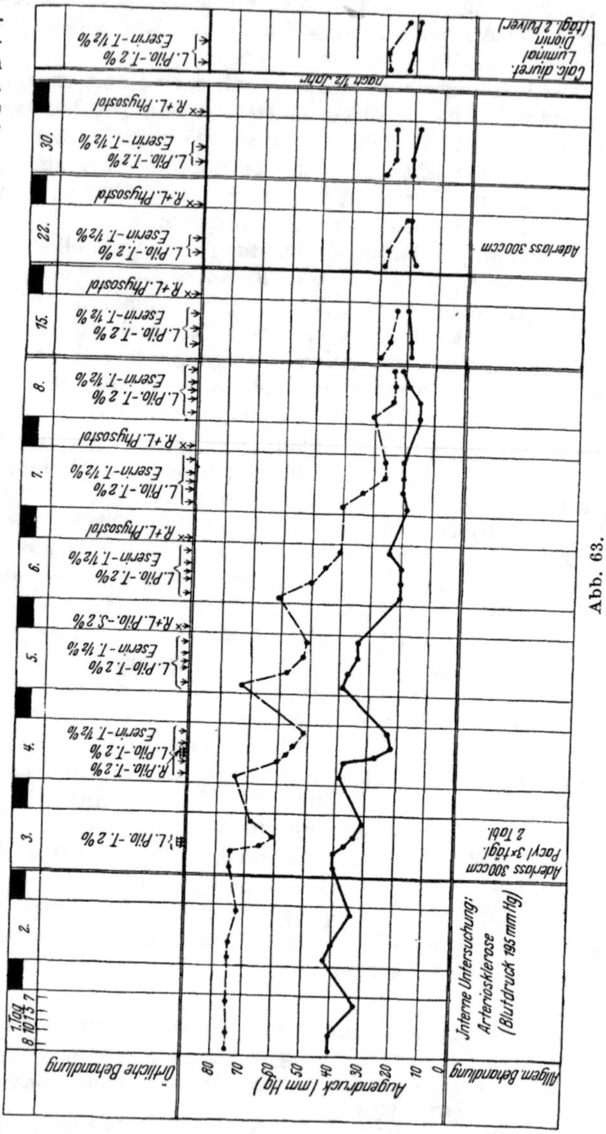

Das Beispiel lehrt, daß eine erfolgreiche Behandlung des chronisch inflammatorischen Glaukoms mit Pilocarpin-Eserin möglich ist. Es werden hierbei im allgemeinen jedoch größere Mengen und höhere Konzentrationen der Arzneimittel nötig sein als bei der Behandlung des Glaucoma simplex. Man wird deshalb dem Pilocarpin das stärker wirkende Eserin besonders in Form des sehr angenehm zu benutzenden Physostols vorziehen. Gelingt durch die Miotica keine hinreichende Herabsetzung des Augendruckes, so kann das Gynergen zur Unterstützung herangezogen werden.

Bei unzulänglicher Wirkung der Miotica läßt sich der Druck durch eine unterstützende Allgemeinbehandlung mit Gynergen oft für lange Zeit herabsetzen, ohne daß Störungen des Allgemeinbefindens auftreten.

Abb. 63.

Beispiel für die kombinierte Pilocarpin-Gynergenbehandlung des Glaucoma chronicum inflammatorium:

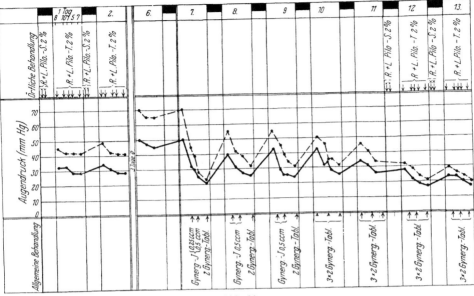

Abb. 64.

50jährige Patientin, seit 1925 wegen eines chronisch inflammatorischen Glaukoms beider Augen in regelmäßiger Beobachtung. Der Druck des linken Auges schwankte zwischen 45—50, der des rechten zwischen 35—40 mm Hg (in der Kurve nicht mitgezeichnet). Nachdem 2½ Jahre lang der Druck durch Miotica allein normalisiert war, begann er trotz Anwendung erhöhter Dosen anzusteigen. Durch Einstreichen von 2%iger Pilocarpinsalbe um 8 Uhr abends und vor dem Schlafengehen sowie 5maliges Einträufeln von 2%igem Pilocarpin während des Tages wurden zwar größere Druckschwankungen ausgeglichen, doch blieb der Druck links noch zwischen 42—48, rechts zwischen 28—35 mm Hg. Aus diesem Grunde wurde eine kombinierte Pilocarpin-Gynergenbehandlung in Aussicht genommen. Um zunächst die reine Gynergenwirkung festzustellen, wurden 4 Tage lang die Miotica fortgelassen. Der Druck stieg darauf im linken Auge auf 70, im rechten auf 50 mm Hg an. Am 7. Tage wurden nach einer Probeinjektion von ¼ ccm Gynergen, die ohne irgendwelche Beschwerden vertragen wurde, mittags ½ ccm injiziert, am Abend 2 Tabletten per os verabreicht. In beiden Augen steiler Druckabfall, am Abend normale Werte. 2 Tage wurde die Behandlung in der geschilderten Weise fortgeführt, in den beiden darauffolgenden (10. und 11. Tag) die Injektion durch je 2 Tabletten Gynergen ersetzt. Die Druckkurve beider Augen zeigte jetzt sehr starke Differenzen zwischen den am Morgen und Abend gemessenen Werten, da über Nacht ein steiler Anstieg des Augendruckes erfolgte. Abends fanden sich jedoch niedrigere Werte als bei der vorangegangenen Pilocarpinbehandlung. Bei Kombination der Pilocarpin- mit dieser Gynergenbehandlung hielt sich der Druck beider Augen dauernd annähernd an der oberen Grenze des Normalwertes. In der folgenden Zeit wurden statt der 6 Tabletten nur noch 3 Tabletten Gynergen mit demselben Erfolg verabreicht. Die Gynergenbehandlung wurde in regelmäßigen Abständen von 4 Wochen auf 14 Tage unterbrochen. Die Patientin steht zur Zeit (Januar 1931) noch in ambulanter Behandlung. Der Augendruck schwankt beiderseits zwischen 28—34 mm Hg. Funktion und Papillenbefund sind in den letzten 5 Jahren unverändert geblieben.

Alle Autoren stimmen darin überein, daß die *Adrenalinbehandlung des Glaucoma chronicum inflammatorium* dagegen keine befriedigenden Resultate ergibt. Die mydriatische Wirkung des Adrenalins bedingt gerade beim chronisch inflammatorischen Glaukom mit seiner engen Vorderkammer, den anatomischen Veränderungen im Kammerwinkel, seinem mehr oder weniger geschädigten intraokularen Gefäßsystem die schwere Gefahr einer akuten Drucksteigerung. Das Pilocarpin, das nur drucksenkende Eigenschaften besitzt, wird zwar in manchen Fällen versagen, aber jedenfalls nie drucksteigernd wirken.

c) Die Behandlung des Glaucoma acutum inflammatorium.

Beispiel für die Pilocarpin-behandlung des Glaucoma acutum inflammatorium:

42jährige Patientin, rechtes Auge akuter Glaukomanfall. Augendruck 70 mm Hg, nach einem Tropfen Pilocarpin Absinken innerhalb von zwei Stunden auf 18 mm, über Nacht auf 12 mm Hg. Am 3. Tage stieg er nachmittags steil an, erreichte abends eine Höhe von 43 mm Hg, am Morgen des 4. Tages 75 mm Hg. Wiederum gelang es, durch einen Tropfen Pilocarpin einen Drucksturz herbeizuführen, so daß abends subnormale Werte erreicht wurden. Da die Drucksteigerung, die am 3. Tage beobachtet wurde, während der Dämmerung einsetzte (die Patientin kam Anfang Dezember zur Beobachtung), wurde nachgeprüft, ob auch durch künstliche Verdunkelung ein Druckanstieg auszulösen war. Zu diesem Zwecke wurden am 5. Tage beide Augen 1 Stunde lichtdicht abgeschlossen (Dunkel-Hellversuch). Der Druck stieg rechts von 12 auf 60 mm, links von 18 auf 23 mm Hg, um nach Belichtung (10 Minuten) rechts auf 22, links auf 14 mm zu sinken. Hieraus ergab sich die Folgerung, daß das Einträufeln von Pilocarpin besonders vor dem Einsetzen der Dämmerung vorgenommen werden mußte. Da die Patientin berufstätig war, wurde versucht, mit einer möglichst schwachen Pilocarpinlösung (¹/₂%) tagsüber auszukommen und nur abends eine stärkere (2%) anzuwenden. Wie die Kontrolluntersuchung am 9. Tage zeigte, konnte durch einstündige Verdunkelung bei dieser Behandlung kein Ansteigen des Augendruckes mehr hervorgerufen werden. Die Behandlung wurde deshalb in der angegebenen Weise fortgesetzt. Akute Drucksteigerungen wurden

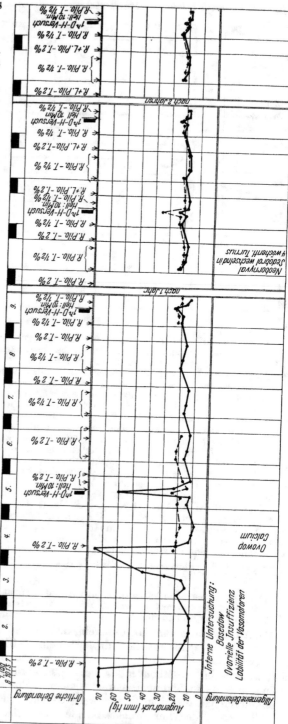

Abb. 65.

in der folgenden Zeit auf dem rechten Auge nicht mehr beobachtet. Dagegen gab die Patientin nach einem Jahre an, daß sie seit einiger Zeit links flüchtig Nebel und Regenbogenfarben bemerkt hätte. Eine akute Drucksteigerung konnte auf dem linken Auge nicht festgestellt werden. Der Dunkel-Hellversuch fiel jedoch im linken Auge positiv aus, während sich rechts dank der angewandten Therapie nur geringfügige Schwankungen zeigten. Die Behandlung wurde daraufhin in der gleichen Weise auf beide Augen ausgedehnt. Der Dunkel-Hellversuch war auch nach 2 Jahren beiderseits negativ, subjektive Beschwerden waren nicht mehr aufgetreten. Die Augen hatten ihre normale Funktion behalten.

Da durch die interne Untersuchung außer deutlichen Zeichen einer Labilität der Vasomotoren (Basedowoid) eine ovarielle Insuffizienz nachgewiesen wurde, erschien eine periodische Behandlung mit Organ-, Kalkpräparaten, Baldrian und Brom angezeigt.

Leider läßt sich nicht jedes akute Glaukom in der geschilderten Weise erfolgreich behandeln. Bevor man jedoch zur Operation schreitet, ist immer noch der Versuch zu machen, durch Kochsalz- oder Traubenzuckerinjektionen, heiße Fußbäder, Sennainfus, Aderlaß eine wenn auch nur vorübergehende Drucksenkung zu erzielen, um die günstigsten Bedingungen für die Operation zu schaffen (Abb. 66 u. 67).

Beispiel für die Wirkung der intravenösen Kocksalzinjektion auf das Glaucoma acutum inflammatorium.

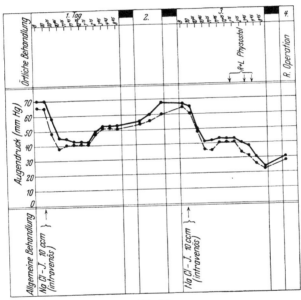

Abb. 66.

42jährige Patientin. Glaucoma acutum inflammatorium beider Augen. Nach der ersten Messung um 8 Uhr wurden 10 ccm 10%iger Kochsalzlösung in die Armvene injiziert. Nach 2 Stunden begann der Augendruck beiderseits stark abzufallen, erreichte seinen tiefsten Stand nach 4 Stunden, um während der Nacht und im Verlaufe des nächsten Tages allmählich wieder auf seinen Ausgangswert anzusteigen. Am 3. Tage wurden wiederum 10 ccm 10%iger Kochsalzlösung intravenös injiziert. Der Augendruck erreichte mittags seinen tiefsten Stand (rechts 43, links 40 mm Hg). Durch dreimalige Physostoleinträufelungen in beide Augen sank der Druck bis zum Abend auf normalen Wert ab. Am nächsten Morgen (4. Tag) hatte der Druck gerade beiderseits wieder 30 mm Hg erreicht. Die Augen konnten nunmehr unter günstigen Bedingungen operiert werden.

Eine maximal erweiterte Pupille, die auf die Miotica allein nicht oder kaum anspricht, kann unter Umständen noch durch Einträufelung von Histamin verengert werden. Hamburger berichtet über 3 Fälle von akutem Glaukom, bei denen einer solchen Pupillenverengerung ein steiler Druckabfall parallel ging.

Die Adrenalintherapie ist beim akuten Glaukomanfall nicht nur wirkungslos, sondern geradezu kontraindiziert (THIEL, GIFFORD, RENTZ, LÖHLEIN u. a.).

d) Die Behandlung des Glaucoma absolutum.

Beim absoluten Glaukom wird sich die Therapie in erster Linie auf die *Beseitigung der Schmerzen* richten müssen. Ein Versuch, durch Pilocarpin oder Eserin den stark erhöhten Druck herabzusetzen, gelingt wegen der bereits eingetretenen degenerativen Gewebsveränderungen (Iris, Gefäße, Kammerwinkel) in der Regel nicht. Eine Daueranästhesie läßt sich durch *retrobulbäre Alkoholinjektion* (GRUETER) oder *Alkoholinjektion ins Ganglion Gasseri* (ALEXANDER) erzielen. Dennoch sollte man sich zur Entfernung des Augapfels in den Fällen entschließen, in denen das zweite Auge ebenfalls bereits Zeichen eines latenten

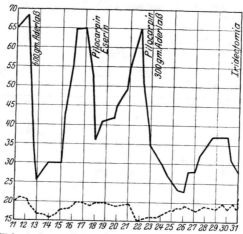

Abb. 67. Wirkung des Aderlasses beim Glaucoma acutum inflammatorium.
(Nach BLATT: Graefes Arch. **123**, 225, Abb. 4.)

oder manifesten Glaukoms bietet. Es ist bekannt, daß durch Entfernung eines glaukomatösen Auges der Druck im zweiten günstig beeinflußt wird (SEDAN, BIRCH-HIRSCHFELD). Wahrscheinlich besteht eine nervöse Reizübertragung von einem Auge zum anderen (WEEKERS, FEIGENBAUM, THIEL), die durch die Operation beseitigt wird.

Das *schmerzfreie absolute Glaukom* bedarf im allgemeinen keiner Behandlung. Will man sie jedoch zur Entlastung des zweiten Auges vornehmen, so wird sie am zweckmäßigsten mit Mioticis durchgeführt. Das Adrenalin ist nur in den Fällen wirksam, die sich aus einem Glaucoma simplex entwickelt haben (VANNAS). Da die Entscheidung hierüber meist sehr schwer zu treffen ist, sollte man auf eine Adrenalintherapie lieber verzichten.

I. Die operative Behandlung des primären Glaukoms. Indikationen.

1. Die operative Behandlung des chronischen Glaukoms (Glaucoma simplex).

Zeitpunkt der Operation. Die Vertiefung unserer Kenntnisse von der Wirkung der Medikamente auf den physiologischen und pathologischen Augendruck

und die Einführung bisher wenig benutzter oder unbekannter neuer Arzneimittel in die konservative Glaukomtherapie hat ihr viele Anhänger erworben.
Unzweifelhaft sind die Erfolge, die mit der modernen medikamentösen Behandlung besonders des chronischen Glaukoms erzielt wurden, zahlreicher und
besser als früher. Die immer wieder vorkommenden Versager warnen jedoch
vor einem allzu großen Optimismus. Ein operativer Eingriff läßt sich wohl
hinauszögern, die operative Therapie selbst sich jedoch niemals völlig durch die
medikamentöse verdrängen.

*Eine Operation ist beim chronischen Glaukom dann angezeigt, wenn sich trotz
regelrecht durchgeführter und sorgfältig kontrollierter Behandlung der Augendruck
nicht mehr normalisieren läßt oder die Funktion des Auges unaufhaltsam verfällt.*
Ein allzulanges Abwarten beeinträchtigt in diesen Fällen nur den Erfolg
der Operation; denn durch die eintretenden sekundären Veränderungen an
Iris und Corpus ciliare wird ihre günstige Wirkung auf den Augendruck überhaupt in Frage gestellt. Trotz Normalisierung des Augendruckes durch die
Operation kann die Atrophie des Sehnerven weiter fortschreiten, wenn sie bereits
einen gewissen Grad erreicht hatte. Andererseits sind die Operationsmethoden,
die beim chronischen Glaukom Erfolg versprechen, nicht ohne Gefahr für das
Auge, so daß die *Frühoperation* an einem Auge mit gutem Sehvermögen immer
ein gewisses Risiko bildet.

Es hängt sehr weitgehend von den persönlichen Erfahrungen und Ansichten
des Arztes ab, ob er sich im Prinzip als Anhänger der Spätoperation oder der
Frühoperation bekennt. Deshalb ist es kaum möglich, hier einheitliche Richtlinien aufzustellen, die unter allen Umständen Gültigkeit haben.

Vorbereitung der Operation. *Vor jeder Operation,* auch wenn sie im Frühstadium vorgenommen wird, *soll der erhöhte Augendruck möglichst herabgesetzt
werden,* damit im Momente des Eingriffes der Druckabfall nicht zu groß wird.
Stets sind vorher reichlich Miotica zu geben. Unterstützend wirken Aderlaß,
Ableitung auf den Darm, intravenöse Kochsalzinjektionen. Weist die Druckkurve starke Tagesschwankungen auf, so operiert man zweckmäßig am Nachmittag zur Zeit der stärksten Drucksenkung.

Die brüske Druckherabsetzung durch eine Operation birgt die Gefahr
des sog. *malignen Glaukoms* in sich: Der Druck bleibt nach dem Eingriff
hoch bzw. steigt noch wesentlich, so daß das Auge steinhart wird. Die Vorderkammer stellt sich nicht wieder her. Linse und Regenbogenhaut werden fest
gegen die Hornhaut gepreßt. Schnelle Erblindung ist die Folge.

Die Ursache des malignen Glaukoms ist noch nicht völlig geklärt. Jedenfalls
spielt die plötzliche starke Entlastung der intraokularen Blutgefäße die entscheidende Rolle. Die entstehende Hyperämie im hinteren Bulbusabschnitte
führt durch Verlagerung der Regenbogenhaut und Linse in ähnlicher Weise wie
beim akuten Glaukom zur Blockierung der Abflußwege.

Das maligne Glaukom läßt sich nicht voraussehen. Die größte Gefahr
besteht zweifellos für Augen mit hoher Tension, bei denen die Miotica trotz
guter Pupillenverengerung keinen Einfluß auf den Druck haben. Man hat also
hierin einen gewissen, wenn auch unzuverlässigen Anhaltspunkt.

Ein wirksames Vorbeugungsmittel bildet die *Sclerotomia posterior,* die man
der Operation am vorderen Bulbusabschnitt voranschickt, um den Druck herabzusetzen. Ist das Glaucoma malignum einmal eingetreten, so kann man ebenfalls versuchen, durch eine Sclerotomia posterior noch nachträglich den Glaskörperdruck zu beeinflussen. Meist ist leider auch hier der Erfolg negativ oder
nur vorübergehend. Ist schon früher auf einem Auge ein malignes Glaukom
aufgetreten, so vermeide man am zweiten möglichst jeden Eingriff, der eine

Kammeröffnung notwendig macht, da der Verlauf erfahrungsgemäß häufig auf beiden Augen gleich ist.

Wahl der Methode[1]. Keiner der Operationen kann hinsichtlich Erfolg und Gefahrlosigkeit so weit der Vorrang zuerkannt werden, daß sie als Operation der Wahl beim *Glaucoma simplex* unter allen Umständen zu empfehlen wäre. Kein Operateur vermag sämtliche Methoden mit ihren zahlreichen Abarten in so genügender Zahl auszuführen, um sich selbst ein zuverlässiges Urteil zu bilden. Auch der Vergleich verschiedener Statistiken gibt nur ein sehr unvollkommenes Bild über die Brauchbarkeit der verschiedenen Verfahren. So ist es natürlich, daß der eine Operateur diese, der andere jene Methode bevorzugt und oft vielleicht die eine nicht mehr ausführt, weil ihm zufällig einige Mißerfolge zu Gesicht gekommen sind. Es lassen sich also für die operative Behandlung des Glaucoma simplex keine strengen allgemeingültigen Regeln aufstellen, und jeder Versuch in dieser Richtung, mag er mit noch so großer Zurückhaltung unternommen werden, muß den Charakter des Subjektiven tragen. In diesem Sinne sind die folgenden Bemerkungen aufzufassen.

Die Anschauungen über die Wahl der Operationsmethode sind in den einzelnen Kliniken sehr verschieden. Teils wird die *Iridektomie*, teils die *Trepanation* (ELLIOT) oder die *Cyclodialyse* (HEINE) — diese 3 Operationen stehen zur Zeit im Vordergrund — bevorzugt. Völlige Einigkeit besteht nur darüber, daß wir von dem Ideal einer zuverlässigen und dabei gefahrlosen Operation beim Glaucoma simplex noch weit entfernt sind.

So günstig die *Iridektomie* beim akuten Glaukomanfall wirkt, so wenig befriedigend ist ihr Erfolg beim Glaucoma simplex. Die Statistik (s. SCHMIDT-RIMPLER) lehrt, daß nur in etwa $1/3$ der Fälle für längere Zeit ein Fortschreiten der Sehnervenschädigung aufgehalten werden kann, d. h. der Erfolg erscheint kaum besser als bei der Behandlung mit Mioticis[2]. Der Augendruck' wird oft überhaupt nicht merklich beeinflußt. Ferner kommt es trotz normalen Operationsverlaufs im Anschluß an den Eingriff gelegentlich zu einem schnellen Verfall der Sehfunktionen, besonders dann, wenn ausgedehnte Gesichtsfelddefekte bereits bis nahe an den Fixierpunkt gingen. Durch das plötzliche Übergreifen der Atrophie auf das papillo-maculare Bündel wird eine rapide Sehverschlechterung herbeigeführt.

An diesem Urteil ändert nichts, daß gelegentlich die Iridektomie günstige Erfolge durch eine cystoide Vernarbung zeitigt, deren Entstehung man aber nicht in der Hand hat. Meist erfolgt sie durch Irisschenkeleinklemmung, so daß man auch absichtlich die *Iridencleisis* vorgeschlagen hat. In der Tat ist auch die cystoide Vernarbung nichts anderes als das, was man absichtlich mit den Fisteloperationen bezweckt.

Unter diesen verdient die ELLIOT*sche Trepanation* den Vorzug, da sie technisch relativ leicht ist und durch sie am sichersten eine dauernde Beseitigung der Druckerhöhung erzielt wird. Die Gefahr der Spätinfektion dürfte von mancher Seite überschätzt werden. Natürlich soll die Operation nur bei absoluter Keimfreiheit und nicht atrophischer Bindehaut ausgeführt werden. Auch empfiehlt

---

[1] Einzelheiten über Technik, Wirkungsweise und Erfolge der einzelnen Operationsverfahren, siehe im Ergänzungsband: Operationslehre.

[2] Von einer Anzahl von Kliniken liegen neuerdings auch wieder günstigere Statistiken vor. Die Ansichten sind also noch recht verschieden (s. Glaukomdebatte d. Wien. Ophth. Ges. 1921). Man darf allen zahlenmäßigen Zusammenstellungen überhaupt nur einen bedingten Wert beimessen. Es spielt natürlich eine große Rolle, ob früh oder spät operiert wird, wie lange die Beobachtung nach der Operation fortgesetzt wird usw. Dort wo allein die Sehschärfe als Maßstab gewählt wird, ergibt sich auch insofern ein falsches Bild, als diese lange gut bleiben kann, während inzwischen das Gesichtsfeld in fortschreitendem Verfall begriffen ist.

es sich, immer zuerst das schlechtere Auge gewissermaßen probeweise zu operieren, selbst wenn dieses schon nahezu erblindet ist. Spielt sich der Operations- und Heilungsverlauf hier ungestört ab, so wird man auch mit einem günstigen Erfolg an dem zweiten sehtüchtigen Auge rechnen können. Bei sehr jugend- lichen Individuen und bei allen Kranken, die sich infolge ihres Berufes vor Staub, Schmutz u. dgl. nicht schützen können, ist die Gefahr der Spätinfektion größer. Man wird deshalb in diesen Fällen die *Cyclodialyse* vorziehen.

Die *vordere Sklerotomie* hat gegenüber den neueren Operationen erheblich an Interesse verloren und kann hinsichtlich der Zuverlässigkeit der Erfolge auch schwerlich mit ihnen konkurrieren. Sie bietet unter Umständen insofern einen gewissen Vorteil, als bei ihr das Kammerwasser nicht vollkommen abzu- fließen braucht, und man auf diese Weise vorübergehend eine gewisse Entlastung des Druckes zu erzielen vermag, ohne ein malignes Glaukom befürchten zu müssen. In diesem Sinne ist sie (wie die Sclerotomia posterior) übrigens auch als Voroperation der Iridektomie empfohlen worden.

Sind im *fortgeschrittenen Stadium des Glaucoma simplex* bereits die mehrfach erwähnten sekundären Veränderungen an der Regenbogenhaut und im Kammer- winkel aufgetreten, so werden die Aussichten jedes operativen Eingriffes erheblich ungünstiger. Die Elliotsche Trepanation gelingt dann häufig nicht mehr, da die Vornahme der Iridektomie Schwierigkeiten macht. Es ist in diesen Fällen am ehesten durch die Cyclodialyse möglich, die angepreßte Regenbogenhaut in größerer Ausdehnung von der Hornhauthinterfläche abzu- lösen, vorausgesetzt, daß sie nicht schon zu atrophisch ist.

An *Glaucoma simplex erblindete schmerzfreie Augen* bedürfen auch dann, wenn der Druck hoch ist, keiner operativen Behandlung.

Besteht neben einem Glaucoma simplex noch ein *Altersstar*, so kann die Staroperation im allgemeinen ohne Sorge ausgeführt werden, wenn der Augen- druck nicht zu stark erhöht ist. Nur empfiehlt es sich, eine Iridektomie vor- auszuschicken, um festzustellen, wie das Auge einen Eingriff erträgt. Der Augen- druck wird oft zunächst günstig beeinflußt, doch ist eine Heilung des Glaukoms durch die Staroperation nicht zu erwarten. Vielmehr muß mit dem weiteren Fortschreiten der Krankheit gerechnet werden, falls nicht gleichzeitig eine Fistel- narbe *(Sklerektomie)* angelegt wird.

Nähert sich das *Glaucoma chronicum inflammatorium* in seiner Erscheinungs- weise dem akuten Glaukomanfall (flache Vorderkammer, häufige schmerz- hafte Druckanfälle), so ist die Iridektomie am wirksamsten. Jedenfalls gelingt es hierdurch häufig, wenigstens die Wiederkehr der Anfälle zu vermeiden. Freilich bleibt nicht selten eine mehr oder weniger dauernde Druckerhöhung bestehen, die eine zweite Operation notwendig macht.

Je mehr jedoch das Glaucoma chronicum inflammatorium dem Glaucoma simplex ähnelt, d. h. je seltener und schwächer die akuten Anfälle sind, die Seh- nervenexkavation und der Funktionsverfall dagegen im Vordergrund stehen, um so unzuverlässiger ist im allgemeinen auch die Wirkung der Iridektomie. Ebenso wie beim reinen Glaucoma simplex kommen dann in erster Linie die fistelbildenden Operationen in Betracht. Wieder bevorzugen die einen die Cyclo- dialyse, die anderen die Trepanation. Die Entscheidung, welche von diesen beiden Operationen den Vorzug verdient, ist vielleicht noch schwerer zu treffen als beim Glaucoma simplex. Die Cyclodialyse ist der ungefährlichere Eingriff und deshalb vor allem dann angezeigt, wenn eine dauernde Infektionsgefahr besteht oder bereits sekundäre Veränderungen im Kammerwinkel vorhanden sind. Liegen die Verhältnisse in dieser Hinsicht günstig, so bietet auch hier die Elliotsche Trepanation die besten Aussichten für einen guten Dauererfolg.

Bei schweren destruktiven Veränderungen an der Iris und am Corpus ciliare wird man sich damit begnügen müssen, schmerzhafte Anfälle zu beseitigen oder zu vermindern und den Augapfel zu erhalten.

2. Die operative Behandlung des akuten Glaukoms.

Zeitpunkt der Operation. Eine operative Therapie kommt im *Prodromalstadium* nur dann in Frage, wenn die Anfälle sich häufen und an Intensität zunehmen oder eine dauernde fachärztliche Überwachung des Patienten nicht möglich ist. In der Regel wird jedoch eine medikamentöse Therapie viele Jahre hindurch ausreichend sein.

Kommt ein Kranker im *akuten Glaukomanfall* zur Behandlung, so wende man *stets zuerst Miotica* an. In einer großen Zahl der Fälle läßt sich der Glaukomanfall hierdurch allein beseitigen. Aber auch wenn diese Hoffnung getäuscht wird, ist noch keine Zeit für die Operation verloren. 2—3 Tage Drucksteigerung verträgt das Auge ohne dauernde Funktionsstörung. Es ist ein Irrtum anzunehmen, daß sich in so kurzer Zeit eine Exkavation entwickelt. Wird sie nach Beseitigung des Anfalles gefunden, so hat sie wahrscheinlich schon vorher bestanden. Es hat sich dann um einen akuten Anfall bei einem chronischen Glaukom gehandelt (Glaucoma chronicum inflammatorium). Auch wenn der Kranke angibt, daß der Anfall schon 8—10 Tage dauere, können wenigstens noch einige Stunden dem Versuche einer medikamentösen Behandlung gewidmet werden. Läßt sich auch nur eine geringe Pupillenverengerung und Drucksenkung erzielen, so wird die Operation wesentlich erleichtert.

Nach Beseitigung der akuten Drucksteigerung durch Miotica soll zur Verhütung weiterer Anfälle operiert werden, wenn solche schon häufiger aufgetreten waren und eine regelmäßige augenärztliche Kontrolle des Patienten nicht möglich ist.

Wahl der Methode. Die *Operation der Wahl* ist im Prodromalstadium ebenso wie beim akuten Glaukomanfall die *Iridektomie*. Sie wird am besten als totale Iridektomie nach oben vorgenommen. Doch hat eine gut ausgeführte periphere Iridektomie nach den bisherigen Erfahrungen die gleiche Wirkung. Es besteht hierbei nur die Möglichkeit, daß der Irisausschnitt dem weniger Geübten nicht immer peripher genug gelingt. Bei sehr hohem intrakularen Druck ist es zweckmäßig, der Iridektomie eine Sclerotomia posterior vorauszuschicken.

Die Operation kann beim akuten Glaukom sehr schmerzhaft sein. Es ist daher eine gute Anästhesie erforderlich. $^3/_4$ Stunde vor der Operation werden 0,5—0,75 ccm Dilaudid-Scopolamin, Pantopon oder ein anderes Narkoticum subcutan injiziert. Zur Lokalanästhesie wird nach dem Vorschlage ELSCHNIGS $1—1^1/_2$ ccm $2^0/_0$ige Novocain-Adrenalinlösung retrobulbär injiziert. Hierzu wird die Nadel an der Grenze zwischen Augapfelbindehaut und Übergangsfalte schräg in den Muskeltrichter eingestochen. *Vor der Operation muß in das gesunde Auge Pilocarpin eingeträufelt werden*, um das Auftreten eines akuten Anfalles zu vermeiden.

Es wurde schon erwähnt, daß man möglichst nicht auf der Höhe des Anfalles operiert. Denn abgesehen von der großen Schmerzhaftigkeit ist die Eröffnung einer sehr flachen Vorderkammer durch einen genügend peripheren Schnitt technisch schwierig. Beim Abfließen des Kammerwassers wird die Linse durch den hohen Druck im Glaskörper schnell nach vorn gedrängt, so daß eine Verletzung der Linsenkapsel durch das Operationsinstrument (Lanzenspitze) leicht erfolgen kann. Auch besteht immer eine gewisse Gefahr in dem gewaltigen Drucksturz, der im Moment der Kammerentleerung erfolgen muß. Es kann dabei nicht nur zur spontanen Berstung der Linsenkapsel, die zu einer schnellen in der hinteren Rinde beginnenden Trübung der Linse führt (Meller), sondern auch zu Blutungen aus den intraokularen Gefäßen kommen. In der Tat sieht man als Folge zu schneller Druckentlastung häufig Netzhautblutungen auftreten. Diese werden allerdings bald wieder resorbiert und hinterlassen meist keine Störungen; nur selten sind expulsive Blutungen (Köllner). Durch Injektion von Calcium und Clauden vor der Operation wird die Gefahr der Netzhautblutungen geringer. Nach der Druckentlastung verschwindet die Hornhauttrübung rasch, auch die Schmerzen klingen in wenigen Stunden ab.

Der Erfolg der Iridektomie ist in der Mehrzahl der Fälle ausgezeichnet. Der Anfall wird nicht nur beseitigt — das gelingt, wie wir sahen, oft auch ohne Operation —, sondern es werden vor allem neue Anfälle verhütet, und der Druck kann ohne weitere Anwendung von Mioticis normal bleiben.

Ungünstiger ist die Prognose dann, wenn sich hinter dem akuten Anfall noch ein chronisches Glaukom verbirgt (glaukomatöse Exkavation, erhöhter Druck auch in der anfallsfreien Zeit).

3. Die operative Behandlung des absoluten Glaukoms.

Beim schmerzfreien absoluten Glaukom wird von einer Operation am besten Abstand genommen. Stürmische akute Anfälle drohen auch bei hohem Augendruck nicht mehr, wenn ein Medusenhaupt entstanden ist. Durch die Ausbildung des Kollateralkreislaufes sind genügend Abflußwege für das Blut aus dem Augeninnern geschaffen, so daß eine plötzliche venöse Stase nicht mehr auftreten kann.

Wird wegen der Schmerzen ein Eingriff notwendig, so bieten die bisher genannten Operationen meist keinen Erfolg. Die Mehrzahl der Operateure zieht hier die *Enucleation* vor. Andere Operationen werden jetzt kaum mehr ausgeführt, da im allgemeinen der oft zweifelhafte Erfolg in keinem Verhältnis zu dem Eingriff steht. Hierher gehören die Cyclotomie, Entfernung des Halssympathicus, Exstirpation des Ganglion ciliare und Resectio opticociliaris. Letztere allein verdient dort versucht zu werden, wo man bei schmerzhaften erblindeten Glaukomaugen die Enucleation nicht ausführen will. Neuerdings sind hier als einfache Verfahren die *retrobulbäre Injektion von Alkohol* und die *Alkoholinjektion ins Ganglion Gasseri* (s. S. 789) vorgeschlagen worden, bei denen jedoch mit der Möglichkeit einer Keratitis neuro-paralytica gerechnet werden muß.

K. Die Hygiene des Glaukoms.

Die Hygiene des Glaukoms hat zur Aufgabe, durch zweckmäßige Lebensweise alle Momente auszuschalten, die den intraokularen Druck ungünstig beeinflussen, d. h. zu vorübergehenden Drucksteigerungen führen. Sie spielt infolgedessen bei allen Formen des Glaukoms neben der eigentlichen Behandlung eine wichtige Rolle, wird aber noch viel zu häufig außer acht gelassen.

Jede Aufregung, Gemütsbewegung und übermäßige geistige Anspannung ist möglichst zu vermeiden. Es muß in dieser Hinsicht die gleiche ruhige Lebensweise gefordert werden, die bei der essentiellen Hypertonie vom Internisten diktiert wird. Gerade plötzliche Blutdrucksteigerungen können eine Erhöhung des Augendruckes bedingen und unter Umständen einen schweren Glaukomanfall auslösen. Ebenso schädlich sind alle Kongestionen nach dem Kopf. Männern sind daher weite und niedrige Kragen zu empfehlen. Aus dem gleichen Grunde sollte man Glaukomkranken den übermäßigen Genuß von starkem

Kaffee und Alkohol verbieten, da diese den allgemeinen Blutdruck und die Blutverteilung ungünstig beeinflussen.

Neben mäßiger Körperbewegung ist auf regelmäßige Stuhlentleerung zu achten. Als Abführmittel kommen vor allem die salinischen Wässer (Karlsbader

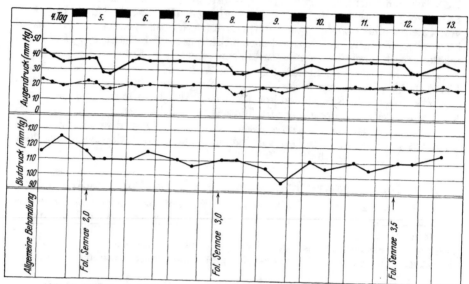

Abb. 68. Wirkung der Ableitung nach dem Darm (Sennainfus) auf den Augendruck. (Umzeichnung nach KÖLLNER: Arch. Augenheilk. 83, 155, Kurve 13.)

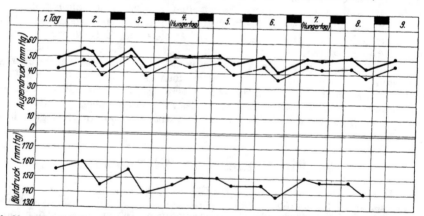

Abb. 69. Unbehandeltes Glaucoma simplex: Einfluß des Aussetzens der Mittagsmahlzeit (4. und 7. Tag) auf den sonst regelmäßigen Verlauf der Augendruckkurve. An den Hungertagen fehlt das ausgesprochene Absinken des Augendruckes am Nachmittage. Auch die Nachmittagssenkung des Blutdruckes bleibt aus. (Umzeichnung nach KÖLLNER: Arch. Augenheilk. 83, 159, Kurve 17.)

Salz, Kissinger Pillen) in Betracht, aber auch die vegetabilischen Abführmittel (z. B. Folia sennae) können wirksam sein. Der günstige Einfluß der Blutabfuhr in das Gefäßgebiet des Abdomens läßt sich in geeigneten Fällen an der Druckkurve sehr wohl erkennen (Abb. 68). Durch die Verdauung wird ebenfalls eine Ableitung des Blutes nach dem Abdomen hervorgerufen. Der Glaukomkranke sollte daher eine Überhungerung nach Möglichkeit vermeiden und seine Mahlzeiten lieber in kürzeren Abständen einnehmen (Abb. 69).

Mit Recht betont Schmidt-Rimpler die Schädlichkeit des Rauchens. Vielleicht ist weniger die toxische Wirkung des Nicotins auf den in Atrophie begriffenen Sehnerven als auf das Gefäßsystem zu fürchten.

Helles Licht wurde früher als nachteilig angesehen und deshalb dunkle Brillen verordnet. Heute stehen wir eher auf dem entgegesetzten Standpunkt. Die bei der Belichtung auftretende Pupillenverengerung kann besonders im Prodromalstadium und beim chronischen Glaukom mit enger Vorderkammer drucksenkend wirken. Das gleiche gilt von der mit Akkommodation verbundenen Naharbeit.

Literatur.

Die Behandlung des primären Glaukoms.

Abadie, Ch.: (a) Traitement médical du glaucome. Clin. ophtalm. 16, 248 (1927). (b) Traitement médical du glaucome. Bull. Acad. Méd. 97, 380 (1927); Bull. Soc. franç. Ophtalm. 40 (1927). — Alexander, W.: (a) Daueranästhesierung bei schmerzhaften Augenaffektionen. Med. Klin. 1927, 1103. (b) Dauernde Schmerzbeseitigung bei primärem Glaukom und Ciliarneuralgie durch Anästhesierung des Ganglion Gasseri. Klin. Mbl. Augenheilk. 84, 65 (1930). — Archangelsky, P. F.: (a) Zur Frage der Glaukosantherapie bei Glaukom. Klin. Mbl. Augenheilk. 76, 840 (1926). (b) Aminglaukosan in der Therapie des akuten Glaukoms. Med. Mysl' (russ.) 5, 15 (1929). Ref. Zbl. Ophthalm. 23, 614.

Bailliart, P.: Rôle du sympathique et de l'adrénaline en pathologie oculaire. Clin. ophtalm. 16, 253 (1927). — Balabonina, L.: Einige Fälle von Adrenalintherapie bei Glaukom. Russk. oftalm. Ž. 4, 622 (1925). Ref. Zbl. Ophthalm. 17, 600. — Bielschowsky: Zit. nach Löhlein, Zbl. Ophthalm. 22, 1. — Birch-Hirschfeld, A.: Zur tonometrischen Beurteilung des Glaukoms. Z. Augenheilk. 70, 1 (1930). — Blatt, N.: Aderlaß und Glaukom. Graefes Arch. 123, 219 (1929). — Böhm, jun.: Akuter Glaukomanfall an beiden Augen nach Glaukosantropfen. Graefes Arch. 120, 574 (1928). — Bothman, L. and S. J. Cohen: Studies in intraocular pressure. Arch. of Ophthalm. 56, 110 (1927). — Braun: Glaukomtherapeutische Erfahrungen mit Laboratoriums-Nr. 23, Dr. Hamburger. Klin. Mbl. Augenheilk. 73, 786 (1924).

Mc Callan: Zit. nach Löhlein, Zbl. Ophthalm. 22, 1. — Cantonnet, A.: L'ionisation dans le glaucome. Clin. ophtalm. 17, 553 (1928). — Castresana, B.: Das Glaukosan beim Glaukom. Siglo méd. 83, 116 (1929). Ref. Zbl. Ophthalm. 21, 438. — Cohen, S. J. and L. Bothman: Vasomotor fibers in retinal, choroidal and ciliary arteries. Amer. J. Physiol. 81, 665 (1927). Ref. Zbl. Ophthalm. 19, 260. — Corbett, J. J.: The effect of radium on glaucoma. Boston med. J. 190, 1124 (1924).

Darier: Zit. nach Löhlein, Zbl. Ophthalm. 22, 1. — Diaz Dominguez, Diego: Subconjunctivale Adrenalininjektionen bei Glaukom. Arch. Oftalm. Buenos Aires 25, 361 (1925). Ref. Zbl. Ophthalm. 15, 591. — Dieter, W.: Über den Zusammenhang zwischen osmotischem Druck, Blutdruck, insbesondere Capillardruck und Augendruck nach neuen experimentellen und klinischen Untersuchungen. Arch. Augenheilk. 96, 179 (1925). — Dubar, J., A. Lamache et Eye: L'action de l'histamine sur la tension du globe oculaire. Influence du système neuro-végétatif. Bull. Soc. Ophtalm. Paris 7, 421 (1929). — Duke-Elder, W. S.: The reaction of the intraocular pressure to osmotic variation in the blood. Brit. J. Ophthalm. 10, 1 (1926). (b) Osmotic therapy in glaucoma. Brit. J. Ophthalm. 10, 30 (1926). — Duke-Elder, W. S. and Frank W. Law: Treatment of glaucoma by adrenaline and histamine. (The so called „glaucosans"). Brit. med. J. 3560, 590 (1929).

Egtermeyer, Alfons: Über eine akut aufgetretene Ernährungsstörung der Hornhaut mit nachfolgendem Zerfall durch Glaukosaneinträufelung. Klin. Mbl. Augenheilk. 77, 155 (1926). — Ellet, E., C. and R. O. Rychener: Some clinical observations on levoglaucosan (Linksglaukosan) and amin-glaucosan. Amer. J. Ophthalm. 12, 368 (1929). — Elschnig: Zit. nach Hamburger, Klin. Mbl. Augenheilk. 76, 849. — Elschnig, A.: Hilfsverfahren bei der Altersextraktion. Arch. Augenheilk. 98, 300 (1927). — Eppenstein, A.: Zur Glaukombehandlung mit Suprarenin. Med. Klin. 130 (1925). — Erdmann, P.: (a) Über experimentelles Glaukom nebst Untersuchungen am glaukomatösen Tierauge. Graefes Arch. 66, 525 u. 391 (1907). (b) Über die Wirkung fortgesetzter subconjunctivaler Injektionen von Nebennierenpräparaten bei Kaninchen und ihre therapeutische Verwendung beim Menschen. Z. Augenheilk. 32, 216 (1914). (c) Weitere Erfahrungen mit den von mir angegebenen subconjunctivalen Injektionen von Nebennierenpräparaten bei Augenkrankheiten, speziell beim Glaukom. Klin. Mbl. Augenheilk. 74, 413 (1925).

Federici, E.: Ricerche intorno all'azione dell'adrenalina sulla tensione oculare. Boll. Ocul. 5, 644 (1926). — Feigenbaum, A.: Über den Einfluß der Belichtung und Verdunkelung auf den intraokularen Druck normaler und glaukomatöser Augen. Klin. Mbl. Augenheilk. **80**, 577 (1928). — FISCHER, F. P.: Die medikamentöse augenärztliche Therapie der letzten 5 Jahre. Zbl. Ophthalm. **25**, 1 (1931). — FISCHER, M. H. (a) Augenquellung und Glaukom. Pflügers Arch. **127** (1909). (b) Das Ödem. Dresden 1910. — FORTIN, E. P. (a): Ciliarmuskel und Glaukom. Arch. Oftalm. Buenos Aires **4**, 359 (1929). Ref. Zbl. Ophthalm. **22**, 368. (b) SCHLEMMscher Kanal und Ligamentum pectinatum. Arch. Oftalm. Buenos Aires **4**, 454 (1929). Ref. Zbl. Ophthalm. **22**, 419. (c) Wirkung des Ciliarmuskels auf die Zirkulation des Auges. Rev. Soc. argent. Biol. **5**, 134 (1929). Ref. Zbl. Ophthalm. **22**, 419. — FRADKIN, M. u. V. ZVEREV: Weitere experimentelle Daten über die hämato-ophthalmische Barriere. Arch. Oftalm. (russ.) **5**, 307 (1929). Ref. Zbl. Ophthalm. **22**, 140. — FRANKOWSKA, J.: Die Wirkung des Eserins auf normale Augen. Klin. oczna (poln.) **3**, 135 (1925). Ref. Zbl. Ophthalm. **16**, 227. — FROMAGET, C.: (a) Abaissement immédiat de l'hypertension oculaire par l'injection rétrobulbaire d'adrénaline. Annales d'Ocul. **158**, 424 (1921). (b) Les avantages multiples de l'injection retrobulbaire de novocaine-adrénaline dans la chirurgie oculaire. Annales d'Ocul. **159**, 575 (1922). (c) Traitement des accidents glaucomateux aigus par l'injection rétrobulbaire de novocaine-adrénaline. Annales d'Ocul. **160**, 438 (1923).

GALA, A.: Die örtliche Anwendung des Calciums und sein Einfluß auf den Augendruck. Bratislav. lék. Listy **2**, 367 (1923). Ref. Zbl. Ophthalm. **11**, 376. — GALLOIS, JEAN et PIERRE-NOEL DESCHAMPS: Recherches sur l'action de l'acétylcholine sur la circulation générale et sur la circulation oculaire. (Tension oculaire, Index oscillométrique.) Bull. Soc. Ophtalm. Paris **7**, 402 (1928). — GAPEJEFF, P. J.: (a) Adrenalin und Glaukosantherapie des Glaukoms. Russk. oftalm. Ž. **7**, 704 (1928). Ref. Zbl. Ophthalm. **20**, 590. (b) Klinische Beobachtung über Adrenalin-Glaukosan und Pituitrin-Wirkung auf die intraokulare Drucksteigerung bei Glaukom. Klin. Mbl. Augenheilk. **81**, 626 (1928). — GIFFORD, S. R.: (a) Acute rise of tension following the use of adrenalin in glaucoma. Amer. J. Ophthalm. **11**, 628 (1928). (b) Some modern preparations used in the treatment of glaucoma. Arch. of Ophthalm. **57**, 612 (1928). (c) Some non-surgical aids in the treatment of glaucoma. Brit. J. Ophthalm. **13**, 481 (1929). — GLAVAN J.: (a) Die Wirkung des Gynergens (Ergotamins) auf den Augendruck beim Glaukom. Rev. Stiinţ. med. (rum.) **17**, 841 (1928). Ref. Zbl. Ophthalm. **21**, 389. (b) Die Wirkung des Gynergens auf den Augendruck bei Glaukom. Cluj. med. (rum.) **10**, 464 (1929). Ref. Zbl. Ophthalm. **22**, 520. — GOLOVIN, S.: Untersuchungen über die subvitalen Vorgänge in dem isolierten Auge. Russk. oftalm. Ž. **6**, 657 (1927). Ref. Zbl. Ophthalm. **18**, 864. — GRADLE, HARRY, S.: (a) The use of adrenalin in increased intraocular tension. Amer. J. Ophthalm. **7**, 851 (1924). (b) The use of epinephrin in ocular hypertension. J. amer. med. Assoc. **84**, 675 (1925). — GREDSTEDT, A.: Beitrag zur Glaukosanbehandlung des Glaukoms. Z. Augenheilk. **63**, 84 (1927). — GRÜTER, W.: (a) Orbitale Alkoholinjektionen zur Beseitigung der Schmerzhaftigkeit erblindeter Augen. Verslg ophthalm. Ges. Heidelberg **41**, 85 (1918). (b) Klin. Mbl. Augenheilk. **68**, 247 (1922).

HAGEN, S.: Gynergenbehandlung von Glaucoma simplex. Acta ophthalm. (København) **6**, 350 (1928). — HALLET, DE WAYNE: Glaucoma: Postoperative mechanical massage in its treatment. A case. J. of Ophthalm. etc. **31**, 219 (1927). — HAMBURGER, C.: (a) Experimentelle Glaukomtherapie. Med. Klin. **19**, 1224 (1923). (b) Glaukombehandlung; Praktisches und Theoretisches. Z. Augenheilk. **53**, 127 (1924). (c) Zu der neuen Glaukombehandlung. Praktisches und Theoretisches. Klin. Mbl. Augenheilk. **72**, 47 (1924). (d) Neue Wege zur Behandlung des Glaukoms. Med. Klin. **20**, 274 (1924). (e) Ersatzpräparate für Adrenalin und ihre Bedeutung für die Glaukombehandlung. Med. Klin. **21**, 1497 (1925). (f) Das stärkste Mioticum. Z. Augenheilk. **60**, 109 (1926); Klin. Mbl. Augenheilk. **76**, 849 (1926). (g) Glaukosantropfen, Glaukom und Akkommodation. Klin. Mbl. Augenheilk. **76**, 400 (1926). (h) Glaukomprobleme. Klin. Mbl. Augenheilk. **78**, 189 (1927). (i) Über die Verhütung akuter Anfälle bei der Glaukosanbehandlung. Verslg ophthalm. Ges. Heidelberg **46**, 69 (1927). (k) Augendruck und Augenentzündung. Klin. Mbl. Augenheilk. **81**, 616 (1928). (l) Zu dem Fortbildungsvortrag Prof. W. STOCKs „Über die Behandlung des Glaukoms". Klin. Mbl. Augenheilk. **82**, 236 (1929). — HEIM, H.: Zur Behandlung des Glaukoms mit Ergotamin. Klin. Mbl. Augenheilk. **79**, 345 (1927). — HEROLD, K.: Glaukombehandlung mit Glaukosan. Čas. lék. česk. **67**, 726 (1928). Ref. Zbl. Ophthalm. **20**, 847. — HERTEL, E.: (a) Experimentelle Untersuchungen über die Abhängigkeit des Augendruckes von der Blutbeschaffenheit. Graefes Arch. **88**, 197 (1914). (b) Klinische Untersuchungen über die Abhängigkeit des Augendruckes von der Blutbeschaffenheit. Graefes Arch. **90**, 309 (1915). (c) Einiges über Augendruck und Glaukom. Klin. Mbl. Augenheilk. **64**, 390 (1920). (d) Blut- und Kammerwasseruntersuchungen bei Glaukom. Verslg ophthalm. Ges. Heidelberg **42**, 73 (1920). — HESS, R.: Die Wirkung von Ergotamin auf das Auge. Klin. Mbl. Augenheilk. **75**, 295 (1925). — HILDESHEIMER: Diskussion THIEL. Ref. Klin. Mbl. Augenheilk. **77** II, 220 (1926). — HIPPEL, v. u. GRÜNHAGEN: Über den Einfluß der Nerven auf die Höhe des intraokularen Druckes. Graefes Arch. **14**, 219 (1868). — HOFE, K. VOM: Klinische und experimentelle Beiträge zur Wirkungsweise der medikamentösen Glaukomtherapie. Arch. Augenheilk. **98**, 201 (1927).

IMRE, J. V.: Beiträge zur Frage der Regulierung des intraokularen Druckes. Orv. Hetil.
(ung.) **64**, 291 (1920). Ref. Zbl. Ophthalm. **4**, 14. — IMRE, jr. J.: The influence of the
endocrine system on intraocular tension. Endocrinology **6**, 213 (1922). Ref. Zbl. Ophthalm. **8**, 351.

JAENSCH, P. A.: (a) Klinische Erfahrungen mit subconjunctivalen Suprarenin-Injektionen.
Klin. Mbl. Augenheilk. **73**, 665 (1924).   (b) Die retrobulbäre Alkoholinjektion nach GRÜTER.
Klinische Beobachtungen und experimentelle Untersuchungen. Z. Augenheilk. **58**, 2 (1925).
(c) Klinische Erfahrungen mit Glaukosan. Klin. Mbl. Augenheilk. **76**, 433 (1926). — JESSOP:
Zit. nach LÖHLEIN. Zbl. Ophthalm. **22**, 1.

KAÁLI NAGY, SÁNDOR: Versuche mit neuen Medikamenten gegen das Glaukom. Orv.
Hetil. (ung.) **1930** I, 186. Ref. Zbl. Ophthalm. **23**, 449. — KADLICKÝ, R.: (a) Pathogenese
des Glaukoms. Bratislav. lék. Listy **1**, 313 (1922). Ref. Zbl. Ophthalm. **9**, 287. (b) Neue
Richtung in der Glaukombehandlung. Čas. lék. česk. **63**, 1035 (1924). Ref. Zbl. Ophthalm.
14, 395. (c) Tendances nouvelles de la thérapeutique du glaucome. Arch. d'Ophtalm.
41, 705 (1924). — KAPUSCINSKI, W.: L'influence de la pituitrine hypophysine sur la tension
oculaire. **38**. Congr. Soc. franç. Ophtalm. Brux. 11—15. Mai 1925. Ref. Zbl. Ophthalm.
16, 799 (1925). — KLJACKO, M.: Zur Frage der Glaukom- und Iritisbehandlung mit Suprarenininjektionen. Russk. oftalm. Ž. **5**, 852 (1926). Ref. Zbl. Ophthalm. **18**, 819. — KNAPP, A.:
(a) The action of adrenalin on the glaucomatous eye. Trans. amer. ophthalm. Soc. **19**, 69
(1921). (b) The action of adrenalin on the glaucomatous eye. Arch. of Ophthalm. **50**, 556
(1921). — KÖLLNER, H.: Beobachtungen über die druckherabsetzende Wirkung der Miotica
beim Glaukoma simplex. Z. Augenheilk. **43**, 381 (1920). — KOLLER, C.: The physiological
mode of action of mydriatics and miotics-explaining their effects in hypertension (glaucoma).
Arch. of Ophthalm. **50**, 550 (1921). — KRASSO, I.: Über die Möglichkeit der Beeinflussung des
Glaukoms durch die Röntgenbestrahlung der Schilddrüse. Z. Augenheilk. **68**, 163 (1929).
KÜSEL (a): Über die Wirkung der einzelnen Teile des Ciliarmuskels auf das Ligamentum
pectinatum. Klin. Mbl. Augenheilk. **44**II, 80 (1906).   (b) Über die Wirkung des Ciliarmuskels auf das Ligamentum pectinatum bei Glaukom. Klin. Mbl. Augenheilk. **44**II, 236
(1906). — KUMER, L. u. L. SALLMANN: Die Radiumbehandlung in der Augenheilkunde. Wien:
Julius Springer 1929.

LAMBERT, R. K. and J. WOLFF: The systematic use of hypertonic solutions in glaucoma.
Arch. of Ophthalm. **2**, 198 (1929). — LAQUEUR: Über eine neue therapeutische Verwendung
des Physostigmins. Vorläufige Mitteilung. Zbl. med. Wiss. **24**, 421 (1876). — LEDERER:
Einfluß der Radiumemanation auf den intraokularen Druck. Klin. Mbl. Augenheilk. **74**,
785 (1925). — LÖHLEIN, W.: (a) Die Druckkurve des glaukomatösen Auges in ihrer Bedeutung
für Diagnose, Prognose und therapeutische Indikationsstellung. Klin. Mbl. Augenheilk.
76, Beil.-H. 1 (1926). (b) Überblick über den heutigen Stand der Glaukomtherapie. Zbl.
Ophthalm. **22**, 1 (1929).

MANOLESCU, L. u. ABERMANN-ABRAMOVICI: Klinische Untersuchungen über die Wirkung
des Gynergens beim Glaukom. Cluj. med. (rum.) **10**, 552 (1929). Ref. Zbl. Ophthalm. **23**,
98. — MANS, R.: Erfahrungen mit subconjunctivaler Suprarenininjektion bei Glaukom.
Klin. Mbl. Augenheilk. **73**, 674 (1924). — MEYER, HANS, H. u. R. GOTTLIEB: Die experi-
mentelle Pharmakologie als Grundlage der Arzneibehandlung. Berlin 1925. — MOCK: Notiz
zur Glaukosanfrage. Münch. med. Wschr. **73**, 1711 (1926). — MOISEJUK-KOSTOJANZ, A.:
Der Einfluß von Atropin, Pilocarpin und Adrenalin auf die Gefäße des isolierten Auges.
Arch. Oftalm. (russ.) **4**, 355 (1928). Ref. Zbl. Ophthalm. **20**, 846. — MOSCARDI, P.:
Terapia des glaucoma con l'adrenalina ed il glaucosan. Saggi Oftalm. **4**, 122 (1929). Ref.
Zbl. Ophthalm. **21**, 774. — MURAWLESKIN, N.: (a) Zur Frage der Wirkung der Massage
des Auges auf den Augendruck normaler und pathologischer Augen. Russk. Oftalm.
Ž. **4**, 532 (1925). Ref. Zbl. Ophthalm. **16**, 230. (b) Suprarenin bei der Glaukombehandlung.
Russk. oftalm. Ž. **6**, 794 (1927). Ref. Zbl. Ophthalm. **19**, 218.

NEWCOMB, C. and P. VERDON: Intraocular tension. Trans. far-east Assoc. trop. Med.
Hong-Kong **1**, 279 (1929). Ref. Zbl. Ophthalm. **22**, 328. — NONAY, T.: Unsere Erfahrungen
mit Glaukosan. Klin. Mbl. Augenheilk. **80**, 503 (1928).

ODINZOV, V. u. V. NEJMAN: Schwankungen des intraokularen Druckes bei Glaukom
und die Wirkung des Pilocarpins auf denselben. Trudy S-ezda glasm. Vrac. (russ.) **51**
(1929). Ref. Zbl. Ophthalm. **22**, 210. — OGAWA, M.: Über den Einfluß der Instillation verschiedener Pharmaca auf den intraokularen Druck. Fol. jap. pharmacol. **5**, 293 (1927). Ref.
Zbl. Ophthalm. **19**, 217.

PADERSTEIN: Diskussion THIEL. Ref. Klin. Mbl. Augenheilk. **77**, 220 (1926). —
PASSOW, A.: Bewertung der Cholintherapie beim primären Glaukom. Klin. Mbl. Augenheilk.
83, 339 (1929). — PLETNEVA, N.: Glaukosan bei Glaukom. Ref. Zbl. Ophthalm. **19**, 218
(1927). — POOS, FRITZ: Zur Frage der Ergotaminwirkung am Auge. Vorl. Mitt. Klin.
Mbl. Augenheilk. **79**, 577 (1927). — POPOVICI: Glaukombehandlung mit Gynergen-Sandoz
(2 Fälle). Ref. Zbl. Ophthalm. **22**, 520 (1929). — PUSCARIU et CERKEZ: Hypertonies.

Hypotonies. Injections sous-conjunctivales de pilocarpine. Faits expérimentaux et cliniques. Annales d'Ocul. **163**, 484 (1926).

RENTZ, W.: Beitrag zur Suprareninbehandlung des Glaukoms. Klin. Mbl. Augenheilk. **73**, 356 (1924). — RÖMER, P. u. H. KREBS: Beitrag zur HAMBURGERschen Glaukomtherapie. Z. Augenheilk. **53**, 13 (1924). — ROSENBERG: Zit. nach LÖHLEIN. Zbl. Ophthalm. **22**, 1. — ROTHLIN, E.: (a) Über die spezifisch wirksamen Substanzen des Mutterkorns. Klin. Wschr. **1**, 2294 (1922). (b) Über die pharmakologische und therapeutische Wirkung des Ergotamins auf den Sympathicus. Klin. Wschr. **4**, 1437 (1925). — RUBERT, J.: Über den Einfluß des Adrenalins auf den intraokularen Druck. Z. Augenheilk. **21**, 97 u. 224 (1909).

SAMOJLOFF, A.: (a) Experimentelle und klinische Untersuchungen über die Wirkung des Adrenalins auf den Augendruck. Klin. Mbl. Augenheilk. **74**, 652 (1925). (b) Experimentelle Untersuchungen des intraokularen Druckes. V. Mitt. Über die Wirkung der Hypophysispräparate auf den intraokularen Druck. Russk. oftalm. Ž. **5**, 722 (1926). Ref. Zbl. Ophthalm. **19**, 216. (c) Experimentelle Untersuchungen des intraokularen Druckes. VI. Mitt. Versuche zur Frage der Wirkung des Glaukosans auf den Augentonus. Russk. oftalm. Ž. **6**, 31 (1927). Ref. Zbl. Ophthalm. **19**, 217. — (d) Zur Frage über die Wirkung des Pilocarpins auf den Augendruck. Klin. Mbl. Augenheilk. **82**, 486 (1929). (e) Experimentelle Untersuchungen über den Intraokulardruck. IX. Zur Frage über die Entstehung des Augenpulses. Russk. oftalm. Ž. **9**, 575 (1929). Ref. Zbl. Ophthalm. **22**, 178. — SAMOJLOFF, A. u. V. KOROBOVA: Über unmittelbare Wirkung des Pilocarpins auf den Blutdruck in den vorderen Ciliarvenen des normalen und glaukomatösen Auges. Russk. oftalm. Ž. **9**, 565 (1929). Ref. Zbl. Ophthalm. **22**, 83. — SAMOJLOFF, A. J. u. A. L. MUSSELEWITSCH: Die Anwendung des Adrenalins in der Glaukomtherapie. Russk. oftalm. Ž. **4**, 127 (1925). Ref. Zbl. Ophthalm. **15**, 630. SCHEERER, R.: Röntgenbestrahlung bei Uvealtuberkulose. Klin. Mbl. Augenheilk. **75**, 27 (1925). — SCHEFFELS: Über orbitale Alkoholinjektionen. Klin. Mbl. Augenheilk. **79**, 825 (1927). — SCHLEICH: Über Prognose und Therapie des Glaucoma simplex. Ref. Klin. Mbl. Augenheilk. **44**, 430 (1906). — SCHMELZER, HANS: Zur Pathologie und Therapie des Glaukoms. Graefes Arch. **120**, 14 (1928). — SCHMIDT, K.: (a) Über die Wirkung einiger Arzneimittel auf den Druck und das Volumen des Kaninchenauges. Z. Augenheilk. **62**, 221 (1927). (b) Klinische und experimentelle Studien über lokale und allgemeine Gefäßstörungen beim Glaucoma simplex. Arch. Augenheilk. **100/101**, 190 (1929). — SCHMIDT-RIMPLER, H.: Glaukom und Ophthalmomalacie. Graefe-Saemisch' Handbuch der gesamten Augenheilkunde, 2. Aufl., Bd. 6, 1. 1908. — SCHOENBERG, M. J.: The Knapp adrenalin mydriasis reaction in direct descendants of patients with primary glaucoma. Trans. amer. ophthalm. Soc. **22**, 53 (1924). SÉDAN, J.: Glaucome irritatif, guéri par l'énucleation de l'autre oeil buphtalme. Bull. Soc. Ophthalm. Paris **350** (1927). — SEIDEL, E.: (a) Über die Gewebsatmung im Auge und ihre klinische Bedeutung. Verslg ophthalm. Ges. Heidelberg **45**, 14 (1925). (b) Methoden zur Untersuchung des intraokularen Flüssigkeitswechsels. Abderhaldens Handbuch der biologischen Arbeitsmethoden, Abt. V, Teil 6, S. 1019. 1927. (c) Zur Methodik der klinischen Glaukomforschung. Graefes Arch. **119**, 15 (1927). — SENN: Zit. nach LÖHLEIN. Zbl. Ophthalm. **22**, 1. — SERR, H.: (a) Zur Mechanik der Augendruckschwankungen beim primären Glaukom. Verslg ophthalm. Ges. Heidelberg **45**, 22 (1925). (b) Augendruckkurven. Verslg ophthalm. Ges. Heidelberg **45**, 255 (1925). — SHAHAN, W. E. and L. POST: (a) Termophore studies in glaucoma. Trans. Sect. Ophthalm. amer. med. Assoc. New Orleans, 26—30. April **1920**, 99. (b) Amer. J. Ophthalm. **4**, 109 (1921). — STELLA, P.: L'azione dell' adrenalina sull' occhio glaucomatoso. Boll. Ocul. **4**, 847 (1925). — STOCK, W.: Über die Behandlung des Glaukoms, vorwiegend des iritischen Glaukoms. Klin. Mbl. Augenheilk. **81**, 690 (1928). — STOEWER, E.: Gynergen bei intraokularer Drucksteigerung. Klin. Mbl. Augenheilk. **80**, 395 (1928).

TARATIN, P.: Über die Pituitrinwirkungen auf das Auge. Russk. oftalm. Ž. **8**, 716 (1928). Ref. Zbl. Ophthalm. **21**, 387. — THIEL, R.: (a) Klinische Untersuchungen zur Glaukomfrage. Graefes Arch. **113**, 319 (1924). (b) Die medikamentöse Beeinflussung des Augendruckes. Verslg ophthalm. Ges. Heidelberg **44**, 118 (1924). (c) Experimentelle und klinische Untersuchungen über den Einfluß des Adrenalins auf den Augendruck beim Glaukom. Arch. Augenheilk. **96**, 34 (1925). (d) Zur medikamentösen Behandlung des Glaukoms. Berliner Fortbildungskurs für Augenärzte, S. 66. Berlin 1925. (e) Über die Wirkung des Ergotamins (Gynergens) auf den Augendruck. Z. Augenheilk. **60**, 114 (1926). (f) Experimentelle und klinische Untersuchungen über den Einfluß des Ergotamins (Gynergens) auf den Augendruck beim Glaukom. Klin. Mbl. Augenheilk. **77**, 753 (1926). (g) Über die Wirkung des Ergotamins (Gynergens) auf den Augendruck. Klin. Wschr. **5**, 895 (1926). (h) Reflektorische Augendruckschwankungen nach Reizung des Sympathicus. Klin. Mbl. Augenheilk. **82**, 109 (1929).

UNGERER, F.: (a) L'action de l'adrénaline sur l'oeil normal. Bull. Soc. Ophtalm. Paris **6**, 348 (1928). (b) Le traitement du glaucome par l'adrénaline. Annales d'Ocul. **166**, 769 (1929).

Vannas, M.: Klinische Untersuchungen über die Einwirkung des Adrenalins bei Glaukom. Acta ophthalm. (Københ.) **4**, 339 (1927).

Weber, A.: Die Ursachen des Glaukoms. Graefes Arch. **23** I, 1 (1877). — Weekers, L.: (a) Le traitement interne de l'hypertension glaucomateuse. Bull. Soc. belge Ophtalm. **1920**, 39; Arch. d'Ophtalm. **37**, 413 (1920). (b) Les injections intraveineuses de solutions hypertoniques dans le glaucome. Arch. d'Ophtalm. **40**, 513 (1923). (c) Les effets des injections d'eau distillée sur la tension oculaire. Arch. d'Ophtalm. **41**, 65 (1924). (d) Modifications expérimentales de l'ophtalmotonus. Réaction ophtalmotonique consensuelle. Arch. d'Ophtalm. **41**, 641 (1924). (e) Réaction ophtalmotonique consensuelle. (Recherches expérimentales). J. de Neur. **25**, 778 (1925). — Wegner, W.: (a) Massagewirkung und Stauungsversuche am normalen und glaukomatösen Auge. Z. Augenheilk. **55**, 381 (1925). (b) Erfahrungen mit Glaukosan bei Glaukom und Iritis. Klin. Mbl. Augenheilk. **76**, 878 (1926); Z. Augenheilk. **60**, 156 (1926). — Wesselkin, P. N.: Zur Frage der Bedingungen, durch die der Übertritt des Trypanblaues in das Kammerwasser des Auges beeinflußt wird. Z. exper. Med. **64**, 203 (1929). — Wessely, K.: (a) Über die Wirkung des Suprarenins auf das Auge. Verslg ophthalm. Ges. Heidelberg **28**, 69 (1900). (b) Über einige neuere Bestrebungen in der medikamentösen Therapie des Glaukoms. Jkurse ärztl. Fortbildg 1929. Wickham u. Degrais: Die Verwendung des Radiums bei der Behandlung der Hautepitheliome, Angiome und der Keloide. Lazarus' Handbuch der Radiumbiologie und Therapie. Wiesbaden 1912. — Wiener, M.: Some factors in the care of glaucoma. South. med. J. **22**, 760 (1929). Ref. Zbl. Ophthalm. **22**, 328. — Wilson, R. P.: Osmosis in relation to the intra-ocular fluids and the application of the principle to the treatment of glaucoma. Bull. ophthalm. Soc. Egypt. **21**, 47 (1929). Ref. Zbl. Ophthalm. **23**, 719. — Wölfflin, E.: Wie kann man das Rotwerden von Eserinlösungen vermeiden? Klin. Mbl. Augenheilk. **51** I, 349 (1913).

Zamkowskij, J.: Zur Frage der Suprareninbehandlung des Glaukoms. Arch. Oftalm. (russ.) **1**, 242 (1925). Ref. Zbl. Ophthalm. **17**, 452. — Ziegler, S. L.: Radiation of the cervical sympathetic and other measures to reduce glaucomatous tension. Trans. amer. ophthalm. Soc. **22**, 61 (1924).

II. Das sekundäre Glaukom.

Das sekundäre Glaukom kann unter dem Bilde des chronischen, dauernd kompensierten Glaukoms verlaufen oder als akuter Anfall auftreten.

Die *Ursache der intraokularen Drucksteigerung* ist oft eine durch das Grundleiden bedingte *mechanische Verlegung der Abflußwege der intraokularen Flüssigkeit*. Entweder ist die freie Kommunikation zwischen Hinter- und Vorderkammer aufgehoben, oder das Hindernis liegt im Bereich des Kammerwinkels oder der resorbierenden Irisvorderfläche. Auch Erkrankungen, die mit *Störungen* der *Blutzirkulation im Auge* einhergehen, können eine Erhöhung des intraokularen Druckes zur Folge haben. In vielen anderen Fällen ist jedoch die Entstehung der Drucksteigerung nicht mit Sicherheit nachweisbar.

Als *Folgeerscheinung der Drucksteigerung* tritt bei allen Formen des Sekundärglaukoms wie beim primären Glaukom allmählich eine *Sehnervenexkavation* auf, die zu den oben beschriebenen *Funktionsstörungen* führt.

Im folgenden sollen nur diejenigen Erkrankungen besprochen werden, bei denen besonders häufig ein Sekundärglaukom beobachtet wird.

1. Das Sekundärglaukom bei Hornhauterkrankungen.

Bei der **Keratitis parenchymatosa** (s. diesen Band S. 315) kommt es gar nicht selten zu vorübergehender oder anhaltender Drucksteigerung. Sie ist oft nur geringgradig und wird daher leicht übersehen (Igersheimer). Da jedoch auch eine mäßige Drucksteigerung bei längerem Bestehen zur Sehnervenexkavation führen kann, soll man in jedem Falle von Keratitis parenchymatosa in bestimmten Abständen den intraokularen Druck messen. Für die Drucksteigerung dürften die akute Hyperämie im Augeninnern und die Verlegung der Abfluß-wege durch entzündliche Infiltration in der Umgebung des Kammerwinkels bzw. der abführenden Venen verantwortlich zu machen sein.

Da die Keratitis parenchymatosa eine Erkrankung der ersten Lebensjahr-zehnte ist, entwickelt sich zuweilen infolge der noch erhaltenen Nachgiebigkeit der Bulbushüllen unter dem Einflusse der Drucksteigerung ein sekundärer Buphthalmus.

Für die *Behandlung* sind die *Miotica* und das *Adrenalin* geeignet. Bei gleich-zeitig bestehender Iritis begünstigen erfahrungsgemäß Pilocarpin und Eserin die Synechienbildung. Das Adrenalin verdient daher in diesen Fällen den Vorzug (Abb. 70).

Wiederholte Druckmessungen haben ergeben, daß auch beim Sekundär-glaukom gerade in der Nachtzeit ein Druckanstieg einsetzt. Bei der konser-vativen Behandlung ist daher wie beim primären Glaukom besonderer Wert

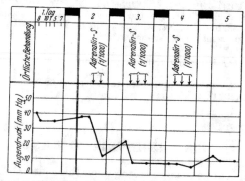

Abb. 70. Sekundärglaukom bei Keratitis parenchymatosa. Der Druck des rechten Auges schwankte, wie die Messung am 1. Tage zeigt, zwischen 35—40 mm Hg. Nach der 1. Messung am Morgen des 2. Tages wurde zweimal im Abstande von 2 Stunden Adrenalinsalbe (1 : 1000) eingestrichen. Der Augendruck war am Abend auf 12 mm Hg gesunken. Die Pupille, vorher durch die gleichseitig bestehende Iritis verengt, war maximal erweitert. Nach kurzem Druckanstieg während der Nacht konnte durch dreimalige Adrenalingaben am 3. Tage ein Absinken des Augendruckes auf sub-normale Werte erzielt werden. Der nächtliche Anstieg blieb aus. Am 4. Tage wurde die Adrenalin-behandlung in der gleichen Weise durchgeführt. In der Folgezeit blieb der Augendruck dauernd auf normalem Wert.

auf die *richtige Verteilung der Einzelgaben* zu legen. Zweckmäßig wird für die Nacht Pilocarpin oder Eserin in konzentrierter Salbenform verordnet (Abb. 71).

Ein operativer Eingriff (Iridektomie) ist erst dann angezeigt, wenn die akuten entzündlichen Erscheinungen abgeklungen sind, da bis dahin mit der Möglich-keit des spontanen Rückganges der Drucksteigerung gerechnet werden kann.

Beim **Ulcus serpens** (siehe diesen Bd. S. 254) mit stärkerem Hypopyon ent-steht die Drucksteigerung offenbar infolge der Verlegung der Abflußwege durch die Eiter- und Fibrinmassen in der Vorderkammer, die schrumpfen und organi-siert werden. Hat eine Perforation stattgefunden, so kann die entzündete, mit Exsudat bedeckte Regenbogenhaut der Hornhaut ankleben und dadurch den Kammerwinkel verlegen (ELSCHNIG). Die palpatorische Prüfung des Augen-druckes darf niemals unterlassen werden, wenn ein hohes Hypopyon längere Zeit unverändert besteht. Die frühzeitige Punktion der Vorderkammer mit Ablassen des Hypopyons hat oft einen günstigen Erfolg.

Nicht selten werden sekundäre Drucksteigerungen auch beim *Herpes corneae* (ERDMANN) und *Herpes zoster ophthalmicus* beobachtet (URRETS-ZAVALIA).

Vordere Synechien führen immer dann zum Sekundärglaukom, wenn der ganze Pupillarrand der Regenbogenhaut in die Hornhaut eingeheilt ist. Meist kommt es dann auch zur schnellen Ektasie der dünnen und größtenteils aus Regenbogenhaut bestehenden Narbe (Hornhautstaphylom). Die Iridektomie ist hier stets angezeigt, um die Verbindung zwischen Hinter- und Vorderkammer wiederherzustellen. Sie soll möglichst frühzeitig ausgeführt werden, da die Regenbogenhaut rasch atrophisch wird. Technisch ist die Operation bei der engen Vorderkammer und der Verwachsung der Regenbogenhaut nicht immer leicht;

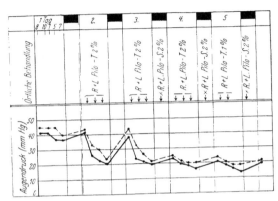

Abb. 71. Sekundärglaukom beider Augen bei Keratitis parenchymatosa. Durch dreimaliges Einträufeln von 2%igem Pilocarpin gelang es zwar, den Augendruck stark zu senken, in der Nacht stieg er jedoch wieder bis zur Ausgangshöhe an. Wenn dagegen außerdem nachts noch eine 2%ige Pilocarpinsalbe angewandt wurde, blieb der nächtliche Druckanstieg aus.

aber auch ein kleiner Irisausschnitt genügt in diesen Fällen schon, um einen ausreichenden Erfolg zu erzielen. Zuweilen kommt eine ausgesprochene Drucksteigerung auch dann vor, wenn die Regenbogenhaut nur zipfelförmig mit der Hornhaut verwachsen ist, was z. B. nach Hornhautverletzungen oder Spontanperforation von Hornhautgeschwüren (Skrofulose im Kindesalter) entstehen kann. Durch die operative Durchschneidung dieser vorderen Synechien wird die Drucksteigerung in der Regel prompt beseitigt.

2. Sekundärglaukom bei Regenbogenhauterkrankungen.

Iritis glaucomatosa. Drucksteigerungen treten am häufigsten bei den serösen und sero-fibrinösen Formen der Iritis und Iridocyclitis auf und können so hohe Grade erreichen, daß die Augen typische Erscheinungen des akuten Glaukoms bieten. Man pflegt daher auch von einer Iritis glaucomatosa zu sprechen (siehe Bd. 5 des Handbuches S. 12).

Die Ursache ist in erster Linie in der akuten Hyperämie und in dem Verlegen der Abflußwege durch Entzündungsprodukte (Fibrin, Exsudatzellen) zu suchen. Wenn auch die Drucksteigerung spontan zurückgehen und sogar einer Hypotonie Platz machen kann, so stellt sie doch in vielen Fällen eine ernsthafte Komplikation dar, die der Behandlung bedarf.

Bei der ersten Untersuchung kann die Entscheidung schwer sein, ob ein primäres dekompensiertes Glaukom mit Stauungsödem der Iris vorliegt — selbst Synechien und gitterige Hornhauttrübung können hier bestehen — oder es sich um eine Iritis glaucomatosa handelt. Man steht dann vor der Frage, ob Mydriatica oder Miotica indiziert sind. Die übliche Behandlung der Iritis oder Iridocylitis, die eine Ruhigstellung der Pupille durch Anwendung der Mydriatica erstrebt, begünstigt oft die Drucksteigerung. Übermäßiger Gebrauch der Miotica wiederum verbietet sich, da sie durch ihre hyperämisierende Wirkung die Exsudatbildung fördern. Einen Anhaltspunkt für die Wahl des Medikamentes gibt die Tiefe der Vorderkammer. Bei *normaler und tiefer Vorderkammer* ist die Gefahr der Blockierung des Kammerwinkels durch die Pupillenerweiterung verhältnismäßig gering. Die Iritis kann in diesen Fällen mit Skopolamin und hohen Dosen von Atropin behandelt werden (LARSEN, HAGEN).

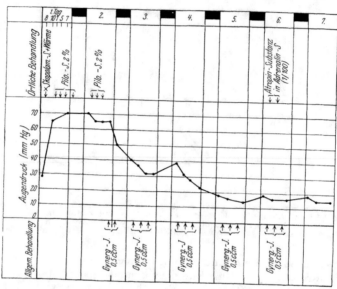

Abb. 72. Iritis rheumatica. Bei dem Versuche, die hinteren Synechien durch Scopolaminsalbe und Wärme zu sprengen, trat eine akute Drucksteigerung (65 mm Hg) ein. Durch mehrmalige Pilocarpingaben (2%ige Salbe) auch während der Nacht und während des nächsten Tages gelang es nicht, den Augendruck wieder zu senken. Erst nachdem am Abend und um 10 Uhr nachts je 1 Spritze Gynergen (0,5 ccm) subcutan injiziert wurde, sank der Druck bis zum nächsten Morgen schnell auf 40 mm Hg ab. Die Behandlung wurde in den nächsten Tagen mit Gynergen (dreimal täglich 1 Injektion von 0,5 ccm) fortgesetzt. Am 6. Tage konnte eine maximale Erweiterung der Pupille durch Atropin in Substanz und Adrenalinsalbe (1 : 100) ohne Auftreten einer neuen akuten Drucksteigerung erreicht werden. Der Druck blieb auch in der Folgezeit normalisiert.

Auch Adrenalinpräparate sind geeignet. Mit dem Rückgang der entzündlichen Erscheinungen verschwindet auch die Drucksteigerung. Bei *flacher Vorderkammer* sind dagegen zunächst die Miotica anzuwenden. Ist durch sie ein Druckabfall erfolgt, so kann vorsichtig zur Pupillenerweiterung übergegangen werden.

Eine Verengerung der Pupille läßt sich umgehen, wenn man zur Beseitigung der Drucksteigerung *Gynergen* anwendet (THIEL). In vielen Fällen gelingt es hierdurch prompt, einen Drucksturz herbeizuführen. Unter der Wirkung des Gynergens kann dann die Atropinbehandlung eingeleitet werden, ohne daß ein Wiederanstieg des Augendruckes zu befürchten ist (Abb. 72).

Wird der Druck durch die geschilderten Maßnahmen nicht genügend herabgesetzt, so ist zunächst die *Punktion der Vorderkammer* vorzunehmen. Um die verlegten Abflußwege ausgiebiger von eventuell aufliegenden Gerinnseln zu befreien, wird das Kammerwasser am besten mit einer Spritze abgesaugt (SCHIECK). Die Punktion der Vorderkammer kann mehrfach wiederholt werden. Beim gleichzeitigen Bestehen unlösbarer hinterer Synechien ist eine Iridektomie am wirksamsten. Bei chronischer Iridocyclitis mit Drucksteigerung wird auch die *Trepanation* empfohlen (Burnham, Mc Mullen, Greeves).

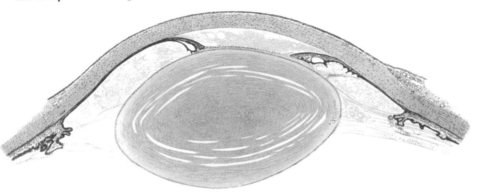

Abb. 73. Seclusio pupillae. Vollständiger Verschluß des Kammerwinkels durch die breit an die Hornhauthinterfläche angepreßte Regenbogenhaut (Napfkucheniris.)

Hintere Synechien im Gefolge einer Iritis sind eine der häufigsten Ursachen des sekundären Glaukoms. Fast ausnahmslos tritt Drucksteigerung ein, wenn eine vollständige Verwachsung des Pupillarsaumes besteht (Seclusio pupillae; Abb. 73).

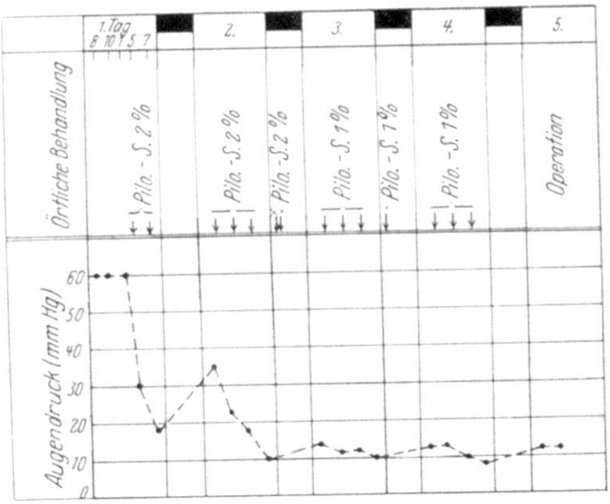

Trotz scheinbar völligen Pupillarverschlusses bleibt jedoch häufig oben eine kleine Lücke bestehen, die für eine ausreichende Zirkulation zwischen Hinter- und Vorderkammer noch genügt. Früher oder später pflegt sich jedoch auch dieses letzte Ventil zu schließen. Durch die Behinderung des Flüssigkeitsaustausches durch die Pupille entsteht ein Überdruck in der Hinterkammer, der die mittleren Teile der Iris nach vorn treibt, während Pupillarsaum und Wurzel fixiert sind (Napfkucheniris). Auch das Linsendiaphragma rückt mit nach vorn. Durch die Anpressung der Iriswurzel an die Hornhaut wird der Kammerwinkel wie beim akuten Glaukom verlegt. Die Drucksteigerung setzt meist plötzlich ein, und das Auge bietet dann alle Zeichen des akuten Glaukomanfalles.

Abb. 74. Sekundärglaukom: Seclusio pupillae. Durch Pilocarpinsalbe am Tage und in der Nacht wurde eine dauernde Normalisierung des Augendruckes erreicht. Die Operation konnte am 5. Tage bei normalem Augendruck durchgeführt werden.

Die *Behandlung* ist durch die Entstehung vorgezeichnet. Besteht die Verklebung des Pupillarsaumes mit der Linsenkapsel erst kurze Zeit, so ist in jedem Falle der Versuch angezeigt, die Synechien zu sprengen. Hierzu ist das Adrenalin (Glaukosantropfen, Adrenalinsalbe) wegen seiner stark mydriatischen und gleichzeitig drucksenkenden Wirkung das souveräne Mittel (Erdmann, Hamburger, Rentz, Wegner, Kliacko u. a.). Da das Losreißen der Synechien sehr schmerzhaft ist, empfiehlt sich eine gleichzeitige Anästhesie, die am einfachsten durch einen Zusatz von Cocain erreicht wird.

Bei Seclusio pupillae ist eine Operation unvermeidlich. Gelegentlich ist durch *Pilocarpin* oder *Eserin* eine vorübergehende Drucksenkung zu erreichen, die die Operation günstiger gestaltet (Abb. 74). Jede *Iridektomie* beseitigt den Überdruck in der Hinterkammer, stellt den Ausgleich wieder her und ist infolgedessen auch fast stets von Erfolg begleitet (BÄNZIGER). Man soll das Kolobom möglichst breit machen, damit es sich bei späteren Rezidiven der Iritis nicht wieder verschließt. Auch bei nicht ganz vollkommener Seclusio pupillae ist eine rechtzeitige Iridektomie zur Vermeidung eines vielleicht auftretenden akuten Anfalles immer ratsam. Sie ist nicht nur aus optischen Gründen (Blendung) am besten nach oben anzulegen, sondern weil sich das Fibrin der Schwere nach am unteren Pupillarsaum festsetzt, hier also bei Rezidiven ein Kolobom leichter wieder verklebt.

Ist man gezwungen, während eines akuten Anfalles zu operieren, so ist die technisch einfache *Transfixion* vorzuziehen (DUVERGER). Die Drucksenkung tritt, wie ich mehrfach beobachtete, ebenso prompt wie nach der Iridektomie ein. Dagegen sieht man keine Blutungen oder Reizung des entzündeten Gewebes, die den Erfolg einer Iridektomie durch Verkleben der Irisschenkel beeinträchtigen kann. Auch wird durch die Transfixion im Gegensatz zur Iridektomie das Fortschreiten einer in Entstehung begriffenen Katarakt nicht beschleunigt.

Bei flächenhafter Verklebung der Regenbogenhaut mit der Linse bleibt das Sekundärglaukom oft aus. Infolge der gleichzeitigen hochgradigen Beteiligung des Corpus ciliare kann es statt dessen zur Schrumpfung des Augapfels kommen.

3. Das Sekundärglaukom bei Erkrankungen und Lageveränderungen der Linse.

Unter den erworbenen Veränderungen der Linse ist die **Cataracta traumatica** die häufigste Ursache des Sekundärglaukoms. Die Linse quillt nach einer Verletzung oder Diszission oft so stürmisch, daß eine akute Drucksteigerung schon nach einigen Stunden auftritt. Es dürfte sich in der Hauptsache um die mechanische Verlegung der Kommunikation zwischen Hinter- und Vorderkammer handeln, die durch eine enge Pupille noch begünstigt wird. Aufgabe der Behandlung ist es, diese Verbindung wiederherzustellen. Das Sekundärglaukom beim Wundstar ist daher der einzige Fall von Glaukom, in dem pupillenerweiternde Mittel indiziert sind. Auch wenn durch sie die Drucksteigerung zum Schwinden gebracht wird, ist die baldige Operation (Ablassen der Linsenmassen) immer ratsam, da bei fortschreitender Auflockerung der Linsenfasern besonders im äquatorialen Abschnitt ein Verschluß des Kammerwinkels durch die nach vorn gedrängte Iriswurzel entstehen kann (s. S. 770). Die Folge ist ein erneuter Druckanstieg.

Die Größenzunahme der Linse bei der **Cataracta senilis intumescens** schafft durch Abflachung der Vorderkammer und Verkleinerung des circumlentalen Raumes eine Disposition zum Glaukom. Gelegenheitsursachen können dann Glaukomanfälle auslösen (ELSCHNIG, SALUS, ISCHREYT). Auch bei überreifem Star wird gelegentlich das Auftreten eines Sekundärglaukoms beobachtet (MORAX, JESUS GONZÁLEZ). Ihm soll eine Entzündung des Ciliarkörpers durch mechanische oder toxische Reize zugrunde liegen (A. KNAPP, GIFFORD). Vor der Extraktion der Linse, die in derartigen Fällen als kausale Therapie allein in Frage kommt, soll wie vor jeder Glaukomoperation der Druck möglichst herabgesetzt werden. Gelingt dies durch Anwendung der Miotica nicht, so ist der Extraktion eine Sclerotomia posterior unmittelbar voranzuschicken (Salus).

Die Entwicklung eines Glaukoms bei *Aphakie* ist ebenfalls beschrieben worden (v. Hess [s. auch Literatur], Kayser). Die Drucksteigerung kann sich schleichend und auch unter dem Bilde des inkompensierten Glaukoms früher oder später nach jeder Art der Kataraktoperation (auch in der Kapsel) oder Diszission der Linse entwickeln (A. Knapp 1 $^0/_0$, Weeks $1^3/_4^0/_0$). Bemerkenswert ist, daß sie ebenso häufig auch nach Nachstardiszission vorkommt. Die *Genese* dieses Sekundärglaukoms ist noch nicht völlig geklärt. In der Hälfte der Fälle lassen sich vielleicht Komplikationen, die bei der Operation oder während des Heilungsverlaufes auftreten, verantwortlich machen: Einheilung von Linsenkapsel oder Glaskörper in die Wunde (Gros, Stölting), entzündliche Veränderungen an der Iris, Glaskörpervorfall in die Vorderkammer (Weill, Urbanek u. a.), Zurückbleiben von Linsenmassen (Bernheimer). Auch eine Auskleidung der Hinter- und Vorderkammer durch eingewuchertes Epithel wurde beobachtet (Elschnig, Speciale-Cirincione). In anderen Fällen ist dagegen keine der genannten Ursachen festzustellen. Dennoch dürfte es unwahrscheinlich sein, daß es sich hier immer nur um ein zufälliges Zusammentreffen handelt. Für die Frage der Glaukomgenese können weitere Untersuchungen in dieser Richtung vielleicht eine gewisse Bedeutung erlangen.

Für die *Therapie* lassen sich keine festen Richtlinien aufstellen. In leichteren Fällen soll man zunächst versuchen, die Drucksteigerung durch Miotica zu beseitigen. Dringend sei jedoch vor ihrer übermäßigen Anwendung bei flächenförmiger oder strangförmiger Einheilung von Glaskörper in die Operationswunde gewarnt. Durch die Pupillenverengerung werden derartige Stränge straff gespannt, wodurch es zu einer Netzhautablösung kommen kann. Die frühzeitige Durchtrennung der Stränge ist jedenfalls vorzuziehen.

Vordere Linsensynechien nach perforierenden Verletzungen oder Ulcerationen der Hornhaut haben fast regelmäßig ein Glaukom zur Folge. Auch die *Pyramidalkatarakt*, die sich nach Perforation der Hornhaut im frühen Kindesalter entwickelt und mit ihr in Kontakt bleibt, führt unmittelbar zum Glaukom (Elschnig, Gilbert). Dies beruht wahrscheinlich auf der Verlegung des Kammerwinkels durch die fast vollständige Aufhebung der Vorderkammer und der Reizung des Ciliarkörpers durch Zerrung an den Zonulafasern (s. a. Linsenluxation). Man kann den Versuch machen, durch vorsichtige Durchtrennung der Synechien die Drucksteigerung zu beseitigen.

Eine häufige Komplikation ist das Glaukom bei der **Linsenluxation**. Es kann unmittelbar nach der Dislokation oder auch in einem späteren Stadium ausbrechen. Man sollte daher in jedem Falle regelmäßig den Augendruck kontrollieren und beim Verdacht auf eine bestehende Linsenluxation sehr vorsichtig sein (z. B. nach Kontusion des Augapfels) mit der Anwendung der Mydriatica sehr vorsichtig sein. Der Grad der Linsenverschiebung ist für die Höhe der Drucksteigerung nicht maßgebend. Auch *Subluxationen*, bei denen der Linsenrand nicht einmal sichtbar zu sein braucht, können zu einem akuten Anfall führen oder ein schleichendes Glaukom auslösen. In leichteren Fällen läßt sich der Druck zwar häufig durch Miotica herabsetzen, ihre Wirkung ist jedoch nur von kurzer Dauer, so daß eine Operation fast immer notwendig wird.

Die Iridektomie hat manchmal gute Wirkung; auch die Cyclodialyse kann in den Fällen ausgeführt werden, in denen die Drucksteigerung bereits längere Zeit besteht und sekundäre Veränderungen an der Regenbogenhaut und im Kammerwinkel aufgetreten sind. Am erfolgreichsten ist jedoch die rechtzeitige Entfernung der Linse selbst (Extraktion mit der Schlinge oder in der Kapsel).

Bei der *Luxation der Linse in die Vorderkammer* ist das Sekundärglaukom besonders dann häufig, wenn die Linse in der Pupille eingeklemmt ist. Es kommt dann meist sofort zur akuten Drucksteigerung. Eine vollständig in der Vorderkammer liegende Linse braucht dagegen nicht immer eine Drucksteigerung zu bedingen und kann, wenn sie klein ist (z. B. Spontanluxation im Kindesalter), bei Augenbewegungen sogar ohne Störung vor und zurück schlüpfen. Doch droht auch hier jederzeit die Gefahr des Glaukoms; die Entfernung der Linse ist daher immer geboten.

Bei vollständiger *Luxation der Linse in den Glaskörper* ist das Sekundärglaukom im allgemeinen seltener. Immerhin ging bei der früher viel geübten Reklination der Linse (Starstich) ein nicht unbeträchtlicher Teil der Augen an

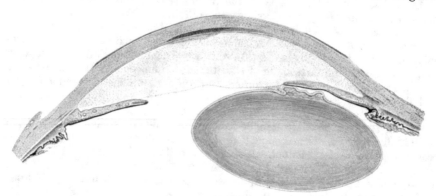

Abb. 75. Traumatische Linsenluxation (5 Monate nach der Verletzung). Verödung der Kammerbucht. Sekundärglaukom.

einer Drucksteigerung zugrunde. Die Entfernung der luxierten Linse, die allein wirksame Abhilfe verspricht, ist freilich oft schwierig.

Die *Entstehungsweise* des Glaukoms bei der Linsenluxation ist noch zweifelhaft. Keinesfalls kann etwa von einer regelmäßig bestehenden Verlegung des Kammerwinkels die Rede sein. Man hat die Drucksteigerung auch als Folge einer Zerrung an den Zonulafasern aufgefaßt (ISCHREYT, HEGNER u. a.). Das würde besonders für diejenigen Fälle von Luxation in den Glaskörper gelten, bei denen die Linse noch teilweise an den Zonulafasern hängt. Die Drucksteigerung bei Einklemmung der Linse in der Pupille wird auf die Behinderung des Flüssigkeitsaustausches zwischen Hinter- und Vorderkammer zurückgeführt. Die Ursache des Sekundärglaukoms bei totaler Luxation der Linse in die Vorderkammer sieht ELSCHNIG in der Ausschaltung der Flüssigkeitszirkulation in der Vorderkammer durch vordere Wurzelsynechie und Verkleben der Linse mit der Hornhaut. In den Fällen jedoch, in denen die Linse und die Iris in der Vorderkammer schlottern, wird möglicherweise durch Druck oder Zug ein Reiz auf Iris oder Ciliarkörper (Hyperämie, Hypersekretion) ausgeübt. Hierfür spricht auch der inverse Verlauf der Druckkurve, den ich bei starkem Irisschlottern in aphakischen Augen gelegentlich beobachtete. Die Reizung des Ciliarkörpers durch die ständige Bewegung der Iris während des Tages ruft vielleicht die allmähliche Steigerung des Augendruckes hervor, die während ihrer Ruhigstellung in der Nacht wieder abklingt. BAILLIART und MAGITOT erklären das Glaukom bei Linsenluxation ebenso wie die Drucksteigerung nach experimenteller mechanischer Reizung der Iris durch einen lokalen reflektorischen Vorgang (sog. Axonreflex).

Hervorgehoben sei noch, daß das Glaukom fast ausnahmslos bei der traumatischen Linsenverschiebung vorkommt, bei der angeborenen dagegen in der Regel fehlt. Verwachsungen des Kammerwinkels sind immer erst sekundär entstanden (Abb. 75).

4. Das Sekundärglaukom bei Aderhauterkrankungen.

Im Gefolge schwerer **Chorioiditis** konnte Köllner eine vorübergehende Zunahme des intraokularen Druckes sehen, ohne daß es allerdings zu ausgesprochen glaukomatösen Symptomen kam. Die Vorderkammer war infolge des gleichsam

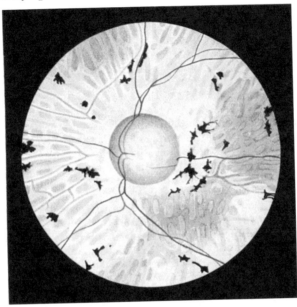

Abb. 76. Sekundärglaukom infolge ausgedehnter Sklerose der Aderhautgefäße bei Lues acquisita (56jähriger Mann.)

kompensatorisch vermehrten Abflusses des Kammerwassers fast aufgehoben, ein Zeichen, daß die Abflußwege der intraokularen Flüssigkeit noch funktionierten. Die Ursache ist wie bei der experimentellen Unterbindung der Vortexvenen, die im Tierauge ebenfalls Drucksteigerung und Abflachung der Vorderkammer bedingt, in der hochgradigen Hyperämie des Aderhautgefäßpolsters zu suchen.

Schwere Formen von **Sklerose der Aderhautgefäße** — gleichgültig ob arteriosklerotischer oder luetischer Ätiologie — führen im allgemeinen selten zum Sekundärglaukom. Dies ist immerhin bemerkenswert, da man geneigt ist, der Erkrankung der Uveagefäße für die Entstehung des primären Glaukoms eine bedeutende Rolle beizumessen. Nur gelegentlich werden derartige Fälle beobachtet (Abb. 76). Zweimal sah ich bei ophthalmoskopisch sichtbarer Sklerose einzelner Äste einer Vortexvene einen akuten Glaukomanfall auftreten.

5. Das Sekundärglaukom bei Netzhauterkrankungen.

Bei der **Thrombose der Zentralvene** muß stets mit der Möglichkeit eines Sekundärglaukoms gerechnet werden, da es sich in der Mehrzahl der Fälle einzustellen pflegt. Bei der Astthrombose ist es viel seltener (Moore). In der Regel kommt es nach einigen Wochen oder Monaten unter lebhaften Schmerzen zu einer akuten Drucksteigerung. Auf der Oberfläche der Regenbogenhaut sieht man zahlreiche strotzend mit Blut gefüllte, neugebildete Gefäßchen. In der Vorderkammer finden sich häufig Blutergüsse. Im späteren Stadium ist fast immer ein starkes Ectropium des Pigmentblattes der Iris nachweisbar.

Man bezeichnet diese Formen des Sekundärglaukoms als **hämorrhagisches Glaukom**. Ist infolge Trübung der brechenden Medien (Hornhautödem, Cataracta complicata) die Untersuchung des Augeninnern unmöglich, so muß stets auch an einen intraokularen Tumor gedacht werden. Die diasclerale Durchleuchtung entscheidet. Im Zweifelsfalle sollte man sich zur sofortigen Enucleation entschließen.

Die zahlreichen anatomischen Untersuchungen (s. ELSCHNIG) haben ergeben, daß die *Ursache des hämorrhagischen Glaukoms* wahrscheinlich in einer Verlegung der Abflußwege durch neugebildetes Gewebe auf der Oberfläche der Regenbogenhaut und im Kammerwinkel besteht. Deswegen vergeht eine gewisse Zeit bis zum Ausbruch des Glaukoms. Dieses neugebildete Gewebe, das wohl zweifellos entzündlicher Natur ist (COATS), ist auch Träger der zahlreichen Blutgefäße auf der Regenbogenhaut. Ihre strotzende Füllung ist eine Folge der durch die Drucksteigerung bedingten venösen Stauung; denn sie verschwindet sofort nach erfolgreicher Operation. Die Entstehungsweise der chronisch-entzündlichen Veränderungen im vorderen Bulbusabschnitt ist noch völlig ungeklärt. Man nimmt einen toxischen Reiz von Zerfallsprodukten an. Eine Auflösung der Blutungen (INOUYE) kommt aber hierfür schwerlich in Betracht; denn man sieht selbst nach großen intraokularen Blutungen anderer Ätiologie diesen deletären Ausgang nur selten. Auch die Annahme, daß durch den Zerfall von Netzhautgewebe die hypothetischen toxischen Substanzen entstehen, befriedigt nicht recht, da bei anderen Netzhauterkrankungen (z. B. Verschluß der Zentralarterie, Retinitis exsudativa oder nephritica) die Netzhaut in noch größerem Umfange zugrunde geht. Ein Sekundärglaukom gehört aber hier — wenn es auch gelegentlich beobachtet wird — zu den Ausnahmen. ELSCHNIG nimmt an, daß die glaukomatöse Wurzelsynechie ohne entzündliche Vorgänge in der Uvea allein durch ein Vorrücken des Iris-Linsendiaphragmas infolge erhöhten Glaskörperdruckes zustande kommen kann. Der Überdruck im Glaskörper wird durch vermehrte Transsudation von Flüssigkeit aus den gestauten Venen und Aufquellung seiner Kolloide oder durch wiederkehrende Blutungen erklärt.

Die *Behandlung des hämorrhagischen Glaukoms* bietet leider im allgemeinen wenig Aussichten. Die Miotica sind fast immer wirkuslos und wegen der nach ihrer Anwendung entstehenden Hyperämie nur mit Vorsicht zu benutzen. Auch die Iridektomie und Sclerektomie versagen meist. Eine relativ günstige Prognose bietet dagegen nach KÖLLNERs Erfahrungen die ELLIOTsche Trepanation. Sie sollte stets versucht werden; zum mindesten kann es dadurch gelingen, die entzündlichen Erscheinungen und die Schmerzen zu beseitigen. Wenn sich auch die Operationsfistel nicht selten wieder schließt und der Druck wieder ansteigt, so ist doch die Befreiung von den schmerzhaften Glaukomanfällen und damit die Erhaltung des Auges möglich. Die Erblindung läßt sich allerdings fast nie aufhalten.

Zur Beseitigung der Schmerzen ist von HESSBERG, BRUNETTI, HENSEN und SCHÄFER die *Röntgentiefenbestrahlung* empfohlen worden. Die intraokularen Blutungen sollen zum Stillstand kommen und die Resorption beschleunigt werden (HESSBERG). In der Mehrzahl der Fälle tritt für längere Zeit Schmerzfreiheit ein. Ob diese mit der gleichzeitig erzielten geringen Herabsetzung des intraokularen Druckes zusammenhängt, ist sehr zweifelhaft.

Auch mit der *Radiumbehandlung* konnte DEUTSCH in zwei Fällen von Glaucoma haemorrhagicum Schmerzfreiheit erzielen.

Verweigert der Patient die Entfernung des Auges, so kommt weiterhin die *Alkoholinjektion* nach Grueter oder Alexander in Betracht (s. S. 789).

Eine andere Netzhauterkrankung, bei der das Glaukom eine häufige Komplikation darstellt, ist die **Pigmententartung der Netzhaut** (Galezowsky, Schnabel, Schmidt-Rimpler u. a.). Es findet sich zumeist als Glaucoma simplex und zwar in ungefähr 2% der fortgeschrittenen Fälle (Weiss, Schmidt-Häuser). Selbst familiäres alternierendes Vorkommen von Glaukom und Pigmententartung ist einmal beobachtet (Blessig).

Die Genese ist noch vollkommen ungeklärt. Die anatomischen Untersuchungen haben bisher keine ausreichende Deutung ergeben, da in den im Spätstadium enucleierten Augen die Folgeerscheinungen der Drucksteigerung

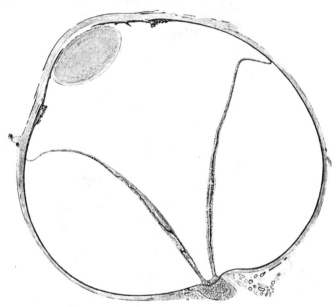

Abb. 77. Sekundärglaukom bei idiopathischer Netzhautablösung.

das Bild trüben. Möglich ist, daß eine Verstopfung der Abflußwege mit Pigmenttrümmern die Ursache bildet (von Hippel).

Der Augendruck ist bei der **primären Netzhautablösung** meist stark herabgesetzt. Dennoch wird als Ausnahme von dieser Regel gelegentlich das gleichzeitige Vorkommen von Netzhautablösung und Glaukom beobachtet. Es handelt sich dabei um Augen, die an einer vollständigen Amotio erblindet sind und Zeichen einer schweren Iridocyclitis bieten (E. Fuchs). Auf der Irisoberfläche bildet sich eine neue Bindegewebsschicht, die die Resorption des Kammerwassers in ähnlicher Weise wie beim chronisch-inflammatorischen oder hämorrhagischen Glaukom behindert. Im Gegensatz hierzu sieht man nur selten schon im Frühstadium der Ablatio ohne entzündliche Erscheinungen seitens der Iris und bei gutem ophthalmoskopischen Einblick ein schleichendes Glaukom auftreten. Die glaukomatöse Exkavation kann dann ophthalmoskopisch neben der Ablösung deutlich sichtbar sein (Abb. 77).

Die Prognose ist für beide Formen absolut schlecht. Die schmerzhaften amaurotischen Augen der ersten Gruppe verfallen fast immer der Enucleation.

Sie ist auch stets dann angezeigt, wenn ein intraokularer Tumor als Ursache der Netzhautablösung nicht mit Sicherheit auszuschließen ist.

Bei sekundärer Netzhautablösung infolge Retinitis exsudativa externa beobachtete RAEDER einen inversen Verlauf der Augendruckkurve (s. S. 819). Das Glaukom führt er auf eine Hypersekretion des Ciliarkörpers zurück, zu der dieser durch die Entzündungsvorgänge im Augeninnern angeregt wird. Während des Schlafes läßt die sekretorische Tätigkeit des Ciliarkörpers nach, die Folge ist ein Absinken des Augendruckes.

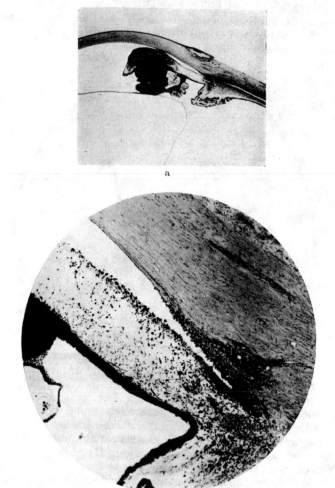

a

b

Abb. 78. Melanosarkom der Iris. Verstopfung des Kammerwinkels durch Geschwulstzellen. (a Übersichtsbild; b Vergr. 18fach.)

6. Das Sekundärglaukom bei intraokularen Tumoren.

Fast regelmäßig findet sich ein Sekundärglaukom im fortgeschrittenen Stadium intraokularer Tumoren. Dennoch spricht das Fehlen einer Drucksteigerung nicht unbedingt gegen einen intraokularen Tumor. Bei den pilzförmig im hinteren Bulbusabschnitt sitzenden Geschwülsten kann es sogar durch

Kompression der hinteren Ciliararterien (Verminderung der Blutzufuhr) zur Hypotonie des Augapfels kommen. Die Art und Größe des Tumors ist für die Entstehung des Glaukoms weniger entscheidend als sein Ursprungsort. Die im vorderen Bulbusabschnitt sitzenden Tumoren führen schneller zur Drucksteigerung als die weiter rückwärts gelegenen (Kaliopoulos). Meist handelt es sich um Aderhautsarkome, seltener um tuberkulöse Granulationsgeschwülste. Beim Gliom tritt das Glaukom — vielleicht wegen der größeren Nachgiebigkeit der kindlichen Bulbushüllen — meist erst im Spätstadium auf.

Die intraokulare Drucksteigerung entsteht bei den *Tumoren der Iris und des Ciliarkörpers* vorwiegend durch ein direktes Hineinwuchern der Geschwulst oder durch eine Einschwemmung von Geschwulstteilchen in die Abflußwege der intraokularen Flüssigkeit (Abb. 78; vgl. auch S. 770). In anderen Fällen führen die Stoffwechselprodukte des Tumors zu chronisch-entzündlichen Veränderungen im Bereiche der Iriswurzel und der Kammerbucht. Auch eine Verlegung der Vortexvenen durch den Tumor konnte nachgewiesen werden (Birnbacher). Nur bei sehr schnell wachsenden Tumoren kann eine direkte Raumbeschränkung im Augeninnern angenommen werden. Häufiger kommt es in den Fällen, in denen der Tumor sehr gefäßhaltig oder eine kollaterale Hyperämie in der Uvea vorhanden ist, durch die Blutüberfüllung selbst oder durch Vermehrung der Kolloide — ähnlich wie bei der Thrombose der Zentralvene — zur Erhöhung des Druckes im Glaskörperraum (Elschnig). Vielleicht ist als eigentliche Ursache auch eine Ansammlung von eiweißhaltiger Flüssigkeit unter der Netzhaut (exsudative Ablatio) anzunehmen, die sich infolge entzündlicher Veränderungen in der Umgebung des zerfallenden Tumors bildet. Durch die Drucksteigerung im hinteren Bulbusabschnitt wird das Iris-Linsendiaphragma nach vorn gepreßt und der Kammerwinkel verschlossen (Fuchs, Nakayama).

7. Das Sekundärglaukom nach Kontusion des Auges[1].

Nach Kontusion des Augapfels entwickelt sich, auch wenn anderweitige Schädigungen nicht nachweisbar sind, nicht selten eine Drucksteigerung (*posttraumatisches Glaukom*). Es ist nicht einmal notwendig, daß das Trauma das Auge selbst trifft, es genügt schon eine starke Erschütterung des Kopfes (Mezzatesta). Jedenfalls darf bei der Unfallbegutachtung auch im letzten Falle der Zusammenhang zwischen Trauma und Glaukom nicht ohne weiteres abgelehnt werden. Sogar ein Trauma an einer anderen Körperstelle kann durch den damit verbundenen Shock das auslösende Moment für einen akuten Glaukomanfall bilden (z. B. Thilliez). Meist erfolgt der Ausbruch des Glaukoms unmittelbar nach dem Trauma. Entwickelt sich erst im Laufe der Zeit ein schleichendes Glaukom, so besteht immer der Verdacht, daß eine geringgradige Dislokation der Linse vorliegt, die anfangs der Beobachtung entgangen war (Wagenmann; hier auch Literatur).

In der Mehrzahl der Fälle von posttraumatischem Glaukom ist eine direkte Schädigung des Auges anzunehmen. Anatomisch ist auch ohne Linsendislokation ein Einreißen der Zonula und des Ciliarkörpers nachgewiesen (Garnier). Vielleicht dürfte hierin häufiger die Ursache zu erblicken sein, als man im allgemeinen annimmt. Auch an eine Pigmentzerstreuung im Auge muß gedacht werden, die nach Kontusion nicht selten in hohem Grade auftritt (ihre Bedeutung für die Genese der Drucksteigerung wurde bereits S. 771 erwähnt).

Wiederholt ist auf die nach Kontusion auftretenden Blutungen im Auge und den erhöhten Eiweißgehalt des Kammerwassers hingewiesen (Schmidt-

---

[1] Siehe auch die Darstellung dieser Veränderungen bei Cramer, Verletzungen; dieser Band S. 454).

RIMPLER, PETERS, SALA u. a.). Eine Gefäßlähmung mit Ödem der Aderhaut und des Ciliarkörpers wurde ebenfalls für die Drucksteigerung verantwortlich gemacht. MAGITOT führt das traumatische Glaukom auf eine Schädigung (Commotio) der sympathischen Aderhautganglien zurück. Ihre Aufgabe ist es, den Füllungszustand der intraokularen Gefäße zu regeln. Nach Ausschalten der Ganglien soll es zur Paralyse des Aderhautgefäßpolsters („Aderhautkolik") kommen, die eine Verlangsamung der Zirkulation durch Erweiterung der Gefäße und somit eine Steigerung des intraokularen Druckes verursacht. Ähnlich äußern sich auch FAVOLORO, THIBERT u. a.

Die *Prognose* des posttraumatischen Glaukoms ist in allen Fällen zweifelhaft. Wenn es sich nicht um eine Verletzung der Zonula oder des Ciliarkörpers handelt, geht die Drucksteigerung häufig spontan zurück.

Als *Therapie* empfiehlt sich zunächst immer die Anwendung von Mioticis, vor allem solange Blutungen oder Exsudat vorhanden sind. Bei gelatinösem Exsudat ist eine Punktion der Vorderkammer zweckmäßig. Gelingt eine Druckherabsetzung auf diese Weise nicht, so kann eine Iridektomie oft günstig wirken. Sie ist ferner immer dann ratsam, wenn sich auch im zweiten Auge eine Glaukombereitschaft nachweisen läßt. Wegen der Gefahr der Nachblutung nimmt man jedoch die Operation erst dann vor, wenn alle akuten Erscheinungen (Blutungen, starke Irishyperämie usw.) geschwunden sind. Zuweilen zeigt ein Glaskörperverlust bei der Operation an, daß es sich um eine Zonulazerreißung gehandelt hatte.

Das Glaukom nach *traumatischer Linsenluxation* wurde bereits S. 818 besprochen.

Eine *traumatische Irideremie* hat fast ausnahmslos ein Sekundärglaukom mit ungünstigem Ausgang zur Folge. Die Regenbogenhaut pflegt an ihrem Ansatz am Ciliarkörper abzureißen und dieser im Kammerwinkel an die Hornhaut anzuwachsen. Hierdurch können die Abflußwege vollkommen verlegt werden.

8. Das Sekundärglaukom durch Stauung in den Orbitalvenen.

Alle Prozesse innerhalb der Orbita, die zu einer hochgradigen *Behinderung des venösen Abflusses* führen, gefährden das Auge durch intraokulare Drucksteigerung. Häufig findet sich ein Sekundärglaukom daher beim *pulsierenden Exophthalmus*, bei dem es sich um ein Einströmen arteriellen Blutes in die Venen handelt (H. SATTLER; hier auch Literatur). Auch bei *Tumoren* oder *entzündlichen Prozessen in der Orbita* — besonders nach Nebenhöhlenerkrankungen — wurde ein Glaukom gesehen (GUIST, SEEFELDER, LARSSON).

Die *Ursache der Drucksteigerung* ist offenbar in einer Blutüberfüllung des Augeninnern zu suchen (SALUS, ELSCHNIG). Hinzu kommt die Obliteration der Kammerbucht, durch die die Abflußmöglichkeiten des Kammerwassers verringert werden, und die Ausbildung schwerer Veränderungen (Endo-Periphlebitis, Thrombosen) der Netzhaut und besonders der Aderhautvenen (KRAUPA, GAZEPIS, JAENSCH, ELSCHNIG u. a.). Der Druck, unter dem das Papillengewebe infolge der auch im Sehnerven auftretenden Stauungshyperämie steht, verhindert die frühzeitige Ausbildung einer glaukomatösen Exkavation (ELSCHNIG).

Durch die zur Beseitigung des pulsierenden Exophthalmus vorgenommene Unterbindung der Arteria carotis interna kann auch die Drucksteigerung günstig beeinflußt werden, solange noch keine schweren Gewebsveränderungen im Auge vorhanden sind.

9. Das Sekundärglaukom bei angeborenen Veränderungen des Auges.

Unter den Mißbildungen des Auges, die am häufigsten mit einer Druck-steigerung einhergehen, stehen an erster Stelle die angeborene *Aniridie* und der *Mikrophthalmus*. Die Ursache des Glaukoms bei der Aniridie ist in einem Teil der Fälle zweifellos in der ungewöhnlichen Entwicklung des uvealen Gerüstwerkes und der Verwachsung des Irisstumpfes mit der Hornhauthinterfläche zu suchen (s. Bd. I, S. 563—564). Beim Mikrophthalmus spielt die Kleinheit des zirkum-lentalen Raumes eine Rolle. Die Ciliarfortsätze können der Linse direkt anliegen. Ob aber durch derartige anatomisch nachweisbare Entwicklungsstörungen die Entstehung des Glaukoms zu erklären ist, muß bezweifelt werden. Da sich die feinen Veränderungen, die die Funktion der Abflußwege beeinträchtigen, vorerst unserer Kenntnis entziehen, erübrigt es sich, auf Hypothesen näher einzugehen.

Literatur.

Das sekundäre Glaukom.

Bänziger, Th.: Die Mechanik des akuten Glaukoms und die Deutung der Iridektomie-wirkung bei demselben. Verslg ophthalm. Ges. Heidelberg (Jena) **43**, 43 (1922). — Bern-heimer: Über das Vorkommen von Glaukom im linsenlosen Auge. Wien. klin. Wschr. 1898, Nr 17. — Birnbacher: Über die Ursachen der Binnendrucksteigerung bei Ge-schwülsten innerhalb des Augapfels. Beitr. Augenheilk., Festschrift Julius Hirschberg, 1905, 89. — Brunetti, L.: Quattro casi di glaucoma emorragico trattati coi raggi X. L'Acti-noter. **3**, 70 (1923). Ref. Zbl. Ophthalm. **10**, 240. — Burnham, S. H.: Discussion on the causes and treatment of irido-cyclitis with raised tension. The treatment of irido-cyclitis with raised tension. Trans. ophthalm. Soc. U. Kingd. **48**, 57 (1928).

Coats, G.: Der Verschluß der Zentralvene der Netzhaut. Graefes Arch. **86**, 341 (1913). — Deutsch: Über Radiumbehandlung bei hämorrhagischem Glaukom. Z. Augenheilk. **64**, 156 (1928). — Duverger: Iris en tomate et transfixion de l'iris. Arch. d'Ophtalm. **38**, 193 (1921).

Elschnig, A.: (a) Epithelauskleidung der Vorder- und Hinterkammer als Ursache von Glaukom nach Staroperation. Klin. Mbl. Augenheilk. **41 I**, 247 (1903). (b) Enzyklopädie der praktischen Medizin von Schnierer und Vierordt, 1905. (c) Beiträge zur Glaukom-lehre. 3. Vordere Linsensynechie und Glaukom. Klin. Mbl. Augenheilk. **56**, 421 (1916). (d) Beiträge zur Glaukomlehre. Pulsierender Exophthalmus und Glaukom. Graefes Arch. **92**, 101 (1916). (e) Glaukom. Henke-Lubarsch' Handbuch der pathologischen Anatomie und Histologie, Bd. 11, Teil I, S. 873. 1928. — Erdmann, P.: (a) Glaukomatöse Druck-steigerung bei Keratitis disziformis und herpesartigen Hornhauterkrankungen. Z. Augen-heilk. **22**, 30 (1909). (b) Weitere Erfahrungen mit den von mir angegebenen subconjuncti-valen Injektionen von Nebennierenpräparaten bei Augenkrankheiten. Klin. Mbl. Augen-heilk. **74**, 413 (1925).

Favoloro, G.: Sul glaucoma traumatico e sulle variazioni della tensione oculare in seguito a trauma. Contributo clinico e sperimentale. Ann. Ottalm. **52**, 547 (1924). — Fuchs, E.: (a) Über Pigmentierung, Melanom und Sarkom der Aderhaut. Graefes Arch. **94**, 43 (1917). (b) Vordere Synechie und Hypertonie. Graefes Arch. **69**, 254 (1908).

Galezowski: Glaucôme aigu dans un cas d'atrophie progressive de la retine (retinite pigmentaire des auteurs). Annales d'Ocul. **48**, 269 (1862). — Garnier, R. von: Ein Fall von traumatischem Glaukom. Wratsch **27**, 636. Ref. Michels Jber. **1891**, 341. — Gazepis, Z.: Zur pathologischen Anatomie des Exophthalmus und des Glaukoms bei Ruptur der Carotis im Sinus cavernosus. Graefes Arch. **110**, 375 (1922). — Gifford, H.: The cause of glaucoma of hypermature cataract. Arch. of Ophthalm. **56**, 457 (1927). — Gilbert, W.: Beiträge zur Lehre vom Glaukom. Graefes Arch. **82**, 390 (1912). — González, Jesus J. de: Schwere glaukomatöse Zustände infolge rascher Schwellung eines Alterstares. Rev. Cubana de oftalm. (span.) **4**, 100 (1922). Ref. Zbl. Ophthalm. **10**, 199. — Greeves, A.: Discussion on the causes and treatment of irido-cyclitis with raised tension. Trans. ophthalm. Soc. U. Kingd. **48**, 45 (1928). — Gros, H. B.: Glaucome consécutif à des enclavures capsulaires. Clin. ophtalm. **29**, 691 (1925). — Guist, G.: Entzündliche Orbitalprozesse und Glaukom. Z. Augenheilk. **55**, 308 (1925).

Hagen, S.: Über Atropinbehandlung von Iridocyclitis glaucomatosa. Acta ophthalm. (Københ.) **3**, 96 (1925). — Hamburger, C.: (a) Glaukombehandlung. Praktisches und Theo-retisches. Z. Augenheilk. **53**, 127 (1924). — (b) Zu der neuen Glaukombehandlung.

Praktisches und Theoretisches. Klin. Mbl. Augenheilk. **72**, 47 (1924). — HEGNER: Klinische Untersuchungen über die Prognose der intrabulbären Linsenluxationen. Beitr. Augenheilk. **1915**, H. 9, 90. — HENSEN u. SCHÄFER: Über die Ergebnisse der Röntgenstrahlenbehandlung bei Augenkrankheiten bzw. Tumoren des Sehapparates. Graefes Arch. **114**, 123 (1924). — HESS, C.: (a) Pathologie und Therapie des Linsensystems. GRAEFE-SAEMISCH' Handbuch der gesamten Augenheilkunde, 3. Aufl., Teil 2, Kap. IX. 1911. (b) Eine merkwürdige Schädigung der normalen Fovea durch Miotika. Arch. Augenheilk. **86**, 89 (1920). — HESSBERG, R.: Die Behandlung des Glaucoma haemorrhagicum mit Röntgenstrahlen. Klin. Mbl. Augenheilk. **64**, 607 (1920). — HIPPEL, E. v.: Zur pathologischen Anatomie des Glaukoms nebst Bemerkungen über Netzhautpigmentierung vom Glaskörperraum aus. Graefes Arch. **52**, 498 (1901).

IGERSHEIMER, J.: Syphilis und Auge. Berlin 1918. — INOUYE, N.: Roy. Lond. Hosp. Rep. **18**, 24 (1910). — ISCHREYT, G.: (a) Zur pathologischen Anatomie des Sekundärglaukoms nach Linsensubluxation. Arch. Augenheilk. **42**, 281 (1901). (b) Über Glaukom in Folge von Cataracta senilis. Arch. Augenheilk. **62**, 272 (1909).

JAENSCH, P. A.: (a) Ein Fall von pulsierendem Exophthalmus. Heilung durch Unterbindung der Art. carotis communis. Klin. Mbl. Augenheilk. **73**, 251 (1924). (b) Pulsierender Exophthalmus und Glaukom. Klin. Mbl. Augenheilk. **75**, 369 (1925).

KALIOPOULOS: Recherches anatomiques sur les causes de l'hypertension oculaire dans les tumeurs de la choroide. Annales d'Ocul. **166**, 206 (1929). — KAYSER, B.: Bemerkungen zur Operation des Stares und besonders über die Komplikation mit Glaukom. Klin. Mbl. Augenheilk. **66**, 626 (1921). — KLEIN, N.: Ringsarkom der Iris und des Corpus ciliare. Klin. Mbl. Augenheilk. **80**, 631 (1928). — KLJACKO, M.: Zur Frage der Glaukom- und Iritisbehandlung mit Suprarenininjektionen. Russk. oftalm. Ž. **5**, 852 (1926). Ref. Zbl. Ophthalm. **18**, 819. — KNAPP, A.: Observations on glaucoma in morgagnian cataract. Trans. amer. ophthalm. Soc. **24**, 84 (1926). — KÖLLNER, H.: Operationslehre. GRAEFE-SAEMISCH' Handbuch der gesamten Augenheilkunde, 3. Aufl., 1922. — KRAUPA, E.: Zur Kenntnis der Erkrankungen der Netzhautgefäße bei pulsierendem Exophthalmus. Klin. Mbl. Augenheilk. **49 II**, 191 (1911).

LARSEN, H.: (a) Über Atropinbehandlung bei Iridocyclitis glaucomatosa. Acta ophthalm. (København) **3**, 99 (1925). (b) Atropinbehandlung der Iridocyclitis glaucomatosa. Ref. Zbl. Ophthalm. **21**, 558 (1928). — LARSSON, S.: Über Tenonitis und die sie begleitende intraokuläre Drucksteigerung nebst einigen Bemerkungen über den intraokulären Druck bei retrobulbären Affektionen im allgemeinen. Acta ophthalm. (København) **3**, 207 (1926). — LEBER, TH.: Die Zirkulations- und Ernährungsverhältnisse des Auges. GRAEFE-SAEMISCH' Handbuch der gesamten Augenheilkunde, 2. Aufl., Bd. 2, S. 2. 1903.

MAGITOT, A.: (a) Sur quelques variations traumatiques de la tension oculaire. Annales d'Ocul., Jan. **1918**. (b) Récurrence nerveuse et réflexes axoniques en ophtalmologie. Annales d'Ocul. **164**, 897 (1928). — MAGITOT et BAILLIART: Le réflexe oculo-cardiaque et les variations de la tension oculaire. Annales d'Ocul. **157**, 401 (1920). — MELLER: Spontane Berstung der Linsenkapsel. Beitr. Augenheilk. **5**, 811 (1902). — MEZZATESTA, F.: Glaucoma acuto traumatico. Boll. Ocul. **8**, 270 (1929). — MOORE, R. F.: Some observations on the intraocular tension in cases of thrombosis of the retinal veins. Trans. ophthalm. Soc. U. Kingd. **42**, 115 (1922). — MORAX, V.: Glaucome et cataracte. Annales d'Ocul. **159**, 185 (1922). — McMULLEN, W. H.: Discussion on the causes and treatment of irido-cyclitis with raised tension. Trans. ophthalm. Soc. U. Kingd. **48**, 51 (1928).

NAKAYAMA: Vergleichende Untersuchungen über das Verhalten der Tension bei intraokularen Geschwülsten. Graefes Arch. **118**, 311 (1927).

PETERS: Über Glaukom nach Kontusionen des Auges und seine Therapie. Klin. Mbl. Augenheilk. **42**, 545 (1904).

RAEDER, J. G.: Einige Fälle von Invertierung der intraokularen Druckschwankung bei Netzhautablösung mit Sekundärglaukom. Klin. Mbl. Augenheilk. **74**, 424 (1925). — RENTZ, W.: Beitrag zur Suprareninbehandlung des Glaukoms. Klin. Mbl. Augenheilk. **73**, 356 (1924).

SALA: Einige seltenere Glaukomformen. Zwei Fälle von traumatischem Glaukom nach Kontusion des Augapfels. Klin. Mbl. Augenheilk. **42**, 316 (1904). — SALUS, R.: (a) Über das Sekundärglaukom durch Cataracta senilis intumescens und seine Behandlung. Klin. Mbl. Augenheilk. **48 II**, 167 (1910). (b) Doppelseitiger pulsierender Exophthalmus. Klin. Mbl. Augenheilk. **60**, 253 (1918). — SATTLER, C. H.: Der pulsierende Exophthalmus. GRAEFE-SAEMISCH' Handbuch der gesamten Augenheilkunde, 2. Aufl., 1920. — SCHIECK, F.: Das Wesen der Iritis serosa und ihre Beziehungen zur Cyclitis und zum Glaukom. Z. Augenheilk. **43**, 625 (1920). — SCHMIDTHÄUSER: Retinitis pigmentosa und Glaukom. Inaug.-Diss. Tübingen 1904. — SCHNABEL, J.: Beiträge zur Lehre vom Glaukom I. Arch. Augenu. Ohrenheilk. **6**, 118 (1878). — SEEFELDER, R.: Über seröse Tenonitis und Glaukom. Wien. med. Wschr. **74**, 2053 (1924). — SPECIALE-CIRINCIONE: Glaucoma provocato dal rivestimento epiteliale della camera anteriore dopo l'operazione di cataratta. Atti Congr.

Soc. ital. Oftalm. **180** (1925). — Stölting: Die Glaukome nach Operationen des grauen Stars und des Nachstars. Graefes Arch. **81**, 518 (1912).

Thibert: Un cas singulier de glaucome traumatique avec exagération de l'hypertonie dans le décubitus. Clin. ophthalm. **24**, 200 (1920). — Thiel, R.: Experimentelle und klinische Untersuchungen über den Einfluß des Ergotamins (Gynergens) auf den Augendruck beim Glaukom. Klin. Mbl. Augenheilk. **77**, 753 (1926). — Thilliez, L.: Akutes, an beiden Augen nach einem schweren Trauma des Schenkels aufgetretenes Glaukom. Ref. Zbl. prakt. Augenheilk. **1906**, 318.

Urbanek, J.: Vorfall des Glaskörpers in die vordere Kammer als Ursache intraokularer Drucksteigerung. Z. Augenheilk. **54**, 164 (1924). — Urrets-Zavalia, A.: Primäre Drucksteigerung des Auges als Initialsymptom eines Zoster ophthalmicus. Arch. Oftalm. Buenos Aires **1**, 156 (1926). Ref. Zbl. Ophthalm. **16**, 730.

Vogt, A.: Die Zirkulationslücke bei chronischer Iridocyclitis. Klin. Mbl. Augenheilk. **81**, 713 (1928).

Wagenmann, A.: Verletzungen des Auges. Graefe-Saemisch' Handbuch der gesamten Augenheilkunde, 3. Aufl. 1915. — Weeks, John, E.: Glaucoma after cataract extraction. Trans. amer. Acad. Ophthalm. a. Otol. **1923**, 162. — Wegner, W.: Erfahrungen mit Glaukosan bei Glaukom und Iritis. Klin. Mbl. Augenheilk. **76**, 878 (1926). — Weill, G.: Du rôle de la hernie du corps vitré dans certains états glaucomateux. Arch. d'Ophtalm. **30**, 716 (1920). — Weiss, E.: Retinitis pigmentosa und Glaukom. Slg Abh. Augenheilk. **5**, H. 5 (1903).

III. Der Hydrophthalmus, Buphthalmus.

Als Hydrophthalmus oder Buphthalmus bezeichnet man ein glaukomkrankes Auge, das unter dem Einflusse der intraokularen Drucksteigerung eine Größenzunahme erfahren hat. Dies ist nur möglich, solange die Bulbushüllen dehnbar genug sind, um einem erhöhten intraokularen Druck nachzugeben. Der Hydrophthalmus ist daher vorwiegend eine *Erkrankung des Kindesalters* und wird auch als *Glaucoma infantile* bezeichnet. Dennoch ist seine Entwicklung an keine bestimmte Altersgrenze gebunden. Auch in späteren Jahren kann gelegentlich eine Drucksteigerung zu einer Vergrößerung des Bulbus führen. Andererseits gibt es auch Fälle von kindlichem Glaukom, bei dem das Auge seine Form wahrt.

Ebenso wie beim Glaukom der Erwachsenen ein primäres und sekundäres unterschieden wird, spricht man auch von einem *primären* und *sekundären* *Hydrophthalmus*. Alle Formen des Sekundärglaukoms können eine hydrophthalmische Vergrößerung des kindlichen Augapfels zur Folge haben (s. S. 813). Da dieses bereits eingehend besprochen wurde, kann auf eine Darstellung des sekundären Hydrophthalmus verzichtet werden.

Hier interessiert nur der primäre Hydrophthalmus, als dessen Ursache keine anderweitige Erkrankung des Auges nachweisbar ist.

Die Bezeichnungen Hydrophthalmus und Buphthalmus werden im allgemeinen synonym gebraucht. Der Versuch, den ersten Ausdruck für die glaukomatöse Vergrößerung, den zweiten dagegen für einen echten Riesenwuchs anzuwenden, hat sich nicht eingebürgert. Soweit ein Riesenwuchs vorkommt, bezeichnet man ihn besser als Megalophthalmus (s. S. 838).

1. Das allgemeine Krankheitsbild.

In der Regel bringen die Eltern das Kind wegen der Vergrößerung des Augapfels zum Arzt. Häufig haben sie jedoch auch bereits Reizerscheinungen — Tränen, Lichtscheu, Trübwerden der Augen — bemerkt.

Beim fortgeschrittenen Hydrophthalmus ist das klinische Bild höchst charakteristisch (Abb. 79). Auffallend ist vor allem die Vergrößerung und die schon ohne besondere Hilfsmittel sichtbare Trübung der Hornhaut. Der Corneo-

Scleralfalz ist verstrichen und verbreitet, die verdünnte Sclera hat einen blau-weißen Farbton und gleicht durchscheinendem Porzellan. Die Vorderkammer ist vertieft, oftmals sieht man die atrophische Iris bei Augenbewegungen deutlich schlottern. Die Erhöhung des Augendruckes ist meist schon palpatorisch nach-weisbar. Die verhängnisvollen Folgen der Drucksteigerung zeigen sich ebenso wie beim Glaukom der Erwachsenen in einer glaukomatösen Exkavation des Sehnerven.

2. Die einzelnen Symptome.

a) Die sichtbaren Veränderungen am Auge beim Hydrophthalmus.

Hornhaut. Ihre *Vergrößerung* ist auch im Anfangsstadium leicht festzustellen, wenn die Erkrankung einseitig ist. Unterschiede von 1 mm im Hornhaut-durchmesser sind schon bei einfacher Betrachtung ohne weiteres erkennbar. Die
genaue Messung läßt sich am besten mit
dem WESSELYschen Keratometer vornehmen. Im Spätstadium wird freilich die
Genauigkeit der Messung durch die starke
Verbreiterung der Corneo-Scleralgrenze
(s. u.) beeinträchtigt. Während im normalen kindlichen Auge der Durchmesser
8—10 mm beträgt, erreicht er im hydrophthalmischen Auge sogar die doppelte
Größe. Die Hornhaut erscheint infolge
ihrer Vergrößerung stärker gewölbt, doch
kann man sich am Ophthalmometer davon
überzeugen, daß in Wirklichkeit ihr
Krümmungsradius immer in allen Meri-
dianen größer ist. Der stärker brechende
ist gewöhnlich der horizontale Meridian,
so daß ein inverser Astigmatismus entsteht (SEEFELDER, STÄHLI).

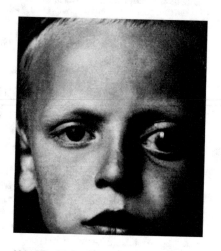

Abb. 79. Linksseitiger Hydrophthalmus.

Eine *Trübung der Hornhaut* findet man schon frühzeitig. Bei fokaler Beleuch-tung ist der diffuse graue Hornhautreflex fast stets deutlicher als normal. In fort-geschrittenen Fällen bildet eine starke Trübung die Regel und ist dann auch ohne fokale Beleuchtung sehr auffällig. Verlagerungen der Hornhautlamellen, Auf-quellungen zum Teil unter dem Einflusse des eindringenden Kammerwassers, Descemetrisse (s. u.) bilden die Ursache. Hierzu kann sich noch die gleiche *hauchige Trübung* und *Stippung der Hornhautoberfläche* gesellen, die wir beim Glaucoma acutum inflammatorium des Erwachsenen kennengelernt haben.

Besonderes Interesse haben unter diesen Veränderungen die charakteristischen feinen streifenförmigen Trübungen an der Hinterfläche der Hornhaut, die man gewöhnlich als HAABsche *Bändertrübungen* oder ihrem Wesen entsprechend als *Descemetrisse* bezeichnet (ARNOLD). Ihr Vorhandensein ist ein wichtiges diagnostisches Kriterium gegenüber einem einfachen Riesenwuchs (s. S. 838). Sie sind in etwa ³/₄ aller Fälle von Hydrophthalmus nachweisbar (SEEFELDER, STÄHLI), gehen aber der Vergrößerung des Auges durchaus nicht immer parallel. Übrigens kommen sie zuweilen auch nach Geburtstraumen und beim Kerato-konus vor (STÄHLI; hier auch Literatur).

Zum Nachweis bedient man sich am besten der Binokularlupe und Spalt-lampe, da man sonst die feinen Streifen leicht übersieht. Auch im durchfallenden Licht (Planspiegel) sind sie erkennbar. Man muß dabei den Spiegel um seine

horizontale Achse drehen, da die Bänder überwiegend horizontal, ganz ausnahmsweise vertikal verlaufen. Gelegentlich sind auch einige peripher zum
Limbus parallel angeordnet (GUIST). Sie erscheinen als glashelle bis zartgraue
doppeltkonturierte Streifchen von etwa 0,5—1,5 mm Breite, die sich verzweigen
können (Abb. 80, 81, 82). Teilweise ist
eine leichte Pigmentierung vorhanden.
Die Sehschärfe kann unter Umständen
durch sie beträchtlich gestört werden
(STÄHLI).

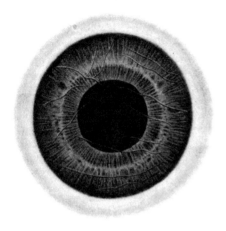

Abb. 80.   Risse der Membrana Descemetii.
(Lupenvergrößerung.)

Die *Berührungsempfindung der
Hornhaut* pflegt herabgesetzt zu sein.
Die Corneo-Scleralgrenze zeigt im
Beginn der Erkrankung keine besonderen Veränderungen. Beim ausgeprägten Buphthalmus ist sie dagegen
in charakteristischer Weise verstrichen.
Die normalerweise vorhandene Rinne
ist geschwunden, der *Limbus* durch
die enorme Dehnung *stark verbreitert*
und *in ein bläulich weißes Band verwandelt.*

Die **Lederhaut** bekommt besonders
in der Hornhautnähe infolge zunehmender Verdünnung das bekannte
bläulich-weiße Aussehen, das durch die Blässe der darüber liegenden ebenfalls verdünnten *Bindehaut* noch verstärkt wird. Eine Hyperämie der conjunctivalen und episcleralen Gefäße ist nur
bei akuter Drucksteigerung vorhanden.

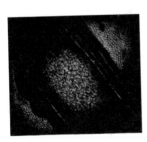

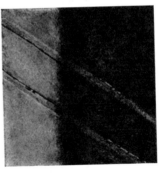

Abb. 81. Descemetrisse im Spaltlampenlicht. Hinterer
Spiegelbezirk. Im Bereich der Risse sind 2—3 helle
Reflexlinien zu erkennen, die vom Endothelbezirk durch
eine dunkle Zone abgegrenzt sind. Der Endothelbezirk
zwischen den beiden Rißrändern zeigt amorphe Zeichnung und deutliches Farbenschillern. (Nach A. VOGT:
Lehrbuch und Atlas der Spaltlampenmikroskopie,
2. Aufl. Teil 1, Tafel 69, Abb. 581.)

Abb. 82. Descemetrisse bei stärkerer
Vergrößerung. Doppelkontur der Riß-
ränder entstanden durch Aufrollung des
Rißrandes. Pigmentauflagerung. (Nach
A. VOGT: Lehrbuch und Atlas der Spalt-
lampenmikroskopie, 2. Aufl., Teil 1,
Tafel 69, Abb. 582.)

Infolge der Hornhautvergrößerung ist die **Vorderkammer** schon frühzeitig
auffallend *vertieft.* Später kann die Regenbogenhaut nach Schrumpfung der
Linse zurücksinken und sich ihr Abstand von der Hornhaut noch weiterhin
vergrößern.

Die **Regenbogenhaut** ist anfangs unverändert, die Pupille rund und in ihrer
Reaktion nicht behindert. Sehr bald bildet sich aber eine ausgesprochene *Iris-
atrophie* aus, deren Folgen *Entrundung der Pupille* und *Störung der Pupillen-*

reaktion sind. Bindegewebsneubildungen auf der Vorderfläche der Regenbogenhaut führen endlich auch zu einem *Ectropium des Pigmentblattes*. Später ist bei Augenbewegungen meist deutliches Irisschlottern zu beobachten.

Gegenüber der allgemeinen Vergrößerung des Augapfels bleibt die **Linse** in ihrem Wachstum relativ zurück. Es kommt daher allmählich zu einer starken *Dehnung* und *Verlängerung der Zonulafasern*, die zuweilen — wie ein anatomischer Befund Wesselys zeigt — erstaunlich hohe Grade (20 mm) erreichen. Hieraus erklären sich das Linsen- und Irisschlottern sowie die Tatsache, daß die Linse schon bei geringfügigen Traumen leicht in den Glaskörper oder in die Vorderkammer luxiert. Solange die Linse nicht verlagert ist, bleibt sie lange Zeit durchsichtig. Erst im Endstadium stellt sich eine Trübung und Schrumpfung ein.

Veränderungen der **Papille** brauchen, auch wenn die Hornhaut bereits deutlich vergrößert ist, nicht vorhanden zu sein. Gelingt es, durch therapeutische Maßnahmen den Prozeß frühzeitig zum Stillstand zu bringen, oder tritt eine sogenannte Spontanheilung ein, so kann der Sehnerv ungeschädigt bleiben. Bei fortschreitender Entwicklung des Hydrophthalmus bildet sich dagegen ebenso wie beim Glaukom der Erwachsenen eine *Atrophie und tiefe randständige Exkavation* aus.

Durch zunehmenden Pigmentschwund gewinnt der *Augenhintergrund* ein blasses albinotisches Aussehen wie im kurzsichtigen Auge. Dagegen gehören die übrigen charakteristisch myopischen Veränderungen an der Papille oder in der Macula keineswegs zu den Folgeerscheinungen des Hydrophthalmus.

b) Der Augendruck beim Hydrophthalmus.

Die Tonometrie kann bei Kleinkindern nur in Narkose ausgeführt werden. Da hierdurch Blutdruck und Blutverteilung verändert werden, geben die gefundenen Tonometerwerte nur ein annäherndes Maß des im Auge herrschenden Druckes. Eine weitere Fehlerquelle bei der tonometrischen Messung jedes Hydrophthalmus beruht auf der veränderten Elastizität der stark verdünnten Bulbuswand. Am häufigsten finden sich Tonometerwerte von etwa 50 mm Hg (Axenfeld), doch sind auch akute Drucksteigerungen bis 100 mm Hg beobachtet worden (Gilbert).

Die *Tagesdruckkurve* kann die gleichen periodischen Schwankungen zeigen wie beim primären Glaukom der Erwachsenen. In der Regel ist der Druck morgens höher als am Nachmittag. Der Druckanstieg erfolgt in den späten Nachtstunden (s. Abb. 88). Bemerkenswert ist, daß gelegentlich auch bei stationären Fällen noch Tonometerwerte von 30—40 mm Hg gefunden werden, ohne daß die Funktion des Auges dabei leidet.

c) Die Veränderungen der Refraktion und die Funktionsstörungen beim Hydrophthalmus.

Die *Myopie überwiegt*. Sie ist die Folge der mit der Augenvergrößerung einhergehenden Achsenverlängerung, die gar nicht selten mehr als 36 mm beträgt. Doch pflegt die Myopie durchaus nicht der Achsenlänge direkt proportional zu sein, sondern erreicht nur mittlere Grade (6—10 dptr). Die Wirkung der Achsenverlängerung wird nämlich durch die Abflachung der Hornhaut überkompensiert, deren Krümmungsradius die erstaunliche Größe von 11 mm erlangen kann (Seefelder, Parsons). Hieraus ergibt sich in einigen Augen auch eine hypermetropische Refraktion. Ein *inverser Astigmatismus* ist sehr häufig, bildet aber nicht die Regel (Seefelder fand ihn 18mal unter 24 Fällen).

Die Prüfung der *Sehschärfe* ist bei Kindern meist nur unvollkommen durchzuführen. Im allgemeinen ist das Sehvermögen auch bei beträchtlicher

Vergrößerung des Augapfels lange Zeit gut, wenn keine allzu starken Trübungen der brechenden Medien vorhanden sind. Allmählich führt jedoch die Ausbildung der glaukomatösen Exkavation und Atrophie zum zunehmenden Verfall des Sehvermögens bis zur vollständigen Erblindung.

Das *Gesichtsfeld* zeigt, soweit sich eine Prüfung überhaupt vornehmen läßt, dieselben Veränderungen wie beim Glaukom der Erwachsenen. Der *Farbensinn* bleibt oft lange erhalten; den *Lichtsinn* fand SEEFELDER einige Male herabgesetzt.

3. Verlauf, Komplikationen, Prognose des Hydrophthalmus.

Der Hydrophthalmus ist ein ausgesprochen progressives Leiden, das schon im Kindesalter zur Erblindung führen kann. Die Erkrankung verläuft unter dem Bilde des chronischen Glaukoms. Nicht selten treten aber auch regelrechte akute Anfälle auf, die unter heftigen Schmerzen Stunden und Tage anhalten, meist jedoch spontan zurückgehen.

Die oben geschilderten sichtbaren Veränderungen im vorderen Augenabschnitt nehmen mit der Vergrößerung des Augapfels allmählich zu. Hand in Hand gehen die anatomisch nachweisbaren Destruktionen im Kammerwinkel, die Atrophie der Regenbogenhaut und des Ciliarkörpers und die Schrumpfung der Linse.

Die Vergrößerung des Augapfels führt meist gleichzeitig auch zu einer *Vergrößerung der Orbita,* die sich durch das Röntgenbild leicht feststellen läßt. Es handelt sich hierbei keineswegs um eine einfache Erweiterung unter dem Druck des andrängenden großen Augapfels, sondern um eine jener indifferenten Wachstumskorrelationen, auf die WESSELY aufmerksam gemacht hat. In der *Hornhaut* bilden sich neben *degenerativen Veränderungen* der Oberfläche (Pannus, bandförmige Keratitis) infolge der Herabsetzung der Sensibilität und des mangelhaften Lidschlusses oft *Geschwüre.* Die *Linse* wird — wenn auch erst verhältnismäßig spät — kataraktös und schrumpft schließlich.

In einem erheblichen Prozentsatz treten als weitere Komplikationen *Netzhautablösung* und völlige *Glaskörperschrumpfung* auf. Gestatten die brechenden Medien jetzt noch einen Einblick, so ist hinter der Linse ein grau-gelblicher Reflex wahrnehmbar, der so intensiv sein kann, daß er den Verdacht auf ein Gliom erweckt. Schmerzanfälle und eine weitere Vergrößerung des Auges hören mit der Netzhautablösung fast immer auf. Der Augendruck sinkt häufig so tief, daß eine Phthisis bulbi die Folge ist. Auch *intraokulare Blutungen* sind beobachtet worden, für die GOLDZIEHER vor allem Zerreißungen der langen hinteren Ciliararterien verantwortlich macht.

Durch die Bildung von *Sceralstaphylomen* — meist im vorderen Bulbusabschnitt — kann eine Deformation des Auges entstehen, durch die die Entstellung noch größer wird (WESSELY). Da die Sclera im Bereiche der Staphylome papierdünn ist, ist eine Berstung des Augapfels spontan oder bei geringfügigen Traumen hier sehr leicht möglich (AXENFELD, HOËG, BLAIR). Viele Augen verfallen infolgedessen der Enucleation.

Auf der anderen Seite kommen zweifellos *Spontanheilungen* vor, und zwar häufiger als man vielleicht anzunehmen geneigt ist. Natürlich handelt es sich immer nur um das Frühstadium, in dem zwar schon eine Vergrößerung des Auges entstanden ist, aber schwere sekundäre Veränderungen im Kammerwinkel und am Sehnerven noch fehlen. Ist die Corneo-Scleralgrenze bereits stark verbreitert, der Sehnerv exkaviert, so ist mit einem spontanen Stillstand nicht mehr zu rechnen.

Man hat die geheilten Fälle — sogenannte abortive Formen des Hydrophthalmus — früher zum größten Teil dem Megalophthalmus zugerechnet (s. S. 838).

Aber an ihrem glaukomatösen Ursprung ist zum mindesten dann nicht zu zweifeln, wenn in der Hornhaut Descemetrisse nachzuweisen sind oder wenn, was gar nicht selten ist, das eine Auge nur die Abortivform aufweist, während das andere bereits an einem Hydrophthalmus zugrunde gegangen ist.

Auf welche Weise diese Spontanheilungen zustande kommen, entzieht sich vorläufig noch unserer Kenntnis. Anatomische Untersuchungen von Abortivformen liegen meines Wissens nicht vor.

Die Frage, ob ein beginnender Hydrophthalmus stationär bleibt oder einen progressiven Verlauf nimmt, ist immer nur durch längere Beobachtung zu entscheiden. Weder der Nachweis von Descemetrissen noch die Höhe des Augendrucks sind für die *Prognose* entscheidend. Gelegentlich treten in der Pubertätszeit neue Exacerbationen auf. Aber selbst bei langjährigem Stillstand ist hinsichtlich der Prognose Vorsicht geboten. PFLÜGER hat z. B. über einen Fall berichtet, bei dem die Erkrankung bis zum 60. Lebensjahr stationär blieb und dann doch noch infolge des Glaukoms eine Erblindung eintrat. ZAHN beobachtete nach scheinbarer Spontanheilung eines Hydrophthalmus den Ausbruch eines akuten Glaukoms im 48. Lebensjahr.

4. Vorkommen des Hydrophthalmus und Veranlagung.

In über einem Drittel der Fälle wird der Hydrophthalmus gleich nach der Geburt, sonst meist in den ersten Lebensjahren bemerkt. Man kann ihn daher wohl als angeboren bezeichnen (*Hydrophthalmus congenitus*). Mit diesem Namen ist jedoch nur angedeutet, daß bereits bei der Geburt sichtbare Zeichen nachweisbar sind. Eine kongenitale Anlage ist aber, wie schon die häufige Vererbung zeigt auch für die meisten Fälle, die sich in späteren Jahren entwickeln, anzunehmen.

Viel seltener beginnt das Leiden erst nach den ersten Lebensjahren. Eine Altersgrenze gegenüber dem juvenilen Glaukom, das ohne Vergrößerung des Auges einhergeht, läßt sich jedoch trotzdem nicht festsetzen. Vielmehr gibt es im Kindesalter eine Zeit (bis etwa zum 10. Jahre), in der ein Glaukom sowohl in der Form des Hydrophthalmus als auch ohne Vergrößerung des Augapfels auftreten kann. Selbst jenseits des 10. Lebensjahres wurde gelegentlich noch — vor allem bei kongenitaler Lues — die Entstehung eines Hydrophthalmus beobachtet.

Knaben erkranken häufiger als Mädchen. Das Verhältnis beträgt mindestens 3 : 2 (64%) bei einer Zusammenstellung von 174 Fällen). Dies ist auffallend, da beim Glaukom der Erwachsenen das weibliche Geschlecht bevorzugt wird. Auch *Einseitigkeit* ist beim Hydrophthalmus häufiger; sie ist in etwa einem Drittel der Fälle vorhanden.

Das Vorkommen des Hydrophthalmus ist in den einzelnen Gegenden verschieden. In der Tübinger Klinik wurde er z. B. bei 0,079% aller Kranken, in Leipzig nur bei 0,035% gefunden (SEEFELDER). GALLENGA mißt der Tatsache, daß ein großer Teil der Kranken aus gebirgigen Gegenden stammt, Bedeutung bei.

Eine *Vererbung des Hydrophthalmus* ist mehrfach nachgewiesen worden (REIS, KEYSER, GROENOUW, CLAUSEN u. a.). Im Kapitel Vererbung [FRANCE-SCHETTI] Bd. I, S. 712 ist neben eingehender Literaturübersicht die Art des Erbganges ausführlich erörtert. Hier sei nur betont, daß mehrfach eine *Blutsverwandtschaft der Eltern* beobachtet wurde (ZAHN, LAQUEUR).

Nicht selten ist der Hydrophthalmus mit *anderen Anomalien* verknüpft: Fehlen der Iris, Iris- und Linsenschlottern, Lenticonus posterior. Vielleicht handelt es sich aber, z. B. bei der Irideremie, um einen sekundären Hydrophthalmus, da wir wissen, daß auch die traumatische Irideremie mit Drucksteigerung einherzugehen pflegt. Inwieweit die Annahme zutrifft, daß dem

Hydrophthalmus eine Entwicklungsstörung zugrunde liegt, wird noch zu erörtern sein. Von Bedeutung ist für diese Frage das wiederholt festgestellte gleichzeitige Vorkommen von Mißbildungen, die keine direkten Beziehungen zum Auge haben (Polydaktylie, Mikrognathie, Gaumenspalte, Alopecia congenita).

Bemerkenswert ist fernerhin die *Kombination von Hydrophthalmus mit Neurofibromatose und Naevus flammeus* der Lider und der gleichseitigen Gesichtshälfte. Eine ganze Reihe einschlägiger Fälle sind mitgeteilt, so daß an dem Zusammenhang dieser Störungen nicht zu zweifeln ist (s. S. 775).

Die *kongenitale Lues* spielt für die Entstehung des Hydrophthalmus an sich eine untergeordnete Rolle (IGERSHEIMER). In den Fällen, in denen eine Lues vorliegt, führt sie wohl stets auf dem Wege entzündlicher Veränderungen im vorderen Augenabschnitt zur Abflußbehinderung des Kammerwassers. Hierfür spricht auch, daß sich an eine Keratitis parenchymatosa ein Hydrophthalmus anschließen kann.

Häufig findet sich der Hydrophthalmus bei schwächlichen Kindern mit *angioneurotischen Störungen*. ANGELUCCI hat diesem Symptomenkomplex, zu dem vor allem Schwankungen der Pulsfrequenz, Tachykardie, abnorme Erregbarkeit und Erweiterung der Blutgefäße gehören, besondere Bedeutung für die Genese des Hydrophthalmus beigemessen. Später hat sich jedoch herausgestellt, daß diese Erscheinungen keineswegs regelmäßig sind und die Grenzen des noch Physiologischen nicht überschreiten (AXENFELD).

5. Die pathologische Anatomie und Pathogenese des Hydrophthalmus.

Aus der Fülle der anatomischen Untersuchungen kann hier nur das Wichtigste erwähnt werden. Mehr noch als beim Glaukom der Erwachsenen müssen wir die pathologischen Veränderungen, die als Ursache des Hydrophthalmus gedeutet werden können, von denen unterscheiden, die erst als Folge der Drucksteigerung auftreten. Die starke Vergrößerung des Auges führt zu so schweren Verbildungen, daß jeder Versuch, die primären Veränderungen herauszuschälen, scheitern muß. Schon die Frühfälle des Hydrophthalmus lassen erkennen, daß von einer einheitlichen Entstehungsart — auch vom anatomischen Standpunkt aus — nicht gesprochen werden kann. An erster Stelle unter den ursächlichen Momenten stehen die *Mißbildungen*.

SEEFELDER und REIS haben als erste auf das völlige *Fehlen* oder die *rudimentäre Entwicklung* des SCHLEMMschen Kanals hingewiesen (s. SEEFELDER, Bd. 1 des Handbuches, S. 594). Ihre Befunde sind von zahlreichen Autoren später bestätigt worden (SPIELBERG, SIEGRIST, VON HIPPEL, JAENSCH, LAGRANGE, PANICO u. a.) Weitere Anomalien der Kammerbucht bestehen in einer abnorm rückwärtigen Lage und ungewöhnlichen Enge des SCHLEMMschen Kanals, Sklerosierung des scleralen Gerüstwerkes, Dehnung, Verdichtung und bindegewebigen Entartung der Iriswurzel (Abb. 83, 84 u. 85).

Wir müssen wohl annehmen, daß diese *Entwicklungsstörungen in den Abflußwegen der Kammerbucht die Ursache des Hydrophthalmus* bilden. Jedenfalls ist außer beim Hydrophthalmus ein solcher Befund noch nirgends erhoben worden.

Demgegenüber betont MELLER die Bedeutung der von ihm beobachteten *Mißbildungen der Iris* für die Entstehung des Hydrophthalmus. Er beschreibt eine hochgradige Atrophie der Iris, die durch vollständiges Fehlen der Krypten und der Muskulatur gekennzeichnet war.

Auch andere Mißbildungen im Augeninnern sind beim Hydrophthalmus gefunden worden. Unter diesen seien erwähnt: *zentrale Defekte der hinteren Hornhautschichten, vordere Synechien der Iris, Iris- und Ciliarkörperkolobome.*

Ob diese Veränderungen als wahre Hemmungsbildungen (MEISNER, PETERS, BÖHM) oder als Folge intrauterin abgelaufener Entzündungen (E. VON HIPPEL) anzusehen sind, ist an sich unwesentlich. An der Tatsache, daß für die Mehrzahl der Fälle von Hydrophthalmus angeborene Bildungsanomalien verantwortlich zu machen sind, kann nicht gezweifelt werden. Dasselbe gilt auch für den *Hydrophthalmus bei Naevus flammeus* bzw. *Neurofibromatose*. Während SAFAR und WIENER eine mangelhafte Entwicklung des SCHLEMMschen Kanals und Bindegewebswucherung im Kammerwinkel nachweisen konnten, beschrieben WAGENMANN, JAHNKE u. a. ein kavernöses Angiom der Chorioidea (Abb. 86).

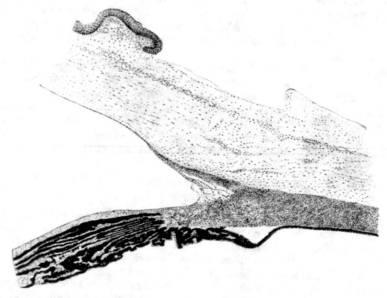

Abb. 83. Kammerwinkel beim Hydrophthalmus congenitus: Verlagerung des Trabeculum corneosclerale (skleraler Anteil des Gerüstwerkes der Kammerbucht) in den Kammerwinkel durch Abflachung und Verlagerung des Ciliarkörpers nach vorn. Die in die Länge gezogenen Ciliarfortsätze liegen der atrophisch verdünnten Iris an. (Nach SPIELBERG: Klin. Mbl. Augenheilk. 49 II, 317, Fig. 2.)

Unter dem Einflusse der Drucksteigerung treten *sekundäre Veränderungen* auf. Die *Sclera* zeigt besonders in ihrem vorderen Abschnitt eine deutliche Verdünnung, die allerdings mit der Vergrößerung des Auges nicht parallel geht (TAKASHIMA).

Das anatomische Bild der *Bändertrübung der Hornhaut* ist außerordentlich verwickelt und wechselnd. Die Risse der DESCEMETschen Membran klaffen. Ihre Ränder sind vom Kammerwasser unterminiert, lösen sich samt dem bedeckenden Endothel von ihrer Unterlage ein Stück weit los, krümmen sich und rollen sich oft spiralig auf (Abb. 87). Der Defekt der DESCEMETschen Membran wird durch eine glashäutige Neubildung ausgeglichen, die nicht nur die freiliegende Substantia propria bedeckt, sondern sich auch in mehr oder minder ausgeprägtem Maße auf die alte DESCEMETsche Membran auflagert. Daneben wird gelegentlich auch ein sog. endothelogenes Bindegewebe angetroffen. Die Endothelzellen fangen zu wuchern an, vermehren sich und wachsen zu einem massigen Zellgewebe aus. Die sekundär einsetzende Schrumpfung dieses Gewebes trägt viel zur wechselnden Gestaltung der Rißfiguren bei (STÄHLI).

Die Entstehung der Descemetrisse ist auf die durch die intraokulare Drucksteigerung bedingte Dehnung der Hornhaut zurückzuführen. Da die Abflachung der Hornhaut im senkrechten Meridian stärker erfolgt (inverser Astigmatismus), ist die vorwiegend horizontale Richtung der Rupturen verständlich. Wahrscheinlich handelt es sich beim

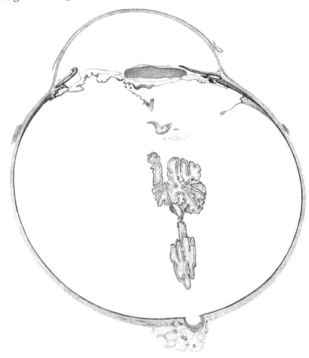

Abb. 84. Hydrophthalmus congenitus. (Übersichtsbild.)

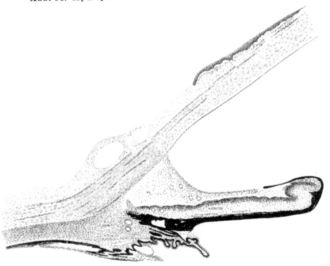

Abb. 85. Kammerwinkel desselben Falles bei starker Vergrößerung. Fehlen des Schlemmschen Kanals, Verödung der Kammerbucht durch Bindegewebswucherung. Ectropium des Pigmentblattes.

Hydrophthalmus um den gleichen Vorgang wie beim Keratoconus, bei dem die Entstehung von Descemetrissen wiederholt genau verfolgt wurde (Axenfeld, Vogt, Erggelet, Rabinowitsch). Durch das bei der Zerreißung gesprengte Endothel dringt Kammerwasser in das Hornhautparenchym ein und führt zu seiner Quellung. Es entsteht eine grau-weiße Trübung des Hornhautparenchyms. ELSCHNIG hat die Rückbildung derartiger Hornhaut-trübungen beim Hydropthalmus beobachtet. Sie vollzieht sich mit der Regeneration des Endothels.

Der Kammerwassereinbruch ins Hornhautgewebe wird beim Hydrophthalmus wohl so selten gesehen, weil die Ruptur der DESCEMETSchen Membran wahrscheinlich schon im fetalen Leben erfolgt und der Höhepunkt der akuten Folgen bei der Geburt bereits überschritten ist.

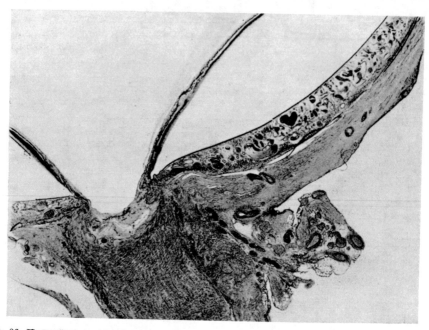

Abb. 86 Kavernöses Angiom der Chorioidea bei einem Fall von Hydrophthalmus congenitus und Naevus flammeus des Gesichtes. Ausfüllung der Exkavation durch neugebildetes Bindegewebe. (Nach JAHNKE: Z. Augenheilk 1931.)

Die *Regenbogenhaut* degeneriert zu einem dünnen Häutchen. Auf ihrer Vorderfläche entwickelt sich eine Bindegewebsschicht, die zu Verwachsungen

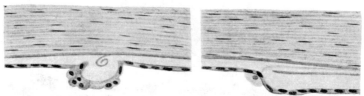

Abb. 87. Descemetrisse beim Hydrophthalmus.

im Kammerwinkel einerseits und zum Ectropium des Pigmentblattes anderer-seits führt (s. Abb. 85). Ebenso atrophiert der *Ciliarkörper* und nimmt unter dem Einflusse der Überdehnung oft abenteuerliche Formen an. Die gleiche Atrophie betrifft endlich auch die *Aderhaut*. Starke *Überdehnung der Zonula, Linsenschrumpfung und Sehnervenatrophie* vollenden das Bild der sekundären Veränderungen im Innern des Auges.

Die *Exkavation der Papille* wird wegen der vollständigen Atrophie der Seh-nervenfasern außerordentlich tief. Im gefäßführenden Teil des Sehnerven ist infolge bindegewebiger Verdichtung eine Lakunenbildung meist nicht nachweisbar. Eine Ausfüllung der Exkavation durch Wucherung von Gliagewebe scheint nicht vorzukommen (ELSCHNIG).

6. Die Diagnose und Differentialdiagnose des Hydrophthalmus.

Sobald neben der Vergrößerung des Augapfels ausgesprochen glaukomatöse Symptome — Verbreiterung der Corneo-Scleralgrenze, Exkavation des Sehnerven — vorhanden sind, ist die Diagnose eindeutig.

STILLING hat die Auffassung vertreten, daß *Hydrophthalmus* und *progressive Myopie* im Grunde genommen ein und dieselbe Erkrankung seien, indem beide eine abnorme Dehnung des Augapfels verursachten. Diese Ansicht läßt sich heute keineswegs mehr aufrechterhalten, da sowohl in der Art der Deformation wie auch hinsichtlich der Folgeerscheinungen zwischen beiden Erkrankungen prinzipielle Unterschiede bestehen. Beim Hydrophthalmus macht sich die Vergrößerung vor allem am vorderen Augenabschnitte bemerkbar und führt hier zu den genannten folgenschweren Destruktionen an der Hornhaut und in der Gegend des Kammerwinkels und des Ciliarkörpers. Bei der Myopie dagegen beschränkt sich die Vergrößerung des Auges fast vollkommen auf den hinter den Ansätzen der geraden Augenmuskeln gelegenen Abschnitt. Messungen über die Größe des vorderen und hinteren Augenabschnittes an hydrophthalmischen und myopischen Augen haben vor allem REIS und SEEFELDER vorgenommen (s. über diese Frage auch ISCHREYT und TAKASHIMA).

Beide Formen der Augenvergrößerung unterscheiden sich durch folgende charakteristischen Merkmale:

Hydrophthalmus.	**Exzessive Myopie.**
	—
Vergrößerung des Hornhautdurchmessers.	
Vergrößerung des Krümmungsradius.	Radius bleibt im Bereich des Normalen.
Descemetrupturen und Hornhauttrübungen.	— [1]
Verbreiterung und Dehnung des Limbus corneae.	—
	Conusbildung am Sehnerveneintritt.
—	Myopische Veränderungen in der Maculagegend.
	Hinteres Staphylom.
—	
Abstand der Sehnenansätze der Augenmuskeln vom Hornhautrande stark vergrößert.	Abstand der Sehnenansätze der Augenmuskeln vom hinteren Augenpol stark vergrößert.
Dehnung und Verdünnung der Sclera im vorderen Augenabschnitt.	Dehnung und Verdünnung der Sclera am hinteren Augenpol.
Erhöhter Augendruck.	Normaler Augendruck.

Nicht leicht ist die Frage zu beantworten, inwieweit und wann man berechtigt ist, von dem *Hydrophthalmus* einen reinen *Riesenwuchs des Auges* (Megalophthalmus, Gigantophthalmus [SEEFELDER]) oder auch nur eine Megalocornea zu unterscheiden, wie es HORNER versucht hat. Zweifellos sind früher zahlreiche Augen mit vergrößertem Hornhautdurchmesser wegen Fehlens typisch glaukomatöser Symptome zu Unrecht als Megalophthalmus bezeichnet worden. Jetzt wird man sie zu den Abortivformen des Hydrophthalmus zählen. Mit der

---

[1] Einige wenige Ausnahmen liegen vor (Beobachtung von FLEISCHER), doch ist es nicht ausgeschlossen, daß gleichzeitig eine Abortivform des Hydrophthalmus bestanden hat.

modernen Untersuchungstechnik gelingt es nämlich, in den meisten Fällen jene feinen Risse der DESCEMETschen Membran zu erkennen, die die Wirkung einer von innen dehnenden Kraft, die nur der gesteigerte Augendruck sein kann, beweisen (AXENFELD).

Auf der anderen Seite gibt es aber auch Fälle mit vergrößerter Cornea, an der jedes Symptom, das als Wirkung des intraokularen Druckes gedeutet werden könnte (Descemetrisse, vergrößerter Hornhautdurchmesser), vermißt wird (STÄHLI, SEEFELDER, KAYSER). Hier wird man von einem *echten Riesen-wuchs* sprechen dürfen. (S. auch das Kapitel SCHIECK, Anomalien der Form der Hornhaut, dieser Bd. S. 237).

Es erscheint fraglich, ob sich eine scharfe Trennung zwischen Hydroph-thalmus und Megalophthalmus überhaupt durchführen läßt. Die Entwicklung des Hydrophthalmus wird kaum allein durch passive Dehnung der Bulbushülle zu erklären sein, da die Sclera dicker ist, als es einer rein mechanischen Ver-größerung des Auges entsprechen würde (REIS). Offenbar löst der glaukomatöse Prozeß einen Wachstumsreiz aus. Auch die schon genannten Wachstumskorre-lationen (Augapfel-Orbita) sprechen gegen die rein passive Dehnung. Umgekehrt sind auch bei den oben genannten Fällen von KAYSER, STÄHLI und SEEFELDER, die den Typus des sogen. Megalophthalmus darstellen, nicht sämtliche Teile des Auges proportional vergrößert. Die Autoren beobachteten übereinstimmend Linsen-schlottern oder Neigung zur Linsenluxation. Die Linse hatte wie im hydro-phthalmischen Auge am Wachstum der übrigen intraokularen Gewebe nicht in entsprechendem Maße teilgenommen. So kommt es im Grunde auf die Frage hinaus, ob es außer einer dauernden oder vorübergehenden Steigerung des intra-okularen Druckes noch andere Faktoren gibt, die einen Wachstumsreiz für die Augenhüllen bilden. Einstweilen müssen wir die Antwort schuldig bleiben.

7. Die Behandlung des Hydrophthalmus.

Es gibt keine Behandlungsart, die beim Hydrophthalmus so günstige Erfolge verspricht, daß sie unter allen Umständen zu empfehlen wäre. Das Stadium der Erkrankung wird für die Wahl der Methode entscheidend sein. Die *operative Behandlung* ist nur dann aussichtsreich, wenn sie frühzeitig angewandt wird, d. h. wenn noch keine schweren sekundären Destruktionen im vorderen Augen-abschnitt (Limbus, Kammerwinkel) eingetreten sind. Andererseits bleibt die Erkrankung in einer Reihe von Fällen im Frühstadium stationär. Diese bereits oben (S. 832) erwähnten Abortivformen wird man wiederum nicht gern operativ angreifen wollen.

Zweckmäßig kann man für die Therapie die Fälle in folgende drei Gruppen einteilen:

1. Fälle von beginnendem Hydrophthalmus ohne ausgesprochen glaukoma-töse Veränderungen, insbesondere ohne Hornhauttrübungen (außer Descemet-rissen) und ohne glaukomatöse Exkavation.

2. Frühformen mit Hornhauttrübungen und beginnender glaukomatöser Exkavation, aber ohne nennenswerte Verbreiterung des Limbus.

3. Fortgeschrittene Fälle, bei denen eine stärkere Dehnung des Limbus, Iris-atrophie, randständige glaukomatöse Exkavation und Atrophie nachweisbar sind.

Bei der 1. Gruppe kann man sich zunächst stets mit einer *konservativen Therapie*[1] begnügen. Durch Anwendung von Mioticis (s. Abb. 88) gelingt es sehr häufig, den Druck für lange Zeit zu normalisieren und ein weiteres Fort-schreiten der Erkrankung zu verhindern.

---

[1] Für ihre Anwendung gelten dieselben Grundsätze, die beim primären Glaukom (S. 780 des Beitrags) eingehend erörtert wurden.

Im Gegensatz hierzu bietet bei den Fällen der 2. Gruppe die *operative Behandlung* die meisten Aussichten auf einen Dauererfolg. Vor der Operation sollte man jedoch immer eine genaue Druckkontrolle vornehmen, um sich über die Höhe und den Verlauf des Augendruckes und über die Wirksamkeit der Medikamente zu informieren. Gelingt eine Normalisierung des Augendruckes, verschwindet die Trübung der Hornhaut und bleibt ein weiterer Verfall der Funktion aus, so dürfte es kein Fehler sein, die medikamentöse Behandlung — natürlich unter dauernder Kontrolle — weiter fortzusetzen.

Beispiel für die Pilocarpin-Eserinbehandlung des Hydrophthalmus congenitus.

8jähriger Knabe, beiderseits Hydrophthalmus congenitus mit glaukomatöser Exkavation. Geringe Tagesschwankungen des Druckes beider Augen. Auf Eserin und Pilocarpin in Tropfen- und Salbenform werden am Nachmittage beiderseits normale Werte erreicht.

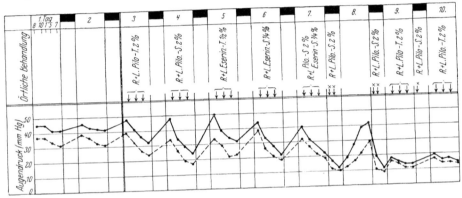

Abb. 88.

In Salbenform wirken beide Medikamente stärker. Da jedoch über Nacht der Augendruck immer wieder stark ansteigt, wird in der Nacht vom 7. zum 8. Tage in beide Augen zweimal 2%ige Pilocarpinsalbe eingestrichen. Der Augendruck sinkt, wie gleichzeitige Messungen in der Nacht ergaben, auf unternormale Werte. Anstieg am folgenden (8. Tage), an dem keine Behandlung erfolgt. Durch Pilocarpinsalbe zweimal in der darauffolgenden Nacht wird wiederum ein steiler Drucksturz hervorgerufen. Der nächtliche Druckanstieg bleibt aus, wenn dreimal täglich Pilocarpintropfen und nachts einmal Pilocarpinsalbe gebraucht werden (9. und 10. Tag).

Die Behandlung wurde in dieser Weise mehrere Monate fortgesetzt. Nachdem infolge nicht genügend sorgfältiger Ausführung der Verordnung sich Unregelmäßigkeiten in der Druckkurve eingestellt hatten, wurde beiderseits eine Elliotsche Trepanation ausgeführt. Bei der Kontrolle nach 3 Jahren ergab sich weder eine Zunahme der Sehnervenexkavation noch eine Verschlechterung der beim Beginn der Behandlung vorhanden gewesenen Funktion (Sehschärfe, Gesichtsfeld).

Bei der 3. Gruppe endlich bieten auch operative Eingriffe meist wenig Aussicht mehr auf Erfolg. Immerhin wird man versuchen, wenigstens die Schmerzen zu beseitigen und ein weiteres Größenwachstum des Auges aufzuhalten.

Die *Wahl der Operation* ist nicht immer leicht, da bei der relativen Seltenheit des Hydrophthalmus unsere Erfahrungen über den Erfolg der einzelnen Methoden bis jetzt noch kein abschließendes Urteil erlauben. *Iridektomie* und *Sclerotomia anterior* wurden früher ausschließlich angewandt (ausführliche Literatur s. Schmidt-Rimpler). Von der *Iridektomie* ist in höchstens ¼ der Fälle ein günstiger Einfluß auf den Krankheitsprozeß zu erwarten. Die *Sklerektomie* scheint etwas bessere Ergebnisse zu liefern und wurde besonders von der Haabschen Schule befürwortet. Bei weiter fortgeschrittenen Fällen ist die vordere Sklerotomie — unter Umständen mehrmals wiederholt — das schonendere

Verfahren, im Frühstadium ist dagegen die Iridektomie eher vorzuziehen (SEE-FELDER). Über die *Einschneidung des Kammerwinkels* nach DE VINCENTIIS, die besonders von italienischer Seite empfohlen wurde, liegen nicht genügend Erfahrungen vor. Auch über den Erfolg der *Cyclodialyse* ist ein endgültiges Urteil noch nicht abzugeben.

Von den fistelbildenden Operationen erfreut sich neuerdings die ELLIOTsche Trepanation auch zur Behandlung des Hydrophthalmus steigernder Beliebtheit (FLEISCHER), obwohl die Gefahr der Spätinfektion gerade bei Kindern nicht gering zu veranschlagen ist. Bei der überwiegenden Mehrzahl der operierten Augen scheint es nicht zu einer Fistelnarbe zu kommen, da sich die Operations-wunde infolge der veränderten Verhältnisse am Limbus durch Narbengewebe rascher wieder verschließt. Der Erfolg der Operation braucht hierdurch aller-dings nicht beeinträchtigt zu werden.

Kommt die *Entfernung einer getrübten Linse* aus optischen oder kosmetischen Gründen in Frage, so ist die Linearextraktion der Discission der Katarakt vorzuziehen (SEEFELDER). Sie ist mehrfach mit gutem Heilungsverlauf aus-geführt worden.

Literatur.

Hydrophthalmus, Buphthalmus.

ANGELUCCI: Sui disturbi del mecanismo vascolare che si ricontrano ell malati di idroftalmo sia congenita sia acquisata. Arch. Ottalm. **1**, 333; **2**, 24 (1895). — ARNOLD: Die Behandlung des infantilen Glaukoms (Hydrophthalmus) durch Sklerotomie. Beitr. Augenheilk. 1890, 216. — AXENFELD, TH.: (a) Über das Vorkommen von Netzhautablösung und über die Bedeutung allgemeiner vasomotorischer Störungen (ANGELUCCIsche Symptome) beim Hydrophthalmus. Klin. Mbl. Augenheilk. **41** I, Beil.-H. 1 (1903). (b) Zur Kenntnis der isolierten Dehiszenzen der Membrana Descemeti. Klin. Mbl. Augenheilk. **43** II, 157 (1905).

BLAIR: Ausgedehnte subconjunctivale Ruptur bei Buphthalmus. Klin. Mbl. Augen-heilk. **48** II, 507 (1910). — BÖHM, K.: (a) Über kongenitale vordere und hintere Synechien der Iris mit Hydrophthalmus. Klin. Mbl. Augenheilk. **52** I, 841 (1914). (b) Beiträge zur pathologischen Anatomie und operativen Therapie des angeborenen Hydrophthalmus. Klin. Mbl. Augenheilk. **55**, 556 (1915).

CLAUSEN, W.: Vererbungslehre und Augenheilkunde. Zbl. Ophthalm. **13**, 42 (1925). ELSCHNIG, A.: Glaukom. HENKE-LUBARSCH' Handbuch der speziellen pathologischen Anatomie und Histologie, Bd. 11, S. 873. 1928. — ELSCHNIG, H. H.: Über die klinischen Symptome der Membrana Descemeti beim Hydrophthalmus nebst Bemerkungen über ihre Frühperforation bei der eitrigen Keratitis. Klin. Mbl. Augenheilk. **73**, 395 (1924). — ERG-GELET, H.: Kammerwassereinbruch in das Hornhautgewebe bei Keratoconus. Klin. Mbl. Augenheilk. **70**, 768 (1923).

FLEISCHER: Über die Trepanation beim Hydrophthalmus congenitus. Verslg ophthalm. Ges. Heidelberg **41**, 75 (1918).

GALLENGA, C.: Dell' idroftalmia congenita. Studio clinico ed istologico. Ann. Ottalm. **14**, 322 (1885). — GILBERT, W.: Beiträge zur Lehre vom Glaukom I. Pathologie, Patho-genese und Therapie. Graefes Arch. **82**, 389 (1912). — GOLDZIEHER: Hydrophthalmus. EULENBURGs Realenzyklopädie der gesamten Heilkunde, 3. Aufl. 1890. — GROENOUW, A.: Beziehungen der Allgemeinleiden und Organerkrankungen zu Veränderungen und Krank-heiten des Sehorganes. GRAEFE-SAEMISCH' Handbuch der gesamten Augenheilkunde, 3.Aufl. 1920. — GUIST, G.: Ein Beitrag zur Klinik der HAABschen Bändertrübung. Z. Augenheilk. **44**, 242 (1920).

HIPPEL, E. v.: (a) Das Geschwür der Hornhauthinterfläche (Ulcus corneae internum). Ein Beitrag zur Kenntnis der angeborenen Hornhauttrübungen sowie des Megalophthalmus und Hydrophthalmus. Festschrift für A. VON HIPPEL, Halle 1899. (b) Die Mißbildungen und angeborenen Fehler des Auges. GRAEFE-SAEMISCH, Handbuch der gesamten Augenheil-kunde, 2. Aufl., Bd. 2, Abt. 1. 1900. (c) Über die angeborenen zentralen Defekte der Horn-hauthinterfläche sowie über angeborene Hornhautstaphylome. Graefes Arch. **95**, 184 (1918). — HOËG, N.: Traumatische Scleralruptur bei Buphthalmus. Z. Augenheilk. **25**, 191 (1911). — HORNER: Erkrankungen des Auges im Kindesalter. GERHARDTs Handbuch der Kinderkrankheiten, 1889.

IGERSHEIMER, J.: Syphilis und Auge, 2. Aufl. Berlin 1928. — ISCHREYT, G.: Über die Dicke der Sclera an Augen mit Primärglaukom. Arch. Augenheilk. **47**, 335 (1903).

Jaensch, P. A.: Anatomische und klinische Untersuchungen zur Pathologie und Therapie des Hydrophthalmus congenitus. Graefes Arch. 118, 21 (1927). — Jahnke, W.: Histologischer Befund bei Glaukom und gleichseitigem Naevus flammeus faciei. Z. Augenheilk. 74, 165 (1931).

Kayser, B.: Megalocornea oder Hydrophthalmus? Nebst einem Stammbaum mit 17 Patienten über sechs Generationen. Vererbung nach dem Horner-Bollingerschen Vererbungstypus. Klin. Mbl. Augenheilk. 52 II, 226 (1914).

Lagrange, F.: Traitement du glaucoma infantile. 38. Congr. Soc. franç. Ophtalm. Brux. 1925. — Laqueur: Beitrag zur Lehre von den hereditären Erkrankungen des Auges. Z. Augenheilk. 10, 471 (1903).

Meisner, W.: Hydrophthalmus und angeborene Hornhauttrübungen. Graefes Arch. 112, 433 (1923). — Meller, J.: Hydrophthalmus als Folge einer Entwicklungsanomalie der Iris. Graefes Arch. 92, 34 (1917).

Panico, E.: Contributo allo studio dell' idroftalmo. Boll. Ocul. 7, 1 (1928). — Parsons, J. H.: The refraction in buphthalmia. Brit. J. Ophthalm. 4, 211 (1920). — Peters, A.: Die angeborenen Fehler und Erkrankungen des Auges. Bonn 1909. — Pflüger, L.: Über Megalocornea und infantiles Glaukom. Inaug.-Diss. Zürich 1894.

Rabinowitsch, G. A.: Akuter Keratokonus. Ref. Klin. Mbl. Augenheilk. 46 I, 99 (1908). — Reis, W.: Untersuchungen zur pathologischen Anatomie und zur Pathogenese des angeborenen Hydrophthalmus. Graefes Arch. 60, 1 (1905).

Safar, K.: Histologischer Beitrag zur Frage des ursächlichen Zusammenhanges zwischen Hydrophthalmus congenitus und Naevus flammeus. Z. Augenheilk. 51, 301 (1923). — Schmidt-Rimpler, H.: Glaukom und Ophthalmomalacie. Graefe-Saemisch' Handbuch der gesamten Augenheilkunde, 2. Aufl., Bd. 6, Abt. 1. 1908. — Seefelder, R.: (a) Über Hornhautveränderungen im kindlichen Auge infolge von Drucksteigerung. Klin. Mbl. Augenheilk. 43 II, 321 (1905). (b) Klinische und anatomische Untersuchungen zur Pathologie und Therapie des Hydrophthalmus congenitus. Graefes Arch. 63, 205 u. 481 (1906). (c) Frühstadium von Hydrophthalmus congenitus. Verslg ophthalm. Ges. Heidelberg 36, 308 (1910). (d) Über die Beziehungen der sog. Megalocornea und des sog. Megalophthalmus zum Hydrophthalmus congenitus. Klin. Mbl. Augenheilk. 56, 227 (1916). (e) Hydrophthalmus als Folge einer Entwicklungsanomalie der Kammerbucht. Graefes Arch. 103, 1 (1920). — Siegrist, A.: Diskussion zu Seefelder. Verslg ophthalm. Ges. Heidelberg 36, 310 (1910). — Spielberg, Ch.: Beiträge zur Pathologie des Hydrophthalmus congenitus. Klin. Mbl. Augenheilk. 49 II, 313 (1911). — Staehli, J.: (a) Über Megalocornea. Klin. Mbl. Augenheilk. 53 II, 83 (1914). (b) Klinik, Anatomie und Entwicklungsmechanik der Haabschen Bändertrübungen im hydrophthalmischen Auge. Arch. Augenheilk. 79, 141 (1915). — Stilling: (a) Über den Conus. Z. Augenheilk. 4, 563 (1900). (b) Ein Rückblick auf die Myopiefrage. Z. Augenheilk. 9, 1 (1903).

Takashima, S.: Fünf Fälle von Hydrophthalmus congenitus unter besonderer Berücksichtigung des pathologisch-anatomischen Befundes. Klin. Mbl. Augenheilk. 51 II, 48 (1913).

Vogt, A.: Zur senilen Hornhautlinie und zu den senilen Horizontalbrüchen der Bowmanschen Membran. Klin. Mbl. Augenheilk. 71, 632 (1923).

Wagenmann, A.: Über ein kavernöses Angiom der Aderhaut bei ausgedehnter Teleangiektasie der Haut. Graefes Arch. 51, 532 (1900). — Wessely, K.: (a) Über das Verhalten der Linse bei Spontanluxation der Linse in die Vorderkammer (anatomischer Beitrag). Arch. Augenheilk. 85, 63 (1919). (b) Über Korrelationen des Wachstums. Z. Augenheilk. 43, 654 (1920). — Wiener, A.: A case of neurofibromatosis with buphthalmus. Arch. of Ophthalm. 54, 481 (1925).

Zahn: Über die hereditären Verhältnisse bei Buphthalmus. Inaug.-Diss. Tübingen 1904.

Namenverzeichnis.

(Die schrägen Zahlen verweisen auf die Literaturverzeichnisse.)

Sachverzeichnis.

Pathologische Anatomie und Histologie des Auges.
⟨Bildet Band XI vom „Handbuch der speziellen pathologischen Anatomie und Histologie".⟩ Fachherausgeber **K. Wessely**-München.
Erster Teil. Mit 628 zum Teil farbigen Abbildungen. XIII, 1042 Seiten. 1928.
RM 264.—; gebunden RM 268.—

1. Bindehaut. Von W. Löhlein-Jena. 2. Hornhaut. Von E. von Hippel-Göttingen. 3. Uvea. Von S. Ginsberg-Berlin. 4. Netzhaut. Von F. Schieck-Würzburg. 5. Sehnerv. Von G. Abelsdorff-Berlin. 6. Glaskörper (Corpus vitreum). Von R. Greeff-Berlin. 7. Glaukom. Von A. Elschnig-Prag. Namen- und Sachverzeichnis.

Zweiter Teil. Mit 236 zum Teil farbigen Abbildungen. X, 546 Seiten. 1931.
RM 142.—; gebunden RM 146.—

8. Mißbildungen. Von E. von Hippel-Göttingen. 9. Lider. Von R. Kümmell-Hamburg. 10. Tränenorgane. Von E. Seidel-Heidelberg. 11. Orbita. Von A. Peters-Rostock. Namen- und Sachverzeichnis.
In Vorbereitung.
Dritter Teil.
Linse. Von A. von Szily-Münster. — Sclera. Von K. Wessely-München. — Verletzungen. Von E. Hertel-Leipzig. — Bulbus als Ganzes (Wachstum, Altersveränderungen, Refraktionsanomalien). Von K. Wessely-München.   *Der Band ist nur geschlossen käuflich.*

Photoreceptoren. ⟨Bildet Band XII vom „Handbuch der normalen und pathologischen Physiologie"⟩.
Erster Teil: Mit 238 Abbildungen. X, 742 Seiten. 1929.
RM 69.—; gebunden RM 77.—

Allgemeines und Dioptrik. Einfachste Photoreceptoren ohne Bilderzeugung und verschiedene Arten der Bilderzeugung. Bedeutung der Bilderzeugung, der Auflösung der lichterregbaren Schicht und der optischen Isolierung. Von R. Hesse-Berlin. — Phototropismus und Phototaxis der Tiere. Von A. Kühn-Göttingen. — Phototropismus und Phototaxis bei Pflanzen. Von E. Nuernbergk-München. — Lochkamera-Auge. Von R. Hesse-Berlin. — Das musivische Auge und seine Funktion. Von R. Hesse-Berlin. — **Das Linsen-auge.** Dioptrik des Auges. Refraktionsanomalien. Augenleuchten und Augenspiegel. Von G. Groethuysen-München. — Die Akkommodation beim Menschen. Von C. v. Hess-München. (Abgeschlossen und ergänzt durch G. Groethuysen-München.) Vergleichende Akkommodationslehre. Von C. v. Hess-München. (Abgeschlossen und ergänzt durch G. Groethuysen-München.) — Pupille. Von C. v. Hess-München. (Abgeschlossen und ergänzt durch G. Groethuysen-München.) — Chemie der Linse. Presbyopie. Star. Von A. Jess-Gießen. — Pharmakologische Wirkungen auf Iris und Ciliarmuskel. Von E. Grafe-Frankfurt a. M. — Receptorenapparat und entoptische Erscheinungen. Von U. Ebbecke-Bonn. — Die objektiven Veränderungen der Netzhaut bei Belichtung. Von R. Dittler-Marburg. — **Licht- und Farbensinn.** Licht- und Farbensinn. Von A. Tschermak-Prag. — Die Abweichungen des Farbensinnes. Von H. Koellner†-Würzburg. Mit Nachträgen ab 1923 von E. Engelking-Freiburg. — Photochemisches zur Theorie des Farbensehens. Von F. Weigert-Leipzig. — Theorie des Farbensehens. Von A. Tschermak-Prag. — Zur Lehre von den dichromatischen Farbensystemen. Von J. v. Kries-Freiburg i. Br. — Die „Farbenkonstanz" der Sehdinge. Von A. Gelb-Frankfurt a M. — Zur Theorie des Tages- und Dämmerungssehens. Von J. v. Kries-Freiburg i. Br. — Dämmerungstiere. Von R. Hesse-Berlin. — Farbenunterscheidungsvermögen der Tiere. Von A. Kühn-Göttingen.

Zweiter Teil: Mit 276 Abbildungen. XI, 899 Seiten. 1931.
RM 102.—; gebunden RM 110.—

Sehraum und Augenbewegungen. Sehschärfe (zentrale und periphere). Von H. Guillery-Köln-Lindenthal. — Die Sehgifte und die Pharmakologie des Sehens. Von W. Uhthoff†-Breslau. Mit Nachträgen ab 1923 von E. Metzger-Frankfurt a. M. — Optischer Raumsinn. Von A. Tschermak-Prag. — Augenbewegungen. Von A. Tschermak-Prag. — Der Sehakt bei Störungen im Bewegungsapparat der Augen. Von A. Bielschowsky-Breslau. — Vergleichendes über Augenbewegungen. Von M. Bartels-Dortmund. — Die Wahrnehmung von Bewegung. Von K. Koffka-Northampton, Mass. — Psychologie der optischen Wahrnehmung. Von K. Koffka-Northampton, Mass. — **Die Schutzapparate des Auges.** Von O. Weiss-Königsberg i. Pr. — **Der Wasserhaushalt des Auges.** Von M. Baurmann-Göttingen. — **Elektrische Erscheinungen am Auge.** Von A. Kohlrausch-Tübingen. — Anhang: Adaptation. — **Tagessehen und Dämmerungssehen.** Tagessehen, Dämmerungssehen, Adaptation. Von A. Kohlrausch-Tübingen. — Allgemeine Störungen der Adaptation des Sehorganes. Von W. Dieter-Kiel. — Lokale Störungen der Adaptation des Sehorganes. Von E. Metzger-Frankfurt a. M. — Sachverzeichnis.
Der Band ist nur geschlossen käuflich.

Das Glaukom. Von **A. Peters,** Professor in Rostock.
⟨Graefe-Saemisch, „Handbuch der gesamten Augenheilkunde", 3. neubearbeitete Auflage.⟩ Mit 35 Abbildungen. IX, 361 Seiten. 1930.
RM 38.—; gebunden RM 39.80

Die Krankheiten der Orbita. Von **A. Birch-Hirschfeld.** Mit 87 Textabbildungen und 9 Tafeln. — **Pulsierender Exophthalmus.** Von **C. H. Sattler.** Mit 33 Textabbildungen. ⟨Bildet Band IX, I. Abteilung, Kapitel XIII von Graefe-Saemisch, „Handbuch der gesamten Augenheilkunde", 2. Auflage⟩. XIII, 1316 Seiten. 1930.
Gebunden RM 137.30

Syphilis und Auge. Von Professor Dr. **J. Igersheimer,** Frankfurt a. M.
⟨Bildet Band XVII, Teil II vom „Handbuch der Haut- und Geschlechtskrankheiten", herausgegeben von J. Jadassohn.⟩ **Zweite Auflage.** Mit 185 meist farbigen Abbildungen. VIII, 514 Seiten. 1928.
RM 92.—; gebunden RM 98.—

Printed in the United States
By Bookmasters